W0269302

Spezielle pathologische Anatomie

Ein Lehr- und Nachschlagewerk

Begründet von Wilhelm Doerr und Erwin Uehlinger

Band 13/V

Herausgegeben von

Professor Dr. Dres. h. c. Wilhelm Doerr, Heidelberg

Professor Dr. Gerhard Seifert, Hamburg

Pathologie des Nervensystems V

Degenerative und metabolische Erkrankungen

Von
J. Cervós-Navarro

Redigiert von H. Berlet

*Mit 328 zum Teil farbigen Abbildungen
in 445 Einzeldarstellungen*

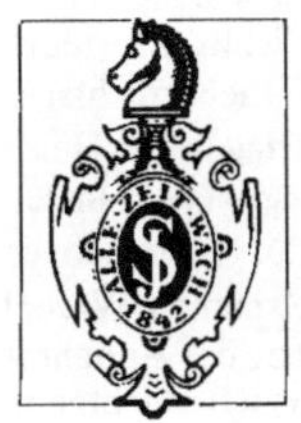

Springer-Verlag Berlin Heidelberg GmbH

Professor Dr. Dres. h. c. J. Cervós-Navarro, Institut für Neuropathologie
Universitätsklinikum Steglitz der Freien Universität,
Hindenburgdamm 30, W-1000 Berlin 45, Bundesrepublik Deutschland

Professor Dr. H. Berlet, Institut für Pathochemie und Allgemeine Neurochemie
der Universität, Im Neuenheimer Feld 220/221, W-6900 Heidelberg,
Bundesrepublik Deutschland

Professor Dr. Dres. h. c. W. Doerr, Pathologisches Institut der Universität
Im Neuenheimer Feld 220/221, W-6900 Heidelberg, Bundesrepublik Deutschland

Professor Dr. G. Seifert, Institut für Pathologie der Universität
Martinistraße 52, UKE, W-2000 Hamburg 20, Bundesrepublik Deutschland

---

ISBN 978-3-642-63496-3

CIP-Titelaufnahme der Deutschen Bibliothek
Spezielle pathologische Anatomie : ein Lehr- und Nachschlagewerk
begr. von Wilhelm Doerr und Erwin Uehlinger. Hrsg. von Wilhelm Doerr ; Gerhard Seifert.
Berlin ; Heidelberg ; New York ; London ; Paris ; Tokyo ; Hong Kong ; Barcelona ; Budapest : Springer
Teilw. mit der Angabe: Begr. von Erwin Uehlinger und Wilhelm Doerr
NE: Uehlinger, Erwin [Begr.]; Doerr, Wilhelm [Hrsg.]

Bd. 13. Pathologie des Nervensystems. 5. Degenerative und metabolische Erkrankungen. – 1991

Pathologie des Nervensystems. – Berlin ; Heidelberg ; New York ; London ; Paris ; Tokyo ; Hong Kong ;
Barcelona : Springer.
(Spezielle pathologische Anatomie ; Bd. 13)

5. Degenerative und metabolische Erkrankungen / von J. Cervós-Navarro. – 1991
ISBN 978-3-642-63496-3   ISBN 978-3-642-58186-1 (eBook)
DOI 10.1007/978-3-642-58186-1
NE: Cervós-Navarro, Jorge

Reproduktion der Abbildungen: Gebr. Czech & Partner, München
22/3130-543210 – Gedruckt auf säurefreiem Papier

Vorwort der Herausgeber

Wer sich die Mühe macht, die Geleitworte und Vorbemerkungen zu den vorangegangenen Teilbänden unseres Werkes, also der Bände 13/I bis IV, kritisch zur Hand zu nehmen, sieht, daß die Schwierigkeiten, die Fülle der pathologisch-anatomischen Veränderungen thematisch geordnet zu präsentieren, außerordentlich waren. Wir sind glücklich, einen weiteren Band aus der Feder von Professor Jorge CERVÓS-NAVARRO vorlegen zu dürfen. Es war der Wunsch des Verfassers, den Komplex der „Ernährungsstörungen", also im wesentlichen die Phänomene dessen, was man im allgemeinen metabolisch bedingte Degenerationen nennen kann, im Ganzen darzustellen. Hierzu gehört eine ungewöhnliche Sachkenntnis nicht nur der pathologischen Morphologie, sondern auch der patho- und neurochemischen Zusammenhänge. Herr College CERVÓS-NAVARRO hat sich in bewunderungswürdiger Weise um das Werk bemüht: Jahre seines Arbeitslebens hat er in den Dienst der Sache gestellt; er hat gleichsam das Letzte von sich selbst verlangt an kritischer, sichtender und vergleichender Arbeit. Verfügte er nicht über eine großartige Begabung, disparate Sachverhalte zu assimilieren, heterologe Ergebnisse zu integrieren, das Opus hätte ein Torso bleiben müssen. Herr Professor CERVÓS-NAVARRO hat unerbittlich gearbeitet und ein einzigartiges Gesamtwerk aufgebaut.

Wir – W.D. und G.S. – wären der Schwierigkeit der redaktionellen Bearbeitung nicht gewachsen gewesen, wäre es nicht gelungen, in Herrn Professor Hans BERLET einen assoziierten Redactor zu finden, der mit dem Sachverstand des gereiften Neurochemikers an sehr vielen Stellen eingegriffen, meliorierend und adaptierend tätig geworden ist. Ohne H. BERLET hätte die Abhandlung nicht fertiggestellt werden können. Wir sind ihm unendlich dankbar.

Unser Dank gilt auch heute wie immer und in besonderer Weise dem Verleger, Herrn Dr. Dr. h. c. mult. Heinz GÖTZE und seinem tüchtigen Sohn, Professor Dietrich GÖTZE, den Damen und Herren der Herstellungsabteilung sowie zahlreichen „namenlosen", uneigennützig tätig gewesenen Helfern.

Heidelberg und Hamburg

W. DOERR
G. SEIFERT

Vorbemerkung

Der enorme Aufschwung, der sich in den meisten Bereichen der Neuropathologie durch einen tiefgreifenden Wissenszuwachs in den letzten Dekaden vollzog, hat ein besonderes Ausmaß gerade bei den metabolischen Krankheiten des Nervensystems erreicht. Die früheren, überwiegend beschreibenden Abhandlungen in der klinischen Neuropathologie wurden inzwischen in zunehmendem Maße durch verstärkte Einbeziehung der Erkenntnisse der Neurowissenschaften, der Genetik und der Molekularbiologie vertieft und fortentwickelt. Aber auch die vielen kasuistischen Mitteilungen einer Unzahl von Varianten bei den einzelnen Krankheitssyndromen haben das ganze Gebiet ins uferlose wachsen lassen. Daß ein einzelner Autor das gesamte Gebiet behandelt, kann für unzweckmäßig gehalten werden. Andererseits bietet dies die Möglichkeit, eine Einteilung nach einheitlichen Ordnungsprinzipien in die Fülle der Beobachtungen, die in der Literatur unter verschiedenen Rubriken, Synonymen und Eponymen veröffentlicht wurden, hineinzubringen.

Die Fertigstellung des vorliegenden Bandes und vor allem seiner graphischen Dokumentation wäre ohne Mithilfe zahlreicher Kollegen aus der ganzen Welt, die mir ausnahmslos bei Anfragen ihr Material zur Verfügung gestellt haben, unmöglich gewesen. Der langjährige Zeitaufwand, der die Verfassung dieses Bandes erforderte, war nur durch die Unterstützung sämtlicher Mitarbeiter des Institutes für Neuropathologie der Freien Universität Berlin aufzubringen. Als am unmittelbarsten an der Anfertigung des Buches Beteiligten möchte ich Katrin KERN, Sabine KOSTKA und Angela LUDWIG erwähnen. Für die Zusammenstellung der fotographischen Abbildungen danke ich Katja DEPARADE. Für die Korrekturen, die stilistischen Verbesserungen und die Aufstellung der Literatur- und Sachverzeichnisse bin ich Dr. Clemens PÄTZOLD besonders dankbar. Die Ermunterung und das zum Teil auch feste aber väterliche Drängen von Professor DOERR und die sehr ausführliche Redigierung von Professor BERLET haben wesentlich zur Fertigstellung der Arbeit beigetragen.

Berlin   J. CERVÓS-NAVARRO

Inhaltsverzeichnis

Degenerative Erkrankungen des Zentralen Nervensystems

Allgemeine Vorbemerkungen

Erkrankungen des Nervensystems, die durch primäre Störungen des Stoffwechsels gekennzeichnet sind, stellen eine in ihrer *Ätiopathogenese* weitgehend gut abgegrenzte Gruppe von Syndromen dar. Die Pathogenese der sog. degenerativen Krankheiten des Nervensystems bleibt demgegenüber noch z. T. unklar. Die große Variationsbreite ihrer *klinischen Erscheinungsbilder* entspricht den unterschiedlichen Verteilungsmustern der degenerativen Veränderungen. Gemeinsames Merkmal beider Krankheitsgruppen ist ihr häufiges hereditäres Vorkommen. Die Unterschiede im Manifestationsalter, die früher als Differenzierungsmerkmale galten, sind aufgrund der immer größeren Anzahl adulter Formen von Stoffwechselkrankheiten weitgehend verschwunden.

Bezüglich der *geweblichen Veränderungen* steht bei den degenerativen Erkrankungen des Nervensystems eine mehr oder weniger langsame Reduzierung des funktionstragenden Gewebes im Vordergrund des pathologischen Prozesses, dessen Endzustand die Atrophie ist. Dabei gibt es eine deutliche Tendenz, umschriebene Areale bzw. Systeme des Zentralnervensystems zu befallen. Die Stoffwechselkrankheiten manifestieren sich eher ubiquitär im zentralen und peripheren Nervensystem. Die Einlagerung von Substanzen im Zytoplasma der Nervenzellen und z. T. auch der nicht neuralen Zellen ist das Hauptmerkmal auf histologischer Ebene bei der Mehrzahl primärer Störungen des Stoffwechsels, während für die degenerativen Erkrankungen die Lokalisationsmerkmale und die Glianarbe im Endstadium kennzeichnend sind. Aber auch hier sind die Grenzen unscharf. Einerseits weisen einige degenerative Erkrankungen exzessive Pigment- bzw. Lipofuszineinlagerungen auf, oder eine deutliche topographische Betonung der Veränderungen fehlt. Andererseits kommt es bei Stoffwechselstörungen mit längerem Verlauf auch zur Atrophie und zu einer glialen Reaktion bzw. Gliose (Levine u. Hoenig 1972). Schließlich weist die Mehrzahl der Krankheiten, denen eine Störung des Aminosäurenstoffwechsels zugrunde liegt, keine Stoffspeicherung auf.

Vor wenigen Jahrzehnten wurden die amaurotische Idiotie, die Leukodystrophien, die Myoklonusepilepsie usw. den degenerativen Krankheiten des ZNS zugeordnet, und es war ein rein lokalisatorischer Gesichtspunkt, der zu der Einteilung der Lipidosen in Neurolipidosen und Leukodystrophien führte. Inzwischen sind die einem Teil dieser Krankheiten zugrunde liegenden Stoffwechselstörungen bekannt. Es ist kennzeichnend, daß Gowers (1886) als Ursache der Verteilungsmuster degenerativer Erkrankungen des ZNS eine Störung des Stoffwechsels von Neuronengruppen mit ähnlichen Funktionen annahm. Auf das Zusammentreffen von Stoffwechselstörungen und degenerativen Erkrankungen beim selben Patienten wurde in früheren Arbeiten wiederholt hingewiesen (Dide u. van Bogaert 1938; Jervis 1957; Poser et al. 1957; Bruens et al. 1968), und daß bei degenerativen Erkrankungen eine Stoffwechselstörung zugrundeliegen kann, wurde schon 1960 von EHRINGER u. HORNYKIEWICZ für den Parkinsonismus nachgewiesen. Inzwischen läßt eine Reihe von Befunden auf die enge Beziehung zwischen Stoffwechsel und anderen degenerativen Erkrankungen schließen (s. S. 466).

Die Klärung der Pathogenese eines Teiles der Stoffwechselerkrankungen hat, ihrer Einteilung entsprechend, zum Begriff der genetisch determinierten *Enzymdefekte* geführt. Für die Einordnung der degenerativen Erkrankungen war ein vornehmlich *lokalisatorisches Prinzip* ausschlaggebend, obgleich die neugewonnenen Erkenntnisse über die Ätiopathogenese erwarten lassen, daß es sich dabei um eine vorübergehende Einteilung handelt. Dies trifft schon für verschiedene, noch vor 20 Jahren als degenerativ klassifizierte Krankheitsbilder, wie die Leukodystrophien und die Jakob-Creutzfeldt-Krankheit zu, die bei besserer Kenntnis ihrer Ätiopathogenese unter die Stoffwechsel- bzw. entzündlichen Erkrankungen eingeordnet wurden. Inzwischen wurden bei einigen der degenerativen Krankheiten Störungen in den Reparaturmechanismen der Desoxyribonukleinsäure gefunden, die vermuten lassen, daß sie eine hauptsächliche Rolle in der Pathogenese vieler degenerativer Krankheiten spielen.

Aus allen genannten Gründen ist bei dem gegenwärtigen Stand unserer Erkenntnisse eine Unterscheidung zwischen Stoffwechsel- und degenerativen Erkrankungen nur aufgrund der Systematik zweckmäßig.

Die Zahl von *Mutanten bei Säugetieren*, die entweder Stoffwechselerkrankungen oder degenerative Erkrankungen aufweisen, ist in den letzten 10 Jahren ins Unermeßliche gestiegen (COLLINS 1982). Eine eingehende Beschreibung der einzelnen Befunde würde den Rahmen einer speziellen Pathologie überfordern. Im Zusammenhang mit den entsprechenden Krankheitsbildern werden lediglich die wichtigsten Befunde erwähnt, um den interessierten Leser auf die spezielle Literatur hinzuweisen.

Stoffwechselkrankheiten des Nervensystems

A. Einleitung

SCHWANN (1839) hat zum ersten Mal den Namen „metabolische Erscheinungen" aus dem Griechischen „*to μεταβάλλειν*" (was Umwandlungen hervorbringt oder erleidet) gebraucht. Für ihn war Metabolismus die „Gesamtheit der chemischen Umwandlungen, die sich in den lebenden Zellen oder durch Aktivität der Zellen im umgebenden Milieu abspielt". Durch VIRCHOW wurde im deutschen Schrifttum für Metabolismus das Wort Stoffwechsel üblich, während im angelsächsischen und romanischen Sprachgebrauch die Schwann-Bezeichnung Metabolismus geblieben ist. Erkenntnisse auf dem Gebiet der Biochemie haben bei einer weitgehenden Beibehaltung des ursprünglichen Wortsinns von Stoffwechsel zu seiner Präzisierung geführt. Zum besseren Verständnis der Pathomechanismen, die den Stoffwechselkrankheiten zugrunde liegen, soll die begriffliche Entwicklung kurz dargestellt werden.

Stoffwechsel

Auch wenn einem Metabolismus ähnliche Umwandlungen außerhalb des Lebendigen möglich sind, etwa bei der Bildung von Kristallen innerhalb von Wasserstoffatmosphären, die experimentell erzeugt werden, um die Proteinbiosynthese nachzuahmen, kann man Stoffwechsel im engeren Sinne mit Leben gleichsetzen. Die Zelle als kleinster lebendiger Organismus ist von ständiger Stoffwechselaktivität erfüllt. Simultan laufen in ihr tausende von biochemischen Reaktionen ab und transformieren die Materie, von der die Zelle lebt. Essentielle Biomoleküle werden synthetisiert und Abbauprodukte eliminiert. Die einzelnen Stoffwechselwege der Zelle zeigen mannigfaltige Verknüpfungen.

Die Mehrzahl der subtileren chemischen Reaktionen läuft unter Normalbedingungen äußerst langsam ab. Es ist daher unumgänglich, daß im lebenden Organismus besondere Katalysatoren vorkommen, welche die chemischen Reaktionen beschleunigen und einen Stoffumsatz erst ermöglichen: die *Enzyme.* Wir kennen heute mehr als tausend solcher biologischen Katalysatoren, doch werden täglich neue Enzyme beschrieben. Die Enzyme besitzen alle Eigenschaften typischer Eiweiße. Sie sind relativ hochmolekular und, was ihre Antigennatur wie auch ihre katalytische Wirkung anbelangt, äußerst spezifisch. Die Primärstruktur der Polypeptidketten entspricht ihrer Aminosäurensequenz.

Enzyme unterliegen wie alle anderen Proteine ständigen Auf- und Abbauvorgängen. Der Aufbau erfolgt immer wieder nach gleichem Bauplan. Es muß daher in der Zelle eine Information gespeichert sein, die als Matrize dient. Dem Informationsspeicher der Zelle entspricht ihr genetisches Material – die Desoxyribonukleinsäure (DNS) der *Strukturgene,* die die Aminosäurensequenzen der Proteine codiert.

Genauso wie die Synthese funktionsfähiger Proteine an intakte Strukturgene gebunden ist, ist die Genexpression von intaktem Protein (-Enzymen) abhängig, z.B. den RNS-Polymerasen. Man könnte denken, daß bei der Vielzahl der gegenseitigen Abhängigkeiten innerhalb einer Zelle bereits kleine Störungen der *Balance* katastrophale Folgen haben. Daß es nicht so ist, liegt daran, daß die chemischen Reaktionen der Zelle durch ein hochentwickeltes Netzwerk von Kontrollmechanismen reguliert werden.

Stoffwechsel und Struktur

Die biologische Struktur verknüpft Ordnung mit Aktivität. Diesen Zusammenhang hat VIRCHOW schon 1854 auf der zellulärpathologischen Ebene erkannt und in dem Satz formuliert: „Es gibt weder histologische noch funktionelle Störungen, welche von inneren chemischen oder physikalischen Veränderungen der Konstitution der Teile getrennt gedacht werden können."

Aminosäuren sowie ihre Sequenz bilden die *Primärstruktur* der Peptidketten. Die Konformation der Peptidketten in Helikal- oder Faltblattstrukturen wird als *Sekundärstruktur* der Proteine bezeichnet. Die dreidimensionale Ordnung der Peptidketten wird als *Tertiärstruktur* definiert. Schließlich wird unter *Quartärstruktur* von Proteinen die Zusammenlagerung mehrerer, räumlich geordneter Peptidketten als Untereinheiten einer biologisch wirksamen Einheit verstanden. Jede dieser Strukturordnungen muß bei den verschiedenen Enzymwirkungen berücksichtigt werden.

Geringfügige Veränderungen der Aminosäuresequenz, also der Primärstruktur eines Eiweißmoleküls, können weitreichende Folgen für die Tertiär- und Quartärstruktur haben (MEHNERT u. FÖRSTER 1975). Die Strukturfunktionsbeziehung von morphologisch faßbaren Veränderungen und Störungen der Enzymsynthese ist für mehrere, jedoch nicht für alle Stoffwechselkrankheiten aufgeklärt worden.

Zellkompartimentierung

Die Enzyme als wesentliche Bestandteile des Zellproteins sind intrazellulär nicht gleichmäßig verteilt. Verschiedene Kompartimente weisen unterschiedliche Bestückungen mit funktionell zusammenwirkenden Enzymen auf. Die Enzyme der Glykolyse sind z.B. im Zytoplasma lokalisiert, während die der Atmungskette Bestandteil der mitochondrialen Struktur sind. Die Enzyme sind z.T. integraler Bestandteil von Zellstrukturen und daher können enzympathologische Alterationen zellularpathologische Veränderungen bedingen.

Die funktionelle und strukturelle Integrität der Enzyme und ihre topologische Anordnung bilden die Voraussetzung für den geordneten Funktionsablauf des zellulären Stoffwechsels. Dies macht deutlich, daß Zellstoffwechsel und -struktur so eng koordiniert sind, daß spezifische Strukturveränderungen Indikatoren für die sie bedingenden Stoffwechselstörungen sein können. Wesentlich ist die Abgrenzung artifizieller Veränderungen durch die Vorbereitung von Proben für bestimmte Untersuchungen gegenüber den in vivo auftretenden Strukturveränderungen. Die immunpathologischen Ergebnisse haben gezeigt, daß die in der Histologie übliche Präparationsprozedur Molekularstrukturen weitgehend intakt erhält. Auch der lysosomale Apparat ist elektronenmikroskopischer Beobachtung zugänglich und ermöglicht einen wichtigen Einblick in die pathogenetischen Mechanismen eines Teils der Stoffwechselstörungen.

Störungen des Stoffwechsels und Stoffwechselkrankheiten

Jede Erkrankung kann mit irgendeiner Störung des Stoffwechsels einhergehen. Es ist daher notwendig, zwischen Stoffwechselstörungen zu unterscheiden, die durch Störungen der Umwelt (Mangelernährung, Avitaminosen, toxische Substanzen) oder Hilfsmechanismen (Stoffaufnahme, -transport und -ausscheidung) hervorgerufen werden und primären Störungen in den Stoffwechselprozessen, die auf Veränderungen einer oder mehrerer Enzymaktivitäten zurückzuführen sind. Nur die letzteren werden als Stoffwechselkrankheiten definiert, und sind, insofern sie zu Veränderungen des zentralen oder peripheren Nervensystems führen, in diesem Band zu besprechen. Es handelt sich in der Regel um seltene, z. T. sogar seltenste Krankheiten. Neben Stoffwechselkrankheiten, die sich ausschließlich oder hauptsächlich im Nervengewebe manifestieren, gibt es andere, bei denen das Nervensystem nicht immer eingehend oder überhaupt nicht untersucht wurde. Die kurze Erwähnung letzterer Krankheitsbilder soll dem Pathologen, zu dem ein solcher Fall zur Untersuchung gelangt, einmal ein unnötiges Suchen in der Literatur ersparen und ihn zum anderen anspornen, eingehende neuropathologische Untersuchungen durchzuführen.

Viele Stoffwechselstörungen, die jahrzehntelang als ausschließlich neurologische Krankheiten aufgefaßt wurden, haben sich als generalisierte Stoffwechselkrankheiten erwiesen, bei denen verschiedene Körperorgane betroffen sind. Deswegen werden die entsprechenden allgemeinpathologischen Befunde kurz referiert.

Die Mannigfaltigkeit der Stoffwechselkrankheiten, das seltene Vorkommen einiger von ihnen und die begrenzten Möglichkeiten ihrer morphologischen Manifestation erschweren die pathologische Diagnose. Es ist daher zweckmäßig, die jeweiligen *klinischen Krankheitsbilder* den pathologischen Befunden voranzustellen.

I. Grundlagen der Stoffwechselkrankheiten

Der speziellen Pathologie der Stoffwechselkrankheiten des Nervensystems müssen die pathologischen Grundlagen der Stoffwechselstörungen vorangestellt werden. Nur dadurch lassen sich Ordnungsprinzipien herausstellen, die eine sinnvolle Einteilung der Stoffwechselkrankheiten des Nervensystems ermöglichen.

Dem Stoffwechsel als Lebensfunktion kommt eine Stellung primae ordinis zu, denn nur mit seiner Integrität hinsichtlich Qualität und Intensität wird der Ablauf der übrigen Lebensfunktionen möglich. Die anatomische Pathologie beschäftigt sich vorwiegend mit lokalen Zell- und Gewebeveränderungen, die Folgen der Stoffwechselstörungen sind. *Atrophie* und *Nekrose* zeigen, wie sich Verschiebungen in der Relation von Aufbau zu Abbau und Stillstand des globalen Stoffwechsels als Schwund oder Tod einer Zelle auswirken. Stoffwechselkrankheiten beziehen sich jedoch in der Regel nicht auf die Gesamtheit aller Stoffe zusammen. Vielmehr handelt es sich um die Beeinträchtigung des Aufbaus und Abbaus eines bestimmten Stoffes bei Erhaltung des Zellebens.

Die abnormen Stoffablagerungen, die mit den herkömmlichen histologischen Methoden erkennbar und chemisch annähernd identifizierbar waren, führten zunächst zur Einführung des Begriffes der *Zelldegeneration bzw. -dystrophie* und später zur Abgrenzung der *Speicherungskrankheiten.* Eine weitere Entwicklung setzte durch die biochemische Kennzeichnung der gespeicherten Stoffe ein. Schließlich haben die Erkennung des *lysosomalen Apparates* und der *primären Enzymdefekte* die ätiopathogenetische Klärung einer Vielfalt von Stoffwechselkrankheiten ermöglicht. Die 150jährige Entwicklung der Nomenklatur und die ihr zugrundeliegenden Auffassungen über die Stoffwechselstörungen und -krankheiten erleichtern sowohl die Zuordnung früherer Veröffentlichungen als auch die begriffliche Einordnung der heutigen Kenntnisse auf diesem Gebiet.

1. Degenerationen und Dystrophien

CRUVEILHIER (1849) und VIRCHOW (1858) hatten zelluläre und gewebliche Stoffwechselstörungen der Degeneration zugeordnet. Die verschiedenen Zelldegenerationen wurden zunächst nach dem makroskopischen Aussehen der betroffenen Organe bezeichnet; so die trübe Schwellung, die speckige bzw. wächserne Degeneration, die fettige Degeneration usw. Allerdings fand der Begriff der Degeneration nebenbei und zusätzlich auch noch auf anderen Gebieten und in anderem Sinne Anwendung. So wurde das Geschwulstwachstum von Virchow ebenfalls als Degeneration der Zellen vom Typischen zum Atypischen bezeichnet. Auch bei Erkrankungen des Nervensystems fand die Bezeichnung Degeneration eine so weite Anwendung, daß ihre Begriffsbestimmung immer diffuser wurde (s. S. 465). Aus diesem Grund wurde die Bezeichnung „Dystrophie" als „Zustand eines fehlerhaften und qualitativ gestörten Stoffwechsels von Zellen und Geweben bzw. deren Folgen" anstelle von Degeneration eingeführt (LETTERER 1959).

Bei der neuropathologischen Nomenklatur haben zunächst BIELSCHOWSKY u. HENNEBERG (1928) die Bezeichnung *Leukodystrophie* für die Stoffwechselerkrankungen des Marklagers gebraucht (s. S. 261). Den Leukodystrophien haben CHRISTENSEN u. KRABBE (1949) die *Poliodystrophien* der grauen Substanz gegenübergestellt. SEITELBERGER beschrieb 1952 eine neue Form von infantiler Lipoidspeicherungskrankheit, die als *neuroaxonale Dystrophie* (s. S. 511) bezeichnet wurde. Er hat später einen Teil der dem Status spongiosus zugrundeliegenden Gewebsschäden unter den Begriffen *gliöse Dystrophie* und *Dystrophie der Transportstrukturen* zusammengefaßt (SEITELBERGER 1967). Damit wurde auch das Wort Dystrophie im Laufe der Jahre immer mehr als allgemeine Bezeichnung für all diejenigen Gewebssyndrome angewandt, von denen man annahm, daß eine entzündliche oder kreislaufbedingte Pathogenese auszuschließen war.

2. Speicherungskrankheiten

Die Bezeichnung „Speicherkrankheit" wandte zum ersten Mal VON GIERKE (1929) für die Glykogenose an. In der deutschen Pathologie wurde der Name allgemein angenommen. Allerdings wurde zwei Jahrzehnte lang darüber diskutiert, welche Zellen sich an der Speicherung beteiligten und welches die richtige Nomenklatur sei.

Nachdem Eppinger (1920) die Gaucher-Krankheit den hepatolienalen Erkrankungen des retikuloendothelialen Systems zugeordnet hatte, wurde von einigen Autoren angenommen, daß Speicherung ausschließlich in den Zellen des Mesenchymes bzw. Interstitiumes stattfindet. Zur Ausräumung der durch diese Auffassung entstandenen Unklarheiten forderte Letterer (1938) die Unterscheidung zwischen Speicherungsvorgängen im retikuloendothelialen System und Speicherkrankheiten. Dabei unterschied er zwischen exogenen (z. B. Staublunge, Ablagerung von Thorotrast) und endogenen Speicherungen und bei den letzteren zwischen Ablagerungen zelleigener und zellfremder Substanzen. Im Gegensatz zu Letterer plädierten andere Autoren für die Bezeichnung „Speicherungskrankheiten", weil es sich nicht um eine Krankheit der Speicher- bzw. speicherungstätigen Organe, sondern um krankhafte Vorgänge bei der Speicherung intermediärer abbaubedürftiger Zwischenprodukte des Stoffwechsels handelt (Siegmund 1938). Als pathogenetische Mechanismen zog man die Möglichkeit sowohl von vermehrtem Angebot bzw. vermindertem Abtransport als auch von einer zellulären Unfähigkeit zur Verarbeitung der entsprechenden Substanzen in Betracht.

Im Gegensatz zu Rössle (1939), der der Gruppe der Speicherungskrankheiten jede allgemeine oder örtliche Stoffansammlung zuordnete, wurde von der Mehrzahl der Autoren für das Vorhandensein einer Speicherungskrankheit der systematische Charakter in dem Sinne verlangt, daß es sich nicht um eine umschriebene und vorübergehende pathologische Veränderung handelt und daß alle Elemente einer bestimmten Zellart befallen sein sollen. Darüber hinaus sollte die Speicherung vordergründig und nicht nur ein Symptom unter anderen sein, um eine Krankheit als Speicherungskrankheit zu bezeichnen. In diesem Sinne wurden von Giampalmo (1951) Speicherungsvorgänge, wie z. B. die Leberverfettung, die bei ganz unterschiedlichen Erkrankungen vorkommt, als *kollaterale Speicherungen* bezeichnet und gegenüber den Speicherungskrankheiten abgegrenzt.

Spycher u. Wiesmann (1982) wiesen auf die Unlogik hin, die es in dem Namen Speicherungskrankheiten gibt, weil es sich nicht um eine echte Speicherung handelt, auf die man in Zeiten erhöhten Bedarfs zurückgreifen kann. Ein wichtiger Einwand gegen die Bewertung der Speicherung als Leitsymptom ist, daß sie bei den inzwischen erkannten pathogenetischen Mechanismen – so eindrucksvoll sie für den Morphologen sein mag – nur die untergeordnete Rolle eines Epiphänomens des Krankheitsprozesses spielt. Trotzdem bleibt die Natur der gespeicherten Substanzen z. Z. ein Kriterium ersten Ranges für die Einteilung der Stoffwechselkrankheiten (s. S. 24).

Lysosomale Speicherungskrankheiten

Lysosomen sind Gebilde, die sich durch einen außerordentlichen Reichtum an sauren Hydrolasen auszeichnen. Morphologisches Kennzeichen der Lysosomen ist ihre Umhüllung durch eine Membran, deren Breite der der Membranen des exoplasmatischen Raumes (De Duve 1969) entspricht. Die Zahl der bekannten Enzyme, die in der Lysosomenfraktion enthalten sind, wurde im Laufe der Jahre beträchtlich erweitert. Trotzdem blieb die Charakterisierung der Lysosomen als Partikel mit sauren Hydrolasen mit nur geringer Einschränkung weiterhin gültig.

Bei der Mehrzahl der Speicherungskrankheiten findet sich das gespeicherte Material in den Restkörpern, die nach Beendigung der „lysosomalen Degradation" verbleiben. Daher wurde die Bezeichnung lysosomale Speicherungskrankheit von HERS (1964) zunächst am Beispiel der generalisierten Glykogenose (s. S. 89) eingeführt. Der Name hat bei den Pathologen Eingang gefunden, um so mehr als die Ultrastruktur der Lysosomen morphologische Unterschiede aufweist, die z. T. die Zuordnung zu einem bestimmten Krankheitsbild ermöglichen. Allerdings stellen die Lysosomen eine normale Komponente und die lysosomale Degradation einen normalen Vorgang der gesunden Zelle dar und eine lysosomale Speicherung braucht nicht immer krankhaft zu sein.

Die Sedimentationseigenschaften der Lysosomen sind wenig charakteristisch und weisen daher auf eine Heterogenität hin, die der funktionellen Vielfalt der Lysosomen entspricht. Diese Vielfalt entsteht sowohl durch die verschiedenen Stadien des lysosomalen Abbaus als auch durch den Weg der Materialanlieferung oder die Art der abzubauenden Stoffe (HULTCRANTZ et al. 1984). Je nach Art der Materialanlieferung kann man zwischen Heterophagie (Abbau zellfremder Stoffe) und Autophagie (Abbau zelleigener Strukturen) unterscheiden. Beide Möglichkeiten müssen bei den lysosomalen Speicherungskrankheiten berücksichtigt werden, weil selten entschieden werden kann, ob das gespeicherte Material aus dem autophagen oder dem heterophagen Abbau stammt.

Heterophagie

Heterophagie ist ein von der Zellmembran ausgehender Vakuolentransport, bei dem Stoffe – wie Makromoleküle, Bakterien oder Zellen – aus dem Extrazellularraum in das Zellinnere eingeschleust (Ingestion) und der lysosomalen Verdauung (Digestion) zugeführt werden. Die Makromoleküle werden durch *Mikropinozytose* in die Zelle aufgenommen (ODOR 1956). Die Membranflußmechanismen bei der Mikropinocytose konnten erst mit Hilfe der Elektronenmikroskopie aufgedeckt werden. Die Heterophagie von Bakterien oder größeren Korpuskeln wurde schon im vorigen Jahrhundert als *Phagozytose* erkannt (METSCHNIKOFF 1883). Sie setzt einen bestimmten Zelltyp voraus, der die primären Lysosomen mit lytischen Enzymen enthält. Die Phagozyten spielen bei den Stoffwechselkrankheiten selten eine wesentliche Rolle, obgleich sie sich auch an der Mikropinozytose und an der pathologischen Speicherung beteiligen können.

Im Ablauf des von der Ingestion zur Digestion führenden Weges der Heterophagie sind drei Phasen (THOENES u. LANGER 1969) erkennbar:

1. In der *Endozytosephase* (DE DUVE 1963) erfolgt die Stoffaufnahme in das Phagosom.

2. Im Verlauf der sich daran anschließenden *Vakuolenphase* wird das Resorbat durch Fusion des Phagosoms mit dem Lysosom mit lytischen Enzymen in Kontakt gebracht, um in der

3. *Degradationsphase* abgebaut zu werden. Je nach Organ bzw. Zelltyp ergeben sich in den beiden Phasen vielfältige, morphologisch erfaßbare Erscheinungsformen (COHN u. FEDORKO 1969; DAEMS et al. 1969).

In der Vakuolenphase der Mikropinozytose stehen den endozytischen Bläschen – wenn man von den präexistenten Granula in Phagozyten absieht – in der Regel nicht primäre, sondern sekundäre, d. h. mit der Verdauung bereits beschäftigte Lysosomen gegenüber. Durch ihre Fusion mit den Heterophagosomen entstehen die Heterolysosomen. Die dafür erforderliche Membranfusion (LUCY 1969; POSTE u. ALLISON 1973) ermöglicht, daß bei der Einschleusung von lysosomalen Enzymen das neugebildete Kompartiment – d. h. die heterophage Vakuole – gegenüber dem Grundplasma geschlossen bleibt. Die Einschleusung von weiteren lysosomalen Enzymen, die im Bereich des Golgi-Apparates neu gebildet werden, erfolgt in einer zweiten Phase (KOIKE u. MELDOLESI 1981).

Autophagie

Der lysosomale Abbau zelleigener Strukturen ist neben der Heterophagie der zweite Weg, auf dem Material für die lysosomale Verdauung angeliefert wird. Die Autophagie erfordert keine Substanzaufnahme von außen in die Zelle und stellt daher einen Vorgang des Binnenhaushaltes der Zelle dar. Sie verläuft ebenfalls in drei Abschnitten.

1. Die *Segregation* eines Zytoplasmabezirkes führt zu der Bildung eines Autophagosomen, welches noch keine lysosomalen Enzyme enthält (ISHIKAWA et al. 1983). Die Abgrenzung der Zytoplasmaportionen gegen das übrige Zytoplasma durch eine Membran führt zur Bildung des Autophagosoms. Ob präexistente, d. h. in der Zelle bereits vorhandene oder neugebildete Membranen dafür verwendet werden, ist nicht sicher geklärt (PFEIFER 1987).

2. Durch die *Fusion* des Autophagosomen mit einem Lysosom entsteht das Autolysosom. Die Fusion ist temperaturabhängig (KIELIAN et al. 1982). Für die Umwandlung des Autophagosoms zum Autolysosom ist es erforderlich, analog zu der Heterophagie, daß lysosomale Enzyme in die neugebildete autophage Vakuole eingebracht werden. Der Begriff autophage Vakuole umfaßt beide, das Autophagosom und das Autolysosom und ist immer dann angebracht, wenn keine besonderen zytochemischen Verfahren zum Nachweis lysosomaler Eigenschaften durchgeführt werden (PFEIFER 1976).

3. Mit zunehmender *Degradation* der segregierten Zytoplasmaportionen entsteht ein sekundäres Lysosom. Da solche sekundären Lysosomen in vorangegangene Verdauungsvorgänge eingeschaltet waren, muß man einen beständigen funktionellen Kreislauf der Lysosomen postulieren, an dem sich auch neuentstandene Lysosomen beteiligen können.

Amphilysosomen, Telolysosomen, Restkörper

In der Abb. 1 werden verschiedene Phasen der Hetero- und Autophagie und die dazugehörigen Gebilde schematisch dargestellt. Bei der lysosomalen Phase entfällt die grundsätzliche Trennung zwischen Autophagie und Heterophagie, erkennbar daran, daß Autophagosomen auch mit Heterophagosomen fusionieren können, so daß *Amphilysosomen* (DE DUVE u. WATTIAUX 1966; THOENES et al. 1968) entstehen.

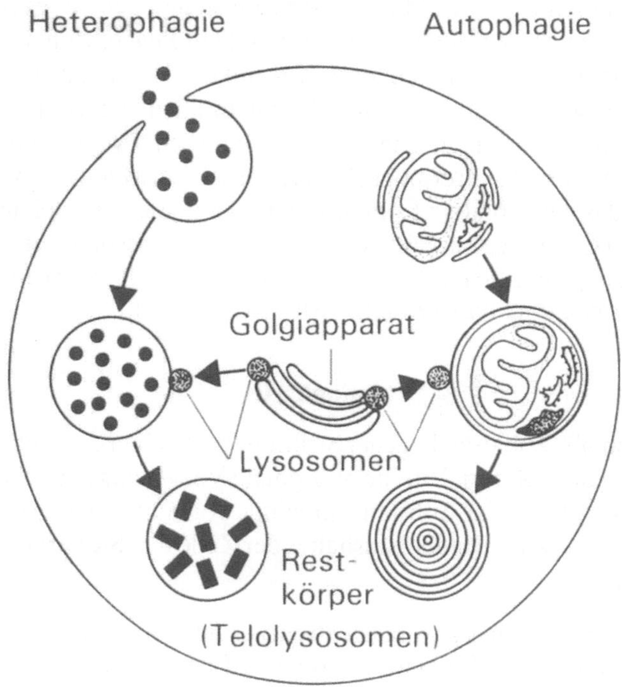

Abb. 1. Verschiedene Phasen der Hetero- und Autophagie

Nach Vermischung von lysosomalen Enzymen mit dem Inhalt der autophagen bzw. heterophagen Vakuolen beginnt der Verdauungsprozeß, bis alle eingebrachten, geformten und ungeformten Bestandteile in niedermolekulare Bruchstücke zerschlagen sind. PFEIFER (1973) unterschied dabei zwischen der Destruktion als Zerstörung der morphologisch erfaßbaren Strukturen und der Degradation, d. h. dem Abbau auf molekularer Ebene. Nach Beendigung der lysosomalen Degradation werden die sekundären Lysosomen *Telolysosomen* genannt (DE DUVE u. WATTIAUX 1966).

Für den weiteren lysosomalen Abbau und den sich daran anschließenden Transport der niedermolekularen Bruchstücke durch die Lysosomenmembran zurück ins Grundzytoplasma gibt es kein unmittelbares morphologisches Korrelat. Sekundäre Lysosomen, in denen irgendwelches Material nicht vollständig abgebaut werden kann, werden als *Restkörper* (DE DUVE u. WATTIAUX 1966) bezeichnet. Sie stellen das morphologische Substrat lysosomaler Speicherungskrankheiten dar, kommen aber auch als Organellen in nicht-pathologischen Zellen vor.

Zellspezifität der lysosomalen Restkörper

Bei der Autophagie ist keine Substanzaufnahme von außen in die Zelle und auch nicht irgendwelche Produktabgabe nach außen erforderlich. Dies erklärt, daß Lysosomen auch in solchen Zellen, in denen Heterophagie keine nennenswerte Rolle spielt, zum normalen Organellenbestand gehören. Die für jede Zelle

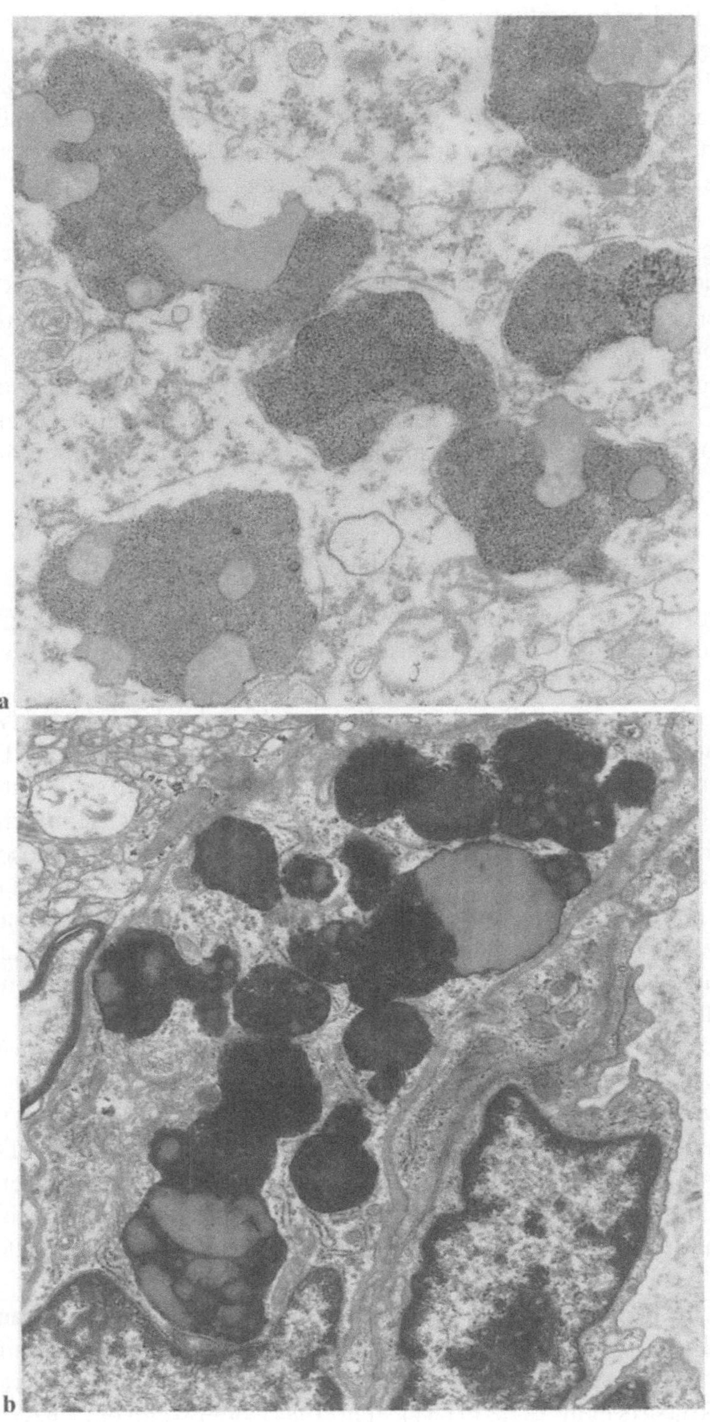

Abb. 2. a Lipofuszingranula. × 20 000. **b** Lipophagosomale Restkörper. × 12 500

kennzeichnenden Stoffwechseleigentümlichkeiten bedingen, daß Restkörper verschiedener Zellarten qualitative und quantitative Unterschiede in ihrer Komposition aufweisen. Dies zeigt sich deutlich in den Restkörpern normaler Zellen, die keine pathologische Speicherung durchgemacht haben. Bei den Speicherungskrankheiten können die gestapelten Stoffe in der Weise überwiegen, daß die zelleigene Struktur der Restkörper maskiert wird. In der Regel jedoch treten die Unterschiede auch bei der pathologischen Speicherung zutage.

In den Nervenzellen stellen die Lipofuszingranula (Abb. 2a) die unter normalen Bedingungen vorkommende Art von Restkörpern dar. In der Oligodendroglia gehören sie dem Fingerabdrucktyp an (Abb. 3). Die Uniformität der Restkörper sowohl bei den Nervenzellen als auch bei der Oligodendroglia weist auf ihre autophagosomale Herkunft hin. Demgegenüber können die Astrozyten aufgrund ihrer Fähigkeit zur Heterophagie weitgehend polymorphe Restkörper enthalten (Abb. 4). Die Perizyten der Hirnkapillaren sowie die adventitiellen Zellen der Arteriolen und Venolen weisen charakteristische globuläre Lipidkörper auf (Abb. 2b).

Abnorme lysosomale Speicherung

Eine vorübergehende Überladung der Lysosomen mit Substrat kann eintreten, wenn die Zelle mehr aufnimmt als sie abbauen kann; ein Beispiel hierfür sind die Proteinabsorptionstropfen im proximalen Nierentubulus.

Manche Substanzen, z.B. Latexteilchen und Agar, bleiben von den lysosomalen Enzymen unberührt und können dem Vakuolen-System nicht durch Diffusion entweichen. Proteine, wie das Immunglobulin und das Kollagen sind relativ widerstandsfähig gegenüber lysosomalen Proteinasen, und unter Bedingungen der schnellen Endozytose können sie sich im Inneren von sekundären Lysosomen anhäufen. Bestimmte Substanzen wie Trypan-Blau hemmen die Aktivität der lysosomalen Enzyme, was eine Anhäufung von Makromolekülen, die normalerweise abgebaut würden, zur Folge hat. Auch eine Steigerung der Autophagie kann zu einer morphologisch auffallenden Akkumulation von Lysosomen führen. Das ist z.B. für Glukagon der Fall, das bereits nach 30 min zu einer drastischen Vermehrung autophager Vakuolen führen kann (DETER 1971). Auch nach Bestrahlung kommt es zu einer vermehrten Autophagie (CERVOS-NAVARRO 1964).

Experimentell kann eine Zunahme der lysosomalen Restkörper mit verschiedenen Inhibitoren der lysosomalen Enzyme herbeigeführt werden (DE DUVE 1983; HENELL u. GLAUMANN 1984). Bei allen diesen Fällen ist die gesteigerte Lysosomenbildung reversibel und nur temporär von Bedeutung. Schließlich können bei bestimmten Enzephalopathien membranöse Einschlüsse gebildet werden (PRINEAS 1975; HAUW u. ESCOUROLLE 1977).

Eine dauernde Überladung tritt ein, wenn die Verdauung unvollständig verläuft, so daß sich bei jedem Zyklus Schlackenstoffe ansammeln. Dies kann geschehen, wenn entweder unverdaubare Substrate in die Lysosomen gelangen, z.B. Dextran (ROBERTS et al. 1976; PFEIFER et al. 1984), oder wenn ein Enzym wie bei den genetisch bedingten Speicherkrankheiten fehlt. Für die Erkennung der Auflaufphänomene ist der Zeitfaktor wichtig, denn bis es zu einer morphologisch auffälligen Akkumulation kommt, bedarf es einer bestimmten Zeitspanne.

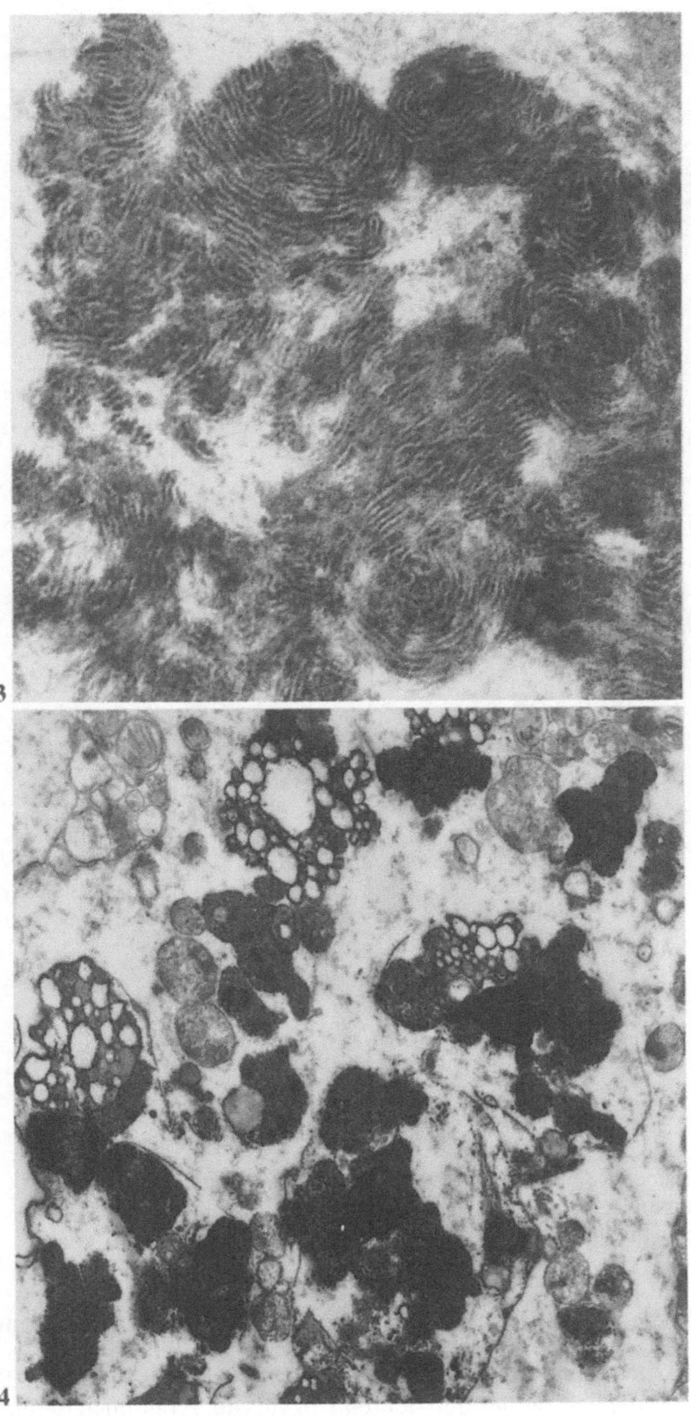

Abb. 3. Fingerabdruckkörper. × 125000
Abb. 4. Pleomorphe Einschlüsse. × 12500

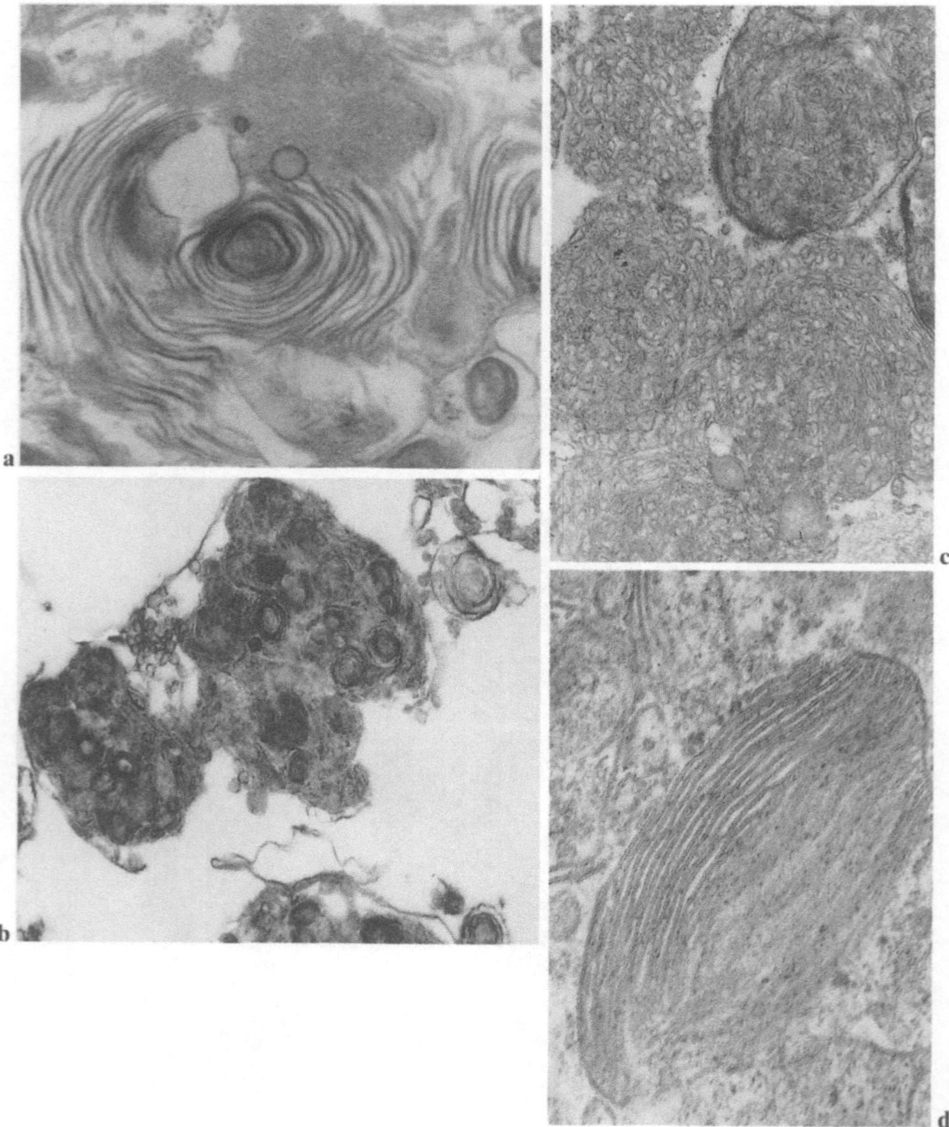

Abb. 5 a–d. Lamelläre Einschlüsse **a** mit konzentrischen Membranen, × 40 000; **b** mit multiplen Mikromembranwirbeln, × 12 000; **c** mit unregelmäßigen Membranen, × 28 000; **d** mit parallelen bilaminären Membranen, × 60 000

Ultrastrukturelle Erscheinungsformen pathologischer Restkörper

Grundsätzlich hängt die Beschaffenheit des lysosomalen Speicherproduktes von der Substratspezifität des defizienten Enzyms ab. Aber auch dann, wenn das Enzym normalerweise nur eine Stoffgruppe als Substrat angreift, wird der Restkörper selten ein homogenes, nur aus dieser Stoffgruppe bestehendes Speichermaterial aufweisen, sondern weitere Begleitstoffe enthalten. Das im Restkörper

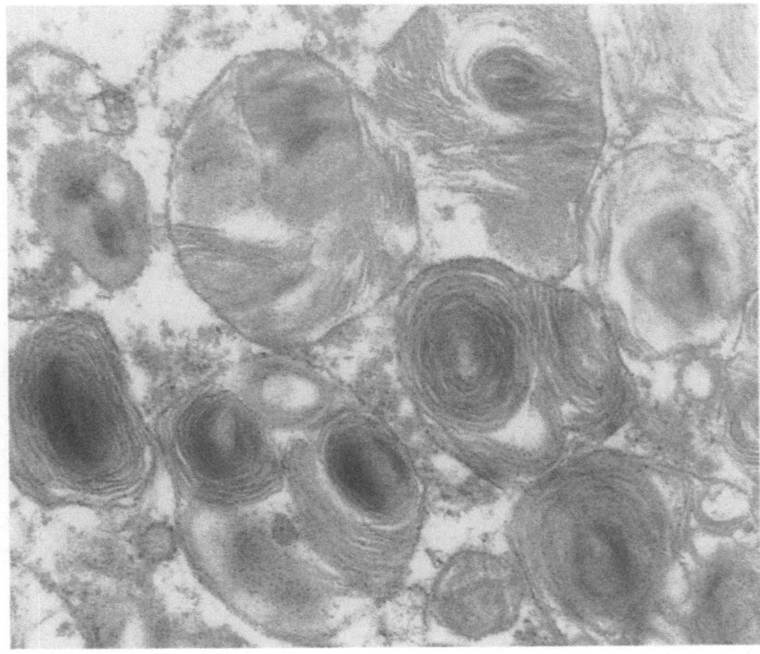

Abb. 6. Konzentrische lamelläre Einschlüsse mit dichtem Kern. × 38 000

enthaltene Material wird immer dann heterogen zusammengesetzt sein, wenn das mangelhafte Enzym am Abbau zweier oder mehrerer Stoffgruppen beteiligt ist. In diesem Falle können auch in den einzelnen Organen unterschiedliche Restkörper mit unterschiedlichem Inhalt und Struktur vorkommen. Dazu kommt die Grundstruktur der zellspezifischen Restkörper, die das Gesamtbild der pathologischen Speicherung mitgestalten. Trotz der strukturellen Mannigfaltigkeit pathologischer Restkörper lassen sich einige Grundformen herausstellen (Abb. 5–10). Auch wenn sie selten pathognomonisch für eine bestimmte Stoffwechselkrankheit sind, können sie aufgrund ihres z.T. spezifischen Vorkommens als diagnostische Hinweise bewertet werden.

3. Enzymopathien

1908 hatte GARROD bei der Alkaptonurie das angeborene Fehlen bzw. den Mangel eines Enzyms angenommen und das Konzept der angeborenen Stoffwechselirrtümer entwickelt. Eine solche Pathogenese wurde von verschiedenen Autoren für die Speicherungskrankheiten immer wieder postuliert.

BEADLE u. TATUM (1941) konnten bei Mutanten des Brotpilzes (Neurospora crassa) nachweisen, daß die genetische Stoffwechselsteuerung über den Weg der genetischen Steuerung der Enzymsynthese stattfindet. Damit wurde die Annahme GARRODS (1908) bestätigt und angeborene Irrtümer des Stoffwechsels als permanente, genetisch bedingte Stoffwechselstörungen, die durch die Enzymdefekte verursacht werden, definiert.

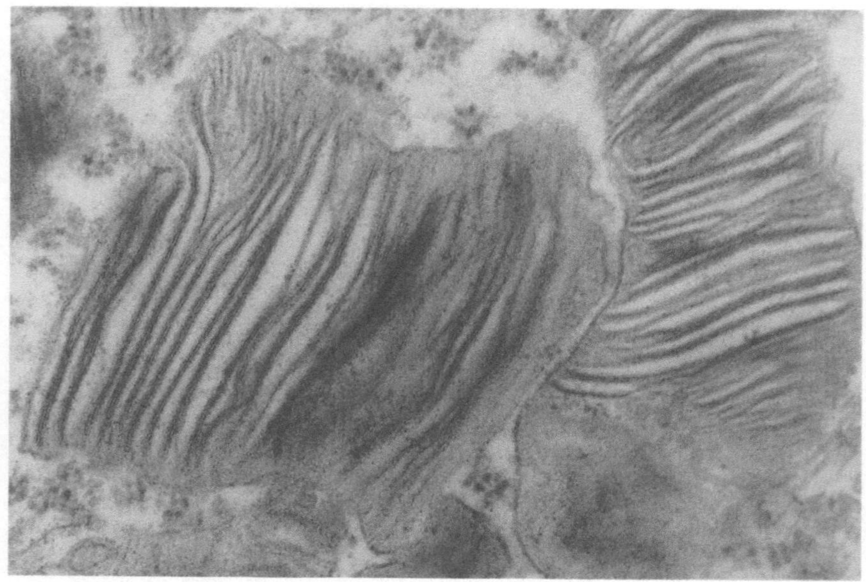

Abb. 7. Zebrakörper. × 40 000

Bei der Mehrzahl der Stoffwechselerkrankungen ist das Fehlen oder die funktionelle Minderwertigkeit eines bestimmten Enzyms nachgewiesen worden. Allerdings läßt sich die Komplexität der enzymatischen Störungen häufig nicht auf den Aktivitätsmangel eines Enzyms (missing enzyme von PARKER u. BEARN 1963) reduzieren. Die Bezeichnung „Enzymopathie" ist umfassender als die Begriffe „Enzymdefekt" oder „Enzymmangel", und ihr liegt kein morphologisches Korrelat zugrunde, auch wenn bei vielen Enzymopathien das morphologische Substrat ein wichtiges Epiphänomen ist. Trotzdem ist die Bezeichnung Enzymopathien als Oberbegriff von Stoffwechselerkrankungen durchaus zweckmäßig, unabhängig von den ihr zugrundeliegenden morphologischen Substraten bzw. pathogenetischen Mechanismen.

Grundsätzlich kann man zwischen Enzymopathien mit verminderter und solchen mit gesteigerter Enzymaktivität unterscheiden. In der Regel kommen nur Erstere als Krankheiten vor, bei denen eine bestimmte Funktion des Stoffwechsels nicht oder nur unvollständig erfüllt werden kann, weil das entsprechende Enzym fehlt oder nicht ausreichend vorhanden ist. Bildung oder Abbau eines bestimmten Stoffes ist dann nicht oder in ungenügendem Maße möglich. Gesteigerte Enzymverluste und Störungen im Zusammenkommen von Substrat und Enzym werden ebenfalls als Enzymopathien aufgefaßt. Enzymopathien können entweder vererbt oder erworben sein. Die vererbten Enzymopathien stellen die klassischen „angeborenen Irrtümer" des Stoffwechsels dar.

Enzymaktivität

Enzymaktivitäten können durch gewisse Einflüsse (z. B. alimentärer oder hormonaler Natur) gehemmt oder gefördert werden. Auf diese Weise kann auch die

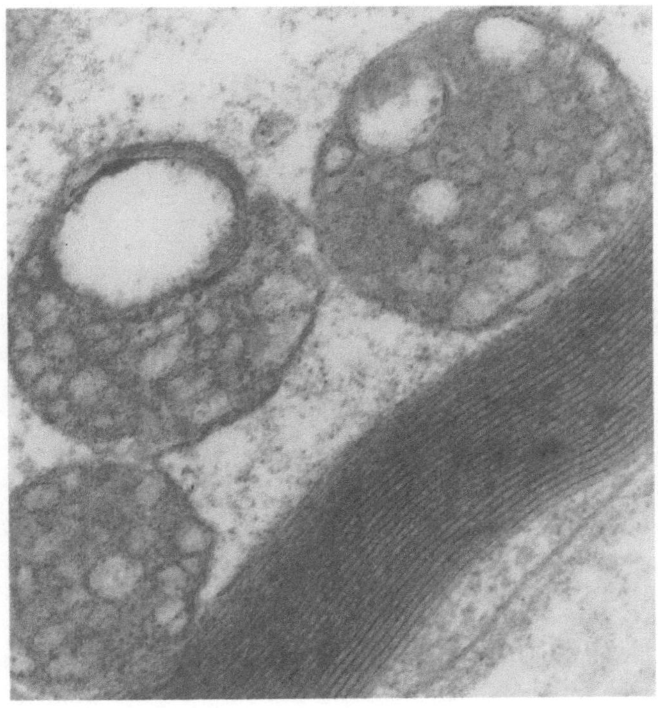

Abb. 8. Multivesikuläre Körper. × 40000

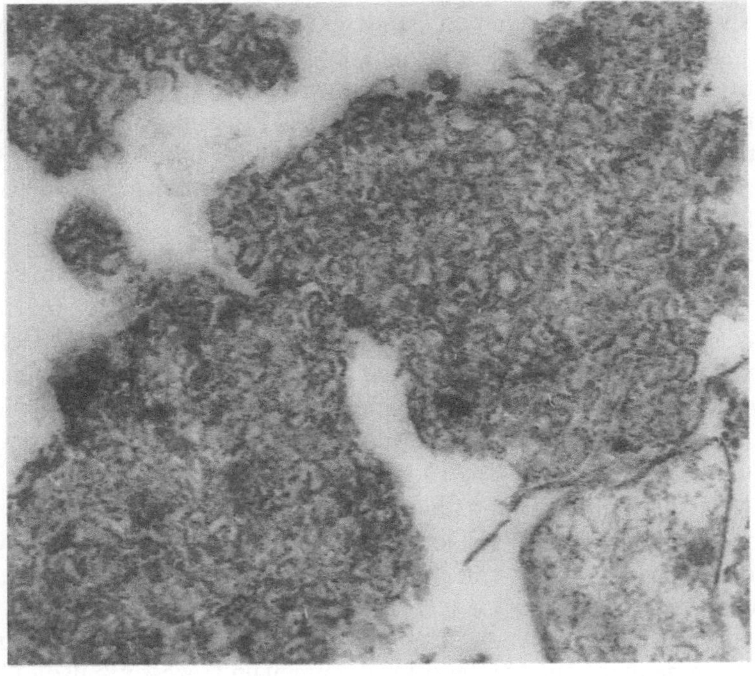

Abb. 9. Kurvilineäre Einschlüsse. × 28000

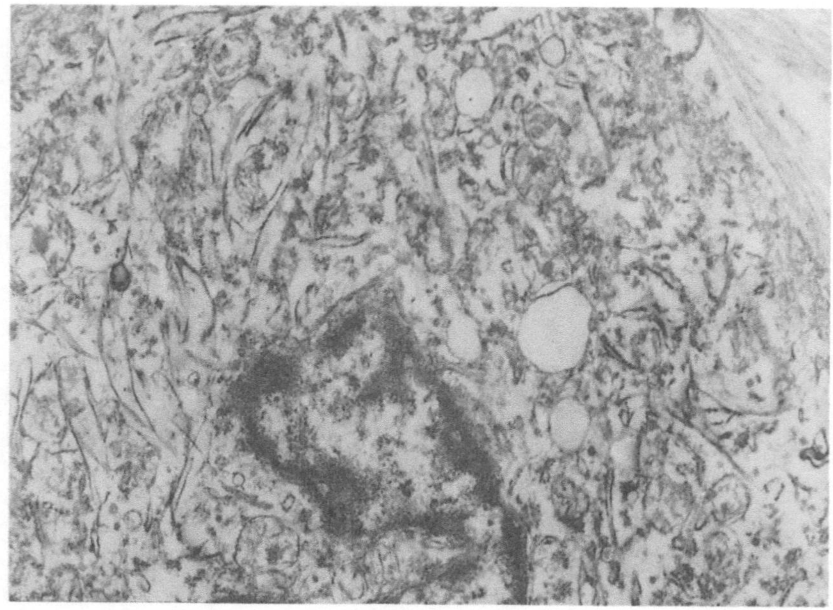

Abb. 10. Längsgezogene bilaminäre Strukturen. × 10 000

Neusynthese von Enzymen aus Aminosäuren beeinflußt werden. Die spezifische Struktur der Enzyme, genauer ihre Aminosäuresequenz, ist genetisch festgelegt und in der DNS (dem sog. *Strukturgen*) kodiert (s. S. 22). Früher nahm man daher an, daß als Folge eines bestimmten Gendefektes die Synthese eines bestimmten Enzyms ausfallen müßte (BEADLY 1945; TATUM 1959). In vielen Fällen ist nicht die Synthese des Enzyms vermindert, sondern es wird ein aufgrund geringfügiger Veränderungen der kodierenden DNS modifiziertes Protein gebildet. Es gibt aber auch Enzyme, die sich aus mehreren Polypeptidketten aufbauen, von denen jede einzelne durch ein anderes Gen determiniert sein kann. Somit gibt es Enzyme, deren Intaktheit von mehreren Genen abhängt.

Dominanz und Rezessivität

Die Klassifikation dominant und rezessiv folgt der ursprünglichen Definition MENDELS (1865). Rezessive Allele führen nur bei homozygoten Individuen zur phänotypischen Manifestation. Dominante Allele maskieren bzw. verhindern die Ausprägung eines anderen (rezessiven) Allels des gleichen Gens; unter ihrer Wirkung kommt es bereits bei Heterozygoten zur Merkmalsausprägung.

Die Mehrzahl von Enzymopathien wird autosomal-rezessiv vererbt. Es sei noch vermerkt, daß vollständige Dominanz und Rezessivität eines Allels Grenzfälle sind, zwischen denen es von starker Dominanz über schwache Dominanz, schwache und starke Rezessivität alle Übergänge geben kann. In seltenen Fällen können auch verschiedene Allele des gleichen Gens vorkommen (Compound).

Im Zusammenhang mit den Begriffen dominant und rezessiv muß die Genwirkung besprochen werden (Genexpression). Darunter ist die Realisierung der in der DNS gespeicherten genetischen Information zu verstehen. Bereits in den 60er Jahren wurden Regulationsmechanismen der Genexpression in Prokaryonten (Bakterien und Blaualgen) untersucht (Jacob u. Monod 1961). Sie werden hier nur ganz kurz beschrieben, denn Ergebnisse der 70er Jahre zeigten, daß in Eukaryonten, die über viel komplexere genetische Informationen verfügen als die Prokaryonten, in erster Linie andere Regulationsvorgänge ablaufen.

Regulation der Genexpression in Prokaryonten

Protein-kodierende Gene (Strukturgene) bilden zusammen mit vorgeschalteten regulatorischen DNS-Sequenzen eine Steuerungseinheit: das *Operon.*

Ein Teil der regulatorischen DNS-Sequenzen (der *Operator*) entspricht der Bindungsstelle eines *Repressor*-Proteins. Ein an den Operator gebundener Repressor verhindert die Bindung der DNS-abhängigen RNS-Polymerase an die von ihr erkannte Sequenz: den *Promotor.* Eine Transkription der Strukturgene des Operons kann nicht stattfinden, bis der Repressor inaktiviert wird. Dieses geschieht z. B. am lac-Operon der E. coli durch Allolaktose als *Induktor* (Jacob u. Monod 1961). Allolaktose induziert die Transkription von Enzymen, die an der Verwertung von Laktose beteiligt sind.

Regulation der Genexpression in Eukaryonten

Vielzellige Eukaryonten durchlaufen eine zeitlich determinierte Entwicklung und zeichnen sich durch die Existenz spezifisch differenzierter Zellen aus. Im menschlichen Körper kommen ungefähr 200 verschiedene Zellen vor, die alle über ein identisches Genom verfügen, und von denen jede im Durchschnitt 10000–20000 verschiedene Proteine synthetisiert, wobei viele dieser Proteine zellartspezifisch sind. Dabei werden nur 7–10% der insgesamt vorhandenen DNS exprimiert. Eine Inaktivierung der verbleibenden 90–93% durch spezifische Repressorproteine wäre äußerst unwirtschaftlich. Tatsächlich scheint die Aktivierung von sehr wenigen genetischen Elementen eine Vielzahl von Veränderungen im Phänotyp einer eukaryoten Zelle hervorrufen zu können. Zum Beispiel reicht die Aktivierung von nur zwei zelleigenen Genen – den Onkogenen – aus, um die Umwandlung einer normalen Zelle in eine Tumorzelle zu bewerkstelligen (Weinberg 1984). Untersuchungen von Zellen während der Embryogenese bestätigen die Vermutung, daß bestimmte regulatorische Gene die Aktivität von ganzen Strukturengruppen kontrollieren (Laughon u. Scott 1984; Fjose et al. 1985; Gehring 1985), d. h., wenige Proteine, die zudem in sehr geringen Mengen in den Zellen vorkommen (Parker et al. 1984), beeinflussen die Synthese vieler anderer. Der beschriebene Mechanismus gilt auch für die Wirkung mancher Hormone. Steroidhormone binden sich an bestimmte Rezeptorproteine im Zytoplasma. Die Rezeptor-Hormon-Komplexe diffundieren zum Zellkern, binden sich an das Chromatin (s. u.) und beeinflussen die Transkription bestimmter Gene. Kortisol kann z. B. in Hepatozyten den Anstieg der Konzentration von sechs Proteinen und den Abfall von einem bewirken (bezogen auf 1000 Proteine, die mit zweidimensionaler Elektrophorese nachweisbar sind).

Zwei weitere Besonderheiten kommen bei Eukaryonten vor; Einmal liegt ihr genetisches Material im nativen Zustand als *Chromatin* vor; dieses besteht aus repetitiven Untereinheiten – den *Nukleosomen,* die aus verschiedenen Histonen und DNS aufgebaut sind (KORNBERG 1977; MCGHEE u. FELSENFELD 1980; PEARSON et al. 1983). Aktives (d. h., DNS wird transkribiert) und inaktives Chromatin unterscheiden sich in ihrem Aufbau (WEINTRAUB u. GROUDINE 1976; WEISBROD u. WEINTRAUB 1979; IGO-KEMENES et al. 1982). Zum anderen ergibt das primäre DNS-Transkript eines Gens – die *heterogennukleäre RNS* (hnRNS) – erst nach mehreren Änderungen die modifizierte Boten-RNS (mRNS), wobei das Herausschneiden bestimmter RNS-Sequenzen (Introns) eine wichtige Rolle spielt. Es können nämlich aus einer hnRNS verschiedene mRNS-Moleküle entstehen, die jedoch in der Regel nicht gleichzeitig gebildet werden.

Zusätzlich zu den beschriebenen Regulationsmechanismen werden der Transport der mRNS-Moleküle zum Zytoplasma und die Translation überwacht. Viele der schließlich synthetisierten Polypeptidketten werden noch enzymatisch modifiziert (z. B. Proinsulin zu Insulin). Entstehende funktionsfähige Enzyme brauchen nicht aktiv zu sein, ihre *Aktivierung* kann andere Enzyme erfordern.

Die beschriebenen, auf mehreren Ebenen stattfindenden Regulationsmechanismen eukaryoter Zellen verdeutlichen ein Prinzip. Dadurch, daß es nur an sehr wenigen Stellen zu Defekten kommen kann, die nur ein einziges spezifisches Protein betreffen, werden die Chancen für negative, jedoch mit dem Überleben der Zelle zu vereinbarenden und unter Umständen vererbbaren Veränderungen klein gehalten. Hier zeigt sich der Vorteil diploider Organismen, die zumindest über zwei Kopien eines jeden Gens verfügen. Die molekular-biologischen Mechanismen, die dazu führen, daß bei manchen Genen bereits die Veränderungen eines Allels phänotypisch zum Tragen kommen, sind bis heute ungeklärt.

Enzymverlust und Enzymaufnahmedefekte

Die meisten Enzymopathien werden zwar durch Mutationen entsprechender Strukturgene verursacht, jedoch können auch andere Mechanismen zur verminderten Enzymaktivität führen.

Unter den Syndromen mit *gesteigertem Enzymverlust* wurde die progressive Muskeldystrophie erwähnt, bei der ein submikroskopischer Defekt in der Zellmembran diskutiert wurde, der zur Folge hat, daß ganze Stoffwechselsysteme aus der Zelle verlorengehen. Während einiger Jahre gelingt es der Zelle, durch gesteigerte Enzymsynthese diesen Defekt auszugleichen, doch kommt es bald zu einer Dekompensation, zu einem Abfall der intrazellulären Synthese und schließlich zu einer Atrophie. Für die Muskeldystrophie wurde inzwischen als molekulares Substrat der Synthesedefekt eines Proteins (Dystrophin) nachgewiesen.

Die Aufnahme von lysosomalen Hydrolasen ist ein rezeptorgetragenes Phänomen (NEUFELD et al. 1977; CREEK u. SLY 1982); deswegen können lysosomale Speicherungskrankheiten auf einem *Rezeptordefekt* beruhen. Die Erkennung der lysosomalen Hydrolasen durch die Rezeptoren (Pinozytoserezeptoren) wird durch Phosphohexosylkomponenten des Enzyms ermöglicht (KAPLAN et al. 1977). Die Anwendung von *Mediatoren,* welche die Aufnahme von Enzymen in die Zelle begünstigen, ist besonders wichtig für die Behandlung von Enzymopathien (BROOKS et al. 1980).

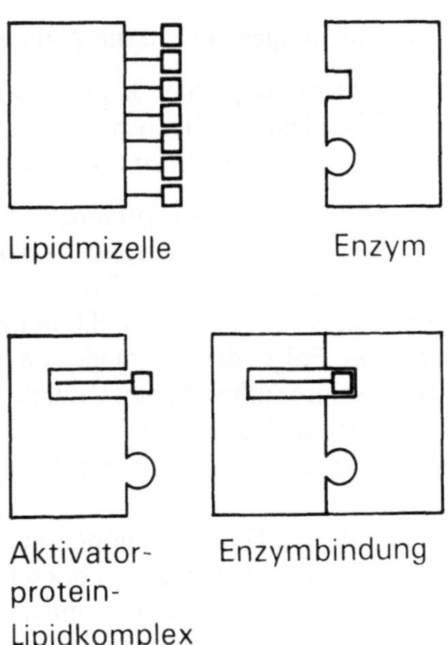

Abb. 11. Wirkungsmechanismus des Aktivatorproteins. Die Lipidmizelle bildet mit dem Aktivator einen Lipidkomplex, der das geeignete Substrat für das Enzym darstellt.

Aktivatoren

Die Hydrolasen, die wie alle Enzyme hydrophil sind, weisen in vitro eine sehr niedrige Degradationsrate der entsprechenden lipophilen Substrate auf (SANDHOFF u. CONZELMANN 1979). Der Grund dafür ist, daß Lipide und vor allem die apolaren Lipide (z. B. Triglyzeride und Cholesterin) größere Aggregate (Mizellen) bilden, innerhalb derer die dicht gepackten Lipidmoleküle für die Enzyme nicht erreichbar sind. Die enzymatische Hydrolyse kann erheblich gesteigert werden durch Detergenzien (z. B. Gallensäuren), die mit den Lipiden kleine Mischmizellen bilden, an deren Oberfläche auch hydrophobe Ketten von Hydrolasen angegriffen werden können. Die Lysosomen enthalten jedoch keine Gallensäuren oder sonstige Detergenzien, und die Wirkung der wasserlöslichen Hydrolasen konnte erst durch die Entdeckung nicht-enzymatischer Proteine in den Lysosomen, die man als Aktivatoren bezeichnet, geklärt werden. Der erste nachgewiesene Aktivator für die Degradation von Sulfatiden durch die Arylsulfatase A wurde von MEHL u. JATZKEWITZ (1964) isoliert. Er findet sich in der löslichen Fraktion zusammen mit anderen Aktivatorproteinen für den Abbau verschiedener Sphingolipide und Glykolipide (MRAZ et al. 1976; CONZELMANN u. SANDHOFF 1978). Der Aktivator bildet mit dem abzubauenden Lipid ein komplexes Molekül, das das geeignete Substrat für das Enzym darstellt (Abb. 11). Dieser Mechanismus erklärt die Pathogenese einer Reihe von Stoffwechselkrankheiten wie die AB Varianten der Gangliosidose G_{M2} (s. S. 342) und der metachromatischen Leukodystrophie (s. S. 284), bei denen eine Speicherung von Substanzen stattfindet, obgleich die erforderlichen Enzyme eine normale Aktivität aufweisen.

Folgeerscheinungen der Enzymopathien

Nicht nur die Ursache der Enzymopathien kann verschieden sein, sondern auch ihre Folgeerscheinungen sind unterschiedlich. SANDHOFF (1982) grenzte anhand der jeweils markantesten Stoffwechselstörung fünf Krankheitsgruppen ab.

a) *Der Mangel eines speziellen Stoffwechselproduktes* als Folge eines fehlenden Stoffwechselschrittes durch mutationsbedingten Aktivitätsverlust eines Enzyms kommt gelegentlich vor. Grund dafür ist, daß die meisten solcher Mutationen letal sind, und der Organismus nach wenigen Zellteilungen stirbt.

b) *Regulationsstörungen* als Folge der verminderten Konzentration eines regulationsaktiven Stoffwechselproduktes bedingt durch einen Enzymdefekt, kommen bei verschiedenen Erbkrankheiten vor. Für das Nervensystem ist ein solcher Mechanismus bei der intermittierenden Porphyrie von Wichtigkeit (s. S. 459).

c) *Rezeptorproteindefekte,* die zu Fehlregulationen im Stoffwechsel führen, sind wenig bekannt. Der am besten untersuchte metabolisch wirksame Rezeptordefekt ist das Fehlen des LDL-Rezeptors bei der familiären Hypercholesterinämie.

d) *Transportstörungen* wegen des Fehlens von Transportproteinen können ebenfalls eine Folgeerscheinung von erblichen Enzymopathien sein. Das klassische Beispiel hierfür ist die Zystinurie.

e) *Speicherungskrankheiten* sind eine häufige Folge von Enzymopathien. Sie stellen einen großen Anteil erblicher Stoffwechselerkrankungen des Nervensystems dar.

II. Einteilung der Stoffwechselkrankheiten

O'BRIEN (1970) unterschied bei der Erörterung der angeborenen Irrtümer des Stoffwechsels vier Stufen:

1. Die phänotypische Kennzeichnung der Krankheiten aus klinischer und pathologischer Sicht sowie aus Sicht des Vererbungsmodus.
2. Die Kennzeichnung der Stoffe, deren Metabolismus beeinträchtigt ist.
3. Die Identifizierung des Proteins (Enzyms), das den pathogenetischen Eckstein darstellt.
4. Die Feststellung der Art und Ursache des enzymatischen oder Proteinstrukturfehlers, z. B. verminderte katalytische Aktivität, Zunahme des Abbaues oder Abnahme der Synthese eines Enzymproteins.

Auch wenn molekularbiologische Erkenntnisse zur Beantwortung der Frage nach der Ursache der Stoffwechselkrankheiten eine große Bedeutung haben, ist aufgrund der Unvollständigkeit solcher Erkenntnisse eine molekularbiologische Einteilung (Stufen 3 u. 4) der Stoffwechselkrankheiten z. Z. nur bedingt möglich. Deswegen sollen, um die Mannigfaltigkeit der Einzelbeobachtungen auf eine überschaubare Zahl reduzieren zu können und eine für Kliniker und Pathologen zweckmäßige Einteilung zu ermöglichen, verschiedene klassifikatorische Stufen berücksichtigt werden.

Phänotypische Einteilung

Die erste Stufe führte im Laufe der Jahrzehnte zu einer Reihe eher unsystematischer Einteilungsversuche, bei denen gleichzeitig deskriptiv-klinische und anatomisch-pathologische Kriterien angewandt wurden. Nach einer ersten Phase, bei der die abgegrenzten Krankheitsbilder häufig mit den Namen der Erstbeschreiber bezeichnet wurden, hat man eine systematische Gruppierung derselben durchgeführt, bei der hereditäre und degenerative Momente im Vordergrund standen. Die Tatsache, daß die amaurotische Idiotie, eine der ersten klinisch und pathologisch abgegrenzten Stoffwechselkrankheiten, den degenerativen Krankheiten zugeordnet wurde, führte zu der Erfassung sämtlicher Speicherungskrankheiten des ZNS unter die heredodegenerativen Krankheiten. Noch 1972 faßte WILSON die Speicherkrankheiten, die generalisierten Stoffwechselstörungen mit sekundären Störungen der Nervenfunktionen, die Abiotrophien und die neurokutanen Syndrome unter den heredodegenerativen Erkrankungen zusammen. NORONHA (1974) ordnete die neuronalen Speicherungskrankheiten und die Leukodystrophien zusammen mit der multifokalen Leukoenzephalopathie und der subakuten sklerosierenden Enzephalitis in die degenerativen Störungen des Gehirns ein.

Als Leitsymptom für die Abgrenzung der Speicherungskrankheiten als Untergruppe innerhalb der degenerativen Erkrankungen galt die Einlagerung von Substanzen im Zytoplasma der Nervenzellen mit sichtbarer Schwellung des Perikaryon und der Dendriten. Die Naturgeschichte, insbesondere das Manifestationsalter, und die Chronizität des Prozesses waren weitere klassifikatorische Kriterien.

Die ersten Einteilungen nach Art der gespeicherten Substanzen wurden aufgrund von Befunden konzipiert, die mit vergleichsweise dürftiger Methodik gewonnen worden waren und beruhten daher auf einem Bruchteil der uns heute bekannten Merkmalskomplexe. Trotzdem erlaubten die Spezifität bestimmter Färbungen und die Verteilungsmuster der Veränderungen eine gewisse Systematisierung. Im Zentralnervensystem kam als weiteres Einteilungsprinzip der ihnen eigene lokalisatorische Faktor hinzu. Man unterschied zwischen den Speicherungskrankheiten der Nervenzellen (Neurolipidosen) und denen des Marklagers (Leukodystrophien).

Inzwischen mußten diese lokalisatorischen Kriterien aufgegeben werden, weil sie selten so stringent sind wie man bei der Einteilung in Neurolipidosen (Nervenzellen) und Leukodystrophien (Marklager) annahm.

Ein Hindernis für die umfassende Einteilung der Stoffwechselerkrankungen nach Speicherungsphänomenen bestand darin, daß ein Teil derselben ohne morphologisch nachweisbare Speicherung der entsprechenden Metaboliten einhergehen kann. Dies ist immer der Fall, wenn das angehäufte Substrat wasserlöslich und harngängig ist. Daher konnte eine rein morphologische Einteilung die Gesamtheit der Stoffwechselkrankheiten nicht erfassen. Differentialdiagnostisch war sie auch wenig sinnvoll, weil im Vergleich zu der Mannigfaltigkeit der Stoffwechselkrankheiten die lichtmikroskopisch erfaßbaren Auswirkungen eher uniform sind und durch verschiedene Stoffwechselstörungen ähnliche histologische Bilder erzeugt werden. Letztere bestehen vor allem in einer Auftreibung der Nervenzelle, die jahrzehntelang als nahezu pathognomonisch für die amaurotische

Idiotie angesehen wurde (SCHOLZ 1957), aber ein unspezifisches Merkmal neuronaler Speicherkrankheiten ist.

Biochemische Einteilung

Seit Beginn der histologischen Darstellung von Stoffwechselablagerungen bei den Zelldegenerationen bzw. -dystrophien versuchte man aufgrund des Färbeverhaltens Aussagen über die Natur der gespeicherten Substanzen zu machen. Dies war zunächst nur für die fettige und annähernd für die amyloide Degeneration möglich. Eine chemische Kennzeichnung der gespeicherten Substanz gelang zuerst PRINGSHEIM (1908) bei der Xanthomatose. PICK wies 1924 auf die Phosphatidnatur der Ablagerungen bei der lipoidzelligen Splenomegalie hin, und im gleichen Jahr fanden LIEB (1924) und auch EPSTEIN (1924), daß die Gaucher-Zellen Zerebroside speicherten. Die chemische Natur der Glykogenose wurde 1929 von SCHÖNHEIMER nachgewiesen. KLENK (1934) erkannte die Sphingomyeline als die typischen Lipoide der Niemann-Pick-Krankheit, und 1942 identifizierte er die Ganglioside als eine besondere Lipidgruppe des Gehirns mit Zuckergehalt und als die Speicherungssubstanz der familiären amaurotischen Idiotien. Die Natur der gespeicherten sauren Mukopolysaccharide bei der Pfaundler-Hurler-Krankheit wurde erst 1951 von BRANTE festgestellt. Noch später wurden die Glykolipide als die gespeicherte Substanz bei der Fabry-Krankheit (SWEELY u. KLIONSKY 1963) und die Phytansäure bei der Refsum-Krankheit (KLENK u. KAHLKE 1963) nachgewiesen.

Die chemische Kennzeichnung der Stoffe, die gespeichert werden bzw. deren Konzentrationen in Blut und Geweben erhöht sind, hat die Einteilung der Stoffwechselkrankheiten nach Stoffklassen ermöglicht. Die Einordnung der Stoffwechselstörungen nach herkömmlichen Stoffklassen ist aber insofern problematisch, als bei intensiver und extensiver Anwendung von biochemischen Methoden bei Stoffwechselkrankheiten sich häufig zeigt, daß Stoffe aus verschiedenen Stoffgruppen in ein und derselben Stoffwechselstörung gleichzeitig gespeichert werden oder eine Konzentrationssteigerung erfahren. Dies kommt vor, wenn das Enzym, dessen Aktivität beeinträchtigt ist, am Abbau von Substanzen, die aus Kohlenhydraten und Aminosäuren bzw. Lipiden bestehen, beteiligt ist.

Charakterisierung des Enzymdefektes

Eine Charakterisierung des Enzymdefektes, die bei einer Anzahl von Stoffwechselkrankheiten schon gelungen ist, stellt eine wichtige Hilfe für die Einordnung von Subgruppen und Varianten dar, und die Enzym- bzw. Proteinstrukturfehler nehmen immer mehr bei der Systematik der Stoffwechselkrankheiten die ihnen zukommende Bedeutung ein.

Da jedoch für eine Reihe von Stoffwechselkrankheiten ein Enzymdefekt nicht bekannt ist, bietet eine Einteilung nach der vorhandenen Enzymopathie ebenfalls Schwierigkeiten.

a) Das Vorhandensein von Restaktivitäten des betroffenen Enzyms kann zu unterschiedlichen Graden der phänotypischen Expression ein und derselben Enzymopathie führen.

b) Die unterschiedliche Ausprägung des sekundären Aktivitätsverlustes eines Enzyms bei einem primären Mangel eines anderen Enzyms, dessen Substrat als Inhibitorfaktor wirkt. Inhibitoren können die Konformation eines Enzymproteins ändern und damit seine irreversible Inaktivierung bewirken (KINT 1974).

c) Das Vorhandensein von metabolischen Nebenwegen, die den durch einen bestimmten Enzymmangel beeinträchtigten Hauptweg kompensieren.

d) Schließlich kann die Aktivität des betreffenden Enzyms von Aktivatorproteinen, die wiederum fehlen können, abhängig sein.

Phänotyp und Genotyp

Zahlreiche Krankheiten, die man zunächst für nosologische Einheiten gehalten hatte, sind durch die Untersuchungen der letzten 20 Jahre als Krankheitsgruppen erkannt worden, die aus einer mehr oder minder großen Zahl von klinischen, biochemischen oder genetisch eindeutig abgrenzbaren Erbkrankheiten bestehen. Diese Entwicklung wurde mit den Pionierarbeiten des Ehepaares CORI eingeleitet, die 1952 zeigen konnten, daß es nicht nur die Glykogenspeicherungskrankheit von Gierke gibt, sondern daß man verschiedene Glykogenosen differenzieren kann, die auf verschiedenen, spezifischen, genetisch determinierten Enzymdefekten beruhen. Diese Entwicklung wurde in praktisch allen Sparten der klinischen Genetik beobachtet. Schwierigkeiten bei der Identifizierung betroffener Enzyme, und insbesondere bei Rückschlüssen vom Phänotyp auf den Genotyp der Defekte, werden durch die Abhängigkeit des Phänotyps nicht nur vom Genotyp, sondern auch von der Umwelt und durch die Verknüpfungen der Stoffwechselwege untereinander bedingt. Der Phänotyp ist das Ergebnis des Zusammenspiels zwischen dem Genotyp und der Umwelt. Als Beispiel für den Einfluß der Umwelt kann die Phenylketonurie (s. S. 172) genannt werden. Bei vorhandenem Defekt der Phenylalanin-Hydroxylase kann das Zustandekommen von geistiger Retardierung und anderen Merkmalen der Erkrankung diätetisch verhindert werden.

Unter *Pleiotropie* versteht man die Tatsache, daß ein einzelnes Gen oft nicht nur eine einzige Eigenschaft, sondern eine Vielzahl von Eigenschaften des Phänotyps bestimmt, die mitunter in gar keinem Zusammenhang zu stehen scheinen. Durch Mutationen von einem Genort kann es somit zu zahlreichen Veränderungen des Phänotyps kommen, was auch als *Polyphänie* bezeichnet wird. Andererseits können anscheinend gleiche oder sehr ähnliche Phänotypen durch Mutationen an verschiedenen Genorten bewirkt werden. Diesen Sachverhalt bezeichnet man als *Genokopie* oder *Heterogenie*. Pleiotropie ist bei den Erbkrankheiten des Menschen eher die Regel als die Ausnahme. Im angelsächsischen Schrifttum wird in den Begriff der ,*genetischen Heterogenität*' neben der Heterogenie auch die genetische Variabilität durch multiple Allelie miteinbezogen, d. h., daß gleiche oder sehr ähnliche Phänotypen durch verschiedene Allele des gleichen Genortes determiniert werden.

Ist also der primäre Enzymdefekt bei einer Gruppe von ähnlichen Krankheiten noch nicht bekannt, so ist die Entscheidung, ob es sich um Variationen einer Krankheit oder um genetisch differenzierbare Einheiten handelt, oft sehr schwierig. Für derartige Probleme sind Untersuchungen an kultivierten Fibroblasten und an Hybriden somatischer Zellen von Bedeutung (NEUFELD u. FRATANTON 1970; MIGEON u. CHILDS 1970; RUDDLE et al. 1982).

Für den Morphologen scheint es daher zweckmäßig, Stoffwechselkrankheiten in erster Linie nach den gespeicherten bzw. vermehrten Substanzen einzuteilen. Die Gruppierungen in Krankheiten des Kohlenhydrat-, Eiweiß- und Lipidstoffwechsels sowie des Pigment- und Metallstoffwechsels erlaubt jedoch kaum eine nur annähernde Systematisierung der Stoffwechselkrankheiten des Zentralnervensystems, zumal viele Substrate aus mehreren herkömmlichen Stoffklassen zusammengesetzt sind. Häufig greift eine Störung im Stoffwechsel auf Substanzen über, die zu einer anderen Stoffklasse gehören. Zum Beispiel findet man bei manchen Lipidosen auch eine erhöhte Ausscheidung von Aminosäuren. Bei den Mukopolysaccharidosen und Mukolipidosen kommt sowohl eine Störung des Kohlenhydrat- als auch des Proteinstoffwechsels bzw. der Lipide vor.

Wenn bei einer Stoffwechselkrankheit Substanzen verschiedener Stoffklassen gleichzeitig gespeichert bzw. vermehrt vorkommen, haben wir sie, soweit möglich, der Gruppe zugeordnet, zu der diejenige Substanz gehört, die in der jeweiligen Krankheit in größeren Mengen gespeichert oder ausgeschieden wird.

B. Krankheiten des Kohlenhydratstoffwechsels

In diesem Abschnitt werden die Stoffwechselstörungen, bei denen Mono-, Oligo-, und Polysaccharide unmittelbar beteiligt sind, behandelt. Mono- und Polysaccharide spielen im Energiestoffwechsel eine Hauptrolle. Die Oligosaccharide stellen in Form komplexer Konjugate als Glykoproteine einen wichtigen Bestandteil des Strukturstoffwechsels dar. Bei Stoffwechselstörungen komplexer, aus Strukturkohlenhydraten zusammen mit Lipiden oder Proteinen gebildeter Moleküle ist in der Regel nicht nur der Abbau der Kohlenhydrate, sondern auch der anderer Katabolite behindert. Sie stellen bezüglich des morphologisch faßbaren Speicherungsvorganges häufig den Hauptanteil dar.

I. Monosaccharide

Unter den Monosaccharidosen fassen wir alle Störungen zusammen, die mit einer Änderung des Glukosestoffwechsels einhergehen. Dies geschieht aufgrund der zentralen Stellung der Glukose im Energiestoffwechsel bei allen Störungen des Monosaccharidstoffwechsels.

Energiestoffwechsel des Nervensystems

Die Kohlenhydrate der Nahrung sind größtenteils Polymere von Hexosen. Das Hauptspaltprodukt ist die Glukose, die den wichtigsten im Blut zirkulierenden Zucker darstellt. Im Unterschied zu den übrigen Organen, welche für ihren Energiebedarf Kohlenhydrate, Proteine und Fett oxydieren können, stellen für das Gehirn die Kohlenhydrate die wichtigste Energiequelle dar. Auch wenn andere Wege der Energiegewinnung durch Katabolisierung von Amino- und Fettsäuren mindestens in der Lage sind, den Strukturstoffwechsel des Nervengewebes zu decken, bezieht unter Normalbedingungen das Zentralnervensystem seine Energie ausschließlich aus Glukose. Die Reservedepots von Kohlenhydraten sind im Gehirn gering, wobei die vorhandenen sehr stabil sind. Daher ist das Gehirn auf die ständige Glukosezufuhr aus dem Blutstrom angewiesen. Im Nervengewebe variiert die Glukose in gleichem Prozentsatz wie im Blut vorhanden. Das gesunde menschliche Gehirn entnimmt pro 100 g und min. dem arteriellen Blut 5,5 mg Glukose. Auf 24 h umgerechnet ergibt sich damit für das Gesamtgehirn ein Glukoseverbrauch von rund 115 g. Dieser Glukoseverbrauch entspricht etwa 50% der normalen täglichen Kohlenhydrataufnahme eines gesunden Menschen und ist enorm hoch, wenn man berücksichtigt, daß das Gewicht des Gehirns nur 1,5–2% des Gesamtkörpergewichtes beträgt. Bei Hypoglykämie kommt Laktat als wichtigste Energiequelle neben der Glukose vor (FERNANDES et al. 1984).

Glukoneogenese

Die Empfindlichkeit des Gehirns gegenüber relativ kleinen Schwankungen des Blutzuckers erfordert eine endogene Quelle für Glukose, wenn Kohlenhydrate nicht in ausreichender Menge aus der Nahrung bezogen werden können. In erster Linie die Leber, aber auch die Niere sind zur Glukosebildung aus anderen Metaboliten, wie Aminosäuren, Laktat und Glyzerin befähigt. Somit dient der Glukoneogeneseweg der Verwertung der von anderen Organen abgegebenen Abbauprodukte. Die für die Glukoneogenese charakteristischen Reaktionen werden durch dafür zuständige Enzyme katalysiert und bieten damit die Möglichkeit zu Enzymopathien. Letztere kommen jedoch am häufigsten bei Aktivitätsmangel von Enzymen, die am Glukoseabbau beteiligt sind, vor.

Glukoseabbau

Sobald Glukose in die Zelle eintritt, wird sie normalerweise durch eine Hexokinase zu Glukose-6-Phosphat phosphoryliert und schließlich bis zu CO_2 und H_2O abgebaut:

1. Über den *Embden-Meyerhof-Abbauweg* unter Spaltung in Triosen zu Brenztraubensäure, die dann in Azetyl-CoA umgewandelt wird. Bei *Triosephosphatisomerasemangel* treten neurologische Symptome auf, die sich zwar in der Adoleszenz stabilisieren können, aber die Mehrzahl der Patienten stirbt vor dem 5. Lebensjahr ohne morphologisch nachweisbare Ursache (NATHAN u. OSKI 1981). Bei *Phosphoglyzerokinasemangel* können in schweren Fällen die neurologischen Symptome das Krankheitsbild weitgehend prägen (NATHAN u. OSKI 1981).

2. Über den *Hexosemonophosphat-„shunt"* oder den direkten oxydativen Abbau durch Oxidation und Dekarboxylierung.

Der *Zitronensäurezyklus* (Krebs-Zyklus, Tricarbonsäure-Zyklus) ist eine Folge von Reaktionen, bei denen Azetyl-CoA zu CO_2 und H-Atomen überführt wird. Azetyl-CoA reagiert zuerst mit einer C_4-Carbonsäure (Oxalessigsäure) unter Bildung von Zitronensäure- und Coenzym A. In sieben aufeinanderfolgenden Reaktionen werden zwei Moleküle CO_2 abgespalten und Oxalessigsäure regeneriert; vier H-Atompaare werden auf die Flavoprotein-Zytochromkette übertragen und dadurch 12 ATP und 4 H_2O gebildet; 2 H_2O werden im Zyklus wieder verwendet. Der Zitronensäurezyklus ist der übliche Reaktionsweg für die Oxidation von Kohlenhydraten, Fetten und einigen Aminosäuren zu CO_2 und H_2O.

1. Hyperglykämie, Diabetes mellitus

Die Hyperglykämie kommt sowohl als Hauptbefund bei Diabetes mellitus als auch als ein Epiphänomen anderer Erkrankungen wie dem Down-Syndrom, der Friedreich-Ataxie usw. vor. Die Neuropathologie der Diabetesfolgen und -begleiterkrankungen hat keine charakteristischen morphologischen Befunde erbracht, weder der Art noch der Lokalisation nach. Allerdings trifft die frühere Meinung, daß der Glukosestoffwechsel des Gehirns bei der diabetischen Hyperglykämie normal sei, nicht zu. DANIEL et al. (1977) weisen auf Störungen des Glukosestoffwechsels im Nervengewebe durch Insulinmangel hin. Das Gehirn von

Alloxan-diabetischen Ratten zeigt eine Zunahme des Glykogens parallel zur Glykogenabnahme in der Leber (PRASANNAN 1973).

Neben einer gut umgrenzten und ausführlich beschriebenen *diabetischen Neuropathie*, die hier nicht behandelt wird, gibt es eine Reihe von neurologischen Krankheitsbildern, deren pathogenetische Grundlage eine Hyperglykämie ist, und die wenig beachtet wurden, bzw. lange Zeit umstritten waren. Dabei handelt es sich sowohl um akute hyperglykämische Ödembildungen als auch um chronische Enzephalo- und Myelopathien. Darüber hinaus sollen einige Syndrome hervorgehoben werden, die innerhalb der multifaktoriellen Vererbungsformen des Diabetes als primäre Stoffwechselstörungen eine besondere Stellung einnehmen, auch wenn ihre Kausalgenese nicht immer geklärt ist und pathologische Befunde selten oder überhaupt nicht mitgeteilt wurden.

a) Akute diabetische Enzephalopathie

DILLON et al. beschrieben 1936 das Vorkommen von akutem Hirnödem mit tödlichem Ausgang bei Patienten mit juvenilem Diabetes. Inzwischen wurden zahlreiche Fälle mitgeteilt (GREENAWAY u. READ 1958; YOUNG u. BRADLEY 1967; HAYES u. WOODS 1968; TAUBIN u. MATZ 1968; WARREN et al. 1969).

Klinisches Bild

In der Regel handelt es sich um Patienten unter 45 Jahren, die bis auf ihren Diabetes gesund waren. Während der Behandlung der diabetischen Ketoazidose und bei einer schnellen Besserung der Glukose- und Elektrolytwerte traten Hyperthermie, Hypotonie und zunehmend tiefes Koma mit Zeichen von intrakraniellem Druck auf. Mit wenigen Ausnahmen (METZGER u. RUBENSTEIN 1970) betrug die Mortalität 100% der Fälle.

Neuropathologie

Das Gehirn zeigt abgeplattete Windungen und verstrichene Furchen. Die Hirnhäute zeigen blutgefüllte Gefäße und umschriebene Blutungen. Die Zisternenhernien sind stark ausgeprägt. Lichtmikroskopisch erkennt man eine Betonung des Ödems um die Hirngefäße, die gelegentlich von granulozytären Infiltraten begleitet werden (YOUNG u. BRADLEY 1967). Das Hirnödem durch die Ketoazidose ist auf die Hyperosmolarität des Plasma gegenüber dem Hirngewebe zurückzuführen. Pathogenetisch liegt derselbe Mechanismus zugrunde, wie bei den üblichen hyper- und hypoosmolaren Ödemformen (CERVÓS-NAVARRO et al. 1983). Bei Fällen von nichtketotischem diabetischem Koma handelt es sich um ältere Patienten, bei denen die Enzephalopathie mit fokalen neurologischen Symptomen einhergeht (MACCARIO 1968). Es ist anzunehmen, daß bei ihrer Auslösung ischämische Veränderungen eine Rolle spielen.

b) Chronisch-diabetische Enzephalopathie

Die Bezeichnung wurde von DE JONG (1950) anhand eines Falles von chronisch-juvenilem Diabetes mit schwerer klinischer und histologischer Veränderung des ZNS eingeführt. RESKE-NIELSEN u. LUNDBAEK (1971) wiesen darauf hin, daß keine der Veränderungen für die diabetische Enzephalopathie spezifisch ist, aber ihr gemeinsames Vorhandensein in dieser Weise bei anderen Erkrankungen nicht vorkommt.

Klinisches Bild

Alle Patienten mit neurologischen Symptomen leiden auch unter einer diabetischen Retinopathie und meistens unter einer Nephropathie sowie koronaren Durchblutungsstörungen. Bei der Hälfte der Patienten finden sich psychische Veränderungen, die einen schweren Grad erreichen können. Ein weiteres (neurologisches) Symptom ist Schwindel. Neurologisch findet man eine Areflexie, flüchtige ischämische Attacken (BROWN et al. 1982), Dyspraxie, Dysdiadochokinese, bulbäre Sprachstörungen und orthostatische hypotensive Phasen.

Neuropathologie

Makroskopisch erkennt man eine Verdickung der Leptomeningen und eine Atrophie des Chiasma opticum sowie der Hirnrinde. Arteriosklerotische Veränderungen der Hirnbasisgefäße sind meistens vorhanden und in einem Drittel der Fälle kommen Hirninfarkte vor. Die Inzidenz von Hirninfarkten und deren Ausbreitung ist bei diabetischen Patienten erhöht (PLUM 1981).

Lichtmikroskopisch zeigen die verdickten Leptomeningen eine Vermehrung der Bindegewebsfasern und gelegentlich Infiltrate von Lymphozyten und Makrophagen mit PAS-positiven und sudanophilen Granula im Zytoplasma (RESKE-NIELSEN u. LUNDBAEK 1971). In der Hirnrinde und im subkortikalen Marklager chronischer Fälle sind perivaskuläre Verödungsherde erkennbar (Abb. 12). Im Chiasma opticum findet man degenerative Veränderungen des Myelin und der Axone, bei blinden Patienten eine gliomesenchymale Vernarbung des Chiasma. Die größeren Arterien zeigen atheromatöse Plaques, die Arteriolen eine ausgeprägte Hyalinose (Abb. 13). In mehr als der Hälfte der Fälle fällt die starke Verkalkung der Gefäße im Globus pallidus und Nucleus dentatus des Kleinhirns auf (OLSSON et al. 1968).

Die Neigung zur Ablagerung von lipogenen Pigmenten und sudanpositiven Substanzen in den Gehirnen von Diabetikern, besonders in den Ganglienzellen, wurde häufig hervorgehoben (BODECHTEL u. ERBSLÖH 1958). Dabei kommt es allerdings nur selten zu Lipoidspeicherungen. Meist entspricht der Befund den Verhältnissen im Senium, und man findet nur an einigen Prädilektionsstellen, z. B. in der unteren Olive oder im Pallidum infolge der Lipoidspeicherung geschädigte, möglicherweise vorzeitig untergehende Ganglienzellen.

Die Astroglia scheint häufig nackt, aber nicht balloniert wie bei der Leberglia. Bei stärkerer Vergrößerung sieht man nicht selten noch Andeutungen von Plasmaausläufern, die eine feine Bestäubung mit Lipofuszin aufweisen können. Besonders deutlich sind regressive Gliaveränderungen im Pallidum zu erkennen, wo sich dann auch das übliche Pallidumpigment stärker herauszuheben scheint. In der Hirnrinde kann man ähnliche progressiv-regressive Veränderungen mit Wucherung von Stäbchenzellen beobachten sowie perivaskuläre Verödungsherde (Abb. 17).

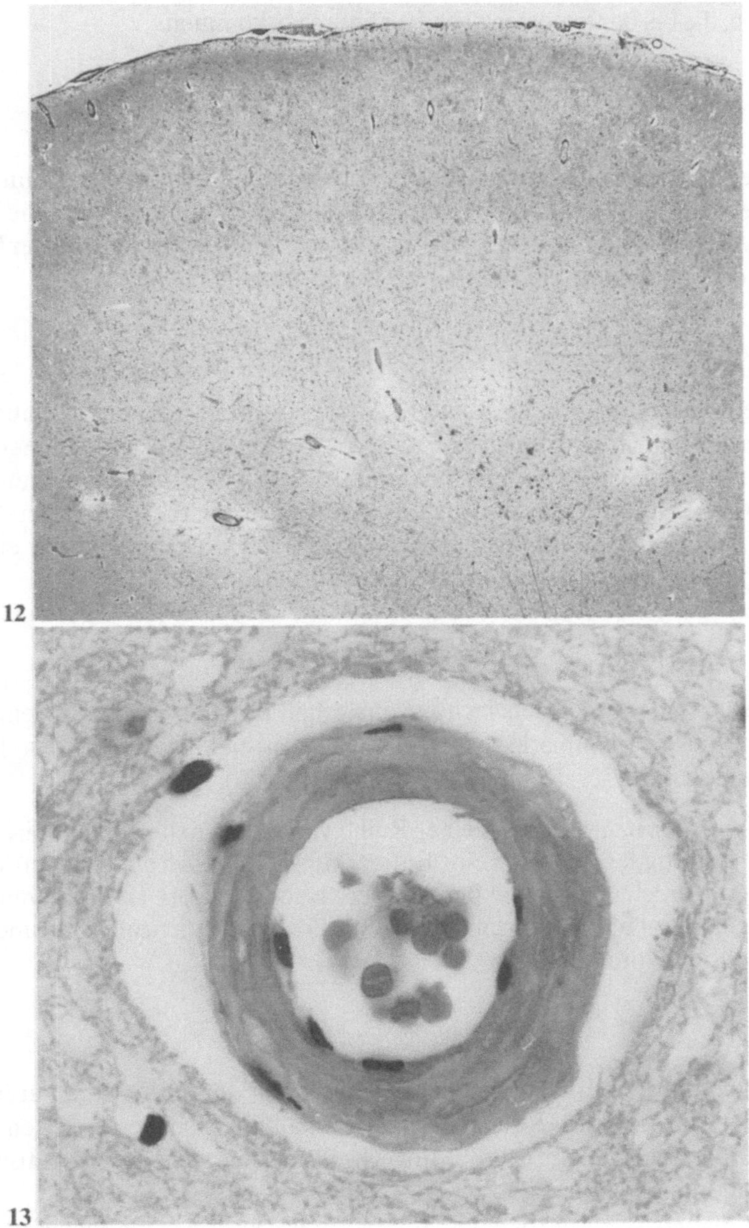

Abb.12. Diabetische Angiopathie. In den unteren Rindenschichten und im subkortikalen Marklager perivaskuläre Verödungsherde. Nissl-Färbung × 12

Abb.13. Diabetische Angiopathie. Ausgeprägte Hyalinose einer Arteriole der Hirnrinde. HE × 220

Die diabetische Mikroangiopathie zeigt keine morphologische Spezifität (CERVÓS-NAVARRO 1980). Sie entspricht auch elektronenmikroskopisch den Veränderungen, die bei der hypertensiven Hyalinose vorkommen.

c) Diabetische Myelopathie

Den Begriff der Pseudotabes diabetica prägte schon ALTHAUS (1884). Im gleichen Jahr erwähnte v. FRERICHS in seiner Glukosemonographie „myelitische Herde" auf vaskulärer Grundlage und vervollständigte damit die Systematik der beim Diabetes vorkommenden Affektionen des Rückenmarks.

Klinisches Bild

Die Beinmuskultur, seltener die der Arme, ist atrophisch. Faszikulationen kommen in den betroffenen Muskeln häufig vor. Bei einem Teil der Patienten setzen auch Störungen der Darm- und Blasenfunktion ein. Die nach klinischen Angaben häufigeren Mischbilder stellen den Übergang zu den rein peripheren Neuropathien dar. DE JONG (1950) rechnete bei 26% aller Diabetiker mit einem teilweise spinal bedingten, pseudotabischen Syndrom.

Neuropathologie

Makroskopisch wurde mehrfach ein unverhältnismäßig starkes Ödem mit Auftreibung des Rückenmarks bemerkt (WILLIAMSON 1904; SCHWEIGER 1908; WOLTMAN u. WILDER 1929; RUNDLES 1945; ERBSLÖH 1956).

Lichtmikroskopisch wurde bei einer Reihe von Fällen neben einer meist diskreten Hinterstrangdegeneration eine Entmarkung im Bereich der hinteren Wurzeln und der Wurzeleintrittszone beschrieben. Nach BISCHOFF (1963) kommt es auch zu degenerativen Veränderungen der Vorderhornganglienzellen mit und ohne Beteiligung der vorderen Wurzeln.

Pathogenese

Bis jetzt konnte kein eindeutiger Nachweis erbracht werden, daß die Veränderungen in der Hirnrinde, im Rückenmark und im autonomen Nervensystem unmittelbare Folge der diabetischen Stoffwechsellage und nicht der diabetischen Gefäßveränderungen sind.

Für die diabetische Mikroangiopathie wird als wichtiger pathogenetischer Faktor eine erhöhte Konzentration der spezifischen Glukosyltransferase angenommen, die eine Steigerung der Syntheseaktivität von Basalmembranen verursachen könnte. Die Glukosyltransferase ist beteiligt an dem „assembly" der proteingebundenen Kohlenhydrateinheiten der Basalmembran (SPIRO 1969). Sowohl bei dem experimentellen Alloxan-Diabetes der Ratte als auch gelegentlich beim Menschen (POWELL et al. 1977, 1979; MANCARDI et al. 1985) fand man Polyglukosankörper (s. S. 99) in den Axonen bei gleichzeitiger Erhöhung der Glykogenkonzentration.

d) Lipatrophischer Diabetes

Es handelt sich um eine seltene sowohl angeboren als auch erworben vorkommende Erkrankung. Die angeborene Form wird autosomal rezessiv vererbt, und schon bei Geburt fehlt das Fettgewebe. In der Pubertät kommt ein Diabetes hinzu. Weitere Erscheinungen sind Hepatomegalie, Insulinresistenz, exzessives Längenwachstum und leichte, im Kindesalter beginnende Virilisierung. Als mögliche Ursachen werden entweder eine hypothalamische Störung mit Produktion eines fettmobilisierenden bzw. diabetogenen Faktors, eine neurogene Genese oder ein Fehler in der Insulinwirkung angenommen. Die erworbene Form tritt nicht familiär gehäuft auf und scheint durch unspezifische Erkrankungen wie virale Infektion ausgelöst zu werden.

e) DIDMO-Syndrom (Wolfram-Syndrom)

Das Syndrom wurde zum ersten Mal von WOLFRAM (1938) beschrieben und leitet seinen Namen aus Initialbuchstaben der Hauptstörungen ab: Diabetes insipidus, Diabetes mellitus und Optikusatrophie. Weitere neurologische Symptome wie Taubheit können vorhanden sein. Ein familiäres Vorkommen ist häufig beschrieben (GOSSAIN et al. 1975). Die verschiedenen Manifestationen werden auf denselben Gendefekt zurückgeführt (ROSE et al. 1966; BRETZ et al. 1970). Abgesehen von einem Patienten, bei dem ein eosinophiles Hypophysenadenom als Ursache des Diabetes mellitus und insipidus nachgewiesen wurde (NATELSON 1954), liegen beim primär genetisch bedingten DIDMO-Syndrom keine gesicherten *anatomisch-pathologischen* Befunde vor (CREMERS et al. 1977). Bei den Patienten mit Läsionen der hypothalamisch-hypophysären Strukturen handelte es sich immer um einen sekundären Diabetes ohne Optikusatrophie (CHUTE et al. 1962).

f) Familiärer Hypogonadismus mit mentaler Retardierung (Sohval-Soffer-Syndrom)

Bei zwei Brüdern mit Hypogonadismus, Skelettanomalien und psychischer Retardierung stellten SOHVAL u. SOFFER (1953) Hyperglykämie und Glukosurie fest. Eine Tante und drei Vettern mütterlicherseits zeigten ebenfalls eine mentale Retardierung.

Pathologie

Ein Sektionsfall ist bis jetzt nicht bekannt. Eine bilaterale Hodenbiopsie bei beiden Patienten zeigte schmale hyalinisierte Samentubuli und breitere Tubuli mit germinaler Aplasie.

g) Prader-Labhart-Willi-Syndrom (myatonischer Diabetes)

1956 beschrieben PRADER et al. ein Syndrom, das durch postpartale zerebrale Symptome zusammen mit verschiedenen darauffolgenden Störungen anderer Organe charakterisiert ist.

Klinisches Bild

Muskelhypotonie, Fettsucht, geistige Retardierung, Akromikrie, Hypogonadismus und ein pathologischer Glukosetoleranztest stellen das typische Krankheitsbild dar (VISCHER et al. 1971). Die Lebenserwartung ist vermindert, die Mehrzahl der Patienten stirbt in der 1. oder 2. Dekade. Einige Patienten erreichten jedoch das 5. Lebensjahrzehnt (JUUL u. DUPONT 1967).

Pathologie

Die Patienten zeigen Hypoplasie der endokrinen Drüsen sowie des Pankreas mit Verfettung des Stroma und Reduktion der Inseln (ODA et al. 1972). Leber und Myokardverfettung wurden bei in der 1. Dekade verstorbenen Patienten beschrieben (ZELLWEGER u. SCHNEIDER 1968).

Neuropathologie

Makroskopisch weisen die basalen und die meningealen Hirnarterien auch bei jungen Patienten flache arteriosklerotische Plaques auf. Die darunter liegende Media ist auch verfettet. Eine Hypoplasie des Frontallappens und Mikropolygyrien wurden beschrieben (HATTORI et al. 1985). Mehrfach wurde eine leichte bis mäßige Erweiterung des Ventrikelsystems festgestellt (VISCHER et al. 1971).

Mikroskopisch wurden Heterotopien im subkortikalen und tieferen Marklager des Großhirns beschrieben (HATTORI et al. 1985). STEINER (1968) fand kleine gefäßabhängige Erweichungen im N. caudatus, in der Capsula interna und in der Brücke sowie Fettkörnchenzellen mit großen Zelleibern verteilt im ganzen Marklager. ODA et al. (1972) fanden neben einem Hirninfarkt eine starke Fasergliose im Tractus opticus und in der unteren Olive sowie Axonschwellungen in den Pyramiden und im Goll-Kern.

Pathogenese

Die Muskelhypotonie muß eine zerebrale Ursache haben, weil weder funktionell noch in der Muskelbiopsie Hinweise für eine Myopathie oder eine Läsion des peripheren motorischen Neurons ausgemacht werden konnten (VISCHER et al. 1971). Das Fehlen anderer neurologischer Symptome läßt eine subkortikal-supraspinal gelegene Läsion vermuten (ZELLWEGER u. SCHNEIDER 1968). Aufgrund der klinischen Symptome wurde eine lokalisierte Frühschädigung des Gehirns, vor allem der hypothalamisch-hypophysären Achse diskutiert (HALL u. SMITH 1972; TOLIS et al. 1974). Bei einzelnen Patienten wurden unterschiedliche Translokationen im Chromosom 15 nachgewiesen (EMBERGER et al. 1977; KUCEROVA et al. 1979; SMITH u. NOEL 1980; BERRY et al. 1981; MASCARELLO et al. 1983).

2. Hypoglykämien

Bei größeren Kindern und bei Erwachsenen werden Blutglukosewerte, die unterhalb 40 mg/100 ml liegen, als „Hypoglykämien" betrachtet. Ihre Ursachen sind mannigfaltig und wurden von verschiedenen Autoren unterschiedlich eingeteilt

(WILKINSON u. PROCKOP 1976). Bei den primären Hypoglykämien (Nüchternhypoglykämien) handelt es sich um Störungen des Kohlenhydratstoffwechsels, die unmittelbar zu einer Hypoglykämie führen. Bei den sekundären Formen (reaktiven Hypoglykämien) kommt es zur Hypoglykämie als Folge von Stoffwechselstörungen, die nicht primär, sondern u. a. erst durch bestimmte, sich im Blut anstauende Metaboliten den Glukosestoffwechsel beeinträchtigen. Hierzu rechnet man auch Stoffwechselkrankheiten, die irrtümlich als Diabetes diagnostiziert werden und bei deren Insulinbehandlung ein hypoglykämischer Schock herbeigeführt wird.

a) Primäre Hypoglykämien

Man kann hyperinsulinämische und norminsulinämische Formen unterscheiden. Zur Gruppe der hyperinsulinämischen Formen gehören sowohl Endokrinopathien als auch Tumoren, die zu einer pathologischen Insulinsekretion führen. Darüber hinaus kann ein Insulinschock iatrogen herbeigeführt werden.

Zu der norminsulinämischen Gruppe gehören einmal die Hypoglykämien infolge von Magen-Darm-Störungen, die zu einer ungenügenden Glukoseresorption führen sowie Enzymdefekte der Dünndarmschleimhaut, zum anderen alle mit einer verminderten Glykolyse einhergehenden Krankheiten. Hier werden nur das hypoglykämische Koma sowie einige Krankheitsbilder unbekannter Ätiologie, die mit Veränderungen des ZNS einhergehen können, behandelt.

Hypoglykämisches Koma

Im Gegensatz zur Hypoxie, die eine zentrale Vasodilatation bewirkt, entfällt bei der Hypoglykämie dieser Schutzmechanismus. Tiefe Hypoglykämie kann trotzdem über längere Zeiträume ohne morphologisch erkennbare Veränderungen toleriert werden. Allerdings fand McQUARRIE (1954) bei Kindern mit häufigen hypoglykämischen Krisen eine psychische Retardierung. KNOBLOCH et al. (1967) stellten bei 50% der katamnestisch untersuchten Patienten, die im Kindesalter eine Hypoglykämie durchgemacht hatten, ebenfalls eine psychomotorische Retardierung fest.

Bei Insulinkomatherapie der Psychosen wurden tiefe Hypoglykämien über 30–180 min ohne bleibende Schäden vertragen. Als Ursache der bei der Insulinvergiftung auftretenden Hirnveränderungen werden daher zusätzliche lokale Kreislaufstörungen verantwortlich gemacht.

Neuropathologische Untersuchungen bei Patienten mit langer Überlebenszeit nach hypoglykämischem Koma wurden gelegentlich mitgeteilt (CERVÓS-NAVARRO 1980). Die Veränderungen bestehen in diffuser Atrophie oder auch weitgehenden Nekrosen der Hirnrinde, auch der Stammganglien und des Hippocampus (COURVILLE 1957). Ein ungewöhnlicher Befund mit subkortikalen Nekrosen wurde von SCHMID et al. (1982) mitgeteilt. Diese Veränderung sowie die im N. caudatus (KALIMO u. OLSON 1980) sind von denjenigen bei Ischämie nicht zu unterscheiden. Nervenzellnekrosen in den Körnerzellen des Gyrus dentatus wurden als charakteristisch für die Hypoglykämiefolgen herausgestellt (AUER et al. 1989).

Bei Kindern wurde nach langem Überleben eines hypoglykämischen Koma Mikrozephalie (DARROW 1936) mit Atrophie der Rinde und des Marks, sowie Veränderungen der Stammganglien (BANKER 1967; RUBINSTEIN 1967) beschrieben.

Bei tierexperimentell durch Insulin erzeugten Hypoglykämien stellten BRIERLEY et al. (1971) die ersten Stadien der ischämischen Zellveränderungen elektronenmikroskopisch fest. MYERS u. KAHN (1971) fanden bei langzeitigen Tierversuchen nach hypoglykämischem Koma Nekrosen der Stammganglien, der Hirnrinde und des Hippocampus. Am häufigsten und stärksten waren die Veränderungen im Striatum ausgeprägt.

Frühere Autoren haben eine unabhängig von den Nervenzellschädigungen auftretende Gliaproliferation als Spätfolge des Hirnödems bei hypoglykämischem Koma gedeutet (KÖRNYEY 1955; PENTSCHEW 1958). Eine Gliose des Marklagers als Folge des Ödems konnten jedoch MYERS u. KAHN (1971) in ihren Tierversuchen nicht finden.

Idiopathische infantile Hypoglykämie (McQuarrie)

1954 faßte MCQUARRIE eine Gruppe von kindlichen Hypoglykämien unter dem Begriff der „idiopathischen, spontan auftretenden Hypoglykämie des Säuglings" zusammen. Ungefähr 30% der idiopathischen Formen erwiesen sich als „leuzinempfindlich" und bilden somit ein eigenes Krankheitsbild (s. S. 39). Darüberhinaus können Hypoglykämien in der Neugeborenenzeit nicht nur als Frühmanifestation der idiopathischen Formen, sondern auch als angeborene Stoffwechselstörungen, z.B. bei Inselzelladenomen, systemischem Karnitinmangel (SLONIM et al. 1983) usw. auftreten. Gemeinsame Merkmale der als „idiopathische Hypoglykämien" zu bezeichnenden Formen sind die gesteigerte Insulinsensibilität ohne Nachweis eines Mangels der bekannten Gegenregulationshormone und das therapeutische Ansprechen auf Kortison oder ACTH.

Neben einer vorübergehenden Hypoglykämie, die bei über 10% der Neugeborenen festzustellen ist und keine Folgen hat, gibt es auch eine persistierende Form, die neurologische Dauerschäden hervorrufen kann (HAYWORTH u. MCRAE 1965; INGRAM et al. 1967). Die Dauerschäden manifestieren sich in der Regel in den ersten 6 Lebensmonaten, nicht selten in der Neugeborenenzeit, häufig mit uncharakteristischer Symptomatik; zwei Drittel der Kinder weisen eine bleibende neurologische Schädigung des Gehirns auf. Durch die Früherfassung der Hypoglykämie ist sie vermeidbar. In drei Fällen idiopathischer Hypoglykämie, die nicht behandelt wurden, fanden ANDERSON et al. (1967) Kernpyknosen und Karryorhexis sowie Chromatolyse der Nervenzellen ubiquitär im Gehirn ohne ein für die Hypoxie typisches Verteilungsmuster.

Die Pathogenese der idiopathischen infantilen Hypoglykämie (McQuarrieHypoglykämien) ist unbekannt. Frühere Autoren (KOEGEL u. PAUNIER 1962; ETHERIDGE u. MILLICHAP 1964) behaupteten, daß bei Kindern mit Hypoglykämie und epileptischen Anfällen eine neurologische Schädigung das primäre Leiden darstellt und die Hypoglykämie ihre Folge wäre. CORNBLATH u. SCHWARTZ (1976) zeigten jedoch, daß neurologische Folgen unabhängig vom Geburtsgewicht auftreten, und KOGUT et al. (1969) wiesen darauf hin, daß ihre Entstehung von der Schwere und Dauer der Hypoglykämie abhängt. Von Bedeutung ist, daß die Krankheit meistens einen schubweisen, nicht progredienten Verlauf nimmt, und daß sie in der Regel nach einigen Jahren zur spontanen Heilung führt. Da sie schon in der Neugeborenenzeit auftreten kann, neigt man dazu, sie zunächst als „transitorische neonatale

Hypoglykämie" zu bezeichnen. Darüber hinaus wurden bestimmte idiopathische Formen der Hypoglykämie als selbständige Erkrankungen abgegrenzt.

Ketotische Hypoglykämie

Kinder mit sog. zyklischen Azetonämien weisen in der Frühphase eine Hypoglykämie mit Vermehrung der Ketonkörper im Blut und Azetonurie auf. COLLE u. ULSTROM (1964) haben die Kriterien für die Diagnose einer ketotischen Hypoglykämie angegeben. Das Syndrom tritt in der Regel überwiegend bei Knaben nach dem ersten Lebensjahr auf und ist die häufigste Form der Hypoglykämie im Kindesalter. Offen bleibt noch, ob es sich um eine spezifische Entität handelt oder nicht. Sie bildet z. B. eine typische Erscheinung beim Reye-Syndrom (s. S. 163). Die Kombination Hypoglykämie-Ketose wurde auch familiär und bei Zwillingen beobachtet, ohne daß man von einer Erblichkeit sprechen darf. Man ist geneigt anzunehmen, daß es sich primär um eine Regulationsstörung des neurovegetativen Systems handelt, die zur Hypoglykämie mit sekundärer Ketose führt.

Leuzinsensible Hypoglykämie

Bei der Analyse einer Gruppe von Kindern mit idiopathischer Hypoglykämie fiel 1956 COCHRANE et al. auf, daß gewisse Kinder, welche mit einer proteinreichen, kohlenhydratarmen Diät behandelt wurden, eine auffallende Vermehrung der Zahl und der Schwere der Krampfanfälle zeigten, während die Hypoglykämie immer deutlicher wurde.

Die Attacken treten überwiegend postprandial auf, und die perorale Verabreichung von L-Leuzin hat einen plötzlichen Abfall des Blutzuckers zur Folge. Bei solchen Kindern führte die Verabreichung von Caseinhydrolysat sowie L-Leuzin zu einer starken Erregung, die von Blässe und Störung des Sensoriums begleitet war. Auch Kinder mit Inselzell-Tumoren und β-Zell-Hyperplasien können gelegentlich ähnlich reagieren. Die gleiche Wirkung wurde ebenfalls bei einigen normalen Kindern beobachtet. Die leuzinsensible Hypoglykämie gehört zur Gruppe der hyperinsulinämischen Formen. Eine biochemische Erklärung des Mechanismus, der zu einer Hyperinsulinämie führt, steht aber noch aus. Es wird angenommen, daß Leuzin einen β-Zell-stimulierenden Effekt entfaltet.

Die Symptomatik ist durch das Auftreten der hypoglykämischen Anfälle nach den Mahlzeiten charakterisiert. Anfälle können aber auch beim nüchternen Kind vorkommen. Im Gegensatz zum Inselzelladenom ist der Verlauf nicht progredient und zeigt keine Bevorzugung untergewichtiger Kinder. Obwohl familiäres Auftreten der Krankheit beobachtet wurde, fehlen genaue Anhaltspunkte für die Annahme einer erblichen Komponente. Gelegentlich wurde ein Wachstumsrückstand beobachtet. Bei unbehandelten Fällen wird das Auftreten einer Hirnatrophie mit Mikrozephalie wiederholt erwähnt, was die Prognose bei dieser Form sehr ernst werden läßt (CORNBLATH u. SCHWARTZ 1976).

Beckwith-Wiedemann-Syndrom

Das Krankheitsbild wurde zum ersten Mal gleichzeitig von BECKWITH (1963) und WIEDEMANN (1964) beschrieben. Wegen des häufigen Auftretens von Tumoren bei diesen Patienten wurde das Syndrom als eine prämaligne Erkrankung aufgefaßt (Lynch et al. 1977; Sotelo-Avila et al. 1980; Wojciechowski u. Pritchard 1981).

Die häufigsten Symptome sind Makroglossie und Hypoglykämie. Häufig kommen Omphalozele, Viszeromegalie und Gigantismus hinzu. Weniger häufig wird eine Mikrozephalie beobachtet. Die schwere Hypoglykämie führt, wenn sie therapeutisch nicht beherrscht werden kann, wenige Tage nach der Geburt zum Tode (Julien et al. 1982). Bei Patienten, die ein höheres Alter erreichen, treten häufig verschiedene Tumorarten auf. Neben der generalisierten Viszeromegalie fällt die Pankreashyperplasie mit Zunahme der Zahl der Langerhansinseln auf. Fast alle Organe und Gewebe zeigen eine starke Glykogenanhäufung. Unter den assoziierten Tumoren wurde auch ein Ganglioneurom beschrieben (Perez Lafuente et al. 1981).

Die *Pathogenese* ist unbekannt. Herzberg et al. (1979) nahmen eine exzessive Zahl von Insulinrezeptoren an.

Glukose-6-Phosphat-Dehydrogenase-Mangel

Der Glukose-6-Phosphat-Dehydrogenase-Mangel ist die häufigste Erbkrankheit (100 Millionen Genträger auf der Welt). Ihre geographische Verbreitung entspricht weitgehend der der Malaria. Diese geographische Zuordnung wird mit der besseren Überlebenschance von Trägern der Glukose-6-Phosphat-Dehydrogenase-Anomalie bei Malariainfektionen erklärt (Beutler u. West 1978). Es handelt sich um einen X-chromosomal gebundenen Defekt, der durch eine Verminderung der Enzymaktivität charakterisiert ist.

Die klinische Manifestation besteht überwiegend in einer durch bestimmte Medikamente oder Nahrungsmittel (Singh 1986) ausgelösten akuten, seltener chronischen, hämolytischen Anämie. Der Glukose-6-Phosphat-Dehydrogenase-Mangel führt bei Neugeborenen in 5% der Fälle zu einem Kernikterus (Flatz et al. 1963). Neurologische Symptome wurden von Westring u. Pisciotta (1966) wiederholt festgestellt.

Die von Dern et al. (1963) angenommene höhere Inzidenz von Glukose-6-Phosphat-Dehydrogenase-Mangel bei schizophrenen Patienten mit Katatonie konnte nicht bestätigt werden (Bowman et al. 1965).

Glykogensynthetasemangel

Lewis et al. (1963) konnten bei einem Zwillingspaar mit infantiler Hypoglykämie und mentaler Retardierung das Fehlen der Glykogensynthetase in der Leber feststellen. Allerdings kann das Fehlen dieses Enzyms allein in der Leber die bei diesen Patienten vorkommende Fastenhypoglykämie nicht erklären; daher wurde das Vorhandensein eines Glykogensynthetasemangels auch in der Nebennierenrinde angenommen, welche die Synthese von Kortikosteroiden beeinträchtigt und sich auf die Glukoneogenese negativ auswirkt.

b) Sekundäre Hypoglykämien

Mehr als 100 Krankheiten können mit einer Hypoglykämie (Nüchternhypoglykämie; reaktive Hypoglykämie) einhergehen (Marx 1972). Dazu gehören auch

Stoffwechselstörungen mit Erhöhung des Blutspiegels bestimmter Kohlenhydrate. Sie können fälschlicherweise als Diabetes diagnostiziert werden und bei einer Behandlung mit Insulin zu einer Hypoglykämie führen. Während bei Glykogenose, Galaktosämie und Fruktoseintoleranz die Hypoglykämie nur ein Begleitsymptom ist, stellt sie bei anderen Störungen des Kohlenhydratstoffwechsels das Hauptsymptom dar. In beiden Fällen ist die Hypoglykämie ausschlaggebend für die Pathogenese zerebraler Störungen. Daher und obgleich neuropathologische Befunde im Zentralnervensystem bei diesen Erkrankungen selten erhoben werden, sollte sich das Augenmerk des Pathologen auf diese Fälle richten.

Pentosurien

Neben einer Ernährungspentosurie, die nach Verzehr großer Mengen von bestimmten Obstsorten (Pflaumen, Kirschen, Beeren und Weintrauben) sowie daraus hergestellten Fruchtsäften auftritt, gibt es eine essentielle Pentosurie, bei der L-Xylulose ausgeschieden wird. Sie wurde bis jetzt nur bei Juden beschrieben und tritt ausschließlich bei Homozygoten auf (WANG u. VAN EYS 1970). Nachgewiesen wurde eine Blockade in der Oxidation der Glukuronsäure wahrscheinlich infolge einer verminderten Aktivität der L-Xylulosereduktase, die L-Xylulose zu Xylit reduziert. Auch wenn bei Patienten mit Pentosurie häufig psychische Labilität beschrieben wurde, konnten pathologische Veränderungen im ZNS sowie im übrigen Organismus nicht nachgewiesen werden. Allerdings kann durch Insulinbehandlung einer als Diabetes falsch diagnostizierten Pentosurie eine Hypoglykämie herbeigeführt werden (HIATT 1978).

3. Galaktosämien

Bei den Galaktosämien handelt es sich um angeborene Stoffwechselstörungen, bei denen die Kinder nicht in der Lage sind, Galaktose in Glukose umzuwandeln. Der erste Fall wurde von REUSS 1908 beschrieben. Bis jetzt sind drei Enzymopathien des Galaktosestoffwechsels bekannt: 1. Der Mangel an Galaktose-1-Phosphat-Uridyltransferase, 2. der Galaktokinasemangel und 3. der Mangel an UDP-Galaktose-4-Epimerase. Nach SEGAL (1972) sollte die Bezeichnung Galaktosämie immer mit der Zusatzbezeichnung des fehlenden Enzyms vervollständigt werden.

a) Transferasemangel-Galaktosämie
(Galaktose-1-Phosphat-Uridyltransferase-Mangel)

Einige Autoren (KNAPP 1977; MATTERN 1979) bezeichnen nur diese Galaktosämieform als Galaktosämie. Sie ist bis jetzt die einzige, bei der pathologische bzw. neuropathologische Veränderungen nachgewiesen wurden.

Klinisches Bild

Die Ausprägung des klinischen Bildes dieser Form der Galaktosämie wird weitgehend bestimmt durch die noch vorhandene Restaktivität des Enzyms (z. B.

Duarte-Form). Bei der *schweren* Verlaufsform entwickeln sich bei Säuglingen mit Beginn der Milchzufuhr, besonders wenn es sich um Frauenmilch handelt, Trinkunlust, Erbrechen, Durchfall, Gewichtsverlust, Ikterus und Hepatomegalie (KALOUD u. SITZMANN 1975). Die Kinder sterben meistens in den ersten Lebenswochen, wenn sie nicht rechtzeitig behandelt werden. Bei einer *subakuten* Gruppe von Patienten entwickeln sich die Symptome langsamer. Meist werden diese Kinder erst einige Monate nach der Geburt wegen mangelnden Gedeihens, Inappetenz, Erbrechen, Nahrungsverweigerung und Durchfall zum Arzt gebracht. Oft ist dann aber bereits eine Katarakt vorhanden. In einer *dritten* Gruppe treten, trotz Behandlung des Neugeborenen mit einer laktosefreien Diät mentale Retardierung, zerebelläre Dysfunktion und Tremor auf. Lo et al. (1983) sonderten diese Untergruppe innerhalb der Transferasemangel-Galaktosämie ab. Schließlich beobachtet man eine *chronische* Form, bei der kaum Symptome auftreten. Meist besteht nur eine Abneigung gegen Milch und Milchprodukte, und erst durch eine genauere klinische und biochemische Untersuchung ist der Enzymdefekt erkennbar.

In der Hälfte der Fälle ist die geistige Entwicklung nicht normal. Schwere Formen von Schwachsinn mit einem Intelligenzquotienten unter 50 werden aber selten beobachtet. In der Mehrzahl der Fälle handelt es sich um eine mäßige Retardierung im Sinne einer Debilität oder einer Intelligenz an der unteren Grenze der Norm. Man muß aber bedenken, daß bei den überlebenden Fällen, bei denen man ja erst die Intelligenz bestimmen kann, der Enzymdefekt weniger ausgeprägt ist.

LECOQ et al. (1942) beobachteten bei Tauben, deren Ernährung 66% Galaktose enthielt, Symptome, ähnlich denjenigen des Vitamin-B_1-Mangels. Bei Hühnern, deren Diät 55% Galaktose enthielt, beobachtete DAM (1944) das Vorkommen von Krampfanfällen. Andere Autoren bestätigten diese Beobachtungen und fanden, daß Diäten mit bis zu 10% Galaktose problemlos vertragen werden (RUTTER et al. 1953; FOX u. BRIGGS 1959).

Pathologie

Lichtmikroskopisch findet man in der *Leber* anfangs eine Verfettung, dann einen pseudoglandulären Umbau der Zellbalken mit starker intralobulärer Cholestase. Als Endzustand bildet sich eine kleinknotige Zirrhose aus. Die Veränderungen in der Leber sind unter milchfreier Diät weitgehend rückbildungsfähig. In der *Niere* finden sich Zeichen einer Tubulusschädigung.

Neuropathologie

CROME (1962), der das Gehirn eines 8jährigen mikrozephalen Kindes untersuchte, fand unspezifische Veränderungen. Die größeren Nervenzellen enthielten für das Alter des Patienten sehr viel Lipofuszin. Im Marklager wurden eine diffuse Demyelinisierung, fokale Nekrosen und reaktive Gliafaserbildung festgestellt. Im Kleinhirn fiel der weitgehende Verlust der Purkinje-Zellen auf. Die verbleibenden Zellen waren chromatolytisch und pyknotisch.

Pathogenese

Der Hirnschaden wird auf eine Reduktion der Zellatmung, infolge intrazellulärer Anhäufung von Galaktose-1-Phosphat zurückgeführt. Nach WOOLLEY u.

GOMMI (1964) könnten toxische Mengen von Galaktose zu der Beeinträchtigung der Serotoninrezeptoren führen als Folge einer fehlenden Biosynthese von Glykolipiden. Die Veränderung des Phospholipidstoffwechsels als Folge der Galaktoseintoxikation wurde von KOZAK u. WELLS (1969) nachgewiesen. Die Tatsache, daß die Intelligenzdefekte häufig trotz Behandlung nicht rückbildungsfähig sind (HSIA u. WALTER 1961), weist auf eine pränatale Entwicklungsstörung hin. Daß das Leiden in utero durch die hohen Konzentrationen von Galaktose beginnen kann, geht auch daraus hervor, daß bei einigen Kindern bereits zum Zeitpunkt der Geburt ein Leberschaden oder sogar Katarakte vorhanden waren. Dafür spricht auch die Tatsache, daß frühzeitig behandelte Kinder (1 Woche nach Geburt) nach 4 Jahren noch einen um 10 Punkte unter dem Durchschnitt liegenden IQ aufweisen (THALHAMMER et al. 1980).

HAWORTH et al. (1969) konnten bei Fütterung schwangerer Ratten mit 40% Galaktose in den Gehirnen der Föten geringere Mengen von DNS als bei den Kontrolltieren feststellen. Drei Wochen nach der Geburt zeigten die DNS-Mengen keinen Unterschied gegenüber den Kontrollen, die Gehirne aber waren kleiner geblieben. LOTT et al. (1982) wiesen auf die Bedeutung der Abnahme des lipidgebundenen Inositols im Gehirn bei der aktuen Galaktosämie für die Pathogenese zerebraler Störungen hin. Dafür sprechen die Ergebnisse von BERRY et al. (1981) nach experimenteller galaktosämiereicher Diät bei Ratten.

RIGDON et al. (1963) beschrieben neuropathologische Veränderungen bei Hühnern, die mit galaktosereichen Diäten ernährt wurden. Sie fanden in verschiedenen Arealen der Basalganglien, der Medulla oblongata und des Okzipitallappens Gruppen von pyknotischen Nervenzellen und vakuolären Auflockerungen des Hirngewebes. Es handelt sich um akute Gewebsschäden, und da die Hühner unter Krampfanfällen gelitten hatten, bleibt zweifelhaft, ob die Veränderungen direkt durch die Wirkung der Galaktosämie hervorgerufen wurden. Nach den Abbildungen sollte es sich um erste Stadien der ischämischen Zellveränderungen handeln, die reversibel sein können (CERVÓS-NAVARRO 1980).

Galaktosämie als Folge von Transferasemangel kommt bei einer Untergruppe von Wistar-Ratten vor, bei denen die klinischen Symptome durch ein dominantes Gen, das Katarakte verursacht, modifiziert werden (BULFIELD 1980).

b) Galaktokinasemangel-Galaktosämie

GITZELMANN (1967) beschrieb die zweite Form der Galaktosämie, die durch einen Defekt der Galaktokinase hervorgerufen wird. Im Gegensatz zu der Galaktosämie nach Transferasemangel fehlen bei diesen Patienten die klinischen Symptome in der Kindheit. Erst später tritt eine Katarakt ein, die sehr häufig das einzige Symptom bleibt. Nur bei zwei Schwestern, die mit Galaktokinasemangel im Alter von $5^1/_2$ und $7^1/_2$ Jahren wegen einer Katarakt behandelt wurden, hatte man den Eindruck einer Intelligenzretardierung, die in späteren Jahren jedoch nicht bestätigt werden konnte. PICKERING u. HOWELL (1972) berichteten über ein Mädchen, das außer einem grauen Star, der im Alter von 4 Jahren erkannt wurde, gesund war und erst im 17. Lebensjahr epileptische Anfälle erlitt, die mehrere Minuten dauerten und in Intervallen von 5–10 min auftraten. Sie zeigte eine generalisierte Muskelschwäche, die auf der rechten Seite betont war. Der rechte Arm wies eine Kontraktur auf, und sie konnte die rechte Hand nicht öffnen. Die Autoren ließen die Fragen offen, ob ein kausaler Zusammenhang zwischen dem Galaktokinasemangel und der neurologischen Symptomatik vorhanden war.

c) Uridin-Diphosphat-Galaktose-4-Epimerase-Mangel

Die bis jetzt bekannten Fälle von Epimerasemangel waren bis auf einen klinisch unauffällig (GITZELMANN 1972; MITCHELL et al. 1975). Der einzige Fall mit Symptomatik (HOLTON et al. 1981) wies 5 Tage nach der Geburt Ikterus, Erbrechen, Hepatosplenomegalie und Hypotonie auf. Das Kind wurde mit einer galaktoseniedrigen Diät behandelt, zeigte jedoch im Alter von 6 Monaten eine leichte psychomotorische Retardierung. *Neuropathologische* Befunde über beide Galaktosämieformen liegen nicht vor.

4. Fruktosurien

Bei den Fruktosurien unterscheidet man drei Formen: a) Essentielle benigne Fruktosurien, b) hereditäre Fruktoseintoleranz (l-Phosphofruktaldolase-Mangel 'Aldolase B') und c) Fruktose-1,6-Diphosphatase-Mangel. Die erste Form ist harmlos und verursacht keine klinischen Symptome.

a) Hereditäre Fruktoseintoleranz

Die ersten Fälle wurden 1956 von CHAMBERS u. PRATT als „Idiosynkrasie gegen Fruktose" beschrieben. FROESCH et al. (1957) haben ihr hereditäres Auftreten nachgewiesen und schlossen aus den biochemischen Veränderungen im Blut unter Fruktosebelastung auf einen Mangel an l-Phosphofruktaldolase, der später durch Enzymbestimmungen in Leberpunktaten bestätigt wurde (FROESCH et al. 1959). Die schwere Hypoglykämie, die bei der Fruktoseintoleranz vorkommt, wenn Fruktose in der Nahrung zugeführt wird, hängt nicht von der Insulinreaktion gegenüber hohen Konzentrationen von Fruktose ab, sondern von der Abnahme der intrazellulären Phosphate, die wegen der Akkumulation des blockierten Fruktose-1-Phosphates nicht mehr zur Verfügung stehen. Entsprechend dem Fehlen der l-Phosphofruktaldolase in der Nervenzelle verläuft die psychomotorische Entwicklung in der Regel normal.

Die Anomalieträger sind symptomfrei, solange der Nahrung keine Fruktose bzw. Saccharose zugesetzt werden. Infolge Kuhmilchnahrung mit rohrzuckerhaltigem Kohlenhydratzusatz und Obst- und Gemüsekost kommt es zu den ersten Symptomen. Sie können akut in Form von Erbrechen und hypoglykämischen Zeichen wie Schwitzen, Blässe, Zittern, Übelkeit, Bewußtlosigkeit und Krampfanfällen auftreten. Gelegentlich ist eine vorübergehende Blutungsneigung zu verzeichnen (FEIST et al. 1979; BENDER et al. 1982). In einem der Fälle von LEVIN et al. (1968) war die erste klinische Erscheinung eine subarachnoidale Blutung. ODIÈVRE et al. (1978) stellten bei einem Patienten einen Hydrozephalus als Folge der subarachnoidalen Blutung fest.

Die Krankheit kann auch einen mehr chronischen Verlauf nehmen. Dabei entwickeln sich eine chronische „Gedeihstörung", Erbrechen, Hepatomegalie mit

Aszites und Ödemen; immer wieder kommt es zu Hypoglykämien, welche die gelegentlich beschriebene Retardierung verursachen (JEUNE et al. 1961). Bei der Fruktoseintoleranz kommt es zu diffuser Leberverfettung und zu Tubulusschäden in den Nieren. PHILLIPS et al. (1968) haben in Leber- und Jejunum-Biopsien eine exzessive Zunahme von Phagosomen gefunden. *Neuropathologische* Untersuchungen von Patienten mit Fruktoseintoleranz liegen nicht vor.

b) Fruktose-1,6-Biphosphatase-Mangel (Hexosebiphosphatasemangel)

Die Anomalie wurde erstmals 1970 von BAKER u. WINEGRAD beschrieben. Sie vererbt sich autosomal rezessiv. Bei ihr liegt ein Mangel von Hexosebiphosphatase (Fruktose-1,6-Biphosphatase) vor, der zur Blockierung der Glukoneogenese mit der Folge von neurologischen Störungen führt. Fälle mit gleichzeitigem Mangel an Fruktose-1,6-Biphosphat-Aldolase sind beschrieben worden (JOOSTEN et al. 1981).

Die Krankheit ist durch episodisch auftretende Krisen von Hypoglykämie und Laktazidose mit Krämpfen, die innerhalb von wenigen Stunden tödlich enden können, charakterisiert. Die Krisen werden durch Fasten und durch perorale Fruktosegaben bzw. intravenöse Verabreichung von Fruktose- oder sorbithaltigen Infusionen bei der Behandlung von Gehirnödem (GITZELMANN et al. 1973) ausgelöst. Außerdem können eine Hepatomegalie und eine Muskelhypotonie auftreten.

II. Störungen der Atmungskette

Die vielfältigen Subeinheiten der in der Atmungskette involvierten Enzymkomplexe und die Tatsache, daß ein Teil dieser Enzyme von der mitochondrialen und andere von der nuklearen DNS kodiert werden, erschweren die Entschlüsselung der jeweiligen genetischen Enzymopathien. Dazu kommt die Komplexität der Vorgänge bei dem geordneten Zusammenbringen der Enzymkomplexe in der mitochondrialen Innenmembran. Bei dem Versuch einer Systematisierung der mannigfaltigen Krankheitsbilder werden hier als z.T. ineinander übergehende Hauptgruppen die Störungen des Pyruvatstoffwechsels und die mitochondrialen Enzephalopathien aufgeführt.

Laktazidose

Eine erhöhte Milchsäurekonzentration im Blut ist meistens Folge erworbener Krankheiten (OLIVA 1970). Bei primär genetisch bedingter Laktazidose wurden verschiedene Enzymopathien des Pyruvatdehydrogenasekomplexes nachgewiesen. Darüber hinaus fand sich eine Laktazidose bei Stoffwechselstörungen von Aminosäuren und Störungen im Redox-System (ROBINSON et al. 1983). In einem Teil der unter dem Leigh-Syndrom subsummierten Krankheiten wurde eine Störung des Pyruvatstoffwechsels festgestellt, so daß diese ätiopathogenetisch noch nicht geklärte Enzephalopathie diesem Abschnitt zugeordnet wurde. Ebenfalls genetisch bedingt ist die Hyperlaktatämie bei dem Fruktose-1,6-Biphosphatase- bzw. bei dem Glukose-6-Phosphatase-Mangel.

1. Pyruvat-Dehydrogenase-Mangel
(Pyruvat-Decarboxylase-Mangel; L-Decarboxylase-Mangel)

Je nachdem, ob es sich um schwere Enzymopathien mit komplettem oder nahezu vollständigem Aktivitätsmangel der Pyruvatdehydrogenase, die zu einer hochgradigen Milchsäurekonzentration im Blut führen, oder um einen leichten Aktivitätsmangel handelt, werden verschiedene Krankheitsbilder hervorgerufen.

a) Maligner kongenitaler Pyruvat-Dehydrogenase-Mangel

Klinisches Bild

In den ersten Lebenstagen entwickelt sich eine metabolische Azidose mit Hyperlaktatämie, Laktaturie und erhöhter Laktatkonzentration im Liquor, die ohne diätetische Behandlung in wenigen Wochen zum Tode bei Atemversagen führen können (STRÖMME et al. 1976), bestenfalls überleben die Patienten wenige Monate oder Jahre (ROBINSON u. SHERWOOD 1984). Die Patienten leiden unter behandlungsrefraktären Anfällen und Spastizität (RIVIELLO et al. 1985). Wenn die Symptome sich erst in der frühinfantilen Zeit manifestieren, steht die Hypotonie im Vordergrund.

Neuropathologie

Makroskopisch wurden neben Hirnatrophie und Hydrozephalus Balkenmangel (WICK et al. 1978; ROBINSON u. SHERWOOD (1984) sowie zystische Veränderungen in Hirnrinde und Hirnstamm (REYNOLDS u. BLASS 1976) beobachtet.

Lichtmikroskopisch erkennt man Hypomyelinisierung mit Vakuolisierung, Zystenbildung und Gliose im Marklager von Groß- und Kleinhirn (STRÖMME et al. 1976). Proliferation der Makroglia in den Stammganglien und in der Hirnrinde wurden nur gelegentlich erwähnt (ROBINSON et al. 1977). Nervenzellverlust wurde vor allem im Putamen festgestellt (MIKATI et al. 1985). Proliferation der Gefäßendothelien und Gliose waren im Putamen, Corpora mamillaria und Dentatum erkennbar.

b) Unvollständiger Pyruvat-Dehydrogenase-Mangel
(spinozerebellare Degeneration mit Pyruvat-Dehydrogenase-Mangel)

In etwa 40% der Patienten mit verschiedenen spinozerebellaren Degenerationen findet sich eine Minderung der Pyruvat-Dehydrogenase-Aktivität auf 25–50% der Norm (BLASS et al. 1976; KARK u. RODRIGUEZ-BUDELLI 1979; MELANCON et al. 1984). Allerdings wurde von anderen Autoren der Enzymmangel nicht als genetisch bedingt, sondern als sekundäre Folge der Schädigung der Mitochondrien gedeutet (CEDERBAUM u. BLASS 1986). In der Mehrzahl der Fälle ist die Aktivität der Ketoglutarat-Dehydrogenase ebenfalls vermindert.

Klinisch stehen intermittierende Ataxie und Choreoathetose im Vordergrund (BLASS et al. 1971).

Neuropathologisch zeigt sich, entsprechend der unterschiedlichen Verteilung des Pyruvat-Dehydrogenase-Komplexes im ZNS, eine besondere Vulnerabilität der vorderen Anteile des Kleinhirnwurms schon bei einem geringgradigen Aktivitätsmangel, der sonst andere Hirnareale nicht beeinträchtigt (REYNOLDS u. BLASS 1976).

c) Pyruvat-Carboxylase-Mangel

Bei biotinabhängigem multiplem Carboxylasemangel wurde eine intermittierende Ataxie bei mehreren Geschwistern beschrieben (SANDER et al. 1980). Neben einem kombinierten biotinabhängigen (BARTLETT et al. 1984) gibt es einen isolierten Pyruvat-Carboxylase-Mangel, der sich gleich nach der Geburt mit Hypotonie, metabolischer Azidose und mentaler Retardierung manifestiert (DE VIVO et al. 1977; HAWORTH et al. 1981). Die Kinder überleben wenige Jahre.

Neuropathologisch wurden eine Verminderung der Neuronenzahl in der Großhirnrinde und im Marklager, Migrationsstörungen, Hypomyelinisierung, Gliose und perivaskuläre Makrophagen (ATKIN et al. 1979), gelegentlich auch Purkinjezellatrophie und nekrotisierende Myelopathie (SANDER et al. 1980) festgestellt.

2. Subakute nekrotisierende Enzephalomyelopathie (Morbus Leigh; Leighs Enzephalomyelopathie; infantile Form der Wernicke-Enzephalopathie)

Die Krankheit wurde 1951 von LEIGH bei einem 8 Monate alten Kind beschrieben. Das Fehlen einer eng umschriebenen charakteristischen Lokalisation der Veränderungen einerseits und das weitgehend unspezifische Gewebssyndrom, das der Erkrankung zugrunde liegt, lassen vermuten, daß die große Zahl der diagnostizierten und auch veröffentlichten Fälle kein homogenes Krankheitsbild darstellen. Der Nachweis differenter Stoffwechselstörungen war neben den unterschiedlichen Krankheitsverläufen Anlaß, die nosologische Einheit zu bezweifeln und einen Morbus Leigh im engeren Sinn von einem Leigh-Syndrom abzugrenzen (WALTER et al. 1986). Als gemeinsamer Nenner scheint eine Störung des Energiestoffwechsels (Atmungskette) bei unterschiedlichen Enzymopathien zugrunde zu liegen (WILLEMS et al. 1977).

Das gelegentliche Auftreten der SNE bei älteren Kindern, Jugendlichen und Erwachsenen scheint die Abgrenzung einer juvenilen und adulten Variante von der bei weitem am häufigsten vorkommenden infantilen Form, die Kinder unter 2 Jahren befällt, zu rechtfertigen.

a) Infantile Form

Die infantile Form als autosomal rezessiv vererbbare Krankheit kommt häufig bei Geschwistern vor. Kombinationen mit Hinterstrangdegenerationen bzw. dem Komplex der Friedreich-Krankheit sind möglich.

Klinisches Bild

Die Krankheit manifestiert sich im Laufe des ersten und zweiten Lebensjahres mit Appetitlosigkeit, Erbrechen, Saug- und Schluckstörungen sowie Muskelhypotonie. Später schließen sich Nystagmus, Strabismus, Ertaubung, Gangstörungen,

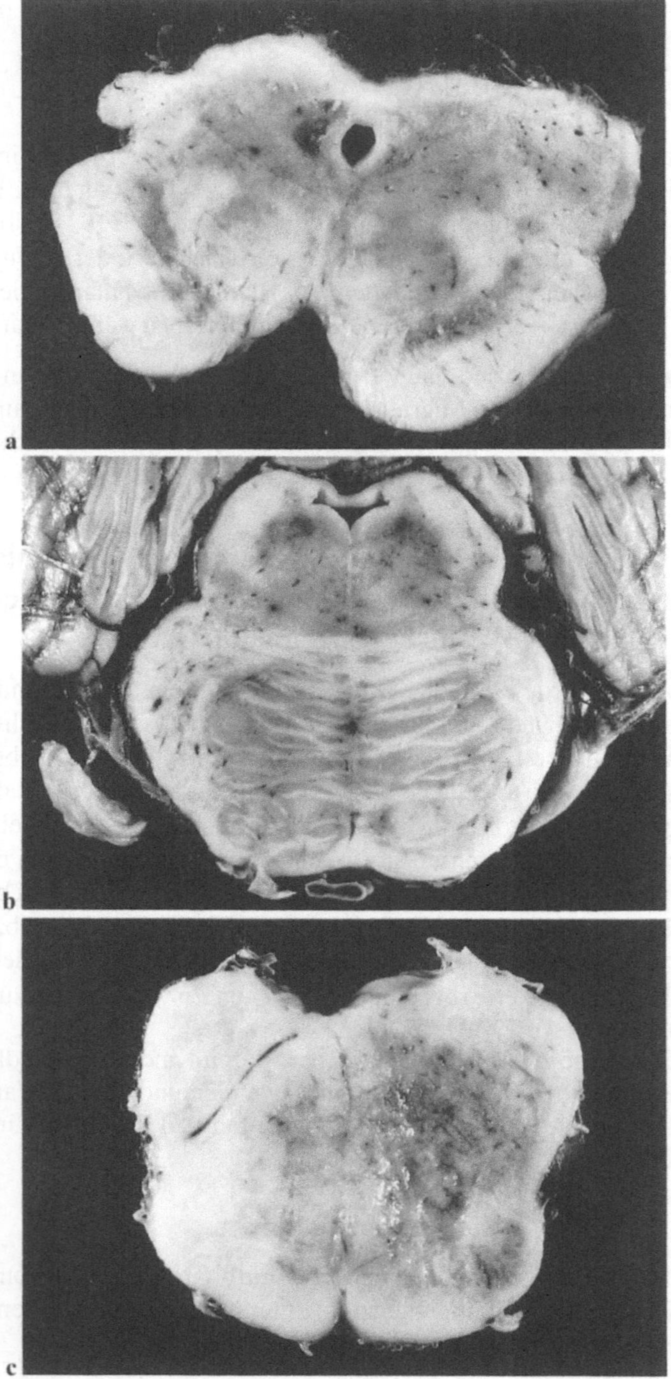

Abb. 14a–c. Subakute nekrotisierende Enzephalomyelopathie. Infantile Form. Beidseitige Dunkelfärbung der spongiös nekrotischen Gewebe in **(a)** Mittelhirn, **(b)** Brückenhaube und **(c)** Medulla oblongata

Optikusatrophien sowie ein auffallend schwaches, kraftloses Schreien der Kinder an. Ein Frühbeginn Stunden nach der Geburt mit Apnoe bzw. Hypotonie wurde als *neonatale Form* beschrieben (FEIGIN u. KIM 1977; SEITZ et al. 1984). Erhöhungen der Blut-Laktat-, Pyruvat- und α-Keto-Glutarat-Spiegel sind häufig, gelten aber nicht als spezifisch. Die unkompensierte metabolische Azidose kann über eine reaktive Hyperventilation zu respiratorischer Alkalose führen (WORSLEY et al. 1965; HIRSCHMANN u. CHOU 1978). Die hirnstammauditiven evozierten Potentiale sind immer abnorm (DAVIS et al. 1985). Mit dem CT und der Kernspintomographie wurden symmetrische Veränderungen in den Stammganglien festgestellt (MARTIN et al. 1988). Die Veränderungen können aber bei den beidseitigen Striato-nigrale Degenerationen (s. S. 561) ebenfalls vorhanden sein.

Die Krankheit führt innerhalb von 1–4 Jahren, in der neonatalen Form nach Tagen oder wenigen Wochen, meistens wegen Atemschwierigkeiten, zum Tode (PINCUS 1972). Ein intermittierender Krankheitsverlauf mit Remissionsphasen ist eher selten (JELLINGER u. SEITELBERGER 1970). Die Häufung in bestimmten Familien legt für einen Teil der Patienten einen autosomal-rezessiven Erbgang nahe (MORTIER u. MICHAELIS 1973).

Pathologie

Häufig wurde sowohl in der Skelettmuskulatur (KINOSHITA et al. 1978; WALTER et al. 1981, 1986; EGGER et al. 1982) als auch im Herzmuskel das Bild der zerrissenen roten Fasern („ragged red fibers") mit Anhäufungen vergrößerter Mitochondrien beobachtet (CROSBY u. CHOU 1974; SEITZ et al. 1984).

Neuropathologie

Makroskopisch erkennt man vielfach eine dunkelbraune Verfärbung des Bodens des IV. Ventrikels, der Umgebung des Aquäduktes, der unteren Oliven, der Vierhügelregion und der Brückenhaube (Abb. 14 a–c). Multilokuläre herdförmige Veränderungen und eine kortikale Beteiligung wurden ebenfalls beschrieben. Auch Thalamus, Striatum (Abb. 15 a, b) sowie die zentrale graue Substanz von Medulla oblongata und zervikalem Rückenmark können die abnorme Verfärbung aufweisen. Balkenagenesie wurde gelegentlich beschrieben (CARLETON et al. 1976). Eine Panenzephalopathie auch unter Einbezug des Rückenmarks wurde als konnatale Variante beschrieben (SEITZ et al. 1984).

Lichtmikroskopisch erkennt man in den makroskopisch auffälligen Arealen Entmarkung (Abb. 16 a, b), häufig einen Status spongiosus und Mikrozysten. Im Vordergrund steht eine vorwiegend astrozytäre Gliareaktion und vor allem ein sehr starkes Hervortreten zellreicher Kapillaren bei relativem Verschontbleiben der Nervenzellen (Abb. 17). Gelegentlich wurden multinukleäre Nervenzellen gefunden (FEIGIN u. KIM 1977). In seltenen Fällen (REYE 1960) wurden spärliche perivaskuläre Lymphozyteninfiltrate beobachtet.

Der Prozeß kann auf das Kleinhirnmark, die Hirnschenkel sowie Stammganglien und Großhirn-Marklager übergreifen (SIMOPOULOS et al. 1972). Multilokuläre herdförmige Veränderungen und eine kortikale Beteiligung wurden ebenfalls beschrieben. In seltenen Fällen können Balken und Optikus (DOOLING u. RICHARD-

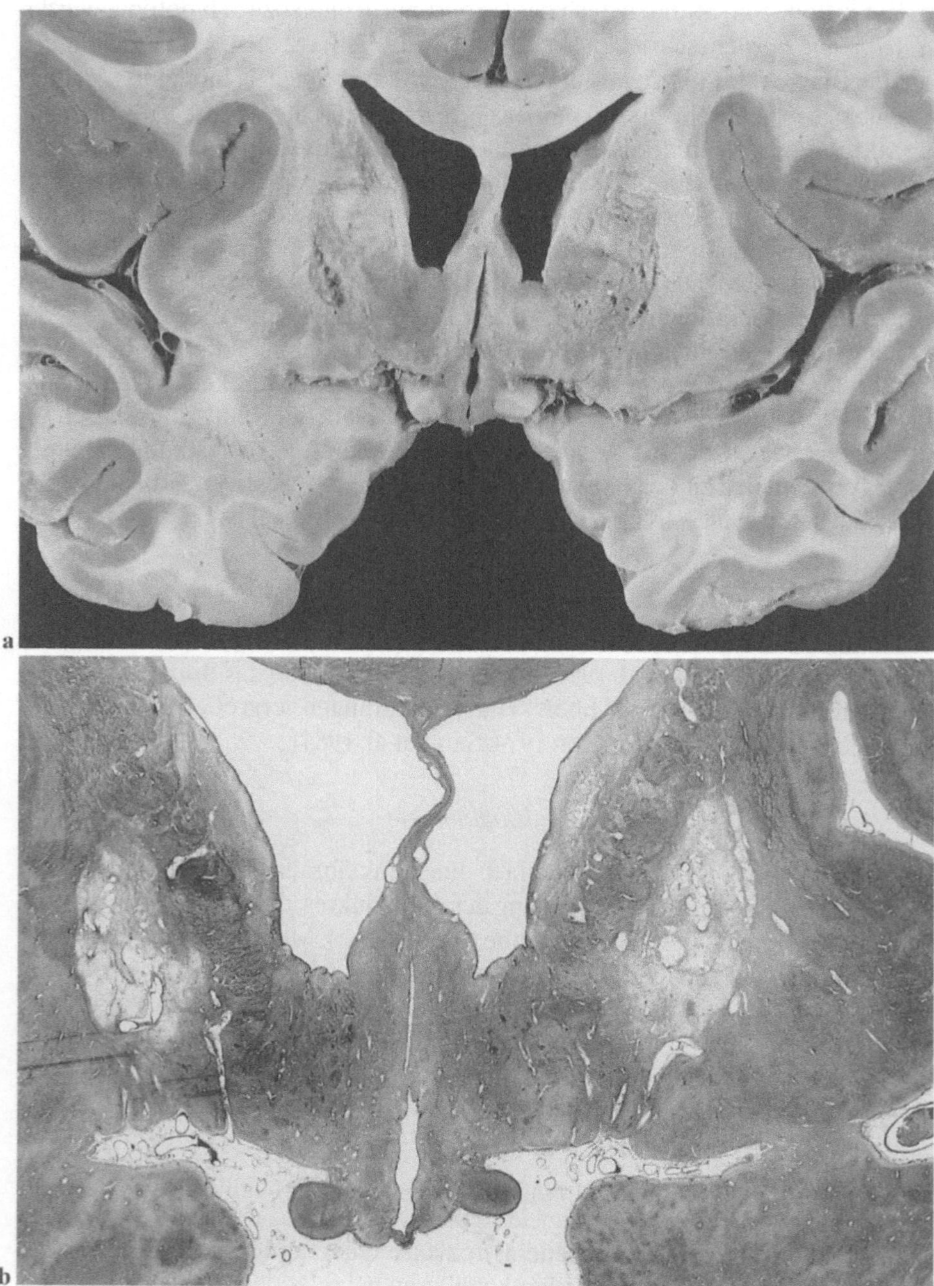

Abb. 15a, b. Subakute nekrotisierende Enzephalomyelopathie. Infantile Form. Symmetrische Herde mit mikrozystischen Veränderungen im Striatum beidseits

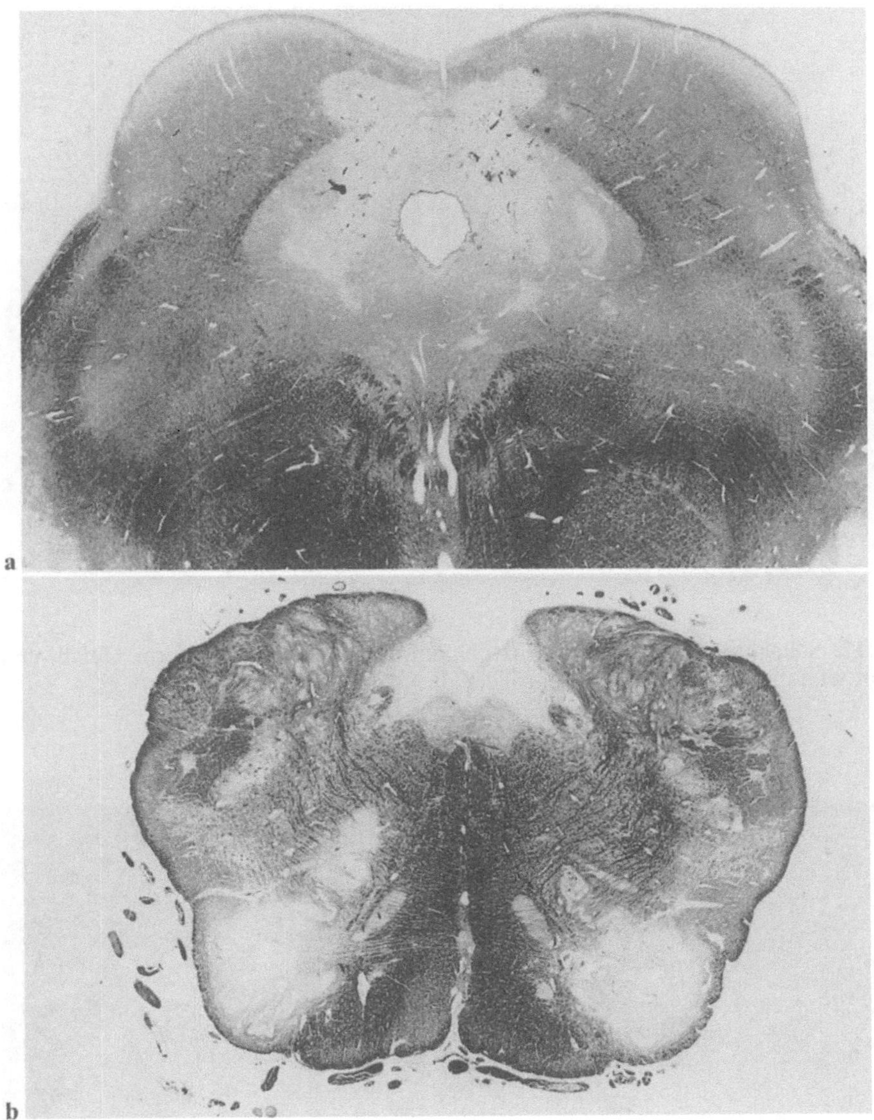

Abb.16a, b. Subakute nekrotisierende Enzephalomyelopathie. Infantile Form. Entmarkungen im Boden des 4. Ventrikels und im Hilus und Vlies der Oliven **(a)** sowie um den Aquädukt der Vierhügelregion **(b)**.

son 1977) am Prozeß beteiligt sein. Die Corpora mamillaria sind im Unterschied zur Wernicke-Enzephalopathie meistens, aber nicht immer (TUTHILL 1960; YASHON u. JANE 1967; KAMOSHITA et al. 1968) ausgespart.

Elektronenmikroskopisch fand man axonale Schwellungen und Myelinsplitterung (CARLETON et al. 1976).

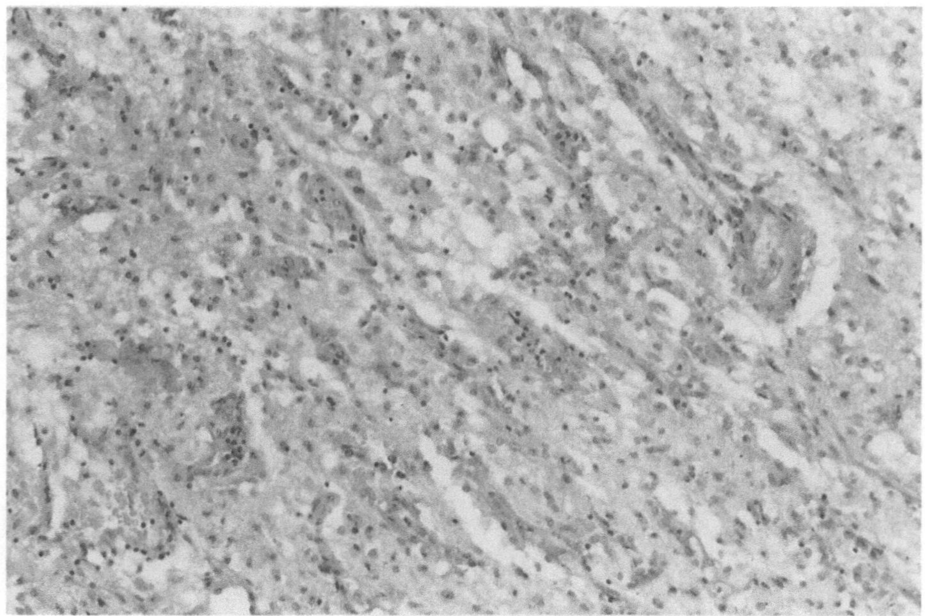

Abb. 17. Subakute nekrotisierende Enzephalomyelopathie. Infantile Form. Gefäß- und Gliaproliferation im Boden des 4. Ventrikels. HE × 120

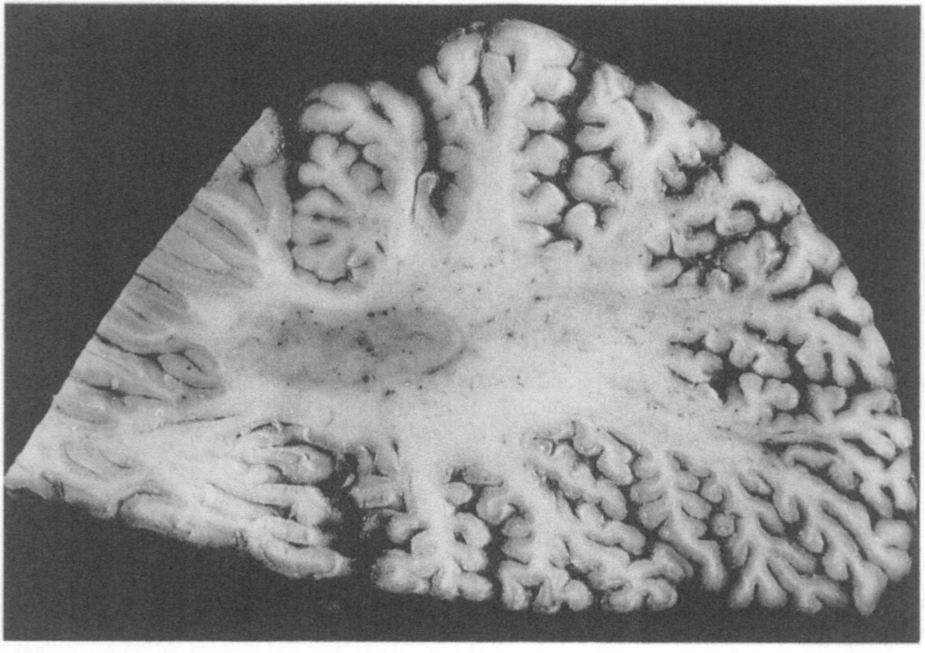

Abb. 18. Subakute sklerotisierende Enzephalomyelopathie. Juvenile Form. Ausgeprägte Kleinhirnatrophie

b) Juvenile Form

Die Abgrenzung einer juvenilen Form wurde zunächst von PETERSON u. AL-
VORD (1964) postuliert. GUAZZI et al. (1968) hielten eine solche Abgrenzung für
unzweckmäßig, weil bei einigen Patienten bei frühem Beginn ein längerer Verlauf
vorkommen kann. Inzwischen wurde die juvenile Form von mehreren Autoren
bestätigt.

Klinisches Bild

Die ersten Symptome manifestieren sich gegen Ende der ersten Dekade als
passagere Sehstörungen (LAHL 1981). Später treten Geh- und Koordinationsstörungen sowie Atem- und Schluckstörungen auf. Der Krankheitsverlauf reicht
von einigen bis 15 Jahren (JELLINGER u. SEITELBERGER 1970; MONTPETIT et al.
1971).

Neuropathologie

Die Veränderungen im Gehirn stimmen bezüglich Qualität und Ausbreitung
mit denjenigen der infantilen Form weitgehend überein. Darüber hinaus liegt ein
Mitbefall ansonsten selten betroffener Hirnabschnitte (GUAZZI et al. 1968; MONT-
PETIT et al. 1971; VUIA 1975; EHRENBERG et al. 1981; LAHL 1981), darunter auch der
Groß- und Kleinhirnrinde (Abb.18), vor.

Elektronenmikroskopisch wurden in Astrozyten hypertrophische Mitochondrien mit bizarrer Anordnung der Binnenmembranen beobachtet (Abb.19).

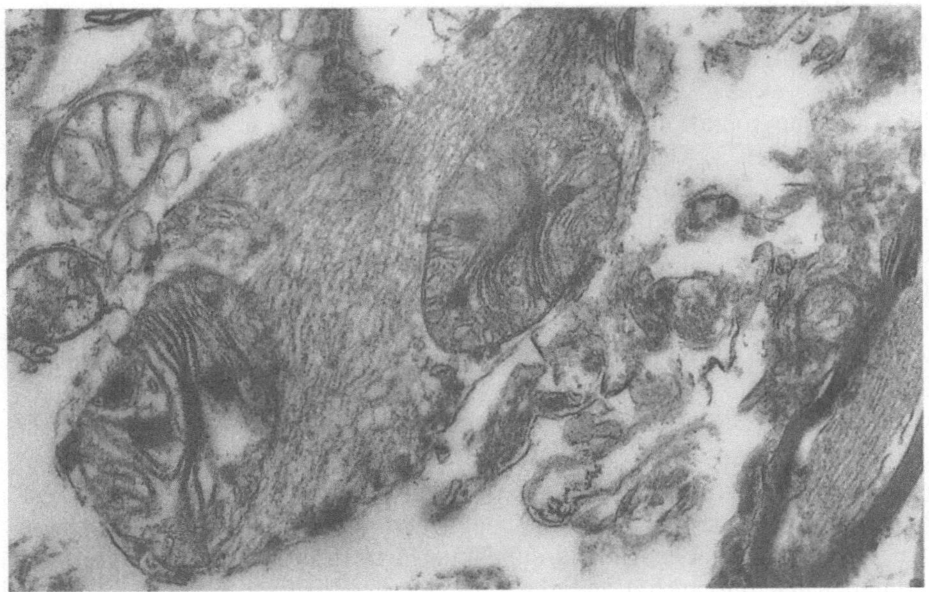

Abb.19. Subakute nekrotisierende Enzephalomyelopathie. Juvenile Form. Parietale Hirnrinde. Nervenzellfortsatz mit hypertrophierten Mitochondrien. × 25 000

c) Adulte Form

Nach einem ersten von FEIGIN u. GOEBEL (1969) veröffentlichten Fall wurden weitere z. T. nur postmortal verifizierte Fälle mitgeteilt, deren Zuordnung zu der Leigh-Enzephalopathie nicht immer berechtigt erscheint (LAHL 1981), zumal die Corpora mamillaria häufig in den Krankheitsprozeß miteinbezogen waren (FEIGIN u. BUDZILOVICH 1977; ANZIL et al. 1981).

Klinisches Bild

Der Krankheitsbeginn bei den Patienten mit einer manifesten neurologischen Symptomatik lag zwischen der 2. und 5. Dekade. Patienten, die trotz Krankheitsbeginn im ersten (WHETSELL u. PLAITAKIS 1978) oder im 5. Lebensjahr (SIPE 1973) erst nach dem 20. Lebensjahr starben, wurden der adulten Form zugeordnet. Häufig ist das erste Symptom eine langsam fortschreitende Optikusatrophie. Die systemischen Veränderungen in Stammganglien und Mittelhirn sind schon im CT (GRAY et al. 1984; BIANCO et al. 1987) und deutlich im NMR (KISSEL et al. 1987) erkennbar. Der Krankheitsverlauf kann über 30 Jahre betragen. Die Mehrzahl der Fälle trat sporadisch auf, aber ein familiäres Vorkommen wurde von KALIMO et al. (1979) beobachtet.

Neuropathologie

Optikus und Chiasma sind häufiger als bei den anderen Formen betroffen (MARTIN 1972; DOOLING u. RICHARDSON 1977; KALIMO et al. 1979). Die Corpora mamillaria waren nur in einigen Fälen ausgespart (SOLHEID et al. 1971; MARTIN 1972; SIPE 1973).

Pathogenese

Dem Mangel an Thiamin-Triphosphat in Gehirnen mit Leigh-Enzephalopathie (COOPER et al. 1970) wurde mit dem Vorhandensein eines Hemmfaktors der Thiaminpyrophosphat-ATP-Phosphoryltransferase u. a. im Liquor erklärt (GROVER et al. 1972). Der Hemmfaktor wurde auch bei Familienangehörigen von Patienten mit Leigh-Enzephalopathie ohne neurologische Symptome beschrieben (PLAITAKIS et al. 1980). Allerdings sollen die Patienten mit infantiler Wernike-Enzephalopathie bei Thiaminmangel von denen mit Leigh-Enzephalopathie unterschieden werden (MEYERS et al. 1978).

Eine Störung der oxidativen Dekarboxylierung des Pyruvats, die zunächst von verschiedenen Autoren festgestellt wurde (HOMMES et al. 1968; TANG et al. 1972; GRUSKIN et al. 1973; VAN BIERVLIET et al. 1979), konnte nicht in allen Fällen nachgewiesen werden (GROVER et al. 1972; HANSEN et al. 1982); umgekehrt fand sich bei Fällen von Pyruvat-Carboxylase-Mangel keine Leigh-Enzephalopathie (ATKIN et al. 1979). Der Pyruvat-Dehydrogenase-Mangel, der in den Fibroblasten einiger Patienten nachgewiesen wurde (BLASS et al. 1976; DE VIVO et al. 1979; HINMAN et al. 1984), ist nicht obligat mit der subakuten nekrotisierenden Enzephalopathie verbunden und führt auch zu anderen Veränderungen im Gehirn (s. S. 46).

Im Liquor besteht ein erhöhter Endorphinspiegel, der mit dem Vorkommen von Apnoephasen in Verbindung gebracht wurde (BRANDT et al. 1980). Allerdings können die Endorphine auch bei dem Untergang von Hirngewebe freigesetzt werden (SNYDER 1980).

Wegen des Vorhandenseins von zerrissenen roten Fasern in der Skelettmuskulatur wurde das Leigh-Syndrom von einigen Autoren den mitochondrialen Zytopathien zugeordnet. Im Herz- und Skelettmuskel wurde gelegentlich eine Störung der Zytochrom-c-Oxidase und Reduktase und sowohl infantile (WILLEMS et al. 1977) als auch adulte (ABBAMONDI et al. 1988; MARTIN et al. 1988) Formen differenziert. Damit wurde für einen Teil der Fälle eine Störung der mitochondrialen Atmungskette (Abb. 23) nachgewiesen.

3. Mitochondriale Enzephalomyopathien

Nachdem LUFT et al. (1962) den Begriff der mitochondrialen Myopathien abgegrenzt hatten, wurde von SHAPIRA et al. (1977) für einen Teil der Krankheitsbilder die Bezeichnung mitochondriale Enzephalomyopathien eingeführt. Darunter werden meist progrediente, nicht selten auch hereditäre Krankheiten zusammengefaßt, die durch zentralnervöse, teilweise auch periphernervöse und neuromuskuläre Befunde gekennzeichnet sind. Sie werden derzeit nosologisch als mitochondriale Stoffwechselstörungen betrachtet. Die biochemische Erkennung und Erklärung mitochondrialer Myopathien haben auch die Beteiligung des Zentralnervensystems in ein neues Licht gerückt, wenn auch entsprechende Befunde vom Zentralnervensystem recht spärlich vorliegen. Die meisten Untersuchungen stammen aus der quergestreiften Muskulatur und kultivierten Hautfibroblasten sowie gelegentlich von Leber- und Herzmuskelzellen. Die zerebralen Störungen können die muskuläre Symptomatologie maskieren, daher ist eine Muskelbiopsie in ungeklärten Enzephalopathien auch bei fehlenden Muskelsymptomen angebracht (MORGAN-HUGHES et al. 1982).

Die mitochondrialen Enzephalopathien wurden in eine erste Gruppe, bei der Großhirn und/oder Hirnstamm befallen sind und in eine zweite, die dem Komplex der spinozerebellären Degeneration zugerechnet wird, eingeteilt, wobei vielfach eine nosologische Bestimmung der einzelnen Formen schwierig ist (CEDARBAUM u. BLASS 1986). Bei dieser letzten Gruppe wurden verminderte Aktivität mitochondrialer Enzyme in kultivierten Fibroblasten, zirkulierenden Blutzellen und quergestreifter Muskulatur beobachtet. DI MAURO et al. (1985) rechneten zu der ersten Gruppe die subakute nekrotisierende Enzephalomyelopathie (s. S. 47), die progressive infantile Poliodystrophie (s. S. 488), die Trichopoliodystrophie (s. S. 432), das Kearns-Sayre-Syndrom, das MERRF- (myoclonus epilepsy, ragged red fibers) und das MELAS-Syndrom (mitochondrial myopathy, encephalopathy, lactic acidosis, stroke-like episodes). Darüber hinaus wurde von einzelnen Autoren auch das zerebrohepatorenale Syndrom (s. S. 368) hinzugerechnet (MORGAN-HUGHES 1986), da auch hier eine mitochondriale Myopathie vorhanden ist (SARNAT et al. 1983). Vermutet werden mitochondriale Stoffwechselstörungen auch bei der van Bogaert-Bertrand-Degeneration oder der spongiösen Canavan-Degeneration, beim Reye-Syndrom (s. S. 529) sowie bei einigen anderen komplexen enzephalomyopathischen Syndromen, die noch keine eigene Bezeichnung erfahren haben (MARTIN 1981).

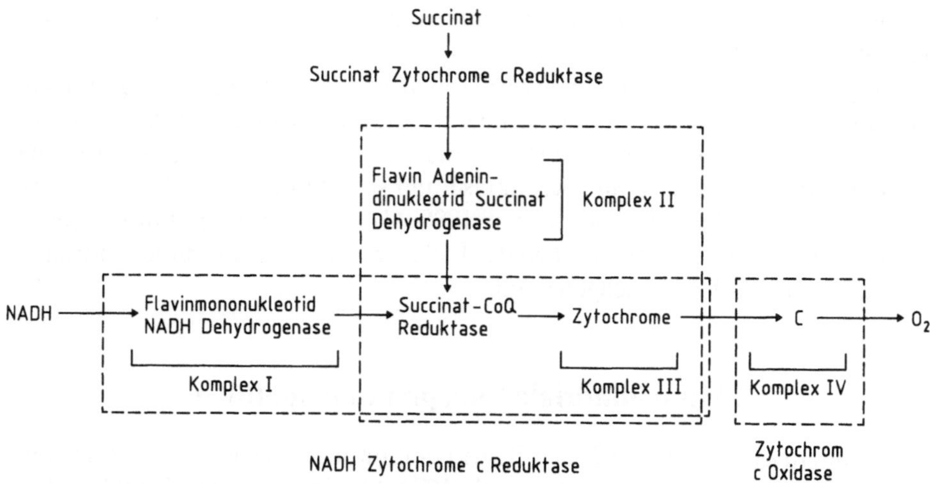

Abb. 20. Schematische Darstellung der mitochondrialen Atmungskette

Die Zuordnung einzelner Enzymdefekte der mitochondrialen Atmungskette (Abb. 20) zu diesen Enzephalomyopathien wird dadurch erschwert, daß z. T. unterschiedliche Enzymdefekte bei ähnlichen Phänotypen und z. T. gleiche Enzymdefekte bei den verschiedenen Krankheitsbildern vorhanden sind. Teilweise handelt es sich wahrscheinlich um Epiphänomene, die ätiopathogenetisch keine primäre Bedeutung haben. Eine Einteilung aufgrund vorhandener Enzymopathien ist z. Z. nicht möglich.

Wegen der Mannigfaltigkeit des Hauptsitzes der Veränderungen erscheint ihre Einordnung nach lokalisatorischem Einteilungsprinzip am zweckmäßigsten. Hier werden nur diejenigen Syndrome behandelt, bei denen weitgehend gesicherte Befunde im Vordergrund stehen, die auf primäre Störungen der Atmungskette hinweisen.

Einige Untereinheiten der Enzymkomplexe der Atmungskette werden von der mitochondrialen DNS kodiert. Da die Mitochondrien eines Zygoten aus der Eizelle stammen, wird das mitochondriale Genom mütterlich vertikal vererbt. Dabei werden beide Geschlechter von der Krankheit betroffen, sie wird aber nur von Frauen übertragen. Eine solche Vererbung ist für das MERRF-Syndrom (s. S. 61) wahrscheinlich (EGGER et al. 1981, 1983).

Mitochondriale Atmungskette

Die aus dem Zitratzyklus stammenden und die indirekt aus der Glykolyse gewonnenen $NADH_2$-Moleküle diffundieren aus dem Matrixraum zur inneren Membran der Mitochondrien, dem Ort der Atmungskette bzw. der oxidativen Phosphorylierung. Diese Ortsveränderung ist deshalb erforderlich, da die Elektronen-Carrier-Proteine membranständig sind. Die innere Mitochondrienmembran ist für H^+, OH^-, K^+ und andere gelöste Ionen undurchlässig. Es konnte gezeigt werden, daß es mit dem Vorgang der Phosphorylierung gleichzeitig zu einem beschleunigten Einstrom von H^+-Ionen in den Matrixraum kommt, die Energie des Einstroms wird für die Phosphorylierung von ADP genützt. Die Elektronenverschiebungen (jeweils 2 e) folgen den Standard-Reduktionspotentialen der einzelnen Carrier-Proteine.

Die wichtigsten Elektronenüberträger (es gibt heute mehr als 15 chemische Gruppen) sind NAD, FMN, Ubichinon (Koenzym Q), Fe-S-Zentren und die Zytochrome mit den Untergruppen b-C_1-C_2-aa_3 (Cu^{2+}-haltig).

Insgesamt unterliegen Glykolyse, Zitratzyklus und die oxidative Phosphorylierung einer durch querverlaufende Regulationsmechanismen feinabgestimmten Koordination, die durch das Verhältnis von ATP zu ADP/P_i gesteuert wird.

a) Kearns-Sayre-Syndrom (Ophthalmoplegia plus; okulokraniosomatisches neuromuskuläres Syndrom; Ophthalmoplegie, Retinopathie und zerebrale Symptome; spongiforme Enzephalopathie und Ophthalmoplegie)

Das Syndrom wurde zum ersten Mal von KEARNS u. SAYRE (1958) beschrieben. DRACHMAN führte 1968 den Begriff „Ophthalmoplegia plus" ein. Später erweiterte er diesen Begriff auf alle Erkrankungen, die mit externer Ophthalmoplegie einhergehen können, wie z. B die okulopharyngeale Muskeldystrophie, die myotonische Muskeldystrophie, die A-β-Lipoproteinämie und das Möbius-Syndrom. OLSON et al. (1972) führten die Bezeichnung „oculocraniosomatic neuromuscular disease with ragged red fibers" ein, die TAMURA et al. (1982) „familial oculocranioskeletal neuromuscular disease with abnormal muscle mitochondria" nannten. In späteren Arbeiten wurden dem Kearns-Sayre-Syndrom Erkrankungen mit abnormen Mitochondrien sowohl mit muskulärem als auch mit zentralnervösem Schwerpunkt zugerechnet (SCHMITT 1982).

Klinisches Bild

Das klassische Krankheitsbild besteht aus Retinitis pigmentosa, externer Ophthalmoplegie und Reizleitungsstörungen des Herzens. Als weitere Symptome kommen Ataxie, Taubheit, erhöhtes Eiweiß im Liquor und gelegentlich mentale Retardierung vor (BIRNBERGER et al. 1973). Proximale Myopathie der Skelettmuskulatur, Optikusatrophie, Kleinwuchs, Hypgonadismus, endokrine Störungen und Hypersomnie sind ebenfalls als fakultative klinische Merkmale beschrieben worden (DOBIASCH u. KRAUSE 1980; KOTAGAL et al. 1985). Es gibt sowohl Patienten mit fast ausschließlich muskulären Symptomen ohne nennenswerte Manifestationen von seiten des ZNS als auch solche mit nebeneinanderstehenden zentralnervösen und muskulären Symptomen oder mit gegenüber den zentralnervösen ganz in den Hintergrund bzw. erst nach bereits jahrelangem Verlauf mit zentralnervöser Symptomatik ganz allmählich hinzutretenden neuromuskulären Symptomen (MENGER et al. 1986). Die Mehrzahl der Fälle trat sporadisch auf (SCHNITZLER u. ROBERTSON 1979). Einige Autoren beobachteten jedoch einen autosomal-dominanten Erbgang (BASTIAENSEN et al. 1982).

Pathologie

Lichtmikroskopisch finden sich in der Skelettmuskulatur kleinherdige multifokale Degenerationsareale, bei denen die Muskelfaserquerschnitte von rißartigen Sarkoplasmastraßen (ragged red fibers) mit rötlich tingierten Granula durch-

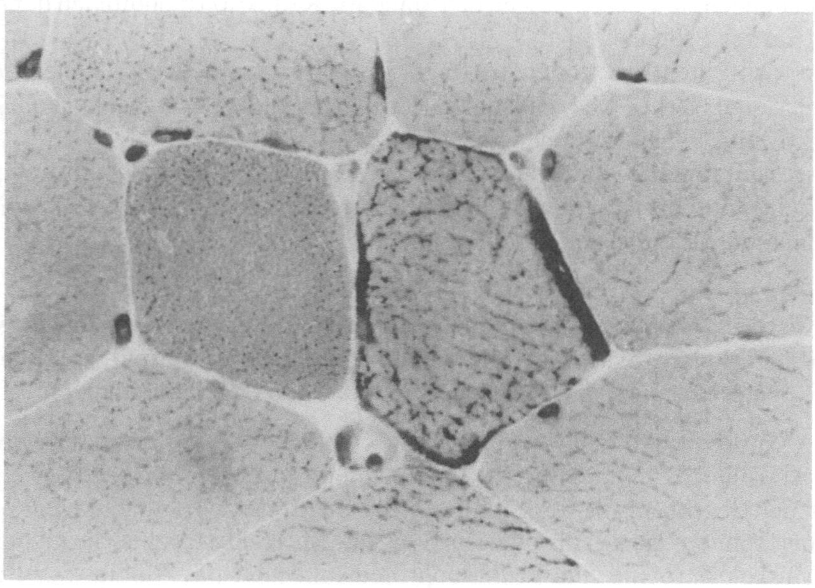

Abb. 21. Kearns-Sayre-Syndrom. Muskelfaserquerschnitt einer rötlichen zerrissenen Muskelfaser (ragged red fiber). HE × 600

zogen sind (Abb. 21). HAMMERSTEIN et al. (1983) fanden eine Dominanz der Fasern vom Typ 1 und Atrophie sowie Hypertrophie der Fasern vom Typ 2.

Elektronenmikroskopisch erkennt man in den ragged red fibers subsarkolemmale Anhäufungen pathologischer z. T. Riesenmitochondrien (Abb. 22 a, b) mit proliferierten Cristae und parakristallinen, elektronendichten Einschlußkörperchen (EGGER et al. 1981; KETELSEN et al. 1982) sowohl des Typs I als auch des Typs II (FARRANTS et al. 1988). Eine exzessive Glykogenspeicherung in hypertrophischen Muskelfasern wurde gelegentlich beobachtet (CANTELLO et al. 1985). Die Mitochondrienveränderungen wurden auch in der Leber (GONATAS et al. 1967) und in den Schweißdrüsen der Haut (KARPATI et al. 1973) festgestellt. Im Myokard (HARATI et al. 1978) und in der Skelettmuskulatur (CANTELLO et al. 1985) können Mitochondrienanhäufungen ohne parakristalline Einschlüsse vorhanden sein.

Neuropathologie

Mit Ausnahme von JAGER et al. (1960) wurden in allen autoptisch untersuchten Fällen Veränderungen im ZNS beobachtet.

Makroskopisch wurde eine Atrophie des Nervus opticus (GROOTHUIS et al. 1980) festgestellt.

Lichtmikroskopisch erkennt man einen grobvakuoligen Status spongiosus des Marklagers (HORWITH u. ROESSMANN 1978). Die spongiöse Dystrophie ist im Hirnstamm besonders ausgeprägt (CASTAIGNE et al. 1977); sie ist mittelgradig im Palli-

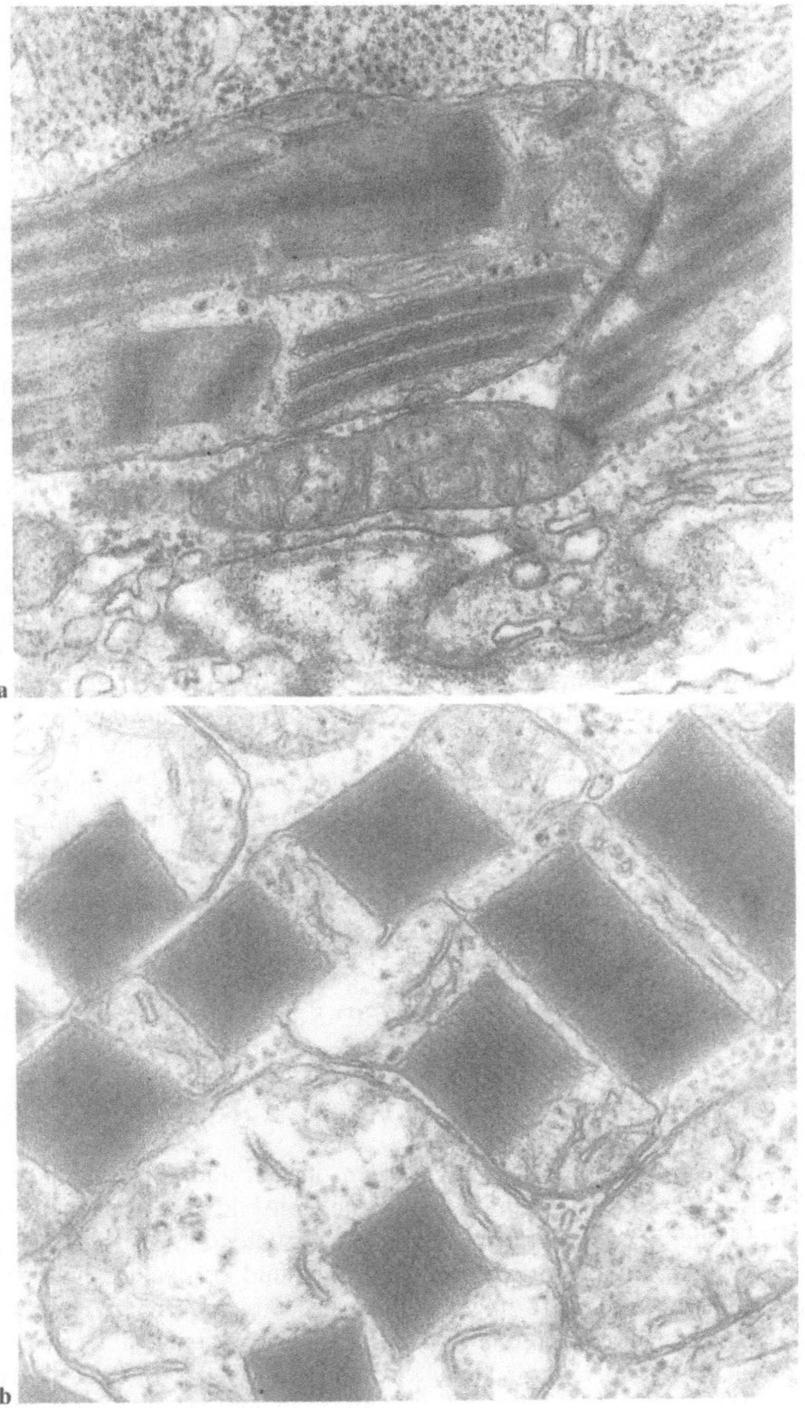

Abb. 22a, b. Kearns-Sayre-Syndrom (subsarkolemmale Riesenmitochondrien mit parachristallinem Einschlußkörper im **(a)** Längs- und **(b)** Querschnitt. **a** × 64 000, **b** × 80 000

dum und Thalamus und geringgradig im Caudatum und Putamen sowie im Kleinhirn und in den Vorder- und Seitenhörnern des Rückenmarks (CULLEN et al. 1973; CLARK et al. 1975; KORNFELD 1978) vorhanden. Eine Entmarkung der motorischen Wurzeln von Hirn- und Spinalnerven wurde von GROOTHUIS et al. (1980) beschrieben. Nervenzellverlust wurde selten in den okulomotorischen Kernen (DAROFF et al. 1966; CASTAIGNE et al. 1971) sowie im Locus coeruleus und geringgradig im Nucleus paraventricularis festgestellt.

Elektronenmikroskopisch wurden Mitochondrienveränderungen im Kleinhirn (SCHNECK et al. 1973) und in der Retina (NEWELL u. POLASCIK 1979) beobachtet.

Pathogenese

Eine virale Ätiologie (COGAN 1982) sowie Beziehungen zur Canavans-Krankheit (AZUBUIKE et al. 1975) und zu der Leigh-Enzephalopathie (HORWITH u. ROESSMANN 1978) wurden diskutiert.

Die Mitochondrienbefunde sind für das Verständnis der klinischen Symptomatik von zentraler Bedeutung. Da die Ursache dieser Erkrankung aber noch unbekannt ist, kann ihr Stellenwert für die Pathogenese noch nicht näher bestimmt werden. Im Gegensatz zu den ausgeprägten morphologischen Befunden sind die bisherigen Untersuchungsergebnisse über mögliche mitochondriale Funktionsstörungen unterschiedlich. DI MAURO et al. (1973) beschrieben ein Fehlen der Kontrolle des mitochondrialen Stoffwechsels in Gegenwart von α-Glyzerophosphat, während die Substrate Glutamat und Sukzinat normal veratmet wurden. Dieser Befund wurde aber von LAND u. CLARK (1979) später in Frage gestellt. CARAFOLI et al. (1980) sowie HAMMERSTEIN et al. (1983) fanden keinerlei Störungen in der mitochondrialen Atmungskettenphosphorylierung und Kalziumaufnahme.

b) Mitochondriale Myopathie, Enzephalopathie, Laktatazidose und Schlaganfälle (MELAS)

Das Syndrom wurde von ASKANAS et al. (1978) zunächst beschrieben. PAVLAKIS et al. (1984) führten die Bezeichnung MELAS ein und fügten weitere Fälle aus der Literatur hinzu (HART et al. 1977; SHAPIRA et al. 1979; SKOGLUND 1979).

Klinisches Bild

Das Syndrom manifestiert sich zwischen dem 3. und 11. Lebensjahr. Das charakteristische, konstant nachweisbare Krankheitsbild besteht in Kleinwuchs, fokalen und/oder generalisierten epileptischen Anfällen und episodischen Lähmungen sowie episodischem Erbrechen, Migräne und kortikaler Blindheit bzw Hemianopsie. Motorische Störungen können als Hemiparesen und Paraparesen oder seitenalternierend auftreten. Hyp- bis Anakusis, Ataxie (MUKOYAMA et al. 1986), Dysarthrie bzw. Aphasie oder auch Halluzinationen werden als akzessorische Symptome ebenso wie eine positive Familienanamnese bei etwa einem Drittel der Patienten beobachtet. Bei zunächst unauffälliger psychischer Entwicklung tritt später häufig eine Demenz auf. Allgemeinveränderung oder Verlangsamung sowie Herdbefunde im EEG beziehungsweise epileptische Aktivität oder hypo-

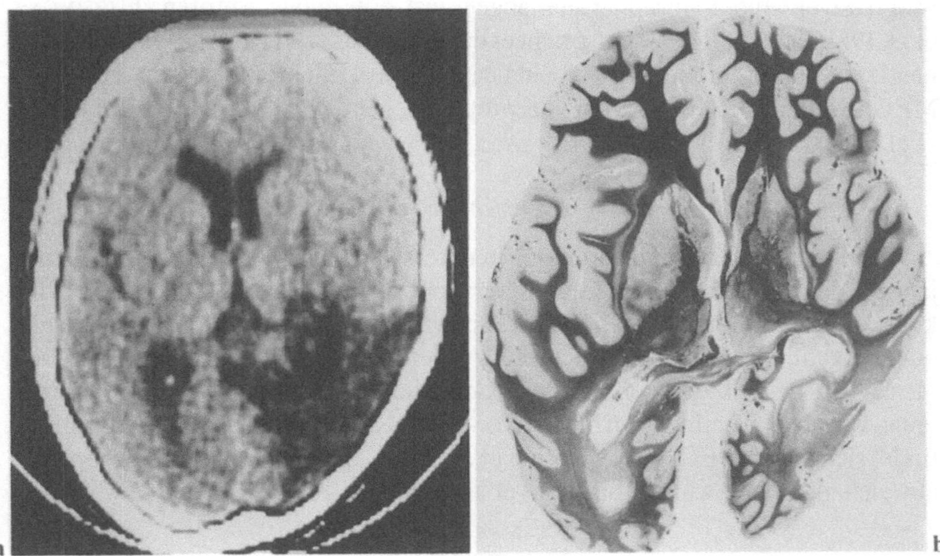

Abb. 23a, b. Mitochondriale Myopathie, Enzephalopathie, Laktatazidose und Schlaganfälle (MELAS). Hypodense Bezirke im CT **(a)**, die den im Markscheidenpräparat **(b)** deutlich erkennbaren Infarktgebieten entsprechen

dense Bezirke im CT (Abb. 23 a) oder Kalzifizierung der Basalganglien sind weitere fakultative Befunde (STEFAN 1987).

Pathologie

Lichtmikroskopisch finden sich in der Muskelbiopsie mit der Gomori-Trichrom-Färbung „ragged red fibers".

Elektronenmikroskopisch fand man Aggregate vergrößerter und morphologisch veränderter Mitochondrien. Schwellung der Gefäßendothelzellen und Verdickung der Basalmembran wurden ebenfalls beschrieben (KOBAYASHI et al. 1982).

Neuropathologie

Die im CT dargestellten Verkalkungen in den Basalganglien wurden morphologisch verifiziert (SHAPIRA et al. 1979; KURIYAMA et al. 1984). In mehreren Fällen konnten ein Status spongiosus der Hirnrinde (HART et al. 1977; PEIFFER et al. 1988), gelegentlich kortikale Mikroinfarkte oder regelrechte Infarkte (Abb. 23 b) unterschiedlicher Ausdehnung sowohl im Groß- als auch im Kleinhirn nachgewiesen werden (KURIYAMA et al. 1984).

c) Myoklonusepilepsie und „ragged red fibers", MERRF (Ramsay-Hunt-Syndrom; Dyssynergia cerebellaris myoclonica)

Das Syndrom wurde, nachdem TSAIRIS et al. (1973) die ersten Fälle mitgeteilt hatten, durch FUKUHARA et al. (1980) als Sonderform von der komplexen Gruppe progressiver Myoklonusepilepsien abgegrenzt. Für einige Autoren (FITZSIMONS et al. 1981; FEIT et al. 1983) entspricht es der von RAMSAY-HUNT (1921) beschriebenen Dyssynergia cerebellaris myoclonica (s. S. 600). Eine transitorische Form mit MELAS- und MERRF-Merkmalen wurde gelegentlich beschrieben (KURIYAMA et al. 1984; PEIFFER et al. 1988).

Klinisches Bild

Die Symptome manifestieren sich in unterschiedlichem Alter (5.–42. Lebensjahr), in der Regel im zweiten Lebensjahrzehnt. Myoklonus und Ataxie stellen die konstanten Symptome dar. Die Muskelschwäche kann nur leicht ausgeprägt sein oder entgeht dem klinischen Nachweis. Andere Symptome wie Anfälle oder Demenz (70%), Optikusatrophie (50%), Kleinwuchs oder Hörstörungen (37%) treten in variabler Kombination hinzu (ROGER et al. 1982). Eine familiäre Belastung findet sich in $^2/_3$ der Patienten (ROSING et al. 1984). Eine klinisch und biochemisch abweichende Form wurde von RIGGS et al. (1984) bei 2 Patienten beschrieben.

Neuropathologie

Makroskopisch erkannte FUKUHARA (1983) in einem Fall eine Kleinhirnatrophie.

Lichtmikroskopisch findet sich ein Status spongiosus in der Hirnrinde, gelegentlich auch subkortikal (PEIFFER et al. 1988). Alle Fälle zeigten Nervenzellverluste im Nucleus dentatus mit Gliose, die auch im Pedunculus cerebellaris superior feststellbar war. Im Rückenmark fand sich eine Degeneration der Hinterstränge und der spinozerebellaren Bahnen.

Pathogenese

Aktivitätsmangel sowohl der Zytochrom-C-Oxidase als auch der NADH-Zytochrom-C-Reduktase wurde nachgewiesen (ANGELINI et al. 1988).

Ein Defekt der Sukzinat-Zytochrom-C-Reduktase (Komplex II) wurde in einigen Fällen ebenfalls gefunden (RIGGS et al. 1984).

III. Glykoproteinosen (Oligosaccharidosen)

Glykoproteine oder deren partielle Spaltprodukte, Oligosaccharide, kommen ubiquitär vor. Als Folge von Störungen des vorwiegend intralysosomalen Abbaus sammeln sich Oligosaccharide an, die in hohen Mengen im Harn ausgeschieden oder in den Organen gespeichert werden. Aus diesem Grunde wurden entsprechende Krankheitsbilder unter den Oligosaccharidosen subsummiert; BEAUDET (1983) und BRADY (1982) bezeichneten sie als Glykoproteinosen.

Bei den autosomal-rezessiven Glykoproteinosen werden infolge individueller Enzymdefekte unterschiedliche Oligosaccharide und Glykopeptide/Glykoproteine intralysosomal gespeichert. Zu ihnen gehören die Aspartylglykosaminurie, die Hancock-Monosaccharidose, die Mannosidose und Fukosidose, die Sialurie und die Salla-Krankheit sowie die Sialidose (BAUMKÖTTER et al. 1985; WOLFBURG-

BUCHHOLZ u. SCHLOTE 1985). Aspekte der G_{M1}-Gangliosidosen (s. S. 315) sowie der Sandhoff-G_{M2}-Gangliosidose (s. S. 333) lassen ebenfalls eine Einordnung bei den Glykoproteinosen zu. Diese Krankheiten werden jedoch unter den Störungen des Lipidstoffwechsels erörtert.

1. N-Aspartyl-β-Glukosamidase-Mangel (Aspartylglykosaminurie)

Bei der chromatographischen Untersuchung der Harnaminosäuren von mental retardierten Finnen stellte PALO (1967) bei einem Patienten die Ausscheidung einer großen Menge einer Substanz fest, die JENNER u. POLLITT (1967) in England bei zwei ähnlichen Fällen als 2-Acetamido-1(β-Aspartamido)-1,2-didesoxy-β-D-glukose (Aspartylglukosamin) identifizierten. Weitere Fälle wurden von ISENBERG u. SHARP (1975) in amerikanischen Familien italienischer, und von BORUD et al. (1978) in norwegischen Familien finnischer Herkunft beschrieben.

Klinisches Bild

Schon in der Kindheit wird eine psychomotorische Retardierung erkennbar. Grobe Gesichtszüge und rekurrierende Infektionen stellen die Hauptsymptome dar. Psychotische Symptome sind häufig. Bei einigen Patienten kommen gastrointestinale Störungen mit Hepatomegalie und Zeichen einer Kardiopathie vor. Das Krankheitsbild zeigt einen progressiven Verlauf, und die Patienten sterben in der Regel vor dem 40. Lebensjahr (POLLIT 1981). Stationäre und leichte Fälle im späten Alter wurden gelegentlich beschrieben (BORUD et al. 1978).

Pathologie

Makroskopisch: Die Leber ist vergrößert und hell verfärbt. In den Mitralklappen erkennt man noduläre Prolapse.

Lichtmikroskopisch zeigen praktisch alle Hepatozyten eine große zentrale Vakuole, um die sich das Zytoplasma und der abgeplattete Kern anordnen. Eine deutliche Vakuolisierung weisen auch die mesenchymalen Zellelemente auf (PALO et al. 1973). Die Vakuolen erscheinen bis auf einige wenige lipofuszinähnliche Granula leer.

Elektronenmikroskopisch erscheinen die Vakuolen von einer Membran umgeben. Ihr Durchmesser reicht von 0,5 bis zu 10 µm. Sie beinhalten ein feines granuläres Material mit vereinzelten dunklen Lipidtropfen und häufig konzentrische membranöse Gebilde sowie Lipofuszinkonglomerate, die meistens am Rande der Vakuolen liegen. Sie können den Eindruck einer Einstülpung der Vakuolenmenbran vermitteln.

Neuropathologie

Makroskopisch erkennt man meistens eine Atrophie der Großhirnwindungen, während Kleinhirn und Hirnstamm normal erscheinen.

Lichtmikroskopisch erkennt man in der Hirnrinde eine Ballonierung nahezu sämtlicher Nervenzellen. Das Zytoplasma beinhaltet helle Vakuolen, die dem

Bild der Wasserveränderungen ähneln können (HALTIA et al. 1975), und einige Lipofuszingranula. In umschriebenen Arealen, vor allem in der Area striata, sind ein starker Verlust an Nervenzellen und eine Spongiose des Nervengewebes erkennbar. Gelegentlich sieht man Neurophagien sowie phagozytierende Zellen mit Lipid- und Lipofuszingranula im Zytoplasma. Die astrozytäre Reaktion ist gering. Die neuronalen Veränderungen in den Stammganglien und im Thalamus entsprechen denen der Hirnrinde. Das Pallidum ist stärker betroffen und zeigt einen Neuronenverlust. In der Kleinhirnrinde gibt es einen diffusen Verlust an Purkinje-Zellen. Das Zytoplasma der verbleibenden Zellen beinhaltet reichlich Lipofuszin.

Elektronenmikroskopisch erkennt man im Zytoplasma der Nervenzellen helle Vakuolen, die jedoch kleiner und weniger zahlreich als diejenigen der Hepatozyten sind. In einem Teil der Nervenzellen überwiegen elektronendichte Zytosomen, die aus membranumgebenen Konglomeraten von granulärem Material und elektronendichten Lipidtropfen bestehen. Die Einschlüsse kommen auch im Zytoplasma von Makrophagen vor. Die Endothelzellen der Kapillaren, vor allem die Perizyten, sind häufig von hellen Vakuolen durchsetzt (HALTIA et al. 1975).

Pathogenese

Die Anhäufung von Glykoasparaginen in der Leber der Patienten läßt auf eine Störung des Abbaus von Proteoglukanen schließen (MAURY 1979).

2. Mannosidose

1967 beschrieb ÖCKERMAN ein neues Krankheitsbild mit Merkmalen, die einem Hurler-Syndrom (s. S. 119) ähnelten, aber mit Unterschieden sowohl in bezug auf den enzymatischen Defekt als auch in der Art der gespeicherten Substanz. Letztere konnte in einem lipidfreien Extrakt aus der Leber als Mannose identifiziert werden. Nach dem Tode des Patienten im Alter von 4 Jahren konnten aus der grauen Substanz des Gehirns ebenfalls größere Mengen von Mannose gewonnen werden; die Kranheit wurde als Mannosidose bezeichnet (ÖCKERMAN 1969). Inzwischen wurde neben der herkömmlichen Form, die auf einem Defekt der α-D-Mannosidase beruht, ein β-Mannosidase-Mangel bei Ziegen beschrieben.

a) Mannosidose I (α-Mannosidase-Mangel)

Der Phänotyp der betroffenen Kinder ähnelt oberflächlich einem Morbus Sanfilippo (s. S. 132). Im Unterschied zu den Mukopolysaccharidosen ist die Harnausscheidung saurer Mukopolysaccharide normal. Demgegenüber lassen sich große Mengen mannosereicher Oligosaccharide, gelegentlich auch Glukosamine im Harn nachweisen (KISTLER et al. 1977).

Klinisches Bild

Das Leiden manifestiert sich im 1.–3. Lebensjahr mit psychomotorischer Retardierung, insbesondere mit einer Verzögerung der Sprachentwicklung. Bei der Untersuchung fällt eine leichte Vergröberung der Gesichtszüge auf, die im Laufe der Jahre zunimmt, und Hurler-artig wird. Audiometrisch findet man eine kombinierte

Schwerhörigkeit. Gelegentlich wurde eine Katarakt beschrieben (AYLSWORTH et al. 1976). Weitere Symptome sind Hepatomegalie, Hernien, seltener Makrozephalie, partielle Kraniosynostose, Zahnfleischhypertrophie und rezidivierende Atemwegsinfekte. Röntgenologisch liegen leichte bis mittelschwere Skelettveränderungen vor, die an eine Dysostosis multiplex erinnern (SPRANGER et al. 1976). Ein Teil der Patienten starb vor dem 5. Lebensjahr. Andere Patienten lernen etwas zu sprechen und werden sonderschulfähig. Das Leiden ist kaum progredient, Wachstum und Gelenkfunktion bleiben normal und die Prognose quoad vitam ist gut. Die ältesten Patienten waren über 30 Jahre alt (BOOTH et al. 1976; LOTT u. DANIEL 1981). Die α-Mannosidase läßt sich in gezüchteten Amnionzellen nachweisen. Der Defekt ist durch Messung der Enzymaktivität bei pH 4 auch im Serum erkennbar. Die Mannosidose wird autosomal rezessiv vererbt. Heterozygote Anlageträger haben eine mittelgradig verminderte Enzymaktivität (AYLSWORTH et al. 1976).

Pathologie

Lichtmikroskopisch erkennt man im Zytoplasma von Hepatozyten und Kupffer-Sternzellen feine Vakuolen, die sich weder mit HE noch mit PAS oder Alzianblau anfärben. Bei Anfärbung von Ausstrichen des Knochenmarks mit einer modifizierten PAS-Technik (KJELLMAN et al. 1969) bleibt ein Teil des Speichermaterials erkennbar. Im Knochenmark finden sich große, grob vakuolisierte, mit abnormen Granulationen durchsetzte Speicherzellen. Das Zytoplasma der Lymphozyten ist grob vakuolisiert. In Leukozyten und Fibroblasten fehlt die Aktivität der sauren α-Mannosidase.

Elektronenmikroskopisch sieht man die abgrenzende Membran der Vakuolen, deren Inhalt weitgehend dielektronisch erscheint und aus locker angeordnetem retikulärem, granulärem Material besteht. Häufig erkennt man innerhalb der Vakuolen eine oder mehrere kugelförmige Ansammlungen elektronendichten Materials, die meistens an der Innenseite der abgrenzenden Membran liegen. Die Vakuolen der Hepatozyten haben eine Größe von 1,5 bis zu 9 µm, die der Kupffer-Zellen zwischen 0,3 und mehreren Mikrometern. Der Inhalt ist in beiden Zellarten identisch (AUTIO et al. 1973). Ähnliche Einschlüsse wurden auch in der Duodenalschleimhaut, Konjunktiva und im Zahnfleisch nachgewiesen (KISTLER et al. 1977).

Neuropathologie

Makroskopisch zeigt das Gehirn keine Veränderungen, außer einer leichten bis stärkeren Gewichtszunahme. Die Medulla oblongata zeigt ebenfalls eine Volumenzunahme, während das Kleinhirn, vor allem der Vermis, atrophisch ist. Das Marklager hat im allgemeinen eine erhöhte Konsistenz und das Ventrikelsystem ist erweitert (DESNICK et al. 1976).

Lichtmikroskopisch fällt eine Auftreibung des Zytoplasma sämtlicher Nervenzellen auf, sowohl in der Hirnrinde als auch in Hirnstamm und Rückenmark. In Groß- und Kleinhirnrinde stellt man einen diffusen Nervenzellverlust und eine diffuse Gliose fest (ÖCKERMAN 1973). In den Basalganglien sind die Veränderungen der großen, im Gegensatz zu den kleinen Nervenzellen sehr ausgeprägt (KJELLMAN et al. 1969; SUNG et al. 1977). Die Kleinhirnzellen und die Nervenzellen

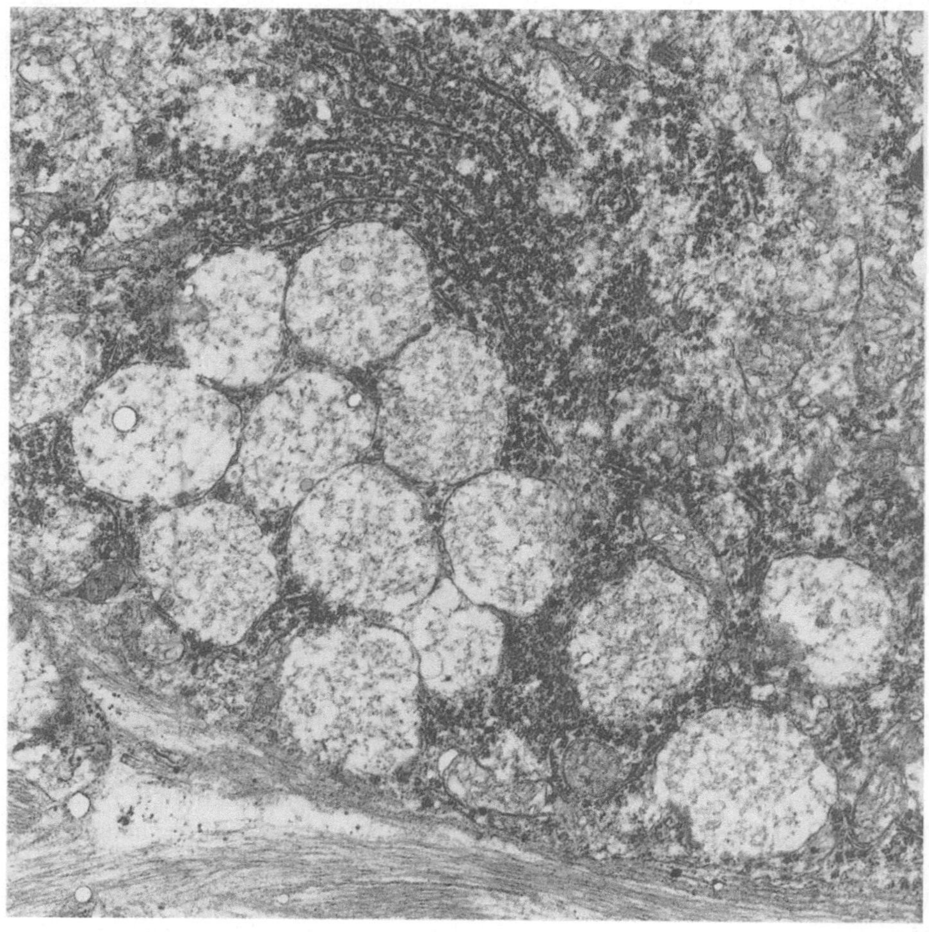

Abb. 24. Mannosidose. Vakuolen im Zytoplasma von Neuronen der unteren Oliven.
× 17 000. (Aus SUNG et al. 1977)

der Netzhaut zeigen lichtmikroskopisch keine Speicherung. Demgegenüber lassen die Nervenzellen der Hirnstammkerne und des autonomen Nervensystems oft eine Speicherung erkennen. Mit den herkömmlichen Färbemethoden einschließlich Fett und PAS lassen sich die Vakuolen nicht färben und erscheinen leer. Bei nicht fixiertem Hirngewebe wird ein Teil des Speichermaterials bei Anwendung der Kjellman-PAS-Technik sichtbar.

Elektronenmikroskopisch erkennt man in der Hirnrinde, im Hippocampus und in den unteren Oliven dielektronische Vakuolen sowohl in den Nervenzellen (Abb. 24) als auch in den Astrozyten, Endothelzellen und Perizyten. Im Marklager enthalten nur die Astrozyten Vakuolen (Abb. 25), während die Oligodendrogliazellen vakuolenfrei sind. In den Nervenzellen können die Vakuolen bis zu 2 μm Durchmesser erreichen. Sie enthalten ein feines retikuläres Material und gelegentlich kleine Lipidtropfen (SUNG et al. 1977). Vakuolen kommen im Kleinhirn

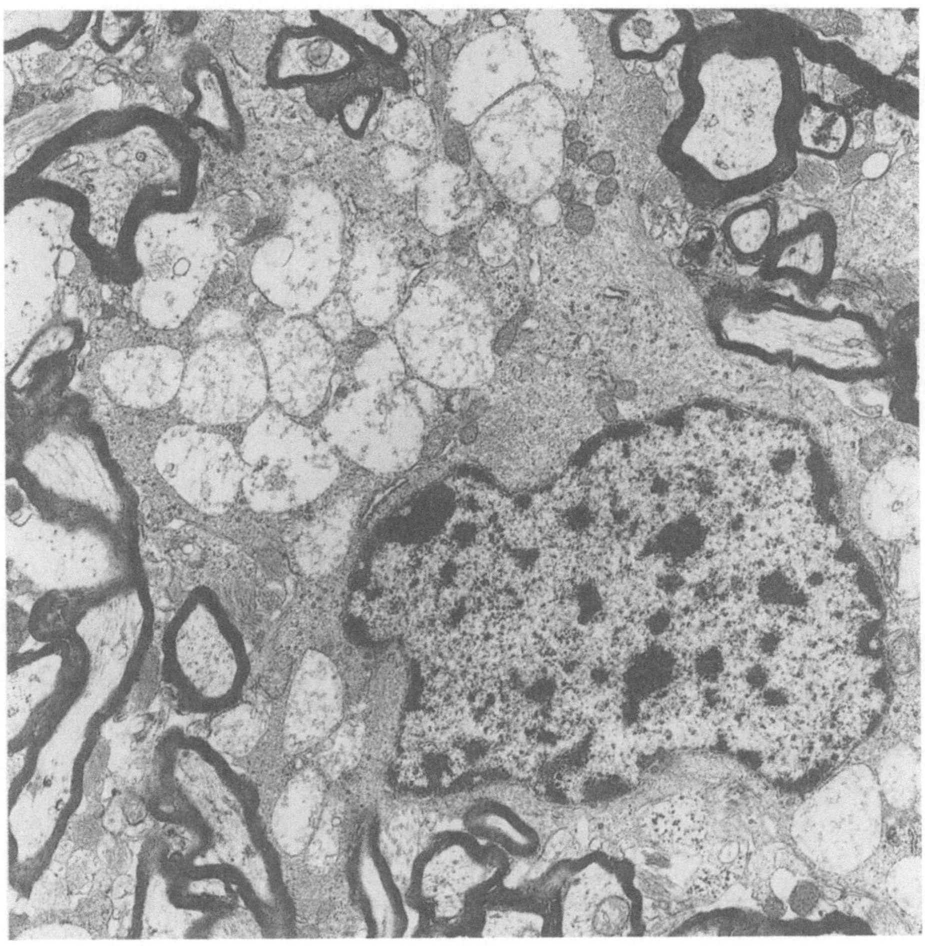

Abb. 25. Gleicher Fall wie Abb. 24. Astrozyt im Hirnmarklager mit dielektronischen Vakuolen. × 12000

nur in den Körnerzellen vor. Die Vorderhornzellen des Rückenmarks sind besonders reich an Vakuolen, die umschriebene Stapelungen von feinen Fibrillen beinhalten können (Abb. 26). Die gleiche Struktur weisen die Vakuolen in den Nervenzellen der spinalen und sympathischen Ganglien auf.

Pathogenese

Der Abbau der Kohlenhydratanteile der Glykoproteine erfolgt stufenweise durch Exoglykosidasen, möglicherweise auch unter Mithilfe von Endoglykosidasen. Enthält die Kohlenhydratkette Mannose, so ist zu ihrem lysosomalen Abbau α-D-Mannosidase erforderlich. Bei einem Aktivitätsmangel des Enzyms reichern sich innerhalb der Lysosome Oligosaccharide an, die wesentlich aus Mannose und N-Azetylglukosamin bestehen. Der Peptidanteil des Glykoproteins wird ungehindert abgebaut. Die hohen Mengen von Mannose im Urin, verglichen mit den nied-

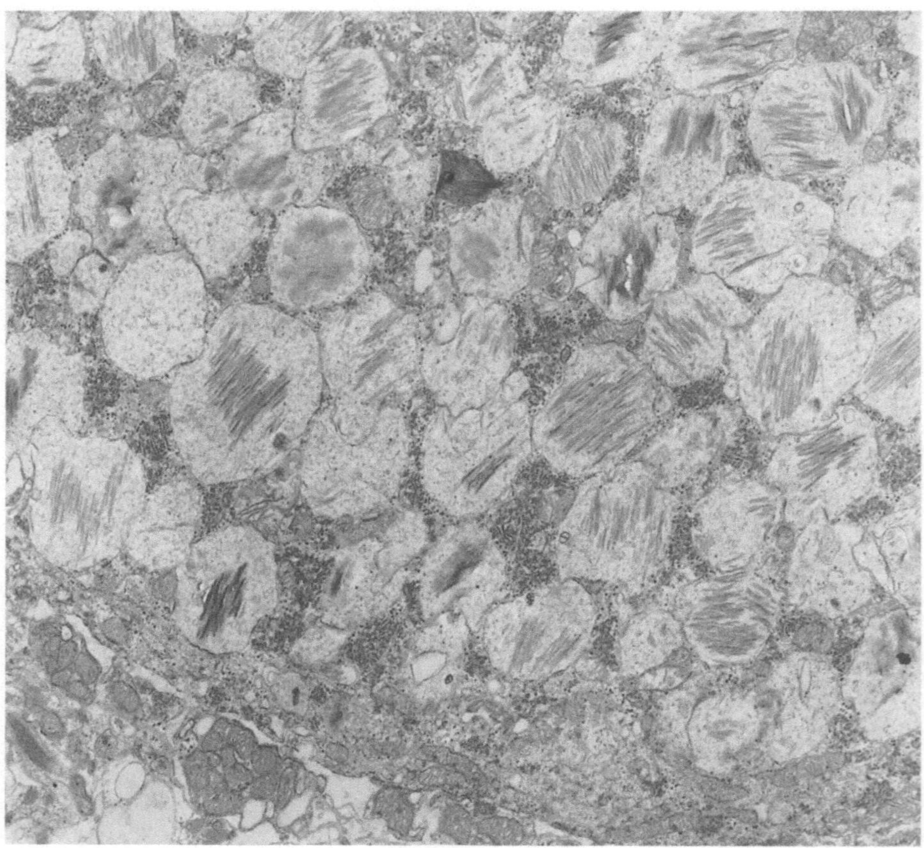

Abb. 26. Gleicher Fall wie Abb. 24. Vorderhornzellen des lumbalen Rückenmarks. Die Speichervakuolen enthalten Stapelungen von feinen Fibrillen. × 8400

rigen Konzentrationen im Serum, lassen auf eine starke Clearancefunktion der Nierentubuli für die Mannose schließen (LOTT u. DANIEL 1981). Dies erklärt die verhältnismäßig geringen Mengen von Mannose im Hirngewebe von Patienten mit Mannosidose (ÖCKERMAN 1969), verglichen mit den Mengen von Fukose in den Fukosidosepatienten (s. S. 70), den stationären Verlauf der Mannosidose und ihre verhältnismäßig günstige Prognose.

α-Mannosidose bei Tieren

Ein der menschlichen Mannosidose ähnliches Krankheitsbild wurde bei Rindern beobachtet (HOCKING et al. 1972; PHILLIPS et al. 1974; JOLLY 1975; HEALY et al. 1981). Vakuoläre Einschlüsse kommen in den Nervenzellen, Makrophagen, Zellen des retikuloendothelialen Systems und exokrinen epithelialen Zellen (JOLLY u. THOMSON 1978) vor. Im ZNS fand man bei Katzen mit einem α-Mannosidase-Mangel neben Vakuolisierung des Zytoplasma der Nervenzellen (VANDERVELDE et al. 1982) zahlreiche axonale Auftreibungen (JOLLY 1971). In den Pyramidenzellen der Hirnrinde wurden auch Meganeuriten, sekundäre Neuriten und verschiedene Veränderungen der Dendriten beobachtet. Letztere waren auch in anderen Nervenzellen nachweisbar (WALKLEY et al. 1981).

Im Tierexperiment läßt sich bei der Maus eine Mannosidose durch Fütterung mit Bohnen der Swainsonia-Art erzeugen (DORLING et al. 1978; HUXTABLE et al. 1982; MOLYNEUX u. JAMES 1982). Die Aktivität der α-Mannosidase ist anscheinend zinkabhängig. Bei Ratten führt Zinkmangel zur Depression der α-Mannosidase-Aktivität.

b) Mannosidose II (β-Mannosidase-Mangel)

Die Erkrankung wurde zunächst nur bei Ziegen beobachtet die schon bei der Geburt neurologische Symptome, Veränderungen der Gesichtsknochen und Gelenkkontrakturen aufweisen (HARTLEY u. BLAKEMORE 1973; HEALY et al. 1981; JONES et al. 1982).

Fast alle Zellen des Organismus mit Ausnahme der Muskelzellen zeigen eine Vakuolisierung des Zytoplasmas. *Makroskopisch* fällt ein deutlicher Hydrozephalus auf. *Lichtmikroskopisch* erkennt man im Marklager Hypomyelinisierung und granuläre eosinophile PAS-positive axonale Sphäroide (LOVELL u. JONES 1983). Bei den Nervenzellen findet man sowohl eine feine wie eine grobe Vakuolisierung. Die Vakuolen reichen von 0,2 bei den Nervenzellen bis 0,8 µm bei den Makrophagen und der Oligodendroglia. Der Vakuoleninhalt ist PAS-negativ, sowohl in Paraffin- als auch in Gefrierschnitten.

Elektronenmikroskopisch sind die Vakuolen von einer Membran umgrenzt und haben einen durchsichtigen oder flockulären Inhalt. Gelegentlich zeigen sie auch irregulär verteilte Membranen, vor allem in den Vakuolen der Perizyten (JONES et al. 1983). Im peripheren Nerv wurden neben Vakuolisierung der Schwann-Zellen, Anhäufungen dichter Einschlüsse in den Nervenendigungen beobachtet (MALACHOWSKI u. JONES 1983).

Pathogenese

Im Gehirn und in der Niere fand man große Mengen von mannosereichen Oligosacchariden (JONES u. LAINE 1981), die auch im Harn ausgeschieden werden. Bei erkrankten Ziegen konnte eine verminderte Aktivität der β-Mannosidase nachgewiesen werden (CAVANAGH et al. 1982). Bei anderen Tierarten wurde dieser Enzymmangel bis jetzt nicht entdeckt. Beim Menschen wurde der Enzymdefekt von WENGER et al. (1986) und COOPER et al. (1986) erstmals bei drei männlichen Patienten im Alter zwischen 19 bis 44 Jahren beschrieben.

3. Fukosidose

1966 beschrieben DURAND et al. eine neue Form einer Oligosaccharidspeicherungskrankheit. Die Erkrankung wurde wegen der hohen Fukosemengen in allen Geweben als Fukosidose bezeichnet (DURAND et al. 1968).

Klinisches Bild

Bei der schweren Form (Typ I) handelt es sich um einen rasch fortschreitenden neurodegenerativen Prozeß, der im Säuglingsalter beginnt und innerhalb weniger

Jahre zum psychomotorischen Verfall führt. Zwischen dem 4. und 12. Lebensmonat werden psychomotorische Retardierung, generalisierte Muskelhypotonie und rezidivierende Atemwegsinfekte beobachtet. Im weiteren Verlauf schließlich kommt die psychomotorische Entwicklung zum Stillstand; erlernte Fähigkeiten gehen verloren. Ab dem 2. Lebensjahr entwickelt sich eine schwere spastische Tetraplegie mit grobem Tremor. Die Gesichtszüge sind leicht bis mäßiggradig vergröbert und können an eine Mukopolysaccharidose erinnern. Die Kinder sterben zwischen dem 5. und 6. Lebensjahr im Zustand einer Dezerebrationsstarre an interkurrenten Infekten. Akutere Verläufe können schon mit 2 Jahren zum Tode führen (LARBRISSEAU et al. 1980).

Patienten mit der leichten Form (Typ II) werden im 2. Lebensjahr, gelegentlich auch früher (LAMARCHE u. LEMIEUX 1986), durch eine Verzögerung der psychomotorischen Entwicklung auffällig. Ein späterer Beginn erst im 7. Lebensjahr wurde in einem Fall beschrieben (TROOST et al. 1977 a). Die Kinder lernen nicht zu sprechen, ihre Motorik wird ungeschickt. Unter dem Verlust erworbener Fähigkeiten entwickelt sich eine schwere Demenz und eine spastische Tetraplegie im Alter von 6 Jahren. Krampfanfälle bzw. Myoklonien können auftreten. Die Patienten sind kleinwüchsig mit Kyphoskoliose und einem vergröberten, schweren Gesicht. Im Augenhintergrund erkennt man gelegentlich eine moniliforme Erweiterung der Netzhautvenen (BAUDET et al. 1982). Charakteristisch für den Typ II der Fukosidose sind Hautveränderungen mit stecknadelkopfgroßen, rötlichen Papeln im Sinne eines Angiokeratoma diffusum (KORNFELD et al. 1977; PORFIRI et al. 1981). Der Verlauf ist relativ langsam, und die Patienten können bis in das 3. Lebensjahrzehnt überleben (KOUSSEFF et al. 1976; SVIK et al. 1981). Die Ausscheidung von Fukose bzw. fukosehaltigen Oligosacchariden ist erhöht. Die Diagnose wird aus dem klinischen Bild vermutet und durch Bestimmung der α-L-Fukosidase in Leukozyten und gezüchteten Fibroblasten oder Gewebsproben bestätigt. Auch im Speichel konnte das Fehlen von α-L-Fukosidase festgestellt werden (DEN TANDT u. JAEKEN 1980).

Pathologie

Lichtmikroskopisch erkennt man intrazytoplasmatisches Speichermaterial in fast allen Organen und Geweben, vor allem in Hepatozyten, Kupffer-Zellen, Endothelzellen von Blutgefäßen, Epithelzellen von Schweißdrüsen und Knochenmarkszellen. Das Zytoplasma der Leberzellen erscheint hell aufgebläht und färbt sich nur schwach mit PAS. Auch die Herzmuskelzellen und die epithelialen Zellen der Nierenglomerula sind durch Speichermaterial aufgebläht.

Elektronenmikroskopisch findet man im Zytoplasma der Leberzellen große, helle Vakuolen bis zu 10 μm Durchmesser mit spärlichem, feingranulärem Inhalt, die gelegentlich konzentrische lamelläre Strukturen beinhalten können (DURAND et al. 1969; FREITAG et al. 1971; TROOST et al. 1977 b; LARBRISSEAU et al. 1980). Die Kupffer-Zellen sind mit ähnlichen Vesikeln, deren Durchmesser 2 μm nicht überschreitet, angefüllt.

Neuropathologie

Lichtmikroskopisch findet man eine Verminderung der Neuronenzahl in der Hirnrinde, im Neostriatum, Thalamus und Hypothalamus. Im Kleinhirn ist ein

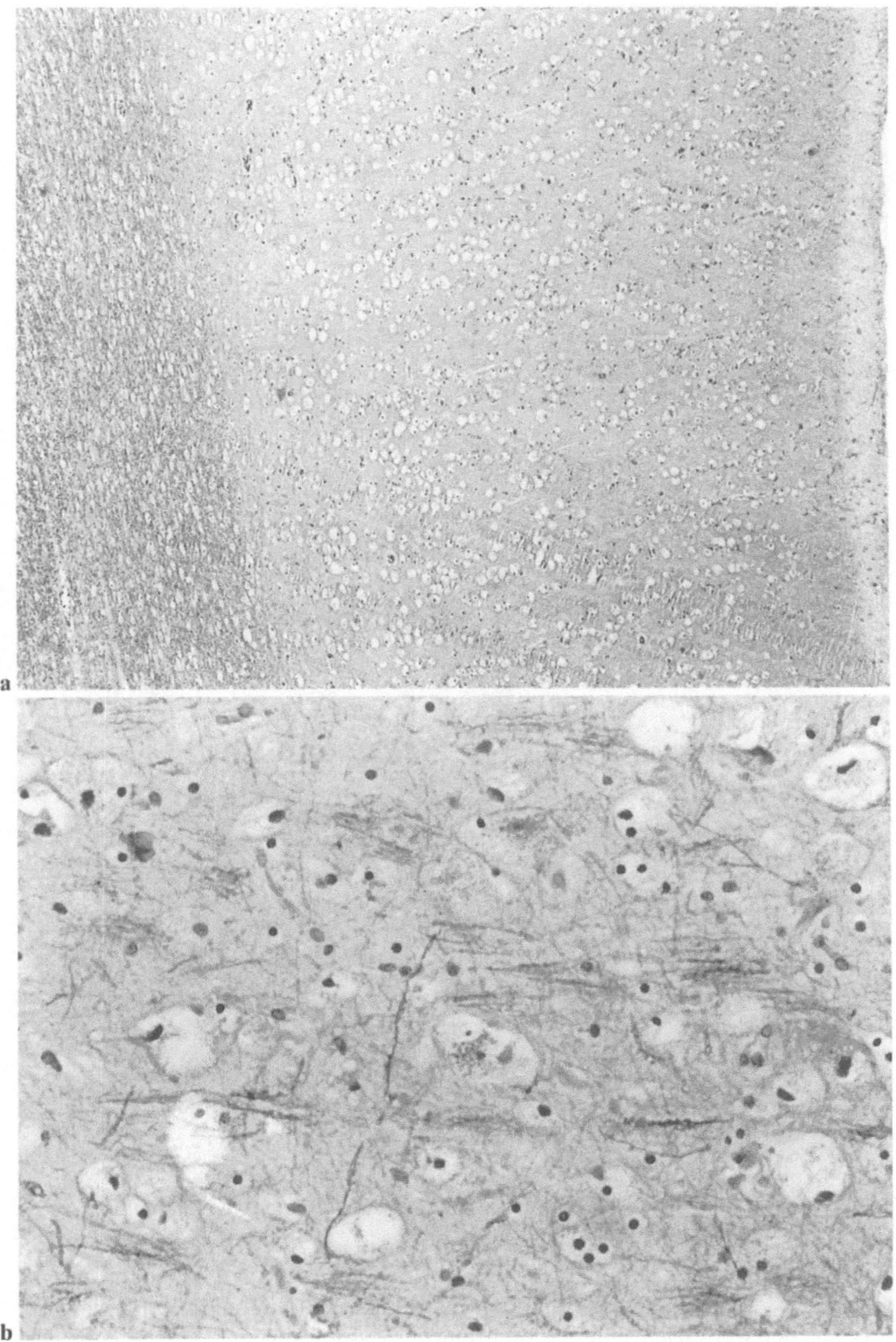

Abb. 27a, b. Fukosidose. Starke Vakuolisierung von Nerven- und Gliazellen. Luxolblau. **a** × 35, **b** × 210 (Aufnahmen: Dr. J. B. Lamarche, Sherbroke (Quebec)

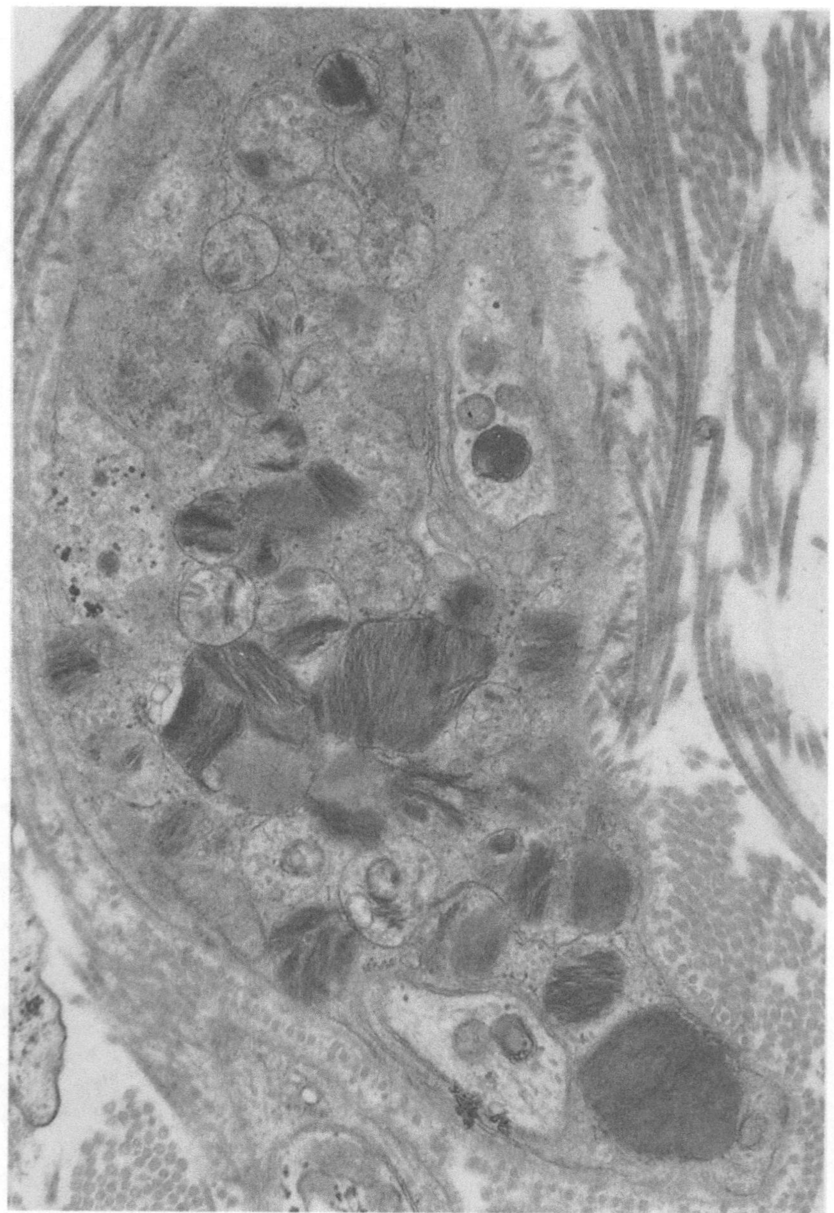

Abb. 28. Gleicher Fall wie Abb. 27. Schwann-Zellen eines Hautnerven mit multivesikulären Körpern und lamellären Einschlüssen. × 15250

Verlust der Purkinje-Zellen vorhanden (DURAND et al. 1969). Die verbleibenden Nervenzellen weisen alle eine Ballonierung des Zytoplasma mit Verdrängung des Kernes in die Peripherie auf. Das Zytoplasma scheint optisch leer (Abb. 27a, b), nur gelegentlich erkennt man schwach basophiles und PAS-positives, feingranuläres Material. Die Astrozyten, Oligodendrogliazellen und Endothelzellen beteiligen sich ebenfalls an der Speicherung (Troost et al. 1977a). Im Marklager ist ein weitgehender Myelinverlust erkennbar. Um die Gefäße der Hirnrinde, des Marklagers und des Pallidum herum findet man Ansammlungen von sudanophilen Lipidgranula. Im subkortikalen Marklager erkennt man einen Status spongiosus und eine starke Gliose mit Rosenthal-Fasern (Larbrisseau et al. 1980). Im peripheren Nerv sieht man granuläre Einschlüsse in den Schwann-Zellen und gelegentlich im Endoneurium.

Elektronenmikroskopisch findet man in den Nervenzellen, Astrozyten und Gefäßendothelien membranöse Zytoplasmakörper und pleomorphe Einschlüsse. Im peripheren Nerv erkennt man eine mäßige Entmarkung. Die Schwann-Zellen des Darmes (Ikeda et al. 1984) sowie die Axone und Schwann-Zellen der Hautnerven (Abb. 28) enthalten helle Vakuolen und Einschlüsse mit dichten lamellären Strukturen (Troost et al. 1977b; Porfiri et al. 1981; Lamarche u. Lemieux 1986).

Pathogenese

Van Hoof u. Hers (1968) stellten das vollständige Fehlen der α-L-Fukosidase bei den Patienten fest. Fukose ist ein wesentlicher Bestandteil von Glykosphingolipiden sowie Glykoproteinen und findet sich auch in Verbindung mit Keratansulfat. Mangel an α-L-Fukosidase blockiert den Abbau all dieser Substanzen. Entsprechend werden bei der Fukosidose erhöhte Mengen von fukosehaltigen Oligosacchariden, Fukopeptiden und Glykosphingolipid in den verschiedensten Körpergeweben und -flüssigkeiten gefunden. Die verschiedenen Symptome sind auf diese Substanzanhäufungen zurückzuführen. Worauf die unterschiedlichen Verläufe bei Typ I und Typ II beruhen, ist nicht geklärt. Zur Diskussion stehen eine höhere Restaktivität eines oder aller Isoenzyme zumindest gegenüber natürlichen Substraten. Man kennt mindestens 3 Isoenzyme der α-L-Fukosidase (Homotetramer, Fukushima et al. 1985), die in drei verschiedenen Mustern auftreten. Diese Muster sind offensichtlich durch 2 allele Mutationen bestimmt (fuc1, fuc2, fuc1,2). Durch den Einbau von Neuraminsäure in die Isoenzyme entstehen weitere Proteine mit Fukosidaseaktivität (Alhadeff et al. 1974). Man nimmt für die verschiedenen Isoenzyme unterschiedliche Gene und Loci unterschiedlicher Expressivität an. Bei einem Patienten mit vollständigem Fehlen der α-L-Fukosidase-Aktivität konnten keine neurologischen Symptome festgestellt werden (Patel u. Zeman 1976).

4. Sialooligosaccharidose bei Neuraminidasemangel (Mukolipidose I; Sialidose; Galaktosialidose; Kirschroter-Fleck-Myoklonie-Syndrom)

Nachdem Spranger u. Wiedemann (1970) die Mukolipidose I klinisch abgegrenzt hatten, beschrieben Goldberg et al. (1971) eine autosomal rezessive Speicherkrankheit, die sich durch das Auftreten eines kirschroten Fleckes, zerebellarer Ataxie, Myoklonus, Korneatrübung, und β-Galaktosidase-Mangel im Erwachsenenalter auszeichnete. Orii et al. (1972) ordneten einen ähnlichen Fall weiterhin unter die Mukolipidosen ein, während Yamamoto et al. (1974) denselben Fall als Variante der G_{M1}-Gangliosidose auffaßten. Bei all diesen und ähnlichen Fällen konnte als gemeinsames Merkmal die Ausscheidung von Sialooligosacchariden im Urin und das Fehlen einer Mukopolysaccharidurie gezeigt werden. In einem Teil der Fälle wurde ein Neuraminidasemangel festgestellt (O'BRIEN 1977; THOMAS et al. 1978). Bei anderen konnte ein Enzymdefekt bis jetzt nicht nachgewiesen werden. In dieser Gruppe werden all diejenigen Krankheiten erfaßt, die sich durch eine Harnausscheidung bzw. Zellspeicherung von Sialooligosacchariden sowie einen Neuraminidasemangel auszeichnen. Sie werden von verschiedenen Autoren unterschiedlich benannt und z. T. den Mukolipidosen bzw. Gangliosidosen zugeordnet. Genetisch lassen sich die Patienten mit β-Galaktosidase- und Neuraminidasemangel von den übrigen abgrenzen (PALMERI et al. 1986). Phänotypisch zeigen die Patienten eine unterschiedliche klinische Ausprägung, aber aufgrund ihrer enzympathologischen und biochemischen Merkmale ist die gemeinsame Erfassung in einer Gruppe zweckmäßig. Die Zugehörigkeit wird erst durch die Sialooligosaccharidurie bzw. Speicherung von Sialooligosacchariden und den Beweis des Enzymmangels gesichert. Daher kann die Zuordnung von Patienten, die wahrscheinlich zu dieser Gruppe gehören und früher als adulte Formen der amaurotischen Idiotie (WYNBURN-MASON 1943; GLASGOW 1957), der Niemann-Pick-Krankheit oder als juvenile Lipidose (GONATAS et al. 1963) bzw. als „Mukolipidosen mit β-Galaktosidasemangel" diagnostiziert wurden, nicht mehr mit Sicherheit vorgenommen werden. Die bis heute bekannten Fälle lassen sich in zwei Gruppen einteilen.

a) Typ I (Dysmorphische Gruppe)

Klinisches Bild

Nach dem Erscheinungsalter der ersten Symptome kann man in dieser Gruppe eine *infantile* und eine *juvenile/adulte* Verlaufsform unterscheiden (LOWDEN u. O'BRIEN 1979). Bei der *infantilen* manifestiert sich die Krankheit schon bei der Geburt (SPRANGER u. WIEDEMANN 1970; KELLY u. GRAETZ 1977; SPRANGER et al. 1977; JOHNSON et al. 1980; BECK et al. 1984). Bei der *juvenilen* Form werden die ersten Symptome später, bis zum 18. Lebensjahr manifest (GOLDBERG et al. 1971; ORII et al. 1972; LOONEN et al. 1974; KURIYAMA et al. 1978; FUKUNAGA et al. 1976; SUZUKI et al. 1977; OKADA et al. 1978; SOGG et al. 1979; ITOYAMA et al. 1978; KOBAYASHI et al. 1979). Bei mehr als 2/3 der Patienten handelt es sich um Japaner. Zu dem kirschroten Fleck und Myoklonusepilepsie kommen zerebellare Ataxie und ein unterschiedlicher Grad der Chondrodystrophie und Demenz hinzu (GOLDBERG et al. 1971; ORII et al. 1972; YAMAMOTO et al. 1974; KOGA et al. 1978; WENGER et al. 1978; KURIYAMA et al. 1980; TSUJI et al. 1982). Pyramidale Symptome können vorkommen (SUZUKI et al. 1977). Im EEG wurden charakteristische Veränderungen beschrieben (DOOSE et al. 1978). Bei einigen Fällen wurden auch Angiokeratome beobachtet (TOKUDA et al. 1967; LOONEN et al. 1974; FUKUNAGA et al. 1976; MIYATAKE et al. 1979).

Pathologie

Lichtmikroskopisch findet man eine leichte Verdickung der Herzklappen. In der Wirbelsäule zeigt sich eine Verdünnung der Bandscheibe mit Verdickung der lateralen Knochentrabekel (SUZUKI et al. 1977). In den Herzklappen sowie in der Haut und gelegentlich in der Kornea (CIBIS et al. 1983) findet man Fibroblasten mit PAS-positiven Granula, die sich mit Toluidinblau metachromatisch darstellen. In den Lymphknoten, Leber, Knochenmark und Milz zeigen sich Makrophagen mit schaumigem Zytoplasma (KOGA et al. 1978), das z. T. PAS-positiv ist und sich z. T. mit Sudanschwarz färbt. Einschlüsse, die den hellen Vakuolen der Mukopolysaccharidose ähneln, kommen bei peripheren Blutlymphozyten und Knochenmarkzellen vor (KURIYAMA et al. 1978; KOBAYASHI et al. 1979).

Elektronenmikroskopisch zeigen die Fibroblasten und Makrophagen zahlreiche Einschlüsse mit granulofibrillärem, ziemlich locker angeordnetem Material. In den Leberzellen konnten YAMAMOTO et al. (1974) keine Einschlüsse finden. Demgegenüber fanden SUZUKI et al. (1977) sowie BECK et al. (1984) große Einschlüsse mit dichter Membran und granulofibrillärem Inhalt, die sie als Lafora-Körper-ähnlich bezeichneten.

Neuropathologie

Die Meningen sind leicht verdickt und Groß- und Kleinhirn sowie Hirnstamm sind mittelgradig atrophisch (KOGA et al. 1978).

Lichtmikroskopisch läßt sich nahezu ubiquitär in allen Nervenzellen des ZNS eine ausgeprägte Ballonierung des Zelleibes nachweisen. Die Nervenzellen der motorischen Hirnnervenkerne und des Vorderhornes im Rückenmark sind am stärksten geschwollen. Weniger betroffen sind Hirnrinde und Stammganglien sowie die Purkinje-Zellen des Kleinhirns. AMANO et al. (1983) fanden bei einem Patienten mit Krankheitsbeginn im Erwachsenenalter einen hochgradigen Nervenzellverlust in der Hirnrinde, vor allem in der Fissura calcarina. Frei von gespeichertem Material sind die Neuronen der Substantia nigra, des Nucleus ruber und die Körnerzellen des Kleinhirns (KOGA et al. 1978). Astrozyten und Mikroglia beteiligen sich an der Speicherung in dem Bereich, in dem die Nervenzellen stark betroffen sind. In diesen Arealen kann eine leichte Gliose als Folge von Nervenzelluntergängen vorkommen (KOGA et al. 1978). Die Nervenzellen der Darmplexus zeigen auch eine ausgeprägte Speicherung (ITOYAMA et al. 1978).

Elektronenmikroskopisch sind zahlreiche polymorphe 1-2 μm große Einschlüsse sowie lamelläre Körper und Zebrakörper im Zytoplasma der Nervenzellen des ZNS zu erkennen (SUZUKI et al. 1977; KOGA et al. 1978). Häufig sind ähnliche Einschlüsse (Abb. 29) auch in den Neuronen des Darmplexus (YAMAMOTO et al. 1974; ITOYAMA et al. 1978) und der sympathischen Ganglien (MIYATAKE et al. 1979) nachzuweisen. Im peripheren Nerv findet man helle Vakuolen in den Schwann-Zellen (Abb. 30a) und pleomorphe Einschlüsse in unbemarkten Axonen (Abb. 30b).

b) Typ II (Normosomatische Gruppe)

Klinisches Bild

In dieser Gruppe von Patienten finden sich als einzige Symptome der kirschrote Fleck in der Retina und Myoklonus ohne weitere neurologische Symptome und ohne Demenz (GONATAS et al. 1963; GOLDSTEIN et al. 1974; RAPIN et al. 1975; THAL et al. 1976; ENGEL et al. 1977; FEINFELD et al. 1977; O'BRIEN u. RAPIN 1977; RAPIN et al. 1978). Selten wurde eine sensomotorische Neuropathie beobachtet (STEINMANN

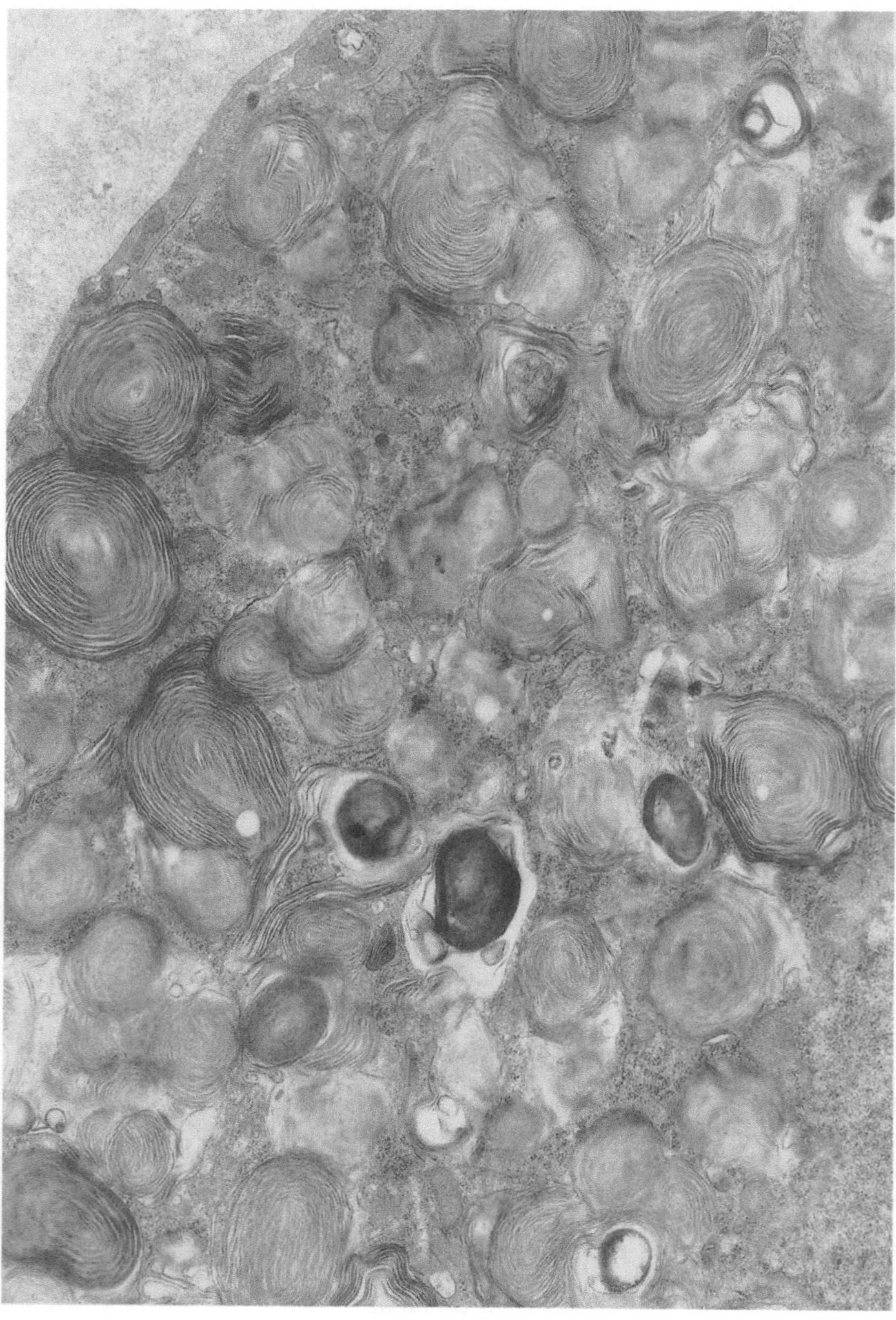

Abb. 29. Juvenile Form des Neuraminidasemangels. Nervenzelle des Plexus myentericus. Das Zytoplasma ist durchsetzt von konzentrischen und parallelen lamellären Einschlüssen. × 14000. (Aus MIYATAKE et al. 1979)

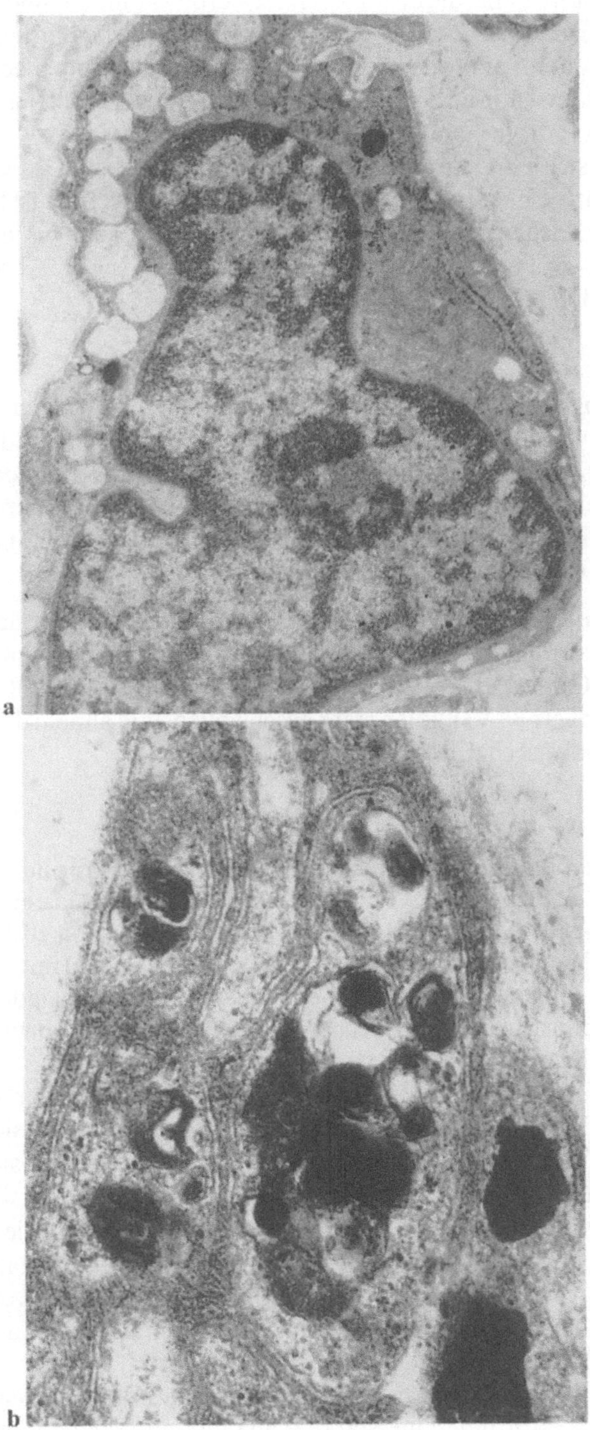

Abb. 30 a, b. Sialooligosaccharidose bei Neuraminidasemangel. Haut. **a** Multiple Vakuolen in einer Schwann-Zelle. × 22 000. **b** Dichte amorphe Einschlüsse in marklosen Nervenfasern. × 60 000. (Aus Cervós-Navarro u. Goebel 1989)

et al. 1980). Weitere Fälle, die dazugerechnet werden könnten, sind die von TITTA-
RELLIet al. (1966) und GUAZZIet al. (1973). Der Krankheitsbeginn liegt in der Regel
am Ende des 2. oder Anfang des 3. Jahrzehntes. Der kirschrote Fleck kann jedoch
als erstes Symptom schon im ersten Jahrzehnt auftreten und später, noch bevor sich
das Myoklonussyndrom manifestiert, weitgehend verschwinden.

Dabei stellt sich keine totale Blindheit ein wie im Falle der G_{M2}-Gangliosidose,
wenn der kirschrote Fleck verschwindet. Der Krankheitsverlauf ist langjährig und
die Patienten erreichen das 30. Lebensjahr und mehr. Bei den bis jetzt bekannten
Fällen fällt die große Zahl von Patienten mit italienischer Abstammung auf
(LOWDEN u. O'BRIEN 1979).

Pathologie

Die pathologischen Befunde zeigen bei den Fällen, bei denen eine Autopsie
vorgenommen wurde, eine große Variationsbreite, die z.T. auf die mangelnde
Vollständigkeit der Untersuchungen zurückzuführen ist. Die Leber- und bei einzelnen Patienten die Knochenmarkzellen zeigen eine Vakuolisierung des Zytoplasma (GUAZZIet al. 1973; GOLDSTEINet al. 1974). Die Vakuolen sind PAS-positiv
und färben sich mit Sudanschwarz (DURAND et al. 1977).

Elektronenmikroskopisch wurden im Zytoplasma der Leberzellen große Mengen von Lipofuszin und vakuolären Einschlüssen mit homogenem, hellerem Inhalt gefunden (GUAZZI et al. 1973; DURAND et al. 1977). Die Kupffer-Zellen sind
durch bis zu 5 µm große Vakuolen stark geschwollen, und ähneln den „hellen Zellen" der Mukopolysaccharidose (RAPIN et al. 1978).

Neuropathologie

Lichtmikroskopisch erkennt man eine Atrophie der Hirnrinde bei Beibehaltung der normalen Schichtung. GONATAS et al. (1963) fanden in einer Hirnbiopsie
– 2 Jahre nach Auftreten des kirschroten Flecks im Alter von 10 Jahren – keine
Schwellung der Neuronen. ENDO et al. (1977) fanden bei einem mit 22 Jahren nach
7jährigem Krankheitsverlauf verstorbenen Patienten lipidbeladene Zellen in
Groß- und Kleinhirn, in den motorischen Kernen der Hirnnerven und in den Vorderhörnern des Rückenmarks.

Die Neuronen der sympathischen Ganglien können eine starke Schwellung
und globuläre Einschlüsse zeigen (RAPIN et al. 1978). Sie färben sich positiv mit
Sudanschwarz, Sudan IV und schwach oder nicht mit der Gangliosidfärbung von
Dietzel und mit der Glykolipidfärbung, aber positiv mit Quecksilbernitrat für
Phospholipide von Okamoto. Sie zeigen eine leichte Metachromasie mit Toluidin-
und Alcianblau, geben eine positive Reaktion mit der Bialfärbung für Neuraminsäure und sind PAS-positiv. Im peripheren Nerv fanden STEINMANNet al. (1980) eine Vakuolisierung der Schwann-Zellen sowohl der bemarkten als auch der unbemarkten Nervenfasern.

Elektronenmikroskopisch fanden GONATAS et al. (1963) bei einem Teil der
Nervenzellen der Hirnrinde eine starke Zunahme normaler Lipofuszingranula
und bei anderen zahlreiche lamelläre zytoplasmatische Gebilde. Darüber hinaus
fanden sie in allen Neuronen Einschlüsse mit granulärem Material und verschiedenen Übergängen zu den lamellären Gebilden. Die Gliazellen waren an der Spei-

cherung nicht beteiligt, im Gegensatz zu der mesenchymalen Mikroglia, die mit Einschlüssen beladen war. In den sympathischen Ganglien zeigen die Nervenzellen lamelläre Zytoplasmakörper sowie z.T. auch Zebrakörper (ITOYAMA et al. 1976; RAPIN et al. 1978). Die Schwann-Zellen zeigen membranbegrenzte Einschlüsse mit feinem granulärem Material und gekurvten sowie geraden Membrankomplexen (STEINMANN et al. 1980).

Pathogenese

CANTZ et al. (1977) sowie SPRANGER et al. (1977) konnten einen α-D-N-Azetylneuraminidase-Mangel in kultivierten Fibroblasten eines Patienten mit Mukolipidose I des Typs I nachweisen. Demgegenüber war im Gegensatz zu den Mukolipidosen II und III die Aktivität der übrigen Hydrolasen normal. O'BRIEN (1977) wies einen Mangel an Neuraminidase bei zwei Patienten des Typs II nach und nahm an, daß die Erkrankung auf einen Aktivitätsmangel der lysosomalen Neuraminidase zurückzuführen sei. Diese Annahme wurde gestützt durch die Tatsache, daß die Eltern von zwei Patienten mit Neuraminidase- und β-Galaktosidase-Aktivitätsmangel keine Minderung der β-Galaktosidase-, aber doch der Neuraminidaseaktivität zeigten. Neben den Sialooligosacchariden und Sialoglykoproteinen findet sich eine Zunahme der Ganglioside (ULRICH-BOTT et al. 1987).

Die Unterschiede in der Ausprägung der Erkrankung sowie in den Restaktivitäten der verschiedenen Gewebe (SUZUKI u. FUKUODA 1979) sind auf das Vorhandensein von Isoenzymen der Neuraminidase zurückzuführen (TSUJI et al. 1982).

In den Fällen des Typs II – soweit sie untersucht wurden – konnte ein β-Galaktosidase-Mangel nicht oder nur in ganz geringem Maße festgestellt werden. In der Gruppe I gibt es Fälle mit ausgeprägtem (SUZUKI et al. 1977; WENGER et al. 1978) oder nur partiellem β-Galaktosidase-Mangel (MIYATAKE et al. 1979; TSUJI et al. 1982). Die Ursache liegt in einem insuffizienten Schutz der endogenen und exogenen β-Galaktosidasen gegenüber dem intralysosomalen Abbau (VAN DIGGELEN et al. 1982).

Der kirschrote Fleck als Ausdruck der Speicherung – in der Regel von Sphingolipid in den Nervenzellen der Netzhaut – kommt bei Erkrankungen, die schnell zur Demenz führen, vor. Dies ist bei dem Neuraminidasemangel nur beim Typ I der Fall. Die Unterschiede in der neurologischen Symptomatik sind auf die verschiedene Beteiligung der Nervenzellen an dem Speicherungsprozeß zurückzuführen. Beim Typ II zeigen die Nervenzellen selten eine Schwellung, und man erkennt das Speichermaterial erst elektronenmikroskopisch, während in der Gruppe I die Zellen stark geschwollen sind. Anhand der autoptisch untersuchten Fälle muß man annehmen, daß eine größere Anzahl von Zellen befallen ist. Bezüglich der myoklonischen Epilepsie s. Lafora-Erkrankung (S. 100).

5. Galaktosialidose

Es handelt sich um eine lysosomale Speicherkrankheit, bei der eine Inaktivität sowohl der α-Neuraminidase als auch der β-Galaktosidase nachgewiesen wurde.

Neben einer juvenil-adoleszenten (LOONEN et al. 1984) und einer spätinfantilen (ANDRIA et al. 1981) Verlaufsform wurden einzelne Patienten mit einem

Krankheitsbeginn in der frühen Säuglingszeit, bei der Geburt oder sogar pränatal beschrieben (LOWDEN et al. 1981; SEWELL u. PONTZ 1988).

In mesenchymalen Zellen (Fibrozyten, Gefäßendothelien) ließ sich eine z. T. schon erhebliche lysosomale Speicherung in Form dichtgepackter lichtmikroskopisch leerer Speichervakuolen nachweisen.

Neuropathologisch fand man eine deutliche Speicherung sowohl in peripheren und zentral gelegenen Neuronen als auch im peripheren Nerven. Als wahrscheinliche Ursache wird ein Defekt eines lysosomalen „protecting protein" angesehen, das normalerweise einige lysosomale Hydrolasen vor einem vermehrten proteolytischen Abbau während der lysosomalen Enzymreifung bewahrt (VERHEIJEN et al. 1985).

6. Nephrosialidose

1978 bezeichneten MAROTEAUX et al. eine Oligosaccharidose, die mit einer glomerulären Nephropathie einhergeht als Nephrosialidose.

Klinisches Bild

Unmittelbar nach der Geburt oder während der ersten Monate werden eine ausgeprägte Hepatosplenomegalie, Dysostosis multiplex und psychomotorische Retardierung festgestellt. Bei dem Patienten von AYLSWORTH et al. (1980) zeigte sich ein Aszites schon bei der Geburt, in den Fällen von MAROTEAUX et al. (1978) trat er mehrere Jahre später auf. Im Serum werden große Mengen von Sialooligosacchariden gefunden. Im Laufe der Krankheit stellt sich ein nephrotisches Syndrom mit Proteinurie ein. Die Kinder sterben zwischen dem 2. und 5. Lebensjahr.

Pathologie

Die Lymphozyten im Blut sowie die Hepatozyten zeigen eine starke Vakuolisierung. Im Knochenmark findet man zahlreiche Schaumzellen. Die Kupffer-Zellen in der Leber zeigen eine blasige Entartung.

Elektronenmikroskopisch beinhalten die Vakuolen der Schaumzellen ein feines, retikulogranuläres Material, das vor allem bei den Hepatozyten z. T. auch frei im Zytoplasma liegt (AYLSWORTH et al. 1980). Die gleichen Veränderungen kommen auch bei den gezüchteten Fibroblasten vor.

Neuropathologische Befunde über dieses Krankheitsbild liegen nicht vor.

Pathogenese

Die Krankheit wird durch einen Aktivitätsmangel der Neuraminidase bedingt. MAROTEAUX et al. (1978) stellten nur einen Aktivitätsmangel der α (2-6)-Neuraminidase fest, während AYLSWORTH et al. (1980) sowohl bei der α (2-6)- als auch bei der α (2-3)-Neuraminidase nur 5% der normalen Aktivität fanden.

Neuraminidasemangel bei Tieren: Ein von POTIER et al. (1979) bei einem Mäusestamm festgestellter Aktivitätsmangel (16% des Normalen) scheint zu wenig bedeutsam, um klinische Symptome hervorzurufen.

7. Sialurie (UDP-N-Azetylglukosamin 2-Epimerase-Mangel)

FONTAINE et al. (1968) beschrieben einen Patienten mit psychomotorischer Retardierung, Hepatomegalie und einer massiven Ausscheidung von N-Azetylneuraminsäure im Harn.

Klinisches Bild

Neben der psychomotorischen Retardierung und der Hepatomegalie zeigen die Kinder eine generalisierte Hypotrophie. Die Krankheit wird erst einige Monate nach der Geburt aufgrund der schlechten Entwicklung erkannt. Epileptische Anfälle können schon als Frühsymptom auftreten. Im Urin findet man neben N-Azetylmannosamin, N-Azetylglukosamin und 2-D-Oxy-2-,3-D-Hydro-N-Azetyl-neuraminsäure. KAMMERLING et al. (1979) fanden auch 2-Azetamidoglukal.

Pathologie

In dem bis jetzt untersuchten bioptischen Material wurden intramitochondriale, kristalloide Einschlüsse, Riesenmitochondrien und kollagene Fasern im Zytoplasma von Hepatozyten gefunden. In den Nieren wurden keine Veränderungen festgestellt.

8. Sialidose Typ Hancock

HANCOCK et al. (1982) berichteten über eine lysosomale Speicherung von N-Azetylneuraminsäure bei einem männlichen Patienten.

Klinisches Bild

Der Patient zeigte Hepatosplenomegalie und Anzeichen einer psychomotorischen Retardierung. Er starb im Alter von 5 Monaten nach einem rapiden Krankheitsverlauf.

Pathologie

Lichtmikroskopisch erkannte man in der Leberbiopsie eine Vakuolisierung der Kupffer-Zellen und der Hepatozyten. Die Vakuolen enthielten an ihren Rändern PAS-positives Material, aber der größte Teil des Inhalts war durch Präparationsmaßnahmen ausgewaschen. Ähnliche PAS-positive Einschlüsse fanden sich in den Nervenzellen des ZNS und in kultivierten Hautfibroblasten.

Elektronenmikroskopisch erkannte man innerhalb der Lysosomen granuläres und flockiges Material.

Die biochemischen Untersuchungen ergaben das Vorhandensein von großen Mengen von Sialsäure in Gehirn, Leber und Nieren. Es handelte sich um eine freie N-Azetylneuraminsäure. Die Konzentration der neutralen Glykolipide, Galaktosylzeramide und Sulfogalaktosylzeramide war stark vermindert. Die Verteilung der verschiedenen Ganglioside entsprach einer unspezifischen Degeneration des Nervengewebes. Die Aktivität der lysosomalen Enzyme für den Abbau der zellulären Glykoproteine war normal. Es muß sich daher um einen generalisierten Stoffwechseldefekt der Glykokonjugate handeln.

9. Salla-Krankheit (N-Azetylneuraminsäurespeicherung)

AULA et al. (1979) beschrieben vier Patienten einer Familie mit psychomotorischer Retardierung, die sich aufgrund der enzymatischen Untersuchungen in keine der bekannten Stoffwechselkrankheiten einordnen ließen. Inzwischen sind weitere Patienten bekannt, die meistens aus dem Salla-Bezirk Lapplands stammen, aber auch aus anderen Gegenden (BAUMKÖTTER et al. 1985). Bis zu einer weiteren Klassifizierung haben wir die eponyme Bezeichnung Salla-Krankheit beibehalten.

Klinisches Bild

Der Krankheitsbeginn liegt zwischen erstem und zweitem Lebensjahr und zeichnet sich durch verzögertes Gehen und Sprechen aus. Eine allgemeine motorische Schwäche kann sich auch vor dem ersten Lebensjahr zeigen. Der weitere Verlauf ist langsam progredient bzw. stationär, die Patienten erreichen bisweilen das 4. Jahrzehnt. Die Gesichtszüge des Patienten von BAUMKÖTTER et al. (1985) zeigten eine leichte bis ausgeprägte Vergröberung. Als neurologische Symptome kommen Ataxie, Dysdiadochokinese, Athetosen und gelegentlich auch spastische Tetraplegie vor. Die Sprache ist durchweg dysarthrisch. Alle Patienten haben zusätzlich einen ausgeprägten Schwachsinn.

Pathologie

Im peripheren Blut zeigen die Lymphozyten eine starke Vakuolisierung. In der Hautbiopsie erkennt man zytoplasmatische Einschlüsse in Fibroblasten und Histiozyten (Abb. 31 a) mit einem Durchmesser von etwa 0,5–1 µm. Sie bestehen aus hellen Vakuolen mit geringeren Mengen von amorphem, granulärem Material, Membranfragmenten und osmiophilen Kügelchen. Die osmiophilen Kügelchen sind in den Zellen der Schweißdrüsen und Hepatozyten zahlreicher vorhanden. Ähnliche Einschlüsse, allerdings in geringerer Zahl, kommen auch in den endothelialen und glatten Muskelzellen vor. Die vakuolären Einschlüsse zeigen sich ebenfalls bei 80% der gezüchteten Fibroblasten.

Neuropathologie

Makroskopisch erkennt man eine ausgeprägte Atrophie des Marklagers (AUTIO-HARMAINEN et al. 1988).

Lichtmikroskopisch findet man einen Verlust von Axonen und Myelin im Marklager, eine Speicherung von lipofuszinähnlichen Pigmenten im aufgetriebenen Zytoplasma der Nervenzellen und eine Gliose. Im Subiculum und im Locus coeruleus wurden neben den Alzheimer-Degenerationsfibrillen Axonschwellungen beobachtet (AUTIO-HARMAINEN et al. 1988). Im Rückenmark findet man die axonalen Schwellungen in den aszendierenden und dezendierenden Bahnen.

Elektronenmikroskopisch wurden bei den Hautnerven vakuoläre Einschlüsse in den Schwann-Zellen beobachtet (Abb. 31 b). Die Axonschwellungen werden von einer dünnen Myelinscheide umgeben, und die Alzheimer-Degenerationsfibrillen bestehen aus helikoidal umwundenen Fibrillen (AUTIO-HARMAINEN et al. 1988).

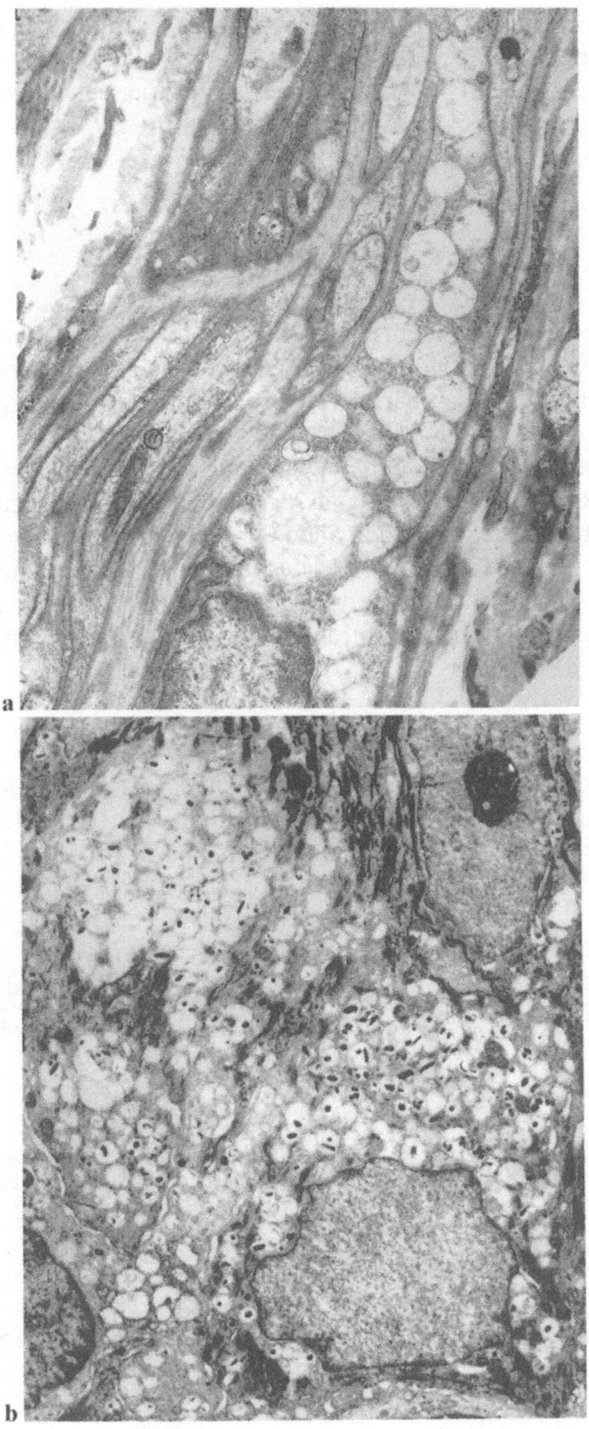

Abb. 31a, b. Salla-Krankheit. **a** Epidermiszellen mit ausgeprägter Vakuolisierung. Die Vakuolen beinhalten osmiophile Kügelchen. × 6000. **b** Multiple membranbegrenzte Vakuolen in einer Schwann-Zelle. × 18 200

Pathogenese

Ein Enzymdefekt konnte bis jetzt nicht nachgewiesen werden. RENLUND et al. (1979) wiesen im Urin von mehreren Patienten mit Salla-Krankheit eine zehnfache Erhöhung der N-Azetylneuraminsäure nach. Es handelt sich um einen mangelhaften Transport von Sialinsäure durch die lysosomale Membran (RENLUND et al. 1986).

IV. Polysaccharidosen

Polysaccharide sind Kohlenhydrate, die mehr als 10 Monosaccharide enthalten. Homopolysaccharide (Homoglykane) werden aus nur einem einzigen Monosaccharidtyp, Heteropolysaccharide (Heteroglykane) aus verschiedenen Monosacchariden gebildet.

Für den Energiestoffwechsel der Vertebraten stellt das Homopolysaccharid Glykogen das Reservekohlenhydrat dar, das für die Blutzuckerregulation von besonderer Wichtigkeit ist. Es wird in allen Geweben, vorzugsweise in Leber und Muskulatur aus Glukose aufgebaut. Bei bestimmten Enzymopathien treten ungewöhnliche Polysaccharide auf, die normalerweise nur bei Pflanzen (Amylopektin bei der Glykogenose IV) oder in der Bakterienwand (Grenzdextrin bei der Glykogenose III) vorkommen.

Biochemie des Glykogens

Glykogen ist ein großes Polysaccharid mit einem durchschnittlichen Molekulargewicht zwischen 2,5 und 4,5 Millionen Daltons. Der Grundbaustein ist die α-D-Glukose; ein einziges Glykogenmolekül kann bis zu 10000 dieser Glukosyleinheiten enthalten. Die Hauptbindung zwischen Glukosyleinheiten geht über das Kohlenstoffatom in Stellung 1 und 4. Ein geringer Teil ist über die α-1,6-glykosidischen Bindungen verknüpft. Diese Verbindungen kommen unter der Wirkung der 1,4–1,6-Transglukosidase („branching enzyme") zustande und führen zu der charakteristischen, verzweigten Struktur des Glykogens (Abb. 32). Die α-1,6-Bin-

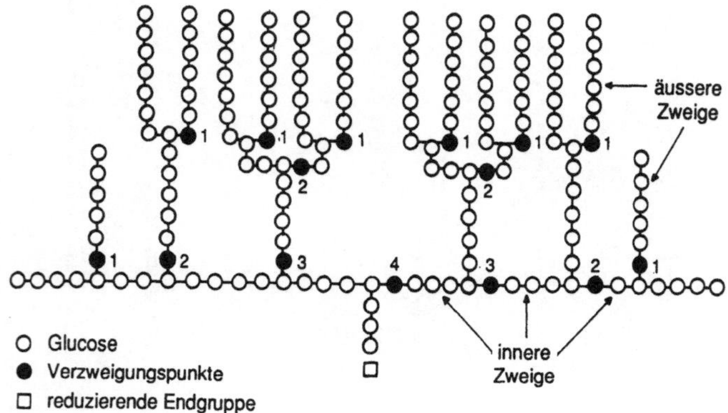

Abb. 32. Schematische Darstellung eines Glykogenmoleküls. Die endständigen Glukosemoleküle der Außenzweige sind nicht reduzierend. (Modifiziert nach CORI 1958)

dungen und ihr Glukosylgehalt bilden etwa 6–8% des gesamten Glykogens. Die letzten Ketten jenseits der letzten Verzweigungspunkte des Baumes sind wesentlich länger als die inneren Ketten. Jede äußere Kette besteht beim Menschen aus 7–10 Glykosyleinheiten, und diese bilden insgesamt etwa 40% der Masse des Glykogenmoleküls. Die durchschnittliche Länge der inneren Kette beträgt 4 Glykosyleinheiten (FIELD 1966).

Bei der Synthese des Glykogens in der Leber wird Glukose unter Einwirkung der Hexokinase bzw. Glukokinase zu Glukose-6-Phosphat phosphoryliert und durch Phosphoglukomutase zu Glukose-1-Phosphat umgebaut. Dieser phosphorylierte Zucker wird unter Einwirkung der Glukose-1-Phosphat-Uridyltransferase zur UDP-Glukose umgewandelt und unter weiterem enzymatischen Einfluß der Glykogensynthetase an bereits bestehende Glykogenmoleküle angelagert.

Das Glykogen kann bei Mammaliern durch eine kombinierte folgerichtige Wirkung der Phosphorylase und Amylo-1,6-Glukosidase („debranching enzyme") zu einer Mischung aus Glukose-1-Phosphat (93%) und Glukose (7%) vollständig abgebaut werden. Das Glukose-1-Phosphat entstammt aus der Phosphorylierung der zahlreichen 1,4-gebundenen Glykosylkomponenten, während die Glukose durch Hydrolyse der 1,6-Bindungen entsteht. Darüber hinaus gibt es ein glykogenhydrolysierendes Enzymsystem, zu dem die lysosomale α-1,4-Glukosidase gehört. Das Fehlen dieses Enzyms bedingt die Glykogenose Typ II.

Nach den Ergebnissen biochemischer Untersuchungen enthält das Säugergehirn nur eine geringe Glykogenreserve, die bei Hypoglykämie rasch erschöpft wird (LEUTHARDT 1963). Demgegenüber ist das Nervensystem wirbelloser und niederer Wirbeltiere wesentlich reicher an Glykogen, was sowohl biochemisch als auch histochemisch (FRIEDE 1955; KAPPERS 1959; OKSCHE 1958) nachgewiesen wurde.

Morphologie des Glykogens

Der erste morphologische bzw. histochemische Nachweis von Glykogen gelang schon 1906 durch BEST.

Elektronenmikroskopisch konnten HUSEMANN u. RUSKA (1940) zum ersten Mal Glykogenpartikel darstellen. REVEL et al. (1960) identifizierten Glykogengranula von 15–40 nm Durchmesser in Ultradünnschnitten von Organen bei verschiedenen Tierarten. DROCHMAUS (1962) beobachtete bei der elektronenmikroskopischen Untersuchung von durch Zentrifugieren isolierter Glykogengranula drei ultrastrukturell unterschiedliche Formen von Glykogenpartikeln. Die γ-Elemente haben eine Größe von 13–15 nm und stellen die makromolekulare Grundstruktur des Glykogens dar. Sie lagern sich zu weiteren Einheiten von verschiedenem Durchmesser und Anordnung zusammen. Die β-Partikel erreichen 20–40 nm, die α-Partikel 60–200 nm Durchmesser.

Die Einführung der Glutaraldehydfixierung für die Elektronenmikroskopie, die Perfusionstechnik und die Nachfärbung mit Bleisalzen haben die Darstellung des Glykogens im Ultradünnschnitt elektronenmikroskopisch sehr verbessert. Dabei ist zu berücksichtigen, daß das leicht lösliche Glykogen bei der Glutaraldehydfixierung nur dann erhalten bleibt, wenn es an Proteine gebunden ist. Reines Glykogen wird von Aldehyden nicht fixiert. Die Morphologie des Glykogens ist in

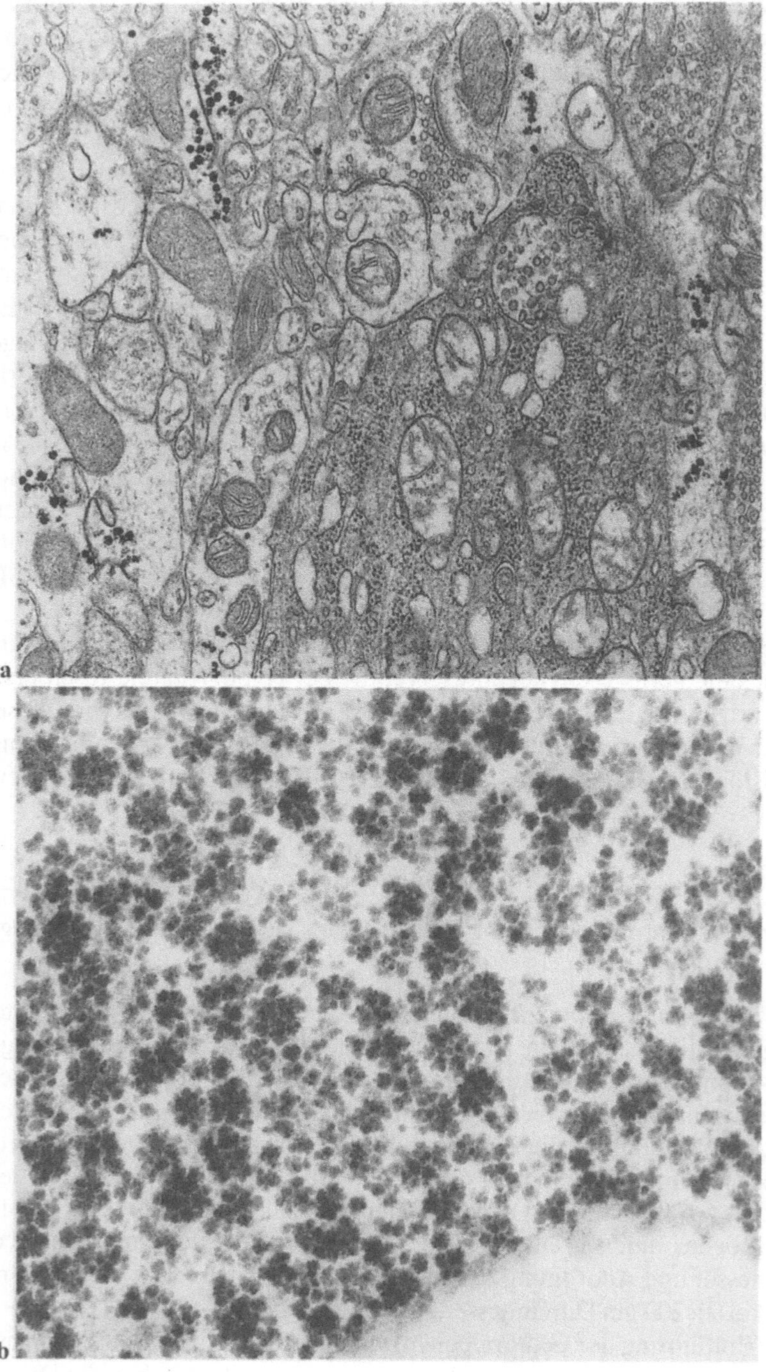

Abb. 33. **a** Temporalrinde des Katzengehirns mit vereinzelten β-Glykogengranula in den Astrozyten. × 22 000. **b** Altersgehirn. Glykogenansammlung in Form von α-Partikeln in einem axonalen Polyglukosankörper. × 36 000

den verschiedenen Geweben und Organen unterschiedlich. Im Zentralnervensystem erkennt man vereinzelt β-Partikel (Abb. 33 a), unter bestimmten pathophysiologischen Bedingungen kann man auch α-Partikel (Abb. 33 b) finden, die in anderen Organen wie der Leber sehr häufig vorkommen.

Topographische Verteilung des Glykogens im ZNS

Die Perfusionsfixierung sowie die Anwendung geeigneter Fixationsmittel und Färbemethoden ermöglichten eine vollständige histochemische Studie der Verteilung des Glykogens im Gehirn von verschiedenen Tierarten (SHIMIZU u. KUMAMOTO 1952; FRIEDE 1966; KOIZUMI 1974). Die Astrozyten können in ihrem Zytoplasma Glykogen auch beim gesunden Gehirn enthalten. Die Nervenzellen verschiedener Spezies weisen nur in bestimmten Kernen Glykogengranula auf (MORI 1966; WALDBERG 1966; MOSSAKOWSKI et al. 1968; SOTELO u. PALAY 1968; PANNESE 1969; KOIZUMI 1974), die Oligodendrogliazellen ausschließlich in pathologischen Situationen, und auch dann nur selten. Die glykogenreichsten Areale im Gehirn sind der Hypothalamus und die Area postrema. Darüber hinaus findet man auch reichlich Glykogen perivaskulär im ganzen Gehirn, im subependymalen Gewebe, in der Membrana gliae limitans superficialis sowie in den subkommissuralen und subfornikalen Organen. Die Plexus chorioidei zeigen nur mäßig Glykogen. Das Ependym ist in der Regel, mit Ausnahme des Recessus opticus des III. Ventrikels, glykogenfrei.

Zunahme des Glykogens

Im ZNS winterschlafender und dauernarkotisierter Tiere wurde eine Glykogenzunahme sowohl in den Glia- als auch in den Ganglienzellen festgestellt (OKSCHE et al. 1967; WOLFF 1968). Als Ursache wurde einmal ein herabgesetzter physiologischer Verbrauch der aus dem Blut stammenden Glukose, die als Glykogen gespeichert wird, zum anderen eine alterierte Aktivität einzelner Enzyme des Kohlenhydratstoffwechsels erwogen.

Bereits 1913 wurde von CASAMAJOR festgestellt, daß unter pathologischen Bedingungen eine Zunahme des Glykogens vorkommen kann. Inzwischen wurde eine Glykogenzunahme bei einer Reihe krankhafter Prozesse beobachtet. In der Umgebung von *traumatischen Läsionen* der Hirnrinde kommt es zu einer Zunahme und Anhäufung von Glykogen in den Astrozyten (FRIEDE 1953; HAGER 1968; GUTH u. WATSON 1968; FARKAS-BARGETON et al. 1972). In der *Umgebung von Tumoren* konnte man eine Zunahme des Glykogens nicht nur in den Astrozyten, sondern auch in den Neuronen wiederholt nachweisen (FRIEDE 1957; OKSCHE 1961; KOIZUMI et al. 1973). Da es sich dabei um bioptisches Material handelt, das man bei Herausnahme des Tumors gewinnt, ist nicht auszuschließen, daß das gesamte Gehirn aufgrund der Steigerung des intrakraniellen Druckes eine solche Glykogenzunahme aufweist. Auf jeden Fall wurde eine Zunahme des Glykogens auch bei der *hypertensiven Enzephalopathie* (ETO et a. 1971) nachgewiesen. Die Anhäufung von Glykogen in den Astrozyten nach verschiedenen Arten von *Bestrahlung* wurde sowohl histochemisch (MIQUEL et al. 1963; 1966) als auch elektronenmikroskopisch (MAXWELL u. KRÜGER 1965; CERVÓS-NAVARRO 1967; ROIZIN u. SCHADÉ 1968; FISCHER 1969) nachgewiesen (Abb. 34 b). Als mögliche pathogenetische Mechanis-

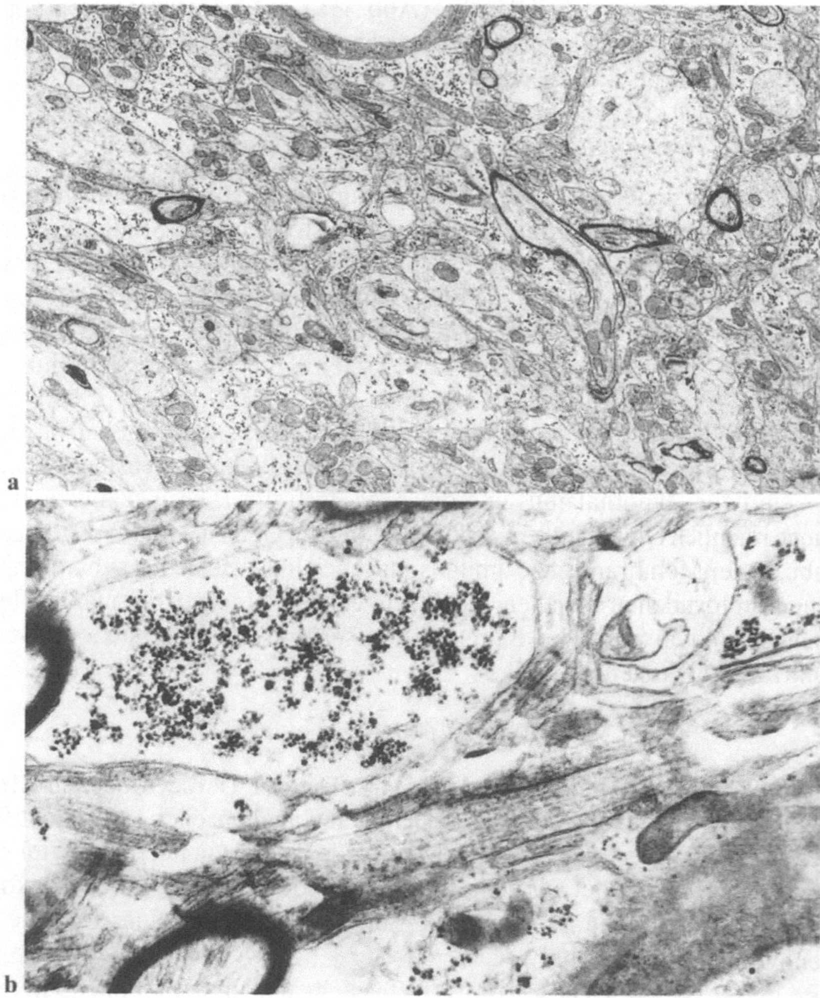

Abb. 34. a Affengehirn. 48 h nach Bestrahlung mit 2700 rad. Ansammlung von Glykogen in den Astrozytenfortsätzen. × 8000. **b** Rückenmark der Ratte nach 1 h und 20 min Ischämie. × 3000

men wurden von IBRAHIM et al. (1970) diskutiert: 1. Dissoziation des proteingebundenen Glykogens im Gewebe; 2. Beeinträchtigung der am Glukosestoffwechsel beteiligten Enzyme, und 3. Störungen des aeroben Stoffwechsels in der metabolischen Einheit von Astrozyt und Neuron. Nach *hypoxischen und ischämischen Läsionen* des Gehirns fanden MOSSAKOWSKI et al. (1968) sowie IBRAHIM et al. (1970) eine vermehrte Ablagerung von Glykogen in den Astrozyten mit gleichzeitigem Anstieg der Phosphorylaseaktivität. LONG et al. (1972) konnten unter experimenteller Ischämie des Rückenmarkes bei erwachsenen Katzen eine Zunahme des Glykogens feststellen, die in den Astrozyten (Abb. 34 a) schon nach 30 min und in den motorischen Nervenzellen des Vorderhorns 1 h nach dem ischämischen Insult nachweisbar war. Bei der *neuronalen Degeneration* kann man eine Ablagerung von Glykogen in den axonalen Endigungen (SZENTAGOTHAI et al. 1966) sowie auch im Perikaryon (WALDBERG 1966; JIRMANOVA 1971) und in den umgebenden Astrozyten (LAATSCH u. COWAN 1967) feststellen. OYANAGI u. IKUTA (1967) fanden bei experimenteller Encephalitis japonica häufig Glykogen im Zytoplasma von Astrozyten.

1. Glykogenosen

Unter den Glykogenosen faßt man eine Gruppe von Stoffwechselstörungen zusammen, deren gemeinsames Merkmal eine abnorme Speicherung von Glykogen in verschiedenen Körpergeweben oder die Bildung eines abnormen Glykogens ist. Sie stellen eine Gruppe erblicher Stoffwechselkrankheiten dar, deren systematische Unterteilung in verschiedene Typen unterschiedliche Enzymdefekte zugrundeliegen. Ungefähr 20% gehören dem Typ I (Glukose-6-Phosphatase-Mangel), 20% dem Typ II (α-1,4-Glukosidase-Mangel), weniger als 1% dem Typ IV (Amylo-1,4–1,6-Transglukosidase-Mangel), 5% dem Typ V (Muskelphosphorylasemangel) und 25% den Typen VI und VII (Leberphosphorylase- bzw. Phosphofruktokinasemangel) an (STEINITZ 1967). Dazu kommen die Typen VIII und IX, deren Enzymdefekte in einer verzögerten Aktivierung der Phosphorylase bzw. in einem Mangel an Leberphosphorylasekinase bestehen sollen. Die Enzymdefekte der Typen X und XI (HUG 1978) sind nicht bekannt. Der Erbgang ist bei allen Glykogenosen autosomal rezessiv.

Etwa 25–30% der bis jetzt beobachteten Glykogenosespeicherkrankheiten können trotz aller biochemischen Untersuchungen keinem der bekannten Typen zugeordnet werden. Es ist deshalb anzunehmen, daß in der Zukunft die Abgrenzung neuer Formen erfolgt, wodurch möglicherweise die bisherige Einteilung verändert werden wird.

Für das Nervensystem sind die Glykogenosen der Typen II, IV und VIII von Bedeutung, obgleich durch sekundäre Hypoglykämie (s. S. 40) Hirnschäden auch bei den anderen Glykogenosen vorkommen können (ARICO et al. 1987). Darüber hinaus wurde in seltenen Fällen eine Mitbeteiligung des ZNS bei anderen Glykogenosen festgestellt. Epileptische Anfälle sowie Polyneuropathien kommen bei den Typen I und III vor (HOWELL 1978; UGAWA et al. 1986), und in einigen Fällen von Glykogenose Typ IV wurde eine Beteiligung des ZNS beschrieben (s. S. 93). In 10% der Fälle von Glykogenose Typ V treten nach starken Belastungen Bewußtseinsstörungen oder epileptische Anfälle auf (JERUSALEM 1982; SPATZ et al. 1983). Bei einem Patienten mit schwerer motorischer und psychischer Retardierung aufgrund eines Phosphofruktokinasemangels (Glykogenose VII) wurden eine Atrophie (DANON et al. 1979; 1981) sowie neuroaxonale Dystrophie im Gehirn (SERVIDEI et al. 1987) festgestellt.

a) Typ II-Glykogenose (Pompe-Krankheit; α-1,4-Glukosidase-Mangel; saure Maltasemangel; generalisierte Glykogenose)

Die schwerste Form einer Glykogenose stellt die klassische Pompe-Krankheit dar (BISCHOFF 1932; PUTSCHAR 1932; POMPE 1933), bei der die lysosomale saure Maltase (saure α-1,4-Glukosidase) defekt ist (HERS 1963). Sie befällt sämtliche

Organe und Gewebe und wurde daher als generalisierte bzw. diffuse Glykogenose bezeichnet.

Klinisches Bild

In Abhängigkeit vom Grad der Enzyminsuffizienz gibt es schwere und mildere Verlaufsformen.

Die Erkrankung ist bei der *schweren* Verlaufsform generalisiert und befällt außer der Skelettmuskulatur auch Leber, Herz, Nieren und verschiedene andere Organe sowie das zentrale und periphere Nervensystem. Die Säuglinge zeigen von Anfang an wenig Bewegung der Gliedmaßen. Man darf hieraus auf einen intrauterinen Beginn der Krankheit schließen. Die Symptome treten bereits wenige Monate nach der Geburt mit generalisierter Muskelschwäche, ausgeprägter Hypotonie, Kardiomegalie und Hepatomegalie auf. Dyspnoe, Zyanose, Saugstörungen und schwaches Schreien sind die Hauptsymptome. Eine Makroglossie war in der Mehrzahl der Fälle vorhanden. Im Elektromyogramm kann sowohl ein überwiegend myopathisches als auch ein überwiegend neurogenes Muster nachgewiesen werden; gleichzeitig können pseudomyotone Entladungen vorkommen (LENARD et al. 1974). Nur selten treten Glukosurie oder Azetonurie auf. Die Krankheit verläuft mit zunehmender Lähmung der Extremitäten und häufig mit progredienten bulbären Symptomen, die den Tod im ersten Lebensjahr infolge des Versagens von Herz- und Atemmuskulatur herbeiführen. Fusiformes Aneurysma der A. basilaris und ischämische Veränderungen im Hirngewebe wurden kernspintomografisch nachgewiesen (MAKOS et al. 1985; BRAUNSDORF 1987).

In der *milden* Verlaufsform ist die Glykogenose weniger ausgeprägt, insbesondere sind Herz und Leber nicht vergrößert und die Lebenserwartung ist wesentlich günstiger. Im Vordergrund stehen eine starke Muskelhypotonie mit Hypo- und Areflexie und eine statomotorische Retardierung. Später können bulbäre Symptome hinzutreten. Die Erkrankung kann sich auch erst im Jugend- oder Erwachsenenalter als eine langsam progrediente Myopathie manifestieren (DI MAURO et al. 1978; LOONEN et al. 1981; PONGRATZ et al. 1984; MIYAMOTO et al. 1985). HUG u. SCHUBERT (1966) fanden im Gehirn eines Patienten mit Glykogenose Typ II ohne neurologische Symptome einen sehr hohen Glykogengehalt von 0,3% („normale" Werte unter 0,05%).

Der saure Maltasemangel kann bei heterozygoten Genträgern biochemisch in Muskelbiopsien nachgewiesen werden (SCHRÖDER 1982). Durch Amniozentese läßt sich bei der schweren infantilen Form bereits in der 14.–16. Schwangerschaftswoche eine pränatale Diagnose in der Kultur von Zellen aus der Amnionflüssigkeit stellen (GALJAARD et al. 1973; DEN TANDT et al. 1979).

Pathologie

Bei der generalisierten Glykogenose können grundsätzlich alle Organe und Gewebe an der Speicherung des Glykogens teilnehmen.

Lichtmikroskopisch erscheinen die Herzmuskelfasern stark vakuolisiert mit reichlichen, meist körnigen Glykogenanhäufungen. In der Lunge befällt die Glykogenablagerung die glatte Muskulatur der Gefäße und Bronchien, die Knorpelzellen und in geringem Grade die Retikulumzellen der intrapulmonalen

Lymphknötchen. In der Leber findet sich ein reichlicher, diffuser Glykogengehalt mit Bevorzugung der Läppchenperipherie. Glykogenkörnchen kommen in den Muskelzellen der Harnblase, im gesamten Magen-Darmkanal und in einzelnen retikulohistiozytären Elementen der Darmmukosa vor. Die Glykogenvermehrung im Skelettmuskel ist bei der infantilen Form extrem ausgeprägt. Lichtmikroskopisch findet sich eine vakuoläre Myopathie mit weitgehender Auflösung des Myofibrillenmusters. Die Vakuolen sind mit PAS-positiven diastaseverdaulichem Material ausgefüllt. Bei der adulten Form liegt ebenfalls eine „vakuoläre" Myopathie vor, doch sind in der Regel nur wenige Muskelfasern betroffen.

Elektronenmikroskopisch konnten BAUDHUIN et al. (1964) nachweisen, daß die Glykogenanhäufung in den Leberzellen intralysosomal stattfindet. Bei der infantilen Form ist exzessiv vermehrtes Glykogen im Skelettmuskel sowohl frei im Zytoplasma als auch innerhalb der lysosomalen Vakuolen nachweisbar (SCHRÖDER 1982). Letztere können auch exzessive Mengen an Lipiden beinhalten (SARNAT et al. 1982). Bei den adulten Formen findet sich Glykogen in autophagischen Vakuolen und frei zwischen den Myofilamenten (KÖLMEL et al. 1974; GULLOTTA et al. 1976). POKORNY et al. (1982) konnten massive Anhäufungen von Glykogen in sämtlichen Geweben der Augen (mit Ausnahme der Iris und Netzhaut) eines 16wöchigen Fötus nachweisen.

PRALLE et al. (1975; 1976) fanden in den Plasmazellen zweier Brüder mit α-1,4-Glukosidase-Mangel stark adielektronische Einschlüsse, gebildet aus Eiweiß und Polysacchariden. IKEDA et al. (1982) konnten die generalisierte Glykogenose bei der ultrastrukturellen Untersuchung von Blutlymphozyten diagnostizieren. In diesem Zusammenhang hoben POTTER et al. (1980) die Möglichkeit hervor, daß verschiedene Zellinien aufgrund zellspezifischer Isoenzyme unterschiedliche Enzymaktivitäten aufweisen.

Neuropathologie

Aufgrund der mitgeteilten Beobachtungen kann man zwei Formen zentralnervöser Beteiligung unterscheiden. In einem Teil der Fälle mit einer schweren Beteiligung von Herz und Leber kann die Speicherung von Glykogen in Nerven- und Gliazellen fehlen (VAN DER WALT et al. 1987) oder lediglich ein begleitendes Phänomen darstellen und höchstens einige Symptome der Krankheit prägen. In den Fällen mit einem milden Verlauf ist allerdings die zentralnervöse Beteiligung an der Speicherung von entscheidender pathoplastischer Bedeutung (neuromuskuläre Form).

Lichtmikroskopisch zeigt sich das Zytoplasma der an der Speicherung beteiligten Zellen bei HE- und Nissl-Färbung von kleineren und größeren Hohlräumen, in welchen das Glykogen gelagert ist, durchsetzt. Die mit herkömmlichen Methoden als Vakuolen erscheinenden Gebilde färben sich positiv mit Best-Karmin (rot), Bauer-Feulgen (himmelblau) und PAS (Pupurrot) an.

Im Großhirn gehört die Rinde zu den am wenigsten bei der Glykogenspeicherung beteiligten Formationen des Nervensystems. Eine Ausnahme stellen die Fälle von SCHNEIDER (1945) und MANCALL et al. (1965) dar. Im Rauten- und Mittelhirn sind in der Regel die Ursprungskerne der Hirnnerven am stärksten betroffen. SELBERG (1953) fand im Nucleus hypoglossus und Nucleus ambiguus die schwersten

Zellschäden, teils mit Neurophagien. Die stark speichernden Ganglienzellen mit abgerundeten, blasigen Zelleibern weisen oft regressive Kernveränderungen auf: Pyknose, spindelförmige Deformierungen und Karyolyse. Der Glykogengehalt des Nucleus ruber ist in der Regel spärlich. Die Zellen der Substantia nigra werden nur mittelgradig befallen. Demgegenüber sind die Glykogenanhäufungen im Globus pallidus und Corpus subthalamicus Luysi viel ausgeprägter. Die übrigen Kerngebiete des Hypothalamus sind mittel- bis geringgradig befallen. Im Thalamus und Striatum ist die Glykogenspeicherung des nervösen Parenchyms gering. Dabei zeigen die großen Striatumzellen häufiger Glykogeneinlagerungen als die kleinen Zellelemente.

Diffuse Gliose, die subependymal besonders ausgeprägt ist, wurde bei allen neuropathologisch untersuchten Fällen nachgewiesen (MANCALL et al. 1965). Ependym-, Plexus-, Makro- und Oligodendrogliazellen sowie Gefäßwandzellen (CROME et al. 1963) können ebenfalls Glykogen enthalten. Quantitative Bestimmungen des Glykogens im Gehirn (SELBERG 1953; CROME et al. 1963) haben einen höheren Glykogengehalt im Marklager als in der Rinde ergeben. SCHNABEL (1965) fand neben der Glykogenspeicherung auch eine Ablagerung von mukopolysaccharidartigen Substanzen in den Astrozyten der subkortikalen Markzonen.

Im Kleinhirn bleiben die Purkinje- und Körnerzellen meistens verschont. Die Golgi-Zellen der Körnerschicht heben sich durch ihren reichlichen Glykogengehalt elektiv heraus. In Kleinhirnrinde und -mark sind die Astrozyten Hauptträger des Glykogens. Dies gilt besonders für die Körnerschicht, während die Bergmann-Gliazellen etwas zurückzutreten scheinen. Auch in der Hypophyse wurde die Glykogenspeicherung nachgewiesen (HUI et al. 1985).

Im Rückenmark zeigen die stark glykogenspeichernden Vorderhornzellen peripher verlagerte Kerne. Die Zellfortsätze sind glykogenfrei. Die Veränderungen sind in der Regel in allen Segmenten ohne wesentliche Unterschiede nachweisbar. Nervenzellverlust in den Vorderhörnern und Gliose wurde gelegentlich beschrieben (MARTIN et al. 1976). In einigen Fällen sind die Veränderungen im Zentralnervensystem auf die Vorderhornzellen des Rückenmarks und die Kerne der motorischen Hirnnerven beschränkt (GÜNTHER 1939; MASON u. ANDERSON 1941). Die Glykogenspeicherung kann ferner den Nucleus intermediolateralis wie auch die übrigen Zellen der Pars intermedia, die Zellen der Clarke-Säule und des Nucleus proprius columnae dorsalis befallen. Bei den letztgenannten Zellarten sind die Glykogenablagerungen und die damit verbundenen regressiven Veränderungen weniger ausgeprägt als bei den Vorderhornzellen. Die Ependymzellen des Zentralkanals führen reichlich Glykogen. Auf allen Rückenmarkssegmenten erscheint eine zarte, diffuse Fasergliose.

Die Zellen der Spinalganglien zeigen eine hochgradige Speicherung mit abnormen Aufblähungen und peripheren Kernverlagerungen. In den peripheren Nerven findet man Glykogenablagerungen im Plasma der Schwann-Zellen und nur gelegentlich in den mesodermalen Zellen des Endoneuriums (SALFELDER 1952; SCHNABEL 1958). Im autonomen Nervensystem sind geringe Glykogenablagerungen in den Nervenzellen der Auerbach- und Meissner-Plexus sowie in den begleitenden Satellitenzellen nachzuweisen. Auch die Nervenzellen des Plexus coeliacus und pancreaticus weisen Glykogenablagerungen auf.

Pathogenese

Die Glykogenose Typ II unterscheidet sich von allen anderen Glykogenosen dadurch, daß der Enzymdefekt nicht auf einer Mangelaktivität eines am normalen Glygogenabbau beteiligten Enzyms beruht, sondern auf dem Fehlen der lysosomalen α-1,4-Glukosidase, die an dem intralysosomalen Abbau des Glykogens beteiligt ist (s. S. 85). HERS (1963) führte auf Grund dieser Erkrankung das Konzept der „lysosomalen Speicherungskrankheiten" ein (s. S. 9). Der pathogenetische Mechanismus besteht in der Unfähigkeit des primären Lysosoms, das in den autophagischen Vakuolen eingeschlossene Glykogen abzubauen. Dieser Mechanismus kann jedoch die exzessive Stapelung freien Glykogens im Zytoplasma der Muskelzellen in dem Glykogenose Typ II nicht erklären, weil das extralysosomale Glykogen durch die Enzyme des intakten Phosphorylaseweges abgebaut werden sollte.

Verschiedene Autoren (CARDIFF 1966; MARTIN et al. 1975; HUDGSON u. FULTHORPE 1975) wiesen daher auf die Möglichkeit hin, daß eine komplexe Störung des Kohlenhydratstoffwechsels vorliegen könnte, die nicht auf den Aktivitätsmangel eines einzigen Enzyms zurückgeführt werden kann. HUG (1978) nimmt die Bildung eines abnormen Glykogens an, das nur lysosomal, aber nicht durch den Phosphorylaseweg abgebaut werden kann. Der Grund für die wechselnde Ausprägung der Veränderungen in den verschiedenen Formen der Erkrankung konnte bis jetzt nicht geklärt werden. Mögliche Ursache für die Differenzen zwischen der milden (neuromuskulären) und schweren (generalisierten) Form sind nach HUDGSON et al. (1968) ein Unterschied: 1. Im Ausmaß des Enzymmangels; 2. in der Verteilung des Enzymmangels und 3. im Kohlenhydrat-Gleichgewicht. DI MAURO et al. (1978) fanden bei einem 28jährigen Patienten mit saurem Maltasemangel die morphologischen Veränderungen auf die Skelettmuskulatur begrenzt. Die relative Minderung des Enzyms war in den verschiedenen Geweben ähnlich, die absolute Restaktivität war jedoch im Muskel am niedrigsten. Die Autoren führten den selektiven Befall des Muskelgewebes bei der späten Manifestationsform auf diese Unterschiede zurück. DE BARSY et al. (1979) wiesen auf die unterschiedliche Enzymaktivität in verschiedenen Geweben bei atypischen Fällen von Glykogenose Typ II hin.

b) Typ IV-Glykogenose
(Verzweigerenzymmangel; Amylopektinose; Andersen-Krankheit)

ANDERSON stellte 1952 bei einem Patienten die Speicherung von abnormem Glykogen fest, das sich durch lange Innen- und Außenketten und wenige Verzweigungsstellen auszeichnete. Aufgrund der Ähnlichkeit mit dem Polysaccharid Amylopektin (ILLINGWORTH u. CORI 1952), das bei Pflanzen vorkommt, wurde die Glykogenose Typ IV auch Amylopektinose genannt (LEVIN et al. 1968). Eine Beteiligung des ZNS wurde von CRAIG u. UZMAN (1958), SCHOCHET et al. (1970) und McMASTER et al. (1979) nachgewiesen.

Klinisches Bild

Die Kinder mit diesem sehr seltenen Typ sind bei Geburt normal. In den ersten Lebensmonaten bildet sich eine Hepatomegalie aus; auch die Milz ist vergrößert. Sie gedeihen schlecht und leiden an Muskelhypotonie und -atrophie (FERNANDES

u. HUIJING 1968; SCHOCHET et al. 1970). Früh stellt sich eine progressive Leberzirrhose ein. Die Prognose ist schlecht; der Tod tritt meist vor dem 3. Lebensjahr ein. Epileptische Anfälle traten bei keinem der Patienten auf.

Pathologie

Die Leber ist nodulär-zirrhotisch verändert. Der Glykogengehalt ist nicht erhöht. *Lichtmikroskopisch* lassen sich in Leber, Milz, Lymphknoten sowie glatter, Herz- und Skelettmuskulatur unregelmäßig polygonale, PAS-positive zytoplasmatische Einschlüsse (ZELLWERGER et al. 1972; ISHIHARA et al. 1975) nachweisen. Die immunpathologische Identität der Ablagerungen im Herzen bei der Glykogenose IV, der Lafora- und der Amyloidkörper wurde von YOKOTA et al. (1987) nachgewiesen.

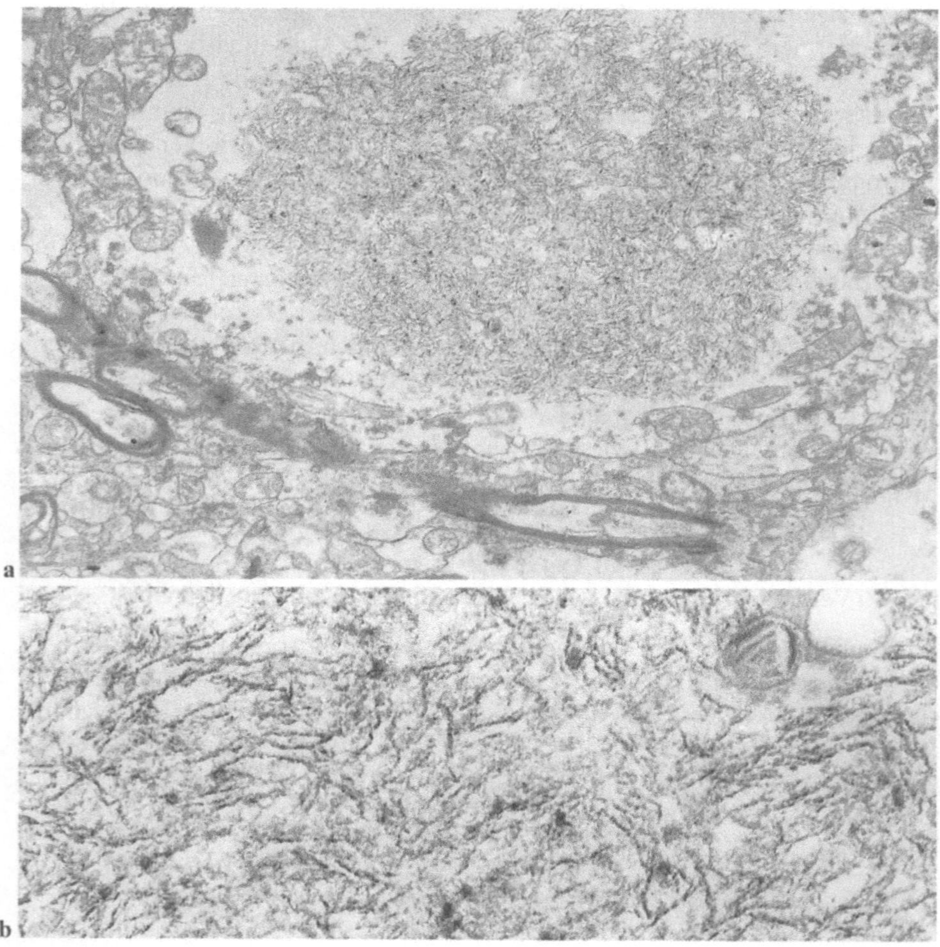

Abb. 35a, b. Glykogenose Typ IV. Subkortikales Marklager, Parietallappen. Ablagerungen von Amylopektinfibrillen in einem Astrozyten. **a** × 6000, **b** × 50000

Elektronenmikroskopisch zeigen die Ablagerungen fibrilläre Formen (Mc-Adams et al. 1974).

Neuropathologie

Lichtmikroskopisch erkennt man Ablagerungen mit einem runden Profil, die vor allem im perivaskulären und subkortikalen Marklager, aber auch in der grauen Substanz vorkommen (McMaster et al. 1979). Sie färben sich leicht basophil mit HE und sind bei der PAS-, Best- und Jodin-Färbung stark positiv. Sidbury et al. (1962) und Servidei et al. (1987) fanden die Ablagerungen im Rükkenmark.

Elektronenmikroskopisch wiesen verschiedene Autoren (Schochet et al. 1970; Ishihara et al. 1987) auf die ultrastrukturelle Ähnlichkeit der Ablagerungen bei dem Glykogenose Typ IV und den Lafora-Körperchen bei der Myoklonusepilepsie hin (s. S. 105). Sie bestehen aus gewundenen, unregelmäßig angeordneten Fibrillen (Abb. 35 a, b). Allerdings sind die Einschlüsse nur intraastrozytär und weder intraaxonal noch im Perikaryon der Nervenzellen anzutreffen (Abb. 36).
Motoi et al. (1973) und Brass (1974) konnten keine Veränderungen im peripheren Nervensystem feststellen. Demgegenüber fanden McMaster et al. (1979) die Polysaccharidablagerungen auch in den Endoneuriumzellen des peripheren Nervs.

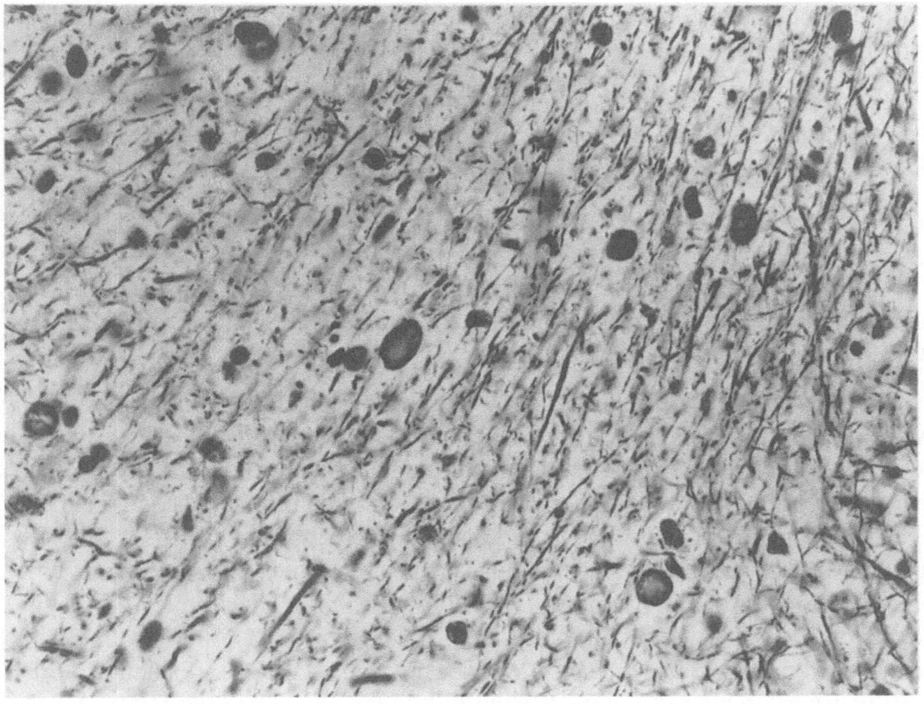

Abb. 36. Glykogenose Typ VIII. Subkortikales Marklager des Frontallappens mit zahlreichen Sphäroiden. Bodian-Färbung × 450. (Aus Kornfeld u. Le Baron 1984)

Pathogenese

BROWN u. BROWN (1966) konnten den Nachweis erbringen, daß der Glykogenose IV ein relativer Mangel des Verzweigungsenzyms Amylo(1,4-1,6)-Transglykosidase zugrunde liegt.

Zur Erklärung der Tatsache, daß trotz Fehlens des „branching enzyme" keine unverzweigte Amylose mit langen Ketten entsteht, werden drei Hypothesen herangezogen: 1. ein zweites Verzweigerenzym; 2. ein pränatal wirkendes Verzweigerenzym, das seine Wirksamkeit nach der Geburt verliert; 3. eine Synthese der vorhandenen Verzweigungspunkte durch das „debranching enzyme" (HUIJING 1975).

c) Amylopektinose des Erwachsenenalters (Suzuki-Krankheit)

ROBITAILLE et al. (1980) berichteten über eine Reihe von Patienten, die im Alter von 45–50 Jahren an schwerer Muskelschwäche, Sensibilitätsstörungen und Demenz erkrankten. In keinem der Fälle traten epileptische Anfälle auf. Klinisch sowie neuropathologisch ähneln diese Fälle denjenigen von SUZUKI et al. (1971) und PERESS et al. (1980), sowie dem Fall von TORVIK et al. (1974) mit Myopathie, Tremor und Demenz (s. S. 646), bei denen Ablagerungen von basophilen Substanzen in Skelettmuskel und Myokard beschrieben wurden.

Pathologie

In Herz-, Skelett- und glatten Muskelzellen finden sich Ablagerungen einer stark basophilen Substanz.

Elektronenmikroskopisch erkennt man eine feingranuläre und filamentöse Struktur. Eine membranöse Abgrenzung der Ablagerungen gegenüber dem Zytoplasma fehlt (TORVIK et al. 1974; PERESS et al. 1980).

Neuropathologie

Die Hirnrinde, die Stammganglien und das Rückenmark können sowohl diffus als auch herdförmig atrophisch sein und bei der Zerlegung eine erhöhte Konsistenz aufweisen (PERESS et al. 1980).

Lichtmikroskopisch finden sich im Gehirn zahlreiche Einschlußkörper in den Astrozyten und vor allem in den Axonen und Dendriten. Ihre Größe schwankt zwischen 60 Mikrometern im Durchmesser und kleinsten Einschlußkörpern, die lichtmikroskopisch kaum auszumachen sind. Letztere kommen besonders in der Hirnrinde, die größeren im Rückenmarksgrau vor (SUZUKI et al. 1971). Die Einschlüsse sind bei PAS und Karmin-Best stark positiv und zeigen bei Jodin eine dunkelbräunliche Färbung. In der Hirnrinde ist gelegentlich eine Rarefizierung der Nervenzellen festzustellen. Auch die Zahl der Purkinje-Zellen in der Kleinhirnrinde kann reduziert sein. Die Veränderungen im Marklager reichen von Entmarkungsherden bis zur kleinzystischen Degeneration. Die veränderten Areale zeigen eine ausgeprägte Gliose. Die Einschlüsse kommen auch in den Axonen der peripheren Nerven vor.

Elektronenmikroskopisch zeigen die Einschlüsse die typische Struktur der Polyglukosaneinschlüsse und kommen häufig mit Lipofuszineinlagerungen zusammen vor. Im Gegensatz zu den Lafora-Körpern (s. S. 105) sind sie nicht in den Perikarya der Nervenzellen vorhanden.

Pathogenese

PERESS et al. (1980) zeigten, daß das Polysaccharid resistent gegenüber Enzymen ist, die das Glykogen abbauen können, aber durch eine Kombination von α-Amylase und α-1,6-Glukosidase, die auch imstande ist, Amylopektin zu verdauen, abgebaut wird. Dabei ist zu berücksichtigen, daß basophile Ablagerungen gebundene anionische Ladungen (SO_42-, PO_43-, Sialinsäure usw.) haben müssen. Die Fälle entsprechen am ehesten den Veränderungen, die bei der Glykogenose Typ IV vorkommen.

d) Typ VIII-Glykogenose

RÉSIBOIS-GREGOIRE u. DOUROV beschrieben 1966 einen neuen Typ von Glykogenose, der sich durch den ausschließlichen Befall des ZNS auszeichnete. Ein Jahr später grenzten HUG et al. (1967) eine eigene Form der Glykogenose als „Typ VIII" ab, bei der neben einer mäßigen Hepatomegalie neurologische Zeichen im Vordergrund standen. Beide Fälle wiesen ähnliche Veränderungen im ZNS auf.

Klinisches Bild

Die ersten Symptome treten kurz nach der Geburt mit Störungen des Schluckens und Trinkverhaltens sowie Dyspnoe und Zyanose während des Saugens auf. Dazu kommen Hypotonie, Stammataxie, Nystagmus, psychomotorische Retardierung und Amaurose. Im Spätstadium stellt sich eine spastische Tetraplegie ein. Die Patienten sterben im 1. Lebensjahr (RÉSIBOIS-GREGOIRE u. DOUROV 1966) oder später unter dem Bild einer fortschreitenden Dezerebration. Der Tod trat bei einer Patientin von KORNFELD u. LE BARON (1984) erst mit dem 20. Lebensjahr ein. Im Urin wurden vermehrt Adrenalin und Noradrenalin ausgeschieden (HUG u. SCHUBERT 1966). Einen weiteren Fall von Hepatomegalie beschrieben LUDWIG et al. (1972) als Typ VIII. Allerdings fehlten die zentralnervösen Erscheinungen und die vermehrte Katecholaminausscheidung, so daß man offenlassen muß, ob er wirklich dem von HUG et al. (1967) abgegrenzten Typ entspricht.

Pathologie

Bis auf eine geringe Zunahme des Glykogens in der Leber (8% des Trockengewichtes), die aber zu keiner strukturellen Veränderung geführt hatte, waren die übrigen Organe im Fall von RÉSIBOIS-GREGOIRE u. DOUROV (1966) alle normal, im Fall von HUG et al. (1967) zeigten die wiederholten Leberbiopsien im Laufe mehrerer Jahre eine Glykogenvermehrung. Die Glykogengranula lagen meistens frei im Zytoplasma, nur gelegentlich in autophagischen Vakuolen. Die Skelettmuskulatur wies einen normalen Glykogengehalt auf.

Neuropathologie

Makroskopisch wurde bei der Patientin von K[ORNFELD]{.smallcaps} u. L[E]{.smallcaps} B[ARON]{.smallcaps} (1984) eine hochgradige Hirnatrophie, die im Kleinhirn besonders ausgeprägt war, festgestellt.

Lichtmikroskopisch konnten als wichtigste Veränderung in allen Fällen zahlreiche runde oder stippchenförmige PAS-positive stark argyrophile Sphäroide im Neuropil der Hirnrinde, des Thalamus und in den Hirnnervenkernen und im subkortikalen Marklager (Abb. 36) nachgewiesen werden. Sie erreichen eine Größe von 30 μm Durchmesser und können in der PAS-Färbung entweder eine homogene Dichte oder ein leeres Zentrum mit peripherer Verdichtung aufweisen. Die Nervenzellen der Medulla oblongata, vor allem die der Oliven, zeigten ebenfalls diese Einschlüsse in ihrem Zytoplasma. Die PAS-Positivität verschwand nach Diastasebehandlung.

Elektronenmikroskopisch fand man Glykogenpartikel drei verschiedener morphologischer Typen. β-Partikel waren in astrozytären bzw. oligodendroglialen Zellfortsätzen am häufigsten in der perivaskulären Gliascheide vorhanden. Sowohl α-Partikel von 60–120 nm Durchmesser mit typischer Rosettenmorpholo-

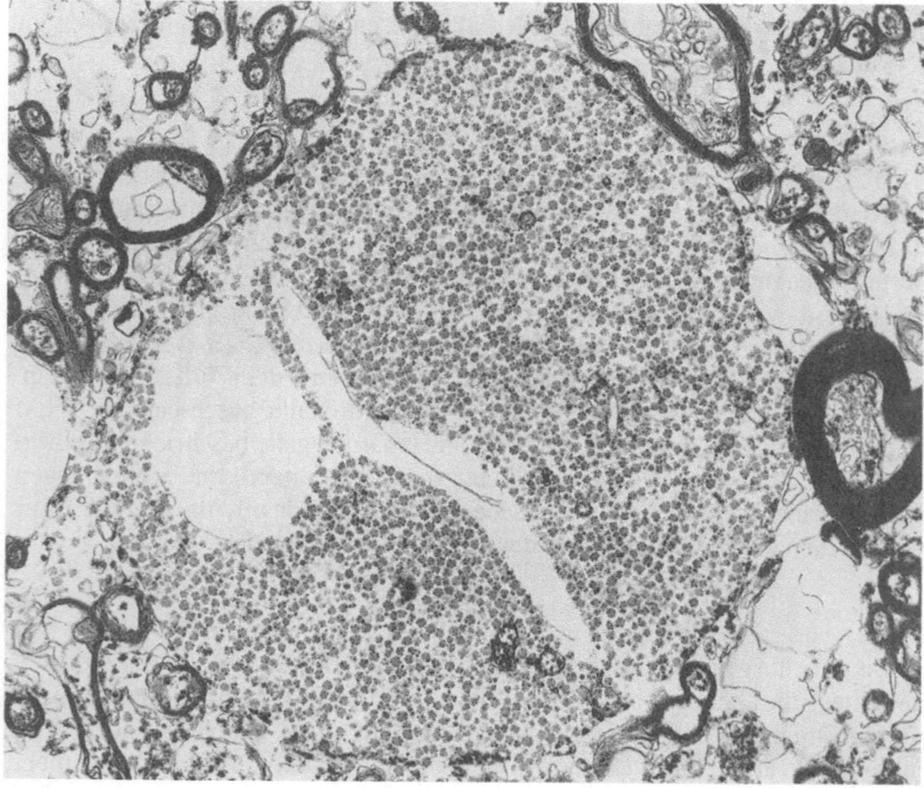

Abb. 37. Gleicher Fall wie Abb. 36. Putamen. Axonale Schwellung mit α-Glykogengranula, eine membranumgrenzte lange Spalte und eine rundliche Vakuole. × 13 000

gie als auch Riesen-α-Partikel, die einen Durchmesser von 150–350 nm erreichen, kamen in Dendriten und axonalen Fortsätzen (Abb. 37), gelegentlich auch in den präsynaptischen Zonen unmittelbar neben den synaptischen Vesikeln vor (KORN-FELD u. LE BARON 1984). Das Glykogen war nie intralysosomal nachzuweisen, so daß eine Ähnlichkeit mit der Glykogenose Typ II nicht besteht.

Pathogenese

Die Aktivität der aktiven Leberphosphorylase ist trotz des normalen Spiegels des totalen (aktiven und inaktiven) Enzyms vermindert, steigt aber im Testansatz ohne Zugabe von Phosphorylasekinase an. Es wird deshalb eine verzögerte Aktivierung der Phosphorylase vermutet. Enzymatische Unterschiede in verschiedenen Organen und Geweben können keine Erklärung für die bevorzugte Ausprägung der Speicherung im ZNS sein. DAVIS et al. (1964) zeigten die Unterschiede zwischen den Glykogenphosphorylasen des Hirngewebes gegenüber denjenigen der Leber. Die Phosphorylase im Nervengewebe soll jedoch die gleiche sein wie die in den glatten Muskelzellen, die in den Fällen von Glykogenose Typ VIII keine Glykogenablagerung zeigen.

Glykogenose bei Tieren

Die generalisierte Glykogenose vom Typ II wurde bei *Rindern* verschiedener Zuchtstämme in Australien festgestellt (RICHARDS et al. 1977; O'SULLIVAN et al. 1982; COOK et al. 1982). Leber, Herz und Skelettmuskulatur sind betroffen. Die Nervenzellen des zentralen und autonomen Nervensystems zeigen Schwellung, Vakuolisierung und Glykogenspeicherung. Gleiche Veränderungen sind in den Nervenzellen der Netzhaut nachzuweisen. Glykogenspeicherung kommt auch in den Glia- und Schwann-Zellen vor. RICHARDS et al. (1977) konnten elektronenmikroskopisch keine lysosomale Speicherung erkennen. COOK et al. (1982) fanden das Glykogen sowohl in membranbegrenzten Vakuolen als auch frei im Zytoplasma. Der Glykogengehalt war in Hirn, Rückenmark, Leber und Muskel erhöht. Die Leber enthielt 2% der normalen α-Glukosidase-Aktivität, während Hirn, Herz und Skelettmuskulatur bis 5% der Enzymaktivität enthielten (COOK et al. 1978).

Weitere generalisierte Glykogenosen mit Beteiligung des ZNS wurden bei *Hunden* von MOSTAFA (1970) und WALVOORT et al. (1985) bei Lappland-Hunden und von RAFIQUZZAMAN et al. (1976) bei deutschen Schäferhunden beschrieben. Das Glykogen kam meist in Form von β-, gelegentlich in Form von α-Granula frei im Zytoplasma vor.

Im ZNS der *Katze* fanden SANDSTRÖM et al. (1969) im Zytoplasma der Nervenzellen sowohl membranbegrenzte Glykogeneinlagerungen als auch freies Glykogen, meistens in Form von 20–25 nm großen β-Granula und gelegentlich von 60–100 nm messenden α-Granula.

2. Polyglukosaneinschlüsse im Nervengewebe

In der lichtmikroskopischen Ära wurde im Nervenparenchym eine Reihe von Einschlüssen und Einlagerungen beschrieben, die bei verschiedenen Erkrankungen z. T. auch in nicht-pathologischen Gehirnen und im Alter vorkommen: Corpora amylacea, Lafora-Körperchen, Bielschowsky-Körperchen, Levy-Körperchen, Pick-Körperchen, eosinophile hyaline Körperchen, axonale Sphäroide, usw. Für die Differenzierung waren Lokalisation, Größe, lichtmikroskopische Struktur und färberische Eigenschaften ausschlaggebend. Die Einführung der Elektronenmikroskopie ermöglichte die Darstellung der Ultrastruktur dieser Einschlüsse. Bei einigen konnte eine vermutete ähnliche Komposition hinsichtlich der lichtmikroskopischen Struktur und des histochemischen Verhaltens bestätigt werden. Die übrigen ließen sich auch ultrastrukturell deutlicher abgrenzen.

Einschlüsse, deren Ultrastruktur auf eine ähnliche chemische Komposition schließen lassen, sind die Corpora amylacea, die Lafora-Körperchen und die Bielschowsky-Körperchen. Biochemisch handelt es sich bei allen drei Arten von Einlagerungen um Polyglukosane, die aus einem amylopektinartigen Glukosepolymer aufgebaut sind (ROSAI 1969; SASAKI et al. 1970). Eine geringe chemische Heterogenität verschiedener Polyglukosaneinschlüsse wurde allerdings festgestellt (LIU u. BURNS 1985).

Die Abgrenzung der 3 Typen von Polyglukosaneinschlüssen erfordert eine synoptische Analyse der vorhandenen Daten. Sie wird zum einen dadurch erschwert, daß in einem Teil der Veröffentlichungen die Einschlüsse eine bestimmte Bezeichnung bekamen, der keine Differenzierungsmaßstäbe zugrunde lagen. Zum anderen haben sich in den letzten Jahren Mitteilungen gehäuft, bei denen solche Einlagerungen im ZNS verschiedener Tierspezies beschrieben wurden. Die in diesen Veröffentlichungen oft angewandte Bezeichnung von „Lafora-ähnlichen Körperchen" hat weitere Verwirrung in der Nomenklatur hervorgerufen. ROBITAILLE et al. (1980) schlugen die einheitliche Bezeichnung „Polyglukosankörper" für alle Polyglukosaneinschlüsse vor.

Zunächst werden im Rahmen der Lafora-Krankheit die Lafora-Körperchen beschrieben und anschließend die übrigen Polyglukosaneinschlüsse besprochen.

a) Lafora-Krankheit (progressive Myoklonusepilepsie; Unverricht-Lundborg-Krankheit; Myoklonuskörperkrankheit)

Aus der Zahl der mit Myoklonien (blitzartig und unregelmäßig auftretende Muskelzuckungen) einhergehenden Erkrankungen wurde am Ende des vorigen Jahrhunderts von UNVERRICHT (1891) ein Krankheitsbild mit Myoklonien und generalisierten Krampfanfällen herausgestellt. Die Krankheit wurde von LUNDBORG (1912) aufgrund einer detaillierten Familienuntersuchung als rezessiv erbliches Leiden erkannt. Im Hinblick auf den unaufhaltsam fortschreitenden Verlauf fügte er der von CLARK u. PROUT (1903) stammenden Bezeichnung „Myoklonus-Epilepsie" das Beiwort „progressiv" hinzu.

Der makroskopische Befund am Zentralnervensystem ist unauffällig, und die Suche nach dem anatomischen Substrat der Myoklonusepilepsie blieb nach ihrer Abgrenzung mehrere Jahre erfolglos. Verschiedene Hypothesen über die Natur der Krankheit wurden aufgestellt, bis LAFORA u. GLÜCK (1911) bei einem Fall eigenartige Einschlüsse im Zytoplasma der Nervenzellen des Gehirns fanden. Seit den eingehenden Studien von LAFORA (1923) wurden sie „LAFORA-Körperchen" genannt. OSTERTAG (1925) bezeichnete sie als „Myoklonus-Körperchen". ROIZIN u. FERARO (1942) sprachen von „heteromorphic inclusions". Das Vorhandensein von Myoklonien bei der Epilepsie ist keine Erkrankung sui generis, sondern sie repräsentiert einen bestimmten Verlaufs- und Erscheinungstyp mehrerer ätiologisch und histologisch verschiedener Prozesse des Nervensystems. Den Fällen mit Myoklonien und Epilepsie können 3 Hauptgruppen pathoanatomischer Läsionen zugrunde liegen:

1. Atrophische Veränderungen bestimmter Neuronenverbände der extrapyramidal-motorischen Kerne und des Kleinhirns bei degenerativen Erkrankungen (u. a. Dyssynergia cerebellaris myoclonica, (s.S. 600).

2. Lysosomale Speicherkrankheiten mit systembezogenen Prozeßakzentuierungen in denselben extrapyramidal-motorischen Kernen (s.S. 388, 397 u. 404).

3. Fälle, die durch die Anwesenheit von Lafora-Körperchen in den Nervenzellen gekennzeichnet sind. Nur in dieser 3. Gruppe sprechen wir klinisch und anatomopathologisch von der Lafora-Krankheit im engeren Sinne.

Klinisches Bild

Die Krankheit tritt familiär, manchmal erblich, selten sporadisch auf und scheint Männer und Frauen gleich häufig zu betreffen. Die Kardinalsymptome sind epileptische Anfälle, Myoklonien und Demenz. Das Fehlen einer einheitlichen Pathogenese der Myoklonusepilepsie und die vielen Veröffentlichungen von Fällen, denen keine anatomopathologischen Befunde zugrunde lagen, führten zu einer Reihe von Einteilungen und Bezeichnungen, die sich z. T. widersprechen.

VOGEL et al. (1965) differenzierten aufgrund klinischer Merkmale drei Formen, die von späteren Autoren übernommen wurden (DIEBOLD et al. 1967; GASTAUT 1968; VAN BOGAERT 1968; LOISEAU 1971; GIULIANI et al. 1977).

a) *Die rezessive Form nach* UNVERRICHT beginnt zwischen dem 5. und 15. Lebensjahr mit generalisierten epileptischen Anfällen. Später treten elementare Myoklonien ohne Bewußtseinsstörung auf. Es handelt sich um arrhythmische, unregelmäßige, blitzartige Einzelzuckungen eines Muskelteils oder einer Muskelgruppe mit unterschiedlichen, meist fehlenden Bewegungseffekten. Es können auch komplexe Myoklonien hinzutreten, die vor allem Rumpf und Extremitäten, seltener Kopf-, Schlund- und Zwerchfellmuskulatur betreffen. Die Bewegungsunruhe kann ein solches Ausmaß annehmen, daß die Patienten völlig hilflos werden. Weiterhin bilden sich extrapyramidale Bewegungsstörungen vom parkinsonistischen Typ mit Rigor, Tremor und Propulsion. Zugleich mit den motorischen Störungen entwickelt sich eine fortschreitende Demenz. Im Endstadium werden die epileptischen Anfälle und Myoklonien seltener, die Patienten werden spastisch versteift, bewegungsunfähig und hochgradig dement. Sie sterben im allgemeinen Marasmus meistens 10–15 Jahre nach Krankheitsbeginn an interkurrenten Infektionen.

b) *Die rezessive Form nach* LUNDBORG ist seltener und gekennzeichnet durch den späteren Beginn zwischen dem 10. und 25. Lebensjahr und den gutartigen Verlauf. Die Patienten können das 40. und sogar das 50. Lebensjahr mit einer verminderten, aber bis ans Ende noch vorhandenen Arbeitsfähigkeit erreichen (JAKOB 1969; KRAUS-RUPPERT et al. 1970). Zu dieser Form gehört wahrscheinlich ein Teil der als adulte Variante beschriebenen Fälle (s.S. 107).

c) *Die dominante Form nach* HARTUNG entspricht klinisch genau der rezessiven Form von LUNDBORG und ist nur aufgrund des dominanten Erbganges zu unterscheiden. Sie ist die seltenste der drei Formen und wurde vor allem von japanischen Autoren beschrieben (MURAKAMI 1957).

MAY et al. (1968) wiesen auf klinische Unterschiede zwischen den von UNVERRICHT und LUNDBORG beschriebenen Fälle und denen von LAFORA hin. Sie schließen daraus, daß es sich um verschiedene Krankheiten handelt. Zum gleichen Schluß kamen andere Autoren (MOUREN u. ROGER 1979; NORIO u. KOSKINIEMI 1979) anhand größerer Serien von klinisch, z. T. auch anatomopathologisch untersuchten Patienten. ELDRIDGE et al. (1981) faßten beide Formen mit der Bezeichnung „Myoclonus-Epilepsie baltischen Typs" zusammen.

Pathologie

Bei makroskopischer Betrachtung finden sich keine Anzeichen für eine Speicherkrankheit.

Lichtmikroskopisch erscheinen zahlreiche *Leberzellen*, besonders in der Peripherie des Läppchens, vergrößert und abgerundet. Sie enthalten im Zytoplasma ein mäßig basophiles homogenes Material, das an den Zellkern heranreicht und ihn umschließt oder an den Rand der Zelle verdrängen kann (HARRIMAN et al. 1955). Das abnorme Material färbt sich stark mit PA-Methenamin-Silber und PAS-Methoden (SASAKI et al. 1970). Gelegentlich findet man die basophile Substanz auch in den Kupffer-Sternzellen (ALLEGRANZA et al. 1965; KRAUS-RUPPERT et al. 1970). Viele Leberzellen zeigen eine feine Granulierung des Zytoplasma (VAN HEYCOP TEN HAM u. DE JAGER 1963). Einige Zellen enthalten außerdem ein schaumiges vakuoläres Protoplasma (JANEWAY et al. 1967). Auch im *Herzmuskel* wurden intrazelluläre Stoffablagerungen festgestellt (HARRIMAN et al. 1955; IMAI et al. 1956; SEITELBERGER et al. 1967; HALTIA et al. 1969; YOKOI et al. 1975). Die Einlagerungen zeigen sich als dichte, homogene, basophile Substanzen mit einer deutlichen Anisotropie. Häufig nehmen sie den ganzen Querschnitt der einzelnen Fasern ein. Meistens stellen sie sich als ein perinukleär gelegenes, scharf begrenztes Areal dar, das frei von Myofibrillen ist. IMAI et al. (1956) fanden über 300 Einlagerungen pro cm^2 des Myokard. KRAUSE-RUPPERT et al. (1970) kommen in zwei Fällen von Myoklonusepilepsie vom Lundborg-Typ auf ähnliche Zahlen. Die Färbeeigenschaften der Herzeinlagerungen ähneln denjenigen der „basophilen mukoiden Degeneration", die bei der Herzhypertrophie im Alter beschrieben wurde (DOERR 1952). Die Muskelfasern der *Skelettmuskulatur* zeigen nach NEVILLE et al. (1974) bei der NADH-Reaktion sowie bei der HE- und PAS-Färbung ein ausgeprägtes Stippchenmuster, das kleinen membranumhüllten Paketen mit dichten osmiophilen Körpern entspricht. Die Substanzablagerungen in Leber, Herz- und Skelettmuskulatur geben im Unterschied zu den Lafora-Körperchen keine Doppelbrechung.

Elektronenmikroskopische Untersuchungen zeigten in den Leberzellen (ODOR et al. 1967; SLUGA u. STOCKINGER 1967; NAMBA et al. 1970) zahlreiche membranbegrenzte Vakuolen im Zytoplasma, die nach Ansicht einiger Autoren einem erweiterten oder zerrissenen endoplasmatischen Retikulum entsprechen könnten. Einige Zellen enthalten in großen Vakuolen elektronendichtes homogenes Material. Daneben finden sich granuläre und lipidhaltige lysosomale Einschlüsse. HUCHZERMEYER u. GERHARD (1974) fanden als Hauptbestandteil der Ablagerungen in der Leberzelle neben granulärem auch ein filamentäres Material, das in seiner Ultrastruktur mit den Ablagerungen im Myokard und Nervenzelle übereinstimmte. VAZQUEZ u. PARDRO-MINDAN (1979) fanden in den Leberzellen von Antabus-behandelten Alkoholikern Einlagerungen, die den Lafora-Körpern ähnelten. Die Einlagerungen der Myoklonusepilepsie im Myokard entsprechen ultrastrukturell der mukoiden bzw. basophilen Degeneration im Alter (KOSEK u. ANGELL 1970). Allerdings sind die Einlagerungen bei der Myoklonusepilepsie massiver, und im Gegensatz zu der mukoiden Degeneration im Alter handelt es sich immer um junge Patienten.

Die Granula der Skelettmuskelfasern zeigen sich in zwei verschiedenen Größen: Die kleinen sind 2–13 nm, die anderen sind identisch mit dem β-Glykogen. Beide werden durch eine einstündige α-Amylaseverdauung vollkommen entfernt. Autophage Vakuolen kommen in Typ IIA-Fasern vor (COLEMAN et al. 1974). CARPENTER et al. (1974) konnten bei einem 17jährigen Patienten zeigen, daß die Laforakörperchen-ähnlichen Speicherkörper im Muskel von einer Membran umgeben sind und eine starke Diaminobenzidin-Peroxidase-Reaktion aufweisen. Demnach handelt es sich um Peroxisomen, und die Autoren sprachen von einer „peroxisomalen Speicherung" im Skelettmuskel. FUKUHARA et al. (1980) berichteten über zwei Fälle von Myoklonusepilepsie mit mitochondrialen Veränderungen in der Muskelbiopsie.

Nach SCHWARZ u. JANOFF (1965) läßt sich die Diagnose einer Myoklonusepilepsie mit Lafora-Körperchen bereits aus einer Muskelbiopsie stellen, obwohl die Skelettmuskulatur klinisch nicht manifest erkrankt ist. Allerdings müssen dabei histochemische und ultrastrukturelle Methoden angewandt werden.

Neuropathologie

Das *lichtmikroskopisch* kennzeichnende Merkmal der Myoklonusepilepsie ist das Vorkommen von Myoklonuskörperchen im Zentralnervensystem. Sie wurden ubiquitär beschrieben und zwar immer in der grauen Substanz, während die weiße Substanz verschont bleibt (BELLAVITIS 1923; SCHOU 1925; DAVISON u. KRESCHNER 1940). Prädilektionsorte der Ablagerungen im Gehirn sind die Kerne des aufsteigenden retikulären Systems. Quantitativ am stärksten treten sie im Nucleus dentatus und in der Substantia nigra hervor, in der häufig keine ablagerungsfreie Zelle mehr zu finden ist, dann folgen Thalamus, Nucleus ruber, Olive und Großhirnrinde (NOETZEL 1957; GAMBARELLI et al. 1978).

Die Myoklonuskörperchen (Abb. 38 a, b) sind meist in einer großen Zahl von Ganglienzellen oder seltener in ihren Fortsätzen eingelagert. Sie sind rund, haben einen Durchmesser von 1–30 μm und erreichen nicht selten die mehrfache Größe des Zellkerns, der an den Rand der Zelle gedrängt und halbmondförmig zusammengedrückt werden kann. Sie können in der Ein- und Mehrzahl innerhalb einer Zelle vorhanden sein (NOETZEL 1957; LOPEZ AYDILLO et al. 1965). Die Ganglienzelle selbst erscheint in ihrer Funktion beeinträchtigt zu werden. Die Fibrillen und auch die Nissl-Substanz sind noch in fortgeschrittenen Stadien nachweisbar. Die

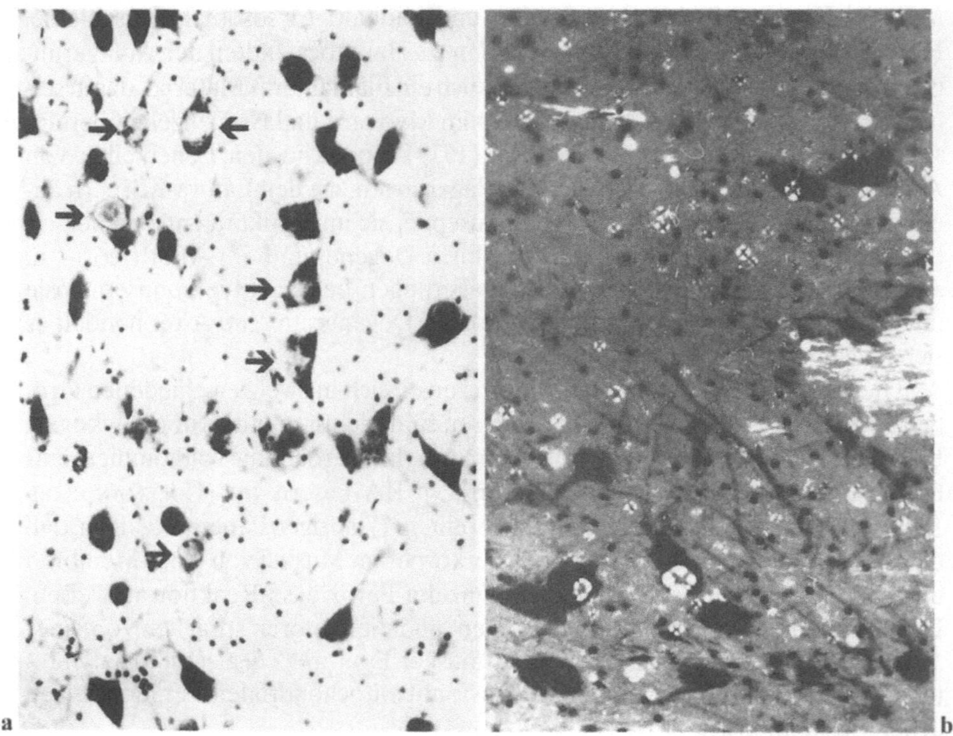

Abb. 38 a, b. Lafora-Krankheit. Parietalrinde. **a** Zahlreiche, unterschiedlich große Myoklonuskörper in Perikaryen der Nervenzellen (*Pfeile*). **b** Polarisationsoptisch weisen die Myoklonuskörper eine deutliche Doppelbrechung auf. Nissl × 220. (Aufnahmen: W. Schlote, Frankfurt)

Lafora-Körperchen wurden von Van Hoof u. Hageman-Bal (1967) nach Größe und Innenstruktur in zwei Typen unterteilt: Typ I mit homogenem Inhalt und in der Regel unter 20 µm Durchmesser und Typ II mit Innenkern, geschichteter Struktur und über 20 µm Durchmesser. Mit Hämatoxylin färben sich die Einlagerungen von einem gewissen Stadium an entweder nur an der Peripherie, oder nur intensiv im Zentrum oder schichtenförmig intensiv an (Abb. 38 a). Bemerkenswert ist das Auftreten von intensiv mit Hämatoxylin gefärbten Granula, die die beginnenden intrazellulären Abscheidungen vom Rande her inkrustieren. Bei Anwendung der Methylviolettreaktion färbt sich nur ein kleiner Teil der Körper metachromatisch rötlich, während der größere Teil ungefärbt bleibt oder ein tief dunkelblau gefärbtes Zentrum enthält. Dasselbe Reaktionsmuster tritt bei Anwendung anderer basischer Anilinfarben deutlich hervor. Die einzelnen Schichten der sphärischen Körperchen nehmen mit bi- und trichromatischen Farbstoffen gefärbt verschiedene kontrastierende Farbnuancen an (Ostertag 1925). Mit Jod-Jodkaliumlösung färben sich die Einlagerungen tiefbraun und erfahren durch Zusatz von Schwefelsäure keine Veränderung. Histochemische Untersuchungen (Janeway et al. 1967; Roger et al. 1967) konnten die Kohlenhydratnatur eines größeren Anteils des Inhaltes durch Best-Karminlösung, die einen erheblichen

Teil der Einlagerungen färbt, nachweisen. Nach Vorbehandlung mit Speichel und langem Liegen tritt keine Veränderung ein. Regelmäßig lassen sich die Myoklonuskörperchen mit der PAS-Methode darstellen. Unterschiede zwischen Schale und Kern des Typs II erklären sich zum Teil durch die Mitreaktion von Zellorganellen, die während der Bildung der Myoklonuskörper in die Schalenzone eingeschlossen wurden. Das proteinhaltige Zentralbüschel beim Typ II stellt aufgrund der sicheren Reproduzierbarkeit bestimmter negativer oder positiver Färbungen eine reale bzw. präexistente Struktur dar. Im *polarisierten Licht* gibt die Innenzone des Typs II die starke Doppelbrechung eines Sphärokristalles mit negativem Brewster-Kreuz wieder (Abb. 38 b). Sie ist nach Anwendung der Tetrazonlium-Kupplungsreaktion (SCHNABEL u. GOOTZ 1971) besonders deutlich. In der Außenzone des Typs II und beim Typ I werden nur radiäre doppelbrechende Bälkchen sichtbar (SEITELBERGER et al. 1964). YOKOI et al. (1968) fanden bei isolierten Lafora-Körpern nur 5% Protein, der Rest bestand aus Kohlenhydraten.

Bei ausreichenden Enzymkonzentrationen und Inkubationszeiten werden die Lafora-Körperchen durch α-Amylase und in geringerem Grade auch durch β-Amylase abgebaut.

Elektronenmikroskopisch weisen die Lafora-Körperchen eine granuläre Matrix auf, die fibrilläre Strukturen beinhaltet (SCHWARZ u. JANOFF 1965; ALLEGRANZA et al. 1966; COLLINS et al. 1968; SEITELBERGER 1968) und lassen sich in größere (über 20 μm Durchmesser) mit distinkter Kernbildung, mittelgroße (zwischen 5 und 20 μm) mit beginnender zentraler Strukturveränderung und kleinere Exemplare bis 5 μm ohne jede zentrale Strukturierung differenzieren. Letztere wurden als „staubähnliche Partikel“ beschrieben (VAN HOOF u. HAGEMAN-BAL 1967) und stellen 90% der Einschlußkörper dar. POWELL et al. (1979) wiesen die lichtmikroskopischen Unterschiede zwischen der homogenen und der radiären Form der Lafora-Körper elektronenmikroskopisch nach. In jeder Einlagerung treten zahlreiche verschiedene Zellorganellen in Erscheinung, deren Anzahl von peripher nach zentral abnimmt (TOGA et al. 1968). Während in den randständigen Partien der äußeren Zone die Zellorganellen noch eindeutig zu erkennen sind, verändern sie zum Zentrum hin ihre Form, werden kleiner und strukturärmer und sind schließlich in den zentralen Anteilen nicht mehr vorhanden. An jenen Myoklonuskörpern, die eine zentrale Differenzierung besitzen, ist die Zentralstruktur deutlich von der Schalenzone abgesetzt. In größeren Myoklonuskörpern imponiert der Kern als homogen-monomorphe Struktur. Kleinere Myoklonuskörper aber zeigen zentral sternförmig angeordnete Strukturen, die besonders nach Pb (OH)$_2$-Behandlung deutlich kontrastreicher in Erscheinung treten und aus kurzen Filamenten aufgebaut sind, deren Anordnung einer mehr radiär verlaufenden Richtung folgt. Die filamentösen Strukturen lassen sich an den einzelnen Schnitten immer nur über kurze Strecken verfolgen. An größeren Exemplaren zeigt sich, daß die Dichte der Filamente gegen das Zentrum des Körperchens zunimmt.

Durch die ultrastrukturellen Untersuchungen wurde festgestellt, daß sich die lichtmikroskopisch frei im Neuropil erscheinenden Lafora-Körperchen innerhalb der Dendriten und Axonen, vor allem in den Synapsen (TOGA et al. 1968), befinden (SLUGA u. STOCKINGER 1967). Eine extrazelluläre Lokalisation tritt überhaupt nicht auf. Die filamentösen Strukturen der Körperchen in den Zellfortsätzen treten erst durch Pb (OH)$_2$-Kontrastierung deutlich in Erscheinung, eine Membranbegrenzung stellt sich nicht dar. Die Lafora-Form der Myoklonusepilepsie kann vor dem Tode durch den Nachweis typischer Lafora-Körperchen in der Hirn- und Leberbiopsie diagnostiziert werden (NISHIMURA et al. 1980).

Pathogenese

Den Myoklonien liegen subkortikal lokalisierte gewebliche Schäden oder funktionelle Störungen zugrunde, die mittels des aufsteigenden retikulären Systems die motorische Rinde aktivieren. Für diese Annahme sprechen auch die verschiedenen Modelle zur Erzeugung von Myoklonien im Tierexperiment (HALLIDAY 1975). Eine ähnliche anatomische Lokalisation kann jedoch bei qualitativ und ätiologisch verschiedenartigen Prozessen des zentralvenösen Parenchyms vorhanden sein. Das Fehlen dieser Lokalisation könnte die Fälle mit Epilepsie und typischen Lafora-Körpern im Perikaryon ohne Myoklonus erklären (BUDULS u. VILDE 1938; SEITELBERGER et al. 1964). Allerdings ist die Zuordnung dieser Fälle sowie des Falles von ANRAKU et al. (1974) zweifelhaft.

Die Vermutung einer intrazellulären Störung des Kohlenhydratstoffwechsels äußerten bereits HARRIMAN et al. (1955) sowie später auch EDGAR (1963) aufgrund ihrer verifizierten Beobachtungen. Die Lafora-Körperchen enthalten schwer wasserlösliche basophile Polyglukosan-Proteinkomplexe, wie aus ihren Farbeigenschaften, die sonst nur bei Polyglukosanen beobachtet werden, zu erkennen ist (RAMON y CAJAL et al. 1974). Den verschiedenen morphologischen Typen liegen quantitative, nicht qualitative Abweichungen zugrunde, die von Prozeßalter und Prozeßtempo bestimmt werden. Die Ultrastruktur der Lafora-Körperchen ähnelt ebenfalls den übrigen im ZNS vorkommenden Gebilden, die aus Polyglukosan bestehen, d. h. Corpora amylacea und Bielschowsky-Körper. Die histochemischen und biochemischen Unterschiede, die zwischen diesen Gebilden bestehen (SAKAI et al. 1970), werden nicht durch verschiedene Strukturen des Polysaccharids bedingt, sondern vielmehr durch die unterschiedliche Lokalisation der Speicherung.

SCHOCHET et al. (1971) wiesen auf die färberische und ultrastrukturelle Ähnlichkeit zwischen dem abgelagerten Material bei der Glykogenose IV (REED et al. 1968) und den Lafora-Körperchen hin. Darüber hinaus zeigten spektrometrische Untersuchungen an Hirn- und Lebergewebe in zwei Fällen von progressiver Myoklonusepilepsie Lang-Ketten-Glykogen ähnlich dem Amylopektin der Glykogenose IV (GAMBARELLI et al. 1978). Allerdings konnte man bei der Myoklonusepilepsie keine Aktivitätsdefekte der Amylo-(1,4-1,6)-Transglykosidase feststellen. Es wird daher angenommen, daß der Erkrankung das Fehlen eines hypothetischen Verzweigungsisoenzyms zugrundeliegt.

Die Frage, ob es sich bei der Myoklonusepilepsie um eine lysosomale Erkrankung handelt (GAMBETTI et al. 1971) ist mit den widersprüchlichen Angaben über die Membranabgrenzung der initialen Stadien der Lafora-Körperchen (ODOR et al. 1967; RAMON y CAJAL et al. 1974) eng verbunden. Die Mehrzahl der Autoren konnte eine solche Membran nicht nachweisen (VAN HOOF u. HAGEMAN-BAL 1967; TOGA et al. 1968; HOLLAND et al. 1970; VANDERHAEGEN 1971). Auch die frühere Annahme von COLLINS et al. (1968), daß sich die Lafora-Körperchen aus den Lipofuszingranula entwickeln, konnte nicht verifiziert werden.

b) Adulter Typ der Lafora-Krankheit

Dastur et al. (1966) stellten aufgrund morphologischer und histochemischer Unterschiede der Einschlußkörperchen bei einem 41jährigen Patienten mit Myoklonusepilepsie (Krankheitsbeginn mit 33 Jahren) einen adulten Typ heraus. Weitere ähnliche Fälle wurden von anderen Autoren beschrieben.

Neuropathologie

Man findet eine ausgeprägte Hirnatrophie (Bergener u. Gerhard 1970; Ota et al. 1974; Dolman 1975).

Lichtmikroskopisch erkennt man zahlreiche PAS-positive Einschlüsse in den Nervenzellen. Sie sind stark eosinophil und weisen eine unterschiedliche Größe auf. Eine partielle Kern-Schalen-Differenzierung tritt an den größeren Exemplaren hervor. Die Einschlüsse reagieren positiv mit Amidoschwarz und Tetrazoliumkupplungsreaktion, was auf das Vorhandensein von Proteinen hindeutet. Dastur et al. (1966) fanden granuläres sudanophiles Material im Zytoplasma der Nervenzellen ohne Einschlüsse. Die Gliareaktion ist gering und die weiße Substanz unauffällig. Die schwere Zelldegeneration führt zu einer Störung der Rindenschichtung. Infolge deutlicher Bevorzugung des Pyramidenzelltyps in der gesamten Großhirnrinde ist eine Betonung des Prozesses in der 3. und 5. bzw. 6. Schicht schon bei kleinerer Vergrößerung sichtbar. Gegenüber den typischen Fällen von Myoklonuskörperkrankheit ist die Zahl der Einschlüsse pro Nervenzelle in der Regel weitaus größer. Die Verteilung der Nervenzellveränderungen außerhalb der Großhirnrinde zeigt sowohl eine ausgeprägte Beteiligung der Zentren des extrapyramidalen als auch des pyramidalen Systems. Während der Nucleus dentatus stark betroffen ist, bleibt die Kleinhirnrinde praktisch unbeteiligt. Die histochemischen Reaktionen zeigten wie bei dem Fall von Dastur et al. (1966) einen deutlichen Unterschied zu den typischen Myoklonuskörpern.

Ein weiterer schwer klassifizierbarer Fall mit Polyglukosaneinschlüssen in den Astrozyten bei einem 17jährigen Patienten mit Myoklonusepilepsie und mit Aktivitätsabnahme der Hexosaminidasen A und B wurde von Palmucci et al. (1982) mitgeteilt.

Pathogenese

Die histochemische Analyse wies als primäre pathogenetische Störung die Anhäufung von Glykoprotein, die zu Einschlußköperchenbildung führte, nach. Polarisationsoptisch reagierten die Einschlüsse negativ. Als metabolische Grundstörung wurde ein der Myoklonuskörperchenkrankheit ähnlicher Kohlenhydratspeicherungsprozeß angenommen. Die modifizierte, stoffliche Zusammensetzung des Speicherproduktes wurde als Ausdruck einer verringerten Intensität der Stoffwechselstörung gedeutet, die noch eine zelluläre Reaktion zur Inaktivierung des Speicherproduktes zuläßt.

Myoklonusepilepsie bei Tieren

Das Vorkommen von Lafora-Körperchen wurde bei Hunden mit einer hereditären progressiven Epilepsie beschrieben (Tomchick 1973; Hegreberg u. Pad-

GETT 1976; KAISER et al. 1984). Die klinischen Verlaufsbilder stimmen weitgehend überein. Im Alter zwischen 5 und 12 Jahren treten bei den Hunden erstmalig epileptische Anfälle auf. Das Krampfgeschehen vom Grand Mal-Typ ist durch Myoklonien charakterisiert, nimmt allmählich an Häufigkeit und Intensität zu und steigert sich bis zum terminalen Status epilepticus. Die Tiere erreichen ein relativ hohes Alter. Die PAS-positiven, durchschnittlich 9,4 µm (± 2,8 µm) großen Einschlüsse besitzen alle Eigentümlichkeiten der Lafora-Körperchen und erweisen sich elektronenmikroskopisch als unterschiedlich dichte Aggregationen filamentärer (Filamentquerschnitt = 3,5–8,5 nm), teilweise granulärer Substrukturen. Die Einschlußkörper sind vornehmlich im Thalamus zu finden. Darüber hinaus wurden sie auch im Neokortex (II., V. und VI. Schicht), Basalganglien (außer N. caudatus), Mittelhirn (Substantia nigra, Corpus geniculatum med. et lat.) und Kleinhirn gefunden.

c) Corpora amylacea

Die häufigsten Polyglukosaneinschlüsse, die ubiquitär innerhalb der astrozytären Fortsätze vorkommen, sind die Corpora amylacea. Sie wurden zum ersten Mal von PURKINJE (1839) beschrieben. Ihren Namen bekamen sie von ihrer Ähnlichkeit mit Stärkekörnern (KÖLLIKER 1852). In der lichtmikroskopischen Ära wurden sie von der Mehrzahl der Autoren als frei im Gewebe entstehende Ablagerungen angesehen (DIEZEL 1956), und es wurde sogar ein extrazerebraler Ursprung erwogen (VAN BALO 1948). Trotz der geringen pathologisch-histologischen Bedeutung entstand über die Corpora amylacea, insbesondere über ihre Genese, eine ganze Literatur (SCHOLZ 1957), bis RAMSEY-HUNT (1965) elektronenmikroskopisch zeigte, daß sie intrazytoplasmatische Einschlüsse sind, die Schwellungen innerhalb der Astrozytenfortsätze bilden.

Morphologie

Lichtmikroskopisch stellen sie sich als runde oder ovale, teils homogen aussehende, größtenteils aber eine deutliche konzentrische Schichtung aufweisende Gebilde dar, welche in ausgewachsenen Exemplaren bis 17 µm Durchmesser erreichen und in dichteren Ansammlungen in den Grenzzonen an der Oberfläche, sowohl zu den Leptomeningen und dem Ependym (Abb. 39) als auch zu den Gefäßen hin, anzutreffen sind. Färberisch sind sie durch eine gewisse Jodaffinität, Anfärbbarkeit mit Nilblausulfat und Neutralrot, intensive Färbbarkeit mit Best-Karmin und PAS sowie eine geringe Metachromasie mit basischen Anilinfarben gekennzeichnet. Sie stellen unspezifische degenerative Veränderungen dar, die glykogenähnliche Substanzen beinhalten, an die Sulfat- und Phosphatgruppen gebunden sind. STAM u. ROUKEMA (1973) fanden bei der chemischen Analyse der Corpora amylacea 80% von glykogenähnlicher Substanz, 1,1% Phosphate und 0,72% Sulfate. Der von DAVISON u. KRESCHNER (1940) beschriebene Halo um die Corpora amylacea ist wahrscheinlich auf die Auflösung der Glykogengranula in der Peripherie bei Beibehaltung des Polyglukosankerns zurückzuführen.

Elektronenmikroskopisch zeigen sie einen komplexeren Aufbau, dessen Hauptanteil aus kurzen, unregelmäßigen, ohne irgendeine Orientierung liegen-

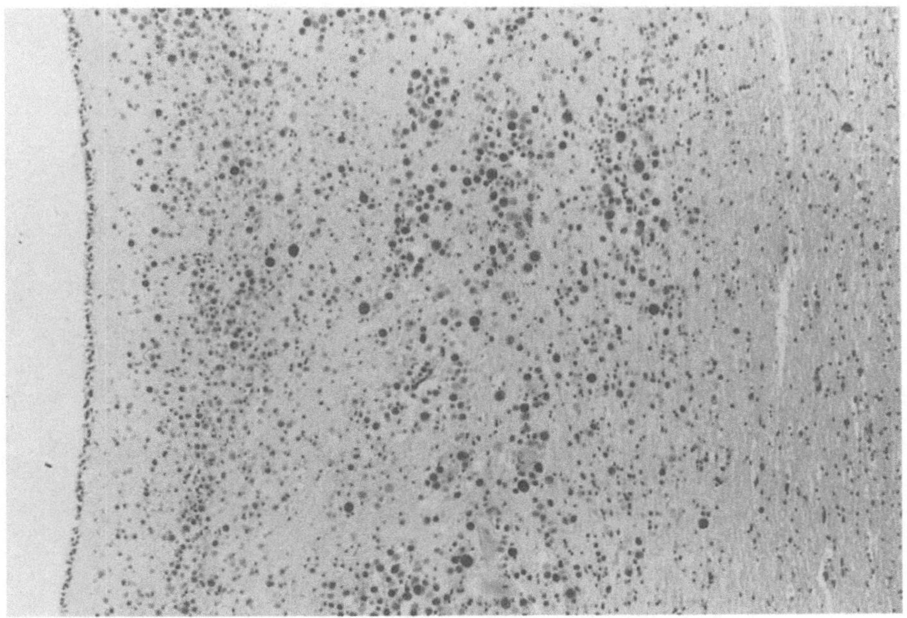

Abb. 39. Altersgehirn. Subependymale Ansammlung von Amyloidkörpern. Nissl × 40

den, bandförmigen (fasziolären) Strukturen besteht (Abb. 40 a). NEMETSCHEK et al. (1976) konnten ihre Breite mit ca. 17 nm und ihre Dicke mit ca. 5 nm bestimmen, während über ihre Länge keine genauen Angaben möglich waren. Sie färben sich besonders stark mit Blei. In der Regel weisen die zentralen Anteile der Corpora amylacea eine dichtere homogene Matrix auf. Gegenüber dem meistens auf einen schmalen Saum reduzierten astrozytären Zytoplasma ist eine scharfe, aber keine membranöse Abgrenzung erkennbar. YAGHISHITA et al. (1977) fanden eine räumliche Beziehung zwischen den Glykogengranula und den bandförmigen Strukturen (Abb. 40 b). Sie lokalisieren sich hauptsächlich in den Fortsätzen der fibrillären Astrozyten in der Nähe der Blutgefäße und unterhalb der weichen Häute (HEGREBERG u. PADGETT 1976).

Vorkommen

Die Corpora amylacea sind in großer Anzahl im Altersgehirn und bei degenerativen Erkrankungen vorhanden (PETITO et al. 1973). Sie werden schon in der 3. und 4. Lebensdekade beobachtet und nehmen mit dem Alter zu. Eine Schwierigkeit in der Abgrenzung der Corpora amylacea gegenüber den anderen Polyglukosaneinschlüssen besteht darin, daß sie nicht nur in Astrozyten beschrieben wurden. Sie sollen in den Nervenzellen der Hirnrinde bei verschiedenen neurologischen Erkrankungen ohne Myoklonien vorkommen (ANRAKU et al. 1974; YOSHIMURA 1977). Sie wurden auch bei alten Patienten ohne neurologische Erkrankung (SUZUKI et al. 1971; ANZIL et al. 1974; AVERBACK u. LANGEVIN 1978; GERTZ et al. 1985) bei der Pick-Erkrankung (BRION u. MICOL 1971), im Striatum bei der Hun-

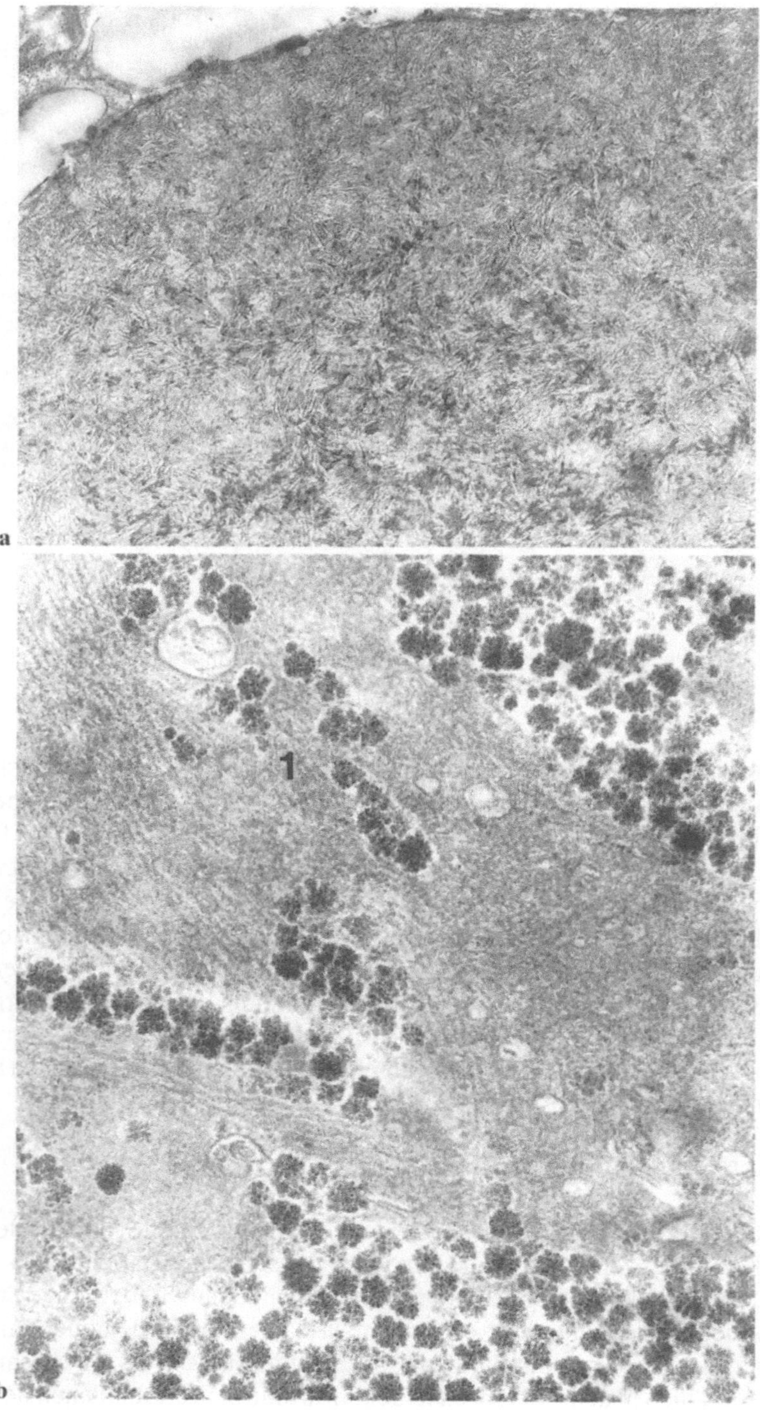

Abb. 40 a, b. Altersgehirn. **a** Amyloidkörper in einem Astrozytenfortsatz des Putamen. Der Inhalt besteht ausschließlich aus bandförmigen Strukturen. × 8.000. **b** In einigen Arealen stehen die bandförmige Strukturen (*1*) häufig in Beziehung mit Ansammlungen von α-Glykogen-Partikeln. × 40.000

tington und der Alzheimer-Erkrankung (AVERBACK 1981) und in den Vorderhornzellen in der amyotrophen Lateralsklerose (TAKAHASHI et al. 1975) beobachtet. Als solche sind ebenfalls die von ORTHNER et al. (1973) und BARZ et al. (1976) beschriebenen Myoklonuskörper bei der amytrophischen Lateralsklerose zu deuten. Auch im peripheren Nervensystem sind sie häufig beschrieben worden (POWELL et al. 1979; YAGISHITA et al. 1977).

TAKAHASHI et al. (1977) untersuchten in zwei Fällen von amyotrophischer Lateralsklerose und in je einem Fall von hepatischer Enzephalopathie und Shy-Drager-Syndrom die Verteilungsmuster der intraaxonalen Corpora amylacea. Sie wurden am häufigsten im Nucleus gracilis gefunden, gefolgt von den Vorderhörnern des Rückenmarks. In absteigender Häufigkeit wurden sie in den Corpora geniculata lateralis, in der Substantia reticularis, in den sensorischen und motorischen Kernen des Hirnstammes und in Kleinhirn und Hirnrinde gesehen. In den basalen Kernen einschließlich Thalamus waren sie äußerst selten. Die Autoren wiesen darauf hin, daß trotz einer ähnlichen Vorzugslokalisation im Nucleus gracilis die Corpora amylacea aufgrund ihrer Ultrastruktur von den neuroaxonalen Sphäroiden (s.S. 513) zu unterscheiden sind. Die Sphäroide zeigten außerdem nur eine schwache oder überhaupt keine PAS-Positivität, während die Corpora amylacea immer stark PAS-positiv sind.

Entstehung

SCHWALBE u. QUADBECK (1975) nahmen als wesentliche Ursache für die Entstehung der Corpora amylacea einen gegenüber dem Glukoseangebot verminderten Glukosebedarf des Gehirnes an. Bezüglich der Morphogenese der fasziolären Strukturen, die in sämtlichen Polyglukosaneinschlüssen vorkommen, wurde eine Beteiligung des endoplasmatischen Retikulum (COLLINS et al. 1968; HOLLAND et al. 1970) bzw. der Ribosomen (TOGA et al. 1968) oder der Mitochondrien (LOPE et al. 1974) angenommen. In späteren Arbeiten wurde der Übergang zwischen Glykogengranula und fasziolären Strukturen deutlich nachgewiesen (GAMBETTI et al. 1971; YAGISHITA et al. 1977; SUZUKI et al. 1979). RAMSEY-HUNT (1965) nahm an, daß durch Zusammenlegung von kleineren Corpora amylacea die größeren Elemente entstehen, die 15 µm und mehr erreichen können. Wegen der Häufigkeit und Unspezifität ihres Vorkommens kann man ihnen auch beim jetzigen Kenntnisstand über Entstehung und Struktur der Corpora amylacea keine diagnostische Bedeutung beimessen (LEEL-ÖSSY 1981).

d) Adulte Polyglukosankörper-Krankheit

Die Krankheit wurde zunächst von ROBITAILLE et al. (1980) aufgrund einer charakteristischen klinischen Symptomatik und des Vorkommens von Polyglukosankörpern im peripheren und zentralen Nervensystem beschrieben.

Klinisches Bild

Die Symptome beginnen im späteren Erwachsenenalter und bestehen aus einer Assoziation von Störungen des unteren und oberen motorischen Neurons, einem ausgeprägten sensorischen Verlust, Blasenfunktionsstörungen und Demenz.

Die Mehrzahl der Fälle trat sporadisch auf, aber bei einigen Patienten wurde ein familiäres Vorkommen festgestellt (CAFFERTY et al. 1986). Im CT wurde gelegentlich eine Rindenatrophie und eine leichte Leukodystrophie festgestellt (VOS et al. 1983). Die Krankheit verlief progredient über 3–21 Jahre.

Neuropathologie

Lichtmikroskopisch fand man eine hohe Anzahl von Polyglukosankörpern, die sich intensiv mit PAS, Silberproteinat und Jod färbten. Im Gehirn zeigen sie unterschiedliche Größe und Profile und kommen vor allem in den Groß- und Kleinhirnhemisphären, im Hirnstamm und im Rückenmark vor (GRAY et al. 1988). Die Polyglukosankörper sind in den Nervenzellfortsätzen und in den Astrozyten, nicht aber in den Perikaryen lokalisiert, wodurch sie sich von den Lafora-Körpern unterscheiden (TABOADA et al. 1986). Sie sind in den Axonen von bemarkten Fasern des zentralen und peripheren Nervensystems besonders voluminös.

Elektronenmikroskopisch zeigen sie die für die Corpora amylacea charakteristische Mischung aus filamentären und granulären Strukturen (OKAMOTO et al. 1982).

Corpora amylacea bei Tieren

Die bei Hunden unterschiedlicher Rassen ohne gleichzeitiges Vorkommen von hereditärer Myoklonusepilepsie beschriebenen Einschlüsse (HOLLAND et al. 1970), die nach ihrem Sitz im Perikaryon von Nervenzellen mit Vorzugslokalisation in den Purkinje-Zellen, nach ihren färberischen Eigenschaften und ihrer Ultrastruktur den Lafora-Körperchen ähneln, sollten den Polyglukosankörpern bzw. Corpora amylacea zugeordnet werden. Ebenfalls als solche sind die von SUZUKI et al. (1978) bei 40 Hunden verschiedener Rassen ohne neurologische Symptome beschriebenen Einschlüsse zu klassifizieren. Sie stellten fest, daß mit zunehmendem Alter Lafora-ähnliche Körper häufiger und in der Gruppe zwischen 8 und 16 Jahren sogar bei 100% der untersuchten Tiere vorkommen. Die Autoren führten die Einschlüsse auf das Alter zurück und wiesen auf die Schwierigkeit hin, sie von den Corpora amylacea unterscheiden zu können. Der einzige Grund, sie als Lafora-ähnliche Einschlüsse zu bezeichnen, war ihr Vorkommen nicht nur in den Nervenzellfortsätzen, sondern auch in den Perikaryen der Nervenzellen. Problematischer ist die Zuordnung von Einschlüssen, die bei alten Mäusen beobachtet wurden und aufgrund der licht- und elektronenmikroskopischen Befunde als Lafora-ähnlich bezeichnet wurden (NAKAMURA u. OKAMOTO 1973), und bei der Katze (SUZUKI et al. 1979), obwohl sie nur in Nervenzellfortsätzen und nie in den Perikaryen vorkommen. Darüber hinaus hat man sog. Lafora-ähnliche Körper in verschiedenen Tierspezies bei entzündlichen Krankheiten und Intoxikationen gefunden. FIELD et al. (1967) beschrieben bei Ratten mit Scrapie Corpora amylacea, die den Lafora-Körpern ähneln und gelegentlich in geschrumpften Nervenzellen, meistens aber in astrozytären Fortsätzen vorkommen. JAYARAJ (1980) fand sie bei mit D-Penizillamin behandelten Ratten. Sie waren in Axonen lokalisiert und wurden lichtmikroskopisch aufgrund ihrer Farbeigenschaften charakterisiert. ROIZIN

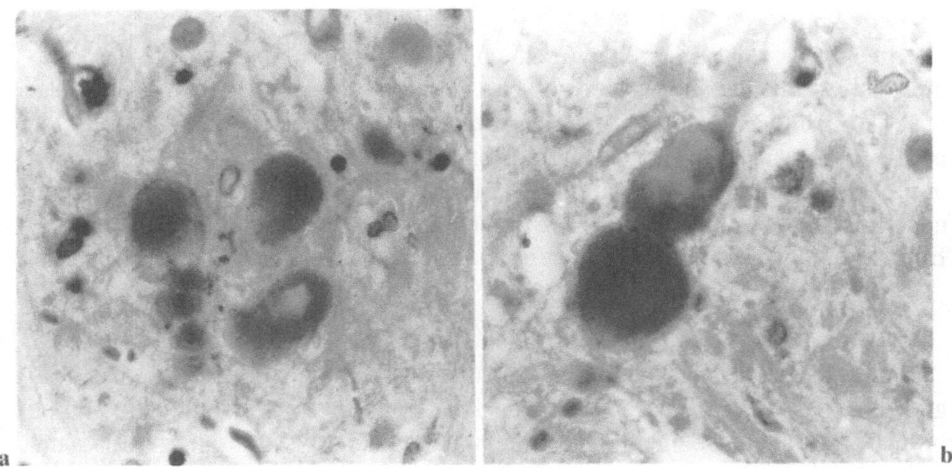

Abb. 41 a, b. Pallidumdegeneration. Im äußeren Pallidumglied Ablagerungen von Bielschowsky-Körperchen. PAS **a** × 250, **b** PAS × 750 (Aufnahme: B. Volk, Freiburg)

u. Liu (1977) beobachteten Lafora-ähnliche Körper im Hypothalamus von chronisch heroinabhängigen Hunden.

e) Bielschowsky-Körperchen

Im Rahmen verschiedener Erkrankungen der Basalganglien findet man massive intrazytoplasmatische Einlagerungen in den vom Neostriatum gesteuerten Pallidumneuronen, vorzugsweise in den Dendriten. Sie wurden zum ersten Mal 1912 von Bielschowsky in einem Fall von doppelseitiger Athetose beschrieben und sind später als „Bielschowsky-Körperchen" bezeichnet worden (De Leon 1974).

Lichtmikroskopisch stellen sie sich als rundliche, längliche oder ovoide Gebilde dar (Abb. 41 a, b). Sie können einen zentralen Kern und konzentrische Schichtungen oder eine zentrale Aufhellungszone zeigen. Ihre Größe kann 20–50 µm erreichen, auch als kleinere Gebilde von 1–2 µm können sie einzeln vorkommen oder sich in Reihen perlschnurartig anordnen. Sie färben sich positiv mit Jodin, Best-Karmin, PAS (Abb. 41), Alcianblau und Methenamin-Silbernitrat an, negativ aber bei allen Fettfärbungen. Daher sind die Bielschowsky-Körperchen mit den schon von Wenderowic (1925) im Pallidum herausgestellten und später u. a. von Smith (1960) im Pallidum nachgewiesenen Marchi-positiven Körperchen nicht zu verwechseln (Ule u. Volk 1975).

Elektronenmikroskopisch erkennt man keine Membranbegrenzung der Einschlüsse. Sie sind oft in Kern und Schalenzone differenziert und enthalten ein dichtes Filzwerk aus teils filamentären, teils eindeutig bandförmigen Einheiten mit stärkerer Affinität zu Bleisalzen im Bereich der Kernzone. Derartige bandförmige Einheiten wurden in Zusammenhang mit pathologischen intraplasmatischen Stapelungsvorgängen als Folge zellulärer Dysmetabolien beobachtet (Ule 1972; Nemetschek et al. 1976) und als faszioläre Strukturen bezeichnet.

Vorkommen

BIELSCHOWSKY (1912) stellte in seinem Fall einen Status marmoratus des Putamen fest. Ähnliche Fälle wurden von DE LEON (1974), PROBST et al. (1980), ADLER et al. (1982) und YAGASHITA et al. (1983) beschrieben. Demgegenüber fanden VANDERHAEGHEN et al. (1967) sowie ULE u. VOLK (1975) die Bielschowsky-Körperchen in Fällen mit reiner Degeneration des äußeren Pallidumgliedes (s.S. 544). Demnach handelt es sich bei den Bielschowsky-Körperchen um ein ortsspezifisches Epiphänomen, das bei verschiedenen Ätiologien auftreten kann.

Entstehung

Pathogenetisch liegt ihnen eine Störung des Kohlenhydratstoffwechsels zugrunde, dem keine primäre Rolle bei den Krankheitsprozessen zuzukommen braucht. Vor allem ist eine solche Rolle in den Fällen mit Status marmoratus unwahrscheinlich. Das gemeinsame Vorkommen des Status marmoratus im Striatum und Bielschowsky-Körperchen könnte auf die Differenzierung der Pallidumneurone mit sekundärer Stapelung von Polyglukosan zurückgeführt werden. Unklar bleibt, warum nur das äußere Pallidumglied betroffen ist.

f) Nomenklatur und Abgrenzung der Polyglukosaneinschlüsse

Die histochemischen und ultrastrukturellen Untersuchungen der Lafora-Körperchen, Bielschowsky-Körperchen und Corpora amylacea haben gezeigt, daß es sich um Polyglukosankomplexe handelt. Bei allen diesen Strukturen handelt es sich um Anhäufungen des gleichen verzweigten Polysaccharids (PALMUCCI et al. 1982), das höchstwahrscheinlich durch Umkehr des Verzweigungssystems synthetisiert wird, wie es für die Glykogenose Typ IV angenommen wird (s.S. 93) (MERCIER u. WHELAN 1970). Dies allerdings bedeutet nicht, daß der gleiche biochemische Weg dieselbe Ätiologie oder dieselben ätiopathogenetischen Faktoren voraussetzt. Chemisch und ultrastrukturell sind sie voneinander nicht leicht zu unterscheiden. Trotzdem sollten diese Bezeichnungen nicht wahllos angewandt werden.

Die Bezeichnungen *Lafora-Körperchen* bzw. *Myoklonuskörperchen* sind anzuwenden, wenn die Grundkrankheit eine Myoklonusepilepsie ist. Nur bei dieser Krankheit können sie die Größe erreichen, die sonst weder bei den Bielschowsky-Körpern noch den Corpora amylacea üblich ist. Gegenüber den Corpora amylacea weisen die Lafora-Körperchen weitere Differenzierungsmerkmale auf. Polarisationsmikroskopisch bestehen zwischen beiden Strukturen sowohl quantitative als auch qualitative Unterschiede, die eine histologische Differenzierung ermöglichen. Unabhängig von der Stärke der optischen Anisotropie und Größe erweisen sich Corpora amylacea stets als positiv doppelbrechend. Die Kerne der Lafora-Körperchen Typ II weisen hingegen nie Brewster-Kreuze auf.

Als *Bielschowsky-Körperchen* sind nur diejenigen Polyglukosanansammlungen zu bezeichnen, die bei verschiedenen Erkrankungen – aber lediglich im äußeren Pallidumglied – vorkommen. Neben der Lokalisation stellt ihre Polymorphie ein weiteres Differenzierungsmerkmal gegenüber den anderen Polyglukosaneinschlüssen dar, die in der Regel ein rundliches Profil zeigen.

Polyglukosaneinlagerungen, die weder den Lafora-Körperchen noch den Bielschowsky-Körperchen zuzuordnen sind und keine pathologische Relevanz aufweisen, sollten entweder als Polyglukosankörper ihrer chemischen Natur entsprechend oder herkömmlich als *Corpora amylacea* bezeichnet werden. Dabei ist die seit RAMSEY-HUNT (1965) übliche Annahme, daß sie nur in astrozytären Fortsätzen vorkommen, nicht mehr aufrechtzuerhalten. Auch wenn die astrozytären Fortsätze zweifelsohne einen Vorzugssitz der Corpora amylacea darstellen, können letztere auch in anderen Strukturen des Neuropil sowie in den peripheren Axonen vorkommen. Aus diesen Gründen ist eine Abgrenzung der in der Polyglukosankörperkrankheit vorhandenen Einschlüsse z.Z. nicht möglich. Der Name *Lafora-Körper-ähnliche* Einschlüsse sollte nach Möglichkeit nicht verwendet werden.

C. Stoffwechselstörungen der Glykosaminoglykane (Mukopolysaccharidosen)

Die Mukopolysaccharidosen sind angeborene, genetisch bedingte Störungen des Stoffwechsels der Glykosaminoglykane. Eine erste Beschreibung wurde 1917 von HUNTER als seltene Entdeckung bei zwei Brüdern veröffentlicht. 1919 stellte v. PFAUNDLER in der „Münchner Gesellschaft für Kinderheilkunde" einen besonderen Typus kindlicher Dysostose vor, der pathologisch-anatomisch eingehend von HURLER (1919) beschrieben wurde. Die Nomenklatur früherer Autoren bezog sich auf die phänotypischen Erscheinungen bei den Patienten. HURLER (1931) bezeichnete die Erkrankung aufgrund der Knochendeformität als „Dysostosis multiplex". ELLIS (1936) prägte die Bezeichnung „Gargoylismus". WASHINGTON (1940) zog den Namen „Lipochondrodystrophie" vor. Meistens wurde sie als „Pfaundler-Hurler-Krankheit" bezeichnet.

ZIERL (1931) veröffentlichte die von SPATZ und SPIELMEYER bei der neuropathologischen Untersuchung des Pfaundler-Hurler-Falles festgestellten Nervenzellauftreibungen, die als typisch für die amaurotische Idiotie bewertet wurden. Diese Auffassung festigte sich noch mehr, nachdem TUTHILL (1934) die Speicherung der Lipide im ZNS nachgewiesen hatte. In den nächsten zwei Jahrzehnten wurde eine Reihe von Fällen z. T. auch pathologisch-anatomisch beschrieben und von allen Autoren als „Lipoidose" oder „juvenile amaurotische Idiotie" bezeichnet (GIAMPALMO u. GIAMPALMO 1951). Erst 1952 konnte BRANTE bei einem Patienten mit Hurler-Krankheit eine Ansammlung von Mukopolysacchariden in der Leber nachweisen. Er führte die Bezeichnung „Mukopolysaccharidose" ein. DORFMAN u. LORINCZ (1957) wiesen die exzessive Ausscheidung von Mukopolysacchariden im Harn nach. Das Fehlen einer deutlichen Mukopolysaccharidurie unterscheidet die ihr nahestehenden Mukolipidosen (s.S. 145) von den Mukopolysaccharidosen.

Biochemie und Vorkommen der Glykosaminoglykane

Proteoglykane sind Hybridmoleküle, bestehend aus einem Kohlenhydratanteil, den Glykosaminoglykanen, und einem Proteinanteil. Die Polysaccharide machen 95% und mehr des Gewichtes aus. Dadurch unterscheiden sie sich von den Glykoproteinen, deren Mono- bzw. Oligosaccharide nur 1% bis maximal 40% des Gewichtes ausmachen. Wegen ihres regelmäßigen Aufbaues aus Disaccharideinheiten haben die Polysaccharide der Proteoglykane den systematischen Namen „Glykosaminoglykane" erhalten. In der Literatur ist der ältere Name „Mukopolysaccharide" – weil sie zunächst aus dem Mucin isoliert wurden – weit verbreitet. Die sauren Mukopolysaccharide sind anionische Polymere, die alternierend einen azetylierten bzw. sulfatierten Aminozucker und eine Uronsäure oder Galaktose enthalten. Sie werden aus sich periodisch wiederholenden Disaccharideinheiten aufgebaut, von denen bis zu 1.000 zu langen, unverzweigten Kettenmolekülen zusammentreten.

Ursprünglich wurden die Mukopolysaccharide ausschließlich als Komponenten der extrazellulären Matrix betrachtet. Sie sind jedoch auch in den Plasmalemmata fast aller Zellen und als Komponente verschiedener Zellorganellen vorhanden (LINDAHL u. HÖÖK 1978). Im ZNS kommen Mukopolysaccharide in allen Zellarten vor. Im Rindergehirn fanden MARGOLIS u. MARGOLIS (1974) die höchste Konzentration von Mukopolysacchariden in den Perikaryen der Nervenzellen, gefolgt von Astrozyten. Die geringste Konzentration fanden sie in der Oligodendroglia (1/5 der Werte in den Nervenzellen).

Von den acht verschiedenen Typen saurer Mukopolysaccharide, die bekannt sind und die sich durch ihre Mucosaccharidkomponente bzw. durch ihren Sulfatgehalt und den Typ der glykosidischen Bindung des Mukosaccharidrestes voneinander unterschieden, werden vier bei den Mukopolysaccharidosen gespeichert (KRESSE et al. 1981).

Das *Chondroitin-4-Sulfat* stellt ein Polyglykosaminoglykan dar, dessen sich wiederholende Disaccharideinheiten aus Glukuronsäure in Verbindung mit dem Aminozucker N-Azetyl-β-D-Galaktosamin-4-Sulfat bestehen. Das *Dermatansulfat* ist ein Isomer des Chondroitinsulfates, dessen Disaccharideinheiten sich aus α-L-Iduronsäure oder β-D-Glukuronsäure und N-Azetyl-β-D-Galaktosamin-4 oder – 6-Sulfat zusammensetzen.

Bei dem *Heparansulfat* bestehen die Disaccharideinheiten aus α-L-Iduronsäure oder β-D-Glukuronsäure verbunden mit den Aminozuckern Azetyl-α-D-Glukosamin oder N-Sulfoglukosamin. Im Gegensatz zu den übrigen Mukopolysacchariden kommen bei dem Heparansulfat der Aminosäurezucker und die Glukuronsäure stets in α-(4)-glykosidischer Bindung verknüpft vor. Darüber hinaus enthält es anstelle der Azetamidgruppen Sulfonamidgruppen. Es unterscheidet sich von Heparin dadurch, daß es im Durchschnitt nur an jeder zweiten Aminogruppe des Aminozuckers einen Sulfatrest, sonst jedoch Azetylreste trägt. Bei dem *Keratansulfat* bestehen die Disaccharideinheiten aus α-D-Galaktose oder β-D-Galaktose-6-Sulfat, verbunden mit dem Aminozucker N-Azetyl-β-6-Glukosamin-6-Sulfat.

Die Dissacharideinheiten der Glykosaminoglykane werden durch eine größere Zahl von einzelnen Enzymen zu Monosacchariden und anorganischem Sulfat abgebaut. Am Abbau des Heparansulfates sind z. B. drei Sulfatasen, drei Exoglykosidasen und mehrere Endoglykosidasen beteiligt.

Pathobiochemie der Mukopolysaccharidosen

Für den enzymatischen Abbau werden die extrazellulären und membrangebundenen Mukopolysaccharide von den Organzellen über eine rezeptorvermittelte Endozytose aufgenommen und durch lysosomale Enzyme abgebaut (VON FIGURA u. KLEIN 1981). Bei den intrazellulären Mukopolysacchariden wird ein autophagischer Mechanismus (s. S. 11) angenommen.

Die den Mukopolysaccharidosen zugrundeliegenden Stoffwechselstörungen bestehen darin, daß die sich wiederholenden einzelnen Disaccharide nicht zu Monomeren abgebaut werden können. Dabei handelt es sich um Defekte, die nur eines der Enzyme im Abbauweg der einzelnen Polysaccharide betreffen. Die fehlerhafte genetische Information führt zu der Produktion inaktiver lysosomaler Enzyme und somit zur Speicherung saurer Mukopolysaccharide in Zellen mesenchymalen Gewebes sowie der inneren Organe und des Nervensystems. In allen bis jetzt bekannten Typen der Mukopolysaccharidosen ist die Speicherung der Mukopolysaccharide intralysosomal.

FRATANTONI et al. (1968) zeigten, daß Fibroblasten von Mukopolysaccharidose-Patienten in der Gewebezüchtung markiertes Sulfat aus den Kulturmedien aufnehmen und es in extrazelluläre Mukopolysaccharide einbauen. Die Einbaurate ist zunächst normal, aber wegen fehlenden Abbaus häufen die kranken Fibroblasten intrazelluläre Mukopolysaccharide an, bis sie an der Speicherung zugrundegehen.

Einteilung der Mukopolysaccharidosen

Nach der Art des Enzymdefektes werden die Mukopolysaccharidosen in verschiedene Formen eingeteilt, bei denen jeweils unterschiedliche Mukopolysaccharide im Harn ausgeschieden werden. Die Mukopolysaccharidose I-S wurde früher als „Typ V" bezeichnet. Ihr und der v. Pfaundler-Hurler-Krankheit liegt der Defekt ein und desselben Enzyms zugrunde, daher wurden die beiden Krankheiten als Typen I-H und I-S klassifziert. Da einige Autoren die alten Bezeichnungen weiterverwenden, bleibt Position V frei, um Verwechslungen zu vermeiden.

Alle Mukopolysaccharidosen werden autosomal rezessiv vererbt mit Ausnahme der Mukopolysaccharidose II (Hunter-Syndrom), die eine gonosomal rezessive Erkrankung ist. Sämtliche Typen von Mukopolysaccharidose können mit Störungen des Nervensystems einhergehen. Die Typen I-S, IV und VI zeigen keine psychische Retardierung, können aber andere neurologische Symptome aufweisen.

Die Inkubation von Fibroblasten von Hurler-Patienten zusammen mit Fibroblasten von Hunter-Patienten normalisiert den Stoffwechsel der Zellen. Die intrazellulären Mukopolysaccharide werden mit abnormer Geschwindigkeit abgebaut und nicht mehr in normalen Mengen gespeichert (FRATANTONI et al. 1968, 1969; NEUFELD u. FRATANTONI 1970; WIESMANN u. NEUFELD 1970). Die Inkubation von Fibroblasten verschiedener Patienten mit der gleichen Mukopolysaccharidose ist ohne Wirkung auf die Stoffwechselanomalie. Demgegenüber korrigieren Fibroblasten von Normalpersonen den Stoffwechseldefekt aller Mukopolysaccharidoseformen. Die Stoffwechselkorrektur beweist, daß die bei mutierten Fibroblasten fehlenden lysosomalen Enzyme von gesunden Zellen sezerniert werden. Sie zeigt darüber hinaus, daß diese Enzyme von den mutierten Fibroblasten aufgenommen, in die Lysosomen eingebaut werden und dort ihre hydrolytische Aktivität entfalten (NEUFELD u. CANTZ 1971).

Diese Beobachtungen haben außerdem eine wesentliche diagnostische Bedeutung. Wenn Fibroblasten von Patienten mit einer nicht klassifizierten Mukopolysaccharidose inkubiert werden, bedeutet eine wechselseitige Korrektur des Stoffwechseldefektes, daß verschiedene Krankheitsbilder vorliegen. Erfolgt keine Korrektur, so liegt der gleiche Stoffwechseldefekt vor.

Histochemie der Mukopolysaccharidosen

Bei allen Formen von Mukopolysaccharidosen wurde die morphologische Untersuchung durch die Tatsache erschwert, daß die gespeicherten Substanzen in den üblichen Fixierungsmitteln, wie Formalin oder verdünntem Alkohol löslich sind. Eine schonendere Fixierung, die das gespeicherte Material erhält, wird mit absolutem Alkohol, Carnoys-Lösung, Trichloressigsäure, Dioxandinitrophenol und Bleisuperazetat erzielt. HAUST u. LANDING (1961) empfahlen vor dem Färben das Fixieren der Gefrierschnitte in einer 1:1 Tetrahydrofuran und Azetonmischung, WOLFE et al. (1964) eine Lösung von 10% Ethyltrimethylammoniumbromid in 10%igem Formalin, LAGUNOFF u. GRITZKA (1966) die Fixierung von gefriergetrockneten Geweben in Formalindämpfen. Die am häufigsten gebrauchten Färbungen für die Darstellung der sauren Mukopolysaccharide sind Säuretoluidinblau, Alcianblau, PAS-Alcianblau, Tartarid-Säurethionin, kolloidales Eisen und Aldehydfuchsin (ZUGIBE 1970). Die Identifizierung der einzelnen sauren Mukopolysaccharide wird mit der Akridin-Orangedifferenzierung erreicht (SAUNDERS 1968) oder durch die unterschiedliche Lösbarkeit der Quartenärsalze (SCOTT u. DORLING 1965).

1. Mukopolysaccharidose I-H (α-L-Iduronidase-Mangel; Morbus Hurler; Pfaundler-Hurler-Syndrom; Gargoylismus)

Der erste Patient wurde von v. PFAUNDLER (1919) klinisch und von GERTRUD HURLER (1919) pathologisch-anatomisch beschrieben.

Klinisches Bild

Einige Patienten weisen schon bei der Geburt oder in der Neugeborenen-Periode auffallende Symptome auf. Allerdings sind solche angeborenen Symptome mit Ausnahme der Korneatrübungen von sehr begrenztem diagnostischem Wert (RAMPINI 1976). Bei der Mehrzahl der Fälle manifestieren sich eindeutige Symptome erst in der zweiten Hälfte des 1. Lebensjahres. Dabei handelt es sich um Hernien, Kyphosen, Verzögerung der psychomotorischen Entwicklung, aufgetriebenes Abdomen und großen Kopf mit auffallender Physiognomie, die z.T. durch Veränderungen der Weichteile und z.T. durch Deformität des Gesichts- und Hirnschädels bedingt wird. Aufgrund der charakteristischen Gesichtszüge, die denjenigen der Wasserspeier gotischer Kathedralen ähneln (Gargoylen), wurde die Krankheit „Gargoylismus" genannt. In diesem Stadium kann man schon Korneatrübungen, Hepatomegalien sowie leichtere Kontrakturen der großen Gelenke feststellen. Die Ausprägung der Symptome weist eine eindeutige Progredienz auf, und der Schweregrad des Krankheitsbildes ist altersabhängig. Abgesehen von der psychischen Retardierung sind neurologische Symptome trotz der Schwere der pathologischen Veränderungen am Nervensystem wenig auffällig. Akute Attacken erhöhten Schädelinnendrucks können unter dem Bild einer akuten Enzephalopathie zum Tode führen (SPRANGER 1972). Chronische Hirndruckerhöhungen sind regelmäßig vorhanden. Einzelne Patienten weisen abgeschwächte (LEROY u. CROCKER 1966) oder gesteigerte Muskeldehnungsreflexe und andere pyramidale Zeichen auf (VAN PELT 1961). Die Muskulatur ist mit wenigen Ausnahmen hypotrophisch und hypoton (RAMPINI 1976). Radiologisch findet man Veränderungen der Sella sowie abnorm erweiterte Kanäle für die Venae emissariae in den Okzipitalknochen (YUHL u. SCHMITZ 1969). In einigen Fällen ist ein ausgeprägter Hydrozephalus vorhanden, während es sich in anderen lediglich um eine Erweiterung der Ventrikel als Folge der Atrophie der Hirnrinde handelt (McKUSICK 1972). Im Kernspintomogramm wurde eine Aufhellung der periventrikulären Marklager beobachtet (KULKARNI et al. 1987). Rezidivierende Pneumonien und zunehmende Herz-Kreislauf-Insuffizienz führen im allgemeinen vor dem 14. Lebensjahr zum Tode.

Pathologie

Lichtmikroskopisch findet man die hellen Zellen von MILLMAN u. WHITTIK (1952) oder Gargoylzellen (THANNHAUSER 1950) in allen Geweben, die betroffen sind: Herzmuskel, Knorpel, Sehnen, Periosteum, Blutgefäße, Meningen und Kornea. Im Skelettsystem wird vor allem das Knorpelgewebe der Epiphysen, in nur geringem Maße auch der Gelenkknorpel betroffen. Bindegewebszüge durchsetzen und zerstören den Knorpel und können auch die Metaphysendeckplatte durchbrechen. Anstatt einer regelrechten Knorpelwucherungszone erkennt man einzelne oder in Nestern gelegene Knorpelzellen, die nur eine geringe Speicherung zeigen. Demgegenüber ist die Speicherung im Bindegewebe des Periost und Perichondrium, vor allem in den Markkanälen besonders ausgeprägt (LAGUNOFF u. GRITZKA 1966). In der Leber findet man in den Kupffer-Zellen und vor allem in den Parenchymzellen ein schaumiges Zytoplasma oder eine grobe Vakuolisierung (CALLAHAN et al. 1967) bei gleichzeitiger Abnahme der Lysosomenzahl. Die Veränderungen der Sinusendothelien der Milz sind weniger ausgeprägt. Die Herzklappen sind an den freien Rändern durch ein derbes hyalinisiertes Bindegewebe knotig verdickt, zwischen dessen Fasern geschwollene „helle" Zellen liegen. Die gleichen Veränderungen findet man im Peri-, Endo- und Myokard (OKADA et al. 1967). Sämtliche Gefäße, besonders die Herzkranzgefäße, zeigen eine Wandverdickung aufgrund der Wucherung von Bindegewebe mit Durchsetzung von hellen Zellen. In den Augen stehen die Veränderungen der Bowman-Membran, die von granulierten bzw. vakuolisierten geschwollenen Zellen durchsetzt bzw. ersetzt ist, im Vordergrund.

Elektronenmikroskopisch beschrieben zunächst LAGUNOFF et al. (1962) in den Adventitiazellen der Mitralklappe zytoplasmatische Einschlüsse mit hellem Inhalt, gelegentlich auch mit flockigen, granulären oder vesikulären Strukturen. Derselbe Befund wurde in Leber (HAUST et al. 1969; BERARD-BADIER et al. 1970) und anderen Geweben (DE CLOUX u. FRIEDERICI 1969) sowie in Lymphozyten (IKEDA et al. 1982) und Hautfibroblasten (Abb. 42) erhoben.

Neuropathologie

In der früheren Literatur sind einige wenige Fälle erwähnt, bei denen eine deutliche geistige Retardierung bestanden hatte, die aber keinen histologischen Befund am Zentralnervensystem aufwiesen (HÄSSLER 1941; DE LANGE et al. 1944, WAGNER 1951). Allerdings wurde in keinem dieser Fälle eine biochemisch gesicherte Zuordnung zu einem bestimmten Typ der Mukopolysaccharidosen durchgeführt.

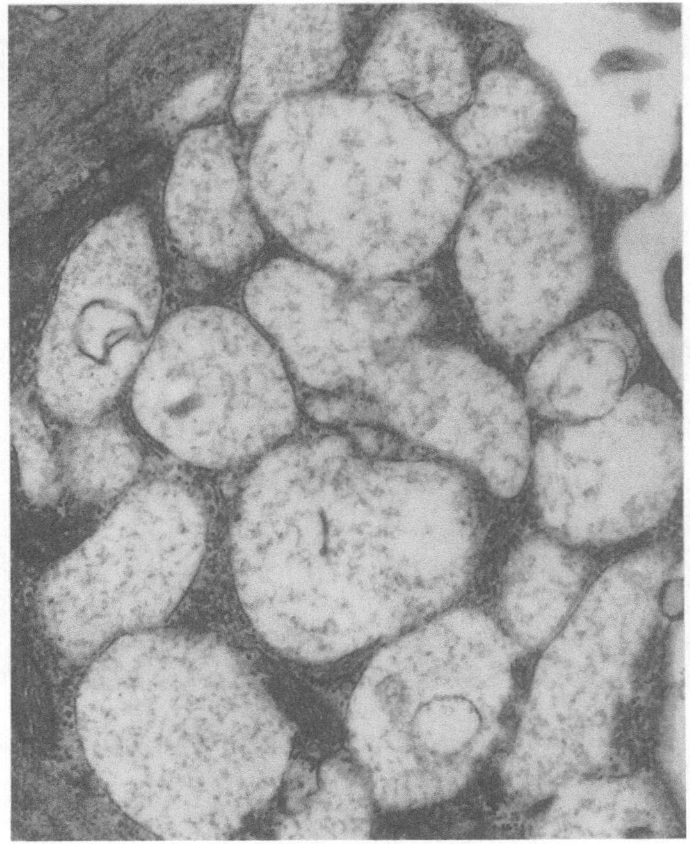

Abb. 42. Mukopolysaccharidose I-H. Lysosomale Vakuolisierung eines Hautfibroblasten.
× 49.700 (Aus CERVÓS-NAVARRO u. GOEBEL 1989)

Makroskopisch erscheinen die weichen Häute trübe und verdickt (Abb. 43), vor allem an der Hirnbasis (RUSSEL 1948; DAWSON 1954). Die Ventrikel sind immer erweitert und können eine Verdoppelung ihrer normalen Größe erreichen (WOLFE et al. 1964). Häufig erkennt man eine leichte Atrophie der Groß- und Kleinhirnrinde, vor allem des Wurmes. RUSSEL führte den Hydrozephalus auf Abflußschwierigkeiten durch Ansammlung von Mukopolysacchariden in den Meningen zurück; NEUHAUSER et al. (1968) beschrieben das Vorkommen von Arachnoidalzysten. Besonders charakteristisch für die MPS I-H ist das Vorhandensein von stark erweiterten perivaskulären Räumen im Centrum semiovale, die schon makroskopisch sichtbar sind (CROME u. STERN 1976). MAILER (1969) fand eine Optikusatrophie bei einem Patienten, der mit 20 Monaten verstarb und führte sie auf den erhöhten intrakraniellen Druck zurück.

Lichtmikroskopisch erkennt man in den Meningen eine Zunahme des Kollagens, zwischen dessen Fasern vakuolisierte Fibroblasten und Schaumzellen vorkommen (MILLMAN u. WHITTIK 1952; WATTS et al. 1986). Die Blutgefäße sind, vor

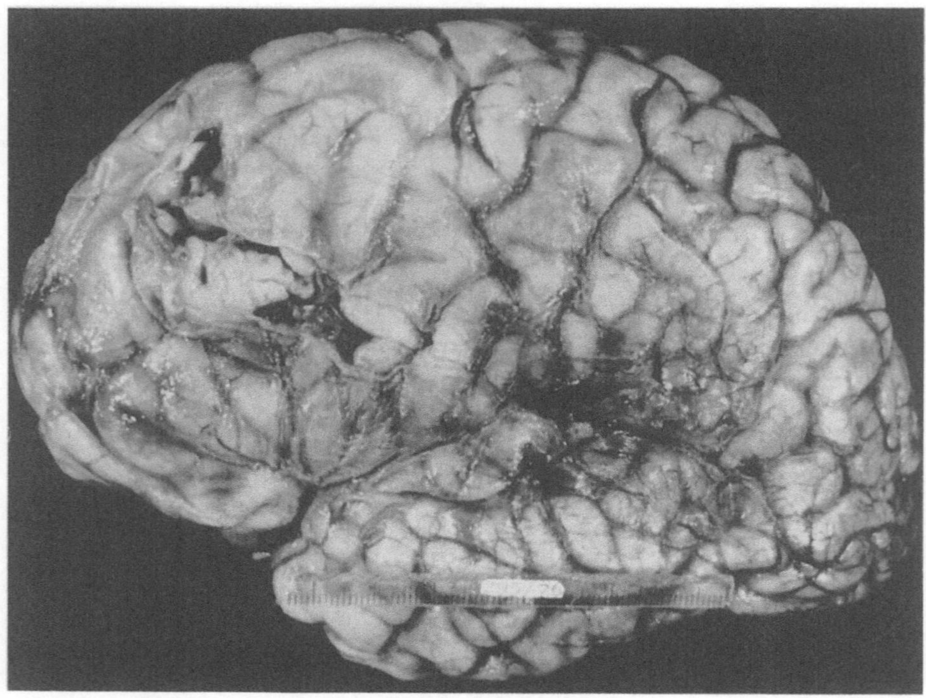

Abb. 43. Gleicher Fall wie Abb. 42. Ausgeprägte fibröse Verdickung der Leptomeningen frontoparietal.

allem in der Intima und Adventitia stark verdickt (Abb. 44a). Die Mehrzahl der Nervenzellen in der Hirnrinde, im Zwischenhirn und im Hirnstamm zeigen ein durch Speicherung von granulären Substanzen aufgetriebenes Zytoplasma (Abb. 44b). WOLFE et al. (1964) fanden die Nervenzellauftreibungen vor allem im Nucleus dentatus und in den Purkinje-Zellen sowie in den Pyramidenzellen der Hirnrinde und in den Vorderhornzellen des Rückenmarks. SCHNABEL (1961) fand auch in den Ganglienzellen des vegetativen Nervensystems eine ausgeprägte Speicherung. Der Kern ist in der Regel in die Peripherie verdrängt. Besonders auffällig ist bei den Dendriten der Purkinje-Zellen das Vorkommen zahlreicher Ovoide, welche die Größe des Perikaryon übertreffen können (DOSHI et al. 1974). Mit Ausnahme dieser Ovoide ist bei den aufgetriebenen Nervenzellen keine Speicherung saurer Mukopolysaccharide nachzuweisen.

Elektronenmikroskopisch werden im Zytoplasma der Nervenzelle drei Arten von Einschlüssen beobachtet (ALEU et al. 1965).

a) *Zebrakörper* mit einem Durchmesser von ca. 1 μm sind von quer angeordneten Lamellen, die Streifen von hellen und dichten Schichten bilden, umgeben. Innerhalb der dichten Schichten finden sich regelmäßig aufgereihte dichte und helle Linien mit einer Periodizität von 5–6 nm. Gelegentlich können die Lamellen eine konzentrische Anordnung zeigen (WINTERS et al. 1976). Verschiedene Areale der Zebrakörper weisen eine homogene feingranuläre Struktur auf (LOEB et al. 1968).

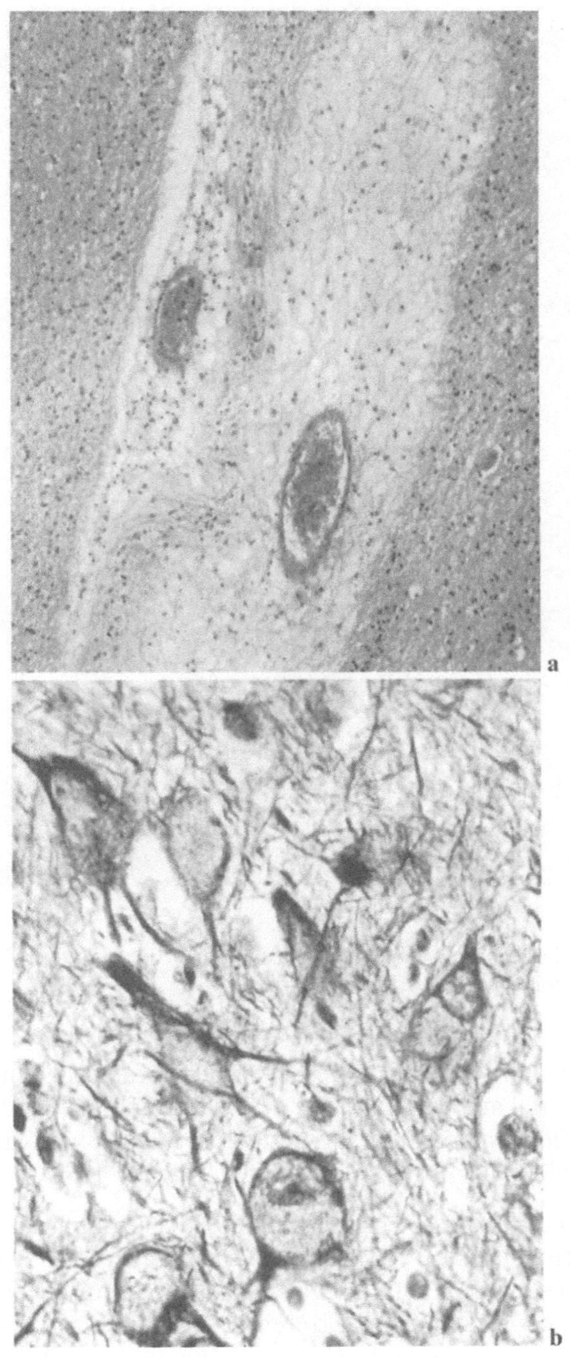

Abb. 44. a Gleicher Fall wie Abb. 42. Ausgeprägte grobnetzige Fibrose im perivaskulären Raum. HE × 120. **b** Nervenzellen mit aufgetriebenen Perikaryen und imprägnierten Fortsätzen. De Myer Silbertechnik. × 1.700

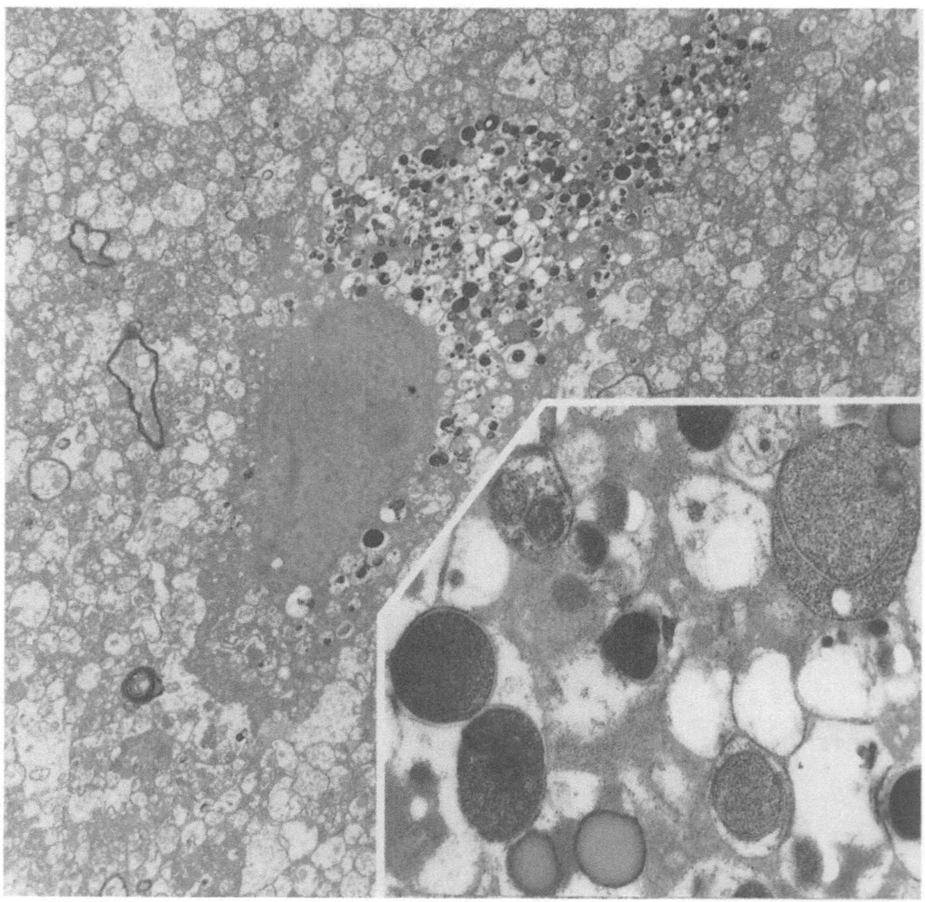

Abb. 45. Mukopolysaccharidose IH. Nervenzelle der Frontalrinde mit zahlreichen pleomorphen Einschlüssen. × 2.800, Inset × 24.000

b) *Granulomembranöse Körper* bestehend aus fast ausschließlich homogenem granulärem Material mit einigen wenigen Binnenmembranen (Abb. 45). Die Zebrakörper und die granulomembranösen Körper können konfluieren und große Konglomerate bilden (UCHIMURA et al. 1965; WATTS et al. 1986).

c) *Helle Vakuolen* von ca. 0,5 µm Durchmesser, die durch eine Einheitsmembran umgrenzt sind. Dieser Typ kommt, im Gegensatz zu den übrigen Organen, seltener als die beiden anderen Einschlüsse in den Nervenzellen vor. Demgegenüber zeigen die meningealen und intrazerebralen Gefäße eine Verdickung der Endothelzellen mit Anhäufung von vakuolären Einschlüssen, die selten lamelläre Profile zeigen. Die Perizyten um die Kapillaren sind vermehrt und ihr Zytoplasma ist mit Vakuolen bis zu 2 µm Durchmesser durchsetzt, die meistens hell dielektronisch sind, aber an einigen Stellen Reste von lamellären Profilen, selten regelrechte lamelläre Körper enthalten. In der Adventitia von Arteriolen und Venolen findet man innerhalb der stark erweiterten perivaskulären Räume Nester von

Kollagen und Fibroblasten, bei denen ALEU et al. (1965) keine Vakuolen nachweisen konnten. DEKABAN u. CONSTANTOPOULOS (1977) fanden in der Adventitia mononukleäre Zellen, die zahlreiche helle Vakuolen in ihrem Zytoplasma enthielten.

2. Mukopolysaccharidose I-S
(α-L-Iduronidase-Mangel; Scheie-Krankheit)

SCHEIE et al. (1962) beschrieben bei Erwachsenen eine relativ gutartige Form von Mukopolysaccharidose, die zunächst als Typ V und später als „Mukopolysaccharidose I-S" bezeichnet wurde (s.S. 125). Wahrscheinlich gehört zu diesem Typ ein Teil der früher als „Spät-Hurler" bezeichneten Fälle (SCHINZ u. FURTWÄNGLER 1928).

Klinisches Bild

Das Krankheitsbild wird erst in oder nach der Pubertät diagnostiziert. Frühe Symptome sind eingeschränkte Gelenkbeweglichkeit, Klauenfinger, Hernien und Hornhauttrübung (GLOBER et al. 1968; HORTON u. SCHIMKE 1970). Das Gesicht weist grobe Züge auf, die aber eindeutig weniger ausgeprägt sind als im Hurler-Typ. Bei den meisten Patienten finden sich Symptome einer Aortenklappeninsuffizienz, die jedoch bis ins höhere Alter kompensiert wird (SPRANGER 1972). Neurologisch wurden Paraparesen und Ausfälle wegen Rückenmarkskompression beschrieben (PAULSON et al. 1974). Hypotrophie und Schwäche der Daumenballenmuskulatur kommen ebenfalls als Folge eines Karpaltunnelsyndroms zustande. Die Intelligenz der Patienten ist normal.

Pathologie

Makroskopisch fanden JELLINGER et al. (1984) eine starke weißliche Verdikkung der Herzklappen. *Lichtmikroskopisch* zeigten sie zahlreiche helle Zellen. In Biopsien der Haut (HAMBRICK u. SCHEIE 1962; MARTIN u. CEUTERICK 1978) sowie der Kornea und Bindehaut (SCHEIE et al. 1962) fand man die gleichen histologischen Veränderungen wie bei der Mukopolysaccharidose I-H. Im Karpaltunnel fand man eine exzessive Wucherung des Kollagens (WATSON-JONES 1949).

Elektronenmikroskopie. In den Herzklappen fanden JELLINGER et al. (1984) sowohl Zellen, deren Zytoplasma mit hellen Vakuolen durchsetzt waren als auch solche, die multilamelläre, z. T. Zebrakörper, enthielten. Untersuchungen der Bindehaut und der Haut zeigten eine Vakuolisierung der Fibroblasten und der Bindehautepithelzellen mit membranbegrenzten Einschlüssen granulofibrillären Inhaltes, die in der Nähe der Golgi-Zonen vorkommen (QUIGLEY u. GOLDBERG 1971).

Neuropathologie

Sowohl die Dura mater als auch die Leptomeningen können verdickt sein (PAULSON et al. 1974). Bei einem Patienten von DEKABAN et al. (1976) waren die Veränderungen in den adventitiellen Zellen im Marklager die gleichen, wie bei MPS I-H, die Nervenzellen in der Hirnrinde zeigten aber keine Veränderungen. Demgegenüber fanden JELLINGER et al. (1984) neben erweiterten perivaskulären

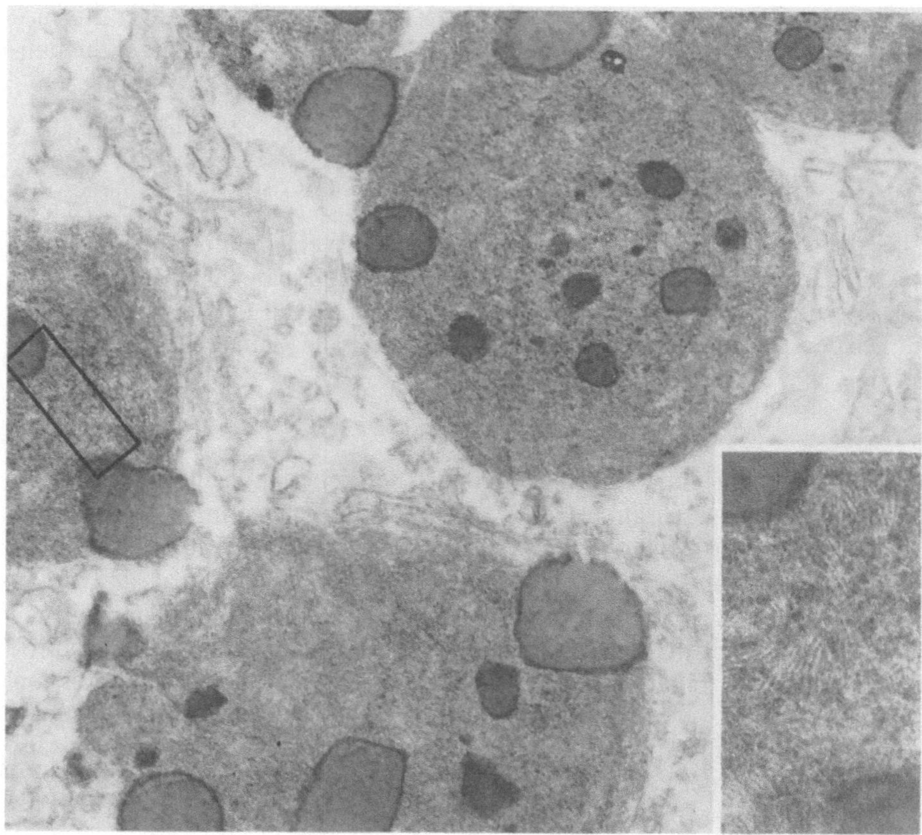

Abb. 46. Mukopolysaccharidose I-S. Nervenzelle des Thalamus mit pleomorphen Einschlußkörpern. × 20.000. Inset × 46.000 (Aufnahme: K. JELLINGER, Wien)

Lakunen im Mark mit lipidhaltigen Makrophagen, eine neuronale Speicherung in Thalamus, Hypothalamus, Hippocampus, Hirnstammkernen, spinalen Motoneuronen und selten Purkinje-Zelldendriten.

Elektronenmikroskopisch bestand eine komplexe neuronale Speicherung pleomorpher großer Lipofuszingranula, die Lipidtröpfchen und fingerabdruckähnliche Strukturen, kurvilineare, multilamelläre und Zebrakörper enthielten (Abb. 46, 47). Ähnliche Ablagerungen fanden sich in der Oligodendroglia. Gefäßperizyten, Fibroblasten der Dura (Abb. 47) sowie Schwann-Zellen der strukturell unauffälligen peripheren Nerven weisen zahlreiche adielektronische Vakuolen auf.

3. Intermediärer Typ der Mukopolysaccharidose I (Mukopolysaccharidose I H/S)

Eine Reihe von Patienten mit Mukopolysaccharidose I weisen phänotypische Merkmale auf, die zwischen denen des Hurler- und denen des Scheie-Syndroms liegen. Die bei diesen Patienten häufig feststellbare Variabilität der ausgeschiede-

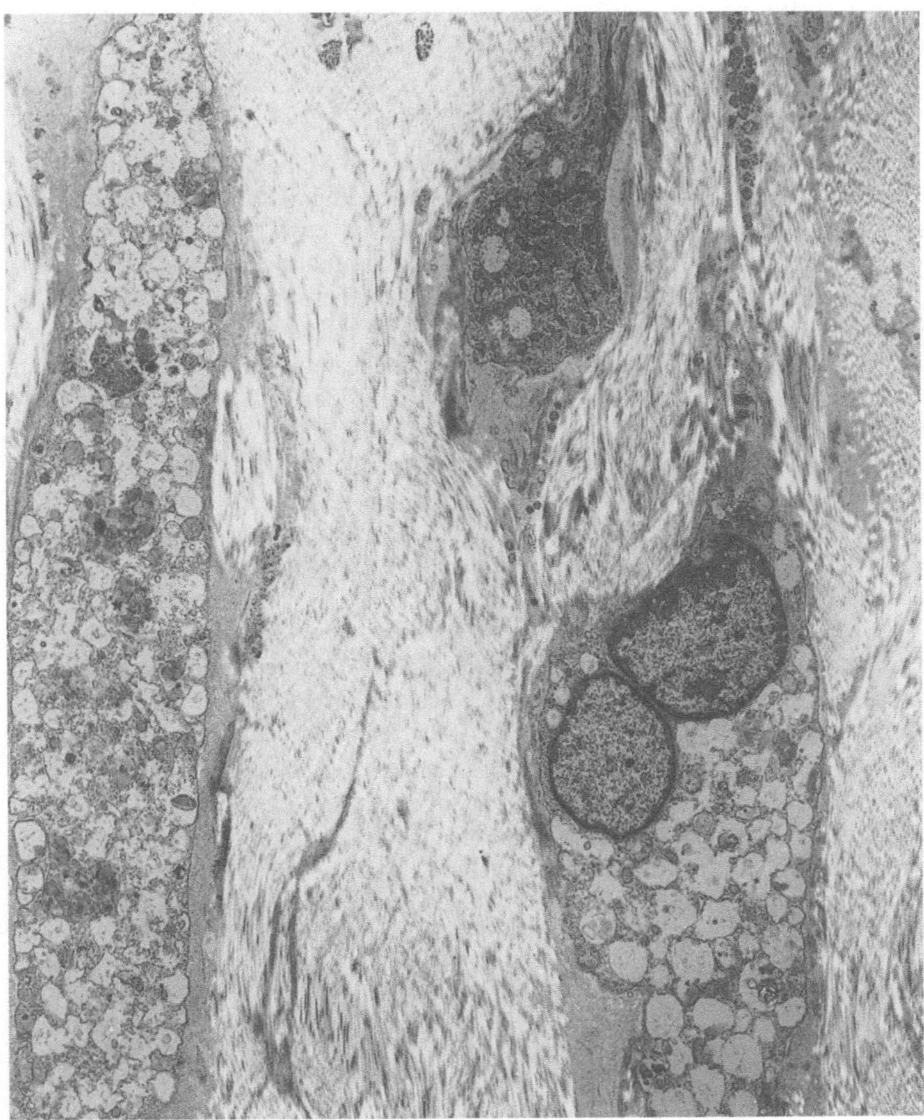

Abb. 47 Gleicher Fall wie Abb. 46. Das Zytoplasma der Fibroblasten in der Dura mater ist mit hellen Vakuolen durchsetzt. × 12.000

nen Mukopolysaccharide wurde auf eine doppelte Heterozygotie bzw. auf Allelmutationen ein und desselben Gens (ROUBICEK et al. 1985) zurückgeführt (LEISTI et al. 1976; TONDEUR et al. 1976).

Bei diesem intermediären Typ sind neurologische Symptome als Folge der durch die verdickte Dura verursachten Rückenmarkskompression besonders ausgeprägt (SOSTRIN et al. 1977; KAUFMAN et al. 1982; WASSMAN et al. 1982). Als die der Mukopolysaccharidose III zugrundeliegenden Enzymopathien noch nicht bekannt waren, bezeichnete LANGER (1964) diese Form als Mukopolysaccharidose HS.

Neuropathologisch fand man Veränderungen nach Art der Mukopolysaccharidose I-H (WINTERS et al. 1976) oder eher der Mukopolysaccharidose I-S (WASSMAN et al. 1982).

Pathogenese

Die Mukopolysaccharidose I-H ist durch einen Mangel an α-L-Iduronidase (BACH et al. 1972; MATALON u. DORFMAN 1972) bedingt. Der gleiche Defekt liegt auch der Mukopolysaccharidose I-S zugrunde (BACH et al. 1972). Da sowohl Dermatansulfat als auch Heparansulfat Iduronsäure enthalten, erklärt sich die Speicherung dieser beiden Substanzen durch eine Blockierung ihres Abbaues auf der Stufe der Iduronsäureabspaltung (IKENO et al. 1982). Die unterschiedliche Schwere der beiden Krankheitsbilder erklärt sich am ehesten durch allele Mutationen ein und desselben Gens mit höherer Restaktivität der α-L-Iduronidase bei der Mukopolysaccharidose I-S. Der zunächst für die Mukopolysaccharidose I-H für spezifisch gehaltene Mangel des β-Galaktosidase-Isoenzyms wird sekundär durch massive Ansammlung von Mukopolysacchariden verursacht (KINT et al. 1973). Ein ähnlicher Mechanismus wurde für die bei Homogenaten von Fibroblasten aus Mukopolysaccharidose-Patienten festgestellte Aktivitätsminderung der Neuraminidase angenommen (BAUMKÖTTER u. CANTZ 1982).

Die akuten und chronischen Hirndruckerhöhungen werden durch die verdickten Hirnhäute, die zu Passagehindernissen der ableitenden Liquorwege führen, verursacht. Resorptionsstörungen im Bereich der Pacchionischen Granulationen werden auch diskutiert (SPRANGER 1972). Auch wenn im Gehirn die Speicherung von Mukopolysacchariden in den Meningen und Gefäßen am höchsten, in den Nervenzellen aber gering ist (DEKABAN u. CONSTANTOPOULOS 1977), sind die neurologischen Symptome und die hochgradige Retardierung auf die hohen Konzentrationen von Heparan- und Dermatansulfat zurückzuführen. Dabei kann es sich sowohl um eine unmittelbare als auch um eine mittelbare Wirkung auf die veränderte Gangliosidkomposition handeln (CONSTANTOPOULOS et al. 1980a). Auffallend ist, daß die Menge von Gangliosiden im Hirngewebe nur wenig erhöht ist (LOEB et al. 1968). Die Zunahme des G_{M3} und G_{D3} ist Folge der großen Mengen lysosomaler Membranen, die gebildet werden und nicht die durch die aufgestapelten Mukopolysaccharide bewirkte Inhibition der G_{M3}-Neuraminidase (DAWSON u. LEMI 1976). Auch die Zebrakörper werden von lipidangereicherten Membranen lysosomaler Herkunft gebildet. Die fehlende Korrelation zwischen der Anzahl von Zebrakörpern und der normalen Konzentration von Gangliosiden wurde von LOEB et al. (1968) auf die großen Mengen von Proteinen in den Zebrakörpern zurückgeführt.

4. Mukopolysacharidose II
(Iduronat-Sulfatase-Mangel; Hunter-Krankheit)

Das Krankheitsbild wurde erstmals von HUNTER (1917) bei zwei 8- bis 10jährigen Brüdern beschrieben. Die klinischen Veränderungen ähneln denjenigen der Mukopolysaccharidose I-H, sind jedoch im allgemeinen leichter und treten später auf. Im Harn werden Heparan- und Dermatansulfat ausgeschieden. Die Kornea zeigt bei der Spaltlampenuntersuchung keine Trübung. Dieses Merkmal zusammen mit dem späteren Auftreten der Erkrankung erlauben die Differentialdiagnose gegenüber der Mukopolysaccharidose I-H. Außerdem ist die Hunter-Krankheit die einzige x-chromosomale Form unter den Mukopolysaccharidosen. Allerdings erwogen NEUFELD et al. (1977) anhand zweier Patienten mit einem Hunter-Syndrom die mögliche Existenz einer autosomalen Form der MPS II.

Klinisches Bild

Seit der Mitteilung von LICHTENSTEIN et al. (1972) über einen Patienten mit einer milderen Mukopolysaccharidose-II-Form unterscheidet man zwischen einer juvenilen und einer Spätform, die McKUSICK (1972) als Typ A und B bezeichnete.

Bei der *juvenilen Form* setzt zwischen dem 3. – 5. Lebensjahr ein rascher körperlicher und geistiger Verfall ein. Hörstörungen und noduläre Hautveränderungen – die nur bei diesem Mukopolysaccharidosetyp, und zwar in einem Viertel der Fälle vorkommen (KNUDSON et al. 1971; RAMPINI 1976) – stellten die häufigsten Frühsymptome dar. Die Patienten ähneln phänotypisch den an einer Mukopolysaccharidose I-H Erkrankten, weisen jedoch weniger ausgeprägte Deformierungen auf. Im Unterschied zum Verlauf bei der Mukopolysaccharidose I-H kann sich das Bild eines neurologisch-degenerativen Prozesses mit zunehmender Muskelhypertrophie, Hyperreflexie und Auftreten pathologischer Reflexe herausbilden. In wenigen Jahren sind die Kinder tetraspastisch, idiotisch und bettlägerig. Sie sterben meistens an interkurrenten Infektionen, in der Regel vor der Pubertät. Sowohl generalisierte (NAGASHIMA et al. 1976/77) als auch petit-mal-Anfälle (COLE et al. 1952) wurden beobachtet.

Kinder mit der *Spätform* sind geistig meist normal. Schwerhörigkeit ist eines der frühesten Symptome. Im Alter von 7 Jahren sind leichte Deformitäten sichtbar. Erst dann bildet sich allmählich ein Hurler-ähnlicher Phänotyp heraus. Erwachsene können bis 150 cm groß werden (McKUSICK et al. 1965). Der Schädelumfang ist vergrößert. Die Stimme der Patienten ist heiser, die Sprache ist kloßig-guttural. Die intellektuelle Leistungsfähigkeit ist mäßig eingeschränkt, kann jedoch normal sein (YOUNG et al. 1966). Stauungspapillen weisen auf chronisch erhöhten Hirndruck hin. Die verdickten Meningen können eine kompressive Myelopathie herbeiführen (BALLENGER et al. 1980). In einigen Fällen wurde eine atypische Retinitis pigmentosa beobachtet (McKUSICK 1972). Die Patienten sterben häufig im jungen Erwachsenenalter nach zunehmender kardialer Insuffizienz infolge der progredienten Klappenfehler. Längere Überlebenszeiten bis zu 60 Jahren kommen gelegentlich vor (BEEBE u. FORMEL 1954; McKUSICK u. NEUFELD 1983).

Pathologie

Bei der juvenilen Form sind Herz, Leber und Milz in der Regel stark vergrößert, die Schädelknochen sind in den meisten Fällen stark verdickt.

Lichtmikroskopisch erkennt man an den Herzklappen und den Fibroblasten der verschiedenen Organe eine starke Vakuolisierung. An formolfixierten Gefrierschnitten erkennt man bei der Sudan-III-Färbung Zellen, die hell bleiben und

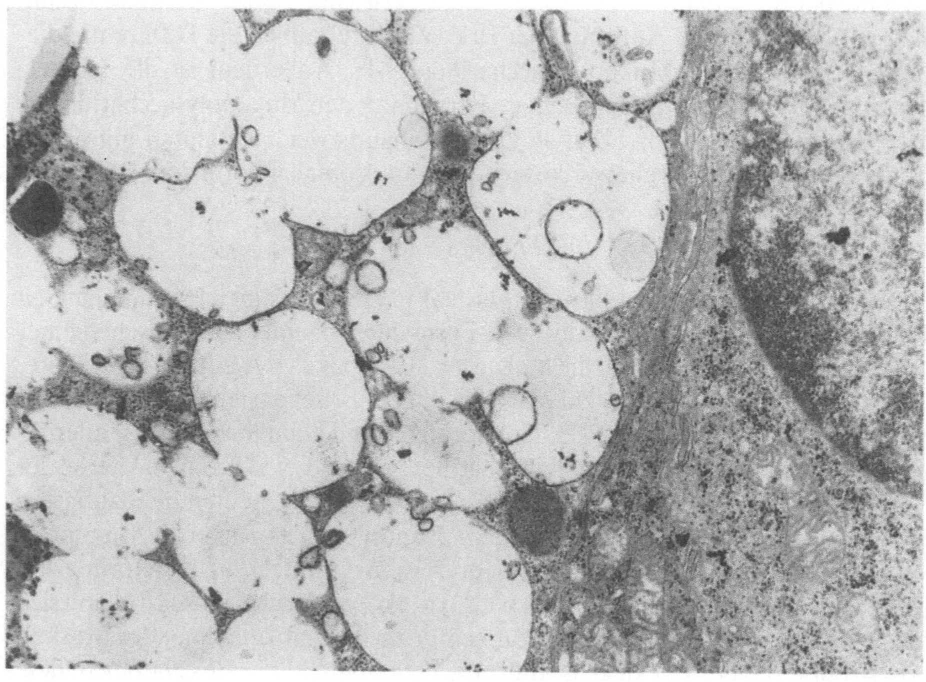

Abb.48. Mukopolisaccharidose II. Hautfibroblast mit hellen Vakuolen, die ringförmige Gebilde beinhalten. × 9.000 (Aufnahme: J. Vázquez, Pamplona)

andere, die sudanophiles Material beinhalten. In den Parenchymzellen der Leber und der Mehrzahl der inneren Organe erkennt man Sudan-III-negative Vakuolen. Auch bei klinisch transparenter Kornea findet man histologisch eine starke Ansammlung von Mukopolysacchariden im Endothelium (Goldberg u. Duke 1967).

Elektronenmikroskopisch zeigen die Fibroblasten der Haut (Lasser et al. 1975) und die Zellen der Herzklappen sowohl helle Vakuolen mit lockerem flokkulärem Material und ringförmigen Gebilden (Abb. 48) als auch mit stark adielektronischem Material. Die Parenchymzellen der Leber und das sinusoidale Endothel der Milz enthält zahlreiche helle Vakuolen mit häufig elektronendichten Kugeln und ringförmigen Gebilden (Nagashima et al. 1976), die als typisch für die Mukolipidose I beschrieben wurden (s.S. 145). Gargoylzellen in der klinisch unauffälligen Kornea und Bindehaut werden auch elektronenmikroskopisch nachgewiesen (Kawamura et al. 1973; McDonnell et al. 1985).

In den Lymphozyten des peripheren Blutes findet man Alder-Reillykörper, die aus membranbegrenzten Vakuolen mit dichtem granulärem und membranösem Inhalt bestehen (Murphy et al. 1979). Gelegentlich zeigen sich auch Fingerabdruck-Strukturen (Markesberry et al. 1980).

Neuropathologie

Makroskopisch erscheinen die weichen Hirnhäute über der Konvexität und der Basis getrübt (McDonnell et al. 1985). Die Atrophie zeigt sich an den klaffenden Furchen und der Erweiterung der Hirnventrikel und ist vor allem im Marklager deutlich.

Lichtmikroskopisch erkennt man bei der *juvenilen Form* in den Leptomeningen ballonierte fibroblastenähnliche Zellen, die auch in den perivaskulären Räumen der intrazerebralen Gefäße, vor allem im Marklager, vorkommen. Die Nervenzellen in der Hirnrinde sind zahlenmäßig reduziert, vor allem in der 2. – 4. Schicht. Die verbleibenden Nervenzellen zeigen eine starke Ballonierung mit Speicherung PAS-positiven Materials (McDonnell et al. 1985). Die gleichen Veränderungen findet man an den Nervenzellen der Basalganglien, des Hirnstammes, des Rückenmarks und des Kleinhirns. In Sudan-III gefärbten Gefrierschnitten zeigt sich eine starke Orangefärbung und mit Toluidinblau gelegentlich Metachromasie. Das Marklager zeigt eine diffuse Entmarkung und Gliose. Neuronale Speicherung von Glykolipiden wurde nachgewiesen (Van Pelt 1960; Kitagawa et al. 1962; Houber 1967).

In der *Spätform* findet man auch im Zytoplasma der meningealen Zellen Ansammlungen von hellen Vakuolen und dunklen Granula (Ballenger et al. 1980). Die Mehrzahl der Autoren (De Lange et al. 1943; Smith et al. 1952; Beebe u. Formel 1954; Young et al. 1966) konnte bei dieser Form keine neuronale Speicherung nachweisen. Demgegenüber fand Spranger (1972) auch in der Spätform eine Speicherung in den Nervenzellen, aber in viel geringerem Maße als in der juvenilen Form. Die perivaskulären Räume sind besonders im Marklager stark erweitert (Young et al. 1966).

Elektronenmikroskopisch erkennt man im Zytoplasma der Nervenzellen des Zentralnervensystems und der peripheren Ganglien (Murphy et al. 1979) Einschlüsse sowohl membranösen als auch dicht granulären Inhaltes. Loeb et al. (1969) beschrieben Veränderungen in den Markscheiden. In den meningealen Zellen findet man elektronendurchlässige Vakuolen und membranöse Einschlüsse (Ballenger et al. 1980; Murphy et al. 1983).

Pathogenese

Der Enzymdefekt besteht in einem Sulfoiduronat-Sulfatase-Mangel (Bach et al. 1972). In der Leber wird vor allem Heparansulfat gespeichert, während in der Niere sowohl Dermatansulfat als auch Heparansulfat gespeichert werden. Die Gesamtmenge der gespeicherten Mukopolysaccharide ist in der Leber viel höher als in den Nieren (Nagashima et al. 1976).

Im ZNS findet man erhöhte Mengen von G_{M3}, G_{M2} und G_{D3} (Constantopoulos et al. 1980 a).

Obgleich die Restaktivität der betreffenden Enzyme sowohl bei der Mukopolysaccharidose I-H als auch bei der Mukopolysaccharidose II unter 50% liegt, ist die psychische Retardierung bei der Mukopolysaccharidose II sowohl in der juvenilen als auch in der Spätform weniger ausgeprägt. Die Ursache hierfür wurde einerseits auf die Unterschiede in der Komposition der angesammelten Mukopolysaccharide (Terry u. Linke 1964; Kaplan 1969), andererseits auf die verschiedene Verteilung zweier Typen von Heparansulfat (Maroteaux 1970) zurückgeführt.

Da sowohl die juvenile als auch die Spätform einen Aktivitätsmangel desselben Korrekturfaktors zeigen, wird angenommen, daß es sich um allele Formen handelt.

5. Mukopolysaccharidose III
(Sanfilippo-Krankheit; Mukopolysaccharidose HS)

HARRIS (1961) erwähnte einen Fall mit leichter Retardierung, Hepatosplenomegalie und exzessiver Ausscheidung von Heparansulfat im Harn. 1963 beschrieben SANFILIPPO et al. den klinischen Verlauf des Falles und grenzten ihn von anderen Mukopolysaccharidosen ab. MAROTEAUX et al. (1966) bezeichneten die Erkrankung als „polydystrophe Oligophrenie". Die Bezeichnung Mukopolysaccharidose HS (LANGER 1964) hat sich aufgrund der inzwischen bekannten Pathogenese der Sanfilippo-Krankheit als falsch erwiesen.

Klinisches Bild

Die Mukopolysaccharidose III kann durch 4 verschiedene Enzymdefekte bedingt sein (NEUFELD 1974; KRESSE et al. 1980), aber die entsprechenden vier Subtypen unterscheiden sich klinisch nicht wesentlich. Die Entwicklung während der ersten Lebensjahre ist häufig normal. In seltenen Fällen manifestiert sich das Krankheitsbild schon in der späten Säuglingszeit. Erste Krankheitssymptome sind Schlafstörungen und rezidivierende Atemwegsinfekte. Zwischen dem 3. und 4. Lebensjahr machen sich Verhaltensstörungen bemerkbar. Der Gang wird unsicher, die Sprache undeutlich. Mit 6–8 Jahren haben die Kinder jeden Umweltkontakt verloren und zeigen meistens erhebliche motorische Unruhezustände. Retinitis pigmentosa kommt gelegentlich vor (DEL MONTE et al. 1983).

Dieser Zustand einer „erethischen Idiotie" kann über Jahre anhalten. In anderen Fällen wird in kurzer Zeit ein vegetativer Endzustand mit schwerer Tetraspastik erreicht. Die Patienten sterben zwischen dem 10. und 20. Lebensjahr. In einer 73 Fälle umfassenden Studie (VAN DE KAMP et al. 1981) wurde festgestellt, daß die Patienten des Subtyps A schwerer erkrankt sind als diejenigen der Gruppe B. Der Subtyp C nimmt eine Zwischenstellung ein. Die kleine Anzahl der Patienten des Subtyps D, die häufig italienischer Abstammung sind, erlaubt noch keine Bewertung des klinischen Verlaufs (KAPLAN u. WOLFE 1986).

Pathologie

Trotz der Unterschiede in der Art des Enzymdefektes ist der Phänotyp in allen Subtypen der gleiche.

Makroskopisch zeigen einige Fälle eine Vergrößerung vor allem der Milz und weniger der Lymphknoten und des Mesenteriums (WALLACE et al. 1966).

Lichtmikroskopisch zeigen Fibroblasten (LASSER et al. 1975), Leberzellen, Kupffer-Zellen, die Milzsinusoide, die Zellen der Nierentubuli, der Lymphknoten und die Chondrozyten eine starke Vakuolisierung. MARTIN et al. (1979) konnten mit Alcianblau, unabhängig von der angewandten Fixierung, weder bei pH 0,5 noch bei pH 2,5, eine Anfärbung der Vakuolen nachweisen. In der Sklera, weniger in der Kornea, fand JENSEN (1971) eine Anhäufung granulären Materials.

In den verschiedenen Organen erkennt man *elektronenmikroskopisch* von einer einfachen Membran begrenzte Vakuolen, die in der Leber eine Größe von

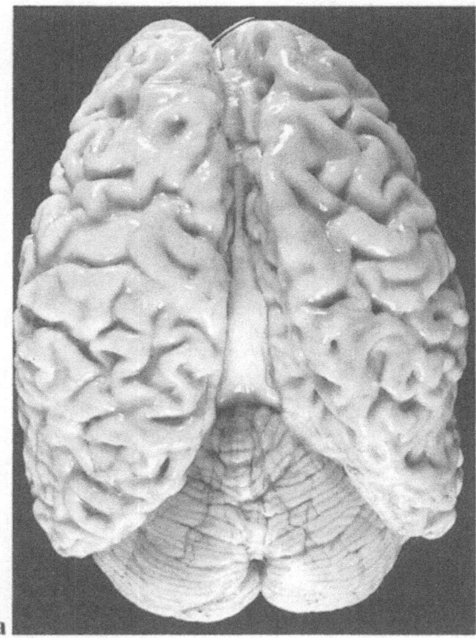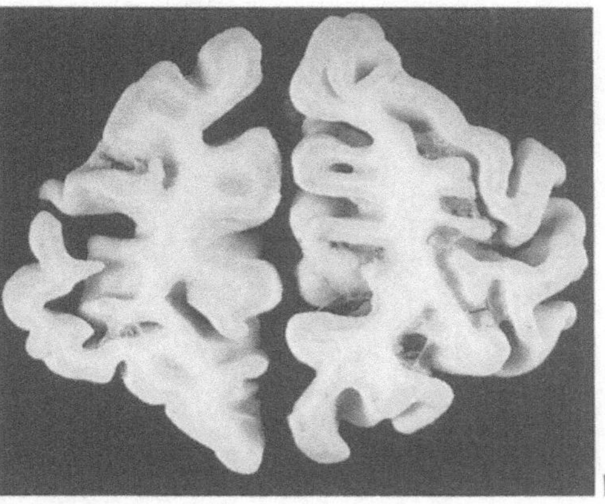

Abb. 49 a, b. Mukopolysaccharidose III Typ A. **a** Atrophie des Großhirns und Fibrose der Meningen. Das Kleinhirn ist weitgehend normal. **b** Die Atrophie betrifft Rinde und Marklager. (Aufnahme: R. WARZOK, Greifswald)

bis zu 10 Mikrometer erreichen können (BECHTELSHEIMER et al. 1967; TELLER et al. 1967). Sie enthalten ein meist elektronendurchlässiges oder feinflockiges Material. HAUST (1968) hob das Vorkommen von kristallinen Strukturen in den Mitochondrien sowie von mitochondrialen Sprossen hervor. Er machte sie für die Entstehung einiger der zytoplasmatischen Vakuolen verantwortlich (HAUST et al. 1971). Im peripheren Blut zeigen etwa 50% der Monozyten Fingerabdruckkörper und tubuläre Einschlüsse (MARKESBERY et al. 1980).

Neuropathologie

Makroskopisch ist das Großhirn gering bis mittelgradig atrophisch (WALLACE et al. 1966; KRIEL et al. 1978). Eine hochgradige Atrophie kommt auch gelegentlich vor (Abb. 49 a). Die Atrophie betrifft sowohl Hirnrinde als auch Marklager (Abb. 49 b) und die Ventrikel sind erweitert. Das Kleinhirn zeigt häufig keine Atrophie (HADFIELD et al. 1978). Die Leptomeningen sind hochgradig verdickt und schleimig (DOSHI et al. 1974).

Lichtmikroskopisch erkennt man in der Hirnrinde eine auffällig starke Reduzierung der Neuronenzahl und eine Gliose. Sämtliche verbliebene Nervenzellen der Hirnrinde, vor allem die Pyramidenzellen der II. und IV. Schicht (DEKABAN u. PATTAU 1917), die Nervenzellen des Thalamus, Striatum und Pallidum und des Hirnstammes, die Perikaryen und die Dendriten der Purkinje-Neuronen (Abb. 50 a, b), die Golgi-Zellen der Körnerschicht (JENSEN 1971; TAMAGAWA et al. 1985), sämtliche Zellen des Rückenmarks und der Spinalganglien sowie des Plexus myentericus, zeigen eine deutliche Speicherung. Das Speichermaterial färbt sich mit Öl-Rot, Sudan-Schwarz und PAS und zeigt eine

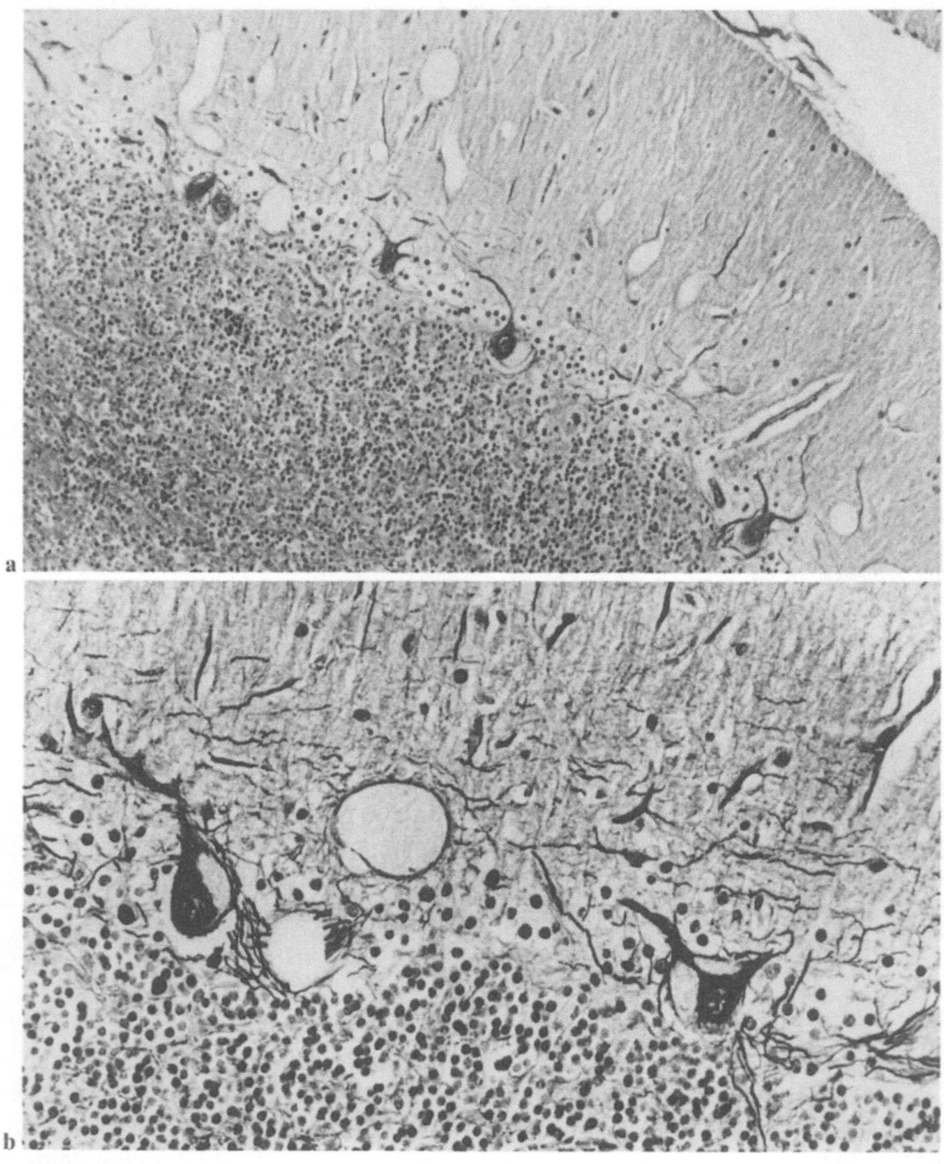

Abb.50a, b. Gleicher Fall wie Abb.49. **a** Spindelförmige Auftreibung der Fortsätze der Purkinje-Zellen. **b** Speichermaterial im Perikaryon der Purkinje-Zellen und Zusammenlagerung der Neurofilamente. Palmgreen-Methode **a** × 70, **b** × 140

starke Autofluoreszenz im UV-Licht (OLDFORS u. SOURANDER 1981). Die Dendriten der Purkinje-Zellen werden durch große Ovoide aufgetrieben, die bis zu 70 μm erreichen können (DOSHI et al. 1974). Die Astrozyten zeigen auch zahlreiche Einschlüsse meistens mit granulärem Inhalt (DEKABAN u. PATTAU 1971).

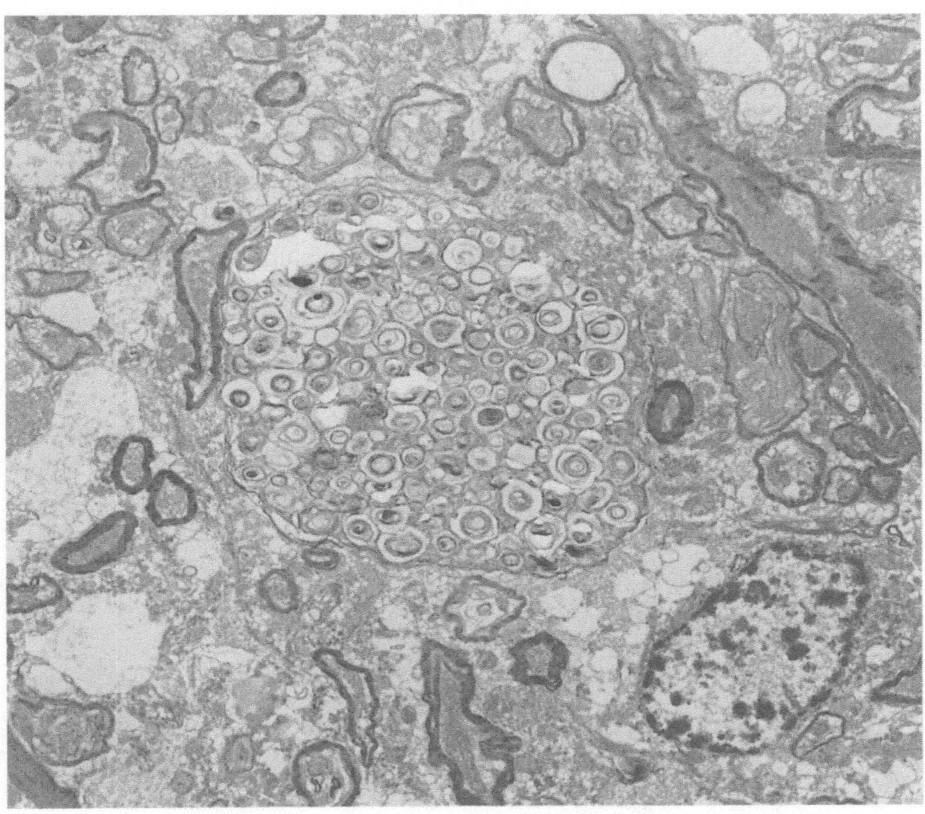

Abb.51. Mukopolysaccharidose III Typ C. Dendritischer Nervenzellfortsatz durchsetzt mit membranösen Einschlüssen. × 6.000

Elektronenmikroskopisch finden sich vor allem in den Dendriten (Abb.51) Zebrakörper und konzentrische membranöse Körper (WALLACE et al. 1966; KRIEL et al. 1978; OLDFORS u. SOURANDER 1981). Bei der Durchsicht der Literatur schienen sich Unterschiede in der Ultrastruktur der Einschlüsse bei den verschiedenen Typen abzuzeichnen. Im Typ A fanden DEKABAN u. CONSTANTOPOULOS (1977) am häufigsten Einschlüsse mit feinen, oft gestapelten und leicht gekurvten Membranen. MARTIN et al. (1979) fanden in Typ B große Mengen von Zebrakörpern und membranös-granuläre Einschlüsse im Typ C. Allerdings trifft dies nicht in allen Fällen zu (Abb.52). Die Einschlüsse kommen auch in den Gliazellen, im Endothel und den Perizyten vor, sowie in den Zellfortsätzen des Neuropil. In der Adventitia der intrazerebralen Gefäße finden sich stark vakuolisierte Zellen (ESCOUROLLE et al. 1966; WALLACE et al. 1966; TELLER et al. 1967; HADFILED et al. 1978). In einigen Fällen sowohl des Typs A (KRIEL et al. 1978; WISNIEWSKI et al. 1982; HAUST u. GORDON 1986) als auch des Typs C (eigene Beobachtung) können die Einschlüsse in den Nervenzellen einer Zeroidlipofuszinose ähneln.

Im peripheren Nerven finden sich elektronendurchlässige Einschlüsse in den endoneuralen Zellen (Abb.49).

Pathogenese

Die Mukopolysaccharidose III ist genetisch heterogen. Typ A ist bedingt durch einen Mangel an Heparansulfat-N-Sulfatase, Typ B durch einen solchen an N-Azetyl-α-D-Glukosaminidase (VON FIGURA u. KRESSE 1972; O'BRIEN 1982), Typ C durch die Inaktivität eines synthetisierenden, aber lysosomalen Enzyms: Azetyl-CoA-α-Glukosaminid-N-Azetyltransferase (KLEIN et al. 1978) und Typ D durch einen Mangel an N-Azetyl-α-D-Glukosaminid-6-Sulfat-Sulfatase (GATTI et al. 1982). Die Enzymdefekte wurden in Fibroblasten und beim Typ B auch in Leber- und Nierengewebe und im Serum nachgewiesen. Alle 4 Enzyme sind am Heparansulfatstoffwechsel beteiligt, und ihr Mangel führt zur Anhäufung ein und derselben Substanz und damit zu klinisch nicht unterscheidbaren Phänotypen.

Die geringe Ausprägung der Skelettanomalien und der Viszeromegalie bei der Mukopolysaccharidose III verglichen mit der schweren Retardierung ist auf die geringe bzw. auf das Fehlen einer Dermatansulfatspeicherung zurückzuführen.

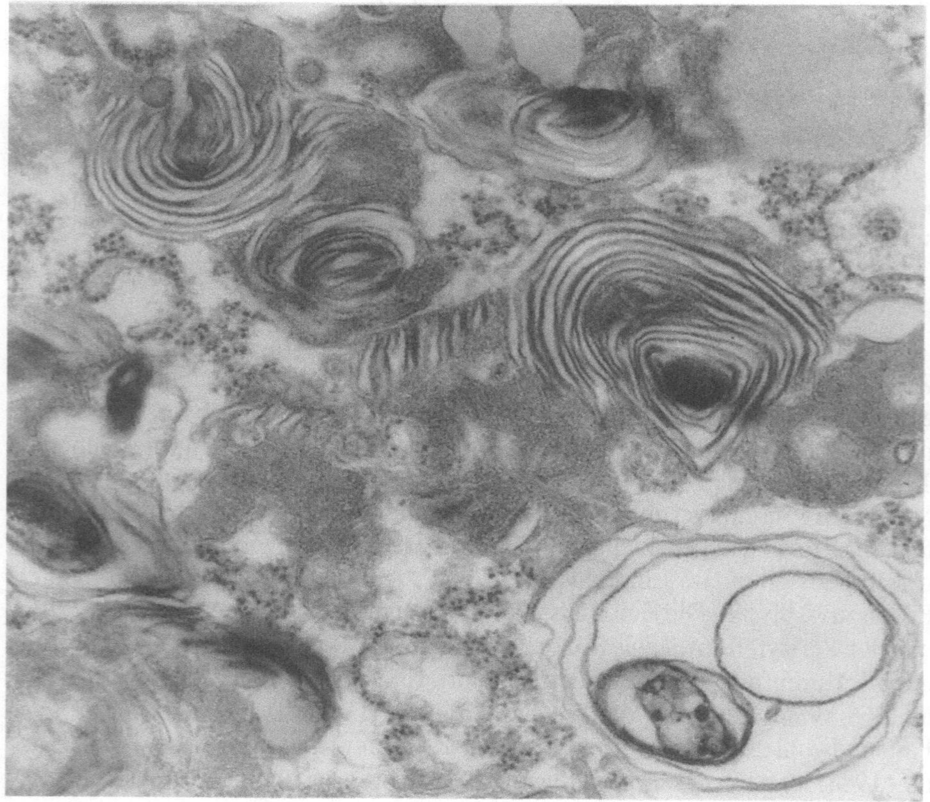

Abb. 52. Gleicher Fall wie Abb. 50. Zahlreiche Zebrakörper im Perikaryon einer Nervenzelle der Parietalhirnrinde. × 40.000

6. Mukopolysaccharidose IV (Morquio-Krankheit)

1929 veröffentlichte Morquio einen Fall von Skelettmißbildung. Wiedemann (1954) prägte die Bezeichnung „Morquio-Ullrich-Syndrom" und ordnete die von Ullrich (1943) umschriebene Spätform der Hurler-Krankheit dem Syndrom zu. 1965 konnten Maroteaux u. Lamy aufgrund der Polysaccharidurie die Erkrankung der Gruppe der Mukopolysaccharidosen (MPS IV A) zuordnen. Eine mildere Form wurde als Mukopolysaccharidose IV B beschrieben (Arbisser et al. 1977).

Klinisches Bild

Die ersten Verdachtssymptome treten im allgemeinen zwischen dem 18. Lebensmonat und Ende des 2. Lebensjahres in Erscheinung. Skoliosen, Kyphosen und Genu valgum lassen sich manchmal bis zum 1. Lebensjahr zurück verfolgen. Im Alter von 4–6 Jahren hat sich das Krankheitsbild voll entwickelt. Die Patienten weisen einen kurzrumpfigen Zwergwuchs, feine Hornhauttrübung, charakteristische Skelettdysplasie und Keratansulfaturie auf. Bei jedem Patienten mit Morquioscher Krankheit sind sorgfältige und wiederholte neurologische Untersuchungen erforderlich. Symptome einer Rückenmarkskompression wie Hyperreflexie, Cloni, Muskelhypertrophie, pathologische Reflexe oder Störungen der Oberflächen- und Tiefensensibilität sind rechtzeitig zu erkennen (Dodion et al. 1969). Mit zunehmendem Alter kommt es zu Para- und Tetraparesen (Kennedy et al. 1973). Komplette Querschnittslähmungen können vorkommen (Bartman et al. 1963). Eine Atrophie der Muskulatur ist fast immer vorhanden (Rampini 1976). In der Regel zeigen die Patienten keine Retardierung (McKusick 1972). Frühere Patienten, bei denen ein Intelligenzdefekt beschrieben wurde (Farrell et al. 1949; Campailla et al. 1967), können nicht immer mit Sicherheit diesem Krankheitsbild zugeordnet werden. Eine gesicherte Mukopolysaccharidose IV wurde bei zwei Geschwistern mit mentaler Retardierung festgestellt (Giugliani et al. 1987).

Pathologie

Die pathologischen Veränderungen sind häufig auf den Knorpel beschränkt und bestehen in amorphen und fibrillären Veränderungen der Knorpelmatrix und Ansammlung von Schaumzellen (Schenck u. Haggerty 1964). Speichervakuolen können auch in den Kupffer-Zellen und in den Zellen der Epidermis vorkommen. Zellweger et al. (1961) fanden Reilly-Granula in den Leukozyten.

Elektronenmikroskopisch fanden Tondeur u. Loeb (1969) vakuoläre Einschlüsse in den Kupffer-Sternzellen und weniger ausgeprägt in den Hepatozyten.

Neuropathologie

Makroskopisch zeigt sich keine Großhirnrindenatrophie, aber die Erweiterung der Ventrikel wurde schon von Einhorn et al. (1946) erwähnt. Sie betrifft vor allem den III. Ventrikel. Die Medulla oblongata und das Rückenmark sind häufig stark deformiert und abgeplattet.

Lichtmikroskopisch zeigen die Nervenzellen in der Regel keine Speicherung, können aber in umschriebenen Arealen eine Ballonierung des Zytoplasma mit eosinophilen Einschlüssen von 2 – 7 µm Durchmesser aufweisen (GILLES u. DEUEL 1971). Sie sind stark sudanophil, und es werden bis zu 10 in einer Zelle angetroffen. Gelegentlich wurden freiliegende eosinophile Einschlüsse neben einer Neuronophagie gefunden. In einigen Hirngefäßen finden sich perivaskuläre Makrophagen ebenfalls mit eosinophilen Einschlüssen. Eine Reduzierung der Nervenzellzahl und darauffolgende Gliose im Thalamus und in geringerem Ausmaße im Ammonshorn in CA_2 und CA_3 wurden beschrieben (GILLES u. DEUEL 1971). Sekundär zur Rückenmarkskompression findet man am häufigsten eine Degeneration der Seitenstränge.

Elektronenmikroskopisch fanden GILLES u. DEUEL (1971) in den ballonierten Thalamusneuronen Zebrakörper und lipofuszinähnliche Gebilde.

Pathogenese

PEDRINI et al. (1962) identifizierten das im Harn der Patienten mit Morquio-Syndrom ausgeschiedene saure Mukopolysaccharid als Keratansulfat. MATALON et al. (1974) wiesen einen Defekt der N-Azetylgalaktosamin-6-Sulfat-Sulfatase nach. Dieser Enzymdefekt erklärt die Störung des Keratansulfatabbaus nicht vollständig, weil Keratansulfat kein N-Azetylgalaktosamin-6-Sulfat enthält (SINGH et al. 1976). Eine Erklärung könnte der β-Galaktosidase-Mangel sein, der bei der Mukopolysaccharidose IV B bei normalen Werten der N-Azetylgalaktosamin-6-Sulfat-Sulfatase festgestellt wurde (GROEBE et al. 1980). Das Fehlen – im Gegensatz zu anderen Mukopolysaccharidosen – einer psychischen Retardierung erklärt sich aus der Tatsache, daß kein Heparansulfat ausgeschieden wird.

Anatomische Ursache der Rückenmarkskompression ist eine starke Einengung des Spinalkanals im Bereich des thorakolumbalen oder thorakalen Gibbus, oder – häufiger – eine atlantoaxiale Dislokation. Sie kommt durch eine Hyperplasie des Dens axis in Kombination mit einer abnormen Überdehnbarkeit der spinalen Längsbänder und einem dysplastischen Ende des Rückenmarkskanals zustande.

Ein der Mukopolysaccharidose IV weitgehend ähnelndes Krankheitsbild, aber mit unterschiedlichem Enzymdefekt, wurde von GINSBERG et al. (1978) beschrieben. Das defekte Enzym war hier die N-Azetylglukosamin-6-Sulfat-Sulfatase. Die Erkrankung wurde als *Mukopolysaccharidose VIII* bezeichnet (VON FIGURA u. KLEIN 1981). (s. auch MPS, Typ A, S. 136).

7. Mukopolysaccharidose VI
(Arylsulfatase B-Mangel; Maroteaux-Lamy-Krankheit)

Eine der ersten Beschreibungen der Mukopolysaccharidose VI ist mit höchster Wahrscheinlichkeit auf NONNE (1925) zurückzuführen. MAROTEAUX u. LAMY (1965) grenzten sie aufgrund der klinischen und biochemischen Befunde von anderen Mukopolysaccharidosen ab. Ihr Hauptmerkmal ist die ausschließliche Ausscheidung von Dermatansulfat im Harn. Man unterscheidet eine schwere (VIA) und eine leichte Form (VIB). Die Grenze zwischen beiden Formen ist fließend und nicht alle Fälle sind eindeutig zuzuordnen (RAMPINI 1976).

Klinisches Bild

Die *schwere* Form kann sich schon bei der Geburt durch den auffällig großen Schädel und die Thoraxdeformierungen manifestieren. In der späteren Säuglingszeit treten rezidivierende Infektionen, Hernien und Einschränkung der Gelenkbeweglichkeit auf. Die Patienten zeigen ein retardiertes Wachstum, Knochendeformitäten, Leber- und meistens Milzvergrößerung, Herzanomalien, Trübung der Kornea und grobe Gesichtszüge.

Neurologische Komplikationen können im Zusammenhang mit häufig vorkommendem Hydrozephalus (GOLDBERG et al. 1970; RAMPINI et al. 1987) oder Arachnoidalzysten (NEUHAUSER et al. 1968; STUMPF et al. 1973; VON MÜHLENDAHL u. BRADAC 1975) auftreten. Spastische Paraplegie als Folge einer atlantoaxialen Subluxation oder einer Rückenmarkskompression durch die verdickte Dura (McKUSICK 1972; PETERSON et al. 1975; YOUNG et al. 1980; POULIQUEN et al. 1982) wurden beschrieben. Eines der auffälligsten Merkmale der Mukopolysaccharidose VI ist die normale geistige Entwicklung. Eine geistige Retardierung kann jedoch vorkommen (JACKSON 1951; VESTERMARK et al. 1987). Die Prognose ist wegen der kardiovaskulären Komplikationen ungünstig.

Die *leichte* Form kann sich klinisch in mäßigem Kleinwuchs, Hornhauttrübungen, eingeschränkter Gelenkbeweglichkeit und Hüftkopfdysplasie äußern. Sie wird erst im Jugend- oder frühen Erwachsenenalter erkannt. PILZ et al. (1979) untersuchten zwei Brüder mit der leichten Form, die 38 bzw. 40 Jahre alt waren.

Ausgehend von Unterschieden in der Größe der Patienten, in den radiologischen Befunden und in der Lebenszeit wurde eine intermediäre Form unterschieden (SPRANGER et al. 1970).

Pathologie

Lichtmikroskopisch fanden PILZ et al. (1979) bei der leichten Form Vakuolen und saure phosphatasepositive Granula sowie metachromatische Einschlüsse in den peripheren Lymphozyten. Die Granulozyten und Monozyten enthielten azurophile Hypergranulationen.

Elektronenmikroskopisch fanden sich helle membranbegrenzte Vakuolen in Lymphozyten, Fibroblasten, Schwann-Zellen und in Zellen der Gefäßwand sowie der Epidermis.

Neuropathologie

Lichtmikroskopisch wurden in der verdickten, operativ entfernten Dura des Spinalkanals chondrozytenähnliche Zellen, deren Zytoplasma geschwollen war und sich mit Toluidinblau metachromatisch anfärbte, gefunden (YOUNG et al. 1980; BANNA u. HOLLENBERG 1987).

Elektronenmikroskopisch war das Zytoplasma mit hellen Vakuolen, die eine lockere feinretikuläre Substanz beinhalteten, sowie Zebrakörpern und unregelmäßig strukturierten, konzentrischen, lamellären Einschlüssen durchsetzt.

Pathogenese

Das Krankheitsbild beruht auf einer abnormen lysosomalen Einlagerung von teildegradiertem Dermatansulfat, möglicherweise auch von Chondroitinsulfat. BARTON u. NEUFELD (1972) wiesen bei dem Maroteaux-Lamy-Syndrom das Vorhandensein eines spezifischen Korrekturfaktors nach und STUMPF et al. (1973) einen Mangel an Arylsulfatase B (N-Azetyl-Galaktosamin-4-Sulfat-Sulfatase) mit starker Reduzierung der Aktivität in Leber, Nieren, Milz und Gehirn (BERATIS et al. 1975). Die verschiedenen Formen beruhen mit großer Wahrscheinlichkeit auf unterschiedlichen Mutationen des Arylsulfatase-B-Gens (GLASER et al. 1974; FLUHARTY 1982).

8. Mukopolysaccharidose VII (β-Glukoronidase-Mangel)

BEAUDET et al. (1972) und SLY et al. (1973) grenzten eine neue Mukopolysaccharidose ab, die durch Mangel an β-Glukuronidase bedingt ist. Sie wurde schon 1972 im Katalog von McKUSICK als „Mukopolysaccharidose VII" geführt.

Klinisches Bild

Kleinwuchs, Hepatosplenomegalie und Deformitäten, die denjenigen des Morbus Hurler ähneln kommen in verschiedener Ausprägung und unterschiedlichem Lebensalter zur Erscheinung. Röntgenologisch liegt eine Dysostosis multiplex vor. Eine geistige Retardierung wird bei einem Teil der Patienten schon in den ersten Monaten nach der Geburt (BEAUDET et al. 1972), bei anderen erst nach der Säuglingszeit (SLY et al. 1973) deutlich. In den peripheren Leukozyten lassen sich grobe granuläre Einschlüsse nachweisen, die denen bei der Mukopolysaccharidose VI ähneln (MARKESBERY et al. 1980). Im Urin werden vermehrt saure Mukopolysaccharide ausgeschieden, deren Charakterisierung anfänglich widersprüchlich war (BEAUDET et al. 1975; BELL et al. 1977), auf jeden Fall aber sind Heparan- und Dermatansulfat vorhanden. Der Enzymdefekt kann in Leukozyten, Fibroblasten und im Serum nachgewiesen werden (GEHLER et al. 1974).

Pathologie

Neben den schon klinisch festgestellten Knochenveränderungen und der Hepatosplenomegalie wurden Mikrogenitalien und Gonadenagenesie beschrieben (WILSON et al. 1982). Leber- und Milzzellen zeigen PAS-positive Vakuolen, in Herz und Gefäßen zeigen sich Knötchen von hellen Zellen, die auch in den Lungensepten vorkommen. *Elektronenmikroskopisch* findet man die Vakuolen besonders zahlreich in den ekkrinen Drüsen der Haut (Abb. 53).

Neuropathologie

Im Fall von WILSON et al. (1982) lag eine Hirnhypoplasie vor (300 g am 18. Lebenstag).

Lichtmikroskopisch erkennt man eine Vakuolisierung der Nervenzellen.

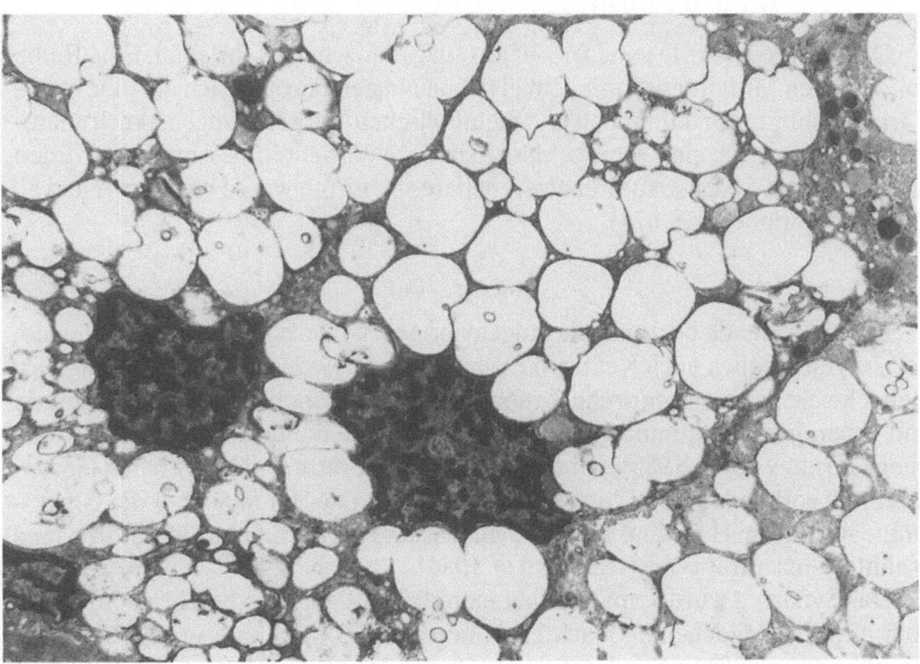

Abb.53. Mukopolysaccharidose Typ VII. Hautbiopsie. Das Zytoplasma von Schweißdrüsenzellen ist mit hellen Vakuolen durchsetzt. × 2.800. (Aufnahme: J. Vázquez, Pamplona)

Elektronenmikroskopisch sieht man sowohl Vakuolen mit hellem als auch mit granulärem, z. T. auch mit membranösem Inhalt.

Pathogenese

Die große Variationsbreite in der phänotypischen Expression und die immunologischen Unterschiede (Tulsiam et al. 1978) sprechen für allele Mutationen bei den verschiedenen Patienten (von Figura u. Klein 1981).

Mukopolysaccharidosen bei Tieren

Haskins et al. (1982; 1983) beschrieben bei Katzen einen Aktivitätsmangel der α-L-Iduronidase. Die Nervenzellen sämtlicher Areale des ZNS zeigten ein balloniertes Zytoplasma mit Zebrakörpern. Ähnliche Veränderungen wurden bei Hunden mit α-L-Idurodinase-Mangel beschrieben (Constantopoulos et al. 1985). Ein β-Glukuronidase-Mangel wurde schon 1950 von Morrow et al. bei Mäusen beschrieben. Die Tiere wiesen aber keine pathologischen Symptome auf, während der Enzymmangel bei Hunden, zu einer der menschlichen Mukopolysaccharidose VII ähnelnden Symptomatik führte (Haskins et al. 1984).

Die intrazerebrale Applikation von Suramin (trypanocidales Medikament) führt zu Veränderungen, die denjenigen bei Mukopolysaccharidosen weitgehend ähneln (Constantopoulos et al. 1980 b; Rees et al. 1982).

9. Okulozerebrorenales Syndrom (Lowe-Syndrom)

Das Syndrom wurde von LOWE et al. (1952) zunächst beschrieben. Eine Reihe von weiteren Mitteilungen mit dem gleichen Namen bezogen sich auf eine große Variationsbreite von klinischen und metabolischen Veränderungen. Auch anatomisch-pathologisch sind schwer klassifizierbare Varianten beschrieben worden (VUIA et al. 1973). Ein okulorenalzerebellares Syndrom wurde von HUNTER et al. (1982) beschrieben (s.S. 674).

Klinisches Bild

Schon bei der Geburt sind die Augenveränderungen mit Katarakten, Megalokornea gelegentlich auch Keloiden (TRIPATHI et al. 1982) erkennbar. Dazu kommen schwere psychomotorische Retardierung, Hypotonie, Areflexie, Proteinurie und generalisierte Aminoazidurie sowie Azidose. Fakultativ können Arthropathien (ATHREYA et al. 1983), unregelmäßige Temperaturerhöhungen und ein „cri cerebral" vorhanden sein (AURICCHIO et al. 1961). Die Befunde über die Glykosaminoglykane im Harn sind widersprüchlich, aber die Mehrzahl der Autoren fand erhöhte Konzentrationen (KIERAS et al. 1984).

Das Syndrom wurde zunächst bei männlichen Patienten beschrieben, später aber auch bei Mädchen beobachtet (HARRIS et al. 1970; CYVIN et al. 1973). Der Krankheitsverlauf ist protrahiert, und bei guter Behandlung können die Patienten das Erwachsenenalter erreichen. Todesursachen sind eine schwere Niereninsuffizienz oder interkurrente Infektionen.

Pathologie

In den Augen sind neben den Katarakten auch Veränderungen in der Kornea und in den Ziliarkörpern vorhanden (JOHNSON u. HILES 1976). In einem fortgeschrittenen Stadium der Krankheit kann man diffuse tubuläre und geringradige glomeruläre Veränderungen der Nieren erkennen (ABBASSI et al. 1968; BANERJEE et al. 1982). Eine starke Atrophie der Unterschenkelmuskulatur und umschriebene Lipomatose des M. soleus fanden GARZULY et al. (1973).

Elektronenmikroskopisch findet man in den Fibroblasten Vakuolen mit hellem Inhalt oder auch adielektronische membranöse Einschlüsse (WISNIEWSKI et al. 1984). In den proximalen Nierentubuli wurden abnorme Mitochondrien beschrieben (LOPEZ-GARRIDO et al. 1985).

Neuropathologie

Während bei einigen Patienten keine pathologischen Veränderungen im Zentralnervensystem beobachtet werden konnten, findet man bei anderen schon *makroskopisch* einen deutlichen Hydrozephalus, gelegentlich auch Atrophie des Groß- und Kleinhirns (RICHARDS et al. 1965), Verschmälerung der Balken und meningeale Fibrose (GARZULY et al. 1973). Sowohl Pachygyrie (RICHARDS et al. 1965) als auch Mikrogyrie (CROME et al. 1963) wurden beschrieben.

Lichtmikroskopisch kann man die diffuse Fibrose der Leptomeningen, Rarefizierung der molekularen Schicht der Hirnrinde sowie Schrumpfung der Nerven-

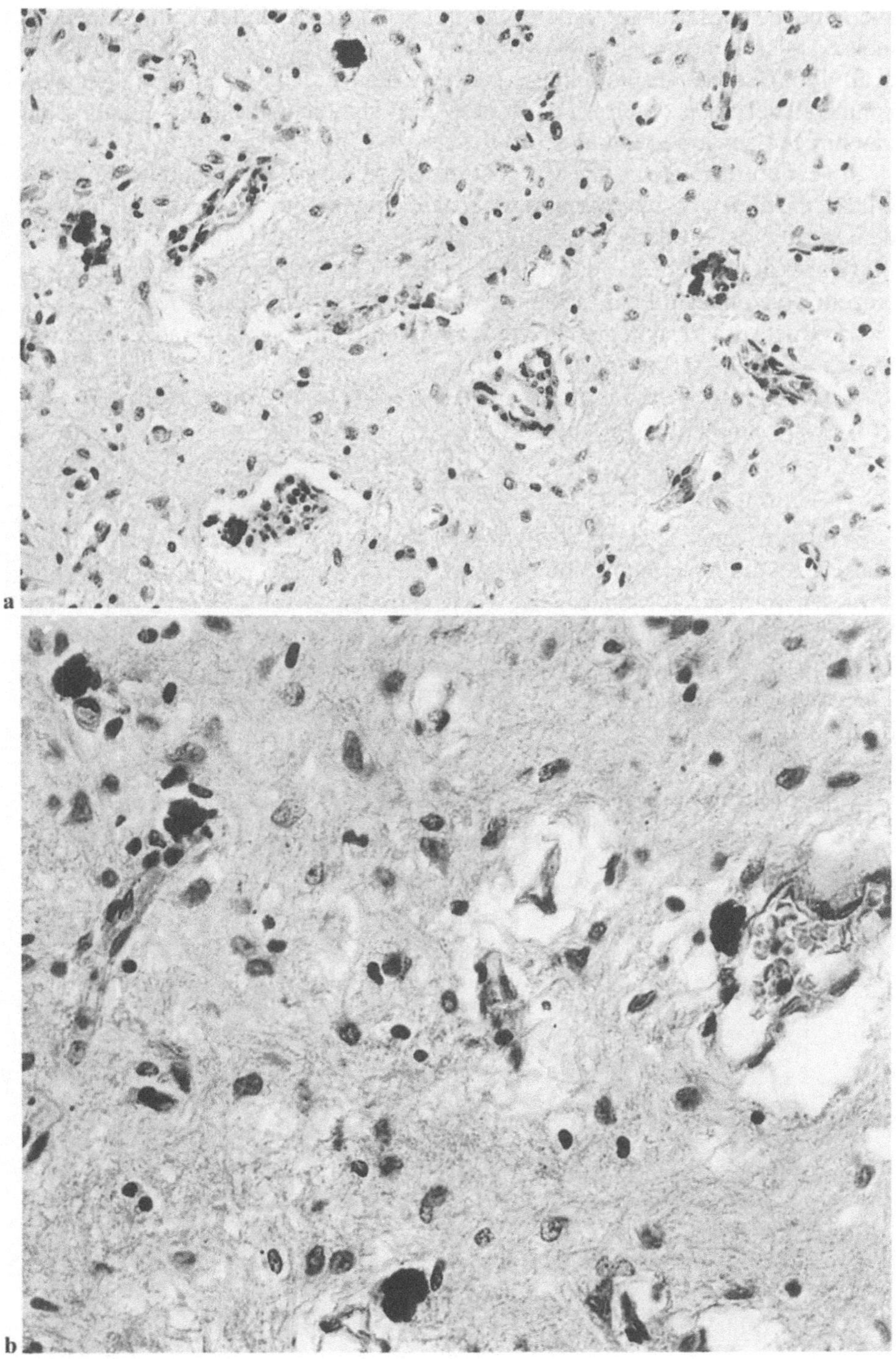

Abb.54a, b. Okulozerebrorenales Syndrom. Stammganglien. Kalkablagerungen in der Wand der proliferierten Gefäße. Nissl **a** × 200, **b** × 450. (Aufnahmen R. Warzok, Greifswald)

zellen und eine mittelgradige Hyperplasie der Astrozyten mit Alzheimer-Glia Typ II erkennen. Im Marklager finden sich vereinzelte Herde akuter Entmarkung, die meistens als sekundär angesehen werden (BANERJEE et al. 1982), jedoch von HABIB et al. (1962) als primäre Veränderungen bewertet wurden. In den Stammganglien kann man bei den proliferierten Gefäßen Granulationen, die in das Gefäßlumen hineinragen, sowie Verkalkungen nachweisen (Abb. 54 a, b).

Im subkortikalen Marklager findet man eine diffuse geringgradige fibrilläre Gliose, die in den periventrikulären Arealen ausgeprägter ist. Im Kleinhirn werden Verlust der Purkinjezellen sowie Gliaknötchen und Mikrogranulome im Marklager des Kleinhirns und im pontomedialen Tegmentum zusammen mit vereinzelten lymphozytären Infiltraten beobachtet (GARZULY et al. 1973).

Im Rückenmark sind die langen und kurzen Bahnen geringgradig entmarkt, weisen aber eine starke Gliose auf (HOOFT et al. 1966).

Geringgradige Veränderungen im peripheren Nerv wurden als „dying back" Prozeß aufgefaßt (KORNFELD et al. 1975).

Pathogenese

Von den verschiedenen Stoffwechselstörungen, die bei dem Syndrom beschrieben wurden, konnte keine als primäre Ursache des Krankheitsbildes nachgewiesen werden. Die Möglichkeit eines genetischen Defektes, der zu einer Erhöhung der Aktivität des Enzyms Nukleotid-Pyrophosphatase und daher zu einer Verminderung der Synthese von Glykosaminoglykanen führt (YOSHIDA et al. 1982; YOKOI u. TANIGUCHI 1982; YANO et al. 1985), steht im scharfen Gegensatz zu der Beobachtung einer Erhöhung der Ausscheidung an Chondroitin-4-Sulfat im Urin von Patienten mit Lowe-Syndrom, insbesondere in der akuten Phase (KIERAS et al. 1984; WISNIEWSKI et al. 1984).

D. Mukolipidosen

SPRANGER et al. (1968) berichteten über „Intermediärfälle" zwischen Mukopolysaccharidosen und Sphingolipidosen, stellten sie mit den Fällen von BERNARD et al. (1966) sowie DURAND et al. (1966, 1967) zusammen und grenzten sie von anderen, schwer einzuordnenden Intermediärfällen ab. Die Krankheitsbilder wurden als „Lipomukopolysaccharidosen" aufgefaßt und später von SPRANGER u. WIEDEMANN (1970) als „Mukolipidose I" bezeichnet. Zu der Gruppe der Mukolipidosen fügten sie die I-Zellkrankheit (Mukolipidose II) und die Pseudo-Hurler-Polydystrophie (Mukolipidose III) hinzu.

Nach der Definition von SPRANGER u. WIEDEMANN handelt es sich um Erkrankungen mit einer phänotypischen Manifestation, die derjenigen der Mukopolysaccharidosen ähnelt, aber ohne Ausscheidung von Mukopolysacchariden im Harn. Sie weisen eine viszerale Speicherung nicht nur von Mukopolysacchariden, sondern auch von Glykolipiden und/oder Sphingolipiden auf. Nach dieser Definition könnten die G_{M1}-Gangliosidose I und II (s. S. 316 u., 320), der multiple Sulfatasemangel (s. S. 281), die Farber-Lipogranulomatose (s. S. 305), die Fukosidose und die Mannosidose ebenfalls zu den Mukolipidosen gerechnet werden (MCKUSICK 1972; KENYON et al. 1972). Aufgrund der fehlenden Neuraminidase (Sialidase) und des gespeicherten Materials schlugen STRECKER et al. (1977) die Gruppenbezeichnung Sialidose anstatt Mukolipidose vor. Der Sialidasemangel kommt aber nur bei der Mukolipidose I als einziger Enzymdefekt vor, während er bei den Mukolipidosen II und III nur eine unter vielen Hydrolasen, deren Aktivität vermindert ist, darstellt. Daher sollte man die Bezeichnung Sialidose nur für die Erkrankungen mit primärem Sialidasemangel (s. S. 73) verwenden.

Wir haben die Mukolipidose I aufgrund der enzymatischen Konstellation der Gruppe der Erkrankungen mit Neuraminidasemangel und Sialooligosaccharidurie (s. S. 73) zugeordnet. Die Fukosidose und Mannosidose haben wir ebenfalls unter die Störungen der Oligosaccharide eingeordnet, und die G_{M1}-Gangliosidose – vor allem wegen der eingebürgerten Nomenklatur – bei den Gangliosidosen belassen. Der multiple Sulfatasemangel, bei dem eine Ausscheidung von Mukopolysacchariden im Urin stattfindet und daher schon klinisch der Definition von Mukolipidosen nicht mehr entspricht, wird aufgrund des ihm eigenen Enzymmangels und der gespeicherten Substanzen unter den metachromatischen Leukodystrophien beschrieben (s. S. 261). Die Farber-Krankheit wird in der Gruppe der Sphingolipidosen aufgeführt (s. S. 245).

Mukolipidose II (I-Zellkrankheit)

Die Erkrankung wurde 1967 zum ersten Mal beschrieben (LEROY u. DE MARS 1967). Die Autoren gaben ihr den Namen „I-Cell disease" (inclusion cell disease) aufgrund des besonderen Aussehens der gezüchteten Fibroblasten von Hautbiopsien, deren Zytoplasma im Phasenkontrastmikroskop voll von grobkörnigen Einschlüssen erscheint.

Klinisches Bild

Die Patienten zeigen schon nach der Geburt ein Hurler-ähnliches Aussehen mit Wachstumsstörungen und psychomotorischer Retardierung, sie leiden häufig an Infektionen der Luftwege. Zahnfleisch und Zunge sind hypertrophisch. Röntgenologisch zeigen die Patienten multiple Knochenveränderungen. Die Hepatomegalie ist wenig ausgeprägt. PATEL u. AMBANI (1980) beschrieben bei ihren Patienten wiederholt epileptische Anfälle.

GILBERT et al. (1973) unterscheiden klinisch drei Verläufe, eine *maligne infantile Form* mit Eintritt des Todes im Alter von 2 Jahren, eine *schwere Form* mit ausgeprägten Veränderungen und Tod zwischen 4 und 6 Jahren und eine *benignere juvenile Form,* bei der der Tod später eintritt und die Hypertrophie von Zunge und Zahnfleisch weniger ausgeprägt ist.

Pathologie

Das Herz ist hypertrophisch, das Perikard und die Herzklappen sind verdickt.

Lichtmikroskopisch sind die Herzmuskelfasern vakuolisiert. Im Perikard, Endokard sowie in den Herzklappen erkennt man ebenfalls vakuolisierte Histiozyten (MARTIN et al. 1975; NAGASHIMA et al. 1977). In den Lungen wurden neben den vakuolisierten Histiozyten auch Lipidgranulome beschrieben (GILBERT et al. 1973). In den Nieren sind die Epithelzellen der Glomerula vakuolisiert und die Basalmembran verdickt.

In der Haut sowie in der Skelettmuskulatur und vor allem in der Zunge findet man herdförmige Ansammlungen von vakuolisierten Histiozyten. Die enchondrale Knochenbildung ist gestört, die Fibroblasten in Knorpel und Knochen sowie die Chondrozyten sind stark vakuolisiert (MARTIN et al. 1975; NAGASHIMA et al. 1977). In allen betroffenen Zellen fallen die Vakuolen durch fehlende Hydrolasenaktivität auf (LEROY et al. 1972; MARTIN et al. 1975). Anders als bei den Mukopolysaccharidosen sind weder die Hepatozyten noch die Kupffer-Zellen wesentlich beteiligt. In den Muskeln fällt die Abnahme der Typ I Fasern auf (KULA et al. 1984).

Elektronenmikroskopisch findet man das Zytoplasma der Knorpelzellen voll von Einschlüssen, die einen hellen Inhalt zeigen und von einer Membran umgeben sind. Sie beinhalten nur ein feinretikuläres, granulomatöses Material. Bei den gezüchteten Fibroblasten zeigen die Einschlüsse eine stärkere Pleomorphie (HANAI et al. 1971; MARTIN et al. 1975; TERASHIMA et al. 1975). Einige enthalten dicht gepackte, häufig auch kreisförmig angelegte, osmiophile Membranen oder auch stark osmiophiles homogenes Material, andere erscheinen fast leer oder dielektronisch. Die Fibroblasten, endotheliale und peritheliale Zellen sowie Makrophagen in verschiedenen Organen zeigen die gleichen pleomorphen Einschlüsse wie die gezüchteten Fibroblasten (GILBERT et al. 1973; KENYON et al. 1973; AULA et al. 1975). Die Herzmuskelfasern enthalten zahlreiche Einschlüsse mit konzentrischen lamellären Strukturen, Myelinkugeln und multivesikulären Körpern. Einige der Einschlüsse sind dielektronisch und enthalten ein flockuläres Material (NAGASHIMA et al. 1977). Die epithelialen Zellen der Nierenglomerula zeigen vor allem Einschlüsse mit hellem adielektronischem Inhalt, während in den endothelialen Zellen elektronendichte membranöse Einschlüsse vorkommen (AULA et al. 1975; MARTIN et al. 1984). Die Lymphozyten zeigen eine starke Vakuolisierung, der eine zusätzliche diagnostische Bedeutung zukommt (RAPOLA et al. 1974).

Neuropathologie

Makroskopisch erkennt man verdickte, trübe Meningen mit einer gelatinösen Beschaffenheit. Die Hirnrinde und der Wurm des Kleinhirns sind leicht atrophisch.

Lichtmikroskopisch sind die weichen Häute stark infiltriert mit Speicherzellen, die sich vor allem um die Gefäße ansammeln. Die adventitiellen Zellen in den Gefäßen des zentralen und peripheren Nervensystems zeigen ebenfalls deutliche Veränderungen. Bei dem Patienten von MARTIN et al. (1975), der noch vor Ende des 1. Lebensjahres verstarb, aber auch in dem Fall von NAGASHIMA et al. (1977) mit einer Überlebenszeit von 5 Jahren und 9 Monaten, waren im ZNS lichtmikroskopisch keine Zeichen einer neuronalen oder glialen Beteiligung an der Speicherung erkennbar. Demgegenüber waren die Nervenzellen der Hirnrinde sowie die Purkinje-Zellen und die Körner des Kleinhirns zahlenmäßig reduziert und im Zytoplasma der Spinalganglienzellen Anhäufungen osmiophiler Granula erkennbar (NAGASHIMA et al. 1977).

Elektronenmikroskopisch werden in den Neuronen der Hirnrinde und in den Purkinje-Zellen keine (NAGASHIMA et al. 1977) oder nur einige wenige Einschlüsse (MARTIN et al. 1975) gefunden. Sie können eine homogene, feingranuläre Matrix oder auch einen lamellären Inhalt mit kurvilineären und kreisförmigen Profilen aufweisen. Demgegenüber fanden MARTIN et al. (1984) in den Motoneuronen des Rückenmarks und NAGASHIMA et al. (1977) in den Spinalganglien zahlreiche Einschlüsse mit elektronendichten Strukturen, bestehend aus lamellären Körpern, Myelinkugeln und Zebrakörpern. Ähnliche Strukturen kamen auch in den Perizyten der zerebralen Kapillaren vor. Auch in den peripheren Nerven findet man zahlreiche vakuoläre Einschlüsse in den Schwann-Zellen sowie in den endoneuralen Fibroblasten und in den perineuralen Zellen (KULA et al. 1984). Die Vakuolen sind bis auf einige Granula oder lamelläre Strukturen elektronenoptisch meist leer.

Pathogenese

Knochenveränderungen und Herzsymptome sind aufgrund der pathologischen Befunde leicht erklärbar. Dagegen ist die schwere psychische Retardierung nur mit Befunden länger überlebender Patienten zu korrelieren.

WIESMANN et al. (1971) fanden hohe Konzentrationen von lysosomalen Enzymen in dem Kulturmedium von Fibroblasten von Patienten mit Mukolipidose II und stellten die Hypothese auf, daß die Krankheit auf das Vorhandensein durchlässiger Lysosomen zurückzuführen sei. LEROY et al. (1972) fanden in gezüchteten Fibroblasten Mangelaktivität verschiedener saurer Hydrolasen, einige von ihnen zeigten jedoch eine normale Aktivität in Gehirn, Leber, Milz und Nieren.

HICKMAN u. NEUFELD (1972) sowie VLADUTIU u. RATTAZZI (1975) waren der Meinung, daß in ihrer Funktion eingeschränkte Hydrolasen nicht in die Lysosomen gelangen und daher im lysosomalen Abbau nicht eingesetzt werden können. VLADUTIU u. RATTAZZI (1975) führten diese Funktionsminderung auf eine Übersialisierung der Hydrolasen als Folge eines Neuraminidasemangels zurück. Schließlich wurde nachgewiesen, daß die mangelhafte Endozytose auf einen fehlerhaften Wiedererkennungsmarker der Hydrolasen zurückzuführen ist (NATOWICZ et al. 1979; HASILIK u. NEUFELD 1980).

Mukolipidose III (Pseudo-Hurler-Polydystrophie: I-cell type 2)

MAROTEAUX u. LAMY (1966) beschrieben als „Hurler-Pseudopolydystrophie" vier Fälle, die phänotypisch einer Mukopolysaccharidose I-H (s. S. 119) ähnelten, aber einen langsameren klinischen Verlauf und keine Mukopolysaccharidurie aufwiesen. Sie machten auf andere Fälle der Literatur aufmerksam, die bis dahin als unklassifizierbar bezeichnet worden waren und die ihrer Meinung nach zu dem gleichen Krankheitsbild gehörten (MCKUSICK et al. 1965; STEINBACH et al. 1968).

Klinisches Bild

Die Kinder fallen zwischen dem 1. und 4. Lebensjahr wegen der Steifheit der Gelenke und eines geringen Wachstums auf. In der Mehrzahl der Fälle zeigen die Gesichtszüge eine Vergröberung, die aber fast ganz fehlen kann (TORREBLANCA et al. 1979). Die Kornea zeigt häufig eine feine Trübung. Gelegentlich fand man eine Hypoplasie des Dens axis sowie ein Karpaltunnelsyndrom. Die mentale Retardierung ist geringgradig oder fehlt ganz (KELLY et al. 1975). Das bis zur Pubertät langsam progrediente Krankheitsbild stabilisiert sich weitgehend nach der Pubertät, und die Prognose ist günstig.

Pathologie

Bis jetzt verstarb keiner der Patienten mit einer enzymatisch gesicherten Diagnose. Nur bioptische und nach Fibroblastenkultur erhobene Befunde sind vorhanden. *Lichtmikroskopisch* fanden MAROTEAUX u. LAMY (1966) im Knochenmark Zellen mit leeren Vakuolen. Bei den gezüchteten Fibroblasten von einigen der Patienten findet man mit Toluidin- und Alcianblau eine Metachromasie des Zytoplasma (MCKUSICK 1972). In 30% der Fälle erkennt man Vakuolisierungen der peripheren Lymphozyten (HERD et al. 1978).

Elektronenmikroskopisch fanden QUIGLEY u. GOLDBERG (1971) bei gezüchteten Fibroblasten, daß die zytoplasmatischen Vakuolen mit einer Membran umgeben waren. Darüber hinaus fanden sie große Mengen von lamellärem Material, ähnlich jenem, das man bei den Sphingolipidosen findet. Sie gewannen den Eindruck, daß die Vakuolen dem Golgi-Apparat entstammten.

Mukolipidose IV

Berman et al. (1974) beschrieben ein Krankheitsbild, das sie als Mukolipidose IV bezeichneten. Danach wurden weitere Fälle veröffentlicht (Merin et al. 1975; Tellez-Nagel 1976; Kohn et al. 1977). Dabei handelte es sich zunächst um Kinder von Ashkenazi-Juden. Inzwischen wurde auch über ältere Patienten berichtet (Newell et al. 1975; Zwann u. Kenyon 1981), von denen nicht alle Juden waren (Goutières et al. 1979; Lake et al. 1981; Zwaan u. Kenyon 1981). Ihre Einordnung unter die Mukolipidosen ist rein morphologisch begründet, enzympathologisch scheint sie jedoch nicht gerechtfertigt zu sein. Trotzdem wird sie aufgrund der geläufigen Nomenklatur an dieser Stelle behandelt.

Klinisches Bild

Hauptsymptom ist die Trübung der Kornea, die schon bei der Geburt oder kurz danach erkennbar wird. Am Ende des 1. Lebensjahres ist auch eine psycho-

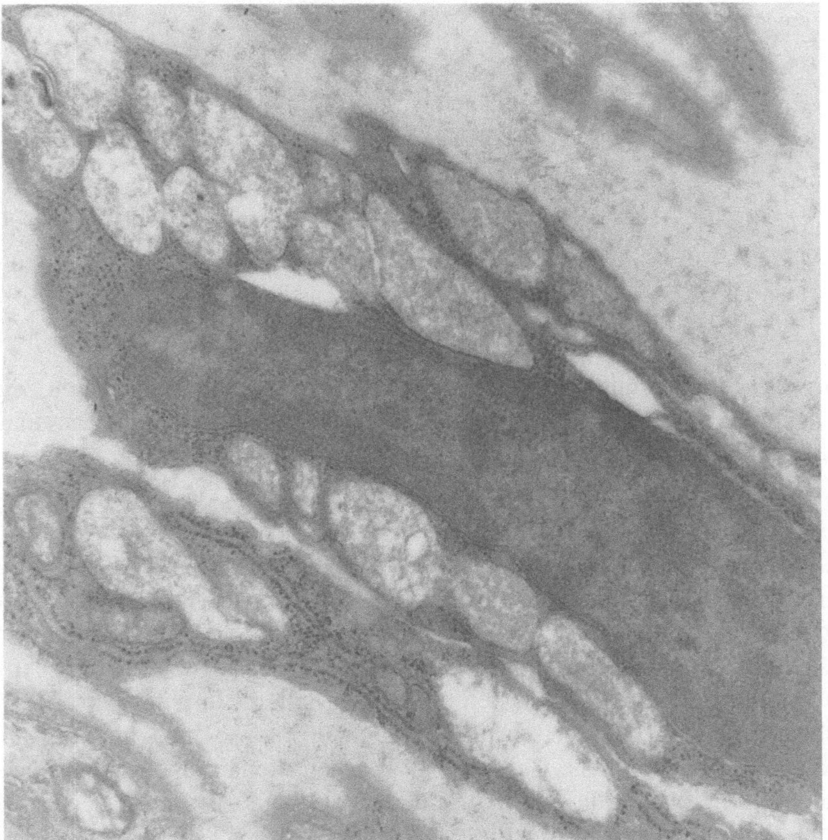

Abb. 55 a, b. Mukolipidose IV. Haut. **a** Multiple Vakuolen bei Schweißdrüsenepithelien. × 7600. **b** Vakuoläre Einschlüsse in Schwann-Zellen. × 14300. (Aus Cervós-Navarro u. Goebel 1989)

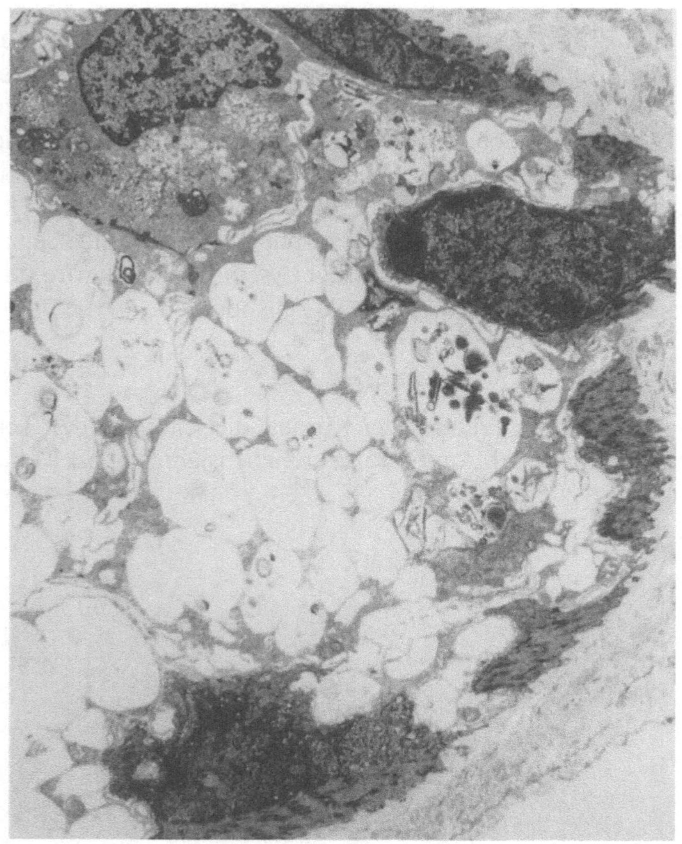

Abb. 55 b

motorische Retardierung deutlich zu erkennen. Die Gesichtszüge sind voll, zeigen aber keine Hurler-ähnliche Vergröberung. Wachstums- oder Skelettanomalien bzw. Mukopolysaccharidurie kommen nicht vor.

Pathologie

Lichtmikroskopisch erkennt man in den epithelialen Zellen der Bindehaut sowie in den Fibroblasten Vakuolen, die sich mit Toluidinblau stark anfärben. In der Mehrzahl der untersuchten Patienten wurde eine Vakuolisierung der Knochenmarkzellen nachgewiesen, die aber fehlen kann (TELLEZ-NAGEL et al. 1976). In der Gewebekultur der Hautfibroblasten zeigen die Zellen Einschlüsse von 1–2 μm Durchmesser. Sie färben sich schwach mit Oelrot-O sowie mit Toluidinblau und zeigen keine Metachromasie. Bei einem 19 Wochen alten Fötus enthielten die epithelialen und endothelialen Zellen verschiedener Organe sowie die Parenchymzellen der Leber, der Nieren und der Plazenta ebenfalls Einschlüsse (KOHN et al. 1977).

Elektronenmikroskopisch zeigen die Vakuolen der Kornea-, Bindehaut- und Hautzellen sowie in den Schweißdrüsenepithelien (Abb. 55 a) eine große Variationsbreite von zytoplasmatischen Einschlüssen (MERIN et al. 1975; CALMI u. TET-

TAMANTI 1982). Meistens handelt es sich um membranöse Körper, die in der Regel keine regelmäßige konzentrische Anordnung erkennen lassen, und um wenig dichtes granulofibrilläres Material bzw. leer aussehende Vakuolen (Abb. 55 b) (TELLEZ-NAGEL et al. 1976; CRANDALL et al. 1982). In den fötalen Geweben fanden sich ähnliche Einschlüsse (KOHN et al. 1977).

Neuropathologie

Lichtmikroskopisch erkannte man sowohl in Hirnbiopsien (TELLEZ-NAGEL et al. 1976) als auch im Gehirn und Rückenmark des untersuchten Fötus (KOHN et al. 1977; SEKELES et al. 1978) Anhäufungen von Granula in einem Teil der Nervenzellen. Sie färbten sich mit HE schwach und mit PAS intensiv, zeigten eine Sudan-schwarz-Positivität und waren autofluoreszent. Ein ähnliches Material fand man in den Gliazellen, vor allem in der Oligodendroglia, in der grauen und weißen Substanz sowie in den Perizyten.

Elektronenmikroskopisch fand man zahlreiche stark osmiophile Granula in der Oligodendroglia sowie in den endothelialen und perithelialen Zellen. Ihre

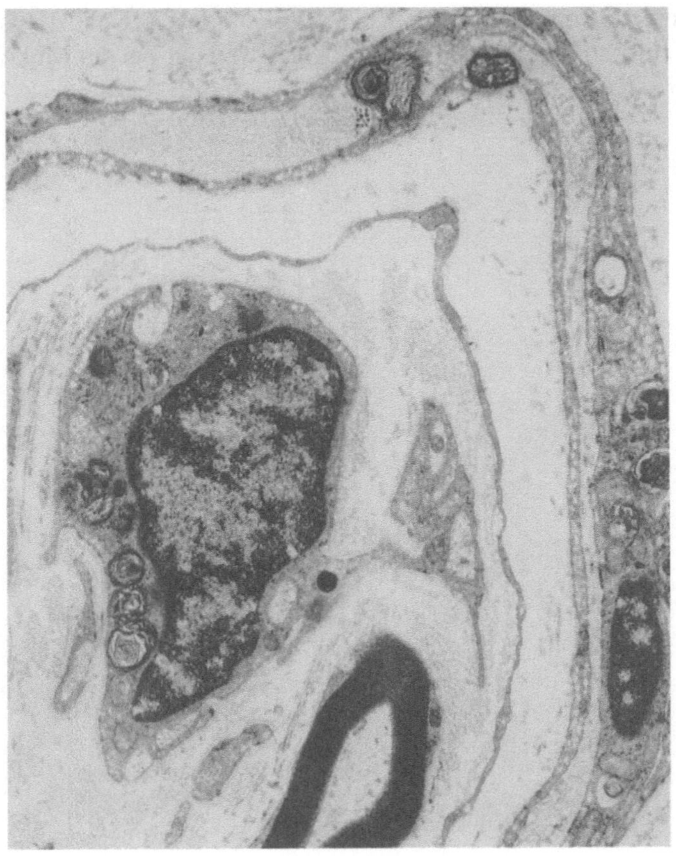

Abb. 56. Gleicher Fall wie Abb. 55. Lamelläre Einschlüsse in Endoneuralzellen. × 14 300

Größe variierte von 0,5–2,0 μm. Ein erster Typ zeigte granulomembranöse Komponenten, die ineinander übergingen. Stapel von 10–20 osmiophilen Membranen mit einer Periodizität von 5 nm ordneten sich kreisförmig um ein Zentrum, bei dem die granulären Elemente eine kristallähnliche Substruktur bildeten. Der zweite Typ, der vor allem bei der Oligodendroglia, den Schwann- und den Perineuralzellen (Abb. 56) vorkam, hatte einen dichten membranösen Inhalt, z.T. auch mit Fingerabdruckmustern. Darüber hinaus wurden auch einige membranöse, zytoplamatische Körper und Einschlüsse mit kurvilineären Membranen beobachtet.

Pathogenese

Biochemisch gesehen ist die wichtigste Veränderung die Zunahme der gesamten Ganglioside sowohl in der grauen als auch in der weißen Substanz. Bis auf eine etwas stärkere Zunahme von G_{M1} und G_{M2} ist die prozentuale Verteilung der einzelnen Ganglioside weitgehend normal.

Im Gegensatz zu anderen Mukolipidosen konnten bei der Mukolipidose IV keine Veränderungen der Hydrolasen festgestellt werden. BACH et al. (1980) hielten den von ihnen nachgewiesenen Aktivitätsmangel einiger Gangliosidsialidasen für eine mögliche Ursache der Krankheit.

Die Unterscheidung gegenüber den Mukolipidosen II und III ist auch aufgrund der morphologischen Befunde möglich, weil nur bei der Mukolipidose IV die Epithelzellen der Bindehaut stark betroffen sind.

E. Störungen des Aminosäurenstoffwechsels

Bei der Literaturübersicht von Stoffwechselstörungen der Aminosäuren fällt die Fülle der klinisch-biochemischen Arbeiten gegenüber den sehr spärlichen morphologischen Untersuchungen auf. Dies liegt einmal an der großen Zahl der Krankheiten, die vor kurzem erst entdeckt wurden, mit noch wenigen oder gar keinen Todesfällen. Zum anderen an der Tatsache, daß bei den Krankheiten des Aminosäurestoffwechsels im Gegensatz zu denjenigen des Lipidstoffwechsels die pathologischen Veränderungen, besonders die des Nervensystems, spärlich und weitgehend unspezifisch sind. Daher kamen bei der Einteilung dieser Krankheiten fast ausschließlich klinische und biochemische Kriterien zur Geltung. Dabei wurden auch in morphologischen Studien vor allem das Leitsymptom Hyperaminoazidurie und die zu ihr führenden pathogenetischen Mechanismen berücksichtigt.

Bei der pathologischen Ausscheidung größerer Mengen bestimmter Aminosäuren im Harn kann es sich um eine Art Überlaufmechanismus bei einer Hyperaminoazidämie handeln, d. h., daß die Aminosäurekonzentration im Blut und dadurch auch im Primärharn zu hoch ist, um in der Niere voll rückresorbiert zu werden, oder es kann sich um die isolierte Störung eines oder mehrerer tubulärer Aminosäurentransportsysteme handeln. Als dritte Möglichkeit kommt noch eine meist generalisierte symptomatische Aminoazidurie als Begleitsymptom anderer metabolischer Erkrankungen in Frage. Hier wären insbesondere die Fruktoseintoleranz, die Galaktosämie und ein dekompensierter Diabetes mellitus zu erwähnen, die im Rahmen der Störungen der Kohlenhydrate behandelt werden, aber auch allgemeine katabole Stoffwechselbedingungen.

Störungen des Aminosäurentransportes

Im normalen Harn sowohl des Erwachsenen als auch des Kindes wenige Wochen nach der Geburt können nur geringe Mengen von Aminosäuren nachgewiesen werden. Demgegenüber ist die Konzentration der Aminosäuren besonders hoch bei Neugeborenen, am ausgeprägtesten bei Frühgeburten. Wahrscheinlich handelt es sich um eine Unreife der Transportmechanismen, denn die Serumkonzentrationen sind nicht erhöht. Nach kurzer Zeit normalisiert sich die Ausscheidung.

Eine Studie von angeborenen Fehlern des Aminosäuretransports verbunden mit aktuellen Methoden der Molekulargenetik zeigte, daß bestimmte Strukturgene für die Synthese von Trägerproteinen und Permeasen (oder anderen Polypeptidarten), die die Aufnahme von Aminosäuren durch die Zellmembran ermöglichen, verantwortlich sind (ROSENBERG 1980). Dieser einfache genetische Rahmen kann die meisten beobachteten Transportphänomene in Mikroorganismen erklären. Bei Säugetieren jedoch zieht der Prozeß der Gewebsdifferenzierung tiefgehende Veränderungen im Transportsystem nach sich. Die bemerkenswerte Gewebsspezifität bestimmter Aminoazidurien, z. B. der Zystinurie zeigt, daß ein und dieselbe Aminosäure nicht in allen Geweben durch das gleiche System transportiert wird. Dies impliziert, daß bestimmte Systeme in einem Gewebe „angeschaltet" und in anderen „abgeschaltet" sind. Induktion, Repression und Rückkopplungshemmung können die Transportsysteme beeinflussen.

Die Störung des Aminosäurentransports kann auf die Niere oder auf den Darm beschränkt sein. Häufig sind aber beide Organe gleichzeitig betroffen. Ist die Resorption von essentiellen Aminosäuren gestört, so kommt es zu entsprechenden Mangelerscheinungen, wenn nicht auf andere Weise die Verluste ersetzt werden. Neben dem Verlust der essentiellen Aminosäuren und des Aminosäurenstickstoffs spielen kalorische Verluste eine untergeordnete Rolle. Am eindrucksvollsten in dieser Hinsicht sind die pellagraähnlichen Symptome beim Hartnup-Syndrom (s. S.201), die durch die mangelhafte intestinale Tryptophanabsorption zustande kommen.

Störungen des Aminosäureabbaus

Bei fast allen Störungen des Aminosäureabbaus sind Aminoazidurien vorhanden. Dabei handelt es sich jedoch, im Gegensatz zu den Transportstörungen, um „Überlaufausscheidungen". Im allgemeinen wird nur die betroffene Aminosäure vermehrt im Harn ausgeschieden.

Bei Aminosäurestoffwechselstörungen kommt es selten vor, daß ein Enzym vollständig ausfällt (s. S. 18); meistens ist nur eine quantitative Verminderung des enzymatischen Abbaus nachzuweisen.

Enzymdefekte, die zu einem gestörten Abbau bestimmter Aminosäuren führen, können verschiedene sekundäre Störungen verursachen. In der Regel entsteht bei vermindertem Abbau einer einzelnen Aminosäure ein Aminosäureungleichgewicht. Ferner kann die Bildung eines wichtigen Stoffwechselproduktes gestört sein, z. B. beim Tryptophanstoffwechsel die Nikotinsäurebildung (Nikotinsäuremononukleotid). Außerdem werden durch die Konzentrationserhöhung einer Aminosäure Stoffwechselwege beschritten, die sonst nicht benötigt werden, und es entstehen alternative Abbauprodukte, die zu Schäden führen können.

Im Vordergrund des klinischen Erscheinungsbildes stehen bei Störungen des Aminosäurenstoffwechsels häufig der mehr oder minder ausgeprägte Schwachsinn bzw. psychotische Zustände. Viele Träger dieser Stoffwechselanomalien wurden ursprünglich bei Reihenuntersuchungen in Nervenheilanstalten festgestellt.

Es werden in diesem Abschnitt die Krankheiten des Aminosäurenstoffwechsels behandelt, die mit neurologischen Symptomen einhergehen, auch wenn bei manchen von ihnen neuropathologische Veränderungen noch nicht nachgewiesen wurden.

Einteilung

Entsprechend den pathophysiologischen Mechanismen teilte man die Folgen von Störungen des Aminosäurestoffwechsels für das Nervensystem in Überlauf-, Durchlauf- und Transportaminoazidurien sowie in sekundäre Aminoazidurien ein (MARTIN u. SCHLOTE 1972). Demgegenüber und ungeachtet der Tatsache, daß es selten zu einer zellulären Speicherung kommt, haben wir uns für die Einteilung dieser Krankheiten nach den Aminosäuren gerichtet, deren Metabolismus hauptsächlich beeinträchtigt ist, unabhängig davon, welcher pathophysiologische Mechanismus der Aminoazidurie zugrunde liegt. Andererseits sind die metabolischen Wege und Nebenwege der Aminosäuren so miteinander verzahnt, daß sich eine einzige Enzymopathie in einer abnormen Erhöhung der Konzentration verschiedener Aminosäuren ausdrücken kann und verschiedene Enzymopathien zu einer ähnlichen Stoffwechselstörung einer bestimmten Aminosäure führen können. Deswegen ist es zweckmäßig, die Krankheiten, bei denen eine Reihe von Aminosäuren und Enzymen betroffen sind, die miteinander in Beziehung stehen, zusammenzufassen.

I. Stoffwechselkrankheiten mit Störungen im Harnstoffzyklus

Bei Geschwistern einer Londoner Familie mit psychomotorischer Retardierung und brüchigen Haaren fanden ALLAN et al. (1958) eine zunächst unbekannte Substanz im Urin. Sie wurde von WESTALL (1960) als Argininbernsteinsäure (Argininosukzinat) identifiziert. Es ergab sich bald, daß hier nur eine von verschiedenen angeborenen Stoffwechselanomalien im Bereich des Harnstoffzyklus vorlag. Inzwischen wurden sieben verschiedene Enzymopathien, die mit einer primären Störung der Harnstoffsynthese einhergehen, beschrieben (WALSER 1983). In diesem Kapitel werden die Krankheitsbilder, bei denen neuropathologische Befunde vorliegen eingehend, die übrigen, bei denen eine sekundäre Beeinträchtigung des Harnstoffzyklus auftritt, nur summarisch behandelt. Vorab wird die pathogenetische Wirkung der bei allen diesen Krankheiten vorhandenen Hyperammoniämie erörtert. Sie kommt ebenfalls bei Leberenzephalopathien (s. S. 427) und beim Reye-Syndrom vor. Letzteres wird im Anschluß an die angeborenen Enzymopathien besprochen.

1. Hyperammoniämie

Die Proteinverdauung ist in der Regel unvollständig, und im Dickdarm wird durch bakterielle Einwirkung auf Proteine und Aminosäuren Ammoniak gebildet. Wegen der Bedeutung der Leber als wichtigstes Organ für die Ammoniakentgiftung kann bei weitgehendem Ausfall des Leberparenchyms oder durch Anlegen von portokavalen Shunts, bei denen das aus dem Darm stammende Blut an der Leber vorbeigeleitet wird, ein hyperammoniämisches Koma ausgelöst werden. Die Hyperammoniämie kommt zumindest zeitweise bei allen Enzymopathien mit Störungen des Harnstoffzyklus vor. Bei all diesen Krankheitsbildern sind sowohl klinisch als auch neuropathologisch Veränderungen des zentralen Nervensystems vorhanden. Es stellt sich daher die Frage, ob diese Veränderungen auf die Anhäufung der entsprechenden Aminosäuren, deren Abbau aufgrund des vorhandenen Enzymmangels beeinträchtigt ist, oder auf die Erhöhung des Ammoniak zurückzuführen sind.

Ein Hinweis auf die pathophysiologische Wirkung des Ammonium ist das Auftreten von Alzheimer-Astrozyten vom Typ II, die nur bei den Krankheitsbildern fehlen, bei denen die Hyperammoniämie wenig ausgeprägt ist (RETT u. STÖCKL 1968) oder das Gehirn während einer Phase zur Untersuchung kam, in der die Hyperammoniämie durch diätetische Maßnahmen weitgehend beherrscht worden war.

Die Bluthirnschranke bleibt auch bei der Hyperammoniämie für größere Moleküle undurchlässig (LAURSEN u. WESTERGARD 1981), das Ammonium in der nicht ionisierten Form (Ammoniak, NH_3) aber kann die Bluthirnschranke passieren, und zwar in der grauen Substanz in einer viel höheren Rate als bei der vorhandenen Kapillaroberfläche zu erwarten wäre (LOCKWOOD et al. 1984). Eine erhöhte Konzentration von Ammonium im Gehirn kann die neurale Übertragung beeinträchtigen, indem (a) das Glutamin-Glutamatgleichgewicht verändert wird (höhere Konzentration von Glutamin vermindert die Freisetzung von Neurotransmittern), (b) es zur verstärkten Synthese von 2-Oxoglutaramid aus 2-Oxoglutarat und Ammoniak kommt, was zu EEG-Veränderungen führen könnte, und (c) weniger 2-Oxoglutarat (α-Ketoglutarat) für den oxidativen Abbau zur Verfügung steht und somit energiereiche Phosphate vermindert synthetisiert werden (RAABE 1981). Darüber hinaus kann es zu einer Destruktion der Mikrotubuli und einer Verhinderung des axonalen Transportes kommen (HSIA 1974). Als weiterer Faktor in der Pathogenese von hyperammoniämischen Veränderungen im ZNS wurde eine Vasoparalyse in Erwägung gezogen (KINDT u. ALTENAU 1978). Auch unter Berücksichtigung einer multifaktoriellen Pathogenese der Veränderungen im ZNS spielen offensichtlich die Astrozyten eine zentrale Rolle. Der Ammoniakstoffwechsel ist kompartimentiert (BERL et al. 1970) und der Astrozyt scheint die für den Ammoniakabbau zuständige Zelle zu sein (NORENBERG u. MARTINEZ-HERNANDEZ 1979; MIYAKAWA et al. 1982).

Die Alzheimer-Gliaveränderungen vom Typ II sind ein durch die Immersionsfixierung herbeigeführter Artefakt (DIEMER 1978). Sie stellen jedoch das Äquivalentbild pathologischer Veränderungen im Sinne von NISSL dar, die auf die Hyperammoniämie zurückzuführen sind. Die Wirkung des Ammonium auf die Astrozyten zeigt sich auch in der experimentellen Hyperammoniämie bei verschiedenen Tierarten (COLE et al. 1972; CAVANAGH u. KYU 1971; GIBSON et al. 1974; LAURSEN u. DIEMER 1981) und in Gewebekulturen von Astrozyten (MOSSAKOWSKI et al. 1975; GREGORIOS et al. 1985). Auch die spongiöse Degeneration des Nervengewebes konnte durch die experimentelle Hyperammoniämie in verschiedenen Tierarten hervorgerufen werden (HOOPER 1975).

a) Carbamylphosphat-Synthetase-Mangel (angeborene Hyperammoniämie Typ I)

Der erste Fall wurde von FREEMAN et al. (1964) mitgeteilt. Man unterscheidet zwischen einem partiellen und einem totalen Enzymverlust (WALSER 1983).

Klinisches Bild

Mit wenigen Ausnahmen sterben die Kinder mit vollständigem Enzymverlust wenige Tage nach der Geburt unter dem charakteristischen Bild der Hyperammoniämie (WALSER 1983). Patienten mit partiellem Enzymmangel zeigen alle eine psychomotorische Retardierung, häufig epileptische Anfälle und – auch beim Fehlen dieser – EEG-Veränderungen. Im CT zeigen sich eine kortikale Atrophie und eine Ventrikelerweiterung.

Pathologie

Bei den sezierten Fällen wurden bis auf Blutungen in der Lunge und im Magen-Darm-Trakt keine pathologischen Veränderungen nachgewiesen. *Elektronenmikroskopisch* wurden in der Leberbiopsie abnorme Mitochondrien, Zunahme der Peroxisomen (HALLER 1979) und Veränderungen im glatten endoplasmatischen Retikulum der Hepatozyten beschrieben (ZIMMERMANN et al. 1981).

Neuropathologie

Makroskopisch wurden Ulegyrien im Groß- und Kleinhirn sowie ein Kernikterus beobachtet (EBELS 1972; MINGUILLON et al. 1990).

Lichtmikroskopisch ist eine beidseitige, symmetrische spongiöse Degeneration mit Gliose (Abb. 57 a, b) und Gefäßproliferation erkennbar, besonders ausgeprägt in den basalen Ganglien und im Hirnstamm (HOMMES et al. 1969; ZIMMERMANN et al. 1981).

Elektronenmikroskopisch zeigen die Astrozyten ein ausgeprägtes Ödem mit Vakuolisierung des Zytoplasma (ZIMMERMANN et al. 1981).

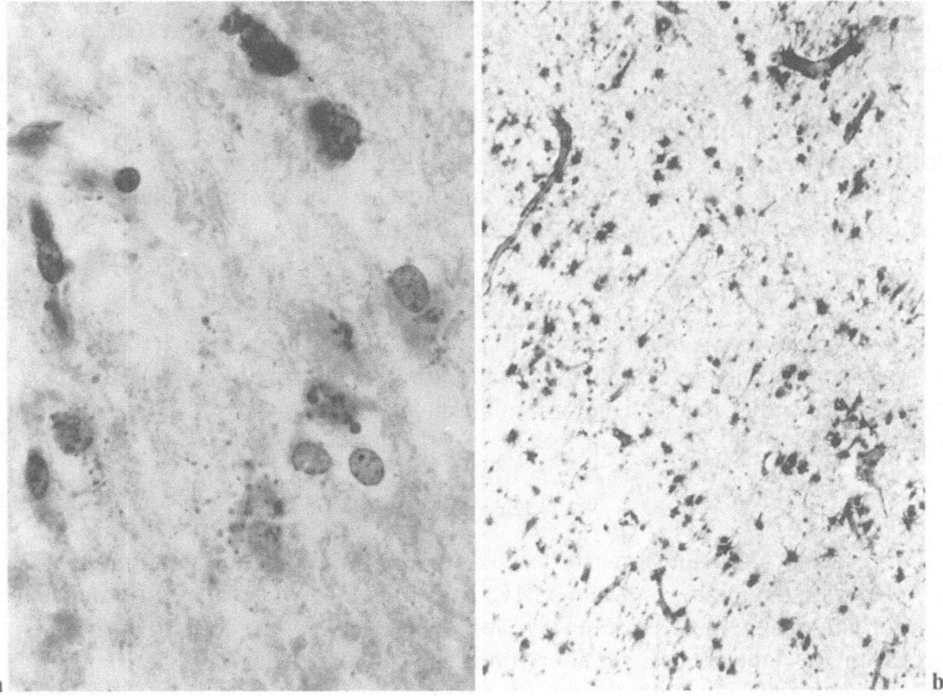

Abb. 57. Angeborene Hyperammoniämie. Gewebsspongiose mit Proliferation der Glia. **b** Starke Gliose. **a** Nissl. × 400, **b** Goldsublimat nach CAJAL. × 80

Pathogenese

Der Carbamylphosphat-Synthetase-Mangel geht nur mit einer Hyperammoniämie einher, wenn auch eine verminderte Ornithin-Carbamyl-Transferase-Aktivität vorhanden ist. Ansonsten bewirkt er eine Minderung der Harnstoffproduktion (WALSER u. STEWART 1981). Die hohe Aktivität der Ornithin-Carbamyl-Transferase im Vergleich zur Carbamylphosphat-Synthetase im Gehirn weist auf einen möglichen Enzymmangel auch im ZNS hin, so daß eine Einschränkung des Harnstoffzyklus für die Veränderungen des Nervengewebes verantwortlich sein könnte.

b) Ornithin-Carbamyl-Transferase-Mangel (Ornithin-Transcarbamylase-Mangel; Ornithinämie; angeborene Hyperammonämie Typ II)

Diese Enzymopathie wurde erstmals von RUSSELL et al. (1962) beschrieben und ist die häufigste unter den Störungen des Harnstoffzyklus. Die Vererbung ist X-chromosomal gebunden und dominant; sie tritt bei männlichen Hemizygoten als kompletter, bei weiblichen Heterozygoten als partieller Aktivitätsverlust auf.

Klinisches Bild

Bei männlichen Hemizygoten treten die Symptome meistens wenige Tage nach der Geburt auf. Bei weiblichen Heterozygoten können sie sich ebenfalls in der neonatalen Periode, aber auch später bis zum Ende der ersten Dekade manifestieren, je nachdem, wie hoch die Restaktivität des Enzyms ist. Ein späteres Auftreten der Symptome wurde auch bei männlichen Patienten beoachtet (FARRIAUX et al. 1974).

Schläfrigkeit, Reizbarkeit, schlechte Nahrungsaufnahme und Erbrechen stehen im Vordergrund. Spastizität oder Hypotonie sowie Areflexie und Anfälle können vorkommen. Patienten mit längerer Überlebenszeit zeigen meistens, jedoch nicht obligat, eine schwere psychomotorische Retardierung. Die Mehrzahl der männlichen Patienten verstarb kurz nach der Geburt.

Pathologie

Bei Patienten mit einem späteren Beginn der Krankheit hat man in der Leberbiopsie herdförmige entzündliche Veränderungen, mikrovesikuläre Fettanhäufung und Veränderungen im endoplasmatischen Retikulum festgestellt (LA BRECQUE et al. 1979).

Neuropathologie

Bei Kindern, die gleich nach der Geburt verstarben, findet man *makroskopisch* meistens keine Veränderungen (CARTON 1977). Bei Patienten, bei denen die Symptome später einsetzen, kann das Gehirn makroskopisch ebenfalls normal erscheinen. Bei denen, die länger überlebten, erkennt man in der Mehrzahl der Fälle die Zeichen eines Hirnödems, eine Rindenatrophie und eine mittelgradige Ventrikelerweiterung. Bei Patienten mit früherem Beginn und längerer Überlebenszeit findet man ausgedehnte Gewebsstörungen in Rinde und Marklager, die die

Schwere von Ulegyrien (KORNFELD et al. 1985) bzw. einer ausgesprochenen Hydranenzephalie erreichen können (DOLMAN et al. 1988).

Lichtmikroskopisch findet man in der Mehrzahl der Fälle zahlreiche Alzheimer-Gliazellen II (HOPKINS et al. 1969; LEVIN et al. 1969; BRUTON et al. 1970). Bei den Fällen mit Zerstörung von Rinde und Marklager sind die Nervenzellen aller Rindenschichten weitgehend verschwunden (DOLMAN et al. 1988). In Fällen mit weniger ausgeprägten Veränderungen wurden neuronale Degenerationserscheinungen und Entmarkung mit begleitender Gliose beobachtet (WALSER 1983).

Pathogenese

Die neuropathologischen Veränderungen stehen wahrscheinlich in ursächlichem Zusammenhang mit der Hyperammoniämie (s. S. 155), die bei allen Patienten ausgeprägt vorkommt, und deren Schwere mit dem Grad des Enzymmangels direkt korreliert. Darüber hinaus beobachtet man eine verstärkte Ausscheidung von Orotsäure, Uracil und Uridin mit dem Urin. Verantwortlich hierfür ist wahrscheinlich eine gesteigerte zytoplasmatische Pyrimidinsynthese als Folge der eingeschränkten Verwertung von Carbamylphosphat durch den Harnstoffzyklus (s. auch S. 155).

c) Argininosukzinat-Synthetase-Mangel (Zitrullinämie)

MC MURRAY et al. (1962) entdeckten dieses Krankheitsbild bei systematischen chromatographischen Untersuchungen eines größeren Kollektivs von Mentalretardierten. Inzwischen kann man anhand des Erscheinungsalters und des klinischen Verlaufs drei Typen unterscheiden.

Klinisches Bild

Beim *familiären Typ* beginnen die Symptome in den ersten Tagen nach der Geburt und bestehen aus Irritabilität, Lethargie, mangelhafter Nahrungsnahme und Tachypnoe. Sehr bald stellen sich Rigidität, z. T. mit Opisthotonus, Akne (GOLDBLUM et al. 1986) und Krämpfe (ENGEL u. BUIST 1985) ein. Pili torti wurden von PATEL u. UNIS (1985) bei einer Patientin festgestellt. Drei Viertel der Patienten sterben wenige Tage nach der Geburt, einige überleben Monate oder Jahre (LEIBOWITZ et al. 1978; BATSHAW 1985).

Beim *subakuten bzw. infantilen Typ* treten die Symptome einige Monate nach der Geburt als episodische Krisen von Hyperammonämie und psychomotorischer Retardierung auf. In der Regel überleben die Patienten mehrere Jahre und zeigen, bei einer restriktiven Eiweißdiät kaum Symptome.

Der *symptomenarme bzw. adulte Typ* wurde fast ausschließlich in Japan beschrieben. Der Krankheitsbeginn reicht vom spätinfantilen bis zum Erwachsenenalter. In jüngerem Alter können einige Störungen wie verspätete Menarche, Schlaflosigkeit, Erbrechen und Verwirrungszustände nach den Mahlzeiten vorhanden sein. Einige Patienten leiden an Anfällen (ORIGUCHI et al. 1984) und Halluzinationen. Die Symptome verstärken sich im Laufe der Jahre zu manischen Episoden, Echolalie und ausgeprägten Psychosebildern. Dazu kommen Paresen oder Läh-

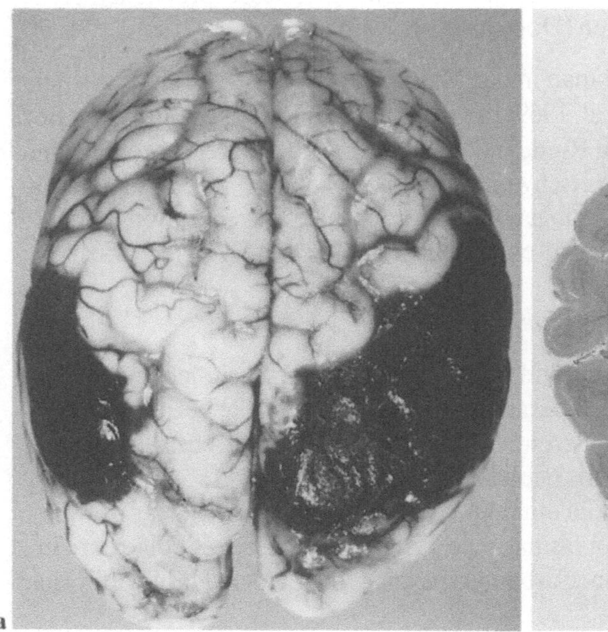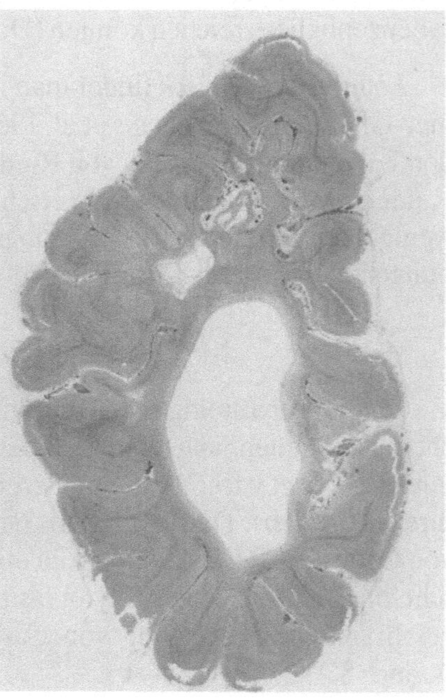

Abb.58a, b. Zitrullinämie, sporadische Form. **a** Mittelgradige Hirnatrophie und ausgedehnte Blutungen beidseitig. **b** Entmarkungen und Zystenbildungen im Marklager.

mungen der unteren Extremitäten, sowie Dysarthrie und Veränderungen der Haut (BONAFE et al. 1984). Im Plasma und Liquor findet man Konzentrationswerte von Zitrullin, die das hundertfache der Norm übertreffen können (SHIH 1978).

Pathologie

Bei dem familiären Typ wurden wiederholt hepatozelluläre Nekrosen beobachtet (MIHATSCH et al. 1974; MATSUDA et al. 1976). Bei allen Spätfällen hat man eine Fettleber beschrieben. *Elektronenmikroskopisch* findet man Veränderungen im endoplasmatischen Retikulum der Hepatozyten.

Neuropathologie

Makroskopisch sieht man bei dem familiären Typ Zeichen des Hirnödems (GHISOLFI et al. 1972; ROERDINK et al. 1973; WICK et al. 1973). Bei den anderen Formen wurden häufig eine geringe bis mittelgradige Hirnatrophie, Ulegyrien, Blutungen (Abb.58a, b) sowie Rinden- und subkortikale Nekrosen, die zu Mikrokavitationen (Abb.59a–c) neigten, festgestellt (KUHARA et al. 1985).

Lichtmikroskopisch findet man bei unbehandelten angeborenen Fällen einen Status spongiosus in der Hirnrinde (KUHARA et al. 1985), totale und elektive Parenchymnekrosen sowie Alzheimer-Glia vom Typ II, die bei behandelten Fällen häufig vermißt wird (FARRIAUX et al. 1976; LEIBOWITZ et al. 1978). Im Marklager kommen Entmarkungen mit anisomorpher fibrillärer Gliose und Fettkörnchenzellen sowie Störungen der Myelinisierung (SOLITARE et al. 1969) vor. Eine gliale Vernarbung im Putamen und ein Status marmoratus im Thalamus wurden von MARTIN et al. (1982) beobachtet. Geschrumpfte Nervenzellen und Kernpyknosen sowie umschriebene elektive Parenchymnekrosen werden vor allem in der Kleinhirnrinde, im Dentatum und in den unteren Oliven gesehen (WICK et al. 1973). Kleine Herde totaler Nekrosen wurden im Dentatum beschrieben (LEIBOWITZ et al. 1978).

Pathogenese

Zitrullin ist ein Zwischenprodukt bei der Harnstoffsynthese. Carbamylphosphat kondensiert unter Katalyse der Ornithin-Carbamyl-Transferase mit Ornithin zu Zitrullin. Dieses wird aus dem Mitochondrium ausgeschleust, und im Zytosol entsteht aus Aspartat und Zitrullin unter Einwirkung der Argininosukzinat-Synthetase Argininosukzinat.

Die Ausprägung des Argininosukzinat-Synthetase-Mangels zeigt eine Variationsbreite, die auf eine genetische Heterogenität hinweist (KOBAYASHI et al. 1986). Vor allem kommt es zu Veränderungen im Bereich enzymkinetischer Konstanten der Synthetase (Km-Wert um das 20- bis 30fache erhöht). Die Hyperammoniämie zeigt kein einheitliches Bild und fehlt bei vielen der gut eingestellten Patienten. Dies erklärt das Fehlen der Alzheimer-Glia Typ II in einigen Fällen.

Als Folge des Enzymmangels reichert sich Zitrullin im Gehirn an, was für die neurologische Symptomatik zum Teil verantwortlich zu machen ist. Tierexperimente zeigen, daß höhere Zitrullinkonzentrationen die Substratkettenphosphorylierung im Rahmen der Glykolyse vermindern und somit der Intermediär- und Energiestoffwechsel beeinträchtigt sein könnte (OKKEN et al. 1973). Allerdings ist sowohl für die Ulegyrien als auch für die totalen und elektiven Parenchymnekrosen eine anoxische Pathogenese denkbar. Diese Veränderungen sind im Gegensatz zu den Alzheimer-Gliaveränderungen vom Typ II und dem Status spongiosus irreversibel (BRUTON et al. 1970).

Zitrullinämie bei Tieren

Ein Mangel an Argininosukzinat-Synthetase, die zu einer Zitrullinämie führt, wurde bei Hunden (STROMBECK et al. 1975) und bei chinesischen Meerschweinchen (GONZALEZ-NORIEGA et al. 1980) beschrieben.

d) Argininosukzinat-Lyase-Mangel (Argininosukzinasemangel; Argininosukzinaturie; Argininbernsteinsäure-Schwachsinn)

Der Argininbernsteinsäure-Schwachsinn ist die zweithäufigste, nach PERRY et al. (1980) sogar die häufigste Enzymopathie im Harnstoffzyklus, auf jeden Fall die erste Enzymopathie dieses Formenkreises, die schon 1958 von ALLAN et al. beschrieben wurde.

Klinisches Bild

Die Krankheit kann unmittelbar nach der Geburt oder später im ersten oder zweiten Lebensjahr beginnen. Bei der konnatalen Form zeigen sich Atem- und Ernährungsschwierigkeiten mit Erbrechen, Lethargie, Hypotonie und Anfällen, dazu kommen Ikterus und Hepatomegalie. Die Mehrzahl der unbehandelten Patienten stirbt kurz nach der Geburt, gelegentlich einige Monate später (FARRIAUX et al. 1976). Bei den Spätfällen steht eine mehr oder weniger starke psychomotorische Retardierung, schütteres brüchiges Haar (Trichorrhexis nodosa) und Hepatomegalie (SCHREIBER u. LEUCHTE 1965) im Vordergrund. Bei einem Teil der Patienten beobachtet man tonisch-klonische Krampfanfälle mit entsprechenden EEG Veränderungen sowie intermittierende Ataxie. Allerdings finden sich unter den Patienten mit späterem Krankheitsbeginn einige mit sehr leichter Symptomatik (PORATH et al. 1969; SCHUTGENS et al. 1979). Symptomlose Fälle wurden bei Routineuntersuchungen entdeckt (SHIH 1978). Vom klinischen Verlauf weitgehend unabhängig tritt in allen Fällen Argininosukzinat in großen Mengen im Blut, Harn und vor allem im Liquor auf.

Pathologie

In der Leber erkennt man in den Fällen mit akutem Verlauf multiple herdförmig Nekrosen, gelegentlich Fettablagerungen. In den Sammelröhrchen der Nieren findet man eine ausgeprägte Zylinderbildung (BAUMGARTNER et al. 1968). Lungenblutungen wurden ebenfalls beobachtet (ANON 1979).

Neuropathologie

Makroskopisch sind nur Zeichen eines mittelgradigen Ödems beschrieben worden (BAUMGARTNER et al. 1968; LEWIS u. MILLER 1970; GLICK et al. 1976).

Lichtmikroskopisch wird in akuten und subakuten Fällen eine Verzögerung der Markscheidenreifung erkennbar (SOLITARE et al. 1969). Die Großhirnrinde, die Stammganglien und teilweise auch das Marklager weisen eine spongiöse Gewebsauflockerung auf (BAUMGARTNER et al. 1968; PERRY et al. 1980). Alzheimer-Glia Typ II fand sich in der Großhirnrinde, in den Stammganglien und im Nucleus dentatus von Patienten, die länger überlebten (SOLITARE et al. 1969; LEWIS u. MILLER 1970; PERRY et al. 1980), jedoch nicht bei kurz nach der Geburt verstorbenen Kindern. Akute ischämische Nervenzellveränderungen können ebenfalls vorhanden sein (GLICK et al. 1976).

Pathogenese

Der Aktivitätsmangel der Argininosukzinat-Lyase als Grundstörung der Krankheit wurde von TOMLINSON u. WESTALL (1964) an Erythrozyten sowie an Leberbiopsiematerial nachgewiesen. Argininosukzinat (Argininbernsteinsäure) wird durch dieses zytosolische Enzym in Fumarat und Arginin gespalten. Bei ungenügender Aktivität häuft sich die Argininbernsteinsäure an und entfaltet „toxische" Wirkungen im Intermediärstoffwechsel. Die Tatsache, daß in der Regel die Argininbernsteinsäurekonzentrationen im Liquor höher liegen als im Plasma, ist nicht nur auf den Mangel der Lyase zurückzuführen, sondern auch auf eine erhöhte Synthese im Nervengewebe als Folge einer erhöhten Zitrullinaufnahme.

Die Feststellung, daß bei den jeweiligen Patienten der Aktivitätsmangel des Enzyms in den verschiedenen Organen unterschiedlich ist, läßt auf das Vorhandensein von Isoenzymen (PERRY et al. 1980) bzw. auf einen Defekt in der Genregulation (WALSER 1983) schließen.

e) Arginasemangel (Argininämie)

Sie ist die seltenste unter den Enzymopathien des Harnstoffzyklus. Ein erster Fall wurde wahrscheinlich von PERALTA SERRANO (1965) beschrieben. Der Enzymdefekt wurde von TERHEGGEN et al. (1970) bei 3 Patienten einer Familie nachgewiesen. Ein weiterer Fall wurde von CEDERBAUM et al. (1977) mitgeteilt.

Klinisches Bild

Neben dem Anstieg des Arginins in Serum und Liquor sowie der Argininurie ist eine erhöhte Ausscheidung von Lysin und Ornithin, teilweise auch von Zystin beschrieben worden. Ursache hierfür ist eine kompetitive Rückresorptionshemmung im tubulären Bereich der Niere, da die genannten Aminosäuren mit dem Arginin um dieses Transportsystem konkurrieren. Abgesehen von diesen pathobiochemischen Veränderungen sind hirnorganische Anfälle, Erbrechen, psychomotorische Retardierung, spastische Paresen, Ataxie, Choreoathetose und Tremor die auffälligen Symptome (SNYDERMAN et al. 1977). In der Pneumoenzephalographie wurde eine Erweiterung der Ventrikel als Folge einer Hirnatrophie festgestellt.

In der Leberbiopsie wurden multifokale hydropische Veränderungen beschrieben (CEDERBAUM et al. 1979). Jedoch wurde bis jetzt kein autoptisch untersuchter Fall mitgeteilt.

f) Reye-Syndrom

1963 beschrieben REYE et al. ein Syndrom bei Kindern mit metabolischen Veränderungen in der Leber, Hyperammoniämie und eine Enzephalopathie ungeklärter Pathogenese.

Klinisches Bild

Die Altersverteilung liegt zwischen 5 Monaten und 16 Jahren, vereinzelt wurden auch Fälle im Erwachsenenalter beschrieben (AL-TIKRITI et al. 1984; EDE u. WILLIAMS 1988). Nach einer Prodromalerkrankung, meist einem katarrhalischen Atemwegsinfekt, kommt es zu Erbrechen, Eintrüben bis zum Koma, Krämpfen und Fieber (LOVEJOY et al. 1974). Weiterhin findet sich eine Hyperventilation mit respiratorischer Alkalose. Die Transaminasen und Ammoniakwerte im Blut sind erhöht, insbesondere bei Beginn der Erkrankung.

Pathologie

Die Leber weist eine diffuse feintropfige Verfettung auf sowie eine Glykogenverminderung bei nahezu vollständigem Fehlen entzündlicher Reaktionen und zellulärer Nekrosen. Verfettung findet sich weiterhin in den Nierentubuli sowie im Pankreas und im Myokard. In Muskelbiopsien finden sich fokale, nichtentzündliche Myolysen und feintropfige Verfettung. *Elektronenmikroskopisch* erkennt man in Leber und Muskeln Mitochondrienveränderungen (Abb. 59 a) in Form von Schwellungen, Matrixveränderungen und Membranveränderungen (PARTIN et al. 1978; DAUGHERTY et al. 1987).

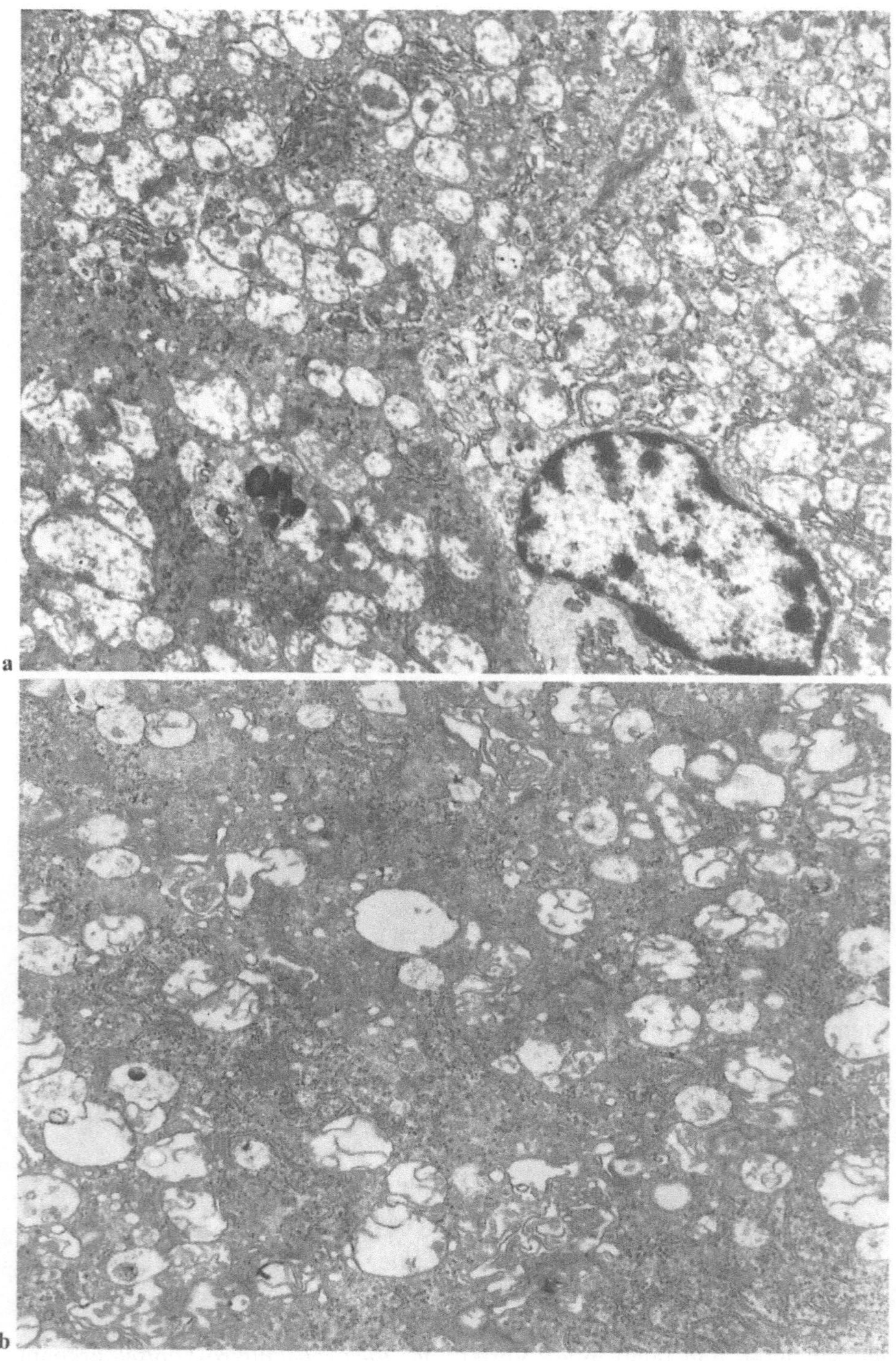

Abb. 59 a–c. Reye-Syndrom. Mitochondriale Veränderungen. **a** Leberzelle, **b** Nervenzelle der Parietalrinde, **c** Körnerzellen des Kleinhirns.

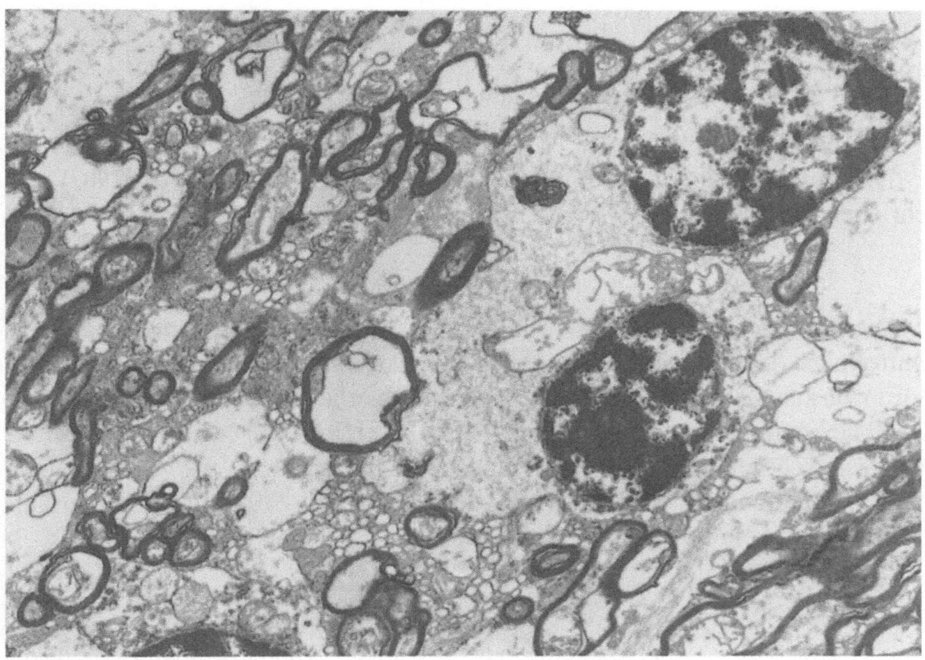

Abb. 59 c

Neuropathologie

In den Neuronen des ZNS werden ähnliche Mitochondrienveränderungen (Abb. 59b, c) gefunden (PARTIN et al. 1978). Zusätzlich sind die Astrozyten geschwollen.

Pathogenese

Metabolische Folgen der Mitochondrienschädigungen in den Leberzellen und des ausgeprägten Katabolismus von Eiweiß, Fett und Kohlenhydraten spiegeln sich in einer Erhöhung von Ammoniak, freien Fettsäuren, Laktat und der Hypoglykämie wider.

Die massive Proteolyse der Skelettmuskulatur ist einer der Faktoren, die zur Hyperammoniämie führen. Epinephrin scheint bei der Entstehung der Laktazidose und der Enzephalopathie eine Rolle zu spielen (ARCINUE et al. 1986).

2. Hyperornithinämien

Stoffwechselkrankheiten, die zu einer Hyperornithinämie führen, sind die Gyrat-Atrophie der Chorioidea und Retina, das Hyperornithinämie-Hyperammoniämie-Syndrom und der Ornithin-Ketosäure-Transaminase-Mangel. Bei der ersteren sind bis auf eine gelegentliche Verlangsamung des EEGs keine neurologischen Symptome vorhanden und die oft beschriebenen Veränderungen der

Muskelfasern vom Typ 2 (SIPILA et al. 1979; KAISER-KUPFER et al. 1981) sind unspezifisch. (VALLE u. SIMELL 1983)

a) Ornithin-δ-Aminotransferase-Mangel
(Hyperornithinämie-Hyperammoniämie-Homozitrullinurie-Syndrome)

Der erste Patient mit diesem Enzymmangel wurde von SHIH et al. (1969) beschrieben.

Klinisches Bild

Die Krankheit manifestiert sich unterschiedlich, je nachdem, ob die Kinder mit Muttermilch oder mit einer proteinreichen Diät ernährt werden. Neben Gedeihstörungen kann auch eine mentale Retardierung vorhanden sein. In der Mehrzahl der Fälle kommen Anfälle vor (KOIKE et al. 1987). Bei einigen Patienten traten Ataxie und choreoathetotische Bewegungen (GATFIELD et al. 1975) während der akuten Hyperammoniämie-Episoden auf. RODES et al. (1987) beschrieben bei 3 Geschwistern eine progressive spastische Parese.

Pathologie

Elektronenmikroskopisch wurde in den Leberzellen und in kultivierten Fibroblasten eine Polymorphie der Mitochondrien gefunden, die z. T. eine kristalloide Struktur beinhalteten (GORDON et al. 1987). Die Veränderungen werden in Beziehung zu einem gestörten Transport von Ornithin in den Mitochondrien gebracht (FELL et al. 1974; HOMMES et al. 1986).

b) Ornithin-Aminotransferase-Mangel

Bis jetzt wurden nur wenige Fälle mitgeteilt (BICKEL et al. 1968; KEKOMÄKI et al. 1969) und autoptisch untersucht. Die Patienten leiden unter Icterus prolongatus bei fehlender Blutgruppeninkompatibilität, verzögerter psychomotorischer Entwicklung, Gedeihstörungen, retardierter Sprachentwicklung und pathologischem EEG im Sinn einer latenten Epilepsie sowie Aminoazidurie.

In der Leberbiopsie fand man eine Desintegration der Läppchen mit mesenchymaler Substitution des alterierten Parenchyms und blasiger Entartung der Leberepithelien.

II. Stoffwechselstörungen
der verzweigt-kettigen Aminosäuren

1954 beschrieben MENKES et al. ein neues Krankheitsbild mit einem schweren neurologischen Syndrom, das von eigentümlichem Körper- und Uringeruch, der an Ahornsirup erinnerte, begleitet wurde. WESTALL et al. (1957) fanden bei einem Patienten mit dem gleichen Syndrom eine stark vermehrte Ausscheidung der verzweigt-kettigen Aminosäuren Leuzin, Isoleuzin und Valin im Urin und eine erhöhte Konzentration im Plasma. MENKES (1959) isolierte aus dem Urin 2-Oxoisocapronat, 3-Methyl-2-Oxovalerat und 2-Oxoisovalerat, die drei Ketosäuren, die aus der Umwandlung der essentiellen Aminosäuren Leuzin, Isoleuzin und Valin durch spezifische Transaminasen entstehen.

Mit der Anwendung der Gaschromatographie und der Massenspektrometrie zur Identifizierung der organischen Azidämien konnten weitere Enzymopathien, die zu Störungen im Stoffwechsel der verzweigt-kettigen Aminosäuren führen, nachgewiesen werden (TANAKA u. ROSENBERG 1983). Zum Teil handelt es sich um Krankheiten, bei denen nur eine kleine Anzahl von Patienten oder eine einzige Familie betroffen ist. Da viele der diagnostizierten Patienten z. Z. der Drucklegung des Berichtes noch am Leben sind, liegen – mit wenigen Ausnahmen – keine oder nur sehr spärliche pathologische Untersuchungen vor. Klinisch und histochemisch den Störungen der verzweigt-kettigen Aminosäuren ähnlich ist der Propionyl-CoA-Carboxylase-Mangel, der im Anschluß an dieses Kapitel behandelt wird.

1. Ahorn-Sirup-Krankheit
(Verzweigtketten-Ketonurie; Maple-Syrup Urine Disease)

Klinisches Bild

Im Alter von 3–18 Tagen, gelegentlich auch später, treten bei den Kindern Fütterungsschwierigkeiten, unregelmäßige Atmung oder Apnoe, Lethargie, Krämpfe, Muskelhypertonie und Opisthotonus auf, die i. allg. schnell lebensbedrohlich werden. Der typische Urin- und Körpergeruch wird entweder sofort oder erst Tage nach dem Auftreten der anderen Symptome bemerkt. Er kann sehr intensiv sein und ist in den meisten Fällen das pathognomonische Symptom; in einigen Fällen ließ er sich jedoch nicht wahrnehmen (MÜLLER u. SCHREIER 1962). Im Zusammenhang mit der Ahorn-Sirup-Krankheit kommt es häufig zu einer hyperchlorämischen metabolischen Azidose (GAULL 1969) sowie einer Hypoglykämie (DONNELL et al. 1967). Ursache für die Entgleisung der Glukosehomöostase ist vor allem eine vermehrte Insulinsekretion durch Leuzin und 2-Oxoisocapronat sowie eine verminderte Glukoneogenese. Unbehandelt starben alle Patienten, bei denen Symptome vor der 16. Lebenswoche auftraten, innerhalb der ersten 20 Monate nach der Geburt. In den wenigen Fällen, bei denen der Verlauf nicht so foudroyant ist, kommt es neben der psychomotorischen Retardierung zu einer spastischen Zerebralparese.

Pathologie

Der Tod wird gewöhnlich durch Sekundärinfektionen verursacht, wobei als häufigster Befund eine Bronchopneumonie festgestellt wird (MENKES et al. 1954; CROME et al. 1961; WOODY et al. 1963; SANDER et al. 1968).

Lichtmikroskopisch zeigt ein Teil der Kinder eine fokale Leberverfettung und eine Ablagerung von granulärem eosinophilem Material in den Leberzellen.

Neuropathologie

Makroskopisch erkennt man gelegentlich die Zeichen eines Gehirnödems. Zystische Veränderungen wurden von SILBERMAN et al. (1961) beobachtet, eine schwammige Konsistenz des Marklagers von verschiedenen Autoren erwähnt. Bei einem Kind, das 12 Tage nach der Geburt verstarb, fand LANE (1961) eine Hirnblutung.

Lichtmikroskopisch zeigt sich in den Gehirnen der frühverstorbenen Kinder die fehlende Bemarkung (MENKES et al. 1954). Bei Kindern, die mehrere Monate überlebten, erkennt man in der weißen Substanz einen Status spongiosus mit herabgesetzter Zahl von Oligodendrogliazellen und defekter Myelinisierung, begleitet von einer Astrozytose. SILBERMAN et al. (1961) sowie DIEZEL u. MARTIN (1964) beschrieben geringgradige Veränderungen im zellulären Aufbau der stammesgeschichtlich jungen Groß- und Kleinhirnanteile. Besonders deutlich zeichnet sich die Entmarkung in der Mark-Rinden-Grenze ab. Gelegentlich findet man eine geringe Speicherung von Neutralfett in der Adventitia der Hirngefäße (SANDER et al. 1968). In Gliazellen und z. T. in den vakuolenartigen Räumen des Status spongiosus sind auf unfixierten Gewebeschnitten oder nach Alkoholfixierung Kristallablagerungen erkennbar (DIEZEL u. MARTIN 1964). Je nach Alter der Kinder und der vorher durchgeführten Therapie sind diese Befunde unterschiedlich ausgeprägt.

a) Intermittierende Form

Klinisches Bild

Die Krankheit wird während des Säuglings-, Kleinkindes- oder Schulalters manifest. Gewöhnlich geht ihr eine bakterielle Infektion des Mittelohrs, ein Infekt der oberen Luftwege oder die Zufuhr großer Eiweißmengen voraus. Danach treten Ataxien auf, an die sich Bewußtseinstrübung oder Komazustände anschließen. Außerdem können Opisthotonus, choreiforme Bewegungen und generalisierte Krampfanfälle beobachtet werden. Das EEG weist eine allgemeine Verlangsamung oder Dysrhythmie ohne Herdzeichen auf. Während dieser Attacken besteht gewöhnlich der typische Körpergeruch der Ahorn-Sirup-Krankheit sowie eine leichte bis schwere metabolische Azidose. Die krisenartigen Attacken können wegen Aussetzens der Atmung tödlich sein.

Neuropathologie

In zwei pathologisch-anatomisch untersuchten Fällen (KIIL u. ROKKONES 1964; MORRIS et al. 1966) fanden sich ein Gehirnödem, eine beträchtliche spongiöse Degeneration der tiefen Rindenschichten, Nervenzelluntergang in den Brückenkernen und in der Substantia nigra sowie eine totale Nekrose der Körnerschicht des Kleinhirns bei Erhaltung der Molekularschicht und der Purkinje-Zellen. Bei einem Geschwisterpaar fanden VALMAN et al. (1973) nur bei einem Kind Zeichen des Hirnödems, jedoch keine Veränderungen bei dem anderen.

b) Intermediäre und thiaminabhängige Form

Bisher wurden wenige Fälle beobachtet (SCHULMAN et al. 1970; SCRIVER et al. 1971; FISCHER u. GERRITSEN 1971; VAN DER HORST u. WADMAN 1971). Die Patienten zeigen neben einer statomotorisch retardierten Entwicklung und dem typischen Uringeruch entweder keine weiteren Symptome oder nur gelegentliche Ataxien. Trotz des milden Verlaufs stirbt ein Teil der Patienten während akuter azidotischer Episoden.

c) Ophthalmoplegische Form

Kurz nach der Geburt werden Hirnnervenparesen, vor allem externe Ophthalmoplegien erkennbar. Das Vorhandensein eines Ahorn-Sirup-Syndroms wird nach einigen Monaten festgestellt. Eine Restaktivität der verzweigt-kettigen Ketosäuren-Decarboxylase von 10–20% konnte festgestellt werden (CHABRIA et al. 1979). Nach diätetischer Behandlung bilden sich die Ophthalmoplegie und die übrigen Hirnnervenparesen zurück. Keiner der Patienten ist bis jetzt gestorben.

d) Dihydrolipoyl-Dehydrogenase-Mangel

ROBINSON et al. (1977, 1981) stellten bei Patienten mit Laktazidose bei Dihydrolipoyl-Dehydrogenase-(E_3)-Mangel eine Zunahme der verzweigt-kettigen Oxosäuren fest, was der von PETIT et al. (1978) nachgewiesenen Gemeinsamkeit der Komponmente E_3 für die Pyruvat- und verzweigt-kettigen Oxosäure-Dehydrogenase-Komplexe entspricht. Daher ordneten TANAKA u. ROSENBERG (1983) den E_3-Mangel den Varianten der Ahorn-Sirup-Krankheit zu.

Pathogenese

Bei der Ahorn-Sirup-Krankheit ist die oxidative Dekarboxylierung der verzweigt-kettigen 2-Oxosäuren gestört (DANCIS et al. 1960). Ein Defekt der spezifischen Dekarboxylase für das 2-Oxoisocapronat konnte nachgewiesen werden (RUDIGER et al. 1972). Es sind jedoch alle 3 Oxosäuren betroffen.

Als Folge der Abbaustörung der verzweigt-kettigen 2-Oxosäuren können nach der Geburt die mit der Nahrung aufgenommenen Aminosäuren Leuzin, Isoleuzin und Valin nicht normal abgebaut werden. Es kommt zu deren Konzentrationserhöhung vor allem in Blut, Liquor und Gewebe, wohingegen die 2-Oxo(Hydroxy)säuren mit dem Urin ausgeschieden werden. Darüber hinaus ist eine Zunahme von Alloisoleuzin im Blut nachweisbar (WESTALL et al. 1957; MENKES 1959).

Der morphologische Befund am Gehirn ist nicht charakteristisch für Leuzinosen. An ihm allein ist deshalb die Diagnose einer Ahorn-Sirup-Krankheit nicht zu stellen. Es handelt sich vielmehr um die Folge einer Eiweißmangelernährung. Selbst die von DIEZEL u. MARTIN (1964) beobachteten und im histologischen Präparat nachgewiesenen Eiweißkristalle, die bei behandelten Fällen fehlen können, sind nur als Hinweise zu bewerten. Die Oligodendrogliaveränderungen machen es wahrscheinlich, daß der herabgesetzte Myelingehalt eine primäre Störung der Myelinbildung darstellt und nicht durch einen frühzeitigen Myelinabbau bedingt ist (SILBERMAN et al. 1961; MENKES et al. 1965; SANDER et al. 1968).

Die Myelinogenese kann durch diätetische Behandlung beeinflußt werden (LINNEWEH u. SOLCHER 1965). Bei Patienten, die eine leuzin-, isoleuzin- und valinarme Kost bekommen, verläuft die Myelinisierung normal.

2. Varianten der Ahorn-Sirup-Krankheit

Neben der klassischen Form wurden mehrere Varianten beschrieben: die intermittierende (MORRIS et al. 1961; LONSDALE et al. 1963), die intermediäre (SCHULMAN et al. 1970), die thiaminabhängige (SCRIVER et al. 1971) und die ophthalmoplegische Form (ZEE et al. 1974; MACDONALD et al. 1977; CHABRIA et al. 1979). Diese Varianten sind jedoch in sich heterogen, so daß die Zahl der biochemisch definierbaren Varianten wahrscheinlich größer ist.

a) Hypervalinämie

Bis jetzt wurde nur ein Patient beschrieben, der vor der Behandlung Gedeihstörungen, Hypotonie, Hyperkinesen und Erbrechen zeigte (TADA et al. 1967). Durch eine valinarme Diät bildeten sich alle Symptome zurück. Pathomorphologische Befunden liegen nicht vor.

b) Hyperleuzin-Isoleuzinämie

Die biochemische Anomalie wurde bei zwei Geschwistern beschrieben (JEUNE et al. 1970). Die ersten Symptome traten 2–3 Monate nach der Geburt auf und bestanden in Anfällen, Gedeihstörungen und mentaler Retardierung. Das defekte Enzym ist die verzweigt-kettige Aminosäurentransaminase für Leuzin und Isoleuzin.

c) Isovalinazidämie

Die zwei ersten Fälle wurden von TANAKA et al. (1966) beschrieben. Die Erkrankung ist weder klinisch noch mit den üblichen klinisch-chemischen Labormethoden, sondern nur gaschromatographisch zu diagnostizieren. Deswegen fehlen genaue Angaben über ihre Häufigkeit. Die Zahl der diagnostizierten Fälle nimmt aber ständig zu.

Klinisches Bild

Bei der *akuten Form* (NEWMAN et al. 1967) zeigen die Kinder nach der Geburt Muskelhypotonie, Bewegungsarmut und sie fallen durch einen penetranten „Schweißfußgeruch" auf. Bei einigen Patienten war eine hypertrophische Pylorusstenose vorhanden (ICHIBA et al. 1979; LEHNERT et al. 1979). Die Kinder starben meistens im ersten Lebensmonat.

Bei der *chronischen Form* treten Phasen mit Erbrechen, Lethargie, Azidose und Schweißfußgeruch auf, die sich nach Absetzen der Proteinzufuhr zurückbilden. Die körperliche und geistige Entwicklung kann sich normal gestalten. In einigen Fällen persistieren eine Retardierung und Mikrozephalie (TANAKA u. ROSENBERG 1983).

Pathologie

Makroskopisch wurden Hepatomegalie und polyzystische Nieren beobachtet. Blutungen in den Lungen, Nieren, Nebennieren und Perikard wurden wiederholt beschrieben (SIDBURY et al. 1967; TRUSCOTT et al. 1981). *Lichtmikroskopisch* wurde gelegentlich eine Leberverfettung festgestellt (TANAKA u. ROSENBERG 1983).

Neuropathologie

Makroskopisch ist das Gehirn hochgradig ödematös.

Lichtmikroskopisch wurden bei einem Patienten von SWEETMAN et al. (1980) herdförmige Entmarkungen und reaktive Gliose beschrieben.

Pathogenese

Die Patienten leiden unter Aktivitätsmangel sämtlicher Dehydrogenasen für verschiedene Azetyl-CoA-Verbindungen. Man nimmt ein defektes elektronenübertragendes Flavoprotein als gemeinsame Ursache dieser Enzymdefekte an (TANAKA u. ROSENBERG 1983).

d) β-Methylcrotonyl-CoA-Carboxylase-Mangel

Beim Abbau des Leuzins entsteht intermediär β-Methylcrotonyl-CoA, nach Carboxylierung und Hydratisierung β-Hydroxy-β-Methylglutaryl-CoA, das zu Azetyl-CoA und Azetoazetat gespalten wird. Beim Carboxylasemangel wurde ein neurologisches Krankheitsbild ähnlich der infantilen spinalen Muskelatrophie (WERDNIG-HOFFMANN S. S. 632) beschrieben. Auch andere klinische Erscheinungsformen mit metabolischer Azidose wurden beobachtet (LEONARD et al. 1981). Ihre Existenz als isolierte Enzymopathie wird angezweifelt (TANAKA u. ROSENBERG 1983). In keinem der veröffentlichten Fälle beider Enzymopathien wurden pathologische bzw. neuropathologische Befunde erhoben.

e) β-Hydroxy-β-Methylglutaryl-CoA-Lyase-Mangel

Die Patienten leiden unter Episoden von extremer Hypoglykämie und metabolischer Azidose mit Erbrechen, Zyanose und Hypotonie. Sie ähneln dem Reye-Syndrom (LEONARD et al. 1979). Als Folge dieser Episoden können Hemiplegie und choreoathetotische Bewegungen auftreten (TRUSCOTT et al. 1979). Obgleich mehrere Patienten starben, wurden pathologische bzw. neuropathologische Befunde nicht beschrieben. Trotz der Seltenheit der genannten Störungen wird angenommen, daß ein Teil der Neugeborenen, die unter dem Bild der Azidose und Hypoglykämie sterben, an dieser Krankheit leiden (DURAN et al. 1979).

f) Propionyl-CoA-Carboxylase-Mangel

Valin und Isoleuzin werden zu Propionyl-CoA abgebaut. Leitsymptom des Propionyl-CoA-Carboxylase-Mangels ist die schwere metabolische Azidose. Ein Kind starb am 5. Lebenstag (HOMMES et al. 1968), ein weiterer Patient (CHILDS et al. 1961) nach mehreren azidotischen Episoden mit 7 Jahren. Bei dem Fall von HOMMES et al. (1968) fand man eine Fettleber und im Kleinhirn eine Degeneration der Purkinje- und Körnerzellen.

III. Hyperphenylalaninämie

Die Erstbeschreibung der Hyperphenylalaninämie erfolgte 1934 durch den Norweger FÖLLING (Imbecilitas phenylpyrurica). Sie ist die häufigste Krankheit des Aminosäurenstoffwechsels. Die Bezeichnung Phenylketonurie wurde von PENROSE u. QUASTEL (1937) vorgeschlagen, weil die Ausscheidung von Phenylpyruvat ein charakteristisches Symptom ist.

Die Entwicklung einer einfachen Methode zur Bestimmung des Phenylalanins im Blut und die darauffolgende Verbreitung des Suchtestes führten zur Differenzierung verschiedener Formen mit unterschiedlichen klinischen Bildern und Enzymdefekten. In vier der acht bisher beschriebenen Krankheitstypen (TOURIAN u. SIDBURY 1983) stehen neurologische Symptome im Vordergrund. Die anderen Typen entsprechen denjenigen Patienten, bei denen JERVIS (1939) keine neurologischen Symptome feststellen konnte. Sie machten etwa ein Drittel der Phenylketonuriekranken aus. Bei einem weiteren Drittel waren die neurologischen Symptome leichter und in den restlichen Fällen schwerer Art.

1. Typ I Phenylketonurie (Phenylalanin-Hydroxylase (= Phenylalanin-4-Monooxgenase)-Mangel; Oligophrenia phenylpyruvica; Phenylbrenztraubensäure-Schwachsinn; Fölling-Krankheit)

Klinisches Bild

Bei einem Teil der Patienten sind in den ersten Lebensmonaten Hinweise auf das Vorliegen der Krankheit vorhanden: gehäuftes Spucken und Erbrechen, besondere Reiz- und Erregbarkeit, Abweichungen vom normalen Reflexverhalten (FRENCH et al. 1961), unangenehmer Körpergeruch nach Mäusekot und Pferdestall sowie Hautveränderungen am Rumpf.

Bei der Mehrzahl der Patienten besteht eine allgemeine Pigmentarmut mit heller Haut, blauen Augen und hellblonden Haaren (SCHREIER 1979). Weitere Veränderungen sind an den Zähnen und am Skelettsystem zu beobachten. Abgesehen von der Mikrozephalie (PAINE et al. 1957), die bei etwa der Hälfte der unbehandelten Phenylketonurie-Patienten zu finden sein dürfte, wurde die Prominenz des Oberkiefers mit erweiterten Interdentalspalten beschrieben (WOOLF u. VULLIAMY 1951; LANG 1954; WRIGHT u. TARJAN 1957). Der Schwachsinn ist bei unbehandelten Patienten unterschiedlich stark ausgeprägt (HARPER u. REIDT 1987).

Zu den schweren neurologischen Krankheitszeichen gehören spastische Lähmungen und Diplegien, eindeutige Pyramidenbahnsymptome und als Spätzeichen Kontrakturen sowie choreoathetoide Hyperkinesen der Hände und Finger. Bei etwa einem Viertel der Patienten treten Krampfanfälle meist zwischen dem 6. und dem 18. Lebensmonat auf (HACKNEY et al. 1968). Neben Grand-mal-Zuständen kommen Blitz-Nick-Salaam-Krämpfe in der Säuglingszeit und myoklonisch-astatische Anfälle im Kleinkindesalter vor. Veränderungen im EEG scheinen häufiger aufzutreten als Krampfanfälle (DEGEN et al. 1972).

Bei Kindern phenylketonurischer Mütter kann es zu einer Embryofetopathie mit Mikrozephalie und Zerebralschäden kommen (LENKE u. LEVY 1980; HELD u. KOEPP 1983; FISCH et al. 1986; BODE et al. 1987; ROHR et al. 1987).

Neuropathologie

Die ersten neuropathologischen Untersuchungen brachten nur negative Befunde (PENROSE 1939; COQUET et al. 1944; JOSEPHY 1948). Erst ALVORD et al. (1950) konnten Veränderungen im ZNS nachweisen. Nachdem Suchtests und die entsprechende diätetische Behandlung eingeführt wurden, sind Fälle, die zur Obduktion kamen, kaum noch vorhanden.

Makroskopisch ist das Hirngewicht meistens auf weniger als 90% der Norm vermindert (CROME 1971). Nur gelegentlich wurden erheblich reduzierte Hirngewichte angegeben (ALVORD et al. 1950; FORSSMAN et al. 1967). Geringgradige Mikroenzephalie und Anomalien der Hirnwindungen wurden wiederholt beschrieben. Die weiße Hirnsubstanz ist im Verhältnis zur grauen Substanz deutlich reduziert.

Lichtmikroskopisch erkennt man im Marklager Veränderungen, die von einer Spongiose bis zu einer ausgedehnten Entmarkung (Abb. 60) reichen (POSER u. VAN BOGAERT 1959; CROME et al. 1962; BECHAR et al. 1965; MALAMUD 1966, SALGUERO

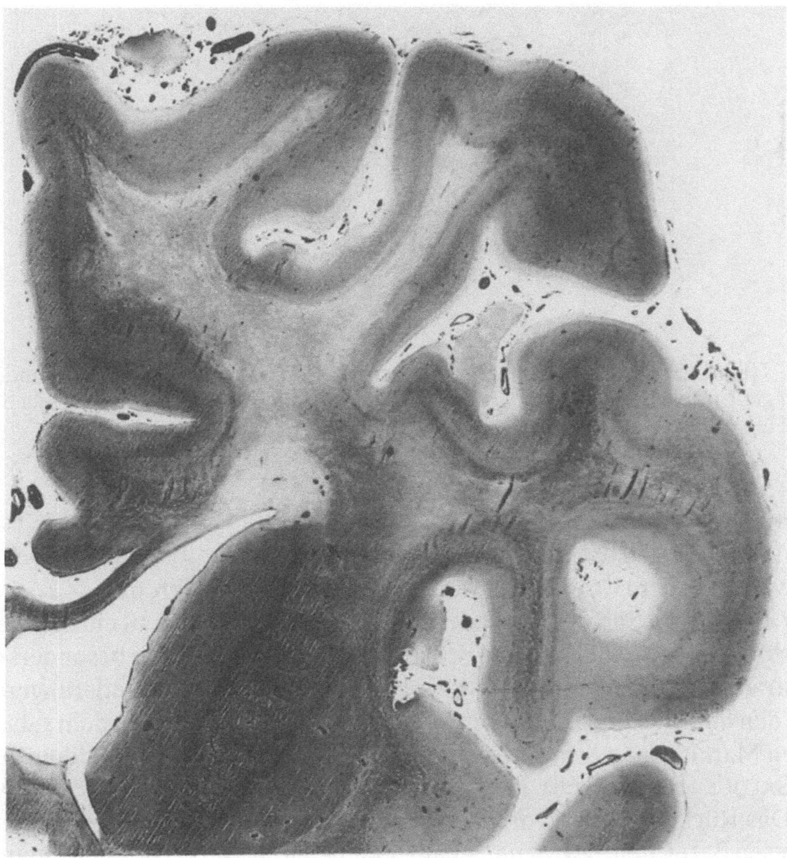

Abb. 60. Phenylketonurie. Ausgedehnte Entmarkung im Centrum ovale. Heidenhain Woelcke. (Aufnahme R. WARZOK, Greifswald)

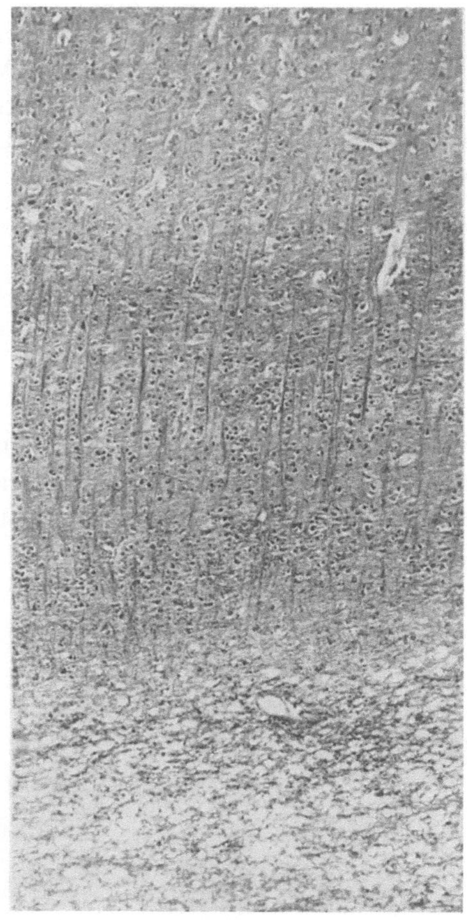

Abb. 61. Gleicher Fall wie Abb. 60. Parietalhirn. Status spongiosus in der Hirnrinde und ausgeprägte Entmarkung des subcorticalen Marklagers mit teilweiser Aussparung der U-Fasern. Heidenhain Woelcke. × 12

et al. 1968; BAUMAN u. KEMPER 1975; JOSHUA et al. 1978). Die spongiösen Veränderungen (Abb. 61) sind bei jüngeren Patienten häufiger (MALAMUD 1966). Der Nervenzellverlust in der Hirnrinde ist verhältnismäßig gering (Abb. 61).

Der bevorzugte Sitz der Veränderungen zeigt von Fall zu Fall eine große Variationsbreite. Die Sehbahnen und Sehstrahlung sind in der Regel besonders in ihren zentralen Anteilen betroffen (ALVORD et al. 1950). Die Veränderungen sind auch in den hinteren und zentralen Anteilen des Centrum ovale, in dem subependymären Marklager, in dem Balken und den Komissuren und im Pallidum ausgeprägt (SALGUERO et al. 1968). Die U-Fasern sind meistens ausgespart (MALAMUD 1966). Das Rückenmark ist vor allem in den zervikalen Segmenten betroffen. In allen diesen Bereichen, bevorzugt im subependymären Marklager findet man eine Gliose. CROME (1971) stellte eine fibröse Gliose der weißen Substanz auch im Gehirn eines erfolgreich behandelten 14 Monate alten Kleinkindes fest. Narbig veränderte Herde, die möglicherweise eine Folge der Krampfanfälle sind (POSER u. VAN BOGAERT 1959), kommen ebenfalls vor. Fettkörnchenzellen kommen in unterschiedlicher Ausprägung bei den verschiedenen Fällen oder auch in den verschiedenen Arealen ein und desselben Falles vor.

SCHOLZ (1957) fand bei einer mit 23 Jahren verstorbenen Patientin Veränderungen des Kerns und Zytoplasma bei der Hälfte der Pyramidenzellen, bei der Mehrzahl der Nervenzellen des Thalamus und Pallidum und in einigen wenigen Purkinjezellen. FELLMAN (1958) beschrieb in drei Fällen eine Hypopigmentierung der Substantia nigra. Mit der Golgi-Methode beobachteten BAUMAN u. KEMPER (1974) eine Verstärkung der Entwicklung der Dendriten und der postsynaptischen Dornfortsätze, während WILLIAMS et al. (1980) eine Reduzierung derselben beschrieben haben. ROBAIN et al. (1981) stellten Migrationsstörungen im Kleinhirn, BAUMAN u. KEMPER (1982) in der Hirnrinde fest.

Elektronenmikroskopisch wurden im Marklager bereits spongiöse Vakuolen, umgeben von geschichteten Myelinlamellen nachgewiesen (JOSHUA et al. 1978). In den Oligodendrogliazellen wurden lamelläre und granulomembranöse Einschlüsse beschrieben, deren Struktur derjenigen der Zebrakörper ähnelt, aber komplexer ist (OTERUELO 1976).

Biochemisch ist eine Abnahme der Zerebrosidfraktion und des Cholesteringehalts nachweisbar. Die Veränderungen sind nicht spezifisch für die Phenylketonurie, sondern sind in ähnlicher Ausprägung auch bei anderen Krankheiten des Aminosäurenstoffwechsels, wie bei der Ahorn-Sirup-Krankheit, beschrieben worden (s. S. 167).

Pathogenese

Von FÖLLING u. CLOSS (1938) konnte bereits ein Zusammenhang zwischen der Phenylpyruvatausscheidung und dem Phenylalaninstoffwechsel hergestellt werden. JERVIS wies 1939 nach, daß die Krankheit autosomal-rezessiv vererbt wird. Ferner konnte er 1947 zeigen, daß bei der Phenylketonurie eine Störung des Aminosäurenstoffwechsels beim Übergang von Phenylalanin zu Tyrosin vorliegen muß. Im Jahre 1953 gelang ihm der Nachweis, daß im Leberparenchym der Patienten keine Aktivität der Phenylalanin-4-Hydroxylase vorhanden ist.

Die weitgehenden Unterschiede in den neuropathologischen Befunden bei verschiedenen Autoren entsprechen der großen Variationsbreite in der klinischen Symptomatik. Die eigentliche Störung bei der Phenylketonurie liegt nicht in der Hirnsubstanz. Nach COWIE (1971) scheint eine Korrelation zwischen der Ausprägung der neurologischen Symptomatik und dem Grad des dementiven Abbaues der Patienten zu bestehen. Beim Vergleich der Höhe der Konzentration einzelner Stoffwechselprodukte im Blut mit der Intelligenz der unbehandelten Patienten ergibt sich jedoch keine Korrelation. Auch die Phenylalaninkonzentration des Liquor cerebrospinalis ergibt keinen Hinweis auf die Schwere der Hirnfunktionsstörung. Während NEAME (1961), LINNEWEH et al. (1963) und WINKLER et al. (1972) aufgrund ihrer Untersuchungsbefunde eine Transportstörung infolge einer kompetitiven Hemmung des Eintritts einzelner Aminosäuren in die Hirnzellen als Ursache der verminderten Proteinsynthese annahmen, kamen ROSCOE et al. (1968)

sowie MacINNES u. SCHLESINGER (1971) zu dem Schluß, daß eine Hemmung der Proteinsynthese als Folge eines Aminosäureungleichgewichts auch im zellfreien Medium nachzuweisen ist bzw. der Einbau markierter Aminosäuren stärker herabgesetzt ist als dies aufgrund des gestörten Membrantransports zu erwarten wäre.

Die Vermehrung einer Aminosäure beeinflußt den Transport anderer Aminosäuren durch die Zellmembran. So vermindert Phenylalanin die enterale Absorption von Tryptophan und, da beide Aminosäuren (Phenylalanin und Tryptophan) das gleiche Transportsystem benutzen, dessen Aufnahme aus dem Blut ins Gehirn. Das Ungleichgewicht in den Hirnzellen führt zur Hemmung der Protein-, DNS- und Lipidsynthese, wahrscheinlich verstärkt durch eine spezifische Einwirkung auf die Phosphorylierung und durch kompetitive Beeinflussung verschiedener Enzyme der Glykolyse und des Krebszyklus.

WONG et al. (1971) sowie McKEAN u. PETERSON (1970) bestätigten die verminderte Glutaminkonzentration im Serum bei Patienten mit unbehandelter Phenylketonurie, jedoch sahen sie keinen Unterschied zwischen den Kranken mit ausgeprägtem Schwachsinn und solchen mit normaler Intelligenz. Im Liquor cerebrospinalis war die Glutaminkonzentration bei 31 unbehandelten Phenylketonurie-Patienten jedoch deutlich auf durchschnittlich 131% der gefundenen Werte bei Gesunden erhöht (McKEAN u. PETERSON 1970). Auch in der weißen Hirnsubstanz wurden eindeutig erhöhte Glutaminmengen im Vergleich mit Gesunden ermittelt (155%). McKEAN u. PETERSON (1970) fanden im Liquor cerebrospinalis von Kindern mit einem niedrigen Intelligenzquotienten, im Vergleich zu den hochgradig schwachsinnigen Geschwistern, niedrigere Phenylalanin- und Glutaminkonzentrationen bei etwa gleichen Plasmaphenylalaninwerten. Sie folgerten daraus, daß bei normal intelligenten Phenylketonuriekindern ein ungestörter Abfluß der Aminosäuren aus Hirnsubstanz und Liquor bestehen sollte.

JOHNSON et al. (1977) nahmen aufgrund des von ihnen festgestellten verminderten Anteils ungesättigter langkettiger Fettsäuren im Myelin eine auf die Oligodendroglia begrenzte Störung des Fettstoffwechsels an.

Untersuchungen mit Antikörpern gegen die menschliche Phenylalanin-4-Hydroxylase weisen auf eine Mutation des Strukturgens hin (CHOO et al. 1979). GUETTLER et al. (1987) haben verschiedene Mutationen im Phenylalanin-Hydroxylase-Gen nachgewiesen, deren unterschiedliche Auswirkungen auf die Enzymaktivität für die klinische Variationsbreite der Phenylketonurie verantwortlich sind.

2. Typ IV Dihydropteridin-Reduktase-Mangel (Maligne Hyperphenylalaninämie)

Die Phenylalanin-4-Hydroxylase benötigt als Kosubstrat Tetrahydrobiopterin, das bei der Hydroxylierung von Phenylalanin zu Dihydrobiopteridin oxidiert wird. Anschließend wird das Dihydrobiopteridin unter Katalyse durch Dihydropteridin-Reduktase und unter Verbrauch von NADPH zu Tetrahydrobiopterin zurückverwandelt. Bei einem Patienten mit einer klinisch atypischen Phenylketonurie wiesen KAUFMANN et al. (1975) einen Defekt der Dihydropteridin-Reduktase nach.

Klinisches Bild

Die Symptome beginnen kurz nach der Geburt und bestehen vor allem in Gedeihstörungen, die durch phenylalaninarme Diät nicht kontrolliert werden können (SMITH 1974), und Anfällen, die entweder als Grand mal oder am häufigsten in Form von myoklonischen Attacken auftreten. Die mentale Retardierung kann schon wenige Wochen nach der Geburt festgestellt werden (DANKS et al. 1978). Die Konzentrationen von Neurotransmittermetaboliten im Harn sind niedrig (KAUFMAN 1980).

Pathogenese

Die Dihydropteridin-Reduktase wird für die Biosynthese von Tyrosin, Dopamin, Norepinephrin und Serotonin benötigt. Der Enzymmangel führt daher zu Störungen im Neurotransmitterhaushalt und damit zu den neurologischen Störungen (MILSTIEN et al. 1976). Die funktionellen Beziehungen zwischen Dihydropteridin-Reduktase und dem Folatstoffwechsel (s.S. 183) lassen auf eine gemeinsame Pathogenese der neurologischen Störungen schließen (ERBE 1979).

3. Typ V Dihydrobiopterin-Synthetase-Mangel

LEMMING et al. (1976) beschrieben bei einem Kind mit von Geburt an hohen Phenylalaninkonzentrationen im Blut ein neurologisches Krankheitsbild, das sich progredient entwickelte. Im Vordergrund standen Myoklonien, athetotische Bewegungen und Schluckstörungen. Nach einem Jahr setzte eine Tetraplegie ein. Der Dihydrobiopterin-Synthetase-Mangel wurde von BARTHOLOME et al. (1977) festgestellt.

4. Typ VI Phenylalanin- und Tyrosinämie

Eine erhöhte Phenylalanin- und Tyrosinkonzentration im Blut wurde von RENNERT et al. (1971) bei Patienten mit progressiver Ataxie und Anfällen, die im Alter von 12–18 Monaten auftraten, beschrieben. Dieser Typ ist wahrscheinlich die Folge des Mangels an Phenylalaninhydroxylase-Kofaktor (MILSTIEN et al. 1977).

Experimentelle Phenylketonurie

Um eine bessere Einsicht in die pathogenetischen Mechanismen, die bei der Phenylketonurie zu Hirnveränderungen führen, zu bekommen, wurden Tiermodelle entwickelt. CLARKE u. LOWDEN (1969) injizierten Ratten L-Phenylalanin subkutan und erzielten eine Hyperphenylalaninämie. PRENSKY et al. (1971) fanden bei Ratten, die L-Phenylalanin 8 Tage lang nach der Geburt bekamen, eine Gewichtsminderung des Groß- und Kleinhirns. GUROFF (1969) führte Inhibitionsversuche der Phenylalanin-Hydroxylase durch p-Chlorphenylalanin durch. GREENGARD et al. (1976) erzielten eine chronische Hyperphenylalaninämie durch Methylphenylalanin.

Eine Hypomyelinisierung wurde durch die Behandlung von neugeborenen Ratten mit Phenylazetat (Loo et al. 1978) erreicht. Mit dem gleichen Modell wurden eine Anhäufung von Zellen in der äußeren Körnerschicht des Kleinhirns und von Neuroblasten in der Retina, eine Abnahme der Zahl der Axone im Sehnerv (Wen et al. 1980) sowie Veränderungen in der Entwicklung der Dendriten von Pyramidal- und Purkinje-Zellen nachgewiesen (Robain et al. 1981, 1983; Cordero et al. 1983).

Überträgt man die Ergebnisse tierexperimenteller Studien auf die Phenylketonurie, so steht hier die Erhöhung der Phenylalaninkonzentration des Blutes im Mittelpunkt biochemischer Abweichungen. Es kommt zur Hemmung des Transports anderer Aminosäuren in den Zellen des Hirngewebes, zur Imbalanz der Aminosäurekonzentrationen und zur Hemmung der Protein- und Lipidsynthese, vor allem in der Phase besonders aktiver Myelinisierung. In Tierversuchen mit Ratten und Affen können Störungen im Aminosäuregleichgewicht zur Beeinträchtigung der Lernfähigkeit führen (Waisman et al. 1960; Polidora et al. 1966; Kerr et al. 1968). Diese Störungen sind jedoch im Gegensatz zur Phenylketonurie reversibel.

Eine Mausmutante mit hereditärer Hyperphenylalaninämie wurde durch Äthylnitrosoharnstoff-Mutagenese hervorgerufen (Bode et al. 1988).

IV. Stoffwechselstörungen der schwefelhaltigen Aminosäuren

Dieser Gruppe werden die Homozystinurie und die Methylmalonaturie, die miteinander verbunden sind und zusammen auftreten können, sowie die Zystinose und die Veränderungen des Folatstoffwechsels zugeordnet.

1. Homozystinurie (Cystathionin-β-Synthetase-Mangel)

Diese Form der Homozystinurie wurde zum ersten Mal bei geistig retardierten Kindern in Nordirland (Carson u. Neill 1962) und in den USA (Gerritsen et al. 1962) beschrieben. Sie ist nach der Phenylketonurie die Stoffwechselkrankheit, die am häufigsten zur mentalen Retardierung führt. Ihre Häufigkeit ist nicht genau bekannt, wird aber mit 1 auf 10000 bis 1 auf 100000 Geburten angenommen. Gaull (1972) wies darauf hin, daß genetisch verschiedene enzymatische Störungen vorliegen. Bei einem Teil der Patienten, die unter Homozystinurie erfaßt wurden, liegt eine Störung des Folsäure- bzw. Cobalamin-(Vitamin B_{12})-stoffwechsels zugrunde (s.S. 186).

Klinisches Bild

Alle Grade einer mentalen Retardierung sind zu sehen, wobei etwa die Hälfte der Patienten normal begabt ist (Schimke et al. 1965). In den ersten Lebensjahren finden sich Gedeihstörungen, eine verzögerte motorische und intellektuelle Entwicklung und in einzelnen Fällen Krämpfe. Die Linsenluxation ist ein häufiges Symptom, das im Alter von zwei bis drei Jahren auftritt, zur Myopie und auch zum Glaukom führen kann (Dunn et al. 1966). Die Patienten weisen nach Erreichen der Pubertät ein dem Marfan-Syndrom ähnliches Aussehen auf (MÜLLER et al. 1983). Weiterhin sind helles, trockenes, spärliches Haar und Livedo reticularis zu finden.

Eine ausgeprägte Tendenz zur arteriellen und venösen Thrombembolie und Arteriosklerose, auch bei ganz jungen Kindern, kann zu lebensbedrohlichen Komplikationen wie Hemiplegie, Herzinfarkt und Lungenembolie führen. Ein Bluthochdruck ist die Regel. Auch bei Heterozygoten wurde ein erhöhtes Risiko für zerebrovaskuläre Insulte nachgewiesen (BOERS et al. 1985).

Zusätzlich zu akuten, vaskulär bedingten neurologischen Symptomen sind auch Epilepsie, EEG Veränderungen, Dystonien (AUTRET et al. 1982; DAVOUS u. RONDOT 1983) und schizophrenieähnliche Bilder (BRACKEN u. COLL 1985) mit übermäßiger Reizbarkeit beschrieben worden. Im CT wurden Sinusthrombosen und multilokuläre Infarkte bei jungen Patienten nachgewiesen (SAEED et al. 1987; SCHWAB et al. 1987).

Pathologie

Makroskopisch findet man meistens Thromben in verschiedenen Venen und Emboli in den Lungenarterien. In der Aortenwand wurden Riffelbildungen, die quer zur Längsachse verlaufen, gefunden (GIBSON et al. 1964). Leber und Herz sind geringgradig vergrößert.

Mikroskopisch stehen die Gefäßveränderungen ebenfalls im Vordergrund in Form von Verdickung der Intima, Aufsplitterung der Lamina elastica interna und media, Ablagerung von metachromatischer Substanz in der Media und Einengung der Lumina. Die gesteigerte Thrombosetendenz ist sowohl in Arterien als auch in Venen zu sehen. Ältere und frische Infarkte sind in verschiedenen Organen nachweisbar. In der Leber kommt eine zentrolobuläre Fettdegeneration ohne Zirrhose vor. Neben der häufig vorkommenden Linsenluxation finden sich auch eine Atrophie und Fibrose der Ziliarmuskulatur, Narbenbildungen in der Kornea und eine Keratitis.

Elektronenmikroskopisch wurde in den Nierenarterien eine Intimahyperplasie festgestellt (BAUMGARTNER et al. 1980).

Neuropathologie

Makroskopisch wurde meistens eine Hirnatrophie mit ausgeprägter Hypoplasie des Balkens beschrieben (CHOU u. WAISMAN 1965). Umschriebene Mikrogyrien kommen gelegentlich vor. Im Sinus sagittalis superior, in der Vena magna und in kleineren Venen werden oft frische Thromben gefunden (SCHOONDERWALDT et al. 1981). Das subkortikale Marklager erscheint gräulich und von verminderter Konsistenz. Ältere und frischere hämorrhagische Infarzierungen sind vor allem im Okzipitallappen und im Thalamus vorhanden. Ischämische Erweichungen verschiedenen Alters können unsystematisch verteilt in allen Hirnarealen vorhanden sein (WHITE et al. 1965).

Lichtmikroskopisch findet man in den makroskopisch erkennbaren Erweichungen die Merkmale verschiedener Stadien der Infarktentwicklung, vor allem die spätere Phase II. In der Umgebung frischerer Erweichungen und im Inneren derselben findet man in einigen Gefäßen eine perivaskuläre Anhäufung von Fibrin (WHITE et al. 1965) und spärliche sudanophile Makrophagen (CHOU u. WAISMAN 1965). Zum Teil organisierte Mikrothromben werden vor allem in Arteriolen, seltener in Venolen und Kapillaren nachgewiesen. In den Arteriolen finden sich, unabhängig von den Erweichungen, Proliferationen von endothelialen Zellen mit beträchtlicher hyaliner Wandverdickung (STOKKELAND u. THUNOLD 1974). Sie sind oft von einem losen, fibrillären Bindegewebe umgeben (McCULLY 1969). Im gesamten Marklager des Groß- und Kleinhirns mit Bevorzugung des Centrum semiovale sind perivaskuläre Entmarkungen und Gliose vorhanden (CARSON et al. 1965; BAUMGARTEN et al. 1980). Die Entmarkung kann über das Maß der vaskulär bedingten Veränderungen hinausreichen (KANWAR et al. 1976). Im Hirnstamm und Rückenmark ist eine vakuoläre Auflockerung der weißen Substanz erkennbar.

Pathogenese

Methionin wird über S-Adenosylmethionin zunächst zu Homozystein demethyliert. Dieses reagiert in einer pyridoxalphosphatabhängigen Reaktion mit Serin (katalysiert durch die Cystathioninsynthetase) zu Cystathionin, das durch eine Lyase zu Zystein und Homoserin bzw. 2-Oxobutyrat umgesetzt wird. Bei den Homozygoten mit Homozystinurie findet man eine reduzierte Aktivität der Cystathioninsynthetase in Leber und Gehirn. Der Enzymdefekt führt zu erhöhten Konzentrationen von Methionin und Homozystein im Blut. Das Homozystein wurde für die thrombembolische Neigung verantwortlich gemacht, weil erhöhte Blutwerte dieser Substanz zu einer vermehrten Blutplättchenadhäsion führen (BRENTON et al. 1966) und den Hageman-Faktor aktivieren (RATNOFF 1968). HARKER et al. (1974) sowie KANWAR et al. (1976) hielten die durch die hohe Homozysteinkonzentration im Blut bedingten Endothelschäden für das primäre und die Thrombosen für das sekundäre Ereignis. DE GROOT et al. (1983) konnten nachweisen, daß die Endothelzellen funktionell beeinträchtigt sind. Erhöhte Kupfer- und Züruloplasmin-Plasmakonzentrationen wurden als Mitfaktoren für die Atherogenese in Erwägung gezogen (DUDMAN u. WILCKEN 1983).

Die Beziehung des metabolischen Defektes zur Pathogenese der klinischen Symptome ist unklar. CARSON u. NEILL (1962) sowie KANWAR et al. (1976) machten das Methionin für den Hirnschaden verantwortlich. FINKELSTEIN (1974) hielt für wahrscheinlich, daß wiederholte Thrombosen der zerebralen Gefäße, die subklinisch verlaufen, für die mentale Retardierung mitverantwortlich seien. FOLBERGROVÁ (1975) zeigte bei Versuchstieren, daß Homozystein epileptische Anfälle induziert.

2. Zystinose

ABDERHALDEN (1903) beschrieb ein Kind mit Zystinkristallen in Leber und Milz, und BEUMER u. WEPLER (1937) wiesen auf die Beziehungen der Zystinose zum Fanconi-Syndrom hin. Letzteres kommt allerdings auch bei anderen kausalen Konstellationen vor.

Klinisches Bild

Bei den verschiedenen Familien zeigt das klinische Bild eine große Variationsbreite, die von einem schweren nephrotischen Syndrom mit Rachitis und Zwergwuchs bis zu einer symptomlosen benignen Form reicht. Die psychomotorische Entwicklung ist normal und neurologische Symptome kommen nicht vor. Bei der chronischen Verlaufsform tritt der Tod meistens durch Urämie ein.

Pathologie

Zystinkristalle finden sich in der Kornea, Bindehaut, Knochenmark, Lymphknoten, Milz und Leber. Sie werden in Gefrierschnitten oder in alkoholfixiertem Gewebe sichtbar und können verschiedene Formen aufweisen (SPEAR 1974). Bei den Semidünnschnitten von Kunststoff-eingebettetem Material sind sie deutlich erkennbar (Abb. 62 a). Selten wurden Zystinkristalle auch in der Muskulatur beobachtet (WÖCKEL et al. 1971).

Elektronenmikroskopische Aufnahmen zeigen Kristalle mit vier- oder mehreckigen Profilen (Abb. 62 a, b), die einzelne Membranen bzw. eine lockere flockige Matrix enthalten (CRUZ-SANCHEZ et al. 1989).

Neuropathologie

Makroskopisch wurde gelegentlich ein Hydrozephalus beschrieben.

Lichtmikroskopisch werden Zystinkristalle in den interstitiellen Zellen des Plexus chorioideus (BAAR u. BICKEL 1952; WOLF 1952; EHRICH et al. 1979; LEVINE u. PAPARO 1982) und in den Leptomeningen (FREUDENBERG 1958) gefunden. Im Gehirn wurden Zystinkristalle nur selten beobachtet (WÖCKEL et al. 1971; EBBESEN et al. 1976). Symmetrische Nekrosen und Verkalkungen in der Capsula interna und im Brachium pontis wurden von LEVINE u. PAPARO (1982) beschrieben. In der Regel werden Muskel und periphere Nerven ausgespart.

Pathogenese

Die Störung ist hereditär; sie besteht in einer starken Zunahme der Zystinkonzentration im Gewebe, da sich Zystin zellulär in den Lysosomen anhäuft. Als Folge davon bilden sich Kristalle, die vor allem in der Niere zu beträchtlichen Störungen führen. Ursache für die Zystinose ist eine Störung des Abtransportes von Zystin aus den Lysosomen.

Der Hydrozephalus scheint auf Störungen der Liquordynamik als Folge der Zystinkristalle im Plexus chorioideus zu beruhen. LEVINE u. PAPARO (1982) führten die symmetrischen Parenchymnekrosen auf die Zystinose-bedingten metabolischen Störungen, die sich erst bei längeren Krankheitsverläufen manifestieren, zurück.

3. Sulfit-Oxidase-Mangel

MUDD et al. (1967) beschrieben einen $2^{1}/_{2}$jährigen Jungen mit schwerer Retardierung, Blindheit und spastischer Quadriplegie. Weitere Fälle wurden von SHIH et al. (1977) und DURAN et al. (1978) mitgeteilt. Im Urin der Patienten findet man

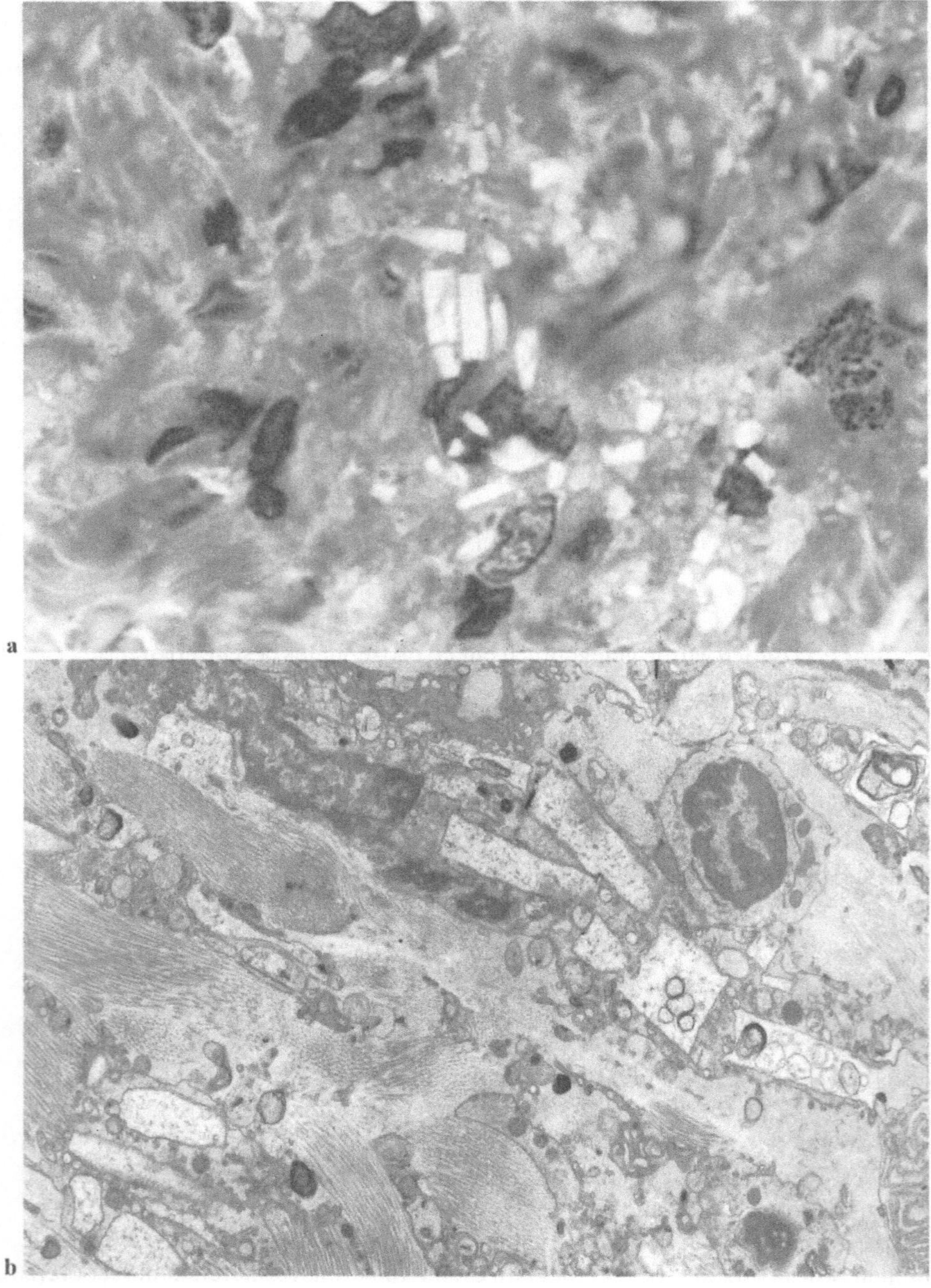

Abb. 62a, b. Zystinose. Bindehautbiopsie. **a** In der tunica propria zahlreiche rechteckige Zystinkristalle. × 700. **b** Zystinkristalle in den Fibroblasten der Bindehaut. × 9000

S-Sulfozystein, Thiosulfat, Sulfit und Taurin. (Über Hirnveränderungen s. MUDD et al. 1967.)

Pathogenese

Die molekulare Struktur des S-Sulfozysteins ähnelt weitgehend der des Glutamats und anderer Aminosäuren, die neuroexzitatorische und neurotoxische Eigenschaften besitzen (OLNEY 1974). Die Zytotoxizität des S-Sulfozysteins wurde experimentell von OLNEY et al. (1975) nachgewiesen. Bei der von DURAN et al. (1978) beschriebenen Patientin wurde neben dem Sulfit-Oxidase-Mangel auch ein Xanthinoxidase-Mangel festgestellt, der von den Autoren auf einen Defekt im Stoffwechsel bzw. Transport von Molybdän, das bei beiden Enzymen Bestandteil des aktiven Zentrums ist, zurückgeführt wurde.

4. Störungen des Folsäurestoffwechsels

Das Pteridinderivat Folsäure ist ein Vitamin, das für verschiedene Stufen in der Synthese von Purinen und Pyrimidinen, beim Abbau von Glyzin und Histidin sowie bei der Synthese von Methionin benötigt wird. Am Folsäurestoffwechsel sind etwa 16 Hauptenzyme beteiligt (ERBE 1979). Die im Organismus wirksame Form des Vitamins ist die Tetrahydrofolsäure (Tetrahydrofolat, FH_4). Folate kommen in verhältnismäßig hoher Konzentration im Gehirn vor (BRODY et al. 1976); ihre Konzentration im Liquor ist um ein Vielfaches höher als im Plasma (HERBERT u. ZALUSKY 1962). Die Methioninsynthetase ist das einzige Enzym, das gleichzeitig Vitamin B_{12} und Methyltetrahydrofolsäure braucht. Das Enzym wandelt L-Homozystein unter Methylierung zu L-Methionin um. Es gibt mehrere angeborene Störungen der Aufnahme und des Stoffwechsels von Folaten. Sie führen zu mentaler Retardierung und neurologischen Symptomen, während es beim Folatmangel im Erwachsenenalter nur zu Schlaflosigkeit, Vergeßlichkeit und Irritabilität kommt (ARAKAWA 1970).

a) 5,10-Methyltetrahydrofolat-Reduktase-Mangel

MUDD et al. (1972) beschrieben als erste ein Krankheitsbild mit Homozystinurie und normaler Cystathionin-Synthetase-Aktivität, aber mit 5,10-Methyltetrahydrofolat-Reduktase-Mangel.

Klinisches Bild

Man unterscheidet eine *erste Form*, die sich schon nach der Geburt mit Apnoe und generalisierten Anfällen manifestiert (NARISAWA et al. 1977). Der Tod tritt noch im Kindesalter ein. Bei einer *zweiten Form* wird die psychomotorische Retardierung nach dem 1. Lebensjahr oder erst im spätinfantilen Alter erkennbar (BAUMGARTNER et al. 1977; WONG et al. 1977; ERBE 1979). Die Patienten entwickeln eine generalisierte Hyperaktivität mit Spastizität und viele sterben plötzlich am Anfang der 2. Dekade. Bei der *dritten Form* treten die Symptome erst in der Adoleszenz auf (MUDD et al. 1972; FREEMAN et al. 1975). Bei dem Patienten von

FREEMAN et al. (1975) stand ein schizophrenieähnliches Bild im Vordergrund. Die Patienten dieser Gruppe überleben bis zum Erwachsenenalter und können später eine periphere Neuropathie entwickeln.

Pathologie

Die Patienten der neonatalen und spätinfantilen Form zeigen ähnliche Veränderungen. Von der dritten Krankheitsform liegen keine anatomopathologischen Befunde vor.

Makroskopisch finden sich ausgedehnte Thrombosen der Lungenarterie und ihrer Äste, die zu multiplen Lungeninfarkten führen (KANWAR et al. 1976).

Lichtmikroskopisch wurden Arteriosklerose und Hyalinose der Gefäße in Leber und Milz sowie in der Skelettmuskulatur gefunden. Die Aorta und andere Arterien zeigen herdförmige Veränderungen mit Intimahyperplasie und Elastikasplitterung.

Elektronenmikroskopisch findet man in den Hepatozyten zahlreiche Lipidtropfen und eigentümliche multivesikuläre Körper.

Neuropathologie

Makroskopisch erkennt man in einigen Fällen eine weitgehende Thrombosierung des Sinus sagittalis superior und des Sinus lateralis (BAUMGARTNER et al. 1977; WONG et al. 1977).

Lichtmikroskopisch findet man eine fleckförmige, perivaskuläre Entmarkung im Marklager des Groß- und Kleinhirns sowie der Brücke und Medulla oblongata (KANWAR et al. 1976; BAUMGARTNER et al. 1977; NARISAWA 1979). Die Arteriolen zeigen eine ausgeprägte Hyalinose und sind z. T. thrombosiert. Einige Nervenzellen in der 2. und 3. Rindenschicht sind ischämisch verändert.

Elektronenmikroskopisch beschrieben KANWAR et al. (1976) Hirano-Körper in den Nervenzellen der Hirnrinde und kristalline Gebilde in den Purkinje-Zellen. Die von den Autoren als Entmarkungen einzelner Axone dargestellten Bilder lassen einen Artefakt nicht ausschließen.

Pathogenese

Die Beziehung des Folsäuremangels zur schweren mentalen Retardierung ist unsicher. LANZKOWSKY (1970) meinte, daß der Folatmangel während des Gehirnwachstums die Entwicklung beeinträchtige. Dafür würde die Tatsache sprechen, daß der Hydrozephalus bei Ratten, die mit einer Folatmangeldiät ernährt wurden, stärker ist, wenn der Diät auch ein 5-Methyltetrahydrofolsäure-Antagonist zugesetzt wird (WOODARD u. NEWBERNE 1966).
Die Bedeutung des Methyltetrahydrofolats und vor allem des endogen synthetisierten Methionins für die Biosynthese von Neurotransmittern erklärt die besondere Vulnerabilität des ZNS (ROWE 1983).

b) N⁵-Methyltetrahydrofolat-Homozystein-Methyltransferase- und Methylmalonyl-CoA-Mutase-Mangel

Es handelt sich um zwei Gruppen von Patienten (Cbl C und Cbl D), deren klinische Bilder so divergieren, daß sie auf unterschiedliche biochemische Ursachen schließen lassen (ROSENBERG 1982). Die Patienten des Typs Cbl D fallen erst in der 2. Dekade und dann lediglich wegen ihrer Verhaltensstörungen und leichten Retardierung auf. Sie zeigen kaum neurologische Symptome (GOODMAN et al. 1970) und werden hier nicht weiter erörtert.

Klinisches Bild

Die Patienten vom Typ Cbl C zeigen meistens von Geburt an neben einer megaloblastischen Anämie psychomotorische Retardierung und Petit-mal-Anfälle. Ein Teil der Patienten starb wenige Wochen oder Monate nach der Geburt (BAUMGARTNER et al. 1979). Sie können aber auch ein höheres Lebensalter erreichen (DAYAN u. RAMSEY 1974).

Pathologie

Mit Ausnahme der megaloblastischen Veränderungen im Knochenmark und der in einigen Gefäßen vorkommenden herdförmigen Intimaverdickungen mit Zersplitterung der Lamina elastica interna sind die beschriebenen Veränderungen in den verschiedenen Organen sehr unterschiedlich und lassen für die verschiedenen Patienten kein gemeinsames Merkmal erkennen.

Neuropathologie

Makroskopisch zeigt das Gehirn eine gering- bis mittelgradige Atrophie, besonders des Frontal- und Parietallappens. Das Marklager im Centrum ovale zeigt eine diffuse, graue Verfärbung mit disseminierten kleinen Eindellungen um die Gefäße herum. Die seitlichen Ventrikel können geringgradig erweitert sein.

Lichtmikroskopisch konnten BAUMGARTNER et al. (1979) keine Veränderungen erkennen. In dem Fall von DAYAN u. RAMSEY (1974) fand man multiple kleine Herde mit perivaskulärer Entmarkung im gesamten Centrum ovale verteilt. Die Veränderungen kommen besonders häufig in den subkortikalen U-Fasern vor. In den kleinsten Herden findet man einige ballonierte Axone mit Zeichen des Myelinzerfalls und einige wenige lipidbeladenen Makrophagen. Bei den größeren Herden sind keine Oligodendrogliazellen und nur einige fibrilläre Astrozyten erkennbar. Im Globus pallidus ist die Entmarkung besonders ausgeprägt, und die Zahl der Fettkörnchenzellen ist größer als in den Herden des Centrum ovale. Die Arteriolen der Marklager zeigen fleckförmige homogene Gefäßwandveränderungen, die sich nach Art der fibrinoiden Nekrose PAS positiv und intensiv purpur mit Mallory-Phosphorwolframsäure und Hämatoxylin färben. Andere Gefäße zeigen eine intimale Schwellung mit Endothelproliferation, die zu einer Endarteriitis führt, und einige wenige scheinen durch Mikrothromben verschlossen.

Pathogenese

Bei Patienten mit Homozystinurie und Methylmalonaturie besteht eine Beeinträchtigung der Aktivität zweier verschiedener Enzyme, der N^5-Methyltetrahydrofolat-Homozystein-Methyltransferase (Methioninsynthetase) und der Methylmalonyl-CoA-Mutase. Beide Enzyme bedürfen Vitamin B_{12}-Derivate für ihre katalytische Aktivität. Es konnte nachgewiesen werden, daß der Aktivitätsmangel dieser Enzyme bei den Formen CbLC und CbLD nicht auf ein Fehlen der Apoproteine, sondern auf einen Mangel der aktiven Vitamin B_{12}-Derivate Methylcobalamin und Adenosylcobalamin zurückzuführen ist (DILLON et al. 1974).

Der pathogenetische Mechanismus der Gefäßveränderungen und perivaskulären Entmarkungsherde ist nicht geklärt. Die fibrinoiden Gefäßwandveränderungen weisen auf eine abnorme Durchlässigkeit für plasmatische Substanzen hin.

c) Kongenitale Malabsorption von Folaten

Der erste Fall dieser Störung wurde von LUHBY et al. (1961) beschrieben. Der Patient zeigte eine megaloblastische Anämie, die schon wenige Monate nach der Geburt erkannt wurde, sowie mentale Retardierung, Ataxie und Anfälle. LANZKOWSKY et al. (1969) beschrieben eine 20jährige Patientin mit einer kongenitalen Folatmalabsorption, einer megaloblastischen Anämie und athetotischen Bewegungen, bei der im Gehirn eine Verkalkung der Basalganglien röntgenologisch nachgewiesen wurde.

Morphologische Befunde liegen unseres Wissens nicht vor.

d) Glutamat-Formiminotransferase-Mangel

ARAKAWA et al. (1963) und (1972) beschrieben eine Reihe japanischer Patienten mit Glutamat-Formiminotransferase-Mangel, bei denen eine schwere mentale Retardierung auftrat. Bei weiteren Patienten mit der gleichen Enzymopathie waren weder mentale Retardierung noch neurologische Symptome vorhanden (NIEDERWIESER et al. 1974; PERRY et al. 1975). Ein 7jähriger Junge mit Glutamat-Formiminotransferase-Mangel zeigte hyperkinetisches Verhalten, verzögerte Sprachentwicklung und ein abnormes EEG (RUSSEL et al. 1978).

V. Andere kongenitale Fehler im Aminosäurestoffwechsel

1. Hyperglyzinämie (Glyzinose)

Die Hyperglyzinämie bzw. Glyzinose muß von der Glyzinurie, bei der eine erhöhte Glyzinkonzentration im Harn, aber nicht im Serum vorkommt, unterschieden werden. Der erste Fall wurde von CHILDS et al. (1961) beschrieben. Anhand der Symptomatologie und des Verlaufs lassen sich eine *azidotische* (ketotische) und eine *nicht-azidotische* (nicht-ketotische) Form unterscheiden (RAMPINI et al. 1967). Einige Fälle weisen keine oder eine sehr geringe klinische Ausprägung bei sonst gleichen biochemischen Merkmalen auf (ANDO et al. 1978). Bei der bei einigen Patienten mit Methylmalonaturie feststellbaren Hyperglyzinämie handelt es sich um ein Epiphänomen (UGARTE et al. 1979).

a) Ketotische Hyperglyzinämie

Klinisches Bild

Beide Krankheitsformen manifestieren sich in der Regel schon im Neugeborenenalter, gelegentlich erst später (GERNER u. HUGHES 1984). Die Kinder werden zuerst schläfrig, bewegungsarm, dann lethargisch bis unansprechbar. Der Muskeltonus kann anfänglich erhöht sein und ist später, vor allem bei der azidotischen Form, deutlich herabgesetzt. In der Regel treten myoklonische Zuckungen auf, seltener eigentliche Krämpfe. In beiden Formen kommen lebensbedrohliche Krisen mit Erbrechen, metabolischer Azidose, Hyperpnoe, Ketonurie, Thrombopenie und Neutropenie vor. Bei der azidotischen Form treten diese Krisen bei allen Patienten in Relation zur Eiweißmenge in der Nahrung auf. Die Kinder sterben während einer der Krisen, z. T. sogar schon in den ersten Lebenstagen. Außerhalb der akuten Episoden wird ein psychomotorischer Entwicklungsrückstand erkennbar.

Pathologie

Lichtmikroskopisch wiesen DIEZEL u. MARTIN (1966) im Nebennierenmark sowie in den Epithelien der Leber- und Harnkanälchen Vakuolen nach, die wasserlösliche Proteinkörper enthalten und eine geringe Menge an unspezifischer Esterase aufweisen. ANDERSON (1969) konnte nur in einem von drei Fällen Vakuolisierung der Leberzellen nachweisen.

Elektronenmikroskopisch zeigt sich der Inhalt der membranumgebenen hellen Vakuolen als teils amorph, teils filamentös (BACHMANN et al. 1971).

Neuropathologie

Makroskopisch finden sich gelegentlich Zeichen eines Hirnödems (RUSHTON 1968; BACHMANN et al. 1971) und eine graue Verfärbung des Marklagers (Abb. 63 a).

Lichtmikroskopisch wurde in der Mehrzahl der Fälle eine ausgeprägte Reifungsschädigung der Markscheiden gesehen. In den stammesgeschichtlich alten Bahnen ist der Markscheidenbestand reduziert (DIEZEL u. MARTIN 1966; RUSHTON 1968; ANDERSON 1969). In diesen Abschnitten ist die weiße Substanz von feinen Hohlräumen mit einem Durchmesser bis zu 100 µm durchsetzt, so daß ein feinporiger Status spongiosus entsteht (Abb. 63 b). Bei der histochemischen Untersuchung von Kryostatschnitten des unfixierten Gewebes wird in den Hohlräumen eine leicht wasserlösliche, schwach PAS-positive, eiweißreiche Flüssigkeit erkennbar (DIEZEL u. MARTIN 1966). Bei Behandlung des frischen Hirngewebes mit absolutem Äthanol fallen in den mit niederpolymeren Proteinkörpern angefüllten Maschen des Status spongiosus im polarisierten Licht doppeltbrechende Kristalle auf (BACHMANN et al. 1971). Der Status spongiosus kommt ausschließlich in den

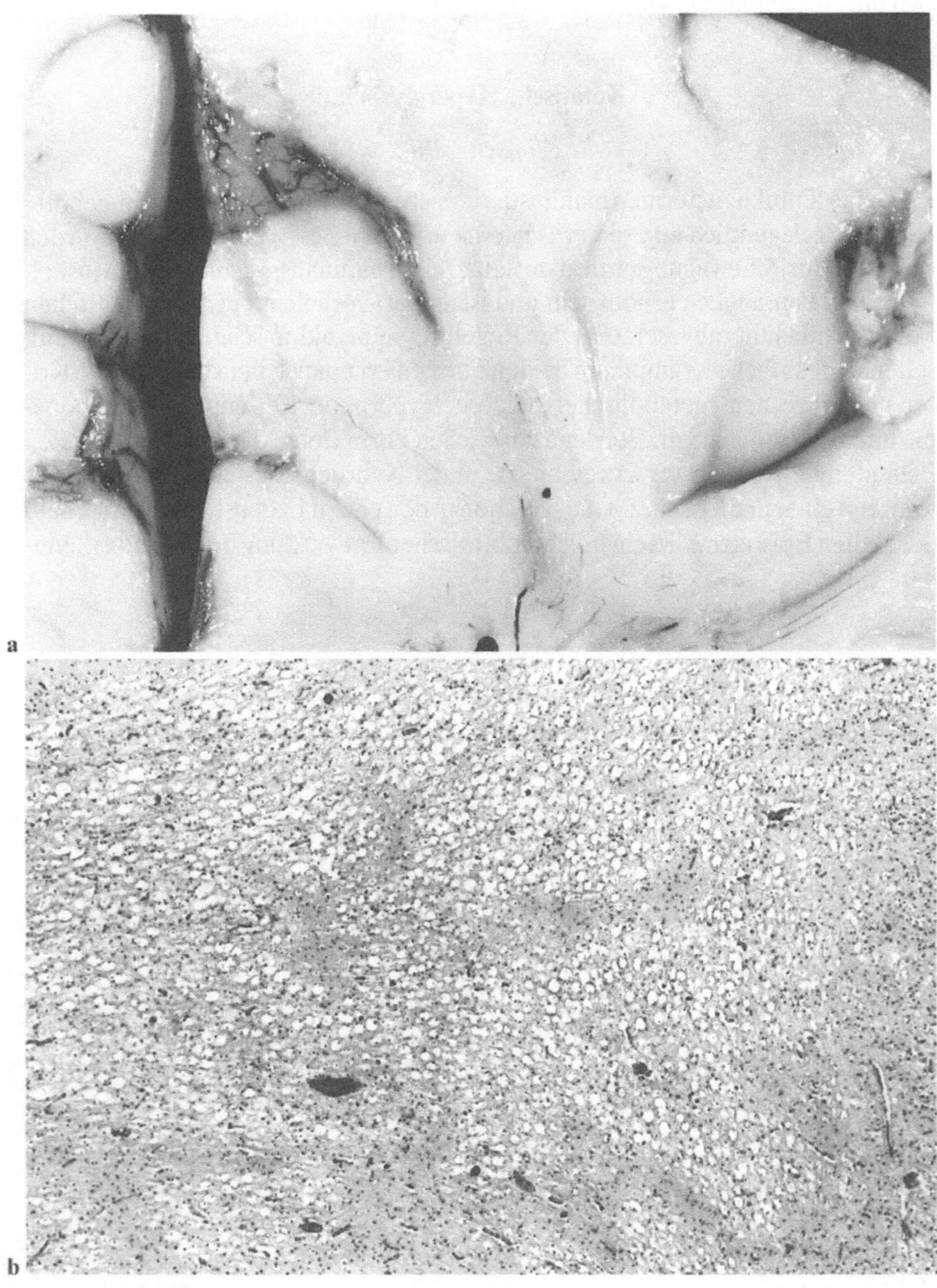

Abb. 63a, b. Hyperglyzinämie. **a** Graue Verfärbung des Marklagers. **b** Status spongiosus im Marklager des Frontallappens. × 80

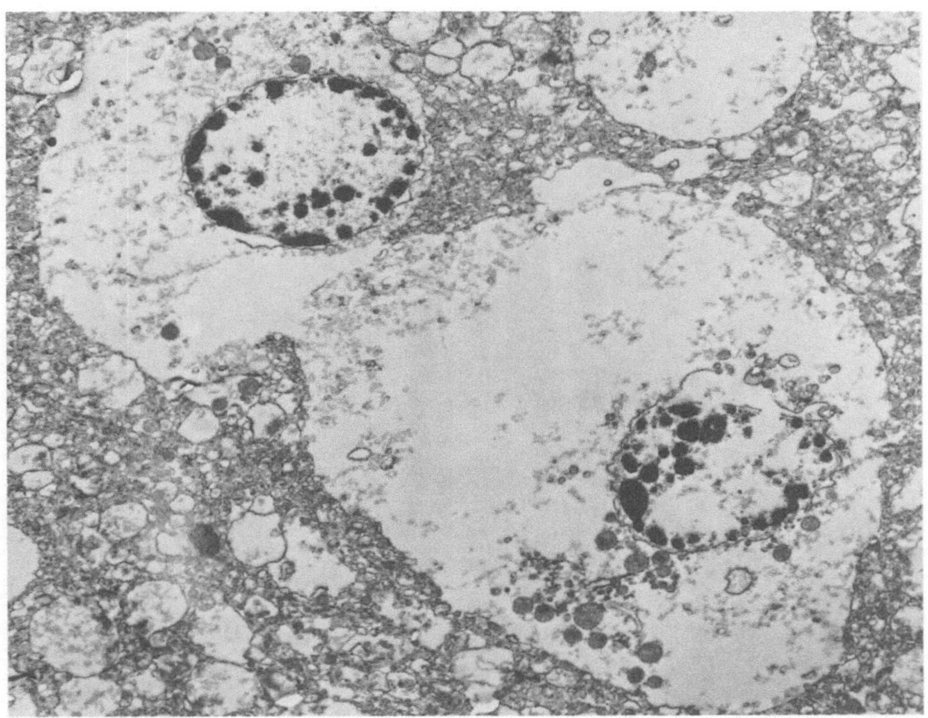

Abb. 64. Gleicher Fall wie Abb. 63. Schwellung der Oligodendroglia. × 12 000

myelinisierten Anteilen des Zentralnervensystems vor, und zwar ubiquitär, auch im Hirnstamm (SCHER et al. 1986) und von Fall zu Fall mit unterschiedlicher Ausprägung auch im Rückenmark. Sowohl innerhalb als auch außerhalb der Areale mit Status spongiosus (ANDERSON 1969) findet man fettbeladene Astrozyten, die zahlreicher als die Myelinisationsglia bei gleichaltrigen normalen Kindern vorkommen.

Man findet auch Störungen des zellulären Aufbaus im Windungsbild von Groß- und Kleinhirn, und bei Kindern, die in den ersten Tagen oder Monaten verstorben waren, fällt die breite äußere Körnerschicht des Kleinhirns auf.

Elektronenmikroskopisch finden sich im Großhirnkortex starke Ausweitungen des extrazellulären Raumes (BACHMANN et al. 1971). Neben Aufblähungen der Dendritenfortsätze findet man als Korrelat des Status spongiosus eine Schwellung der Oligodendroglia (Abb. 64). Das Zytoplasma der hyperplastischen Astrozyten weist eine Zunahme der Organellen auf und ist mit Gliafilamenten durchsetzt (Abb. 65).

Pathogenese

Bei der Hyperglyzinämie liegt eine Störung im Bereich des Glyzinstoffwechsels, u. a. der Glyzindecarboxylase (KUME et al. 1988) vor. Neben Glyzin sind dabei auch häufig andere Aminosäuren im Blut vermehrt. Hohe Konzentrationen von

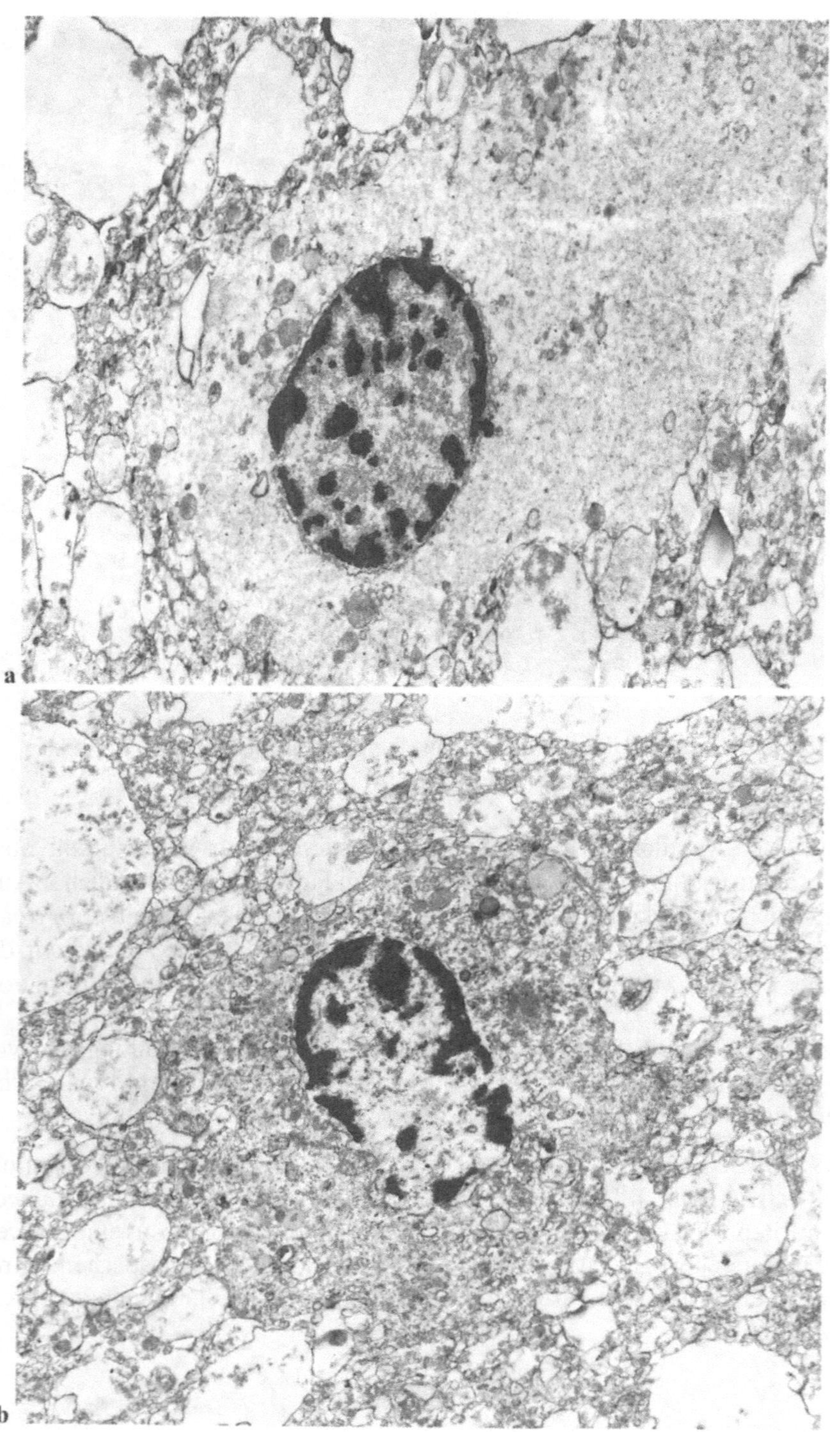

Abb. 65 a, b. Gleicher Fall wie Abb. 63. Hyperplastische Astrozyten mit **a** reichlich Gliofila-mentbesatz im Zytoplasma und **b** Zunahme von Organellen. × 12000

Glyzin im Serum scheinen belanglos zu sein, während die erhöhte Konzentration im Gehirn tödlich sein kann. Glyzin spielt eine Rolle als inhibitorischer Neurotransmitter mit besonderer Wirkung in den Postsynapsen (DHONDT 1979). Eine Störung im Abbau des Glyzins im Gehirn (Decarboxylierung und Desaminierung) führt über seine Anhäufung zu einer exzessiven Inhibition und damit zu einer generalisierten Muskelhypotonie. Bei Patienten mit der typischen Neugeborenenform wurden Defekte im P-Protein (pyridoxalphosphatabhängige Decarboxylase) und weniger im T-Protein (tetrahydrofolatabhängiges Enzym) festgestellt (HAYASAKA et al. 1987).

b) Nichtketotische Hyperglyzinämie

BRANDT et al. (1974) beschrieben eine der Hyperglyzinämie ähnliche Stoffwechselstörung, die mit einer Erhöhung der D-Glykolat-Konzentration im Blut einhergeht. GRANDGEORGE et al. (1980) beschrieben einen ähnlichen Fall ohne Hyperglyzinämie.

Klinisches Bild

Die Kinder zeigen in den ersten Monaten nach der Geburt eine generalisierte Hypotonie mit hypertonischen Krisen und Myoklonien. In einem Falle von WADMAN et al. (1976) waren die klinischen Symptome mit geringgradiger mentaler Retardierung viel weniger ausgeprägt. Der klinische Verlauf ist ebenfalls unterschiedlich. Einige Kinder sterben wenige Monate nach der Geburt, andere erst nach mehreren Jahren. Allgemeine pathologische Veränderungen wurden nicht mitgeteilt.

Neuropathologie

Lichtmikroskopisch erkennt man eine Verzögerung in der Myelinisierung des gesamten zentralen Nervensystems.

Elektronenmikroskopisch konnten GRANDGEORGE et al. (1980) eine ödematöse Schwellung der axonalen Fortsätze und der postsynaptischen Dendriten zeigen. In den präsynaptischen Boutons fanden sie Einschlüsse, die eingerollte Membranen und gelegentlich eine pseudokristalline Anordnung enthielten sowie abnorm große Mitochondrien mit wenigen Cristae und Glykogenanhäufungen.

Pathogenese

Die pathobiochemische Ursache der Erkrankung ist ein Aktivitätsmangel der D-Glyzerat-Dehydrogenase, der zu einer Störung im Serin- und damit auch im Glyzinstoffwechsel in den präsynaptischen Endigungen führt. Der Ausfall der zentralinhibitorischen Wirkung dieses Neurotransmitters erklärt die hypertonischen Krisen und die Myoklonien, die am Anfang der Symptome stehen.

Die Hyperglyzinämie ist auf eine sekundäre Blockade des Abbaus des Glyzin infolge der Anhäufung der Glykolsäure zurückzuführen. Das mit der Zeit über andere metabolische Wege synthetisierte Glyzin häuft sich in präsynaptischen Endigungen an und führt zu einem der aketotischen Hyperglyzinämie ähnlichen Zustand.

2. Störungen des Glutamylzyklus

Synthese, Abbau und Transfer des Glutamats finden in einer Folge enzymkatalysierter Reaktionen statt. Eine wichtige, glutamathaltige Verbindung ist das Glutathion, ein Tripeptid (γ-Glutamyl-Zysteyl-Glyzin), das bei Säugetieren in allen Zellen in verhältnismäßig hoher Konzentration vorhanden ist.

a) Glutathion-Synthetase-Mangel

Der erste Patient wurde 1970 von JELLUM et al. beschrieben; inzwischen wurden weitere Fälle mitgeteilt (SPIELBERG et al. 1977; BOIVIN et al. 1978; PORATH u. SCHREIER 1978; MENDELSON et al. 1979; SKULLERUD et al. 1980).

Klinisches Bild

Drei der 12 Patienten mit generalisiertem Glutathionmangel (LARSSON 1979) weisen neurologische Symptome auf. Bei den übrigen Patienten handelt es sich um Kinder, die in einem späteren Stadium noch neurologische Symptome entwikkeln könnten. Neben der psychomotorischen Retardierung kommen spastische Lähmungen und zerebelläre Störungen vor. Alle Patienten leiden unter einer schweren Azidose.

Neuropathologie

Makroskopisch findet man eine Atrophie des Kleinhirns sowie zystische Veränderungen vor und hinter dem Sulcus centralis (SKULLERUD et al. 1980).

Lichtmikroskopisch ist eine selektive Atrophie der Körnerzellschicht des Kleinhirns erkennbar. Die Läsionen der Zentralregion und eine weitere zystische Veränderung im linken Thalamus erwiesen sich als alte Infarkte im dritten Stadium. In der Sehrinde fand man eine herdförmige laminare elektive Parenchymnekrose mit Astrozytose in den mittleren Schichten.

Pathogenese

Wegen eines Aktivitätsmangels der Glutathion-Synthetase kommt es zu einer verminderten Bildung von Glutathion. Damit nimmt die Aktivität der γ-Glutamyl-Zystein-Synthetase, die normalerweise durch das Glutathion inhibiert wird, zu, und es kommt zu einer vermehrten Bildung von γ-Glutamylzystein, das leicht in 5-Oxoprolin überführt wird. Die Folge ist eine massive Ausscheidung von 5-Oxoprolin und eine schwere Azidose.

Das Glutathion hat verschiedene Funktionen, darunter auch die eines Wasserstoffdonators bei der Entgiftung von Wasserstoffsuperoxid. Ein Zusammenhang dieser Funktionen mit den bis jetzt beschriebenen neuropathologischen Veränderungen konnte allerdings nicht hergestellt werden.

b) γ-Glutamyl-Transpeptidase-Mangel (Glutathionurie)

Die zwei bis jetzt mitgeteilten Patienten (SCHULMANN et al. 1975; WRIGHT et al. 1979) waren mental retardiert. Bei der Patientin von WRIGHT kamen schwere Verhaltensstörungen dazu (Prusiner u. Prusiner 1978). Die Möglichkeit, daß die Glutamyltranspeptidase eine Rolle bei der Inaktivierung von Peptiden spielt und daß dadurch die Verhaltensstörungen verursacht werden, wurde erwogen (Prusiner u. Prusiner 1978). In keinem der uns bekannten Fälle wurde bis jetzt eine Autopsie durchgeführt.

c) γ-Glutamyl-Zystein-Synthetase-Mangel

Das Syndrom wurde bei einem Geschwisterpaar von Konrad et al. (1972) und Richards et al. (1974) beschrieben. Es bestand in einer hämolytischen Anämie, peripheren Neuropathie, Myopathie, spinozerebellarer Degeneration und Aminoazidurie. (Auch hierzu liegen keine neuropathologischen Beobachtungen vor.)

d) Neuroexzitatorische Aminosäuren

Curtis u. Watkins (1960) wiesen zuerst auf die neuroexzitatorischen Eigenschaften von Aspartat, Glutamat und anderen sauren Aminosäuren hin. Die pathogenetische Bedeutung neuroexzitatorischer Aminosäuren bei der Entstehung hypoxisch-ischämischer (Rothman u. Olney 1986; Ikonomidou et al. 1988) sowie postepileptischer (Olney et al. 1986) Veränderungen des ZNS ist inzwischen nachgewiesen worden. Aufgrund der Lokalisation der entsprechenden Veränderungen wurde für die Chorea Huntington und für die hereditären bilateralen Striatumnekrosen eine pathogenetische Rolle der neuroexzitatorischen Aminosäuren postuliert (Röyttä et al. 1981; Shoulson 1983). Darüberhinaus wird als wahrscheinlich angenommen, daß der phänotypischen Ausprägung einiger Enzymopathien ein neuroexzitatorischer Mechanismus zugrunde liegt. Hier sind sowohl der Glutamat-Dehydrogenase-Mangel (Plaitakis et al. 1980) als auch Enzymopathien des Glutaratstoffwechsels (s.S. 197) zu berücksichtigen.

Die Toxizität der neuroexzitatorischen Aminosäuren wird durch exzitatorische Rezeptoren vermittelt und zeigt sich in einer kontinuierlichen Depolarisierung der postsynaptischen dendrosomalen Membranen, einer Permeabilitätssteigerung und einer Störung der Ionenhomöostase (Coyle et al. 1983; Olney et al. 1986). Bei experimentellen Modellen mit systemischer Verabreichung der neurotoxischen Aminosäuren fanden sich die Veränderungen in der Retina bzw. in den periventrikulären Hirnarealen (Olney et al. 1971). Bei direkter Einspritzung der exzitotoxischen Aminosäuren konnten die dendrosomatischen Läsionen in jeder beliebigen Hirnregion hervorgerufen werden (Olney et al. 1975). Dabei zeigten ausschließlich die postsynaptischen Dendriten bzw. Perikaryen eine abnorme Schwellung, während die Axone ausgespart blieben.

e) Iminoglyzinurie (Familiäre Iminoglyzinurie; Joseph-Syndrom; Prolinurie)

Joseph et al. (1958) beschrieben zum ersten Mal eine Iminoglyzinurie im Zusammenhang mit familiärer Epilepsie. Paine (1966) bezeichnete die Krankheit als „Joseph-Syndrom", während Tada et al. (1965) bei zwei Patienten dieses Krankheitsbild als Prolinurie beschrieben haben. Die Bezeichnung Joseph-Syndrom sollte vermieden werden, vor allem, weil Verwechslungen mit der Joseph-Krankheit (s.S. 603) vorkommen könnten. Die Iminoglyzinurie kann auch als Komplex zusammen mit einer Hyperprolinämie vorkommen.

Klinisches Bild

Während in einem Teil der Familien keine krankhaften Erscheinungen vorhanden waren, sind bei einer Reihe von Patienten neben mentaler Retardierung, epileptischen Anfällen, Amblyopie und Taubheit (FRASER et al. 1968; TANCREDI et al. 1976), eine Gyrat-Atrophie der Chorioidea und der Netzhaut beschrieben worden (HAYASAKA et al. 1982).

Neuropathologische Veränderungen wurden dagegen nicht beschrieben.

Pathogenese

Als Folge von Störungen des Membrantransportes werden exzessive Mengen von freiem Prolin, Hydroxyprolin und Glyzin ausgeschieden. Die Tatsache, daß viele Probanden mit Iminoglyzinurie keine weiteren Symptome zeigen, ließ Zweifel aufkommen, ob die bei einigen Patienten beschriebenen Symptome in kausalem Zusammenhang mit der Iminoglyzinurie stehen (SCRIVER 1968). Demgegenüber nehmen STATTER et al. (1976) beim Zusammentreffen von Iminoglyzinurie und zerebralen Symptomen eine Störung des spezifischen Aminosäuretransportsystems im Gehirn an.

f) Hyperprolinämie

Zwei Typen von Hyperprolinämie wurden von EFRON (1966) unterschieden. Der Typ I wird durch einen Prolinoxidase-Mangel, der Typ II durch ein Prolin-Dehydrogenase-Mangel hervorgerufen. Obgleich neurologische Symptome beim Typ II häufiger und stärker ausgeprägt sind, sind neuropathologische Befunde nur für den Typ I erhoben worden.

Klinisches Bild

Die Symptome – vor allem beim Typ I – sind sehr inkonstant und bestehen in epileptischen Anfällen, mentaler Retardierung und Taubheit. Beim Typ II scheint die mentale Retardierung ausgeprägter zu sein; praktisch alle Patienten litten an Anfällen und/oder zeigten ein pathologisches EEG (SCRIVER et al. 1961; DODINVAL et al. 1969; POTTER u. WAICKMAN 1973). Prolin im Liquor ist bei beiden Typen erhöht.

Neuropathologie

In einigen Fällen wurden keine Veränderungen, in anderen ein diffuser Verlust von Nervenzellen in der Hirnrinde festgestellt. WOODY et al. (1969) fanden auch eine Hypomyelinisierung im Großhirn und einen Status spongiosus sowohl im Groß- als auch im Kleinhirnmarklager.

Pathogenese

Auch wenn neurologische Störungen bei mehreren Patienten mit Hyperprolinämie I beobachtet wurden, ist ein kausaler Zusammenhang zwischen Hyperprolinämie und den neuropsychiatrischen Erscheinungen nicht nachgewiesen worden (SCRIVER 1968). Eine Korrelation zwischen den neurologischen Störungen und der Hyperprolinämie II konnte ebenfalls nicht nachgewiesen werden.

3. Störungen des Lysinstoffwechsels

Bei dem Metabolismus des Lysins entstehen u. a. die Pipecolinsäure und die Glutarsäure, deren erhöhte Harnausscheidung bei einigen Patienten mit einem neurologischen Syndrom u. a. festgestellt wurde.

a) Hyperpi pecolinämie (Hyperpipecolatämie)

Der erste Fall wurde von GATFIELD et al. (1968) beschrieben, weitere Fälle von THOMAS et al. (1975), BURTON et al. (1981) und CHALLA et al. (1983). Die Pipecolinsäure ist ein Abbauprodukt des Lysins.

Klinisches Bild

Die Krankheit manifestiert sich schon in den ersten Lebensmonaten durch Muskelhypotonie, psychomotorische Retardierung, Hepatomegalie und verschiedenen Mißbildungen wie Dolichozephalie, multiple Hämangiome im Gesicht, an Kopf und Körper, hohem Gaumenbogen und Mikrognathie.

Pathologie

Lichtmikroskopisch erkennt man eine mikronoduläre Zirrhose der Leber. Die Hepatozyten enthalten in ihrem Zytoplasma kleinere und größere Vakuolen.

Elektronenmikroskopisch zeigen die Vakuolen ein rundes bis mehreckiges Profil; sie werden von einer Membran abgegrenzt und enthalten ein granuläres Material von mittelgradiger Elektronendichte mit vereinzelten Granula von stärkerer Osmiophilie (CHALLA et al. 1983).

Neuropathologie

Makroskopisch sieht man Zeichen des Hirnödems; in den Frontalschnitten fallen die symmetrische Blässe, vor allem des Putamen, sowie eine mittelgradige Atrophie des Marklagers auf.

Lichtmikroskopisch erkennt man in der Hirnrinde und in den Stammganglien eine Ballonierung des Zytoplasma von Astrozyten, das eine feine granuläre Beschaffenheit zeigt (Abb. 66 a). Die geschwollenen Zellen sind weit verteilt, kommen aber häufiger in den unteren Schichten der Hirnrinde vor. Die zytoplasmatischen Granula sind PAS-positiv. In den Stammganglien findet man zusätzlich noch eine reaktive Gliose. Im Hirnstamm erkennt man dagegen nur gelegentlich Astrozyten mit einer wenig ausgeprägten Anhäufung von PAS-positiven Granula (CHALLA et al. 1983).

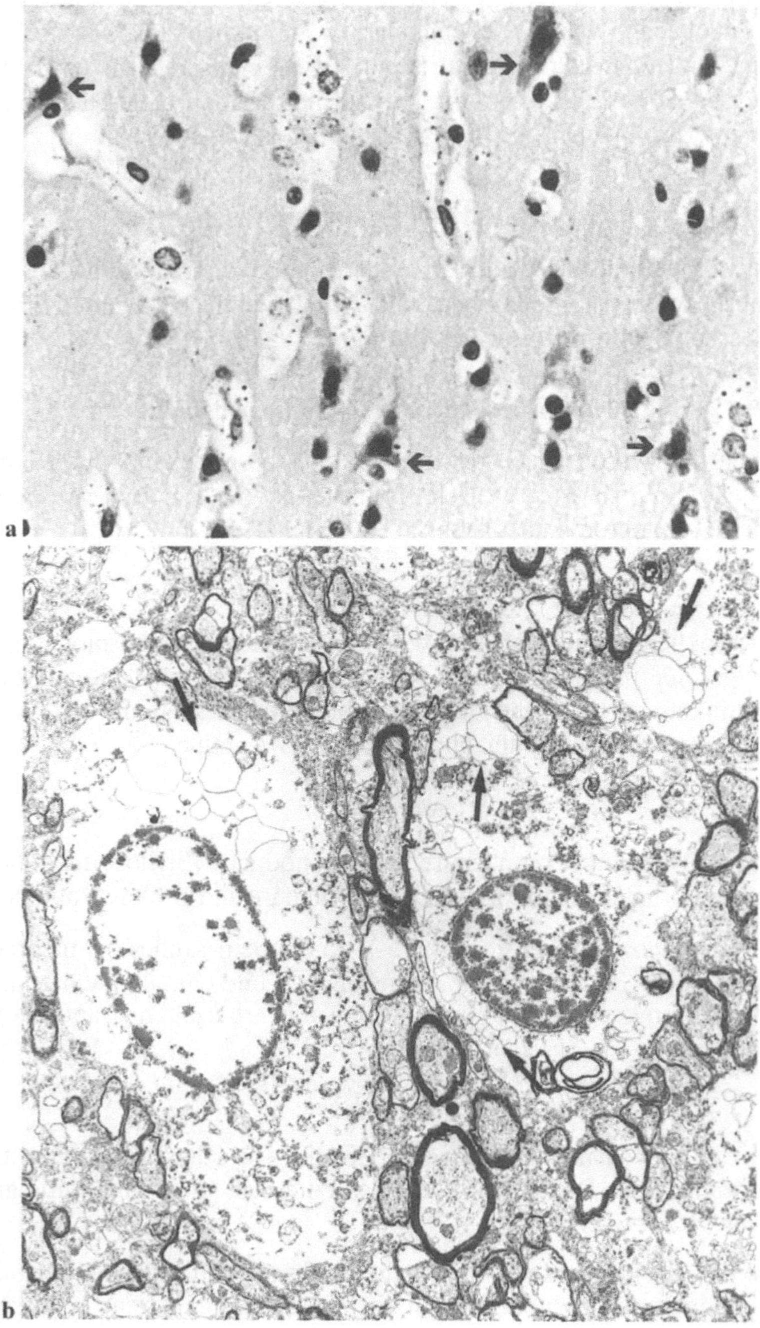

Abb. 66 a, b. Hyperpipecolinämie. **a** Hirnrinde mit PAS positiven Granula im Zytoplasma der Astrozyten. Geschrumpfte Neuronen ohne Speichermaterial (Pfeile). **b** Im Zytoplasma der Astrozyten finden sich erweiterte, unregelmäßige membranumgebene Vesikel (*Pfeile*). **a** PAS-Alzianblau × 340, **b** × 2500. (Aus CHALLA et al. 1983)

Elektronenmikroskopisch erkennt man im Zytoplasma der geschwollenen Astrozyten unregelmäßig gestaltete Vesikel mit hellem Inhalt (Abb. 66 b).

Pathogenese

Das klinische Bild und die Veränderungen in Gehirn und Leber sowie das erhöhte Pipecolat im Serum sind dem Zellweger-Syndrom (s.S. 368) ähnlich. Deswegen wurde die Möglichkeit, daß es sich bei der Hyperpipecolatämie um eine Störung der Peroxisomen handelt, in Erwägung gezogen. Morphologische Veränderungen in den Peroxisomen der Leber konnten aber bis jetzt nicht festgestellt werden.

4. Glutarsäureazidurie

1975 beschrieben GOODMANN et al. klinisch und biochemisch eine Glutarsäureazidurie. Neuropathologische Befunde wurden von GOODMAN et al. (1977) veröffentlicht. 1976 fanden PRZYREMBEL et al. bei einem Neugeborenen ebenfalls eine Glutarsäureazidurie, deren ursächlicher Enzymmangel nicht festgestellt werden konnte und als Glutarsäureazidurie Typ II bezeichnet wurde.

a) Glutarazidurie Typ I (Glutaryl-CoA-Dehydrogenasemangel)

Klinisches Bild

Die Symptome werden kurz nach der Geburt bzw. im ersten Lebensjahr oder auch erst nach dem 3. Lebensjahr festgestellt. Sie bestehen in psychomotorischer Retardierung, rekurrierender metabolischer Azidose, Choreoathetose und progressiven Quadriparesen. Bilaterales subdurales Hygrom und Hypoglykämie als erste Symptome wurden ebenfalls beobachtet (DUNGER u. SNODGRASS 1984). Im CT wurden eine frontotemporale Atrophie (AMIR et al. 1987) sowie das Vorhandensein von Hygromen festgestellt (YAMAGUCHI et al. 1987). Der Krankheitsverlauf ist unterschiedlich und einige Patienten starben im Kindesalter (LEIBEL et al. 1980). Andere waren noch am Ende der 1. Dekade am Leben (GREGERSEN u. BRANDT 1979).

Neuropathologie

Makroskopisch erkennt man in einigen Fällen nur eine leichte Schrumpfung des Striatum (LEIBEL et al. 1980; BENETT et al. 1986), in anderen eine ausgeprägte Nekrose des gesamten Putamen und eines Teils des Caudatum (GOODMAN et al. 1977).

Elektronenmikroskopisch findet man Vakuolen mit leerem Inhalt im Zytoplasma der Astrozyten (CHALLA et al. 1983).

Pathogenese

Sowohl aufgrund der Ähnlichkeit der neuropathologischen Veränderungen mit denjenigen, die bei Glutamat-Decarboxylase-Mangel und niedriger Gaba-

Konzentrationen in Stammganglien und Substantia nigra auftreten, als auch wegen der Strukturähnlichkeit von Glutarsäure und Glutaminsäure wurde von LEI-BEL et al. (1980) eine exzitotoxische Pathogenese angenommen. Als mögliche Pathomechanismen wurden eine Hemmung des Abbaus der Glutaminsäure im synaptischen Spalt durch die hohe Glutarsäurekonzentration oder auch eine exzitotoxische Wirkung der Glutarsäure als Neurotransmitteragonist angenommen. HEYES (1987) postulierte die Möglichkeit, daß der Mangel an Glutaryl-CoA-Dehydrogenase eine erhöhte Produktion von Chinolinsäure herbeiführt, die eine starke neurotoxische Wirkung hat.

Frühere Fälle mit symmetrischen Degenerationen des Neostriatum (s.S.561) wurden von GOODMAN et al. (1985) dem Typ der Glutarazidurie hinzugerechnet. GOUTIÈRES u. AICARDI (1983) wiesen jedoch auf die Unterschiede zwischen einem Teil der Fälle von bilateraler Nekrose der Stammganglien und denen mit Glutarazidurie hin.

b) Glutarazidurie Typ II (Elektronentransport-Flavoprotein-Mangel

Klinisches Bild

Man unterscheidet eine schwere Form, bei der die Symptome perinatal auftreten (PRZYREMBEL et al. 1976; GREGERSEN et al. 1980; SWEETMAN et al. 1980; LEHNERT et al. 1982; COLEVAS et al. 1988) und eine mildere Form, die sich später bis zum Ende der 2. Dekade manifestiert und nur bei metabolischem Streß dekompensieren kann (AMENDT u. RHEAD 1986).

Die Kinder fallen wegen des Schweißfußgeruches auf und weisen eine Azidose, Hypoglykämie, Hyperammoniämie und Azidurie mit erhöhten Konzentrationen von Glutaminsäure und anderen organischen Säuren auf. Die Kinder sterben Stunden bzw. Tage nach der Geburt im Koma. Der Vererbungsmodus ist autosomal rezessiv.

Pathologie

In der Mehrzahl der autoptisch untersuchten Fälle fand man polyzystische Nieren, Hypoplasie des Gallenganges, Cholestase, Siderose und fettige Degeneration der Leber. Häufig wurden eine Lungenhypoplasie und „Pottergesicht" beobachtet (BÖHM et al. 1982).

Neuropathologie

Makroskopisch stehen eine warzige Dysplasie der Hirnrinde mit Mikro- und Pachygyrie im Vordergrund (COLEVAS et al. 1988). Gelegentlich fanden sich intraventrikuläre Blutungen (GOODMAN et al. 1982) sowie eine zystische Erweiterung des Septum pellucidum und ein Hirnödem (COUDE et al. 1981; SWEETMAN et al. 1980; GOODMAN et al. 1983).

Lichtmikroskopisch wurden neuronale Heterotopien (BÖHM et al. 1982), Leukodystrophie mit reaktiver Gliose (SWEETMAN et al. 1980), periventrikuläre Gliose und Verkalkungen (HOGANSON et al. 1987) beschrieben.

Elektronenmikroskopisch wiesen HARKIN et al. (1986) Einschlüsse mit einer homogenen, mittelgradigen Dichte im Zytoplasma der Nerven- und Gliazellen nach.

Pathogenese

Der metabolische Defekt ist entweder ein Elektronentransport-Flavoprotein- oder ein Elektronentransport-Flavoprotein-Oxidoreduktase-Mangel (COLEVAS et al. 1988). Das Verteilungsmuster der Veränderungen, vor allem die Lokalisation der renalen Dysplasie im Nierenmark lassen vermuten, daß die Mißbildungen auf eine Akkumulation von teratogenen toxischen Metaboliten im Fötus zurückzuführen sind, die durch die Plazenta nicht korrigiert wird.

5. Histidinämie (Histidin-Ammoniak-Lyase-Mangel)

Die ersten Patienten wurden 1961 von GHADIMI et al. beschrieben. Der mangelnde Abbau von Histidin zur Urocaninsäure (Urocanat) beruht auf einem Fehlen der Histidin-Ammoniak-Lyase (Histidase) (LA DU et al. 1962). Über die Hälfte der Patienten leidet an mentaler Retardierung und Sprachstörungen. Einige Patienten hatten epileptische Anfälle und mehrere Patienten waren ataktisch (ARAKAWA 1974). Ob die neurologischen Symptome auf fokalen Veränderungen im Gehirn oder auf generalisierten funktionellen Störungen wegen des metabolischen Defektes beruhen, wird diskutiert. SCRIVER u. LEVY (1983) halten die Histidinämie nicht für eine Krankheit sui generis und messen dem Enzymmangel nur eine Bedeutung als Risikofaktor bei.

Neuropathologische Veränderungen liegen unseres Wissens nicht vor.

6. Homokarnosinose (Homokarnosinasemangel)

Das Syndrom ist durch eine Erhöhung des Dipeptids Homokarnosin (γ-Aminobutyrylhistidin) im Liquor, spastische Paraplegie, mentale Retardierung und retinale Pigmentierung gekennzeichnet. Es wurde bis jetzt nur bei einigen wenigen Familien beschrieben (GJESSING u. SJAASTAD 1974; LENNEY et al. 1983; LUNDE et al. 1982, 1986). In einer biochemisch untersuchten Hirnbiopsie (PERRY et al. 1979) konnten makroskopisch eine Verschmälerung der Hirnwindungen und biochemisch ein Mangel an Homokarnosinase im Hirngewebe, aber lichtmikroskopisch keine Veränderungen nachgewiesen werden.

7. Karnosinämie (Karnosinasemangel)

Die Stoffwechselerkrankung wurde zunächst von PERRY et al. (1967) beschrieben. Bei ihr ist aufgrund des Karnosinasemangels die Spaltung des Karnosins in β-Alanin und Histidin gestört.

Klinisches Bild

Die meisten der beschriebenen Patienten waren mit wenigen Ausnahmen (MURPHY et al. 1973) männlich. Die Symptome manifestieren sich im ersten halben Jahr nach der Geburt und bestehen in Anfällen, progressiven pyramidalen, extrapyramidalen und suprabulbären Symptomen sowie peripherer Neuropathie. Eine Korrelation zwischen Restaktivität der Karnosinase im Serum und den neurologischen Symptomen konnte nicht festgestellt werden (COHEN et al. 1985).

Neuropathologie

WISNIEWSKI et al. (1981) hielten die beschriebenen pathologischen Befunde für unspezifisch. DOLMAN (1978) fand im Putamen eine Spongiose und Zystenbildung. Zellverluste wurden sowohl im Groß- und Kleinhirn als auch im Hirnstamm beschrieben. Im Rückenmark wurden Sphäroide und Entmarkung der pyramidalen und spinozerebellaren Bahnen beobachtet (TERPLAN u. CARES 1972). In peripheren Nerven wurden axonale Degenerationen und Entmarkung gefunden.

Elektronenmikroskopisch fand man im peripheren Nerv eine Ansammlung von intraaxonalem Glykogen sowie eine Vermehrung der kleinen marklosen Axone.

8. Hypertyrosinämie

Neben der hereditären Hypertyrosinämie (Tyrosinose Typ I), die wahrscheinlich auf einem Mangel an 4-Hydroxyphenylpyruvat-Dioxygenase beruht und zu Leberzirrhose und Leberversagen führen kann, sind alle bis jetzt bekannten Patienten mit persistierender Hypertyrosinämie psychisch retardiert (LA DU u. GJESSING 1978).

9. Richner-Hanhart-Syndrom (Keratosis palmo-plantaris mit Korneadystrophie und mentaler Retardierung; Tyrosinosis Typ II)

Der erste Fall dieses kongenitalen metabolischen Syndroms wurde von RICHNER (1938) veröffentlicht und von HANHART (1967) bestätigt.

Klinisches Bild

Als Hauptsymptome finden sich eine Hyperkeratose der Haut und eine Keratitis. Die Patienten sind alle mental retardiert, leiden häufig unter Selbstverstümmelung und zeigen asymmetrische Kniereflexe, Babinski-Zeichen und Ticks.

Pathologie

In der Biopsie aus der Bindehaut erkennt man ein verdicktes, vakuolisiertes Epithel mit Plasmazellinfiltration, in der Haut eine Verdickung des parakeratotischen Stratum corneum mit homogenen retraktilen Einschlüssen. Enzymatische Studien zeigten einen Mangel an Tyrosin-Aminotransferase im Zytosol der Leber.

Elektronenmikroskopisch finden sich intrazytoplasmatische Vakuolen und Lipidgranula im Epithel und in der Bindehaut.

Bis jetzt wurden keine *neuropathologischen* Befunde mitgeteilt, auch nicht in einem Fall von THIEL u. WEIDLE (1982), bei dem eine hepatolentikuläre Degeneration vorlag. Die Ähnlichkeit des klinischen Bildes mit dem der Phenylketonurie läßt analoge Veränderungen erwarten.

10. Hartnup-Syndrom

Das Hartnup-Syndrom ist in seiner Kombination aus klinischen und biochemischen Befunden zuerst von BARON et al. (1956) in einer englischen Familie beobachtet und als eigenständiges Krankheitsbild beschrieben worden. Die Autoren gaben dem Syndrom den Namen jener Familie.

Klinisches Bild

Die klinischen Syndrome sind sowohl nach ihrem Ausmaß als auch in Abhängigkeit vom Lebensalter sehr variabel. Schon im zweiten Lebensjahr oder später treten die ersten Symptome auf. Meistens bestehen sie in Störungen des Darmtraktes. Dazu kommen einerseits Hautveränderungen vom Typ der Pellagra mit Photosensibilität und zum anderen psychische und neurologische Störungen mit zerebellärer Ataxie und Nystagmus.

Deutlicher Intentionstremor und ungenaue Koordination und Adiadochokinese wurden häufig beschrieben (BARTELHEIMER et al. 1971; JEPSON 1978), selten intermittierende Dystonie (DARRAS u. GILMORE 1985).

Neuropathologie

Makroskopisch sieht man eine hochgradige Atrophie des Gehirns mit Erweiterung des Ventrikelsystems, gelegentlich ausgeprägter im Kleinhirn (SCHMIDTKE 1990).

Lichtmikroskopisch findet man in der Hirnrinde einen diffusen Nervenzellverlust bei Beibehaltung der normalen Zytoarchitektonik und ohne begleitende Gliose, im Marklager eine leichte Erbleichung, besonders in der Sehstrahlung, und einen ausgeprägten Faserverlust in den genikulokalzarinären Bahnen mit hochgradiger Gliose. Die Corpora geniculata laterales zeigen einen Verlust der normalen laminären Architektonik, Nervenzellverlust und starke Gliose. Die Mehrzahl der verbleibenden Nervenzellen hat einen geschrumpften dunklen Kern und ein homogenes basophiles Zytoplasma mit weitgehender Tigrolyse.

Im Kleinhirn findet man einen Verlust der Purkinje-Zellen mit Wucherung der Bergmann-Glia und Bildung von Axondendritenschwellungen. Die Kernschichten zeigen eine diffuse Atrophie entsprechend den übrigen Teilen des Gehirns (TAHMOUSH et al. 1976).

Pathogenese

Der Defekt besteht in einer Störung des Transportes neutraler Aminosäuren in Darm und Niere. Es kommt daher zu einer vermehrten Ausscheidung dieser Aminosäuren. Saure und basische Aminosäuren sind kaum betroffen. Die durch die bakterielle Zersetzung des nicht resorbierten Tryptophans entstandenen Substanzen (Indolkörper) sollen neurotoxisch wirken.

F. Störungen des Proteinstoffwechsels

I. Amyloidosen (β-Fibrillosen)

VIRCHOW (1855) wies in der von ROKITANSKY (1842) abgegrenzten wachsartigen Degeneration von Leber und Milz Gewebsablagerungen nach, die sich in der Jodreaktion ähnlich wie Stärke (Amylum) verhielten. Er bezeichnete daher die Substanz als Amyloid. Schon 1859 fanden FRIEDREICH u. KEKULÉ bei der chemischen Analyse, daß das Amyloid weder aus Stärke noch aus Zellulose, sondern aus Eiweiß besteht. Trotzdem blieb der Name Amyloid bis heute erhalten.

Amyloidosen sind Krankheiten, bei denen Ablagerungen von Amyloid vorkommen. Die Ablagerungen bestehen zu 90% und mehr aus fibrillären Strukturen. Besonderheiten der Proteine des Amyloids liegen darin, daß sie eine Faltblattstruktur besitzen, schwer löslich sind und durch Proteasen nicht weiter abgebaut werden. Wegen der Faltblattstruktur (β-Struktur) werden Amyloidosen auch als β-Fibrillosen bezeichnet (GLENNER 1980).

Einteilung

Die Amyloidosen wurden eingeteilt in systemische Amyloidosen, die als primäre oder sekundär-reaktive Formen spontan oder als Folge anderer Erkrankungen auftreten können. Unter den systemisch-hereditären Formen faßt man das familiäre Mittelmeerfieber, die familiäre Amyloidneuropathie und auch die systemische senile Amyloidose zusammen (Übersicht bei CASTANO u. FRANGIONE 1988). GLENNER et al. (1978) unterschieden zwischen generalisierten und lokalisierten hereditären Amyloidosen. In beiden Gruppen gibt es verschiedene Krankheitsbilder, bei denen Veränderungen im Zentralnervensystem vorkommen. Die herkömmlichen Einteilungen werden zunehmend nach chemisch-immunologischen Kriterien vervollständigt bzw. modifiziert. Die primären systemischen Amyloidosen wurden auch „immunozytisch" genannt. Sie schließen die Myelomassoziierten Amyloidosen, d. h. die bei monoklonalen Gammopathien vorkommenden Amyloidosen ein (NEUNDÖRFER et al. 1977).

Immunologisch konnte nachgewiesen werden, daß das im immunozytischen Amyloid vorkommende Protein aus den leichten Ketten (L-Ketten) von Immunoglobulinen stammt. Es wird mit der Abkürzung „AL" bezeichnet. In mehr als der Hälfte der systemischen AL-Amyloidosen konnte jedoch eine immunozytäre Dyskrasie im Serum nicht nachgewiesen werden (BROWNING et al. 1985). Demgegenüber war sie bei den intrazytoplasmatischen Immunglobulinen der Knochenmarksplasmazellen vorhanden (THIELEMANS et al. 1982).

Bei den reaktiven bzw. sekundären Amyloidosen findet man das aus dem Serumprotein „SAA" stammende Amyloid, das mit der Abkürzung „AA" bezeichnet wird. Es handelt sich dabei um generalisierte Ablagerungen, die im ganzen Körper, vor allem aber in den Organen des retikuloendothelialen Systems wie der Leber und der Milz vorkommen. Bei den primären Amyloidosen finden sich ebenfalls generalisierte Ablagerungen, jedoch sind vorwiegend das gastrointestinale und das kardiovaskuläre System betroffen. Aufgrund dieser unterschiedlichen Verteilung wurden sie als Paramyloidose (LUBARSCH 1929) bezeichnet. Die Bezeichnung ist irreführend, weil die spezifische Faltblattstruktur des Amyloids sowohl bei den sog. primären als auch bei den sekundären Amyloidosen vorhanden ist. RANDERATH (1947) faßte daher die Amyloidose und Paramyloidose unter dem Begriff der Paraproteinosen zusammen.

Die Frage nach dem primären oder sekundären Charakter der Amyloidablagerungen, die sowohl im physiologischen Senium als auch bei senilen und präsenilen Hirnatrophien vorkommen, ist noch nicht eindeutig entschieden. Das gleiche gilt für die Amyloidablagerungen, die bei jüngeren Patienten mit Down-Syndrom (GLENNER u. WONG 1984; WISNIESKI et al. 1985; BELZA u. URICH 1986) und bei den übertragbaren Enzephalopathien, vor allem bei der Jakob-Creutzfeldt- (KITAMOTO et al. 1986) und Gerstmann-Sträußler-Krankheit, vorkommen. Ihnen allen ist die Ablagerung des gleichen Proteins gemeinsam (KIDD et al. 1985). Bei der Vielzahl von Krankheiten, die mit Amyloidablagerungen, vor allem in der Gefäßwand, einhergehen (s.S. 212) ist die Annahme berechtigt, daß verschiedene ätiologische Faktoren zu einem gemeinsamen pathogenetischen Mechanismus führen können (CASTANO u. FRANGIONE 1988). Bei einem Teil der Erkrankungen mit bekannter Ätiopathogenese wird eine hereditäre Prädisposition angenommen. Sie sind jedoch von heredofamiliären und sporadischen systematischen Amyloidosen mit Beteiligung des Zentralnervensystems, bei denen die primären Amyloidablagerungen das Geschehen bestimmen, abzugrenzen.

Typologie des Amyloid

Makroskopisch läßt sich Amyloid durch seine starke Reaktion mit Jodid-Lösung und mit Schwefelsäure nachweisen (VIRCHOW 1854).

Lichtmikroskopisch stellt sich Amyloid bei der HE-Färbung homogen (Abb. 67 a), in der van Gieson-Färbung leicht gelb und mittels der PAS-Reaktion rötlich, d. h. schwach PAS-positiv dar. Masson-Trichrom und Mallory-Anilinblau färben das Amyloid wie Kollagen.

Durch verschiedene Färbeverfahren kann Amyloid spezifisch nachgewiesen werden. Mit Kristallviolett und Methylviolett zeigt es gelegentlich Metachromasie, mit Phosphorwolframsäure-Hämatoxylin ergibt es ein deutliches Rotorange. Mit Kongorot färbt es sich blaßrot (Abb. 67 b) und weist im polarisierten Licht einen charakteristischen, zumeist pathognomonischen grünlichen Farbwechsel (Dichromismus) auf (Abb. 67 c). Die Bindung dieses Farbstoffes bildet auch die Grundlage des intravenösen Amyloidosenachweises nach BENNHOLD (1922). Die Kongorot-Färbung wird von den meisten Autoren als besonders zuverlässige und schnelle Methode bevorzugt (KURUCKZ et al. 1981). Mit Thiofearin T ist das Amyloid ebenfalls fluoreszierend. Unterschiede in der Substruktur des Amyloids können in Paraffinschnitten mit der Trypsinmethode von ROMHANYI (1972) oder der schonenderen Kaliumpermanganat-Behandlung nach WRIGHT et al. (1977) nach-

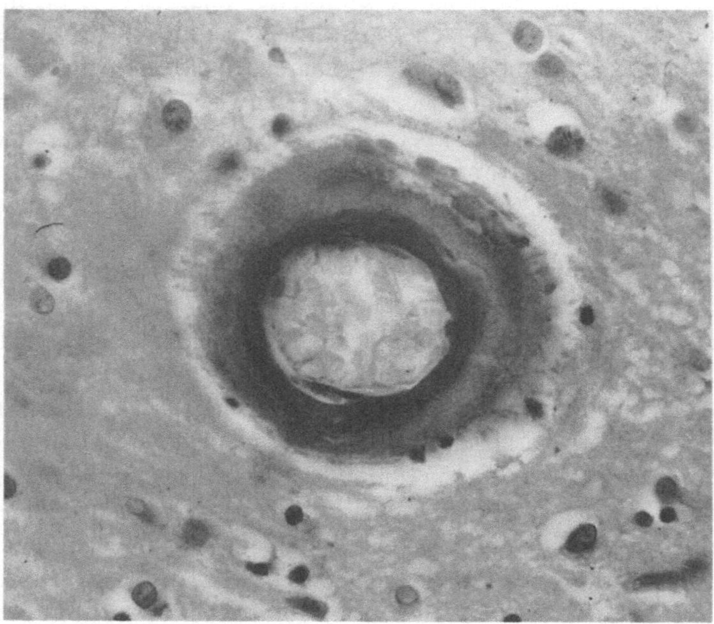

Abb. 67 a – c. Altersamyloidose. **a** HE x 400, **b** Kongorot, **c** mit Polarisationsoptik. × 270

gewiesen werden. Immunpathologisch wurden verschiedene mono- und polyklonale Antikörper (YAMASHITA et al. 1988; CASTANO u. FRANGIONE 1988; POWERS et al. 1981) sowie Antikörper gegen synthetische Polypeptide mit verschiedenen Aminosäuresequenzen (VINTERS et al. 1988) angewandt, die bei primären und sekundären Amyloidosen unterschiedlich reagieren und z. T. widersprüchliche Ergebnisse erbrachten. Sie ermöglichen jedoch bei den Amyloidtypen, mit denen sie reagieren, eine Darstellung der Amyloidablagerungen. Eine zusätzliche Komponente, die nicht zum Wesen des Amyloids gehört (GOREVIC et al. 1985), aber bei fast allen Amyloidtypen gefunden wurde, ist die Substanz P, deren pentagonale Struktur aus einer 3,5 nm dicken Schale und einem 2,5 nm langen Kern besteht. Sie wird von einem Gen kodiert, das im Chromosom 1 lokalisiert ist (OHNISHI et al. 1986).

Elektronenmikroskopisch konnten COHEN u. CALKINS (1959) erstmalig die fibrilläre Natur des Amyloid aufzeigen. Andere Autoren (MISSMAHL 1966; SOHAR et al. 1967; GILAT et al. 1969) unterschieden später zwischen periretikulären Ablagerungen der Amyloidfibrillen in der subintimalen Region und perikollagenen Ablagerungen der Fibrillen zwischen oder in Kontakt mit Kollagenfasern.

SHIRAHAMA u. COHEN (1967) haben aus menschlichem Leber- und Milzgewebe bei sekundärer Amyloidose mit den Methoden der Negativkontrastierung die fibrilläre Komponente des Amyloid eingehender analysiert und in ihr Fibrillen, Filamente, Protofibrillen und Subprotofibrillen unterschieden. Die Amyloidfibrille besteht aus mehreren Filamenten, die seitlich aneinandergelagert sind. Die Filamente scheinen sich oft longitudinal aufzuspalten. Sie messen etwa 7,5–10 nm im

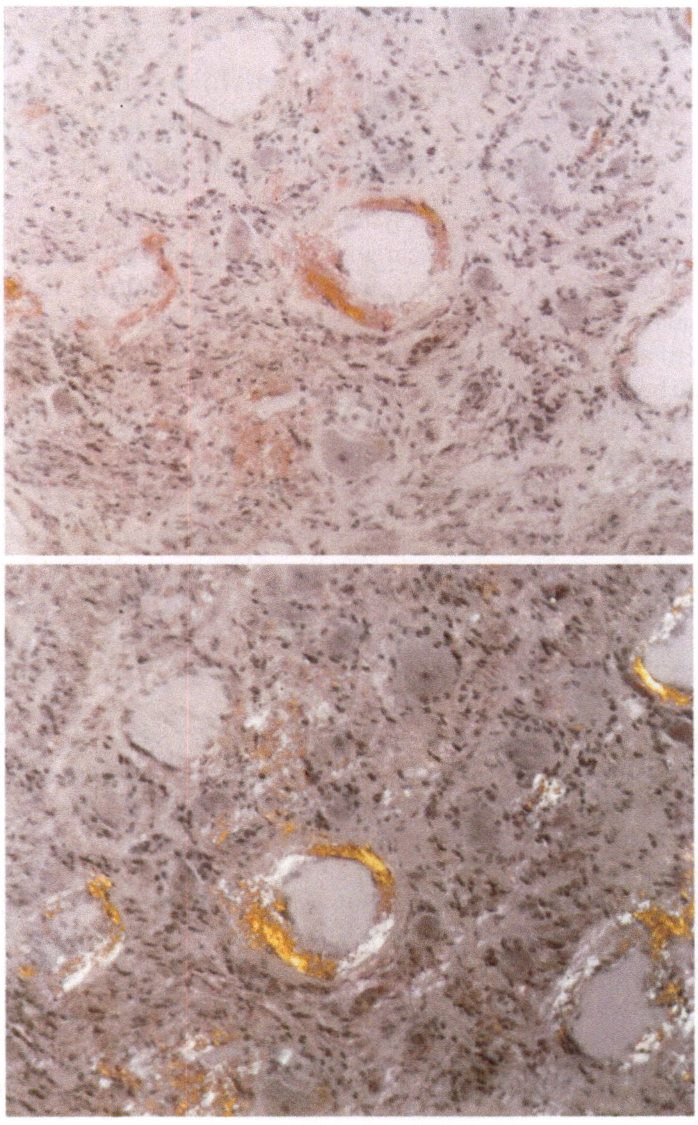

Abb. 67 b, c

Durchmesser und bestehen aus 5 oder 6 Protofibrillen, die parallel zueinander in Längsrichtung oder leicht schräg zur Längsachse der Filamente ausgerichtet sind. Die Amyloid-Protofibrille ist etwa 2,5–3,5 nm breit und scheint aus zwei oder drei helixartigen oder aus globulären End-zu-End angeordneten Subprotofibrillen mit einer Periode von 3,3–5,0 nm zusammengesetzt zu sein. Diese Untereinheiten messen etwa 1–1,5 nm im Durchmesser.

Die spezifische Proteinkonformation der Amyloidfibrille ist stets die gleiche, auch wenn die chemische Natur des Proteins unterschiedlich ist. Von den fibrillären Strukturen hängen die färberischen sowie die polarisationsoptischen Eigentümlichkeiten des Amyloid ab (GLENNER 1981).

1. Primär systemische Amyloidosen (immunozytische Amyloidose; Paramyloidose; monoklonale Gammopathie-Amyloidose)

Die Beteiligung des ZNS bei der systemischen Amyloidose ist gering und meistens auf bestimmte Strukturen beschränkt. Demgegenüber ist das periphere Nervensystem in den meisten Fällen betroffen. Nahezu die Hälfte der Patienten wiesen Amyloidablagerungen entweder in den Nervengefäßen oder zwischen den Nervenfasern auf. Bei den übrigen Patienten ist die Amyloidablagerung auf das Perineurium beschränkt (YAMADA et al. 1984).

Neuropathische Amyloidosen

Bei einer Reihe von Patienten tritt die Amyloidose familiär gehäuft und bevorzugt im peripheren Nervensystem auf. Obwohl klinisches Bild und morphologische Veränderungen hauptsächlich das periphere Nervensystem betreffen, weisen andere Organe ebenfalls Amyloidablagerungen auf. Deswegen handelt es sich wohl eher um eine hereditär-systemische Amyloidose mit lokaler Bevorzugung.

Die familiären Amyloidpolyneuropathien („FAP") sind entsprechend dem Verteilungsmuster der neurologischen Ausfälle und der Topik der Amyloidablagerungen verschiedenen Typen zugeordnet, die bei McKUSICK u. NEUFIELD (1983) als die ersten fünf Amyloidoseformen mit Ausnahme der 3. (kardiale Form) aufgezählt werden. Ob diese Typen voneinander scharf abgegrenzt werden können, schien aufgrund der Verlaufsbeobachtungen von DELANK u. KUTZNER (1982) fraglich. Inzwischen wurden sie aufgrund von Präalbuminvarianten z.T. charakterisiert und anderen genetischen Typen zugeordnet (WALLACE et al. 1986).

a) Typ I (Andrade Typ; Portugiesische Form der Amyloidpolyneuropathie)

ANDRADE (1952) berichtete als erster über 74 Patienten aus Portugal mit peripherer Neuropathie als Folge von Amyloidablagerung. Außerhalb Portugals ist diese Form auch in Japan, Schweden, den USA, England und Deutschland beschrieben worden.

Klinisches Bild

Die Symptome beginnen in der dritten oder vierten Lebensdekade, können sich aber schon in der zweiten oder erst in der siebten (LIBBEY et al. 1984) Dekade manifestieren. Die Längsschnittbetrachtung einer der betroffenen Familien (DELANK u. KUTZNER 1982) zeigte eine von Generation zu Generation um eine Dekade frühere Manifestation.

Dissoziierte Empfindungsstörungen, die in den unteren Extremitäten beginnen und von distal nach proximal fortschreiten (ANDRADE 1952), neurotrophische Störungen und solche der Blasen-, Mastdarm- und Sexualfunktionen sind kennzeichnend. PRUZANSKI et al. (1981) wiesen auf das Vorkommen von Neuroarthropathien hin. Eine Glaskörpertrübung wurde vor allem bei älteren Patienten beobachtet (SANDGREN et al. 1985). Die Krankheit schreitet mit einer starken Gewichtsabnahme fort und häufig stellt sich eine orthostatische Hypotension ein (SUZUKI et al. 1981). Der Tod tritt gewöhnlich 5–8 Jahre nach Krankheitsbeginn, gelegentlich auch später ein. Häufige Todesursachen sind Kachexie, sekundäre Entzündungen der Harnwege oder Lungen, bei späterem Krankheitsbeginn meistens Herzversagen. Bei den einzelnen Familien in den verschiedenen Ländern kommen leichte Abweichungen in der Symptomatologie vor (NAKAO et al. 1966; ANDERSON 1970; CARRIZOSA et al. 1973; HÜBNER et al. 1976).

Pathologie

Amyloidablagerungen vom perikollagenen Typ findet man vor allem in den Nieren und weniger ausgeprägt im Verdauungssystem (IKEDA et al. 1982; STEEN u. STENLING 1983), Herz (ERIKSSON et al. 1985), Hoden (SUMINO et al. 1983) und Ovarien. In Leber, Milz und Nebennieren sind die Veränderungen auf die Gefäßwände beschränkt.

Neuropathologie

Makroskopisch ist eine exzessive Verdickung der Leptomeningen besonders ausgeprägt im Rückenmark erkennbar.

Lichtmikroskopisch finden sich Amyloidablagerungen in den Meningen, im Chorioidplexus und in subependymären Hirnarealen. DA SILVA HORTA et al. (1964) fanden in der grauen Substanz des Gehirns und des Rückenmarks sowie im Marklager des Gehirns Gebilde, die den senilen Drusen ähnelten, jedoch keine Amyloid-positive Reaktion zeigten. Die meningealen und intrazerebralen Gefäßwände sind durch Amyloidablagerungen verdickt, die z. T. zu einer beträchtlichen Lumeneinengung führen (DELISLE et al. 1983). Als Folge davon können kleinere Infarkte in Gehirn und Rückenmark auftreten. Bei einem japanischen Patienten mit familiärer neuropathischer Amyloidose waren die Infarkte besonders stark ausgeprägt (OGATA et al. 1978).

Das Endoneurium der Spinalganglien, der Spinalwurzeln sowie der peripheren und autonomen Nerven sind durchsetzt von vorwiegend kreisrunden bzw. kugelförmigen Amyloidablagerungen. Die Axone werden im Bereich der Ablagerungen auseinandergedrängt und stellenweise erkennt man Entmarkungen und axonale Degeneration. Die unbemarkten Fasern sind besonders betroffen (SAID et al. 1984).

Elektronenmikroskopisch erkennt man Amyloidfibrillen, die sowohl zwischen den kollagenen Fasern des Endoneurium als auch an der Basalmembran der Schwann-Zellen vorkommen (DELISLE et al. 1983; TANIMURA et al. 1984; GIANGASPERO et al. 1985). Die Mukopolysaccharide im extrazellulären Raum zeigen eine feingranuläre Struktur (SUMINO et al. 1983).

b) Typ II (Rukavina-Typ; Indiana-Typ)

Der erste Patient wurde 1955 (FALLS et al. 1955) beobachtet. Bis jetzt wurden Familien mit dieser Form der neuropathischen Amyloidose in Indiana und Maryland, USA, beschrieben (MAHLOUDJI et al. 1969). Die Familien aus Indiana haben schweizerische und die aus Maryland deutsche Vorfahren. DELANK u. KUTZNER (1982) stellten im Verlauf mehrerer Generationen einen gewissen Wandel der klinischen Symptomatik vom portugiesischen zum Indiana-Typ fest. Die Krankheit beginnt zwischen der 3. und 5. Dekade mit dem charakteristischen Karpaltunnelsyndrom. Nach einem langen schleichenden Verlauf können sich die Symptome auch auf die unteren Extremitäten ausbreiten. Als charakteristische Augenveränderungen findet man eine Glaskörpertrübung und Periarteriitis in der Netzhaut. Amyloidablagerungen kommen im Myokard, in den Gefäßen und z. T. auch in der interzellulären Substanz von Zunge, Lunge, Leber, Milz, Pankreas, Nebenniere, Niere und Prostata vor (ANDRADE 1981). Mitteilungen über *neuropathologische* Befunde im peripheren oder zentralen Nervensystem sind uns nicht bekannt.

c) Typ III (van Allan-Typ; Iowa-Typ)

VAN ALLAN et al. 1969 beschrieben das Syndrom bei 8 Familien in Iowa, USA, die Abkömmlinge von schottischen, englischen und irischen Emigranten waren. Ein weiterer Fall von Typ IV wurde von GIMENO et al. (1974) beobachtet. Dabei handelt es sich um Nachfahren, die aus der Heirat eines Iren und einer baskischen Frau im 19. Jahrhundert hervorgegangen waren.

Klinisches Bild

Die Krankheit beginnt in der dritten oder vierten Dekade und verläuft durchschnittlich über 15 Jahre. Das Hauptmerkmal ist das gemeinsame Auftreten von Polyneuropathie, Nephropathie und Magenulzera. Die Erkrankung der Nieren ist die Haupttodesursache. Die neuropathischen Symptome manifestieren sich zunächst an den unteren, später an den oberen Extremitäten. Sie bestehen aus Paresen, Parästhesien und einer Minderung der Schmerzempfindung. Impotentia coeundi kann vorkommen. In einigen Fällen ist eine Überfunktion der Nebennierenrinde vorhanden. Im Liquor kommt es zu einer Zunahme des Eiweißes bis über 200 mg/dl.

Pathologie

Amyloidablagerungen werden vor allem in der Leber, Milz, Nebenniere, Niere und im Hoden gefunden.

Neuropathologie

Im Gehirn findet man das Amyloid nur im Chorioidplexus. Amyloidablagerungen kommen in den weichen Häuten des Rückenmarks, in den hinteren Wurzeln und besonders stark in den Spinalganglien vor, die dadurch eine vielfache Vergrößerung ihres Volumens aufweisen. In den peripheren Nerven und im autonomen Nervensystem sind die Amyloidablagerungen massiv, aber umschrieben.

d) Typ IV (Meretoja-Typ; finnischer Typ)

Das von KLAUS et al. (1959) bei 3 Schwestern beschriebene Krankheitsbild mit der bulbären Form der amyotrophischen Lateralsklerose, einer eitrigen Hornhautdystrophie und einer Cutis hyperplastica gehört wahrscheinlich zu diesem Typ, obgleich Amyloidfärbungen in keinem dieser Fälle angefertigt wurden. Die Abgrenzung des Krankheitsbildes erfolgte 1969 durch MERETOJA bei finnischen Patienten. Ähnliche Krankheitsbilder wurden bei Patienten holländischer (WINCKELMAN et al. 1971) und US-amerikanischer Herkunft (SACK et al. 1981; DARRAS et al. 1986) beschrieben.

Klinisches Bild

Die Krankheit beginnt mit einer eitrigen Hornhautdystrophie in der dritten Dekade. In der 5. Dekade stellen sich die ersten Hirnnervenparesen, bevorzugt des oberen Fazialisastes, ein. Die Haut ist sowohl an der Stirn als auch über der Kalotte verdickt und an den Extremitäten trocken. Die Patienten leiden an Juckreiz.

Pathologie

Die eitrige Hornhautdystrophie besteht aus amorphen, gelben Ablagerungen zwischen Epithelien (KAUNISTO 1973). Sie breitet sich radiär vom Limbus bis zum Zentrum der Hornhaut aus. Die Amyloidablagerungen lassen sich mit der Kongorotfärbung darstellen. Innerhalb des Amyloid erkennt man bei Anwendung der Metallimprägnationen Axone (MERETOJ 1972). In der Haut ist das Amyloid vor allem in der Umgebung der Schweißdrüsen und diffus in der Dermis lokalisiert. Amyloidablagerungen sind auch in der Intima und Media der Arterien des ganzen Körpers erkennbar.

Neuropathologie

Außer der Dura mater sind die Leptomeningen und ihre Gefäße befallen. Im Zentralnervensystem wurden sonst keine Amyloidablagerungen gefunden. Die peripheren Nerven, vor allem die Hirnnerven, zeigen starke Amyloidablagerungen. Einige Fazialisäste bestehen praktisch nur aus Amyloid (MERETOJA u. TEPPO 1971).

Pathogenese

Bei den Typen I und IV wurde eine Substitution von Valin durch Methionin in Position 30 der Aminosäurensequenz des Präalbumins (Transthyretin) nachgewiesen (FURUYA et al. 1987; MAURY et al. 1988). Beim Typ II wurde die Substitution von Serin durch Isoleuzin in Position 84 beobachtet (DWULET u. BENSON 1986).

2. Sporadische Amyloidneuropathien

Bei etwa 15% der primär systemischen Amyloidosen kommen periphere Neuropathien vor, die im Gegensatz zu den hereditären als sporadisch bezeichnet werden. Bei Myelom-Patienten und bei benignen Gammopathien ohne plasma- bzw. lymphozelluläre Tumoren wurden sowohl klinisch (OSBY et al. 1982) als auch immunhistochemisch (JOHANSEN u. LEEGAARD 1985) periphere Neuropathien nachgewiesen.

Klinisches Bild

Die Neuropathie manifestiert sich erst zwischen der 6. und 9. Lebensdekade und betrifft vornehmlich Männer. Ansonsten entspricht die Symptomatologie in der Regel derjenigen der hereditären Neuropathie Typ I mit Befall der unteren Extremitäten (s.S. 206). Die Störungen der Blasen-Mastdarm-Funktionen treten später als beim Andrade-Typ auf (KELLY et al. 1979). In seltenen Fällen wurde ein Befall der Hirnnerven (LITTLE et al. 1986) oder das Bild einer amyotrophischen Lateralsklerose (ABARBANEL et al. 1986) beobachtet.

Pathologie

Das Verteilungsmuster der Amyloidablagerungen in den inneren Organen entspricht dem bei der generalisierten Amyloidose.

Neuropathologie

Im peripheren Nerv lagert sich das Amyloid vor allem um die Kapillaren des Endoneurium sowie um die Kapillaren und Arteriolen des Perineurium ab. Seltener sind knotenförmige Amyloidablagerungen frei im Gewebe lokalisiert. Die Zahl der Nervenfasern ist stark reduziert. Die dünneren bemarkten und die unbemarkten Fasern sind bevorzugt befallen und zeigen eine axonale Degeneration. Segmentale Entmarkung kommt selten vor (COHEN u. BENSON 1975; NEUNDÖRFER et al. 1977; TROTTER et al. 1977). Eine Bindung des IgM-Paraproteins in den Nerven von Patienten mit Neuropathie und Plasmazelldyskrasie konnte immunhistochemisch mit Hilfe der Immunperoxidase-Technik nachgewiesen werden (ABRAMS et al. 1982).

Elektronenmikroskopisch wurden Ausweitung der äußeren Myelinlamellen und Hypermyelinisierung beobachtet (NARDELLI et al. 1981).

3. Systemische Amyloidose mit ZNS-Beteiligung

Als erster erkannte MARINESCO (1931) den Zusammenhang zwischen systemischer Amyloidose und Plaquebildung im Gehirn. GÖTZE u. KRÜCKE (1950) beschrieben zwei Patienten mit primärer systemischer Amyloidose, bei denen eine Beteiligung des ZNS vorhanden war. Ein weiterer Fall wurde von HABERLAND (1964) mitgeteilt. Auch die von BENSON u. COHEN (1977) beschriebene familiäre Amyloidose sollte trotz ihrer immunologischen Eigentümlichkeiten dieser Gruppe zugeordnet werden.

Klinisches Bild

Das Alter der Patienten bei Krankheitsbeginn variierte zwischen 36 und 58 Jahren. In der Regel wiesen die Patienten depressive Symptome, Störungen der Sexualfunktion, der Herztätigkeit und anfallsartige nächtliche Durchfälle sowie eine Makroglossie auf. Die ersten Symptome waren bei der Patientin von HABER-

LAND (1964) sowie in den familiären Fällen von BENSON u. COHEN (1977) sensomotorische Störungen der unteren Extremitäten. Die Krankheit führte innerhalb von Monaten bzw. wenigen Jahren zum Tode.

Pathologie

Lichtmikroskopisch zeigten sich Ablagerungen von Substanzen mit den typischen färberischen Eigenschaften des Amyloid in Herz, Zunge, Haut, Darmkanal, Nieren, Hoden, Vagina, Muskulatur, Sehnen, Fettgewebe und im gesamten Gefäßsystem. Leber und Milz waren nicht oder nur geringgradig befallen. Die betroffenen Organe und die Intensität ihres Befalls variieren von Fall zu Fall.

Neuropathologie

Makroskopisch zeigten die weichen Häute eine glasige Beschaffenheit. An der Grenze der Versorgungsgebiete der Hirnarterien, gelegentlich darüber hinaus, erkannte man eine granuläre Atrophie der Hirnrinde. Bei der Hirnsektion wies das Marklager eine Konsistenzverminderung auf. Das Ventrikelependym war mit flächenhaften, bis zu 1 mm dicken Ablagerungen, die sich knötchenförmig vom Ependym aus in das umgebende Hirngewebe ausbreiteten, belegt. Sie waren im Septum pellucidum und Balken besonders ausgeprägt. Die Plexus chorioidei erschienen in einigen Fällen atrophisch.

Lichtmikroskopisch färbt sich die in dem Maschenwerk der Arachnoidea abgelagerte homogene Substanz mit der Kongorotfärbung deutlich rot. Im polarisierten Licht ist sie doppeltbrechend. Von der Hirnoberfläche gehen größere knotenförmige Einlagerungen der amyloiden Substanz in das tiefere Hirngewebe über, innerhalb der ersten Rindenschicht sind die Einlagerungen jedoch klein und gleichen den senilen Plaques. In den Plexus chorioidei besteht eine hochgradige Amyloidose mit Ablagerungen in den Gefäßen und im Interstitium, begleitet von ausgedehnten Verkalkungen. Weitere Amyloidablagerungen finden sich in fast allen Arteriolen und Venolen des gesamten ZNS und in den weichen Häuten.

Besonders auffallend waren die von KRÜCKE (1950) und HABERLAND (1964) gefundenen Amyloidablagerungen im Bereich des gesamten Ventrikelsystems, vor allem aber in den Seitenventrikeln. Die Ablagerungen fanden sich sowohl auf intakten Ependymzellen als auch an ependymfreien, über das Niveau des Ependym erhabenen Stellen. Vom Ependym aus breiteten sich drusenartige Amyloidablagerungen in das umgebende Marklager aus. In der Medulla oblongata und im Rückenmark fand man an den Durchtrittsstellen der dorsalen und ventralen Wurzeln von Hirn- und Spinalnerven, wobei die hinteren Wurzeln stärker beteiligt waren, besonders stark ausgeprägte Amyloidablagerungen.

Entsprechend der granulären Atrophie der Hirnrinde fanden sich kleine, gliös vernarbte Erweichungsherde. KRÜCKE (1950) machte auf vakuoläre Veränderungen des Zytoplasma der Nervenzellen aufmerksam. Im Marklager des Groß- und Kleinhirns erkannte man diffuse Aufhellungen, die durch konfluierende kleinfleckige Entmarkungen gebildet waren. Im Rückenmark war bei einem Teil der Fälle eine Entmarkung der Hinterstränge zu erkennen. Amyloidablagerungen wurden auch im Hypophysenhinterlappen beobachtet (BENSON et al. 1977).

4. Zerebrale Amyloidangiopathie (primäre zerebrovaskuläre Amyloidose; drusige Entartung der Hirngefäße – Scholz; dysphorische Angiopathie – Morel u. Wildi; kongophile Angiopathie – Pantelakis)

Amyloidablagerungen in den zerebralen Gefäßwänden kommen u. a. bei den senilen Atrophien des Alzheimer-Typs (Glenner 1985), bei zerebrovaskulären Enzephalopathien bei älteren Patienten mit oder ohne Demenz (Okasaki et al. 1979; Gilbert u. Vinters 1983) und im normalen Senium (Cervós-Navarro 1980; Stam et al. 1986) sowie bei übertragbaren spongiösen Enzephalopathien und degenerativen Erkrankungen (Adam et al. 1982; Love u. Duchen 1982) und Dementia pugilistica (Brandenburg u. Hallervorden 1954) vor. Sie treten ebenfalls bei den Spätnekrosen des Marklagers nach Bestrahlung (Bruni et al. 1977) in oder in der Umgebung von Entmarkungsherden (Peters 1950; Heffner et al. 1976; Salama et al. 1986) und alten Blutungen (Torack 1975), kombiniert mit granulomatöser Angiitis des ZNS (Murphy u. Sima 1985; Probst u. Ulrich 1985), und in Gefäßmißbildungen (Peterson u. Schulz 1961; Hart et al. 1986) auf. Sie stellen eine obligate bzw. häufige Erscheinung bei familiär oder spontan auftretenden, nicht hypertonischen Hirnblutungen bei jungen und älteren Patienten ohne Demenz dar. Für Nadeau et al. (1987) ist die Amyloidangiopathie eine unspezifische Begleiterscheinung der neuronalen Degeneration ohne pathogenetische Bedeutung, mit Ausnahme der Fälle, die zu Hirnblutungen führen.

Einteilung der zerebralen Amyloidangiopathie

Die Diskussion, ob es sich bei der vaskulären Amyloidbildung um ein durch unterschiedliche pathogenetische Mechanismen ausgelöstes Epiphänomen oder eine primäre Läsion handelt, ist weitgehend geklärt, seit wir genauere Kenntnisse über die Gammopathien haben. Daher ist eine Unterscheidung zwischen Amyloidangiopathien, denen eine primäre pathogenetische Bedeutung zukommt und denjenigen, die als Begleit- bzw. Folgeerscheinung eines anderen Leidens aufzufassen sind (Torack 1983), wenig zweckmäßig. Allerdings lassen sich die Mehrzahl der Fälle und praktisch alle, die vor 1970 veröffentlicht wurden, keiner bestimmten Gammopathie und damit auch keiner pathogenetisch gut definierten Gruppe zuordnen. Darüberhinaus scheint wegen der großen Variationsbreite in der Klinik und in der Pathologie sowie der kleinen Zahl von Fällen, die in den einzelnen Subgruppen beschrieben wurden (Griffiths et al. 1982), eine endgültige Einteilung unmöglich zu sein. Im Bestreben, eine annähernde Systematisierung zu erstellen, haben wir sie z. T. nach klinischen, z. T. nach morphologischen Kriterien in drei Hauptgruppen eingeteilt.

a) Asymptomatische und begleitende Formen

Zur asymptomatischen Form gehören zerebrovaskuläre Amyloidablagerungen (Abb. 67 a – c), die im normalen Senium vorkommen (Cervós-Navarro 1980; Gilbert u. Winters 1983; Esiri u. Wilcock 1986; Stamm et al. 1986; Yamada et al. 1987) sowie diejenigen, die bei Patienten beobachtet wurden, die an einer Krankheit anderer Ursache in jüngerem Alter starben (Ulrich et al. 1973; Okasaki et al.

1979). Allerdings kann bei letzteren Formen nicht ausgeschlossen werden, daß sich im Falle eines Überlebens die zerebrale Amyloidangiopathie in einer ihrer symptomatischen Formen manifestiert hätte. Als begleitende Form werden diejenigen Patienten mit Alzheimer-Demenz zusammengefaßt, bei denen die Amyloidangiopathie zusammen mit typischen senilen Plaques und Alzheimer-Degenerationsfibrillen in der Großhirnrinde vorkommt (MANDYBUR 1975; CORSELLIS 1976). Hier sind Übergänge zu der vaskulär-parenchymatösen Form nicht genau abzugrenzen. Alternde Gewebe bieten einen besonders günstigen Boden für amyloide Veränderungen (SCHWARTZ 1965), und das Vorkommen der Amyloidangiopathie in Verbindung mit der Alzheimer-Demenz wurde als zu erwartende Koinzidenz bewertet (WILDI u. DAGO-AKRIBI 1968; ULRICH et al. 1973). Spätere Arbeiten stellten jedoch eine viel höhere Inzidenz heraus (MANDYBUR 1975; GLENNER 1983; ESIRI u. WILCOCK 1986). Bei den jetzigen Kenntnissen über die Entstehung der Amyloidose scheint ein gemeinsamer pathogenetischer Mechanismus von Amyloidose und Morbus Alzheimer wahrscheinlicher, aber die klinischen, pathologischen und genetischen Merkmale lassen den Versuch einer Abgrenzung der Alzheimer-Demenz von anderen Amyloidangiopathien als zweckmäßig erscheinen.

Vaskulär-parenchymatöse Form
(juvenile Alzheimer-Krankheit; atypische Alzheimer-Krankheit)

In dieser Gruppe werden diejenigen Patienten zusammengefaßt, bei denen in einem jüngeren Alter als dem der Patienten mit Alzheimer-Demenz die Amyloidangiopathie zusammen mit Plaques, gelegentlich auch mit Alzheimer-Fibrillenveränderungen vorkommt. Der Gruppe werden neben den Frühformen der Alzheimer-Demenz die Fälle mit familiärem Auftreten zugeordnet (VAN BOGAERT et al. 1940; WORSTER-DROUGHT et al. 1940; LÜERS 1948), auch wenn es sich um ältere Patienten handelt (CORSELLIS u. BRIERLEY 1954; GRIFFITHS et al. 1982; OELENBERG et al. 1987).

Klinisches Bild

Manifestationsalter, Verlauf und Symptomatologie sind variabel und die Zahl der Patienten gering, daher ist die Gruppe klinisch heterogen. Die ersten Symptome können sich schon im Kindesalter manifestieren (SHAW 1979), dagegen bei den familiären Fällen erst zwischen dem 50. und 60. Lebensjahr. Im Gegensatz zu der Alzheimer-Demenz treten die herdförmigen ‚neurologischen Krankheitszeichen meistens gegenüber den psychiatrischen stärker in den Vordergrund. Die neurologische Symptomatologie ist sehr polymorph. Zentralbedingte Paresen bis zur spastischen Lähmung (WORSTER-DROUGHT et al. 1940), sowie Gang- und Koordinationsstörungen kommen häufig vor. Es folgen ein- oder doppelseitig fehlende Bauchhautreflexe und Sprachstörungen, vorwiegend Dysarthrien. LOWE u. DUCHEN (1982) haben bei einer Patientin mit zerebraler Amyloidangiopathie eine familiäre zerebrale Ataxie ohne Demenz beschrieben. In etwa der Hälfte der Fälle findet man Störungen des N. oculomotorius und des N. facialis (GERHARD et al. 1972; GRIFFITH et al. 1982). Im CT zeigt sich in der Mehrzahl der Fälle eine diffuse Atrophie (COSGROVE et al. 1985). Bei den psychiatrischen Symptomen steht der globale Verlust psychischer Funktionen im Vordergrund.

Neuropathologie

Lichtmikroskopisch erkennt man in allen Fällen Amyloidablagerungen in den meningealen Arterien und Arteriolen. Die intrazerebralen Arteriolen sind von Fall zu Fall unterschiedlich befallen. Die Mehrzahl der Autoren fand eine Betonung der Veränderungen im Okzipital- und Temporallappen (MANDYBUR 1975; CERVÓS-NAVARRO 1980; OKASAKI et al. 1979; TOMONAGA 1981). Demgegenüber stellten COSGROVE et al. (1985) eine Bevorzugung des Frontallappens fest. Bei einem Patienten von LOWE u. DUCHEN (1982) war die Amyloidangiopathie besonders im Hippocampus und Kleinhirn ausgeprägt. WINTERS u. GILBERT (1983) fanden eine Aussparung des subkortikalen Marklagers des Hippocampus. Die Amyloidablagerungen kommen auch in Venolen und Venen vor, aber in geringerem Maße als in den Arteriolen. Das Amyloid infiltriert Media und Adventitia. Die Maskierung der verschiedenen Gefäßwandschichten macht eine Unterscheidung zwischen Arteriolen und Venolen besonders schwer (VINTERS 1987). Die befallenen Gefäße, vor allem in den Meningen, sind häufig doppelrandig, gelegentlich werden Segmente der Gefäße mit Amyloidablagerungen nekrotisch oder aneurysmatisch erweitert (VONSATTEL et al. 1984). Das Zusammentreffen von Arteriosklerose und Amyloidablagerungen ist häufig Ausdruck des gleichzeitigen Vorhandenseins von Hochdruck und Amyloidangiopathie.

Die senilen Plaques sind eine nahezu konstante Begleiterscheinung, ihre Zahl kann aber sehr gering sein (ULRICH et al. 1973; MANDYBUR 1986). Anders als bei der Alzheimer-Demenz sind die Amyloid-Plaques homogen, zeigen eine geringe Argyrophilie und erreichen eine Größe von 100–150 µm. Sie unterscheiden sich auch in ihrer Verteilung mit häufiger Bevorzugung des Hippocampus und des Kleinhirns von den Plaques bei der Alzheimer-Demenz (GRIFFITHS et al. 1982). Das Vorkommen der Amyloidablagerungen sowie der senilen Plaques im Marklager wurde ebenfalls als Unterscheidungsmerkmal gegenüber der Alzheimer-Demenz hervorgehoben (GIORDANO et al. 1981). In der Mehrzahl der Fälle sind die Alzheimer-Fibrillen sehr spärlich oder fehlen ganz.

Bei einem Teil der Gehirne findet man kreislaufbedingte Schäden in Form von fokalen elektiven Parenchymnekrosen mit reaktiven Gliosen. Auch Mikroinfarkte und petechiale Blutungen können vorkommen. Die Beziehungen zu den meningealen oder kortikalen Gefäßen mit Amyloidablagerungen sind immer erkennbar. Primäre Degenerationen des Nervenparenchyms mit Nervenzellveränderungen oder Nervenzellverlust, die bei der Alzheimer-Krankheit ohne Durchblutungsstörungen vorkommen, wurden selten beobachtet. LOVE u. DUCHEN (1982) fanden axonale Torpedos und eine geringe Abnahme von Purkinje-Zellen.

Zusammen mit den Amyloidangiopathien wurden weitere Vaskulopathien von Fall zu Fall in verschiedener Ausprägung beschrieben (TOMONAGA 1981; MANDYBUR 1986). Neben Gefäßglomerula, die einen unterschiedlichen Grad an Amyloidinfiltration zeigen, finden sich auch Mikroaneurysmen, bei denen die Amyloidinfiltration konstant ist, sowie Gefäßverschlüsse, doppelwandige Gefäße, vor allem in den Meningen, Hyalinose und fibrinoide Gefäßwandnekrosen (VONSATTEL et al. 1984).

Elektronenmikroskopisch zeigte SCHLOTE (1965) die Amyloidnatur der Gefäßwandablagerungen. Neben den Amyloidfibrillen fanden OKOYE u. WATANABE

(1982) auch vesikuläre Zelltrümmer und eine Verdickung der Basalmembran. Ein Teil dieser Veränderungen scheint Folge postmortaler Artefakte zu sein (VINTERS et al. 1988).

Gefäßamyloid und senile Plaques

Sowohl die Beziehung zwischen Amyloidangiopathie und Alzheimer-Fibrillen (s.S. 481) als auch zwischen Gefäßamyloid und senilen Plaques wurde eingehend erörtert. Histochemisch wurden von einigen Autoren Unterschiede zwischen den Amyloidablagerungen der Gefäße und den senilen Plaques festgestellt (PROBST et al. 1980; VANLEY et al. 1981). Demgegenüber halten andere Autoren (KIDD et al. 1985; WONG et al. 1985) aufgrund ihrer biochemischen und immunpathologischen Untersuchungen die senilen Plaques, die Alzheimer-Degenerationsfibrillen und das Gefäßamyloid für das gleiche Protein.

WESTERMARK et al. 1982 und ROWE et al. (1984) fanden die Amyloid-P-Komponente in den Gefäßablagerungen, konnten sie aber in den senilen Plaques nicht nachweisen. Sie führten das auf die Tatsache zurück, daß das SAP (Serumamyloidprotein) mit einem Molekulargewicht von 35.000 Dalton die Bluthirnschranke nicht passiert und sich nicht am Amyloid der Plaques ablagern kann. Diese Autoren sowie EIKELENBOOM u. STAM (1984) konnten im Gegensatz zu SHIRAHAMA et al. (1982) keine positive Reaktion mit einem Antipräalbuminantikörper weder in den Plaques noch in dem Gefäßamyloid zeigen.

b) Formen mit intrazerebralen Blutungen

Klinisch, gerichtsmedizinisch, diagnostisch und therapeutisch relevante Merkmale berechtigen dazu, die Amyloidangiopathie mit intrazerebralen Massenblutungen als eine besondere Form zu behandeln, obgleich ihre Abgrenzung gegenüber Fällen der vaskulären parenchymatösen Formen, bei denen kleine Blutungen zusammen mit Mikroinfarkten vorkommen (GRIFFITHS et al. 1982), schwierig ist. Neben dem Vorhandensein dieses fließenden Übergangs kommt erschwerend hinzu, daß in einem Teil der Veröffentlichungen alle Patienten mit Amyloidangiopathie mit und ohne Massenblutungen zusammengefaßt werden.

Innerhalb der Gruppe von Amyloidangiopathien mit Blutungen wird zwischen den hereditären und den sporadischen Fällen, bei denen keine heredofamiliäre Prädisposition nachgewiesen werden kann, unterschieden. Die Problematik einer solchen Unterscheidung wird an Gruppen schwedischer und japanischer Patienten deutlich, bei denen kein familiäres Vorkommen nachgewiesen werden konnte, die aber aus einem engen geographischen Raum stammten (SANDGREN et al. 1985; MASUDA et al. 1988).

α) Sporadische Hirnblutungen bei Amyloidangiopathie

Klinisches Bild

In der Mehrzahl der Fälle handelt es sich um Patienten, die das 60. Lebensjahr überschritten hatten (MANDYBUR u. BATES 1978; REGLI et al. 1981; GILLES et al. 1984; ISHII et al. 1984). Fälle jüngeren Alters wurden ebenfalls beschrieben (NEUMANN 1960; ERKWOH et al. 1986). Das klinische Bild entspricht dem eines Schlaganfalls. Schon im CT erkennt man eine atypische Lokalisation der Blutungen, die in den Hirnlappen, aber nicht in den Stammganglien oder im Hirnstamm auftreten; dabei handelt es sich häufig um rekurrierende Blutungen. Bei dem Patienten von FINELLI et al. (1984) wurden acht Blutungen in einem Zeitraum von acht Jahren festgestellt. Die Patienten sind in der Regel normotensiv (MICHEL et al. 1988). Flüchtige ischämische Anfälle kommen gelegentlich in der Anamnese vor (CHAMOUARD et al. 1988). Nur wenige Patienten höheren Alters wiesen eine Demenz vom Alzheimer-Typ auf (KALYAN-RAMAN u. KALYAN-RAMAN 1984).

Gelegentlich traten die Blutungen nach banalen Traumen (ULRICH et al. 1973; REGLI et al. 1981) oder nach einem chirurgischen Eingriff auf (TORACK 1975). Dies ist wichtig, weil bei manchen Patienten psychische Störungen bis zur Demenz bzw. das Bild einer chronischen Enzephalitis (ERKWOH et al. 1986) Jahre vor der Hirnblutung bestehen, und eine zu diagnostischen Zwecken vorgenommene Hirnbiopsie die Hirnblutung auslösen kann.

Neuropathologie

Makroskopisch erkennt man frische und alte Blutungen, meistens in der Hirnrinde gelegen mit häufigem Durchbruch in den subarachnoidalen Raum. Selten können sich die Blutungen im Kleinhirn befinden. In vielen Fällen kommen zusammen mit den Blutungen frischere und ältere Hirninfarkte vor, die an ähnlichen Prädilektionsorten lokalisiert sind.

Lichtmikroskopisch findet man in der Umgebung der Hirnblutungen Amyloidablagerungen in den Gefäßen. Sie kommen allerdings auch im übrigen Gehirn mit einer ähnlichen Lokalisation wie in den Fällen ohne Blutungen vor. Immunhistochemisch wurden λ-Ketten und Amyloid-P-Protein nachgewiesen (KALYAN-RAMAN u. KALYAN-RAMAN 1984). Mikroinfarkte treten bevorzugt im subkortikalen Marklager auf (JULIEN et al. 1983). In praktisch allen Fällen waren auch senile Plaques vorhanden (NEUMANN 1960; GILLES et al. 1984).

Elektronenmikroskopisch wurde die Amyloidnatur der Gefäßablagerungen nachgewiesen (ISHII et al. 1984).

β) Hereditäre Hirnblutungen mit Amyloidangiopathie (hereditäre Amyloidablagerungen, Isländischer Typ; Amyloidose Typ VI von McKusick)

ARNASON (1935) berichtete über das erbliche Vorkommen von Hirnblutungen bei verschiedenen Familien in Island. GUDMUNDSSON et al. (1972) haben dann bei einer 117 Mitglieder umfassenden Familie innerhalb von vier Generationen 22 Hirnblutungen feststellen können und das Vorhandensein von Amyloidablagerungen in den Hirngefäßen nachgewiesen. Eine familiäre Amyloidangiopathie mit Hirnblutungen wurde auch von WATTENDORFF et al. (1982) in einer holländischen Familie beschrieben.

Klinisches Bild

In der ersten und zweiten Generation (GUDMUNSSON et al. 1972) traten die Blutungen bei einem Durchschnittsalter von 44 Jahren, in der dritten Generation bei 29,6 Jahren und in der vierten Generation bei 22,5 Jahren auf. In der holländischen Familie war ebenfalls von Generation zu Generation eine Akzeleration des Manifestationsalters festzustellen. Migräne war bei einigen Patienten das Initialsymptom. Bei der Mehrzahl der Patienten traten die Symptome zerebraler Insulte wiederholt in Intervallen von Tagen bis zu Jahren auf. Gelegentlich stand eine progressive Demenz, die sich häufig nach einem zerebralen Insult entwickelte, im Vordergrund.

Neuropathologie

Makroskopisch findet man frische, gelegentlich auch ältere subdurale, subarachnoideale und intrazerebrale Blutungen. In der Mehrzahl der Fälle waren die Hirnblutungen multipel. Häufig waren sie in der Capsula interna lokalisiert.

Lichtmikroskopisch erkennt man eine Verdickung der Wände der kleineren meningealen Arterien und der meningealen und intrazerebralen Arteriolen durch Amyloidablagerungen. Sie sind z. T. in der Intima und z. T. in der Adventitia, gelegentlich in beiden Gefäßwandschichten lokalisiert. Die Ablagerungen in der Intima können zu einer Einengung des Lumens und z. T. zu einer Thrombosierung der Gefäße führen. WATTENDORF et al. (1982) fanden kleine Infarkte in der Hirnrinde unmittelbar unter thrombosierten Arteriolen der Leptomeningen. Senile Plaques mit Amyloid wurden bei keinem der Patienten gefunden. Bei den holländischen Fällen waren einige Plaques mit Amyloid vorhanden (VAN DUINEN et al. 1987).

Elektronenmikroskopisch erkennt man in den betroffenen Gefäßen die charakteristischen Amyloidfibrillen (WATTENDORF et al. 1982).

Pathogenese

GHISO et al. (1986) konnten nachweisen, daß die Proteinuntereinheit des Amyloids in den hereditären zerebralen Blutungen isländischer Familien Ähnlichkeit mit Cystatin C, einem Hemmstoff lysosomaler Zysteinproteinasen, hat. VAN DUINEN et al. (1987) postulierten aufgrund der immunhistochemischen Reaktion des Gefäßamyloids eine pathogenetische Beziehung der holländischen, familiären Amyloidose zur Alzheimer-Krankheit. Die Autoren, welche die Herkunft des Hirnamyloids oder des Präproteins aus zirkulierendem Blut annehmen, postulieren eine Störung der Bluthirnschranke als pathogenetischen Faktor (VINTERS et al. 1988).

c) Zerebrale Amyloidangiopathie mit Leukoenzephalopathie

Es handelt sich um eine klinisch und morphologisch heterogene Gruppe von wenigen Patienten, deren gemeinsames Merkmal das Vorhandensein ausgedehnterer Entmarkungen und einer Amyloidangiopathie ist. HEFFNER et al. (1976) berichteten über eine Anzahl von Patienten mit Symptomen, die denen der multiplen Sklerose ähnelten und z. T. auch mit Remissionen und Schüben einhergingen. Die Patienten starben meistens in der 5. Dekade nach einem Krankheitsverlauf von mehreren Jahren. Neuropathologisch fand man Entmarkungsherde verschiedenen Alters, die z. T. periventrikulär, meistens aber subkortikal lokalisiert waren. Auffallend waren das Vorhandensein von Rosenthal-Fasern, Corpora amylacea in den Entmarkungsherden sowie eine ausgeprägte Amyloidangiopathie im Gehirn. Einen klinisch und pathologisch ähnlichen Befund beschrieb PETERS (1949) bei einem jüngeren Patienten, der im Alter von 22 Jahren mit Symptomen einer atypischen multiplen Sklerose mit symptomatischer Psychose erkrankte und 6 Jahre später verstarb.

Eine diffuse Entmarkung des Centrum semiovale bei 6 Patienten mit zerebraler Amyloidangiopathie wurde von HOLLANDER u. STRICH (1970) beobachtet. Bei acht von zwölf, zwischen 55 und 83 Jahre alten Patienten, mit einer kortikalen Amyloidangiopathie sowie Mikroinfarkten und diffusen petechialen Blutungen in der Hirnrinde (bei allen Patienten) und Massenblutungen (bei neun Patienten), stellten GRAY et al. (1985) das Vorhandensein einer diffusen bilateralen Entmarkung in der Hirnhemisphäre fest. Die Entmarkung war unvollständig und wurde von einer astrozytären Gliose mit Rosenthal-Fasern begleitet. Die U-Fasern, der Balken und die innere Kapsel waren verschont. Senile Plaques und Alzheimer-Degenerationsfibrillen kamen in der Hälfte der Fälle vor. Im Marklager fanden sich auch eine Schwellung der Oligodrendroglia, eine Erweiterung der perivaskulären Räume sowie eine Hyalinose der Blutgefäße, aber kein Amyloid. Die Autoren machten auf die Ähnlichkeit mit der subkortikalen Enzephalopathie Binswangers aufmerksam und erwogen die Möglichkeit, daß bei beiden Krankheiten ein ähnlicher Mechanismus der Mangeldurchblutung der distalen Marklager zu den Entmarkungen führt. Diffuse Veränderungen der Marklager nach Art der Grinker-Myelinopathie (SALAMA et al. 1986) wurden bei der zerebralen Amyloidose wiederholt beobachtet.

Pathogenese

Nach PETERS (1958) u. DIEZEL (1962) sind die Voraussetzungen für die Amyloidose des ZNS einmal das Vorhandensein einer Hyperproteinämie und zum anderen eine erhöhte Permeabilität der Bluthirnschranke. Nach OKOYE u. WATANABE (1982) stellt die Verdickung der Basalmembran mit Anhäufung von Zelltrümmern die erste erfaßbare Veränderung dar. λ-Ketten und Amyloid-P-Protein wurden in Arealen mit Amyloidangiopathie nachgewiesen (KALYAN-RAMAN u. KALYAN-RAMAN 1984).

VERGHESE et al. (1983) meinten, daß sich wegen des Fehlens einer Blutnervschranke in den sympathischen Ganglien und den Nervenwurzeln der primäre Sitz der peripheren Amyloidneuropathien an diesen Stellen befindet.

Die Antigeneigenschaften des Amyloidproteins bei der familiären und einem Teil der sporadischen Neuropathien der Typen I und II, die erst von COSTA et al. (1978) festgestellt wurden, weisen auf ihre Ableitung vom Präalbumin (Transthyretin) hin (DALAKAS u. ENGEL 1981; PRAS et al. 1981; LIBBEY et al. 1984) bzw. auf eine Variante, bei der Valin durch Methionin substituiert ist (MASCARENHAS et al. 1983). Nicht in allen familiären Fällen konnte das Amyloid immunchemisch charakterisiert werden (BENSON u. COHEN 1977); DELISLE et al. 1983). In einigen der spontanen Fälle wurde der Ursprung aus Immunglobulinen nachgewiesen (FEURLE et al. 1984).

STEFANSSON et al. (1980) fanden bei Patienten mit der isländischen zerebrovaskulären Amyloidose eine verminderte mitogene Reaktivität der Lymphozyten und schlossen daraus, daß die immunologische Dysfunktion einen Faktor in der Entwicklung der Amyloidose darstellt. COHEN et al. (1983) fanden bei der Sequenzanalyse der N-terminalen Enden des Amyloids Homologien zwischen dem isländischen zerebrovaskulären Amyloid und dem „Gamma Trace Protein", die immunchemisch bestätigt wurden. Sie vermuten daher eine Beziehung dieser hereditären Krankheit zum gastroenteropankreatischen endokrinen System. GRUBB et al. (1984) konnten durch die hohe Konzentration des „Gamma Trace Proteins" im Liquor alle Patienten mit der isländischen zerebrovaskulären Amyloidose eindeutig diagnostizieren.

Die Blutungen sind auf eine Zunahme der Gefäßwandvulnerabilität zurückzuführen (NEUMANN 1960; KALYAN-RAMAN u. KALYAN-RAMAN 1984). Als Ursache aller Blutungen postulierte SEITELBERGER (1972) die Ruptur eines Miliaraneurysma. OKASAKI et al. (1979) bestätigte diese Annahme und wies auf die Assoziation von fibrinoider Degeneration mit Gefäßamyloid als Voraussetzung für die Aneurysmabildung hin. Bei Patienten über 75 Jahren fanden VONSATTEL et al. (1984) nur dann Blutungen, wenn das Gefäßamyloid zusammen mit einer fibrinoiden Gefäßnekrose vorkam.

d) Amyloidtumor des Gehirns (Amyloidome)

Der erste Tumor des ZNS, der aus einer Amyloidmasse bestand, wurde von SALTYKOW (1935) veröffentlicht. Tumorbildende Massen von Amyloid wurden auch intraventrikulär (LAMPERT 1958) und sowohl intrakraniell extrazerebral als auch intraspinal extramedullär beobachtet. In der hinteren Schädelgrube wurden solitäre Amyloidome, ausgehend vom Temporalbein (GIORDANO et al. 1983), vom Ganglion Gasseri (DE CASTRO et al. 1976) oder vom V. bzw. VII. Hirnnerv (MATSUMOTO et al. 1985) beschrieben. Amyloidtumoren von Wirbeln ausgehend, die zu einer Rückenmarkskompression führten, wurden von PRASAD et al. (1981) und MCANENA et al. (1982) beschrieben.

Klinisches Bild

Die Patienten erkranken meistens in der 5. Dekade. Einen späteren Beginn in der 8. Dekade zeigte ein Amyloidom ausgehend von den Wirbeln (MCANENA et al. 1982). Die Symptomatologie variiert je nach der Lokalisation des Tumors und der Verlauf ist in der Regel langsam und progressiv. Ähnlich wie bei den Amyloidtumoren der übrigen Organe (LIPPER u. KAHN 1978) haben die Amyloidome des Gehirns nach der Entfernung eine günstige Prognose.

Neuropathologie

Makroskopisch erkennt man bei der Zerlegung des Gehirns einen oder mehrere Prozesse an verschiedenen Stellen des Marklagers (TOWNSEND et al. 1982), gelegentlich auch der Rinde (SALTYKOW 1935), die sich durch ihre feste Konsistenz und gelbliche Farbe vom Hirngewebe abgrenzen. Die Ventrikelwände können einen gelblichen oder weißlichen Überzug mit einer Substanz, die sich subependymal ausbreitet, zeigen. Die extrazerebralen bzw. extramedullären Amyloidome zeigen gelegentlich Verkalkungen.

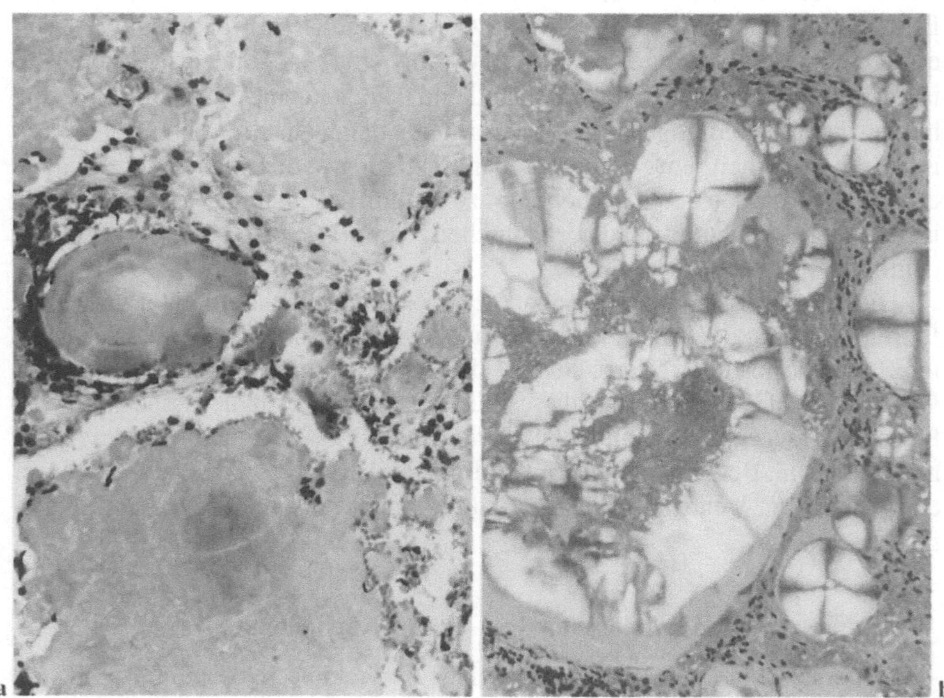

Abb. 68 a – c. Amyloidom des Gehirns. **a** In der Umgebung homogener Amyloidablagerungen lymphoplasmozytäre Reaktion und einzelne Riesenzellen. **b** Polarisiertes Licht mit Bildung des charakteristischen Malterser Kreuzes. Kongorot × 120. **c** Ansammlung von 7,5 nm-Amyloidfibrillen. × 6.500. Ausschnitt × 26.400. (Aus SPAAR et al. 1981)

Lichtmikroskopisch erkennt man in den makroskopisch auffallenden Arealen ausgedehnte Ablagerungen (Abb. 68 a – c) einer homogenen Substanz sowohl um die Gefäße herum als auch frei im Hirnparenchym. Sie färbt sich mit allen Amyloidfärbungen positiv und zeigt im polarisierten Licht die für Amyloid charakteristische Bichromasie. Bei mehreren Gefäßen sind perivaskuläre Infiltrate von Lymphozyten und Plasmazellen erkennbar. Monozyten und Fremdkörperriesenzellen wurden gelegentlich beschrieben (SPAAR et al. 1981).

Elektronenmikroskopisch (Abb. 68 c) wurden Amyloidfibrillen mit einem Durchmesser um 7,5 nm nachgewiesen (SPAAR et al. 1981; TOWNSEND et al. 1982).

Pathogenese

SPAAR et al. (1981) konnten eine positive Reaktion mit IgM-Antikörpern nachweisen und hielten das Amyloidom für eine Variante der primären (ALC)-Amyloidose. McANENA et al. (1982) fanden ein niedriges IgM-Serum und Bence-Jones-Protein im Harn. Sie nahmen daher sowohl einen immunozytischen amyloidotischen Prozeß als auch die Bildung von Amyloidfibrillen aus dem zirkulierenden Bence-Jones-Protein an. HORI et al. (1988) fanden eine Ansammlung eines neuen Amyloidtyps, die sie als ein Vorstadium des Amyloidoms bewerteten.

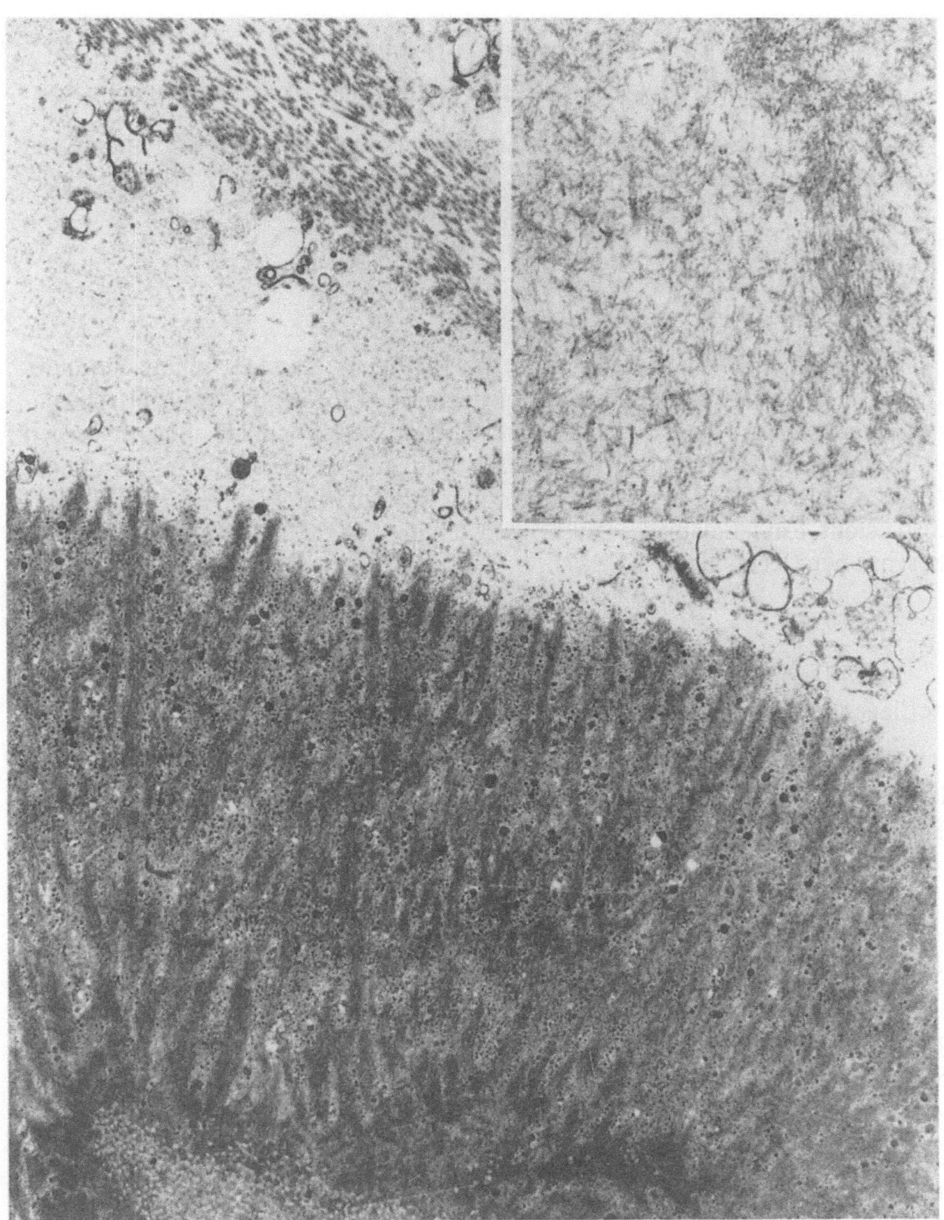

Abb. 68 c

II. Andere Störungen des Proteinstoffwechsels

1. Lipoidproteinose
(Urbach-Wiethe-Krankheit; Hyalinosis cutis et mucosae)

Es handelt sich um ein seltenes erbliches Leiden, das 1929 von URBACH u. WIETHE als eine Erkrankung der Haut und der Schleimhäute beschrieben wurde. Inzwischen ist sie als eine generalisierte Krankheit, die alle Organe betreffen kann, erkannt worden (ROSENTHAL u. DUKE 1967).

Klinisches Bild

Schon in der Kindheit treten Heiserkeit und ulzerierende papuläre Veränderungen der Haut, perioral und im Bereich von Ellenbogen und Knien auf. Die papulären Läsionen kommen auch in den Schleimhäuten vor. Neurologisch werden psychomotorische Anfälle mit selektiver Amnesie bei intaktem Intellekt (NEWTON et al. 1971) oder auch mit mentaler Retardierung (GROSFELD et al. 1965) festgestellt. Ein langjähriges Psychosyndrom mit Ataxie und Paraparesen wurde beschrieben (KLEINERT et al. 1987).

Pathologie

In der Dermis findet man eine Hyalinose mit Lipoidansammlungen. Das darüberliegende Epithel ist häufig hyperplastisch und hyperkeratotisch.

Elektronenmikroskopisch findet man zwischen den Kollagenfasern Ansammlungen von feinfibrillären Strukturen der Haut (RODERMUND u. KLINGMÜLLER 1970).

Neuropathologie

Makroskopisch wurden in einem Teil der Fälle Verkalkungen in Falx, Tentorium und Hippocampus (KOTSCHER 1960; COWAN et al. 1961; NEWTON et al. 1971) sowie im Temporallappen (CAPLAN 1962; MACKINNON 1968) beobachtet. Eine Angiofibrose der basalen Hirnarterien und kleine Infarkte können auftreten (KLEINERT et al. 1987).

Lichtmikroskopisch fallen die Gefäßwandveränderungen der intrazerebralen Gefäße, insbesondere der Arteriolen, auf (Abb. 69 a, b). Neben der starken Hyalinose und Fibrose erkennt man in der Mediaschicht Ablagerungen homogener Substanzen. Diese fallen bei allen Amyloidfärbungen negativ aus und sind bei der Fibrinfärbung stark positiv (SASAKI 1970; KLEINERT et al. 1987). Perivaskulär findet man lymphoplasmazelluläre Infiltrate und eine ausgeprägte Gliose.

Pathogenese

Die histochemische Untersuchung der Gefäßveränderungen in der Haut zeigten, daß es sich bei den Hyalindepots um glykoproteinassoziiertes Lipidmaterial (MCCUSKER u. CAPLAN 1962) handelt. NEWTON et al. (1971) lehnten die Bezeichnung Lipoidproteinose ab, weil sowohl Proteine als auch Lipide bei den gestapel-

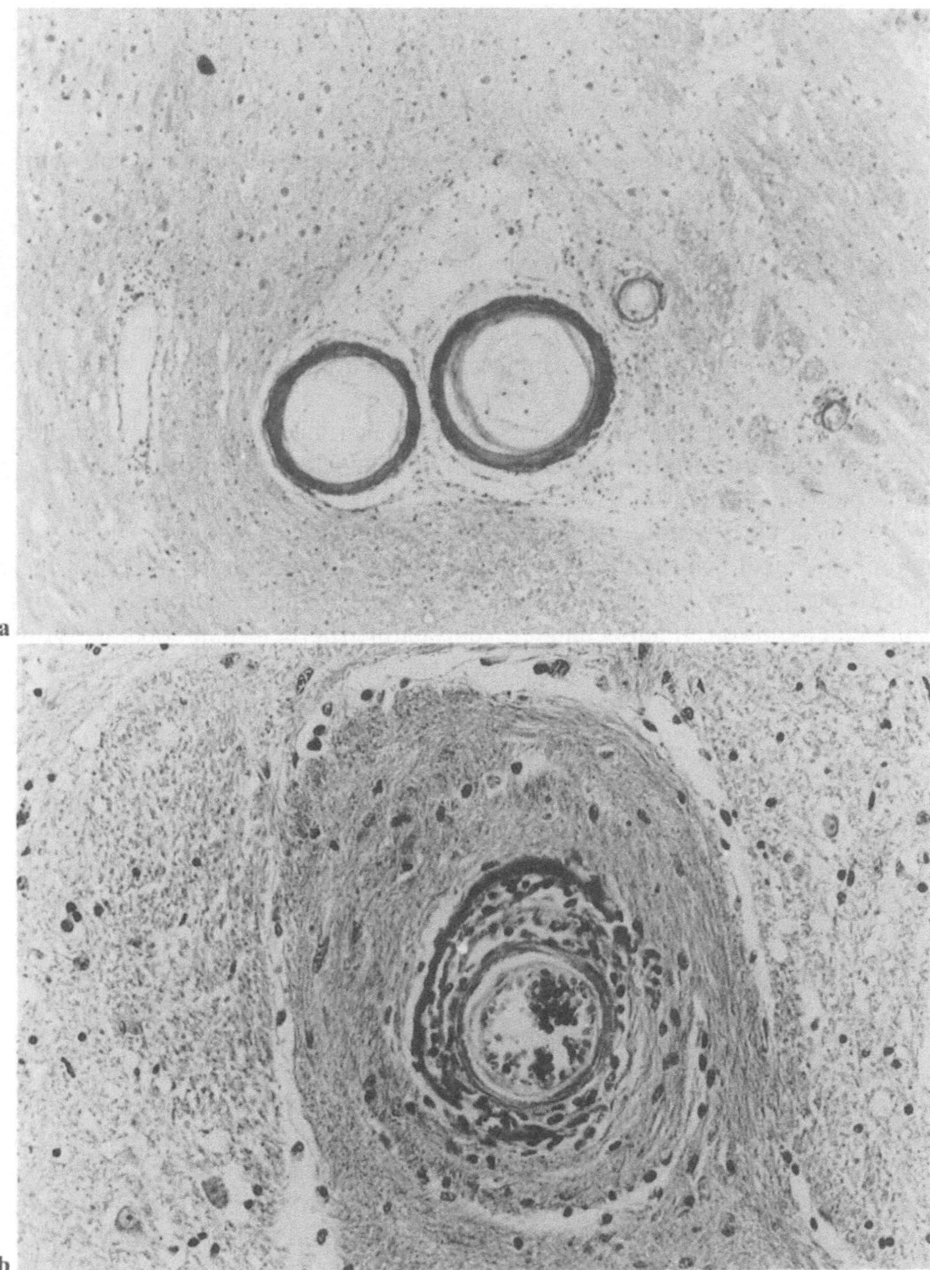

Abb. 69 a, b. Urbach Wiethe-Lipoidproteinose. Paraventrikuläre Arteriolen. **a** Fibrohyalinose. **b** Lymphozytäre Infiltrate und homogene Ablagerungen. Masson **a** × 120, **b** × 300. (Aus Kleinert et al. 1987)

ten Substanzen kaum vorhanden sind. Sie ziehen daher die Bezeichnung URBACH-WIETHE-Krankheit vor, so lange noch keine bessere Kennzeichnung der gespeicherten Substanz möglich ist.

2. Monoklonale Gammopathien (Paraproteinämien)

Darunter versteht man eine benigne oder maligne monoklonale Vermehrung von Immunglobulinen. Gammopathien mit bekannter bzw. unbekannter Ätiologie führen zu neurologischen Symptomen sowohl des peripheren Nervensystems als auch gelegentlich im Zentralnervensystem. Auch die reinen peripheren Neuropathien lassen bei Untersuchungen reduzierte potentielle Veränderungen im ZNS vermuten (VITAL et al. 1985). JULIEN et al. (1984) beschrieben eine sich in wenigen Monaten entwickelnde sensomotorische Neuropathie bei einer biklonalen Gammopathie.

Lichtmikroskopisch wurden bis jetzt die Ablagerungen von M-Komponenten und κ-Leichtketten im peripheren Myelin und im Endoneurium wiederholt beschrieben (IWASHITA et al. 1974; CARRIER et al. 1978; MEIER et al. 1984; VITAL et al. 1985). Die direkte Immunfluoreszenz zeigte IgM und κ-Leichtketten in den Ablagerungen einiger Schwann-Zellen. In den Amyloidablagerungen fand man IgG und λ-Leichtketten. Die Befunde waren z. T. widersprüchlich, und auch wenn das Vorhandensein von immunbedingten Neuropathien bei den Gammopathien gesichert ist, konnte der pathogenetische Mechanismus nicht vollständig geklärt werden (JOHANSEN u. LEEGAARD 1985). Im ZNS waren diese Veränderungen nicht nachzuweisen; allerdings handelte es sich dabei immer um Autopsiematerial und nicht um bioptisch gewonnenes Material.

Die *elektronenmikroskopisch* untersuchte Nervenbiopsie zeigt einen Entmarkungsprozeß mit einer Erweiterung der intraperiodischen Linien in der Myelinscheide sowie die Ablagerung von Amyloid zwischen den Nervenfasern (JULIEN et al. 1984; MEIER et al. 1984; VITAL et al. 1985).

3. Gonosomale A-γ-Globulinämie

BRUTON (1952) entdeckte bei einem Jungen mit septischer Arthritis, daß die Immunglobuline im Serum vollständig fehlten. Neben den Infektionen, die diese Patienten in jungen Jahren durchmachen, wurden auch chronische Enzephalopathien beschrieben (WHITE et al. 1972; MEDICI et al. 1978; LIWNICZ u. MARINKOVICH 1979; LYON et al. 1980; GRISOLD et al. 1981). In den meisten Fällen ist das Marklager stark betroffen, allerdings unterscheidet sich diese Erkrankung in ihrem Verteilungsmodus von der subakuten sklerosierenden Panenzephalitis (SSPE). DAYAN (1971) fand bei den von ihm beschriebenen Fällen eine besonders ausgeprägte Entmarkung und reaktive Gliose im Hirnstamm.

G. Störungen des Lipidstoffwechsels

Einleitung

Die Lipidanteile biologischer Membranen setzen sich im wesentlichen aus Glyzerophosphatiden, Cholesterin und Sphingolipiden zusammen. Bei Störungen des Lipidstoffwechsels, insbesondere des Lipidkatabolismus, kommt es zur Vermehrung bzw. Speicherung des betroffenen Lipids in den verschiedenen Organen. Die resultierenden Krankheitsbilder werden unter dem Begriff „Lipidosen" zusammengefaßt. Lipidspeicherungen kommen auch bei fakultativen Lipidstoffwechselstörungen im Zusammenhang mit verschiedenen Grundleiden wie Diabetes mellitus, Schilddrüsenerkrankungen, Nephrosen usw. vor. Diese Lipidstoffwechselstörungen sowie die nicht seltenen „essentiellen" Hypercholesterinämien und -lipidämien überwiegen gegenüber den primären Stoffwechselkrankheiten mit intrazellulärer Speicherung von Lipiden. Letztere stellen jedoch für das Nervensystem die wichtigste Gruppe von Lipidosen dar.

Nomenklatur

Fortschreitende Erkenntnisse auf dem Gebiet des Lipidstoffwechsels ermöglichen es, die Krankheitsbilder zu differenzieren und nichtzusammengehörige zu trennen. Eine Systematik der Krankheiten mit primärer Störung des Lipidstoffwechsels wird jedoch dadurch erschwert, daß unter „Lipiden" chemisch verschiedene oder nur entfernt verwandte Stoffe verstanden werden. Die Hauptmerkmale der Lipide (Unlöslichkeit im Wasser und Löslichkeit in organischen Lösungsmitteln) geben a priori keinen Hinweis auf andere gemeinsame biochemische Eigenschaften, abgesehen von der Tatsache, daß einige amphiphile Lipide bis zu einem gewissen Grad wasserlöslich sind.

Einteilung

Wir ordnen die Lipidspeicherungen nach der gespeicherten Substanz ein und zwar nach der Komplexität des gespeicherten Lipids, von einfachen Fettsäuren (Enzymdefekte in den Peroxisomen) bis zu den komplexen Gangliosiden als Mitglieder der Gruppe der Sphingolipide. Wenn möglich wurde der enzymatische Defekt als erstes Ordnungsprinzip berücksichtigt. Aus diesem Grund wurden herkömmliche Gruppierungen wie „Leukodystrophien" und „Neurolipidosen" aufgegeben.

I. Primäre Veränderungen der Blutlipide

Primär quantitative Veränderungen der Blutlipide kommen entweder als Hyper- oder als Hypolipoproteinämien vor. Bei den Hyperlipoproteinämien findet sich eine Reihe von Veränderungen des Cholesterinstoffwechsels, ohne daß eine Vermehrung im Blut obligat ist. Eine allgemeine Vermehrung der Blutfette ist eine „Hyperlipidämie"; sind nur die Neutralfette stärker erhöht, handelt es sich um eine „Hypertriglyzeridämie".

Die Hypolipoproteinämien sind eindeutiger definiert, obgleich ihre Pathogenese ebenfalls ungeklärt ist.

1. Hyperlipoproteinämien

Die familiäre Hyperbetalipoproteinämie stellt einen erheblichen und häufig vorkommenden Risikofaktor für das Auftreten von Hirninfarkten dar, was als Folge der allgemeinen Neigung der Anomalieträger zur Atherombildung zu werten ist (CERVÓS-NAVARRO 1980; SCHNEIDER 1981). Ansonsten kommen bei den verschiedenen Typen, in die die Hyperlipoproteinämien eingeteilt wurden (FREDRICKSON u. LEVY 1972) primäre Veränderungen des Nervensystems kaum vor. Bei den Hyperlipoproteinämien Typ IV und seltener beim Typ V wurden Demenz und sensomotorische Neuropathien beschrieben (SANDBANK et al. 1971; HEILMAN u. FISHER 1974; MATHEW et al. 1976). Bei diesen Patienten bildeten sich sowohl die Neuropathien als auch die Demenz durch Behandlung der Hyperlipidämie zurück. MATHEW et al. (1976) nahmen als pathogenetischen Mechanismus einen durch die Hyperlipidämie gestörten Metabolismus der Zellmembranen an.

Bei den hypercholesterinämischen Xanthomatosen (Typ II und III nach FREDRICKSON) sind Veränderungen des Nervensystems trotz der gelegentlichen Folgen von Gefäßwandveränderungen äußerst selten (DE GENNES et al. 1967). In den wenigen Fällen, bei denen eine Beteiligung des Gehirns vorkam, waren xanthomatöse Veränderungen nur in Arealen außerhalb der Bluthirnschranke (z.B. Hypothalamus) vorhanden. Wenn sich die Veränderungen an anderen Stellen lokalisieren, ist ein vorausgegangener Zusammenbruch der Bluthirnschranke anzunehmen (WOLMAN 1976).

a) Zerebrotendinöse Xanthomatose
(Cholestanolose; van Bogaert-Scherer-Epstein-Krankheit)

Ein erster Fall wurde von SCHNEIDER (1936) als „vaskuläre Lipoidose" veröffentlicht, aber erst VAN BOGAERT et al. (1937) gaben eine eingehende Beschreibung dieser im Vergleich zu den übrigen seltenen Formen von Cholesterinose, die mit einer Beteiligung des ZNS einhergeht. Ein eigenartiger, von den übrigen abweichender Fall mit Cholesterinose der Basalganglien und kortikaler Degeneration wurde von JERVIS (1957) veröffentlicht.

Klinisches Bild

Neben gichtknotenartigen Schwellungen der Sehnen treten schon im Kindesalter oder auch später (SHAPIRO 1983) ein neuropsychiatrisches Syndrom sowie eine progressiv paretische, ataktische (NAKANO 1985) und amyotrophische Symptomatologie auf, die mit dem Bild einer labio-glossolaryngealen Paralyse endet. Im CT und in der Kernspintomographie erkennt man im Gehirn hypodense Areale, die z.T. auf sekundäre Entmarkungen und z.T. auf echte intrazerebrale Xanthome zurückzuführen sind (BERGINER et al. 1981; SWANSON u. CROMWELL 1986). Auch im Plexus chorioideus wurden Xanthome mit Hilfe des CT festgestellt (HANDA-GOON 1987). Xanthelasmatische Ablagerungen an den Augenlidern kommen vor, sind jedoch nicht obligat (MENKES et al. 1968). Bei drei Vierteln der in der Literatur beschriebenen Fälle fanden sich juvenile Katarakte (PHILIPPART u. VAN BOGAERT 1969). Erhöhte Konzentrationen von Cholestanol und Apolipoprotein wurden im Liquor festgestellt (SALEN et al. 1987). Bei einem Fall bestand eine Hyperbetalipoproteinämie (SCHREINER et al. 1975). Bei einigen Patienten wurde eine periphere Neuropathie festgestellt (KURITSKY et al. 1979; ARGOV et al. 1986).

Pathologie

Abgesehen von den Sehnen können auch die Lungen xanthomatöse Granulome aufweisen (MENKES et al. 1968; SALEN 1971).

Lichtmikroskopisch erkennt man in den Sehnenknoten Infiltrate, die vorwiegend aus reinen extrazellulären Cholesterinkristallen mit in der Regel nur mäßiger granulomatöser und xanthomatöser Riesenzellreaktion bestehen. Die Kristalle sind doppelbrechend und färben sich nur schwach mit Sudan III und Nilblau. Die Kristallaggregate sind nadelförmig und meistens in derselben Richtung wie die Bündel der kollagenen Fasern, manchmal unregelmäßig, aber immer interstitiell gelagert. Die xanthomatösen Zellen und die Fremdkörperriesenzellen sind mit lipidhaltigem Material angefüllt.

Elektronenmikroskopisch fand man in den Leberzellen hypertrophische Mitochondrien und Peroxisomen (SALEN 1978).

Die Matrix der Peroxisomen enthält kristalline Einschlüsse (GOLDFISCHER u. SOBEL 1981).

Neuropathologie

Makroskopisch erkennt man im Gehirn gelbliche, beim Schnitt knirschende Infiltrationsherde. Die Veränderungen sind im Kleinhirnmarklager und in den Hirnschenkeln besonders ausgeprägt (GUILLAIN et al. 1942; SCHIMSCHOCK et al. 1968; PHILIPPART u. VAN BOGAERT 1969).

Lichtmikroskopisch findet man in den granulomatösen Veränderungen massive Infiltrate, bestehend aus freien, kristallisierten Lipidkristallen, untermischt mit Herden xanthomatöser Zellen (MENKES et al. 1968). Das in den xanthomatösen Zellen enthaltene Lipidmaterial ist leicht sudanophil und stellt sich z.T. in Gestalt kleiner Körnchen dar, die sich mit Nilblau rötlich färben. Manche Kristalle stellen sich nadelförmig dar. Sie sind doppelbrechend und bilden zahlreiche Malteser-Kreuze. Sowohl im Kleinhirn als auch in den Hirnschenkeln erkennt man eine weitgehende Entmarkung. Sie wird auch in der Medulla oblongata und im Rückenmark deutlich. Die Hirngefäße im Entmarkungsgebiet zeigen oft Ansammlungen von Fettkörnchenzellen im perivaskulären Raum (POP et al. 1984). Die starke reaktive Gliose geht über die Entmarkungsgebiete hinaus und breitet sich auch im Balken und subependymal bis zu den Vorderhörnern der Seitenventrikel aus.

Die Nervenzellen sind in allen Hirnnervenkernen und in der übrigen grauen Substanz weitgehend erhalten. Nur die Purkinje-Zellen sind in ihrer Anzahl vermindert (GIAMPALMO 1969; PHILIPPART u. VAN BOGAERT 1969). Im peripheren Nerv der Patienten fand man morphometrisch eine geringe Abnahme der bemarkten Fasern größeren Kalibers und häufiges Vorkommen von Zwiebelschalenbildungen (OHNISHI et al. 1979).

Elektronenmikroskopisch wurden sowohl eine segmentale Entmarkung als auch eine axonale Degeneration beobachtet (POP et al. 1984).

Pathogenese

Die klinische Variationsbreite bei der verhältnismäßig geringen Zahl veröffentlichter Fälle und die Besserung bzw. Eindämmung des Krankheitsbildes durch diätetische Maßnahmen (AARLI 1968; GRUNDT 1970; BERGINER et al. 1984) lassen eine sichere Zuordnung nicht immer zu. Obgleich bei etwa der Hälfte der Patienten über eine frühzeitige kardiovaskuläre Erkrankung berichtet wird (SCHREINER et al. 1975), zeigen die Hirngefäße keine ausgeprägte Arteriosklerose. Daher kann die Annahme, daß es sich bei den neurologischen Störungen um den Folgezustand von Hirnerweichungen handelt, der auf stenosierende Xanthome und Thrombosen der Hirnarterien zurückzuführen sei, nicht aufrechterhalten werden (MENKES et al. 1968). Darüber hinaus werden in den gewöhnlichen ischämischen Erweichungen des Gehirns äußerst selten Cholesterininfiltrationen mit xanthomatösen Zellen beobachtet (CERVÓS-NAVARRO 1980).

In verschiedenen Regionen der Gehirne von Patienten mit einer zerebrotendinösen Xanthomatose wurden hohe Konzentrationen an Cholesterol festgestellt (MENKES et al. 1968). Sie waren nicht nur in Bereichen mit xanthomatösen Veränderungen, sondern auch im übrigen Gehirn sowie in Sehnen und im Serum der Patienten nachzuweisen (PHILIPPART u. VAN BOGAERT 1969). Im Plasma und Gewebe wurde zusammen mit den hohen Koprostan-Konzentrationen, die das 10- bis 400fache des Normalen betrugen, eine Abnahme des Cholesterins beobachtet (SCHREINER et al. 1975). Auch in der Galle wurden hohe Cholesterolmengen sowie Abbauprodukte des Cholesterins gefunden. Der primitive molekulare Defekt besteht in einem Mangel der mitochondrialen 26-Hydroxylase der Leber (OFTEBRO et al. 1980), die an der Biosynthese von Gallensäuren beteiligt ist, insbesondere von Chenodesoxycholsäure, der eine wichtige Funktion bei der Rückkopplungshemmung der Biosynthese von Gallensäuren zukommt, z. B. durch Hemmung der Cholesterin-7α-Hydroxylase. Daraus resultiert eine vermehrte Bildung von 5β-Cholestan-3α,7α,12α,25-tetrol und anderen Abbauprodukten.

b) Hypertriglyzeridämie mit Myelopathie
(Spinale Cholesterolose – van Bogaert)

VAN BOGAERT (1965) beschrieb einen Fall von Hyperlipidämie, der mit einer Myelopathie einherging. Das seltene Krankheitsbild wurde wiederholt klinisch beobachtet (THIEBAUT 1942; GRUNDT 1970).

Klinisches Bild

Die ersten Symptome treten in der 4. bis 5. Dekade als langsam progrediente Gang- und Gleichgewichtsstörungen sowie Störungen der Sphinkterkontrolle auf. Später kommen spastische Paraparesen und sensomotorische Störungen hinzu. Die Serumtriglyzeride sind stark erhöht, ohne daß sie einer der Hyperlipidämietypen nach FREDRICKSON u. LEES (1965) zuzuordnen wären. Bei der Patientin von VAN BOGAERT waren eine Hepatosplenomegalie und zahlreiche Xanthomata erkennbar.

Neuropathologie

Makroskopisch wiesen die betroffenen Rückenmarksegmente der Patientin van Bogaerts eine gelbliche Verfärbung und eine weiche Konsistenz auf. Bei der Zerlegung zerfiel das zervikale Rückenmark in kleine Fragmente.

Lichtmikroskopisch fand er um die Gefäße der Medulla oblongata Anhäufungen von Schaumzellen. Ihr Inhalt war bei der Neutralfettfärbung stark positiv. Zwischen den bemarkten Nervenfasern waren nadelförmige, z. T. in Bündeln angeordnete Kristalle vorhanden. Die Veränderungen nahmen im Halsmark zu, um nach kaudal wieder abzunehmen. In dem betroffenen Areal war eine starke Gliose erkennbar.

c) Xanthogranulome des Chorioidplexus
(Xanthome des Chorioidplexus; Cholesteringranulome des Chorioidplexus)

Xanthogranulome waren schon LUSCHKA (1855) bekannt. BLUMER (1900) fand bei einem 59jährigen Mann ohne neurologische Symptomatik in beiden leicht erweiterten Seitenventrikeln haselnußgroße Cholesteringranulome, die an dem freien Rand des Chorioidplexus hingen. Er betonte die große Ähnlichkeit mit den Plexusgranulomen des Pferdes. Ihre nähere Entwicklung und ihr Aufbau wurden durch PICK u. PINKUS (1908) sowie SCHMEY (1910) dargestellt. In 1181 Autopsien fanden WOLF et al. (1950) bei Patienten jenseits des 40. Lebensjahres in 1,6% der Fälle „Xanthome". HENSCHEN (1955) sah sie dreimal bei der Durchmusterung des Plexus von 100 vorwiegend älteren Menschen. GIAMPALMO (1953) fand sie in seiner Serie häufiger (7%) und schon nach dem 30. Lebensjahr. Sie wurden sogar bei Kindern unter einem Jahr beobachtet (ASHKENAZY et al. 1939; SHUANGSHOTI et al. 1966). MORELLO et al. (1967) wiesen auf wesentliche Unterschiede gegenüber den Plexusgranulomen des Pferdes hin und brachten die Xanthogranulome mit der Hand-Schüller-Christian-Krankheit in Beziehung.

Klinisches Bild

Von klinischem Interesse sind die Plexusgranulome selten. Generalisierte Krämpfe, Psychosyndrome, Paresen, Paralysen, Zephalgie, Obesitas, Persönlichkeitsveränderungen, Zurückbleiben in geistiger und statischer Entwicklung, kontralaterale Jackson-Anfälle sowie vegetative Störungen wurden beschrieben (FRYDL 1985). Sie sind z. T. Folgen des sich meist bei Kindern (NETSKY u. SHUANGSHOTI et al. 1975), aber auch bei Erwachsenen entwickelnden Hydrozephalus und des intrakraniellen Hochdrucks (GHERARDI u. POIRIER 1983).

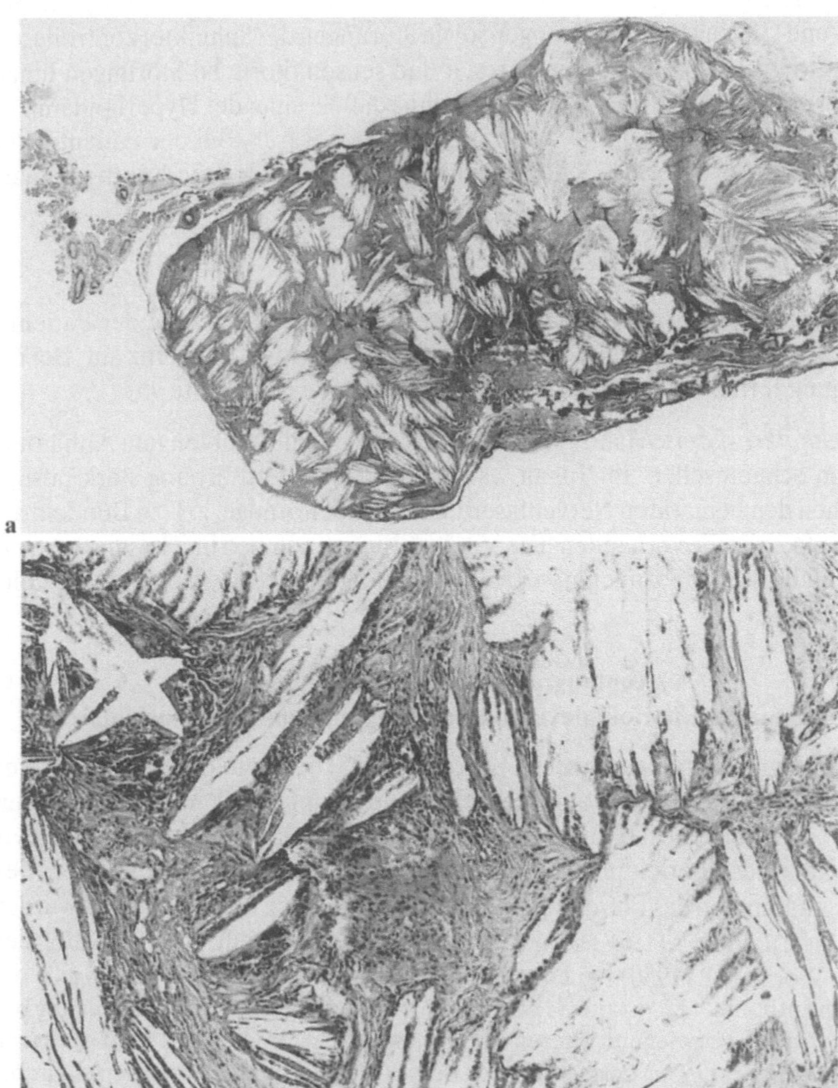

Abb. 70a, b. Xanthogranulom des Chorioidplexus. Anhäufungen von Cholesterinkristallen in der bindegewebigen Neubildung. Dazwischen lymphozytäre Infiltrate und Fremdkörperriesenzellen. HE **a** × 15, **b** × 80

Pathologie

Makroskopisch erscheinen die Granulome entweder in einer polyzystischen Morulaform als größere einzelne oder als multiple Knoten. Neben der bevorzugten Lokalisation im Corpus callosum kommen sie am Tuber cinereum, an den Lamina quadrigemina (HALMAGYI u. EVANS 1978), der Cisterna ambiens (KAZNER et al. 1980) und am Kleinhirnbrückenwinkel (KATSUTA et al. 1986) vor.

Die Granulome können in seltenen Fällen bis zu 5 cm groß werden (CUSHING u. EISENHARDT 1938). Sie weisen eine weiß-gelbliche bis orange-getönte Verfärbung auf und haben eine unterschiedliche Konsistenz. Gelegentlich wurden Zysten innerhalb der Xanthogranulome beschrieben (SHUANGSHOTI et al. 1965; GHERARDI u. POIRIER 1983).

Lichtmikroskopisch erkennt man Schaumzellen mit angehäuften Lipoiden und Granulome mit Cholesterinkristallen, Bindegewebsneubildung, Lymphozyten und Fremdkörperriesenzellen (Abb. 70 a, b). Es handelt sich um eine Fremdkörperreaktion. In den Schaumzellen werden oft Blutpigmente gefunden (AYRES u. HAYMAKER 1960; SHUANGSHOTI u. NETSKY 1966; GHERARDI u. POIRIER 1983).

Elektronenmikroskopisch wurden meningeale Zellen mit dichten Zytofilamenten und Bildung von Desmosomen beschrieben. Die Xanthomzellen weisen ähnliche Merkmale auf (RAZAVI-ENCHA et al. 1987). Spärliche apikale Mikrovilli wurden nachgewiesen (GHERARDI et al. 1984).

Pathogenese

Die Xanthogranulome treten gelegentlich in Zusammenhang mit einer Zunahme des Cholesterins und anderer Lipide im Liquor auf. Die intrazellulären Lipide im Chorioidepithelium nehmen bei gleichzeitig steigender Häufigkeit der Xanthogranulome (AYRES u. HAYMAKER 1960) mit dem Alter zu (DUNN u. KERNOHAN 1955). Allerdings fanden WOLF et al. (1950) nur in einem von 5 Patienten mit Xanthogranulomen des Plexus hohe Cholesterinwerte im Serum.

Nach HENSCHEN (1955) sind die lipidreichen Schaumzellen Abkömmlinge der Arachnoidalzellen des Plexusstroma. Aufgrund von ultrastrukturellen Untersuchungen wiesen RAZAVI-ENCHA et al. (1987) eine leptomeningeale Herkunft eines Teils der Schaumzellen eindeutig nach. Die Zellmassen zerfallen und die dabei austretenden Cholesterinkristalle führen zur Bildung von kleinen Cholesteringranulomen.

d) Wolman-Krankheit (saure Lipasemangel)

Die Krankheit wurde von ABRAMOV et al. (1956) zum ersten Mal als generalisierte erbliche Xanthomatose mit Nebennierenverkalkungen beschrieben. Wegen der eingehenden nosologischen Abgrenzung der Krankheit durch WOLMAN et al. (1961) wird sie eponym als WOLMAN-Krankheit bezeichnet (CROCKER et al. 1965).

Klinisches Bild

Die Patienten erkranken in den ersten Lebenswochen an Ileus mit Erbrechen, aufgetriebenem Leib bzw. Durchfällen und einer massiven Hepatosplenomegalie, gelegentlich mit Ikterus. Fast stets bildet sich etwa nach der 6. Lebenswoche eine ausgeprägte Anämie aus. Die Kranken weisen ferner eine Nebennierenverkalkung auf. Das Leiden führt fast immer in wenigen, meistens vier Monaten, selten später, ad exitum.

Pathologie

Makroskopisch fallen die Hepatosplenomegalie, die Hypertrophie sowohl der Nebennieren als auch die gelb aussehenden Lymphknoten auf.

Lichtmikroskopisch sind die Zellen der retikuloendothelialen Systeme sämtlicher Organe in Schaumzellen umgewandelt. Die Vakuolen enthalten stark sudanophiles Neutralfett und Cholesterinester. Die Plasmalipide sind normal. Der Fettgehalt der Leber und Milz liegt dagegen bis zum 100fachen über der Norm. Im Zytoplasma der Nebennierenzellen, die geschwollen sind und viel sudanophiles Fett enthalten, werden kristalline Einlagerungen beobachtet. Es handelt sich um Kalziumgranula. Die Zona fasciculata und reticularis sind völlig von Schaumzellen durchsetzt.

Neuropathologie

In den Leptomeningen sahen GUAZZI et al. (1968) eine Speicherung von basophilem und sudanophilem Material. In den Astrozyten und Oligodendrogliazellen sowie den Adventitia- und Endothelzellen der Gefäße sammeln sich gelegentlich sudanophile Lipide an (Abb. 71). Im Gehirn ist die Zusammensetzung der Lipide eindeutig verschoben. Eine Beteiligung der Nervenzellen des ZNS am Krankheitsprozeß konnte nicht ausgemacht werden. Die Nervenzellen der Retina und des autonomen Nervensystems zeigen manchmal eine Speicherung (GUAZZI et al. 1968; KAHANA et al. 1968; WOLMAN 1968).

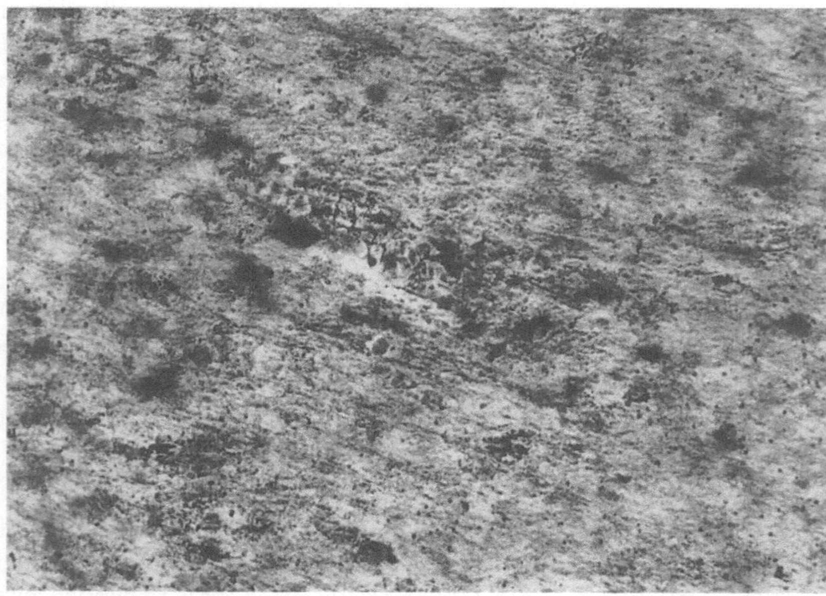

Abb. 71. Wolman-Krankheit. Marklager des Centrum ovale. Speicherung von sudanophilem Material in Astrozyten und Gefäßwandzellen. Sudan IV × 250. (Aufnahme M. WOLMAN, Tel-Aviv)

Elektronenmikroskopisch fanden Byrd u. Powers (1979) Lipidtropfen im Zytoplasma der Astrozyten, der Oligodendroglia sowie der Endothel- und Adventitiazellen des Gehirns. Im peripheren Nerv waren sie auch in den endoneuralen und Schwann-Zellen nachweisbar (Miller et al. 1982).

Pathogenese

Die Pathogenese der Lipidspeicherung wurde von Lake u. Patrick (1970) aufgeklärt. Bei den Kranken ist die lysosomale saure Lipase (Nachweismethode) inaktiv. Das Enzym hydrolysiert unter Normalbedingungen die Ester der Triglyzeride und des Cholesterins mit ziemlich gleicher Aktivität. Der Vererbungsmodus ist autosomal-rezessiv und die biochemische Nachweisbarkeit des Enzymmangels erlaubt eine Erkennung der Heterozygoten (Christomanou u. Cap 1981).

Die Fettspeicherung in epithelialen, Schwann- und gliösen Zellen ist primär, während sie in retikuloendothelialen und histiozytären Zellen auch sekundär sein kann. Die von Guazzi et al. (1968) beschriebene sudanophile Leukodystrophie ist wahrscheinlich auf einen sekundären hypoxischen Schaden zurückzuführen.

Experimentelle Hypercholesterinämie

Die Hypercholesterinämie bei subdiabetischen Kaninchen führt zur Bildung von Alzheimer II Astrozyten in den Stammganglien. Sie enthalten Cholesterinkristalle, und in Spätstadien entwickeln sie sich zu Schaumzellen (Adachi et al. 1971).

e) Multisystemische Triglyzeridspeicherungskrankheit

Contreras u. Espinoza (1960) machten auf das gemeinsame Vorkommen einer tapetoretinalen Degeneration und einer chronischen tubulointerstitiellen Nephropathie aufmerksam, die dem Alström-Syndrom ähnelt. In später untersuchten Fällen wurde die Beteiligung von weiteren Organen beobachtet. Schimke (1969) wies auf das Vorhandensein einer Störung des Lipidstoffwechsels und Phillipart et al. (1974) auf ihre pathogenetische Ähnlichkeit mit der Wolman-Krankheit hin. Ein weiteres Krankheitsbild, bei dem die neurologischen Symptome sich erst im Erwachsenenalter manifestieren, wurde von Dorfman et al. (1974) als „ichthyosiform dermatosis with systemic lipidosis" beschrieben.

Auch wenn z.Z. der dem Krankheitsbild zugrundeliegende Enzymdefekt unbekannt und die Zusammengehörigkeit aller hier zugeordneten Fälle nicht sicher ist, sollte man aufgrund des Krankheitsverlaufes eine infantile und eine adulte Form unterscheiden.

α) Infantile Form

Frühere Patienten, die dieser Form zugeordnet werden könnten, wurden weder biochemisch noch histologisch untersucht.

Klinisches Bild

Ein Teil der Patienten läßt schon bei der Geburt oder kurz danach eine Ichthyose und Hepatosplenomegalie erkennen. Bei anderen ist keine Ichthyose vorhanden. Bei allen treten später progressive motorische und psychische Retardierung, tapetoretinale Degeneration, Taubheit und chronische tubulointerstitielle Nephropathie hinzu. Es können auch Diabetes mellitus und Knochendysplasie vorkommen. Die Patienten sterben in der Regel innerhalb der ersten oder Anfang der zweiten Dekade.

Pathologie

Makroskopisch zeigen alle Organe, vor allem Leber, Darm und Herz, eine eigentümliche Orangeverfärbung. Leber und Herz sind hypertrophisch, die Nieren atrophisch. Die Lunge weist eine erhöhte Konsistenz auf.

Lichtmikroskopisch findet man Schaumzellen, deren Zytoplasma mit Fetttropfen durchsetzt ist. Die Parenchymzellen aller Organe, insbesondere der Leber, Lunge, des Herzens, Darm und der Nieren enthalten gespeicherte Lipide. Die Fetttropfen färben sich mit Ölrot O, Sudan III- und Schulz-Färbung für Cholesterin stark positiv an (PHILIPPART et al. 1974). In den Nierenglomerula findet man eine starke Hyalinisierung mit Verdickung der Basalmembran.

Neuropathologie

PHILIPPART et al. (1974) erwähnen nur das Vorhandensein von verschiedenen systemischen Degenerationen der optischen Bahnen, neuronalen Verlust in der Hirnrinde und Speicherung von Lipiden in den verbleibenden Nervenzellen.

β) Adulte Form

Hierzu gehören die Fälle von DORFMAN et al. (1974), CHANARIN et al. (1975), HAYS et al. (1976) und wahrscheinlich der Fall von ANGELINI et al. (1980).

Klinisches Bild

Die Patienten leiden von Geburt an an Ichthyose. Später treten progressive Muskelschwäche und proximale Angioatrophie auf. Der Verlauf der Krankheit ist ausgesprochen chronisch und weitere neurologische Symptome treten in der Regel erst in der 4. Dekade auf. Sie bestehen in Hörverlust, Nystagmus, Ataxie und werden begleitet von einer Zunahme des Liquoreiweißes.

Pathologie

Sektionsbefunde liegen nicht vor. Abgesehen von den der Ichthyose zugrundeliegenden Veränderungen wird im peripheren Blut und im Knochenmark eine starke Vakuolisierung der Granulozyten mit Lipidspeicherung festgestellt. Leber-, Muskel- und Darmbiopsien zeigten auch das Vorkommen zahlreicher Vakuolen, deren Inhalt sich mit den Neutralfettfärbungen intensiv färbte, während die PAS-Färbung negativ blieb.

Elektronenmikroskopisch findet man in Fibroblasten, Monozyten, Endothel- und Muskelzellen zahlreiche Fetttropfen ohne abgrenzende Membran.

Neuropathologie

Anhäufung von Fetttropfen findet man auch im Zytoplasma der Schwannzellen (SLAVIN et al. 1975).

Pathogenese

Die Abgrenzungsschwierigkeiten dieses Krankheitssyndroms, in dem sehr wahrscheinlich verschiedene nosologische Einheiten zusammengefaßt werden, zeigen sich deutlich in den bis jetzt erörterten pathogenetischen Mechanismen bei verschiedenen Fällen. In einer Reihe von Fällen tapetoretinaler Degeneration mit oder ohne Ichthyose wird auf das Fehlen von Störungen des Lipidstoffwechsels hingewiesen (COHAN et al. 1979). In früheren Fällen wurden z. T. metabolische Störungen nicht erwähnt, sehr wahrscheinlich auch nicht untersucht (SENIOR et al. 1971). Bei anderen Patienten wurden verschiedene Stoffwechselstörungen wie Diabetes mellitus, Hyperurikämie und auch Hypertriglyzeridämie (WEINSTEIN et al. 1969) festgestellt, ohne daß ein primärer pathogenetischer Mechanismus irgendeiner dieser Veränderungen zugesprochen werden konnte. Bei der infantilen Form stellten PHILIPPART et al. (1974) eine exzessiv niedrige Aktivität der Triglyzeridlipase und der sauren Lipase fest. Demgegenüber stellten ANGELINI et al. (1980) bei einem $5^{1}/_{2}$jährigen Kind, das seit Geburt an einer Ichthyose litt, aber noch keine neurologischen Symptome aufwies und daher der adulten Form zuzurechnen wäre, eine normale Aktivität der sauren Lipase und eine Zunahme der Aktivität der Thiokinase und der Carnitin-Palmityltransferase fest. Sie führten die generalisierte Triglyzeridspeicherung auf eine exzessive Synthese oder Aufnahme von Fettsäuren und Bildung von Azylglyzerol zurück.

γ) Cholesteringranulomatose (Hand-Schüller-Christian-Krankheit: Histiozytose X; Lipoidgranulomatose; Eosinophiles xanthomatöses Granulom; essentielle Xanthomatose vom normocholesterinämischen Typ)

HAND beschrieb 1893 erstmals das Syndrom, ohne die Natur der Krankheit zu erkennen. 1915 veröffentlichte SCHÜLLER 2 Fälle, 1919 folgte die Publikation von CHRISTIAN. HAND grenzte 1921 unter Auswertung eines weiteren eigenen Falles und eines von KAY die Krankheit von der Tuberkulose ab. WEIDMANN u. FREEMAN (1924) betrachteten als erste die proliferierten Zellen in den veränderten Geweben als xanthomatös. ROWLAND (1928) faßte die Veränderungen als eine Speicherkrankheit auf. Demgegenüber stellte CHESTER (1930) ihren granulomatösen Aufbau in den Vordergrund und hielt sie für eine Granulationsgeschwulst. Von ihm stammt die Bezeichnung „Lipoidgranulomatose", die er als reine Knochenerkrankung auffaßte. Eine ähnliche pathogenetische Auffassung liegt der Bezeichung „Histiozytose X" zugrunde (KEPES 1979).

Klinisches Bild

Die Krankheit ist in ihrem klinischen Vollbild gekennzeichnet durch die Trias: Knochendefekte, Exophthalmus und Diabetes insipidus. In einigen Fällen mit primärer Beteiligung des Hypothalamus war der Diabetes insipidus für mehrere Jahre einziges Symptom (MÜLLER 1963; BEARD et al. 1970).

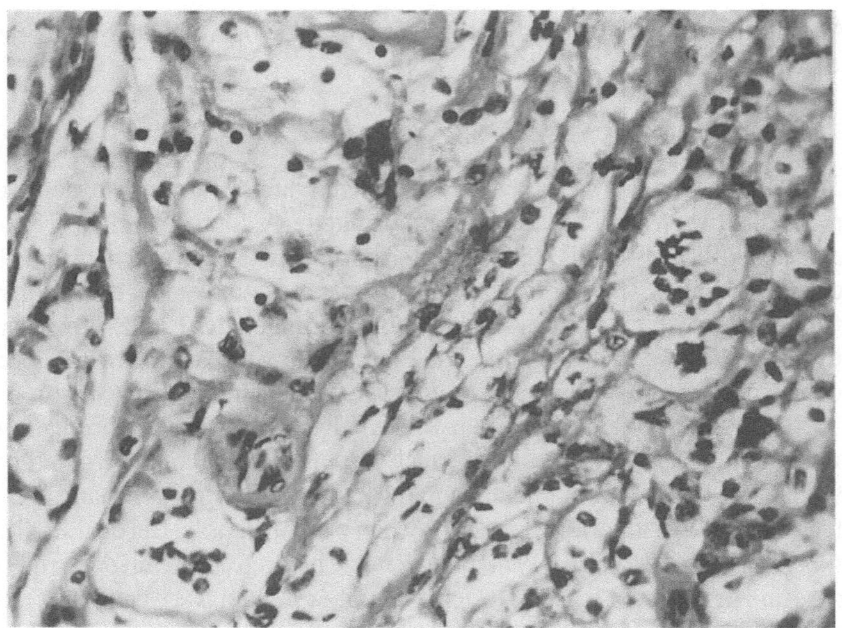

Abb. 72. Cholesteringranulome der Orbita. HE ×200. (Aufnahme H. Witschel, Freiburg/Brsg.)

Gelegentlich wurden bei Cholesteringranulomen des Apex am Felsenteil des Schläfenbeines neurologische Symptome als Folge der Hirnstammkompression oder von Liquorabflußstörungen beobachtet (Brodie u. Chaurasia 1985; Gray et al. 1985; Benecke 1988).

Pathologie

Cholesterinreiche Granulome werden in Haut, Orbita (Abb. 72), Lymphknoten und anderen Organen gefunden, ohne daß bestimmte Lokalisationen gesetzmäßig eingehalten werden. In den Lungen besteht häufig eine interstitielle Fibrose mit Schaumzellenbildung und im Nierenfett ein lipoidgranulomatöses Gewebe.

Neuropathologie

Während man anfänglich eine Beteiligung des Gehirns bei der Hand-Krankheit nicht kannte, zeigten sich relativ bald auch Fälle mit einer zerebralen Lokalisation.

Makroskopisch erkennt man in einer Reihe von Fällen einzelne oder multiple subdurale Knoten (Rubens-Duval et al. 1966). Bei den meisten Fällen mit ZNS-Beteiligung finden sich Herde in Groß- und Kleinhirn und vor allem im Hypothalamus. Eine spinale Beteiligung wurde selten beschrieben (Salcman et al. 1974).

Lichtmikroskopisch findet man eine Proliferation von Histiozyten, deren Zytoplasma grob- und feinkörniges Lipidmaterial speichert (Abb. 73 a, b), Lympho-

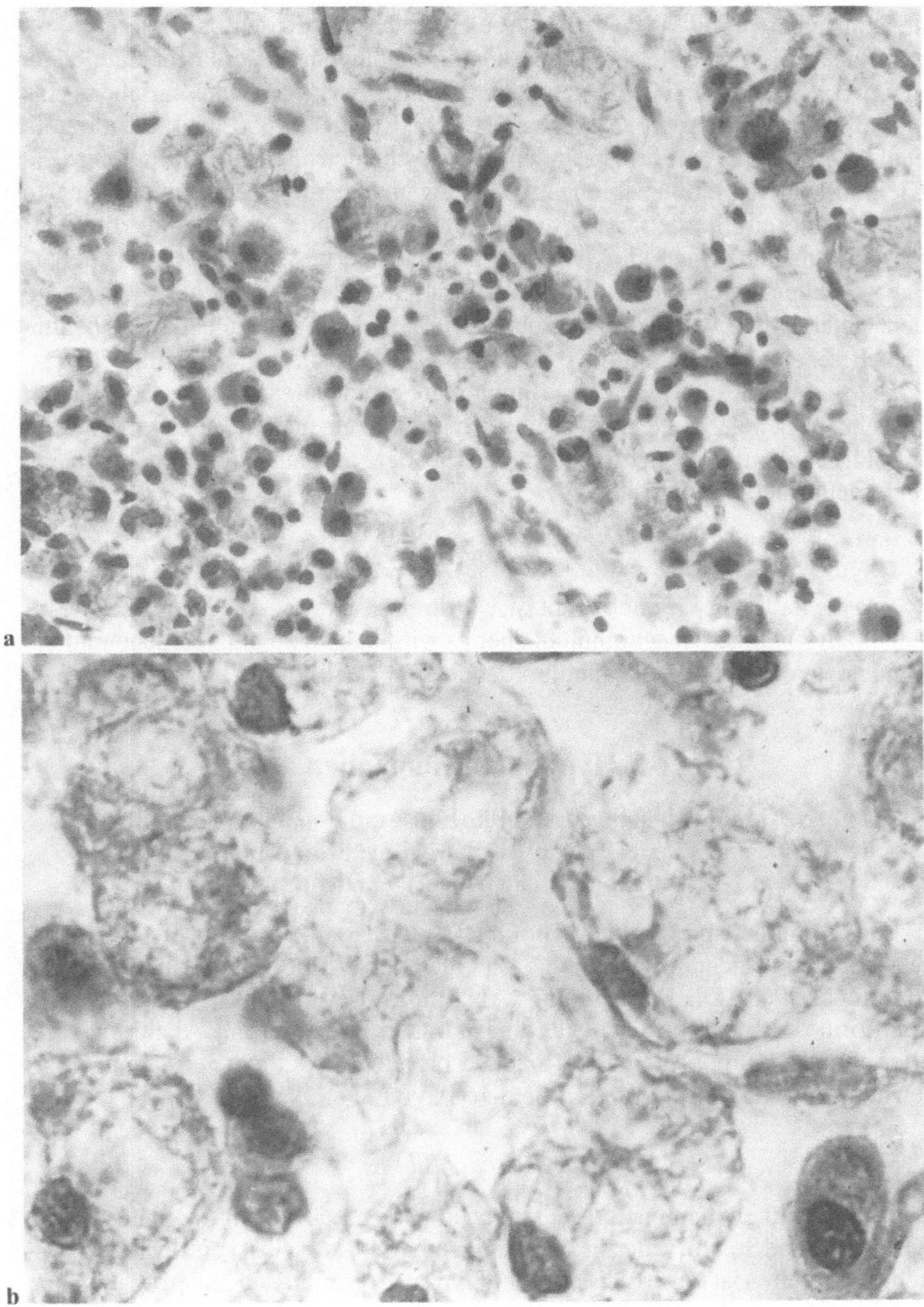

Abb. 73a, b. Cholesteringranulomatose. **a** Hypothalamischer Herd mit Proliferation von Lymphozyten, Plasmazellen und Histiozyten. **b** Lipidbeladene Makrophagen. HE **a** ×200, **b** ×800

zyten und Plasmazellen kommen ebenfalls vor, die häufig von Makrophagen inkorporiert werden. Sowohl in der Peripherie als auch im Zentrum der Herde findet man hypertrophische Astrozyten, gelegentlich auch Rosenthal-Fasern.

Eine zerebral-spezifische Art der Gehirnbeteiligung in der Form einer disseminierten Entmarkungsenzephalomyelitis wurde gelegentlich beschrieben (HEINE 1935; HALLERVORDEN 1938; MASSHOFF 1949; RUBENS-DUVAL et al. 1966; BEARD et al. 1970). Bei dieser Form befinden sich verschieden alte Entmarkungsherde in Kleinhirn, Pons, Medulla oblongata, Stammganglien und Großhirnmarklager. In den Entmarkungsherden findet man eine granulierende Entzündung von gliösmesenchymalem Charakter, aber ohne cholesterinesterspeichernde Zellen. Schaumzellen fehlen und es werden nur geringe Mengen von Körnerzellen gefunden. Gelegentlich weisen die Makrophagen eine den Globoidzellen (s.S. 286) ähnliche Erscheinung, aber ohne Zerebrosidspeicherung auf (BEARD et al. 1970).

Die zerebrale xanthomatöse Granulomatose mit Beteiligung mesenchymaler und gliöser Zellelemente muß als eine dem Gehirn eigene Reaktionsform bei der Lipoidgranulomatose angesehen werden, bei der sonst ausschließlich mesenchymale Zellen beteiligt sind.

Pathogenese

Da die Pathogenese unbekannt ist, wurde eine onkologische Kausalgenese für sehr wahrscheinlich angenommen, aber es wird auch eine entzündliche und zumindest für einige Fälle eine metabolische Ätiologie diskutiert.

2. Hypolipoproteinämien

a) A-β-Lipoproteinämie (Akanthozytose mit Pigmentdegeneration der Retina und Ataxie; Bassen-Kornzweig-Syndrom; familiärer Mangel an Lipoproteinen niedriger Dichte)

Das Krankheitsbild wurde 1950 von BASSEN u. KORNZWEIG zum ersten Mal beschrieben und zeichnet sich durch das Fehlen der β-Lipoproteine im Serum aus (SALT et al. 1960). Die Bezeichnung „Akanthozytose" bezieht sich auf die Stechapfelform der Erythrozyten. Allerdings können Patienten mit Akanthozytose, aber ohne Hypolipoproteinämie, an einer bis jetzt ätiopathogenetisch ungeklärten neuromuskulären Erkrankung leiden (LEVINE et al. 1968).

Klinisches Bild

Die Krankheit manifestiert sich schon im ersten Lebensjahr durch unstillbare Durchfälle und Steatorrhoe, die nach einigen Jahren von selbst verschwinden können. Nicht selten ist eine (typische oder atypische) Retinitis pigmentosa im Sinne einer tapetoretinalen Degeneration vorhanden (KUO u. BASSETT 1962; KAYDEN 1972). Neurologische Symptome treten erst nach dem ersten Lebensjahr auf und bestehen in einem Fehlen der tiefen Sehnenreflexe, Muskelatrophien, Ataxien und Nystagmus (AGGERBECK 1974). Sensibilitätsstörungen sind häufig. Die Prognose ist zunächst günstig, wenn auch eine langsame Progredienz der Symptome vorhanden ist. Eine mildere Form, die Hypo-β-Lipoproteinämie führt bei Homozygoten zu dem gleichen Krankheitsbild wie die A-β-Lipoproteinämie (COTTRILL et al. 1974). Sie kann auch klinisch unbemerkt verlaufen (AGGERBECK et al. 1974), so daß ihr Vorkommen wahrscheinlich häufiger ist als aufgrund der wenigen bekannten Fälle angenommen wird.

Pathologie

Lichtmikroskopisch erkennt man eine Schwellung der jejunalen Schleimhautzellen mit Anhäufung von Neutralfetten.

Elektronenmikroskopisch zeigen sich wenige Stunden nach der Mahlzeit große Fetttropfen in den Hepatozyten sowie in den Endothelzellen der Kapillaren. Im Darm und im Herzmuskel (KAYDEN 1972) sowie in der Skelettmuskulatur (KOTT et al. 1977) findet man eine Anhäufung von Zeroidpigmenten. Außerdem wurde eine mikronoduläre Leberzirrhose beobachtet.

Neuropathologie

Makroskopisch findet man in der Regel keine Veränderungen. Nur im Rückenmark kann eine braune Verfärbung der Vorderhörner erkennbar sein.

Lichtmikroskopisch erkennt man eine Demyelinisierung in den Pyramiden- und Kleinhirnbahnen des Rückenmarks sowie im Kleinhirn selbst (SOBREVILLA et al. 1964) und in den peripheren Nerven (MARS et al. 1969; LANTOS u. AMINOFF 1972). Die Kleinhirnkerne und Vorderhörner des Rückenmarks zeigen eine Reduzierung der Neuronenzahl (SOBREVILLA et al. 1964).

Elektronenmikroskopisch wurde eine Aufsplitterung der intraperiodischen Linie in den Markscheiden des peripheren Nervs wiederholt beschrieben (MARS et al. 1969; LANTOS u. AMINOFF 1972). Die Schwannschen Zellen weisen eine Zunahme der Lysosomen auf.

Pathogenese

Bei der *A-β*-Lipoproteinämie fehlt das Apolipoprotein B der LDL (low density lipoproteins) in den Mukosa- und Leberzellen völlig (GOTTO et al. 1971). Die Patienten weisen eine Minderung der Lecithin-Cholesterin-Acyltransferase-Aktivität auf (SCANU et al. 1974). Wegen des Apolipoproteinmangels unterbleibt die Chylomikronenbildung in den Mukosazellen des Darms. Da Fettspaltung und Fettabsorptionsmechanismus normal ablaufen, reichern sich dort die nicht abtransportierten langkettigen Triglyceride an.

Es handelt sich um ein erbliches Malabsorptionssyndrom auf der Grundlage einer Genmutation mit autosomalem, rezessivem Erbgang. Diskutiert wird die Mutation eines Kontrollgens.

b) Hypo-α-Lipoproteinämie (Tangier-Krankheit)

Die Tangier-Krankheit ist eine seltene, autosomale, rezessiv vererbte Stoffwechselstörung, die 1961 erstmals beschrieben (FREDRICKSON et al. 1961) und nach den Tangier-Inseln in der Chesapeake Bay (Virginia/USA) benannt wurde, auf denen die erstmals bekannt gewordenen Patienten beheimatet waren. In der Folgezeit wurden weitere Patienten mit dem gleichen Krankheitsbild in den USA, Deutschland, Schweiz, England und Neuseeland beschrieben.

Klinisches Bild

Das Manifestationsalter variiert erheblich vom 2. Lebensjahr bis hin zur 6. Dekade. Das auffälligste klinische Symptom der Tangier-Krankheit ist eine erblich auftretende Vergrößerung und gelblich-orange bis gelb-graue Verfärbung der Tonsillen. Im Gegensatz zur A-β-Lipoproteinämie sind bei der Hypo-α-Lipoproteinämie Störungen im Bereich des ZNS selten nachgewiesen worden. Ein Befall der unteren Motoneuronen mit einem syringomyelieähnlichen Syndrom mit Atrophie, Paresen und dissoziierten Empfindungsstörungen wurde bei einigen Patienten beschrieben (KOCEN et al. 1973; HAAS et al. 1974; YAO et al. 1978; GIBBELS et al. 1984; SCHMALBRUCH et al. 1987).

Die geistige und körperliche Entwicklung ist als normal zu betrachten. Demgegenüber wurde eine intermittierende asymmetrische Polyneuropathie in einem Drittel der Fälle beschrieben (ENGEL et al. 1967; FREDRICKSON et al. 1972). Bei homozygoten Patienten findet man niedrige Plasma-Cholesterin-Konzentrationen (< 120 mg/100 ml) bei normalem oder erhöhtem Plasma-Triglyceridspiegel und nahezu völliger Abwesenheit der Lipoproteine hoher Dichte (high density lipoproteins, HDL) im Plasma, verbunden mit veränderter chemischer Zusammensetzung der übrigen Plasmalipoproteine.

Pathologie

Die Cholesterinester werden vornehmlich in retikuloendothelialen Zellen, in Tonsillen, Lymphknoten, Thymus, Knochenmark, Leber, Milz sowie rektaler Schleimhaut angereichert.

Neuropathologie

Lichtmikroskopisch fanden BALE et al. (1971) keine Lipidspeicherung im Gehirn (weder in Makrophagen noch in den Nervenzellen). SCHMALBRUCH et al. (1987) stellten in den Neuronen des Vorderhorns im Sakralmark (Abb. 74 a) und in denen des Spinalganglions L5 (Abb. 75 a) eine Lipidanreicherung fest. Die gespeicherte Substanz wies keine Autofluoreszenz auf.

Im peripheren Nerv findet man lichtmikroskopisch eine endoneurale Fibrose sowie Lipidspeicherung im Zytoplasma der Schwann-Zellen und als Korrelat der dissoziierten Sensibilitätsstörung eine Reduktion, vor allem kleiner markhaltiger sowie markloser Axone (HAGER und ZIMMERMANN 1979; GIBBELS et al. 1984; SCHMALBRUCH et al. 1987). Extreme Lipidspeicherungen der Schwann-Zellen sind ebenfalls in den kleinen Nerven klinisch normaler Haut sowie im Bereich des Plexus myentericus beschrieben worden (FERRANS und FREDRICKSON 1975).

Elektronenmikroskopisch stellten sich die Einschlüsse in den Nervenzellen des Spinalganglions und sakralen Rückenmarks als lipofuszinähnliche Granula dar (Abb. 74 b). Man erkennt im Zytoplasma der Schwann-Zellen scharf konturierte

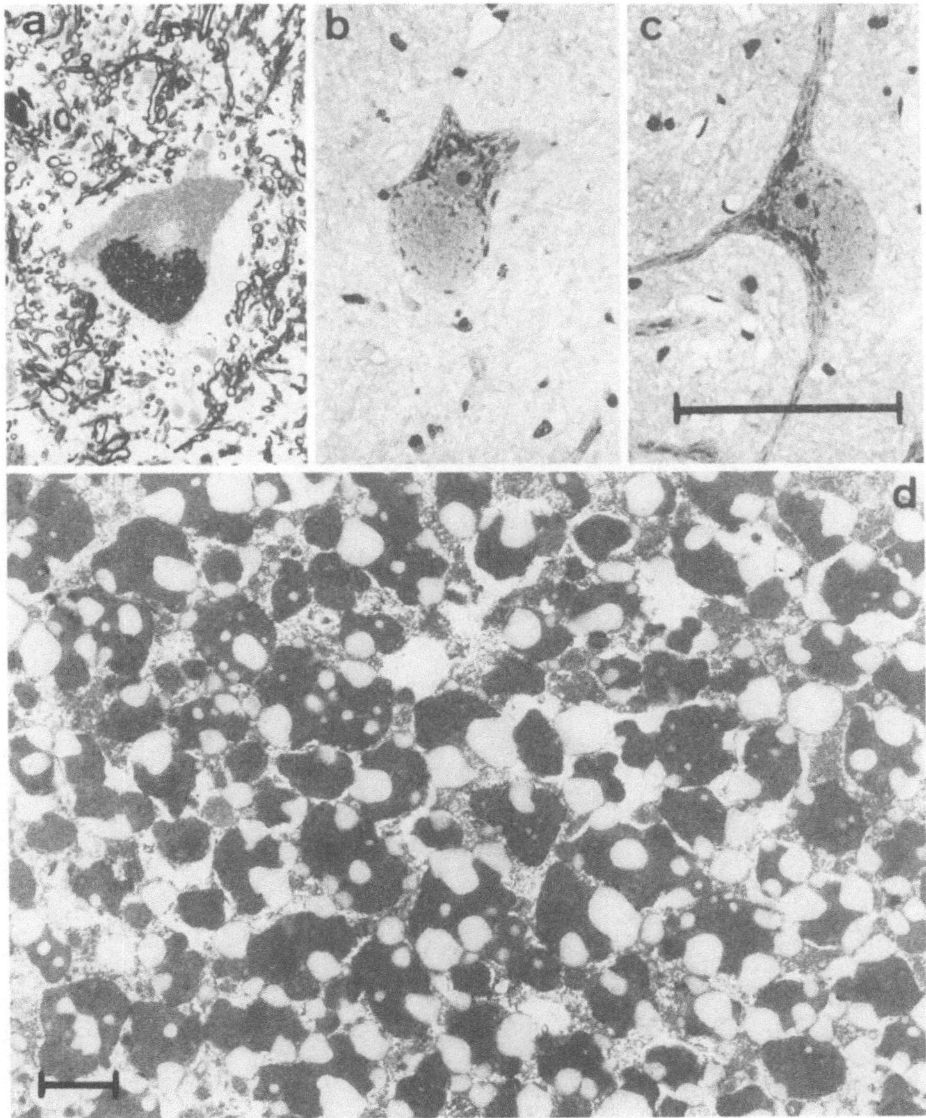

Abb. 74a–d. Hypo-α-Lipoproteinämie. Vorderhornzellen des Rückenmarks. **a** ausgedehntes Areal des Perikaryon mit granulärem, stark osmiophilem Material. Phenylendiamin. **b, c** ungefärbte Ablagerungen. Kresylviolett. **d** Ultrastruktur der neuronalen Einschlüsse. Striche: **a** und **c** = 100 μm; **d** = 1 μm. (Aus Schmalbruch 1987)

Vakuolen, die bis auf schalenförmig angeordnetes, randständiges, homogenes Material leer erscheinen. In marklosen Fasern können die Gebilde den Axondurchmesser beträchtlich übertreffen und zu Auftreibungen im Fortsatzverlauf führen (Hager und Zimmermann 1979). Darüber hinaus finden sich uncharakteristische, osmiophile, pleomorphe, seltener filamentöse Einschlüsse.

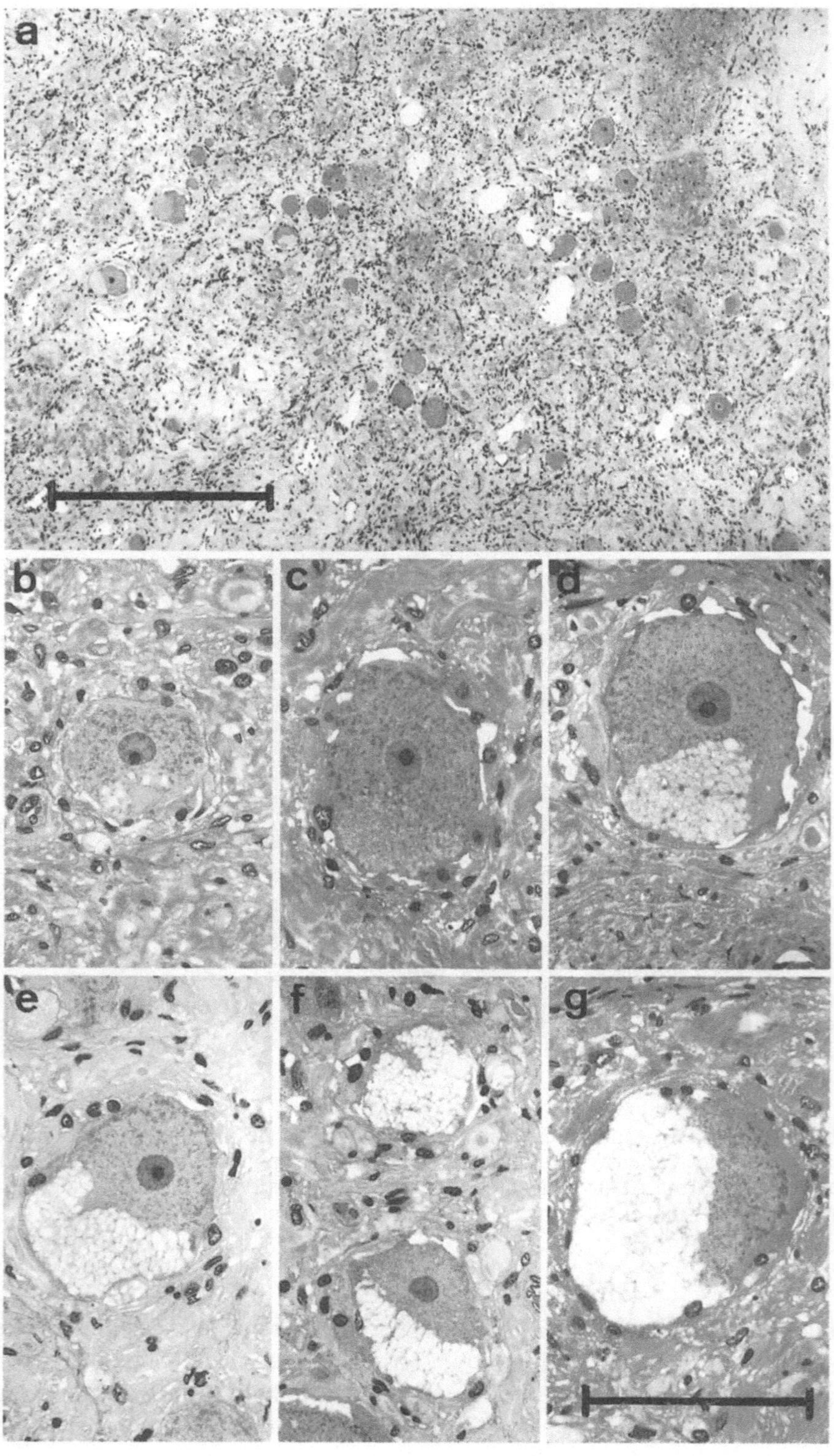

Pathogenese

Der Tangier-Krankheit liegt ein abnormes Apo-AI-Lipoprotein zugrunde. Die Konzentrationen des Apo-AII-Lipoproteins und des HDL sind ebenfalls erniedrigt. Die dabei fehlenden Lipoproteine höherer Dichte sind notwendig für den Abtransport und den Abbau des Cholesterinüberschusses in der Zelle. Das Fehlen der hochdichten Lipoproteine führt zu einer Anhäufung von Cholesterin und Cholesterinestern, die zum Hauptsymptom der Krankheit gehört (HERBERT et al. 1983).

Die spärlichen oder fehlenden Veränderungen im ZNS dürften auf das Vorhandensein der Bluthirnschranke zurückzuführen sein. Im peripheren Nerv hängt die Intensität der Lipidstoffwechselstörung von der örtlichen Beziehung des Gefäßsystems zum Nervengewebe ab (HAGER u. ZIMMERMANN 1979).

3. Multisystemneuronale Degeneration mit Fettsäuremangel

DYCK et al. (1981) beschrieben bei zwei Brüdern ein Syndrom mit einer multisystemneuronalen Degeneration, Hepatosplenomegalie und Nebennereninsuffizienz, bei der abnorm niedrige Konzentrationen ungesättigter Fettsäuren einschließlich Arachidonsäure festgestellt wurden.

Klinisch bestand seit der Geburt muskuläre Hypotonie und adrenokortikale Insuffizienz, die sich progressiv verhielt, dazu kamen Retinitis pigmentosa, sensoneurale Taubheit und mentale Retardierung. *Elektronenmikroskopisch* zeigte die Nervenbiopsie eine Zunahme der Mitochondrienzahl und konzentrische lamelläre Einschlüsse in den Axonen. Gelegentlich kam es auch zu einer Glykogenanhäufung, vor allem in der Nähe der Schmidt-Lanterman-Einkerbungen.

4. Systemischer Carnitinmangel (Lipidspeicherungsmyopathie Typ I)

Nachdem BRADLEY et al. (1969) eine Lipidspeichermyopathie beschrieben hatten, stellten ENGEL u. ANGELINI (1973) als biochemisches Korrelat einen Muskelcarnitinmangel fest. Ein Teil von letal verlaufenden Fällen wurde aufgrund der vorhandenen Veränderungen in weiteren Organen als systemischer Carnitinmangel bezeichnet (KARPATI et al. 1975; GILBERT 1985). Eine Reihe von pathogenetischen Mechanismen können mit einem sekundären Carnitinmangel einhergehen (ANGELINI et al. 1987).

Klinisches Bild

Der systemische Carnitinmangel kann sich bald nach der Geburt manifestieren und in wenigen Wochen unter den Zeichen einer Ateminsuffizienz zum Tode führen (PONGRATZ et al. 1979). In einigen Fällen treten die klinischen Symptome

---

Abb.75a–g. Gleicher Fall wie Abb.74. **a** Spinalganglion mit spärlichen, meistens größeren Nervenzellen. **b–g** Nervenzellen mit vakuolären Einschlüssen. Striche: **a** 0,5 mm, **b–g** 100 µm

erst nach Jahren auf (PETRYKOWSKI et al. 1985). In der Mehrzahl der Fälle manifestiert sich die Krankheit durch eine proximal betonte Myopathie mit langsamer Progredienz. Bei einigen Patienten treten akute Episoden von Enzephalopathien auf, die mit einer Leberdysfunktion sowie Muskelschwäche einhergehen. Darüber hinaus wurden Kardiomyopathie, metabolische Azidose, reversibles Koma (BOUDIN et al. 1976) und epileptische Anfälle (SMYTH et al. 1975) beschrieben. Die enzephalopathischen Anfälle können der Muskelschwäche vorausgehen. Während der akuten Anfälle treten Erbrechen und Verwirrungszustände auf, begleitet von Hypoglykämie, Hypoprothrombinämie und Hyperammoniämie (KÜNNERT 1988). Bei Patienten mit Reye-Syndrom sollte immer nach einem Carnitinmangel geforscht werden (CHAPOY et al. 1981).

Der Krankheitsverlauf erstreckte sich über mehrere Jahre, bis eine „hepatische Krise" zum Tode führte. Die Patienten starben zwischen dem 8. und 28. Lebensjahr. Die autosomalrezessive Vererbung wurde bei verschiedenen Familien nachgewiesen (DI DONATO et al. 1982; CRUSE et al. 1984). Innerhalb einer betroffenen Familie findet sich häufig eine heterogene Expression der Krankheit (SHAHAR et al. 1988).

Pathologie

Lichtmikroskopisch findet sich in der Skelett- und Herzmuskulatur sowie in der Leber eine vermehrte Speicherung von Fett. Die Aktivität der mitochondrialen Enzyme ist gesteigert und es zeigt sich eine geringe Glykogenvermehrung. In der Skelettmuskulatur besteht eine relative Vermehrung der Fasern vom Typ I. Charakteristisch ist der histologische Befund einer Neutrallipidakkumulation (Triglyzeride) in 4 Organen: Leber, Niere, Herz- und Skelettmuskulatur.

Elektronenmikroskopisch werden neben den zahlreichen Lipidtropfen in den Muskeln auch mitochondriale Hypertrophie und parakristalline Einschlüsse in den Mitochondrien nachgewiesen (ANGELINI et al. 1981; CORNELIO et al. 1981).

Neuropathologie

Makroskopisch wurde ein starkes Hirnödem mit Impressionskontur beschrieben (WARE et al. 1978).

Lichtmikroskopisch fand man gelegentlich perivaskuläre Fett- bzw. Pigmentkörnchenzellen und akute Zellveränderungen sowie vereinzelte Lipidtropfen, vornehmlich im Hippocampus (BOUDIN et al. 1976; WARE et al. 1978; KÜNNERT et al. 1984). Im peripheren Nerv findet man eine Lipidspeicherung in den Schwann-Zellen (MARKESBERRY et al. 1974; ENGEL et al. 1977).

Pathogenese

Carnitin (β-Hydroxy-γ-Trimethylammoniumbutyrat) ist für den Transport langkettiger Fettsäuren aus dem Zytosol in die Mitochondrien, in denen ihr oxidativer Abbau stattfindet, essentiell (GILBERT 1985). Bei einem Defekt der Carnitinsynthese in der Leber kommt es somit zu einer Abbaustörung der langkettigen Fettsäuren und zu deren Speicherung. Beim systemischen Carnitinmangel ist der

Carnitingehalt im Serum, in der Leber sowie in einer Reihe anderer Organe herabgesetzt. Auch eine Störung des Carnitintransports durch Membranen wurde nachgewiesen (REBOUCHE u. ENGEL 1984). Die bei erhöhtem Energiebedarf nicht ausreichend abbaubaren Fettsäuren führen zu Azidose, Hypoglykämie, Hyperammoniämie und zur hepatischen Enzephalopathie.

Die Tatsache, daß bei den tödlichen Fällen keine lokalen herdförmigen neurologischen Symptome vorhanden waren und gelegentlich ein Hirnödem beobachtet wurde, läßt auf eine Hypoxie im Terminalstadium der Krankheit schließen.

II. Sphingolipidosen

Den weitaus größeren Teil der Stoffwechselkrankheiten, die mit einer Speicherung von Lipiden einhergehen, bilden die Sphingolipidosen. Sie entstehen, wenn der Abbau höherer Sphingolipide zu Sphingosin und Fettsäuren gestört ist. Der Aktivitätsmangel entsprechender Enzyme der verschiedenen katabolischen Schritte führt zu unterschiedlichen Krankheiten (Abb. 76).

1. Sphingomyelinosen
(Niemann-Pick-Krankheit; Phospholipidose Typ I)

Der erste Fall wurde von NIEMANN im Jahre 1914 als ein „unbekanntes Krankheitsbild" beschrieben. LUDWIG PICK grenzte sie im Jahre 1922 von der Gaucher-Krankheit und von anderen verwandten Störungen des Fett- und Lipidstoffwechsels aufgrund von histologischen Untersuchungen ab und nannte sie „lipidzellige Splenohepatomegalie vom Typ Niemann". Heute umfaßt der Begriff Niemann-Pick-Krankheit eine heterogene Gruppe erblicher Stoffwechselstörungen. Allen gemeinsam ist die Speicherung von Sphingomyelin in den verschiedenen Organen und z. T. im Gehirn (KLENK 1934). NEVILLE et al. (1973) schlugen eine Einteilung der Sphingomyelinosen in 6 Gruppen vor, von denen nur 3 (I, II und VI) als Niemann-Pick-Krankheit aufzufassen sind. Obwohl die vorgeschlagene Einteilung den enzymatischen Befunden Rechnung trägt, stellt sie keine pathogenetisch gesicherte Alternative zu einer klinisch-pathologischen Einteilung dar.

Nach dem Krankheitsverlauf unterschied CROCKER (1961) die Typen:

A. *Infantil-subakut bis akut* mit zerebraler Beteiligung;

B. *Infantil-chronisch*: Ausschließlich viszerale Manifestierung ohne Beteiligung des ZNS;

C. *Spätinfantil-juvenil* mit Beteiligung des ZNS;

D. *N*OVA-SCOTIA-Variante, dem Typ C sehr ähnlich;

E. *Adult*, von B kaum zu unterscheiden, ohne Beteiligung des ZNS, obgleich eine leichte Rindenatrophie vorliegen kann (RUTISHAUSER 1942; DUSENDSCHON 1946; PFÄNDLER 1946, 1953; TERRY et al. 1954; THANNHAUSER 1958). Eine Zwischenform ist der Typ B ohne neurologische Symptome, aber mit Speicherung im peripheren Nerv, die von TAKADA et al. (1987) beschrieben wurde. In diesem Abschnitt werden nur die Formen A und C behandelt, die eine Beteiligung des Nervensystems aufweisen, sowie andere Krankheitsbilder, die dem Typ C einschließlich des Typs D ähneln.

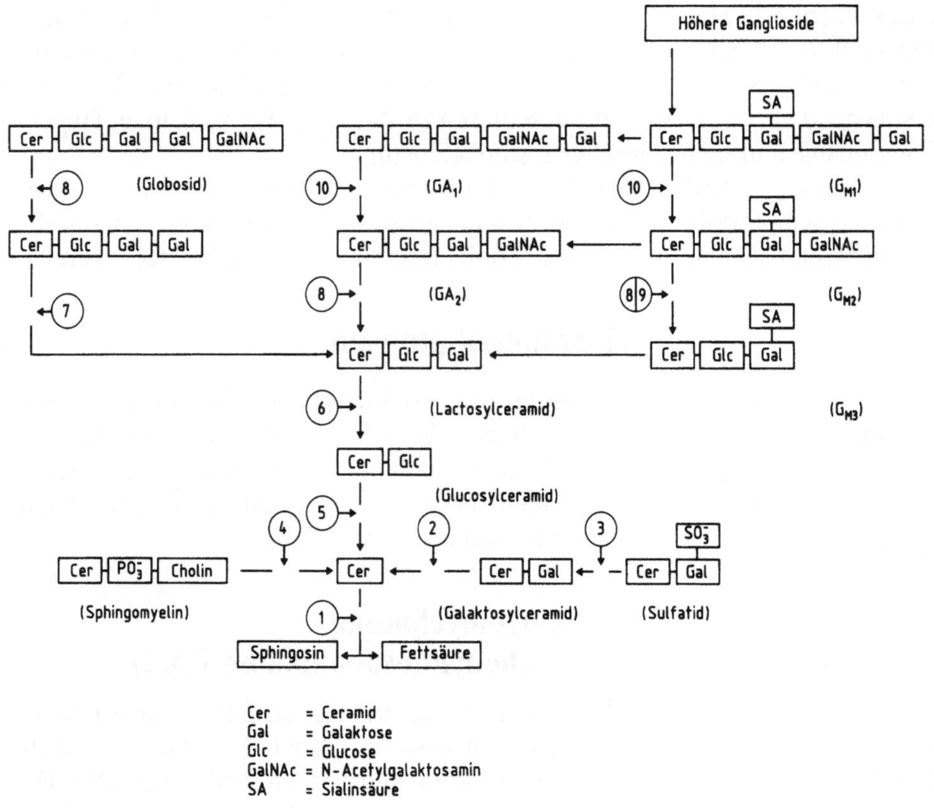

Reaktions-schritt	Betroffenes Enzym	Bezeichnung
1	Zeramidase	Farber-Krankheit
2	Galaktozerebrosid-β-Galaktosidase	Krabbe-Krankheit
3	Arylsulfatase A	Metachromatische Leukodystrophie
4	Sphingomyelinase	Niemann-Pick-Krankheit
5	Glukozerebrosid-β-Glukosidase	Gaucher-Krankheit
6	β-Galaktosidase	Lactosyl-Ceramidose
7	α-Galaktosidase	Fabry-Krankheit
8	Hexosaminidase A + B	Sandhoff-Krankheit
9	Hexosaminidase A	Tay-Sachs-Krankheit
10	G_{M1}-β-Galaktosidase	G_{M1}-Gangliosidase

Abb. 76. Zugrundeliegende Enzymdefekte und entsprechende Speicherungsprodukte der Sphingolipidosen.

a) Morbus-Niemann-Pick, Typ A

Der Typ A der Sphingomyelinosen macht 75–85% aller Fälle von Niemann-Pick-Erkrankungen aus (FREDRICKSON u. SLOAN 1972) und entspricht der klassischen Form der Erkrankung. HARZER u. BENZ (1976) schlugen vor, das Eponym „Niemann-Pick-Krankheit" nur noch für diesen Typ zu verwenden. Nahezu die Hälfte der Patienten ist jüdischer Abstammung.

Klinisches Bild

Meist handelt es sich um einen „schlaffen Säugling" oder ein bewegungsarmes Kleinkind mit vorgewölbtem Abdomen bei vergrößerter Leber und Milz sowie einer generalisierten Lymphadenomegalie (GIAMPALMO 1953). Im Alter von 1 bis 2 Jahren ist das Bild des aufgetriebenen Leibes im Gegensatz zu den dünnen Extremitäten (BAUMANN et al. 1936; BRADY 1978) voll entwickelt und schreitet mit Verlust aller erlernten Fähigkeiten fort. Ein späterer Krankheitsbeginn wurde bei mehreren Mitgliedern einer Familie beobachtet (MARTIN et al. 1972). In etwa 50% der Fälle entwickelt sich ein kirschroter Fleck im Augenhintergrund (VIDEBAEK 1949). Xanthogranulome und Xanthome wurden wiederholt beobachtet (SIBULKIN u. OLICHNEY 1973; WOOD et al. 1987). Der Schädelumfang ist etwas verkleinert. Die Patienten bleiben psychostatomotorisch retardiert und leiden gelegentlich unter epileptiformen Anfällen. Sie neigen zu Atemwegs- und Darminfektionen. Der Tod tritt fast immer vor dem 4. Lebensjahr ein. Unter den Sphingolipidosen findet man lediglich beim Typ A und Typ B eine Hyperlipidämie.

Pathologie

Leber, Milz und Lymphknoten sind deutlich vergrößert und weisen eine erhöhte Konsistenz auf (SCHETTLER u. KAHLKE 1967). Die Schnittflächen der vergrößerten Milz weisen eine lachsrote, die Leber und die Lymphknoten eine gelbliche Färbung auf.

Lichtmikroskopisch findet man in den vergrößerten Viszeralorganen und Lungen sowie in Lymphknoten, im Knochenmark und Tonsillen Schaumzellen, die schon von PICK (1927), PICK u. BIELSCHOWSKY (1927) und BLOOM (1928) eingehend beschrieben wurden. In Leukozyten des peripheren Blutes sind ähnliche Speicherzellen beschrieben worden (VOLK et al. 1972). Sie werden auch „Niemann-Pick-Zellen" genannt, haben einen Durchmesser von 20–90 μm und zeigen häufig einen oder zwei bis mehrere, oft randständige Zellkerne (CROCKER u. FARBER 1958). Das Zytoplasma enthält zahlreiche feinste Tröpfchen, die in ihrer Größe variieren können und ihnen ein maulbeerähnliches Aussehen verleihen. Sie färben sich mit der Giemsa-Färbung nur schwach blau oder überhaupt nicht und erscheinen als Vakuolen. Bei Betrachtung im polarisierten Licht sind zahlreiche der intrazytoplasmatischen Vakuolen doppelbrechend und geben im UV-Licht eine gelb-grüne Fluoreszenz. Zur Differenzierung gegenüber den Gaucher-Zellen, die in ihrem Zytoplasma fibrilläre Strukturen enthalten (s.S. 296), ist die Untersuchung im Phasenkontrast am unfixierten Präparat hilfreich (FREDRICKSON u. SLOAN 1972). Die Speichersubstanzen färben sich blaß-orange mit Scharlachrot oder Sudan III, grau-schwarz mit Sudanschwarz, dunkelbau oder blau-schwarz mit Baker's saurem Hämatin und mit der Smith-Dietrich-Reaktion, beide zum Nachweis von Phospholipiden; ferner schwach-blau mit Nil-Blau-Sulfat und schwarz mit Osmiumtretoxid (CROCKER u. FARBER 1958). Mit der Schultz-Methode gelingt der Nachweis von Cholesterin. Die PAS-Reaktion ist meist positiv, kann jedoch gelegentlich negativ ausfallen (McCUSKER u. PARSON 1962).

Elektronenmikroskopisch zeigen sich in den Hepatozyten, in den Kupffer-Sternzellen, in den Zellen des retikuloendothelialen Systems und in den Nierenglomerula intrazytoplasmatische, membranbegrenzte Zytosomen, die teils locker angeordnet, teils parallel ausgerichtete Membranen enthalten. Daneben sind elektronendichte granuläre sowie vakuoläre Einschlüsse zu beobachten (VOLK u. WALLACE 1966; LUSE 1967; WALLACE et al. 1967; KERN et al. 1972; WIEDEMANN et al. 1972; LEJEUNE et al. 1973; LIBERT u. DANIS 1975).

Neuropathologie

Makroskopisch zeigt sich meist eine beträchtliche Hirnatrophie mit klaffenden Hirnwindungen und deutlicher Hirngewichtsverminderung. Man stellt eine vermehrte lederartige Konsistenz des Marklagers fest, während die Hirnrinde weich ist und ein wächsernes Aussehen aufweist. Das Ventrikelsystem ist mäßig erweitert. Das Marklager ist atrophisch. Hirnrinde, Stammganglien, Hirnstamm und Kleinhirnrinde sowie Dentatum sind verschmälert und erscheinen blaß (CROCKER u. FARBER 1958). Pallidum und Substantia nigra können einen dunkelgelben Farbton besitzen (MARTIN et al. 1972).

Lichtmikroskopisch erkennt man eine deutliche Rarefizierung der Nervenzellen. Die verbleibenden Nervenzellen zeigen eine Blähung ihres Zytoplasmaleibes mit feiner Vakuolisierung. Die Nissl-Substanz ist meist bis auf eine schmale perinukleäre Randzone verschwunden. Die Zellkerne liegen randständig und sind oft pyknotisch. Der Grad der Speicherung kann von Hirnregion zu Hirnregion variieren (LEY 1940; CROCKER u. FARBER 1958; VAN BOGAERT et al. 1963). Die Entmarkung ist meistens okzipital betont (VAN BOGAERT et al. 1963). Das zentrale Marklager ist in der Regel erhalten.

Die Kleinhirnveränderungen können in einzelnen Fällen fehlen oder nur sehr gering ausgeprägt sein (HOERA 1937; MARTIN et al. 1972). Gewöhnlich sind aber Kleinhirn, Hirnstamm und Rückenmark stärker betroffen als die Hirnrinde (IVEMARK et al. 1963). Die Perikaryen der Purkinje-Zellen sind gebläht, die Dendriten aufgetrieben. Die Körnerzellschicht ist gelichtet, ohne daß innerhalb der Zellen größere Mengen von Speichermaterial nachgewiesen werden können. In der Rinde und weißen Substanz von Groß- und Kleinhirn kann eine dichte Fasergliose mit z. T. ausgedehnter Proliferation der Astro- und Mikrogliazellen vorliegen (RABINOWICZ et al. 1968). In einigen Fällen wurden regressive pseudosystemische Veränderungen, die einer pallidonigralen Degeneration ähnelten, nachgewiesen (MARTIN et al. 1972; ELLEDER u. JIRASEK 1981).

Im Plexus chorioideus und in den Meningen finden sich Schaumzellen. Die Ependymzellen sind schaumig umgewandelt, ebenso die Gefäßendothelien (ELLEDER u. JIRASEK 1981). Die Ganglienzellen der Retina sind gebläht und enthalten intrazytoplasmatische Vakuolen. Kornea und Linse können an dem Speicherungsprozeß teilnehmen. Im peripheren Nerv kann eine segmentale Entmarkung und in den Schwann-Zellen eine granuläre Speicherung vorhanden sein (LANDRIEU u. SAID 1984).

Histochemisch wurde neben der neuronalen Sphingomyelinspeicherung auch eine Zunahme der Glykolipide nachgewiesen (DIEZEL 1957; McCUSKER u. PARSONS 1962; WOLMAN 1962; VAN BOGAERT et al. 1963; JORGENSEN et al. 1964). Biochemisch ist die Sphingomyelinvermehrung im Hirn deutlich.

Elektronenmikroskopisch findet man in den Nervenzellen von Groß- und Kleinhirn 1–2 µm große, intrazytoplasmatische, wenig elektronendichte Körperchen, die teils lockere, konzentrisch geschichtete Lamellen, teils zirkulär angeordnete Membranen enthalten (McCusker u. Parsons 1962; Wallace et al. 1965; Wallace et al. 1967; Kamoshita et al. 1969) und weitgehend den lamellären Zytoplasmakörpern der G_{M2}-Gangliosidose entsprechen (s.S. 330). Der Abstand zwischen den Membranen ist jedoch schmäler und beträgt nur 4,5 µm (Lynn u. Terry 1964). Die lamellären Zytoplasmakörper liegen meist nahe den Zisternen des endoplasmatischen Retikulum. Die Mitochondrien einzelner Zellen erscheinen blaß, zeigen auseinandergebrochene Cristae oder enthalten dichte Myelinfiguren. Neben diesen Einschlüssen fällt die Anhäufung von herkömmlichen Lipofuszingranula auf. In Mikrogliazellen liegen Zytosomen mit horizontal geschichteten Lamellen.

Im Plexus myentericus des Rektums enthalten die Nervenzellen und die Schaumzellen der Lamina propria und Submukosa, im peripheren Nerv die Schwann-Zellen zahlreiche lamelläre Körper (Wallace et al. 1967; Landrieu u. Said 1984).

Neben lamellären Körpern in den Ganglienzellen der Retina fanden sich in einem Fall entsprechende Einschlußkörperchen in der Kornea und im Epithelbelag der Linse (Robb u. Kuwabara 1973).

b) Morbus Niemann-Pick, Typ C

Klinisches Bild

Das Krankheitsbild ist sehr variabel und schlecht definierbar. Leber und Milzvergrößerung können schon in den ersten Lebensmonaten oder erst in Spätstadien nachweisbar sein oder ganz fehlen (Norman et al. 1967). Harzer u. Peiffer (1981) nahmen als möglichen pathogenetischen Mechanismus für den Typ C an, daß die Sphingomyelinase und Glukozerebrosidase nicht oder nur unvollständig in die Lysosomen gelangen. Die weiteren, dem Typ C zugeordneten Syndrome dokumentieren die Heterogenität der unter der Bezeichnung Sphingomyelinose zusammengefaßten Krankheitsbilder (Martin u. Ceuterick 1988). Koordinationsstörungen und andere, leichtere neurologische Auffälligkeiten machen sich meist bis zum 5. Lebensjahr bemerkbar. In den nächsten Jahren schreiten sie mit Inkontinenz, pathologischen Reflexen, Spastik und allmählicher Verblödung fort. Sprechen, Gehen und Stehen werden verlernt. Eine vertikale, supranukleäre Ophthalmoplegie wurde ebenfalls beobachtet (Breen et al. 1981). Epileptische Anfälle treten auf. Im 1.–2. Lebensjahr können im Knochenmark Schaumzellen nachgewiesen werden. Im Augenhintergrund wird in ca. 30–50% der Fälle ein kirschroter Fleck gefunden. Der Tod erfolgt meist mit 5–15 Jahren. Eine Zunahme des Sphingomyelins im Serum kann vorkommen (Pellisier et al. 1976).

Pathologie

Neben einer Hepatosplenomegalie findet man eine Hypertrophie der NNR und der Lymphknoten.

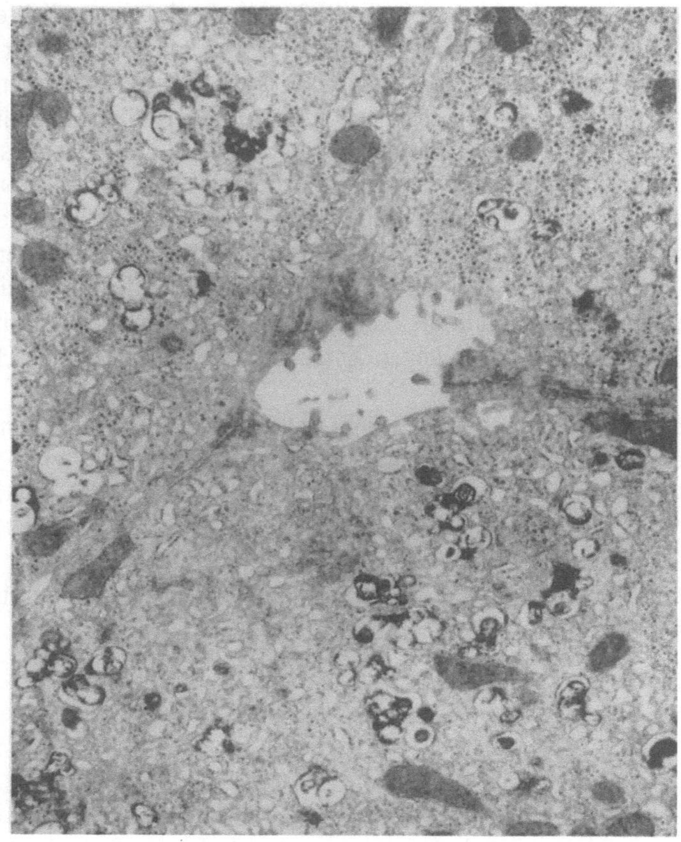

Abb. 77. Morbus-Niemann-Pick Typ C. Lamelläre vakuoläre Einschlüsse in Leberzellen.
× 16 400 (Aus CERVÓS-NAVARRO u. GOEBEL 1989)

Lichtmikroskopisch sieht man in Milz und Leber sowie in Lymphozyten, Knochenmark, Tonsillen, Nieren, Lunge, Nebennieren und glatten Muskelzellen (ELLEDER et al. 1975) Speicherzellen wie beim Typ A. Sie beschränken sich auf die histiozytären Zellelemente. Die Schaumzellen sind PAS-positiv, demgegenüber fallen Fettfärbungen sowie die Reaktionen zum Nachweis von Cholesterin und Phospholipiden z. T. negativ aus (OPPENHEIMER et al. 1967; PHILIPPART et al. 1969).

Elektronenmikroskopisch erkennt man in den Histiozyten von Milz, Leber und Knochenmark lamellär-vakuoläre Einschlüsse (Abb. 77) mit einem Durchmesser von 0,5–3 μm und eine unregelmäßige Anordnung von Gruppen bis zu 10 Lamellen mit einer Periodizität von 5,5 nm. Zwischen den Lamellengruppen befindet sich eine heterogene granuläre oder amorphe Matrix (PELLISIER et al. 1976). Gelegentlich schmelzen die Zytoplasmakörper zusammen und bilden gelappte Profile. Die Einschlüsse wurden auch in den Epithel- und Endothelzellen der Bindehaut (MERIN et al. 1980; ARSENIO-NUNES u. GOUTIÈRES 1981) beobachtet.

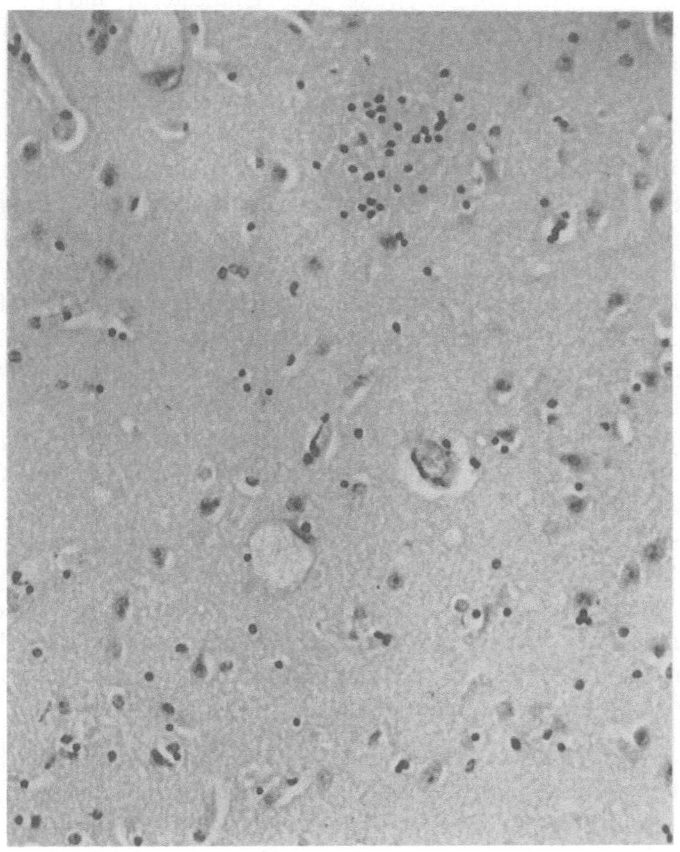

Abb. 78. Gleicher Fall wie Abb. 77. Geblähte Nervenzellen im Corpus striatum. PAS × 240

Neuropathologie

Die *makroskopischen* Veränderungen zeigen eine große Variationsbreite. Sie reichen von einer nahezu normalen Großhirnrinde (NORMAN et al. 1967) bis zur generalisierten Rindenatrophie (OPPENHEIMER et al. 1967; WIEDEMANN et al. 1972; HARZER et al. 1978). Eine Kleinhirnbeteiligung kann fehlen (CROCKER u. FARBER 1958; ELLEDER et al. 1975) oder vorhanden sein (NORMAN et al. 1967).

Lichtmikroskopisch findet man ebenfalls eine größere Variationsbreite der pathologischen Veränderungen. In der Hirnrinde weisen die Nervenzellen der 3. und 5. Schicht die stärkste Blähung auf (PELLISIER et al. 1976; BRAAK et al. 1984), während sie in der 2., 4. und 6. Schicht praktisch unverändert sind. In der Molekularschicht kann eine ausgeprägte Gliose, in den tiefen Rindenschichten ein Status spongiosus vorhanden sein (HARZER et al. 1978). In der Regel sind die großen Neuronen des Striatum (Abb. 78) und die Mehrzahl der Neuronen des Pallidum sowie der Hirnnerven betroffen. In den Marklagern und Stammganglien findet man häufig eine diffuse Gliose. Das gespeicherte Material ist PAS-positiv und histochemisch können intraneuronale Lipidvermehrungen oft nicht überzeugend nachgewiesen werden. Nur in den Gliazellen sind Fett-, Cholesterin- und Phospholipid-färbungen meist positiv. Eine ausgesprochen neuroaxonale Dystrophie findet man im Thalamus und Dentatum (ELLEDER u. JIRASEK 1981).

Im Kleinhirn reichen die Veränderungen von einer ausgeprägten Kleinhirn-rindenatrophie mit Blähung der restierenden Purkinje-Zellen und der Golgi-Zel-len in der Körnerschicht (NORMAN et al. 1967) über einen felderförmigen Unter-gang der Purkinje-Zellen bei beträchtlicher Blähung der Golgi-Zellen (OPPENHEIMER et al. 1967; PHILIPPART et al. 1969; HARZER et al. 1978) bis zum iso-lierten Befall des Nucleus dentatus (WIEDEMANN et al. 1972). Axonschwellungen kommen in der Körnerschicht und im Kleinhirnmarklager vor. Im Marklager von Groß- und Kleinhirn finden sich verschieden stark ausgeprägte Entmarkungen (BIELSCHOWSKY 1928; VAN BOGAERT et al. 1963; IVEMARK et al. 1963), teilweise mit sudanophilen Zellen in der Umgebung der Gefäße. Sie können nahezu vollständig sein (NAGASHIMA et al. 1977) und mit einer starken Gliose einhergehen (HARZER et al. 1978). Entmarkungen der Hinterstrangbahnen des Rückenmarks wurden ebenfalls beschrieben (OPPENHEIMER et al. 1967).

In den Gefäßendothelien des Gehirns wurde histochemisch eine Anhäufung von Glykosphingolipiden zusammen mit kleinen Mengen von Sphingomyelin und Cholesterin nachgewiesen (ELLEDER et al. 1975; ELLEDER et al. 1985). Im Plexus choroideus und in den Meningen werden Schaumzellen selten beobachtet. Die Zellveränderungen in der Retina sind beim Typ C meist geringer ausgeprägt als beim Typ A oder können ganz fehlen (ROBB u. KUWABARA 1973).

Elektronenmikroskopisch findet man sowohl in den Nervenzellen als auch in den Histiozyten und Endothelzellen konzentrische lamelläre Körper (ELLEDER et al. 1975). Sie sind kleiner als die Einschlüsse bei der G_{M2}-Gangliosidose und ent-halten nur wenige Lamellen, weswegen sie von HARZER et al. (1978) „oligomem-branöse Zytoplasmakörper" genannt wurden. Darüber hinaus kommen Ein-schlüsse von 0,5–1,5 µm Durchmesser vor, die neben einem Lipofuszinanteil lamelläre und vesikuläre Strukturen beinhalten (NAVARRO et al. 1973; ANZIL et al. 1973; GILBERT et al. 1981). Die axonalen Schwellungen sind mit konzentrischen la-mellären Körpern dicht bepackt (ANZIL et al. 1973). Lamelläre Einschlüsse wur-den auch in den Nervenzellen der Stammganglien und im Rückenmark bei einem 21wöchigen Fötus nachgewiesen (SUCHLANDT et al. 1982). In den Nervenzellen des Rektums fanden sich lamelläre Einschlüsse z. T. mit multiplen Membranbildern (Abb. 79 a, b) (CERVÓS-NAVARRO u. GOEBEL 1989). Sie kommen auch in der Retina vor (PALMER et al. 1985).

Pathogenese

Die klassische Niemann-Pick-Erkrankung, der Typ A der Sphingomyelinosen, war neben dem Morbus Gaucher die erste biochemisch charakterisierte Sphingo-lipidose. KLENK konnte 1934 zeigen, daß es sich bei dem gespeicherten Material dieser Erkrankung um Sphingomyelin handelt. BRADY et al. erbrachten 1966 den Nachweis, daß im Gewebe der Patienten eine verminderte Aktivität der Sphingo-myelinase besteht. Das Enzym, eine lysosomale „saure" Hydrolase (pH-Optimum um 5,0), kommt ubiquitär im Körper vor und spaltet den hydrophilen Teil, das Phosphorylcholin, vom Zeramidphosphorylcholin ab (WEINREB et al. 1968). Der

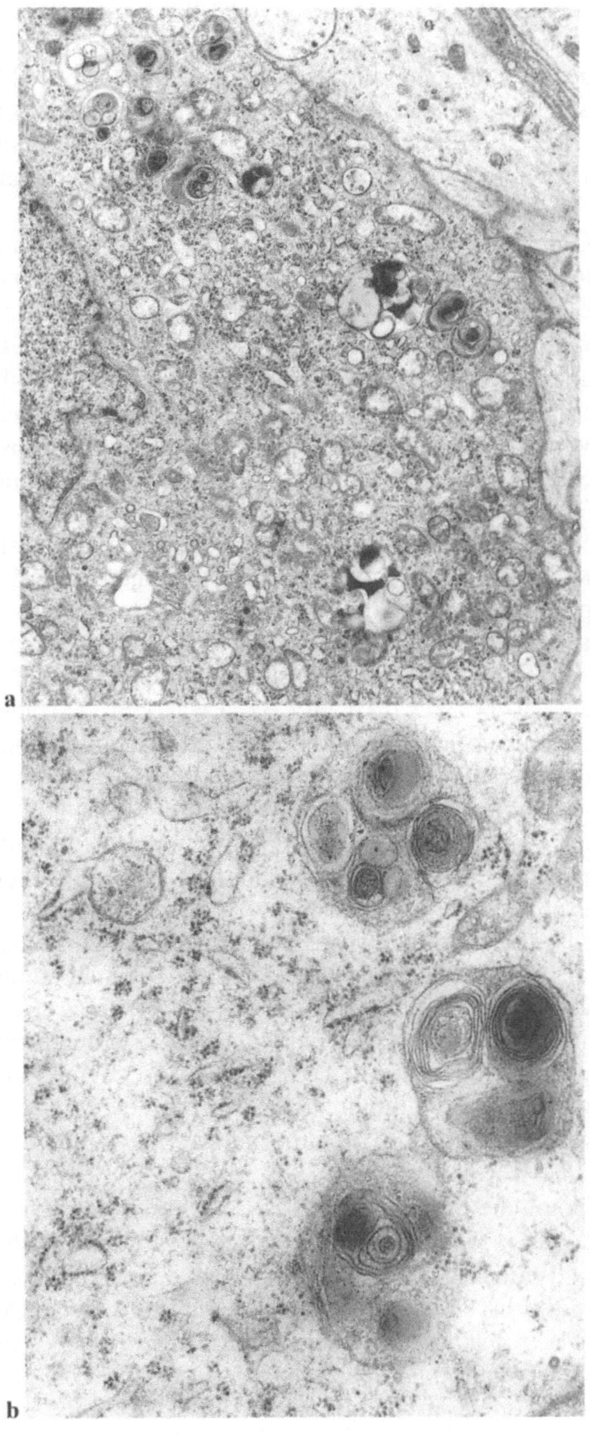

Abb. 79 a, b. Gleicher Fall wie Abb. 77. **a** Lysosomale lamelläre Einschlüsse in einer Nervenzelle des Rektum. **b** Einzelne lamelläre Einschlüsse bestehen aus multiplen Membranwirbeln. **a** ×8000; **b** ×28000

hydrophobe Teil, das Zeramid, wird gleichzeitig freigesetzt. Eine „neutrale" Sphingomyelinase findet sich in den Zellmembranen des Gehirns (LEVADE et al. 1986).

Bei den Typen A und B geht die lysosomale Natur der Einschlußkörper aus dem Defekt dieses lysosomalen Enzyms hervor. Der schmälere Abstand zwischen den Membranen der lamellären Zytoplasmakörper folgt aus der Tatsache, daß der hydrophile Molekülanteil des Sphingomyelins kürzer ist als derjenige der Ganglioside (TERRY 1971).

Neben den Galaktolipiden ist neutrales Sphingomyelin das für Myelin mit einer C_{24}-Fettsäure im Zeramidanteil typische Zerebrosid, während andere eine C_{18}-Fettsäure besitzen (JATZKEWITZ u. PILZ 1964). Bei einem Entmarkungsvorgang müßte das C_{24}-Sphingomyelin also vermindert sein. Da es wegen des Sphingomyelinasedefektes aber nicht abgebaut werden kann, dürfte daraus bilanzmäßig nur eine geringe Vermehrung resultieren. Das C_{18}-Sphingomyelin kommt im Myelin praktisch nicht vor, sondern nur in der grauen Substanz des Gehirns und in Anteilen der weißen Substanz ohne Myelin. Es wird nicht von der Entmarkung betroffen und ist daher stärker vermehrt.

Die Speicherung von Sphingomyelin infolge des Sphingomyelinasedefektes liefert eine befriedigende Erklärung für die neurologischen Befunde. Dem Neuronenverlust entspricht eine sekundäre Entmarkung. Die myelintypischen Galaktolipide (Zerebroside, Sulfatide) sind dementsprechend oft vermindert (KAMOSHITA et al. 1969), während das Sphingomyelin in der weißen Substanz leicht auf etwa das Doppelte vermehrt ist (JATZKEWITZ u. PILZ 1964), was dem 3,5fachen im Vergleich zur grauen Substanz entspricht. Ob es sich dabei nur um eine sekundäre Entmarkung handelt oder ob die Markscheide auch direkt infolge der Stoffwechselstörung untergeht, ist unklar. Der „kirschrote Fleck", der in ca. 50% der Fälle vom Typ A auftritt, ist durch eine ödematöse Schwellung der inneren retikulären Schicht im Makulagebiet und durch Lipidanhäufung in den umgebenden Nervenzellen bzw. durch deren Untergang bedingt.

Beim Erklärungsversuch des Typs B drängt sich die Frage nach Isoenzymen (WIEDEMANN et al. 1972), d. h. nach multiplen Formen der Sphingomyelinasen auf. Speziell im ZNS könnte ein in der Peripherie stark zurücktretendes Isoenzym wirksam sein, das beim Typ B intakt, beim Typ A aber zusammen mit den übrigen, in der Peripherie faßbaren Isoenzymen ausgefallen wäre. Beim Typ A ist dementsprechend der Enzymdefekt ubiquitär nachweisbar und die gemessenen Restaktivitäten des Enzyms liegen unter 10% der normalen Aktivität (BESLEY u. ELLEDER 1986).

Beim Typ C kann die Beteiligung des ZNS nicht mit der Sphingomyelinvermehrung erklärt werden, denn diese ist im Nervengewebe praktisch nicht vorhanden. Vermehrt sind jedoch auch beim Typ C die „niederen Ganglioside", z. B. G_{M2} und G_{M3} und Cholesterin (PHILIPPART et al. 1983). Ein Defekt in der Cholesterinveresterung wurde in Fibroblasten von Patienten mit Niemann-Pick Typ C nachgewiesen (PENTCHEV et al. 1985; VANIER et al. 1988). BESLEY et al. (1980) konnten zeigen, daß zwei verschiedene Gene an den Mutationen mitbeteiligt sind, die zu den unterschiedlichen Niemann-Pick Formen führen. Die weiteren, dem Typ C zugeordneten Syndrome dokumentieren die Heterogenität der unter der Bezeichnung Sphingomyelinose zusammengefaßten Krankheitsbilder (MARTIN u. CENTERICK 1988).

c) Dem Morbus Niemann-Pick C zugeordnete Lipidosen

Aufgrund der vorhandenen Schaumzellen im Knochenmark oder in anderen viszeralen Organen sowie nach Art der ultrastrukturell dargestellten Zytosomen wird eine Reihe von Fällen der Niemann-Pick-Erkrankung dem Typ C zugeordnet. Bei ihnen konnte allerdings nicht immer eine Zunahme der Sphingomyelinkonzentrationen oder ein Defekt in der Sphingomyelinaseaktivität gefunden werden. Man subsumiert unter dieser unscharf abgegrenzten Gruppe verschiedene neuroviszerale Lipidosen, die noch nicht gut definierten Krankheiten zugeordnet werden können (ELLEDER et al. 1983; MARTIN et al. 1984). Obgleich in der herkömmlichen Einteilung als eigenständiger Typ aufgeführt, kann der Typ D auch hierzu gerechnet werden.

α) Dystonische juvenile Lipidose (Kidd-Elfenbein-Krankheit; dystonische juvenile Idiotie ohne Amaurose; neuroviszerale Lipidose mit supranukleärer Ophthalmoplegie; Typ III der Sphingomyelinspeicherung nach NEVILLE)

KIDD beschrieb 1967 erstmals einen Fall als atypische zerebrale Lipidose. ELFENBEIN (1968) nannte das Krankheitsbild „dystonische juvenile Lipidose" und ordnete es unter den Sphingolipidosen ein. NEVILLE et al. (1973) beschrieben 9 eigene Fälle, die sie aufgrund der neurologischen Symptome und der im Knochenmark vorkommenden „seeblauen" Histiozyten gegenüber anderen chronischen Varianten der Niemann-Pick-Krankheit abgrenzten. Sie ordneten den Fall von ELFENBEIN und 3 weitere Fälle der Literatur, darunter auch Patienten mit dem Typ D, dieser Gruppe zu (CROCKER u. FABER 1958; NORMAN et al. 1967; SILVERSTEIN 1970). Schließlich beschrieben KORNFELD et al. (1975) ein Krankheitsbild bei amerikanischen Kindern spanischer Herkunft, dessen Beginn und Verlauf dem der dystonischen juvenilen Lipidose entsprach und mit der Niemann-Pick-Krankheit in Verbindung gebracht wurde (WENGER et al. 1977). Aufgrund des klinischen Bildes ähneln die mitgeteilten Fälle derjenigen der Niemann-Pick-Krankheit des Typs D (s.S. 260). Ein Unterschied besteht darin, daß die Patienten des Typs D alle aus Nova-Scotia stammen. MARTIN et al. (1984) ordneten das Krankheitsbild unter dem Typ C bei der Niemann-Pick-Krankheit ein.

Klinisches Bild

Etwa die Hälfte der Patienten hatte nach der Geburt einen vorübergehenden Ikterus und Wachstumsstörungen. Splenomegalie kommt im ersten Lebensjahr nur gelegentlich, Hepatomegalie noch seltener vor. Später ist eine Hepatosplenomegalie fast immer vorhanden. Bei einem Teil der Patienten tritt im 2.–5. Lebensjahr eine Splenomegalie als erstes Symptom auf. Seeblaue Histiozyten in Milz bzw. Knochenmark wurden immer wieder festgestellt (YAN-GO et al. 1984). Die neurologischen Symptome variieren von Fall zu Fall. Am meisten konstant sind Demenz und Ataxie sowie die charakteristische supranukleäre Ophthalmoplegie mit Verlust der vertikalen Augenbewegungen. Die Mehrzahl der Patienten leidet auch an generalisierten Anfällen und zerebellärer Ataxie. Patienten, bei denen die neurologischen Symptome vor dem 5. Lebensjahr auftreten, sterben in der Regel 3–5 Jahre nach Krankheitsbeginn.

Bei späterem Beginn, am Ende der ersten oder in der zweiten Dekade, zeigt die Krankheit einen längeren Verlauf (MARTIN et al. 1984). Neben Demenz treten auch dystonische Bewegungen von Beinen und Händen auf, und dazu kommen bei einigen Fällen epileptische Anfälle. In der zweiten Dekade entwickeln die Patienten eine Dysarthrie, Dysphagie, Spastizität und Harninkontinenz (ELFENBEIN 1968; HOROUPIAN u. YANG 1978). Diese Patienten sterben erst in der 2. oder 3. Dekade. Der Vererbungsmodus ist autosomal-rezessiv. Eine adulte Form mit Verläufen über 20 Jahre wurde beschrieben (WHERRETT u. REWCASTLE 1969; LONGSTRETH et al. 1982).

Pathologie

Makroskopisch ist meistens eine Hypertrophie der Milz vorhanden, die Hepatomegalie ist nicht immer deutlich ausgeprägt.

Lichtmikroskopisch findet man in Knochenmark, Leber, Milz und Nieren zwei Arten von Schaumzellen mit Übergangsformen. Die Mehrzahl hat ein großes Zytoplasma, grob vakuolisiert mit dichten, dunkelblauen Einschlüssen und gelegentlich phagozytierten Erythrozyten. Sie färben sich nur schwach mit PAS und Sudanschwarz an. Bei der zweiten Zellart ist das Zytoplasma von zahlreichen kleineren blau-grauen Granula durchsetzt und diese werden mit PAS und Sudanschwarz stark angefärbt. In der Giemsa-Färbung stellen sie sich als Niemann-Pick-Zellen bzw. seeblaue Histiozyten dar. Sie reagieren auf histochemische Reaktionen des Sphingomyelins positiv. Die Skelettmuskulatur zeigt häufig eine neurogene Atrophie (HOROUPIAN u. YANG 1978).

Elektronenmikroskopisch findet man membranöse Zytoplasmakörper und pleomorphe Einschlüsse in Nieren, Hepatozyten und Kupffer-Zellen. Die Knochenmarkhistiozyten zeigen lamelläre Zytosomen, größere Einschlüsse mit Granula und Membranfragmenten sowie pleomorphe Restkörper. Übergänge zwischen den lamellären und pleomorphen Restkörpern sind erkennbar (KORNFELD et al. 1975; KARPATI et al. 1977; LONGSTRETH et al. 1982). Letztere sind größer und unregelmäßiger als die anderen Einschlüsse und können einen sehr elektronendichten Inhalt aufweisen. In den Leberparenchymzellen hat die Mehrzahl der Einschlüsse einen hellen, leer erscheinenden Inhalt.

Neuropathologie

Makroskopisch ist das Gehirn in der Regel stark atrophisch, vor allem in den Frontallappen. Die Atrophie betrifft sowohl Rinde als auch Marklager. Stammganglien, Hirnstamm, Kleinhirn und Rückenmark sind in der Regel makroskopisch nicht auffällig. Demgegenüber zeigten die Patienten von KORNFELD (1978) eine nur geringe bis mittelgradige Atrophie des Groß- und eine ausgeprägte Atrophie des Kleinhirns.

Lichtmikroskopisch erkennt man in der gesamten Rinde Nervenzellen mit balloniertem Zystoplasma und geschwollenen Fortsätzen. In den Stammganglien, vor allem im Striatum, in der Substantia nigra und der Formatio reticularis (MARTIN et al. 1984) findet man ebenfalls zahlreiche Zellen mit balloniertem Zytoplasma. HOROUPIAN u. YANG (1978) beschrieben zahlreiche Alzheimer-Degenerationsfibrillen, besonders in der frontalen und temporalen Hirnrinde, sowie im Hippocampus, Striatum und Locus coeruleus.

Die Hirnnervenzentren und die Brückenkerne zeigen eine starke Speicherung. Im Kleinhirn kommen nur einige ballonierte Purkinje-Zellen vor. Im Rückenmark findet man die Speicherung bevorzugt in den Zellen der Vorderhörner. Ein Teil der Zellen der Vorderhörner im Rückenmark zeigt zusätzlich eine zentrale Chromatolyse und Verdrängung des Kerns zur Peripherie. Die Zellen des autonomen Nervensystems sind stark balloniert (KARPATI et al. 1977). Im zentralen Nervensystem findet man Areale mit axonalen Sphäroiden. Im peripheren Nerv weist ein Teil der Nervenfasern gelb-grüne, fluoreszierende Partikel auf. Die peripheren Nerven zeigen eine geringe segmentale Entmarkung.

Das Zytoplasma der ballonierten Zellen hat ein schaumiges und granuläres Aussehen (ELFENBEIN 1968), und das gespeicherte Material hat regional unterschiedliche Färbungseigenschaften. Die PAS-Färbung ist besonders stark positiv in den geschwollenen Zellen der Stammganglien, während sie in der Hirnrinde und Rückenmark nur schwach positiv ausfällt. Ansonsten ist das Material leicht sudanophil. Im UV-Licht zeigt das Zytoplasma der Nervenzellen eine primäre, gelb-grüne Fluoreszenz. Die Einschlüsse zeigen eine starke Reaktion für die sauren Phosphatasen (NEVILLE et al. 1973). Die Golgi-Imprägnation stellt eine fusiforme Erweiterung der proximalen Axonsegmente in verschiedenen Neuronen und an deren Oberfläche einige wenige gedrungene „spines" dar.

Eine mittelgradige Astrozytose fanden HOROUPIAN u. YANG (1978) in der III. Rindenschicht, im subkortikalen Marklager und in den Stammganglien. Die Zahl der Nervenzellen der Netzhaut ist stark vermindert.

Elektronenmikroskopisch findet man im Zytoplasma der aufgetriebenen Nervenzellen zahlreiche 2–3 µm große polymorphe Einschlüsse mit einem hellen dielektronischen Zentrum, umgeben von mehreren konzentrischen Lamellen (KARPATI et al. 1977). Im Zentrum des Einschlusses findet man gelegentlich granuläres oder amorphes Material (MARTIN et al. 1984). Die Lamellen zeigen eine Periodizität von etwa 5 nm. In anderen Neuronen sind die Einschlüsse etwas kleiner und zeigen einen dichten osmiophilen Inhalt, der von der angrenzenden Membran durch einen hellen Halo getrennt wird. Darüber hinaus kommen membranöse Körper, Zebrakörper und zeroidartiges Lipopigment vor.

Das elektronenmikroskopische Substrat der Degenerationsfibrillen besteht aus helikoidal umwundenen Filamenten, die den bei der Alzheimer-Krankheit beschriebenen entsprechen (WISNIEWSKI et al. 1976). In den peripheren Nerven enthalten endoneurale Fibroblasten und Schwannsche Zellen Restkörper mit elektronendichtem, granulärem Inhalt, gelegentlich zusammen mit dielektronischen Vakuolen. Membranöse Zytoplasmakörper kommen hier selten vor (KORNFELD 1977). Eine hochgradige Verdickung der subendothelialen Basalmembran in den Gefäßen der Hirnrinde wurde beschrieben (ELFENBEIN 1968).

β) Baar-Wiedemann-Krankheit (Phospholipidose Typ II; Phosphoglyzeridose)

BAAR u. HICKMANS (1956) beschrieben bei zwei Geschwistern ein Krankheitsbild, das klinisch und histopathologisch der Niemann-Pick-Erkrankung weitgehend ähnelte. In der biochemischen Analyse zeigte sich jedoch eine Ansammlung des Glyzerophosphatids Phosphatidylethanolamin und von Cholesterin. Sphingomyelin war nur geringgradig erhöht. Weitere Fälle wurden von WIEDEMANN et al. (1972) und ELLEDER et al. (1975) beschrieben. Die letztgenannten Autoren hatten die Erkrankung als Phospholipidose Typ II bezeichnet und gegenüber der Phospholipidose Typ I, bei der das gespeicherte Phospholipid das Sphingomyelin ist, abgegrenzt; später haben sie das Syndrom als typischen Typ C Niemann-Pick erkannt (ELLEDER u. JIRASEK 1981).

Klinisches Bild

Die Krankheit manifestiert sich erst ab dem zweiten, gelegentlich auch erst nach dem fünften Lebensjahr. Allerdings wurde bei Familien, in denen ältere Geschwister erkrankt waren, eine Diagnose schon gleich nach der Geburt anhand der Speicherzellen im Knochenmark gestellt (WIEDEMANN et al. 1972). Die Kinder fallen durch das große Abdomen auf und zeigen häufig eine thrombozytopenische Blutungsbereitschaft sowie psychomotorische Retardierung. Im weiteren Krankheitsverlauf treten Ataxie, Choreoathetose, epileptische Anfälle und Demenz auf. In einigen Fällen bleiben sie jedoch, abgesehen von der Splenomegalie, bis in die 2. Dekade hinein äußerlich und in bezug auf ihre Leistungen unauffällig. Der Tod kann noch in der ersten Dekade auftreten, meistens auf Grund der Auswirkung pseudobulbärer Störungen. Die speichernden Makrophagen können auch im Knochenmarkpunktat bei den Eltern nachgewiesen werden (WIEDEMANN et al. 1972).

Pathologie

Makroskopisch kann man eine hochgradige Splenomegalie, eine mittelgradige Hepatomegalie und eine Lymphadenomegalie feststellen. Das Knochenmark ist blaß-grau-rot und zeigt teilweise eine Gallert-Atrophie. Die Skelettmuskulatur ist ebenfalls atrophisch.

Mikroskopisch erkennt man die Speicherung besonders in den Pulpasträngen der Milz, im Sinus der Lymphknoten, in den Tonsillen, im Knochenmark und in der Leber. Die speichernden Makrophagen sind sehr groß und ähneln den Niemann-Pick-Zellen. Sie sind PAS-positiv, und die verschiedenen Fettfärbungen zeigen besonders reichlich alkoholunlösliche Lipide. Auch zeroidähnliches Pigment wird vor allem in den Lymphknoten nachgewiesen.

Elektronenmikroskopisch lassen sich im Zytoplasma aller Parenchymleberzellen und Kupffer-Sternzellen sowie in den Kapillarendothelien zahlreiche, wahllos über das Zytoplasma verteilte Einschlüsse nachweisen. Ihre Größe entspricht denen der Mitochondrien, einige sind jedoch größer und können bis zu 2 µm Durchmesser erreichen. Sie sind gegen das Zytoplasma durch eine Membran abgegrenzt und enthalten mehrere Myelinfiguren. Aus der Verschmelzung der Myelinkörper resultieren polymorphe Gebilde; ähnliche Einschlüsse kommen in den Makrophagen der Tonsillen, im Knochenmark und in Fibrozyten vor.

Neuropathologie

Makroskopisch erkennt man eine hochgradige Hirnatrophie und eine Konsistenzvermehrung von Groß- und Kleinhirn sowie Rückenmark.

Mikroskopisch findet man stark ausgeprägte Nervenzellveränderungen, vor allem in der dritten und vierten Schicht der Hirnrinde. Die stärksten Veränderungen finden sich okzipital und mit absteigender Intensität parietal, temporal und frontal. Das Putamen ist ebenfalls stark betroffen, während im Nucleus caudatus, Nucleus amygdaloideus und im Ammonshorn die Veränderungen nur geringgradig ausgeprägt sind. Weniger starke Nervenzellveränderungen lassen sich im Globus pallidus und Thalamus und in einzelnen Hirnnervenkernarealen der Brücke und des verlängerten Marks nachweisen.

Die Nervenzellen zeigen eine Ballonierung des Zytoplasma mit Verdrängung des Kernes an den Zellrand. Die proximalen Anteile der Dendriten sind teilweise aufgetrieben. Die Nissl-Substanz ist entweder an die Peripherie gedrängt oder staubförmig zerfallen. Das Zytoplasma zeigt einen schaumig-wabigen Aufbau und eine positive PAS-Reaktion von unterschiedlicher Intensität, eine stark positive Reaktion der Sudanschwarzfärbung mit Ausbildung einer granulären Zeichnung, eine positive Reaktion in der Nilblausulfatfärbung und eine positive Ölrot-Reaktion. In verschiedenen Rindenanteilen sind fleckförmige Nervenzellausfälle mit reaktiver Gliose nachzuweisen. Vereinzelt findet sich auch eine geringe Ablagerung von homogenem, teilweise granulärem Material im Zytoplasma der Astrozyten. Im Großhirnmark ist ein herzförmiger, aber ausgedehnter und unvollständiger Markscheidenzerfall nachzuweisen. Einzelne, perivaskulär gelegene Makrophagen im Mark zeigen eine Speicherung mit schaumig-wabigem Zytoplasma.

Elektronenmikroskopisch zeigen die aufgetriebenen Ganglienzellen multiple, unterschiedlich große, von einer Membran umgebene Speicherkörper. Der Inhalt besteht entweder aus konzentrischen Lamellen mit unterschiedlich breiten Zwischenräumen oder aus einer dichten homogenen Substanz, die nur teilweise eine lamelläre Schichtung aufweist. In geringerer Zahl werden auch Zebrakörper und andere Speicherkörper mit feinfilamentären Strukturen nachgewiesen. Die Einschlüsse kommen auch in den Dendriten und im proximalen Neuritensegment vor.

In den Ganglienzellen des autonomen Nervensystems findet man ebenfalls eine ausgeprägte Speicherung. Einschlüsse wurden auch in den Schwannschen Zellen des peripheren Nervs beobachtet (ELLEDER et al. 1975).

Pathogenese

Histochemische Untersuchungen zeigten, daß die akkumulierten Lipide vor allem aus Phosphoglyzeriden bestehen. BAAR u. HICKMANS (1956) haben sie als Phosphatidylethanolamin (Kephalin) identifiziert. ELLEDER et al. (1975) konnten eine besondere Beteiligung von Phosphatidylinosit nachweisen, was die starke PAS-Positivität der Lipide erklärt. Diese unterschiedlichen Ergebnisse lassen sich wahrscheinlich auf eine verbesserte Phospholipidanalytik zurückführen. Ein Enzymmangel wurde bis jetzt nicht nachgewiesen.

γ) Laktosylzeramidose

Bei einem 3jährigen Mädchen mit psychomotorischen Retardierungen fanden DAWSON et al. (1970) im Knochenmark eine große Anzahl von Schaumzellen mit einem blasigen Zytoplasma. Weitere Krankheitszeichen waren Hepatomegalie und epileptische Anfälle. In der Hirnbiopsie fanden sie eine signifikante Erhöhung der Laktosylzeramide und Spuren von Glukosylzeramid, Zeramidtrihexosid und Globosid.

Lichtmikroskopisch zeigte die Hirnbiopsie eine mittelgradige Auftreibung des Zytoplasmas und der Dendriten der Nervenzellen.

Elektronenmikroskopisch waren im Perikaryon und in den Dendriten der Nervenzellen Einschlußkörper mit membranösem, granulärem und amorphem Inhalt (LENN 1973) zu sehen.

WENGER et al. (1975) zeigten anhand anderer Methoden zur Bestimmung der Laktosylzeramid-β-Galaktosidase in den Fibroblasten des gleichen Falles, daß es sich nicht um eine Laktosylzeramidose, sondern eher um eine weitere Sonderform der Niemann-Pick-Krankheit handelte.

δ) Seeblaues Histiozytensyndrom

MOESCHLIN (1947) beschrieb zum ersten Mal in der Milz, und später WEWALKA (1950) im Knochenmark, Makrophagen, die mit Granula beladen waren und sich mit der Giemsa-Färbung tiefblau färben ließen. SILVERSTEIN et al. (1970) haben sie als seeblaue Histiozyten bezeichnet und als ein Merkmal eines spezifischen Syndroms angesehen. Die Tatsache, daß in Milz, Leber und im Harn von Patienten mit seeblauen Histiozyten verschiedene Arten von Lipiden und Polysacchariden festgestellt wurden, ließ an ihrer Spezifität zweifeln, vor allem als man erkannte, daß die blauen Granula aus Zeroid bestehen, das keinen spezifischen diagnostischen Wert hat (RYWLIN et al. 1971).

Einerseits wurde bei etwa der Hälfte der Patienten mit seeblauer Histiozytose ein Aktivitätsmangel der Sphingomyelinase nachgewiesen. Andererseits sind bei einer Reihe von Varianten des Typ C der Niemann-Pick-Krankheit seeblaue Histiozyten vorhanden (YAN-GO et al. 1984; LANDAS et al. 1985). Dies läßt innerhalb des seeblauen Histiozytensyndroms auf eine Gruppe schließen, die den Sphingomyelinosen zuzuordnen ist (GOLDE et al. 1975). Es befinden sich darunter verschiedene Untergruppen, deren Zusammengehörigkeit noch nicht ganz gesichert wurde.

d) Morbus Niemann-Pick, Typ D
(Nova Scotia-Variante der Sphingomyelinosen)

Alle Patienten stammen direkt oder indirekt aus der Provinz Nova Scotia (Kanada). Symptomatologie und Verlauf entsprechen etwa dem Typ C mit Tremor, progressiver Ataxie, Spastizität und Demenz. Supranukleäre Ophthalmoplegie kann vorhanden sein (CROCKER u. FARBER 1958). Als charakteristisches Differenzierungsmerkmal sind ein anfänglicher oder anhaltender (Sub-)Ikterus und eine entsprechende Erhöhung von Bilirubin und alkalischer Phosphatase immer vorhanden.

Die Sphingomyelinvermehrung in der Milz ist gering bis stark, in der Leber gering und im Hirn nicht nachweisbar. Eine geringe Cholesterinvermehrung ist ebenfalls vorhanden. Die Sphingomyelinaseaktivität ist normal (CALLAHAN et al. 1974; KARPATI et al. 1977; BARATON u. REVOL 1977). Der zugrunde liegende Ezymdefekt ist nicht bekannt.

Elektronenmikroskopisch wurden membranbegrenzte Einschlüsse mit homogener Matrix und membranösen Gebilden in den Schaumzellen des peripheren Blutes und im Knochenmark beobachtet (VETHAMANY et al. 1972).

Tier- und experimentelle Sphingomyelinosen

Bei Mäusemutanten mit Schaumzellenretikulose (LYON et al. 1965) erkennt man Veränderungen in Milz, Leber und Muskeln, deren Hauptspeichermaterial Sphingomyelin ist (FREDERIKSON et al. 1969; ADACHI et al. 1976). Ein Sphingomyelinase-Aktivitätsmangel konnte erst in einer weiteren Mutante (MIYAWAKI et al. 1982) festgestellt werden, und bei anderen, dem Typ C ähnelnden Mutanten wurde eine Lipidspeicherung im ZNS beobachtet (TANAKA et al. 1988). Eine spontane Niemann-Pick-Krankheit wurde bei einem Pudel (BUNDZA et al. 1979) und bei Katzen vermutet (WENGER et al. 1980; BAKER et al. 1987). Bei Kaninchen wurden nach Zufuhr verschiedener künstlicher Polymere Veränderungen mit Schaumzellen, die den Niemann-Pick-Zellen ähnelten, beobachtet (MIYASAKI 1975).

III. Metachromatische Leukodystrophie (Leukodystrophie vom Typ Scholz-Bielschowsky-Henneberg; Leukodystrophie vom Typ Norman-Greenfield)

In ihrer Einteilung von Varianten der Schilderschen Erkrankung wiesen EINARSON u. NEEL (1938) auf eine Form hin, bei der im Marklager eine Substanz vorhanden war, die sich mit den basischen Anilinfärbungen metachromatisch darstellte. Ähnliche Farbumschläge hatten NISSL u. ALZHEIMER (1910) beobachtet. In Anlehnung an BIELSCHOWSKY u. HENNEBERG (1928), die erstmals eine diffuse Sklerose als Leukodystrophie beschrieben hatten, verwendeten EINARSON u. NEEL (1938) die Bezeichnung „metachromatische Leukodystrophie". Die synonymen Bezeichnungen „metachromatische Leukoenzephalopathie", „degenerative oder metachromatische Form der diffusen Hirnsklerose", „Leukodystrophie vom Typ Scholz", „Leukodystrophie vom Typ Scholz-Bielschowsky-Henneberg" oder „Leukodystrophie vom Typ Norman-Greenfield" wurden inzwischen weitgehend zugunsten des allgemeinen Begriffes „metachromatische Leukodystrophie" verlassen.

Neben der metachromatischen und Globoidzell-Leukodystrophie mit bereits bekanntem Stoffwechseldefekt gibt es noch weitere Leukodystrophien, deren jeweilige Ätiopathogenese noch unbekannt ist (Alexander-Leukodystrophie, s. S. 524; orthochromatische Leukodystrophie, s. S. 493).

PILZ (1976) stellte die metabolischen Leukodystrophien als Stoffwechselkrankheiten des Marklagers den metabolischen Poliodystrophien mit Stoffwechselstörungen der neuronalen Perikaryen der grauen Substanz gegenüber. Allerdings sind die Grenzen nicht scharf, weil bei einigen Leukodystrophien eine Speicherung auch in den Nervenzellen vorkommt. Schon 1947 beschrieb NORMAN einen Fall von metachromatischer Leukodystrophie, bei dem sich die metachromatischen Substanzen nicht nur im Marklager, sondern auch in den Nervenzellen darstellen ließen. Auf diese Tatsache haben POSER et al. (1957) aufmerksam gemacht. Umgekehrt können Speicherkrankheiten des Neurons mit Veränderungen im Marklager einhergehen (s. S. 327). Deswegen werden die lokalisatorischen Merkmale als Ordnungsprinzip weitgehend aufgegeben und die Leukodystrophien in der vorliegenden Einteilung nicht mehr in einer Gruppe, sondern in verschiedenen Abschnitten der ihr zugrundeliegenden Stoffwechselstörung entsprechend behandelt. Die metachromatische Leukodystrophie ist eine hereditäre, familiär auftretende, progrediente Entmarkungskrankheit des Gehirns aufgrund eines Enzymdefektes im katabolen Stoffwechsel physiologischer Myelinlipide.

RATTAZI et al. (1978) unterschieden nach dem Alter des Krankheitsbeginns und der klinischen Symptomatik kongenitale, infantile, spätinfantile, juvenile und erwachsene Formen, denen ein Arylsulfatase-A-Mangel zugrunde liegt, sowie eine sechste Form mit Mangel sämtlicher Arylsulfatasen. Darüber hinaus wurde 1979 von SHAPIRO et al. eine klinisch und morphologisch charakteristische metachromatische Leukodystrophie ohne Arylsulfatasemangel beschrieben. Andere, etwas modifizierte Einteilungen wurden von McFAUL et al. (1982) KOLODNY u. MOSER (1983) sowie McKHANN (1984) vorgeschlagen.

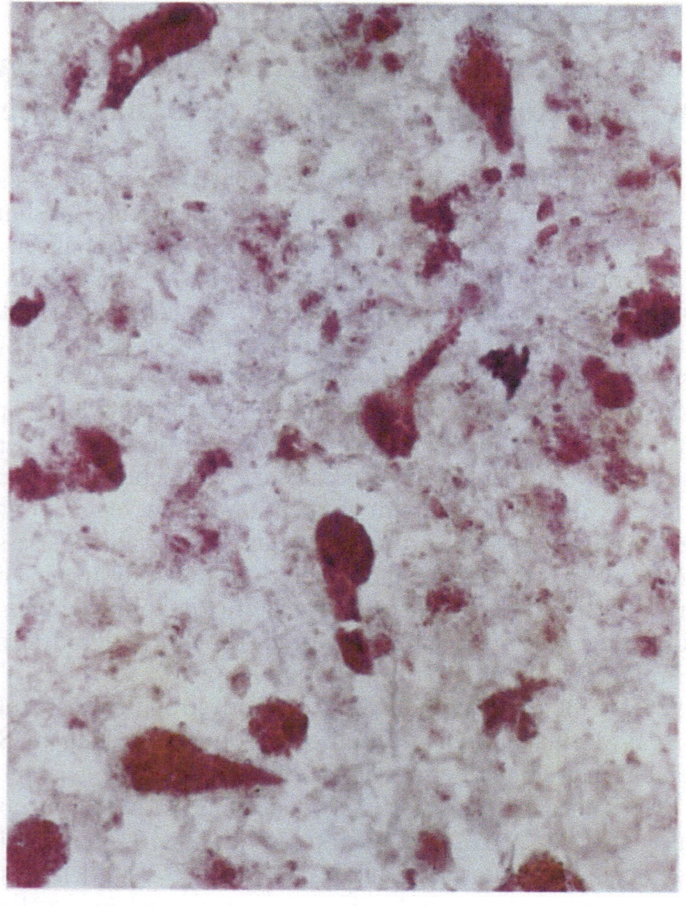

Abb. 80. Darstellung der metachromatischen Ablagerungen mit der Hirsch-Peiffer-Kresyl-violett-Färbung. × 300. (Aufnahme H.J. PEIFFER, Tübingen)

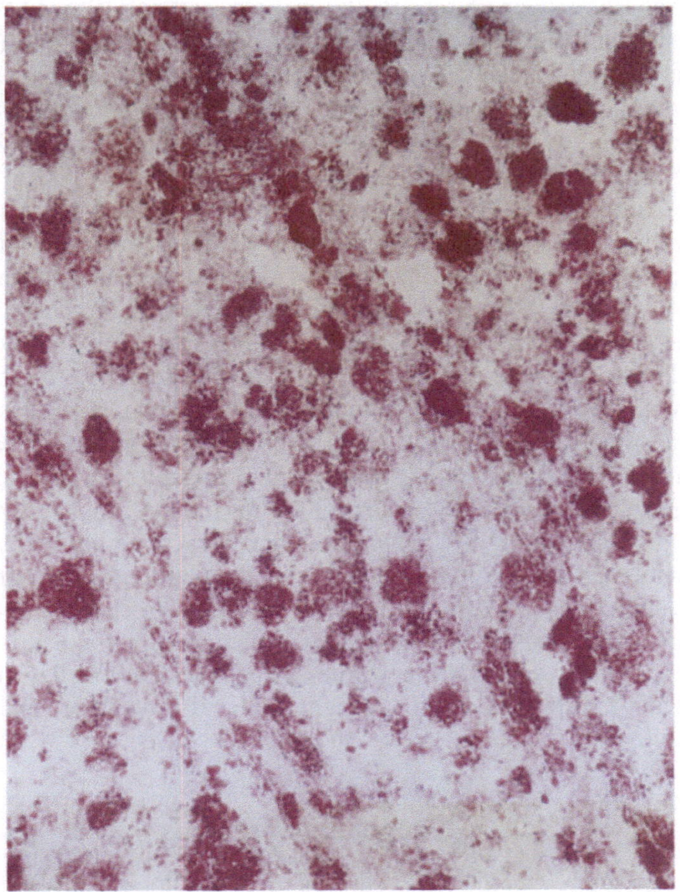

Abb. 81. Darstellung der Speichersubstanzen mit der Pseudoisozyaninfärbung von Benz und Harzer. × 300. (Aufnahme H.J. Peiffer, Tübingen)

Metachromatische Speichersubstanzen

Wegen der enzymatischen Unterschiede und trotz der inzwischen erhobenen ultrastrukturellen Befunde bleibt als wichtigstes Kriterium für die Zuordnung zur Gruppe der metachromatischen Leukodystrophien die Metachromasie des gespeicherten Materials. Da Alkohol die metachromatischen Substanzen herauslöst, ist die Metachromasie nur im Gefrierschnitt, kaum mehr im Paraffin- und gar nicht im Zelloidinpräparat nachweisbar. Bereits Witte (1921) konnte bei einem Patienten, der mit höchster Wahrscheinlichkeit an einer metachromatischen Leukodystrophie verstorben war, „Prälipoide" (bei Sudanrot nur ganz leicht angefärbte Substanzen) in Niere, Leber, Hoden und Hypophyse nachweisen. Im Gegensatz zu den Sulfatiden der intakten Markscheide, die nie metachromatisch reagieren, läßt sich eine metachromatische Anfärbung der Speichersubstanzen mit basischen Anilinstoffen, wie z. B. Toluidinblau, erreichen. Sie wurde zunächst von Greenfield (1933) beschrieben.

Eine spezifische histochemische Reaktion wurde erstmals 1955 mit der Hirsch-Peiffer-Kresylviolett-Färbung erreicht (Abb. 80). Die von HOLLÄNDER (1964) publizierte Methode zum Nachweis der Sulfatidanionen beruht auf ihrer orangeroten Färbung mit Acridin-Flavin. Sie kann auch für ihre Fluoreszenzdarstellung verwendet werden. HAZAMA u. HEBARA (1971) erzielten gute Ergebnisse mit der Zugiyama-Säure-Neutralrot-Methode.

Manche Autoren (AUSTIN 1973a) vertreten die Ansicht, daß nur mit Toluidinblau verschiedene Farbabstufungen erfaßt werden können, die möglicherweise unterschiedlichen Aggregatzuständen der Speichersubstanzen entsprechen. BENZ u. HARZER (1974) verwandten Pseudoisozyanin, das chemisch reiner als Kresylviolett ist; die mit dieser Färbung dargestellte rotviolette Metachromasie (Abb. 81) erscheint in einer charakteristischen Wellenlänge (538 nm). LAMPERT u. LEWIS (1975) färbten die Sulfatide mit Alcianblau in Gegenwart von 0,8 M Magnesiumchlorid. Ein weiterer histochemischer Hinweis für das Vorliegen eines sauren Glykolipids ist die positive Anfärbung mit PAS. Im Unterschied zu den Gangliosidosen (s. S. 330) ist die Bialfärbung mit Orcin negativ. AUERBECK et al. (1964) und DAYAN (1967) hoben die Doppelbrechung des metachromatischen Materials hervor. Es handelt sich teils um plattenartig aufeinandergeschichtete Linien, teils um Ansammlungen von doppelbrechenden feinen Körnern, die in allen Strukturen, bei denen Anhäufungen metachromatischer Substanzen vorhanden sind, sichtbar werden. Eine Ausnahme stellen die mit metachromatischer Substanz beladenen Ganglienzellen dar, bei denen eine Doppelbrechung fehlt.

1. Kongenitale Form

Einige Patienten, bei denen aufgrund der histologischen Befunde eine metachromatische Leukodystrophie diagnostiziert wurde, verstarben kurz nach der Geburt (FEIGIN 1954; MASTERS et al. 1964; BUBIS u. ADLESBERG 1966; WOLMAN 1966). Ungewiß ist, ob der von BISCHOFF (1961) beschriebene Fall von ungewöhnlicher Leukoenzephalopathie dazu gerechnet werden soll. Da biochemische Untersuchungen in all diesen Fällen fehlten, ist ihre Zugehörigkeit zur metachromatischen Leukodystrophie nicht gesichert. Bei den Fällen mit biochemischem Nachweis (LEROY et al. 1973; HARZER et al. 1975; WIESMANN et al. 1975; MEIER u. BISCHOFF 1976; PODUSLO et al. 1976; SUCHLANDT et al. 1982; MEYERMANN et al. 1982) handelt es sich um pränatale Diagnosen bei Föten, die nur bedingt eine kongenitale Form der Erkrankung widerspiegeln, da, wenn die Kinder geboren worden wären, sich die Krankheit u. U. erst zu einem späteren Zeitpunkt hätte manifestieren können. Aufgrund enzymatischer Untersuchungen grenzten ETO et al. (1982) die kongenitale Form von den übrigen Formen ab.

Klinisches Bild

Die Kinder weisen von Geburt an Episoden von Apnoe mit Zyanose, Bradykardie und klonische Bewegungen der Extremitäten auf. Sie sterben Stunden oder Tage nach der Geburt.

Pathologie

Morphologische Befunde der als kongenitale Form aufgefaßten Fälle sind spärlich. Bei verschiedenen Föten wurde metachromatisches Material in den Nieren (LEROY et al. 1973) bzw. eine fluoreszenzmikroskopische Sulfatidspeicherung in Nieren und Leber (SUCHLANDT et al. 1982) nachgewiesen.

Elektronenmikroskopisch konnten prismatische Einschlüsse und lamelläre Körper in Nieren und Leber (WIESMANN et al. 1975; SUCHLANDT et al. 1982) nachgewiesen werden.

Neuropathologie

Das Gehirn sieht äußerlich normal aus; bei der Zerlegung zeigt das Marklager eine trübe, trockene, granuläre Beschaffenheit und es kann multilokuläre Zysten aufweisen (FEIGIN 1954; BISCHOFF 1961). Die U-Fasern erscheinen normal.

Lichtmikroskopisch erkennt man in den weichen Hirnhäuten der Fötengehirne einige lipidspeichernde arachnoidale Zellen. Die Hirnrinde erscheint normal (FEIGIN 1954; BUBIS u. ADLESBERG 1966; WOLMAN 1966). Im Marklager erkennt man eine starke Zunahme der Gliazellkerne und zahlreiche Schaumzellen, deren Zytoplasma mit metachromatischen Substanzen beladen ist. PODUSLO et al. (1976) fanden keine Metachromasie, aber zahlreiche Einschlüsse in den Oligodendro-

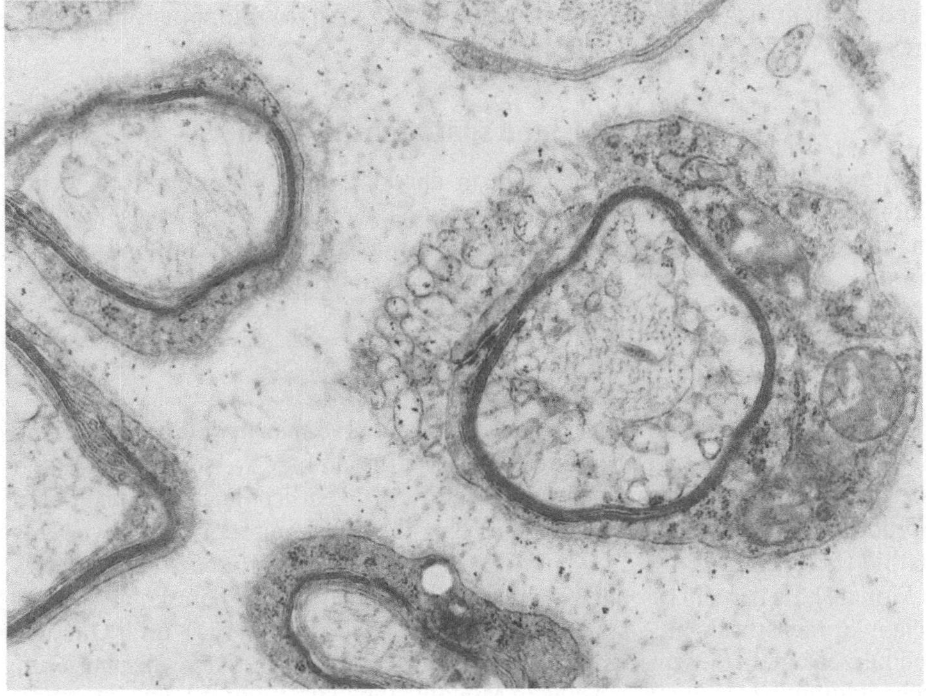

Abb. 82. Metachromatische Leukodystrophie. Kongenitale Form. Vesikuläre Entmarkung in den peripheren Nerven × 12000. (Aus MEYERMANN et al. 1982)

gliazellen der bemarkten Areale. Im Rückenmark konnten WIESMANN et al. (1975) sowie MEIER u. BISCHOFF (1976) eine leichte Metachromasie in den interfaszikulären Gliazellen der Rückenmarkstränge, und in den Schwann-Zellen der peripheren Nerven eine ausgeprägte Metachromasie finden. Demgegenüber konnten MEYERMANN et al. (1982) auch im peripheren Nerv eines 22 Wochen alten Föten keine Metachromasie, aber eine vesikuläre Entmarkung feststellen (Abb. 82).

In den kurz nach der Geburt verstorbenen Fällen fanden sich mit Toluidinblau metachromatisch anfärbbare Substanzen in den Ganglienzellen der Hirnrinde und den Basalganglien, während in der myelinisierten weißen Substanz eosinophile Produkte vorkamen.

Elektronenmikroskopisch konnten SUCHLANDT et al. (1982) kein Speichermaterial nachweisen. WIESMANN et al. (1975) sowie MEIER u. BISCHOFF (1976) fanden in den Perikaryen und Fortsätzen der Nervenzellen der Groß- und Kleinhirnrinde sowie des Hirnstammes zahlreiche Lysosomen, die innerhalb einer fein-granulären homogenen Matrix umgrenzte Areale mit lamellärem Muster aufwiesen. Die lamellären Anteile waren in einigen der Einschlüsse der Oligodendrogliazellen stärker entwickelt und boten das typische Bild der Tuffsteinkörper. Gelegentlich fanden sie konzentrische lamelläre Gebilde. In den nicht deutlich identifizierbaren Gliazellen beobachteten sie die verschiedenen Typen von Einschlüssen. PODUSLO et al. (1976) fanden in den Einschlüssen der Oligodendrogliazellen ebenfalls lamelläre Strukturen. Im Rückenmark waren die abnormen Lysosomen im Zytoplasma der deutlich erkennbaren Oligodendroglia besonders zahlreich vorhanden. Mehr als 10% der Schwann-Zellen zeigten stark osmiophile Einschlüsse, meistens vom Tuffsteintyp.

2. Infantile und spätinfantile Form

Beide Formen unterscheiden sich in der klinischen Symptomatologie nur durch die verschiedenen Manifestationszeiten. Die infantile Form ist selten und manifestiert sich zwischen dem 6. und 12. Monat. Zu der spätinfantilen Form gehören $^2/_3$ aller beschriebenen Fälle von metachromatischer Leukodystrophie. Sie wird im Alter zwischen 1 und 3 Jahren manifest.

Klinisches Bild

Der klinische Verlauf läßt sich nach HAGBERG (1962) in vier Stadien einteilen: *Stadium I* (Dauer etwa 18 Monate). In dieser Initialphase weisen die Patienten Schwäche und Hypotonie der Muskulatur, gelegentlich leichte Ataxie und Sprachstörungen auf. Häufig manifestiert sich die Krankheit zuerst als Polyneuropathie (YUDELL et al. 1967; DA SILVA u. PEARCE 1973). *Stadium II* (Dauer etwa 6 Monate). Es tritt ein rascher Verfall mit Zunahme der Tetraparesen, dysarthrischen Sprachstörungen, Ataxie, Nystagmus (FULLERTON 1964) und Gliederschmerzen ein. In diesem Stadium wird die psychomotorische Retardierung deutlich. *Stadium III* (Dauer von wenigen Monaten bis zu drei Jahren). Die Patienten leiden unter spastischer Tetraplegie und schmerzhaften Muskelspasmen. Neben der Zunahme des geistigen Abbaues treten bulbäre Symptome und Optikusatrophie mit Visus- und Papillenstörungen hinzu. *Stadium IV* (Dauer über Jahre möglich). Das Endstadium zeichnet sich durch Blindheit, Taubheit und Rigidität der Muskulatur aus, selten kommt es zu epileptischen Anfällen (JERVIS 1960; ETTINGER 1965). Der Tod tritt durch interkurrente Infekte oder zerebrale Hyperpyrexie ein (ULRICH u. ISLER 1971). Der Krankheitsverlauf der spätinfantilen Form beträgt zwischen 3 und 5 Jahre, kann aber bis zu 8 Jahren dauern (NAUSIDA u. KLAWANS 1976).

Fast alle Fälle zeigen eine erhebliche Vermehrung des Liquoreiweißes. In den Liquorzellen können metachromatische Substanzen nachgewiesen werden (CANELAS et al. 1964). Seltener kommen sie in den *Leukozyten* des zirkulierenden Blutes vor (AUSTIN 1958). Die Computertomographie ermöglicht eine Sicherung der Diagnose (DUBAL u. WIGGLI 1977; BUONANNO et al. 1978).

Pathologie

In der *Leber* liegen die metachromatischen Substanzen in den Parenchymzellen, periportalen Histiozyten, Kupffer-Sternzellen und Gallengangsepithelien (BRAIN u. GREENFIELD 1950; TOGA et al. 1972). In der *Gallenblase* kommt es gelegentlich zu Papillombildungen mit metachromatischen Depots in den Epithelien der Mukosa (NORMAN 1947; DISCHE 1969). In den *Nieren* sind die Epithelien der distalen Tubulusabschnitte betroffen (BRAIN u. GREENFIELD 1950; ROIZIN et al. 1968). Die Veränderungen in der Niere erlauben eine Diagnose durch Nierenbiopsie oder auch durch Nachweis metachromatischer Substanzen in den Epithelzellen des Urinsediments (AUSTIN 1957). Die retikuloendothelialen Zellen der *Milz* sowie der *Hypophysenvorderlappen* und der *Hoden* zeigen gelegentlich metachromatische Substanzen (WITTE 1921; HAGBERG 1960; WOLFE u. PIETRA 1964). Schaumzellen in der *Lunge* konnte SCHEIDEGGER (1950) nachweisen. Das unterschiedliche Verhalten der metachromatischen Substanzen in verschiedenen Organen gegenüber den einzelnen Färbemethoden wurde schon von BRAIN u. GREENFIELD (1950) hervorgehoben.

Elektronenmikroskopisch zeigen alle Organe mit metachromatischen Granula, vor allem die Leber (RESIBOIS 1971), Einschlüsse wie im zentralen (TOGA et al. 1972) und peripheren Nervensystem (s. unten).

Neuropathologie

Makroskopisch erkennt man sowohl im Groß- als auch im Kleinhirn eine Verschmälerung der Windungen mit wechselnder Verbreiterung der Furchen. Auf Frontalschnitten findet sich eine deutliche Konsistenzerhöhung der weißen Substanz, die sich auch am frischen, unfixierten Gehirn gummi- oder speckartig derb anfühlt (PEIFFER 1959). In den Fällen mit der längsten Verlaufsdauer ist das verhärtete und leicht gelblich-bräunliche Mark zentral schwammartig aufgelockert wie Schweizer Käse, dabei aber doch sehr zäh. In der Regel heben sich die U-Fasern gut ab.

Die Sklerosierung ist häufig parietal und okzipital, gelegentlich auch temporal und in den basalen Hirnabschnitten akzentuiert. BRAIN u. GREENFIELD (1950) machten auf die verhältnismäßige Schonung einiger Areale aufmerksam. Die

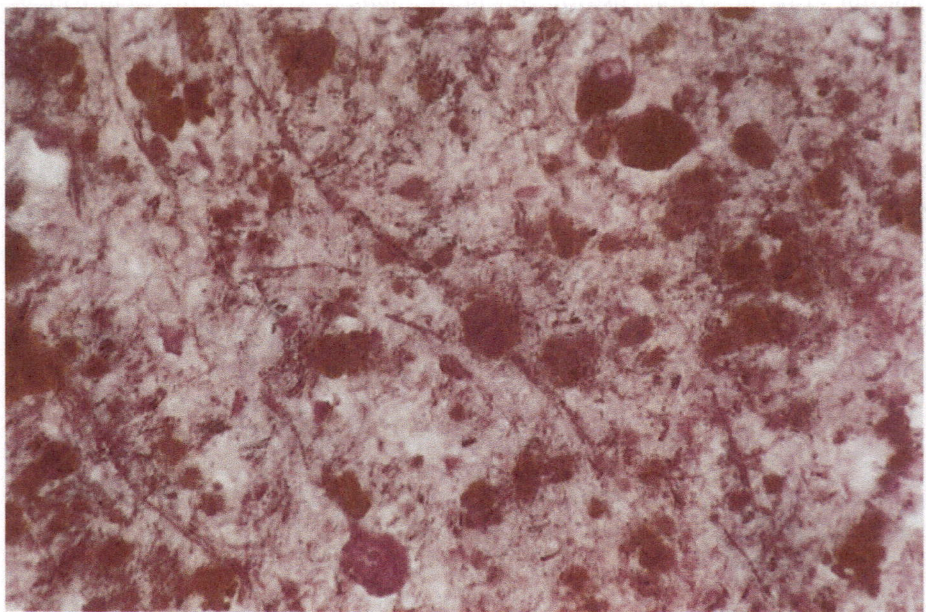

Abb. 83. Metachromatische Leukodystrophie. Infantile Form. Makrophagen mit abgerundeten Zelleibern, gefüllt von metachromatischen Körnchen. Die metachromatischen Substanzen häufen sich um die Gefäßendothelien. Essigsäure, Kresylviolettlösung × 500. (Aufnahme H.J. PEIFFER, Tübingen)

Stammganglien sind mitunter verwaschen gezeichnet. Der Balken ist hochgradig verschmälert. Isolierte Erweichungen im Claustrum-Bereich, in der Capsula externa und extrema wurden häufig beschrieben (SCHALTENBRAND 1927; FRANK 1947; WOHLWILL u. PAINE 1958). Die inneren Liquorräume sind mäßig erweitert.

Lichtmikroskopisch kann die alleinige Beurteilung nach der Markscheidenfärbung irreführen. Man erkennt dabei lediglich eine gewisse Abblassung mit leichter Faserlichtung, sowie Markballen- und Knopfbildungen. Nur in den am stärksten betroffenen Gebieten ist der Markzerfall deutlich. Eine fast vollständige Entmarkung, lediglich unter Schonung der U-Fasern, zeigen die am längsten dauernden spätinfantilen Fälle, bei denen selbst in der Körnerschicht des Kleinhirns und innerhalb des Striatum und Pallidum ein Markscheidenzerfall erkennbar wird. Die Sehstrahlung ist in allen Fällen gut erhalten (BRAIN u. GREENFIELD 1950; PEIFFER 1959). Die Holzer-Färbung zeigt stets eine dichte Fasergliose, auch in den bei Markscheidenfärbung nur abgeblaßten Partien. Die Gliafasern ordnen sich häufig korbartig um wabige Hohlräume herum an, die mit zahlreichen Abraumzellen angefüllt sind. Der Gehalt an Achsenzylindern ist regelmäßig vermindert; sie sind frakturiert und häufig unter Bildung von Kolben und Axonkugeln beträchtlich aufgequollen, die Endofibrillen nach Art der Alzheimer-Fibrillenveränderungen verknäuelt. In der Körnerschicht des Kleinhirns fanden BRAIN u. GREENFIELD (1950) zahlreiche Torpedos. Die Abräumzellen färben sich bei Markscheidenfärbung nur in geringer Zahl schwach rauchgrau an.

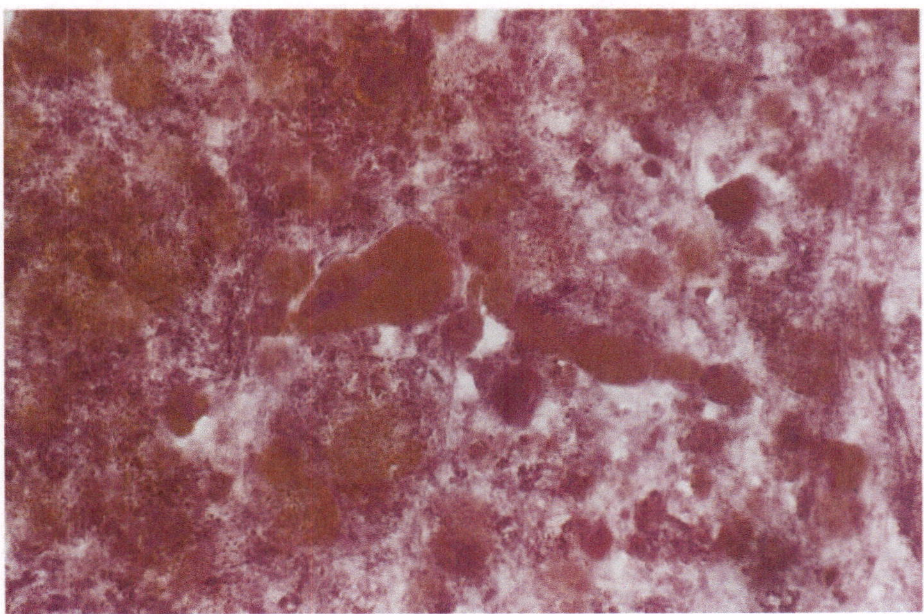

Abb. 84. Nervenzellen der Hirnrinde mit z. T. brauner Metachromasie im Zelleib. Essigsäure, Kresylviolett × 500. (Aufnahme H.J. PEIFFER, Tübingen)

Bei Fettfärbung mit Sudanrot finden sich in der Regel nur vereinzelt unmittelbar an Gefäße angelagerte, sudanophile Fettkörnchenzellen. Ihr Inhalt ergibt bei Polarisation zum Teil die Doppelbrechung in Form des Malteserkreuzes. Sudanophile Fettkörnchen kommen nur im Endblatt und Zellband des Ammonshornes vor. Im allgemeinen sind die in den Marklagern sichtbaren, sehr zahlreichen Abräumzellen nur matt gelb-orange und nicht leuchtend rot gefärbt und geben bei Polarisation nur eine ganz schwache, flimmerige Doppelbrechung. Über die Ausdehnung des Markzerfalls orientiert die PAS-Reaktion, die bei allen Fällen im ganzen Marklager ziemlich dicht beieinanderliegende PAS-positive Gliazellen aufdeckt. Diese Zellen verdichten sich im allgemeinen nicht um die Gefäße, sondern bleiben in der ursprünglichen Ausrichtung entsprechend dem Markfaserverlauf liegen. Es handelt sich um abgerundete Zelleiber, die mit zahllosen Körnchen so angefüllt sind, daß diese den Kern oft überdecken. Bei Färbung mit essigsaurer Kresylviolettlösung erscheinen sie (Abb. 83), entsprechend dem Entmarkungsgrad, kräftig metachromatisch braun (HIRSCH u. PEIFFER 1955). Gelegentlich scheinen die großen Markvenen ebenfalls von einem breiten, braunmetachromatischen Saum umgeben zu sein. Die metachromatischen Substanzen können auch besonders stark angehäuft in den Gefäßendothelien vorkommen (OSETOWSKA u. ZELMAN 1964).

Das Nissl-Bild des Markes bestätigt den großen Gliareichtum. Neben gemästeten Astrozyten, die gelegentlich zweikernig sind, handelt es sich in erster Linie um Mikrogliazellen. Entzündliche Veränderungen fehlen oder beschränken sich auf spärliche, perivaskulär gelagerte Lymphozyten im Sinne einer resorptiven Entzündung.

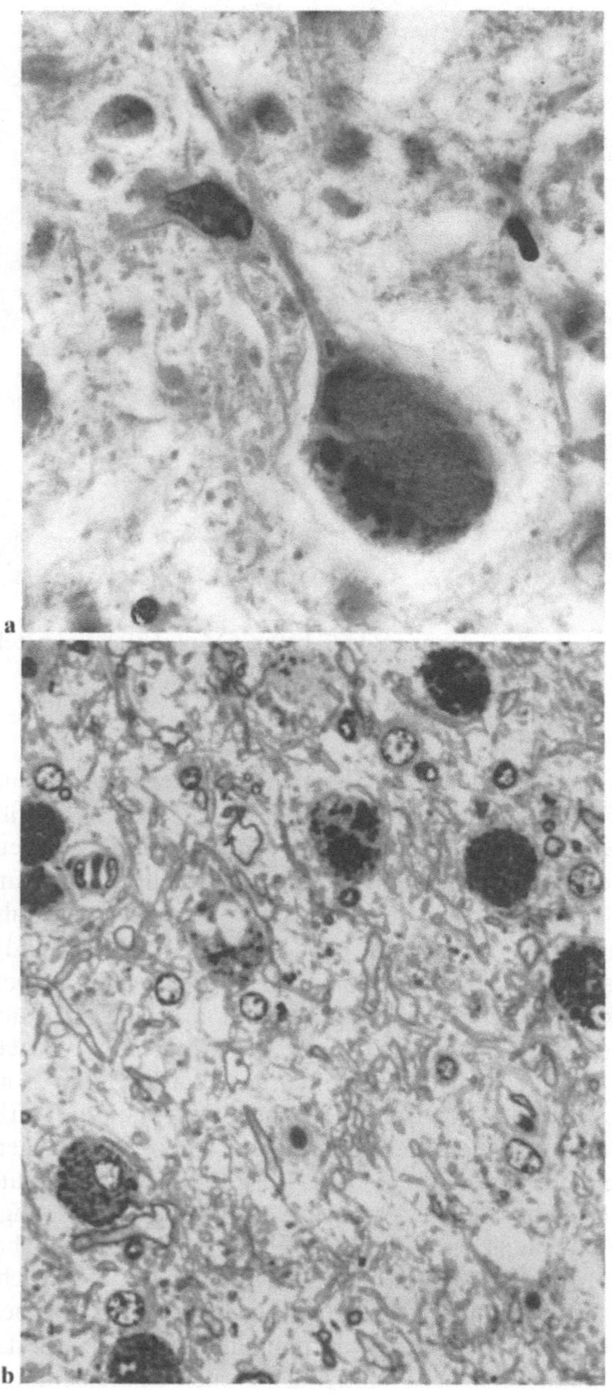

Abb. 85a, b. Metachromatische Leukodystrophie. Infantile Form. Das Zytoplasma einer Nervenzelle in der Brücke **a** und das Zytoplasma der Gliazellen **b** enthalten zahlreiche Granula. PAS **a** Paraffineinbettung × 700, **b** Semidünnschnitt × 500

Die Nervenzellen der Rinde zeigen, von vereinzelten Kernpyknosen und ischämischen Veränderungen und dem Ammonshornausfall abgesehen, nur ausnahmsweise Formabweichungen (MÜLLER et al. 1969). Dagegen sind die Nervenzellen der Stammganglien- und Hirnstammkerngebiete sowie des Rückenmarkes beträchtlich aufgebläht (PENG u. SUZUKI 1987). Mit essigsaurer Kresylviolettlösung ergeben sie gelegentlich den Burgunderton der Markscheiden, meist aber eine braune Metachromasie (Abb. 84). Die metachromatischen Einlagerungen finden sich auch in Gebieten, in denen das umgebende Marklager völlig intakt ist. Bei der PAS-Färbung erkennt man, daß sie Körnchen gleicher Art enthalten wie die Gliazellen des Marklagers (Abb. 85). Prädilektionsstellen der neuronalen Speicherung sind an erster Stelle die Nervenzellen des Nucleus dentatus, gefolgt von den Hirnnerven- und Rückenmarkskerngebieten sowie Thalamus und Pallidum (PEIFFER 1970).

Im Kleinhirn ist die Entmarkung ebenfalls ausgeprägt; die Purkinje-Zellen weisen häufig axonale Schwellungen auf (SARRIA et al. 1983). Im N. opticus und in den Ganglienzellen der Retina werden die gleichen metachromatischen Substanzen gefunden wie im Zentralnervensystem (COGAN et al. 1958; HAGBERG et al. 1962; VAN BOGAERT 1964; LIBERT et al. 1979). Im peripheren Nerv erkennt man einen deutlichen Verlust bemarkter Nervenfasern (Abb. 86).

Elektronenmikroskopisch findet man in den Astrozyten und der Oligodendroglia des Marklagers sowie in den Nervenzellen des ZNS und der Retina abnorme

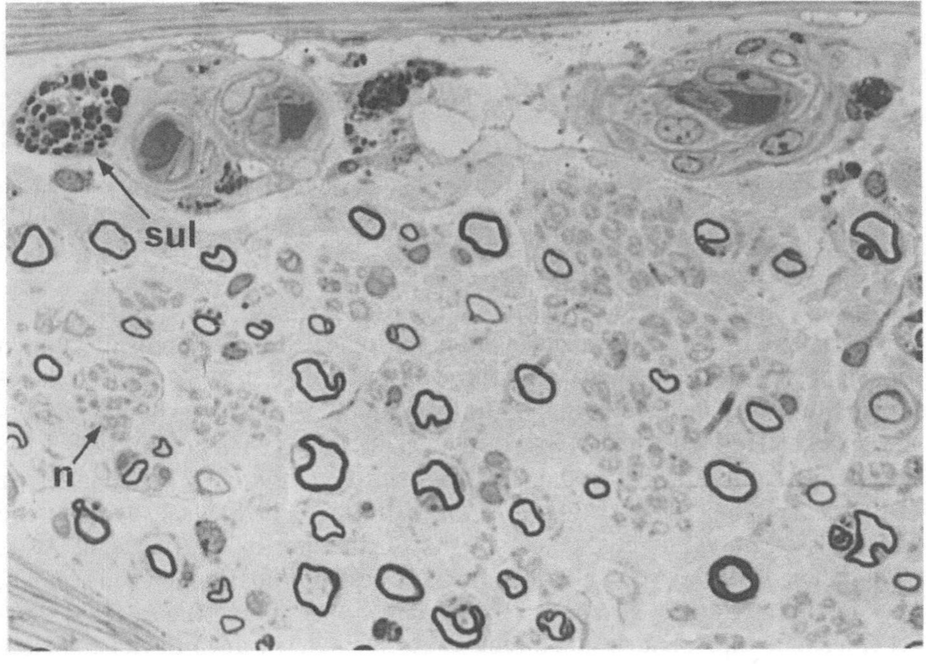

Abb. 86. Metachromatische Leukodystrophie. Infantile Form. Im peripheren Nerv erkennt man Verlust an bemarkten mit Überwiegen der unbemarkten (*n*) Nervenfasern. Gespeichertes Material in perivaskulären endoneuralen Makrophagen (*sul*) Semidünnschnitt Nissl × 790. (Aus WELLER u. CERVÓS-NAVARRO 1977)

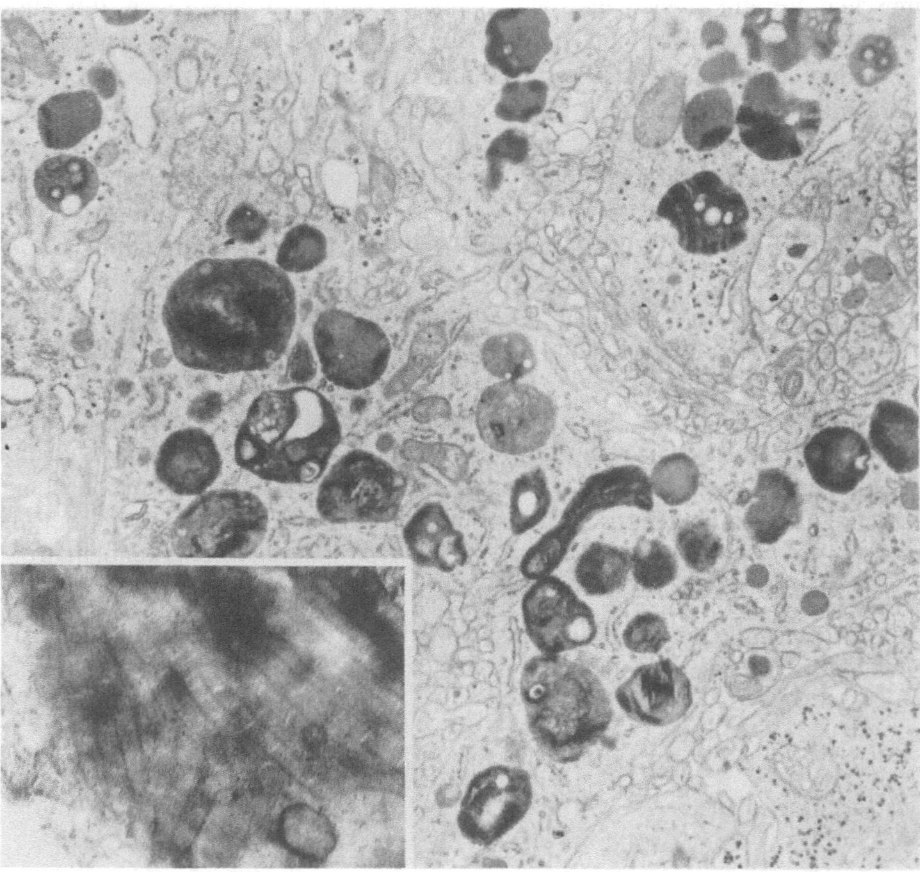

Abb. 87. Metachromatische Leukodystrophie. Infantile Form. Lamelläre lysosomale Einschlüsse im Neuropil des Großhirns. ×35000. Ausschnitt: Typische membranbegrenzte prismatische Einschlüsse ×100000. (Aus CERVÓS-NAVARRO u. GOEBEL 1989)

zytoplasmatische Einschlüsse, die in ihrem Aussehen stark variieren. Sie können eingeteilt werden in a) polymorphe Einschlüsse (Abb. 87), die konzentrisch geschichtete Lamellen, dicht osmiophile oder granuläre Strukturen beinhalten (AUREBECK et al. 1964; GREGOIRE 1964; RÉSIBOIS-GRÉGOIRE 1967; MEI LIU 1968; RESIBOIS 1970; TERRY 1970; TOGA et al. 1972; PENG u. SUZUKI 1987), b) Tuffsteinkörper (BISCHOFF u. ULLRICH 1967; BISCHOFF 1975; LUIJTEN et al. 1978) und c) prismatische Einschlüsse (GRÉGOIRE et al. 1966; RÉSIBOIS-GRÉGOIRE 1967; TOGA et al. 1972; LIBERT et al. 1979; SARRIA et al. 1983). Letztere bestehen aus Banden von Lipiden, getrennt durch Räume, die auch nach Färbung mit Uran- und Bleisalzen leer erscheinen. Die Lipidbanden sind ihrerseits geschichtet, wie auch an vielen Stellen die Prismen, und weisen eine charakteristische Periodik von 5–6 nm auf (Abb. 88a, b). GRÉGOIRE et al. (1966) sprachen von einem helikalen Aufbau. Bei Anwendung von Phosphor-Wolfram Säure in wäßriger Lösung, besonders wenn nach der Glutaraldehydfixierung keine Nachfixierung mit Osmium stattfindet,

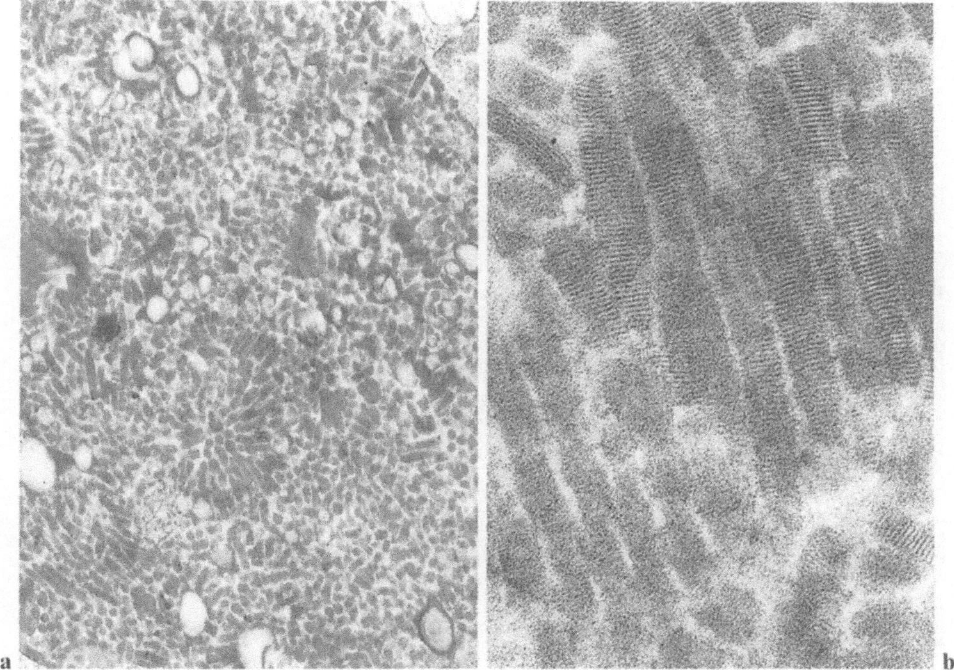

Abb. 88a, b. Metachromatische Leukodystrophie. Infantile Form. Ultrastruktur der intrazellulären Speicherungen von Sulfatiden. **a** × 30000, **b** × 120000. (Aufnahme R.O. Weller, Southampton)

wird in den leeren Räumen eine elektronendichte Matrix sichtbar, was auf das Vorhandensein von Aminogruppen hinweist (Hodge u. Schmitt 1960; Benedetti u. Bertolini 1963). Sie wird durch Behandlung der Schnitte mit Hyaluronidase herausgelöst.

Die tuffsteinartigen Körper messen 1 μm Durchmesser, sind mäßig osmiophil und zeigen sowohl vesikuläre als auch feste Anteile, die aus unregelmäßig angeordneten, mosaikartig aneinandergrenzenden Platten, Prismen und konzentrischen Ringabschnitten bestehen (Abb. 89). Sie entsprechen z. T. den von Toga et al. (1972) beschriebenen polymorphen Gebilden mit „Spinnennetz"- oder „Honigwaben"-Strukturen (Webster 1962; Luijten et al. 1978).

Die Einschlüsse mit konzentrisch geschichteten Lamellen finden sich an gleicher Stelle wie die tuffsteinartigen, sind etwa gleich groß wie diese und ebenfalls von einer Membran umgeben. Ihre charakteristische Periodik beträgt 4–5 nm (Bischoff u. Ullrich 1967).

Sowohl tuffsteinartige als auch konzentrisch geschichtete Einschlüsse scheinen Träger metachromatischer Reaktionen zu sein; jedenfalls ließen sich letztere nach Isolierung durch Ultrazentrifugation von Suzuki u. Chen (1966) metachromatisch anfärben. Sie enthalten offensichtlich Sulfatide, auch wenn sie sich rein morphologisch von denjenigen der Gangliosidosen nicht unterscheiden.

Das Zytoplasma der Schwann-Zellen des peripheren Nerven enthält neben den konzentrisch lamellären, tuffsteinartigen (Abb. 90a, b) und prismatischen

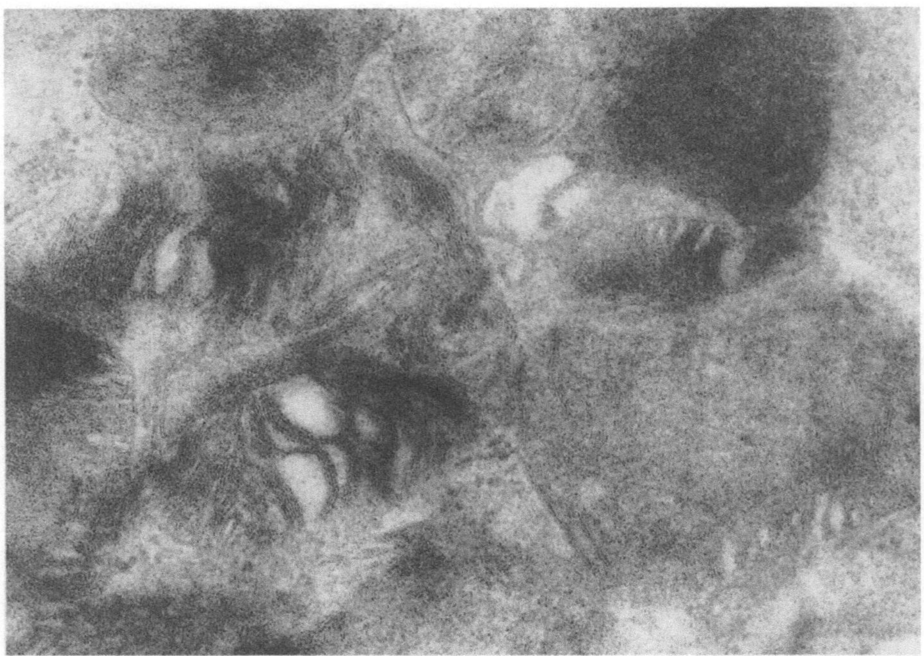

Abb. 89. Metachromatische Leukodystrophie. Infantile Form. Nervenzelle der Hirnrinde. Tuffsteinartige Einschlüsse mit homogenen und unterschiedlich verlaufenden membranösen Anteilen. × 100000

Einschlüssen auch Zebrakörper (WEBSTER 1962; CRAVIOTO et al. 1966; HASSOUN et al. 1971; TOGA et al. 1972; WELLER u. CERVÓS-NAVARRO 1977), die auch von LUIJTEN et al. (1978) in der spätinfantilen Form gefunden wurden. Bei längerem Krankheitsverlauf treten zunehmend Myelinveränderungen auf. Die Einschlüsse kommen auch in den Schwann-Zellen unbemarkter Fasern vor.

3. Juvenile Form

Die ersten Krankheitszeichen treten im 4. bis 19. Lebensjahr in Erscheinung und sind denjenigen der spätinfantilen Form ähnlich. Allerdings zeigen genealogische Studien (GUSTAVSON u. HAGBERG 1971) und Untersuchungen der Restaktivität der Arylsulfatase (SUZUKI u. MIZUNO 1974) Unterschiede gegenüber der spätinfantilen Form.

Klinisches Bild

Dem höheren Lebensalter entsprechend machen sich nach einer unauffälligen Entwicklung zunächst Schulschwierigkeiten bemerkbar. Im Unterschied zu der spätinfantilen Form findet man von Anfang an extrapyramidale Störungen (Tremor, Rigor, Hyperkinesen) und zerebellare Ausfälle. Dysarthrie, Inkontinenz und Zwangslachen gehören ebenfalls zum Krankheitsbild (FARBER u. VAWTER 1963;

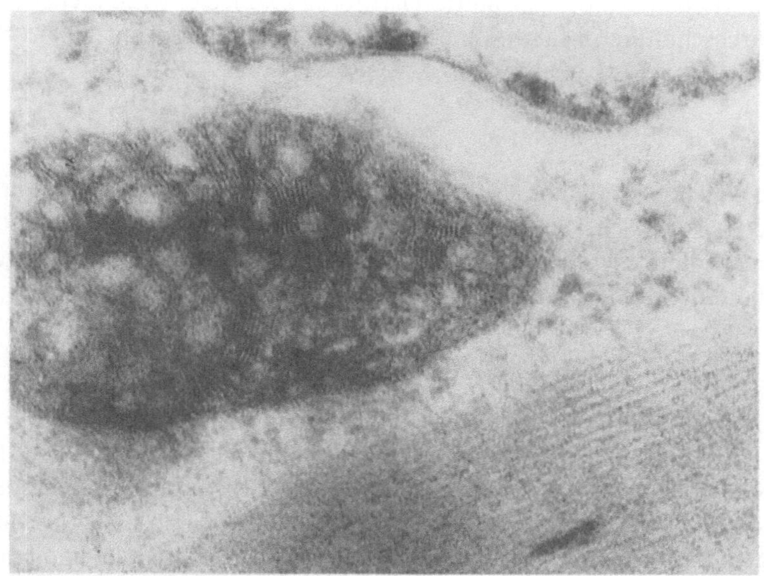

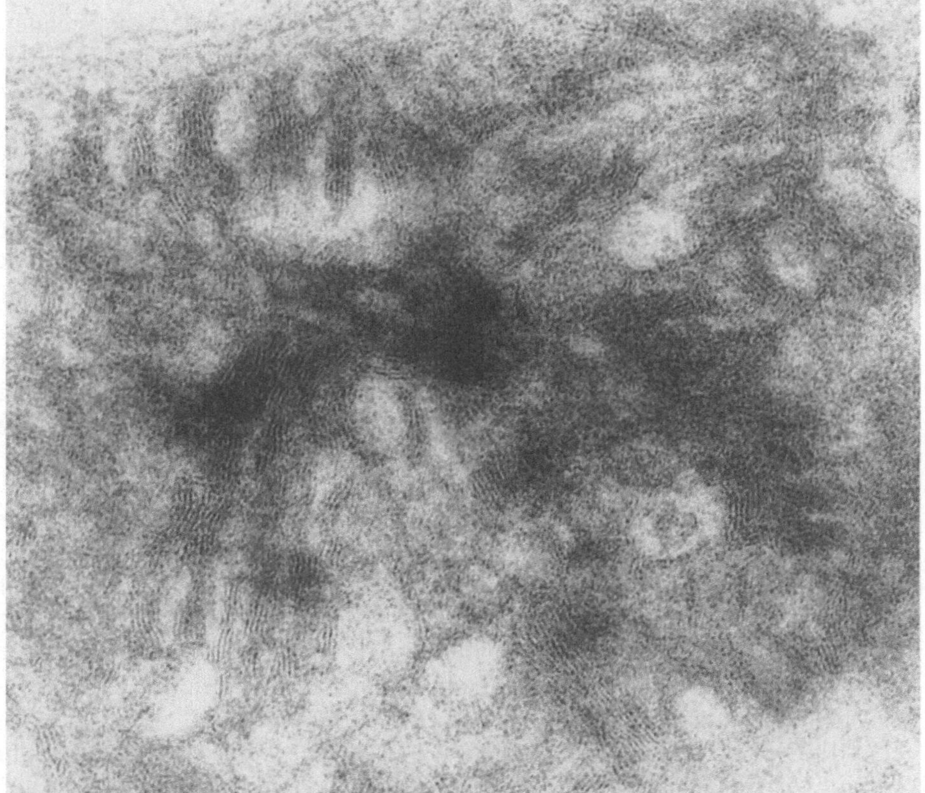

Abb. 90a, b. Metachromatische Leukodystrophie. Spätinfantile Form. Tuffsteinartiger Einschluß in der Schwann-Zelle eines bemarkten Axon. **a** ×80000, **b** ×150000

TAORI et al. 1969; HABERLAND et al. 1973). Epileptische Anfälle kommen in $^2/_3$ der Fälle vor (CLARK et al. 1979; HALTIA et al. 1980). Sehstörungen können noch vor den motorischen Symptomen auftreten (MOSER 1972). Der Krankheitsverlauf beträgt durchschnittlich 6 Jahre, kann sich aber bis zu 12 Jahren hinziehen (HOLLÄNDER 1964; HABERLAND et al. 1973).

Pathologie

Die Gallenblase ist häufig atrophisch und fibrotisch. In den Nieren findet man eine exzessive Speicherung metachromatischer Granula, die in der Leber und Nebenniere in der Regel spärlicher und in Pankreas und Hoden nur in geringem Maße vorkommt (HABERLAND et al. 1973).

Neuropathologie

Makroskopisch sind Groß- und Kleinhirn stark atrophisch und weisen eine erhöhte Konsistenz auf. Die weichen Hirnhäute sind milchig getrübt. Die Hirnventrikel sind erweitert. In der Regel ist das Marklager gering- bis mittelgradig (HALTIA et al. 1980), gelegentlich auch hochgradig atrophisch (HABERLAND et al. 1973); dementsprechend ist die Entmarkung stark unterschiedlich, aber immer deutlich ausgeprägt und in CT-Bildern erkennbar (CLARK et al. 1979). Bei der juvenilen Form sind vor allem die frontalen Marklager betroffen, außerdem die Schläfenlappen sowie die basalen und lateralen Anteile der Okzipitallappen. Die U-Fasern werden von den Entmarkungen ausgespart.

Lichtmikroskopisch erkennt man vor allem in den U-Fasern große Mengen metachromatischer Granula. Ist das zentrale Marklager stark atrophiert, findet man weniger Granula als in den U-Fasern. Die Nervenfasern sind vermindert und die verbleibenden zeigen häufig Auftreibungen. Im gesamten Marklager findet man eine ausgeprägte Gliose. Das Kleinhirn zeigt eine diffuse Entmarkung und Verminderung der Purkinjezellzahl. Im Zytoplasma der Nervenzellen konnten HABERLAND et al. (1973) keine metachromatische Granula erkennen.

In den peripheren Nerven ist eine mittelgradige Entmarkung und Speicherung metachromatischen Materials in den Schwann-Zellen und in perivaskulären Makrophagen erkennbar (ANZIL et al. 1973; LUIJTEN et al. 1978; CLARK et al. 1979).

Elektronenmikroskopisch wurden im ZNS konzentrische lamelläre und Zebroidkörper sowie Einschlüsse mit dichtem, homogenem Inhalt in beiden Typen von Gliazellen gefunden (TOGA et al. 1972; HABERLAND et al. 1973). Nur bei einem Fall wurden prismatische Einschlüsse sowohl im ZNS als auch im peripheren Nerv (TOGA et al. 1972), die anderen Einschlußformen dagegen in den Schwann-Zellen von bemarkten und unbemarkten Axonen aller Fälle beschrieben (ANZIL et al. 1973; HABERLAND et al. 1973; MARTIN u. JORIS 1973; THOMAS et al. 1977; LUIJTEN et al. 1978). Zwiebelschalenbildung als Ausdruck der segmentalen Entmarkung kommt gelegentlich vor (THOMAS et al. 1977; HALTIA et al. 1980). In der Markscheide vereinzelter Fasern fand WEBSTER (1962) eine Verdichtung der dunklen Schichten. Ein solcher Befund konnte von späteren Autoren nicht bestätigt werden.

4. Adulte Form

Die adulte Verlaufsform nimmt eine Sonderstellung ein, da vom klinischen Erscheinungsbild her nicht ohne weiteres auf eine Stoffwechselkrankheit geschlossen werden kann. Trotzdem ist ihr Vorkommen nicht so selten, und schon die klassischen Fälle von ALZHEIMER (1910) und WITTE (1921) sind zur adulten Form zu zählen.

Klinisches Bild

Die ersten Krankheitszeichen erkennt man in der Regel nach dem 20. Lebensjahr (HOLLÄNDER u. PILZ 1964; JOOSTEN 1975; TAGLIAVINI et al. 1979), gelegentlich schon am Ende der 2. Dekade (THOMAS et al. 1977; LUIJTEN et al. 1978). Der späteste Krankheitsbeginn wurde bei einem 62 Jahre alten Patienten verzeichnet (BOSCH u. HART 1978). Die klinische Symptomatik ist unspezifisch; das fortgeschrittene Alter läßt eine Stoffwechselkrankheit nicht vermuten, zumal ihr Vorkommen meist sporadisch und nicht familiär ist. Daher werden die Fälle nur selten intravital diagnostiziert (AUSTIN et al. 1968; PILZ et al. 1971; CZMOK et al. 1974; BOSCH u. HART 1978).

Im Gegensatz zu den anderen Formen beginnt das Krankheitsbild fast stets mit psychischen Auffälligkeiten, die sich zu deutlichen psychischen Störungen bis zur stumpfen Demenz verdichten (McKHANN 1984). Neurologische Begleitsymptome sind nur spärlich, können aber bei Patienten mit Frühbeginn und einem Krankheitsverlauf von wenigen Jahren ausgeprägter sein als bei solchen mit einem späteren Beginn der Erkrankung (BETTS et al. 1968; THOMAS et al. 1977; LUIJTEN et al. 1978). Das Vorstadium äußert sich lediglich durch eine verzögerte motorische und sensible Nervenleitgeschwindigkeit (PILZ u. HOPF 1972; PILZ et al. 1977). Häufig findet sich eine dysarthrische, stakkatoartige Sprechweise. Epileptische Anfälle kommen erst im Endstadium vor. Die Überlebenszeiten sind sehr unterschiedlich und reichen von wenigen Jahren bis zu mehreren Jahrzehnten nach Krankheitsbeginn.

Pathologie

HOLLÄNDER u. PILZ (1964) fanden keine Besonderheiten bei der allgemeinen Sektion, während GUSEO et al. (1975) eine Atrophie sämtlicher innerer Organe feststellen konnten.

Lichtmikroskopisch fanden sie auch in den Nieren eine Speicherung metachromatischer Substanzen. In Fällen mit längerem Verlauf konnten TAGLIAVINI et al. (1979) keine Speicherung in den viszeralen Organen feststellen.

Elektronenmikroskopisch fanden JOOSTEN et al. (1973) in den Nieren ihres Falles Zebrakörper und einige lamelläre Gebilde.

Neuropathologie

Der unterschiedlichen Länge der Krankheitsverläufe entsprechend erkennt man verschiedene Ausprägungen der Veränderungen im ZNS. Auch wenn es fließende Übergänge gibt, lassen sich zwei Gruppen von Patienten abgrenzen mit a) subchronischem Verlauf (EINARSON u. NEEL 1938; HALLERVORDEN 1957; PEIFFER 1959; STAM 1960; HOLLÄNDER u. PILZ 1964; BETTS et al. 1968; COLE u. PROCTOR 1974; JOOSTEN et al. 1975; PERCY et al. 1977; LUIJTEN et al. 1978; GOEBEL u. ARGYRAKIS 1979) und b) chronischem Verlauf von mehr als 5 Jahren (VAN BOGAERT u. DEWULF 1939; HELMSTAEDT 1963; ETTINGER 1965; SEGARRA et al. 1965; ROIZIN et al. 1968; AUSTIN et al. 1968; MÜLLER et al. 1969; GUSEO et al. 1975; THOMAS et al. 1977; BOSCH u. HART 1978; TAGLIAVINI et al. 1979).

a) Fälle mit subchronischem Verlauf

Makroskopisch ist eine besonders in Brückenfuß und Pyramiden auffallende, deutliche Atrophie des Großhirns (Abb. 91) und eine leichtere des Rückenmarks zu erkennen (HOLLÄNDER u. PILZ 1964). Das Kleinhirn zeigt in der Regel keine Atrophie. Die Seitenventrikel sind erweitert. Das Marklager ist spongiös aufgelockert, von graugelber Farbe und erhöhter, ledriger Konsistenz. Die Veränderungen ergreifen kontinuierlich den stark atrophischen Balken, verschonen aber Stammganglien, Rinde und U-Faserregion (MÜLLER et al. 1969).

Lichtmikroskopisch erkennt man im Bereich des Marklagers beider Großhirnhemisphären eine ausgedehnte Entmarkung (Abb. 92 a, b). Die Veränderung betrifft symmetrisch das tiefe Marklager von Frontal-, Parietal-, Temporal- und Okzipitallappen sowie den größten Teil des Balkens. Das Bild wird von zahlreichen Körnchenzellen beherrscht, daneben sieht man progressiv veränderte Astrozyten und vereinzelt perivaskuläre Rundzellinfiltrate. Der granuläre Inhalt der Körn-

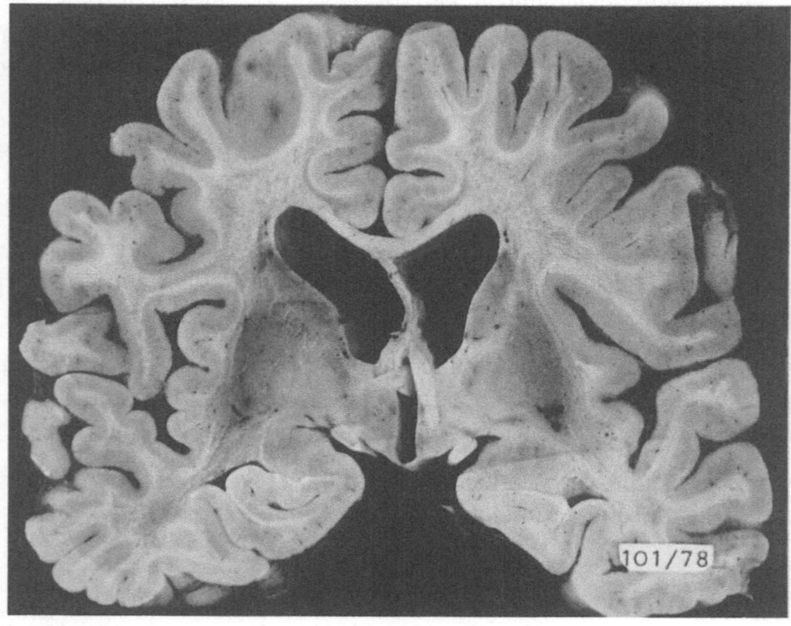

Abb. 91. Metachromatische Leukodystrophie. Adulte Form. Ausgeprägte Entmarkung mit Aussparung der U-Fasern. (Aus CERVÓS-NAVARRO u. GOEBEL 1989)

chenzellen erweist sich als stark metachromatisch. Die Sulfatidgranula kommen in der gemästeten Glia dicht gepackt vor. Die Speicherzellen finden sich bevorzugt in der Umgebung der Markgefäße, ganz vereinzelt sieht man auch Granula in der Umgebung von marknahen Rindengefäßen. Die Achsenzylinder gehen im Zentrum der Entmarkung unter, zum Rand der Entmarkung hin kommen gequollene Axone vor, die mit einer kolbigen Auftreibung enden. Die Achsenzylinder der U-Fasern sind gut erhalten. Im Holzer-Präparat zeigt sich im Bereich der Entmar-

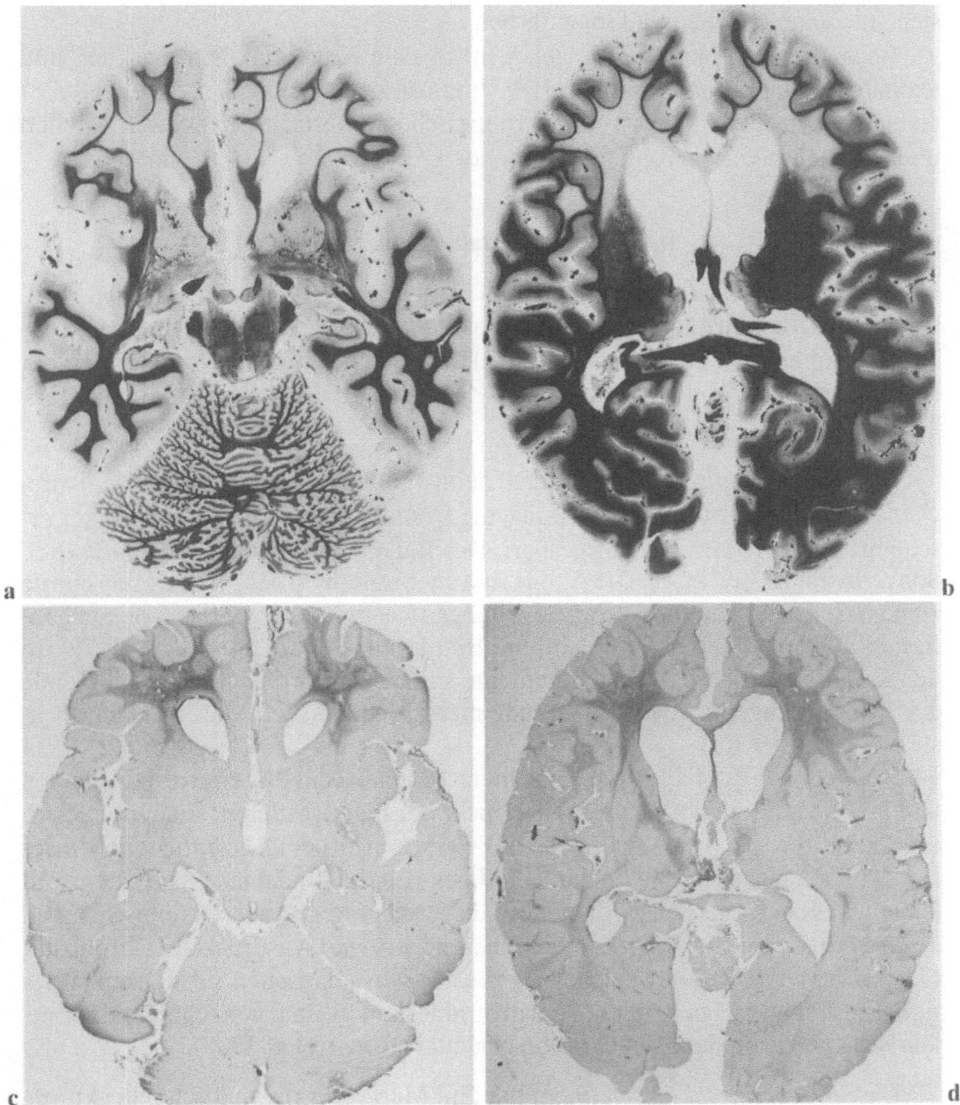

Abb. 92a-d. Metachromatische Leukodystrophie. Adulte Form. **a, b** Myelinfärbung nach WÖLCKE. Entmarkung im frontalen Marklager. **c, d** Die entmarkten Gebiete zeigen bei der Gliafaserfärbung nach Holzer eine ausgeprägte Gliose

kung eine starke anisomorphe Fasergliose (Abb. 92 c, d). Das Kleinhirn ist von der Entmarkung verschont, lediglich in der Umgebung des Nucleus dentatus kann das Markscheidenbild leicht aufgehellt sein. Ansonsten ist das Kleinhirn mit metachromatischem Material in den gemästeten Gliazellen durchsetzt. Die Nervenzellen des Zahnkernes können eine über das Normalmaß hinausgehende granuläre Lipideinlagerung zeigen, welche in vereinzelten Zellen eine schwach metachromatische Reaktion aufweist (HOLLÄNDER u. PILZ 1964; BETTS et al. 1968). Auch im Mittelhirn lassen sich in einigen Nervenzellen des Okulomotoriuskernes größere, schwach metachromatische Granula nachweisen. Im Bereich der Pyramidenbahn ist das Markscheidenbild aufgehellt; hier treten die Speicherzellen in besonders großer Anzahl auf. Dazwischen sieht man perivaskulär Fettkörnchenzellen, die sich mit Sudan III leuchtend rot anfärben.

Im peripheren Nerv wurde gelegentlich eine segmentale Entmarkung und axonale Degeneration (PERCY et al. 1977; THOMAS et al. 1977; LUIJTEN et al. 1978) festgestellt. In allen Fällen ist metachromatisches Material in den Schwann-Zellen und endoneuralen Makrophagen vorhanden.

b) Fälle mit protrahiertem Verlauf

Makroskopisch ist die Atrophie des Großhirns gering- bis mittelgradig. Hirnstamm und Kleinhirn sind unauffällig. Das Marklager ist vor allem frontal und okzipital atrophisch (TAGLIAVINI et al. 1979) und zeigt fleckförmige Areale mit einer hellbraunen Verfärbung und erhöhter Konsistenz. Der Balken ist immer stark atrophiert.

Lichtmikroskopisch erkennt man dem makroskopischen Befund entsprechend eine fleckförmige Entmarkung, die frontal und okzipital ausgeprägter erscheint. Die U-Fasern sind ausgespart. Der Balken wird häufig vom Markscheidenverlust stark betroffen. Die Axone sind auch innerhalb der Entmarkungsherde zum großen Teil erhalten. Axonschwellungen kommen gelegentlich vor, am häufigsten in den Gebieten ohne sichtbare Entmarkung (TAGLIAVINI et al. 1979). In den Entmarkungsherden findet man eine starke, isomorphe Gliose. Am Rande der Entmarkungen ist die Speicherung metachromatischen Materials am stärksten.

In einem Teil der Fälle findet man metachromatisches Material in den Axonen und im Zytoplasma der Nervenzellen nicht nur im Hirnstamm, sondern auch in der Kleinhirnrinde, Thalamus (ETTINGER 1965) und ferner im N. opticus und in der Netzhaut (GOEBEL et al. 1978). Sudanophiles Material findet man häufiger in Fällen mit langem Krankheitsverlauf; auch die ausgeprägten hyperthrophischen und degenerativen Erscheinungen im peripheren Nerv sind Ausdruck der Chronizität (THOMAS et al. 1977). Die Speicherung von metachromatischen Substanzen im peripheren Nerv wird bei Patienten mit protrahiertem Verlauf von segmentaler Entmarkung und axonaler Degeneration begleitet (ROIZIN et al. 1968).

Elektronenmikroskopisch findet man im Marklager prismatische Strukturen und Zebrakörper, vor allem in den Makrophagen und Astrozyten (GUSEO et al. 1975). Die wenigen erhaltenen Oligodendrogliazellen weisen nur spärlich konzentrisch lamelläre Körper auf. JOOSTEN et al. (1975) konnten weder im Marklager noch in peripheren Nerven tuffsteinartige oder prismatische Strukturen finden. Andere Autoren beschrieben diese Einschlußformen in Schwann-Zellen bemarkter und unbemarkter Axone und in endoneuralen Makrophagen (CZMOK et al. 1974; THOMAS et al. 1977; LUIJTEN et al. 1978). Sie kommen zusammen mit Zebrakörpern auch in Nerven vor, bei denen keine nennenswerte Entmarkung vorhanden ist. ARGYRAKIS et al. (1977) fanden die Veränderungen in der Nervenbiopsie eines gesunden 13jährigen Jungen aus einer Familie mit adulter Form der metachromatischen Leukodystrophie. Die gleichen Einschlüsse wie in peripheren Nerven findet man auch im Sehnerv (QUIGLEY u. GREEN 1976; GOEBEL u. ARGYRAKIS 1979).

Pathogenese

Bei der metachromatischen Leukodystrophie findet man eine Anhäufung von Sulfatiden, die aus dem Galaktozerebrosid durch Veresterung der Hydroxylgruppe am C-3 der Galaktose mit Schwefelsäure entstehen. Das Verhältnis der übrigen Zerebroside zu den Sulfatiden beträgt im Gehirn normalerweise etwa $3:1$. Bei der metachromatischen Leukodystrophie sind die Sulfatidwerte stark erhöht und erreichen ein Verhältnis von $1:4$ bei der spätinfantilen und juvenilen Form und von $1:1$ bei der Erwachsenenform. Der Gehalt an Zerebrosiden kann dabei normal bleiben oder abnehmen.

Die Sulfatidanhäufung entsteht durch den Mangel an Arylsulfatase A (AUSTIN et al. 1964), die normalerweise die Sulfatgruppe vom Sulfatid abspaltet (Abb. 76). Sie spaltet auch bei anderen sulfatierten Lipiden wie beispielsweise dem Laktosylsulfatid den Schwefelsäurerest ab. Deswegen treten diese Lipide bei einem Enzymmangel ebenfalls vermehrt auf (HARZER et al. 1975; SUGITA et al. 1974). Die Arsylsulfatasen A, B und C wurden von AUSTIN nach ihren Wirkungsoptima unterschieden. A und B sind löslich; C ist hingegen unlöslich und nur histochemisch nachweisbar. Da die metachromatische Leukodystrophie in jedem Lebensalter manifest werden kann, ist davon auszugehen, daß die unterschiedlichen klinischen Verlaufsformen genetisch determinierte Eigenständigkeiten besitzen. Die neurologischen und morphologischen Befunde lassen zusammen mit der klinischen Entwicklung und der allgemeinen neuropathologischen Erfahrung im Ablauf des pathologischen Prozesses drei Vorgänge unterscheiden:

1. die primäre Sulfatidspeicherung;
2. den Markscheidenzerfall und
3. die Phagozytose und Vernarbung.

Dem allmählich progredienten Verlauf der Erkrankung entsprechend finden sich in Hirnsektionen und Biopsien immer noch Strukturen, an denen der pathologische Prozeß im Frühstadium erfaßbar ist. In allen diesen Bezirken sind bereits Anreicherungen metachromatischen Materials nachweisbar, noch bevor ein Markscheidenabbau stattgefunden hat (JOOSTEN et al. 1975). Die Befunde AUREBAECKS (1964) und die Untersuchungen an peripheren Nerven (WEBSTER 1962; CRAVIOTO 1966; BISCHOFF u. ULRICH 1967; DAYAN 1967) zeigten außerdem, daß die Speicherung in der Oligodendroglia und in der ihr homologen Schwann-Zelle noch vor Ablauf der Myelinisierung bzw. in der Umgebung unbemarkter Nervenfasern erfolgt. Die Ansammlung metachromatischer Substanzen in Ganglienzellen zeigt, daß die neuralen Elemente von dem Prozeß nicht ausgeschlossen sind. STERN u. BORNSTEIN (1971) konnten zeigen, daß in der Gewebekultur sowohl die Nervenzellen als auch Gliazellen imstande waren, exogene Sulfatide zu phagozytieren. Die ausgesprochene Prädilektion bestimmter Kerne spricht jedoch gegen einen einfachen Phagozytosemechanismus bei der neuronalen Speicherung (LIU 1973).

Entmarkungen sind eines der Charakteristika dieser Erkrankung. Es ist aber schwierig, den Entmarkungsvorgang von der primären Speicherung abzugrenzen. Das Fehlen des bei anderen Entmarkungsprozessen charakteristischen sudanophilen Materials wurde auf den gleichen Enzymdefekt zurückgeführt, der einen sudanophilen Abbau verhindert (ULRICH u. ISLER 1971). Frühere Autoren (SCHOLZ 1925; BIELSCHOWSKY 1928) hatten bei der Entmarkung eine Insuffizienz der Neuroglia angenommen. CARDONA (1939) hat als erster postuliert, daß die Entmarkungen Folge der primären Stoffwechselstörung sind.

Die Vernarbung und Abräumung mit Fasergliose und Phagozytose stellen Phänomene dar, die bei jeder Hirnkrankheit vorkommen können. Eine krankheitsspezifische Prägung erhält jedoch die Phagozytose dadurch, daß auch hier einige sudanophile Abbauprodukte entstehen.

5. Multipler Sulfatasemangel (Mukosulfatidose; metachromatische Leukodystrophie vom Typ Austin; O-Variante der metachromatischen Leukodystrophie)

MOSSAKOWSKY et al. (1961) beschrieben bei drei kanadischen Geschwistern ein Krankheitsbild, das sie klinisch und anatomisch-pathologisch als eine Kombination von metachromatischer Leukodystrophie und amaurotischer Idiotie auffaßten. AUSTIN et al. (1965) beschrieben ein ähnliches Krankheitsbild als Variante der metachromatischen Leukodystrophie mit multiplem Sulfatasemangel, das mit zusätzlicher Glykolipidspeicherung in der Hirnrinde und vermehrter Mukopolysaccharidausscheidung im Urin einherging. Dabei sind die lysosomalen Arylsulfatasen A und B, die mikrosomale Arylsulfatase C (AUSTIN et al. 1973), die Heparan-N-Sulfatase und die Iduronidsulfatase (ETO et al. 1974) beteiligt. Wegen der gleichzeitigen Speicherung von Mukopolysacchariden (Glykosaminoglykane) wurde die Erkrankung von RAMPINI et al. (1970) „Mukosulfatidose" genannt. Weitere Symptome, die gebraucht wurden, sind: „Kombination von metachromatischer Leukodystrophie mit Mukopolysaccharidose" und „metachromatische Leukodystrophie vom Typ AUSTIN". Aufgrund der verschiedenen Enzyme, deren Aktivität beeinträchtigt ist, hat sich die Bezeichnung „Multipler Sulfatasemangel" bzw. „Enzymvariante 0 der metachromatischen Leukodystrophie" (JATZKEWITZ 1972) in Analogie zur G_{M2}-Gangliosidose mit totalem β-Hexosaminidase-Defekt (s. S. 333) zunehmend durchgesetzt. Aufgrund klinischer und enzymatischer Eigentümlichkeiten grenzten VAMOS et al. (1981) eine kongenitale Form ab.

Klinisches Bild

Krankheitsbeginn und klinischer Verlauf entsprechen der infantilen oder spätinfantilen Form der metachromatischen Leukodystrophie (RAMPINI et al. 1970;

Murphy et al. 1971; Austin 1973b). Zusätzlich kommen Mikrozephalie und zerebrale Anfälle bei der Hälfte der Patienten, Hypertelorismus und Ichthyosis in $^3/_4$ der Fälle sowie Knochenveränderungen und Mukopolysaccharidurie in $^2/_3$ der Fälle vor (Thieffry et al. 1967; Couchot et al. 1974). Unter einem rasch fortschreitenden zerebralen Abbau kommt es schließlich zu Tetraplegie, Taubheit und Blindheit bei fehlender Fähigkeit zur Herstellung von Umweltkontakten sowie zu Urin- und Stuhlinkontinenz. Der Tod tritt 1–4 Jahre nach Krankheitsbeginn ein (Mossakowsky et al. 1962). Eine neonatale schwere Form mit Hepatosplenomegalie, Hydrozephalus, psychomotorischer Retardierung und Korneatrübung wurde von Vamos et al. (1981) beschrieben.

Pathologie

Leber und Milz sind hypertrophisch.

Lichtmikroskopisch erkennt man im Zytoplasma der Fibroblasten von Haut und inneren Organen feine Granula, die mit Toluidinblau (pH 3–4) metachromatisch erscheinen, aber keine Metachromasie mit Kresylviolett aufweisen. Ähnlich verhalten sich die im Zytoplasma der Hepatozyten erkennbaren Granula. Das in den Zellen der Tubuli contorti der Nieren gespeicherte Material erscheint sowohl mit Toluidinblau als auch mit Kresylviolett metachromatisch (Couchot et al. 1974). Die Mehrzahl der Autoren fand in den Knochenmarkzellen und in den Lymphozyten eine hochgradige Vakuolisierung des Zytoplasmas. Der Befund wurde von Couchot et al. (1974) bei ihren Fällen nicht bestätigt. Im Epithel der Nierentubuli werden abnorme Lipidspeicherungen gefunden (Mossakowsky et al. 1962).

Elektronenmikroskopisch findet man in den Fibroblasten, Hepatozyten und endothelialen Zellen Einschlüsse geringerer Elektronendichte. In den Nieren kommen neben den hellen Einschlüssen einige mit dichten, eosinophilen Membranen vor.

Neuropathologie

Makroskopisch stellt sich das ganze Gehirn, besonders das Kleinhirn, stark atrophisch dar. Die Ventrikel sind entsprechend erweitert. Die Konsistenz des Hirngewebes ist erhöht, so daß es zäh zu schneiden ist.

Lichtmikroskopisch erkennt man in den zell- und faserreichen Meningen einige abgerundete, große Histiozyten. Im *Großhirn* kommt es überall zu einer erheblichen Rindenatrophie mit Erhaltung der normalen Schichtung. Mit wenigen Ausnahmen sind alle Ganglienzellen fast auf das 2- bis 3fache ihres Volumens angeschwollen. Die Formvariationen der Zellen mit pathologischen Abbauprodukten sind in der Regel größer als bei der metachromatischen Leukodystrophie. Die zytoplasmatischen Einschlüsse variieren von sehr feinen Granula über grobkörnige Ansammlungen bis zu lichtmikroskopisch homogenen dichten Balken. Gelegentlich sind grobe Einzelkörner und feingranulierte Einschlüsse in den gleichen Zellen vorhanden. Das Speichermaterial färbt sich entweder metachromatisch oder PAS- positiv an (Austin 1973). Der Kern ist immer zur Seite hin bzw. gegen den apikalen Dendriten verschoben. Die Gliazellen scheinen etwas vermehrt, besonders in der ersten Schicht und enthalten meistens ein feinkörniges, teils auch grobtropfiges Speichermaterial.

Intakte Markscheiden sind innerhalb der Rinde kaum nachweisbar (ULRICH u. ISLER 1971). Im Ammonshorn ist die Vermehrung der Astrozyten im Endblatt besonders deutlich. Im Claustrum findet man die Ganglienzellspeicherung in gleicher Weise wie in der Rinde. Im Striatum zeigen alle Ganglienzellen eine Ansammlung feinkörnigen, meistens nicht metachromatischen Materials. An den großen Ganglienzellen ist die Veränderung auffallender als an den kleinen, deren Zahl leicht reduziert erscheint. Das Pallidum ist weniger stark verändert. Im Ponsfuß beschrieben ULRICH u. ISLER (1971) die meisten Ganglienzellen als atrophisch und von großen, fast wasserklaren Gliazellen begleitet, welche eine hochgradige Speicherung metachromatischen Materials zeigten.

In der Kleinhirnrinde ist die Körnerschicht stark gelichtet und von Gliazellen und Gliafasern durchsetzt. Einzelne Golgi-II-Zellen enthalten feinkörniges, nicht metachromatisches Material. Die Purkinje-Zellen sind stark vermindert und enthalten sehr viel metachromatisches und nicht-metachromatisches Material, vor allem in den Dendriten, die elchgeweihartige Aufblähungen aufweisen (MOSSAKOWSKY et al. 1962). In der tabellarischen Darstellung von MURPHY et al. (1971) sieht man die bei verschiedenen Autoren unterschiedlich beschriebene Verteilung des metachromatisch und orthochromatisch gespeicherten Materials, wobei alle Autoren darin übereinstimmen, daß in der Hirnrinde und in den Purkinje-Zellen das orthochromatische, im Hirnstamm und Dentatum dagegen das metachromatische Material enthalten ist. Gelegentlich findet man eine starke Speicherung in den Nervenzellen der Netzhaut.

Bezüglich ihrer Verteilung und der Art der Schädigung entspricht die Veränderung der weißen Substanz weitgehend derjenigen bei metachromatischen Leukodystrophie. Als wesentlicher Gegensatz ist hervorzuheben, daß in den Aggregaten der metachromatischen Substanz Zellkerne zu finden sind. Sie liegen sowohl locker, den Astrozyten ähnlich, als auch in dichten Reihen, die den Oligodendrogliazellen ähneln. Im Centrum semiovale und im Kleinhirnmarklager erkennt man eine partielle Entmarkung mit Ansammlung von Makrophagen, die mit metachromatischem Material beladen sind (MOSSAKOWSKY et al. 1962).

Im peripheren Nerv findet man sowohl in den Schwann-Zellen als auch in den endoneuralen Fibroblasten feinkörnige, metachromatische Massen. Es kommen auch Markscheidentrümmer ohne Metachromasie und perivaskuläre sudanophile Abbauprodukte vor.

6. Metachromatische Leukodystrophie mit Aktivatorprotein-Mangel (AB-Variante)

FOGELSON et al. (1968) und später TURPIN et al. (1974) fanden bei Patienten mit einer normalen Arylsulfataseaktivität ein Krankheitsbild, das klinisch und histologisch als metachromatische Leukodystrophie einzuordnen war. SHAPIRO et al. (1979) beschrieben zwei Geschwister, ebenfalls mit einer metachromatischen Leukodystrophie, bei denen aber die Arylsulfatasen nur 50% der normalen Aktivität zeigten. HAHN et al. (1981) beschrieben einen weiteren Fall und bezeichneten ihn in Analogie zu der für die G_{M2}-Gangliosidose geläufigen Nomenklatur als „AB-Variante" der metachromatischen Leukodystrophie.

Klinisches Bild

Die psychomotorische Entwicklung kann von der frühen Kindheit an verlangsamt sein (HAHN et al. 1981). Meistens zeigen sich die ersten Symptome nach dem ersten Lebensjahr, manchmal auch erst im Schulalter. Es setzt ein deutlicher geistiger Abbau ein, und die Patienten können nach einigen Jahren nicht mehr sprechen. Die zunehmende Ataxie und die motorische Schwäche führen zur Gehunfähigkeit. Epileptische Anfälle können schon zu Krankheitsbeginn vorkommen, aber auch ganz fehlen (FOGELSON et al. 1968). Die Sulfatidkonzentration im Harn kann bis zu 20mal höher sein als normal. Die Aktivität der Arylsulfatase A und der Zerebrosidsulfatase in Urin, Leukozyten und Fibroblasten befindet sich innerhalb der Norm oder ist leicht vermindert (HAHN et al. 1982).

Neuropathologie

Lichtmikroskopisch konnte im ZNS des Patienten von FOGELSON et al. (1968) weder eine Metachromasie noch eine Entmarkung ausgemacht werden. In den übrigen Fällen zeigte die Nervenbiopsie eine starke Reduktion der Zahl bemarkter Fasern und die vorhandenen Fasern besaßen häufig eine abnorm dünne Markscheide. Zwiebelschalenbildung war in dem Fall von HAHN et al. (1981) deutlich zu erkennen. Im Zytoplasma der Schwann-Zellen fand sich eine Anhäufung von orthochromatischen und metachromatischen Granula. Letztere kamen auch in den Schwann-Zellen der unbemarkten Fasern und in den endoneuralen Fasern vor.

Elektronenmikroskopisch fanden FOGELSON et al. (1968) im Zytoplasma der Oligodendrogliazellen Einschlüsse mit langgestreckten, parallel gestapelten Lamellen. Im peripheren Nerv erkennt man eine konzentrisch-granuläre Degeneration der Markscheide bei Erhaltung des Axons als Zeichen einer segmentalen Entmarkung. Im Zytoplasma der Schwann-Zellen unbemarkter Fasern, in den endoneuralen und Endothelzellen sowie in den Makrophagen finden sich sowohl prismatische Einschlüsse als auch lamelläre und Zebrakörper. In den Schwann-Zellen der bemarkten Fasern sind überwiegend Einschlüsse mit Tuffsteinstruktur oder helle Vakuolen mit flockigem Inhalt (SHAPIRO et al. 1979; HAHN et al. 1981) zu beobachten.

Pathogenese

Als Erklärung für die Sulfatidspeicherung bei annähernd normaler Aktivität der Arylsulfatase A postulierten SHAPIRO et al. (1979) das Fehlen eines Aktivatorfaktors (s. S. 23). STEVENS et al. (1981) konnten an Fibroblasten derselben Patienten zeigen, daß die Supplementierung mit Arylsulfaseaktivator die Aktivität des Enzyms normalisiert. Damit wurde die gegenüber den anderen Formen der metachromatischen Leukodystrophien unterschiedliche Pathogenese nachgewiesen.

Metachromatische Leukodystrophie bei Tieren

ANDERSEN u. PALLUDAN (1968) beschrieben eine metachromatische Leukodystrophie bei Mäusen, und WIGHT (1976) bei hawaianischen Enten. Eine nicht näher definierte Leukodystrophie wurde bei Katzen beobachtet (HEGREBERG et al. 1971).

IV. Krabbe-Leukodystrophie (Globoidzellen-Leukodystrophie; Zerebrosid-β-Galaktosidase-Mangel)

Die Krankheit wurde von KRABBE (1916) gegenüber anderen Formen von diffuser Sklerose abgegrenzt. Die Bezeichnung Globoidzellen-Leukodystrophie leitete sich später aus dem Namen ab, mit dem COLLIER u. GREENFIELD (1924) die charakteristischen histiozytären Makrophagen bezeichneten. Die unterschiedlichen Krankheitsbilder weisen auf verschiedene Isoenzyme hin. Da jedoch die Untereinheitenstruktur des fehlenden Enzyms sowie die Aminosäureanomalien zur Zeit noch nicht bekannt sind, ist eine genetische Einteilung nicht möglich. Es ist daher zweckmäßig, die verschiedenen Fälle nach dem Erkrankungsalter einzuordnen (HAGBERG 1984).

1. Infantile Form

Unter dieser Form werden auch die Befunde bei Föten mit dem entsprechenden Enzymmangel subsumiert (ELLIS et al. 1973; HARZER 1977; OKEDA et al. 1979), obgleich bei ihnen eine erst spätere Manifestation der Erkrankung nicht auszuschließen gewesen wäre.

Klinisches Bild

Die Krankheit setzt bei Kindern nach normaler Geburt und Entwicklung gewöhnlich zwischen dem 4. und 6. Monat ein. Einige Patienten waren schon von Geburt an krank (EISNER 1924; HALLERVORDEN 1957; BLACKWOOD 1952).

Die Krankheit fängt mit Schwäche in den Beinen und Gangstörungen an, daran schließen sich ataktische Erscheinungen und eine progressive Versteifung mit Kontrakturen und eventuell tetanische Anfälle an. Geistiger Verfall und Blindheit sind ebenfalls häufig vorhanden. Im Liquor ist eine Eiweißerhöhung auf über 100 mg/dl charakteristisch (HOFMAN et al. 1985). Der Nachweis einer peripheren Neuropathie ist für die Diagnostik von Bedeutung. HAGBERG et al. (1970) beschrieben drei Stadien im Verlauf der Krankheit, bevor die Patienten meist vor Vollendung des zweiten Lebensjahres sterben. Bei einem Patienten von DUNN et al. (1976) mit nachgewiesenem Galaktosylzeramid-β-Galaktosidase-Defekt und fehlenden Globoidzellen war die Überlebenszeit von nahezu 6 Jahren für die infantile Form besonders lang.

Pathologie

Austin (1962a) fand in den Epithelzellen des Nierentubulus abnorme Tropfen, die sich mit Toluidinblau färbten. Die Riesenzellen, die in verschiedenen Organen außerhalb des Nervensystems beschrieben wurden, unterscheiden sich von den Globoidzellen (Diezel 1957; Austin 1962b). Nur bei einem Patienten wurden Globoidzellen in Lunge, Milz und Lymphknoten beschrieben (Hager u. Oehlert 1957).

Neuropathologie

Makroskopisch besteht eine beträchtliche Hirnatrophie (Abb. 93a). Im Hirnschnitt erkennt man eine Ventrikelerweiterung sowie eine symmetrische Atrophie der weißen Substanz (Abb. 93b), die ein graues, fibröses Aussehen und eine derbe Konsistenz aufweist. Die K-Fasern sind in der Regel wenig betroffen. Hirnstamm, Kleinhirn und Rückenmark weisen ebenfalls eine erhöhte Konsistenz auf.

Lichtmikroskopisch läßt sich eine weitgehende Entmarkung mit diffusem Verlust der Markscheiden bei nur teilweiser Erhaltung der U-Fasern und der Hirnrindenfaserung feststellen. Der Markgehalt in den ausgereiften Bahnen der Capsula interna und externa ist weniger verändert (Norman et al. 1961). Der Tractus opticus ist meistens völlig entmarkt (Stammler 1956). Im Kleinhirn sowie in der Brükke und Medulla oblongata ist der Verlust der Markscheiden nahezu vollständig. Auch das Rückenmark weist diffuse oder herdförmige Entmarkungen auf (Neubürger 1922; Kaijser u. Lundquist 1948). Diese Bezirke sind nicht scharf abgegrenzt, die Achsenzylinder sind etwa entsprechend der Schwere des Markverlustes mitbetroffen.

Die Markscheiden der Nervenwurzeln und der peripheren Nerven sind vollständig intakt und zeigen auch keine Degenerationserscheinungen.

Um die Gefäße herum findet man Ansammlungen von Makrophagen (Abb. 94), die als Globoid- und Epitheloidzellen bezeichnet wurden. Es handelt sich um 30–70 μm große Riesenzellen mit mächtigem Plasmaleib und mehreren (2–20 μm) schmalen, leicht gebogenen und meist randständigen Kernen (Abb. 95), die in dichter Lage die Gefäße umgeben. Sie kommen auch frei im Gewebe vor, wo besonders große Exemplare zu finden sind, die zum Teil Vakuolen enthalten. In einigen perivaskulären Histiozyten erkennt man auch sudanophile Fetttröpfchen, die in den Globoidzellen nie vorkommen (Andrews et al. 1971). Sie sind etwas dunkler gefärbt als die Gliazellen, ihr homogenes Plasma hat im allgemeinen ein eigentümlich samtartiges Aussehen und läßt selten Strukturen feiner Granulierung erkennen. Die Zellen sind von recht wechselnder Größe, färben sich mit Azan bläulich an und geben im Fettpräparat einen schwach rosa-opak durchscheinenden Ton. Krabbe bezeichnete sie als „epitheloide Zellen", hielt sie aber für Abkömmlinge der Glia. Greenfield (1958) bezeichnete als „epitheloide Zellen" nur die kleineren Zellelemente. Immunzytochemisch wiesen Ulrich et al. (1983) ihre nicht-astrozytäre Herkunft nach.

In pränatal diagnostizierten Fällen wurden die Globoidzellen nur im Rückenmark (HARZER et al. 1976) bzw. im Rückenmark, Hirnstamm und peripheren Nerven (OKEDA et al. 1979; MARTIN et al. 1981) nachgewiesen. DUNN et al. (1976) konnten bei einem Patienten mit ausgeprägter Entmarkung und Gliose des Marklagers, bei dem der für die Krabbe-Leukodystrophie spezifische Enzymdefekt nachgewiesen wurde, keine Globoidzellen finden.

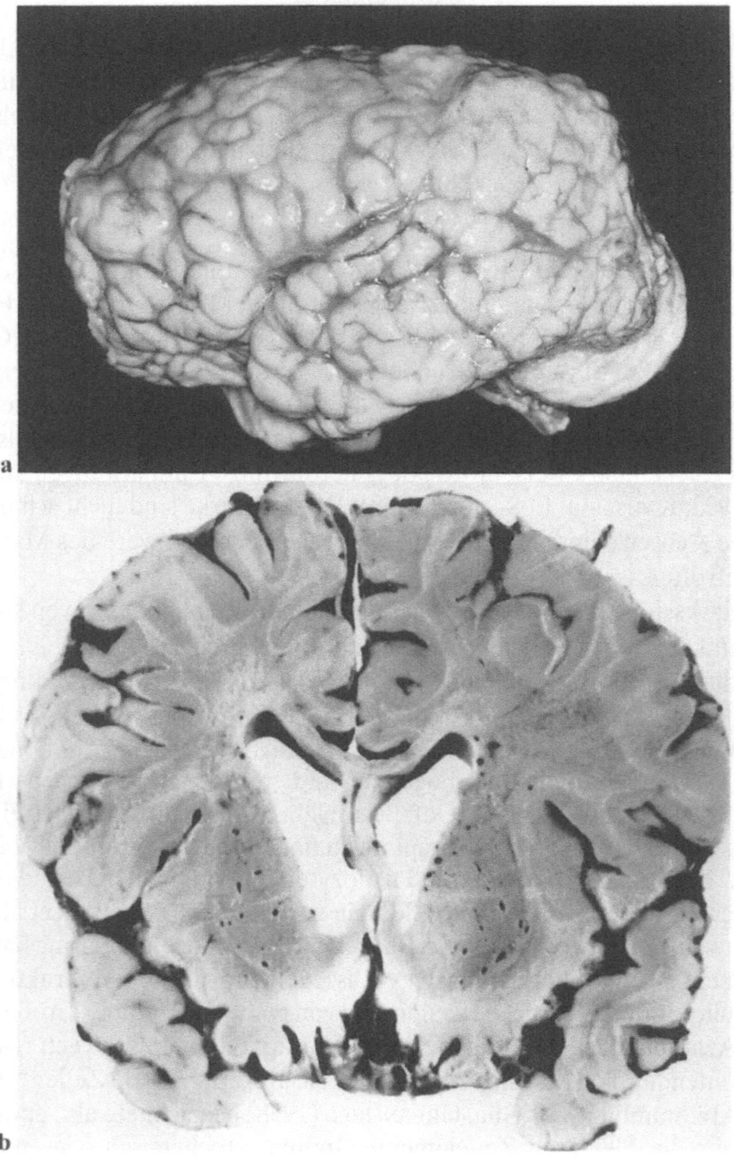

Abb. 93a, b. Morbus Krabbe. **a** Infantile Form. Ausgeprägte Hirnatrophie. **b** Erweiterung der Hirnventrikel und symmetrische Atrophie der weißen Substanz, die z.T. ein dunkles Aussehen aufweist.

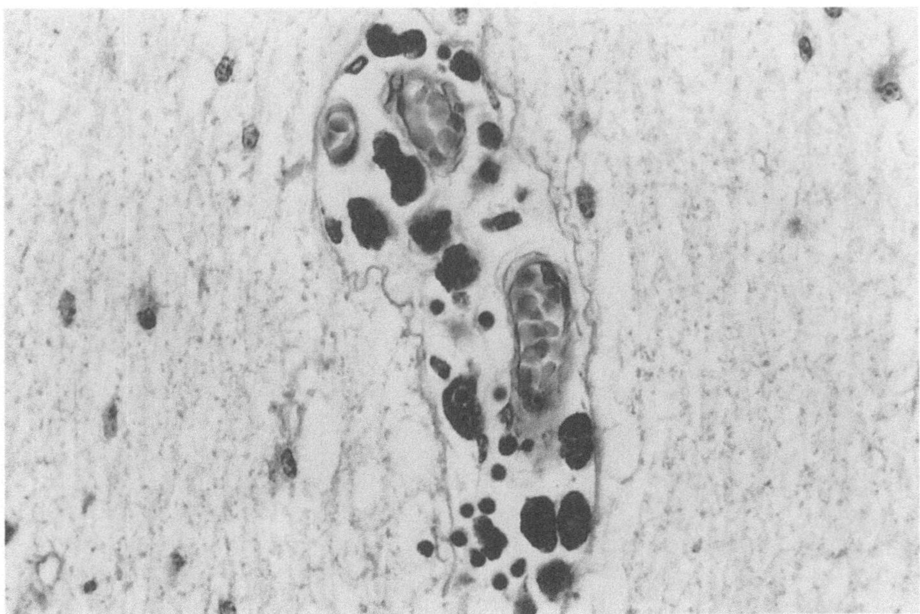

Abb. 94. Morbus Krabbe. Infantile Form. Globoidzellansammlungen um die Gefäße herum im Marklager des Frontallappens. Nissl × 300

Die Gliazellen sind stark vermehrt, insbesondere die gemästeten Astrozyten, welche gelegentlich am Rande einige Fettkörnchen enthalten. Der Fettabbau durch Körnchenzellen ist zwar immer vorhanden, bleibt aber selbst in frischen Herden auffallend spärlich. In den entmarkten Hirn- und Rückenmarksabschnitten findet sich ein mehr oder weniger dichter, gliöser, isomorpher Faserfilz (Abb. 96), der in den markhaltigeren Gebieten an Dichte abnimmt. Außerdem ist eine Fasergliose an den inneren und äußeren Oberflächen von Gehirn und Rückenmark zu sehen. Man findet stets geringere oder auch reichlichere lymphozytäre Infiltrate; das Fehlen von Plasmazellen wurde wiederholt hervorgehoben.

Die Hirnrinde ist im allgemeinen unversehrt, in einigen Fällen sind mäßige Ganglienzellausfälle beobachtet worden. Gelegentlich sind die Astrozyten in den unteren Schichten vermehrt, wenn der Prozeß einmal etwas weiter in das Gebiet der U-Fasern gedrungen ist. Deutlicher Nervenzellverlust mit entsprechender Gliose wurde gelegentlich im Thalamus sowie in den Nuclei gracilis und cuneatus beobachtet (WILLIAMS et al. 1979).

Im peripheren Nerv erkennt man eine segmentale Entmarkung mit Reduzierung der größeren bemarkten Axone (MARTIN et al. 1974). Histochemisch wurde eine hohe Aktivität der lysosomalen Enzyme sowie der mitochondrialen und extramitochondrialen Dehydrogenase festgestellt (ELLEDER 1983).

Elektronenmikroskopisch erkennt man, daß die Globoidzellen z. T. als Riesenzellen, meistens innerhalb des Neuropils (Abb. 97), häufig an die Basalmembran des Gefäßes angrenzend liegen. Nur gelegentlich befinden sie sich innerhalb des perivaskulären Raumes (ANDREWS et al. 1971). Neben den entsprechend der licht-

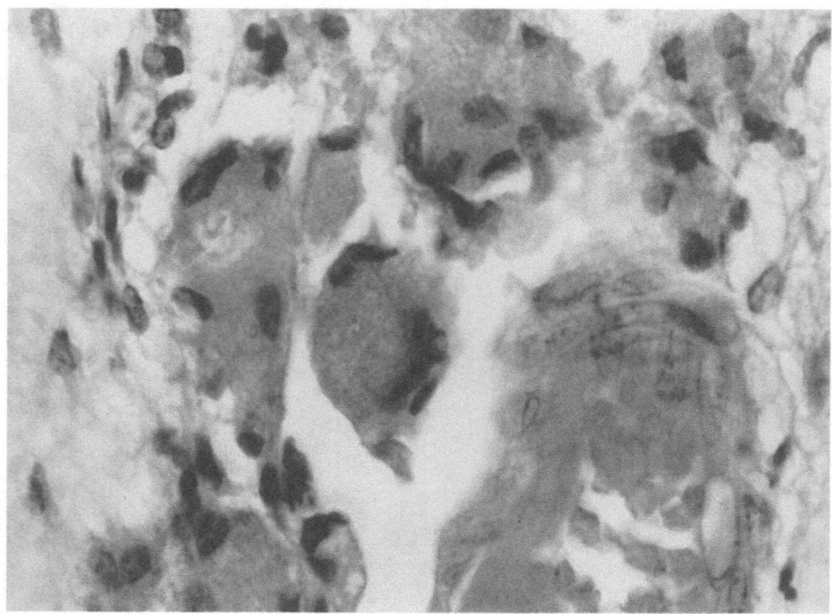

Abb. 95. Ausschnitt aus Abb. 94 mit mehrkerniger Riesenzelle. ×750

mikroskopischen Erscheinung rundovalen Zellen erkennt man an anderen Zellen, daß die Plasmamembran zahlreiche feine Pseudopodien bildet, die sich zwischen den umgebenden Strukturen ausbreiten. Im Zytoplasma findet man Einschlüsse (Abb. 98), die sich im Längsschnitt als lineare Strukturen darstellen, teils gestreckt, teils gebogen verlaufen und eine Längsstreifung von 6 nm Breite aufweisen (SCHNEIDER u. HAASE 1985). Im Querschnitt bieten sie ein hohles polygonales Profil. Sie wurden als „kristalloid" (ANDREWS u. CANCILLA 1970; SUZUKI u. GROVER 1970), „Tubuli mit angulären Profilen" (YUNIS u. LEE 1969), „nadel- und prismaähnliche Einschlüsse" (BISCHOFF u. ULRICH 1969), „pleomorphe kristalline Strukturen" (SHAW u. CARLSON 1970) oder „gezwirbelte Tubuli" (SUZUKI u. SUZUKI 1985) bezeichnet. Darüber hinaus können im Zytoplasma der Globoidzellen auch pleomorphe Einschlüsse von myelinartigen Membranen umgeben sein. Im peripheren Nerv werden Einschlüsse im Zytoplasma der Schwann-Zellen und Fibroblasten (Abb. 99) beobachtet (MARTIN et al. 1974).

2. Juvenile Form

Neben der klassisch-infantilen Verlaufsform wurden wiederholt Krankheitsbilder mit typischer Globoidzellformation im Gehirn bei älteren Patienten beschrieben. Über einen späteren Beginn im 3. Lebensjahr berichteten NEUBÜRGER (1922) sowie COLLIER u. GREENFIELD (1924). Zu diesen Fällen gesellt sich eine Kasuistik von BULLARD u. SOUTHARD (1906), deren neuropathologische Beschreibung für die Krabbe-Leukodystrophie typisch ist. HANEFELD et al. (1973) konnten den enzymatischen und histologischen Nachweis in einem juvenilen Fall erbringen.

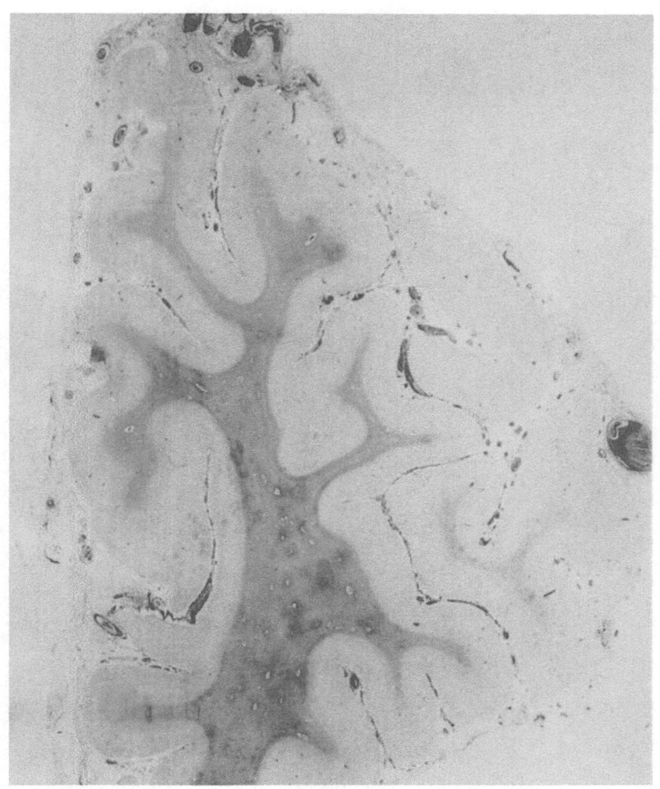

Abb. 96. Morbus Krabbe. Intensive Fasergliose im Marklager. Gliafaserdarstellung nach Kanzler. (Aus CERVÓS-NAVARRO u. GOEBEL 1989)

Klinisches Bild

Sowohl das spätere Einsetzen der Symptome Erblindung, Gangstörungen mit langsam folgender Demenz als auch das Fehlen einer peripheren Neuropathie (FARRELL u. SWEDBERG 1981) und der normale Liquorbefund unterscheiden die juvenile von der typischen infantilen Form der Krabbe-Leukodystrophie. Trotzdem wurden gelegentlich Patienten mit juvenilen Verlaufsformen, die Zeichen peripherer Neuropathie aufwiesen, beschrieben (KOLODNY et al. 1980; BÖHLES et al. 1981).

Neuropathologie

Das atrophische Gehirn zeigt neben einer deutlichen Demyelinisation typische Globoidzellformationen und eine auffällige Proliferation perivaskulärer Makrophagen. Die in Nestern zusammenliegenden Globoidzellen färben sich deutlich PAS-positiv und sind mit Sudanstoffen nur schwach färbbar. Sie weisen Zeichen einer hohen Aktivität der lysosomalen Enzyme auf, wie die Darstellung der sauren Phosphatase und β-Glukuronidase zeigt (HANEFELD et al. 1973).

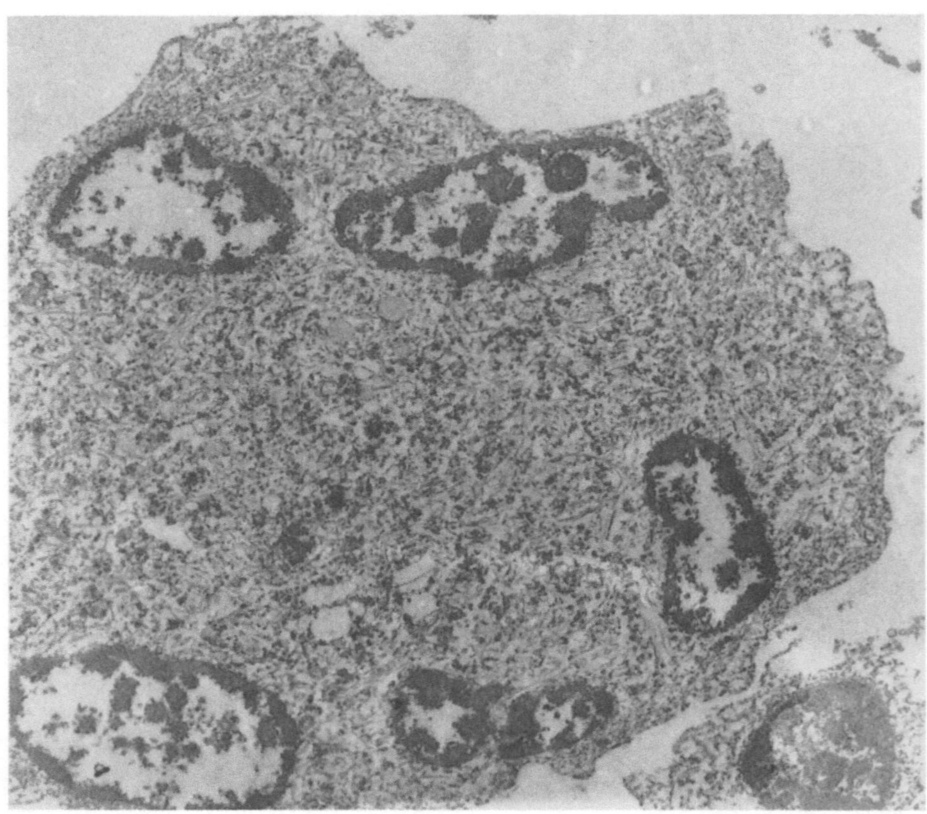

Abb. 97. Morbus Krabbe. Infantile Form. Mehrkernige Riesenzelle innerhalb eines Globoidzellinfiltrates. ×3500

3. Adulte Form

VERHAART (1931) sowie GUILLAIN et al. (1941) beschrieben die Krankheit bei Erwachsenen.

Klinisches Bild

Bei den Erwachsenen entspricht der Verlauf etwa dem einer multiplen Sklerose. In dem Fall von GUILLAIN et al. (1944) waren vorwiegend Hirnnerven betroffen. Die Patienten bekamen etwa 2 Jahre vor ihrem Tod eine rechtsseitige Fazialisschwäche, bulbäre Störungen des Schluckens und der Sprache, dazu kamen weitere Hirnnervenlähmungen, zerebellare Erscheinungen und eine Paraspastik. Der Krankheitsverlauf kann primär als spinozerebellare Degeneration imponieren (THOMAS et al. 1984).

Neuropathologie

Lichtmikroskopisch finden sich scharf begrenzte Entmarkungsherde nach Art der multiplen Sklerose. Im Großhirn kommen Herde im Ammonshorn, Nucleus amygdaloideus, symmetrisch an der Grenze von Putamen und Pallidum, in

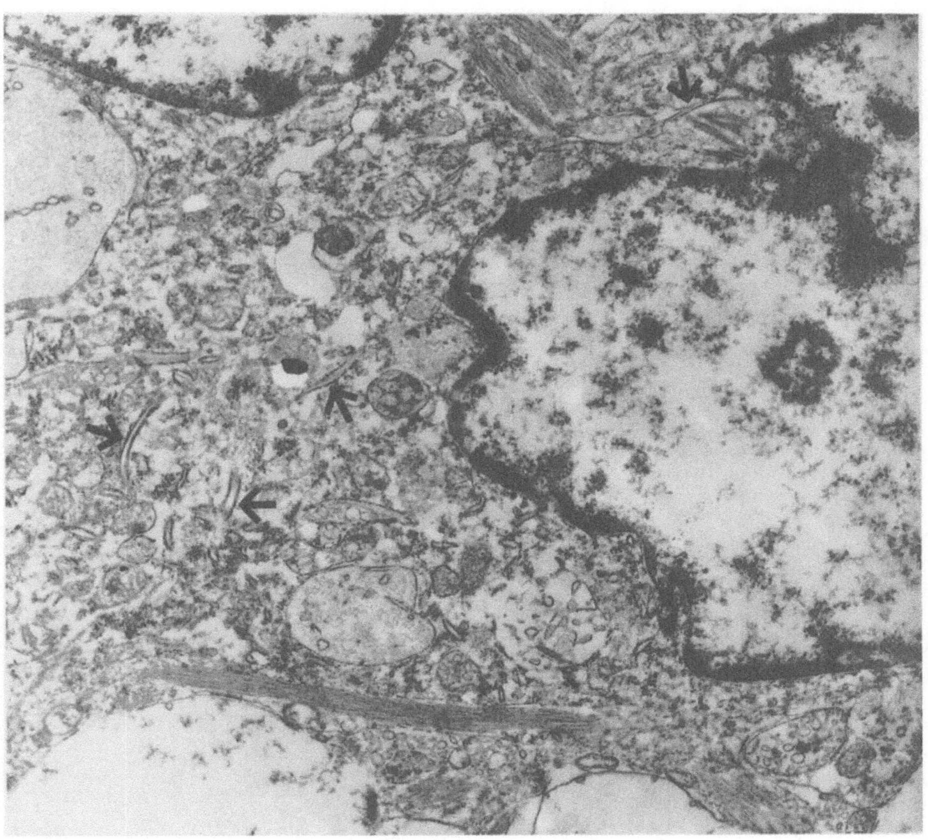

Abb. 98. Gleicher Fall wie Abb. 97. Im Zytoplasma einer Globoidzelle teils gestreckte, teils gebogene bilaminäre Einschlüsse. × 20 000 (Pfeile)

der Brücke und Medulla oblongata, besonders im Gebiet der Hirnnervenkerne vor. Gelegentlich findet man einige Herde im Kleinhirn. Das Rückenmark war nur in dem Fall von VERHAART (1931) betroffen. In allen Herden finden sich neben einer bedeutenden Vermehrung der Gliazellen und Gliafasern und reichlich entzündlichen Infiltraten eine bedeutende Anzahl von Globoidzellen. Sie umgeben in dichter Lage die Gefäße, so daß morulaartige Bilder entstehen (GUILLAIN et al. 1941).

Pathogenese

BLACKWOOD u. CUMINGS (1954) fanden eine Zunahme der Zerebroside bei gleichzeitiger Abnahme aller anderer Lipide. AUSTIN (1963) und SVENNERHOLM (1963) berichteten über die erhöhte Relation der Zerebroside zu den Sulfatiden im Marklager. Der neurometabolischen Erkrankung liegt der Defekt einer Giykolipidhydrolase, nämlich der Galaktosylzeramid-β-Galaktosidase, zugrunde (ELLIS et al. 1973). Aus perivaskulären, mesodermalen Zellen entstehen durch Speicherung Globoidzellen. Die Zerebroside können im Nervengewebe nicht abgebaut werden, da das hierfür notwendige Enzym fehlt (SUZUKI u. SUZUKI 1970).

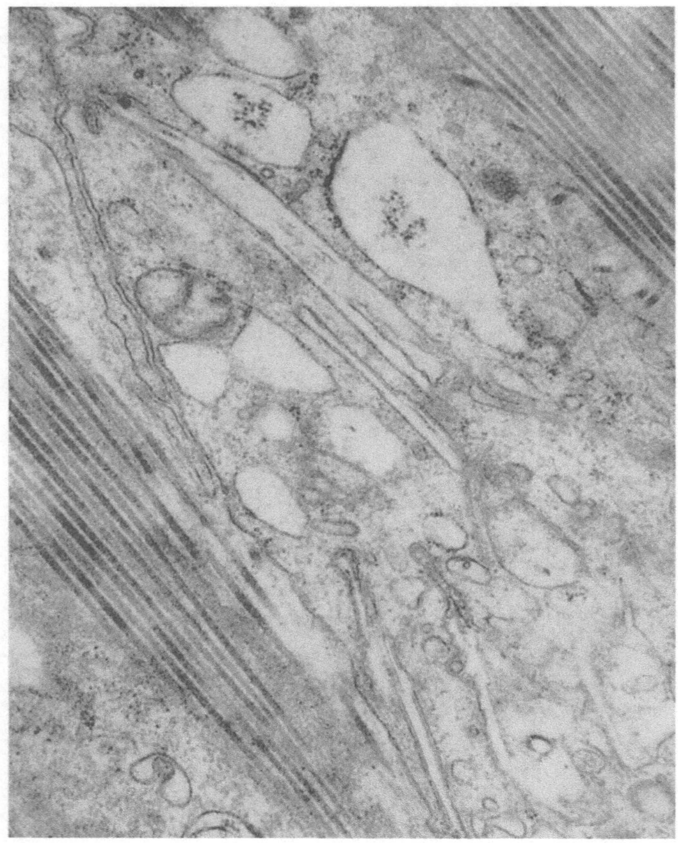

Abb. 99. Morbus Krabbe. Typische nadelartige Einschlüsse in endoneuraler Zelle. × 32 000

Lektin- und immunhistochemische Untersuchungen bei der Globoidzellen-Leukodystrophie zeigten, daß die Globoidzellen sich grundverschieden von Astrozyten verhalten und sich daher nicht von diesen herleiten lassen (SCHRÖDER u. KLEIN 1984). Bei einem Patienten von DUNN et al. (1976) mit nachgewiesenem Galaktosylzeramid-β-Galaktosidase-Defekt und fehlenden Globoidzellen war die Überlebenszeit von nahezu 6 Jahren für die infantile Form besonders lang. Trotz der Störung im Abbau der Galaktosylzeramide kommt es nur zu einer relativ geringen Anhäufung dieser myelintypischen Sphingolipide, die entsprechend der Entmarkung insgesamt stark vermindert sind. Nach VANIER u. SVENNERHOLM (1976) führt in der Myelinisierungsphase die Konzentration von Psychosin (Galaktosylsphingosin), das bei gesunden Menschen sofort von Lysosomen aufgenommen und abgebaut wird und stark zytotoxisch ist (MIYATAKE u. SUZUKI 1972), zum Zusammenbruch und Absterben der Oligodendrogliazellen. Als Folge der Oligodendrogliadestruktion wird die Myelinisierung weitgehend reduziert, so daß beim Vorhandensein einer Restaktivität der Galaktosylzeramid-β-Galaktosidase der Reiz für die Bildung von Globoidzellen verschwindet. Bei Patienten, die längere Zeit überlebt haben, wie in dem Fall von DUNN et al. (1976), fehlen die Globoidzellen.

Fälle mit langer Überlebenszeit konnten daher vor 1970 nicht diagnostiziert werden, weil bis dahin die Diagnose der Krabbe-Leukodystrophie neuropathologisch ausschließlich beim Vorhandensein der Globoidzellen und Epitheloidzellen möglich war. Obwohl morphologisch und biochemisch die Gaucher-Krankheit und die Krabbe-Leukodystrophie recht ähnlich sind, ist die unterschiedliche primäre Lokalisation der Substrate entweder in den viszeralen Organen oder fast ausschließlich im Nervensystem für die unterschiedliche klinische Symptomatik verantwortlich. Den verschiedenen Formen liegen genetische Mutanten der Galaktosylzeramid-β-Galaktosidase zugrunde, möglicherweise auch Mischkomplexe, bei denen Eltern Heterozygote für unterschiedliche Gendefekte sind (FARREL u. SWEDBERG 1981).

Globoidzellen-Leukodystrophie bei Tieren

Leukodystrophien vom Typ Krabbe wurden bei Hunden (FRANKHAUSER et al. 1963; HIRTH u. NIELSEN 1967; JORTNER u. JONAS 1968; ZAKI u. KAI 1973; JOHNSON et al. 1975) und bei Katzen (JOHNSON 1970) beobachtet. Die ultrastrukturellen Veränderungen (FLETCHER et al. 1971; YUNIS u. LEE 1976; YAJIMA et al. 1977) sowie der Enzymdefekt (SUZUKI et al. 1974) entsprechen denjenigen der Krabbe-Leukodystrophie beim Menschen. Eine Mäusemutante (Twitcher) zeigt ebenfalls ein der menschlichen Globoidzellen-Leukodystrophie weitgehend ähnelndes Bild (TAKAHASHI et al. 1983; MATTHIEU u. OMLIN 1984; TAKAHASHI u. SUZUKI 1984).

V. Morbus Gaucher (Glukosylzeramidasemangel)

Die Gaucher-Krankheit wurde unter den Lipidosen am frühesten beschrieben. GAUCHER faßte allerdings 1882 die Milzveränderungen und den sekundären Leberumbau ebensowenig wie später COLLIER (1895) als Systemerkrankung auf. Hyperplasie, Neoplasie und chronische Infekte wurden als Ursache angesehen, bis MARCHAND (1907) die typischen Zellveränderungen auf Fremdkörperspeicherung zurückführte und SCHLAGENHAUFER (1907) die Krankheit als Systemerkrankung erkannte. Von der Lehre ASCHOFFS befruchtet, rechnete EPPINGER (1938) die Krankheit zu den hepatolienalen Erkrankungen des retikuloendothelialen Systems, obgleich PICK (1924, 1927) schon darauf hingewiesen hatte, daß sich die Endothelien an der Speicherung nicht beteiligen.

Nach dem klinischen Verlauf unterschied man zunächst zwei Haupttypen, die infantile Form und die adulte Form, bei denen auch genetische Unterschiede bestanden. Die Beobachtung von Patienten mit einer intermediären juvenilen Form hat dann zu der jetzigen Einteilung geführt:

Typ I: Chronisch-adulte Form;
Typ II: Akut-maligne Form mit neurologischer Symptomatik;
Typ III: Subakut-juvenile Form mit neurologischer Symptomatik.

Diese Gruppierung stellt eher eine Erleichterung für die Einordnung der veröffentlichten Fälle als eine biologisch fundierte Einteilung dar (ERIKSON 1986).

1. Typ I (chronisch adulte Form; nicht-neuropathische Form)

Die meisten der beschriebenen Fälle betreffen den Typ I. In den Vereinigten Staaten leben etwa 5000 Patienten (BRADY 1982) mit diesem Typ des Morbus Gaucher, der wegen der Seltenheit einer klinisch feststellbaren Beteiligung des Nervensystems als nicht neuronopathisch bezeichnet wurde, obgleich auch bei ihm Gaucher-Zellen und entsprechende biochemische Substrate in den retikulohistiozytären Elementen des Gehirns nicht so selten anzutreffen sind (DIEZEL 1954, 1955; SEITELBERGER 1964; JATZKEWITZ 1970; PEIFFER 1972).

Klinisches Bild

Hepatosplenomegalie und erhöhte saure Serumphosphatase sind immer vorhanden. Das Auftreten ockergelber bis brauner erhabener Konjunktivaflecke ist typisch. Die Haut weist in den meisten Fällen eine braun-gelbe, manchmal bronzene oder bleifarbene Pigmentierung auf, die die belichteten Stellen bevorzugt (PICK 1924, 1927), selten auch Schleimhäute betrifft oder symmetrisch auftritt (VAN BOGAERT u. FROEHLICH 1939; GROEN 1965).

In den wenigen Fällen mit neurologischen Symptomen traten diese im fortgeschrittenen Alter auf, lange Zeit nach den typischen Eingeweide- und Knochenveränderungen (VAN BOGAERT u. FROEHLICH 1939; MILLER et al. 1973; KING 1975; MELAMED et al. 1975; McKERAN et al. 1985). Sie bestehen in Hypertonus, Hyperreflexie, Myoklonien sowie Demenz. McKERAN et al. (1985) beschrieben einen Patienten mit tapetoretinaler Degeneration. Bei einigen Patienten stehen psychotische Symptome im Vordergrund (NEIL et al. 1979). Zwei Geschwister mit der adulten Form ohne Beteiligung des ZNS entwickelten ein Glioblastom (LYONS et al. 1982). Rückenmarkskompression als Folge der vertebralen Veränderungen wurde beschrieben (GOLDBLATT 1988).

Pathologie

Makroskopisch sind Leber und Milz vergrößert. Die Milz ist an der Oberfläche knotig verändert. Nekrosen, Blutungen, fibröse Umwandlung und myeloische Metaplasie geben zusammen mit den transparenten Gaucher-Zellherden den befallenen Organen Milz, Leber, Lymphknoten und Knochenmark ein buntes Aussehen.

Lichtmikroskopisch findet man in Milz (Abb. 100) und Leber proliferierte Adventitiazellen. In der Leber speichern die Histiozyten der Glisson-Kapsel und die adventitiellen Zellen von Arterien und Venen. Bereits PICK (1924, 1927) gab eine exakte Beschreibung der Zellen mit einem Durchmesser zwischen 20 und 100 µm. Die unfixierten Zellen sind homogen und sehen hyalin aus. Mehrkernigkeit ist keine Seltenheit. Das blaßgelbe Zytoplasma ist von Fasern unterschiedlicher Länge und Dicke netzartig durchflochten. Histochemisch handelt es sich um Zerebrosideiweißkomplexe (DE MARSH u. KAUTZ 1957; FISHER u. REIDBORD 1962). Man unterscheidet 2 Zelltypen. Typ I, die klassische Gaucher-Zelle, hat eine fibrilläre Struktur; Typ II enthält ein mehr ganuläres oder amorphes Zytoplasma (ALLEMANN 1941; LÜDIN 1950; ROZENZAJN u. EFRATI 1961; FÖDISCH 1962). Offenbar können die Zelltypen als Folge zunehmender Kristallisation der Zerebroside ineinan-

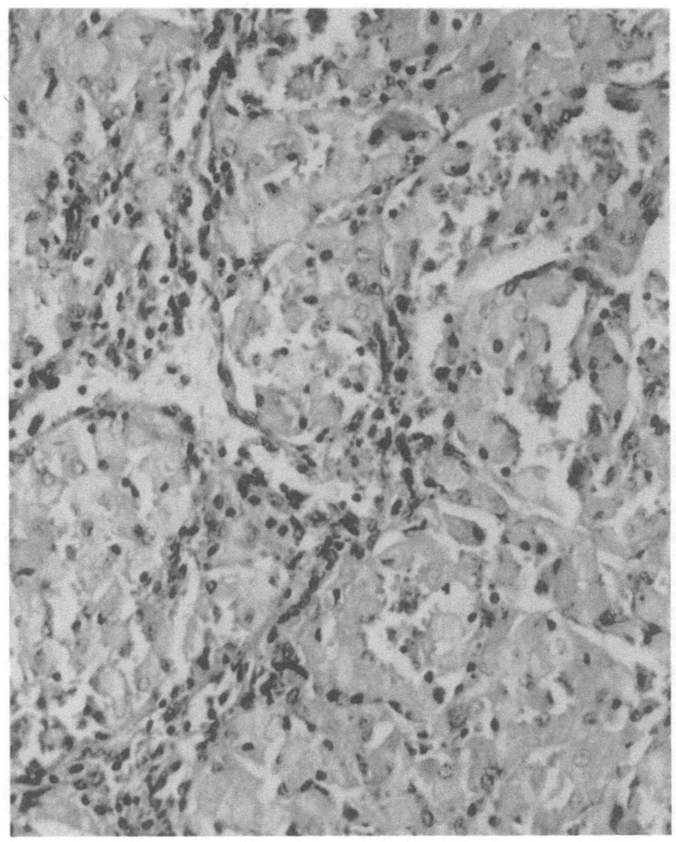

Abb. 100. Morbus Gaucher. Gaucher-Zellen in der Milz. × 200

der übergehen. Geringe Mengen von Neutralfetten lassen sich mit Ölrot-O-Färbung nachweisen. Die negative Schiff-Reaktion läßt einen Mangel an ungesättigten Fettsäuren vermuten. Auf die hohe Aktivität an saurer Phosphatase wurde oft hingewiesen (CROCKER u. LANDING 1960; FISHER u. REIDBORD (1962).

Man findet kleinherdige und strangförmige Verdichtungen des Lungenparenchyms (MYERS 1937; GRANDMAISON 1951; KAISER 1950; HAMPERL 1929), die durch Gaucher-Zellen bedingt sind. Sie können auch im Sputum auftreten (MERKLEN et al. 1933). Bei dem Hautpigment handelt es sich vorwiegend um Melanin, außerdem um lipoidhaltige Farbstoffe und Hämosiderin. Die Konjunktivaflecken bestehen histologisch großenteils aus Gaucher-Zellen (EAST u. SAVIN 1940). Im Myokard, in Schilddrüse (RISEL 1909) und Thymus (KRAUS 1920) können Gaucher-Zellen gefunden werden. Sie bilden bisweilen Nester und scheinbar gut abgegrenzte Herde. Eine Phänokopie der Gaucher-Zellen wurde wiederholt in Makrophagen des Knochenmarks, der Leber und Milz von Patienten mit chronischer Leukämie festgestellt (GERDES et al. 1969).

Elektronenmikroskopisch findet man im Zytoplasma charakteristische Einschlußkörper (Abb. 101), in deren blasser Matrix röhrenförmige Strukturen lie-

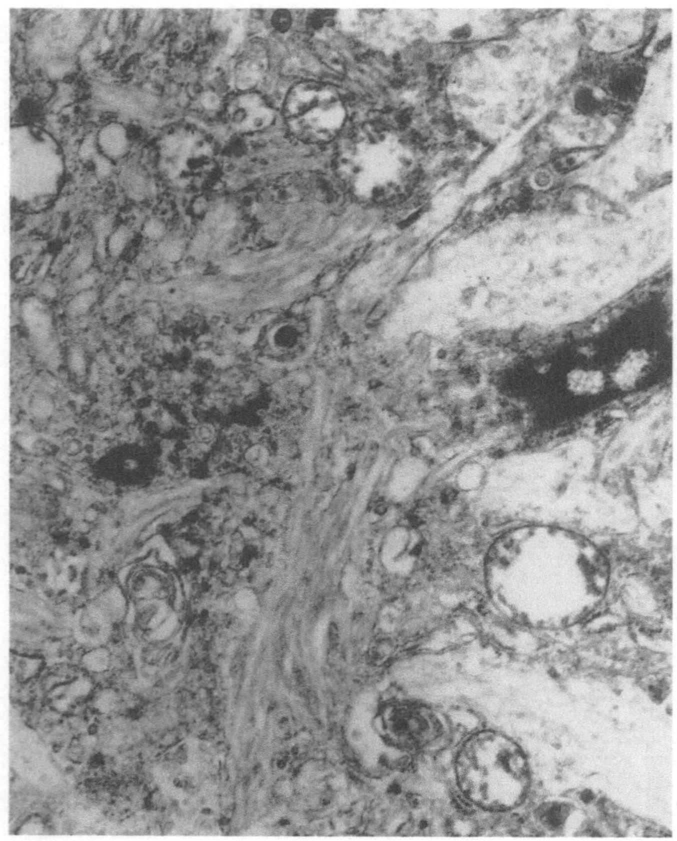

Abb. 101. Gleicher Fall wie Abb. 100. Konvolute nadelartiger Einschlüsse in einer Gaucher-Zelle. ×29000. (Aus Cervós-Navarro u. Goebel 1989)

gen (Lee 1968; Keyserlingk et al. 1972; Ludatscher et al. 1981). Ihr Durchmesser beträgt 12–75 µm. Er ändert sich von Zelle zu Zelle. Die Längsachse beträgt bis zu 5 µm. In jedem röhrenförmigen Schlauch liegen 10–12 Fibrillen, die um die Längsachse in Form einer rechtsgängigen Helix gewunden sind. Der Abstand zwischen den einzelnen Fibrillen beträgt ca. 8 µm. Es ist gelungen, in Gewebekulturen durch Zusatz von Glukozerebrosiden typische Gaucher-Zellen zu produzieren (Fredrickson u. Sloan 1972).

Biochemisch bestehen die tubulären Strukturen der Gaucher-Körper aus Proteinen (10%), Cholesterin (10%), Phospholipiden (10%) und Glykolipiden (70%) (Brady u. Barranger 1983).

Neuropathologie

Lichtmikroskopisch erkennt man in Arteriolen, Kapillaren und Venolen aller Hirnareale manschettenartig angeordnete Zellanhäufungen. Die Zellen haben einen runden, meist exzentrischen Kern, ein breites Zytoplasma mit rundem oder polygonalem Profil sowie ein feinschaumiges oder gestreiftes Aussehen. Sie färben sich stark PAS-positiv an. Die perivaskulären Zellanhäufungen werden von einer Proliferation der Kollagenfasern begleitet. In der Neurohypophyse und im Hypothalamus (TEILUM 1944) werden ebenfalls Gaucher-Zellen gefunden.

Elektronenmikroskopisch zeigen die perivaskulären Gaucher-Zellen die für sie charakteristischen röhrenförmigen Strukturen (SOFFER et al. 1980).

2. Typ II (akut-maligne Form mit neurologischer Symptomatik; zerebrale Form; infantile Form)

Eine erste klinische Beobachtung wurde von RUSCA (1921) mitgeteilt. Die Abgrenzung dieser Form geht auf OBERLING u. WORINGER (1927) zurück, die das Krankheitsbild klinisch und anatomopathologisch an 4 Geschwistern beobachteten. DE LANGE (1940) bezeichnete sie als maligne Form des Morbus Gaucher.

Klinisches Bild

Kurz nach der Geburt kann als erstes Symptom Hepatosplenomegalie auftreten, die jedoch meist erst nach 3–5 Monaten erkennbar ist. Die Kinder bleiben im Wachstum zurück; es kommt zu erheblichen Ernährungsschwierigkeiten, Schluckstörungen und rapidem Gewichtsverlust. Weitere Symptome sind Augenmuskellähmungen, generalisierte Muskelrigidität, massiver Opisthotonus, Laryngospasmus, Dysphagie und Erbrechen. In schweren Fällen entwickeln sich Trismus, Spastik mit angewinkelten Armen und generalisierte Krämpfe als Ausdruck schwerer Hirnstammläsionen und extrapyramidalmotorischer Ausfälle. Intelligenzverluste bis zu schwerster Idiotie gehören zum Vollbild. Haut- und Konjunktivalflecken kommen beim Typ II selten vor (BOUDET et al. 1966). Demgegenüber sind die oberflächlichen Lymphknotenvergrößerungen viel häufiger als bei den anderen Formen (GIAMPALMO 1949). Ichthyosis bei Neugeborenen wurde von LUI et al. (1988) beschrieben. Die Kinder werden nicht älter als 2 Jahre. Sie sterben an Atemlähmungen, oft auch infolge einer Aspirationspneumonie bei pseudobulbärparalytischen Symptomen. Typ II und Typ III werden von KNUDSON u. KAPLAN (1962) als autosomal-rezessiv vererbt angesehen, da bei den Eltern keine Störungen gefunden wurden. Bei einigen wenigen Fällen des Typs II ist unter heterozygoten Bedingungen ein inkomplett-dominanter Erbgang möglich. Hierbei handelt es sich um Abortivformen mit Mikromanifestationen. FREDRICKSON u. SLOAN (1972b) nehmen für alle drei Phänotypen verschiedene Mutationsformen an.

Pathologie

Makroskopisch findet man in allen Fällen eine hochgradige Hepatosplenomegalie. Die Schnittfläche von Leber, Milz und Lymphknoten zeigt eine gräuliche Verfärbung, die herdförmig auch in der Lunge (HAMPERL 1929) und den Wirbelkörpern erkennbar ist (BARLOW 1957).

Lichtmikroskopisch kann man in allen makroskopisch auffälligen Organen die charakteristischen Gaucher-Zellen feststellen. Sie treten besonders massiv in Milz und Leber auf und wurden auch in der Nebennierenrinde gefunden (BARLOW 1957).

Der Typ II ist frei von Knochenbeteiligung und meistens auch von Hautverfärbungen (Pick 1924, 1927; Oberling u. Woringer 1927; Giampalmo 1951).

Bei diesem Typ beschrieben Makita et al. (1966) und Philippart et al. (1965) eine Erhöhung der schon natürlicherweise in der Milz vorkommenden Ganglioside. In den extrazerebralen Organen imponiert bei allen drei Krankheitsformen die hohe Konzentration von Monohexosezeramiden. Sie können bis zum 700fachen der Norm ansteigen.

Neuropathologie

Makroskopisch ist das unauffällige Gehirn gelegentlich untergewichtig.

Lichtmikroskopisch sind die Ganglienzellen teilweise gebläht, teilweise geschrumpft und klumpig deformiert. Sie enthalten gelegentlich PAS-positives Material (Norman et al. 1956; Banker et al. 1962). Auffällig ist eine erhebliche Degeneration der Nissl-Schollen (Oberling u. Woringer 1927; Bird 1948; Hallervorden 1950; Giampalmo 1951; Brain 1954). Im Bereich der tiefen Rindenschichten, des Thalamus, der Basalganglien, des Hirnstammes und Kleinhirns, des Nucleus dentatus und der Purkinje-Zellen sowie im Rückenmark kommt es zur nervösen Parenchymschädigung mit Zelluntergang und entsprechenden Abräumerscheinungen im Sinne der Neuronophagie (Diezel 1954, 1955; Inose et al. 1964; Grafe et al. 1988). Die subkortikalen Marklager, die zentrale Markregion und die tieferen Rindenschichten sind verändert. Der Schwerpunkt der Veränderungen wurde oft in den Okzipitallappen beobachtet (Leech et al. 1985; Kaye et al. 1986), gelegentlich aber waren die Veränderungen im Frontallappen ausgeprägter (Grafe et al. 1988). Seltener sind Hirnstamm und Stammganglien betroffen. Einige Autoren haben auf die schweren Dentatumveränderungen mit sekundärer Degeneration der Bindearme hingewiesen (Schairer 1948; Norman et al. 1956; Inose et al. 1964).

In älteren Veröffentlichungen wurden nur parenchymale Veränderungen festgestellt. Debré et al. (1951) waren die ersten, die proliferative Vorgänge im Bereich der Adventitia von Hirn- und Meningealgefäßen feststellen konnten. Später wurden sie wiederholt beobachtet (Kostitch-Yoksitch 1952; Barlow 1957; Banker et al. 1962; Inose et al. 1964; Adachi et al. 1967; Hernandez u. Bueno 1973). Die Adventitiazellen sind aufgebläht und enthalten PAS-positives Material, dazwischen sind typische Gaucher-Zellen mit streifenförmigem Zytoplasma eingestreut; auch die Endothelzellen können beteiligt sein. Eine heterotope Gliose in der Adventitia der Hirngefäße und in den Meningen wurde von Levine u. Hoenig (1972) beschrieben.

Elektronenmikroskopisch wurden in den adventitiellen Zellen (Abb. 102a, b) im Zytoplasma sowohl längsgezogene, tubuläre Strukturen als auch spindelförmige Einschlüsse mit feingranulärer Matrix und einzelne Tubuli beobachtet (Cervós-Navarro u. Zimmer 1990) (Abb. 102c). Einschlüsse mit flachen parallelen Membranen, die Zebrakörpern ähnelten, wurden viel seltener als Gaucher-Kör-

Abb. 102 a-c. Morbus Gaucher. Akut-maligne Form. Adventitiazellen um eine Venole der frontalen Hirnrinde. Längsgezogene und tubuläre Strukturen im Zytoplasma (**a, b**). Bei **c** Einschluß mit feingranulärer Matrix und einzelne Tubuli. **a** × 2500, **b** × 8000, **c** × 40 000

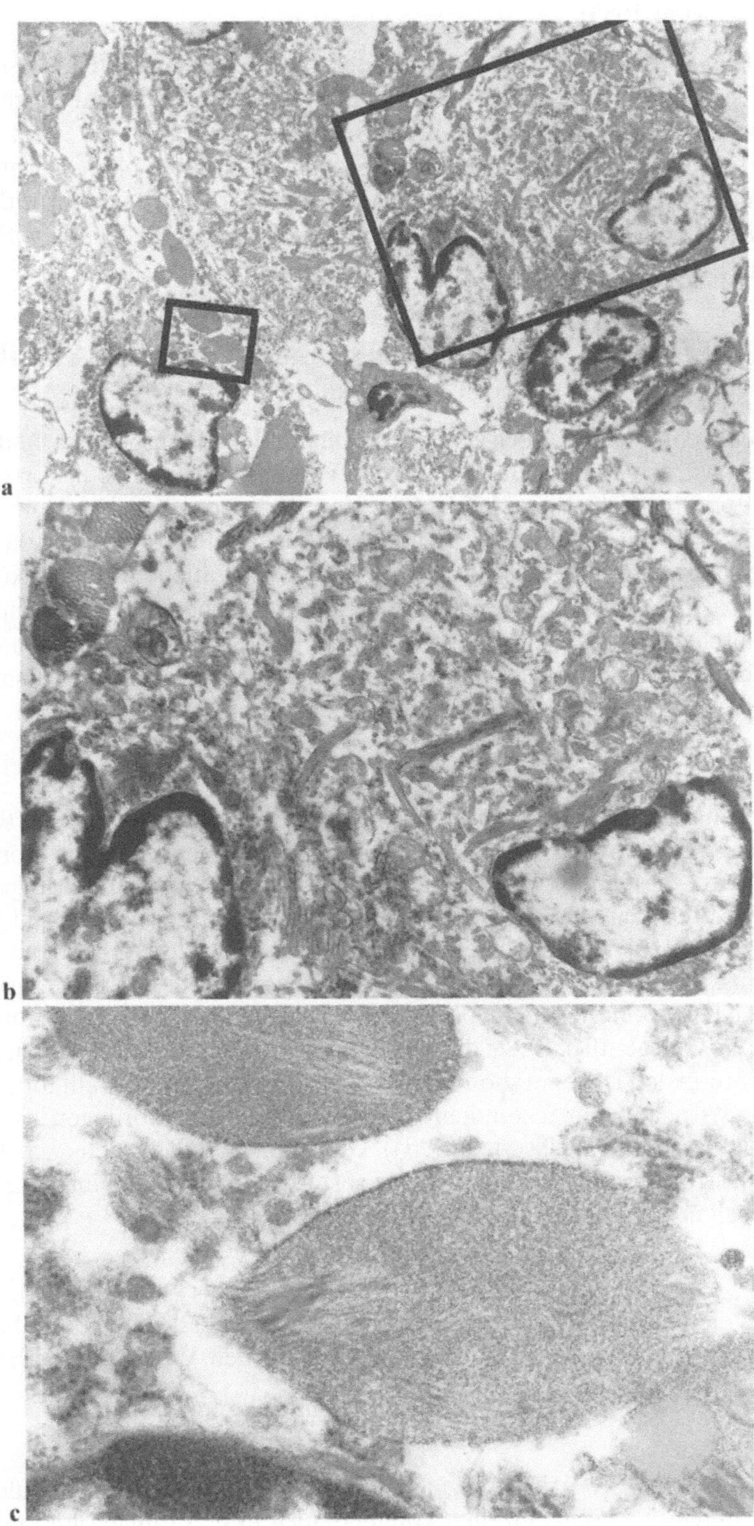

per in den Nervenzellen beschrieben (ADACHI et al. 1967; HERNANDEZ u. BUENO 1973; LEECH et al. 1985).

Biochemisch wurden bei dem Lipidspektrum des Typs II von INOSE et al. (1964), ESPINAS u. FARIS (1969) sowie FRENCH et al. (1969) keine Abweichungen gegenüber der Norm festgestellt, während SVENNERHOLM (1967) eine Vermehrung der Glukozerebroside im Gehirn fand. Sie enthalten auch C_{20}-Sphingosin und größere Mengen von C_{18}-Fettsäuren. Demgegenüber ist der Galaktozerebrosidgehalt im Gehirn als Folge einer durchgehenden Demyelinisierung vermindert (FRENCH et al. 1969).

3. Typ III (subakut-juvenile Form mit neurologischen Ausfällen)

Diese Form kommt seltener vor, obwohl der erste Patient schon 1916 von EVANS beobachtet wurde. Noch vor der enzympathologischen Kennzeichnung der Krankheit wurden weitere Beobachtungen veröffentlicht (REISS u. KATO 1932; MYERS 1937; BIRD 1948; BRAIN 1954; MALONEY u. CUMINGS 1960). Das Vorhandensein des Typs III wurde jedoch verschiedentlich angezweifelt (FREDRICKSON u. SLOAN 1972). HILLBORG (1959) beschrieb eine Gruppe von Patienten aus der Norrbotten-Provinz in Schweden, die auf Grund der klinischen Merkmale und der geographischen Lokalisation als eine Untergruppe des Typs III angesehen wurde. Besondere Merkmale sind das Vorhandensein einer angeborenen okulomotorischen Apraxie und die Häufigkeit, mit der Netzhautinfiltrate vorkommen.

Klinisches Bild

Generalisierte und Myoklonusepilepsie sind oft die ersten Symptome (REISS u. KATO 1932; MALONEY u. CUMINGS 1960). Auffällige Augenbewegungsstörungen wurden von TRIPP et al. (1977) beobachtet. Die zentralnervösen Störungen entwickeln sich meistens erst im Kleinkindesalter oder später. Der Verlauf ähnelt dem des Typs II, bietet jedoch neurologisch insofern Besonderheiten, als neben Strabismus, Trismus, Laryngospasmus und Dysphagie zerebelläre Koordinationsstörungen, Hyperkinesie und Hyperreflexie sowie Sprach- und Schreibstörungen imponieren. Gelegentlich treten die neurologischen Symptome zusammen mit einer tapetoretinalen Degeneration auf. (McKERAN et al. 1985). Es fällt ferner eine mimische Starre auf. Hinzu kommen krisenhafte Verhaltensstörungen bis zu psychotischen Episoden (WEINSCHENK 1964). Der Intellekt läßt schnell nach, und es entwickelt sich eine schwere Demenz. Meist sterben die Kranken im späten Kindesalter; selten erreichen sie das 30. Lebensjahr.

Pathologie

Die Skelettveränderungen bevorzugen die Phalangen der Finger und Zehen und den Unterkiefer, weniger die langen Röhrenknochen, Wirbel und das Becken.

Makroskopisch fällt die ausgeprägte Splenomegalie auf (MALONEY u. CUMINGS 1960).

Lichtmikroskopisch ist die Milzpulpa von zahlreichen lipidspeichernden Histiozyten durchsetzt. Schaumzellen kommen auch in den Lungen und weniger zahlreich in Leber und Knochenmark vor. Beim Typ III wurde eine Galaktozerebrosidspeicherung auch in extraneuralen Geweben beschrieben (MALONEY u. CUMINGS 1960; ROSENBERG u. CHARGAFF 1958). Auch Dihexosezeramide (INOSE et al. 1964, 1967; PHILIPPART 1965, 1967; SUOMI u. AGRANOFF 1965) und Glykoproteine (ELLEDER u. JIRASEK 1981) werden gespeichert.

Neuropathologie

Lichtmikroskopisch findet man eine erhebliche Ballonierung der Ganglienzellen, vor allem im Hirnstamm (BIRD 1948; BRAIN 1954).

Die gespeicherten Substanzen färben sich nicht mit Scharlachrot und anderen Fettfärbungen an. Einige sind schwach PAS-positiv, aber vor allem diejenigen mit maximal aufgetriebenem Zytoplasma sind PAS-negativ. In verschiedenen Arealen ist ein deutlicher Untergang von Nervenzellen mit entsprechender Gliose vorhanden (MALONEY u. CUMINGS 1960). Beim Typ III fand man die Glukozerebroside des Gehirns nicht vermehrt (INOSE et al. 1964; SVENNERHOLM 1967). Dagegen kommt es zu einem Anstieg der Dihexosezeramide (INOSE et al. 1964).

Im Norbootian-Typ erkennt man Anhäufungen von Glykosylzeramid in den adventitiellen Zellen der subkortikalen Marklager des Groß- und Kleinhirns. In der Nähe der perivaskulären Speicherzellen zeigt sich ein Verlust an Neuronen mit Entmarkungen. Ansonsten ist das Ausmaß des Nervenzellverlustes (z. T. auch mit Neuronophagien und Satellitose) in den einzelnen Fällen unterschiedlich. Histochemisch kann man Lipofuszin und komplexe Lipide, aber keine Glykolipide nachweisen.

In der Umgebung der Gaucher-Zellen-Infiltrate erkennt man auch eine ausgeprägte Gliose.

Elektronenmikroskopisch zeigen sich Einschlußkörper mit Doppelmembranen in Neuronen der Hirnrinde, im Nucleus dentatus und in der Brücke (CONRADI et al. 1984). Die perivaskulären Speicherzellen weisen eine granuläre Verfärbung mit Antikörpern gegen Muramidase und α-Antichymotrypsin auf. Sie werden von einem Retikulinnetzwerk umgeben, das sich positiv mit Antikörpern gegen den Kollagentyp III, Typ IV und Laminin darstellt (CONRADI et al. 1988).

Pathogenese

Die chemische Natur des gespeicherten Lipids wurde von LIEB (1927) und EPSTEIN (1930) als das Zerebrosid Kerasin erkannt. Weitere und vollständigere Analysen der erkrankten Organe wurden von PICK (1924, 1927), BEUMER (1928), THANNHAUSER (1950, 1958), vor allem aber von KLENK (1940) durchgeführt.

Der erste Abbauschritt der Glukozerebroside ist eine hydrolytische Spaltung ihrer β-glukopyranosidischen Bindung. Diese Reaktion wird durch eine Hydrolase katalysiert, der β-Glukosidase, deren Aktivität beim Morbus Gaucher stark reduziert ist (BRADY et al. 1965). Infolge der blockierten Enzymreaktion kommt es zu einer zunehmenden Anreicherung der Glukozerebroside. Darüber hinaus gibt es Aktivierungsfaktoren der Glukozerebrosidase, die allerdings für dieses Enzym nicht spezifisch sind (BRADY 1978; CHRISTOMANOU et al. 1986).

Unabhängig von den möglicherweise ortsständig gebildeten zerebralen Glukozerebrosidasen werden als Hauptquelle dieser Enzyme Leukozyten und Erythrozyten angenommen. Normalerweise fallen bei deren Mauserung Sphingolipide und Ganglioside an, die weiter zu Glukozerebrosiden abgebaut werden. Die pathologische Vermehrung der Zerebroside führt zum typischen Umbau von Zellen mit hohem Phagozytosepotential. PENELLI et al. (1969) diskutierten, ob die Glukozerebroside infolge einer mitochondrialen Fehlsteuerung in der Gaucher-Zelle selbst entstehen. Die Tatsache, daß beim Morbus Gaucher ausschließlich reine Gluko- bzw. Galaktozerebroside gespeichert werden, erklärt die deutlichen Unterschiede der Einschlüsse gegenüber denjenigen bei Gangliosidosen (TERRY 1971).

Das Gehirn verhält sich etwas anders als die extrazerebralen Organe. Nach SVENNERHOLM (1967) könnten die Hirnglukozerebroside das Produkt einer hydrolytischen Spaltung bestimmter Ganglioside sein. Es käme dann infolge der herabgesetzten Glukozerebrosidaseaktivität und infolge des biochemischen Ungleichgewichts zur Anreicherung der Glukozerebroside und einiger ihrer Vorläufer in den Neuronen. Mit dem unterschiedlichen Reifungsgrad und ihrer Reaktion auf die vermehrte Produktion wäre auch die Differenzierung des Typs II vom Typ III erklärt, dessen juvenile Nervenzellen ausgereifter sind und die bei pathologischer Speicherung länger kompensieren. LEE et al. (1978) fanden bei den spätinfantilen Fällen eine viel stärkere Minderung der Aktivität der Aryl-β-Glukosidase und β-Xylosidase als bei den adulten Fällen. GINNS et al. (1982) führten die Unterschiede zwischen neurologischen und nicht-neurologischen Phänotypen auf das Vorhandensein verschiedener Isoenzyme der β-Glukozerebrosidase zurück. Eine erhöhte Aktivität der β-Hexosaminidase und der Mannosidase bei Typ II wurde von CHITAYAT et al. (1987) festgestellt.

Die in den Makrophagen aufgenommenen Glykosylzeramide des Zentralnervensystems scheinen teilweise aus einer neuronalen Komponente und teilweise aus anderen Bereichen des Körpers zu stammen. Die Tatsache, daß die Psychosinkonzentration in der grauen Substanz höher ist als in der weißen, spricht dafür, daß die Substanz aus den Neuronen stammt. Das Durchschnittsalter bei der Diagnose ist etwa 2 Jahre, und das erste Symptom ist meistens eine Hepatosplenomegalie. Die Kinder weisen eine Blutungsneigung und eine motorische Retardierung bei normaler Intelligenz auf. Später treten bei einem Teil der Patienten Ataxie und bei einer kleineren Gruppe spastische Paresen auf. Mit zunehmendem Alter nimmt der Intelligenzquotient ab, und es treten EEG-Veränderungen sowie epileptische Anfälle auf. Die Patienten starben im 12. Lebensjahr.

Beim Typ II ergibt sich eine gute Übereinstimmung der organischen Läsionen mit den funktionellen Ausfällen (MINAUF et al. 1970; DIEZEL 1954, 1955; SEITELBERGER 1964; PHILIPPART et al. 1965, 1967; DEBRE et al. 1951; BANKER et al. 1962). Dem klinischen Verlauf entsprechend schreiten die destruktiven Veränderungen rasch fort. Über das Wesen der Nervenparenchymschädigung des Morbus Gaucher besteht keine einheitliche Meinung. NORMAN (1958) nahm an, daß bei einigen Fällen die Krankheit so akut verliefe, daß die Nervenzellen infolge der Stoffwechselstörung rasch zerstört würden und die Speicherungsphänomene in ihnen daher nicht aufträten. Bei anderen dagegen bedingt ein langsamer Prozeßverlauf das Auftreten von Zelleinlagerungen. Bei einer Zwischengruppe, die von NORMAN et al. (1956) postuliert wurde, wären beide Zellveränderungen nebeneinander vorhanden. Tatsächlich sind aber diese Veränderungen in den perakuten Fällen am deutlichsten nachweisbar.

Das Strukturgen für die Glukozerebrosidase wurde in den Banden 921–932 des langen Armes des Chromosoms 1 lokalisiert (DEVINE et al. 1982; GINNS et al. 1985). Die Substitution eines Leucinrestes durch einen Prolinrest als Folge einer Punktmutation im Strukturgen der β-Glukozerebrosidase ist charakteristisch für den Typ II des Morbus Gaucher (TSUJI et al. 1987). Die Enzymaktivität ist dadurch weitgehend aufgehoben.

Morbus Gaucher bei Tieren

HARTLEY u. BLAKEMORE (1973) beschrieben die neuroviszerale Speicherung von Glukosezerebrosid beim Sydney Silky Terrier.

VI. Ceramidasemangel (disseminierte Lipogranulomatose; Farber Lipogranulomatose)

FARBER (1952) und FARBER et al. (1957) beschrieben anhand von 3 Fällen die disseminierte Lipogranulomatose als eigenständiges Krankheitsbild. Eine Kombination mit β-Hexosaminidase-Mangel (s. S. 344) wurde von ROGGENDORF et al. (1987) beobachtet.

Klinisches Bild

In einer ersten Form waren bei allen Patienten wenige Monate nach der Geburt eine allgemeine Dystrophie und Schwellungen an den Gelenken auffällig. Später bildeten sich derbe, gegenüber den umliegenden Strukturen verschiebliche Hautgranulome. Häufig kam es zu einer Aphonie. Schließlich entwickelten sich anhaltende Dyspnoe, Hepatomegalie, Splenomegalie und Lymphknotenvergrößerungen sowie kardiale Symptome. Die psychomotorische Entwicklung und der Allgemeinzustand werden frühzeitig schwer beeinträchtigt. Wenige Monate nach Beginn der Krankheit lagen die Patienten bewegungsarm und teilnahmslos im Bett. Der Verlauf war progredient und der Tod trat im 1. oder 2. Lebensjahr ein. In einer zweiten Gruppe traten die Symptome später und weniger ausgeprägt auf (SAMUELSSON et al. 1972; PAVONE et al. 1980). In diesen Fällen mit protrahiertem Verlauf können die Patienten bis zur 2. Dekade überleben (MOSER u. CHEN 1983). Eine *intermediäre Form* wurde von BURCK et al. (1985) beschrieben.

Pathologie

Makroskopisch führt die granulomartige Ablagerung der Speichersubstanz zu Vergrößerung von Zunge und Stimmbändern. Man findet Granulomata in den Sehnen und Kapseln der großen Gelenke. Die Leber ist vergrößert.

Lichtmikroskopisch findet man in der Wand der Arterien, besonders ausgeprägt in den Herzkranzgefäßen, mukoide oder zellige Einlagerungen in der Intima und Media mit einer Aufsplitterung der Elastika. In den Nieren erkennt man eine Verdickung der Basalmembranen der Glomerulaschlingen. In der Leber befinden sich in den periportalen Feldern solide Massen, die die arteriellen Gefäße mantelförmig umsäumen. Die Knoten der Zunge, Stimmbänder und Haut bestehen aus einer homogenen Substanz, die sich mit der Glykogenfärbung schwach rötlich anfärbt und eine positive PAS-Reaktion ergibt. In den Knoten der Gelenke und Sehnen fallen neben den Ablagerungen kleinere Zellinfiltrate mit Lymphozyten, Histiozyten und Schaumzellen auf.

Elektronenmikroskopisch findet man in den Hepatozyten Einschlüsse sowohl mit hellen als auch mit adielektronischem Inhalt. In den Endothelzellen der Haut kommen Zebrakörper vor. Die Kupffer-Zellen, die Histiozyten der Haut, des Thymus und der Lungen beinhalten neben großen hellen (Abb. 103) auch osmiophile Einschlüsse mit kurvilinearen Tubuli (HERS u. VAN HOOF 1969; DUSTIN et al. 1973; BECKER et al. 1976; SCHMOECKEL 1980; BURCK et al. 1985).

Neuropathologie

Makroskopisch wurden entweder keine Veränderungen (MOSER et al. 1969) oder eine mittelgradige bis ausgeprägte Atrophie mit Hydrocephalus internus festgestellt (MOLZ 1968).

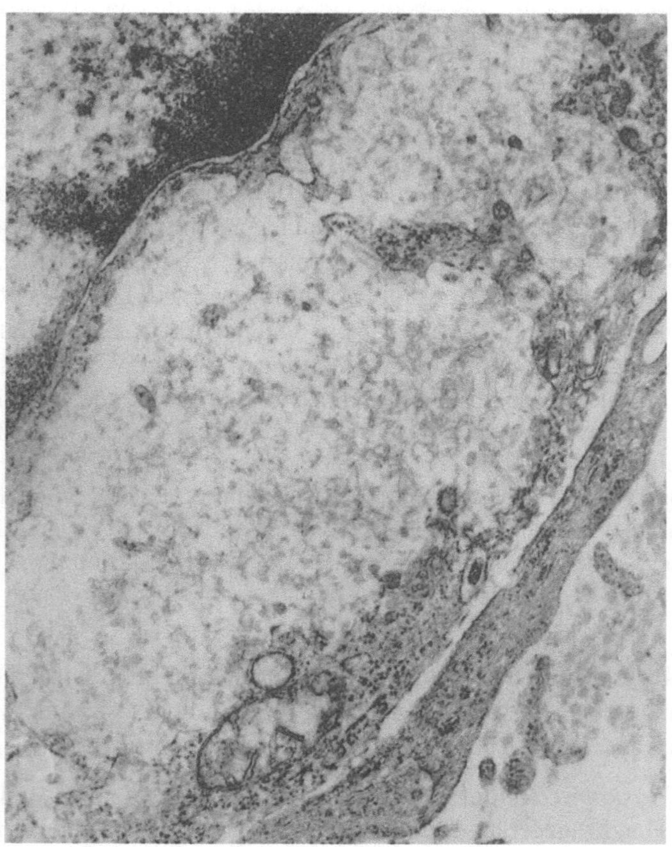

Abb. 103. Morbus Farber. Haut. Großer lysosomaler vakuolärer Einschlußkörper in einem Histiozyten. × 4.500 (Aufnahme H.H. GOEBEL)

Lichtmikroskopisch ist die Großhirnrinde durch Zellschwund, besonders in der 2. und 3. Schicht (MOSER et al. 1969; RIVEL et al. 1977), und durch Astrozytenvermehrung charakterisiert. In der subkortikalen Marksubstanz findet man Fasergliose und Makrogliavermehrung. Eine Entmarkung der Capsula interna und der Pyramidenbahnen wurde gelegentlich beschrieben (RIVEL et al. 1977). In der Kleinhirnrinde fand MOLZ (1968) ein ausgeprägtes Ödem der Molekularschicht sowie einen teilweisen Ausfall der Purkinje-Zellen und häufig eine zellverarmte Körnerschicht.

Von kortikal nach spinal zunehmend zeigt ein Teil der Ganglienzellen eine Glykolipidspeicherung. Im Allokortex gibt es kaum Nervenzellen mit gespeichertem Material; im Isokortex sowie in den Stammganglien sind sie häufiger und im Mittelhirn, in der Substantia nigra, in den Okulomotoriuskernen und vor allem im Luys-Körper fällt ihre große Zahl und die erhebliche Ballonierung des Zelleibes auf (RIVEL et al. 1977). Auch die Kerne der Brücke und Medulla oblongata sind stark betroffen. Die Purkinje-Zellen der Kleinhirnrinde sind ebenfalls mit Speichersubstanz vollgestopft, jedoch weniger aufgetrieben. Im Rückenmark sind vor allem die Vorderhornzellen durch die Speichersubstanz stark balloniert (Abb. 104). Die Nissl-Substanz ist weitgehend geschwunden, und das Zytoplasma ist mit einer feinkörnigen Substanz angefüllt, die sich mit Hämalaun sowie mit PAS (nach McMANUS für neutrale Mukopolysaccharide) schwach rötlich anfärbt und mit Alzianblau positiv reagiert (CROCKER et al. 1967; MOLZ 1968).

An einzelnen Ganglienzellen fällt auf, daß die Speichersubstanz nur sektorförmig vom Zellrand her gegen den regelrecht liegenden Zellkern gelagert ist. In der HE-Färbung hebt sich ein farbloser Streifen von dem umgebenden

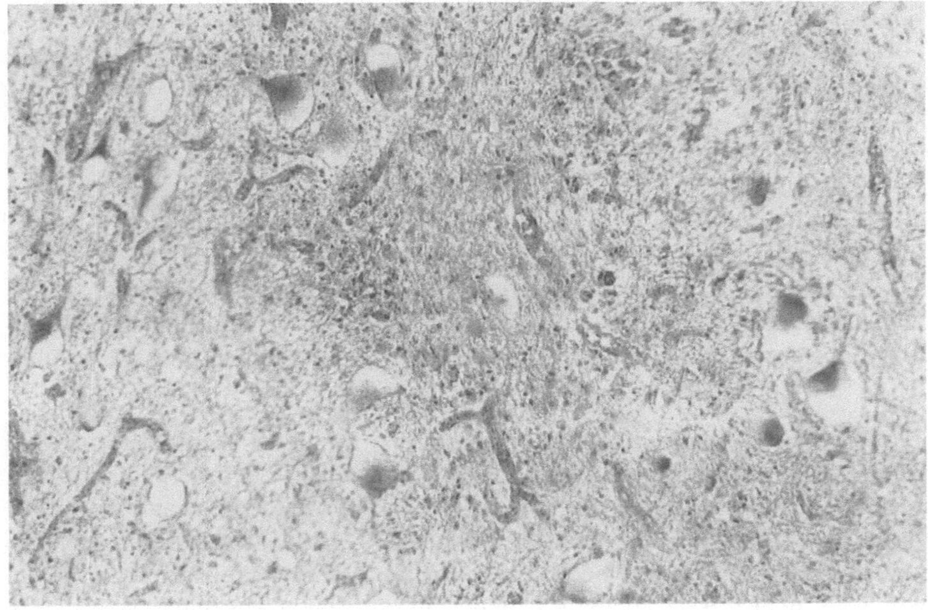

Abb. 104. Morbus Farber. Starke Ballonierung der Vorderhornzellen des Rückenmarks. × 500. (Aufnahme C. VITAL, Bordeaux)

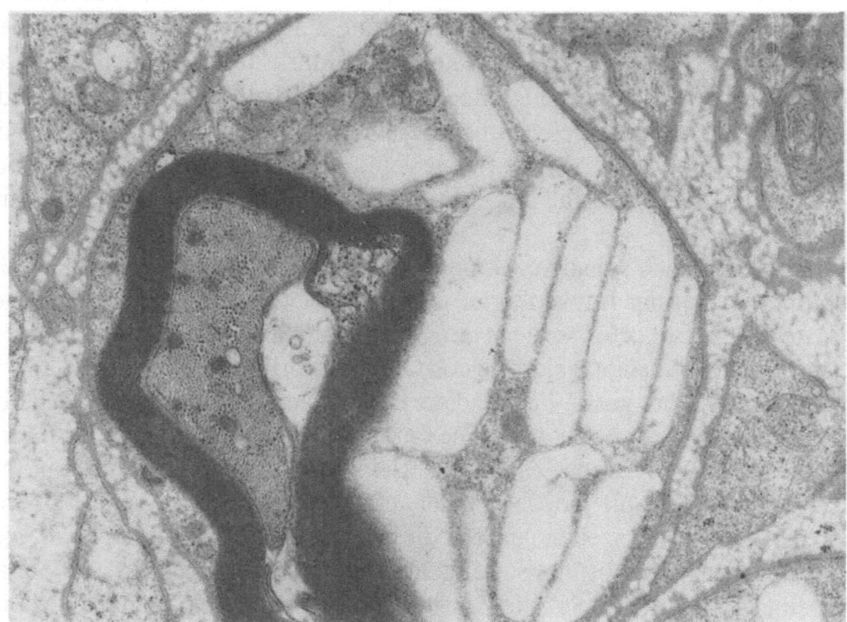

Abb. 105. Gleicher Fall wie Abb. 104. N. suralis. Bananenförmige Einschlüsse in den Schwann-Zellen. × 9.000

eosinophilen Zellplasma ab. In den meisten Zellen ist die Eosinophilie des Plasmas weitgehend verschwunden, der Zellkern gegen den apikalen Dendriten abgedrängt und der Zelleib vergrößert, gerundet und mit Speichersubstanz aufgefüllt.

Das Zytoplasma der Ganglienzellen der Retina ist aufgetrieben und mit doppelbrechender Substanz angefüllt (COGAN et al. 1966). Im autonomen Nervensystem zeigen die Ganglienzellen eine gleichartige, aber unterschiedlich starke Speicherung. Die Nervenzellen des Auerbach-Plexus des Darmes sind deutlich vergrößert und ihr Zelleib ist mit gespeichertem Material gefüllt, während die Zellkerne klumpig sind und meist an der Zellwand liegen. Im peripheren Nerv sind einige Schwann-Zellen stark aufgetrieben (ABUL-HAJ et al. 1962), und die Blutkapillaren sind von scholligen, in der HE-Färbung schwach basophilen Ablagerungen umsäumt. Das Endoneurium erscheint breit und durch schlierenartige Einlagerungen, die sich zwischen den Fasern entlangziehen, etwas aufgequollen.

Elektronenmikroskopisch findet man in den Endothelzellen der Groß- und Kleinhirngefäße, gelegentlich auch in den Nervenzellen Zebrakörperchen (BATTIN et al. 1970; BECKER et al. 1976; ZARBIN et al. 1985). In den Schwann-Zellen des N. suralis wurden von BECKER et al. (1976) bis zu 1,6 μm lange und 0,2 μm dicke bananenförmige Einschlüsse beobachtet. Gleiche Veränderungen wurden schon von RIVEL et al. (1977), ebenfalls in den Schwann-Zellen, abgebildet (Abb. 105). SCHMOECKEL u. HOHLFELD (1979) bezeichnen sie als „spindelartige Körper", BURCK et al. (1985) als nadelartige Einschlüsse.

Pathogenese

FARBER et al. (1957) hatten die Krankheit als ein Bindeglied zwischen Histiozytosen und angeborenen Stoffwechselstörungen gedeutet, aber die Beteiligung der Nervenzellen bei dem Speicherungsprozeß war für MOSER et al. (1969) Anlaß, sie unter die Stoffwechselkrankheiten einzuordnen. Sie konnten als erste das Vorhandensein von Ceramid in der gespeicherten Substanz nachweisen. SUGITA et al. (1972) stellten einen Aktivitätsmangel der lysosomalen sauren Ceramidase fest.

Der Ceramidasemangel führt zu einer Anhäufung von Ceramid im Zytoplasma. Die Speicherung von Gangliosiden und anderen Glykolipiden ist sekundär und dadurch bedingt, daß Ceramid in den Abbau dieser Substanzen involviert ist. Die Bildung von Granulomata und die histiozytäre Reaktion sind Folge der Ceramidanhäufung, die experimentell reproduziert werden konnte (MOSER et al. 1969). Die neuronale Speicherung wird durch den hohen Ceramidstoffwechsel im Gehirn bedingt. Die elektronenmikroskopisch in Makrophagen zu beobachtenden, gekrümmten tubulären Profile weisen eine ähnliche, aber nicht identische Feinstruktur wie das gespeicherte Material bei der Gaucher-Krankheit auf. Grund dafür ist, daß das Glukozerebrosid sich vom Ceramid biochemisch nur durch ein zusätzliches Glukosemolekül unterscheidet. Auch das Galaktozerebrosid, das bei der Krabbe-Leukodystrophie akkumuliert, zeigt in Schwann-Zellen nadelartige Strukturen, die dem des Ceramid dieser Zellpopulation ähnlich ist.

Für die unterschiedliche Ausprägung der Krankheit konnte bis jetzt keine Erklärung gegeben werden. Der Enzymmangel zeigt keine Korrelation mit der Schwere der Symptome (MOSER u. CHEN 1983).

VII. Globotriasylceramidose (α-Galaktosidase-Mangel; Fabry-Krankheit; Anderson-Fabry-Krankheit; Angiokeratoma corporis diffusum)

Die Krankheit wurde zunächst wegen der Hautveränderungen von FABRY (1898) als Purpura haemorrhagica nodularis, von ANDERSON (1898) als Angiokeratom bezeichnet. Die erste Beschreibung von schweren neurologischen Symptomen wurde 1927 von ARCHER veröffentlicht. OPITZ et al. (1965) stellten die geschlechtsgebundene, inkomplett rezessive Vererbungsweise fest.

Klinisches Bild

Bei männlichen Homozygoten manifestiert sich die Krankheit in der Regel in der Kindheit oder Adoleszenz durch Angiokeratome der Haut, die mit der Zeit an Zahl und Größe zunehmen, und durch brennende Schmerzen in den Händen und Füßen. Varianten ohne Angiokeratome kommen gelegentlich vor (CLARKE et al. 1971). Mit zunehmendem Alter treten Niereninsuffizienz und kardiovaskuläre Symptome auf, die meistens die Todesursache darstellen. Die neurologischen Symptome manifestieren sich in der Regel nach dem 20. Lebensjahr in Form von flüchtigen ischämischen Insulten mit Hemiplegie, Aphasie und zerebellären Symptomen. Später bilden sich die Ausfälle nicht mehr zurück (GARCIN et al. 1967). Gelegentlich wurden dementielle Symptome beschrieben (LOU u. RESKE-NIELSEN 1971). Die in einigen Fällen als erstes Symptom der Krankheit fehlende Schweißsekretion ist auf Veränderungen im autonomen Nervensystem zurückzuführen (SIMA u. ROBERTSON 1978; CABLE et al. 1982). Das fluktuierende neurologische Bild kann Anlaß zur Diagnose einer multiplen Sklerose geben. Ein besonders frühes Auftreten neurologischer Symptome im 2. Lebensjahr wurde von SCHRÖDER (1984) mitgeteilt.

Weibliche Heterozygote weisen weniger ausgeprägte Symptome wie Trübung der Kornea, gelegentliche Parästhesien und andere neurologische Symptome auf (BIRD u. LAGUNOFF 1978; THOMAS et al. 1984), selten vaskuläre Störungen oder orthostatische Hypotension (MAISEY u. COSH 1980; MUTOH et al. 1988). Im fortgeschrittenen Alter können auch sie an Herz- und Niereninsuffizienz leiden (DESNICK et al. 1974).

Pathologie

Makroskopisch erkennt man im Herz eine Verdickung der Klappen und der papillären Muskeln, gelegentlich auch Blutungen und Nekrosen im Myokard.

Lichtmikroskopisch findet man in den Fibroblasten der Herzklappen und in den Herzmuskelzellen eine exzessive Speicherung von Lipiden (BLIEDEN et al. 1974). Die Endothelien und glatten Muskelzellen sämtlicher Gefäße sind ebenfalls mit Lipideinschlüssen beladen. Sie führen zu Gefäßeinengungen und zu den Gefäßektasien der Angiokeratome in der Haut. Die Lipidspeicherung ist in den Glomeruli sowie in den proximalen und distalen Nierentubuli besonders ausgeprägt. Sie ist auch in den epithelialen Zellen der Kornea erkennbar (WEINGEIST u. BLODI 1973). Die Einschlüsse färben sich bei der sauren Phosphatasereaktion positiv (HASHIMOTO et al. 1965; KINT u. CARLTON 1973).

Elektronenmikroskopisch weisen die Einschlüsse eine multilamelläre konzentrische Struktur mit einer Periodizität von 6–7 nm auf (CAULET et al. 1967). Die Muskelzellen, Nierenepithelien, Epithelzellen und vor allem die Gefäßendothelien enthalten pleomorphe Einschlüsse (Abb. 106), z. T. in Form von Zebrakörpern (O'BRIEN et al. 1975; SCHATZKI et al. 1979; CABLE et al. 1982).

Neuropathologie

Makroskopisch erkennt man eine Verdickung der weichen Häute, vor allem der Konvexität. Die basalen Gefäße weisen ausgeprägte arteriosklerotische Veränderungen auf (MAISEY u. COSH 1980). Die Hirnwindungen sind mittelgradig atrophisch; im Stirnlappen ist die Atrophie deutlicher. Gelegentlich wurden ausgedehnte Infarkte beschrieben (LOU u. RESKE-NIELSEN 1971).

Lichtmikroskopisch wird das Bild durch die hochgradigen Veränderungen, die sämtliche Gefäße betreffen, bestätigt. In den leptomeningealen Arterien sind die Endothelzellen geschwollen und fein vakuolisiert. Die Intima ist verdickt und mit Makrophagen und Kollagenfasern durchsetzt, die Lamina elastica ist degeneriert und weist einen gewellten Verlauf auf. Die glatten Muskelzellen sind ebenfalls vakuolisiert.

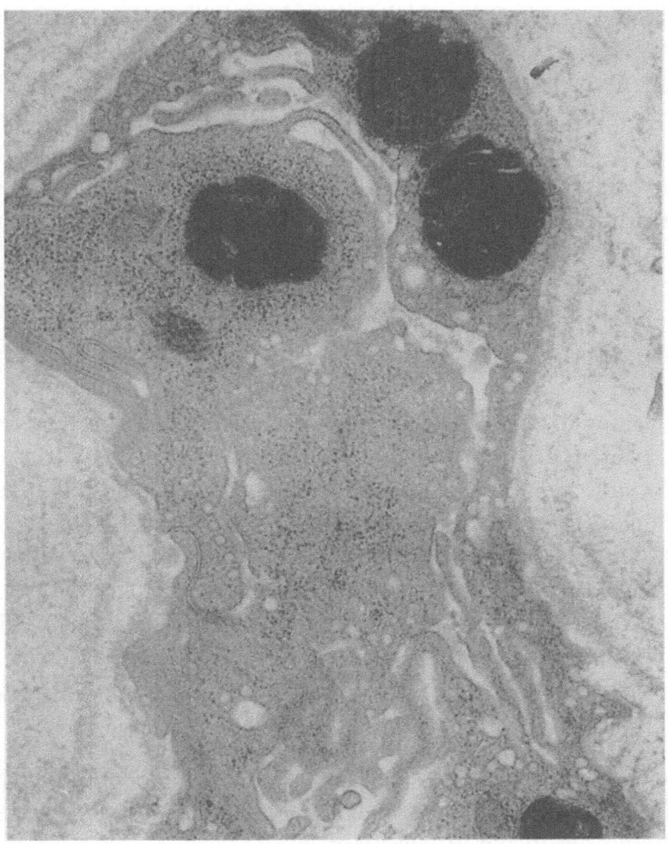

Abb. 106. Morbus Fabry. Lysosomale Residualkörperchen in Endothelien einer Kapillare der Haut. × 30.000. (Aus CERVÓS-NAVARRO u. GOEBEL 1989)

Ähnliche Veränderungen führen in den kleinen Arteriolen, Kapillaren und Venolen des Gehirns gelegentlich zum Gefäßverschluß. Häufig bilden sich Gefäßknäuel (LOU u. RESKE-NIELSEN 1971). Das in den zytoplasmatischen Vakuolen gespeicherte Material färbt sich mit Sudanschwarz B, orthochromatisch mit Thionin, intensiv mit Methylenblau an und ist leicht PAS-positiv. Ein Teil der Speichersubstanz zeigt im UV-Licht eine gelb-grüne Autofluoreszenz (TAGLIAVINI et al. 1982). Die Zellen der Leptomeningen, bevorzugt der Konvexität, enthalten in ihrem Zytoplasma ebenfalls Speichergranula, und eine chronische Meningitis wurde beschrieben (DUBOST et al. 1985).

Auch bei den Fällen, bei denen makroskopisch kein Infarkt erkennbar war, findet man sowohl in der Hirnrinde als auch im Marklager zahlreiche Makroinfarkte. Die Nervenzellen zeigen häufig ischämische Zellveränderungen. Die protoplasmatischen Astrozyten sind mäßig proliferiert, und bei älteren Infarkten bildet sich eine anisomorphe fibrilläre Gliose. Die Nervenzellen von Groß- und Kleinhirnrinde, Thalamus und Stammganglien weisen in ihrem Zytoplasma eine Anhäufung von granulärem Material auf, die die gleichen färberischen Eigenschaften besitzen wie die Einschlüsse der Endothel- und glatten Muskelzellen in den Gefäßen. Die Speicherung in den Nervenzellen kann bei den Patienten, die in frühen Jahren sterben, fehlen (Lou u. Reske-Nielsen 1971).

Verschiedene Autoren (Scriba 1951; Rahman u. Lindenberg 1962; Steward u. Hitshock 1968; Kahn 1973; Tabira et al. 1974; Grunnet u. Spilsbury 1979; Kaye et al. 1988) haben eine Glykolipidspeicherung in einer Reihe von Arealen des Thalamus, Hypothalamus, Striatum, Mesenzephalon und des Allokortex beschrieben. Andere Autoren konnten ein solches Verteilungsmuster der Speicherung nicht bestätigen (Schatzki et al. 1979; Tagliavini et al. 1982). Im Rükkenmark werden die speichernden Nervenzellen ausschließlich in den vegetativen Zentren der thorakolumbalen und sakralen Segmente gefunden (Sung 1979). Die Gefäße der Plexus chorioidei weisen eine hochgradige Speicherung auf.

In den autonomen und spinalen Ganglien ist das Zytoplasma der Nervenzellen mit Lipiden beladen (Scriba 1951; Ohnishi u. Dyck 1974; Sima u. Robertson 1978; Gadoth u. Sandbank 1983). Im peripheren Nerv wurde eine selektive Reduzierung der unbemarkten und dünnbemarkten Fasern festgestellt (Kocen u. Thomas 1970; Ohnishi u. Dyck 1974; Tabira et al. 1974; Sima u. Robertson 1978; Sung 1979; Pellisier et al. 1981; Cable et al. 1982; Gemignani et al. 1984). Nur Fukuhara et al. (1975) fanden eine Abnahme der dickbemarkten Fasern. Die Gefäßendothelien, die glatten Muskelzellen der Media sowie die Zellen des Perineurium enthalten in ihrem Zytoplasma Granula, die sich mit Toluidinblau stark anfärben (Ohnishi et al. 1979).

Elektronenmikroskopisch findet man in den Gefäßendothelien und in den glatten Muskelzellen der zerebralen Arterien und Arteriolen konzentrisch-lamelläre Gebilde, die in der Regel einen Durchmesser von 1–2 μm erreichen. Mehrere dieser Gebilde können sich zu größeren Konglomeraten anhäufen (Schatzki et al. 1979). In den Nerven- und Gliazellen ist keine Speicherung vorhanden.

In peripheren Nerven findet man in den Endothelzellen der Blutgefäße und im Perineurium konzentrische, parallelliegende, langgestreckte bzw. leicht gekurvte Lamellen mit einer Periode von etwa 5 nm (Tabira et al. 1974; Thomas et al. 1984; Vital et al. 1984). Die Einschlüsse im Zytoplasma der perineuralen Zellen bestehen aus konzentrischen Lamellen mit einer Periode von 6–7 nm. Ähnliche Einschlüsse werden gelegentlich in den bemarkten und unbemarkten Axonen und seltener in den Schwann-Zellen gefunden (Sima u. Robertson 1978). Die Populationen großkalibriger bemarkter und markloser Nervenfasern sind reduziert, zusätzlich können auch diskrete Zeichen einer Demyelinisierung und Remyelinisierung gefunden werden (Pellissier et al. 1981).

Pathogenese

Pompen et al. (1947) wiesen auf die Möglichkeit hin, daß es sich bei dem Leiden um eine Speicherungskrankheit handele. Scriba (1951) stellte die lipoide Natur der Speichersubstanzen fest, und 1963 identifizierten Sweeley u. Klionsky die gespeicherten Lipide als Trihexosylzeramide. Brady et al. (1967) fanden als primären metabolischen Defekt einen Mangel des lysosomalen Enzyms Zeramidtrihexosidase, die von KINT (1970) als α-Galaktosidase-A charakterisiert wurde. Die vermeintlichte B-Form der α-Galaktosidase erwies sich als eine α-N-Azetylgalaktosaminidase, deren Fehlen der Schindler-Krankheit zugrunde liegt (SCHINDLER et al. 1988). (BEUTLER u. KUHL 1972). Die Aktivität der α-Galaktosidase ist bei den heterozygoten Trägern der Fabry-Krankheit vermindert, bei den Homozygoten fehlt sie ganz (DESNICK et al. 1974).

Der Enzymmangel führt zu einer Speicherung von verschiedenen Glykosphingolipiden mit einem terminalen Galaktosylrest in α-glykosidischer Bindung. Eine Korrelation zwischen klinischen Symptomen oder dem Grad klinischer Symptome und der Höhe der intermediären Restaktivität der α-Galaktosidase-A ist nicht eindeutig nachweisbar (KOBAYASHI et al. 1984). Während bei Konduktorinnen keine Aktivitätsunterschiede des Enzyms unter Verwendung von natürlichen und künstlichen Substraten bestehen, lassen sich mit natürlichem Substrat deutlich geringere Werte feststellen (KOBAYASHI et al. 1984). DAWSON u. SWEELEY (1971) nahmen an, daß die Trihexosylzeramide, nachdem sie bei dem Abbau der gealterten Erythrozyten ins Blut gelangen, die Gefäße und die epithelialen Zellen der Glomerula vom Blut her erreichen. Im Gehirn findet die Speicherung ausschließlich in den Gefäßen statt, weil die Trihexosylzeramide die Bluthirnschranke schwer passieren können und somit nur in geringen Mengen vorhanden sind. Die Tatsache, daß bei der Fabry-Krankheit im Unterschied zu anderen Sphingolipidosen wenige oder keine Schaumzellen gebildet werden, führt MIYASAKI (1975) auf den unterschiedlichen Polymerisationsgrad der verschiedenen Sphingolipide zurück.

VIII. Gangliosidosen

Der britische Ophthalmologe WARREN TAY berichtete 1881 erstmals über Fundusveränderungen mit kirschrotem Fleck in der Makula bei einem 12 Monate alten Säugling, der auch zerebrale Symptome aufwies. Unabhängig von der Beobachtung TAYS legte der amerikanische Neurologe BERNHARD SACHS (1887) einen klinischen und pathoanatomischen Bericht über die Krankheit vor. Er kennzeichnete die Krankheit als eine heredodegenerative Erkrankung, bei der die Fundusveränderungen nur eine klinische Manifestation darstellten, und nannte sie „familiäre amaurotische Idiotie". Im Laufe der nächsten 50 Jahre wurden der amaurotischen Idiotie eine Reihe von Krankheitsbildern zugeordnet, deren klinische Merkmale, vor allem ihr Manifestationsalter, unterschiedlich waren.

Diesen Unterschieden wurde durch zahlreiche Eponyme Rechnung getragen. Der Tay-Sachs-Krankheit sehr ähnliche bzw. mit ihr sogar übereinstimmende morphologische Veränderungen wurden seit Anfang des Jahrhunderts auch jenseits des Säuglingsalters beobachtet (SPIELMEYER 1905; VOGT 1905). Man unterscheidet heute hinsichtlich des Erkrankungsalters, des Krankheitsverlaufes, der klinischen Symptomatologie und der morphologischen Veränderungen die kongenitale, die infantile (Tay-Sachs), die spätinfantile (Jansky-Bielschowsky), die juvenile (Vogt-Spielmeyer) und die adulte oder Spätform (Kufs-Hallervorden).

KLENK untersuchte als erster ab 1942 autoptisch gewonnenes Nervengewebe von Tay-Sachs-Fällen. Er fand unbekannte wasserlösliche, saure Glykolipide, die in geringerer Menge auch im normalen Hirngewebe vorkommen und nannte sie „Ganglioside". Nachdem NORMAN et al. (1959) eine Sonderform von der Gruppe der amaurotischen Idiotien abgrenzte, wurde in den folgenden Jahren eine Reihe von verschiedenen Gangliosidosen beschrieben, die sich aufgrund der Art der Substanzspeicherung und den ihnen zugrundeliegenden Enzymdefekten eindeutig charakterisieren lassen.

Biochemie der Gangliosidosen

Die Ganglioside sind typische Lipide verschiedener membranöser Strukturen des Nervengewebes. Wie einige andere Lipide der Membranen sind die Gangliosidmoleküle polar aufgebaut (Abb.11). Sie besitzen einen hydrophoben und einen hydrophilen Teil. Der hydrophobe Teil besteht aus dem Zeramid, das seinerseits aus langkettiger Fettsäure und dem langkettigen Aminoalkohol Sphingosin zusammengesetzt ist. Der hydrophile Teil enthält Zucker, Aminozucker und zuckerähnliche Komponenten in kettenförmiger oder verzweigt-kettiger Anordnung, u.a. die für die Ganglioside charakteristischen Sialinsäuren (N-Azetyl-Neuraminsäure). Entsprechend ihrer verschiedenen Komponenten stellen die Ganglioside Glykosphingolipide dar. Da sich die natürliche Mischung der komplex aufgebauten Ganglioside schwer auftrennen ließ, war die Reindarstellung und Strukturaufklärung einzelner Ganglioside erst mit dem Fortschritt der analytischen Methoden (Einführung der Dünnschichtchromatographie, Verbesserung der Säulenchromatographie) Anfang der 60er Jahre durch SVENNERHOLM (1964) und WIEGANDT (1966) möglich. Die RF-Werte der Ganglioside hängen weitgehend von dem verwendeten Laufmittelsystem ab. Davon abgeleitet hat sich die von SVENNERHOLM (1962) vorgeschlagene Nomenklatur der Ganglioside durchgesetzt. Die Gangliosidtypen unterscheiden sich voneinander in der Länge ihrer Zuckerkette und in ihrem Sialinsäuregehalt. Je nach Zahl ihrer Sialinsäuremoleküle wird ein M (Mono = ein Sialinsäurerest), D (Di = zwei Sialinsäurereste), T (Tri = drei) oder Q (Quattuor = vier) dem G für Gangliosid als Suffix hinzugefügt (z.B. G_D für Disialogangliosid). Weiterhin folgt eine Ziffer, die die Anzahl der Zuckermoleküle in der Kette angibt. Sialinsäurereste werden dabei nicht berücksichtigt. Diese Ziffer hängt mit der dünnschichtchromatographischen Trennung der Ganglioside zusammen. Als Faustregel hat sich folgende Vorgehensweise bewährt:

Um die Anzahl der Zucker zu erhalten, muß man die angegebene Ziffer von 5 subtrahieren. Beispielsweise hat G_{D2} drei Zuckermoleküle (5–2 = 3) in der Kette. Es handelt sich somit um ein Gangliosid mit drei Zucker- und zwei Sialinsäuremolekülen. Die Monosialoganglioside sind unter Benutzung der Nomenklatur von SVENNERHOLM (1963) im oberen Teil der Abb.76, ihre entsprechenden sialinsäurefreien Reste (neutrale Oligohexosylzeramide) im unteren Teil schematisch dargestellt. Unter normalen Bedingungen machen die Ganglioside etwa 5% der Lipide der grauen Substanz und 0,6% der Lipide der weißen Substanz aus. Davon entfallen auf G_{M1} 20–25% und auf G_{D1} 35–42%.

Das Gangliosid G$_{M1}$ (vom Tetrahexosidtyp) ist das Hauptmonosialogangliosid der gesunden Hirnrinde; die beiden Ganglioside G$_{M2}$ und G$_{M3}$ vom Tri- bzw. Dihexosidtyp sind dagegen nur spurenweise vorhanden (WIEGANDT 1966). Die im Nervengewebe in größerer Menge vorkommenden Di- und Trisialoganglioside vom Tetrahexosidtyp bleiben außer Betracht, da von ihnen bisher noch keine pathologischen Speicherungen bekannt geworden sind. Die Ganglioside sind vor allem in den Membranen der Nervenendigungen lokalisiert (WIEGANDT 1966). Sie üben wie Glykoproteine Rezeptorfunktionen aus (z. B. für Choleratoxin).

Enzympathologie der Ganglioside

Die Gangliosidbiosynthese beginnt mit der Synthese des hydrophoben Ceramids aus Sphingosin und einer Fettsäure. Danach werden die einzelnen Monosaccharide übertragen. Hierzu sind die Monosaccharide in aktiver Form als Zuckernukleotide und die Wirkung spezifischer Glykosyltransferasen nötig. Die Bildung von Gangliosiden ist im endoplasmatischen Retikulum und im Golgi-Apparat lokalisiert. Der genaue Mechanismus und seine Steuerung sind noch nicht im Detail aufgeklärt.

Der Abbau der Ganglioside findet hauptsächlich in den Lysosomen statt. In ihrem sauren Milieu entfalten die spaltenden Hydrolasen ihre größte Aktivität. Sie verkürzen die Oligosaccharidketten schrittweise um das endständige Monosaccharid, bis zuletzt das Ceramid in Sphingosin und seine Fettsäuren abgebaut wird. Fast alle bisher gefundenen Gangliosidstoffwechselstörungen betreffen diesen Abbau. Ihnen liegt dabei der Defekt eines Enzyms oder dessen Aktivatorproteins zugrunde (SANDHOFF u. CONZELMANN 1984). Entsprechend reichert sich das jeweilige Substrat des betroffenen Enzyms intrazellulär an. Ein Überblick über die verschiedenen Enzymopathien wird in Abb. 76 gegeben.

1. G$_{M1}$-Gangliosidosen (β-Galaktosidase-Mangel)

NORMAN et al. (1959) grenzen innerhalb der amaurotischen Idiotie ein Syndrom ab, das eine Kombination der Tay-Sachs-Krankheit mit Symptomen einer Hurler-Erkrankung aufwies (s. S. 119). LANDING et al. (1964) konnten anhand weiterer 8 Fälle das Syndrom weitgehend dokumentieren. Aufgrund der in den viszeralen Organen gespeicherten Substanz haben einige Autoren die G$_{M1}$-Gangliosidose unter die Mukolipidosen (s. S. 145) eingeordnet.

Die von DERRY et al. (1968) getroffene klinische Einteilung in die Typen I und II der G$_{M1}$-Gangliosidose wurde später um eine Erwachsenenform, den Typ III, erweitert (SUZUKI et al. 1977). Die verschiedenen Typen unterscheiden sich sowohl phänotypisch als auch genotypisch. Weitere Fälle mit β-Galaktosidase-Mangel (ANDRIA et al. 1978; STEVENSON et al. 1978) können zunächst wegen fehlender Kenntnisse der genetischen Grundlage nicht klassifiziert werden. Eine niedrige Aktivität der β-Galaktosidase kann auch als sekundäres Phänomen bei den Mukopolysaccharidosen I u. II (s. S. 126, 128) sowie bei den Sialidosen auftreten (s. S. 79). Die als Variante 0 der G$_{M1}$-Gangliosidosen bezeichneten Patienten von LOWDEN et al. (1974) wurden inzwischen den Sialooligosaccharidosen mit Neuraminidasemangel zugeordnet (s. S. 73).

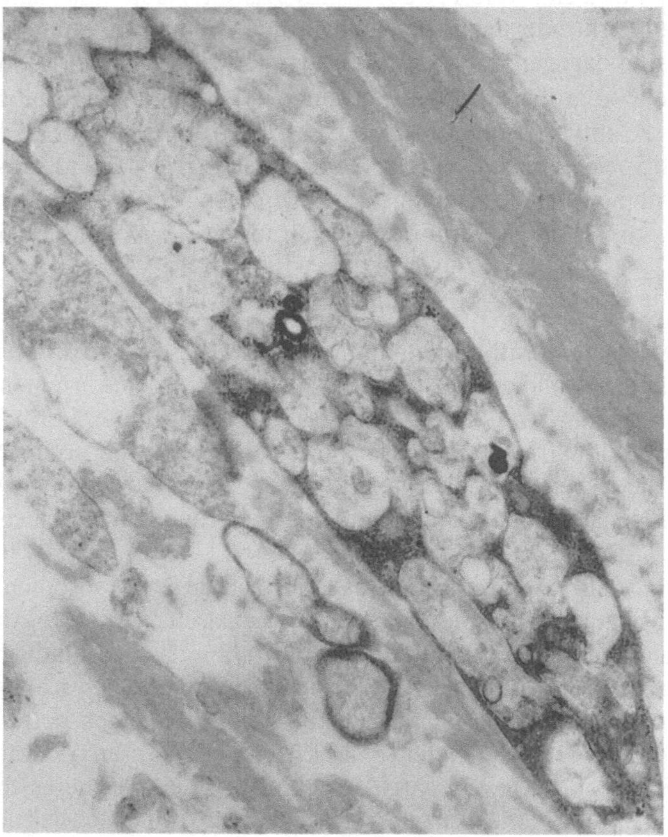

Abb. 107. G_{M1}-Gangliosidose Typ I. Haut. Ausgeprägte lysosomale Vakuolisierung eines Fibroblasten. × 30.000. (Aufnahme H.H. GOEBEL, Mainz)

a) Typ I (Norman-Landing-Krankheit; systemische infantile G_{M1}-Gangliosidose; generalisiert G_{M1}-Gangliosidose)

Die große Mehrzahl der veröffentlichten Fälle von G_{M1}-Gangliosidosen gehören zu diesem Typ.

Klinisches Bild

Das Leiden ist schon bei der Geburt manifest. Eine statomotorische Entwicklung der Kinder, die bewegungslos, meist schlafend, im Bett liegen, ist kaum feststellbar. Bei der Geburt ist eine Hyperplasie der subperiostalen Knochensubstanz wie bei der Mukolipidose II (s. S. 145) zu erkennen. Sie ist vor allem an den langen Röhrenknochen und Rippen, später vornehmlich an den Wirbelkörpern ausgeprägt (LANDING et al. 1964). O'BRIEN (1970) lehnte die Zuordnung derjenigen Fälle zur G_{M1}-Gangliosidose ab, die ohne Veränderungen der Wirbelkörper und der Röhrenknochen beschrieben wurden, obgleich ein Fall von SUZUKI et al. (1968) als solcher klassifiziert worden war. Einige Patienten mit reinen Knochenerkrankungen ohne neurologische Symptome (KOHLSCHÜTTER 1984) sind von der Mukopolysaccharidose Typ IV phänotypisch nicht zu unterscheiden (s. S. 137).

50% der Fälle weisen einen kirschroten Fleck in der Retina auf (SERINGE et al. 1968). Er kann bei längerer Krankheitsdauer wieder verschwinden (KIVLIN et al. 1985). Hepato- und Splenomegalie sind vorhanden. Die Hypotonie entwickelt sich zu einer Hyperreflexie, dazu kommen noch generalisierte tonisch-klonische Krämpfe. Im Endstadium findet man eine Dezerebrationsstarre, und der Tod tritt in der Regel zwischen dem 18. und 24. Lebensmonat durch eine Bronchopneumonie ein (FELDGES et al. 1973; REY-PIAS et al. 1979).

Pathologie

Makroskopisch erscheinen in einigen Fällen (SUZUKI et al. 1968) (trotz der Hepatosplenomegalie) sämtliche Organe atrophisch, einschließlich der Leber und Milz.

Lichtmikroskopisch finden sich im retikuloendothelialen System verschiedener Organe histiozytäre Zellen mit schaumig umgewandeltem Zytoplasma. Die Parenchymzellen der Leber, des Pankreas, des Hypophysenvorderlappens, der Schilddrüse und der Nebenniere sowie die Alveolozyten der Lunge enthalten häufig Zytoplasmavakuolen oder sind schaumig umgewandelt (NORMAN et al. 1959; LANDING et al. 1964; ATTAL et al. 1967; SACREZ et al. 1967; SERINGE et al. 1968; PETRELLI u. BLAIR 1975). Die glomerulären Endothelzellen der Niere nehmen ebenfalls an dem Speicherprozeß teil, so daß die Glomerula gebläht erscheinen (O'BRIEN et al. 1971). In den Nierentubuli finden sich zusätzlich vakuolenhaltige Endothelzellen (SCOTT et al. 1967; TAKEBAYASHI et al. 1970).

Das in den Histiozyten des retikuloendothelialen Systems gespeicherte Material zeigt eine deutlich positive PAS-Reaktion, ebenso die Endothelzellen der Nierenglomerula.

Elektronenmikroskopisch findet man in den Leberparenchymzellen, vorwiegend in der Nähe der Gallengänge, eine große Anzahl intrazytoplasmatischer, unregelmäßig geformter, multivakuolärer Körperchen. Einige Einschlüsse enthalten parallele Membranen und Granula (O'BRIEN et al. 1972; PETRELLI u. BLAIR 1975). In einem Fall wurden in Makrophagen von Milz und Leber Bündel feiner, dichtgepackter tubulärer Strukturen nachgewiesen (SUZUKI et al. 1968). Im Zytoplasma glomerulärer Endothelzellen der Niere finden sich zahlreiche große Vakuolen, die zusammenfließen können und von einer einfachen Membran umgeben sind. Von Bedeutung für die klinische Diagnose ist ihr Vorkommen in Lymphozyten und Monozyten des peripheren Blutes sowie in speichernden Histiozyten des Knochenmarks, wo sie feingranuläres Material enthalten (SEVERI et al. 1971; IKEDA et al. 1982). Daneben können auch kleinere, multivesikuläre Körper vorkommen (HEYNE et al. 1973). Ebenfalls für die Diagnose verwendbar ist die bei Hautbiopsien dargestellte Vakuolisierung der Fibroblasten (Abb. 107) sowie der endothelialen und epithelialen Zellen (O'BRIEN et al. 1975; DOLMAN et al. 1977; GOEBEL 1984). In der Bindehaut können membranöse Einschlüsse in Gefäßendothelien und vakuoläre in den Epithelzellen (SCHMITT-GRÄFF 1988) vorkommen.

Neuropathologie

Das Hirngewicht kann sowohl mäßig vermindert (SUZUKI et al. 1968) als auch geringfügig vermehrt sein (LANDING et al. 1964).

Makroskopisch sind Groß- und Kleinhirnrinde meistens stark verschmälert. Das Ventrikelsystem ist leicht erweitert. Das Marklager weist eine marmorweiße Beschaffenheit auf.

Lichtmikroskopisch erkennt man in der Arachnoidea gelegentlich Schaumzellen. Die Nervenzellen der Hirnrinde, der Stammganglien und des Rückenmarks sind stark gebläht, die Zellkerne meist randständig gelagert und pyknotisch.

Das Zytoplasma enthält ein feingranuläres, schwach eosinophiles Material. Meist finden sich eine mäßige Astrozytenproliferation und eine Vermehrung der Mikrogliazellen (LANDING et al. 1964) sowie eine mäßige Entmarkung der weißen Substanz in Groß- und Kleinhirn und in den Pyramidenbahnen (GONATAS u. GONATAS 1965; SUZUKI et al. 1968). Die Körnerschicht des Kleinhirns ist gelichtet. Die Purkinje-Zellen, an Zahl vermindert, zeigen neben dem geblähten Zelleib Axonauftreibung und Dendritenschwellungen. In den Nervenzellen der Hirnrinde und den Stammganglien fällt die PAS-Reaktion nur schwach positiv aus. Durch Behandlung mit kohlenhydratspaltenden Enzymen ist sie nicht beeinflußbar. Unterschiedlich ist der Grad der PAS-Reaktion in Purkinje-Zellen des Kleinhirns und in den Nervenzellen des Rückenmarks (LANDING et al. 1964).

Das intrazytoplasmatische Speichermaterial gibt eine nur mäßige Anfärbung mit Sudanschwarz B, während mit Alzianblau, Haleschem kolloidalem Eisen, mit Bialschem Orcin und mit Luxolblau eine deutliche Reaktion vorliegt. Mallorys Anilinblau-Trichrom-Färbung ergibt eine deutliche Anfärbung der Speicherzellen entweder diffus oder beschränkt auf die Randzone der Vakuolen. In der Folgeimprägnation finden sich Meganeuriten mit sekundären Neuriten bei gleichzeitiger Atrophie der Dendriten (PURPURA u. WALKEY 1981). In der Retina findet man eine Speicherung granulären Materials in den Nervenzellen der Ganglienzellschicht, während die übrigen Schichten intakt bleiben (NORMAN et al. 1959; SERINGE et al. 1970; EMERY et al. 1971). Die Nervenzellen des autonomen Nervensystems in den sympathischen Ganglien und im Plexus myentericus des Darmes nehmen ebenfalls an dem Speicherungsprozeß teil (GEAR et al. 1968).

Enzymhistochemisch zeigen sich in den Perikaryen, den Axonen und den Dendriten der geblähten Nervenzellen diffus über das Zytoplasma verstreut vermehrt Saure-Phosphatase-positive-Granula. Gleiches zeigt sich in einem Teil der Gliazellen. Die Aktivität der oxidativen Enzyme, wie z. B. der NADPH-Diaphorase, Succinatdehydrogenase usw., ist auf eine perinukleäre Zone oder auf den Zellrand der Ganglienzelle beschränkt (SUZUKI et al. 1968).

Elektronenmikroskopisch erkennt man im Zytoplasma der Nervenzellen zahlreiche runde oder ovale multilamelläre Körperchen, jenen beim Typ 1 der G_{M2}-Gangliosidose entsprechend (s. S. 325), mit einem Durchmesser von 0,5–3 µm (GONATAS u. GONATAS 1965; SACREZ et al. 1967; WOLFE et al. 1970; PATEL et al. 1974). Im Zentrum der multilamellären Körperchen können in verschiedener Zusammensetzung feine vesikuläre und granuläre Strukturen vorkommen (O'BRIEN et al. 1972). Manche Perikaryen von Nervenzellen und Nervenzellfortsätzen enthalten pleomorphe Lipidkörper, die von einer begrenzenden Membran umgeben sind und aus parallel oder zirkulär angeordneten Lamellen und aus granulärem Material geringerer Elektronendichte bestehen (Abb. 108). In Föten von 17, 18 und 22 Wochen wurden die Einschlüsse nur in Nervenzellen des Kleinhirns, der

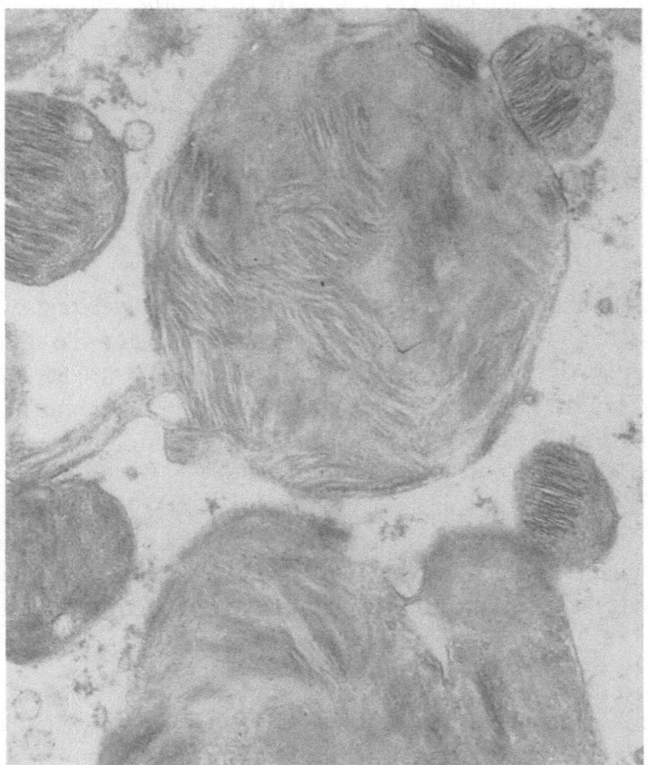

Abb. 108. Gleicher Fall wie Abb. 107. Lamelläre membranbegrenzte lysosomale Restkörper in einer retinalen Ganglienzelle. × 44.000. (Aufnahme H.H. Goebel, Mainz)

Spinalganglien und der Retina nachgewiesen (Lowden et al. 1973; Percy et al. 1973; Suchlandt et al. 1982; Yamano et al. 1983; Bieber et al. 1986).

Die Gliazellen besitzen meist drei Arten intrazytoplasmatischer Einschlußkörperchen (Scott et al. 1967; Suzuki et al. 1968; Wolfe et al. 1970; Mossakowski et al. 1971; O'Brien et al. 1972):

1. die pleomorphen Lipidkörper;
2. die „membranovesikulären Körper" mit einem Durchmesser von 0,5–2 µm, vorwiegend bestehend aus einer Vielzahl vesikulärer Myelinfiguren mit zirkulär angeordneten Membranen mit einer Periodizität von 6 µm;
3. große ovale intrazytoplasmatische Ablagerungen mit einem Durchmesser von 3,5–5,5 µm, die aus unregelmäßig angeordneten, meist gekrümmten Lamellen, einer wenig elektronendichten amorphen Matrix und einer bruchstückhaften Grenzmembran bestehen (O'Brien et al. 1972). In den Nervenzellen der Retina sieht man ebenfalls multilamellierte Körper (Emery et al. 1971) bzw. Zebra-Körper (Lods et al. 1969).

Endothelzellen und Perizyten von Blutgefäßen enthalten von einer Membran umgebene Einschlußkörperchen, deren Inhalt aus einer unterschiedlichen Anzahl kleiner Vesikel besteht (Mossakowski et al. 1971).

In den Schwann-Zellen und Nervenfasern der Hautnerven und des Herzmuskels können pleomorphe Lipidkörper nachgewiesen werden (Backwinkel et al. 1971; Dolman et al. 1977; Contraires et al. 1981).

b) Typ II (Derry-Krankheit; spätinfantile G_{M1}-Gangliosidose; juvenile G_{M1}-Gangliosidose)

Klinisches Bild

Die Krankheit beginnt nach anfänglich normaler Entwicklung zwischen dem 7. und 14. Monat mit Reizbarkeit und motorischen Störungen. Sie erstreckt sich in das spät-infantile Alter und führt meist innerhalb einiger Jahre zur Demenz. Viszeromegalie oder Skelettveränderungen liegen nicht vor. Im Fundus sieht man gelegentlich eine Papillenabblassung, aber keinen kirschroten Fleck. Im fortgeschrittenen Stadium setzen epileptische Anfälle ein (Patel et al. 1974). Die Besonderheiten des EEGs wurden von Harden et al. (1982) unterstrichen. Die Patienten sterben in der Regel zwischen dem 7. und 10. Lebensjahr, aber auch längere Überlebenszeiten sind berichtet worden (Lowden et al. 1981; Kikuchi et al. 1982). Allerdings sollten diese Fälle eher dem Typ III zugeordnet werden.

Pathologie

Die viszeralen Organe lassen in der Regel weder makro- noch mikroskopisch Veränderungen erkennen. Nur gelegentlich wurde eine Vakuolisierung der Histiozyten sowie im Epithel der Nierenglomerula gefunden (Derry et al. 1968; O'Brien et al. 1971). Der Grad der viszeralen Speicherung ist auch *elektronenmikroskopisch* beim Typ II weniger ausgeprägt als beim Typ I (Petrelli u. Blair 1975). Dementsprechend ist auch der Grad der diagnostisch evtl. verwertbaren Lymphozytenvakuolisierung im peripheren Blut beim Typ II geringer. Demgegenüber sind die Hautfibroblasten stark vakuolisiert.

Neuropathologie

Das Großhirn zeigt *makroskopisch* eine mittelgradige, das Kleinhirn eine ausgeprägte Atrophie. Die Sehnerven sind verschmälert und grau gefärbt. Die graue Substanz erscheint verschmälert, während das Marklager keine Atrophie, sondern eine Konsistenzvermehrung aufweist.

Lichtmikroskopisch findet man, mit Ausnahme der Körnerzellen im Kleinhirn, in allen grauen Strukturen Nervenzellen mit gespeicherter Substanz. Die Intensität der Speicherung und die Zahl der betroffenen Zellen variiert sowohl regional als auch innerhalb eines bestimmten Gebietes, in dem normale und ballonierte Zellen gleichzeitig vorkommen können (Patel et al. 1974). Im Kleinhirn erkennt man einen ausgeprägten Verlust von Körner- und Purkinje-Zellen (Abb. 109). Mit der Golgi-Imprägnationsmethode fanden Fujisawa u. Nakamura (1982) aberrante Dendriten in den Purkinje-Zellen distal von der Lipidanhäufung.

Elektronenmikroskopisch sieht man im Zytoplasma der betroffenen Nervenzellen und z. T. auch der Gliazellen (Wolfe et al. 1970) multilamelläre Körper-

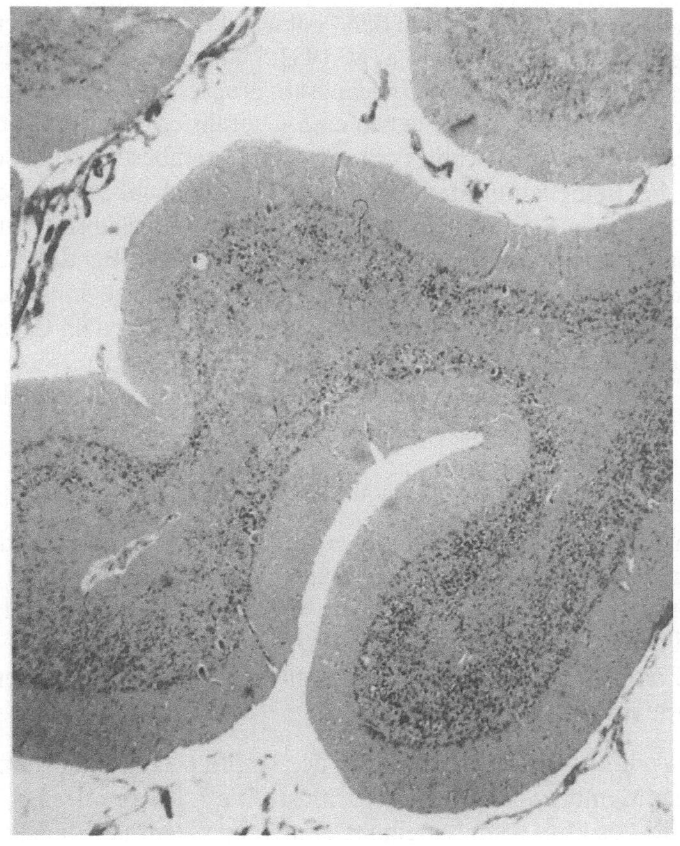

Abb. 109. G_{M1}-Gangliosidose Typ II. Verlust von Purkinje- und Körnerzellen. HE × 80. (Aus Cervós-Navarro u. Goebel 1989)

chen mit konzentrischer Anordnung der Membranen (Adachi u. Volk 1975). Vereinzelt kommen auch Gebilde mit parallel angeordneten, dicht gepackten Membranen vor (Abb. 38). In den Spinalganglien und in der Retina ist die Variationsbreite der Restkörper viel größer (Goebel et al. 1973; Patel et al. 1974); neben einigen hell-elektronischen Körpern findet man andere, in deren locker granulierter Matrix umschriebene Membranenpakete und dichte homogene Einschlüsse eingebettet sind.

c) Typ III (chronische G_{M1}-Gangliosidose; G_{M1}-Gangliosidose des Erwachsenen)

Suzuki et al. (1979) und später Wenger et al. (1980) beschrieben bei je 2 Geschwisterpaaren eine adulte Form der G_{M1}-Gangliosidose mit protrahiertem Verlauf. Eine erste pathoanatomische Beschreibung wurde von Goldman et al. (1981) veröffentlicht.

Klinisches Bild

Die Patienten entwickeln sich in den ersten 3–4 Lebensjahren oder auch bis zum 8. Lebensjahr normal (KONDO et al. 1982; NAKANO et al. 1985). Die ersten Symptome sind Gangunsicherheit und langsam progressiver Verlust der motorischen Kontrolle. Im Laufe der Jahre tritt eine generalisierte Dystonie mit Störungen der Augenbewegungen, Schluckstörungen und Atembeschwerden sowie totale Anarthrie bei Beibehaltung der Kommunikationsmöglichkeit durch Schreiben auf. Die dystonischen Bewegungen sind besonders in der Fazialismuskulatur ausgeprägt, woraus die stark ausgeprägte Dysarthrie resultiert. Bei drei Schwestern wurde eine choreoathetotische, am Ende der ersten Dekade beginnende Demenz beschrieben (GUAZZI et al. 1988). NAKANO et al. (1985) stellten im CT eine Atrophie des Nucleus caudatus beiderseits fest. Der Patient von GOLDMAN et al. (1981) starb mit 27 Jahren, der von KONDO et al. (1982) mit 53. Die Mehrzahl der Patienten erreicht ein höheres Lebensalter (IKEDA et al. 1986).

Pathologie

Bei dem einzigen, bis jetzt postmortem untersuchten Patienten fand man eine intrazelluläre Speicherung im ganzen retikuloendothelialen System. Im Zytoplasma der Kupffer-Zellen, der Histiozyten von Milz, im Knochenmark und in der Lamina propria des gastrointestinalen Traktes sowie im Epithelium der Nierenglomerula ließ sich PAS-positives und, je nach den Zellen, mehr oder weniger Ölrot-O-positives Material darstellen.

Elektronenmikroskopisch fand man in den Kupffer-Zellen der Leber zahlreiche, von einer Membran umgebene Einschlüsse, die z. T. leer waren, z. T. aber fibrilläre Profile von etwa 8 nm Durchmesser mit einer zentralen dielektronischen Zone aufwiesen.

Neuropathologie

Makroskopisch zeigte das Gehirn eine leichte Atrophie des frontalen Lappens. Im Hirnschnitt fiel eine Schrumpfung des Caudatum, Putamen und Globus pallidus auf, deren Konsistenz erhöht war und die gelblich-braun verfärbt aussahen.

Lichtmikroskopisch zeigten die Nervenzellen in den Stammganglien eine deutliche Ballonierung des Zytoplasma, das sich eosinophil färbte und eine leichte granuläre Beschaffenheit aufwies. In der Golgi-Imprägnation konnte man in einem Teil der Zellen eine Schwellung des proximalen Axonsegmentes erkennen. Die Stammganglien, besonders ihre okzipitalen Anteile, zeigten einen deutlichen Nervenzellverlust mit entsprechender Gliose. Der Inhalt des Zytoplasma war in einem Fall stark PAS-positiv (GOLDMAN et al. 1981) und ließ sich nur schwach mit Sudanschwarz oder Ölrot O färben. In den mit Toluidinblau gefärbten, semidünnen Schnitten kamen zytoplasmatische Einschlüsse von einer Größe von 0,5–2,5 µm vor. In den übrigen Anteilen des Gehirns fand man lediglich in der 2. und 3. Schicht der Hirnrinde vereinzelte Neurone mit wenig ausgeprägter Schwellung des proximalen Axonsegmentes. Die einzigen Veränderungen im Kleinhirn waren einige Schwellungen der Dendriten (Megadendriten), während Zytoplasma und Axone keine Veränderungen aufwiesen.

Elektronenmikroskopisch fanden sich in den Zellelementen der Stammganglien verschiedene Arten von Einschlüssen. Ein Teil der Nervenzellen enthielt nur konzentrische Membrankörper, während in anderen Neuronen die Einschlüsse mehr pleomorph waren und neben konzentrischen Lamellen auch granuläres Material und kurvilineare Profile aufwiesen. Gelegentlich fand man membrangebundene, größere Aggregate verschiedener Arten von Einschlüssen. Astrozyten zeigten neben einer starken Proliferation der Gliafilamente Einschlüsse, die von einer Membran begrenzt waren und vesikuläres bzw. membranöses Material enthielten. In den Astrozyten der granulären Schicht des Kleinhirns fielen unregelmäßige Einschlüsse mit gestapelten Lamellen auf. In den Neuronen des Rektums konnten lamelläre Einschlüsse nachgewiesen werden (NAKANO et al. 1985; IKEDA et al. 1986).

G$_{M1}$-Gangliosidose bei Tieren

Eine der G$_{M1}$-Gangliosidose des Menschen vergleichbare Krankheit wurde bei Katzen (BAKER et al. 1971; FARRELL et al. 1973; BAKER et al. 1976; MURRAY et al. 1977; BARNES et al. 1981; HANNA et al. 1982), bei friesischen Kälbern (DONNELLY et al. 1973; SHEAHAN et al. 1978) und bei Hunden (READ et al. 1976; RODRIGUEZ et al. 1982; SAUNDERS et al. 1988; ALROY et al. 1985) beschrieben. Sie entsprechen klinisch, morphologisch und biochemisch den Befunden, die bei Patienten mit G$_{M1}$-Gangliosidose sowohl vom Typ I als auch vom Typ II erhoben wurden. Untersuchungen der kortikalen Neurone von Katzen mit G$_{M1}$-Gangliosidose haben wichtige Hinweise für die Rolle der Ganglioside in der Synapsenbildung und -funktion ergeben (PURPURA u. BAKER 1978). Mit der Golgi-Imprägnationsmethode konnten Meganeurite und aberrante Neuritenbildung in den Nervenzellen der Hirnrinde, des Hippocampus, Thalamus, Caudatum und Kleinhirn gefunden werden (PURPURA 1979). Die regionalen Unterschiede in diesen Veränderungen gehen einher mit den Unterschieden in der G$_{M1}$-Konzentration (BYRNE u. LEDEEN 1983).

SINGER et al. (1987) entwickelten ein in vitro-Modell der G$_{M1}$-Gangliosidose unter Anwendung eines spezifischen Inaktivators der β-Galaktosidase.

Pathogenese

Bei den G$_{M1}$-Gangliosidosen liegt ein Defekt der β-Galaktosidase vor. Dieses Enzym spaltet endständige, β-glykosidisch-gebundene Galaktosereste ab (DACREMONT u. KINT 1968; OKADA u. O'BRIEN 1968). Das Hauptsubstrat und damit die Hauptspeichersubstanz ist G$_{M1}$. Allerdings werden durch dieses Enzym auch andere Oligosaccharidstrukturen abgebaut, die β-glykosidisch-gebundene Galaktose enthalten, beispielsweise das Asialogangliosid G$_{A1}$ und Glykoproteine oder Proteoglykane bzw. Mukopolysaccharide. In den Nervenzellen steigt der Gehalt an G$_{M1}$ bei allen Typen bis zum Zehnfachen des Normalen an (ABE u. OKADA 1972). Allerdings trifft dies beim Typ III nur für die Nervenzellen der Stammganglien zu (KOBAYASHI u. SUZUKI 1981).

Bei der Gelfiltration der β-Galaktosidase werden drei Fraktionen getrennt, die bei der G$_{M1}$-Gangliosidose Typ I alle stark reduziert sind, während bei der G$_{M1}$-Gangliosidose vom Typ II und III die dritte Fraktion weitgehend erhalten ist (ORII et al. 1975; KIKUCHI et al. 1982). Beim Typ I der G$_{M1}$-Gangliosidose ist in den viszeralen Organen eine im Vergleich zum Gehirn geringere Gangliosid-G_{M1}-Vermehrung festzustellen. Die biochemischen Unterschiede lassen auf eine Hypomyelinisierung bei Typ II schließen (KASAMA u. TAKETOMI 1986).

Die Organbeteiligung hängt vor allem mit der Anhäufung anderer Verbindungen zusammen. So wird beispielsweise die Hepatosplenomegalie durch angestaute, nicht abgebaute Proteoglykane im retikuloendothelialen System hervorgerufen. Darunter findet man eine mukopolysaccharidartige Substanz, die mit Keratansulfat verwandt ist (SUZUKI et al. 1968), aber weniger Sulfatgruppen als dieses enthält (CALLAHAN u. WOLFE 1970; WOLFE et al. 1970). Aber auch der Abbau des Keratansulfats ist beeinträchtigt (YUTAKA et al. 1983). Bestimmte, bei der Erkrankung defekte Isoenzyme der β-Galaktosidase scheinen aus dem Polysaccharid Galaktose abspalten zu können (McBRINN et al. 1969). Entsprechendes scheint für den Saccharidanteil ebenfalls vermehrt gefundener Glykoproteine (PATEL et al. 1974) oder Glykopeptide (TSAY et al. 1975) zu gelten. Der weitgehende β-Galaktosidase-Mangel äußert sich auch in einer verminderten katalytischen Aktivität gegenüber dem Glykolipid Laktosylzeramid. Allerdings liegen die laktosylzeramidkatalytischen Restaktivitäten recht hoch, so daß nur ein Teil oder ein Subtyp der Laktosylceramidase (= spezifische β-Galaktosidase) bei der G_{M1}-Gangliosidose zu fehlen scheint.

Je nach Lokalisation des Primärsubstrats findet man entweder lamelläre oder helle Einschlüsse.

Das Erkrankungs- bzw. Todesalter bei G_{M1}-Gangliosidosen konnte nicht mit der Höhe der noch vorhandenen Enzymrestaktivitäten bzw. mit der Zahl der noch intakten Isoenzyme der β-Galaktosidase korreliert werden (STEVENSON et al. 1978). Bei der Anwendung von natürlichen Substraten gelang es jedoch SUZUKI et al. (1978), eine Korrelation zwischen Degradationsrate der Ganglioside und klinischem Verlauf herzustellen.

RUSHTON u. DAWSON (1977) lokalisierten den Enzymdefekt auf einem Gen des Chromosoms 12. Demgegenüber wurden von anderen Autoren zwei Loci für die β-Galaktosidase-Aktivität auf Chromosom 22 (DE WITT et al. 1977) und Chromosom 3 (BOOTSMA u. GALJAARD 1979) gefunden. Die Möglichkeit, daß es sich um zwei strukturell ähnliche Isoenzyme von β-Galaktosidasen handelt, kann nicht ausgeschlossen werden (SANDHOFF u. CHRISTOMANOU 1979).

FARRELL u. OCHS (1981) fanden in einer einzigen Familie sowohl infantile als auch juvenile Formen der Erkrankung und schlossen daraus, daß die phänotypischen Varianten aus allen Genen hervorgehen.

Bei Katzen mit G_{M1}-Gangliosidose zeigt sich, daß die exzessive Anhäufung von membranösen Einschlüssen im Zytoplasma der Nervenzellen keine erkennbare Beeinträchtigung der elektrophysiologischen Eigenschaften verursacht (PURPURA et al. 1980). Demgegenüber ist die Aufnahmeaktivität der Synaptosomen für Neurotransmitter reduziert (SINGER et al. 1982).

2. G$_{M2}$-Gangliosidosen

Aufgrund der biochemischen und enzympathologischen Unterschiede lassen sich 4 verschiedene Formen von G$_{M2}$-Gangliosidosen unterscheiden. Morphologisch bieten sie ebenfalls Unterschiede, auch wenn diese wegen der kleinen Zahl der autoptisch eingehend untersuchten Fälle gegenüber den Gemeinsamkeiten weitgehend zurücktreten. Sie werden als Typ I bis IV bezeichnet. SANDHOFF (1969) führte eine neue Nomenklatur ein, die sich auf die Unterschiede im Aktivitätsmangel der verschiedenen Isoenzyme der β-Hexosaminidase (s.S. 347) stützt. Die einzelnen Varianten werden nach den verbleibenden Isoenzymen benannt: Variante B beim vollständigen Fehlen der Hexosaminidase A; Variante 0 beim Fehlen beider Hexosaminidasen; Variante AB bei Fehlen des Aktivatorfaktors (s.S. 23) und gleichzeitigem Vorhandensein der Hexosaminidasen A und B. O'BRIEN (1978) schlug für die G$_{M2}$-Gangliosidosen eine symbolische Nomenklatur unter Berücksichtigung der verschiedenen Loci vor, die die Struktur der α-und β-Subeinheiten des Enzyms bestimmen (s. S. 349). Demnach ist die G$_{M2}$-Gangliosidose Typ I (Alpha 2, Alpha 2), Typ II (Beta 2, Beta 2), Typ III (Alpha 3, Alpha 3). Für Typ IV ist keine Allelzahl bekannt. Für Typ V sind (Alpha 2, Alpha 5) und (Alpha 2, Alpha 6) möglich (JOHNSON 1981).

a) Typ I (Tay-Sachs-Krankheit; infantile Form der amaurotischen Idiotie; G$_{M2}$-Gangliosidose, Variante B; Hexosaminidase A-Mangel)

Diesem Typ entspricht die klassische amaurotische Idiotie. Allerdings ist anzunehmen, daß ein Teil der früher diagnostizierten Fälle den Zeroidlipofuszinosen zuzuordnen ist.

Klinisches Bild

Das Krankheitsbild wurde schon bei der klassischen Beschreibung von SACHS (1896) weitgehend charakterisiert. Es beginnt im ersten Lebensjahr mit psychomotorischem Entwicklungsrückstand bzw. Abnahme geistiger Funktionen, zunehmender Sehverschlechterung bis zur Erblindung und Lähmungen mit zunächst hypotonen Stadien, später Spastizität. Stetig progredient führt die Krankheit zum Bild völliger Dezerebration und innerhalb von 2–3 Jahren zum Tod. Zerebrale Krampfanfälle mit Perioden abnormen Lachens wurden im späteren Krankheitsverlauf beschrieben (O'BRIEN 1983). Megalenzephalie kommt gelegentlich vor. Charakteristisch sind die Fundusveränderungen mit kirschrotem Fleck in der Makula und Optikusatrophie. Im Spätstadium werden im CT diffuse Hypodensitäten mit dazwischenliegenden hyperdensen Herden in der Hirnrinde erkennbar (WATANABE et al. 1985).

Die Krankheit tritt mit autosomal-rezessivem Erbgang bevorzugt, aber nicht ausschließlich bei Angehörigen jüdischer Abstammung auf (ARONSON 1975). Die Häufigkeit der heterozygoten Träger der Krankheit bei Ashkenazi-Juden beträgt 1:40 gegenüber 1:380 bei Nicht-Juden (MALONE 1976).

Pathologie

Die Zugehörigkeit älterer Fälle der Literatur, bei denen eine extraneurale Speicherung in den viszeralen Organen beschrieben wurde (DAVIDSON u. JACOBSON 1936; MARBURG 1942; DIEZEL 1957), zu dem Typ I der G_{M2}-Gangliosidose ist unwahrscheinlich. GLOBUS (1942) fand Speicherungen in den Zellen des Hypophysenhinterlappens.

Elektronenmikroskopisch finden sich, auch wenn makroskopisch die Leber unauffällig erscheint, in einzelnen Leberparenchymzellen in der Nähe der Canaliculi membranöse Zytoplasmakörper, die geschichtete, parallel oder konzentrisch angeordnete Membranen enthalten. Lipofuszingranula mit verschiedenartig verlaufenden geschichteten Membranen werden ebenfalls beobachtet. Nur gelegentlich erinnern diese Strukturen an membranöse Zytoplasmakörper (VOLK u. WALLACE 1966; WALLACE et al. 1967). Membranöse Einschlüsse fanden ADACHI et al. (1972) in beiden Hypophysenlappen.

Neuropathologie

Bei Erkrankungen mit raschem Verlauf findet sich *makroskopisch* teils eine diffuse Atrophie des Gehirns, häufig verbunden mit einer mäßigen Erweiterung des Ventrikelsystems, teils ist eine Volumenzunahme des Gehirns schon angedeutet. Bei Fällen mit einer langsamen Progredienz kommt es zu einer deutlichen Zunahme des Hirnvolumens und Hirngewichtes. Bei Kindern, die das 3. Lebensjahr erreichen, beträgt die durchschnittliche Großhirngewichtszunahme 40%, mitunter bis zu 50% des Normalen (VOLK 1964). Brücke, Hirnschenkel und Medulla sind normal. Gleichzeitig zeigt sich, vor allem bei einer Krankheitsdauer von über 2 Jahren, ein bemerkenswerter Größen- und Gewichtsverlust des Kleinhirns. Im Marklager erkennt man häufig zystische Nekrosen (MINAUF 1975). Die Konsistenz des Hirngewebes ist gewöhnlich derb und lederartig. Die Meningen sind getrübt, ödematös und häufig verdickt.

Lichtmikroskopisch findet man sämtliche Nervenzellen der Großhirnrinde am Speicherprozeß beteiligt, ohne daß eine Rindenschicht oder Hirnregion bevorzugt würde (SCHAFFER 1922). Die Speicherphänomene in den Nervenzellen wurden schon von HIRSCH (1898) ausführlich beschrieben. Die Ganglienzellen verlieren ihre spitze und pyramidale Form und sind außergewöhnlich gebläht bzw. birnenförmig aufgetrieben (Abb. 110). Die Zellkerne liegen häufig an der Zellwand, sind geschrumpft und pyknotisch oder fehlen ganz. In Fällen mit protrahiertem Verlauf wird eine Rarefizierung von Nervenzellen erkennbar. Eine unterschiedliche, stark ausgeprägte Proliferation der Makroglia führt zur Fasergliose, die eine derbe Konsistenz des Gewebes bedingt. Die Schichtung der Hirnrinde ist zumeist aufgehoben, einerseits durch den Verlust von Nervenzellen, andererseits durch die Ballonierung der persistierenden Ganglienzellen und die Vermehrung der Gliazellen.

Auch die Dendriten sind in wechselndem Maß verändert, und ihre proximalen Anteile werden mitunter als plumpe Stummel sichtbar. Mit den Golgi-Imprägnationsmethoden findet man in den Pyramidenzellen der Hirnrinde Meganeuriten, von denen filopodienähnliche, sekundäre Neuriten ausgehen (PURPURA u. SUZUKI

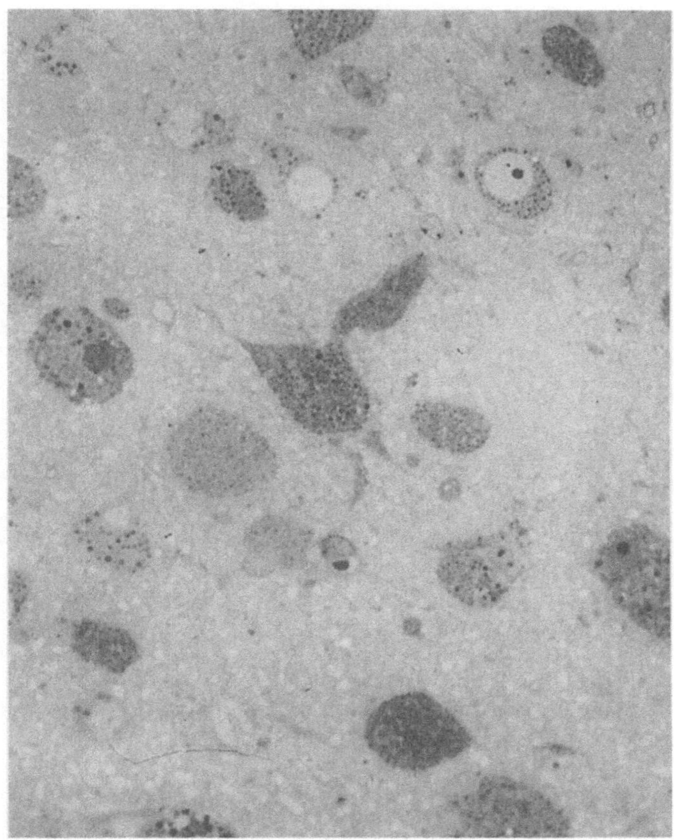

Abb. 110. G$_{M2}$-Gangliosidose. Infantile Form. Großhirnrinde. Zahlreiche Granula in Perikaryien und proximalen Fortsätzen aufgetriebener Nervenzellen sowie in Astrozyten. Nissl × 400. (Aus Cervós-Navarro u. Goebel 1989)

1976; Purpura 1979). Gelegentlich übertrifft die Größe eines Meganeuriten die des Gesamtperikaryons. Ebenfalls mittels Silberimprägnation lassen sich entlang der Achsenzylinder Axonauftreibungen nachweisen. Diese sog. „Torpedos" werden selten während der Frühstadien der Erkrankung angetroffen (Shirabe et al. 1980).

Der Grad der Be- bzw. Entmarkung ist bei den einzelnen Fällen recht unterschiedlich ausgeprägt (Fardeau u. Lapresle 1963); er kann unter Umständen fast die gesamte weiße Substanz betreffen und wird dabei von einer reaktiven Gliose begleitet. Vermutlich kommt es bei zunehmender Ablagerung von Speichermaterial in den Nervenzellen zu einem Stillstand der Myelogenese (Thieffry et al. 1960), während die gleichzeitig auftretende Waller-Degeneration infolge der Nervenzelluntergänge nur einen begleitenden Faktor darstellt (Suzuki et al. 1969; Haberland et al. 1973).

Bei Fortschreiten der Erkrankung zeigt sich eine Vermehrung der Mikrogliazellen. Sie sind gebläht und abgerundet, und das von ihnen gespeicherte Material

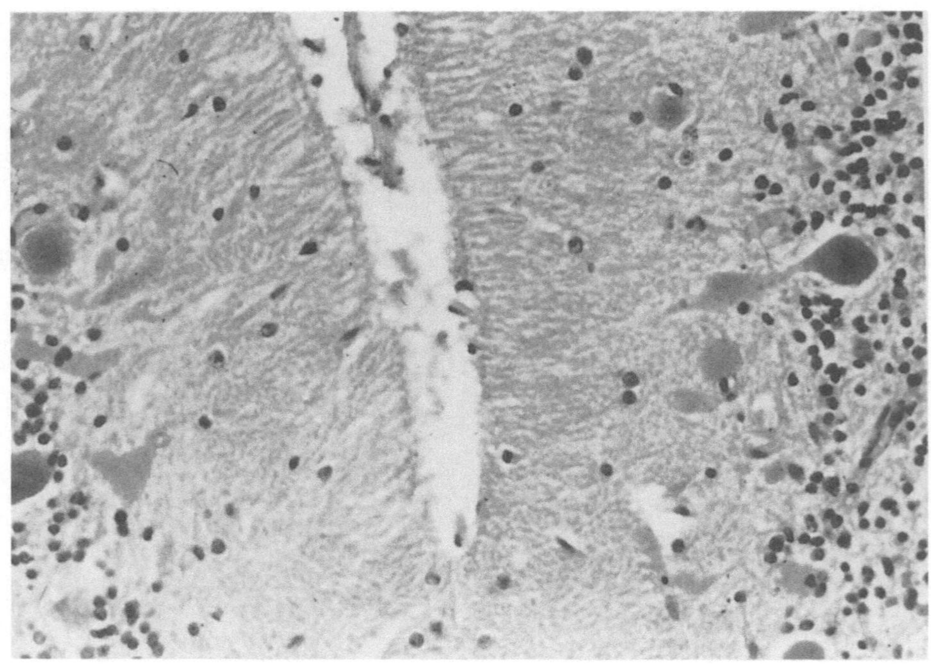

Abb. 111. G_{M2}-Gangliosidose. Infantile Form. Kleinhirn. Die Speicherung ist besonders ausgeprägt in den Dendriten der Purkinje-Zellen. Nissl × 300

zeigt qualitativ dieselben histochemischen Reaktionen wie die ballonierten Nervenzellen, meist jedoch intensiver. Gleichzeitig kommt es zu einer Proliferation der protoplasmatischen Astrozyten, die häufig in Nestern zusammengelagert sind. Die manchmal mehrkernigen Astrozyten enthalten meist Granula (Abb. 110), die sich histochemisch wie das Speichermaterial in Mikroglia- und Nervenzellen verhalten.

Die Kleinhirnrinde ist atrophisch. Die Zahl der Purkinje-Zellen, ebenso die der Körnerzellen, ist wesentlich vermindert. Die persistierenden Purkinje-Zellen nehmen an der Speicherung teil (WALLACE et al. 1965). Sie ist häufig im Dendritenbaum besonders ausgeprägt (Abb. 111). In späteren Stadien der Erkrankung werden die Zellkerne pyknotisch und lösen sich auf. Im Gegensatz zum Großhirn ist die Zahl der Achsenzylinder nur geringfügig vermindert; ebenso findet sich nur eine mäßige Mikro- und Astrogliareaktion.

Die Nervenzellen des Rückenmarks nehmen ebenfalls an dem Speicherprozeß teil. Gewöhnlich sind die Nervenzellen im Vorderhorn stärker gebläht als im Seiten- oder Hinterhorn (Abb. 112). In einzelnen Fällen zeigt die weiße Substanz in den Seitenstrangbahnen (auch in der Pyramidenseitenstrangbahn) eine Rarefizierung der Nervenfasern.

Die Nervenzellen des autonomen Nervensystems, wie z. B. in den Sympathikusganglien, im Plexus myentericus des Darmes, in der Nebenniere, Harnblase und im Pankreas sind in den Speicherungsprozeß miteinbezogen (GLOBUS 1942; FEYRTER 1943). In der Rektumbiopsie können evtl. speichernde Nervenzellen des

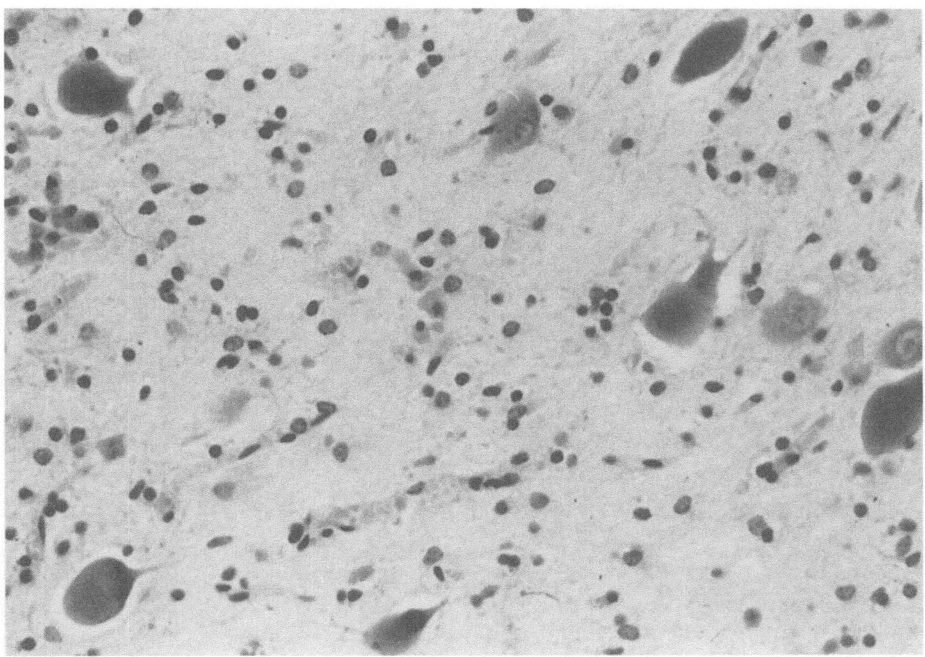

Abb. 112. Gleicher Fall wie Abb. 111. Rückenmark. Ausgeprägte Ballonierung der Vorderhornzellen. Nissl × 400

Plexus myentericus nachgewiesen werden, was bei der Diagnose von Gangliosidosen ausgenutzt wurde (NAKAI u. LANDING 1960; MARTIN et al. 1963; KAMOSHITA u. LANDING 1968), oft aber nicht gelingt (MYERS et al. 1973).

Über histologische Veränderungen in der Retina wurde erstmals von COLLINS (1892) berichtet. Innerhalb der Ganglienzellschichten kommt es zu einem mäßigen Verlust von Nervenzellen. Die restlichen Ganglienzellen sind abgerundet und gebläht und enthalten in ihrem Zytoplasma (Abb. 110) wie die Ganglienzellen des übrigen Nervensystems ein granuläres Material (MOSSAKOWSKI 1964; DUKE-ELDER 1967; HOGAN u. ZIMMERMAN 1968). Die Nissl-Substanz ist häufig nicht mehr nachweisbar, die Kerne liegen meist randständig. In der inneren Körnerschicht und plexiformen Schicht kann auch eine Vakuolisierung und Degeneration vorkommen. Die Stäbchen und Zapfen sowie das Pigmentepithel sind immer intakt.

Die Nn. optici sind meist atrophisch, und die Zahl der Axone ist als Ausdruck einer sekundären Degeneration reduziert. In den zentralen Anteilen der Nerven zeigen sich häufig entmarkte Nervenfasern. Die Schwann-Zellen zeigen keine Speicherung, die peripheren Nerven dagegen, vor allem die terminalen Axone, weisen kugelförmige Auftreibungen auf (KRÜCKE u. ÖNOL 1968; SCHMITT et al. 1979). Läsionen der peripheren Nerven mit schwerer Schädigung der Markscheiden und Proliferation der Schwann-Zellen wurden gelegentlich mitgeteilt (KRISTENSSON et al. 1967).

Histochemisch gibt das in den Nervenzellen gespeicherte Material mit Sudanschwarz B eine mäßig intensive Reaktion, während die Anfärbung mit Sudan III

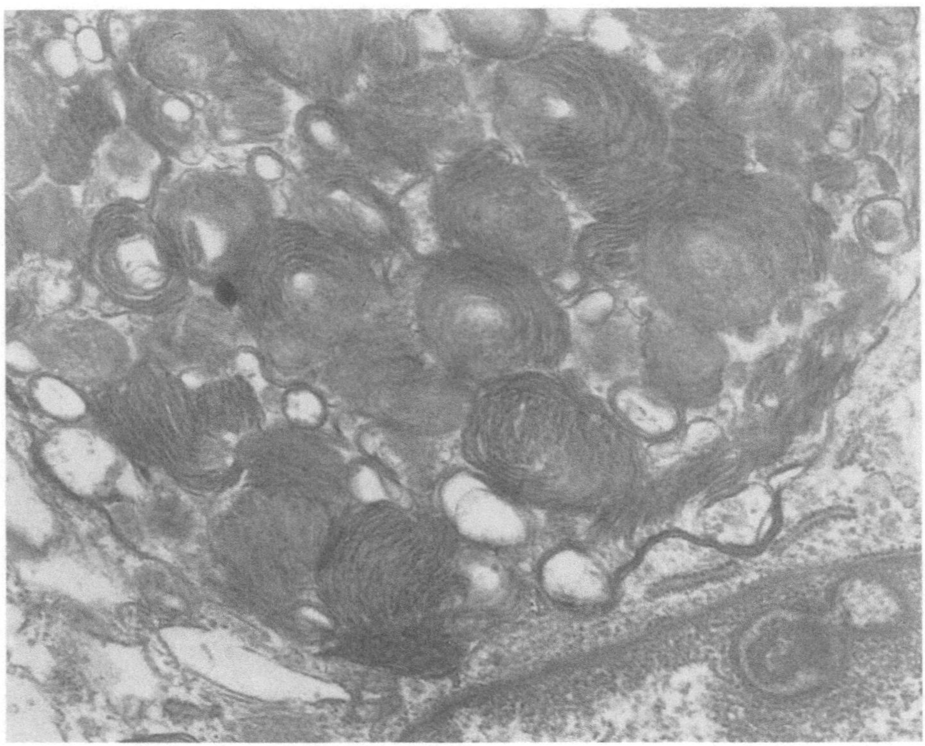

Abb. 113. G_{M2}-Gangliosidose. Infantiler Typ. Konzentrische membranöse Einschlüsse im Zytoplasma einer Nervenzelle. × 32000

und IV nur schwach oder überhaupt nicht gelingt. Das Speichermaterial gibt eine positive Smith-Dietrich- und Baker-Reaktion zum Nachweis von Phospholipiden (SAMUELS et al. 1963) und es färbt sich tiefblau mit Nilblau zum Nachweis von Phosphoglyzeriden und Sulfatiden (SHANKLIN et al. 1962; ADACHI u. VOLK 1975). Außergewöhnlich intensiv fällt die PAS-Reaktion am Gefrierschnitt aus, während sie am paraffineingebetteten Material nur noch in Spuren nachweisbar ist (LANDING u. FREIMAN 1957). Weiter zeigt das Speichermaterial eine positive Färbung mit der Orcin-Schwefelsäure-Reaktion zum Nachweis von Pentosen und Hexosen und eine positive Okamoto-Reaktion zum Nachweis von Sphingolipiden. Die modifizierte Bial-Reaktion (DIEZEL 1957; WOLMAN 1964) fällt in den geblähten Nervenzellen meist negativ aus, während die umgebenden Mikrogliazellen eine deutlich positive Reaktion zeigen. Nachweisreaktionen für Proteine fallen negativ aus.

Enzymhistochemisch zeigt sich eine gesteigerte Saure-Phosphatase-Aktivität in den geblähten Nerven- und Gliazellen (FRANCESCHETTI et al. 1955; LAZARUS et al. 1962; WALLACE et al. 1966) in gleicher intrazytoplasmatischer Lokalisation wie die positiven PAS- und sudanophilen Reaktionen.

Elektronenmikroskopisch erkennt man im Zytoplasma der geblähten Nervenzellen zahlreiche membranöse Einschlüsse (TERRY u. KOREY 1960, 1963; TERRY u.

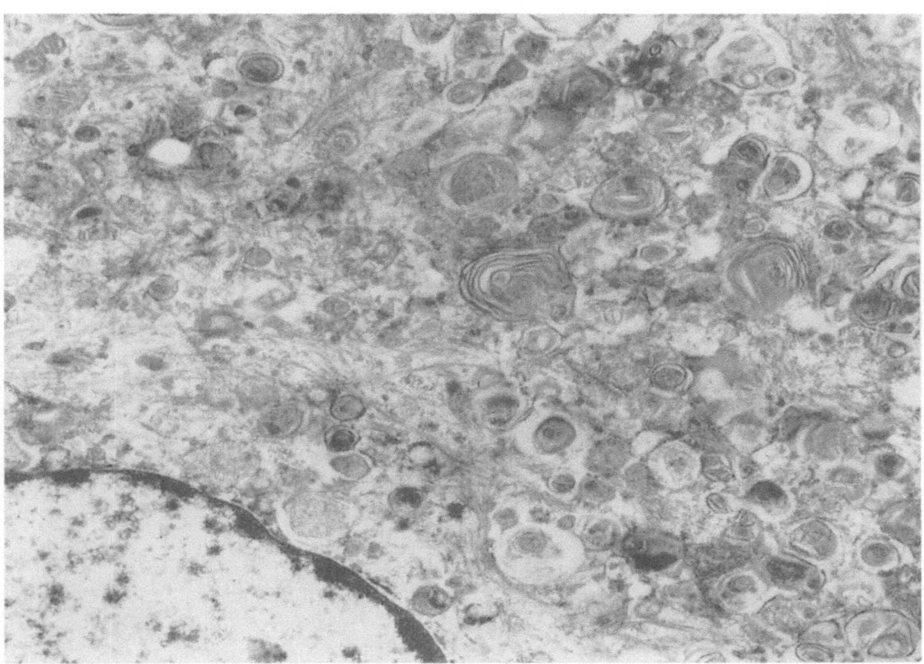

Abb. 114. G_{M2}-Gangliosidose. Infantile Form. Nervenzelle mit membranösen Einschlüssen, die z. T. ein homogenes Zentrum umgeben. × 10500. (Aus YAMADA et al. 1981)

WEISS 1963; GOEBEL 1984), die einen Durchmesser von 0,5–2 µm besitzen (Abb. 113). Sie bestehen aus vielschichtigen, elektronendichten Membranen (ungefähr 2,5 nm dick), die konzentrisch angeordnet sind. Die Membranen umgeben häufig ein homogenes oder feingranuläres Zentrum (Abb. 114). Sie lassen sich mit der Kryofrakturtechnik ebenfalls nachweisen (VOLK 1986). Man findet auch Anhäufungen kleiner Vesikel, die zusammen mit den membranösen Einschlüssen vorkommen können (ESCOLA-PICO 1964). Die aufgetriebenen Dendriten und Achsenzylinder entsprechen den lichtmikroskopisch darstellbaren Torpedos und Meganeuriten und enthalten ebenfalls membranöse Zytoplasmakörper (GONATAS et al. 1968; PURPURA u. SUZUKI 1976). Das Vorhandensein von axonspinodendritischen Synapsen bei den Meganeuriten läßt sich elektronenmikroskopisch nachweisen. Die Ganglienzellen der Retina zeigen sowohl membranöse Einschlüsse (HARCOURT u. DOBBS 1968; SUZUKI 1976) als auch amorphe Lipideinschlüsse (NAGASHIMA et al. 1981). In Astrozyten und Mikrogliazellen können auch membranöse Zytoplasmakörper vorkommen (ADACHI et al. 1971b; YAMADA et al. 1981).

Sowohl die Ganglienzellen der Spinalganglien (ABE et al. 1985) als auch Ganglien- und Schwann-Zellen des Plexus myentericus können ähnlich den Ganglienzellen der Großhirnrinde membranöse oder zebrakörperähnliche Einschlüsse enthalten. Häufiger jedoch weisen sie granuläre Körperchen auf, die nur wenige Membranen und kleine Vesikel enthalten (WALLACE et al. 1967). In den terminalen Axonen der Haut (DOLMAN et al. 1977; BURCK et al. 1980; WISNIEWSKI

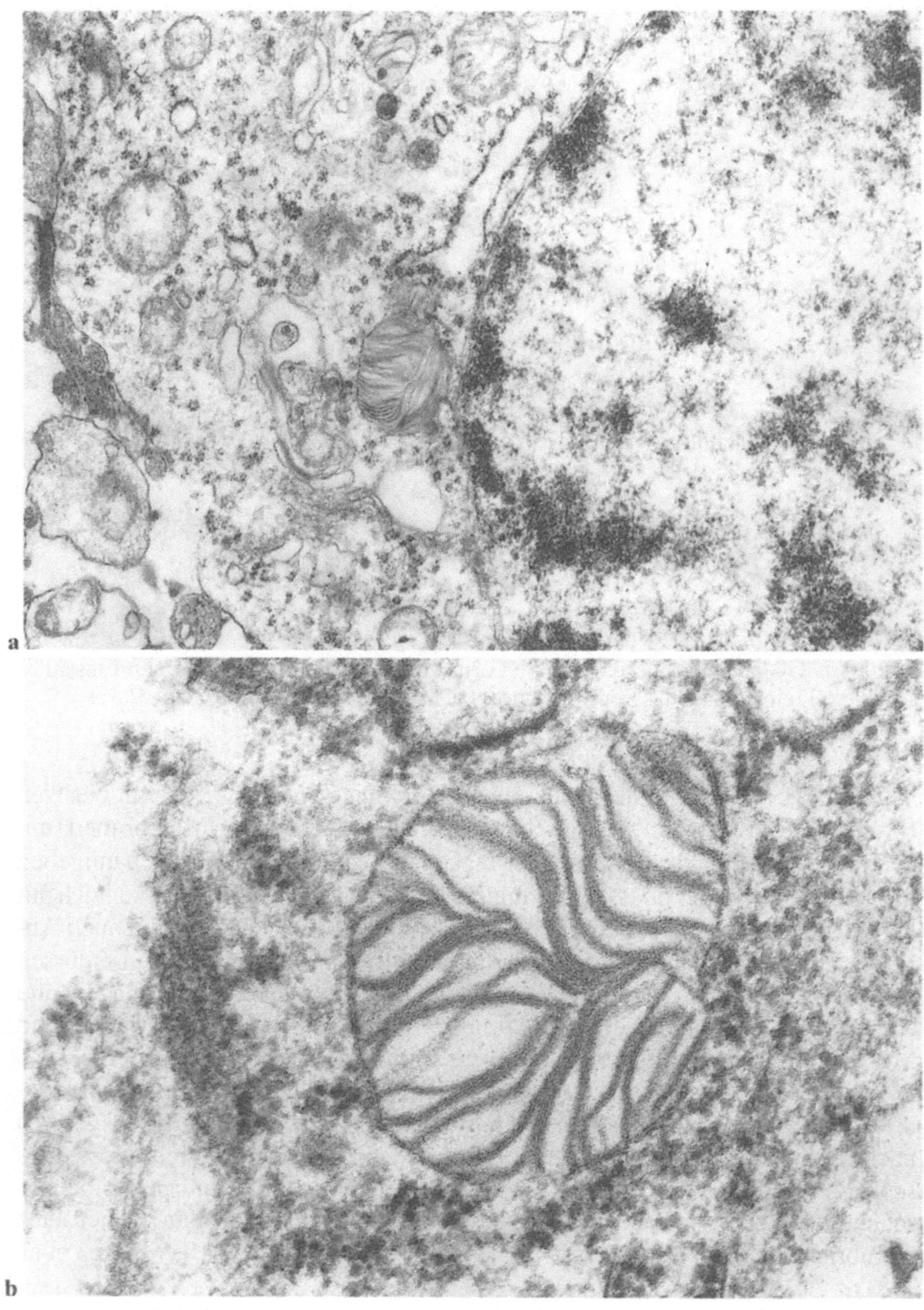

Abb. 115 a, b. Kongenitale G_{M2}-Gangliosidose. Nervenzelle der Hirnrinde eines 23wöchigen Föten. Einschlüsse mit locker angeordneten parallelen Membranen. **a** × 18000, **b** × 60000 (Aus YAMADA et al. 1981)

1986) und verschiedener Muskeln (SCHMITT et al. 1979) wurden sowohl membranöse als auch pleomorphe Einschlüsse beschrieben.

Kongenitale G_{M2}-Gangliosidose

Die in früheren Arbeiten aufgrund der unmittelbar nach der Geburt oder wenige Tage danach aufgetretenen Symptome als kongenital-amaurotische Idiotie bezeichneten Fälle (NORMAN u. WOOD 1941; BROWN et al. 1954; HAGBERG et al. 1965) können nicht mit Sicherheit den G_{M2}-Gangliosidosen zugeordnet werden. In Nervenzellen von Föten mit G_{M2}-Gangliosidose fand man Einschlüsse mit feingranulärem, amorphem Material und gelegentlich mit lockeren membranösen Strukturen (SCHNECK et al. 1970; ADACHI et al. 1971a; KABACK et al. 1973; ADACHI et al. 1974; CUTZ et al. 1974; YAMADA et al. 1981; SUCHLANDT et al. 1982). Sie können Zebrakörpern ähneln (Abb. 115a, b).

Die Einschlüsse zeigen keine Saure-Phosphatase-Aktivität, was auf das Fehlen von Enzymaktivität bei früheren Entwicklungsstadien schließen läßt (ADACHI et al. 1978).

b) Typ II (Sandhoff-Krankheit; G_{M2}-Gangliosidose, Variante 0; Hexosaminidase A- und B-Mangel)

Die von SANDHOFF et al. (1968a, b; 1969) sowie PILZ et al. (1968) erstmals als außerordentlicher Fall von Tay-Sachs-Krankheit mit viszeraler Speicherung von Nierenglobosid beschriebene Variante der G_{M2}-Gangliosidose wurde von O'BRIEN et al. (1971) als „Sandhoff-Krankheit" und von SANDHOFF et al. (1971) später als „Variante 0 der G_{M2}-Gangliosidose" bezeichnet. Die 1964 von NORMAN et al. veröffentlichte Beobachtung dürfte ebenfalls zu dieser Gruppe gehören (NORMAN 1968).

Klinisches Bild

Die infantile Form tritt während des ersten, seltener am Beginn des 2. Lebensjahres auf (HARZER u. BENZ 1976). Die Art der ersten klinischen Symptome entspricht derjenigen der G_{M2}-Gangliosidose Typ I. Nach einer geistig und statomotorisch unauffälligen Entwicklung setzen Muskelschwäche und statopsychomotorische Retardierung ein. Es folgt ein rapider körperlicher und geistiger Abbau. Die initiale Hypotonie entwickelt sich allmählich zur Hypertonie, Spastik und schließlich zur Dezerebrationsstarre (ADAMS u. LYON 1982). Die juvenile Form ist durch einen späteren Beginn nach dem 2. Lebensjahr und einen langsameren Verlauf bis zum Erwachsenenalter gekennzeichnet (VAN HOOF et al. 1972; SPENCE et al. 1974). Klinisch stellen sie Übergänge zur Gangliosidose vom Typ V dar (s. S. 344). Beide Formen bestehen aus heterogenen Mutationen verschiedener Arten des Hexosaminidasegens (O'DOWD et al. 1986). Kirschroter Fleck und Amaurose unterscheiden sich nicht vom Typ I. Tonisch-klonische Krämpfe und generalisierte Anfälle kommen ebenfalls vor. Patienten jüdischer Abstammung erkranken jedoch nicht häufiger als andere. Weitere Unterschiede gegenüber Typ I können eine leichte Hepatomegalie und eine deutliche Herzbeteiligung sein. Eine Kardiomyopathie mit vorwiegender Beteiligung der Mitralklappe und des linken Ventrikels wurde beschrieben (BLIEDEN et al. 1974).

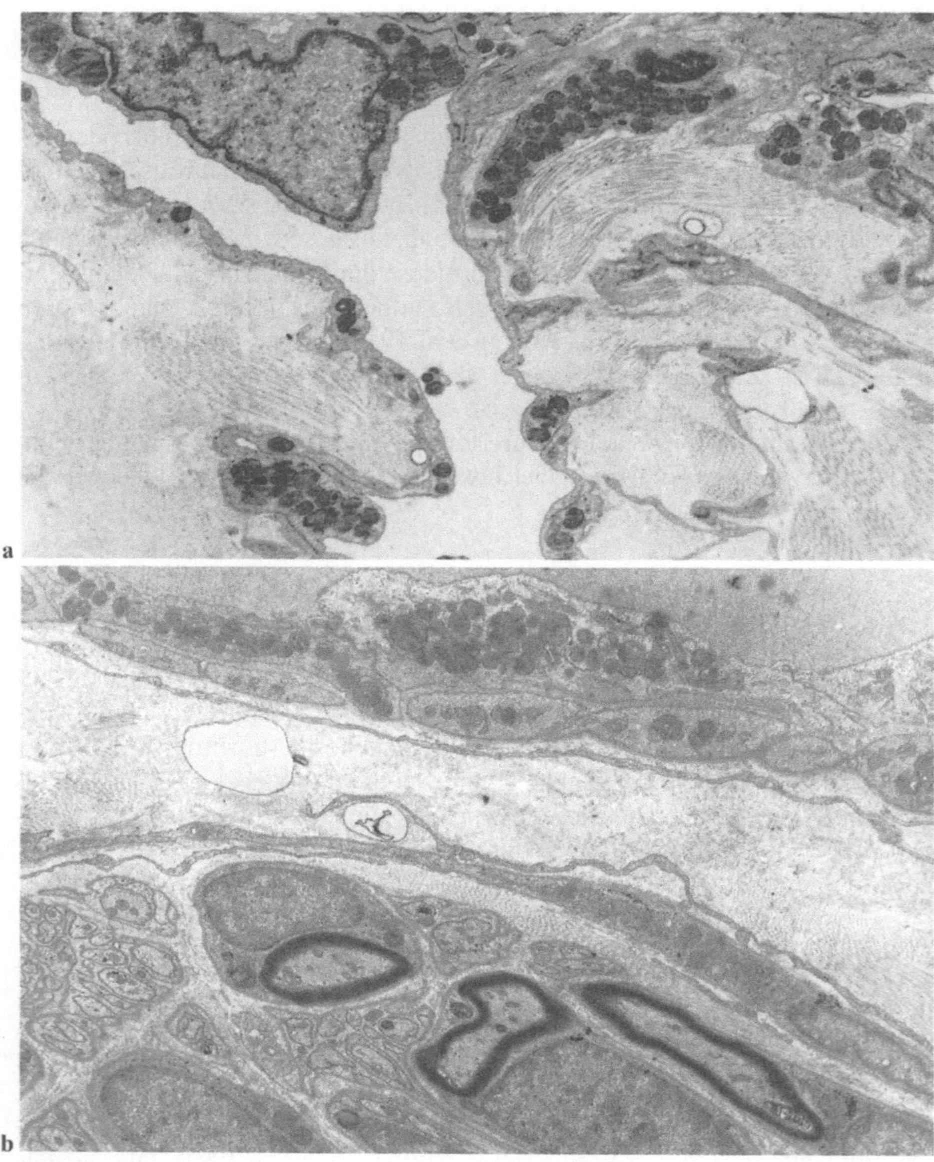

Abb. 116a, b. G_{M2}-Gangliosidose Typ II. Tunica propria der Conjunctiva oculi. Zahlreiche Einschlüsse in den **a** Endothelien der Lymphgefäße sowie **b** in den glatten Muskelzellen der Blutgefäße. × 3000

Pathologie

Lichtmikroskopisch finden sich in sämtlichen viszeralen Organen, vor allem Leber, Niere, Pankreas und Lymphknoten lipidhaltige Schaumzellen (SHARP u. DESNICK 1971; DOLMAN et al. 1973; HADFIELD et al. 1977), die histochemisch dieselben positiven Reaktionen geben wie das Speichermaterial in den Nervenzellen (PILZ et al. 1968; SUZUKI et al. 1971). Die Ablagerungen bestehen aus Globosid und einem Tetrahexosylzeramid (DOLMAN et al. 1973). Ganz vereinzelt finden sich Schaumzellen im Knochenmark (OKADA et al. 1972). Auffällig ist die feine Vakuolisierung der Nierenepithelien in den Tubuli (KOLODNY 1972) und in den Henle-Schleifen. In der gekoppelten Tetrazoliumreaktion läßt sich in den Kupffer-Sternzellen eine dunkelorange-braune Zytoplasmaanfärbung erkennen.

Elektronenmikroskopisch findet man in den Leberparenchymzellen, in den Kupffer-Sternzellen, in Milz, Knochenmark und Lymphknoten (TAKAHASHI et al. 1974; TATEMATSU et al. 1981), aber auch in Zellen der Mitralklappe des Herzens (BLIEDEN et al. 1974) und in den Endothelien der Blut- und Lymphgefäße sowie in den glatten Muskelzellen (Abb. 116a, b) und in der Kornea (BROWNSTEIN et al. 1980) pleomorphe Einschlüsse, begrenzt von einer einfachen Membran, die aus Bündeln teils parallel angeordneter, teils konzentrisch geschichteter Membranen oder lediglich aus Vesikeln und Granula bestehen (DOLMAN et al. 1973; FONTAINE et al. 1973). Die biochemisch und ultrastrukturell nachweisbare viszerale Beteiligung tritt mengenmäßig deutlich hinter der Gangliosid- und Asialoderivatspeicherung im Zentralnervensystem zurück (SANDHOFF et al. 1971). Allerdings gibt es Ausnahmen, bei denen eine stärkere Speicherung in viszeralen Organen vorkommt (BLIEDEN et al. 1974). Die Speichersubstanzen außerhalb des Gehirns bestehen aus Globosid (SANDHOFF et al. 1968), hexosaminhaltigen Glykopeptiden (BRUNNGRABER et al. 1974) oder Oligosacchariden (STRECKER u. MONTREUIL 1971; TSAY u. DAWSON 1979; BERRA u. BRUNNGRABER 1977). Sie werden auch im Urin vermehrt gefunden. Weitere biochemische Besonderheiten beim Typ II der G_{M2}-Gangliosidosen sind eine in der Zellkultur nachweisbare Mukopolysaccharid-Abbaustörung (CANTZ u. KRESSE 1974) und ein in Leberfraktionen gefundener Mangel an Enzymaktivität gegenüber Steroidhexosaminen (TOMASI et al. 1974).

Neuropathologie

Makroskopisch ist das Gehirn hochgradig vergrößert (TATEMATSU et al. 1981), aber Kleinhirn und Sehnerven sind mäßig atrophisch. Auch die Hirnrinde zeigt sich häufig verdünnt (SUZUKI et al. 1971), ihre Konsistenz ist erhöht. Das subkortikale Marklager kann jedoch weicher sein, und die Grenzen zwischen grauer und weißer Substanz sind verwischt.

Lichtmikroskopisch zeigen sich praktisch sämtliche Nervenzellen der Großhirnrinde gebläht und ballonartig aufgetrieben. Ihre Kerne sind an den Rand gedrängt. Der Zelleib zeigt eine wabige bis schaumige Struktur. Die Nissl-Substanz ist stark vermindert und an die Zellränder gedrängt. Bei der Luxolblaufärbung enthalten die Nervenzellen massenhaft dunkle bis schwarzblaue Granula. Die PAS-Färbung ist an den Paraffinschnitten nur schwach positiv. In den Gefrierschnitten sind die Nervenzellen mit großen Mengen PAS-positiver Granula und Ballen gefüllt (Abb. 117). Bei der Sudan III-Färbung ist das Zytoplasma der Nervenzellen zart braungelb tingiert und von deutlich granulärer Struktur. Bei Sudanschwarz B-Färbung nehmen die Granula eine blaugraue, bei der Thioninfärbung eine metachromatisch leuchtend rote bis lilarote Farbe an. Der Ausfall der α-Naphthol-Reaktion zur Darstellung von Ganglioside ist nicht eindeutig positiv

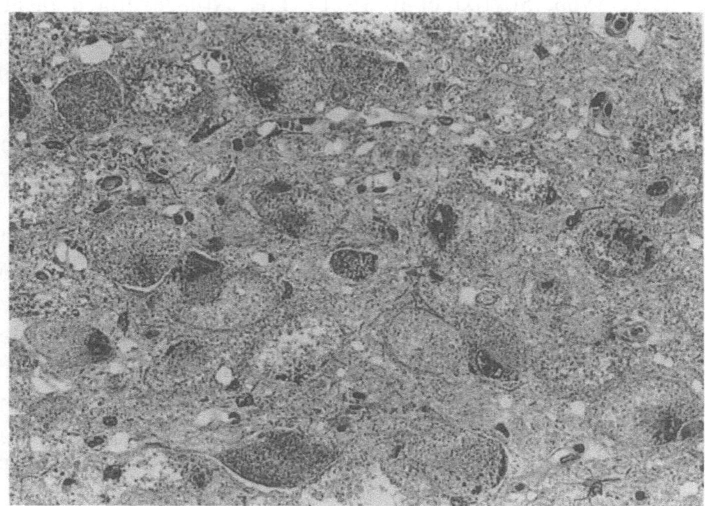

Abb. 117. G_{M2}-Gangliosidose Typ II. Die Nervenzellen der Großhirnrinde sind ballonartig aufgetrieben und mit großen Mengen PAS positiver Granula im Zytoplasma gefüllt. PAS × 400

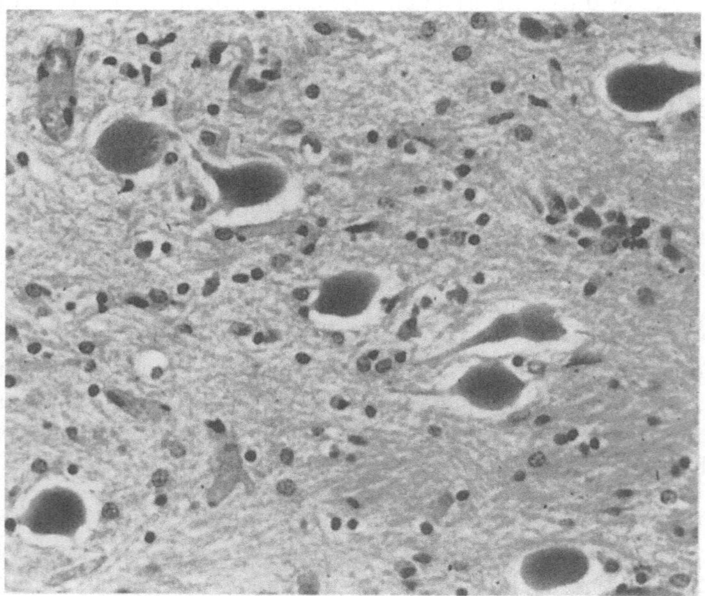

Abb. 118. G_{M2}-Gangliosidose Typ II. Starke Speicherung in den Nervenzellen der Medulla oblongata. Nissl × 400

(PILZ et al. 1968). Immunhistologisch zeigten die Speicherungsgranula in den Nervenzellen der Hirnrinde mit G_{M2}-Antikörper eine spezifische Fluoreszenz (SCHWERER et al. 1982). In einigen Fällen ist ein weitgehender Nervenzellschwund und eine Gliose der gesamten Hirnrinde festzustellen (SUZUKI et al. 1971).

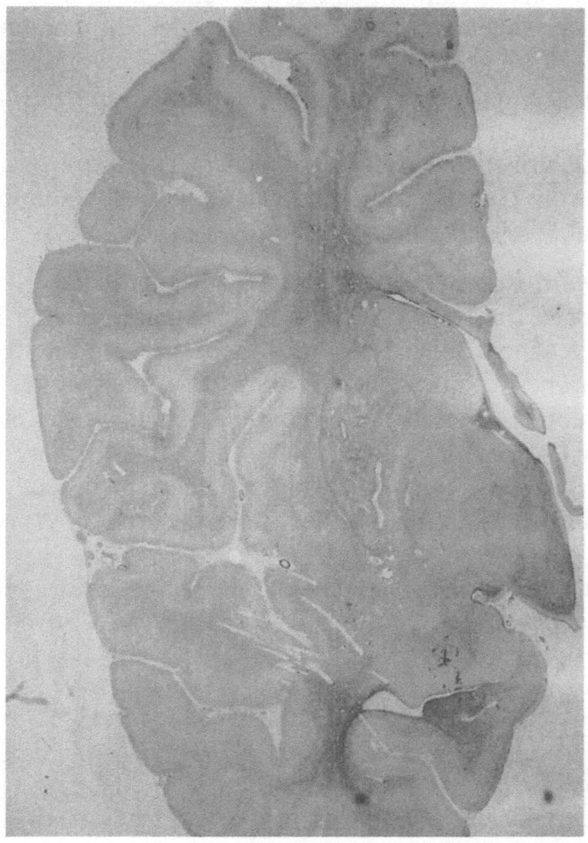

Abb. 119. G$_{M2}$-Gangliosidose Typ II. Mäßig bis starke Gliose in verschiedenen Arealen des Marklagers. Holzerfärbung.

Die Nervenzellveränderungen lassen sich in gleicher Art und Ausprägung in allen grauen Gebieten des Zentralnervensystems nachweisen. Besonders hochgradig sind die Speichervorgänge in den Kerngebieten der Medulla oblongata (Abb. 118) und im Nucleus dentatus. Die Kleinhirnrinde ist hochgradig geschrumpft und spongiös verändert (TATEMATSU et al. 1981). Die Purkinje-Zellen sind fast völlig verschwunden. Auch die Körnerschicht ist stark gelichtet und stellenweise bis auf wenige Reste bei gleichzeitig beträchtlicher Vermehrung der Bergmann-Glia untergegangen. Die verbliebenen kleinen Nervenzellen zeigen eine starke Speicherung PAS-positiver Substanzen. Die Nervenzellen der uvealen und parauvealen Netzhaut sind gebläht und enthalten Luxolblau-positive Granula (OKUDA et al. 1982).

Die Marklager von Groß- und Kleinhirn zeigen eine ausgedehnte diffuse, aber nicht totale Entmarkung, die im Großhirn die U-Faserung des subkortikalen Markes nicht ausspart. Im Kleinhirn ist die Umgebung des Nucleus dentatus besser erhalten. Die Faserzüge der Brücke und des verlängerten Markes zeigen eine deutliche, aber keine Totalentmarkung. Die Holzer-Färbung ergibt eine hochgradig

diffuse Fasergliose in den entmarkten Gebieten und eine mäßig starke Gliafaservermehrung in den teilentmarkten Faserarealen des Hirnstammes. Besonders
stark werden die dorsolateralen Markbereiche des Frontal- und Parietallappens
betroffen (Abb. 119). Die Achsenzylinder sind sowohl in den Marklagern des
Groß- und Kleinhirns als auch im Hirnstamm stark vermindert. Die Speicherungs-
substanzen im Gehirn unterscheiden sich von denen bei Typ I durch eine höhere
Konzentration von Gangliotriaosylzeramiden und Globotetraosylzeramiden
(ROSENGREN et al. 1987).

Elektronenmikroskopisch finden sich in den Nervenzellen 1–4 µm große, in-
trazytoplasmatische Einschlüsse mit konzentrisch angeordneten Lamellen, die
morphologisch den multilamellären Einschlüssen vom Typ I weitgehend ähneln
(Abb. 120). Darüber hinaus findet man Einschlüsse mit parallel angeordneten
Lamellen, die Zebrakörpern ähneln (SUZUKI et al. 1971; DESNICK et al. 1972; FON-
TAINE et al. 1973; HADFIELD et al. 1977; TATEMATSU 1981). Kleinere multivesikuläre Körperchen, teilweise mit geschichteten Lamellen, liegen vorwiegend in
Astrozyten und in den Kapillarendothelien des Gehirns (FONTAINE et al. 1973)
vor.

In der Retina weisen die Nervenzellen im Zytoplasma die verschiedensten
Arten von Einschlüssen (CORDIER et al. 1976; TRIPATHI u. ASHTON 1976), vor al-

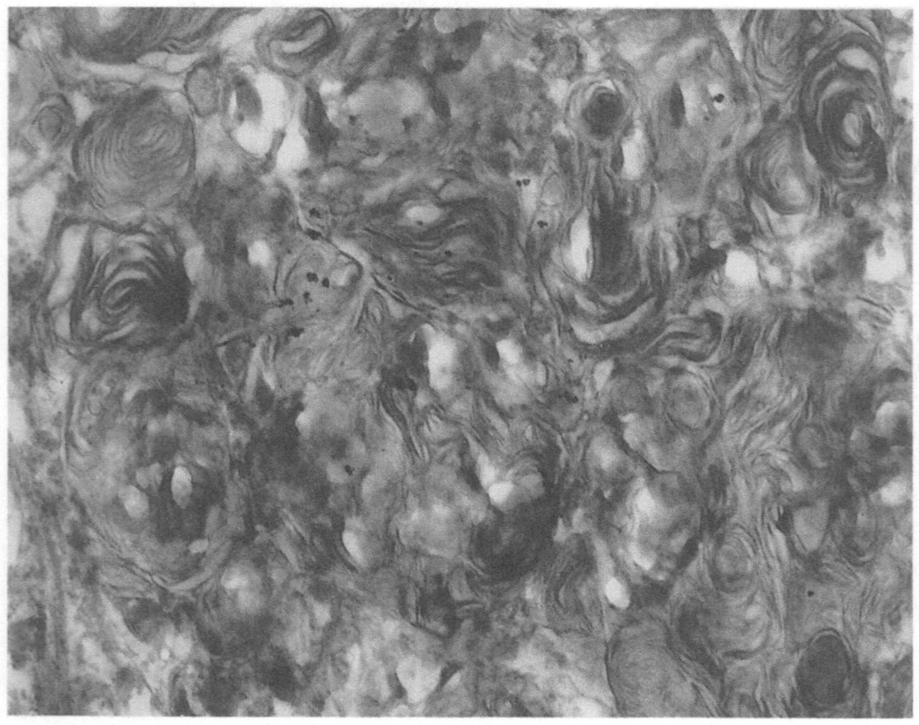

Abb. 120. G$_{M2}$-Gangliosidose Typ II. Nervenzelle der Hirnrinde. Lamelläre intrazytoplasmatische Einschlüsse. × 22 000

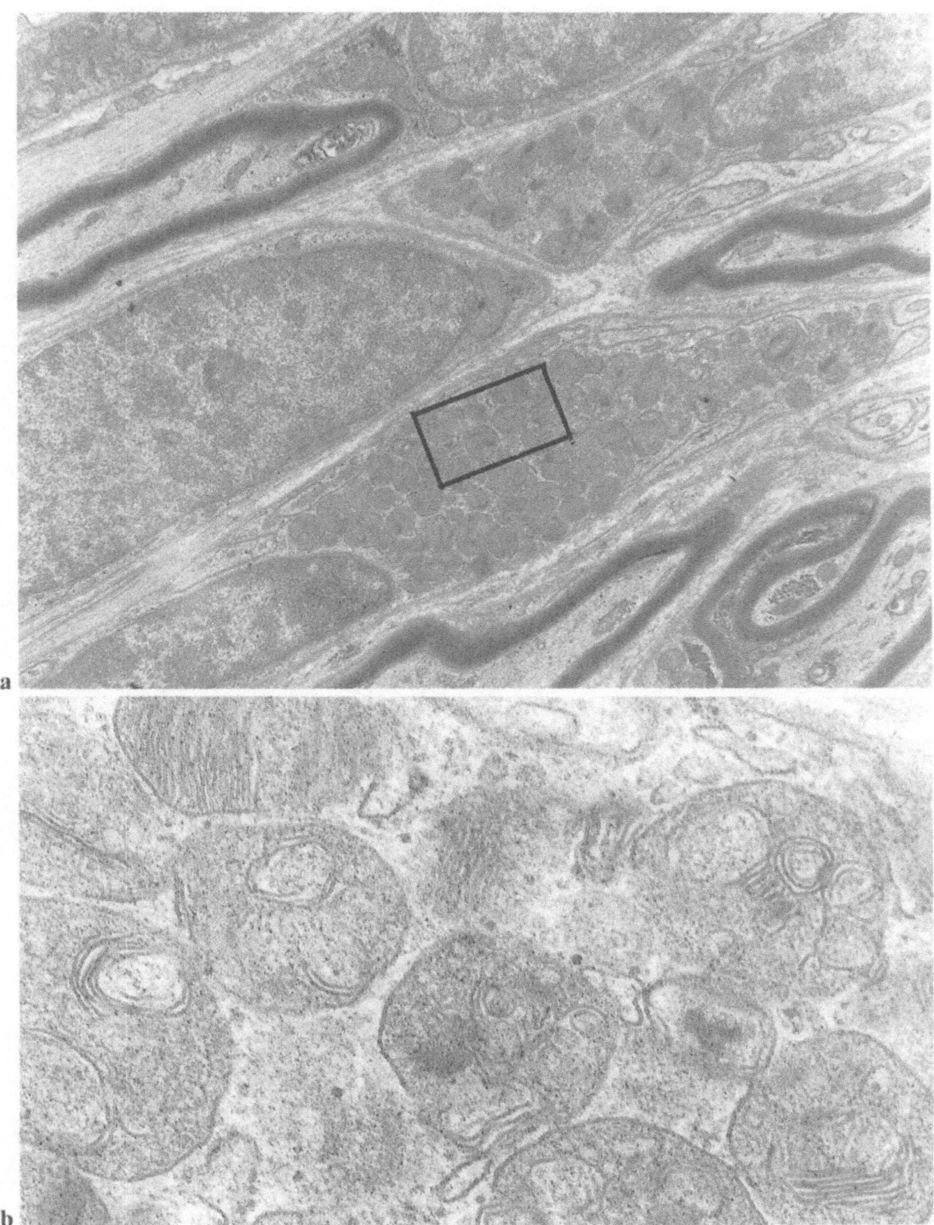

Abb. 121a, b. G$_{M2}$-Gangliosidose Typ II. Tunica propria der Konjunktiva. Das Zytoplasma einer Schwann-Zelle ist durchsetzt von Einschlüssen, die unregelmäßig angeordnete, z. T. parallele Membranen enthalten. **a** × 6000, **b** × 40000

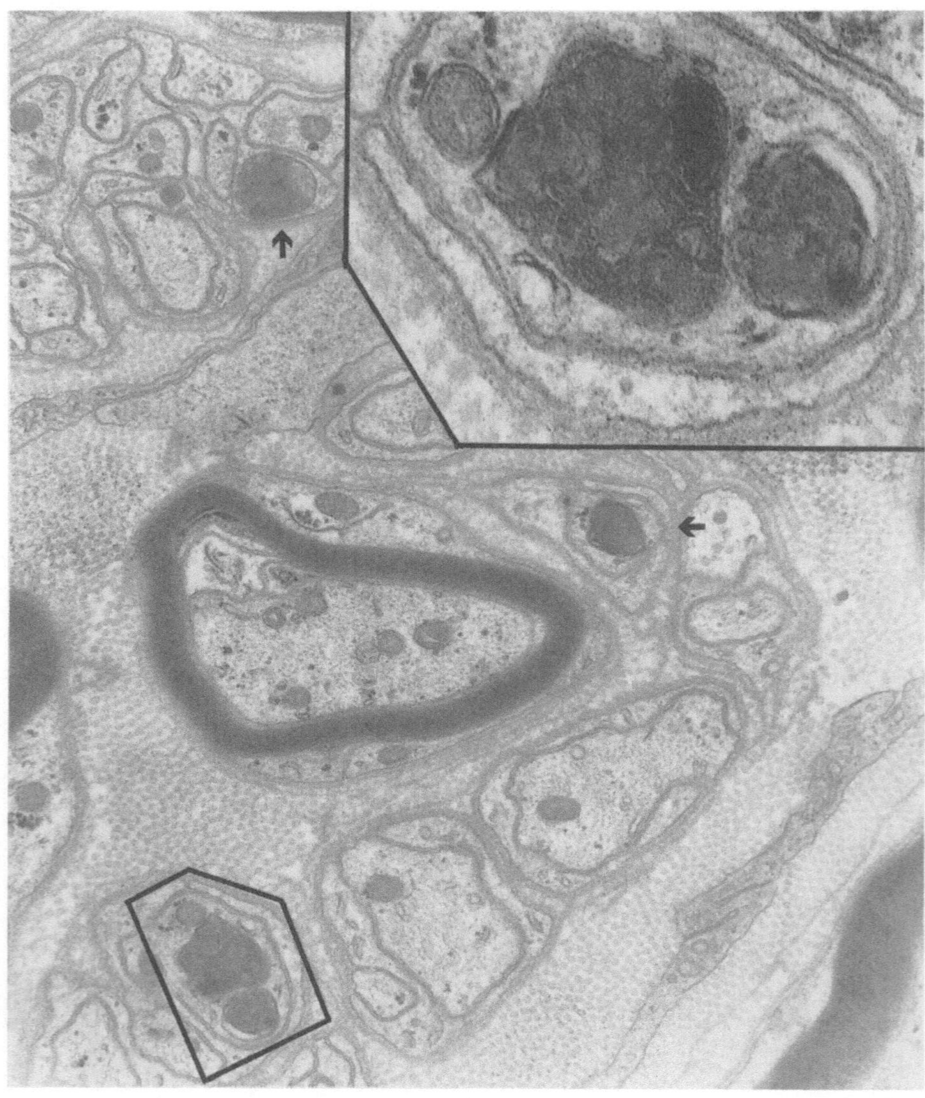

Abb. 122. Gleicher Fall wie Abb. 121. Membranöse Einschlüsse innerhalb unbemarkter Axonen *(Pfeile)* × 12000, Ausschnitt: × 40000

lem membranöse Zytoplasmakörper (OKUDA et al. 1982) auf. Sie wurden auch bei einem 15wöchigen Fötus nachgewiesen (NORBY et al. 1980). In Nervenzellen des Plexus myentericus des Rektum kommen ebenfalls membranöse Zytoplasmakörper zusammen mit multivesikulären Einschlüssen vor (DESNICK et al. 1972). In den Axonen (DOLMAN et al. 1977) der Haut finden sich zahlreiche amorphe osmiophile Einschlüsse. In der Haut und Bindehaut sind membranöse Einschlüsse in den Schwann-Zellen (DOLMAN 1984) und in den Axonen nachweisbar (Abb. 121a, b; 122).

c) Typ III (Typ Bernheimer-Seitelberger; spätinfantile/juvenile amaurotische Idiotie; juvenile Variante)

Biochemische und ultrastrukturelle Untersuchungen zeigten, daß es sich bei der erstmals von JANSKY (1909/10), BIELSCHOWSKY (1914) und BATTEN (1914) beschriebenen „spätinfantilen Form" der amaurotischen Idiotie um eine Gruppe ätiologisch unterschiedlicher Krankheiten handelt. Während ein Teil der Fälle den Zeroidlipofuszinosen zuzuordnen ist (s. S. 382), wurde in einer Arbeit von JATZKEWITZ et al. (1965) mitgeteilt, daß im Hirngewebe eines im Alter von 10 Jahren verstorbenen Patienten mit amaurotischer Idiotie eine Vermehrung des G$_{M2}$-Gangliosids feststellbar war. BERNHEIMER u. SEITELBERGER (1968) berichteten erstmals im Detail über zwei „spätinfantile" Fälle, bei denen dünnschichtchromatographisch eine Anhäufung des G$_{M2}$-Gangliosids nachgewiesen wurde.

Klinisches Bild

Die Krankheit beginnt gegen Ende des 2. Lebensjahres oder auch später (BORRI et al. 1971) mit psychomotorischen Störungen; häufig sind ataktische Störungen das erste Symptom (MENKES et al. 1971). Später treten Anfälle und Verblödung hinzu. In den ersten Jahren der Erkrankung ist das Gehvermögen in der Regel intakt (KLIBANSKY et al. 1970). Im Gegensatz zu dem bei den Typen I und II regelmäßig auftretenden kirschroten Fleck am Augenhintergrund zeigt sich meist ein normaler Augenfundus, jedoch sind Optikusatrophie sowie Retinitis pigmentosa in Spätstadien häufig vorhanden (BERNHEIMER u. SEITELBERGER 1968; VOLK et al. 1969; BRETT et al. 1973). Ebenfalls im Gegensatz zu den Typen I und II zeigt der Typ III der G$_{M2}$-Gangliosidose keine Megalenzephalie. Im Endstadium kommt es häufig zu einer regelrechten Hirnstarre (BRETT et al. 1973; RAPIN et al. 1976). Die Patienten sterben im Alter zwischen 5 und 10 Jahren.

Pathologie

Leber und Milz können leicht atrophisch sein (REY-PIAS et al. 1979).

Lichtmikroskopisch sind Leber, Milz, Niere und Knochenmark unauffällig.

Elektronenmikroskopisch zeigen sich in Leberparenchymzellen intrazytoplasmatische Einschlußkörperchen aus konzentrisch oder unregelmäßig angeordneten Lamellen (VOLK et al. 1969).

Neuropathologie

Makroskopisch findet sich eine Atrophie des Gehirns. Auf Frontalschnitten durch das Großhirn erscheint die Rinde verschmälert, das Mark außergewöhnlich derb. Die Atrophie bevorzugt den Thalamus und das optische System (BERNHEIMER u. SEITELBERGER 1968). Das Kleinhirn ist in der Regel nicht atrophisch.

Lichtmikroskopisch zeigt sich eine Ballonierung fast sämtlicher Nervenzellen von Gehirn, Rückenmark und Spinalganglien mit regionalen Unterschieden in der Intensität der Speicherung. Die Hirnrindenschichten 3 und 5 sind besonders stark betroffen (BORRI et al. 1971). Die Speicherung im Gehirn und Rückenmark ist meistens ausgeprägter als bei den anderen G_{M2}-Gangliosidosen (REY-PIAS et al. 1979). Das in den Ganglienzellen gespeicherte Material verhält sich histochemisch weitgehend wie beim Typ I und II. Die Astrozyten enthalten nur wenig PAS-positive Granula, die Oligodendrogliazellen sind unauffällig. Im Marklager von Groß- und Kleinhirn findet sich eine geringfügige Entmarkung, obwohl die Axone intakt erscheinen (BERNHEIMER u. SEITELBERGER 1968; MENKES et al. 1971). Eine leichte Degeneration der Pyramidenbahn kann auftreten (SUZUKI et al. 1970).

Elektronenmikroskopisch enthalten die Ganglienzellen abnorme zytoplasmatische Einschlußkörper mit parallelen und geschichteten Membranen, pleomorphe Zytosomen und Zebrakörper (VOLK et al. 1969; SUZUKI et al. 1970; MENKES et al. 1971; BUXTON et al. 1972). Daneben finden sich in unterschiedlicher Zusammensetzung unregelmäßig geformte Konglomerate aus losen und dicht gepackten lamellären Strukturen von elektronendichtem, granulärem Material, membranovesikulären Körperchen und typischem granulärem Lipofuszinpigment. In Astrozyten, perivaskulären Histiozyten und in Ganglienzellen des Plexus myentericus des Rektum können pleomorphe Zytosomen nachgewiesen werden.

d) Typ IV (Variante AB; G_{M2}-Gangliosidose mit Aktivatorproteinmangel)

SANDHOFF (1969) und SANDHOFF et al. (1971) beschrieben ein Krankheitsbild, das sowohl klinisch als auch neuropathologisch der G_{M2}-Gangliosidose entsprach, bei dem die Aktivität der Hexosaminidasen A und B gegenüber den künstlichen Substraten normal, aber gegenüber dem natürlichen Substrat G_{M2} nicht vorhanden war (SANDHOFF u. JATZKEWITZ 1972). Daher wurde sie als AB-Variante der G_{M2}-Gangliosidose bezeichnet. Eine weitere Variante, bei der eine Unfähigkeit der Hexosaminidase A besteht, das ausreichend vorhandene Aktivatorprotein zu binden, wurde von INUI et al. (1983) beschrieben.

Klinisches Bild

Die Kinder erscheinen in den ersten drei Monaten unauffällig, aber vor Ende des 1. Lebensjahres zeigen sie Störungen in ihrer motorischen Entwicklung, zunehmende Hypotonie und häufig myoklonische Zuckungen nach auditiven Reizen (DE BAECQUE et al. 1975). Über einzelne oder mehrere generalisierte Anfälle wurde ebenfalls berichtet (GOLDMAN et al. 1980). Man findet sowohl einen herkömmlichen kirschroten Fleck sowie einen solchen mit schwarzem Zentrum, den sog. „schwarzen kirschroten Fleck". Die Krankheitsdauer bei Patienten mit Frühbeginn um den 6. Monat (KOLODNY et al. 1973) beträgt etwa 2 Jahre, während bei späterem Beginn und protrahiertem Verlauf längere Überlebenszeiten möglich sind (GOLDMAN et al. 1980). Die Kinder sterben aber alle vor dem 6. Lebensjahr. Ein Fall bei einem Erwachsenen wurde beschrieben (O'NEILL et al. 1978), aber die Zugehörigkeit zur AB-Variante konnte nicht mit Sicherheit bestätigt werden.

Pathologie

Die Körperorgane einschließlich des Skelettmuskels zeigen keine makro- oder mikroskopischen Veränderungen.

Neuropathologie

Makroskopisch wurden sowohl Atrophie des Groß- und Kleinhirns als auch Gewichtszunahme des gesamten Gehirns beschrieben (GOLDMAN et al. 1980).

Mikroskopisch findet man in verschiedenen Arealen des Großhirns eine Schwellung der Nervenzellen, vor allem in der 3. Schicht der Hirnrinde (DE BAECQUE et al. 1975), in den H2 und H3 Feldern des Ammonshorns, im parahippocampalen Gyrus, im Thalamus, in der Substantia nigra und den Hirnstammkernen sowie in den Zellen des Vorderhorns und des Nucleus intermediolateralis des Rückenmarks. Die Nervenzellzahl ist weitgehend erhalten. Nur in einem Fall wurde in der Okzipitalrinde eine Lichtung der Nervenzellen mit begleitender Gliose beschrieben (GOLDMAN et al. 1980). Das gespeicherte Material in den Nervenzellen stellt sich mit der Nissl-Färbung blaß-blau und sehr schwach mit den Fettfärbungen dar. Die Granulaeinschlüsse sind ausgeprägt PAS-positiv. Das Speichermaterial häuft sich oft in der Nähe des axonalen Kegels an und weist eine starke Saure-Phosphataseaktivität auf; diese axonalen Schwellungen sind als Torpedos bezeichnet worden. In einem Fall einer Hirnbiopsie zeigten PURPURA u. SUZUKI (1976) das Vorhandensein von Meganeuriten und Torpedos mit der Golgi-Imprägnationsmethode, $2^{1}/_{2}$ Jahre später konnten im Sektionsmaterial die starke Größenzunahme der Meganeuriten sowie die sekundär aberranten Neuriten nachgewiesen werden (PURPURA 1979). Im Kleinhirn zeigen die Purkinje-Zellen eine mäßige Speicherung; ihre Zahl und die der Körnerzellen ist geringgradig vermindert. Die Nervenzellen in der Retina sind in der Regel nur in der Makula geschwollen, aber nicht in der peripheren Zone. Schwellung der Neuronen wurden auch im autonomen Nervensystem gefunden (GOLDMAN et al. 1980). Gliazellen, vor allem die Astrozyten, enthalten granuläre PAS-positive Einschlüsse, die sich mit Toluidinblau stärker färben als diejenigen der Nervenzellen.

Elektronenmikroskopie

In den Nervenzellen findet man membranöse Zytoplasmakörper mit einem Durchmesser von 0,5–2 µm (KOTAGAL et al. 1986). Die parallel geschichteten Lamellen weisen eine Periode von 6 nm auf. Im Zentrum des membranösen Zytoplasmakörpers befindet sich häufig eine granuläre Zone oder auch ein membranbegrenzter Einschluß mit feinem, granulärem Material. Die membranösen Zytoplasmakörper treten vor allem in den großen Pyramidenzellen auf. In den kleinen Neuronen sind am häufigsten Zebrakörper zu finden. Auch polymorphe Lipidkörper und amorphe membranbegrenzte Einschlüsse kommen vor (ADACHI et al. 1978; GOLDMAN et al. 1980). Alle Arten schließen sich zu Konglomeraten zusammen. In den Astrozyten fallen große Einschlüsse auf, die einen Durchmesser von 7 µm erreichen können. Sie werden meistens abgegrenzt von parallelen Membranen mit einer Periode von 5 nm und enthalten dichte Aggregate von gestreckten oder kurvenförmigen, kleinen Membranen, die sich in alle Richtungen einordnen. Sie bilden manchmal auch kleine Vesikel und können Mitochondrien und Glykogengranula angelagert sein. Die Astrozyten im Marklager sowie die Oligodendrogliazellen zeigen in der Regel kleinere Einschlüsse zwischen 0,2 und 0,5 µm, in der Oligodendroglia können sie bis zu 2 µm erreichen. Sie enthalten fest gepackte, kurvenförmige Membranen mit dazwischenliegender, dichter, granulärer Matrix. Die endothelialen Zellen und die Perizyten enthalten Lipidkörper, gelegentlich auch zebraähnliche Körper (DE BAECQUE 1975; GOLDMAN et al. 1980).

e) Typ V (G$_{M2}$-Gangliosidose des Erwachsenenalters: chronische G$_{M2}$-Gangliosidose mit β-Hexosaminidase-Mangel)

Es handelt sich bei diesem Typ sowohl um eine geno- als auch phänotypisch sehr heterogene Gruppe, deren gemeinsames Merkmal ein sehr langer Verlauf ist. Die spät auftretenden Symptome und die schleichende Zunahme minimaler Symptome führen erst im Erwachsenenalter zu einem erkennbaren Krankheitsbild. Auch wenn die Einordnung all dieser Fälle in eine einzige Gruppe einen provisorischen Charakter hat, ist in Anbetracht der großen phäno- und genotypischen Variationsbreite der wenigen Fälle, die bis jetzt veröffentlicht wurden, eine Einteilung in verschiedene Gruppen wenig zweckmäßig. Daher werden die verschiedenen Phänotypen in Subtypen unterteilt.

α) Subtyp V/1 (Erkrankung des Motoneurons)

Zu diesem Subtyp gehört die Mehrzahl der Patienten von RAPIN et al. (1976) sowie die von NAVON et al. (1981); JELLINGER et al. (1982); JOHNSON (1982). Ein Teil der Patienten entstammt einer Familie von Ashkenazi-Juden, andere Patienten sind jedoch nichtjüdischer Abstammung (JELLINGER et al. 1982; JOHNSON 1982). Ein weiterer, nicht einfach zu klassifizierender Fall von O'NEILL et al. (1978) kann zunächst diesem Subtyp zugeordnet werden.

Klinisches Bild

Meistens zwischen dem 15. und 20. Lebensjahr wird eine Schwäche der Beine deutlich. Bei einigen Patienten läßt sich retrospektiv eine geringe motorische Schwäche seit der Kindheit feststellen (NAVON et al. 1981; JOHNSON). Die Muskelschwäche wird langsam manifest, und später kommen Sprachstörungen sowie psychotische Symptome hinzu (DALE et al. 1983). Das Krankheitsbild kann sowohl eine amyotrophische Lateralsklerose (SLIMAN et al. 1983) als auch eine spinale Muskelatrophie (PARNES et al. 1985) nachahmen. Gelegentlich wurde eine nach der Pubertät auffällig lang anhaltende Akne beschrieben (NAVON et al. 1981).

Der Krankheitsverlauf ist ausgesprochen chronisch; die Mehrzahl der Patienten lebt noch mehrere Jahrzehnte nach Krankheitsbeginn. Eine Patientin starb mit 67 Jahren, 49 Jahre nach Auftreten der ersten Symptome (JELLINGER et al. 1982).

β) Subtyp V/2 (spinozerebelläre ataktische Form)

Zu dieser Gruppe zählen einige Patienten von RAPIN et al. (1976); GOLDIE et al. 1977; JOHNSON et al. (1977); MACLEOD et al. (1977) und WILLNER et al. (1981). Die ersten Symptome treten schon im 2. bis 3. Lebensjahr auf. Auch wenn sie erst im späteren Alter manifest werden (WILLNER et al. 1981), lassen sich retrospektiv die ersten Störungen im frühen Kindesalter feststellen.

Erste Symptome sind häufig ein Tremor oder auch eine Dysarthrie, Adiadochokinese und Glieder- und Rumpfataxie. Viele Patienten wurden zunächst als atypische Varianten der Friedreich- oder spinozerebellaren Ataxie diagnostiziert. Störungen der zerebellären okulomotorischen Kontrolle wurden beschrieben (MUSARELLA et al. 1982). Die Symptome sind langsam progredient, und die Mehrzahl der Patienten ist zunächst psychisch unauffällig. Bei einem Drittel der älteren Patienten werden psychotische Schübe oder Demenzen beschrieben. Der einzige Todesfall ereignete sich wegen einer interkurrenten Hepatitis und Bronchopneumonie (RAPIN et al. 1976). Die neun Patienten mit diesem Phänotyp stammen aus vier verschiedenen Familien von Ashkenasi-Juden. Bei anderen Patienten stehen Bewegungsstörungen wie Tremor, Dystonie oder Choreoathetose, also Symptome zerebellärer und extrapyramidaler Genese, im Vordergrund (MEEK et al. 1984; OATES et al. 1986).

Pathologie

Wegen der wenigen Fälle, die bis jetzt autoptisch untersucht wurden, ist das Erkennen unterschiedlicher Merkmale beider Subtypen nicht möglich. Aus diesem Grund wird ihre Pathologie gemeinsam beschrieben.

Makroskopisch war nur im Fall von O'NEILL eine ausgeprägte Hepatosplenomegalie erkennbar. Die Muskelbiopsie läßt eine neuronale Atrophie mit Fasertypengruppierung erkennen (YAFFE et al. 1979; NAVON et al. 1981; WILLNER et al. 1981). In den viszeralen Organen kann, außer in deren neuronalen Bestandteilen, lichtmikroskopisch eine Materialspeicherung nicht festgestellt werden.

Neuropathologie

Makroskopisch ist das Großhirn meistens unauffällig, während in mehreren Fällen im Kleinhirn eine ausgeprägte Atrophie zu erkennen war (RAPIN et al. 1976; BRANDT et al. 1977; JELLINGER et al. 1982). Im Fall von O'NEILL (1978) waren die Seitenventrikel erweitert. Das Kleinhirnmarklager weist eine erhöhte Konsistenz auf.

Lichtmikroskopisch erkennt man in der Hirnrinde eine mittelgradige Schwellung einiger Nervenzellen. In den subkortikalen Zentren, vor allem in der Substantia nigra (Abb. 123), im Ammonshorn und in den mesenzephalen und pontinen Kernen sind die Nervenzellen stärker gebläht. Der Thalamus ist nicht immer betroffen (JELLINGER et al. 1982). Übereinstimmend findet man eine geringere Beteiligung des Striatum und Pallidum. Die stärkste Beteiligung zeigten die Nervenzellen des Rückenmarks (RAPIN et al. 1976). Das Zytoplasma der geschwollenen Zellen weist eine granuläre Beschaffenheit auf. Die Granula färben sich mit Sudanschwarz, Luxolblau und PAS. Im Marklager sowohl des Groß- als auch des Kleinhirns erkennt man eine diffuse Entmarkung und eine geringgradige Gliose.

Die Zahl der Purkinje-Zellen ist vermindert. Die restlichen Zellen zeigen eine starke Speicherung sowohl in den Perikaryen als auch in den Dendriten. Die Ner-

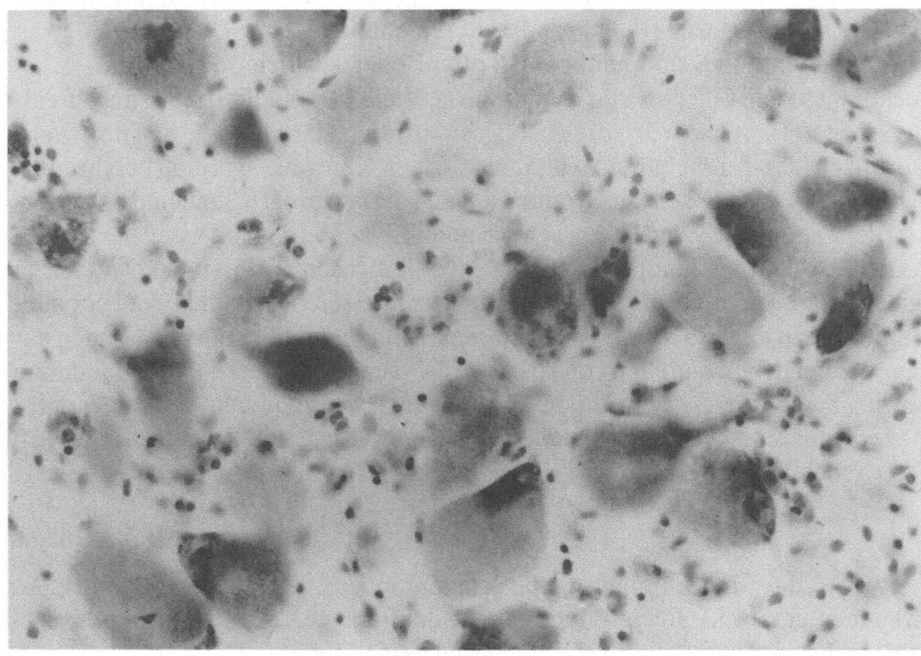

Abb. 123. G_{M2}-Gangliosidose Typ V. Schwellung der Nervenzellen in der Substantia nigra. Nissl. × 250

venzellen des Rektum (YAFFE et al. 1979) weisen ein geschwollenes Zytoplasma auf, dessen Inhalt sich mit Sudanschwarz positiv färbt.

Elektronenmikroskopisch erkennt man im Zytoplasma der Nervenzellen des gesamten ZNS polymorphe Einschlüsse. Einige von ihnen enthalten konzentrisch geschichtete Membrankörper (Abb. 124a-d), aber die Mehrzahl weist eine parallele oder unregelmäßige Anordnung der Membranen auf. Zusätzlich zu den Membrankörpern findet man wegen der erheblichen Vermehrung von Lipopigmenten pleomorphe Einschlüsse (Abb. 125a, b). Gelegentlich sind Fingerabdruckprofile vorhanden, wie sie für die juvenile neuronale Zeroid-Lipofuszinose typisch sind (JELLINGER et al. 1982). Die Mehrzahl der Einschlüsse hat eine Größe von 0,5–1 µm; sie können aber bis zu 2 µm erreichen; bei Zusammenlagerung verschiedener Einschlüsse bilden sich Komplexe bis zu 6 µm Durchmesser. Einschlüsse kommen ebenfalls in den Astrozyten und Oligodendrogliazellen, hier als Fingerabdruckkörper (Abb. 126a, b) vor, etwas seltener in den Perizyten der Hirngefäße. In den Nervenzellen der peripheren Ganglien verschiedener Organe und des Darmplexus finden sich am häufigsten geschichtete membranöse Körper (YAFFE et al. 1979; JELLINGER et al. 1982; OATES et al. 1986). Im peripheren Nerv erkennt man den Zerfall des Myelins und eine axonale Degeneration. In den Axonen sowie in den Schwann-Zellen findet man geschichtete membranöse Körper, gelegentlich auch Zebrakörper und dichte, osmiophile Einschlüsse (MACLEOD et al. 1977; CASHMAN et al. 1986). Die membranösen Einschlüsse ähneln denjenigen der Nervenzellen, sind aber noch unregelmäßiger gestaltet.

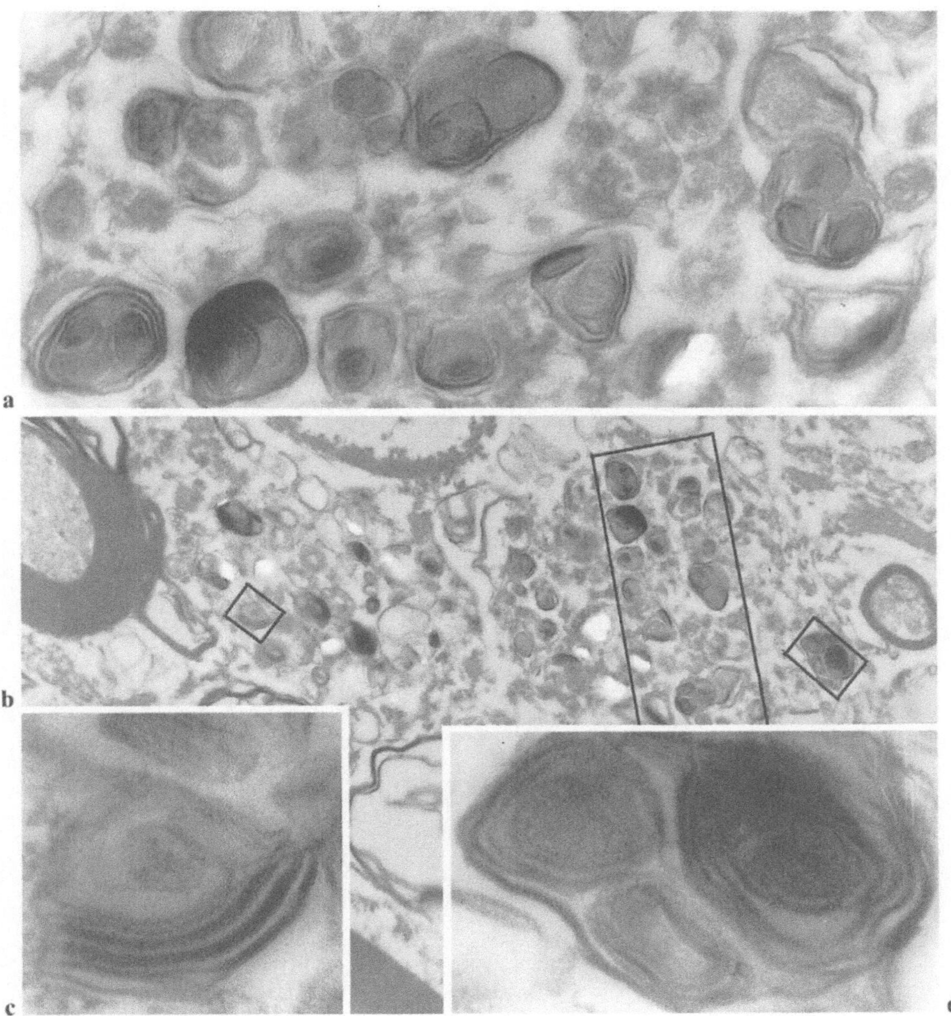

Abb. 124a-d. Gleicher Fall wie Abb. 123. Nervenzelle der Substantia nigra. Pleomorphe Einschlüsse mit geschichteten Membranen, teils parallel, teils konzentrisch angeordnet. **a** × 6300, **b** × 20400, **c**, **d** × 50000

Pathogenese

Die Enzymopathie der beschriebenen Gangliosidosen betrifft die Hexosaminidasen, die sowohl endständiges β-N-Azetylglukosamin als auch β-N-Azetylgalaktosamin abspalten. Man unterscheidet die Isoenzyme Hexosaminidase A, B und S. Unter normalen Stoffwechselbedingungen ist nur die Hexosaminidase A für den Abbau des G$_{M2}$-Gangliosids zuständig (SANDHOFF 1970; SANDHOFF et al. 1971). Alle anderen natürlichen Hexosaminidasesubstrate können sowohl von der Hexosaminidase A als auch von der Hexosaminidase B abgebaut werden (SANDHOFF u. WÄSSLE 1971). Mukopolysaccharide und Steroidhexosamide sind als natürliche Substrate der Hexosaminidasen aufzufassen.

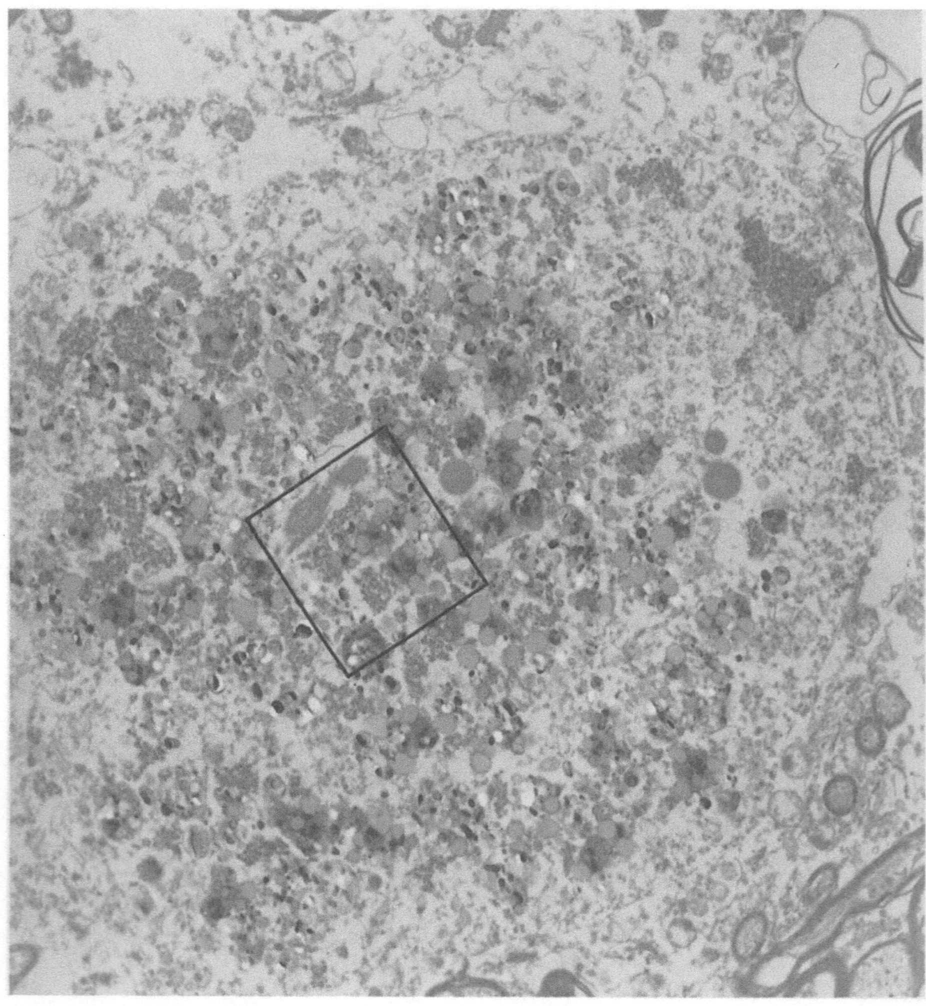

Abb. 125 a, b. Gleicher Fall wie Abb. 123. Nervenzelle der Parietalhirnrinde mit erheblicher Vermehrung von Lipopigmenten und Bildung von pleomorphen Einschlüssen. **a** × 4500, **b** × 20000

GILBERT et al. (1975) fanden heraus, daß die für die drei Isoenzyme verantwortlichen Gene auf verschiedenen Chromosomen lokalisiert sind. Außerdem wurde nachgewiesen, daß dem Defekt der Form A bei den Typen I und II der G_{M2}-Gangliosidosen unterschiedliche Gendefekte zugrunde liegen, denn in Zellhybriden beider Typen wird die Form A wieder produziert, so daß die Defekte sich gegenseitig komplementiert haben müssen (GALJAARD et al. 1974). Bei immunologischen Untersuchungen mit Antikörpern gegen die normalen Hexosaminidase-Formen A und B war bei der G_{M2}-Gangliosidose Typ IV praktisch kein Hexosaminidase-A-Antigen aber z.T. -B-Antigen vorhanden (SRIVASTAVA u. BEUTLER 1974), obwohl bei diesem Typ die Aktivitäten beider Enzymformen feh-

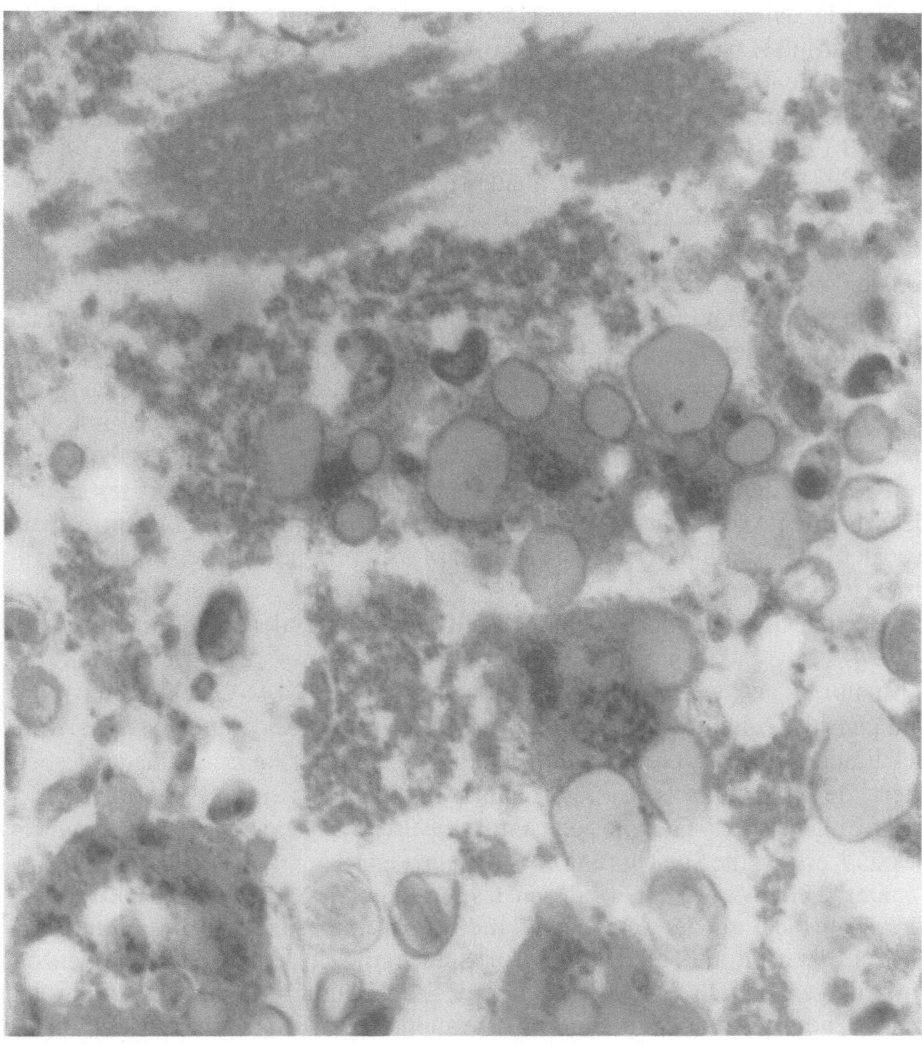

Abb. 125 b

len. Diese Befunde unterstützen die Vorstellung, daß beide Hexosaminidasen A und B aus zwei Arten von Untereinheiten bestehen, wovon die eine Art sowohl in A als auch in B enthalten ist (SRIVASTAVA u. BEUTLER 1974).

Wie schon erwähnt, kennt man 3 Isoenzyme der Hexosaminidase. Sie bestehen aus je einer α-und β-Untereinheit. Der α-Gen-Locus liegt auf dem Chromosom 15 und kodiert die Hexosaminidase-α-Untereinheit. Der β-Locus befindet sich auf Chromosom 5 und kodiert die β-Untereinheit (BEUTLER 1979). Beide Untereinheiten bilden zusammen die Gesamthexosaminidasen A, B und S. Die Hexosaminidase B ist aus β-Untereinheiten in einer Struktur vom Typ $(\beta/\beta)_n$, die Hexosaminidase S aus α-Untereinheiten vom Typ $(\alpha/\alpha)_n$ und die Hexosaminidase A aus beiden α-und β-Untereinheiten (α/β) zusammengesetzt (JOHNSON 1981).

Patienten mit Hexosaminidase A-Mangel, aber mit normaler Hexosaminidase B (Typ I), haben einen α-Locus-Hexosaminidase-Mangel (BESLEY et al. 1987). Patienten mit Hexosaminidase A und B-Mangel (Typ II) haben darüber hinaus einen β-Locus-Hexosaminidase-Mangel (GAUTRON et al. 1983). Die Patienten mit Typ V des Hexosaminidasemangels weisen in der Regel einen α-Locus- oder auch einen β-Locus-Defekt auf (CASHMAN et al. 1986).

Da jede der α-oder β-Untereinheiten der Hexosaminidase zahlreiche Aminosäurereste besitzt, die auf verschiedene Weise ausgetauscht werden können, sind die möglichen Mutationen, die die α-und β-Ketten der Hexosaminidase betreffen, sehr zahlreich. Ein Modell dafür bieten die verschiedenen Mutationen, die ein Protein wie das Hämoglobin betreffen können. Zur Zeit sind schon etwa 400 Hämoglobinopathien bekannt (McKUSICK 1978).

Im Gegensatz zu den viszeralen Organen stammt im Gehirn nur ein geringer Anteil der Glykosaminoglykane aus dem Bindegewebe. Sie befinden sich sowohl in den interzellulären Räumen des Neuropils als auch in den synaptischen Vesikeln. Sie werden im Perikaryon synthetisiert und sind ein wichtiger Bestandteil des schnellen Axonalflusses (ELAM et al. 1970). Es ist daher anzunehmen, daß ein Teil der Glykosaminoglykane, die man im Marklager findet, in den Axonen lokalisiert ist (HABERLAND et al. 1973).

Bei den G_{M2}-Gangliosidosen ist wegen des Defektes der Hexosaminidase (N-Azetyl-β-D-Galaktosaminidase) (SANDHOFF 1969; OKADA u. O'BRIEN 1968) die Abspaltung des endständigen Hexosamins (N-Azetyl-D-Galaktosamin) des Gangliosids G_{M2} unmöglich. Daher werden die Ganglioside und Asialoderivate bei diesen Gangliosidosen in unterschiedlich strukturierten Einschlüssen gespeichert, deren erhöhte Saure-Phosphatase-Aktivität auf ihren lysosomalen Ursprung hinweist. Da Ganglioside charakteristische Substanzen des Nervengewebes sind, erfolgt die Speicherung vor allem im Gehirn.

Der bei den G_{M2}-Gangliosidosen des Typs I und II in der Makula auftretende kirschrote Fleck mit der weißlichen Randzone ist einerseits durch die Lichtung der Nervenzellen und andererseits durch die Speicherung in den restlichen Nervenzellen bedingt. Dadurch tritt bei Spiegelung des Augenhintergrundes die darunterliegende Chorioidea deutlich hervor. Die weißliche Makulabegrenzung ist möglicherweise eine Folge des Ödems der retikulären Schichten, oder sie ist durch die in dieser Region außergewöhnliche Blähung der Nervenzellen bedingt (COHEN u. DIXON 1907; VOLK et al. 1970).

Bei den G_{M2}-Gangliosidosen des Typs I und II sind auch viszerale Organe an den Speichervorgängen beteiligt. Dabei werden im allgemeinen weniger Ganglioside angehäuft, die mit Ausnahme des Gangliosids G_{M3} und z. T. G_{M1} keine typischen Lipide viszeraler Organe sind, sondern Oligosaccharide und Globoside (Proteoglykane). Diese zeichnen sich dadurch aus, daß sie mit den im Nervensystem gespeicherten Gangliosiden jene endständigen Zuckerkomponenten gemeinsam haben, die infolge des Enzymdefektes nicht abgespalten werden können (YUTAKA et al. 1983).

Der Defekt nur eines Teils des betroffenen „Gesamtenzyms" (Hexosaminidase A) erzeugt ein anderes Muster nach Art, Menge und Organverteilung der gespeicherten Substanzen als der Defekt beider Teile, der dem Defekt des „Gesamtenzyms" (Hexosaminidase A und B) entspricht (SANDHOFF et al. 1971). Beim

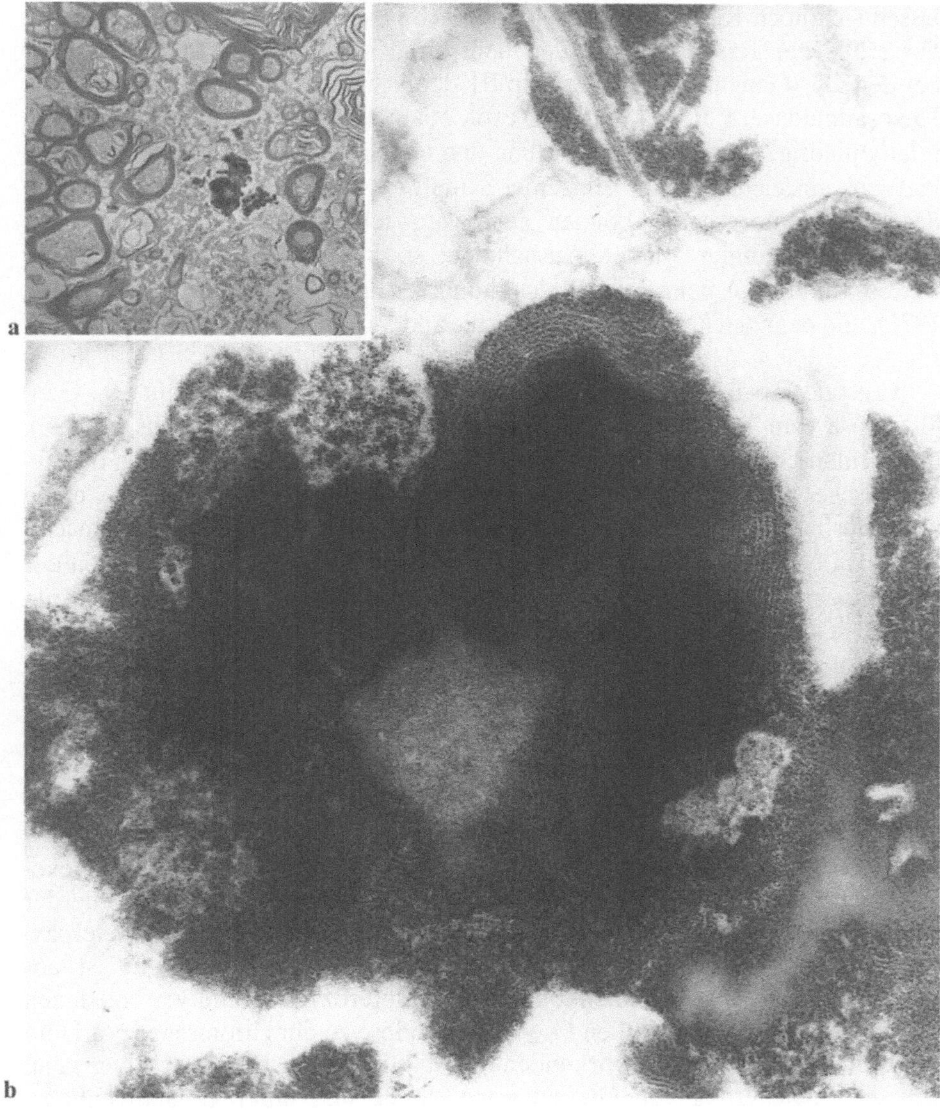

Abb. 126 a, b. Gleicher Fall wie Abb. 123. Marklager. Einschlüsse in Oligodendrogliazelle mit Fingerabdruckmuster. **a** × 1800, **b** × 60 000

Typ II der G$_{M2}$-Gangliosidose, bei dem zum Defekt der Hexosaminidase A derjenige der Hexosaminidase B hinzukommt (SANDHOFF 1969), werden sowohl qualitativ als auch quantitativ mehr Substanzen gespeichert als beim Typ I (SANDHOFF et al. 1971). Sowohl die partielle Ersatzfunktion der Hexosaminidase B für die fehlende Hexosaminidase A als auch ihre eigentliche Funktion fallen hier aus. Die Heterogenität der Fälle vom Typ II der Gangliosidose G$_{M2}$ wurde wiederholt nachgewiesen (PROIA u. NEUFELD 1982; GAUTRON et al. 1983).

Die genetisch bedingten, für die Speichervorgänge bei den Gangliosidosen verantwortlichen Enzymdefekte sind fast nie komplett, denn meistens lassen sich noch Rest-Enzymaktivitäten nachweisen. Eine Beziehung zwischen der Höhe der Restaktivitäten und dem Grad der Gangliosidspeicherung ist bei den G_{M2}-Gangliosidosen des Typ III deutlich, die durch eine relativ hohe Hexosaminidase A-Restaktivität (OKADA et al. 1970; SCHNECK et al. 1970), eine relativ niedrige Gangliosidspeicherung und einen protrahierten klinischen Verlauf gekennzeichnet sind. Einzelne Symptome wie der „kirschrote Fleck" des Augenhintergrundes können auch ganz fehlen. Von dieser Regel gibt es allerdings immer wieder Ausnahmen: so braucht die Restaktivität der Hexosaminidase A beim Typ III nicht höher als beim Typ I zu sein (BRETT et al. 1973), und dennoch können gleichzeitig die anderen Kriterien des Typs III erfüllt sein.

CONZELMANN u. SANDHOFF (1978) zeigten bei einem Patienten mit G_{M2}-Gangliosidose vom Typ IV das Fehlen des natürlichen Aktivatorproteins (s. S. 23), das in menschlichen Nierenextrakten nachgewiesen wurde. Es ist für die hydrolytische Aktivität der Hexosaminidase notwendig, da es mit G_{M2} einen wasserlöslichen Komplex bildet und es so der Hexosaminidase zugänglich macht. HECHTMANN et al. (1982) konnten bei einem weiteren Patienten das Fehlen der Aktivatorproteine in der Leber nachweisen. Ein weiterer Typ der AB-Variante der G_{M2}-Gangliosidose scheint durch eine Strukturveränderung in der Hexosaminidase A hervorgerufen zu sein. Klinisch und biochemisch sind beide Typen nicht zu unterscheiden (HIRABAASHI et al. 1983; LI et al. 1983). Ein sekundärer biochemischer Befund bei Gangliosidosen ist die Verminderung der myelintypischen Lipide Zerebroside, Sulfatide, C_{24}-Sphingomyelin und anderer Hirnlipide. Der Grund hierfür dürfte der Nervenzelluntergang, gefolgt von stagnierender Myelinbildung und Markzerfall sein (SANDHOFF et al. 1971).

Beim G_{M2} Typ V zeigen alle Patienten eine starke Reduzierung der β-Hexosaminidase A-Aktivität sowohl im Plasma als auch in den Leukozyten und der Tränenflüssigkeit. Bei einem Teil der Patienten handelt es sich um Heterozygote aus Familien mit infantiler G_{M2}-Gangliosidose des Typs I. Es ist anzunehmen, daß das Zusammenkommen von Heterozygotie und verschiedenen Allelen statt zu einer infantilen G_{M2}-Gangliosidose zu der chronischen Variante führt (JOHNSON 1982). Die vorhandene Restaktivität des Enzyms bedingt, daß sich die Speicherung von G_{M2} an erster Stelle und unter Umständen ausschließlich in den Nervenzellen abspielt. Auch bei anderen Patienten fand sich eine verminderte Aktivität der β-Hexosaminidase B (WOOD u. MacDOUGALL 1976; GOLDIE et al. 1977; JOHNSON et al. 1977; MacLEOD 1977). Bei der Patientin von O'NEILL et al. (1978) konnte man eine erhöhte Aktivität beider Hexosaminidasen A und B und eine hochgradige Erhöhung des G_{M2}-Gangliosids in allen Geweben feststellen. Daher nahmen die Autoren eine G_{M2}-Gangliosidose des Typs IV an. Die unterschiedlichen klinischen Verläufe der Frühformen der G_{M2}-Gangliosidosen hängen vom Entwicklungsstadium ab, bei dem die Funktionsstörungen der Zellorganellen einsetzen. Bei den Spätformen müssen regionale Unterschiede in den Speicherungsvorgängen angenommen werden (SCHULTE 1984).

G_{M2}-Gangliosidose Typ II bei Tieren

G_{M2}-Gangliosidosen wurden bei Hunden (BERNHEIMER u. KARBE 1970; KARBE 1973; ISHIKAWA et al. 1987) und Yorkshire-Schweinen (PIERCE et al. 1976) gefunden. Bei Katzen wurde eine autosomal erbliche Krankheit, die mit progressivem Kopftremor und Ataxie einhergeht, beobachtet. In Leber und Hirn findet man einen schweren Aktivitätsmangel der β-Hexosaminidasen A und B mit einer hochgradigen Anhäufung von G_{M2}-Gangliosiden (CORK et al. 1977; RATAZZI et al. 1979; NEUWELT et al. 1985).

3. G_{M3}-Gangliosidose

Der erste Patient wurde von MAX et al. (1974) beschrieben. Ob der von JORGENSEN et al. (1964) mitgeteilte Fall zu diesem Krankheitsbild gehört, wie PILZ et al. (1966) und MALONE (1976) vermuten, läßt sich nicht mehr feststellen und ist zudem wenig wahrscheinlich (REY-PIAS et al. 1979).

Klinisches Bild

Bei dem Patienten von MAX et al. (1974) handelte es sich um einen männlichen Säugling jüdischer Abstammung, der eine verzögerte somatische und psychomotorische Entwicklung mit Makroglossie, Gingivahypertrophie, schlaffer Haut und Kontrakturen der Finger sowie eine Hepatosplenomegalie zeigte. Er starb mit $3^{1}/_{2}$ Monaten an einer Bronchopneumonie. MITRA et al. (1978) beschrieben ein $4^{1}/_{2}$jährig verstorbenes Mädchen mit psychomotorischer Retardierung, Hypotonie, Myoklonien und Anfällen. Wahrscheinlich handelt es sich um eine pathogenetisch andere Form einer G_{M3}-Gangliosidose (s. unten).

Pathologie

In der Leber und im Knochenmark konnte histologisch kein pathologischer Befund erhoben, biochemisch aber eine Speicherung von G_{M3}-Gangliosiden (Hämatosid) festgestellt werden.

Neuropathologie

Im Gehirn des Patienten von MAX et al. (1974) zeigte sich *makroskopisch* sowohl das tiefe als auch das subkortikale Marklager grau und weich. Der Balken war stark verschmälert. Die inneren Kapseln, das Hirnstamm- und das Kleinhirnmarklager wiesen ein marmorweißes Aussehen mit scharfen Grenzen gegenüber dem übrigen Marklager auf.

Lichtmikroskopisch fand man eine ausgeprägte Vakuolisierung und einen Status spongiosus des Marklagers, der Stammganglien, des Rückenmarks und der Sehnerven. Das Kleinhirn war nur in der Umgebung des Zahnkernes verändert. Die Astrozyten waren vermehrt; einige trugen die Merkmale des Alzheimer-Typs II (TANAKA et al. 1975).

Elektronenmikroskopisch enthielten einige Astrozyten Zytoplasmakörper, die von einer Membran umgeben und mit einem homogenen, fein granulären Inhalt angefüllt waren. Die lichtmikroskopisch festgestellte Vakuolisierung war durch die breite Auseinandertrennung der Myelinlamellen bedingt. In dem Fall von MITRA et al. (1978) fanden sich membranöse Zytoplasma- und Zebrakörper sowie granuläre Einschlüsse.

Pathogenese

In dem Fall von JORGENSEN et al. (1964) wurde nach 6jähriger Formalinlagerung eine Analyse der Hirnrindenlipide vorgenommen, die eine Speicherung des Gangliosids G_{M3} und seines sialinsäurefreien Restes, des Laktosylceramids ergab (zusammen 4% des Gesamtlipidextraktes im Verhältnis 1: 4; PILZ et al. 1966).

Im Falle von MAX et al. (1974) fand man im autoptischen Material aus Gehirn und Leber eine starke Zunahme des G_{M3}-Gangliosids bei nahezu völligem Fehlen von G_{M1} und G_{M2}. Letzteres sowie die abnormale Aktivität der G_{M3}-Sialidase führte zu der Annahme, daß es sich um eine Störung in der Synthese der größeren Ganglioside aus G_{M3} handelt.

FISHMAN (1974) stellte das Fehlen der G_{M3}-UDP-N-Azetyl-Galaktosaminyl-Transferase fest und nahm an, daß in diesem Fall kein katabolischer Defekt, sondern eine mangelhafte Synthese vorlag, da dieses Enzym die Umwandlung von G_{M3} zu G_{M2} katalysiert.

Im Gehirn und in der Leber war das G_{M3}-Gangliosid (Hämatosid) bis zum 15fachen der Norm erhöht. MITRA et al. (1978) stellten fest, daß die gesamten Ganglioside um 20–30% über der Norm lagen und daß auch die Konzentration des G_{M2} geringgradig erhöht war. Aufgrund dieser Zunahme des G_{M2} waren MITRA et al. (1978) der Meinung, daß es sich zumindest in ihrem Fall einer G_{M3}-Gangliosidose um einen katabolischen Defekt handelte.

Experimentelle Gangliosidosen

Lysosomotrope Chemotherapeutika (DE DUVE et al. 1974) sind Substanzen, die in Lysosomen angereichert werden und deren therapeutische Wirkungen, wie auch entsprechende Nebenwirkungen, überwiegend auf die selektive Anreicherung zurückzuführen sind. Ihr dosisabhängiger, membranstabilisierender Effekt spielt sich deswegen bevorzugt in den Lysosomen ab. Er beruht auf der Amphiphilie der Substanzen. Möglicherweise ändert sich infolge der Stabilisierung auch der Substratcharakter der Membranen für Enzyme des regulären Phospholipidabbaus (LÜLLMANN et al. 1973). Die Anhäufung vergrößerter lysosomaler Restkörper, die geschichtete Membranen in unterschiedlicher Weise gespeichert haben (GLEISER et al. 1968; KLINGHARDT 1974), ist das Resultat. Bei den in den Organen gespeicherten Substanzen handelt es sich um verschiedene Ganglioside, jedoch vor allem um G_{M2}. Im ZNS wird ausschließlich G_{M2} gespeichert (KLINGHARDT et al. 1981). Der exogen bedingte Speicherprozeß wirkt sich vor allem an den nicht regenerierbaren Ganglienzellen aus. Besonders massiv ist die Anhäufung der polymorphen, osmiophilen Einschlüsse in den Axonen. Sie führen zu exzessiven axonalen Auftreibungen. FRISCH u. LÜLLMANN-RAUCH (1980) weisen auf die zwei Faktoren hin, die an der Entstehung dieser Auftreibungen mitwirken sollen – einmal die lokale Wirkung des Stoffes auf die Axonen und zum anderen die Überladung des entsprechenden Perikaryons. Dabei soll der lokale Faktor die Hauptrolle spielen. Im ZNS weisen meistens nur die zirkumventrikulären Gebiete, vor allem die Area postrema, d. h. diejenigen Areale, bei denen die Bluthirnschranke weitgehend durchlässig ist, eine Gangliosidspeicherung auf. Lysosomotrope Substanzen, die die Bluthirnschranke passieren (Chlorphenteramine), führen in weiteren Gebieten der ZNS zu axonalen Auftreibungen.

Bei allen untersuchten Spezies (Ratte, Meerschweinchen, Kaninchen, Schwein) ergab sich eine bevorzugte Schädigung von Spinalganglienzellen. Neben Auftreibung von Perikaryen und nukleoproximaler Axonabschnitte fanden sich in den Hinterstrangkernen und Muskelspindeln auch axonterminale Schwerpunkte der Speicherdystrophie (KLINGHARDT 1976).

IX. Störungen des Stoffwechsels langkettiger Fettsäuren (peroxisomale Krankheiten)

Die Tatsache, daß sowohl beim zerebrohepatorenalen Syndrom als auch bei der Adrenoleukodystrophie eine mangelhafte Oxidation der sehr langkettigen, gesättigten und unverzweigten Fettsäuren vorliegt, führte zu der Annahme, daß beiden Krankheiten ein gemeinsamer pathogenetischer Mechanismus zugrunde liegen könnte. Inzwischen wurde das Fehlen von Peroxisomen beim Zellweger-Syndrom, der neonatalen Form der Adrenoleukodystrophie und der infantilen Form des Refsum-Syndroms nachgewiesen (FARREL et al. 1983; PARTIN u. McADAMS 1983). Auch beim Vorhandensein von Peroxisomen bei den anderen Formen der Adrenoleukomyeloneuropathie und der Refsum-Krankheit bei Erwachsenen wird ein Aktivitätsmangel einzelner peroxisomaler Enzyme angenommen (MOSER et al. 1984). Analog zu den lysosomalen Störungen wurden diese Krankheiten als peroxisomale Störungen erfaßt. Die Hyperpipecolinämie (s. S. 195) wurde aufgrund des erhöhten Pipecolates im Serum beim Zellweger-Syndrom ebenfalls den peroxisomalen Störungen zugeordnet (MOSER 1986; SCHUTGENS et al. 1986). Der entsprechende Nachweis wurde jedoch nicht erbracht.

Peroxisomen

Die von RHODIN (1954) zunächst beschriebenen und von NOVIKOFF u. GOLDFISCHER (1969) mit der Diaminobenzidinfärbung dargestellten Peroxisomen sind Atmungsorganellen, die Oxidasen und Katalasen enthalten und Wasserstoffperoxid produzieren. Sie kommen ubiquitär in den Zellen der Säugetiere vor, und ihre Aufgabe ist die Biosynthese von Etherlipiden (Plasmalogen) (HAJRA u. BISHOP 1982) und die Oxidation der langkettigen Fettsäuren (SINGH et al. 1984). Sie zeigen ein rundes oder etwas unregelmäßig ovales Profil mit einem Durchmesser zwischen 80 und 200 nm. Sie sind durch eine einzige Membran abgegrenzt, weisen eine dichte, grobfibrilläre Matrix auf und zeigen eine starke Katalaseaktivität. Markerenzym der Peroxisomen ist die Katalase, die H_2O_2 zu Wasser spaltet. Aber auch Oxidasen, die H_2O_2 produzieren, kommen vor. Die peroxisomalen Enzyme werden in freien Polysomen synthetisiert und durch das Zytosol zu den Organellen transportiert (LAZAROW 1981). Kleinere Peroxisomen (Mikroperoxisomen), die häufig mit dem endoplasmatischen Retikulum in Verbindung stehen, wurden bei einigen der Krankheiten mit Peroxisomenmangel beobachtet (ARIAS et al. 1985).

1. Adrenoleukomyelodystrophie

Adrenoleukomyeloneuropathie ist die übergreifende Bezeichnung für verschiedene Phänotypen, bei denen sich ein noch nicht bekannter, aber voraussichtlich einheitlicher Enzymdefekt auswirkt. Aufgrund des klinischen Bildes und anatomopathologischer Unterschiede lassen sich verschiedene Typen abgrenzen. Den unterschiedlichen Formen liegen ähnliche pathogenetische Mechanismen sowie identische biochemische Veränderungen im Fettsäurestoffwechsel zugrunde. Vor allem aber ist festgestellt worden, daß die verschiedenen Varianten in ein und derselben Familie vorkommen können (DAVIS et al. 1979; WEBER et al. 1980; O'NEILL et al. 1981; MARTIN et al. 1982). Daher ist der von MARMION et al. (1979) eingeführte Terminus „Adrenoleukomyeloneuropathie" am zweckmäßigsten. Er schließt sowohl die Adrenoleukodystrophien mit Schwerpunkt im Gehirn als auch die Adrenomyeloneuropathie ein, deren Schwerpunkt im Rückenmark und peripheren Nerv liegt.

Beziehungen zwischen Nebennierenrinden- und zerebraler Erkrankung sind schon früh beschrieben worden. Der erste Fall dieser Kombination wurde von SIEMERLING u. CREUTZFELDT (1923) veröffentlicht. Aber erst in den frühen 60er Jahren wurden beide Organaffektionen als gemeinsamer Prozeß erkannt und als X-chromosomale metabolische Erkrankung aufgefaßt (HOFNAGEL et al. 1962). Es besteht heute die Meinung, daß Erkrankungen männlicher Patienten, die als Morbus Schilder bzw. sudanophile Leukodystrophie diagnostiziert wurden (s. S. 493), fast ausschließlich der Adrenoleukodystrophie zuzuordnen sind. Neben diesem klassischen Typ wurde inzwischen die Adrenoleukodystrophie auch bei weiblichen Patienten gefunden (PILZ u. SCHIENER 1973; MOLZER et al. 1981). Eine weitere konnatale Form wurde in einigen wenigen Fällen beobachtet.

Die Eigenständigkeit der Erkrankung insbesondere gegenüber den diffusen Formen der MS wurde erst durch genetische (FANCONI et al. 1963) und biochemische Untersuchungen (AGUILAR et al. 1967) gesichert. Der Begriff der Adrenoleukodystrophie wurde von BLAW (1970) geprägt. Frühere Autoren sprachen von diffuser Sklerose, sudanophiler Leukodystrophie bzw. NNR-Atrophien oder Morbus Addison. Denn einerseits war die Atrophie der NNR auch bei chronischentzündlichen Demyelinisierungsprozessen vielfach beschrieben worden, andererseits sind klinisch bei der Adrenoleukodystrophie häufig keine Zeichen der NNR-Insuffizienz manifest. Erst durch das von SCHAUMBURG et al. (1972) und POWERS et al. (1982) in NNR, Testes, peripherem und zentralem Nervengewebe nachgewiesene Speichermaterial identifizierte man die Adrenoleukodystrophie als Lipidspeicherkrankheit. POWERS u. SCHAUMBURG (1974) gelang es, die gleichartige Ultrastruktur des Speichermaterials in den verschiedenen Organen zu belegen.

a) Typ I (konnatale Adrenoleukodystrophie)

Bei den wenigen Patienten, die bis jetzt mit der konnatalen Form beschrieben wurden, waren klinische Symptome seit der Geburt oder kurz danach erkennbar. Sie wurden sowohl bei Knaben als auch bei Mädchen beschrieben (JAFFE et al. 1982).

Klinisches Bild

Schon wenige Tage nach der Geburt erkennt man eine schwere psychomotorische Retardierung, es treten auch epileptische Anfälle auf. Bei einem Teil der Fälle war eine NNR-Insuffizienz nicht erkennbar (ULRICH et al. 1978; MANZ et al. 1979), während sie bei anderen Fällen von Anfang an neben den neurologischen Symptomen im Vordergrund stand (RIEDEL 1968). Die Kinder sterben meist im 2. Lebensjahr (ULRICH et al. 1978; JAFFE et al. 1982). Patienten mit protrahiertem Verlauf entwickeln eine schwere Demenz, Blindheit (COHEN et al. 1983) und Quadriplegie. Sie können bis zu 7 Jahre alt werden (MANZ et al. 1980; NOETZEL et al. 1983). Die Krankheit wird autosomal-rezessiv vererbt und kann daher bei Jungen und Mädchen auftreten (HAAS et al. 1982).

Pathologie

Die NNR ist auch in Fällen ohne adrenale Symptomatik stark atrophisch.

Lichtmikroskopisch erkennt man Anhäufungen von Lipopigment in der NNR, Thymus, Leber, Leydigzellen und im retikuloendothelialen System (JAFFE et al. 1982; POWERS et al. 1982). Augenveränderungen ähnlich der angeborenen Retinitis pigmentosa wurden in zwei Fällen beschrieben (COHEN et al. 1983).

Elektronenmikroskopisch wurden in den Zellen der Nebennierenrinde und in Leydigschen Zellen (JAFFE et al. 1982; POWERS et al. 1982) parallele Lamellenpaare sowie in Makrophagen verschiedener Organe Einschlüsse mit nadelförmigen Membranen beschrieben (MANZ et al. 1980). In Leberbiopsien wurde wiederholt das Fehlen bzw. eine starke Verminderung der Peroxisomen festgestellt (GOLD-FISCHER et al. 1983, 1985; PARTIN u. McADAMS 1983; FARRELL et al. 1983).

Neuropathologie

Makroskopisch findet sich eine ausgeprägte Mikropolygyrie des Großhirns (ULRICH et al. 1978; JAFFE et al. 1982). Bei der Zerlegung des Gehirns erkennt man die Entmarkung ausgedehnter Areale des Groß-, Klein- und Mittelhirns bei Aussparung unterschiedlicher Bereiche in den verschiedenen Fällen. Die Hirnventrikel sind immer erweitert, gelegentlich ist ein hochgradiger Hydrozephalus vorhanden (MANZ et al. 1980).

Lichtmikroskopisch zeigt sich die ganze Ausdehnung der Entmarkungen, deren Grenzen gegenüber dem intakten Marklager nicht immer scharf sind (ULRICH et al. 1978). In den entmarkten Gebieten ist eine starke Gliose mit hypertrophischen Astrozyten zu erkennen; in der Randzone bildet sich bei den scharf begrenzten Herden ein Gliawall (JAFFE et al. 1982). Zahl und Ausprägung der perivaskulären Infiltrate und der Fettkörnchenzellen variieren von Fall zu Fall. Veränderungen in der grauen Substanz sind mit Ausnahme der abnormen Zytoarchitektur der polygyrischen Hirnregion, bei der Heterotopien vorhanden sind, weniger ausgeprägt. Nervenzellverluste und diffuse Gliose wurden im Thalamus, unteren Oliven, Dentatum sowie gelegentlich auch in der Purkinje-Zellschicht beschrieben (JAFFE et al. 1982). Bisweilen wurde in den Nervenzellen eine exzessive Anhäufung von Lipopigment beobachtet. Im proximalen Axonanteil der Purkinje-Zellen kommen axonale Auftreibungen (Torpedos) vor. Das basische Myelin-protein und das myelinassoziierte Glykoprotein verhalten sich ähnlich wie bei der Wallerschen Degeneration (ULRICH et al. 1983).

Elektronenmikroskopisch wurden verschiedene Einschlüsse sowohl in den Nervenzellen als auch in den Fettkörnchenzellen vorgefunden. Ein Teil der Einschlüsse enthält splitterförmig angeordnete Membranen, andere unregelmäßig aufgestapeltes membranöses Material (ULRICH et al. 1978). In den Ganglienzellen sowie in den pigmentierten und unpigmentierten Makrophagen der Retina wurden auch bilaminäre Einschlüsse beobachtet (BROWN et al. 1983).

b) Typ II (infantile/juvenile Adrenoleukodystrophie, diffuse Sklerose Schilder)

Unter dieser Bezeichnung sind die klassischen X-chromosomal vererbten Fälle, die die Mehrzahl der Adrenoleukodystrophien ausmachen, zusammengefaßt.

Klinisches Bild

Die Mehrzahl der Patienten bietet nur zerebrale Symptome, die in der Regel zu Beginn der Schulzeit, manchmal schon früher oder auch erst im 2. Lebensjahrzehnt auftreten. Als NNR-Symptome sind vielfach Hyperpigmentierung der Haut (melanodermatische Form) und manchmal Addison-Krisen zu beobachten. Elektrolytverschiebungen fehlen, da die Zona glomerulosa unbetroffen bleibt. Beim klinisch-neurologischen Syndrom stehen zunächst Verhaltensstörungen im Vordergrund, die nicht selten zur Diagnose einer Schizophrenie führen. Der weitere Verlauf zeichnet sich durch okzipitale Sehstörungen, Herabsetzung des Hörvermögens und Optikusatrophie aus. Parallel hierzu entwickeln sich eine Hyperkinese mit choreatischen Bewegungen (BRUN u. VOIGT 1960), spastische Parese und Demenz im Endstadium. Auch epileptische Anfälle und zerebellare Ataxien werden nicht selten angetroffen. Das Eiweiß (Albumin) im Liquor ist stets auf Kosten der Globulinfraktion erhöht und kann den Wert der IgG-Fraktion um das 3fache übersteigen (SLUGA u. TOIFL 1977; BUDKA et al. 1981). Im CT erkennt man deutlich die niedrige Dichte der Entmarkungen (EIBEN u. DI CHIRO 1977; GREENBERG et al. 1977). Die Dichtezunahme in der Peripherie der betroffenen Gebiete ist charakteristisch, aber nicht pathognomonisch. Die progrediente Krankheit führt häufig erst in der zweiten Lebensdekade zum Tode. Selten wurden auch einmal akut erkrankte Patienten beschrieben (TURPIN et al. 1985). Die juvenilen Fälle haben einen protrahierteren Verlauf. WALSH (1980) berichtete über 2 Patienten, bei denen die Krankheit in Schüben mit dazwischenliegenden Remissionen verlief.

Pathologie

Die hochgradig atrophische Nebenniere ist in situ nur schwer auffindbar.

Lichtmikroskopisch zeigen sich in der Kapsel und im periadrenalen Fettgewebe Rindenzellherde, die in etwa 20% der Fälle Ansammlungen von Lymphozyten, Histiozyten und einzelne Plasmazellen aufweisen. Von der Rinde ist nur noch ein schmaler Saum aus meist alveolar-gruppenförmig angeordneten Rin-

denzellen erhalten. Man erkennt Haufen azidophiler Speicherzellen mit eosinophilem bzw. striärem Hyalin und balloniertem Zytoplasma (POWELL et al. 1975;
SLUGA u. TOIFL 1977). In Gefrierschnitten von nicht fixiertem Material erkennt
man polarisationsoptisch die kristalline Anordnung der Mehrzahl der Lipideinschlüsse. Die Kristalle widerstehen der Extraktion mit Azeton, Ethanol und Me-
thanol, sind aber nach Immersion in Chloroform, Xylol und Propylenoxid polarisationsoptisch nicht mehr erkennbar (JOHNSON et al. 1976). Die Hypophyse zeigt
eine für die adrenokortikale Insuffizienz typische Vermehrung großer basophiler
und eine Reduzierung eosinophiler Zellformen. Die Hoden weisen eine ausgeprägte interstitielle Fibrose und Verdickung der basalen Membran auf sowie
knotenartige Ansammlungen von großen interstitiellen Zellen mit einem Durchmesser von 30 µm oder mehr und einem feingranulierten eosinophilen Zytoplasma. BRUN u. VOIGT (1960) berichteten über erhebliche Mengen abgelagerten
Kupfers in der Leber.

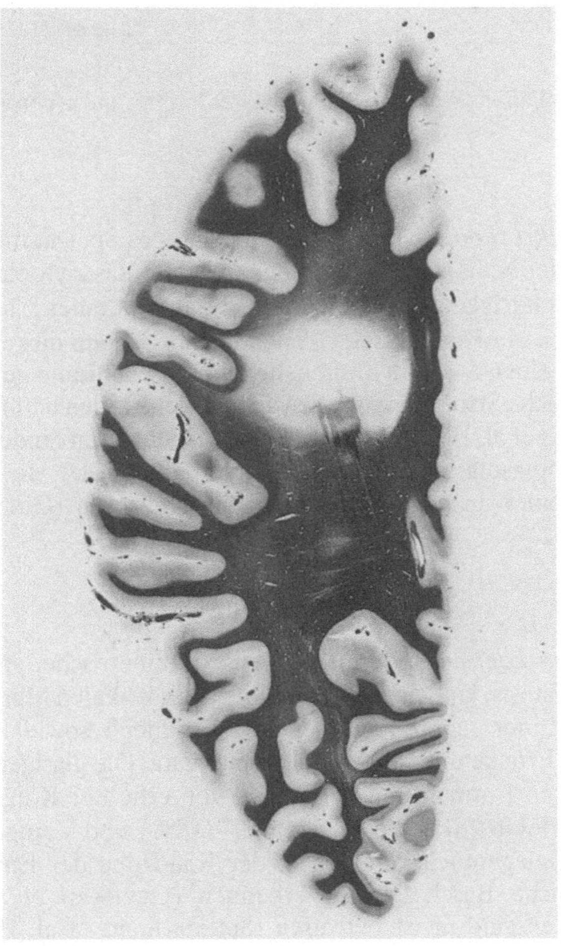

Abb. 127. Juvenile Adrenoleukodystrophie. Fleckförmige Entmarkung im Centrum ovale

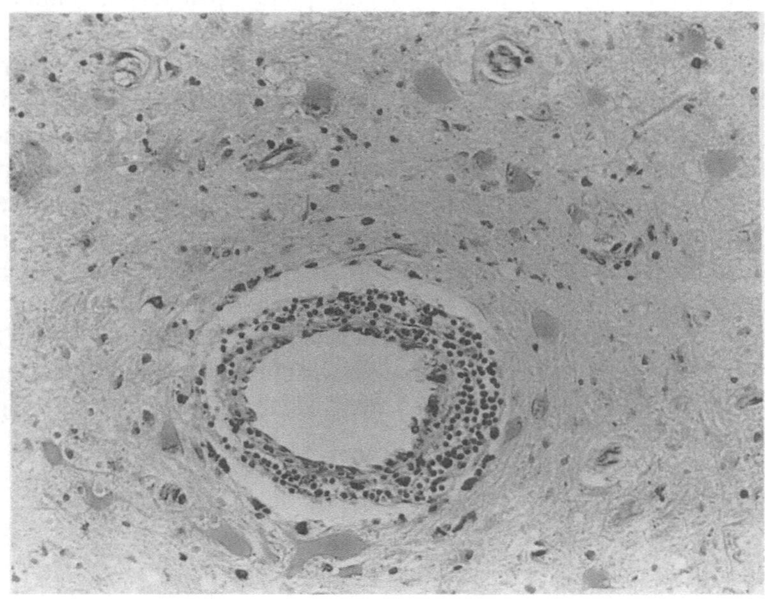

Abb. 128. Gleicher Fall wie Abb. 127. Perivaskuläres Infiltrat und hyperplastische Astrozyten. Nissl. × 150

Elektronenmikroskopisch liegen die Lamellen des Speichermaterials isoliert im Zytoplasma der NNR-Zellen. Sie füllen teilweise das Zytoplasma völlig aus, haben einen nadelartigen oder geknäulten Verlauf mit einer Länge von 1–6 µm und werden durch ein Paar von elektronendichten 3–6 nm dicken Lamellen gebildet und durch einen 5–20 nm breiten, hellen Zwischenraum getrennt (POWELL et al. 1975). Ähnliche Strukturen wurden auch in den Hoden beobachtet (POWERS et al. 1974; BUDKA et al. 1981). In den ekkrinen Hautdrüsen fanden MARTIN et al. (1977) das Zytoplasma mit hellen Vakuolen durchsetzt. In Leberbiopsien wurden Peroxisomen in normaler Anzahl nachgewiesen (GOLDFISCHER et al. 1985).

Neuropathologie

Bereits *makroskopisch* erkennt man eine symmetrische, stellenweise diskontinuierliche Entmarkung im zentralen und subkortikalen Mark beider Großhirnhemisphären, der inneren Kapsel und Pedunculi sowie im Pyramidenbahnbereich der Brücke und der Medulla oblongata. Die glasigen, eigentümlich graugrün gefärbten Entmarkungsherde sind von erhöhter Konsistenz und bevorzugen die Parietal- (81%), die Okzipital- (18%) und weniger die Frontallappen (15%). Gelegentlich läßt sich in der Randzone der Entmarkung eine erweichungsähnliche Beschaffenheit erkennen (GERHARD et al. 1970). Der Fornix und Balken sind meist betroffen (SCHAUMBURG et al. 1975). Die Entmarkung des Kleinhirnmarklagers wurde oft schon makroskopisch festgestellt (FARKAS-BARGETON et al. 1967; VICK u. MOORE 1968). Im Rückenmark können die Seiten- und Hinterstränge eine graue Verfärbung aufweisen (PROBST et al. 1980).

Lichtmikroskopisch erkennt man im Großhirn eine fleckförmige oder diffuse Entmarkung mit Aussparung der U-Fasern (Abb. 127). Die kollikulokalkarine Sehstrahlung wurde gelegentlich als besonders betroffen beschrieben (SCHAUMBURG et al. 1977). In der Peripherie der Entmarkungen ist die Zahl der Oligodendrogliakerne und der Axone geringgradig vermindert. Letztere weisen häufig Sphäroide auf (Abb. 128). In den Entmarkungsherden sieht man erhebliche perivasale Entzündungsinfiltrate (Abb. 128) mit Monozyten oder Makrophagen (Abb. 129 a, b) sowie B- und T-Lymphozyten, vorwiegend T4 Helfer-Lymphozyten (GRIFFIN et al. 1985), und meist einen orthochromatischen Abbau (NELSON et al. 1962; FORSYTH et al. 1971). Gelegentlich zeigen die perivaskulären Histiozyten jedoch kein sudanophiles Material (POWELL et al. 1975). Die Astroglia ist vor allem in Randgebieten stark proliferiert. Die ältesten Herde findet man in der Regel im tiefen Mark, besonders okzipitoparietal. Frische aktive Herde mit Abbauprozeß und Entzündung sind meist in den subkortikalen Bereichen lokalisiert. In den älteren der betroffenen Areale findet man eine starke Gliose (Abb. 129 a, b), die sich bei dem gliofibrillären Proteinnachweis intensiv färbt (BUDKA et al. 1981). Anhand des immunochemischen Nachweises des basischen Myelinproteins konnten Anzeichen einer Remyelinisierung in älteren Herden nachgewiesen werden (SCHAUMBURG et al. 1975; BUDKA et al. 1981).

Die Hirnrinde ist meist normal. Die vereinzelten Areale mit Nervenzellverlust, die in den verschiedenen Fällen eine unterschiedliche Lokalisation zeigen (TURKINGTON u. STEMPFEL 1966; SCHNABEL u. GERHARD 1981), sind als sekundäre Veränderungen der Grundkrankheit aufzufassen. Nur der Nervenzellverlust in der Netzhaut wird als primäre neuronale Veränderung angesehen (WRAY et al. 1976; POWERS 1985).

Im peripheren Nerv und in den Spinalwurzeln findet man in sehr unterschiedlicher Intensität Verlust von Axonen und Entmarkung ohne perivaskuläre Zellinfiltrate (ASKANAS et al. 1979).

Elektronenmikroskopisch erkennt man im Zytoplasma der Makrophagen, die in den verschiedenen Entmarkungsgebieten von Hirn und Rückenmark vorkommen, zahlreiche lamelläre Strukturen, die aus Paaren von 3–6 nm dicken, elektronendichten Membranen mit unterschiedlicher Länge und Gestalt bestehen (SCHAUMBURG et al. 1977; PROBST et al. 1980). Häufig sind sie nadelförmig und liegen in Gruppen zusammen. Sie werden in der Regel von einer Membran vom Zytoplasma abgegrenzt. Die Einschlüsse sind auch in Astrozyten, oft in Zusammenhang mit lamellären Abbauprodukten anzutreffen. In bestimmten Zellen, wahrscheinlich Oligodendroglia, befindet sich das lamelläre Speichermaterial wie in den Nebennieren und Leydig-Zellen frei im Zytoplasma (BUDKA et al. 1981). In den Kernen der Makrophagen sieht man oft elektronendichte, filamentäre Einschlüsse (RAINE et al. 1975; ULRICH et al. 1978). Im peripheren Nerv erkennt man membranumschlossene Ansammlungen von parallel angeordneten Lamellen (DOMAGK et al. 1975; DE LONG et al. 1982) und bilaminäre Strukturen im Zytoplasma der Schwann-Zellen (MARTIN et al. 1980; POWERS et al. 1982).

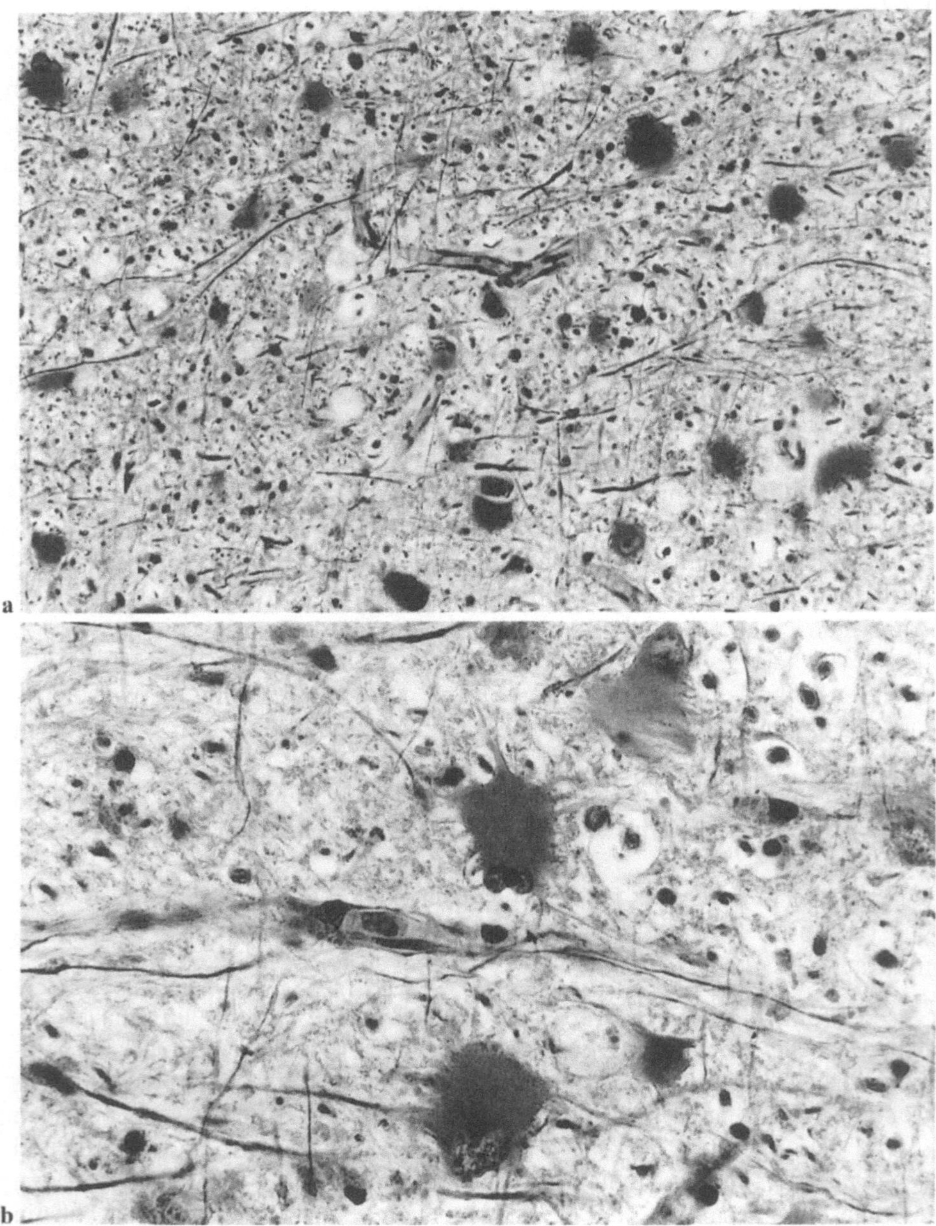

Abb. 129 a, b. Gleicher Fall wie Abb. 127. Ausgeprägte Gliose in dem Entmarkungsherd. Bielschowsky. **a** × 250, **b** × 700

c) Typ III (Adrenoleukomyeloneuropathie im Erwachsenenalter)

NEUSSER u. WIESEL (1910) beschrieben den ersten Patienten mit Addison-Krankheit und spastischer Paraplegie. HARRIS-JONES u. NIXON (1955) beobachteten das familiäre Vorkommen des Syndroms. Diese und weitere Fälle (PENMAN

1960) wurden nicht pathoanatomisch untersucht. Erst BUDKA et al. (1976) haben die Krankheit pathoanatomisch als Variante der Adrenoleukodystrophie abgegrenzt (GRIFFIN et al. 1977; SCHAUMBURG et al. 1977) und führten die Bezeichnung Adrenomyeloneuropathie ein.

Klinisches Bild

Die NNR-Insuffizienz zeigt sich in der Regel schon im Kindesalter durch Hyperpigmentierung und Hypogonadismus, bleibt aber auch häufig symptomlos, so daß sie erst durch Belastungstests und durch Bestimmung der hohen Konzentration von ACTH im Plasma diagnostiziert wird (GRIFFIN et al. 1977). Die neurologischen Symptome in Form einer Paraparese werden in der Regel erst nach dem 20. Lebensjahr manifest, jedoch wurde auch ein früherer Beginn beobachtet (GUMBINAS et al. 1976). Zu der langsam progredienten Paraspastik kommen Parästhesien und Störungen der Sphinkterfunktion sowie Zeichen einer peripheren Neuropathie hinzu. Diese Symptome erlauben die Differentialdiagnose gegenüber den familiären progressiv-spastischen Paraparesen (s. S. 628). Später können auch zerebelläre Ataxie und Demenz auftreten. Selten stehen die Symptome einer spinozerebellären (MARSDEN et al. 1982; KURODA et al. 1983) oder einer olivopontozerebellären Atrophie (OHNO et al. 1984) von Anfang an im Vordergrund. Der Tod tritt häufig erst 20 und mehr Jahre nach Krankheitsbeginn ein (MOSER et al. 1980).

Eine zweite, seltene Form von Adrenoleukomyeloneuropathie im Erwachsenenalter, deren erste Beschreibung auf URECHIA et al. (1924) zurückgeht, wird in der Regel zunächst durch Symptome einer NNR-Insuffizienz manifest, die am Ende der 3. oder Anfang der 4. Dekade auftreten. Die neurologischen Symptome sind weniger ausgeprägt, im Vordergrund steht in der Mehrzahl der Fälle die zerebelläre Ataxie (WEBER 1941). In einigen Fällen waren psychische Symptome, die gelegentlich zur Diagnose einer Schizophrenie führten, die erste Manifestation der Erkrankung (GRAY 1969; ESIRI et al. 1984). Eine Alzheimer-Demenz war bei einem 55jährigen Patienten diagnostiziert worden, bei dem die Adrenoleukodystrophie erst postmortem erkannt wurde (MOSER et al. 1984). Die Patienten sterben im Durchschnitt 6 Jahre nach Krankheitsbeginn, aber schnellere Verläufe kommen vor (URECHIA et al. 1924).

Pathologie

Die Atrophie der NNR ist gelegentlich so stark, daß die eine oder andere NN makroskopisch nicht erkennbar ist. Die Hoden sind ebenfalls atrophisch und der Thymus ist häufig vergrößert (PROBST et al. 1980). In einem der Fälle von ESIRI et al. (1984) lag eine diskordante Hyperplasie der NNR vor.

Lichtmikroskopisch weist die atrophische NNR noduläre Anhäufungen ballonierter Zellen mit einem quergestreiften Zytoplasma auf (BUDKA et al. 1976; SCHAUMBURG et al. 1977). Der Thymus zeigt eine lymphoepitheliale Hyperplasie und in der Haut erkennt man eine Vermehrung des Melanins in den basalen Schichten der Epidermis.

Elektronenmikroskopisch werden in den Nebennieren- und Hodenzellen bilaminäre Einschlüsse, die sich wirbel- oder nadelförmig unregelmäßig anordnen, festgestellt (PROBST et al. 1980).

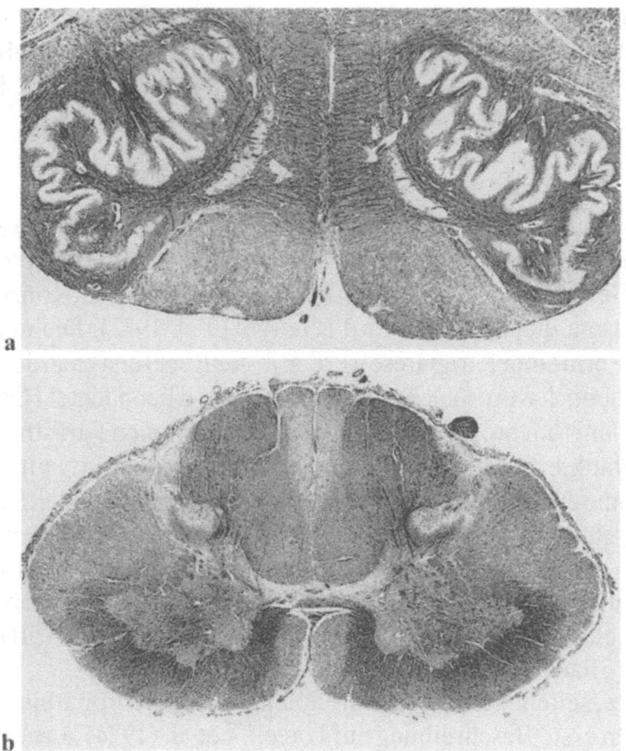

Abb. 130 a, b. Adrenomyeloneuropathie im Erwachsenenalter. **a** Symmetrische Entmarkung der Pyramidenbahnen in der Medulla oblongata. **b** Entmarkung der Pyramidenbahnen sowie der Hinterstränge und spinozerebellaren Bahnen. Wölke-Färbung für Myelin. (Aus PROBST et al. 1980)

Neuropathologie

Makroskopisch stellt man eine stärkere Konsistenz des sonst unauffälligen Marklagers des Groß- und Kleinhirns fest. In den Fällen mit Paraplegie ist die weiße Substanz des Rückenmarks grau verfärbt.

Lichtmikroskopisch erkennt man im Hirnstamm eine ausgeprägte, aber inkomplette Entmarkung der langen Bahnen (Abb. 130 a, b) mit Reduzierung der Zahl der Axone. Die Entmarkungen haben ein pseudosystematisches Verteilungsmuster, das in den verschiedenen Fällen unterschiedlich ist, sogar innerhalb eines Geschwisterpaares (ESIRI et al. 1984). In den Fällen mit zerebellärer Symptomatik ist die Entmarkung im Kleinhirn besonders ausgeprägt (KURODA et al. 1983). Man findet auch perivaskuläre Anhäufungen von PAS-positiven, aber sudannegativen, „epitheloiden", histiozytären Zellen. Im Marklager des Großhirns kann sowohl eine herdförmige als auch eine diffuse Entmarkung mit geringgradiger Gliose und perivaskulären PAS-positiven Makrophagen auftreten. In einigen Fällen ist der sudanophile Abbau in scharf begrenzten Herden intensiver (URECHIA et al. 1924; WEBER 1941; SCHENK 1967). Elektive Parenchymnekrosen in ver-

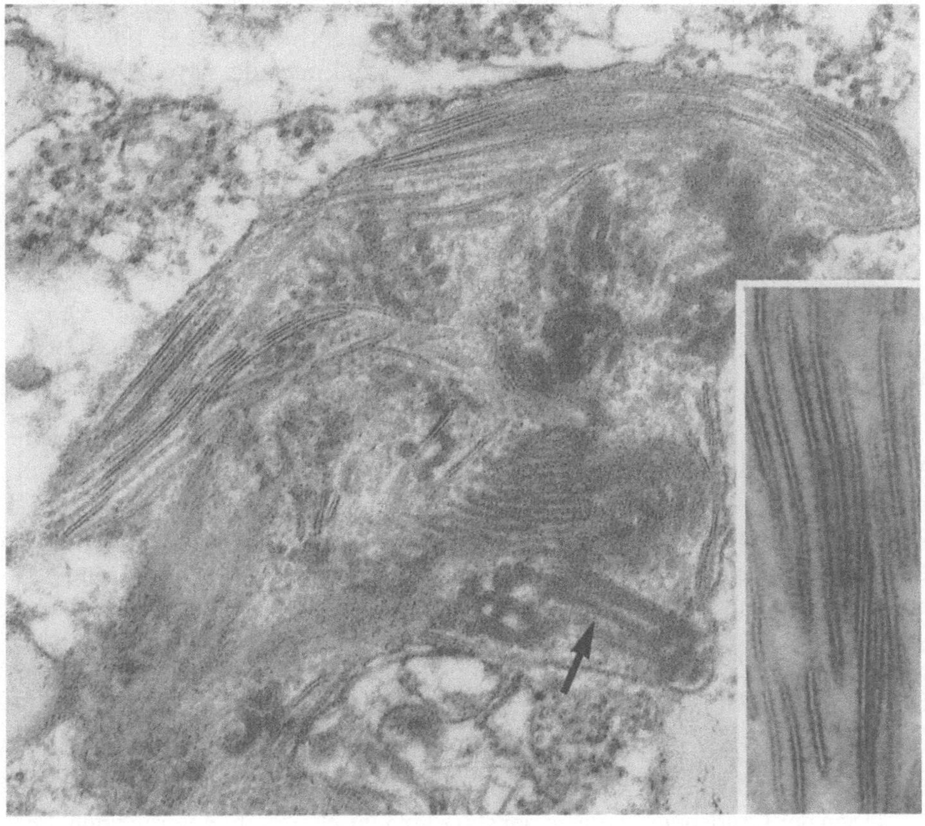

Abb. 131. Gleicher Fall wie Abb. 130. Perivaskuläre Histiozyten des Rückenmarks mit membranumgebenden Einschlüssen (*Pfeil*), die Lamellenpaare sowie eine helle Lipoidmatrix beinhalten. × 20000. Ausschnitt: × 173000

schiedenen Arealen der Hirnrinde wurden in einzelnen Fällen beobachtet (SCHAUMBURG et al. 1977).

Im Rückenmark sind die Entmarkungen in den verschiedenen Arealen unregelmäßig verteilt. Sie finden sich am häufigsten in den kortikospinalen Bahnen der Vorder- und Seitenstränge und sind dort am stärksten ausgeprägt. In den zervikalen Rückenmarksegmenten ist auch der Funiculus gracilis stark entmarkt. Die spinozerebellären Bahnen sind in verschiedenen Fällen unterschiedlich stark betroffen. Innerhalb der entmarkten Areale findet man auch histiozytäre Makrophagen mit PAS-positivem Material, ohne nennenswerte sudanophile Speicherung.

Die peripheren Nerven zeigen eine retrograd-progrediente Axonopathie (BUDKA et al. 1976; SCHAUMBURG et al. 1977) mit ausgeprägtem Axon- und Markscheidenverlust und Verdickung des Perineurium.

Elektronenmikroskopisch findet man in den entmarkten Arealen des Großhirnmarklagers, Hirnstamms und Rückenmarks frei im Zytoplasma der perivaskulären Makrophagen liegende Lamellenpaare (Abb. 131). In den peripheren

Nerven sowie in den kleinen Nervenbündeln der Haut- und Bindehautbiopsien wurden die charakteristischen osmiophilen Lamellenpaare in den Schwann-Zellen und den endoneuralen Makrophagen beobachtet (MARTIN et al. 1982). Eine Spaltung und Fragmentation der intraperiodischen Linien des Myelins im Hirnmarklager sowie eine helikale Umdrehung der dichten Linien wurde von ALVIRA et al. (1978) beschrieben.

d) Typ IV (Adrenoleukomyeloneuropathie bei Frauen)

Trotz des beträchtlichen Überwiegens von männlichen Patienten wurde das Vorkommen der Adrenoleukomyeloneuropathie auch bei Frauen jeder Altersgruppe beobachtet (PILZ u. SCHIENER 1973; HEFFUNGS et al. 1980; MOSER et al. 1980; ANZIL u. JIRASEK 1981; JAFFE et al. 1981; HAAS et al. 1982; PALMUCCI et al. 1982).

Das *klinische Bild* entspricht demjenigen der männlichen Patienten gleichen Alters. Bei Säuglingen und jungen Mädchen manifestiert sich die Krankheit durch psychomotorische Retardierung und Anfälle, gefolgt von Tetraparesen. Bei erwachsenen Frauen wird in der Regel zunächst ein Morbus Addison, gelegentlich nur eine Hyperpigmentierung der Haut festgestellt (SCHLOTE et al. 1987), und erst einige Jahre danach entwickeln sich Hypästhesie und spastische Hemiparesen. Später treten Krampfanfälle und ein zunehmendes Psychosyndrom hinzu. Die neurologischen Symptome können jedoch das Krankheitsbild beherrschen (SCHLOTE et al. 1986).

Pathologie

Neben der Lipidspeicherung in der stark atrophischen Nebennierenrinde, Leber und im retikuloendothelialen System der verschiedenen Organe fällt bei der Mehrzahl der Patientinnen eine Thymushyperplasie auf.

Elektronenmikroskopisch findet man die bilaminären Einschlüsse in Makrophagen in allen Organen mit Lipidspeicherung.

Neuropathologie

Makroskopisch erkennt man große, zusammenhängende grau-gallertartige Entmarkungsherde der Parietal- und Okzipitallappen beidseits, die über das Balkensplenium miteinander verbunden sind (PILZ u. SCHIENER 1973; HAAS et al. 1982). Eine asymmetrische, diffuse, nur eine Hirnhemisphäre einnehmende Entmarkung wurde in einem Fall von BUDKA et al. (1981) beobachtet.

Lichtmikroskopisch zeigt das Gehirn im Bereich der großen Entmarkungsherde Schwund der Markscheiden, hochgradige Reduktion der Achsenzylinder und eine dichte Fasergliose. Um die Gefäße herum findet man reichlich Fettkörnchenzellen mit sudanophilem und PAS-positivem Material und unterschiedlich breite Lymphozytenmäntel. Am Rand der Entmarkungsherde und in ausgedehnten Arealen des übrigen Großhirns werden Zeichen einer frischen, floriden Entmarkung und einer dichten Durchsetzung des Gewebes mit Fettkörnchenzellen und massiven perivaskulären lympho- und plasmazellulären Infiltraten festgestellt

(SCHLOTE et al. 1986 u. 1987). Der Entmarkungsprozeß verschont vielfach die U-Fasern, greift aber auch auf die unteren Rindenschichten und im Okzipitallappen auf die Rinde in ihrer ganzen Ausdehnung über. In den konnatalen Fällen von JAFFÉ et al. (1981) sowie HAAS et al. (1982) war die Entmarkung diffus und gering bis mittelgradig, im Großhirn aber stärker ausgeprägt als im Kleinhirn.

Elektronenmikroskopisch erkennt man bilaminäre Einschlüsse in den Makrophagen und Astrozyten (MOLZER et al. 1981; HAAS et al. 1982; SCHLOTE et al. 1986). Die Makrophagen enthalten zahlreiche Lipidtropfen (PALMUCCI et al. 1982). Bei der konnatalen Form kann auch ungeordnetes, membranöses Material vorkommen.

Pathogenese

Die bilaminären Speichersubstanzen, die für alle Formen der Adrenoleuko-myeloneuropathie charakteristisch sind, wurden mit Cholesterinverbindungen in Zusammenhang gebracht, in der NNR besonders mit dem 3-β-Hydroxysterol (EVIATAR et al. 1973). Biochemisch zeigt sich eine Vermehrung der gesamten Cholesterinester und der Fraktion der langkettigen Fettsäuren (C22 – C26), die normalerweise nicht in diesem Umfang vorkommen, vor allem der Pentacosansäure (C25) und Hexacosansäure (C26) (IGARASHI et al. 1976; MENKES u. CORBO 1977; MOSER et al. 1981). Die Befunde konnten bei den verschiedenen Formen der Erkrankung bestätigt werden (MOLZER et al. 1981). Die Hypothese, daß die Adre-noleukomyeloneuropathie auf einer Störung des Cholesterinstoffwechsels beruht, konnte zunächst nicht bewiesen werden (OGINO u. SUZUKI 1980). Erst SINGH et al. (1981, 1984) stellten bei der Adrenoleukomyeloneuropathie eine Störung der Oxidation der langkettigen Fettsäuren fest.

Die pathogenetische Bedeutung der Peroxisomen wurde aufgrund der unterschiedlichen Befunde bei den neonatalen (GOLDFISCHER et al. 1983; PARTIN u. McADAMS 1983; FARRELL et al. 1983) und den infantilen Formen (SINGH et al. 1984) noch nicht endgültig geklärt. In der Leber finden sich bei der ALD und AMN keine elektronenmikroskopisch erkennbaren Veränderungen der Peroxisomen, während sie bei der neonatalen Form vermindert und deutlich verkleinert sind (GOLDFISCHER et al. 1985). Möglicherweise ist bei der ALD lediglich das peroxisomale, am Metabolismus der sehr langkettigen Fettsäuren beteiligte Enzym Lignoceroyl-CoA-Synthetase defekt (LAZO et al. 1988; MOSER 1986). Bei der gonosomalen infantilen Form wurde ein X-gebundenes Gen, das bei ultrastrukturell normal erscheinenden Peroxisomen eine insuffiziente Oxidation der langkettigen Fettsäuren verursacht (GOLDFISCHER et al. 1985), beobachtet. Im Unterschied zum Zellweger-Syndrom ist das Plasmalogen in den Erythrozytenmembranen nicht vermindert (ANTOKU et al. 1985).

Die Annahme, daß die zytotoxische Wirkung der langkettigen Fettsäuren zur Destruktion der Nebennieren- und Leydig-Zellen und u. U. der Schwann-Zellen führt, scheint plausibel. Die durch den metabolischen Fehler bedingte Anhäufung der langkettigen Fettsäuren (BROWN et al. 1981) ruft in den Markscheiden eine Veränderung des molekularen Gefüges hervor und zwar derart, daß enthaltene Lipide abnorm weit aus der Membranoberfläche herausragen. Das dürfte einmal die Stabilität der Membran stören und zum anderen die Zahl von potentiellen Antigenepitopen der Membran abnorm erhöhen (MOSER et al. 1984). Dadurch auftretende immunpathologische Reaktionen leisten der zytolytischen Markscheidenzerstörung Vorschub. BERNHEIMER et al. (1983) fanden eine Anhäufung von IgG, IgA und IgM im Hirngewebe. Für die immunpathologische Hypothese sprechen auch die neuropathologischen Merkmale der ALD-Entmarkung, die zur früheren Klassifzierung als entzündliche diffuse Sklerose geführt hatten. Die Veränderungen der Oligodendroglia sind damit nur teilweise zu erklären (POWERS 1985).

Im klinischen Verlauf der infantilen und juvenilen Form zeichnet sich der Ausbreitungsweg der Demyelinisierung der ALD ab. Er schreitet von okzipital über parietal nach frontal fort. PROBST et al. (1980) halten eine segmentale Entmarkung für das Primärereignis; erst wenn eine bestimmte Anzahl von Internodien betroffen ist, schließt sich eine axonale Degeneration mit retrogradem Absterben an. Die entzündlichen Zeichen im Liquor sind für einen metabolischen Prozeß doch erheblich. GRIFFIN et al. (1985) hielten aufgrund der hohen Anzahl von T-Lymphozyten eine immunpathologische Komponente für möglich. Sie könnte aber möglicherweise durch akuten und ausgedehnten Markabbau bedingt sein. Die in der Mehrzahl der Fälle geringe Menge und Ausprägung von Zellinfiltraten sowie das gelegentliche Fehlen von sudanophilem Material lassen aber eher auf einen langsam verlaufenden Prozeß mit retrogradem Absterben der Nervenfasern und auf einen sekundären Charakter der entzündlichen Reaktion schließen.

Zur Erklärung des Auftretens der ansonsten X-chromosomal-rezessiven Krankheit bei weiblichen Personen kann die sog. Lyonisation, d. h. die Inaktivierung von X-Chromosomen während der frühen Embryonalentwicklung herangezogen werden. Dadurch kann sich ein X-chromosomal-rezessives Erbmerkmal auch bei einem heterozygoten Träger manifestieren. Demgegenüber halten HAAS et al. (1982) die Beweise für eine X-chromosomale Vererbung nicht für stichhaltig und nehmen einen autosomal-rezessiven Vererbungsmodus an. Der Gendefekt soll in der Nähe des Glukosephosphat-Dehydrogenase-Lokus bei X 928 lokalisiert sein (MIGEON et al. 1981).

2. Zerebrohepatorenales Syndrom (Zellweger-Syndrom)

Das Syndrom wurde zuerst 1964 von BOWEN et al. beschrieben. Es ist durch multiple Entwicklungsstörungen von Organen mesodermaler und ektodermaler Herkunft und durch einen autosomal-rezessiven Erbgang charakterisiert. PASSARGE und McADAMS (1967) führten die Bezeichnung „Zerebro-hepato-renales Syndrom" und OPITZ et al. (1969) das Eponym „Zellweger-Syndrom" ein. Eine Übergangsform zwischen dem Zellweger-und dem Lowe-Syndrom, bei der aber keine Störung des Eisenstoffwechsels vorhanden war, wurde von VUIVA et al. (1973) beschrieben.

Klinisches Bild

Die Krankheit ist bereits bei der Geburt manifest. Die Kinder zeigen eine ausgeprägte Muskelhypotonie mit Hyperflexie und Reduktion der Muskelkraft (VOLPE et al. 1972). Das charakteristische Gesicht weist eine hohe Stirn, ein flaches Okziput, abnorm geformte Ohren, einen hohen Gaumenbogen und eine vorstehende

Zunge auf. Chondrodysplasia calcificans congenita sowie Equinovarus und Kamptodaktylie sind ebenfalls vorhanden. Eine Hepatomegalie und Splenomegalie sind häufig und führen gelegentlich zu tödlichen gastrointestinalen Störungen. Fast alle Kinder haben Schwierigkeiten beim Trinken und Schlucken. Die Hälfte leidet an epileptischen Anfällen. Auf Linsentrübung als diagnostisches Hilfsmittel machten HITTNER et al. (1981) aufmerksam. Der Eisenspiegel des Blutes und die Eisenbindungskapazität sind wesentlich erhöht (OPITZ et al. 1969). Im CT erkennt man neben ausgedehnter Entmarkung abnorm tiefe Furchen der Hirnrinde, die auf eine Störung des Windungsreliefs schließen lassen (AUBOURG et al. 1985).

70% der Patienten sterben in den ersten Wochen oder Monaten nach der Geburt (ZELLWEGER 1982). Über eine längere Überlebenszeit von 9 Monaten wurde von PUNNET u. KIRKPATRICK (1968) berichtet. Patienten, die an einer Variante mit Hypertonie und fehlenden Gesichtsanomalien erkrankt sind, können mehr als ein Jahr überleben (VERSMOLD et al. 1977). Eine ebenfalls mildere Variante wurde von BARTH et al. (1985) mitgeteilt.

Pathologie

Schon *makroskopisch* erkennt man in allen Fällen atrophische Nieren mit multiplen Pseudozysten unter der Nierenoberfläche. In der Hälfte der Fälle, vor allem wenn die Patienten länger als 6 Monate überleben, findet man eine hepatomegale Leberzirrhose.

Lichtmikroskopisch werden Eisenablagerungen, besonders in Leber, Nieren und Knochenmark beobachtet. Die retikuloendothelialen Zellen enthalten reichlich Hämosiderinpigmente, mitunter auch in der Milz und in den Lungenalveolen. Es wurde eine partielle Agenesie des Thymus und im Pankreas eine Inselhyperplasie beschrieben (PATTON et al. 1972). In der Nebennierenrinde finden sich lipidhaltige Zellen mit gestreiftem Zytoplasma.

Elektronenmikroskopisch stellten GOLDFISCHER et al. (1973) in den Hepatozyten und in den Nieren das Fehlen von Peroxisomen und glattem endoplasmatischem Retikulum sowie abnorme Mitochondrien fest. VERSMOLD et al. (1977) bestätigten das Fehlen von Peroxisomen, fanden aber ein normal entwickeltes glattes endoplasmatisches Retikulum. Auch die abnormen Mitochondrien konnten nicht in allen Fällen nachgewiesen werden (MOOI et al. 1983; AUBOURG et al. 1985). Abnorm kleine Peroxisomen wurden in den Hepatozyten (PFEIFER 1979), ähnliche Befunde in kultivierten Fibroblasten beobachtet (ARIAS et al. 1985).

In den Nebennierenzellen wurden lamelläre Strukturen, die denjenigen der Adrenoleukodystrophie ähnelten, beobachtet (GOLDFISCHER et al. 1983). Eine mitochondriale Myopathie (SARNAT et al. 1983; MUELLER-HOECKER et al. 1984) und Einschlußkörper in den Linsenfasern (HITTNER et al. 1981) wurden beschrieben.

Neuropathologie

Makroskopisch erkennt man vor allem in den supralimbischen Regionen sowohl eine Mikropolygyrie als auch eine Makrogyrie (BARTOLETTI et al. 1978; BORCHARD et al. 1982). Die Balken sind sehr dünn und können teilweise oder ganz feh-

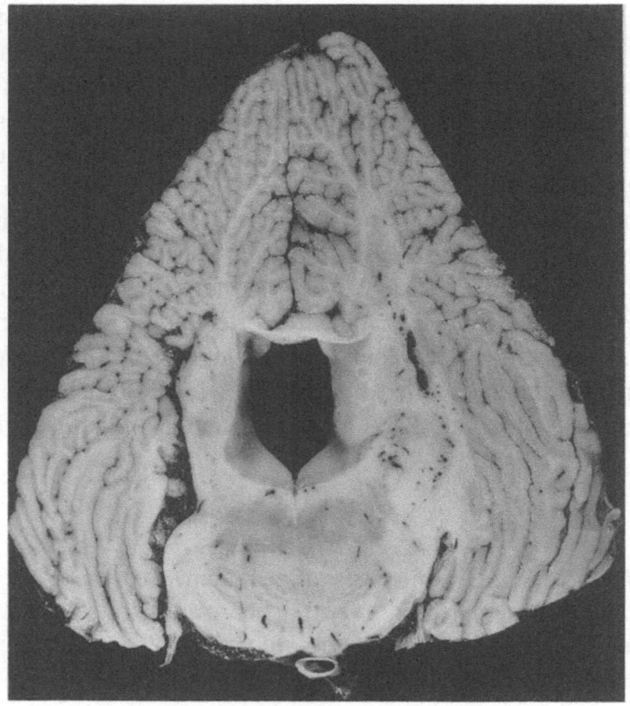

Abb. 132. Zerebrohepatorenales Syndrom. Kleinhirnwurmaplasie

len (Bowen et al. 1964). Im Kleinhirn kann eine Wurmaplasie vorhanden sein (Abb. 132). Paraventrikuläre Zysten wurden beobachtet (Zellweger 1982; Powers et al. 1987).

Lichtmikroskopisch erkennt man im Großhirn symmetrisch angeordnete, subkortikale Heterotopien, die von verschiedenen Arten von Pyramidenzellen gebildet werden (Agamanolis u. Patre 1979; Della Giustina et al. 1981). Thalamus und hypothalamische Kerne sowie Nucleus dentatus des Kleinhirns können von der Norm abweichend angelegt sein (Abb. 133 a, b). Neuroblasten finden sich im ganzen Marklager verstreut. Im subkortikalen Kleinhirnmark bestehen die Heterotopien aus Purkinje-ähnlichen Zellen. Eine Reduzierung der großen Nervenzellen der 5. und 6. Rindenschicht, der Purkinjezellen sowie der Neuronen der Oliven und der Vorder- und Hinterhörner des Rückenmarks wurde wiederholt beschrieben (Liu et al. 1976; Evard et al. 1978). Die Astrozyten proliferieren unter Bildung zahlreicher Alzheimer-Glia II. Agamanolis et al. (1976) fanden vor allem in der Hirnrinde ihres Falles zahlreiche Schaumzellen, die z. T. regelrechte Knötchen bildeten und sich in den verschiedenen Färbungen darstellten. In einigen Fällen wurde ein z. T. fleckförmiger Markabbau mit Fasergliose und vereinzelten Fettkörnchenzellen festgestellt (Passarge u. McAdams 1967; Opitz et al. 1969; Volpe et al. 1972). Eine selektive neuronale Lipidose und axonale Dystrophie wurden im Nucleus dorsalis von Clarke (Abb. 134 a, b) und im Nucleus cuneatris lateralis festgestellt (Powers et al. 1987).

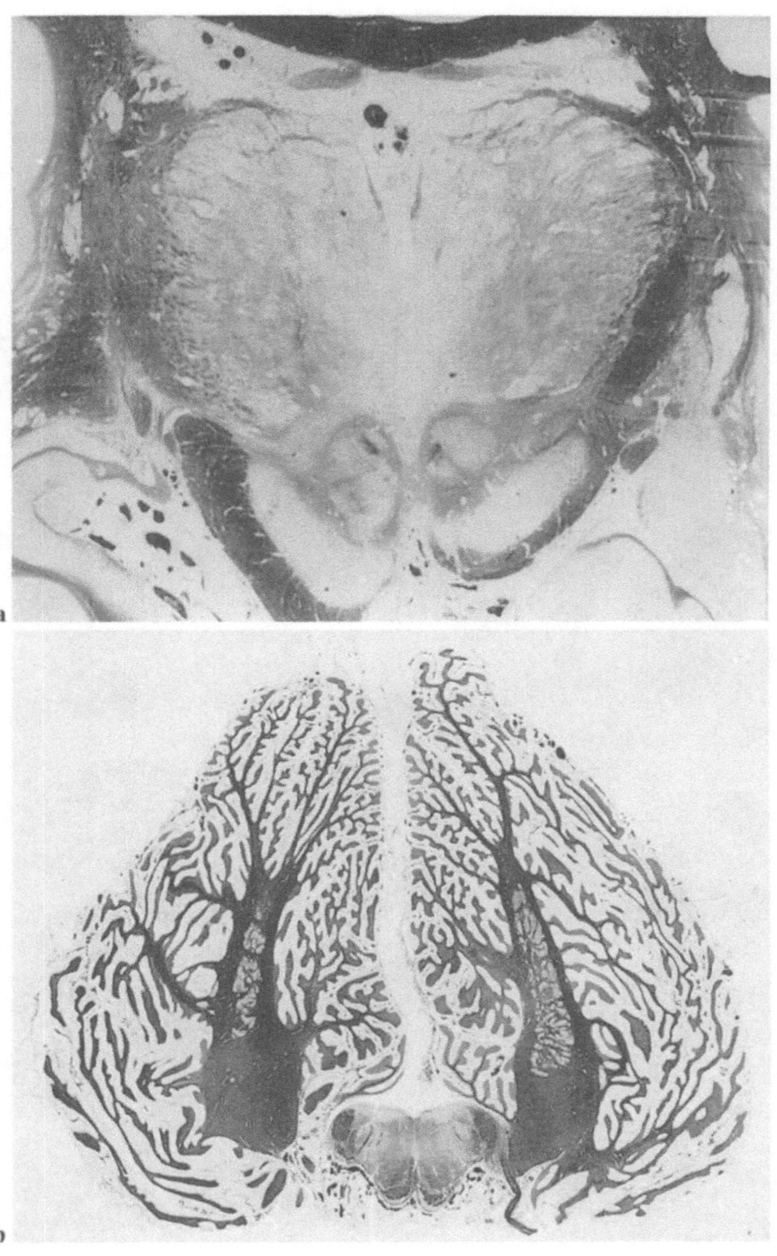

Abb. 133a, b. Gleicher Fall wie Abb. 132. **a** Ungeordnete Kernanlagen im Thalamus. Nucleus ruber ist in mehrere Etagen unterteilt. **b** Heterotopien im Nucleus dentatus des Kleinhirns

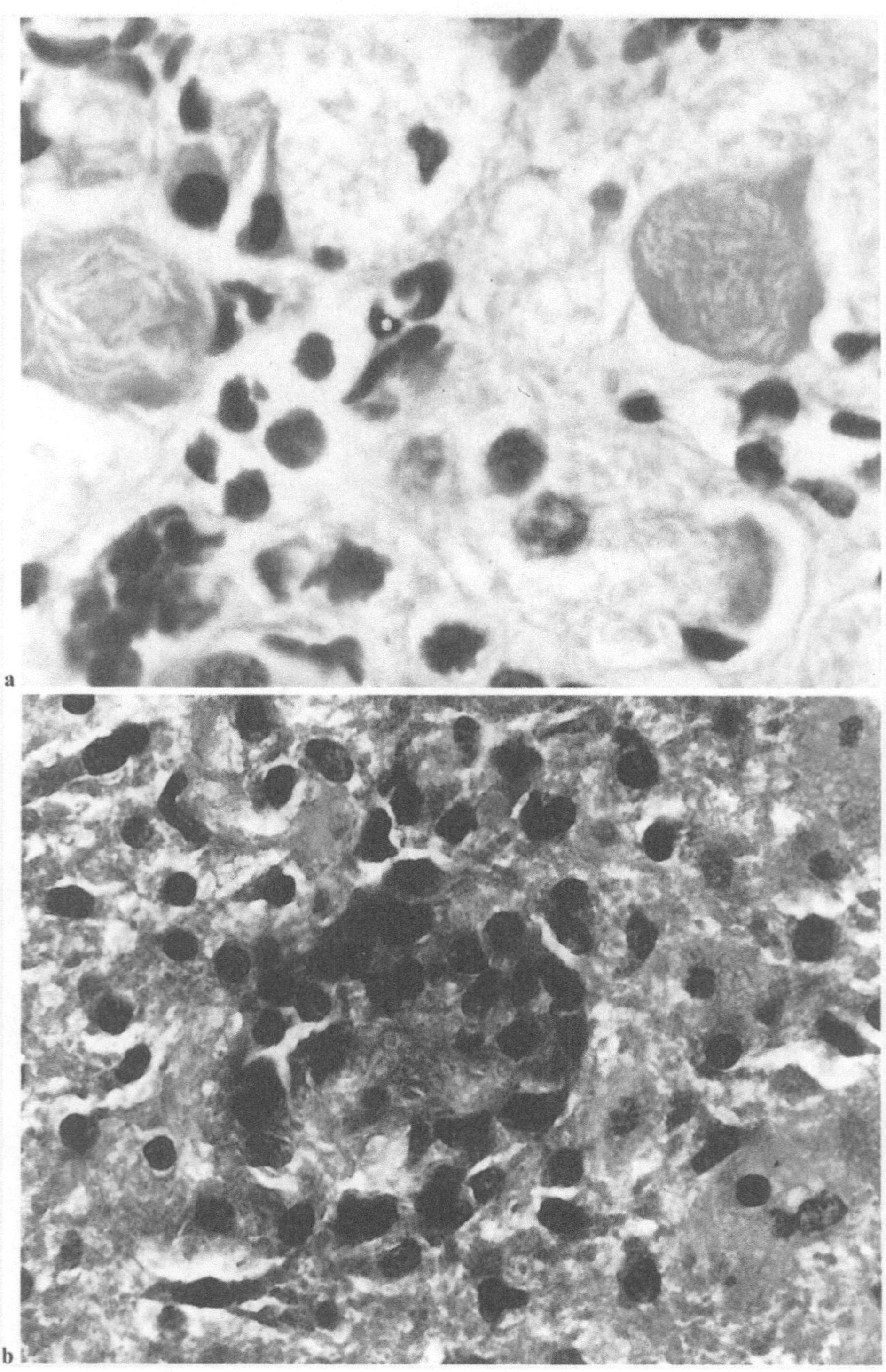

Abb. 134 a, b. Zerebrohepatorenales Syndrom. **a** Nebennierenrinde. Zellen mit gestreiftem Zytoplasma. × 500. **b** N. dorsalis Clarke. Neuronophagie. × 1000

STANESCU u. DRALANDS (1972) sowie DELLA GIUSTINA et al. (1981) fanden in der Retina und in den Nn. optici Veränderungen, die für eine tapetoretinale Degeneration bzw. für eine angeborene Optikusatrophie bzw. -entmarkung sprechen.

Im Gegensatz zu anderen Organen findet man im Gehirngewebe kein Eisenpigment (GARZULY et al. 1974).

Elektronenmikroskopisch erkennt man die im Vordergrund stehende Glykogenspeicherung in Nerven und Gliazellen (AGAMANOLIS et al. 1976), homogene Lipidtropfen in den Gliazellen und lamelläre sowie komplexe Restkörper in den histiozytären Zellen (AGAMANOLIS et al. 1976). Darüberhinaus findet man längliche, leicht gekrümmte, sowie prismatische Stäbchen und Cholesterinkristalle (AUBOURG et al. 1985; POWERS et al. 1987), die denjenigen, die bei der Adrenoleukodystrophie beschrieben wurden, ähneln. Ähnliche Einschlüsse wurden in den Ganglienzellen der Netzhaut beobachtet (COHEN et al. 1983). Veränderungen in den Mitochondrien und Peroxisomen der Astrozyten fanden GOLDFISCHER et al. (1972, 1973). In den peripheren Nerven wurden spindelförmige axonale Schwellungen beschrieben, die mit Filamenten dicht durchsetzt sind (LIU et al. 1976).

Pathogenese

VITALE et al. (1969) führten die Veränderungen auf die Störungen des Eisenstoffwechsels während der fetalen Entwicklung zurück. Die Veränderungen des Nervensystems weisen jedoch auf eine frühe Migrationsstörung in der teratogenetischen Terminationsperiode im dritten bis sechsten Fetalmonat hin, während die Veränderungen im Eisenstoffwechsel sowohl vor als auch nach dieser Periode vorhanden sind. GOLDFISCHER et al. (1973) machten auf das Fehlen von Peroxisomen in der Leber und in den Nieren aufmerksam. DANKS et al. (1975) fanden bei 4 Patienten aus drei verschiedenen Familien eine abnorme Ausscheidung von Pipecolinsäure. Der Befund wurde bei weiteren Patienten bestätigt (TRIJBELS et al. 1979; ARNESON et al. 1982); über die mögliche pathogenetische Bedeutung dieses Befundes herrschte zunächst Unklarheit. BJÖRKHEM u. FALK (1983) wiesen bei Patienten mit zerebrohepatorenalem Syndrom abnorme Gallensäuren nach, deren Vorhandensein auf eine Oxidationsstörung der langkettigen Fettsäuren zurückgeführt wird (BROWN et al. 1982; STOKKE et al. 1984). DATTA et al. (1984) fanden eine erniedrigte Aktivität des peroxisomalen Enzyms Dihydroxyazetonphosphat-Azetyltransferase und HEYMANS et al. (1984) eine Abnahme der Plasmalogene in Leber, Nieren und Gehirn. TRIMBELS et al. (1983) wiesen eine Störung der mitochondrialen Elektronentransportkette und POULOS et al. (1985) einen Aktivitätsmangel der Phytansäureoxidase nach.

Die Krankheit wird auf das Fehlen eines für die Bildung von Peroxisomen notwendigen Proteins zurückgeführt, bzw. auf einen Defekt in der Zusammenführung („Import") der peroxisomalen Bestandteile (SANTOS et al. 1985; BJÖRKHEM et al. 1985). In kultivierten Fibroblasten von Patienten mit zerebrohepatorenalem Syndrom wiesen ARIAS et al. (1985) Peroxisomen nach, obgleich in geringerer Zahl als bei den Kontrollen.

Aufgrund einer Golgi-Studie führten DELLA GIUSTINA et al. (1981) die Heterotopien z. T. auf herdförmige Zerstörungen in einem Frühstadium der neuronalen Migration zurück. Die Markläsionen wurden sowohl als sudanophile Leukodystrophie bzw. Leukoenzephalomyelopathie (PASSARGE u. McADAMS 1967) als auch als Folge einer ischämischen Schädigung durch Konvulsionen und wiederholte Aspiration aufgefaßt (VOLPE et al. 1972).

3. Refsum-Krankheit (Heredopathia atactica polyneuritiformis)

1944 veröffentlichte REFSUM vermeintlich als Erster ein Krankheitsbild bei zwei norwegischen Familien. Die Symptome entsprachen jedoch denjenigen, die schon 1939 von THIEBAUT et al. als angeborene Krankheit beschrieben worden waren. REFSUM (1945, 1946) nannte die Störung Heredopathia atactica polyneuritiformis.

Klinisches Bild

In der klassischen Form manifestiert sich die Krankheit am Ende der 1., meistens in der 2. oder sogar Ende der 3. Dekade (SLUGA u. LENZ 1978). Innerhalb der großen Variationsbreite dieses klinischen Bildes, auch in ein und derselben Familie, stellen eine Polyneuropathie und eine Retinitis pigmentosa, sowie progrediente Sensibilitätsstörungen, Myatrophien und Erblindung die Hauptsymptome dar. Außerdem kommen Knochenveränderungen mit epiphysärer Dysplasie und Ichthyose vor. Die Albumin- und Globulinkonzentrationen im Liquor sind erhöht. Beide Geschlechter sind gleich häufig betroffen, was für einen autosomalen Vererbungsmodus spricht (RICHTERICH et al. 1965). Die Krankheit ist schleichend progressiv und es können mehrere Jahrzehnte nach Krankheitsbeginn überlebt werden, wenn diätetische Maßnahmen unternommen werden. Die Diagnose wird durch die erhöhte Konzentration von Phytansäure im Plasma gesichert.

Eine infantile Form mit Krankheitsbeginn kurz nach der Geburt wurde beschrieben (BOLTSHAUSER et al. 1982; SCOTTO et al. 1982; POULOS et al. 1984; TORVIK et al. 1988). Die Kinder weisen eine erhöhte Phytansäurekonzentration im Serum, Seh- und Hörstörungen sowie eine langsam progrediente psychomotorische Retardierung auf.

Pathologie

Die Hepatozyten, sowie die Kupffer-Sternzellen, der Herzmuskel und die Nierentubuli enthalten reichlich Neutralfetteinschlüsse. In den Hoden wurde in einigen Fällen eine sekundäre Atrophie der Samenröhrchen beschrieben (REESE u. BARETA 1950; GORDON u. HUDSON 1959; KOLODNY et al. 1965). Die Skelettmuskulatur (Abb. 135 a, b) ist stark atrophisch (THIEBAUT et al. 1961, NEVIN et al. 1967; FRYER 1971). Auch die Netzhaut ist atrophisch und weist eine diskontinuierliche Pigmentierung auf (Abb. 136 a).

Elektronenmikroskopisch wurde eine Anhäufung sekundärer Lysosomen und pleomorpher Restkörper in den Hepatozyten beschrieben (KOLODNY et al. 1965; BOLTSHAUSER et al. 1982).

Neuropathologie

Makroskopisch erkennt man eine Verdickung der Meningen und im Hirnschnitt eine mittelgradige Atrophie der Hirnrinde und des Kleinhirnwurmes. Die

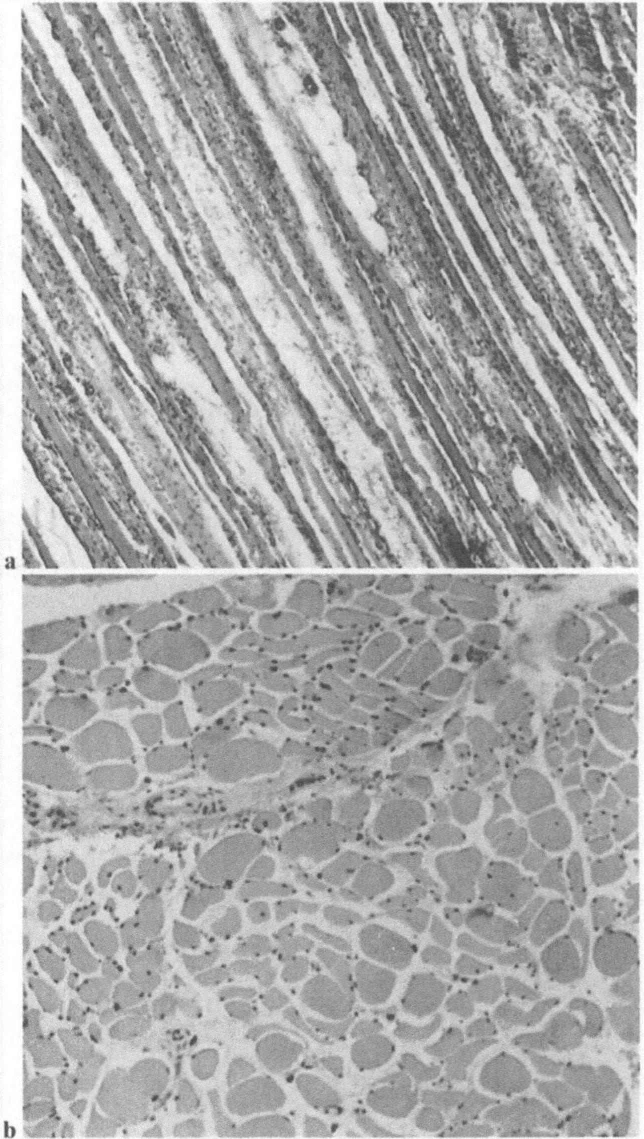

Abb. 135 a, b. Refsum-Krankheit. M. quadriceps femoris. Starke neurogene Atrophie. **a** Längsschnitt × 100, **b** Querschnitt × 140

Nervenwurzeln sind hypertrophiert und zeigen eine grau-braune Verfärbung. Die peripheren Nerven zeigen ebenfalls, vor allem in den proximalen Anteilen, eine mittelgradige bis hochgradige Hypertrophie.

Lichtmikroskopisch erkennt man in den Meningen zahlreiche Makrophagen mit Neutralfetteinschlüssen (Abb. 136 b). Die Nervenzellen der Hirnrinde und der Basalganglien, vor allem des Globus pallidus, sind vergrößert, ohne eine ausge-

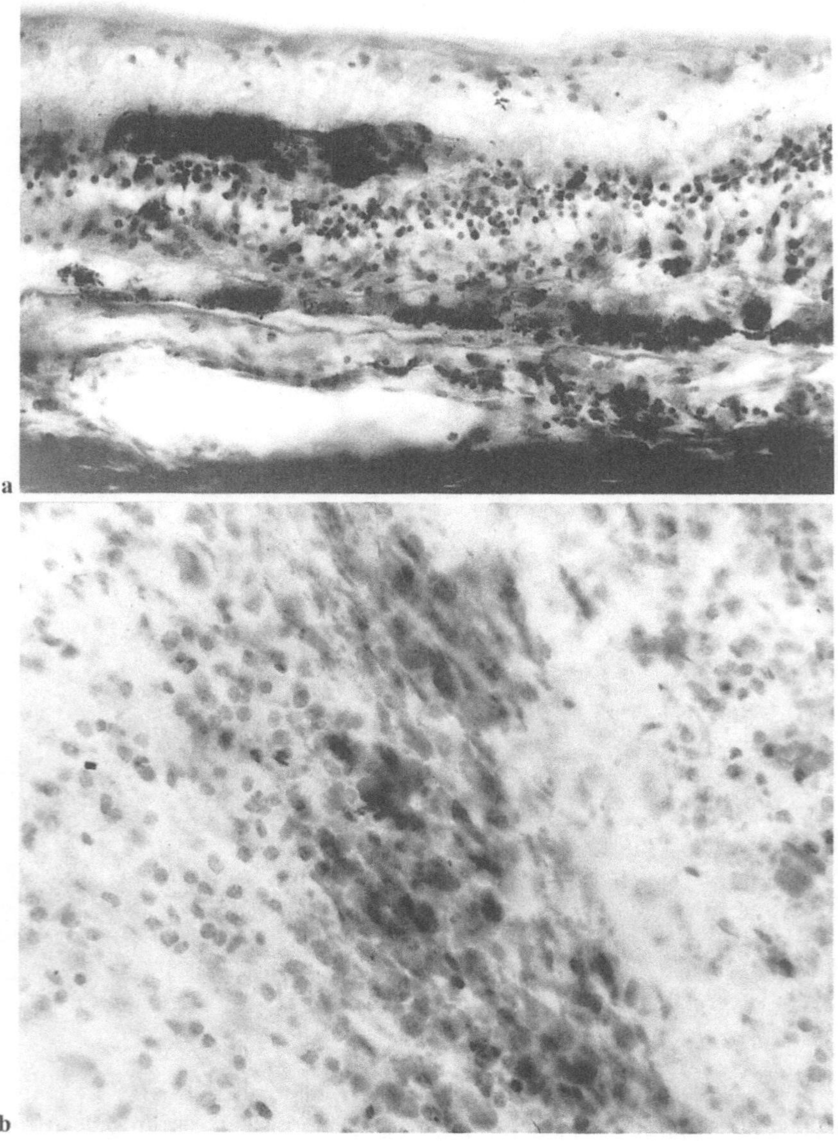

Abb. 136 a, b. Gleicher Fall wie Abb. 135. **a** Netzhaut mit diskontinuierlicher Pigmentierung und Atrophie sämtlicher Schichten. **b** Häutchenpräparat der Meningen mit Ansammlung von fettbeladenen Markophagen. **a** HE × 180, **b** Sudan IV × 250

prägte Ballonierung aufzuweisen. Das gespeicherte Material ist PAS-positiv und schwach sudanophil. Die geschwollenen Dendriten können ebenfalls sudanophiles Material tragen. Die kortikalen und subependymalen Astrozyten weisen im Zytoplasma eine Ansammlung ähnlichen Materials auf. Um die Gefäße herum

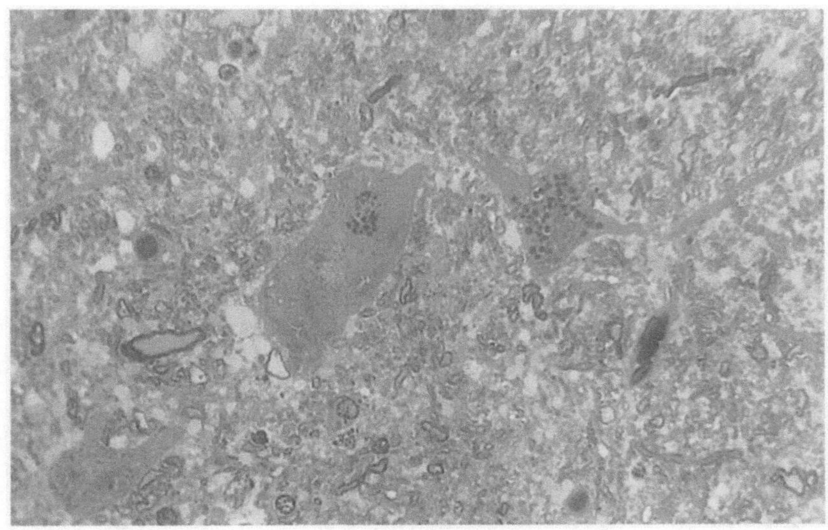

Abb. 137. Gleicher Fall wie Abb. 135. Neuronen des Vorderhorns im Rückenmark mit Pigmentspeicherung und Zeichen der primären Reizung. Semidünnschnitt. Nissl × 250

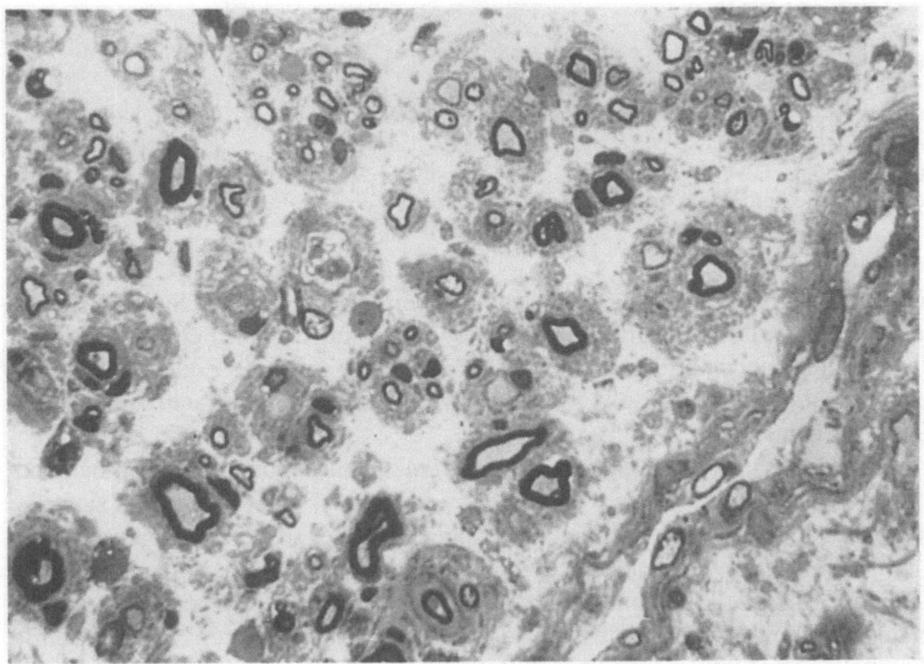

Abb. 138. Gleicher Fall wie Abb. 135. Vordere Wurzel des Halsrückenmarks. Zahlreiche Zwiebelschalen. Semidünnschnitt Mikropal, Giemsa-Färbung × 500

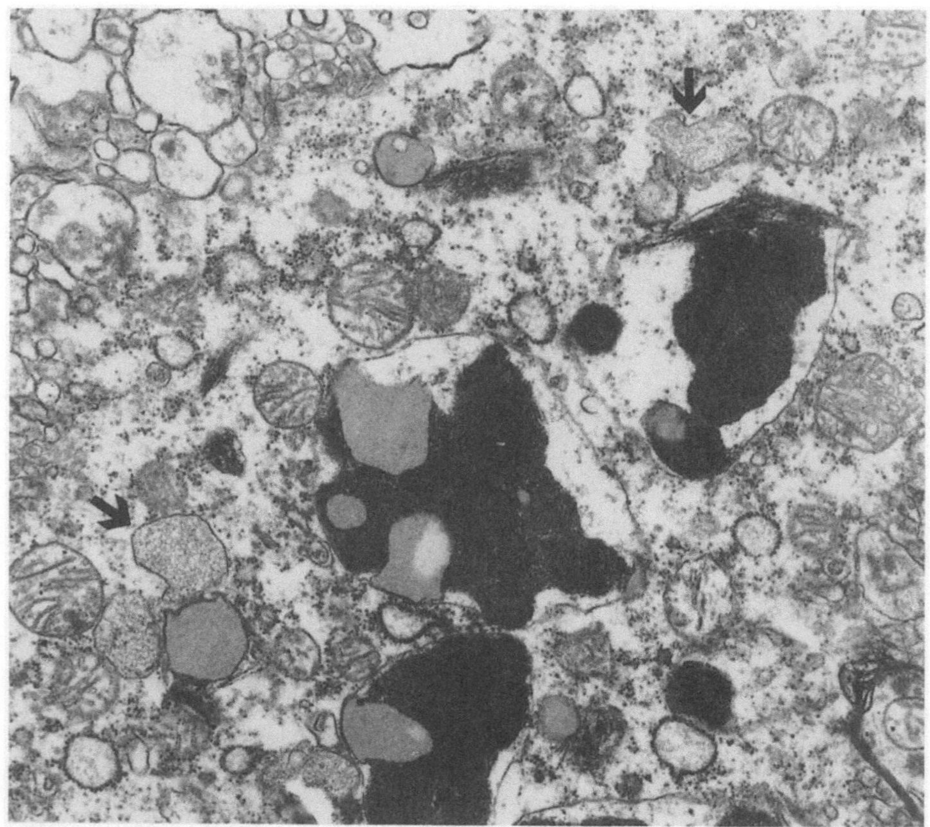

Abb. 139. Gleicher Fall wie Abb. 135. Nervenzelle der Frontalhirnrinde. Sekundäre Lysosomen (*Pfeile*) und lipofuszinähnliche Einschlüsse. × 20000

findet man gelegentlich Makrophagen, die ebenfalls sudanophile Substanzen gespeichert haben. Bei der infantilen Form wurden im Kleinhirn eine Hypoplasie der Körnerschicht und ektopische Lagerungen der Purkinje-Zellen sowie eine leichte Entmarkung in Balken und periventrikulärem Marklager beobachtet (TORVIK et al. 1988).

Im Nucleus und Fasciculus gracilis findet man neuroaxonale Dystrophien und eine deutliche Entmarkung (CERVÓS-NAVARRO 1990). Im Rückenmark sind die Nervenzellen vor allem in der Lissauer-Zone durch die größeren Mengen von Pigmentgranula geschwollen (Abb. 137). Sie zeigen eine stärkere Sudanophilie. In den Vorderhornzellen können auch Zeichen von primärer Reizung vorkommen. In den Nervenwurzeln und weniger ausgeprägt in den peripheren Nerven kommt Zwiebelschalenbildung vor (Abb. 138).

Elektronenmikroskopisch weist das Zytoplasma der Nervenzellen zahlreiche Lipofuszingranula und sekundäre Lysosomen auf (Abb. 139). Einzelne Bruchstücke von Membranen beinhalten lamelläre Kugeln. Die gleichen membranösen Strukturen liegen frei im Zytoplasma in der Nähe der Restkörper (Abb. 140).

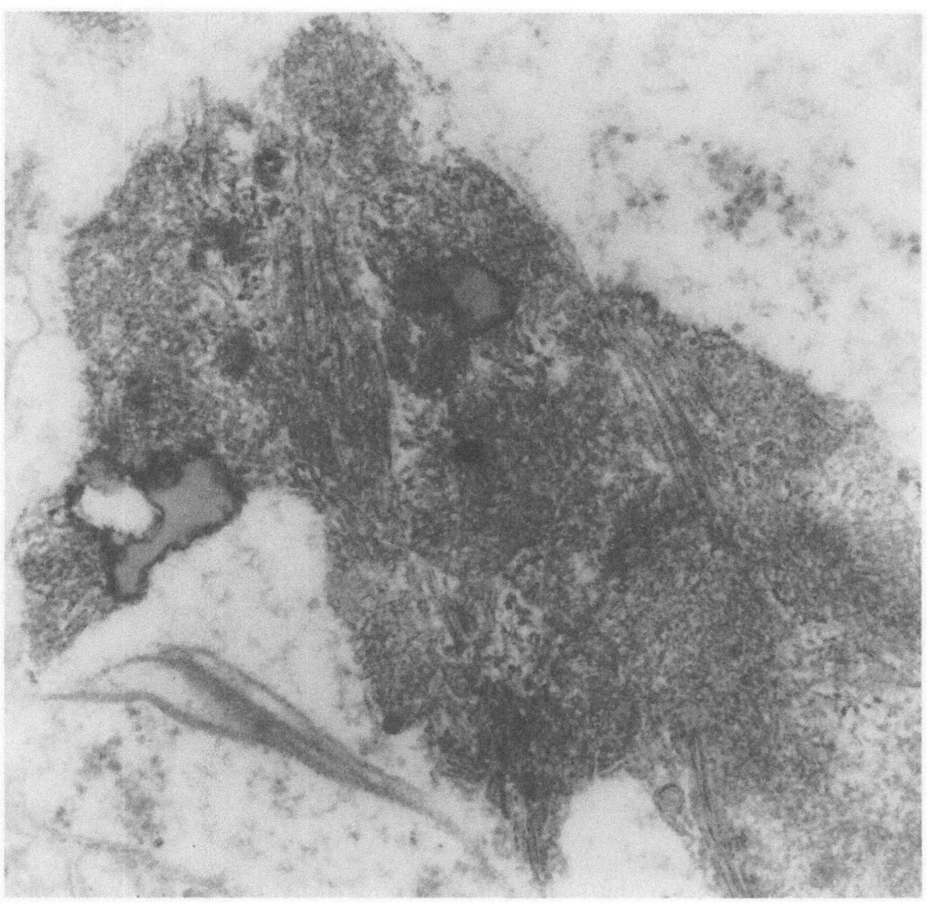

Abb. 140. Gleicher Fall wie Abb. 135. Lipofuszinähnlicher Einschluß mit bilaminären Strukturen. × 90000

In den perikaryonnahen Dendriten findet man sowohl Lipofuszingranula als auch elektronendurchlässige sekundäre Lysosomen. In den Axonen trifft man gelegentlich Autophagosomen, die locker angeordnete Membranen und lamelläre Körper enthalten. Wenn der Inhalt der Lysosomen aufgelockert erscheint, erkennt man elektronendichte tubuläre Strukturen, die einen Durchmesser von 10 nm haben und sowohl längs, als auch quer getroffen werden. Die Astrozyten enthalten sowohl Lipofuszingranula als auch pleomorphe Einschlüsse, die sich durch ihre Größe und die besondere Dichte ihres Inhaltes auszeichnen (Abb. 141). Gelegentlich lassen sich membranöse Substrukturen erkennen (Abb. 142). Das gespeicherte Material ist in der Oligodendroglia durch die starke Adielektronie mit Arealen, die ein Fingerabdruckmuster aufweisen, gekennzeichnet. Dazwischen liegen locker angeordnete Tubuli und dichte Granula. Sie durchsetzen ein gut umschriebenes, meistens größeres Areal von 2 µm und mehr.

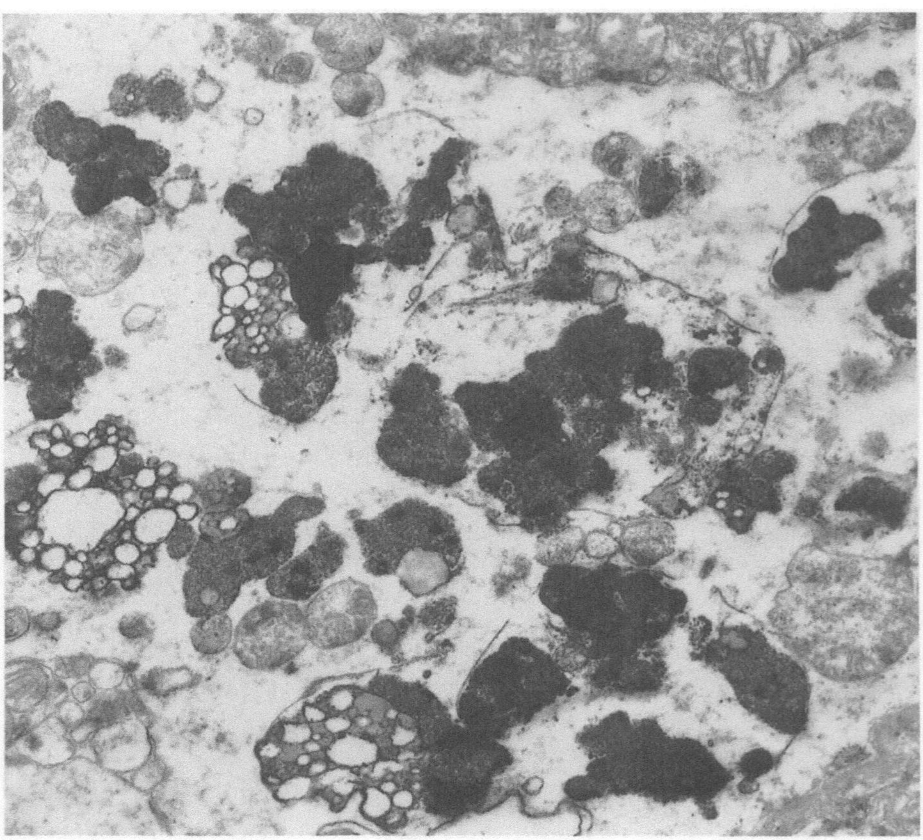

Abb. 141. Gleicher Fall wie Abb. 135. Astrozyt in der frontalen Hirnrinde. Das Zytoplasma ist durchsetzt mit pleomorphen lysosomalen Einschlüssen. × 20000

In den peripheren Nerven (Fardeau 1975; Sluga u. Lenz 1978), aber vor allem in den Nervenwurzeln (Cervós-Navarro 1989) erkennt man die Zwiebelschalenbildung. In Fällen mit langjährigem Verlauf findet man immer auch Zeichen der Nervenregeneration mit Bündeln von unbemarkten und dünnbemarkten Axonen, die dichtgedrängt zusammenliegen. Im Myelin der peripheren Nerven findet man einen ausgeprägten vesikulären Markzerfall (Abb. 143).

Bei der Mehrzahl der Schwann-Zellen fällt die große Zahl der sekundären Lysosomen und Restkörper sowie schichtförmig angeordneter Membranen auf. Man findet auch Lipidtropfen, die membranlos unmittelbar an das Zytoplasma grenzen.

Pathogenese

Klenk u. Kahlke (1963) wiesen in autoptisch gewonnenen Geweben hohe Konzentrationen von Phytansäure (3, 7, 11, 15-Tetramethyl-hexadecansäure) nach, die sonst nur in sehr geringen Mengen vorkommt. Sie ist ein Abbauprodukt des Chlorophylls und wird normalerweise oxidativ weiter abgebaut.

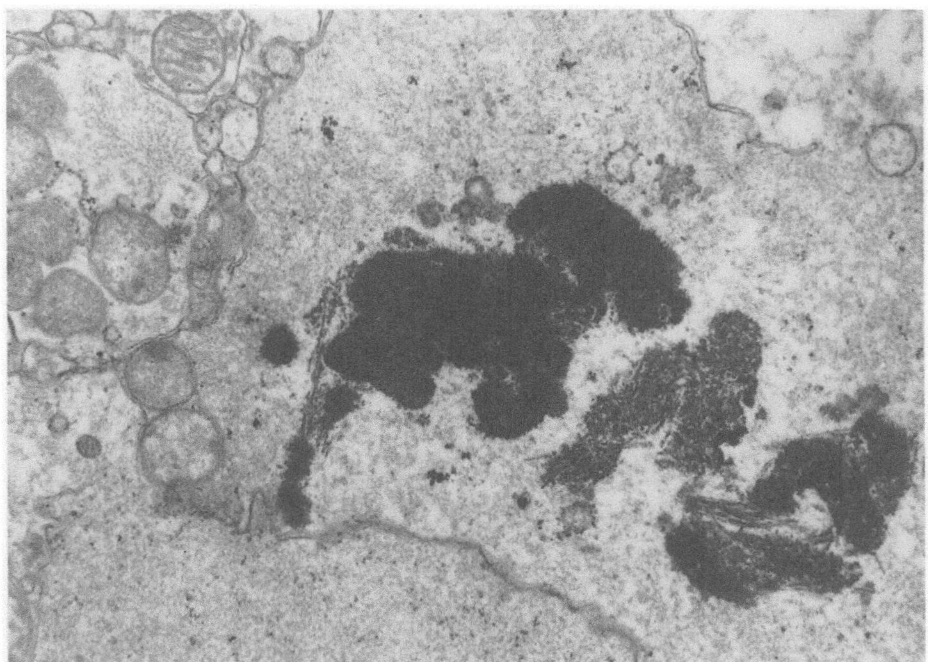

Abb. 142. Gleicher Fall wie Abb. 135. Astrozyt der frontalen Hirnrinde. Stark adielektronische Einschlüsse mit bilaminären Strukturen. × 18000

KINDL u. LAZAROW (1982) wiesen die Rolle der Peroxisomen bei der β-Oxidation der Fettsäuren nach, und OGIER et al. (1985) stellten bei einem Patienten mit der infantilen Form der Refsum-Krankheit das Fehlen von Peroxisomen in der Leberbiopsie fest. Eine Peroxisomaldefizienz bei der infantilen Form ist wiederholt bestätigt worden (BEARD et al. 1986; ROELS et al. 1986). STOKKE et al. (1984) schlossen daraus und aus dem Vorhandensein von abnormen Gallensäuren auf eine Beziehung zu dem zerebrohepatorenalen Syndrom von ZELLWEGER (s. S. 368). Der Befund konnte für die adulte Form nicht bestätigt werden (BEARD et al. 1985; WANDERS et al. 1988; CERVÓS-NAVARRO 1989).

Während die pathogenetischen Mechanismen, die zu den Veränderungen im Zentralnervensystem führen, hypothetisch bleiben, sind die Veränderungen im peripheren Nerv pathogenetisch gut belegt. Die Durchlässigkeit der Blut-Nerven-Schranke für Phytansäure führt zu einer Überschwemmung der Nerven im endoneuralen Raum (CERVÓS-NAVARRO 1989). Dafür sprechen die hohen Konzentrationen von Phytansäure im Nerv. Die Akkumulation der Phytansäure im Zytoplasma der Schwann-Zelle wird z. T. in Heterophagosomen eingeschlossen und aufgrund der Unfähigkeit der lysosomalen Enzyme, die Phytansäure abzubauen, in Restkörpern gelagert. Ein Teil der Phytansäure scheint jedoch – wie von KARK et al. (1969) vermutet wurde – in die Myelinscheide eingebaut zu werden. Die zunehmende Disproportion von Phytansäure zu den übrigen Komponenten des Myelins führt zum Zusammenbruch von Axon und Myelinscheide. Aufgrund der immer wieder vorkommenden Zerstörung einzelner Schwann-Zellen mit der

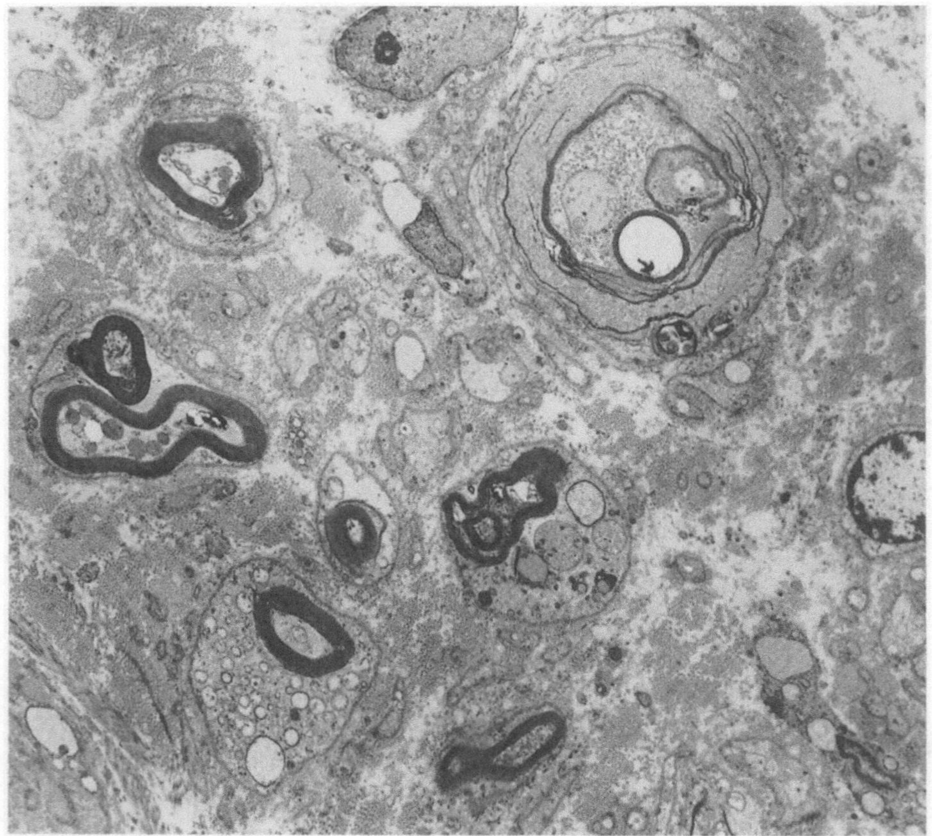

Abb. 143. Gleicher Fall wie Abb. 135. Nervus ischiaticus. Vesikuläre Degeneration der Markscheide. Das Zytoplasma der Schwann-Zellen enthält zahlreiche Ansammlungen von Vesikeln und lysosomalen Restkörpern. × 6000

darauffolgenden Ausräumung des zurückbleibenden Materials wird die stärkste Speicherung lipidreicher Substanzen in Makrophagen beobachtet.

X. Lysosomale Erkrankungen unbekannter Genese

Eine Reihe von Krankheiten zeichnet sich durch abnorme Lysosomen bzw. Restkörper aus, ohne daß ein Enzymdefekt bis jetzt nachgewiesen werden konnte.

1. Zeroidlipofuszinosen

Den als Gangliosidosen biochemisch definierten Lipidspeicherungskrankheiten des ZNS wurden die agangliosidotischen Speicherungsdystrophien (DONAHUE et al. 1967) gegenübergestellt. Durch den elektronenmikroskopischen Nachweis der offenbar pathognomonischen, sog. „multilokulären" (ZEMAN u. DONAHUE

1963) oder „kurvilinearen" bzw. „multilamellären" (GONATAS et al. 1968) Zytosomen wurde eine besondere Form der spätinfantilen oder juvenilen amaurotischen Idiotie (Batten-Spielmeyer-Vogt-Syndrom) gekennzeichnet. Sie wurde von DUFFY et al. (1968) als „neuroviszerale Lipidose mit kurvilinearen Körperchen", von ZEMAN u. DONAHUE (1963) als „Battenscher Typ der juvenilen amaurotischen Idiotie" und von GONATAS et al. (1968) als „zweiter Typ der spätinfantilen amaurotischen Idiotie" (ohne Gangliosidspeicherung) bezeichnet.

ZEMAN et al. (1970) faßten unter der Bezeichnung „neuronal ceroid-lipofuscinosis" all jene Formen der amaurotischen Idiotie zusammen, bei denen sich Ablagerungen eines „Zeroid-Lipofuszin-Pigmentes" finden und eine Vermehrung von Gangliosid nicht nachgewiesen werden konnte. Die Bezeichnung neuronale Zeroidlipofuszinose (ZEMAN u. DYKEN 1969; ZEMAN et al. 1970) bezieht sich auf die Ablagerung eines „Zeroid-Lipofuszin-Pigmentes", die Bezeichnung „Myoklonische Variante" (SEITELBERGER 1962) auf ein führendes klinisches Symptom. Beide Termini wurden für dieselbe Krankheitsform verwendet. Der Tatsache, daß die Pigmenteinlagerungen in allen Organen vorkommen, trägt die Bezeichnung „Generalisierte Zeroidlipofuszinose" Rechnung (ANZIL et al. 1975). Nur eine geringe Zahl von Fällen ist einschließlich elektronenmikroskopischer und biochemischer Befunde vollständig dokumentiert. Dies gilt vor allem für sämtliche Fälle der älteren Literatur, die mit den heute zur Verfügung stehenden Methoden noch nicht untersucht werden konnten. Aus diesem Grund ist es schwierig, sichere Korrelationen zwischen klinischem Krankheitsbild und biochemischen Untersuchungsergebnissen herzustellen. Von den gesicherten Beobachtungen ausgehend, können einige der nicht vollständig untersuchten Fälle doch mit großer Wahrscheinlichkeit der „Zeroidlipofuszinose" zugeordnet werden, da sich aufgrund übereinstimmender klinischer Symptome sowie ophthalmologischer und histopathologischer Befunde Gemeinsamkeiten aufzeigen lassen.

Einteilung

DEKABAN u. HERMAN (1974) grenzten anhand der elektronenmikroskopischen Befunde 4 Gruppen ab:

a) kurvilineare Einschlüsse in Nervenzellen, Dendriten, Astrozyten der Hirnrinde, Endothelzellen und Perizyten; b) pleomorphe Einschlüsse mit membranösen Strukturen, die gelegentlich konzentrisch angeordnet sind, und Lipidtropfen; c) pleomorphe Einschlüsse mit Verdichtungszonen und dazwischenliegenden membranösen Strukturen, z. T. mit Fingerabdruckmuster; d) die Einschlüsse ähneln den herkömmlichen Lipofuszingranula. Die klinische Klassifikation in infantile, spätinfantile, juvenile und adulte Formen entspricht nur teilweise der ultrastrukturellen Einteilung, zum einen, weil im Patientenkollektiv von DEKABAN u. HERMAN (1974) kein Fall von infantiler Form erkannt wurde, zum anderen, weil in der spätinfantilen Form sowohl Gruppe a) als auch Gruppe b) vorkommen.

a) Infantile Form (Santavuori-Haltia-Hagberg-Krankheit)

SANTAVUORI et al. (1973) bzw. HALTIA et al. (1973) berichteten über 15 eingehend untersuchte Patienten, deren Erkrankung sie als infantile Form der neuronalen Zeroidlipofuszinose abgrenzten. Sie wiesen auf die Ähnlichkeit ihrer Fälle mit dem von HAGBERG et al. (1968) als „spätinfantile Enzephalopathie mit gestörtem Fettmetabolismus" bezeichneten Fall hin. Weitere Fälle, die wahrscheinlich dieser nosologischen Einheit angehören, wurden von RICHTER u. PARMELEE (1935), TINGEY et al. (1958), EINARSON u. STRÖMGREN (1961), DE VRIES u. AMIR (1964), ALLEGRANZA et al. (1968) und RYAN et al. (1970) veröffentlicht.

Klinisches Bild

Die Krankheit beginnt zwischen dem 8. und 18. Lebensmonat mit rasch fortschreitendem, psychomotorischem Abbau, Ataxie und Muskelhypotonie. Erst später setzt die Spastizität ein. Mikrozephalie und Myoklonien sind weitere hervortretende Merkmale, während Anfälle selten vorkommen. Die Patienten erblinden, und im Fundus sieht man Hypopigmentierung, retinale Dystrophie, besonders der Makula, Optikusatrophie und Verengung der Gefäße.

Pathologie

Lichtmikroskopisch findet man eine Speicherung von granulärem Material in den Epithelzellen verschiedener Organe, vor allem in Schilddrüse, Pankreas, Nieren und Hoden (MARTIN et al. 1976). Skelett-, Herz- und glatte Muskelzellen enthalten ebenfalls granuläres Material. Demgegenüber sind die Hepatozyten frei von gespeichertem Material. In den lymphoiden Organen, im Knochenmark und in den Lungen kommen große Makrophagen voll sudanophiler Granula vor.

Elektronenmikroskopisch bestehen sämtliche Zelleinlagerungen aus rundlichen, membranbegrenzten Einschlüssen mit osmiophilem, granulärem Inhalt. In den Epithelzellen der Nierenglomerula und gelegentlich in den Skelett- und Herzmuskelzellen findet man zusätzlich auch lamelläre Einschlüsse (ANZIL et al. 1975).

Neuropathologie

Makroskopisch erkennt man eine Verdickung der harten und weichen Hirnhäute. Gehirn und Kleinhirn zeigen eine hochgradige Atrophie. Hirnstamm und Rückenmark sind weniger betroffen. Bei der Zerlegung des Gehirns fällt die zähe Konsistenz auf. Die Hirnrinde ist gelatinös, gelblich verfärbt und auf einen 1–2 mm dünnen Saum reduziert. Das Marklager ist grau und stark atrophisch. Pallidum, Dentatum, hintere Oliven und Rückenmarksgranula zeigen eine bräunliche bis orangenrötliche Verfärbung. Die Ventrikel sind erweitert.

Lichtmikroskopisch erkennt man im zerebralen Kortex außer der schweren Parenchymschädigung mit vollständigem Verlust der Nervenzellen zahlreiche, häufig zweikernige Makrophagen und ungewöhnliche, hypertrophe Astrozyten sowie eine erhebliche Schädigung des Marklagers. Nur die Betz-Pyramidenzellen und die Nervenzellen des Sommer-Sektors im Ammonshorn sind erhalten. Die noch vorhandenen Neuronen sind geschwollen und enthalten große Mengen fluoreszierender Granula mit den färberischen Eigenschaften von Lipofuszin und starker Aktivität an saurer Phosphatase. Im Kleinhirn sind entweder die Körnerzellen (ALLEGRANZA et al. 1968) oder die Purkinje-Zellen (HALTIA et al. 1973; MARTIN et al. 1976) verschwunden. Die Stammganglien und Hirnstammkerne sind unterschiedlich betroffen. Im Nucleus amygdaloideus, Hypothalamus, Nucleus ruber, in den motorischen Kernen des Hirnstammes und den Vorderhörnern des Rückenmarks bleibt noch die Mehrzahl der Nervenzellen erhalten, während in Striatum, Thalamus und Substantia nigra der Nervenzellausfall fast vollständig ist (HALTIA et al. 1973). Das Zytoplasma der Nervenzellen der Spinalganglien und des autonomen Nervensystems ist mit sudanophilen Granula vollgestopft. Die Schwann-Zellen in den peripheren Nerven enthalten gelegentlich sudanophile Einlagerungen. Die Retina ist bei vollständigem Verlust der Nervenzellen und Gliaproliferation stark atrophiert. Das Marklager in Groß- und Kleinhirn zeigt einen fast vollständigen Axonen- und Markscheidenverlust mit Ausnahme der bemarkten Axone der Betz-Pyramidenzellen. Die Astrozyten zeigen eine hochgradige Hypertrophie und Hyperplasie. Makrophagen kommen nur gelegentlich vor. Sudanophile bzw. metachromatische Abbauprodukte sind nicht nachweisbar. Das Zytoplasma sowohl der Astrozyten als auch der Makrophagen sowie der Zellen des Ependyms und Plexus chorioideus ist mit sudanophilen Granula durchsetzt. Die Endothelzellen der Hirngefäße beteiligen sich oft an der Speicherung.

Elektronenmikroskopisch fällt die ausgeprägte Pleomorphie der Einschlüsse auf (MARTIN et al. 1976). Die Ablagerungen können sich als kleine sphäroide Gebilde mit feingranulärem Inhalt oder als größere, membranbegrenzte Konglomerate zeigen. Die lamellären Einschlüsse werden auch in den Gefäßwandzellen gefunden (ANZIL et al. 1975).

Die Einschlüsse kommen auch in den Neuronen des Plexus myentericus und der glatten Muskulatur des Appendix vor (RAPOLA u. HALTIA 1973). Sie wurden in Hautbiopsien beobachtet (ARSENIO-NUNES u. GOUTIÉRES 1975). Die Einschlüsse der infantilen Form unterscheiden sich nicht nur ultrastrukturell von der spätinfantilen und juvenilen Form, sondern auch in den Sedimentationseigenschaften bei der Ultrazentrifugation (PALO et al. 1982).

b) Spätinfantile Form (Jansky-Bielschowsky-Typ der amaurotischen Idiotie: Spätinfantile Batten-Krankheit)

Die von den Erstbeschreibern der „spätinfantilen Form" der amaurotischen Idiotie (AI) mitgeteilten Fälle (JANSKY 1909/10; BIELSCHOWSKY 1914; BATTEN u. MAYOU 1915) sind dieser Gruppe zuzuordnen. In der angloamerikanischen Literatur wird für die spätinfantilen und juvenilen Fälle dieser Gruppe vielfach die Bezeichnung „Batten's Disease" verwendet.

Klinisches Bild

Die wahrscheinlich autosomal-rezessiv vererbbare Erkrankung (DIEBOLD 1973) beginnt gewöhnlich zwischen dem zweiten und vierten Lebensjahr und führt meist in rascher Progredienz innerhalb einiger Jahre zum Tode. Anfälle (EDGAR u. POST 1963; TOWFIGHI et al. 1973) bilden meistens das Initialsymptom. Zerebelläre Störungen, extrapyramidale Symptome sowie geistiger Abbau bis hin zur Idiotie folgen. Myoklonien treten bei einem Teil der Fälle, vor allem im Endstadium, häu-

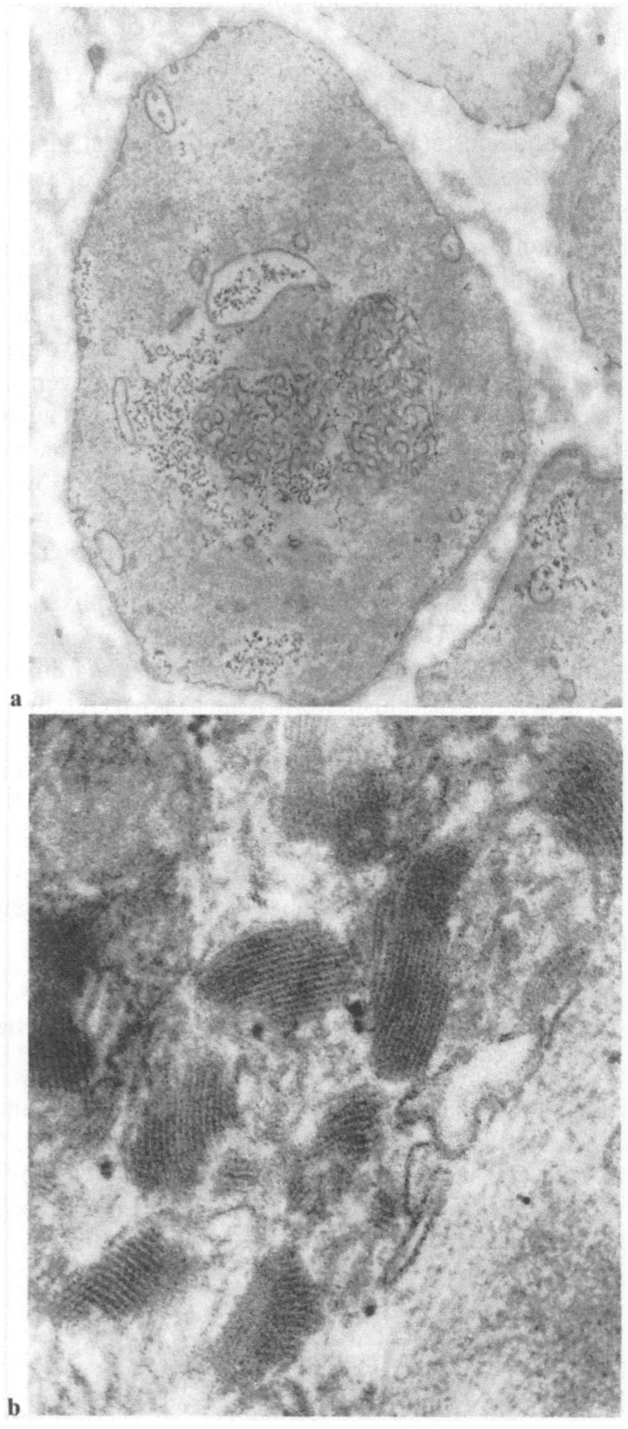

Abb. 144 a, b. Zeroidlipofuszinose. Spätinfantile Form. **a** Glatte Muskelzelle einer Hautarteriole mit kurvilinearem Zytosom. **b** M. gastrocnemius mit kristallartigen Gebilden in der glatten Muskelzelle einer Arteriole. **a** × 16 000, **b** × 30 000

fig auf (Andrews et al. 1971). Die Sehstörung setzt im Gegensatz zu den juvenilen Fällen, bei denen sie den zerebralen Symptomen oft um Jahre vorausgehen kann, meist erst später ein.

Der Fundus zeigt Pigmentveränderungen und/oder Optikusatrophie, enge Gefäße oder gelegentlich auch keine pathologischen Veränderungen (Gonatas et al. 1968; Diebold et al. 1968; Richardson u. Bornhofen 1968; Levine et al. 1968; Elfenbein u. Cantor 1969; Zeman et al. 1970; Nevalainen et al. 1973; Thranberend u. Adachi-Usami 1973). Der „kirschrote" Fleck in der Makula fehlt meistens.

Pathologie

Granulomata in der Milz wurden von De baecque et al. (1976) beschrieben.

Lichtmikroskopisch erkennt man eine viszerale Beteiligung mit Ablagerungen von Lipofuszinpigment in verschiedenen Organen, vorwiegend in Leber und Milz, aber auch in Myokard, Niere und Knochenmark (Tingey et al. 1958; Ryan et al. 1970; Zeman et al. 1970; Benz et al. 1971; Schröder et al. 1971; Nevalainen et al. 1973).

Elektronenmikroskopisch ist die Form und Verteilung der kurvilinearen Zytosomen in den Leberparenchymzellen sehr ungleichmäßig (Benz et al. 1971). In manchen Zellen sind sie sehr zahlreich, bis zu 9 μm lang und unregelmäßig verzweigt. Vereinzelt enthalten sie wenig elektronendichte, rundlich-homogene Lipidtropfen von unterschiedlicher Größe. Außerdem liegen zwischen den kurvilinearen Strukturen stark osmiophile, schlierenförmige Substanzen. Im Knochenmark lassen sich polymorphe kurvilineare Zytosomen in Retikulum- und Endothelzellen nachweisen, ebenso in bioptisch gewonnenem Gewebe in Muskel (Abb. 144 a), Haut und Schweißdrüsen (Schröder et al. 1971).

Die beträchtlichen Formvarianten kurvilinearer Zytosomen in verschiedenen Geweben bei Kindern ein und derselben Familie können aber die Diagnose der Erkrankung aus einem Leber- oder Knochenmarkspunktat erschweren. Schuurman et al. (1976) fanden in 2 von 6 Fällen ausschließlich kurvilineare Einschlüsse in den Lymphozyten, in 4 weiteren Fällen waren auch Fingerabdruckstrukturen erkennbar. In einer Muskelbiopsie fanden sich kristalline Gebilde (Abb. 144 b) in den glatten Muskelzellen der Gefäße.

Neuropathologie

Makroskopisch weist das Gehirn meist eine diffuse Atrophie mit Verschmälerung des Kortex und Reduktion des Marklagers auf. Die Rinde zeigt des öfteren eine gelbliche Verfärbung und pseudolamelläre Nekrosen. In der Mehrzahl der Fälle ist das Zerebellum vom atrophischen Prozeß besonders betroffen (Abb. 145).

Lichtmikroskopisch findet man im Sektionsmaterial oder in Biopsaten in der Hirnrinde stellenweise einen erheblichen Untergang der Nervenzellen mit Gliose (Richardson u. Bornhofen 1968; Zeman et al. 1970) bzw. Status spongiosus (Abb. 146). In der Regel sind die verbleibenden Nervenzellen nicht so stark ge-

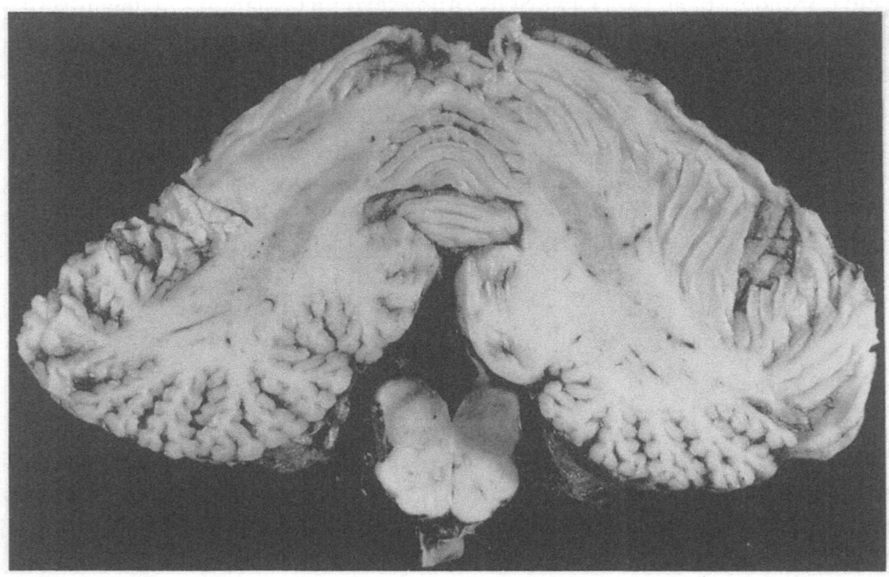

Abb. 145. Spätinfantile Form der Zeroidlipofuszinose. Atrophie des Kleinhirns.

schwollen wie bei den Gangliosidosen und kaum balloniert. Sie zeigen ubiquitär die Speicherung eines feingranulären Materials. Die Granula färben sich dunkel mit Luxolblau und bräunlich-orange mit Sudan III und IV. In ungefärbten Schnitten zeigen sie eine gelblich-grüne Fluoreszenz. In den Nervenzellen, besonders der Substantia nigra und des Thalamus sowie Hypothalamus, Nucleus dentatus und der Oliven, gelegentlich auch in Neuronen des Kortex, findet man Ablagerungen von scholligem Material (Seitelberger 1962). Diese wurden aufgrund ihres histochemischen Verhaltens als „Myoklonuskörper vom Proteintyp" bezeichnet. Über ähnliche Einlagerungen berichteten in der älteren Literatur Marinesco (1930) und Liebers (1927) und später Klinken-Rasmussen u. Dyggve (1965) sowie Zeman u. Donahue (1968).

Mit Hilfe der Golgi-Methode erkennt man eine Erweiterung der proximalen Axonsegmente in fast allen Pyramidenzellen (Williams et al. 1977). Eine erhebliche Körnerzellschichtnekrose des Kleinhirns wurde in spätinfantilen Fällen häufig beobachtet (Brodman 1914; Bielschowsky 1920; Gerhard 1956; Zeman et al. 1970; Minauf 1975).

Die Retina weist eine schwere Schädigung der Stäbchen und Zapfen sowie eine unterschiedlich stark ausgeprägte Speicherung eines granulären Materials in den Nervenzellen der Ganglienzellschicht auf (Bielschowsky 1914; 1920; Batten u. Mayou 1915; Richter u. Parmelee 1935; Bird 1948; Greenfield 1951; Wolter u. Allen 1964; Duffy et al. 1968; Zeman et al. 1970).

Elektronenmikroskopisch erkennt man kurvilineare Einschlüsse (Abb. 147), vor allem in den Ganglienzellen, aber auch in Perizyten, Glia- und Endothelzellen. Sie wurden als multilokuläre Körper (Zeman u. Donahue 1963), lamelläre, pleomorphe Hautkörper (Odor et al. 1966), granuläre osmiophile Einlagerungen mit

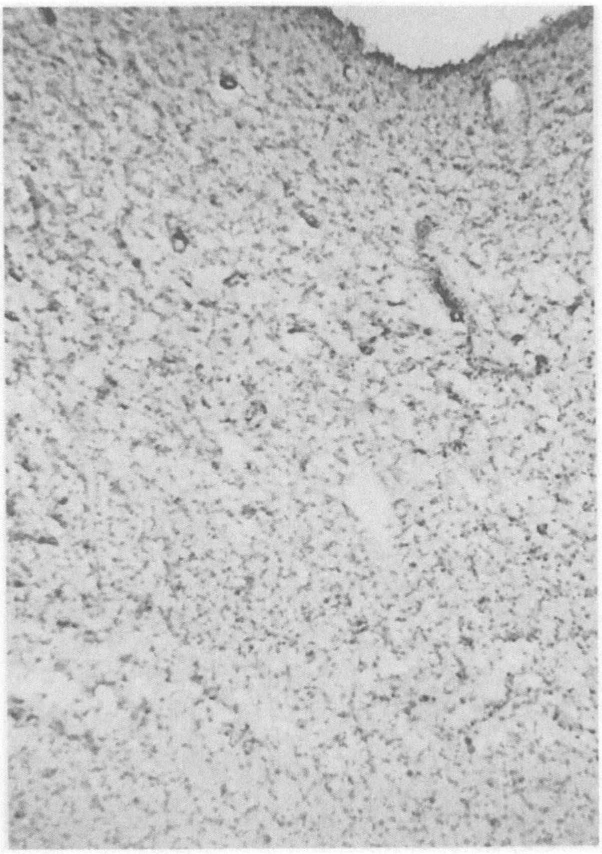

Abb. 146. Spätinfantile Form der Zeroidlipofuszinose. Fast vollständiger Verlust der Nervenzellen mit spongiöser Fasergliose in der Großhirnrinde. FAN-Färbung, Gliafasern nach Miquel × 60. (Aus Cervós-Navarro u. Goebel 1989)

membranöser Fragmentation (Sluga u. Majdetzki 1967), Aggregate von glatten Membranen (Richardson u. Bornhofen 1968) und multilamellierte Zytosomen (Gonatas et al. 1968) bezeichnet. Sie sind in den Nervenzellen bis zu 6 µm lang. Die Einschlüsse in den Neuronen weisen hauptsächlich die charakteristischen kurvilinearen Strukturen und gelegentlich auch Zebrakörper auf (Abb. 147 a). Man findet einige multizentrische gekrümmt oder konzentrisch verlaufende, etwa 4–5 µm dicke Membrankomplexe, die in einer fein granulierten oder amorphen Matrix liegen (Abb. 147 b). In geschrumpften Nervenzellen mit kondensierten Einschlüssen finden sich zwischen den kurvilinearen Strukturen dichte Ansammlungen von Ribosomen (Abb. 148). Die kurvilinearen Einschlüsse enthalten nur selten Lipidtropfen. Neben diesen kurvilinearen Gebilden werden bei älteren Fällen typische Lipofuszinkörper und Fingerabdruckkörper gefunden (Herman et al. 1971; Kira et al. 1981). Diese beiden Typen von Einschlüssen lassen sich nicht immer sicher voneinander unterscheiden, und es können bei ein und demselben Fall Übergänge zwischen ihnen auftreten (Zeman et al. 1970).

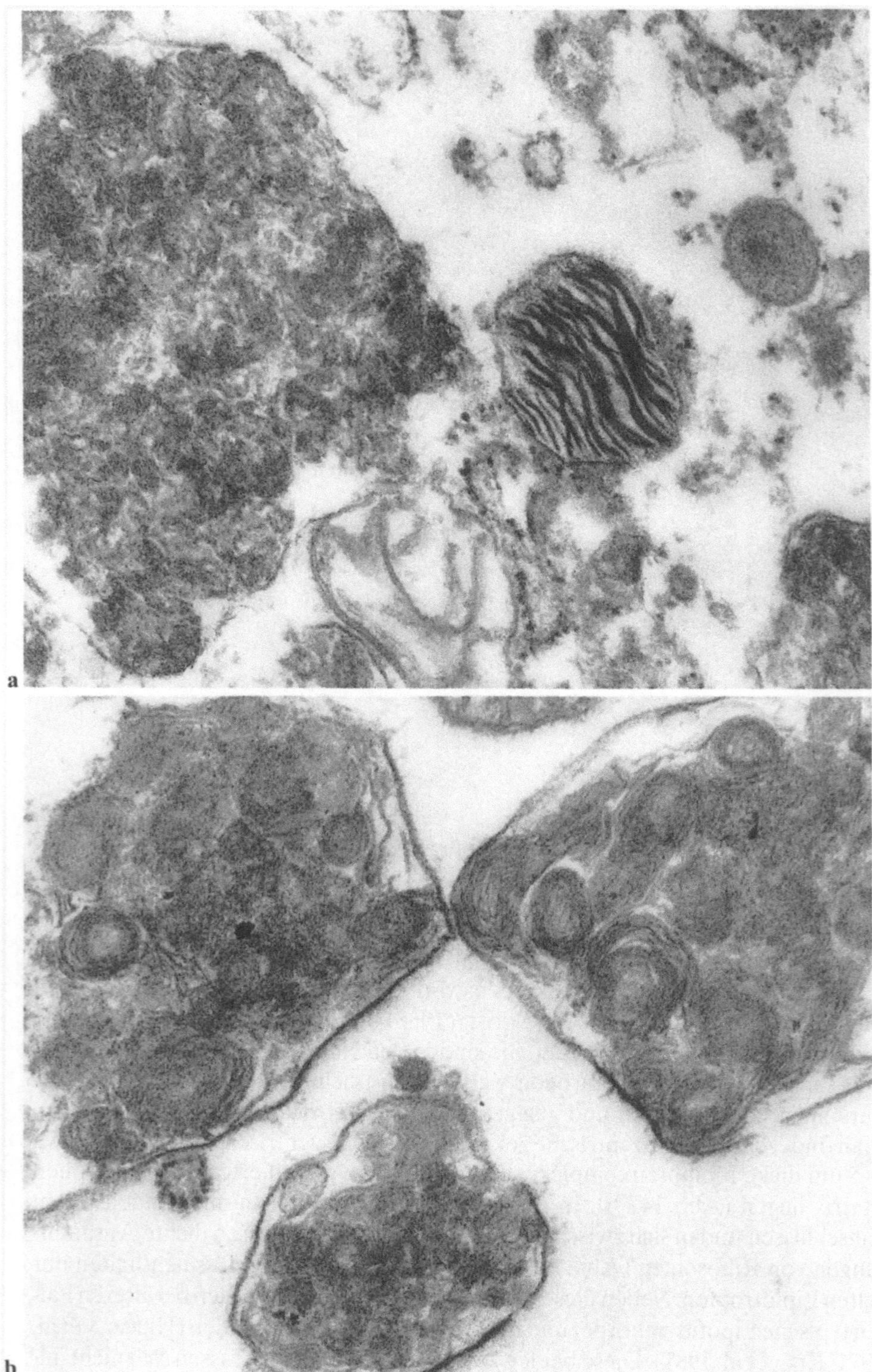

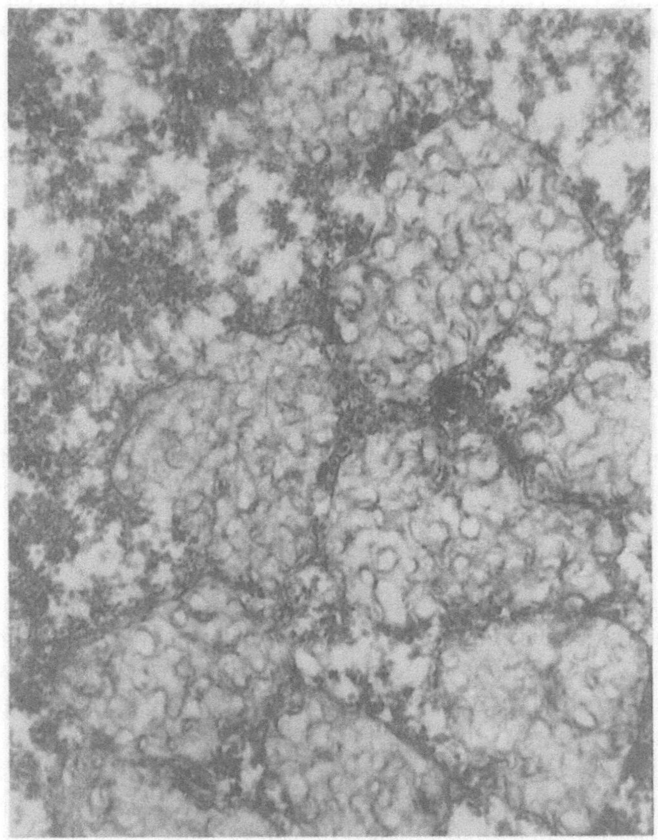

Abb. 148. Zeroidlipofuszinose. Spätinfantile Form. Zwischen den kurvilinearen Einschlüssen dicht gepackte Ribosomen. × 22 000

Unstrukturierte Areale, die keine kurvilinearen Strukturen enthalten, sondern nur aus einer undifferenzierten Matrix bestehen, kommen in der Regel nicht vor. In Hirnbiopsien, die Jahre vor dem Tode der Patienten vorgenommen worden waren, glichen nachgewiesene kurvilineare Einschlüsse den im Sektionsmaterial gefundenen Strukturen (TOWFIGHI et al. 1973).

In den Gliazellen kommen auch Fingerabdruckkörper vor (PELLISIER et al. 1974). Die scholligen Einschlüsse in der Substantia nigra bestehen aus zusammengeballten elektronendichten Granula, die häufig mit kurvilinearen Gebilden und Resten von Neuromelaningranula konfluieren (ZEMAN u. DONAHUE 1968). Kurvilineare Einschlüsse kommen auch in Schwann-Zellen vor (JOOSTEN et al. 1973).

Abb. 147a, b. Gleicher Fall wie Abb. 146. Zytoplasma der Nervenzelle in der Parietalhirnrinde. **a** Kurvilinearer Einschluß und ein Zebrakörper. **b** Multizentrische membranöse Einschlüsse. × 60 000

c) Juvenile Form (Zeroidlipofuszinose vom Spielmeyer-Sjögren Typ: Batten-Spielmeyer-Vogt Krankheit; juvenile amaurotische Idiotie)

Die Erstbeschreibung dieses Krankheitsbildes stammt bereits aus dem Jahre 1826 von STENGEL, der über vier im Alter von ca. 20 Jahren verstorbene Geschwister berichtete. Weitere Mitteilungen dieser Erkrankung, teils auch mit histopathologischen Befunden, wurden erst ca. 80 Jahre später von BATTEN (1903) und MAYOU (1904) im englischen sowie von SPIELMEYER (1905, 1906, 1908) und VOGT (1905, 1907, 1909) im deutschen Schrifttum veröffentlicht. In einer umfassenden Studie mit besonderer Berücksichtigung auch der hereditären Verhältnisse berichtete SJÖGREN (1931) über ein großes Beobachtungsgut von 120 Fällen aus 53 schwedischen Familien. Seine Untersuchungen ergaben, daß es sich dabei um eine autosomal-rezessive Krankheit handelt, die von der Tay-Sachs-Form abzugrenzen ist.

Aus den letzten 20 Jahren liegt eine umfassende, detaillierte Darstellung dieser Krankheit unter Berücksichtigung elektronenmikroskopischer und biochemischer Untersuchungsergebnisse vor (GOEBEL u. BRAAK 1989).

Klinisches Bild

Das erste Symptom ist eine um das 6. oder 7. Lebensjahr einsetzende Sehverschlechterung, gefolgt von langsam progredienter geistiger Retardierung (ELZE et al. 1978). Später kommen Abbau motorischer Funktionen, Krampfanfälle und des öfteren auch intermittierende Myoklonien hinzu. Ausgeprägte extrapyramidale Störungen kommen häufig vor (SJÖGREN 1931; SJÖVALL 1934; ELZE et al. 1978). Die bis zur Erblindung fortschreitende Sehverschlechterung kann den zerebralen Symptomen um Jahre vorausgehen (LUBIN u. MARBURG 1943; JEFFERSON 1958; MINAUF 1975). Die Befunde einer tapetoretinalen Degeneration wurden mehrfach bestätigt (HEUVEL VAN DEN 1966; KLEIN u. HUSSELS 1967; DUKE-ELDER 1967; MANSCHOT 1968; THIEL 1969; HOGAN u. ZIMMERMAN 1968; ELLINGSON u. SCHAIN 1969; THIEL u. BEHNKE 1971; GÖTTINGER u. MINAUF 1971; GOEBEL et al. 1974).

Schließlich führt die Erkrankung zum Bild völliger Dezerebration; die Patienten sterben nach einer Krankheitsdauer von etwa 8–12 Jahren, gewöhnlich an einem interkurrenten Infekt, meist zwischen dem 14. und 20. Lebensjahr. Bei Patienten, die älter als 14 Jahre werden, ist im CT in der Regel eine Erweiterung des subarachnoidalen Raumes und der Ventrikel zu erkennen (LAGENSTEIN et al. 1981). Es gibt auch Fälle mit protrahiertem, mitunter jahrzehntelangem Verlauf (HALLERVORDEN 1938; EBHARDT et al. 1973; GOEBEL et al. 1976). Diese Beobachtungen werden daher von einem Teil der Autoren der „adulten Form" zugeordnet oder als „atypische" Fälle angesehen.

Die „juvenile Form" ist autosomal-rezessiv vererbbar, und mitunter erkranken mehrere Geschwister. Bevorzugter Befall einer bestimmten Rasse liegt nicht vor, jedoch wurden relativ häufig Fälle aus Schweden mitgeteilt (SJÖGREN 1931; RAYNER 1962).

Pathologie

Veränderungen viszeraler Organe wurden bei der juvenilen amaurotischen Idiotie erstmals von BÖHMIG u. SCHOB (1930) erwähnt. Die Ablagerungen in Myokard, Leber, Niere, Milz und Lymphknoten gleichen der intraneuronalen Speicherung (Kristensson et al. 1965; Reske-Nielsen et al. 1981). Es finden sich sowohl vakuolisierte Lymphozyten (Van bagh u. Hortling 1948; Kivalo u. Sternvall 1958; Rayner 1962; Klein u. Hussels 1967; Schwendemann 1976; Elze et al. 1978) als auch in geringerer Zahl hypergranulierte Neutrophile (Strouth et al. 1966; Zeman u. Strouth 1966). Da beide Veränderungen bei klinisch unauffälligen heterozygoten Genträgern ebenfalls gefunden werden, können sie auch zu deren Erfassung beitragen (Rayner 1962; Zeman et al. 1970).

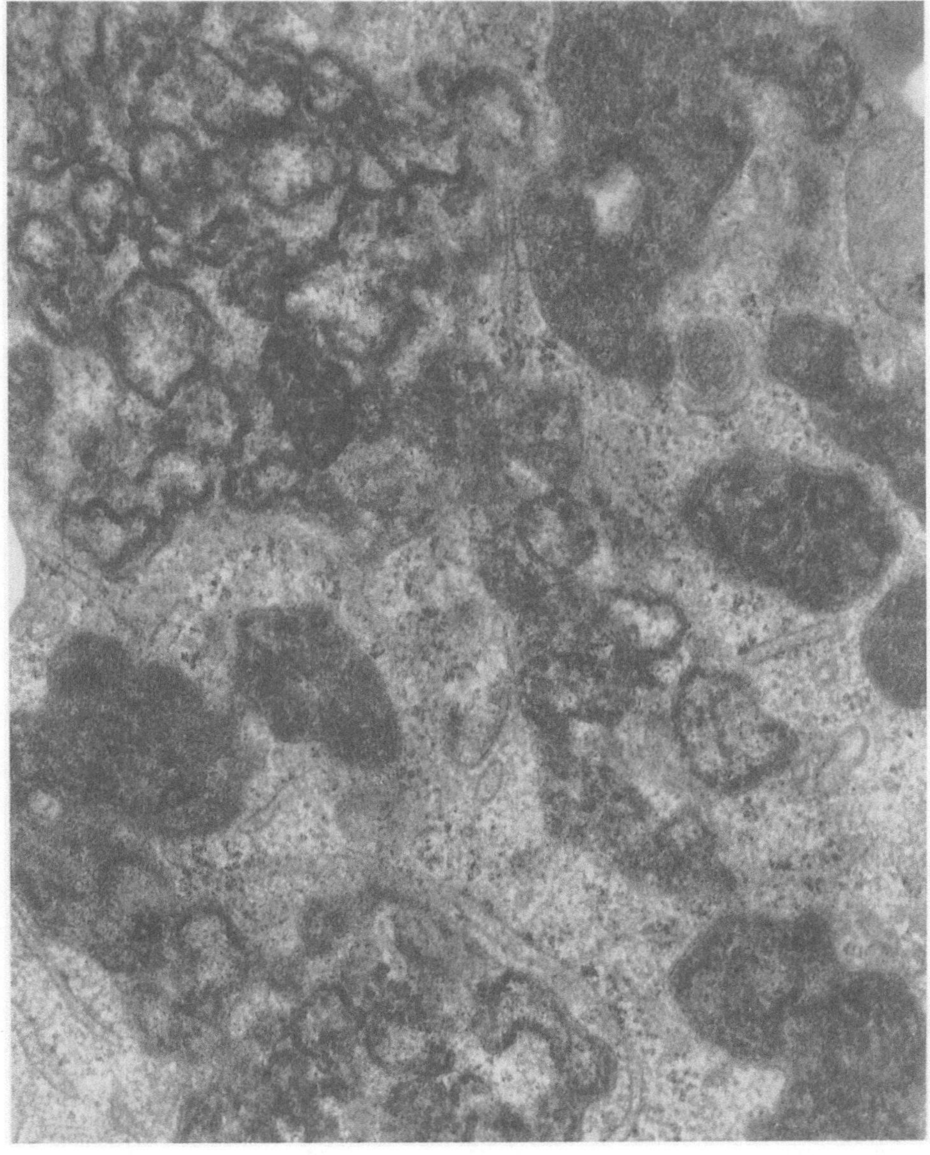

Abb. 149. Zeroidlipofuszinose. Juvenile Form. Kurvilineare Strukturen in einem Makrophagen der Rektumschleimhaut. × 60000

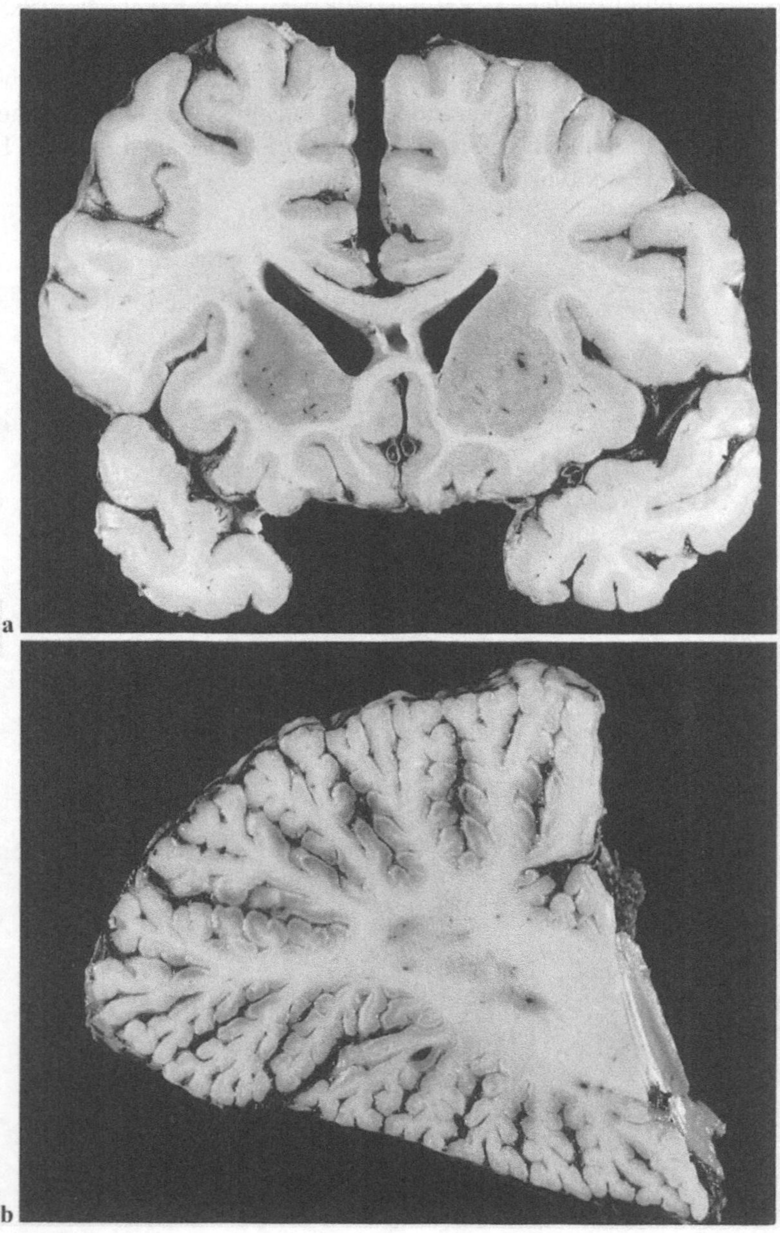

Abb.150a, b. Neuronale Zeroidlipofuszinose. Juvenile Form. Ausgeprägte Atrophie des Groß- (**a**) und Kleinhirns (**b**).

Elektronenmikroskopisch finden sich in den vakuolisierten Lymphozyten Einschlüsse mit Fingerabdruckstrukturen (WITZLEBEN 1972; BAUMANN u. MARKESBERRY 1978). In den Hauthistiozyten werden Einschlüsse sowohl mit kurvilinearen, als auch Fingerabdruckstrukturen gefunden. Gelegentlich kommen beide Formen im

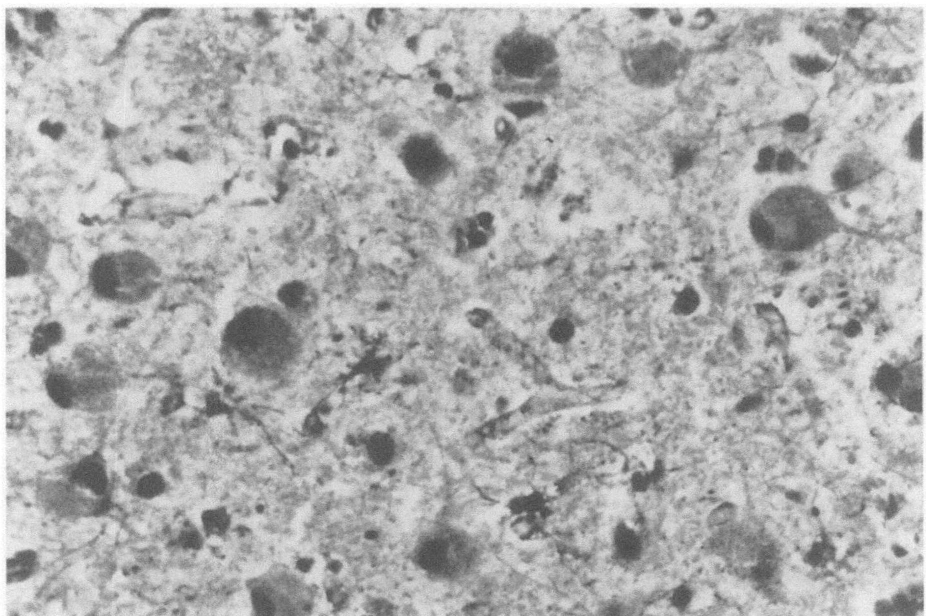

Abb. 151. Gleicher Fall wie Abb. 150. Die Nervenzellen in der Rinde sind vermindert und die verbliebenen zeigen einen abgerundeten Zelleib. Bodian. × 300

gleichen Einschluß vor (FARREL u. SUMI 1977). EBHARDT et al. (1973) fanden bei einem „juvenilen Fall mit protrahiertem Verlauf" „kurvilineare Strukturen" in Makrophagen und Fibroblasten der Rektumschleimhaut (Abb. 149).

Neuropathologie

Makroskopisch zeigt das Gehirn (Abb. 150 a) meist eine leichte bis mittelgradige Atrophie. Auch das Kleinhirn (Abb. 150 b) kann eine mittelgradige Rindenatrophie aufweisen (GOEBEL et al. 1976).

Lichtmikroskopisch erkennt man geringgradig geschwollene, gelegentlich auch geschrumpfte oder mehr abgerundete Nervenzellen ohne wesentliche Vergrößerung des Zelleibes (Abb. 151). Sie enthalten körnige Einlagerungen, die sich Sudanschwarz B- und PAS-positiv färben. HORMIA (1980) fand im Marklager zweier Fälle granuläres Material, das sich mit Toluidinblau metachromatisch färbte. Alle Hirnregionen sind beteiligt, einzelne Hirnareale können jedoch unterschiedlich stark betroffen sein. Die wesentlichen Veränderungen der von der Speicherung betroffenen Nervenzellen wurden bereits von den ersten Autoren im Detail beschrieben (SPIELMEYER 1905, 1908; VOGT 1907, 1909; BEHR 1910) und als „Schaffer-Spielmeyer-Zellprozeß" in den darauffolgenden Jahrzehnten in der neuropathologischen Literatur diskutiert (SPIELMEYER 1929; SCHAFFER 1935).

Während in der Nissl-Färbung keine eindeutige Rarefizierung der Nervenzellen festzustellen ist, erkennt man mit der Pigmentfärbung (BRAAK u. GOEBEL 1978) axonale Schwellungen in der III. und IV. Schicht sowie einen weitgehenden Ver-

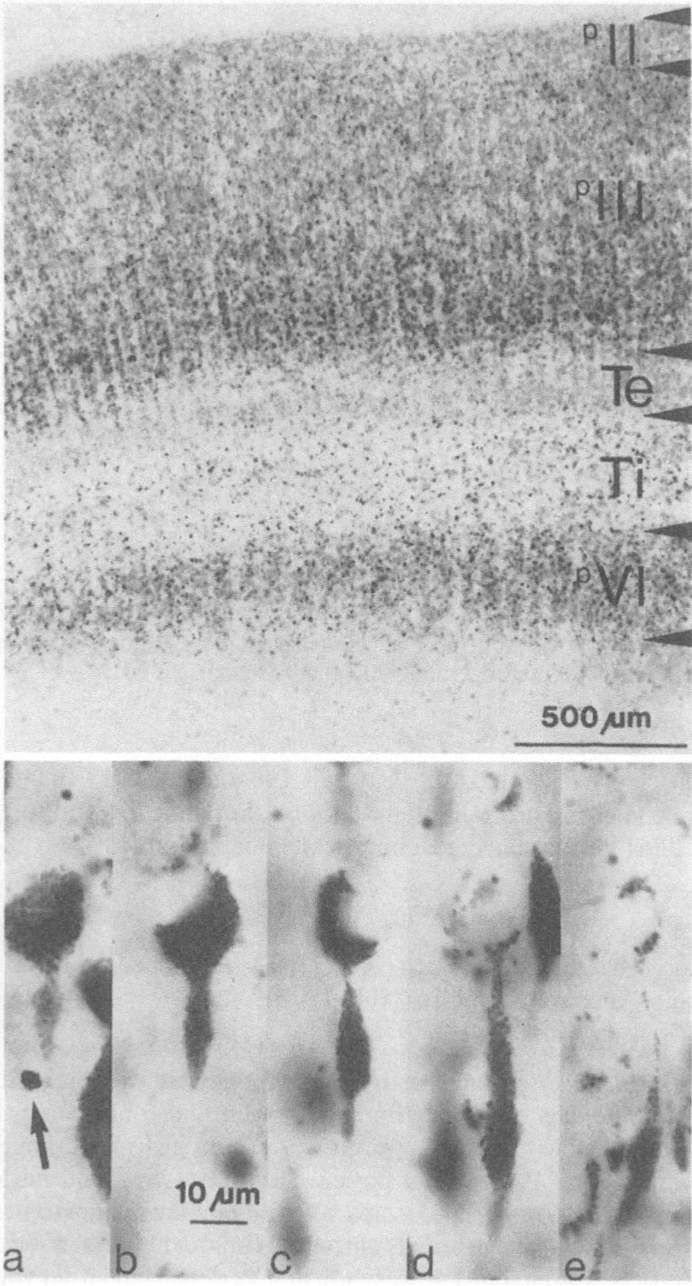

Abb. 152 a – e. Zeroidlipofuszinose. Juvenile Form. Weitgehender Schwund von Zellen in Schicht V. Pigmentbeladene axonale Schwellungen in Schicht III. Von **a – e** stärkere Vergrößerung der Schicht III mit Darstellung der pigmentbeladenen Schwellungen der proximalen Axonstrecke. (Aus Braak 1984)

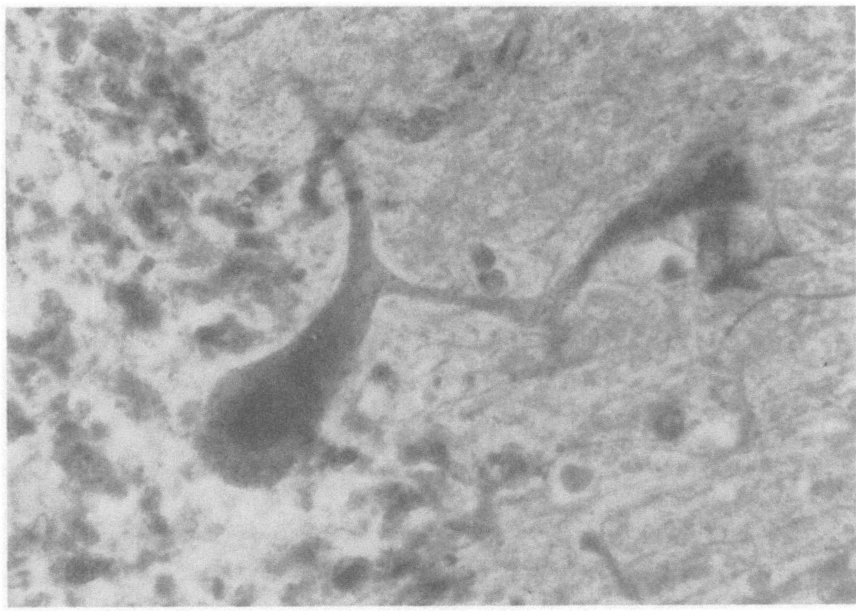

Abb. 153. Zeroidlipofuszinose. Juvenile Form. Hirschgeweihartige Auftreibungen der Dendriten der Purkinje-Zellen durch Ablagerungen von Speichermaterial. Bodian. × 500

lust sowohl der Pyramidenzellen der V. Schicht der Hirnrinde (Abb. 152 a–c) als auch der Sternzellen im Striatum (BRAAK et al. 1979; BRAAK 1984). Die proximalen Segmente der Pyramidenzellen sind durch gespeichertes Material erweitert (WILLIAMS et al. 1977). Alle Hirnregionen sind beteiligt, einzelne Hirnareale können jedoch unterschiedlich stark betroffen sein. Das im Zytoplasma gelegene Material verdrängt oft den Zellkern an die Peripherie und findet sich häufig auch in den proximalen Anteilen der Fortsätze. Besonders ausgeprägt ist dieses Phänomen in den noch erhaltenen Purkinje-Zellen, wodurch mitunter „hirschgeweihartige" Gebilde entstehen (Abb. 153). Des öfteren liegt eine erhebliche Degeneration der Körnerzellschicht des Kleinhirns vor. SJÖVALL u. ERICSSON (1933) sowie SJÖVALL (1934) wiesen auf die Ablagerungen in der Astroglia hin und zogen deren im Striatum besonders starken Befall zur Erklärung der bei den schwedischen Fällen häufig beobachteten, ausgeprägten extrapyramidalen Symptomatik heran. Auch von anderen Autoren wurde über Einlagerungen in Astrozyten berichtet (JERVIS 1959; ZEMAN et al. 1970). Das Mesoderm kann zusätzlich beteiligt sein. PERBOLL (1967) fand „Lipopigmentablagerungen" in Endothel- und Perithelzellen. Auch andere Autoren (ODOR et al. 1966; DONAHUE et al. 1967; GONATAS et al. 1969) beschrieben außer in gliösen Elementen Einlagerungen in den Gefäßwandzellen. Läsionen der peripheren Nerven in Form einer teils segmentären Markschädigung und Fragmentation des Axons wurden von KRISTENSSON et al. (1967) beobachtet.

Der histologische Retinabefund ist durch die primäre Degeneration des Sinnepithels gekennzeichnet und unterscheidet sich dadurch grundlegend von dem der infantilen G_{M2}-Gangliosidose (s. S. 333). Die Stäbchen und Zapfen gehen völlig zu-

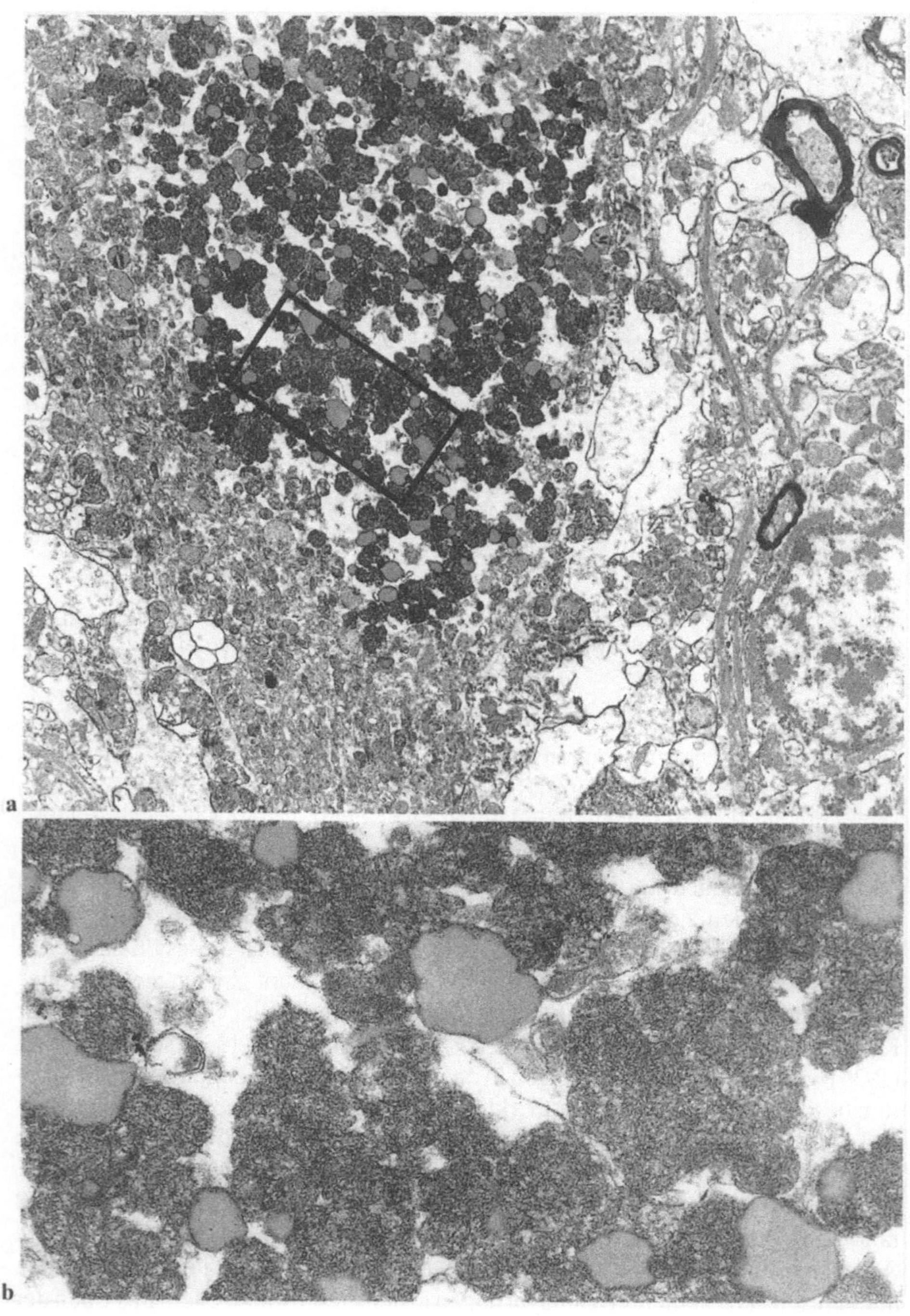

Abb. 154a, b. Zeroidlipofuszinose. Juvenile Form. Perikaryon einer Nervenzelle der Frontalhirnrinde. Lipofuszinähnliche Einschlüsse. **a** × 6000, **b** × 20 000

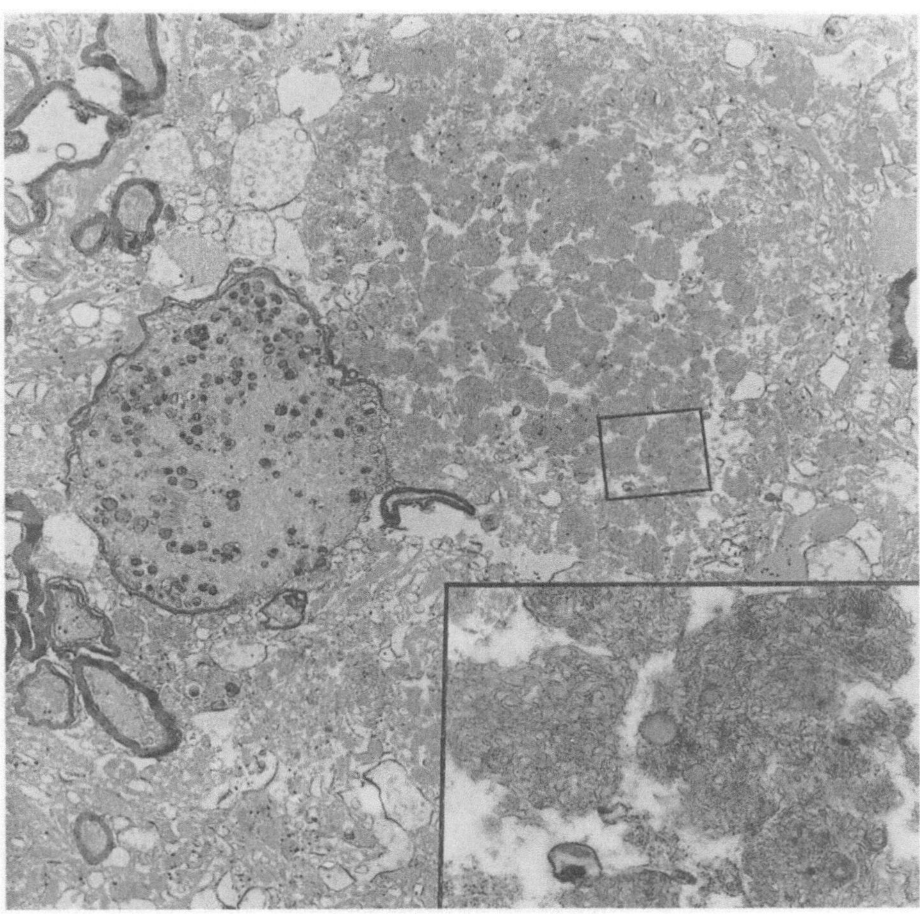

Abb. 155. Gleicher Fall wie Abb. 154. Ein Dendrit und ein Axon durchsetzt von Einschlüssen, die eine kurvilineare Struktur erkennen lassen. × 8000 (Ausschnitt: × 24 000)

grunde, die äußere Körnerschicht weist Desorganisation und Zellverlust auf. Das Pigmentepithel ist schwer geschädigt, und einzelne Pigmentherde finden sich über die Retina, teils bis in die innere Körnerschicht, verstreut. Die Nervenzellen der Ganglienzellschicht sind in ihrem Bestand reduziert, und in den noch vorhandenen Zellen sieht man Ablagerungen von Sudanschwarz-B und PAS-positivem Material wie in den Zellen des übrigen Nervensystems. Der Nervus opticus weist Zeichen einer Atrophie oder aber normale Bemarkung auf.

Elektronenmikroskopisch finden sich im Perikaryon (Abb. 154 a, b), den Axonen und Dendriten (Abb. 155) pleomorphe Einschlüsse, die bei schwächerer Vergrößerung an Lipofuszin erinnern und sich bei stärkerer Auflösung als Fingerabdruck- oder kurvilineare Körper darstellen. Die Fingerabdruckkörper (Abb. 156 a) kommen häufiger bei der juvenilen als bei der spätinfantilen Form vor (ODOR et al. 1966; DONAHUE et al. 1967; SUZUKI K. et al. 1968; GONATAS et al.

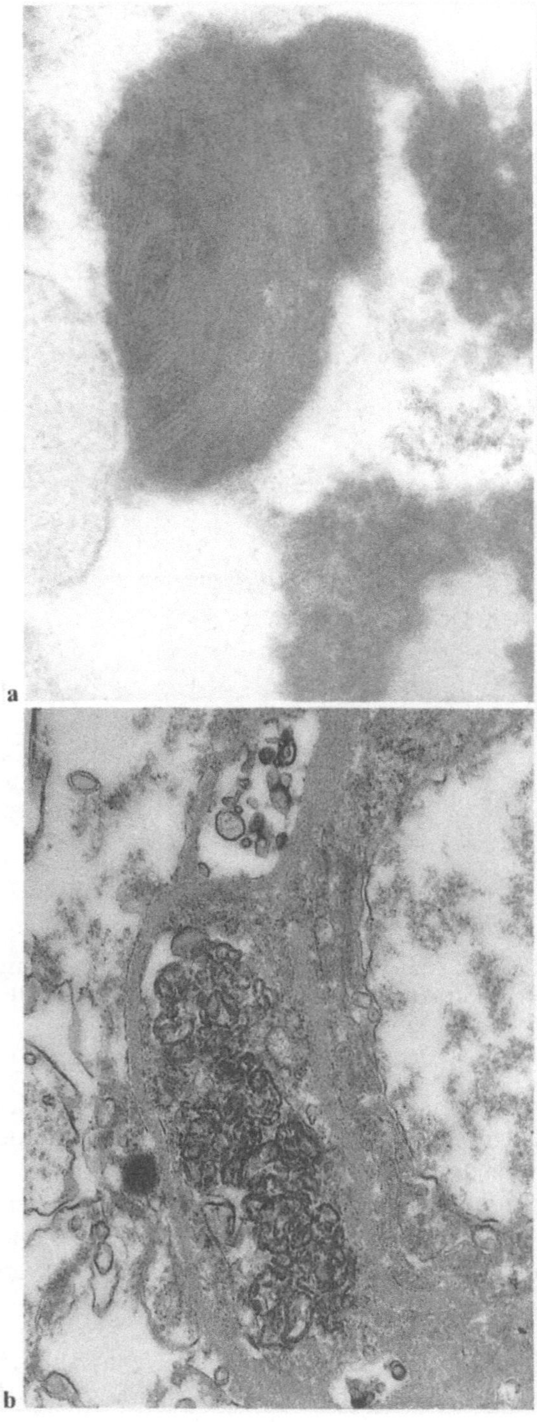

Abb. 156 a, b. Gleicher Fall wie Abb. 154. **a** Fingerabdruckkörper im Zytoplasma einer Nervenzelle, **b** kurvilineare Einschlüsse in der Endothelzelle einer Hirnkapillare. **a** × 80 000,
b × 30 000

1969; KAMIJYO et al. 1973; TOWFIGHI et al. 1973). Die Endothelzellen der Hirnkapillaren enthalten typische kurvilineare Körper (Abb. 156 b).

Die Haut- (MARTIN u. CEUTERICK 1978) und Bindehautbiopsien (LIBERT et al. 1977) zeigen die gleichen Einschlüsse und ermöglichen die Diagnose auch ohne Biopsien von Nervengewebe.

ELSNER u. PRENSKY (1969) fanden bei Rektumbiopsien von zwei typisch „juvenilen" Patienten in den Nervenzellen des Plexus myentericus und submucosus ebenfalls Ablagerungen mit „fingerprint"-Muster.

d) Adulte Form (Kufs-Krankheit: Spätform der amaurotischen Idiotie)

In der Mehrzahl der Veröffentlichungen, besonders in den vor 1960 erschienenen, wurde die Bezeichnung „Spätform der amaurotischen Idiotie" verwendet (KUFS 1925, 1929, 1931; MEYER 1931; VAN BOGAERT u. BORREMANS 1937; HALLERVORDEN 1938, FRIEDRICH 1938, VAN BOGAERT 1952; SEITELBERGER u. NAGY 1958; DERWORT u. NOETZEL 1959; ESCOLA-PICO 1961; BERGENER u. JUNGKLAASS 1968; SPALKE et al. 1972). Dabei wurde jedoch mehrfach auf die Problematik dieses Terminus hingewiesen, da Augensymptome in der Regel fehlten. In einzelnen Fällen fehlte auch eine Demenz (FINE et al. 1960; MATTHYUS 1962). Daher wurde ein Teil der Fälle als „Central nervous system lipidosis in an adult" (FINE et al. 1960), „Diffuse lipofuscinosis of the central nervous system" (PALLIS et al. 1967), „Neuronal lipidosis" (BIGNAMI et al. 1969), „Ceroid lipofuscinosis" (ZEMAN et al. 1970) oder als „Kufs' Disease" (CHOU et al. 1970) mitgeteilt. Letztere Bezeichnung bezieht sich insofern auf den Erstbeschreiber, als KUFS erstmals den Terminus „Spätform der amaurotischen Idiotie" verwandte. Ein Fall dieser Art war jedoch zuvor bereits von STRÄUSSLER (1906) einschließlich der klinischen und histopathologischen Befunde beschrieben worden.

Klinisches Bild

In der Regel handelt es sich um einen langsam progredienten, mitunter in Schüben verlaufenden Krankheitsprozeß, der sich über Jahre und Jahrzehnte erstrecken kann. Männer erkranken etwa doppelt so häufig wie Frauen. Meist erkranken die Patienten nach dem 20. Lebensjahr. Bei einer kleineren Anzahl beginnt die Erkrankung jedoch bereits im spätinfantilen bzw. juvenilen Alter (KUFS 1929; MEYER 1931; VAN BOGAERT u. BORREMANS 1937; HALLERVORDEN 1938 b; JERVIS 1950; GREENFIELD 1951; DERWORT u. NOETZEL 1959; ZEMAN u. HOFFMAN 1961; CHOU et al. 1970; KORNFELD 1972, TRILLET et al. 1973). Der früheste Krankheitsbeginn lag im 4. (HALLERVORDEN 1938 b), der späteste im 49. Lebensjahr (PALLIS et al. 1967). Das erreichte Höchstalter betrug 62 Jahre (VAN BOGAERT u. BORREMANS 1937). Für die Abgrenzung dieser Fälle gegenüber den juvenilen Formen mit protrahiertem Verlauf (s. S. 392) ist das Fehlen von Sehstörungen kennzeichnend.

Als erstes Symptom werden meist unspezifische psychische Störungen wie Nervosität, Reizbarkeit und Minderung der Kritik- und Urteilsfähigkeit bemerkt. Erst im weiteren Verlauf entwickeln sich Zeichen eines organischen Psychosyndroms, das schließlich zu schwerer Demenz führen kann (DERWORT u. NOETZEL 1959). DOM et al. (1979) berichteten über zwei Geschwister, bei denen als erstes Symptom epileptische Anfälle auftraten. Extrapyramidale Störungen und zerebelläre Symptome (DUMON-RADERMECKER 1965; BÖHME et al. 1971) sind mitunter bereits zu Beginn der Erkrankung so ausgeprägt, daß MEYER (1931) von einer „Stammganglienform" sprach.

Bei anderen Patienten stehen spinale Symptome mit ausgeprägten Muskelatrophien im Vordergrund (FINE et al. 1960). Psychiatrische Symptome, ähnlich dem phasen- oder schubförmigen Verlauf einer Psychose, können ebenfalls das Krankheitsbild bestimmen (MINAUF 1975; SANDYK 1982). Ophthalmologische Veränderungen werden in der Regel vermißt, können aber in atypischen Fällen (IKEDA et al. 1984) als erstes Symptom auftreten. SEITELBERGER u. NAGY (1958) beschrieben Papillenabblassung, HOFFMAN (1958) bzw. ZEMAN u. HOFFMAN (1961) Optikusatrophie und Retinitis pigmentosa bei je einem Fall.

Pathologie

Eine viszerale Beteiligung am Speicherprozeß mit Ablagerungen im retikuloendothelialen System, vor allem in Leber und Milz, aber auch im Muskel, wurde von KUFS (1929), BIGNAMI et al. (1969), KORNFELD (1972), SPALKE et al. (1972) und DOM et al. (1979) geschildert. Andere Autoren betonten ausdrücklich, daß in den Körperorganen keine Speicherung vorhanden war (FINE et al. 1960; CHOU et al. 1970). TRILLET et al. (1973) beschrieben *elektronenmikroskopisch* Lipofuszineinlagerungen in einer Leberbiopsie.

Neuropathologie

Das Großhirn zeigt *makroskopisch* meist eine leichte, das Kleinhirn häufig eine ausgeprägtere Atrophie (Abb. 157).

Lichtmikroskopisch ist auch für diese Form die Ablagerung eines granulären, Sudanschwarz-B-positiven Materials mit ausgeprägter Autofluoreszenz in den

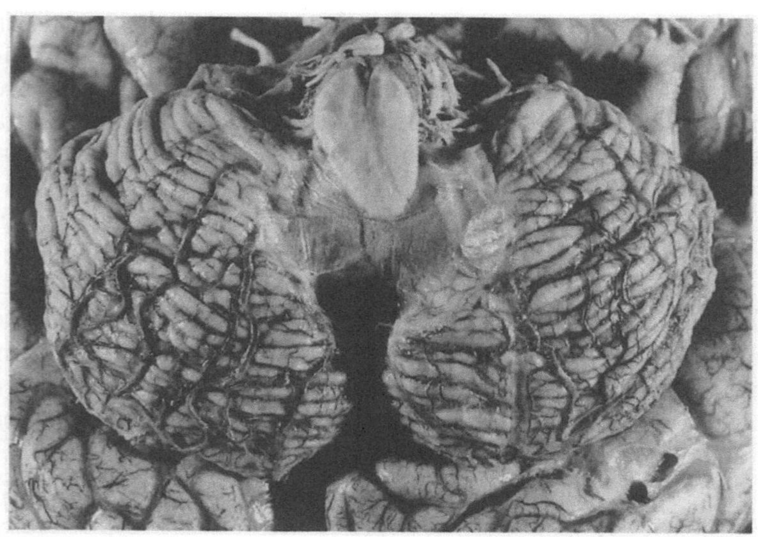

Abb. 157. Zeroidlipofuszinose. Adulte Form. Ausgeprägte Atrophie des Kleinhirns

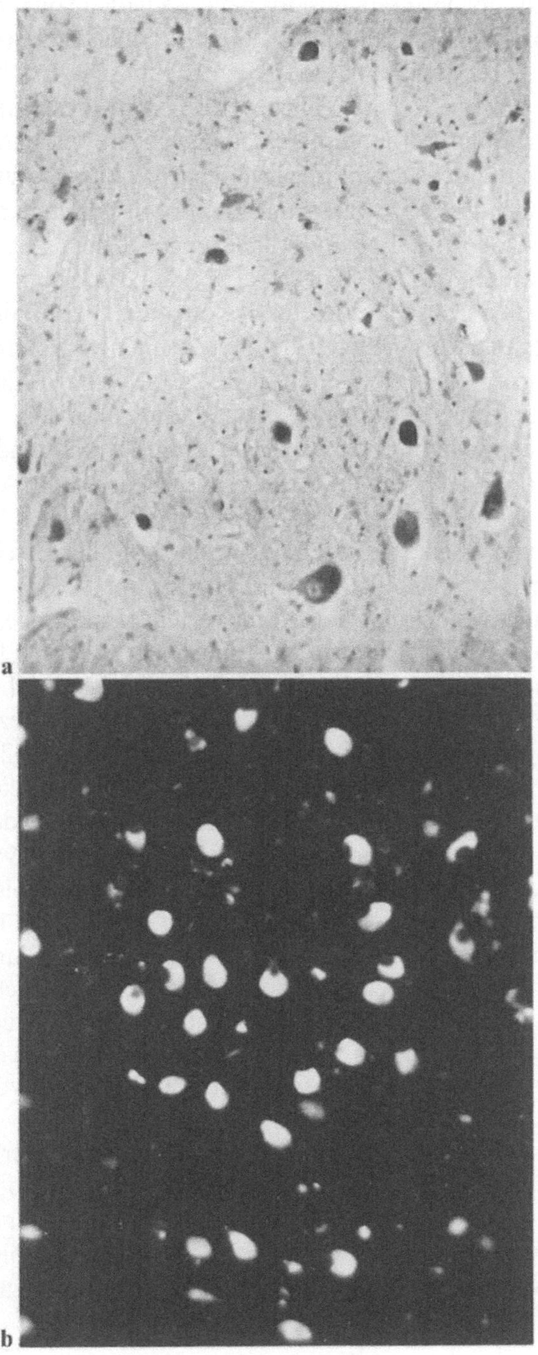

Abb. 158a, b. Zeroidlipofuszinose. Adulte Form. **a** Beladung der neuronalen Perikaryen mit Lipopigmenten. Hämatoxylin/PAS × 120. **b** Ausgeprägte Autofluoreszenz in den abgerundeten pigmenthaltigen Nervenzelleibern. × 400. (Aus CERVÓS-NAVARRO u. GOEBEL 1989)

Nervenzellen charakteristisch (Abb. 158 a, b). Die Speicherung ist insgesamt wesentlich geringer als bei den Gangliosidosen und regional von sehr unterschiedlicher Intensität. Aus der Ubiquität des Prozesses heben sich Schwerpunkte der Läsionen hervor, deren topische Verteilung das klinische Erscheinungsbild bestimmt. Stellenweise ist auch ein erheblicher Parenchymzerfall zu sehen. In einigen Fällen fehlt eine regionale Betonung der Veränderungen, bei der Mehrzahl der Beobachtungen sind jedoch das Kleinhirn und der Hirnstamm stärker betroffen, während die Großhirnrinde relativ verschont bleibt. Mit pigmentarchitektonischen Methoden konnten jedoch deutliche Veränderungen in der 2., 3. und 5. Schicht des Isokortex nachgewiesen werden (GOEBEL et al. 1982). Im Stammganglienbereich sind die großen Zellen des Striatum selektiv betroffen. Der Thalamus ist vorwiegend in seinen lateralen Kerngebieten, der Hypothalamus im Bereich des Nucleus paraventricularis in den Prozeß miteinbezogen. Eine weitere Akzentuierung des Prozesses besteht im Ammonshorn, in dem sich die intensivsten Veränderungen im Endblatt und dorsalen Bandteil Sektor H3 und H2 finden, während im Unterschied zu vasogenen Läsionen der Sommersektor H1 ausgespart bleibt. Auf dieses Verteilungsmuster haben bereits SCHERER (1932) sowie SEITELBERGER u. NAGY (1958) und ESCOLA (1961) hingewiesen. In einigen Fällen sind vor allem Kleinhirn und Rückenmark betroffen (FINE et al. 1960; JACOB u. KOLKMANN 1973).

In den bevorzugten Regionen liegt diffus verteilt feinkörniges, mit Kresylviolett schwarz pigmentiertes, stellenweise um die Astrozyten angehäuftes, vielfach auch in Gefäß- und Kapillarendothelien zu findendes Material. Das als Sudanschwarz-B-positiv beschriebene Speichermaterial zeigte sich bezüglich der Bialreaktion bei FINE et al. (1960) positiv; im Fall von MATTHYUS (1962) sowie JAKOB u. KOLKMANN (1973) war diese Reaktion jedoch negativ. Die gespeicherte Substanz ist bläulich autofluoreszierend, aber ohne Spektralanalyse von der gelben Autofluoreszenz des Lipofuszin schwer zu unterscheiden (HEWLETT 1982).

Alzheimer-Fibrillenveränderungen wurden neben den typischen Speicherphänomenen bei mehreren Fällen beobachtet (HALLVERVORDEN 1938 a, b; SEITELBERGER u. NAGY 1958; CHOU et al. 1970; SPALKE et al. 1972). Sie fanden sich vor allem im Ammonshorn und hier betont im Sektor H3, aber auch im Thalamus, Hypothalamus und Corpus striatum, in Substantia nigra und Brückenhaube. SEITELBERGER u. NAGY (1958), die die Topik dieser Veränderungen eingehend bearbeiteten, vertreten die Ansicht, daß es sich dabei um einen „erworbenen Alzheimer-Symptomenkomplex" handelt.

In der Retina fand GREENFIELD (1951) gering ausgebildete Veränderungen mit Ablagerungen eines granulären Materials in den Nervenzellen der Ganglienzellschicht. ZEMAN et al. (1970) sahen in den äußeren Segmenten der Stäbchen außer dem typischen Melanin auch Sudanschwarz-B-positive „Lipopigmentgranula". DOM et al. (1979) sowie IKEDA et al. (1984) fanden eine ausgeprägte Lipidspeicherung in der Retina.

Elektronenmikroskopisch findet man neben neuronalen Einschlüssen (Abb. 159), die als „rundliche, lipofuszinähnliche Körperchen" oder als „Lipofuszingranula" bezeichnet werden (ESCOLA-PICO 1964; PALLIS et al. 1967; CHOU et al. 1970; SPALKE et al. 1972; TRILLET et al. 1973; IKEDA et al. 1984), Lipofuszingranula in den Gliazellen (Abb. 160). Lamelläre Strukturen, „miniature membranous cy-

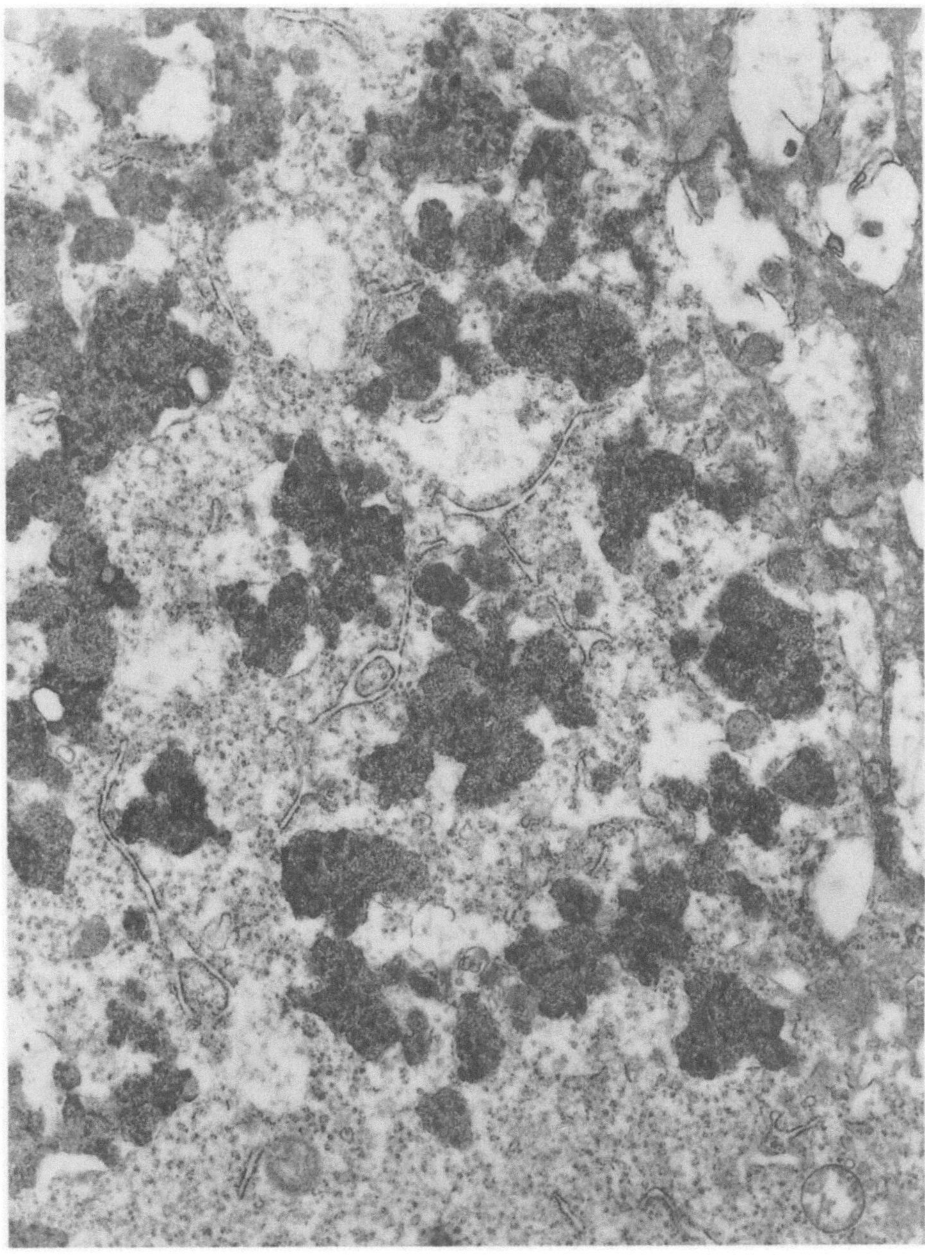

Abb. 159. Zeroidlipofuszinose. Adulte Form. Zytoplasma einer Nervenzelle in der Parietalhirnrinde mit lipofuszinähnlichen Einschlüssen. × 26000

toplasmic bodies", Fingerabdruckmuster und Zebrakörper (SANDYK 1982) sowie kurvilineare Zytosomen wurden ebenfalls beobachtet. Die kurvilinearen Körper sind nicht selten mit Lipidkörpern anderer Struktur kombiniert und erscheinen auch in Gesellschaft des typischen Lipofuszins.

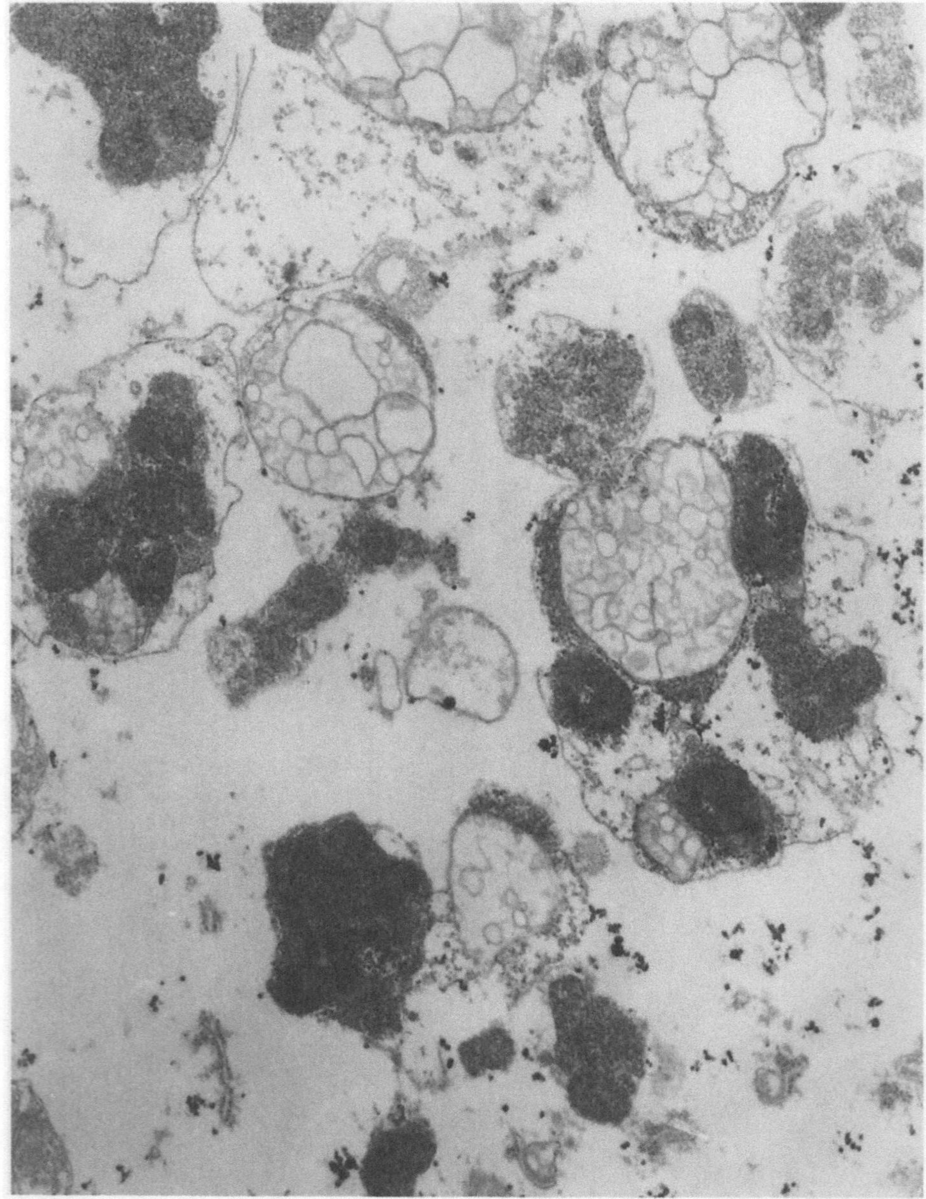

Abb. 160. Gleicher Fall wie Abb. 159. Zytoplasma einer Makrogliazelle. Granulomembranöse elektronendichte Einschlüsse assoziiert mit randständigen Vakuolen mit lockeren membranösen Strukturen. × 30 000

Pathogenese

Ätiologie und Pathogenese der Zeroidlipofuszinosen sind nicht bekannt. Die Entstehung der Pigmente wurde auf die Zerstörung von Organellen durch Lipidperoxidation zurückgeführt (TAPPEL 1973). In den Blutleukozyten und in der

Schilddrüse von Patienten mit Zeroidlipofuszinosen fanden ARMSTRONG et al. (1975) eine Minderung der Peroxidaseaktivität. Spätere Arbeiten konnten eine Aktivitätsminderung der Peroxidase weder im Speichel (PILZ et al. 1976 a) noch in der Parotis (PILZ u. GOEBEL 1977) oder in den Leukozyten (PILZ et al. 1976 b) finden. Auch die Aktivitäten von Katalase und Glutathionperoxidase sind in Patienten mit Zeroidlipofuszinose normal (MARKLUND et al. 1981). In der Klinik ergab die Peroxidasebestimmung keinen Hinweis auf die Diagnose (WOLFE et al. 1981).

PULLARKAT et al. (1978) fanden im Liquor und in den Erythrozyten sowie in den Leukozyten einer Patientin mit juveniler Zeroidlipofuszinose hohe Werte von γ-Ketolinolensäure und erwogen die Möglichkeit einer Störung des Prostaglandinstoffwechsels als pathogenetisches Bindeglied bei den Zeroidlipofuszinosen. WOLFE et al. (1982) sowie PALO et al. (1982) fanden im Speichermaterial aller Zeroidlipofuszinose-Typen mit Ausnahme der adulten Form, die nicht untersucht wurde, eine hochgradige Konzentration einer Klasse von Polyisoprenolen (Dolicholen), die eine Rolle im Glykoproteinstoffwechsel spielen. Die Autoren vermuteten einen Defekt des Stoffwechsels dieser Substanzen als Ursache der Zeroidlipofuszinosen. Die Hypothese konnte nicht bestätigt werden.

In einigen Fällen mit dem morphologischen Bild der Zeroidlipofuszinosen fand sich ein Heparan-N-Sulfatase-Mangel (s.S. 136) bei MPS III.

Die Tatsache, daß in Fällen, von denen sowohl Biopsie- als auch Obduktionsmaterial elektronenmikroskopisch untersucht wurde, die Feinstruktur des abgelagerten Materials trotz des zeitlichen Abstandes zwischen den Untersuchungen keine Unterschiede aufwies (DONAHUE et al. 1967; DUFFY et al. 1968; ZEMAN et al. 1970; HERMAN et al. 1971), scheint gegen die Annahme zu sprechen, daß der Krankheitsverlauf für die Entwicklung unterschiedlicher Formationen von Bedeutung ist. Ein kombiniert histochemisch-elektronenmikroskopischer Nachweis der sauren Phosphatase nach Gomori zeigte bei den kurvilinearen Zytosomen im Gehirn eine positive Reaktion (SCHRÖDER et al. 1971). Dieser Befund bestätigte die Auffassung, wonach die kurvilinearen Einschlüsse lysosomale Enzyme enthalten und vermutlich eine Sonderform des Lipofuszins darstellen. Eine erhöhte Peroxidation, die zu einer Schädigung der lysosomalen Membranen und der Plasmalemmata führt, wurde von einigen Autoren festgestellt (ANZIL et al. 1976; JENSEN et al. 1977). Der ihr zugrunde liegende Peroxidasemangel konnte in späteren Arbeiten nachgewiesen werden (FARRELL u. SUMI 1977; DEN TANDT u. MARTIN 1978; JENSEN u. CLAUSEN 1983).

Der Verlust inhibitorischer Synapsen bei Beibehaltung der exzitatorischen soll nach WILLIAMS et al. (1977) die pathogenetische Grundlage der paroxysmalen Dysfunktion des Gehirns sein. Das gespeicherte Material wurde als ein eng proteingebundenes Gangliosid (DIEZEL 1957) bzw. ein unspezifiziertes Glykolipid (SEITELBERGER et al. 1967) interpretiert. ZEMAN u. DYKEN (1969) wiesen auf die Eigenschaften hin, die den Lipopigmenten Zeroid und Lipofuszin zu eigen sind. Eine genauere biochemische Charakterisierung des gespeicherten Materials ist nicht immer möglich (BAKER et al. 1976; ELLEDER 1977).

Zeroidlipofuszinosen bei Tieren

Bei verschiedenen Hundespezies sowie Katzen und Schafen (JOLLY et al. 1980) wurden sowohl die juvenile (KOPPANG 1973; RAC u. GIESECKE 1975) als auch die adulte (CUMMINGS u. DE LAHUNTA 1977; VANDERVELDE u. FATZER 1980; DOWSON et al. 1982) Form beschrieben.

2. Steinbrinck-Chediak-Granulationsanomalie (Chediak-Higashi-Syndrom)

BEGUEZ-CÉSAR (1943) beschrieb bei 3 Kindern einer blutsverwandten Ehe und STEINBRINCK (1948) bei einem 2 1/2jährigen Kind mit einem sich ungewöhnlich lange hinziehendem Infekt im Zytoplasma der neutrophilen Leukozyten unregelmäßige Einschlüsse von dunkelblauer Tingierung. Unabhängig davon erfolgten weitere Mitteilungen von CHEDIAK (1952) und HIGASHI (1954), und in Unkenntnis der früheren Veröffentlichungen wurde die Anomalie in der angelsächsischen Literatur „Chediak-Higashi-Syndrom" genannt.

Klinisches Bild

Die Granulationsanomalie ist mit einem partiellen okulokutanen Albinismus (70% der Fälle) mit Verminderung oder Fehlen des Uvealpigments, fahler Hautfarbe und hellblondem Haar sowie Hyperhidrose und schweren Allgemeinsymptomen vergesellschaftet. Regelmäßig sind Anämie, Leukozytopenie und Thrombozytopenie sowie eine erhöhte Infektionsbereitschaft vorhanden. Als Ausdruck einer akzelerierten (lymphomähnlichen) Phase (DENT et al. 1966), die in 85% der Fälle vorkommt, sind Milz, Leber und Lymphknoten vergrößert.

Als *neurologische Symptome* treten Photophobie, Nystagmus, Paresen, Paresthesien und in Spätstadien älterer Patienten periphere Neuropathien auf. Darüber hinaus wurden Diabetes insipidus, Dysautonomie (DE BASTOS u. RESENDE BARROS 1960) und psychische Störungen beschrieben (BLUME u. WOLFF 1972). Häufig wurden klinische Symptome einer spinozerebellären Degeneration geschildert (SHERAMATA et al. 1971; PETTIT u. BERDAL 1984). Die Träger der Anomalie starben meist vor dem 10. Lebensjahr. GALE et al. (1986) berichteten über Patienten mit Leukozytenanomalien ähnlich dem Chediak-Higashi-Syndrom und psychomotorischen Störungen, die jedoch keine besondere Anfälligkeit für Entzündungen und keine Photophobie bzw. kein Albinismus zeigten.

Pathologie

Die von verschiedenen Autoren beobachteten, abnormen Leukozytengranula unterscheiden sich nur geringfügig von den normalen. Sie haben einen Durchmesser von 1–3 µm, zuweilen sogar bis zu 5 µm und sind scharf begrenzt. Die Granula der eosinophilen Leukozyten sind bis auf den 3- bis 5fachen Durchmesser des Normalen vergrößert, rund und ungleich groß, oft auch elliptisch. Auch die Lymphozyten, Plasmazellen und die Monozyten weisen größtenteils lebhaft rot gefärbte Granula von 1 – 2 µm Durchmesser auf (HANSSON et al. 1959).

Außer den Granulationsveränderungen der Blutzellen wurden Einschlüsse in Histiozyten, Endothelzellen (BEDOYA et al. 1969) und Tubulusepithelien festgestellt (VALENZUELA et al. 1977).

Neben den Folgen der schweren Infektionen der Haut, Tonsillen, Bronchien, Lungen und anderen Organen finden sich perivaskuläre Infiltrate in den meisten inneren Organen. Sie bestehen aus zahlreichen kleinen, lymphozytenähnlichen Zellen mit dichten Kernen und vielen größeren Elementen mit lockeren Kernen und reichem, eosinophilem Protoplasma. Daneben kommen wenige Plasmazellen und polymorphkernige Leukozyten vor.

Neuropathologie

In einigen der autoptisch untersuchten Fällen wurden keine Veränderungen im Nervensystem gefunden (EFRATI u. JONAS 1958; SARAIVA et al. 1959). Die Mehrzahl der Fälle weist jedoch eine starke lymphozytäre und histiozytäre Infiltration des zentralen und peripheren Nervensystems auf. Sie bevorzugt das Marklager (DONAHUE u. BRAIN 1957; HANSSON et al. 1959) und ist besonders im Kleinhirn und Hypophysenhinterlappen ausgeprägt. Lymphohistiozytäre Infiltrate können auch im Sehnerv (MILLER et al. 1957; SPENCER u. HOGAN 1960), in den peripheren Nerven (LOCKMAN et al. 1967) und in den spinalen und sympathischen Ganglien (SUNG u. STADLAN 1968) vorkommen. In den Leptomeningen sind die Infiltrate in der Regel spärlich und bevorzugen die Windungsfurchen. In zwei Fällen von SUNG et al. (1969) wurden neben den perivaskulären lymphohistiozytären Infiltraten Mikrogranulome bevorzugt in der Brücke und im lumbalen Rückenmark beschrieben. Degenerative Veränderungen der Nervenzellen waren auf die Gebiete beschränkt, in denen die Mikrogranulome vorkamen. Zytoplasmatische Einschlüsse kommen bei allen Arten von Nervenzellen, sowie Astrozyten, Schwann-Zellen und Zellen des Plexus chorioideus vor. Sie stellen sich bei der PAS-Färbung besonders gut dar, sind aber bei der HE-Färbung kaum erkennbar. Größe und Form der Einschlüsse variierten sehr stark.

Tiermodelle

Ein Syndrom ähnlich der Steinbrink-Chediak Granulationsanomalie kommt bei den „Aleutian"- (LUTZNER et al. 1965; SUNG u. OKADA 1969) und „beigen"-Mäusen (LUTZNER et al. 1967; ROBINSON u. KUWABARA 1978; BIRON et al. 1987), bei partiell albinen Hereford-Rindern (PADGETT et al. 1967; PENNER u. PRIEUR 1987), bei Katzen (KRAMER et al. 1977; PRIEUR u. COLLIER 1981; CREEL et al. 1982) und beim Mörder-Wal (TAYLOR u. FARREL 1973) sowie bei Füchsen (FAGERLAND et al. 1987) vor.

Pathogenese

27% der Kinder von Familien, bei denen sich die Krankheit manifestierte, waren krank, und 48% der Ehen mit erkrankten Kindern waren unter Blutsverwandten geschlossen worden. Der Vererbungsmodus ist autosomal-rezessiv.

Als Ursache der Anomalie wurde zunächst eine genetische Insuffizienz der Membranbildung diskutiert (WINDHORST et al. 1966). WHITE (1966) fand bei der abnormalen Granula eine positive Reaktion für saure Phosphatase und nahm eine lysosomale Krankheit an. Dieses wurde von späteren Autoren aufgrund ultrastruktureller Untersuchungen bestätigt (DOUGLAS et al. 1969; ROSENSZAJN u. RADNAY 1970). Die Größe der Granula in den Nervenzellen wurde von SUNG u. STADLAN (1968) auf das Zusammenfließen einzelner Lipofuszingranula zurückgeführt. Ein Entstehungsmechanismus für die Riesengranula der Blutzellen (MAURI u. SI-

LINGARDI 1964) und für die Riesenmelanosome (VALENZULA u. MORNINGSTAR 1981) durch Fusion kleinerer Einschlüsse wurde abgelehnt. Die Zytoskelettanomalien scheinen eine sekundäre Erscheinung ohne pathogenetische Bedeutung zu sein (BARAK u. NIR 1987).

Patienten mit Steinbrink-Chediak Granulationanomalie und mutierte Tiere mit den entsprechenden Syndromen zeigen eine verminderte Resistenz sowohl gegenüber Bakterien als auch gegenüber Viren. PADGETT et al. (1967) schlossen daraus, daß ein Grundelement des Widerstandsmechanismus beeinträchtigt sein muß, das durch ein einzelnes Gen kontrolliert wird. Inzwischen wurde eine zytolytische Funktion der natürlichen „Killer"-Zellen nachgewiesen (BRAHMI 1983). Eine verminderte Aktivität der β-Glukuronidase und Peroxidase (STOSSEL et al. 1972) sowie das mikrobizide bzw. zytotoxische Protein (GANZ et al. 1988) und eine 10mal höhere Konzentration von 3', 5'-cAMP (HUG 1978) wurde in den Leukozyten beschrieben. Die Ursache des Phagozytosedefekts ist eine Dysfunktion des Zellskeletts, vor allem des Mikrotubulussystems (RISTER u. HANEKE 1980).

Biochemisch scheint eine Überproduktion von Hemmstoffen der zellulären Proteine Cathepsin G und Elastase der Granulozyten, die für die Infektabwehr von zentraler Bedeutung sind, zugrundezuliegen (TAKEUCHI u. SWANK 1989).

3. Astrozytäre Restkörperenzephalopathie (Towfighi-Krankheit)

1975 wurde das Krankheitsbild erstmals von TOWFIGHI et al. bei zwei Geschwistern beschrieben.

Klinisches Bild

In den wenigen bis jetzt bekannten Fällen waren die klinischen Symptome nicht einheitlich. Allen gemeinsam war das Auftreten epileptischer Anfälle Stunden und Tage nach der Geburt. Bei einigen Patienten unterbleibt die psychomotorische Entwicklung nahezu ganz (TOWFIGHI et al. 1975; FIGOLS et al. 1986), kann aber im ersten Lebensjahr auch weitgehend normal verlaufen (MARTIN et al. 1977). Die Kinder zeigen eine generalisierte muskuläre Hypotonie, die später in eine Hypertonie bzw. in ausgedehnte Kontrakturen übergeht. Einige Patienten, entweder von Geburt an oder sonst in fortgeschrittenen Stadien, lassen keine Reaktion auf visuelle, auditorische oder Schmerz-Reize erkennen. Wenn keine interkurrenten Krankheiten auftreten, ist der Krankheitsverlauf ausgesprochen chronisch.

Pathologie

Abgesehen von einer in einem Fall beschriebenen kongenitalen Leberfibrose (FIGOLS et al. 1986), lassen sich keine Veränderungen in den viszeralen Organen feststellen.

Neuropathologie

Lichtmikroskopisch findet man bei Fällen mit längerer Überlebenszeit, im besonderen in Astrozyten und gelegentlich auch in perivaskulären Makrophagen hellbraune, zytoplasmatische Granula. Sie färben sich intensiv mit PAS und leicht mit Ölrot. Die Nervenzellen zeigen nur gelegentlich spärliche Granula. Im Mark-

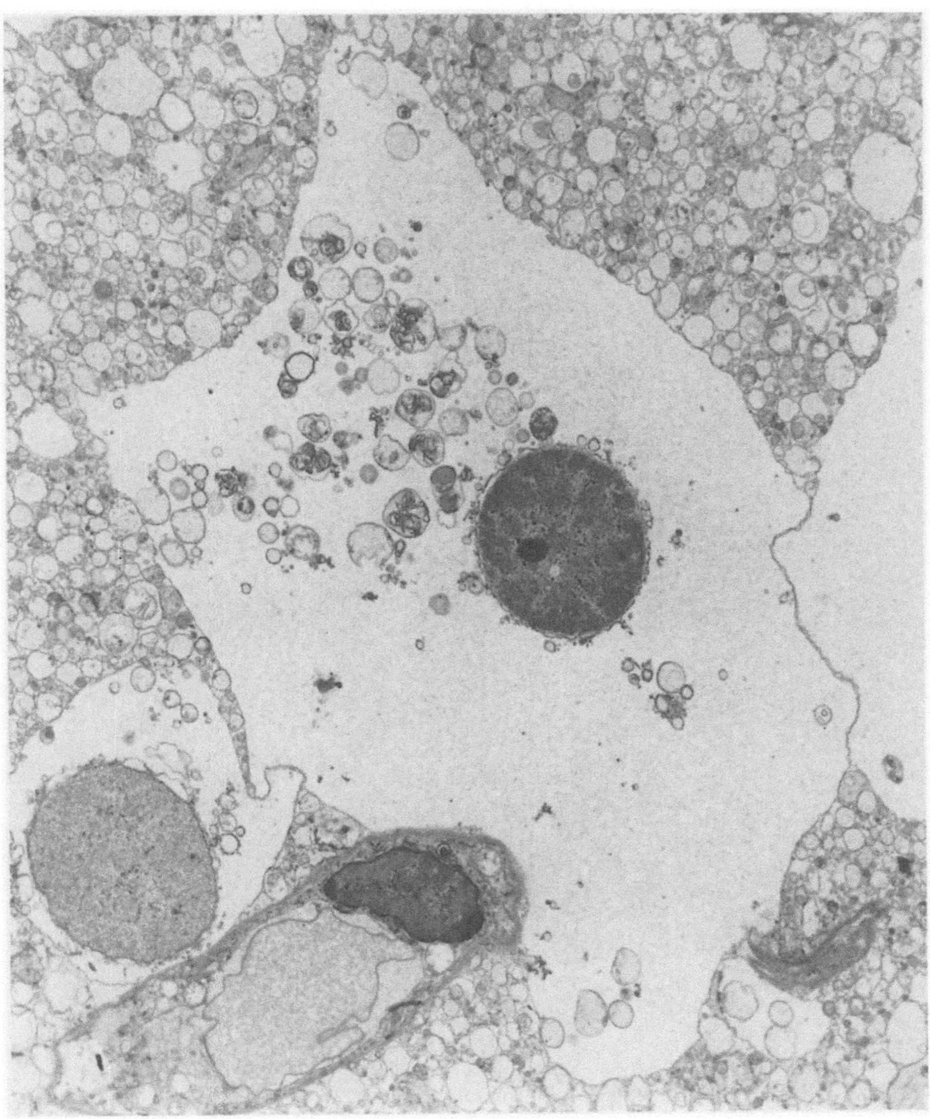

Abb. 161. Astrozytäre lysosomale Enzephalopathie. Astrozyt mit leerem Zytoplasma und Ansammlungen von lysosomalen Einschlüssen in der Parietalhirnrinde. × 4500. (Aus CRUZ et al. 1986)

lager von Groß- und Kleinhirn erkennt man eine geringe Vermehrung der Astrozytenzahl (FIGOLS et al. 1986). Im Rückenmark zeigen die Pyramidenbahnen eine leichte Entmarkung ohne Gliose (Abb. 161).

Elektronenmikroskopisch erkennt man in einigen Astrozyten der Rinde und des Marklagers, deren Zytoplasma von einer hellen homogenen Substanz durchsetzt erscheint, Einschlüsse von 1–4 μm Durchmesser mit unregelmäßiger Gestalt (Abb. 162). Sie zeigen gepaarte Membranen, die leicht gekurvt und geradlinig ver-

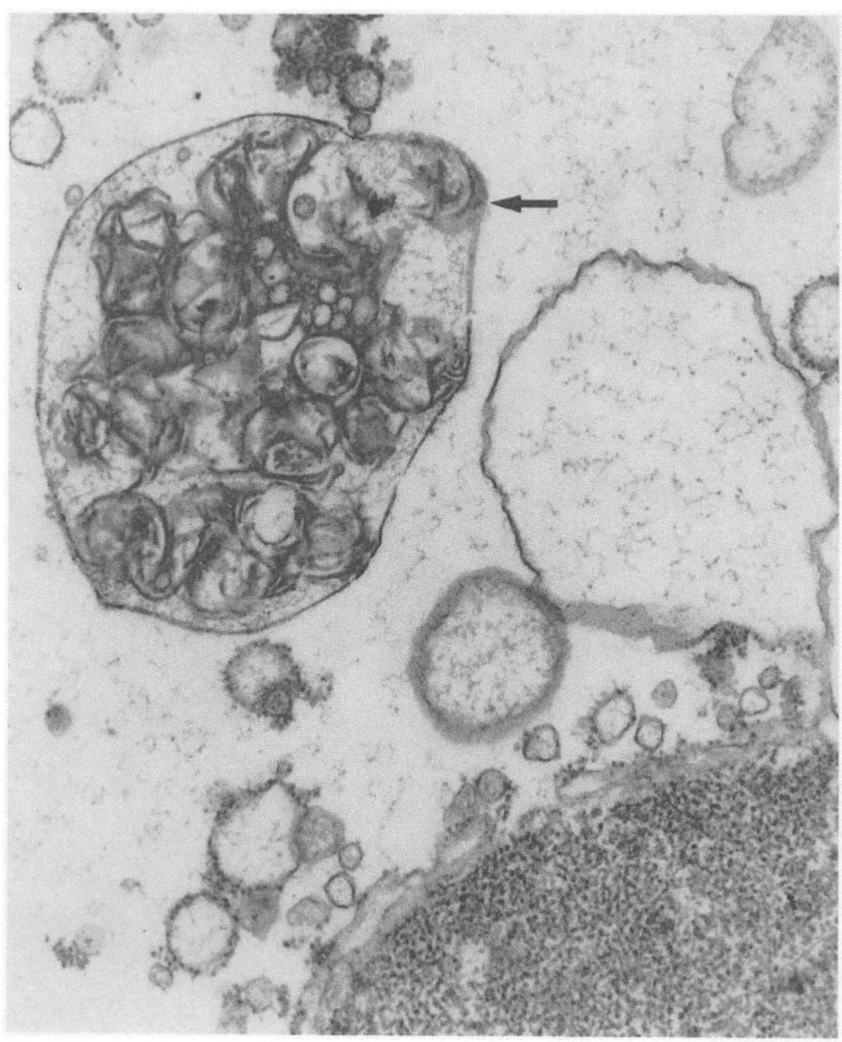

Abb. 162. Gleicher Fall wie Abb. 161. Die membranbegrenzten Einschlüsse (*Pfeil*) beinhalten paarige Membranen mit unregelmäßigem und gradlinigem Verlauf. × 30000

laufen, aus 2 nm dicken elektronendichten Lamellen bestehen, und durch eine helle 3 nm breite Schicht (MARTIN et al. 1977; FIGOLS et al. 1986) getrennt erscheinen. Die dazwischenliegende homogene Matrix weist unterschiedliche Dichte auf. Die perivaskulären Makrophagen enthalten ähnliche Einschlüsse. Die Lipofuszingranula im Zytoplasma der Nervenzellen zeigen neben ihrer normalen Struktur ebenfalls einige Membranen. Sie sind mit denen der astrozytären Einschlüsse identisch, wegen der in der Regel dunkleren Matrix des Lipofuszins aber schwieriger zu erkennen. TOWFIGHI et al. (1975) weisen auf die Anfärbung der membranösen Einschlüsse mit Silberproteinat hin. Die ultrastrukturelle Untersuchung der peripheren Nerven und der Muskeln zeigte keinen pathologischen Befund.

Pathogenese

Die Art der gespeicherten Substanz ist unbekannt. Die positive Reaktion mit dem Silberproteinat weist auf eine Polysaccharidnatur hin. Allerdings ist wegen der vorhergegangenen Glutaraldehydfixierung bei der Bewertung der histochemischen Reaktion Vorsicht geboten. Auch enzympathologisch wurde bis jetzt die Krankheit nicht charakterisiert. Eine Abgrenzung gegenüber der Zeroidlipofuszinose ist, neben dem Fehlen eines kirschroten Fleckes, aufgrund der Vorzugslokalisation der Einschlüsse in den Astrozyten, sowie ihrer ultrastrukturellen Merkmale möglich. TOWFIGHI et al. (1975) sprachen der positiven Reaktion mit der Silberproteinat-Imprägnation eine besondere differentialdiagnostische Bedeutung zu. MARTIN et al. (1977) konnten allerdings mit der gleichen Imprägnationsmethode keine überzeugenden Resultate erzielen.

H. Störungen des Purinstoffwechsels

Bei der Erwachsenengicht kommt es in der Regel zu keiner neurologischen Symptomatik. Eine Beteiligung des Nervensystems bei Hyperurikämie im Rahmen einer Gicht im Erwachsenenalter wurde klinisch und morphologisch nur bei Patienten, die schon im Kindesalter neurologische Störungen aufwiesen, festgestellt (VAN BOGAERT et al. 1966). Demgegenüber führt das Lesch-Nyhan-Syndrom als ausgesprochene Enzymopathie des Purinstoffwechsels zu einem ausgeprägten neurologischen Krankheitsbild.

Störungen des Purinstoffwechsels mit Hyperurikämie können auch sekundär auftreten, so bei der akuten Gewebezerstörung im Rahmen einer Leukämie, bei der exzessiven Neubildung von Purin beim Down-Syndrom bzw. bei der verminderten Ausscheidung von Harnsäure bei den Glykogenosen oder anderen primären Enzymopathien.

1. Lesch-Nyhan-Syndrom (Catel-Schmidt-Syndrom; Hypoxanthin-Guanin-Phosphoribosyltransferase-Mangel; juvenile Gicht mit zerebraler Beteiligung)

Der Hypoxanthin-Guanin-Phosphoribosyltransferase-(HG-PRTase) Mangel führt bei Neugeborenen zu ausgeprägten neurologischen Störungen. Ein erster Fall, der eine inkomplette Symptomatik zeigte, wurde von CATEL u. SCHMIDT (1959) beschrieben. LESCH u. NYHAN (1964) haben eine eingehende Studie des Syndroms und sein familiäres Vorkommen verfaßt. SEEGMILLER et al. (1967) stellten den Enzymmangel fest.

Klinisches Bild

Bald nach der Geburt fallen bei der Mehrzahl der Fälle Wachstumsverzögerungen (SKYLER et al. 1974) und choreoathetotische Bewegungen (HEIDELMANN u. KNAUTHE 1982) auf. Um das 2. Lebensjahr herum setzt häufig ein autoaggressives selbstverstümmelndes Beißen auf die Lippen und Finger ein. Es erkranken bis auf äußerst seltene Ausnahmen (HARA et al. 1982) wegen des X-chromosomal gebundenen rezessiven Erbgangs nur Kinder männlichen Geschlechts. Bei einigen Patienten ist ein solch autoaggressives Verhalten das erste Krankheitszeichen, es kann aber auch fehlen (CATEL u. SCHMIDT 1959; NYHAN 1978; KELLEY u. WYNGAARDEN 1972) oder später auftreten (MITCHELL u. McINNES 1984). Kardinalzeichen sind die Hyperurikämie und Hyperurikurie, die durch entsprechende Behandlung zu normalisieren sind, allerdings ohne daß die übrigen Symptome dadurch beeinflußt werden (MIZUNO et al. 1970). In CT und Kernspintomographie wurde bei einem Teil der Patienten eine kortikale und subkortikale Atrophie beobachtet (HOLDEIGEL 1987;

Jankovic 1988), bei anderen Patienten konnte kein Befund erhoben werden (Watts et al. 1982). In den letzten Jahren wurde eine breite Variabilität der HPRT-Aktivität von Patienten verschiedener Familien festgestellt, ein Hinweis auf eine genetische Heterogenität des HPRT-Mangels beim Menschen (Willers et al. 1981; Wilson et al. 1986). Bei einem partiellen Aktivitätsmangel des Enzyms können die neurologischen Störungen fehlen (Gutensohn u. Jahn 1979; Mizuno 1986).

Pathologie

Makroskopisch: Die Nieren sind atrophisch und von kreideartigen Zysten durchsetzt.

Lichtmikroskopisch erkennt man zahlreiche Uratkristalle und sklerosierte Glomerula (Sass et al. 1965).

Neuropathologie

Einige Autoren konnten keine pathologischen Veränderungen im ZNS nachweisen (Partington u. Hennen 1967; Bassermann et al. 1979).

Makroskopisch wurde gelegentlich eine Mikrozephalie festgestellt (Crome u. Sterne 1976; Crussi et al. 1969; Warzok et al. 1982), vor allem bei älteren Patienten. Bei der Zerlegung des Gehirns beobachteten Sass et al. (1965) Petechien im zentralen Marklager.

Lichtmikroskopisch wurden herdförmige Entmarkungen im Groß- und Kleinhirn, Hyalinose und Fibrose der Marklagergefäße sowie Kugelblutungen und fibrinoide Exsudate beschrieben (Sass et al. 1965).

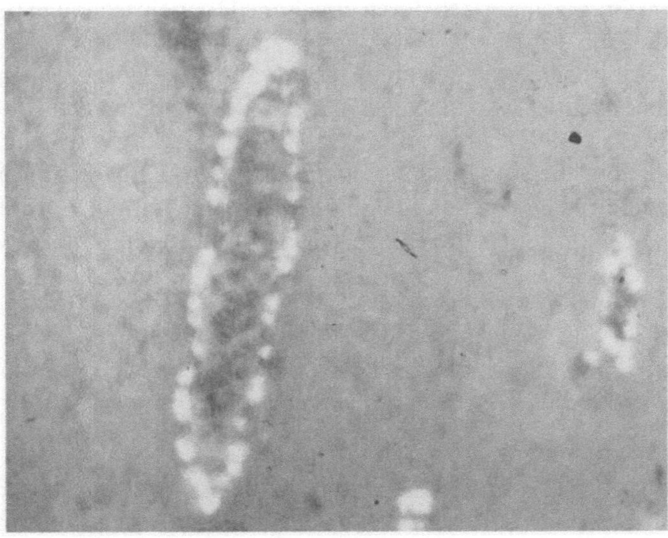

Abb. 163. Hyperurikämie. Arteriole des Frontallappens. Perivaskulär gelegenen Einzelkristallite von Harnsäure, die durch die hohe Doppelbrechung deutlich erkennbar sind. Polarisationsoptik bei gekreuzten Nicols. × 40

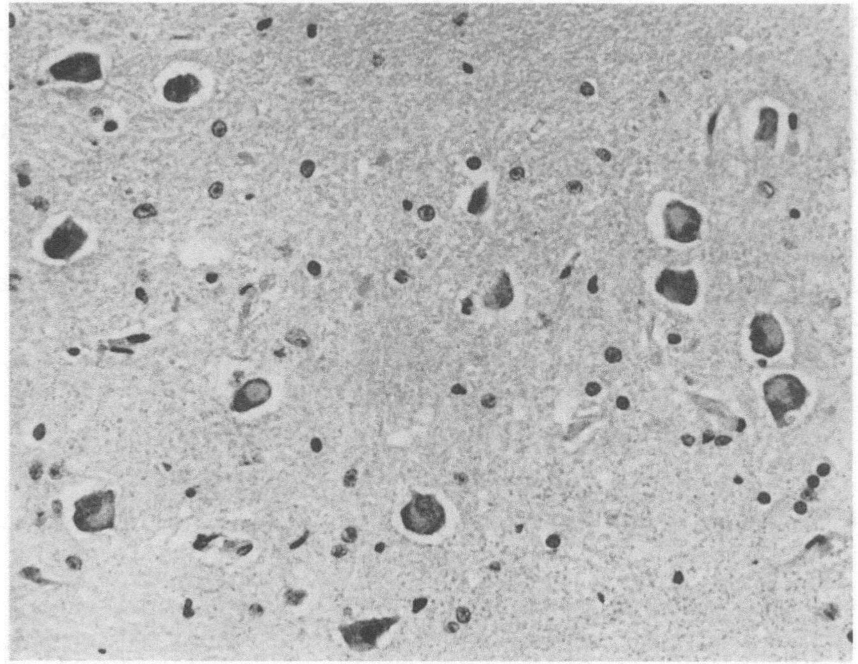

Abb.164. Lesch-Nyhan-Syndrom. Die Ganglienzellen der unteren Oliven zeigen eine exzessive Ablagerung von Speichermaterial. Nissl × 500 (Aufnahme R. Warzok, Greifswald)

Uratkristalle ließen sich nicht immer nachweisen (Sass et al. 1965). Perivaskuläre doppelbrechende Kristalle wurden gelegentlich beschrieben (Partington u. Hennen 1967). Sie zeichnen sich durch eine hohe Doppelbrechnung bei gekreuzten Nicols aus (Abb. 163).

In der Kleinhirnrinde wurden eine Degeneration der Körnerschicht und kleine Infarkte beobachtet (Seegmiller 1968) mit Bevorzugung des Kleinhirnwurmes. Warzok et al. (1982) fanden eine exzessive Ablagerung von Speichermaterial in den Ganglienzellen des Nucleus olivaris (Abb. 164). Bei HE-Färbung zeigte das Speichermaterial eine helle schaumige Beschaffenheit mit Verdrängung der Zellkerne in die Peripherie. Die Ablagerungen waren Sudan-II-negativ und PAS-positiv.

Elektronenmikroskopisch stellte sich das gespeicherte Material der Ganglienzellen in den Oliven als Lipofuszin dar (Abb. 165).

Pathogenese

Hoefnagel et al. (1965) maß die Harnsäure im Speichel und stellte die Hypothese auf, daß die hohe Harnsäurekonzentration die Ursache für das oben beschriebene autoaggressive Verhalten sei. Die neurologische Symptomatik ist auf die erhöhte Konzentration von Purinderivaten zurückzuführen. Die Hirnschädigung läßt sich trotzdem schwerlich auf die Harnsäure zurückführen, da sich keine

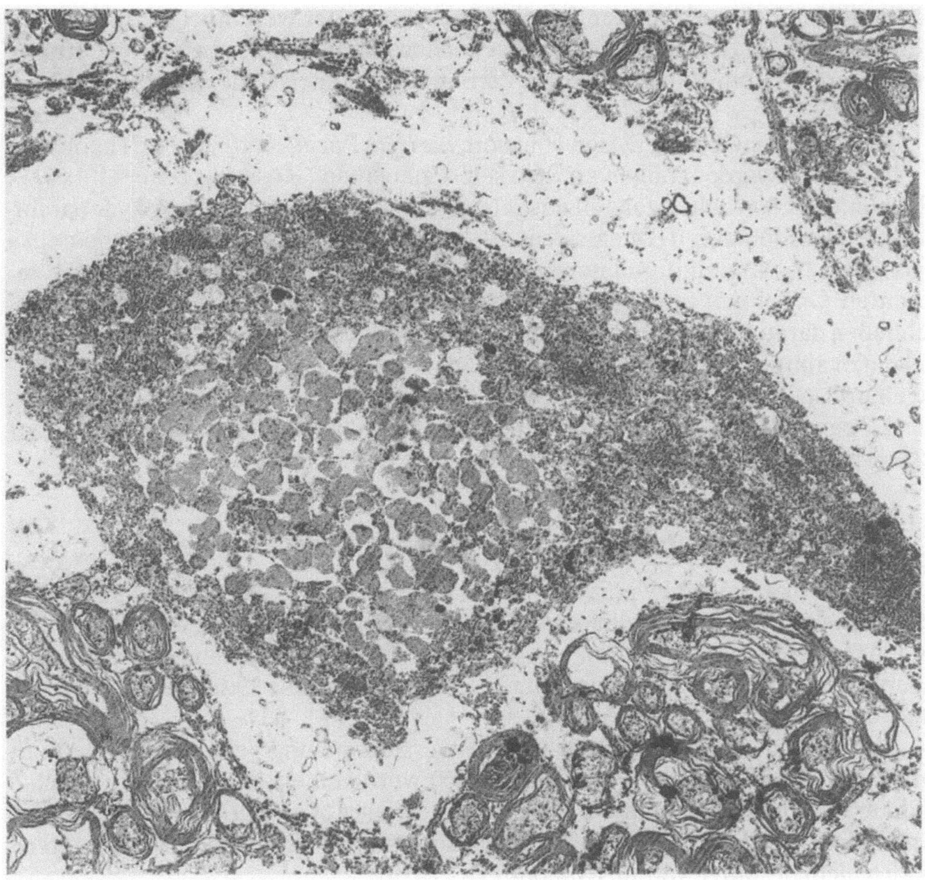

Abb. 165. Gleicher Fall wie Abb. 164. Nervenzelle der Olive mit Anhäufung von Lipofuszingranula im Zytoplasma. × 4500

Abhängigkeit der neurologischen Symptome von der Höhe des Harnsäurespiegels im Serum nachweisen läßt. Als Ursache der Mikrozephalie wurde eine gestörte Reifung des Gehirns festgestellt.

Nyhan et al. (1965) vermuteten wegen des Fehlens der Bluthirnschranke im unreifen Gehirn eine pränatale Schädigung des ZNS durch die Harnsäure. Die nur fakultativ vorhandenen neuropathologischen Veränderungen werden als Folge der schweren prämortalen Urämie gewertet (Sass et al. 1965).

Kelley et al. (1968, 1969) wiesen das vollständige Fehlen der Hypoxanthin-Guanin-Phosphoribosyltransferase in den Stammganglien und die hohe Oxypurinkonzentration im Liquor nach. Watts et al. (1982) konnten keine Restaktivität des Enzyms in den 13 untersuchten Hirnarealen feststellen. Eine abnorme adrenerge Funktion wurde von Rockson et al. (1974) nachgewiesen.

Allsop u. Watts (1980) kamen aufgrund von Enzymanalysen während unterschiedlicher Entwicklungsstufen des ZNS von Ratten zu der Schlußfolgerung, daß beim Lesch-Nyhan-Syndrom durch die Purinsynthese eine ausreichende Bereitstellung von Purinnukleotiden für die Entwicklung der wesentlichen Strukturen gewährleistet ist, daß aber möglicherweise eine kleine, noch unbekannte Gruppe von Neuronen mit weitverzweigten Verbindungen einen höheren Bedarf haben könnte.

Ratten, die mit hohen Dosen von methyliertem Purin, Koffein oder Theophyllin behandelt wurden, fingen an, sich selbst zu beißen (ROSENBLOOM et al. 1967). Ein ähnliches Verhalten zeigten neugeborene Ratten, die mit 6-Hydroxydopamin gefüttert worden waren (BREESE et al. 1984). Durch Verabreichung von Dopaminagonisten an Affen mit unilateralen Läsionen des ventromedialen Tegmentum konnten GOLDSTEIN et al. (1986) selbstmutilierendes Beißen hervorrufen. Sie schließen daraus, daß der Hypoxanthin-Guanin-Phosphoribosyltransferase-Mangel einen abnormen Stoffwechsel der Guaninnukleotide hervorruft und dadurch zu einer Regulationsstörung der Dopaminrezeptoren führen kann. Eine Störung des Dopaminstoffwechsels wurde anhand von Untersuchungen des Liquors von Lesch-Nyhan-Patienten nachgewiesen (SILVERSTEIN et al. 1985).

2. Weitere hereditäre Störungen des Purinstoffwechsels

Hyperurikämie mit Hyperaktivität der Phosphoribosyl-Pyrophosphatsynthetase kommt in einigen Familien mit Gicht, gelegentlich zusammen mit Taubheit und Aplasie der Tränendrüsen vor (NYHAN 1981). Hyperurikämie, Ataxie und Taubheit wurden bei mehreren Mitgliedern einer Familie beschrieben (ROSENBERG et al. 1970).

Aufgrund des Vorkommens von Selbstverstümmelung bei einigen Patienten mit Gilles de la Tourette-Syndrom (s.S.543) wurde eine Beziehung zum Lesch-Nyhan-Syndrom angenommen. Die von VAN WOERT et al. (1977) beschriebenen Anomalien der Guanin-Phosphoribolsyltranferase bei diesem Syndrom konnten jedoch nicht bestätigt werden (MERRIL et al. 1979).

J. Störungen des Mineralstoffwechsels

In der Pathologie des Nervensystems spielen die Elektrolyte Natrium, Kalium und Chlorid eine wesentliche Rolle. Daneben sind noch die Kationen Magnesium und Kalzium sowie die Anionen Phosphat und Karbonat und als Kofaktoren bestimmter Enzyme auch Eisen sowie die Spurenelemente Kupfer, Zink, Chrom, Mangan, Kobalt und Molybdän von Bedeutung. Deren Bedarf wird normalerweise in ausreichendem Umfang mit der Nahrungszufuhr gedeckt. Lediglich bei Veränderungen der Ausscheidungs- und Regulationsmechanismen sowie bei lokalen Gewebsveränderungen können Störungen eintreten. Im ZNS handelt es sich fast ausschließlich um Störungen des Eisen-, Kupfer- und Kalziumstoffwechsels.

I. Störungen des Eisenstoffwechsels

Neben Veränderungen des ZNS, die bei der primären Hämochromatose vorkommen können, wurden die Siderose des Zahnkerns und das zerebrohepatorenale Syndrom (Zellweger-Syndrom) als Störung des Eisenstoffwechsels angesehen. Inzwischen wird der erhöhte Eisenspiegel beim zerebrohepatorenalen Syndrom jedoch für ein Epiphänomen gehalten, das in keinem kausalen Zusammenhang mit den Veränderungen im Nervensystem steht. Eisenablagerungen kommen im Gehirn auch zusammen mit Ablagerungen von Ca^{2+} und anderen Metallen beim Fahr-Syndrom (s. S. 438) sowie in normalen Gehirnen vor.

Eisenvorkommen im normalen ZNS

Für die Beurteilung, ob eine pathologische Vermehrung oder Verminderung des Eisengehaltes vorliegt, ist die Kenntnis der normalen, örtlich und substantiell unterschiedlichen Verteilung von Eisen im Zentralnervensystem unerläßlich. In dieser Hinsicht muß auf die grundlegenden Untersuchungen von BIONDI (1914), GUIZETTI (1915) und von SPATZ (1922) verwiesen werden. SPATZ unterschied nach der Schnelligkeit des Eintritts und der Intensität der Eisenreaktion an unfixiertem Hirnmaterial 4 Gruppen von Zentren:

1. Globus pallidus und Substantia nigra mit starker und schneller Reaktion; 2. Nucleus ruber, Nucleus dentatus, Corpus subthalamicum und Striatum; 3. Thalamus, Groß- und Kleinhirnrinde und Corpora subthalamica, in denen noch eine deutliche Eisenreaktion feststellbar ist. Die 4. Gruppe gibt keinen deutlichen positiven Ausfall der Eisenreaktion. Dazu gehören das Rückenmarksgrau, die Spinalganglien und die untere Olive. HALLGREN u. SOURANDER (1958) gaben ebenfalls als bevorzugte Areale für die Ablagerung von Gewebseisen den Globus pallidus, die retikuläre Substanz der Substantia nigra, den Nucleus ruber und das Dentatum

an. Eine ähnliche Lokalisation findet sich bei den Primaten (FRANCOIS et al. (1981) und Ratten (HILL u. SWITZER 1984). Die gleiche Verteilung konnte mit Hilfe der Kernspinresonanz nachgewiesen werden (DRAYER et al. 1986).

Quantitative, kolorimetrische Eisenbestimmungen (WOLLEMANN 1951) ergaben die gleiche Reihenfolge. Bei den meisten kleinen Nagetieren ist kein Eisen im Pallidum nachweisbar. Bei Kaninchen, Katzen, Hunden, Rindern, Pferden und Affen ist Eisen meist nur im Globus pallidus und in der Substantia nigra zu finden (SCHERER 1944). Bei Säuglingen und Kleinkindern ist der Eisengehalt der verschiedenen Zentren wesentlich geringer als beim Erwachsenen. Im Globus pallidus kann jedoch bereits nach den ersten 6 Lebensmonaten eine positive Eisenreaktion erzielt werden. Das „physiologische" Eisen stellt sich lichtmikroskopisch als diffuse Gewebsdurchtränkung, im Globus pallidus, in der Substantia nigra und im Striatum auch als intrazelluläre Protoplasmagranulationen dar.

SPATZ hat die Stabilität des Gewebseisens, des sog. „autochthonen" Eisens und besonders seine Unabhängigkeit vom Hämoglobinstoffwechsel hervorgehoben. Es gelang nicht, mittels experimentell erzeugter Eisenmangelanämie (ROTHLIN u. UNDRITZ 1946) oder durch Einverleibung extremer Eisenmengen (STUDER 1948) den Gewebseisenbestand des Gehirns zu beeinflussen (DIEZEL u. TAUBERT 1954). Die kleinen Granula lassen sich nicht durch histochemische Reaktionen auf Kohlenhydrate und Lipide zur Darstellung bringen. Es liegt also eine Eiseneiweißverbindung ohne Kohlenhydrat- und Lipidkomponenten vor, ein grundlegender Unterschied gegenüber dem Hämosiderin. DIEZEL u. TAUBERT (1954) nahmen aufgrund der histochemischen Befunde an, daß das feingranulär gespeicherte Eisen größtenteils in Form des Ferritin vorliegt. Ferritin ist eine normalerweise leicht mobilisierbare, für den Zellstoffwechsel besonders wichtige Speicherform des Eisens (TAUBERT 1952; VOLLAND u. PRIBILLA 1955). Als weitere Form des Zelleisens ist noch das Enzymeisen (Zytochrom) in Betracht zu ziehen. Im Senium findet sich eine vermehrte diffuse Durchtränkung und eine granuläre Eisenspeicherung in den Oligodendrogliazellen, besonders der stärker markhaltigen Rindenschichten (GELLERSTEDT 1933; SEITELBERGER 1972).

Der Transportmechanismus von Eisen durch die Bluthirnschranke ist nicht ganz geklärt. Transferrinrezeptoren an der luminalen Oberfläche der Endothelzellen der Hirnkapillaren (JEFFERIES et al. 1984; SWAIMAN u. MACHEN 1984) spielen eine Rolle, aber man findet die höchste Konzentration von Eisen nicht dort, wo die höchste Konzentration von Transferrinrezeptoren vorhanden ist, sondern in den Projektionsfeldern dieser Areale (HILL et al. 1985).

1. Hämochromatose

Der Name „Hämochromatose" geht auf VON RECKLINGHAUSEN und die Naturforscherversammlung, Heidelberg 1889 zurück, also auf eine Zeit, zu der man annahm, daß die Mehrzahl der bisher gefundenen Pigmente etwas mit dem Blutfarbstoff zu tun haben könnte (DOERR 1970). Die Krankheitsbezeichnung ist allerdings irreführend, denn die Eisenspeicherung der primären Hämochromatose entsteht nicht durch den gesteigerten Blutzerfall, sondern ist Folge einer übermäßigen Absorption des Metalls im Darm. Auch eine Verwechslung mit der

Randsiderose des ZNS (s. S. 424), die in früheren Arbeiten als Hämochromatose bezeichnet wurde (NEUMANN 1948) und meistens Folge von subarachnoidalen Blutungen ist (KOEPPEN u. BARRON 1971), soll vermieden werden.

Klinisches Bild

Die Krankheit manifestiert sich meistens nach dem 40. Lebensjahr mit Abmagerung und Unwohlsein. Die Hauptsymptome sind Leberzirrhose, Hautpigmentierung, Diabetes mellitus und Hypogonadismus. Eine Form, die sich in der Adoleszenz manifestiert und bei der kardiale Störungen des Endokrinium im Vordergrund stehen (PERKINS et al. 1969) sowie eine neonatale Form (GOLDFISHER et al. 1981) wurden beschrieben.

Neurologische Begleitsymptome sind meistens Folge der peripheren Neuropathie. Retinopathie, Taubheit und psychische Veränderungen können ebenfalls vorhanden sein (POLLYCOVE 1978). Auch eine zerebellare Ataxie, die sich nach der Behandlung der Hämachromatose zurückbildete, wurde beschrieben (SINGH et al. 1977). Die Hämochromatose geht in 10–30% der Fälle mit Achylie einher und kann daher durch ein funikuläres Rückenmarksyndrom oder eine Wernicke-Enzephalopathie kompliziert sein.

Pathologie

Makroskopisch erkennt man eine ausgeprägte Hepatomegalie und eine leichte Splenomegalie. Die Mehrzahl der Organe weist eine braune Verfärbung auf.

Lichtmikroskopisch findet man Hämosiderin- und Lipofuszinablagerungen in unterschiedlicher Ausprägung in allen Parenchym- und Mesenchymzellen (VOGT et al. 1987).

Neuropathologie

Makroskopisch findet man häufig Massenblutungen im Hirnparenchym (NOETZEL u. OSTER 1957) und eine oberflächliche Hämosiderose des gesamten ZNS (WOHLWILL 1925; CAMMERMEYER 1945; TOMLINSON u. WALTON 1964). Die Plexus chorioidei, die Bulbi olfactorii und die Hirnbasis im Tuberbereich sowie die Area postrema sind braun verfärbt. McDOUGAL u. ADAMS (1950) sowie ERBSLÖH (1958) machten auf die Häufigkeit von Hirninfarkten aufmerksam.

Lichtmikroskopisch erkennt man in den Arealen mit erhöhter Durchlässigkeit der Bluthirnschranke die schon makroskopisch angedeutete Eisenspeicherung. Das feingranuläre Eisenpigment in diesen Prädilektionsstellen liegt überwiegend in Gliazellen (Abb. 166). Eine Vermehrung des physiologischen Hirneisens in den Pallida, der Substantia nigra und den Nuclei dentati wurde nur in einigen Fällen festgestellt (ERBSLÖH 1958). MIYASAKI et al. (1977) wiesen auf eine Zunahme der Lipofuszinpigmente im gesamten Gehirn hin. BERGERON u. KOVACS (1978) fanden Eisenablagerungen in allen, ULE u. WALTER (1983) vornehmlich in den basophilen Zellen der Adenohypophyse.

Nach den eingehenden Untersuchungen von NOETZEL u. OSTER (1957) findet man einen Status spongiosus in verschiedenen Ausprägungen häufiger als in der

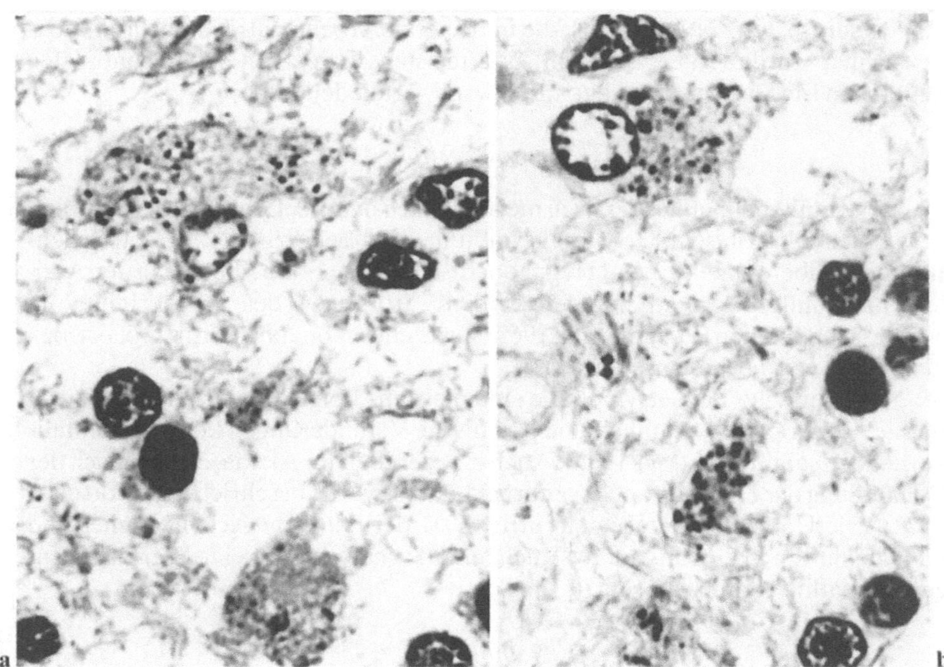

Abb. 166 a, b. Hämosiderose. Pallidum. Im Zytoplasma der Astrozyten erkennt man zahlreiche Hämosideringranula. Turnbullblau × 800

Literatur angenommen wurde (CAMMERMEYER 1947; NEUMANN 1948). Prädilektionsorte sind das Putamen, die Rindenmarkgrenze, seltener die innere Kapsel. Gelegentlich werden die Veränderungen auch im Hemisphärenmark beobachtet. In einem Teil der Fälle erkennt man Gliaveränderungen mit der vollen Ausprägung der Alzheimer-II-Glia (s. S. 429). Ihr Vorkommen wurde auch bei der neonatalen Form nachgewiesen (GOLDFISCHER et al. 1981). Außerdem sahen NOETZEL u. OSTER (1957) Übergangsformen zur Alzheimer-II-Glia mit hellen, nicht färbbaren Vakuolen in deren Kernen. Das Kernchromatin erscheint durch die Vakuolen teils aufgelockert, teils zusammengeballt. Das Zytoplasma dieser Astrozyten ist vielfach deutlich verschmälert. Sie erscheinen örtlich an Zahl vermehrt und sind häufiger paarweise zu kleinen Grüppchen zusammengelagert. Vorzugsweise findet man aufgehellte Gliakerne im Nucleus caudatus, im Putamen, an der Grenze zur inneren Kapsel, im Ammonshorn, am Übergang der Fascia dentata in das stärker gegliederte Rindenband und an der Rindenmarkgrenze.

McDOUGAL u. ADAMS (1950) beschrieben in etlichen ihrer Fälle akute Nervenzellschäden, die ERBSLÖH (1958) auf sekundäre ischämische Veränderungen zurückführte.

Elektronenmikroskopisch wurden die Eisenpartikel im Zytoplasma meistens in Lysosomen sowohl bei Nerven- (Abb. 167a) und Gliazellen als auch in perivaskulären Makrophagen nachgewiesen (BERGERON u. KOVACS 1978). Sie kommen häufig mit Lipidkörpern zusammen vor (Abb. 167 b).

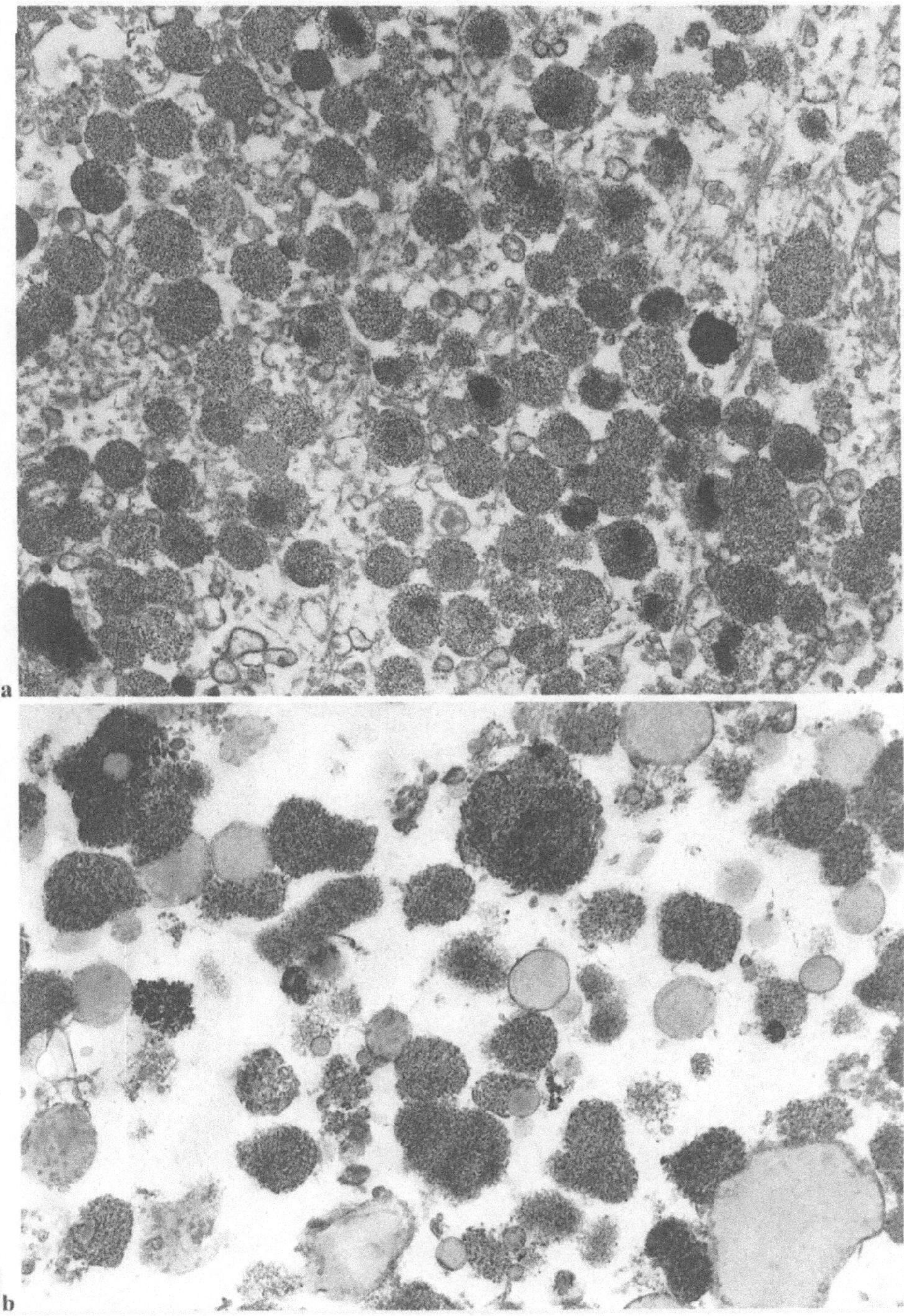

Abb. 167a, b. Gleicher Fall wie Abb. 166. **a** Nervenzelle mit intralysosomalen Eisenpartikeln. **b** Gliazelle. Die Siderosomen sind z. T. mit Lipidkörpern assoziiert. **a** × 15.000; **b** × 24.000

2. Randzonensiderose des ZNS (subpiale Siderose des ZNS)

Das Syndrom wurde zunächst von NOETZEL (1940) beschrieben. Sowohl er als auch LEWEY u. GOVONS (1942) nahmen als Ursache vorangegangene subdurale Blutungen an. Demgegenüber vertrat NEUMANN (1956) die Auffassung, daß es sich um ein eigenständiges, der Hämochromatose zuzuordnendes Syndrom handelt. ROSENTHAL (1958) unterteilte die beobachteten Fälle in „Randzonensiderose nach Subarachnoidalblutung" und „idiopathische Randzonensiderose". Zur ersten Gruppe rechnete er Fälle mit nachgewiesenen Subarachnoidalblutungen. In der Gruppe der idiopathischen Randzonensiderose faßte ROSENTHAL (1958) Fälle zusammen, bei denen eine Subarachnoidalblutung oder eine Blutungsquelle nicht bekannt geworden war. Solche Fälle wurden wiederholt beobachtet (CASTAIGNE et al. 1967).

Klinisches Bild

Die Mehrzahl der Patienten bilden häufig über 50 Jahre alte Erwachsene (HUGHES u. OPPENHEIMER 1969). Gangstörungen, Schwerhörigkeit und Sphinkterinkontinenz sind die führenden klinischen Symptome (REVESZ et al. 1988). Der Krankheitsverlauf ist ausgesprochen chronisch. Bei Patienten unter 20 Jahren wurden akutere Verläufe beobachtet (CASTAIGNE et al. 1967). Fakultativ können pyramidale Zeichen (BRAHAM u. WOLMAN 1964) oder auch Sensibilitäts-

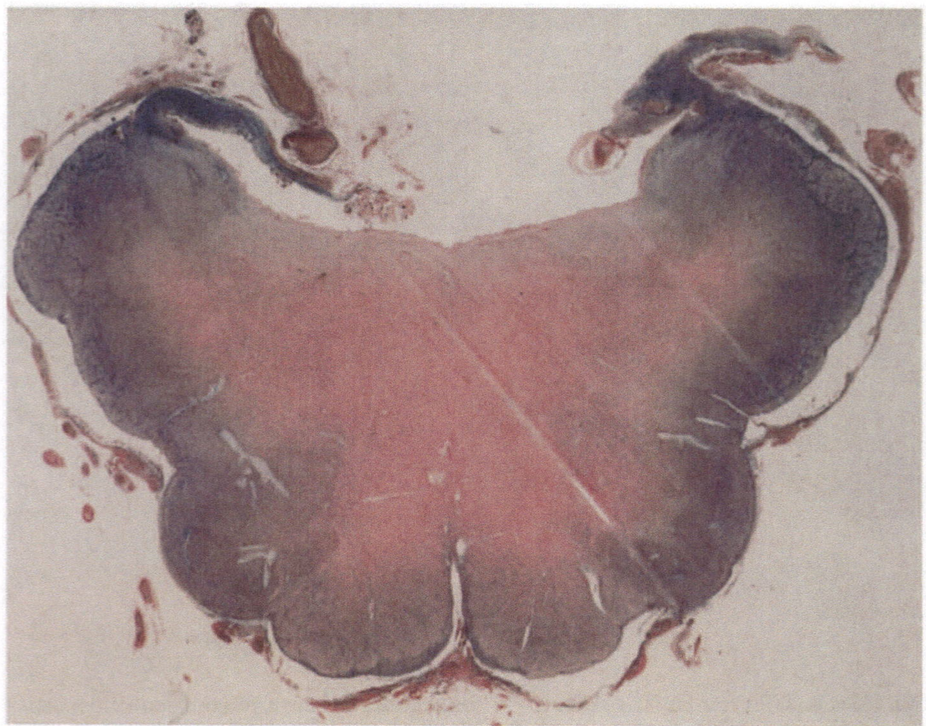

Abb. 168. Randsiderose des ZNS. Eisenfärbung mit Turnbullblau. Die blaue Verfärbung nimmt an Intensität von der Oberfläche zur Tiefe ab

störungen, seltener progressive Demenz (T OMLINSON u. W ALTON 1964) vorkommen. Im CT war eine Hyperdensität der Meningen erkennbar (P INKSTON et al. 1983).

Neuropathologie

Makroskopisch erkennt man eine von Fall zu Fall unterschiedliche Ausdehnung der Siderose. Bei einigen Fällen waren die gesamte Hirnbasis (B RAHAM u. W OLMAN 1965), bei anderen nur die basalen Anteile der Frontal- und Temporallappen (L EWEY u. G OVONS 1942) gelblich bräunlich verfärbt. Konstant und besonders ausgeprägt war die Verfärbung der Nervi und Bulbi olfactorii sowie des Kleinhirns, des gesamten Hirnstammes und des Rückenmarks (C ASTAIGNE et al. 1967; R EVESZ et al. 1988). Bei Zerlegung des Groß- und Kleinhirns sowie des Hirnstammes und Rückenmarks erkennt man, daß die Verfärbung von der Oberfläche ab an Intensität abnimmt und 2 – 3 mm tief reicht (Abb. 168).

Lichtmikroskopisch erkennt man die Hämosideringranula sowohl in den Leptomeningen als auch in dem darunterliegenden Hirnparenchym. Die Granula finden sich meistens in Pigmentkörnchenzellen um die Gefäße herum, gelegentlich auch im Zytoplasma der Nerven- und Gliazellen (Abb. 169). In einigen Fällen fand man an den Stellen, die von stärkeren Hämosiderinablage-

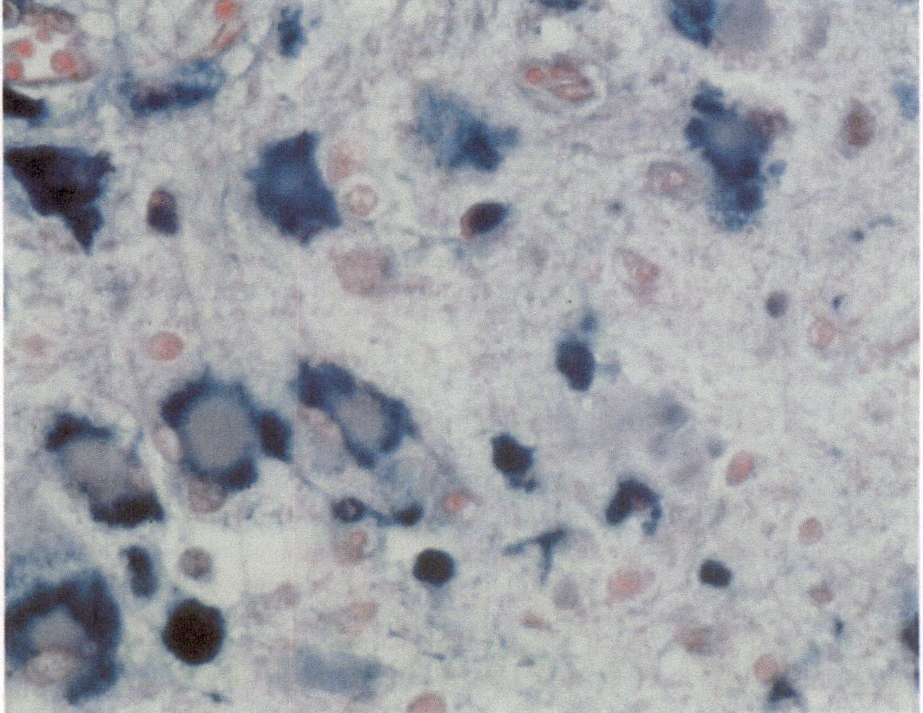

Abb. 169. Gleicher Fall wie Abb. 168. Starke Verfärbung des Zytoplasmas der Nerven- und Gliazellen und diffuse Verfärbung im gesamten Neuropil. Turnbullblau × 350

rungen betroffen waren, eine reaktive Gliose (REVESZ et al. 1988) sowie Sphäroide (McGEE et al. 1962; KOTT et al. 1966), die GFAP-positiv waren (KATSURAGI et al. 1988).

Elektronenmikroskopisch erkennt man innerhalb der Sphäroide stark adielektronische eisenhaltige Partikel von 5 bis 6 nm Dicke (KATSURAGI et al. 1988).

Pathogenese

ROSENTHAL (1958) verwies auf die Diskrepanz zwischen Häufigkeit von Subarachnoidalblutungen und Seltenheit der Randzonensiderose. Daraus schloß er, daß zusätzliche Faktoren die Entstehung der Randzonensiderose begünstigen müssen und nahm an, daß eine Behinderung des Liquorabflusses die Eliminierung des Blutes aus dem Liquorraum verzögert. Bei der idiopathischen Form nahm er an, daß das Eisen durch erhöhte Permeabilität der meningealen Gefäße in den Liquor gelangt und im Liquor die Menge des eisenbindenden Eiweißes primär verringert ist. Anhand von Tierexperimenten widerlegten JÄNISCH u. WEISS (1964) diese Hypothese.

3. Siderose des Zahnkerns

REZNIK u. DELWAIDE (1976) beschrieben den Fall eines Mannes, der erst mit 76 Jahren an seniler Demenz, Akinese und neurologischen Herdsymptomen erkrankte und wenige Monate später verstarb. Schon makroskopisch erkannte man eine starke bräunliche Verfärbung der beiden Zahnkerne des Zerebellum.

Lichtmikroskopisch fand man dichte Eisenablagerungen, die sich positiv mit Turnbullblau anfärbten, ohne durch Kaliumpermanganat zu verbleichen. Die Pigmentgranula waren zum Teil perivaskulär angehäuft, ohne daß die Gefäßwand miteinbezogen wurde. Der Zahnkern zeigte eine diffuse Entmarkung, die Nervenzellen dagegen boten keine Veränderungen. Eine leichte Gliose ohne mesenchymale Reaktion war erkennbar. Die Purkinje- und Körnerzellen waren geringgradig rarefiziert. Einige wenige Pigmentgranula wurden auch im Striatum und im äußeren Pallidumglied gefunden.

II. Störungen des Kupferstoffwechsels

Kupfer ist als Spurenelement unentbehrlich für die Funktion verschiedener oxidativer Enzyme. In der Humanpathologie gehen zwei Krankheiten mit einer Störung des Kupferstoffwechsels einher. Bei der hepatolentikulären Degeneration handelt es sich um eine Überflutung, bei der Trichopoliodystrophie um eine Transportstörung des Kupfers. Bei beiden stehen häufig die neurologischen Störungen und die neuropathologischen Befunde im Vordergrund. Darüber hinaus wurden weitere hereditäre Krankheitsbilder mit niedriger Kupferkonzentration im Serum und schweren neurologischen Störungen beschrieben, von denen jedoch keine neuropathologischen Befunde vorliegen (WILLVONSEDER et al. 1973; HAAS et al. 1981).

1. Hepatolentikuläre Degeneration
(Wilson-Krankheit; Westphal-Strümpell-Pseudosklerose; Wilson-Konovalov-Krankheit)

WESTPHAL beschrieb 1883 ein Krankheitsbild mit Intentionstremor und spastischen Erscheinungen, welches dem der multiplen Sklerose ähnlich sah, aber bei der anatomischen Untersuchung ihre Herde vermissen ließ. Er sprach daher von Pseudosklerose. STRÜMPELL (1898) stellte die klinische Symptomatologie dieser Krankheit heraus. 1912 teilte WILSON eine Reihe von ähnlichen Krankheitsbildern mit, bei denen die Obduktion jedoch eine symmetrische Erweichung im Linsenkern sowie eine Leberzirrhose ergab. Er erkannte den familiären Charakter des Leidens und die Ähnlichkeit des klinischen Bildes seiner Fälle mit denen von WESTPHAL u. STRÜMPELL.

ALZHEIMER (1911) stellte in den Fällen von Pseudosklerose eine besondere Art von Gliazellen fest. Dadurch schien die Trennung der Pseudosklerose von den Wilsonschen Fällen gesichert. Erst SPIELMEYER zeigte 1920, daß die Alzheimer-Gliazellen auch bei der Wilson-Krankheit vorkommen. HALL (1921) bearbeitete das ganze bis dahin beschriebene Material sowie eigene Fälle und wählte für das Krankheitsbild die Bezeichnung Degeneratio hepatolenticularis. Ihr Vorkommen als Folge chronischer Hepatitiden ist gelegentlich beschrieben worden (DE SANTI 1986; HANNER et al. 1988).

Klinisches Bild

Die Patienten weisen meist extrapyramidalmotorische Symptome mit grobschlägigem Tremor, allgemeinem Rigor der Muskulatur, Dysarthrie und Dysphagie auf. Daneben kommen verschieden stark ausgeprägte psychische Veränderungen vor (WALSHE 1976; DENING 1985; ROSSELLI et al. 1987).
KONOWALOV (1941) unterschied vier Varianten:

1. Eine infantile Form mit frühem Beginn und raschem Verlauf. Bei ihr steht die zunehmende Rigidität im Vordergrund, anstatt des Zitterns sind choreatische und Torsionsbewegungen häufig.
2. Die rigide Form mit Tremor, späterem Beginn und langsamem Verlauf.
3. Die zitternde oder späte Form mit noch späterem Beginn und langsamerem Verlauf, die statt Rigidität Hypotonie zeigt.
4. Die extrapyramidale oder extrapyramidal-kortikale Form. Epileptische Anfälle kommen bei Wilson-Patienten sechsmal häufiger vor als in der übrigen Bevölkerung. Eine zerebellare Form wurde selten beschrieben (MADDEN et al. 1985). Sowohl die neurologischen als auch die psychischen Symptome sind bei entsprechender Behandlung reversibel (LINGAM et al. 1987; ROSSELLI et al. 1987).

Oft sieht man schon bei Beginn des Leidens Aszites, Ikterus, Magen- und Darmbeschwerden als Zeichen einer Leberstörung, die auch lange, sogar bis zum Tode, die führenden Symptome bleiben können (WALSHE 1973). Ein pathologisches EEG wurde auch bei einem Teil der reinen hepatischen Formen festgestellt (NEVSIMALOVA et al. 1986).
Ebenfalls zum Vollbild der hepatozerebralen Degeneration gehört eine grünlich-braune Pigmentierung der Kornea, die schon 1902 von KAYSER und ein Jahr

später von Fleischer beschrieben wurde. Der Kayser-Fleischer-Kornealring kann schon lange vor dem Auftreten anderer Symptome vorhanden sein (Thiel u. Weidle 1983). Ein der hepatozerebralen Degeneration ähnliches Krankheitsbild, aber ohne Kayser-Fleischer-Kornealring wurde von Godwin-Austen et al. (1978) und Ross et al. (1985) beschrieben. Knochen- und Gelenkveränderungen kommen bei adulten Formen gelegentlich vor (McClure u. Smith 1983; Pan et al. 1985).

Im CT erkennt man bei einem Teil und in der Kernspin-Tomographie bei fast allen Fällen Veränderungen der Basalganglien (Uhlenbrock et al. 1985), z. T. auch der Hirnrinde und des Marklagers (Dörnemann et al. 1987; Le Fort et al. 1988).

Pathologie

Makroskopisch ist die Leber im ganzen verkleinert, derb und weist eine knotige Oberfläche auf. Auf der Schnittfläche sieht man rundliche, durch feinere und gröbere Bindegewebssepten abgegrenzte Bezirke von Lebergewebe, die den Höckern entsprechen. Die Hypertrophie der Milz erreicht zuweilen ein beträchtliches Maß.

Lichtmikroskopisch sieht man in der Leber große, durch Bindegewebe voneinander abgegrenzte Parenchymbezirke mit mikronodulärer Zirrhose (Sagen et al. 1986). In den peripheren Anteilen der Leberläppchen stellen sich mit der Rubeanwasserstoffsäure grünlich-schwarze, mit Natriumdiethyldithiocarbamat gelblich-braune Pigmente dar. In der Milz wurde häufig eine Fibrose beschrieben. Das Substrat des Kayser-Fleischer-Kornealringes besteht aus feingranulären Ablagerungen in der limbusnahen Descemet-Membran, die mit der Kupferfärbung in gleicher Weise reagieren wie die Leberpigmente (Schnabel u. Nisch 1961).

Elektronenmikroskopisch findet man in den Hepatozyten Riesenmitochondrien mit parakristallinen Einschlüssen (Sternlieb u. Scheinberg 1974). Multivesikuläre rundliche Granula in den Hepatozyten wurden als charakteristisch für die Wilson-Krankheit beschrieben (Tanikawa 1978; Lapis 1979). Bei der Elementanalyse durch Röntgenstrahlenabsorption (EDAX) konnte ein erhöhter Kupfergehalt nachgewiesen werden (De Santi et al. 1986). In der Regel ist jedoch die Bestimmung des Kupfergehaltes in Leberbiopsien mit Hilfe der Atomabsorptionsspektralphotometrie bei unbehandelten Fällen hinreichend verläßlich.

Neuropathologie

Makroskopisch erkennt man häufig in der Insula ein Versinken der Oberfläche (Smith 1976). Ein „pseudoulegyrischer Typ der hepatozerebralen Enzephalopathie" wurde von japanischen Autoren beschrieben (Shiraki et al. 1962; Oda 1964). In seltenen Fällen ist eine ausgeprägte Atrophie vorhanden, die arealweise den Grad einer Hydrozephalie erreicht (Schulman 1968). Auf Frontalschnitten ist in der Regel eine Verschmälerung und Braunfärbung des Putamen erkennbar. Fast immer sind die Veränderungen symmetrisch. Erweichungsherde, die sowohl größere Teile des Marklagers (Ishino et al. 1972) als auch die Rinde im Groß- und Kleinhirn (Schulman 1968) sowie das Putamen (Horoupian et al. 1988) befallen, wurden bei Patienten mit sehr langer Überlebenszeit beobachtet. Eine seltene Form mit degenerativen Veränderungen im Mittelhirn und zentraler pontiner Myelinolyse wurde von Kida et al. (1985) beschrieben.

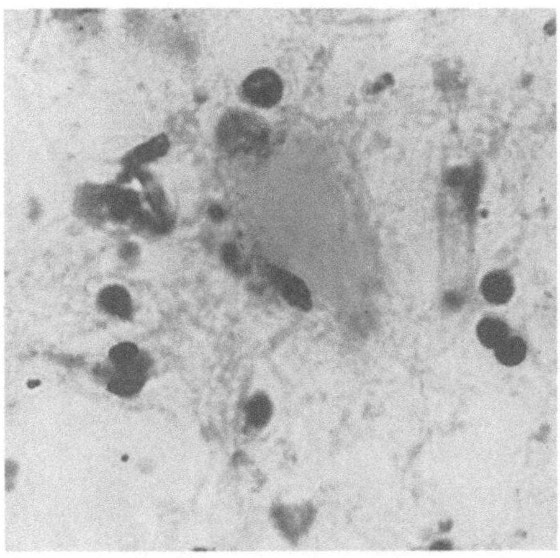

Abb. 170. Alzheimer-Glia-Typ I mit hyperplastischem Zytoplasma. HE × 900 (Aufnahme M. Mossakowski, Warschau)

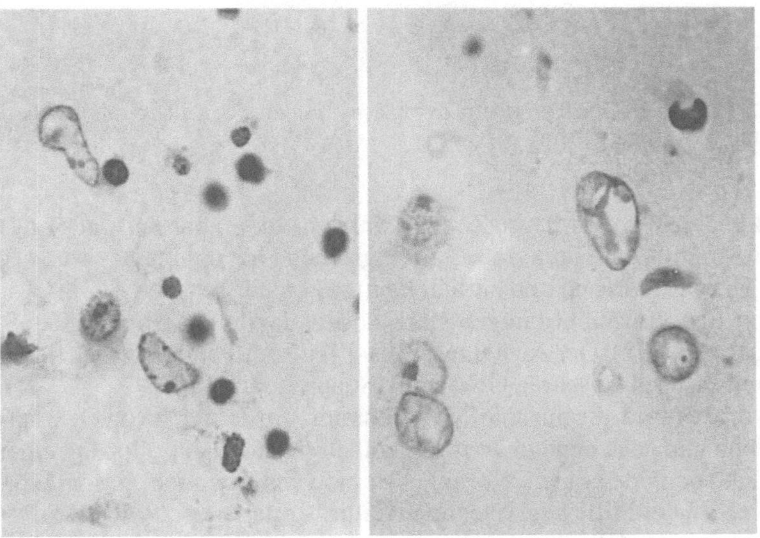

Abb. 171. Alzheimer-Glia-Typ II. Die Kerne sind groß und blaß. Das Zytoplasma ist kaum erkennbar. Nissl × 800 (Aufnahme W. Jänisch, Berlin)

Lichtmikroskopisch erkennt man die von Alzheimer (1911) beschriebenen 2 Formen der Gliazellveränderungen. Die erste Form besteht aus hyperplastischen Astrozyten mit üppigem Plasmaleib und Kernen mit mehrfachen Ausbuchtungen (Abb. 170). Häufig wird erst beim Gebrauch der Mikrometerschraube der Zusammenhang der verschiedenen Kernausbuchtungen deutlich. Die Kerne sind oft hyperchromatisch und enthalten die doppelte Menge an DNS (Lapham 1962). Bei der zweiten, von Alzheimer beschriebenen Gliazellform (Abb. 171) handelt es

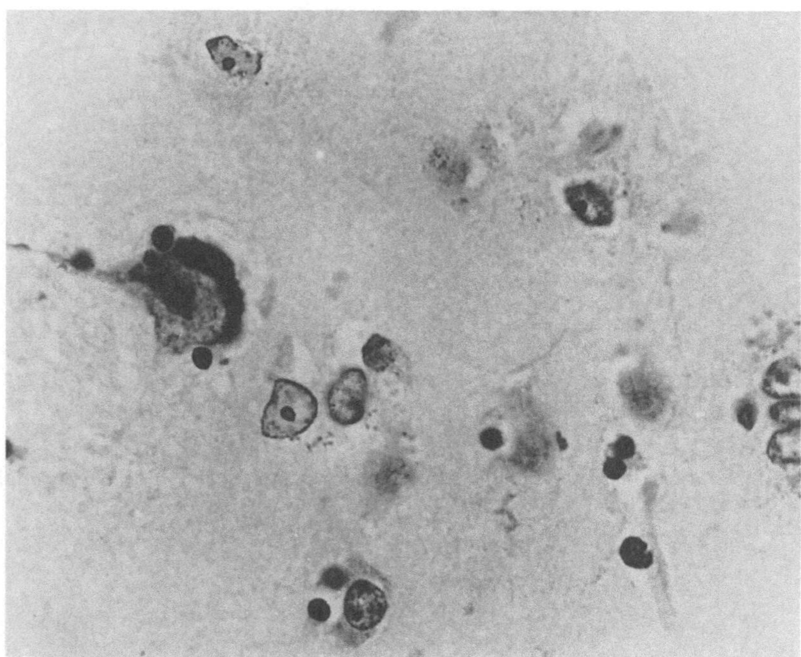

Abb. 172. Alzheimer-Glia-Typ II. Im Zytoplasma finden sich feine Granula. Nissl × 700 (Aufnahme W. Jänisch, Berlin)

sich um kleinere Gebilde, deren Zellkörper kaum erkennbar sind und feine braungelbliche Granula enthalten. Ihr Kern ist groß und hat ein blasses Aussehen, besitzt 1–2 Kernkörperchen und enthält häufig Einschlüsse (Abb. 172), die sich mit PAS- und Best-Karminfärbungen stark positiv darstellen (Inose 1960; Shiraki 1968; Altmann 1972). Der Alzheimer-Glia-Typ II weist einen Verlust des immunhistochemisch nachweisbaren GFAP auf (Sobel et al. 1981).

Eine dritte Form, die nur spärlich vorkommt, wurde zuerst von Opalski (1930) beschrieben und nach ihm benannt. Es handelt sich um Gliazellen mit einem ausgedehnten, spongiös aufgelockerten, sich matt anfärbenden Plasmaleib, deren großer Kern in der Mitte liegt oder auch seitlich verlagert ist (Abb. 173).

Der Alzheimer-Glia-Typ I ist kennzeichnend für die hepatolentikuäre Degeneration, während der Typ II sowohl bei der Wilson-Krankheit als auch bei der hepatischen Enzephalopathie vorkommt (Mossakowski u. Weinrauder 1984). Die Opalski-Zellen kommen bei beiden Krankheiten, bei der hepatischen Enzephalopathie jedoch seltener vor (Mossakowski et al. 1974). Die abnormen Astrozyten sind stark GFAP-positiv (Mossakowski u. Weinrauder 1984). Man erkennt aufgelockertes Gewebe im Sinne eines Status spongiosus (Miyakawa et al. 1982) sowohl im Marklager als auch in der Hirnrinde, in den Stammganglien und im Nucleus dentatus. Fettkörnchenzellen findet man nur in geringer Zahl, immer in Verbindung mit der Bildung des Status spongiosus und häufiger in den akut verlaufenden Fällen. Sie werden als Zeichen dafür angesehen, daß der Prozeß noch im Gange ist. Nach von Braunmühl (1932) soll eine Besonderheit des Er-

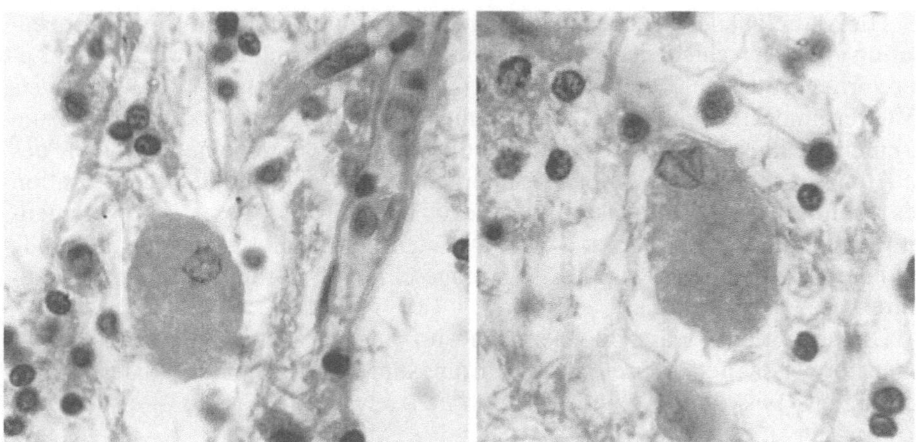

Abb. 173. Opalski-Zelle. Hyperplastisches Zytoplasma mit seitlicher Verlagerung des Kerns. HE × 900 (Aufnahme M. Mossakowski, Warschau)

krankungsprozesses darin liegen, daß die der Erweichung anheimgefallenen Gebiete über lange Zeit im Stadium des Fettkörnchenzellabbaus verbleiben können. Miyakawa u. Murayama (1976) beschrieben eine Krankheitsform mit ausgeprägter Entmarkung im Groß- und Kleinhirn.

Im Globus pallidus und in der Substantia nigra findet man eisenhaltige Phagozyten. Nervenzellverkalkungen im Pallidum und in der Medulla olongata wurden sowohl bei juvenilen (Barnes u. Hurst 1926) als auch bei alten Patienten (Madden et al. 1965) beobachtet.

Endothelschwellungen und Auflockerungen der Gefäßwände, besonders an den Kapillaren, kommen gelegentlich vor (Eicke 1952). Die häufigsten Gefäßwucherungen finden sich oft in enger Beziehung zum Status spongiosus. Zuweilen sind sie auch unabhängig von ihm anzutreffen.

Die neuropathologischen Veränderungen waren auch bei klinisch erfolgreich behandelten Patienten vorhanden (Horoupian et al. 1988).

Elektronenmikroskopisch erkennt man im Zytoplasma der Alzheimer-Glia Typ II Anhäufungen von Lipofuszinkörpern (Martinez 1968) und zahlreiche Glykogengranula (Foncin u. Nicolaidis 1970). Die Kerneinschlüsse bestehen ebenfalls aus Ansammlungen von Glykogengranula, die gelegentlich von einer Membran umgeben sind (Kida 1980; Horita et al. 1981). Neben β-Glykogengranula fanden Miyakawa et al. (1982) auch amylopektinähnliche Strukturen. Im Zytoplasma der Opalski-Zellen fanden Mossakowski et al. (1971) neben Lysosomen andere Einschlüsse, deren Inhalt als Mukopolysaccharid identifiziert wurde.

Pathogenese

Strümpell u. Handmann (1914) fanden als erste eine exzessive Kupferkonzentration in der Leber zweier Patienten von Fleischer. Später wurde der Befund von verschiedenen Autoren auch im Gehirn bestätigt (Luthy 1931; Cumings 1948).

Die Mehrzahl der Autoren nahm an, daß aufgrund der hohen Kupferkonzentration in den verschiedenen Organen eine Störung im Kupferstoffwechsel der Leber vorliegt (SIEMERLING u. OLOFF 1922; GLAZEBROOK 1945). Der auf weniger als 25% verminderte Gehalt des Kupferbindenden Zöruloplasmins führt im Serum zu einem deutlich erniedrigten Gesamtkupferspiegel, der mit einer Erhöhung des an Albumin gebundenen Kupfers einhergeht. Zusätzlich sind die Inkorporation des Kupfers in das Zöruloplasmin und die biliäre Exkretion dieses Spurenelementes vermindert (FRYDMAN et al. 1985). Der niedrige Zöruloplasmingehalt ist z. T. auf eine verminderte Biosynthese bei eingeschränkter Transkription zurückzuführen (CZAJA et al. 1987).

Die hepatolentikuläre Degeneration wird autosomal-rezessiv vererbt. Inzwischen konnte das betroffene Gen auf Chromosom 13 in Nachbarschaft des Esterase D-Locus zwischen q14 und q21 identifiziert werden (FRYDMAN et al. 1985; BOWCOCK et al. 1988).

Auffällig ist, daß, obgleich die exzessive Kupferablagerung im ZNS ubiquitär ist (WARREN et al. 1960; SCHEINBERG u. STERNLIEB 1984), nur motorische, aber keine Sensibilitätsstörungen vorkommen.

In kultivierten Hautfibroblasten von Patienten mit hepatolentikulärer Degeneration zeigte sich nach Kupferzusatz zum Kulturmedium eine abnorme Zunahme der intrazellulären Kupferkonzentration im Vergleich mit Fibroblasten gesunder Probanden (CAMAKARIS 1980). Daraus ist zu entnehmen, daß das defekte Gen auch in diesen Zellen Störungen des Kupferumsatzes verursacht.

Experimentelle Modelle von hepatozerebraler Enzephalopathie

Eine chronische, berufliche Kupferintoxikation beim Menschen ist unbekannt. Bei Tieren konnte eine exzessive Kupfergabe durch subkutane osmotische Pumpen ein der Wilson-Enzephalopathie ähnliches Bild erzeugen (COOK u. GRUBB 1986).

Bei Ammonium- (COLE et al. 1972) und Ureaseintoxikationen (GIBSON et al. 1974) sowie als Folge einer portokavalen Anastomose (CAVANAGH u. KYN 1971; CREMER et al. 1975; NORENBERG 1976) wurden neuropathologische Veränderungen, die der menschlichen hepatozerebralen Enzephalopathie entsprechen, erzeugt. Trotzdem konnte eine Nachahmung des klinischen Bildes der Wilson-Krankheit im Tierexperiment nicht erzielt werden.

2. Trichopoliodystrophie
(Kinky-Hair-Krankheit; Stahlhaarsyndrom; Menkes-Krankheit)

1962 haben MENKES et al. bei 5 männlichen Mitgliedern einer Familie eine Erkrankung beschrieben, die sich durch stoppeliges Haar, neurologische Symptome in der Kindheit und Zurückbleiben im Wachstum auszeichnete. AGUILAR et al. (1966) nannten die Erkrankung „Kinky-Hair-Disease"; GHATAK et al. (1972) zogen die Bezeichnung „Trichopoliodystrophie" vor.

Klinisches Bild

Die Kinder entwickeln sich während der ersten ein bis zwei Monate normal. Danach treten die ersten Symptome zwischen dem 2. und 4. Monat, bei Präma-

turen etwas früher auf. Die psychomotorische Entwicklung sistiert, und fokale
sowie generalisierte Krampfanfälle treten auf. Die weiteren Symptome weisen
auf eine progressive zerebrale Schädigung mit motorischer Schwäche und Spastizität hin. Ein horizontaler Nystagmus und ein Abblassen der optischen Scheibe
wurden ebenfalls beschrieben. Die CT-Bilder variieren bei den verschiedenen
Patienten von ausgeprägter Groß- und Kleinhirnatrophie mit ischämischen
Infarkten und subduraler Flüssigkeitsansammlung bis hin zum normalen Befund
(SEAY et al. 1979; MURAMATSU et al. 1984). Der Verlauf ist progressiv und
gekennzeichnet durch Entzündung der Atemwege, schubweise auftretende
Hypothermie und präterminal durch Enthirnungsstarre. Der Erbgang ist X-chromosomal rezessiv. Die Mehrzahl der Patienten stirbt zwischen dem 7. Monat und
3 1/2 Jahren.

Pathologie

Die Haare sind spärlich, die Haarschäfte sind gewunden (Pili torti) bzw. ge-
knickt mit Brechungen in regelmäßigen Abständen (Trichorrhexis nodosa) und
Schwankungen im Durchmesser (Monilethrix). Einige Kinder haben eine Mikrognathie und gelegentlich auch einen hohen Gaumenbogen. Eine Equinovarus-
mißbildung wurde häufig beobachtet. Im ersten Stadium erkennt man eine Erweiterung der Metaphysen, die nachher verschwindet, aber eine Unregelmäßigkeit in
den metaphysalen Wachstumsplatten, vor allem in den Rippen und im Femur, hin-
terläßt.

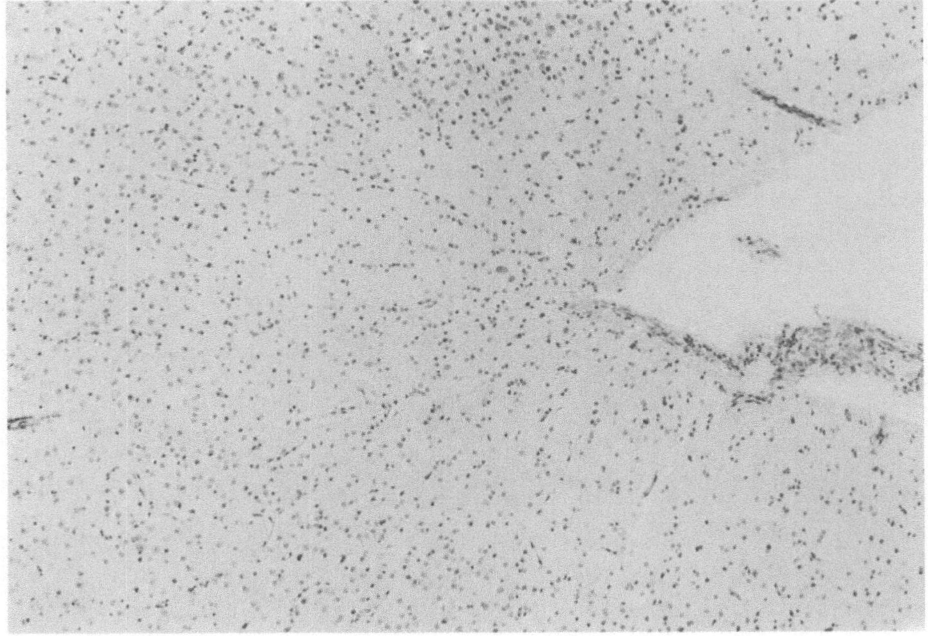

Abb. 174. Trichopoliodystrophie. Ausgeprägter Nervenzellschwund in der Frontalrinde.
Nissl × 40

Elektronenmikroskopisch fanden GHATAK et al. (1972) Glykogenanhäufungen, interfibrilläre Vakuolisierung, Distorsion des tubulären Systems und mitochondriale Veränderungen in der Skelettmuskulatur. In verschiedenen Körperarterien weist die Elastica interna Brüche, Fragmentierungen und Reduplikationen auf. Verdickungen der Intima kommen gelegentlich vor.

Neuropathologie

Makroskopisch weisen die Veränderungen im ZNS eine große Variationsbreite auf (MARTIN et al. 1978). In der Regel zeigt das Gehirn eine starke Atrophie, so daß es weniger als die Hälfte des normalen Hirngewichts wiegen kann. Die Windungen sind verschmälert, und die Hirnrinde weist eine härtere Konsistenz auf. Das Marklager ist reduziert, und die Seitenventrikel zeigen eine mäßige Erweiterung. Als Folge der kortikalen Atrophie können sich subdurale Hämatome bilden (MENKES et al. 1962; AGUILAR et al. 1966; OSAKA et al. 1977; HANAOKA et al. 1986). Bei einem 2 Monate alt gewordenen Kind fanden ERDOHAZI et al. (1976) teratogene Veränderungen des Gehirns.

Lichtmikroskopisch findet man in der Hirnrinde eine Minderung der Nervenzellzahl (Abb. 174) und arealweise degenerative Veränderungen, unterschiedlich nach Ausbreitung und Alter, mit mikrozystischem Zusammenbruch des Nervengewebes und starker Proliferation der Astrozyten (WILLIAMS et al. 1978). Der Nervenzellverlust in den Stammganglien ist mittelgradig. Der Nucleus ventralis oralis des Thalamus und der Nucleus ruber können starke Degenerationserscheinungen aufweisen (IWATA et al. 1979a; MARTIN u. LEROY 1985). Die medialen und lateralen

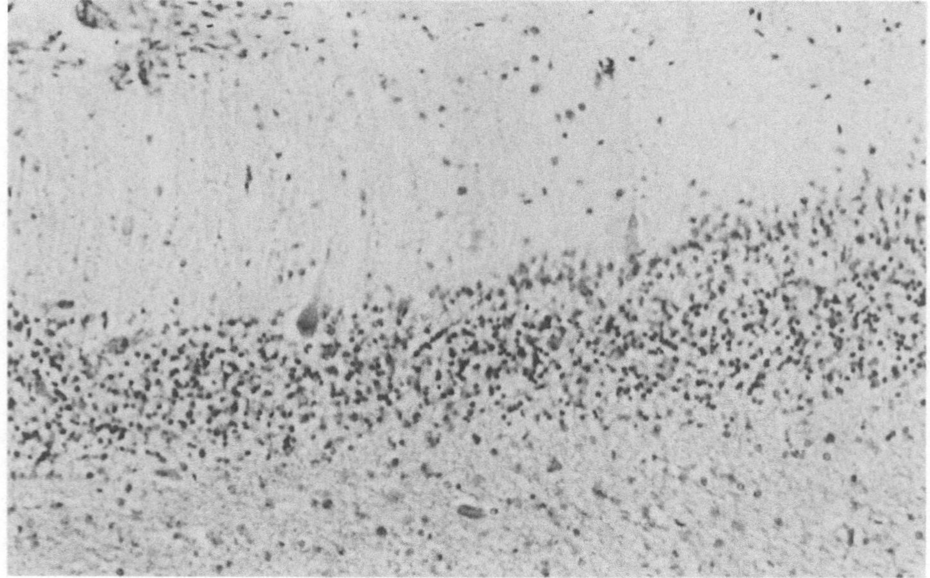

Abb. 175. Gleicher Fall wie Abb. 174. Die Körnerzellen in der Kleinhirnrinde sind stark gelichtet. Nissl × 130

Corpora geniculata zeigten in den Fällen von WILLIAMS et al. (1978) einen beinahe vollständigen Verlust der Nervenzellen. Im Marklager findet man auch einen Status spongiosus und Astrozytenproliferation. In einigen Fällen kommen eisenhaltige Verkalkungen in der Hirnrinde vor. Die arteriellen Gefäße sind geschlängelt, erweitert und degeneriert und zeigen häufig aneurysmatische Erweiterungen, vor allem in den Meningen (WESENBERG et al. 1969; DANKS et al. 1972; VAGN-HANSEN et al. 1973; VUIA u. HEYE 1974; MARTIN et al. 1978).

Das Kleinhirn ist stark atrophisch mit Verlust der Körnerzellen und der normalen Architektur (Abb. 175). Die Purkinje-Zellen sind in der Mehrzahl der Fälle dystrophisch und zeigen kleine Sprossen (Abb. 176), die vom Perikaryon (PURPURA et al. 1976; HIRANO et al. 1977; IWATA et al. 1979b; REED et al. 1984) und den Dendriten ausgehen sowie axonale Torpedos (WILLIAMS et al. 1978) und Dendritenschwellungen (ROBAIN et al. 1988). Im Rückenmark kann man einen Verlust der Zellen der Clarke-Säule mit begleitender Gliose und eine Degeneration der spinozerebellaren Bahnen feststellen (GHATAK et al. 1972; IWATA et al. 1979b). Ophthalmologisch wurden Mikrozysten im Pigmentepithel der Iris beobachtet, sowie ein ausgeprägter Verlust von Ganglienzellen in der Netzhaut sowie partielle Atrophie des Sehnerven (SEELENFREUND et al. 1968).

Elektronenmikroskopisch fanden HIRANO et al. (1977) persistierende Dornen im Perikaryon der Purkinje-Zellen, die nur z. T. synaptische Komplexe bildeten. Die axonalen Torpedos enthalten dicht angehäufte Neurofilamente und andere axonale Organellen, die dendritischen Schwellungen/Verkalkungen (Abb. 177 a,

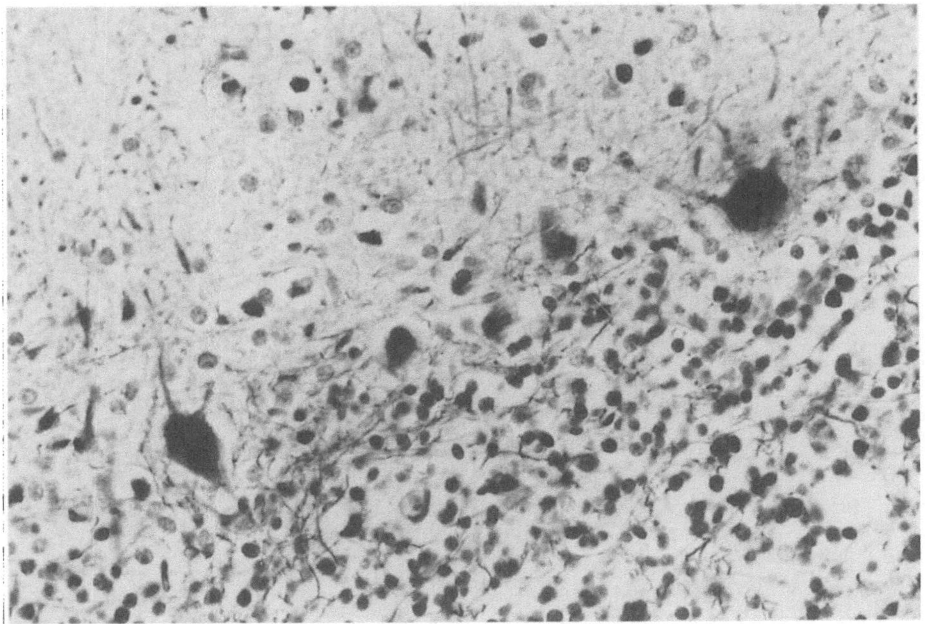

Abb. 176. Gleicher Fall wie Abb. 174. Die Purkinje-Zellen sind dystrophisch und bilden aberrante Dendriten. Nissl × 280

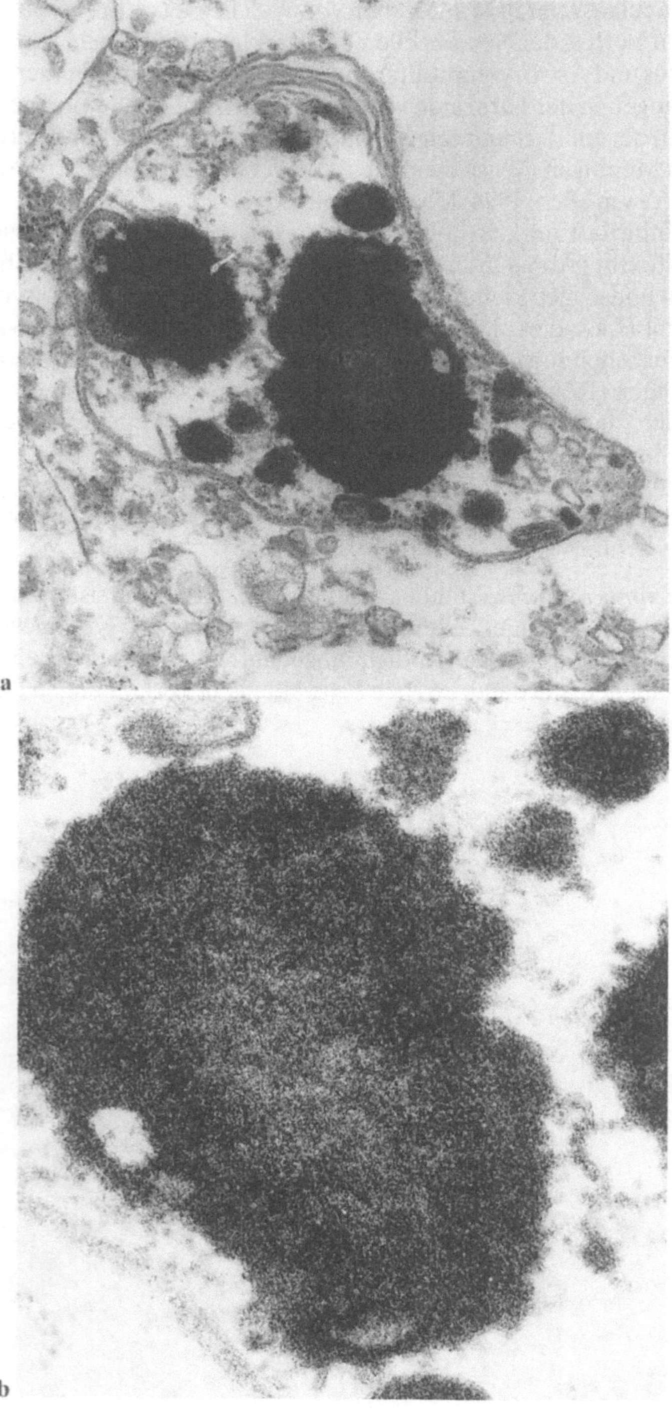

Abb. 177 a, b. Gleicher Fall wie Abb. 174. Ablagerungen von elektronendichtem Material in einem Nervenzellfortsatz. Bei stärkerer Vergrößerung erkennt man die stark adielektronischen metallischen Partikel. **a** × 24.000; **b** × 120.000

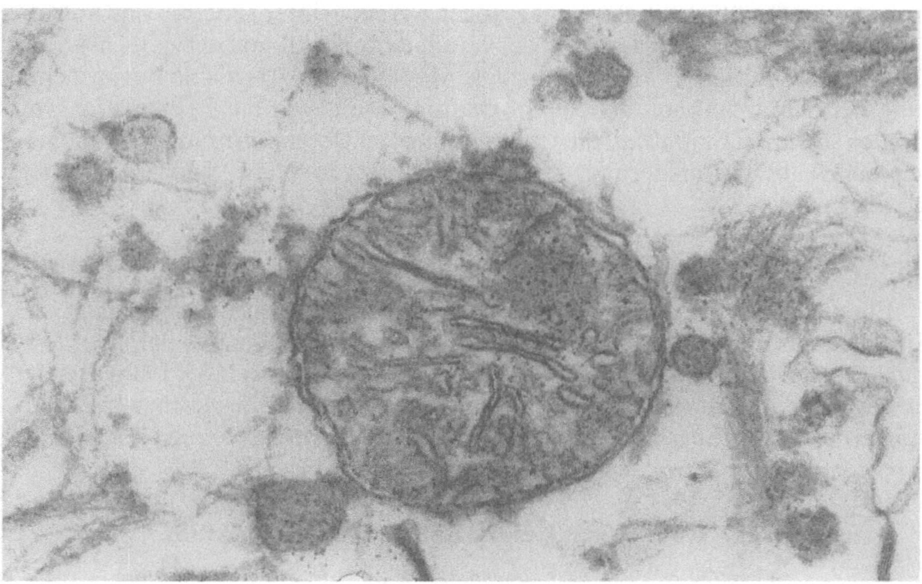

Abb. 178. Gleicher Fall wie Abb. 174. Hyperplastische Mitochondrien im Zytoplasma eines Astrozyten. × 70.000

b) und hyperplastische Mitochondrien (ROBAIN et al. 1988). Im Zytoplasma der Purkinje-Zellen wurden Anhäufungen von Mitochondrien (GHATAK et al. 1972; HIRANO et al. 1977) und in verschiedenen Arten von Nervenzellen hyperplastische Mitochondrien (Abb. 178) beobachtet (YOSHIMURA u. KUDO 1983).

Pathogenese

DANKS et al. (1972) stellten bei Patienten mit Trichopoliodystrophie einen hereditären Defekt der Kupferabsorption fest. In Serum und Plasma findet man erniedrigte Konzentrationen von Kupfer und Zöruloplasmin. Wahrscheinlich führt die Mutation eines intrazellulären kupferbindenden Proteins zu Störungen von Transport und Speicherung des Kupfers in verschiedenen Geweben. Kupfer wird benötigt für die Bildung der Disulfitverbindungen zwischen den Polypeptidketten des Keratins (GILLESPIE 1964) und für die Quervernetzungen zwischen den Lysinresten im Elastin (CARNES 1971). Der Kupfermangel führt über einen Aktivitätsverlust der Lysyloxidase zu den Haar- und Gefäßveränderungen (ROYCE et al. 1980).

Die Veränderungen des Zentralnervensystems wurden in erster Linie auf die ausgedehnten Ischämien aufgrund der Degenerationserscheinungen in den Hirngefäßen (DEKABAN u. BRADY 1976) zurückgeführt. WILLIAMS et al. (1978) konnten bei ihren Fällen jedoch keine Gefäßveränderungen feststellen. Wichtig ist in diesem Zusammenhang, daß das Gehirn als einziges Organ eine Zunahme der Kupferkonzentration mit zunehmendem Alter aufweist und daß ein erhöhter Kupferbedarf, vor allem während der Myelinisationszeit, besteht (GROVER et al. 1979). Pathogenetisch muß die Aktivitätsminderung verschiedener Enzyme, die Kupfer als Kofaktor benötigen, in Betracht gezogen werden. Unter anderem sind Störungen der oxidativen Prozesse wegen der verminderten Aktivität der Zytochrom-C-Oxidase nachgewiesen worden (REZEK u. MOORE 1986). Auch eine Beeinträchtigung der Schutzfunktion der Superoxiddismutase gegen die Peroxidation von Lipiden sowie ein Einfluß auf die Umwandlung von Dopamin in Noradrenalin wegen der Aktivitätsminderung der Dopamin-β-Hydroxylase sind zu erwarten (MARTIN et al. 1978).

Trichopoliodystrophie bei Tieren

Eine der Trichopoliodystrophie homologe Stoffwechselstörung zeigt die „brindled mottled" Maus, eine Allele der heterosomalen Mutante der „mottled" Maus (HUNT 1974; YAJIMA u. SUZUKI 1979; YAMANO u. SUZUKI 1985, 1986). Bei der enzootischen Ataxie von Lämmern (Swayback) findet man die gleichen Veränderungen des ZNS wie bei der humanen Trichopoliodystrophie (TAN u. URICH 1983).

III. Störungen des Kalziumstoffwechsels

Niederschläge von kalkhaltigen Substanzen in der Gefäßwand von intrazerebralen Gefäßen sind als Begleiterscheinungen sowohl bei verschiedenen Erkrankungen als auch bei normalen Gehirnen bekannt und in großen Serien computertomographischer Untersuchungen systematisch erfaßt worden (MURPHY 1979; GOLDSCHEIDER et al. 1980). Die Kombination von neurologisch-psychiatrischen Auffälligkeiten mit symmetrischen Verkalkungen in den Stammganglien und im Dentatum wurde in der Literatur als striatodentale Verkalkung oder nach einer Abhandlung von FAHR (1930) als Morbus Fahr bezeichnet, obgleich sie schon 1850 von DELACOUR beschrieben worden war. Sie ist oft mit Störungen des Kalziumstoffwechsels als Folge eines Hypoparathyreoidismus und seiner Sonderformen vergesellschaftet. Symmetrische Verkalkungen im Marklager kommen auch bei der klassischen Phenylketonurie (KAWASHIMA et al. 1988), beim Dihydropteridin-Reduktase-Mangel (TADA et al. 1980; SMITH et al. 1985) sowie bei verschiedenen Entzündungen und Intoxikationen vor (COHEN et al. 1980). Beim Cockayne-Syndrom stellen sie eines der Hauptsymptome dar (s. S. 690). In diesem Kapitel behandeln wir an erster Stelle diese idiopathischen Formen, d. h. die striatodentale Verkalkung ohne sicheren Hypoparathyreoidismus oder andere Stoffwechselstörungen.

1. Striatodentale Verkalkung (Morbus Fahr; striatopallidale Verkalkung; systematische Stammhirnganglienverkalkungen; idiopathische, nicht-arteriosklerotische Gefäßverkalkung: zerebrovaskuläre Ferrokalzinose)

Familiär auftretende symmetrische Gehirnverkalkungen ohne Leukodystrophie wurden wiederholt beschrieben (FRITZSCHE 1935; VASILIU 1940; FOLEY 1951; BOWMAN 1954; SCHAFROTH 1958; BRUYN et al. 1964; MOSKOWITZ et al. 1971; PERNHAUPT et al. 1974; BOLLER et al. 1977; OKADA et al. 1981; SMITS et al. 1983; HARATI et al. 1984; KOENIG u. HALLER 1985). Daneben sind Einzelfälle bekannt geworden, aus deren Anamnesen man auf ähnliche klinische Bilder bei nächsten Verwandten glaubte schließen zu dürfen (VOLLAND 1940). Sie waren nur z. T. mit Hypoparathyreoidismus kombiniert (NICHOLS et al. 1961). Symmetrische Stammhirnganglienverkalkungen wurden auch bei Geschwistern und bei verschiedenen Generationen einzelner Familien mit Moniliasis und Nebennierenrindeninsuffizienz (BARWICH 1976) sowie kombiniert mit Hämochromatose und Porphyrie gefunden (BEALL et al. 1984).

Klinisches Bild

Der Beginn der neurologischen Symptomatik liegt meist im jugendlichen bis mittleren Alter. Bei der Mehrzahl der Patienten waren die ersten Symptome psychische Auffälligkeiten bzw. eine Hirnleistungsschwäche (PRANGE u. KRTSCH 1979; TAXER et al. 1986; SHIBAYAMA et al. 1986; TRAUTNER et al. 1988). Krankheitsbilder mit Verlangsamung, Bewegungsarmut der Glieder, vorgebeugter Haltung, starrer Mimik und verwaschener, leiser Sprache ähneln demjenigen des Parkinsonismus (KLAWANS et al. 1976; SCHNEIDER et al. 1977) und sind Ausdruck der Stammganglienverkalkung. Dauernde choreiforme (ROIZIN 1954) sowie choreoathetotische (MÜNTER u. WHISNANT 1968; HUBENER et al. 1982) Bewegungsstörungen wurden beschrieben. Bei großer Ausdehnung der Verkalkungen können zu den extrapyramidalen auch hemi- und paraplegische Symptome hinzukommen, wozu sich zerebelläre Störungen mit Ataxie, Dysmetrie und sprachliche Veränderungen hinzugesellen können. Anfälle verschiedener Art kommen ebenfalls vor. Am häufigsten wurden typische Grand-mal-Anfälle beobachtet (ROSE u. VAS 1966; FONSECA u. CALVERLY 1967). Röntgenologisch und im CT (SMITHS et al. 1983) sind die Verkalkungen gelegentlich schon im Kindesalter erkennbar.

Zwischen dem Ausmaß der neurologischen Ausfallserscheinungen und der Stärke der Verkalkungen (LEVIN et al. 1961) bzw. der Höhe der Serum-Kalzium-Werte (DIMICH et al. 1967) läßt sich keine sichere Relation feststellen.

Neuropathologie

Makroskopisch wurde in Fällen mit Demenz eine umschriebene Atrophie des Frontal- und Temporallappens beschrieben (SHIBAYAMA et al. 1986). Bei Zerschneidung des Gehirns fühlt man im Globus pallidus und in fortgeschrittenen Fällen auch in der Capsula interna (LIEBALDT u. DESCALZO 1963) eine stoppelbart- oder sandpapierartige Beschaffenheit der Schnittfläche, die den hervorstehenden Kalkscheiden der kleinen Hirngefäße entspricht (WECHSLER 1962; KALAMBOUKIS u. MOLLING 1962).

Im Balken und besonders in den medialen Anteilen des Centrum semiovale sind Kalkeinlagerungen spärlicher. Im Striatum sind sie häufiger, sie nehmen das ganze Putamen und die äußeren Zweidrittel des Caudatum ein (Abb. 179 a). In der Hirnrinde und im Thalamus kommen vereinzelte umschriebene Areale ebenfalls mit Kalkinkrustationen vor (NEUMANN 1963). Im Kleinhirn breitet sich die Verkalkung vom Dentatum ins Marklager aus, das gelegentlich von einem großen Verkalkungsherd ganz durchsetzt ist (PILLERI 1966). Die Verkalkungsherde er-

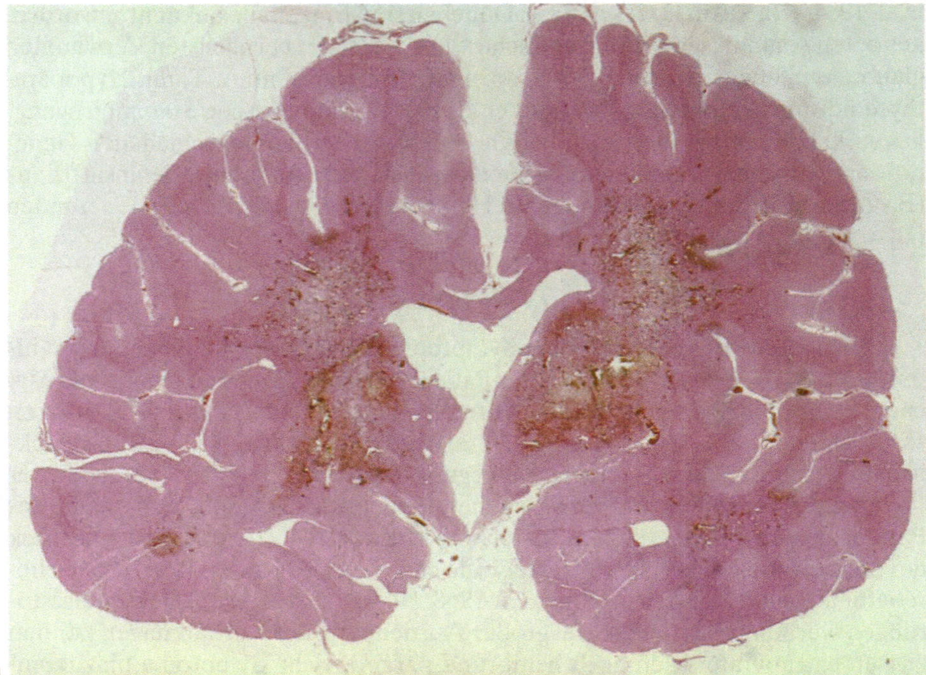

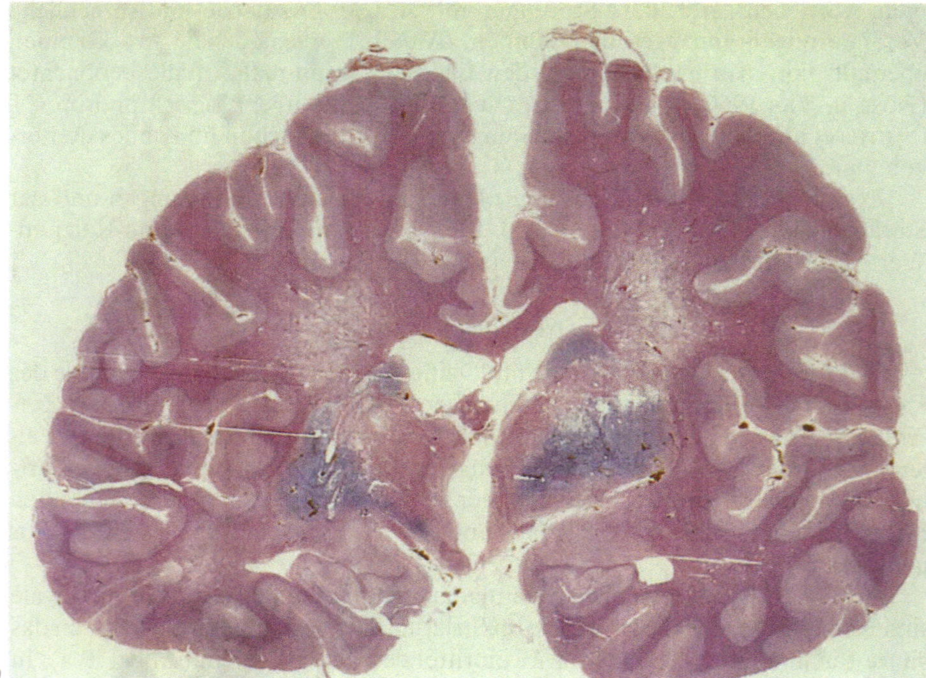

Abb. 179 a, b. Striatodentale Verkalkung. Die Verkalkungen nehmen das Putamen und das Caudatum, sowie einen Teil des Thalamus und Centrum semiovale ein. **a** Kossa-Färbung, **b** Turnbullblau

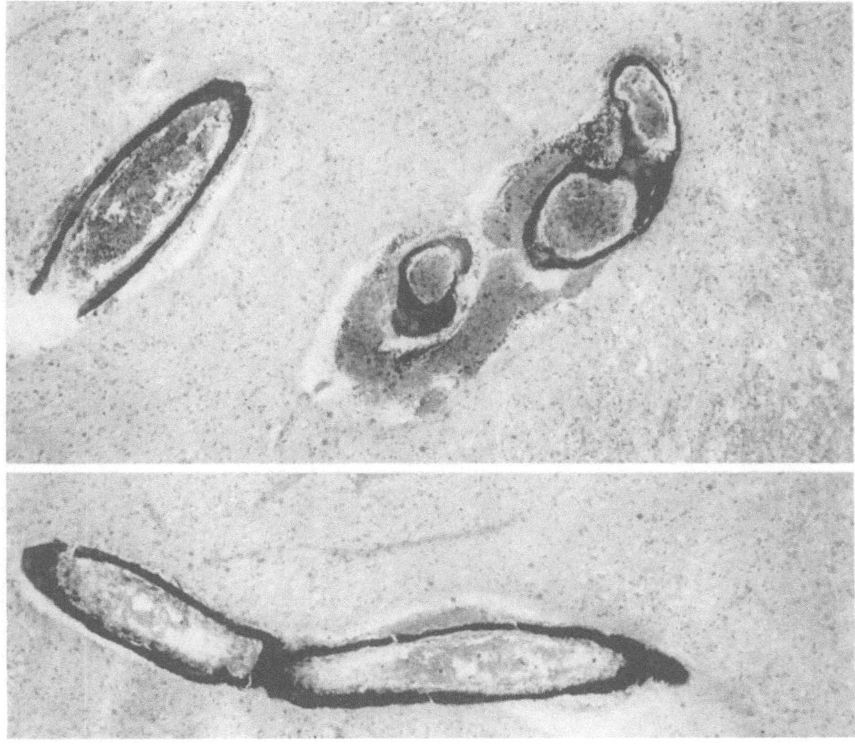

Abb. 180. Gleicher Fall wie Abb. 179. Pallidum. Homogene starre Gefäßbildung als Endzustand der Kalkeinlagerungen. Nissl × 40

scheinen bräunlich verfärbt. Gelegentlich wurden zystische Veränderungen am Rande der Verkalkungen beobachtet (COPELAND et al. 1977).

Lichtmikroskopisch erkennt man in den betroffenen Gebieten Kalkeinlagerungen in allen Gefäßen der Mikrozirkulation. Man findet alle Übergänge von konzentrischer Verkalkung bis zur Obliteration der Gefäße. Außer der Media sind häufig auch Intima und Adventitia verkalkt, so daß der Schichtenaufbau der Gefäße nicht mehr zu erkennen ist (Abb. 180). Außerdem finden sich frei im Gewebe erscheinende Kalkablagerungen, die in kleinen (2–4 Tröpfchen) oder großen Trauben zusammengeschlossen sind, sowie baumartig verzweigte und perlschnurartig aneinandergereihte Kalktröpfchen (Abb. 181 a, b). Die Einlagerungen färben sich dunkel bräunlich mit der Kossamethode und im Pallidum mit der Turnbullfärbung für Eisen intensiv blau, während in den anderen Gebieten die Eisenfärbung schwächer ausfällt (Abb. 179 b).

Im amerikanischen Schrifttum (NORMAN u. ULRICH 1960; KALAMBOUKIS u. MOLLING 1962) wurde bei den histologischen Untersuchungen nie vom Nachweis von Pseudokalk gesprochen. Dagegen ist es in der deutschen Literatur üblich, von Pseudokalk und Kalk zu sprechen, ohne histologisch eine scharfe Trennung vorzunehmen. Isolierte Pseudokalkablagerungen ohne Kalkbeimengungen wurden in

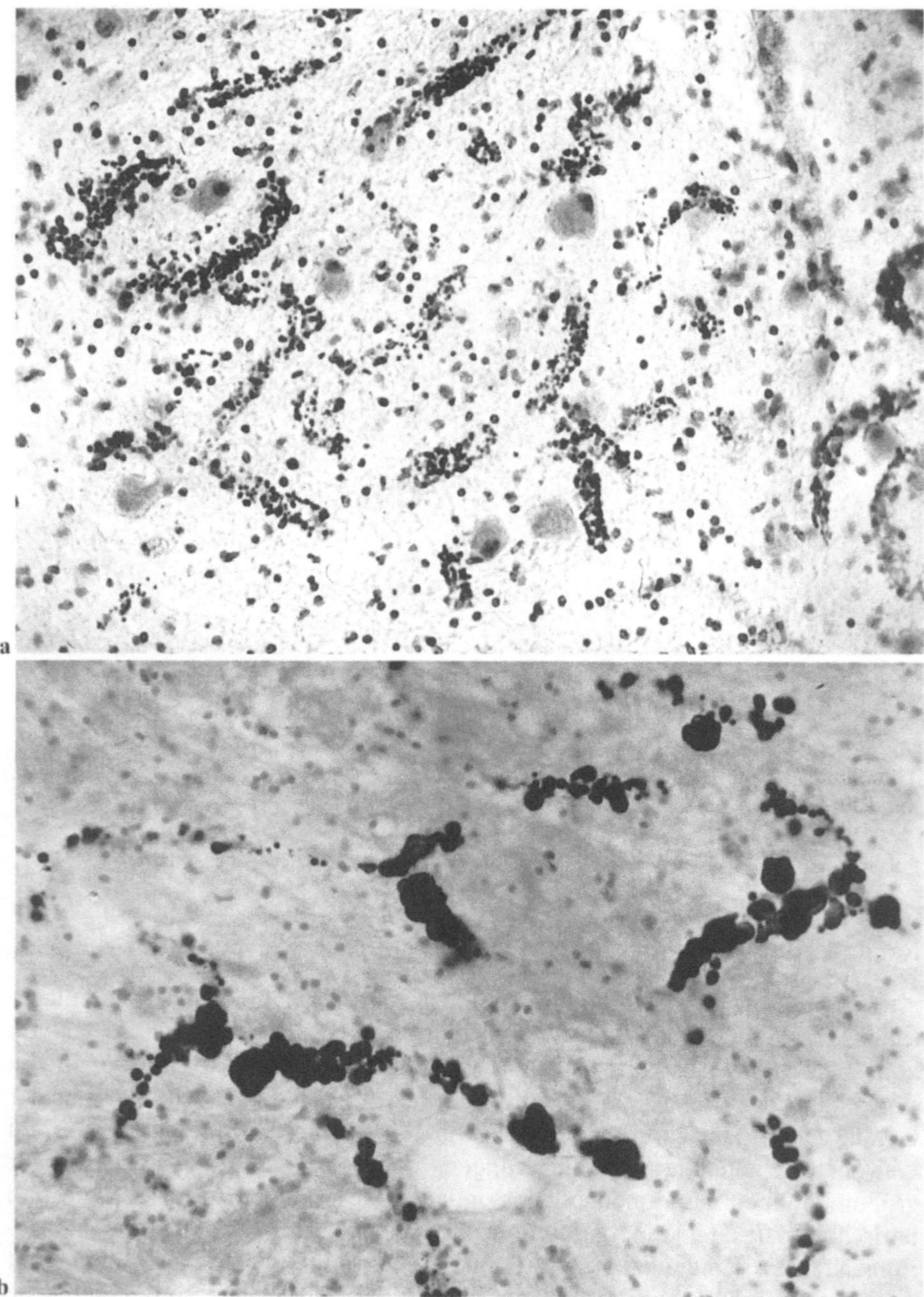

Abb. 181 a, b. Gleicher Fall wie Abb. 179. Pallidum. Kalkablagerungen als vereinzelte Tröpfchen perlschnurartig aufgereiht. **a** Nissl × 80, **b** Kossa × 120

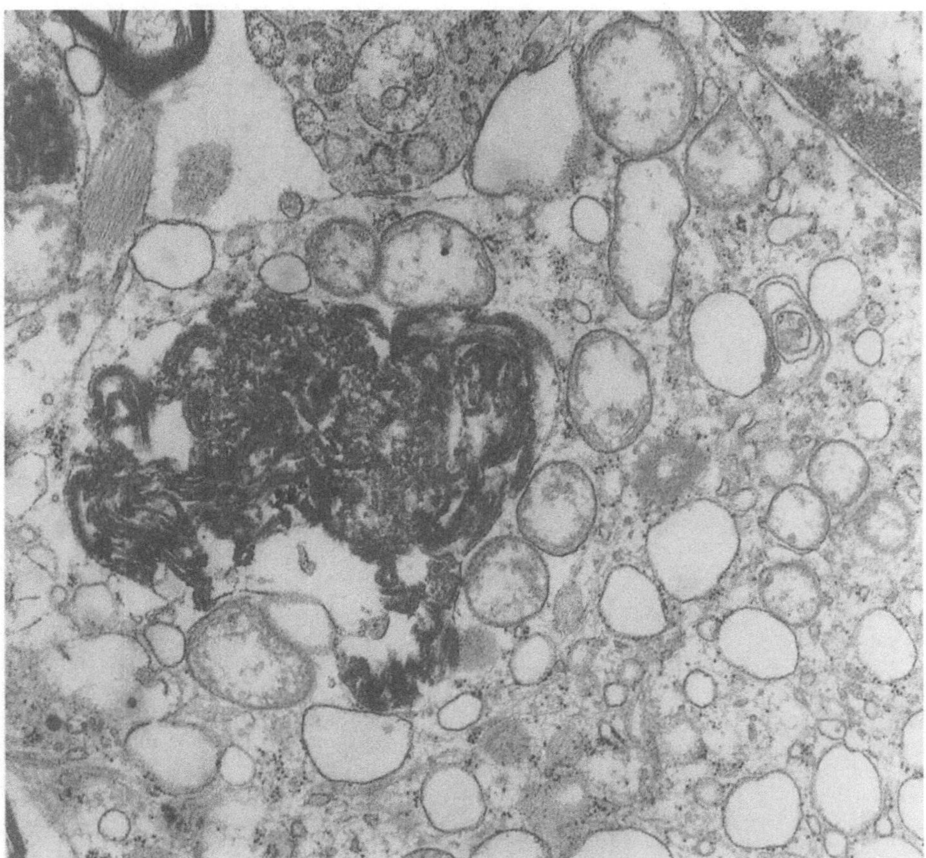

Abb. 182. Gleicher Fall wie Abb. 179. Parietalrinde. Im Zytoplasma der Nervenzelle starke adielektronische Einschlüsse mit einzelnen Kalkgranula. × 20.000

keiner Arbeit histologisch beschrieben. Demgegenüber meinten JELLINGER u. SUMMER (1960), den Pseudokalk histochemisch nachweisen zu können.

Elektronenmikroskopisch erkennt man, daß die bei den normalen Schnitten als frei im Gewebe liegend imponierenden Kalkablagerungen in der weitaus größten Zahl der Fälle von einer Basalmembran begrenzt sind (CERVÓS-NAVARRO u. MATAKAS 1974). Bei Glia- und Nervenzellen fallen große, stark adielektronische Einschlüsse auf, die einzelne Kalkgranula enthalten (Abb. 182). Die kleinen Konkremente, die das Anfangsstadium eines sich bildenden größeren Konkrementes darstellen sollen, kommen zunächst einzeln im interstitiellen Raum vor. Auch hier erkennt man eindeutig ihre Abgrenzung durch die Basalmembran. Die von ADACHI et al. (1968) vermutete extravasale Bildung der Kalkkonkremente ohne Beziehung zum perivaskulären Raum und ohne Basalmembranabgrenzung sollte eine Ausnahme darstellen (CERVÓS-NAVARRO u. MATAKAS 1974; GUSEO et al. 1975 a).

Die Konkremente bestehen entweder aus einem amorph erscheinenden elektronendichten Material oder auch aus feinen nadelförmigen Kristallen (Abb. 183).

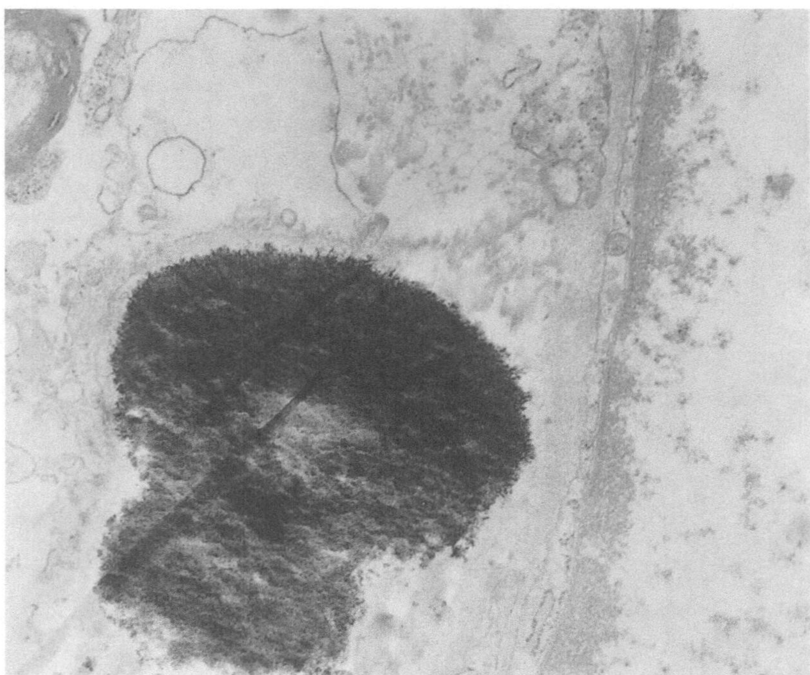

Abb. 183. Gleicher Fall wie Abb. 179. Pallidum. Rechts Endothelzelle. Im perivaskulären Raum Kalkablagerungen mit feinsten Stacheln in der Peripherie. × 17.000

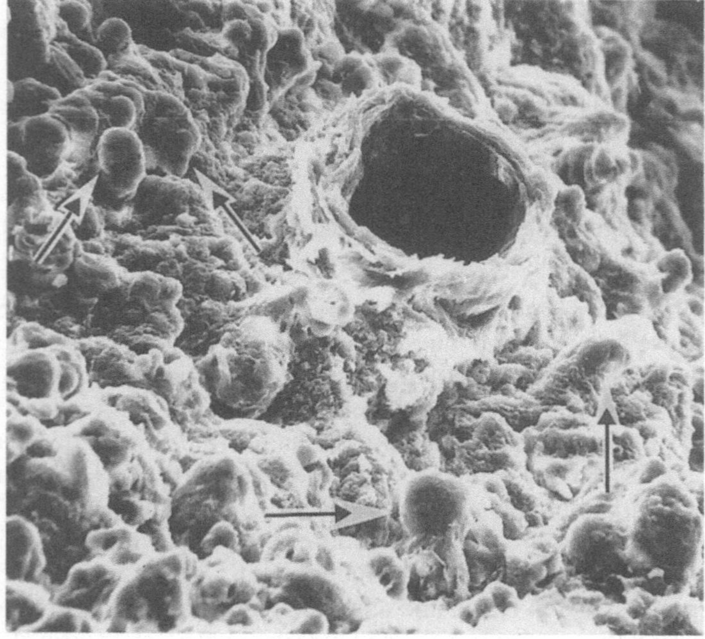

Abb. 184. Gleicher Fall wie Abb. 179. Im Rasterelektronenmikroskop imponiert der Kalk als schollenförmige Auflagerung (*Pfeile*). × 1.200

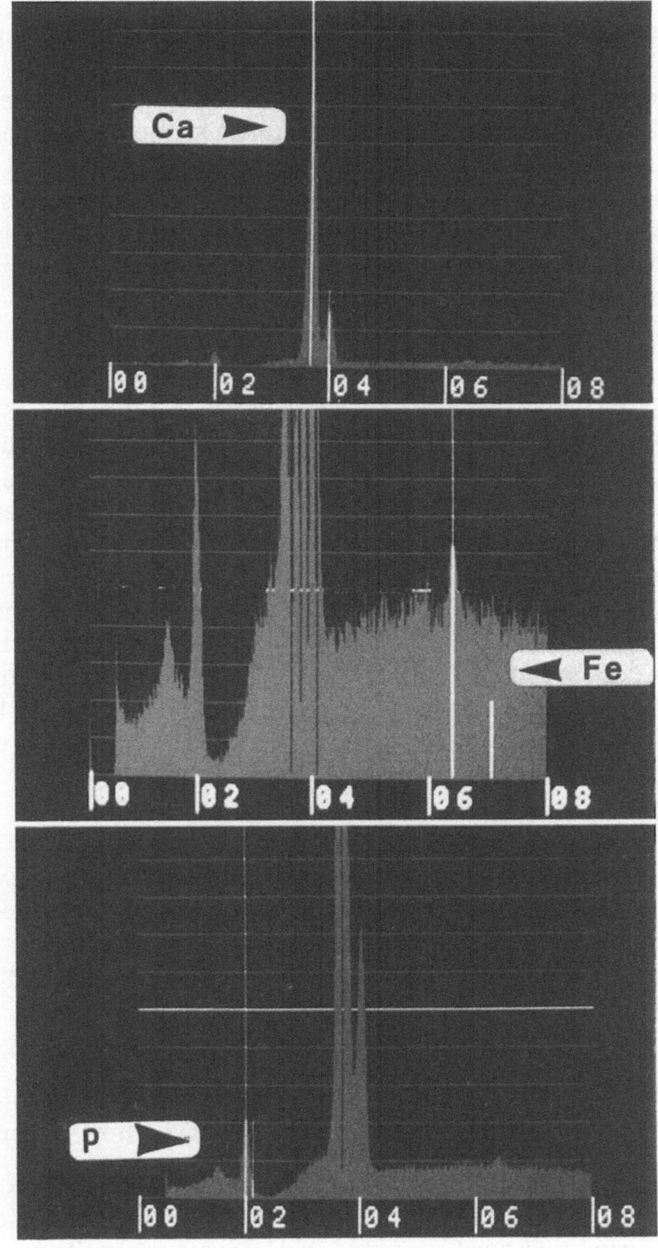

Abb. 185. Gleicher Fall wie Abb. 179. EDAX-Untersuchung der Kalkablagerungen. Neben Kalzium und Eisen auch beträchtliche Mengen von Phosphor

Mit dem Rasterelektronenmikroskop stellen sich die Kalkkonkremente als kleine rundliche Herde mit glatter Oberfläche dar (Abb. 184). Stark verkalkte Gefäße zeigen eine bucklige Oberfläche, die durch die kugelige Form der Kalkperlen bedingt ist.

Die Elementaranalyse zeigt in den Kalkperlen einen besonderen Reichtum an Kalzium (Abb. 185). Daneben enthalten die Kalkkonkremente viel Phosphor und mäßig viel Eisen (CERVÓS-NAVARRO u. MATAKAS 1974; COPELAND et al. 1977) sowie Zink, Aluminium und Magnesium (DUCKETT et al. 1977). Im Gegensatz zu JELLINGER u. SUMMER (1960), die als Charakteristikum der sauren Mukopolysaccharide das Fehlen der Anisotropie angeben, konnte elektronenmikroskopisch keine kalkfreie amorphe Substanz erkannt werden.

Pathogenese

Seit SPATZ (1922) wird angenommen, daß die Ausfällung von Mineralsalzen im Gehirn in eine intravital abgelagerte Grundsubstanz erfolgt. ERBSLÖH u. BOCHNIK (1957) analysierten die zerebralen symmetrischen Konkremente und fanden, daß die Pseudokalkablagerungen sich in verschiedenen Altersstufen färberisch voneinander unterscheiden lassen. Sie nahmen daher an, daß die Ausfällung des Kolloidkalzium in einem Zuge mit der Ablagerung des Pseudokalkes vor sich geht. Die elektronenmikroskopisch dargestellten feinstacheligen Konkremente entsprechen kristallinen Strukturen. Sie sind so dicht aneinander gelagert, daß eine Imprägnation des Pseudokalkes durch Kalk nicht angenommen werden kann. Diese Befunde unterstützen die Hypothese von ERBSLÖH u. BOCHNIK (1957), daß das Kalzium schon im primären Ablagerungsprozeß des Pseudokalkes eine Rolle spielt.

Hirnverkalkungen bei Tieren

Spontane Verkalkungen im Gehirn wurden bei alten Mäusen (FRASER 1968; MORGAN et al. 1982) und Ratten (SCHMIDT 1978) beschrieben. Experimentell wurden Verkalkungen nach Rückenmarkstraumen (BALENTINE u. SPECTOR 1977; HAPPEL et al. 1981) und nach Einspritzung von Kainsäure ins Striatum (KORF u. POSTEMA 1984) beobachtet.

2. Infantile familiäre Enzephalopathie mit Hirnverkalkungen und Leukodystrophie (Laubenthal-Hallervorden-Syndrom)

Verschiedene Fälle wurden von GEYELIN u. PENFIELD (1929), FRITSCHE (1935) und HORANY-HECHST u. MEYER (1939) z. T. als diffuse Sklerose beschrieben. Das Krankheitsbild wurde erst von LAUBENTHAL u. HALLERVORDEN (1940) genauer abgegrenzt. Inzwischen sind weitere Fälle mitgeteilt worden, die trotz mancher Unterschiede weitgehende Übereinstimmung in einer Reihe klinischer und neuropathologischer Merkmale aufweisen.

Klinisches Bild

Die Krankheit manifestiert sich gelegentlich gleich nach der Geburt (BABBIT et al. 1969; AICARDI u. GOUTIERES 1984; RAZAVI-ENCHA et al. 1988), meistens aber

Wochen bis Monate danach, in einigen Fällen im 1. oder 2. Lebensjahr (MELCHIOR et al. 1960). Die Kinder sind retardiert, dystonisch und spastisch. Sie weisen in der Regel eine Mikrozephalie auf und leiden unter epileptischen Anfällen. Radiologisch (HALLERVORDEN 1950; JERVIS 1954; MELCHIOR et al. 1960) und mit dem CT (KOUSSEFF 1980; AICARDI u. GOUTIERES 1984; TROOST et al. 1984; MIURA et al. 1985; RAZAVI-ENCHA et al. 1988) wurden in allen Fällen bilaterale Verkalkungen in den Stammganglien und meistens auch im Marklager sowie in Groß- und Kleinhirnrinde festgestellt. Im CT wurde auch eine Hypodensität des Marklagers beobachtet. Bei einem Teil der Patienten bestand während des gesamten Krankheitsverlaufes eine Lymphozytose im Liquor (AICARDI u. GOUTIERES 1984).

Neuropathologie

Makroskopisch erkennt man eine Atrophie des Gehirns mit normalem Windungsprofil, Hypoplasie des Balkens und Hydrozephalus. Gelegentlich wurden retrozerebellare leptomeningeale Zysten und Kleinhirnhypoplasie beobachtet (TROOST et al. 1984). Bei der Zerlegung finden sich Kalkkonkremente in den Stammganglien, im Thalamus, im Marklager des Groß- und Kleinhirns sowie im Nucleus dentatus.

Lichtmikroskopisch erkennt man einen diffusen Verlust von Axonen und Myelin im Marklager (LAUBENTHAL u. HALLERVORDEN 1940; JERVIS 1954; MELCHIOR et al. 1960; KOUSSEFF 1980; TROOST et al. 1984), das in einigen Fällen ein Honigwabenaussehen aufweist (RAZAVI-ENCHA et al. 1988). Die reaktive Gliose kann sehr ausgeprägt sein. Die Verkalkungen liegen perivaskulär und verschließen z. T. das Gefäßlumen. Sie sind PAS-positiv (BABBIT et al. 1969). An den Stellen mit dichten Kalkablagerungen findet sich ein deutlicher Nervenzellverlust.

Elektronenmikroskopisch zeigen die hyperplastischen Astrozyten des Marklagers eine starke Zunahme der Gliafilamente (RAZAVI-ENCHA et al. 1988).

Pathogenese

Aufgrund der Unterschiede im Ausmaß der Verkalkungen bei Geschwistern verschiedenen Alters schlossen SMITHS et al. (1983) auf einen progressiven Krankheitsverlauf.

3. Primäre Hyperoxalurie

Als primäre Hyperoxalurie werden 2 seltene genetische Störungen bezeichnet, die sich klinisch durch wiederholt auftretende Kalziumoxalat-Nephrolithiasis und Nephrokalzinose auszeichnen.

Klinisches Bild

Die Symptome der Nierensteinerkrankung manifestieren sich in der Regel vor dem 5., gelegentlich auch vor dem 1. Lebensjahr. Sie führen häufig vor dem 20. Lebensjahr zu progressiver Niereninsuffizienz und zum Tode. Der Erbgang beider Typen scheint autosomal-rezessiv zu sein.

Pathologie

Neben den Nierenveränderungen (SCOWEN et al. 1959; KOTEN et al. 1965) findet man Kalziumoxalatkristalle in Knochen, Herzmuskel und Hoden, seltener in anderen Geweben („Oxalose").

Neuropathologie

Im ZNS wurden gelegentlich Kalziumoxalatkristalle in den Meningen und perivaskulär im Hirnparenchym (HUGHES 1959; SCOWEN et al. 1959; HAQQANI 1977) beobachtet. Im peripheren Nerven wurden intraaxonale Kalziumoxalatablagerungen sowie axonale Degeneration und segmentale Entmarkung beobachtet (MOORHAED et al. 1975; HALL et al. 1976).

Pathogenese

Beim Typ I entsteht die primäre Hyperoxalurie durch eine exzessive Synthese von Oxalat und Glykolat aufgrund einer Hemmung im Abbau ihrer unmittelbaren Vorstufe Glyoxylat. In Leber, Milz und Niere konnte ein Mangel an peroxisomaler Alanin-Glyoxylat-Aminotransferase nachgewiesen werden (DANPURE u. JENNINGS 1986).

Bei primärer Hyperoxalurie des Typs II bedingt ein Stoffwechseldefekt die exzessive Reduktion der Hydroxy-Brenztraubensäure zu L-Glyzeridsäure durch eine Glyzeratdehydrogenase (WILLIAMS u. SMITH 1968).

K. Störungen des Pigmentstoffwechsels

Als Pigmente werden Substanzen definiert, die im lebenden Organismus vorkommen und eine Eigenfarbe besitzen. Sie variieren weitgehend in ihrer chemischen Konstitution, in ihrer Herkunft und ihrer biologischen Bedeutung. Gemeinsam ist ihnen lediglich die Tatsache, daß sie elektromagnetische Energie in dem für das Auge des Menschen wahrnehmbaren schmalen Bereich von 400–800 nm absorbieren (GEDIGK u. TOTOVIC 1976). Ihrer chemisch gut definierten Hauptkomponente wegen wurden verschiedene Pigmente bei den Lipidosen bzw. bei Störungen des Mineralstoffwechsels behandelt. Nur ein Teil der Pigmente ist als echte lysosomale Struktur anzusehen, das sind hauptsächlich die Lipopigmente und die anorganischen Pigmente. Auch andere, ursprünglich nicht-lysosomale Pigmente, wie z. B. Melanine und Gallenpigmente, können sekundär in Lysosomen gelangen und dort abgelagert oder abgebaut werden.

1. Porphyrien

Grundsätzlich werden nach dem Vorschlag von WALDENSTRÖM u. VAHLQUIST (1944) Porphyrinstoffwechselstörungen mit erhöhter Koproporphyrinausscheidung bei verschiedenen Infektions- und Bluterkrankungen, Leberschäden, Avitaminosen, Intoxikationen usw. als Porphyrinurien den verschiedenen Formen echter Porphyrien gegenübergestellt. Letzteren liegt eine Störung der Porphyrinsynthese zugrunde, die sich in einer exzessiven Ausscheidung von Uroporphyrinen bzw. deren Vorstufen manifestiert. Bereits vor 80 Jahren hatte sie GARROD (1908) unter den angeborenen Störungen des Stoffwechsels aufgezählt.

Bei den humanen Porphyrien unterscheidet man im Anschluß an WATSON (1937) die seltene „Porphyria erythropoetica" und die „Porphyria hepatica", die von WATSON u. SCHWARTZ (1941) in die akute intermittierende, die chronische, die kombinierte und die latente Porphyrie unterteilt wurde.

Nervöse Störungen finden sich fast ausschließlich bei der akuten Porphyrie als relativ häufigster Porphyrinkrankheit. Sie kommen ferner bei kombinierten hepatischen Porphyrien im Rahmen akuter Schübe sowie bei den toxischen und sekundären Porphyrinurien vor.

Klinisches Bild

Die akute intermittierende Porphyrie zeichnet sich durch Ausscheidung von dunkelrotem Porphyrinharn, schwere, oft ileusartige Abdominalkoliken und neurologische Ausfälle aus. Letztere können mit den Abdominalkrisen oder in deren Gefolge manifest werden, gelegentlich auch ihnen vorauseilen (JELLINGER u. WEINGARTEN 1961; BECKER u. KRAMER 1977). Bei der akuten Porphyrie treten neben den relativ seltenen sensiblen Ausfallserscheinungen vom neuralen oder radikulären Typ bevorzugt sensible Reizerscheinungen in Form von Spontanschmerzen, Parästhesien an den Gliedern und schwere Schmerzanfälle auf. Zu der porphyrischen Polyneuropathie gehören ebenfalls Hirnnervenausfälle, die z. T. das Bild der akuten Bulbärparalyse aufweisen (MEYER 1987). Das polyneuritische Syndrom kann mit ausgeprägten Muskelatrophien einhergehen, die insbesondere die kleine Handmuskulatur betreffen. Zentralnervöse Ausfallserscheinungen wie positive Pyramidenzeichen und Blasenstörungen werden gelegentlich nachgewiesen. In 10% der Fälle kommen epileptische Anfälle vor (SAMUELS 1987).

Die psychischen Störungen zeichnen sich durch große Mannigfaltigkeit aus. Neben „pseudoneurasthenischen" bzw. „pseudohysterischen" Syndromen finden sich depressive Zustände. Auch eine schizophrene Psychose bis zur Katatonie kann vorgetäuscht werden (TISHLER et al. 1985; STÖLZEL et al. 1987).

Der Verlauf ist durch eine meist ziemlich rasche Progredienz der neurologischen Störungen gekennzeichnet, die ihren Höhepunkt nach 1–4 Wochen erreichen. Seltener können die Ausfälle aber auch über einige Monate zunehmen. Wenige Wochen nach Erreichen des Höhepunktes tritt die Besserung ein, die langsam fortschreitet. Todesfälle als Folge eines Herzversagens, seltener einer Ateminsuffizienz, sind während der akuten Krankheitsphase häufig. Die Vererbung erfolgt jeweils autosomal-dominant mit unterschiedlicher phänotypischer Expressivität.

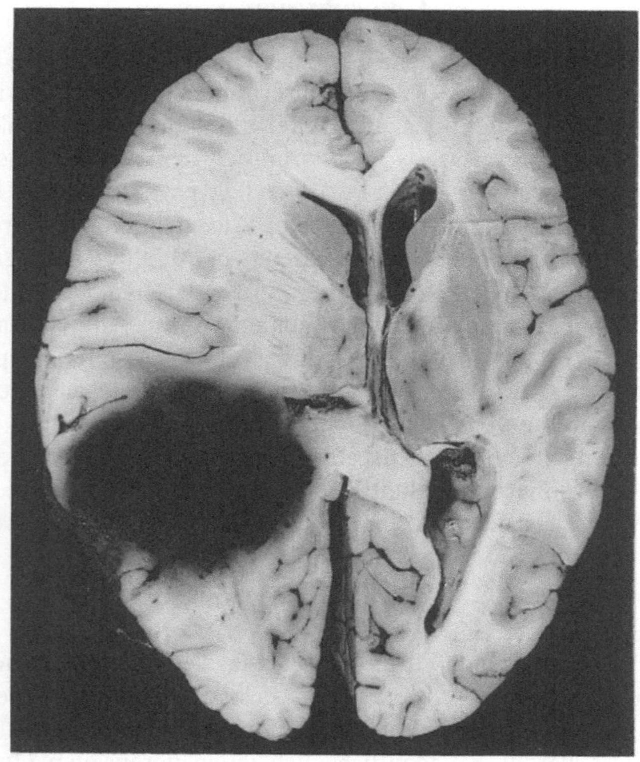

Abb. 186. Porphyrie. Blutung, Marklager und Rinde des Okzipitallappens einnehmend

Pathologie

Lichtmikroskopisch fand man häufig Pigmentablagerungen in den Hepatozyten, eine tubuläre Atrophie der Hoden und eine neurogene Atrophie der Muskulatur.

Neuropathologie

Makroskopisch zeigten sich Infarkte in der Hirnrinde (HIERONS 1957), vor allem im Okzipitallappen (CHI-WAN et al. 1977). Gelegentlich wurden Blutungen im Bereich der Rinde und des Marklagers des Großhirns (Abb. 186) beobachtet (PENTSCHEW 1958; STÖLZEL et al. 1987). Eine gelbliche Verfärbung des Marklagers bzw. der Vorderhörner des Rückenmarks war in einzelnen Fällen sichtbar (AGOSTINI et al. 1955).

Lichtmikroskopisch wurden perivaskuläre Entmarkungsherde im Marklager des Großhirns häufig beschrieben (BAKER u. WATSON 1945; GIBSON u. GOLDBERG 1956). Die Zahl der Purkinje-Zellen ist häufig reduziert. Im Rückenmark erkennt man einen Verlust der motorischen Neuronenpopulation der Vorderhörner mit begleitender Gliose (TEN EYCK et al. 1961) und Zentralchromatolyse (Abb. 187) bzw. Schrumpfung der verbleibenden Neurone (YAMADA et al. 1984). Letztere wurden auch in mehreren Kernen der Brücke und Medulla beobachtet. Ablagerungen von gelblich-braunem Pigment kommen frei innerhalb der Blutungen (Abb. 188) und im Stroma des Plexus chorioideus, in den Leptomeningen und in Histiozyten um Gefäße des Groß- und Kleinhirn-Hemisphärenmarkes herum vor (PENTSCHEW 1958). Sie sind besonders deutlich in Phagozyten des Organisationsgewebes von Infarkten erkennbar (Abb. 189). Es handelt sich um ein körniges und kleinscholliges, bräunlich-gelbes Pigment, das auch in den Nervenzellen der moto-

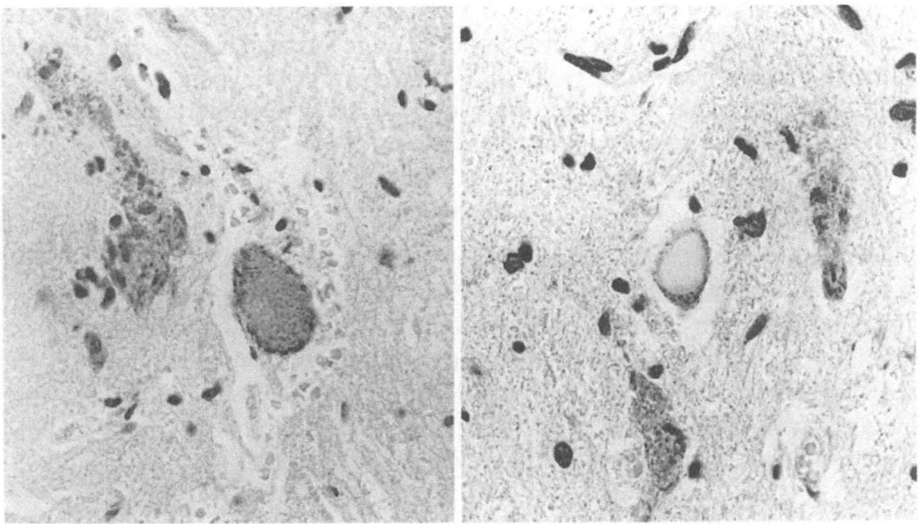

Abb. 187. Gleicher Fall wie Abb. 186. Rückenmark. Nervenzellen im Vorderhorn mit zentraler Chromatolyse. Nissl × 500

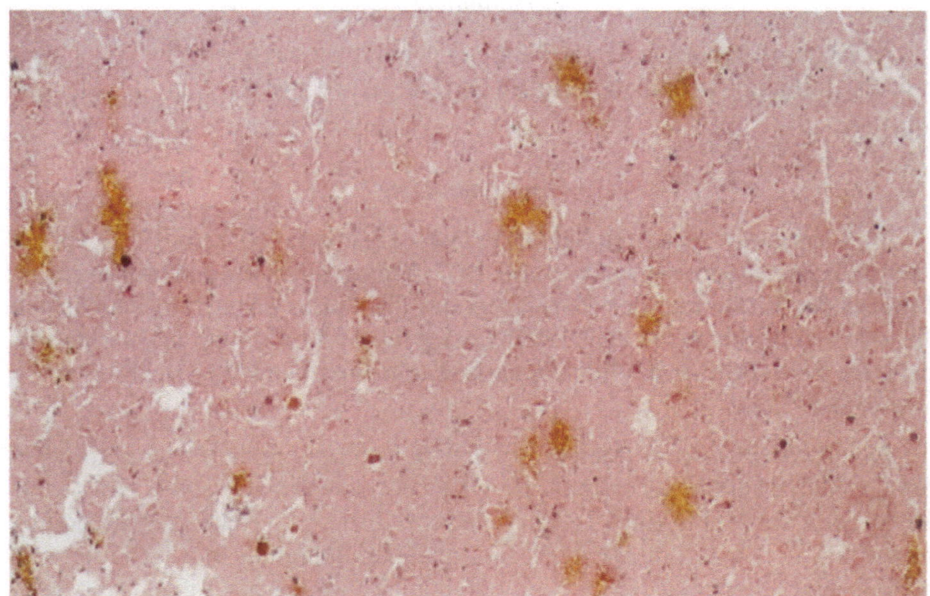

Abb. 188. Gleicher Fall wie Abb. 186. Gelblich-braunes Pigment innerhalb der Blutung. HE × 100

rischen Hirnnervenkerne und der Vorderhörner beobachtet wurde (AGOSTINI et al. 1955).

GIBSON u. GOLDBERG (1956) wiesen auf die Veränderungen in den präganglionären Neuronen des Parasympathikus hin. Im peripheren Nerv findet man eine distal ausgeprägtere Polyneuropathie vom Typ des „dying-back"-Prozesses mit Markscheidenzerfall und Nervenfaserverlust (RIDLEY 1969).

Elektronenmikroskopisch wurde in peripheren Nerven eine Waller-Degeneration der dünneren (ANZIL u. DOZIC 1978) und dickeren Nervenfasern (THORNER et al. 1981) beobachtet, und eine „dying-back"-axonale Degeneration wurde als primäre Veränderung angenommen (DI TRAPANI 1984).

Pathogenese

Bei Porphyrien liegen verschiedene genetisch bedingte Defekte der Hämsynthese in der Leber vor (MEISLER et al. 1980). Die gemeinsame Regulationsstörung besteht in einer vermehrten Aktivität der δ-Aminolävulinsäure-Synthetase und einer dadurch bedingten gesteigerten Synthese von Aminolävulinsäure mit entsprechendem Anstieg des Porphobilinogen in der Leberzelle und im Urin. Chemisch unterschiedliche Stoffe können durch Aktivierung der Aminolävulinsäuresynthetase einen akuten Schub auslösen. Gleiches gilt von Hunger und Alkohol.

Die mit den Hämstörungen einhergehende Zunahme des Tryptophan und damit des Serotonins wurde für die psychischen Symptome verantwortlich gemacht (LITMAN u. ALMIRA CORREIA 1985). Demgegenüber nahmen BRENNAN u.

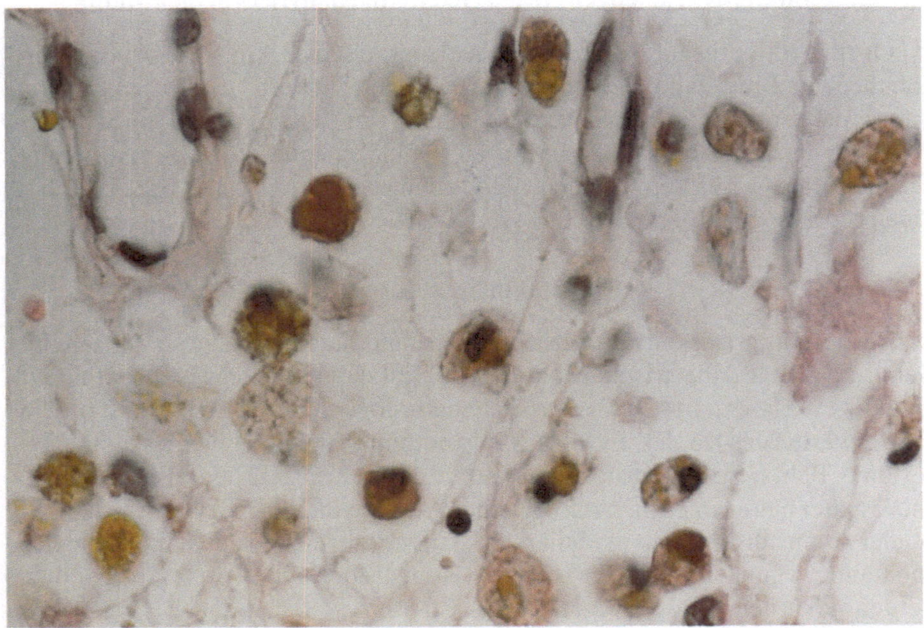

Abb. 189. Gleicher Fall wie Abb. 186. Infarkt im 2. Stadium. Kleinscholliges gelb-bräunliches Pigment im Zytoplasma der Phagozyten. HE × 700

CANTRILL (1981) eine Reduzierung der GABA-Ausschüttung in den zentralen Synapsen an. RIOPELLE u. KENNEDY (1982) wiesen die Neurotoxizität des Porphyrins in Gewebekulturen nach.

Die Porphyrie-Polyneuropathien sind ebenfalls Folge der gestörten Hämsynthese (SHANLEY et al. 1977; LAIWAH et al. 1985). Auf die Ähnlichkeit der EMG-Veränderungen mit denjenigen beim Botulismus machten WOCHNIK-DYJAS et al. (1978) aufmerksam. Als pathogenetische Mechanismen nahmen sie eine Blockade der cholinergen Endigungen an.

2. Hyperbilirubinämie

Das Bilirubin als Abbauprodukt des Hämoglobins kann in abnorm hohen Konzentrationen im Blut bei einer erhöhten Hämolyse oder auch familiär als Folge einer Enzymopathie vorhanden sein. Im ersten Fall treten neurologische und neuropathologische Veränderungen fast ausschließlich bei Kleinkindern im Rahmen des Icterus neonatorum, äußerst selten bei Erwachsenen als Folge von erworbenen hämolytischen Anämien auf.

Die klassischen Veränderungen des Kernikterus zeigen sich in der akuten Phase des Icterus haemolyticus neonatorum. Inzwischen ist aufgrund der verbesserten Therapie die Zahl der zum Tode führenden Fälle von Icterus haemolyticus neonatorum viel geringer geworden, er kommt aber bei Frühgeburten, auch bei relativ geringen Bilirubinkonzentrationen im Serum, verhältnismäßig häufig vor.

a) Kernikterus des Neugeborenen (Icterus haemolyticus neonatorum)

ORTH veröffentlichte 1875 in einem Anhang zu seiner Arbeit „Über das Vorkommen von Bilirubinkristallen bei neugeborenen Kindern" den ersten Fall von Ikterus der zerebralen Grisea. Die Bezeichnung Kernikterus wurde von SCHMORL (1903) für den pathologisch-anatomischen Befund einer herdförmigen, vornehmlich die basale Grisea betreffenden Gelbfärbung des Hirngewebes von Neugeborenen geprägt.

Klinisches Bild

Der Icterus gravis entwickelt sich bereits innerhalb der ersten 24 h nach der Geburt; 1–2 Tage danach treten Somnolenz, Trinkunlust und schwere Apathie auf (SHERKER u. HEATHCOTE 1987). Das erste neurologische Reizsymptom ist oft ein Zurückwerfen des Kopfes. Es folgen Opisthotonus, Rigidität und muskuläre Hypertonie. Bald treten Atemstörungen auf, zunächst als Reizsymptom wie Tachypnoe, später häufig in Form pathologischer Atemrhythmen und sogar vorübergehender Atemstillstände als medulläre Ausfallsstörungen. Leichte unkoordinierte Spontanbewegungen können zu schweren Konvulsionen überleiten. Gelegentlich werden neben den bulbären vegetativen Ausfallserscheinungen auch Hirnnervenausfälle, insbesondere Okulomotoriusparesen beobachtet. Der Tod erfolgt meist infolge von Komplikationen von seiten der Atemwege oder durch primäre Atemlähmung. Bei genauer neurologischer Untersuchung kann eine subklinische bzw. klinisch flüchtige Bilirubinenzephalopathie festgestellt werden (PERLMAN u. FRANK 1988).

Neuropathologie

Makroskopisch erkennt man eine abnorme herdförmige Gelbfärbung, die weitgehend elektiv die graue Substanz einerseits und die Liquorrandgebiete andererseits bevorzugt. Dabei wechseln die Schwerpunkte der Verfärbung ebenso wie deren Intensität von Fall zu Fall. Es gibt Kernikterusfälle, bei denen praktisch alle zerebrospinalen Griseae, gewöhnlich mit Betonung der Stammganglien, des Ammonshornes und der Umgebung des 4. Ventrikels mit Einschluß der zentralen Kleinhirnanteile mehr oder weniger stark gelb verfärbt sind. Solchen ausgeprägten Fällen stehen andere gegenüber, bei denen nur ein oder wenige Kerngebiete eine deutliche Gelbfärbung aufweisen, so etwa die Ammonshörner, die Corpora subthalamica, die Nuclei caudati oder auch die Hinterstrang- und Hirnnervenkerne am Boden der Rautengrube (GERRARD 1952; ERBSLÖH 1958; FRIEDE 1975). Die Gelbfärbung ist im Thalamus und in der Groß- und Kleinhirnrinde stets besonders ausgeprägt. Eine kortikale Pigmentierung ist nur in etwa 30% der Fälle nachzuweisen. Dabei handelt es sich meist nicht um eine gleichförmige Anfärbung, sondern in der Regel um gelbliche Flecken und Bänder, die vornehmlich im Bereich des Schläfenlappenpols (nahe dem Uncus), der Zentralregion, der frontalen Mantelkante, dem Gyrus cinguli, der Inselrinde (DEREYMAEKER 1949) oder auch der Okzipitalfurchen lokalisiert sind. Das gleiche gilt für die Kleinhirnrinde, in der Unterwurm und Flocculi bevorzugt betroffen sind (JACOB 1951).

In jedem vierten Fall ist eine ausgesprochene Gelbfärbung des Plexus chorioideus, des Ependyms und besonders der weichen Hirnhäute vorhanden. Die Verhältnisse sind hier die gleichen wie beim Meningealikterus des Erwachsenen (s.S. 458). Die Gefäße treten deutlich hervor, und häufig ist ein Hirnödem feststellbar. Lokalisierte Erweichungen wurden gelegentlich im akuten Stadium der Erkrankung beobachtet.

Lichtmikroskopisch werden elektive Parenchymnekrosen, disseminierte, regressive Ganglienzellveränderungen und dementsprechend eine reaktive Gliose erkennbar. In erster Linie kommen Verflüssigungsprozesse nach Art der schweren Zellerkrankung sowie Zellschrumpfungen und stellenweise auch Gerinnungsvorgänge nach dem Bilde der ischämischen und „homogenisierenden" Zellerkrankung vor.

Partielle Inkrustationen der Zellfortsätze können im Striatum vorherrschen und betreffen dort meist die großen Zellen. Die Ganglienzellfortsätze mit leichteren Inkrustationen sind häufig stark gelb angefärbt. JACOB (1951) bezeichnete sie als „gelbe Ganglienzellen". Diese sind im Zytoplasma und Kern diffus zitronengelb verfärbt und häufig im Sinne der homogenisierenden Zellerkrankung nach SPIELMEYER verändert. Die elektiven Parenchymschäden gehen oft ganz erheblich über die Areale mikroskopisch erkennbarer Pigmentierung hinaus, und innerhalb der pigmentierten Bereiche ist nur ein geringer Bruchteil der Ganglienzellen gelb verfärbt. Es wurde sogar ein „Kernikterus sine ictero nucleorum cerebralium" beschrieben (ERBSLÖH 1958). In Gefrierschnitten sind jedoch die Nerven- und Mikrogliazellen, die Bilirubinpigment enthalten, viel zahlreicher (CLAIREAUX 1959).

Im Bereich ausgedehnter Parenchymnekrosen können ubiquitär Mikroglia sowie umschriebene Astrozytenwucherungen vorkommen, insbesondere bei Patienten, die nach dem 4. Lebenstag starben oder unter besonders schweren zerebralen Krampfanfällen gelitten hatten. Die Beteiligung der Gliazellen an der allgemeinen galligen Imbibition ist mit Bildung gliöser Gallepigmentkörnchenzellen gelegentlich erheblich. Die reaktive Gliose ist 3–4 Wochen nach der akuten ikterischen Phase deutlich zu erkennen (HAYMAKER et al. 1961).

Die schon makroskopisch auffällige Vasodilatation ist nicht auf die von der elektiven Parenchymnekrose betroffenen Grisea beschränkt. Man findet sie lichtmikroskopisch ziemlich regelmäßig im Groß- und Kleinhirnmark, besonders ausgeprägt im Bereich der Kerne am Boden des 4. Ventrikels.

b) Kernikterus des Prämaturen

ZUELZER u. MUDGETT (1950) stellten makroskopisch eine gelbe Verfärbung des Gehirnes bei unreif geborenen Kindern mit niedrigen Bilirubinkonzentrationen im Serum fest. Der Versuch, Risikofaktoren herauszufinden, die bei Prämaturen zum Kernikterus prädisponieren, schlug fehl (TURKEL et al. 1980; KIM et al. 1980) und führte zu der Auffassung, daß es sich um eine unspezifische Verfärbung des geschädigten ZNS, wahrscheinlich als Folge von Störungen der Bluthirnschranke, handelt (TURKEL et al. 1982). Aufgrund der fehlenden klinischen Krankheitszeichen wurde die Diagnose ausschließlich post mortem gestellt.

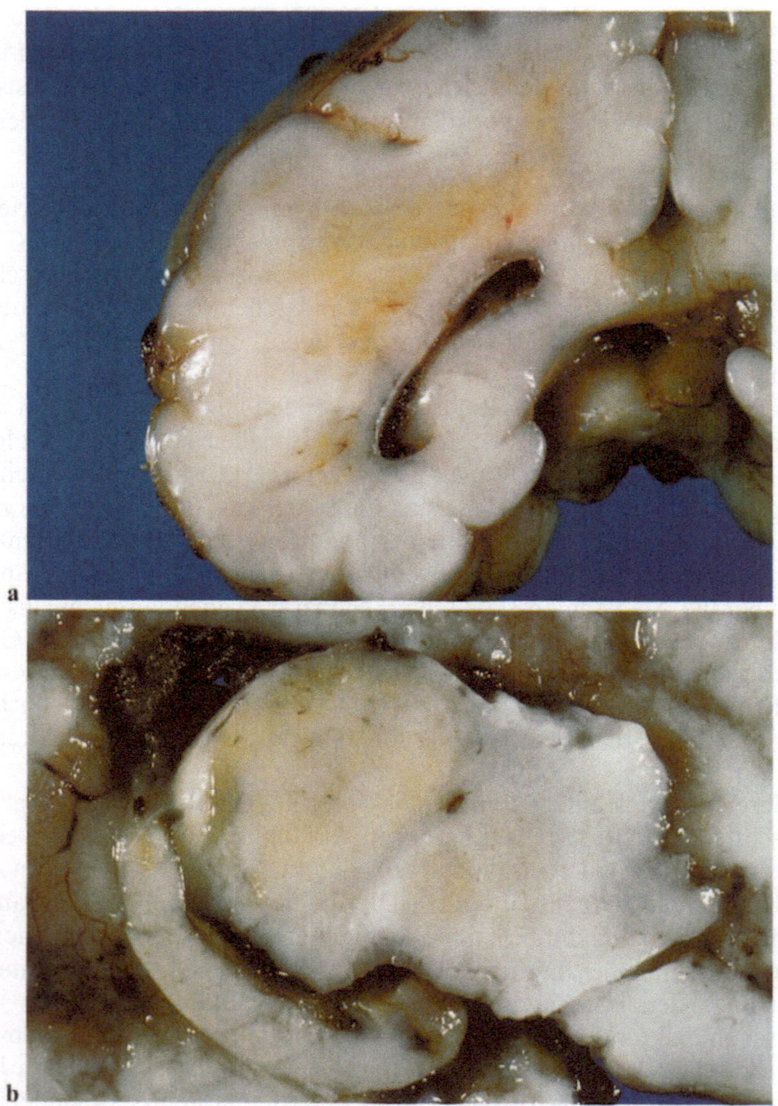

Abb. 190 a, b. Kernikterus des Prämaturen. Gelbe Verfärbung **a** des Marklagers und Ependyms, **b** der Stammganglien

Neuropathologie

Makroskopisch erkennt man eine gelbe Verfärbung der Stammganglien (Abb. 190 a, b), z. T. mit einer Lokalisation ähnlich derjenigen des klassischen Kernikterus des Neugeborenen. SHERWOOD u. SMITH (1983) sowie HARPER et al. (1986) fanden in einigen Fällen eine stärkere Beteiligung des Thalamus, AHDAB-BARMADA u. MOOSSY (1984) stellten eine stärkere Tingierung der Hirnnervenkerne im Hirnstamm und eine fehlende Verfärbung des Dentatum und der unteren

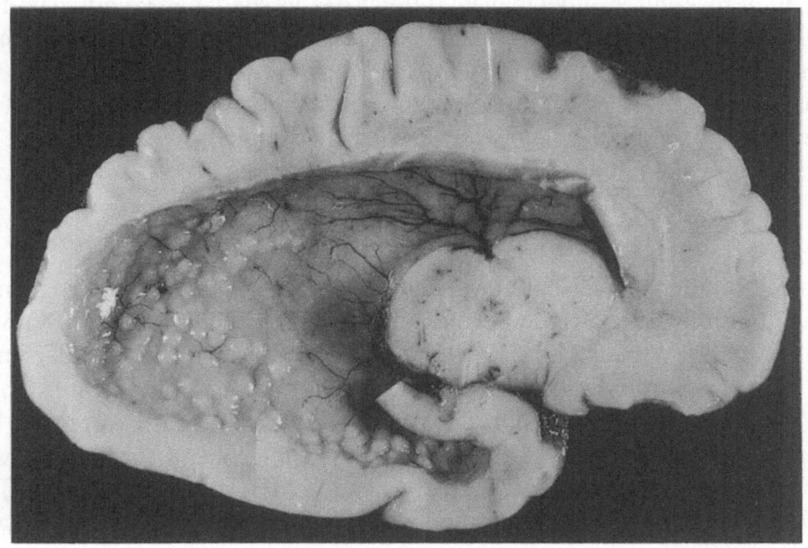

Abb. 191. Gleicher Fall wie Abb. 190 Ventrikelwand mit grobhöckeriger Oberfläche

Oliven fest. Die Ventrikelwand kann einen besonders ausgeprägten Ikterus und eine grobhöckerige granuläre Oberfläche aufweisen (Abb. 191).

Lichtmikroskopisch erkennt man im Sinne von Frühveränderungen eine Spongiose des Neuropils und Mikrovakuolisierung des Zytoplasmas der Nervenzellen mit gelben Pigmentgranula, die in ungefärbten bzw. in gefärbten Gefrierschnitten konstant, in Paraffinschnitten gelegentlich gefunden werden.

Elektronenmikroskopisch fanden AHDAB-BARMADA u. MOOSSY (1984) in den betroffenen Neuronen lamelläre Gebilde.

c) Spätfolgen des Kernikterus
(Encephalopathia posticterica infantum, Pentschew)

Klinisches Bild

Die Folgen der Hyperbilirubinämie zeigen sich häufig in den typischen Symptomen der zerebralen Kinderlähmung (VINING et al. 1976). Dabei treten Choreoathetosen, asymmetrische Spastizität und neurale Hörstörungen auf (JEW u. SANDQUIST 1979; FOLEY 1983). Die von früheren Autoren postulierte Auswirkung der Hyperbilirubinämie auf den Intelligenzquotienten (HARDY u. PEEPLES 1971) konnte von anderen Autoren nicht bestätigt werden (CRICHTON et al. 1972).

Neuropathologie

Makroskopisch ist im Gehirn in der Regel keine Gelbfärbung mehr wahrzunehmen. Überleben die Kinder längere Zeit, so entstehen im Bereich der elektiv geschädigten Grisea feste gliöse Narben mit Atrophien, die makroskopisch zu erkennen sind (OSTERBERG 1971).

Lichtmikroskopisch findet man im Bereich des geschädigten Pallidum und des Corpus Luysii mit lokalen Schwerpunkten erhebliche Fasergliosen als Narbenbildungen nach elektiven Parenchymnekrosen. MERIWETHER et al. (1955) fanden eine vollständige Auslöschung des Ganglienzellbestandes im Pallidum und im Corpus Luysii sowie symmetrisch fleckförmige Ausfälle und Gliosen im dorsalen Teil des Dentatumbandes und im Endblatt des Ammonshorns.

Pathogenese

Bei der Pathogenese des Icterus neonatorum haemolyticum ist neben dem relativen Glukuronyltransferasemangel (s.S. 460) die Durchlässigkeit der Bluthirnschranke wichtig (WENNBERG u. HANCE 1986). Dabei ist die Auffassung, daß im fötalen Leben die Bluthirnschranke nicht ausgebildet ist, nicht für alle Substanzen zutreffend (DOBBING 1974). Daher ist anzunehmen, daß weitere Faktoren wie Hypoxie und Azidose für die Veränderungen ausschlaggebend sind (BALLOWITZ 1980). Für das Verteilungsmuster der Läsionen machten BURGESS et al. (1985) die aufgrund der Asphyxie und Hyperkapnie hohe Durchblutung der subkortikalen Areale verantwortlich.

d) Kernikterus des Erwachsenen

Abgesehen von einigen wenigen Patienten mit Glukuronyltransferasemangel wurde ein Kernikterus bei Jugendlichen oder Erwachsenen äußerst selten beobachtet. CATTAN et al. (1952) beschrieben einen Kernikterus im mittleren Lebensalter bei erworbener hämolytischer Anämie durch Kälteagglutinine mit komplexen neurologischen Störungen und Sjögren-Syndrom. HO et al. (1980) fanden einen Kernikterus und zentrale pontine Myelinolyse bei einem 14jährigen Jungen mit foudroyanter Virushepatitis. WASER et al. (1986) beobachteten bei einer 47jährigen Frau mit einer schweren Leberläsion ebenfalls eine Gelbfärbung des subkortikalen Grau. Neben dem allgemeinen Ikterus der Haut und der inneren Organe fand man in allen drei Fällen die Oberfläche der Hemisphären und die kortikalen und subkortikalen Grisea unterschiedlich stark gelb verfärbt. Außerdem wurde ein starkes allgemeines Hirnödem und eine allgemeine Vasodilatation mit Blutüberfüllung der Gefäße und petechialen Blutungen festgestellt. Meningealikterus ist bei allgemeiner Gelbsucht des Erwachsenen kein seltener Befund; denn die Blutliquorschranke ist für Gallenfarbstoff keine Barriere. Die Hirnnerven- und Spinalnervenwurzeln können ebenso wie die Hypophysenoberfläche, die Mamillarkörper und die Gg. habenulae stärker tingiert sein als die übrige meningeale Oberfläche. Ischämische und hämorrhagische Infarkte bei Patienten mit Gelbsucht färben sich wegen der Schädigung der Bluthirnschranke, die für Bilirubin durchlässig wird, grünlich (Abb. 192).

Lichtmikroskopisch fanden sich neben einer diffusen Markaufhellung der Hemisphären perivaskuläre Entmarkungsherde. Die graue Substanz zeigte ubiquitäre Ganglienzellveränderungen nach Art der akuten und schweren Zellerkrankung. Die Glia war entsprechend progressiv verändert, einschließlich der Oligodendroglia in der ödematisierten weißen Substanz der Hemisphäre, die allerdings weniger stark betroffen war.

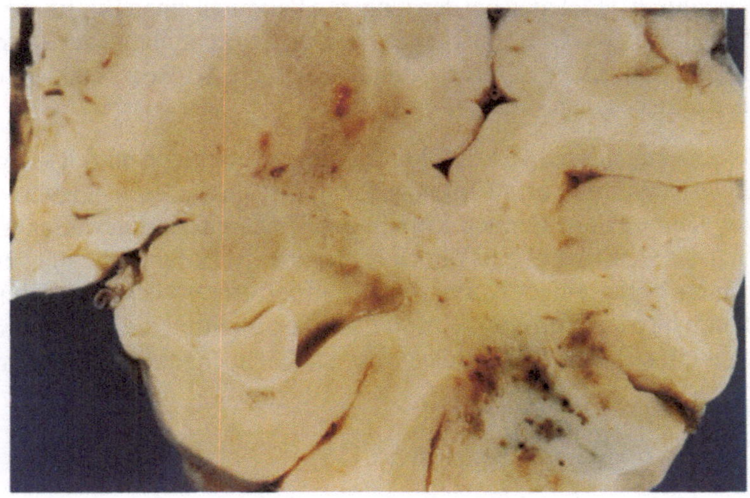

Abb. 192. 66jährige Patientin mit myeloblastischer Leukämie. Neben hämorrhagischen Herden ödematöse Zonen mit leichter Verfärbung durch Bilirubin, die das Parenchym durchtränkt. (Aufnahme: E. CAPUTI, Buenos Aires)

e) Familiärer, nicht-hämolytischer Ikterus (Crigler-Najjar-Krankheit; Glukuronyltransferasemangel)

CRIGLER u. NAJJAR (1952) beschrieben eine kongenitale familiäre, nicht-hämolytische Hyperbilirubinämie mit Kernikterus. CARBONE u. GRODSKY (1957) konnten dann anhand der nicht-hämolytischen Hyperbilirubinämie der mutierten Gunn-Ratten den enzymatischen Defekt nachweisen.

Klinisches Bild

Bei einigen Patienten treten die neurologischen Symptome trotz des langjährig vorhandenen Ikterus erst im Spätjuvenilen- oder Erwachsenenalter auf. Sie bestehen in Chorea, Myoklonie, Spastizität, Tremor, Ataxie, epileptischen Anfällen, progressiver Demenz und Koma. Es gibt Patienten, die wenige Tage nach der Geburt mit dem typischen Kernikterus sterben; es gibt aber auch Fälle, bei denen sich ein solcher erst später oder überhaupt nicht ausbildete, obwohl sie neurologische Störungen aufwiesen.

Pathologie

In der Leber findet man in den Leberkanälchen häufig biliäre Thromben. Selten wurde auch eine Hämosiderose der Milz beobachtet.

Neuropathologie

Die Veränderungen variieren weitgehend, je nachdem ob es sich um Patienten handelt, die wenige Tage oder Monate nach der Geburt verstarben oder um solche, die das spätinfantile oder gar das Erwachsenenalter erreichten.

Makroskopisch findet man bei den jüngeren Patienten einen Ikterus der Hirnrinde, des Thalamus, des Corpus striatum, der Corpora mamillaria, des Zahnkerns und der unteren Oliven. Bei älteren Patienten waren in der Regel makroskopisch keine Befunde zu erheben.

Lichtmikroskopisch sieht man in den Stammganglien einen mittelgradigen bis hochgradigen Nervenzellausfall. In einigen Fällen ist ein ausgeprägter Nervenzellverlust, vor allem in den lateralen Kernen des Thalamus, nachgewiesen worden (GARDNER u. KONIGSMARK 1969). Der Nucleus ruber ist in der Mehrzahl der Fälle stark von einem hochgradigen Nervenzellausfall betroffen. Die Veränderungen in der Substantia nigra und im Kleinhirn sind gering bis mittelgradig ausgeprägt. In den Arealen mit starkem Nervenzellverlust ist eine hochgradige Gliose erkennbar.

Ikterus bei Tieren

GUNN (1938) beschrieb eine Rattenmutante, bei der der Ikterus rezessiv vererbt wurde. Neben der lichtmikroskopischen Untersuchung der neuropathologischen Veränderungen im Gehirn der Gunn-Ratten (BLANC u. JOHNSON 1959; TAKAGISHI u. YAMAMURA 1987) zeigten elektronenmikroskopische Untersuchungen Veränderungen der Mitochondrien (SCHUTA et al. 1970; JEW u. WILLIAMS 1976) sowie Glykogenansammlungen (JEW u. SANDQUIST 1979), multilamelläre Zytoplasmakörper und Fetttropfen (FUKUHARA u. YAMADA 1981; KEINO et al. 1986). Die Bilirubintoxizität läßt sich besonders im Kleinhirn demonstrieren (HANEFELD 1983). Die homozygoten Gunn-Ratten zeigen einen Mangel an hepatischer Uridin-Diphosphat-Glukuronyl-Transferase (CARBONE u. GRODSKY 1957), die Bilirubin konjugiert und in die direkte, wasserlösliche Form überführt. Bei menschlichen Neugeborenen findet sich ein relativer Mangel dieses Enzyms, und daher ist die Gunn-Ratte ein gutes Modell für die Erforschung der Bilirubinenzephalopathie. Die neurologischen Läsionen sind Folge der Akkumulation von unkonjugiertem Bilirubin (BLANC 1961), die zu einer Inhibition der oxidativen Phosphorylierung und einer Depression der DNS- (THALER 1971) und der Proteinsynthese (GREENFIELD u. MAJUMDAR 1974) führt. Eine vorrangig pathogenetische Rolle spielt die Interaktion des Bilirubins mit der synaptischen Plasmamembran (VAZQUEZ et al. 1988).

3. Melanosis cerebelli
(Melanose des Zahnkerns, astrozytäre Melanose)

Die Melanose des Zahnkerns ist ein seltener Befund ohne klinischen Krankheitswert. Seit der ersten Mitteilung von HILLER (1941) wurden mehrere Fälle beschrieben (RABL 1955; SINGER et al. 1974; GRANDI et al. 1977; FAN et al. 1978; ULE et al. 1978; BIANCHI et al. 1981; BEST et al. 1981). Die Pigmentablagerungen findet man außer im Zellkern auch in der Körnerzellschicht, vor allem der zentralen Kleinhirnläppchen.

Makroskopisch fallen die Bezirke der Zahnkerne und der marknahen Läppchenabschnitte durch die symmetrische schwarze Anfärbung auf. Gelegentlich, wenn die Pigmentierung der Körnerschicht ausgeprägt ist, kann man sie auch makroskopisch erkennen. In einem Fall von Best et al. (1981) war auch die Pigmentierung der Hirnrinde makroskopisch zu erkennen, allerdings nur am Okzipitallappen, der in der Regel am stärksten betroffen ist. Die Pigmentierung ist in den Windungstälern stärker ausgeprägt und kann stellenweise auch mit einer kortikalen Atrophie einhergehen.

Lichtmikroskopisch erkennt man im Nucleus dentatus schwarz-braune, granuläre und globuläre Pigmente verschiedener Größe. Bei genauer Untersuchung findet man diese in der Mehrzahl der Fälle auch in der Körnerzellschicht. Die Pigmentgranula, die makroskopisch keine Anfärbung zeigen, liegen deutlich außerhalb der Nervenzellen, lassen sich aber lichtmikroskopisch trotz ihrer Nähe zu glialen Zellkernen nicht mit Sicherheit intraglial lokalisieren. Die Zugehörigkeit zu den Astrozyten kann jedoch bei der Cajal-Imprägnation festgestellt werden. Das Farbspektrum der Pigmente reicht von gold-braun bis nahezu schwarz. Ihre Größe beträgt über 30 µm. Die größten Pigmentgranula finden sich im Dentatum.

Die großen Granula liegen meistens einzeln, während die kleineren gruppenweise vorkommen. Die Pigmentgranula reduzieren schnell das ammoniakalische Silbernitrat (Fontana-Mason-Methode), werden durch Kaliumpermanganat gebleicht und sind nicht autofluoreszierend. Sie sind in der Eisenfärbung negativ. Das Pigment zeigt die gleiche UV-Absorption und bildet im Röntgenbeugungsbild bei 0,493 nm den gleichen scharfen Kristallreflex wie das aus Dopamin synthetisierte Melanin. Man findet auch kleinere Pigmentgranula mit den Eigenschaften des Lipofuszins: deutliche Autofluoreszenz und Reduzierung des ammoniakalischen Silbernitrats, ohne durch Kaliumpermanganat gebleicht zu werden.

Elektronenmikroskopisch weisen die membranbegrenzten Pigmentpartikel unregelmäßige, teils rundliche, teils polygonale, schollenförmige Profile auf und lassen sich größtenteils im Zytoplasma lokalisieren. Sie sind in der Mehrzahl von weitgehend gleichmäßiger Elektronendichte. Das gilt im besonderen Maße für die größeren Pigmentschollen. Bei starker Vergrößerung nicht nachkontrastierter Schnitte erkennt man an ihnen eine homogene Matrix mit unregelmäßig verteilten, etwa 30 nm großen Verdichtungen sowie randständige, teils noch in der Matrix, teils außerhalb im submembranösen Spalt gelegene bis 100 µm große, rundliche bis ovale, an Lipid erinnernde Areale hoher Elektronendichte. In die Matrix eingeschlossen finden sich gelegentlich auch fädige bzw. netzige Pigmentschollen mit teils membranösen, teils tubulären oder auch wabigen Strukturen.

Pathogenese

Das Pigment wurde mit Hilfe histochemischer Methoden (Hiller 1941; Singer et al. 1974; Grandi et al. 1977; Fan et al. 1978) sowie sensitiver IR-Absorption und dem Röntgenbeugungsdiagramm (Ule et al. 1979) als Melanin identifiziert. Da die Produktionsstätte dieses Melanins nicht die physiologischerweise melaninbildenden Nervenzellen sind, sondern ganz bestimmte zerebelläre Astrozyten, hielten Ule u. Berlet (1979) die ultrastrukturellen Besonderheiten gliogener Melanosomen für den Ausdruck des spezifischen metabolischen Milieus und den sich daraus ergebenden verschiedenartigen Wegen der Aggregation. Man nimmt an, daß das Pigment bei der Melanisierung des Lipofuszins durch eine metallkatalysierte Pseudoperoxidation entsteht, wie BARDEN (1969) bei den melaninhaltigen Neuronen nachweisen konnte. Die Ursache dieser Melanisierung in den zerebellären Astrozyten bleibt jedoch unbekannt.

Schwer zu verstehen ist auch, warum die astrogliogene Melaninbildung gerade in den zentralen Kleinhirnkernen und der zerebellären Körnerzellschicht stattfindet. Nach ULE u. BERLET (1979) wird hier ein Systemfaktor im Sinne der Pathoklise wirksam. Die zerebelläre Körnerzellschicht ist jedoch nicht generell betroffen, und das Ausbreitungsmuster ähnelt dem der marknahen Läppchenatrophien nach Ödemzuständen mit Schwellung und venöser Abflußstauung.

Ein weiteres Beispiel für das Auftreten von Melanin in Astrozyten ist die striatonigrale Degeneration (s.S. 561), bei der BORIT et al. (1975) Neuromelaningranula in Perikaryen von Astrozyten des Putamen beschrieb. Auch ohne die degenerativen Veränderungen kann es zu einer Melanisierung der Astroglia in diesen Kerngebieten kommen, wie die Beobachtungen von FRIEDE (1979) zeigten.

Degenerative Erkrankungen des zentralen Nervensystems

Einleitung

Der unspezifische Begriff *Degeneration* wurde im letzten Jahrhundert in die Allgemeine Pathologie eingeführt und bedeutete die krankhafte Veränderung eines Organs oder einer Zelle. Auch wenn ihrer Begriffsbestimmung und Abgrenzung gegenüber der Entzündung eine gewisse Unschärfe anhaftet (DOERR 1957), ist die Bezeichnung degenerative Veränderung durchaus berechtigt. Endogenität und Irreversibilität der Veränderung sollten ihre Charakteristika sein. Das Endogene wurde ätiologisch überwiegend als Heredität eingestuft. Der Begriff der *Heredodegenerationen* verbindet diese Vorstellungen. Für sie gilt, daß der Morphologe nicht das „Wie" der Veränderungen sieht, sondern nur das „Was" und „Wo".

Aufgrund der Prozeßqualität wurden innerhalb der Heredodegenerationen die *Systemerkrankungen* abgegrenzt. Es handelt sich um einen langsam voranschreitenden Prozeß, der histopathologisch arm an Zerfallserscheinungen und frischen reaktiven Veränderungen ist. Der Prozeß ist in der Regel symmetrisch und betrifft einzelne oder mehrere spezielle funktionelle Strukturen bzw. Systeme. Für diesen langsamen Vorgang, der klinisch dem langsamen Verlauf der Erkrankung entspricht und an dessen Ende die Atrophie steht, fand SPATZ (1938) den Begriff „atrophisierender Prozeß". Die von GOWERS (1902) geprägte Bezeichnung Abiotrophie schließt den auf umschriebene Neuronengruppen begrenzten Verlust vitaler Kraft im Sinne eines Frühalterungsprozesses ein.

Ausschlaggebend für eine Zuordnung zu den degenerativen Erkrankungen des Nervensystems war weiterhin, daß keine Ätiologie bzw. Pathogenese bekannt war. Inzwischen sind bei einigen der Krankheiten pathogenetische Mechanismen bei der Reparatur von Schädigungen der Desoxyribonukleinsäure erkannt worden, die voraussichtlich bei anderen degenerativen Prozessen ebenfalls eine Rolle spielen. Für die Mehrzahl der degenerativen Erkrankungen des Nervensystems gilt dennoch weiterhin, daß keine ätiopathogenetische Einteilung möglich ist. Bei ihrer Zuordnung kann zwischen einem lokalisatorischen und einem allgemeinpathologischen Ordnungsprozeß unterschieden werden. In der Einteilung von PFEIFFER (1984) stehen allgemeinpathologische Merkmale im Vordergrund, während HIRANO u. FRIAS-LLENA (1983) sowie OPPENHEIMER (1984) und SCHOENE (1985) eine Einteilung nach lokalisatorischen Kriterien vornehmen. In einem Band spezieller Neuropathologie ist das lokalisatorische Moment, das eine Korrelation mit dem neurologischen Syndrom erleichtert, besonders in der großen Gruppe von Systemerkrankungen, vorzuziehen. Dabei ist zu berücksichtigen, daß nur selten ausschließlich ein einzelnes System befallen ist und die Zuordnung des Krankheitsbildes nur aufgrund einer nach zeitlicher Erscheinung und Intensität der neuropathologischen Veränderungen bevorzugten Lokalisation („Hauptlokalisation" nach C. und O. Vogt, lésion fondamentale, VAN BOGAERTS 1946) vorgenommen werden kann.

Jeder Versuch, zerebrale Symptombildungen, -veränderungen oder -korrelationen topographisch zu analysieren, setzt also die Erfahrung voraus, daß:

1. der zugrundeliegende Prozeß in der Regel (multi-fokal-generalisiert, multisystemisch oder diffus) mehr oder weniger das ganze Zentralnervensystem erfassen kann;

2. sich klinisch-symptomatologisch immer nur ein begrenzter Teil aller Läsionen repräsentiert, während die übrigen entweder primär asymptomatisch erscheinen oder im Laufe der Zeit symptomlos werden können und

3. ätiopathogenetisch-, alters-, zeitlich- und verlaufsbedingte Momente sowie gewisse multilokalisatorische Konstellationen und Interaktionen das Verhältnis zwischen klinischer Symptombildung und klinischer Symptomlosigkeit mitbedingen können (JACOB 1982).

In der Variabilität des Befallenseins verschiedener Systeme bei Mitgliedern einer Familie ist kein Grund gegeben, der dazu zwingt, die einzelnen Systemdegenerationen als nosologische Einheiten aufzugeben. Es würde auch dem Kliniker, der mit Symptomen konfrontiert wird, die eben von der mehr oder weniger isolierten Degeneration eines Systems bestimmt werden, kein guter Dienst erwiesen werden, wenn die oft anscheinend wahllos in einer Sippe sich formierenden Erkrankungen verschiedener Systeme gleich zu einer „Multisystematrophie" zusammengefaßt würden.

Für die systembezogene Lokalisation sollten nicht nur Leitungsbahnen oder Perikaryengruppen ausschlaggebend sein, sondern auch die für verschiedene anatomisch-physiologische Systeme gemeinsamen bzw. unterschiedlichen Neurotransmittersubstanzen. Eine Reihe neurologischer Syndrome kommt zusammen mit Veränderungen anderer Organe und Gewebe vor. Für sie wurde in der Regel das lokalisatorische Einteilungsprinzip zugunsten des gemeinsamen Vorkommens aufgegeben.

Die neugewonnenen Erkenntnisse über die Ätiopathogenese machen deutlich, daß die Zusammenfassung der hier zu besprechenden Erkrankungen unter dem Begriff der Degeneration vorläufig ist. Dies gilt schon für verschiedene, noch vor 20 Jahren als degenerativ klassifizierte Krankheitsbilder wie die Jakob-Creutzfeldt-Enzephalopathie und die Leukodystrophien, die als typische Beispiele für eine Prozeßlokalisation in der grauen bzw. weißen Substanz galten. Aufgrund ihrer Ätiopathogenese wurden sie aber inzwischen den entzündlichen bzw. Stoffwechselerkrankungen zugeordnet.

Für einige Krankheiten ist ihr Entstehungsmechanismus auf das Vorhandensein einer mangelhaften Reparaturfähigkeit der Desoxyribonukleinsäure zurückzuführen. Für sie wurde die gemeinsame Pathogenese als Einteilungsprinzip angewandt.

A. Degenerative Erkrankungen der Großhirnrinde und des Marklagers

1. Alzheimer-Krankheit (präsenile Demenz; Alzheimer-Demenz; senile Demenz von Alzheimer-Typ)

1907 beschrieb ALZHEIMER im Gehirn einer 51jährigen dementen Patientin neben großen Mengen von senilen Plaques die neurofibrillären Veränderungen, die seinen Namen tragen. Aufgrund des jungen Alters der Patientin verband sich lange mit dem Namen „Alzheimer-Krankheit" ausschließlich die präsenile Demenz, der die senile Demenz gegenübergestellt wurde (KRAEPELIN 1910). Inzwischen werden alle dementiellen Erkrankungen, die histologisch durch Plaques und Alzheimerfibrillen charakterisiert sind, unter der Bezeichnung „Senile Demenz vom Alzheimer-Typ" (SDAT) subsumiert, weil morphologisch keine charakteristischen Unterschiede zwischen den präsenilen und den senilen Verlaufsformen bestehen und auch das klinische Bild kontinuierliche Übergänge aufweist. Trotzdem wurde von einigen Autoren die Trennung in eine präsenile und eine senile Form der Demenz weiterhin als sinnvoll erachtet (TOMLINSON u. CORSELLIS 1984).

Auch in jüngerer Zeit waren sowohl klinische als auch neuropathologische Ansätze vorhanden, die Demenz vom Alzheimer-Typ in altersbezogene Untergruppen zu unterteilen. Die klinische Unterteilung der Alzheimer-Krankheit in eine mildere und eine schwere Form (BREITNER u. FOLSTEIN 1984; SELTZER u. SHERWIN 1983; BONDAREFF et al. 1987) scheint wenig zuverlässig, weil keine Aussage darüber möglich ist, ob die beiden Untertypen eher verschiedene Stadien des gleichen Krankheitsprozesses darstellen (JORM 1985). Aufgrund neurobiologischer Parameter wurde auch zwischen einem Typ „AD1" mit quantitativ geringeren neuropathologischen und neurochemischen Veränderungen und einem zweiten Typ „AD2" mit ausgeprägteren Veränderungen differenziert.

Klinisches Bild

Die Alzheimer-Krankheit wird klinisch charakterisiert durch eine progrediente Demenz, die sich durch den Verlust intellektueller Fähigkeiten, der Beeinträchtigung sozialer und beruflicher Leistungen und durch Gedächtnisstörungen manifestiert. Beeinträchtigungen des abstrakten Denkens, des Urteilsvermögens, Herdsymptome wie Aphasie, Apraxie und Agnosie oder Persönlichkeitsveränderungen vervollständigen das Bild. Die Krankheit kann zwischen dem 40. und 90. Lebensjahr beginnen. In der Regel treten erste Symptome nach dem 65. Lebensjahr auf. Nach den Kriterien des National Institute of Neurological and Communicative Disorders and Stroke (NINCDS) (McKHANN 1984) läßt sich klinisch allenfalls die Diagnose „wahrscheinliche Alzheimer-Krankheit" stellen, die neben den dementiellen Symptomen gestützt werden kann durch eine erbliche Belastung, insbesondere durch neuropathologisch gesicherte Alzheimer-Fälle in der Familie, darüberhinaus durch normale Liquorbefunde, unspezifische oder normale EEG-Befunde ohne jeden Nachweis einer Hirnatrophie im Computertomogramm bzw. durch den Nachweis einer progredienten Atrophie bei wiederholten CT-Untersuchungen. Es besteht Einigkeit darüber, daß für die sichere Diagnose „Alzheimer-Krankheit" neben den psychopathologischen Auffälligkeiten quantitative histopathologische Kriterien erfüllt sein müssen. Wenngleich diese Kriterien inzwischen weitgehend akzeptiert sind, ist auch in neueren Validierungsstudien die Übereinstimmung von klinischen und neuropathologischen Diagnosen nicht immer hoch (HOMER et al. 1988; JOACHIM et al. 1988). Lediglich in einer amerikanischen Studie wurde bei 26 Patienten, die sowohl ausführlich klinisch als auch laborchemisch und computertomographisch untersucht worden waren, die Diagnose „Alzheimer-Krankheit" in 100% neuropathologisch bestätigt.

Verwandte von Kranken mit SDAT zeigen eine wesentlich höhere Inzidenz mit einem kumulativen Risiko von ca. 10% im Alter von 70 Jahren (HESTON et al. 1981). Bei Verwandten von Down-Syndrom-Erkrankten wurde eine Alzheimer-Krankheit im Alter zwischen 45 und 65 Jahren ebenfalls häufiger festgestellt (YATHAM 1988). Dies läßt auf eine genetische Komponente schließen. Patienten mit Sprachstörungen und deutlichen neuropsychologischen „Werkzeugstörungen" im Sinne eines Parietalsyndroms zeichnen sich ebenfalls durch eine stärkere familiäre Belastung aus.

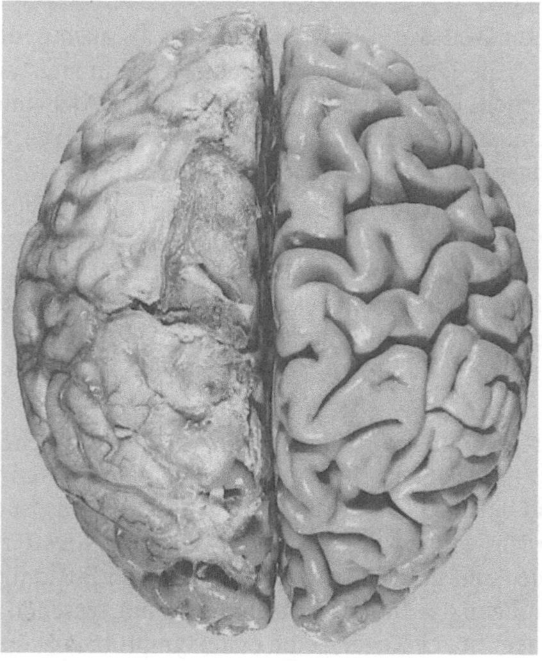

Abb. 193. Alzheimer-Krankheit. In der rechten Großhirnhemisphäre sind die weichen Häute abgezogen, um das Klaffen der Windungstäler und die Verschmälerung der Windungen besser darzustellen

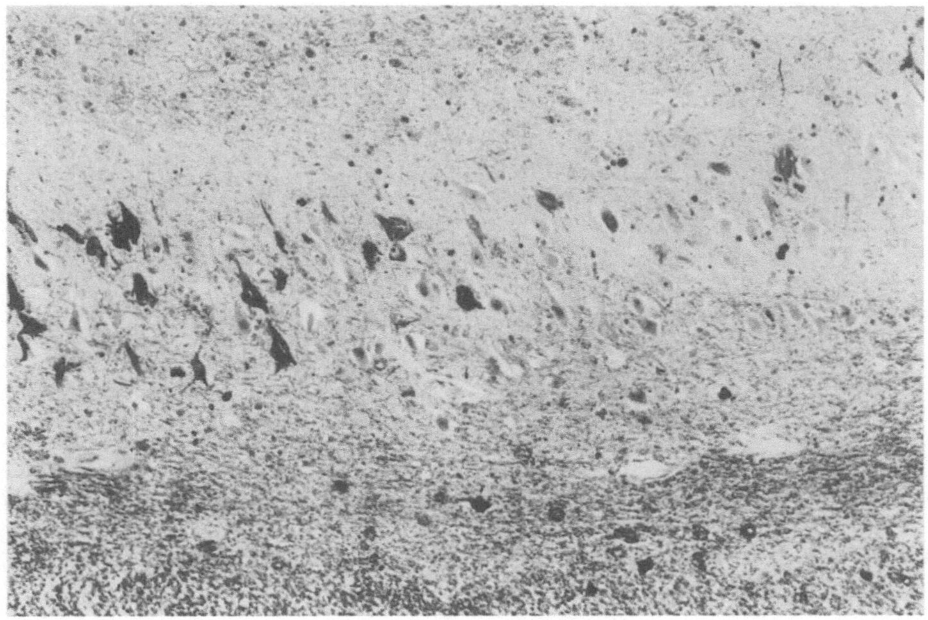

Abb. 194. Alzheimer-Krankheit. H2 Sektor des Hippocampus mit zahlreichen Alzheimer-Fibrillenveränderungen. Bielschowsky × 350. (Aufnahme: R. M. Torack, St. Louis)

Die Krankheit dauert durchschnittlich 7 Jahre. Die Altersdemenz vom Alzheimer-Typ gilt als viert- bis fünfthäufigste Todesursache der über 65jährigen.

Neuropathologie

Makroskopisch findet man eine interne und generalisierte externe Rindenatrophie (Abb. 193), vielfach frontotemporal oder parietookzipital akzentuiert (Brun u. Englund 1981). Gelegentlich kann eine makroskopisch nachweisbare Atrophie fehlen oder bei älteren Patienten die Altersnorm nicht überschreiten (Hubbard u. Anderson 1981). Bei den früh einsetzenden Erkrankungen ist der Grad der Hirnatrophie in der Regel ausgeprägter.

Lichtmikroskopisch sind Alzheimer-Fibrillenveränderungen im Perikaryon und in den Dendriten der Nervenzellen das charakteristische histologische Merkmal. Sie werden am zuverlässigsten mit den Silberimprägnationsmethoden nach Bielschowsky und von Braunmühl (Abb. 194) und in Paraffinschnitten mit einer Modifikation der Palmgren-Methode dargestellt (Cross 1982). In den Nervenzellen der Hirnrinde sind sie länglich gezogen (Abb. 195 a, b), dagegen in den Neuronen der Stammganglien knäuelartig gestaltet (Abb. 196). Im HE weisen sie eine blaue Farbe, in späteren Stadien eine leichte Eosinophilie auf. Mit der Kongorotfärbung zeigen sie eine deutliche Positivität und sie leuchten im polarisierten Licht in charakteristischer Weise grün auf (Abb. 197). Sie sind dadurch als Amyloid charakterisiert. Nach Ansicht mancher Autoren ist die Thioflavin-S-Methode der Kongorotfärbung in der Darstellung von sehr geringen Amyloidmengen überle-

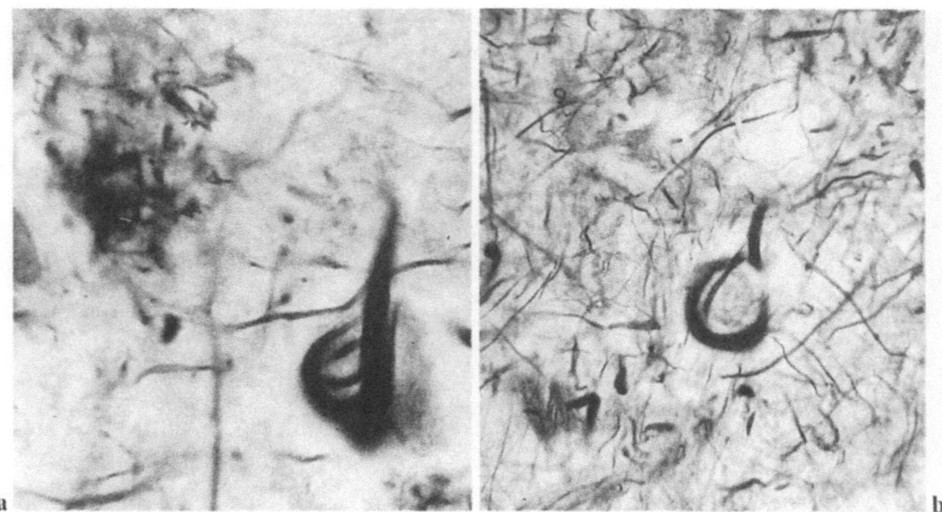

Abb. 195 a, b. Alzheimer-Fibrillenveränderungen. Nervenzellen **a** der Hirnrinde, **b** der Stammganglien. von Braunmühl × 750

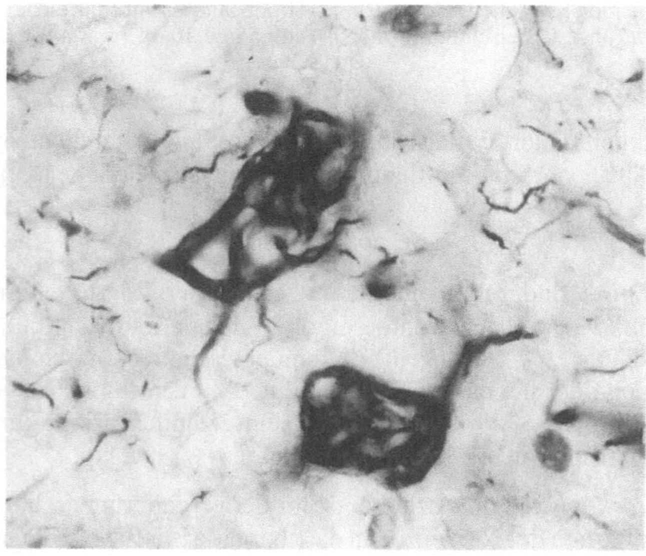

Abb. 196. Knäuelartig gestaltete Alzheimer-Fibrillenveränderungen. von Braunmühl × 750

gen (Vassar u. Culling 1959; Schwartz et al. 1964; Schwartz 1970; Rudelli et al. 1984). In neuerer Zeit hat die Versilberungstechnik nach Gallyas (1971) zunehmend Verbreitung gefunden. Mit Hilfe dieser Methode wurden feinste, im Neuropil verteilte Untereinheiten der Alzheimer-Fibrillen von Braak u. Braak (1987) beschrieben und Neuropilfäden genannt.

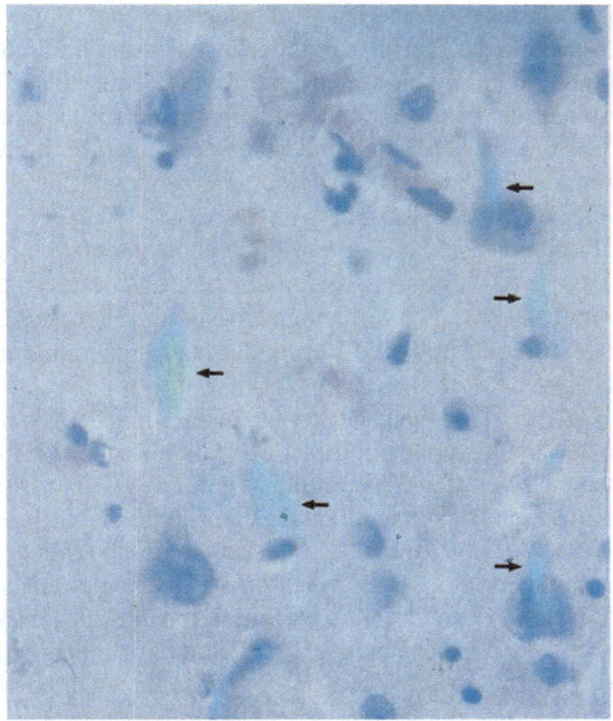

Abb. 197. Alzheimer-Fibrillenveränderungen, die im polarisierten Licht grün aufleuchten (*Pfeile*). Kongorot × 400

Histochemische Untersuchungen der Alzheimer-Fibrillen zeigen Glykoprotein- bzw. Glykolipidkomponenten auf (MANN et al. 1988). Die Alzheimer-Fibrillen weisen die gleiche Immunreaktivität wie verschiedene Zytoskelettproteine, darunter phosphorylierte Epitope der Neurofilamente, mikrotubuliassoziiertes Protein 2 (MAP 2) und tau (tubulin associated unit) sowie einige für sie spezifische Epitope auf (KOSIK et al. 1984; BRION et al. 1985; MASTERS et al. 1985; CORK et al. 1986/1988; GRUNDKE-IQUBAL et al. 1986).

Umstritten ist nach wie vor, ob Alzheimer-Fibrillen Epitope mit den auch normalerweise vorkommenden Zytoskelettproteinen teilen. Von verschiedenen Autoren wird das „tau"-Protein als Hauptbestandteil der Alzheimer-Fibrillen angesehen (DELACOURTE u. DEFOSSEZ 1986; IHARA et al. 1986; GRUNDKE-IQUBAL et al. 1986, KOSIK et al. 1986; NUKINA u. IHARA 1986; WOOD et al. 1986). GRUNDKE-IQBAL et al. (1986) gehen aufgrund ihrer Befunde davon aus, daß tau bei SDAT abnorm phosphoryliert ist.

Darüberhinaus konnten gemeinsame Epitope für Neurofilamente und gewundene Filamente sowie die Kreuzreaktion eines MAP2-Antikörpers (YEN et al. 1983) nachgewiesen werden (RASOOL u. SELKOE 1985). Immunzytochemische Methoden lassen in der Regel keine quantitativen Beurteilungen zu. Es ist daher davon auszugehen, daß offensichtlich Epitope normaler Zytoskelettbausteine von Nervenzellen auch in gewundenen Filamenten vorkommen. Der Schluß, der eine oder andere dieser Proteinanteile sei Hauptbestandteil der gewundenen Filamente, ist mit immunozytischen Methoden nicht belegbar.

Der bevorzugte Sitz der Fibrillenveränderungen ist das limbische System. Besonders betroffen sind der Sommersche Sektor, die Glomeruli der Lamina 2 und der Area entorhinalis und die Mandelkerne (HIRANO u. ZIMMERMANN 1962; YAMA-DA u. MEHRAEIN 1968). Stark befallen sind in der Regel auch der hintere Gyrus cinguli, die hinteren basalen Anteile der Temporallappen sowie die angrenzende parietookzipitale Rinde (MANN 1985; HARDY et al. 1986).

In diesen Regionen ist der Nervenzellschwund ebenfalls am intensivsten (Abb. 198); er bevorzugt die oberen Rindenschichten und beträgt durchschnittlich 36% (MOUNTJOY et al. 1983). Die verbleibenden Nervenzellen weisen in der Regel einen kleineren Nucleolus und eine Verminderung der zytoplasmatischen RNS auf (MANN et al. 1985).

Der „Typ AD2" geht mit einer stärkeren Ausbreitung des Krankheitsprozesses einher. In einer Untergruppe mit früher Mortalität wurden die noradrenergen Zellen des Locus coeruleus zu 80% vermindert gefunden (BONDAREFF et al. 1982). Fibrillenveränderungen trifft man ebenfalls dienzephal im Nucleus tuberis, mamilloinfundibularis und – basalis. WHITEHOUSE et al. (1982) fanden, daß die cholinergen Neurone des Nucleus basalis MEYNERT (1892) bei der Alzheimer-Krankheit einer selektiven und ausgeprägten Degeneration unterliegen. MCGEER et al. (1984) bestätigten, daß die Zahl cholinerger Zellen mit zunehmendem Alter abnimmt, jedoch nicht in dem Maße wie es bei der Alzheimer-Krankheit zu beobachten ist (LOWES-HUMMEL et al. 1988).

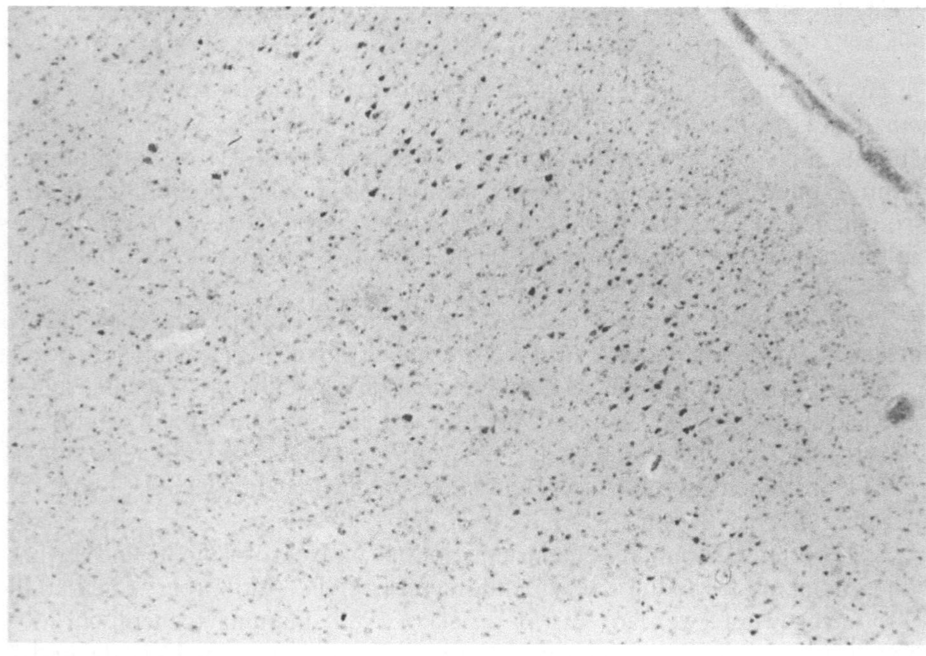

Abb. 198. Alzheimer-Krankheit. Parietookzipitale Hirnrinde. Diffuser Nervenzellschwund. Nissl × 80

Die Purkinje-Zellen, die Neurone des N. geniculatus lateralis sowie der spinalen und sympathischen Ganglien wiesen keine Fibrillenveränderungen auf. Auch die Betz-Pyramidenzellen und die Vorderhornzellen im Rückenmark sind weitgehend ausgespart. In Golgi-Präparaten findet sich in den Pyramidenzellen der Hirnrinde eine erhebliche Verminderung der z.T. abnormen dendritischen Ver-

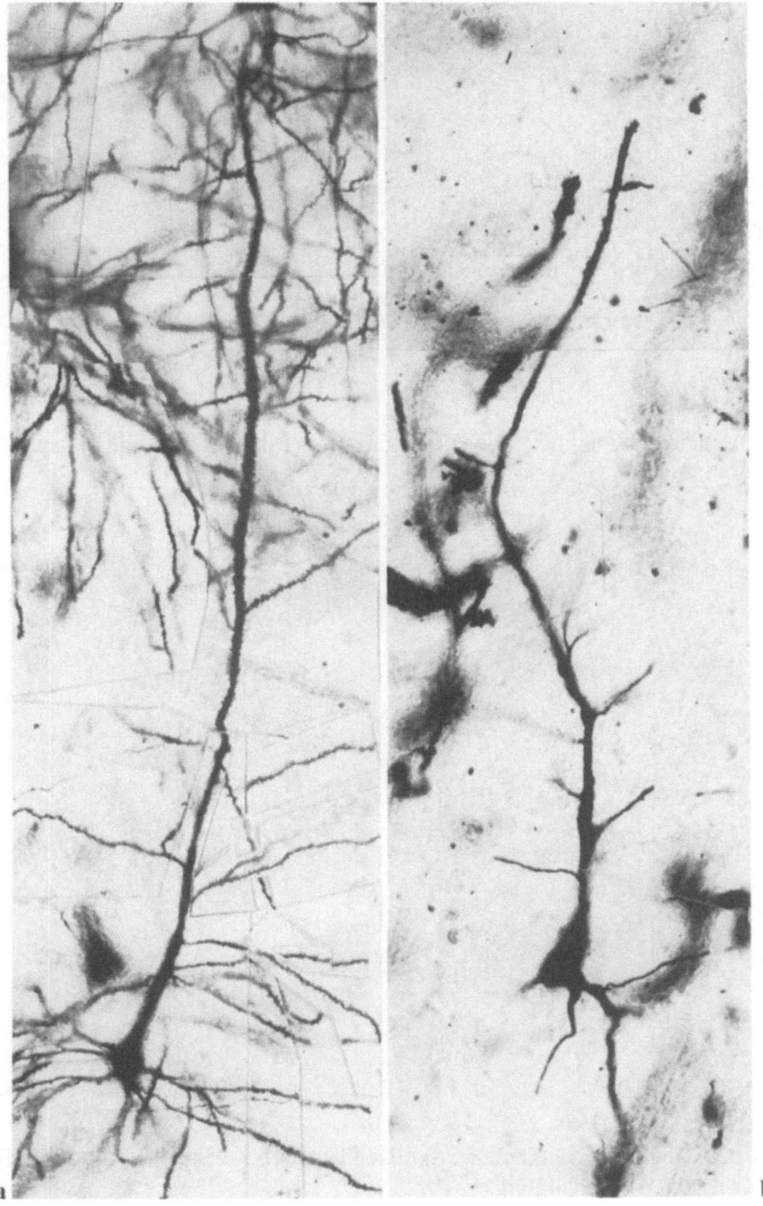

Abb. 199. Pyramidenzellen der Hirnrinde **a** normal, **b** Alzheimersche Krankheit mit erheblichen Veränderungen der dendritischen Verzweigungen. Golgi-Imprägnation × 500

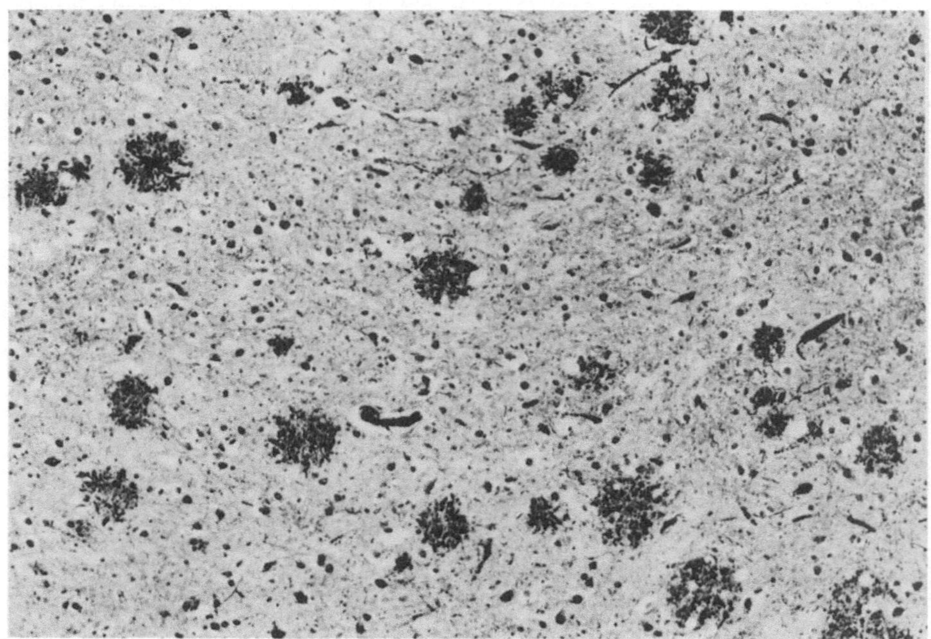

Abb. 200. Alzheimer-Krankheit. Die Hirnrinde ist von zahlreichen senilen Plaques durchsetzt. von Braunmühl × 100

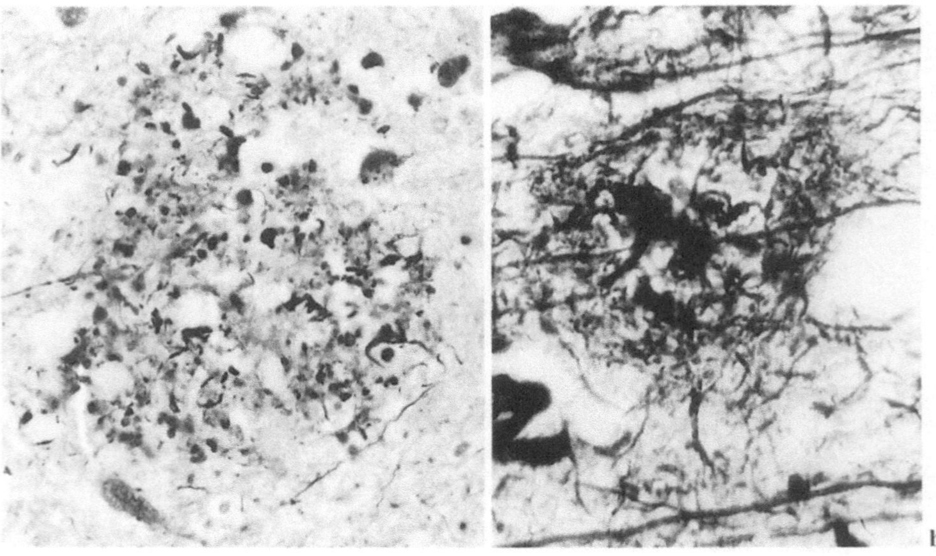

Abb. 201 a, b. Alzheimer-Krankheit. **a** Primitive Plaques, **b** Kernplaques mit zentralhomogener Verdichtung. von Braunmühl × 700

zweigungen (Abb. 199). In geringerem Grade sind die Purkinje-Zelldendriten betroffen.

Die pathogenetische Rolle der Alzheimer-Fibrillen für die Pathogenese der Demenz scheint gering. Der morphometrische Vergleich von Alzheimer-Fibrillen enthaltenden Zellen und nichtveränderten Kontrollzellen ergab keinen Unterschied in der Größe von Nucleoli oder Zellen (GERTZ et al. 1989).

Senile Plaques sind ebenfalls mit Silberimprägnationsverfahren gut darstellbar (Abb. 200). Plaques, die ein zentrales Amyloidcore aufweisen, heißen „klassische Plaques", während man bei dessen Fehlen von Primitivplaques spricht. Die Primitivplaque besteht aus fädigen Gewebeverdichtungen, während die Kernplaque zentral eine homogene massive Verdichtung enthält, die kongorot-positiv ist (Abb. 201 a, b). Sie haben einen Durchmesser von 20–200 μm und setzen sich aus Amyloid, degenerierenden Nervenzellprozessen und reaktiven Astrozyten bzw. Mikrogliazellen und Phagozyten zusammen. Weitere geeignete Verfahren sind die Darstellung mit PAS, mit Thioflavin S im Fluoreszenzmikroskop oder mit Kongorot-Färbung im polarisierten Licht (Abb. 202). Eine Vielzahl von Transmitter- bzw. transmitterassoziierten Enzymen ist in den an der Plaquebildung beteiligten Nervenzellfortsätzen nachgewiesen worden. Dabei scheint die Verteilung in aller Regel der Topographie der Transmitter in der normalen Hirnrinde zu entsprechen, so daß nicht von einer spezifischen „Innervation" gesprochen werden kann (STRUBLE et al. 1987). Immunhistochemisch wurden auch Rezeptoren eines epidermalen Wachstumsfaktors in den Nervenzellfortsätzen der senilen Plaques nachgewiesen (BIRECREE et al. 1988).

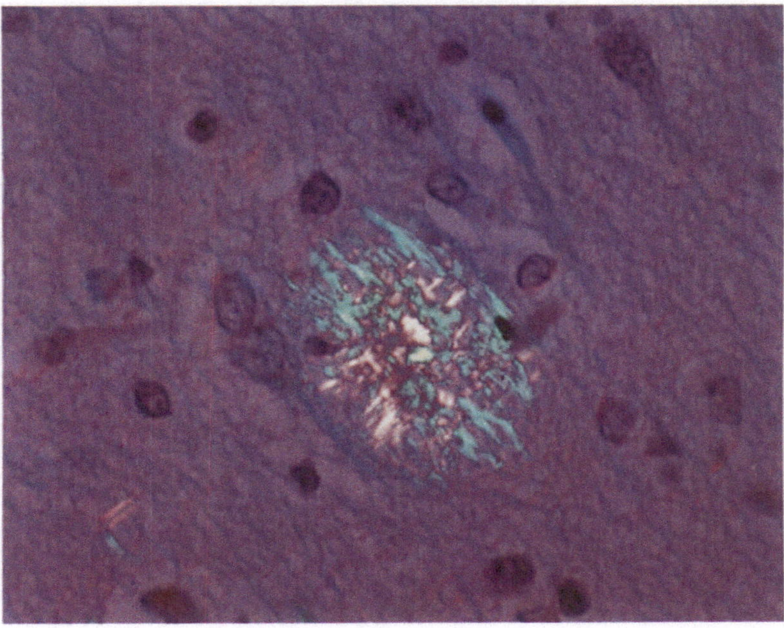

Abb. 202. Alzheimer-Krankheit. Senile Plaques, die polarisationsoptisch grün leuchten. Kongorotfärbung × 500

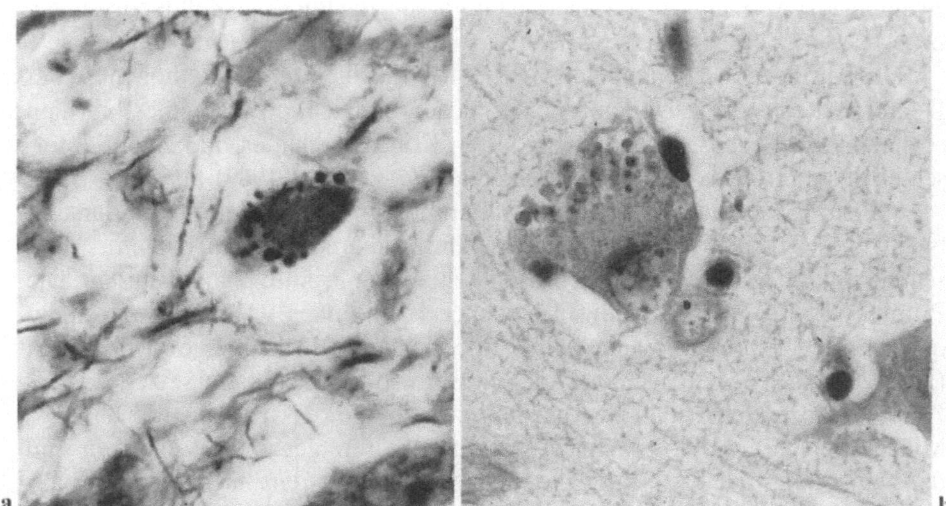

Abb. 203 a, b. Alzheimer-Krankheit. Granulovakuoläre Degeneration des Nervenzellzytoplasmas im Hippocampus. **a** von Braunmühl × 500, **b** HE × 700

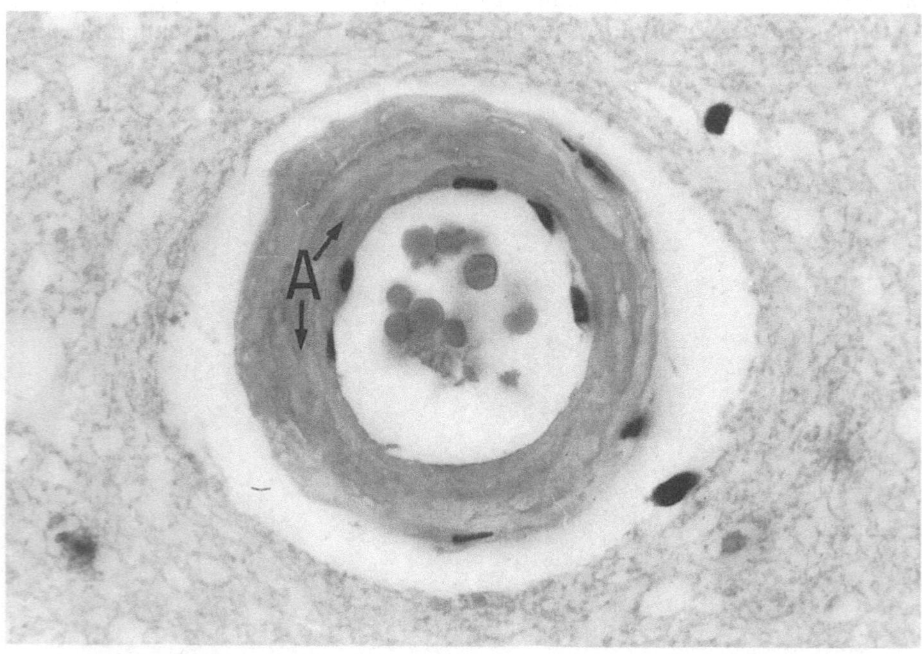

Abb. 204. Alzheimer-Krankheit. Amyloidablagerungen (*Pfeile*) in einer Arteriole der Hirnrinde. Kongorot × 500

Senile Plaques werden am häufigsten in der Hirnrinde gefunden. Dabei konnten Yamada u. Mehraein (1968) zwischen frontalem, temporalem, okzipitalem Kortex und Gyrus cinguli quantitativ keine signifikanten Unterschiede finden. Darüberhinaus sind Hippocampus und Amygdala regelmäßig betroffen. Plaques kommen auch in Stammganglien, Thalamus und Hypothalamus vor. Die in der weißen Substanz nachweisbaren Plaques lassen eine nur sehr geringe zelluläre Reaktion erkennen, wobei insbesondere die neuritische Komponente zu fehlen scheint (Rudelli et al. 1984).

Die Alzheimer-Degenerationsfibrillen verursachen eine starke gliale Reaktion (Probst et al. 1982). Eine ausgeprägte fibrilläre Gliose wurde in der orbitofrontalen Region (Senitz u. Goertchen 1978) und im Hippocampus (Schechter et al. 1981), vor allem um die Gefäße herum, nachgewiesen. Eine perivaskuläre Gliose wurde in 48% der untersuchten Gefäße beobachtet, im Vergleich zu 17% bei gleichaltrigen, nichtdementen Patienten (Mancardi et al. 1983). In der überwiegenden Mehrzahl der Gehirne von Patienten mit Alzheimer-Krankheit finden sich Amyloidablagerungen in den Gefäßen (Abb. 204). Über die Beziehungen zwischen Amyloidangiopathie und Alzheimer-Krankheit s. S. 213.

Sowohl die Degenerationsfibrillen als auch die Plaques und die granulovakuolären Degenerationen kommen auch in geringerer Zahl im Rahmen des normalen Alterns vor. Bei älteren Down-Syndrom-Patienten können Plaques und Degenerationsfibrillen zahlreicher als bei der Alzheimer-Krankheit auftreten, ohne daß eine Demenz zusätzlich abgrenzbar ist.

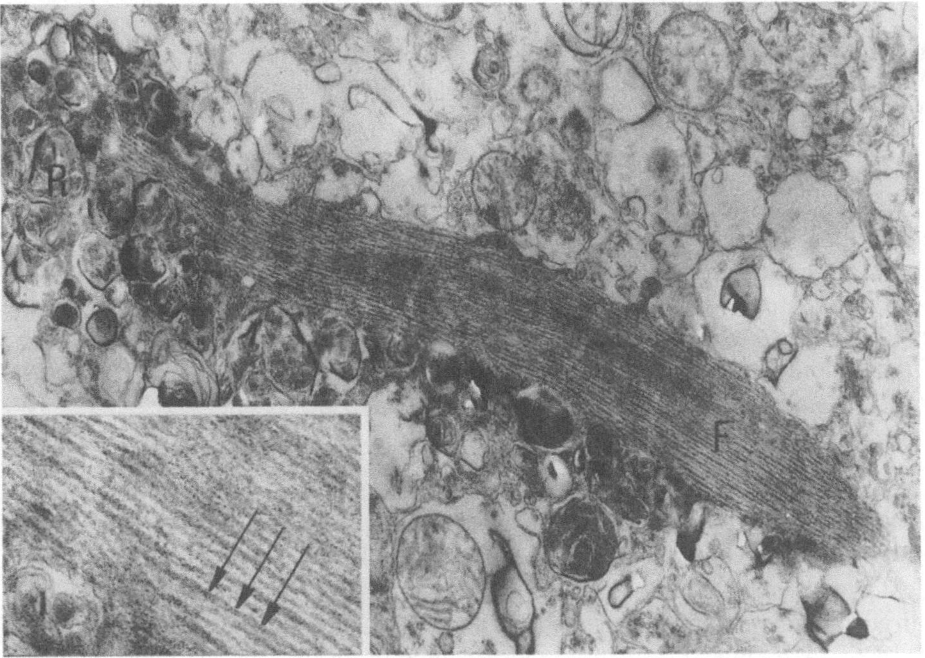

Abb. 205. Alzheimer-Degenerationsfibrillen in einem Dendriten. × 36.000 Ausschnitt: Die Fibrillen weisen Einschnürungen (*Pfeile*) auf, die durch die helixartige Umwicklung der Filamentpaare entstehen. × 18.000

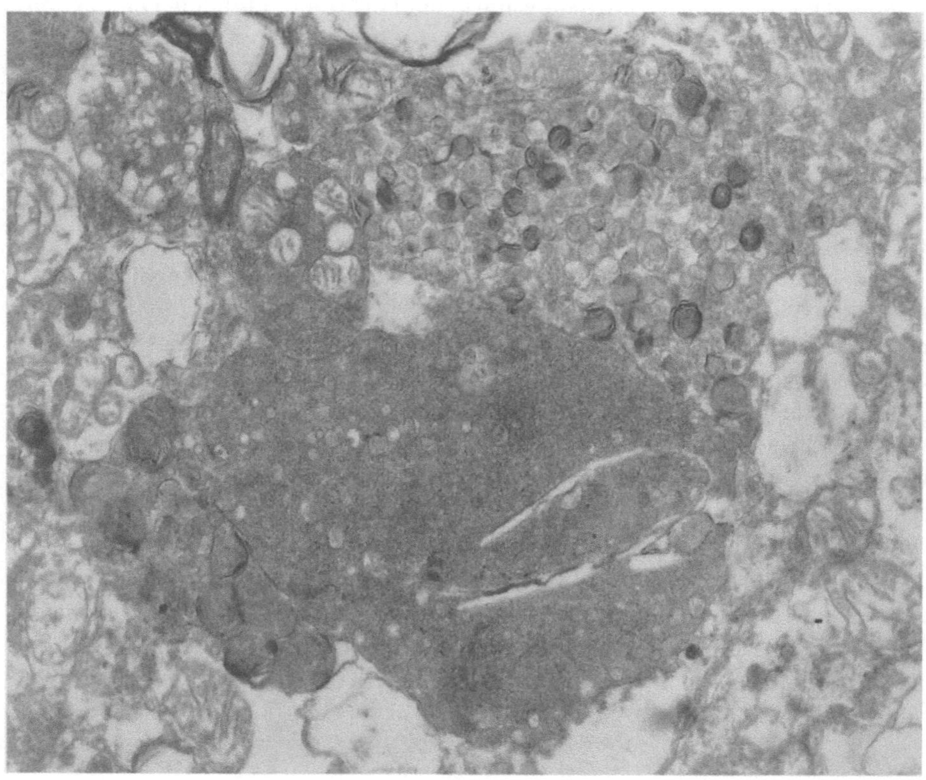

Abb. 206. Alzheimer-Krankheit. Primitive Plaque gebildet aus neuronalen Fortsätzen mit Anhäufung von lysosomalen Restkörpern, Mitochondrien und feingranulären Strukturen. × 18.000

Die erstmals von SIMKOWICZ (1911) in den Pyramidenzellen des Hippocampus bei seniler Demenz beschriebene granulovakuoläre Degeneration (GVD) ist gleichfalls ein regelmäßiger Befund bei der Alzheimerschen Krankheit. Mit Silberimprägnationsverfahren, z. B. nach BODIAN oder BIELSCHOWSKY und ebenso mit der Hämatoxylin-Eosinfärbung läßt sie sich gut erkennen (Abb. 203 a, b). Die Granula sind nicht kongophil. In Einzelfällen finden sich GVD und Alzheimer-Fibrillen in ein und derselben Zelle (TOMONAGA et al. 1975).

Elektronenmikroskopisch sind Alzheimer-Fibrillen aus Bündeln von Filamentpaaren zusammengesetzt, die in Form einer Doppelhelix gewunden sind (Abb. 205). Jedes Filament hat einen Durchmesser von 10–13 nm. Die Windungen haben eine Länge von 80 nm (KIDD 1963; TERRY 1963). Daneben kommen auch nicht gewundene, gerade, ca. 10 nm breite Filamente stellenweise zusammen mit den gewundenen in einer Zelle vor (HIRANO et al. 1968 b; OYANAGI 1974; REWCASTLE 1976). Alzheimer-Fibrillen, die elektronenmikroskopisch fast ausschließlich aus geraden Filamenten bestehen, wurden von SELKOE (1989) beschrieben.

Im elektronenmikroskopischen Erscheinungsbild unterscheiden sich die doppelt gewundenen Filamente von allen derzeit bekannten nervalen Zytoskelett-

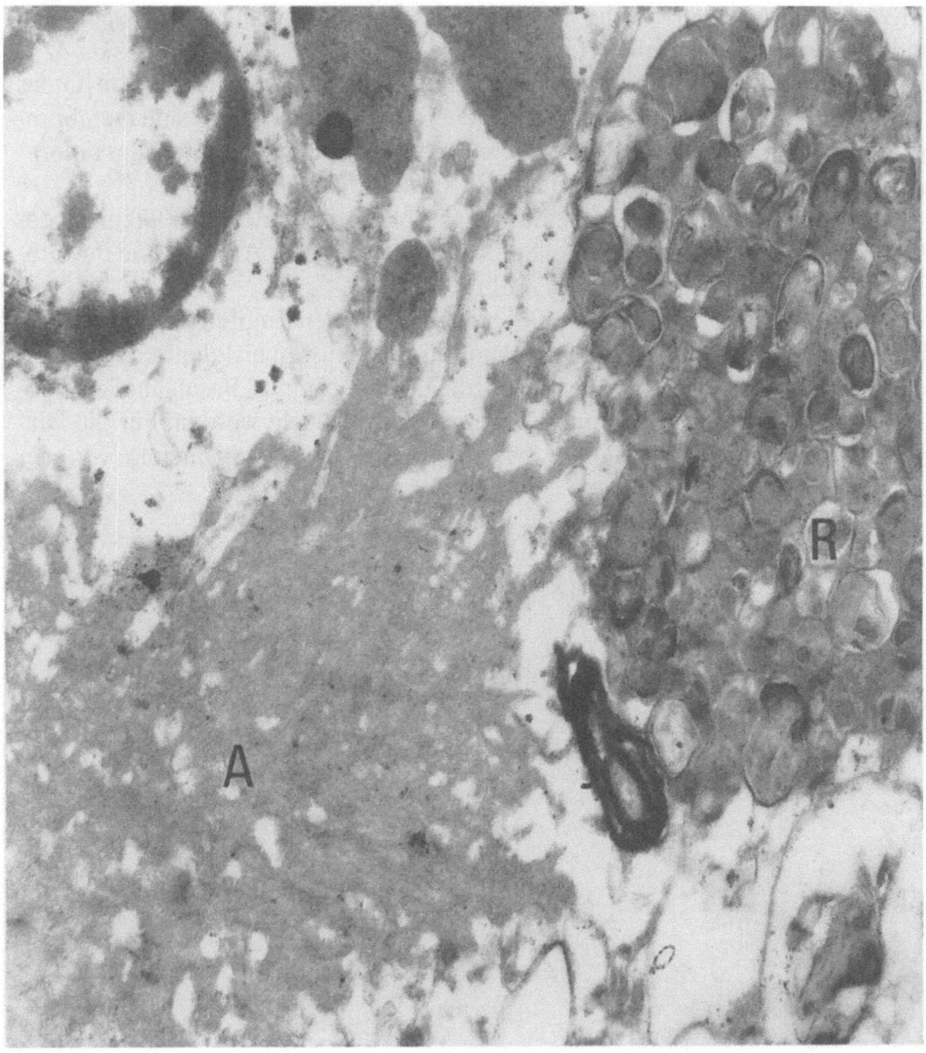

Abb. 207. Alzheimer-Krankheit. Senile Plaque mit Amyloideinlagerungen (*A*); neuronaler Fortsatz mit dicht angehäuften Restkörpern (*R*). × 30.000

bausteinen, wie Neurofilamenten, Mikrofilamenten oder Neurotubuli. Sie kommen auch in Nervenzellfortsätzen vor, die an der Plaquebildung beteiligt sind (Gonatas et al. 1967).

Die Primitivplaques bestehen aus degenerierten Zellfortsätzen mit Anhäufungen von membranösen und pleomorphen Restkörpern (Abb. 206).

Die Kernplaques weisen in ihrem zentralen Teil und zwischen den anderen Strukturen Ansammlungen von Amyloidfibrillen auf (Abb. 207).

Das Plaquecore besteht elektronenmikroskopisch aus strahlenförmig von einem Zentrum ausgehenden Fibrillen (Terry et al. 1964). Die einzelnen Fibrillen gleichen hohlen Stäben, die ihrerseits aus helikal gewundenen Filamenten zusammengesetzt sind, wobei jede Windung aus 5 globulären Untereinheiten besteht (MIYAKAWA et al. 1986). In die Peripherie der Plaques hinein reichen Dendriten und Axone von Nervenzellen (GONATAS et al. 1967; PROBST et al. 1983).

Die *Elektronenmikroskopie* brachte keine entscheidenden Fortschritte für das Verständnis der granulovakuolären Degeneration. Die Vakuolen sind membrangebunden (HIRANO et al. 1968a). Die Zentralverdichtungen bestehen aus amorphem, granulärem, osmiophilem Material (REWCASTLE et al. 1968).

Die granulovakuoläre Degeneration wird mit großer Regelmäßigkeit in der Area C1 des Hippocampus und im Subiculum, sowie in der Area C2 und im entorhinalen Kortex (BALL u. NUTTALL 1981) gefunden.

Nach den von KHACHATURIAN 1985 herausgegebenen Empfehlungen verschiedener amerikanischer Gesundheitsorganisationen müssen histologisch frontaler, temporaler und parietaler Kortex, Amygdala, Hippocampus, Basalganglien, Substantia nigra, Kleinhirnrinde und Rückenmark untersucht werden. Für die Diagnose „Alzheimer-Krankheit" müssen in irgendeinem Gesichtsfeld von der

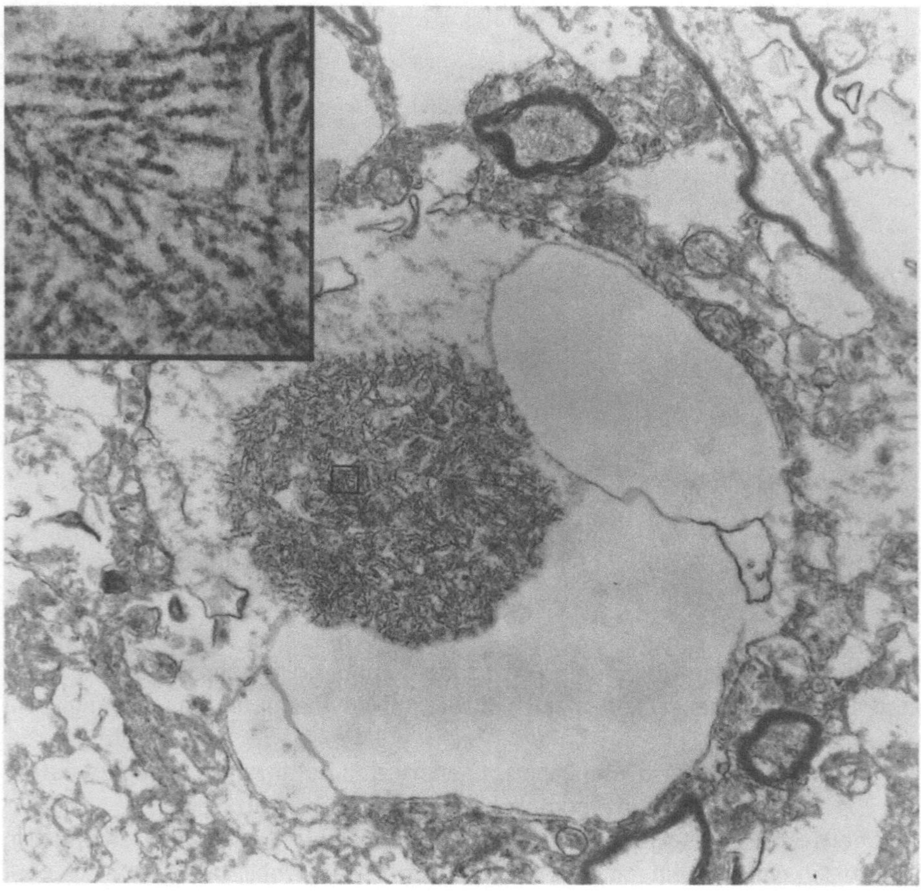

Abb. 208. Alzheimer-Krankheit. Polyglukosankörper mit amylopektin-ähnlichen Fibrillen. × 26.000. Ausschnitt × 14.000

Größe eines Quadratmillimeters Plaques und/oder Alzheimer-Fibrillen gefunden werden. Bei Patienten unter 50 Jahren soll die Anzahl von Plaques unter 2–4 pro Feld betragen, bei Patienten zwischen 50 und 65 Jahren sollen einige Neurofibrillen und 8 oder mehr Plaques pro Feld zu beobachten sein. Bei Patienten zwischen 66 und 75 Jahren müssen wiederum einige Neurofibrillen, aber mehr als 10 Plaques pro Feld gefunden werden. Bei Patienten über 75 Jahren können Neurofibrillen bisweilen fehlen, aber die Zahl der Plaques muß 15 pro Feld übersteigen. Die Arbeitsgruppe kommt zu dem Schluß, daß anhand dieser Kriterien auch bei Fehlen klinischer Angaben die Diagnose „Alzheimer-Krankheit" mit großer Sicherheit gestellt werden kann. Lag klinisch eine Demenz vor, kann die Zahl der Kriterien nach unten korrigiert werden (KHACHATURIAN 1985).

Aus neuropathologischer Sicht ist insbesondere in höheren Altersgruppen die Diagnose schwierig zu stellen, weil mit zunehmendem Alter der Unterschied zwischen den quantitativen histologischen Befunden von Dementen und Nicht-Dementen geringer wird. So konnten HANSEN et al. (1988) bei über 80jährigen SDAT-Patienten keinen signifikanten Unterschied in Hirngewicht, Plaquemenge, Anzahl der Alzheimer-Fibrillen und Nervenzellzahl sowie der Anzahl von Gliazellen gegenüber einer altersgleichen, nichtdementen Kontrollgruppe nachweisen.

Polyglukosankörper (s. S. 99) kommen bei der Alzheimer-Krankheit häufig vor (Abb. 208), aber nicht häufiger als bei gleichaltrigen Patienten (GERTZ et al. 1985).

Pathogenese

Der Verlust von Gedächtnis und kognitiven Funktionen korreliert mit der Zahl der Alzheimerschen Degenerationsfibrillen und der senilen Plaques (WILCOCK u. ESIRI 1982). Ausdruck einer gestörten Proteinsynthese bei der Alzheimer-Krankheit ist die geringe Nukleolengröße. Vergleichende Chromatinuntersuchungen zeigten eine deutliche Herabsetzung des Euchromatingehaltes mit entsprechender Heterochromatinisierung in Nerven- und Gliazellen, gedeutet als Ausdruck reduzierter Transkriptionsleistung (CERVÓS-NAVARRO 1984). Subzelluläre Fraktionen aus angereicherten Degenerationsfibrillen ergaben ein Alzheimer-charakteristisches Protein mit einem Molekulargewicht um 50.000 Dalton (RUBENSTEIN et al. 1986; SELKOE et al. 1987; KANG et al. 1987), das mit der Störung des axoplasmatischen Transports in Verbindung gebracht wurde.

Die Monomere der Eiweißkörper, die sich extrazellulär zu Amyloidfibrillen zusammenfügen, bestehen aus 42–43 Aminosäuren (Molekulargewicht ca. 4.500), die das sog. β-Amyloid oder A4-Protein bilden. Sie sind Bruchstücke des β-Amyloid-Präkursorproteins (β-APP) mit 695 Aminosäuren, welches als Rezeptorprotein in die Zellmembran der Nervenzellen eingefügt ist. Das relativ kleine, Amyloidfibrillen bildende Bruchstück dieses Vorläuferproteins entspricht weder dem großen extrazellulären Fortsatz, noch dem kleineren zytoplasmatischen Anteil, sondern vielmehr dem intramembranösen Abschnitt. Mit Hilfe der Gentechnologie konnte gezeigt werden, daß β-APP vom Chromosom 21 kodiert wird (GOLDGABER et al. 1987; St. GEORGE-HYSLOP et al. 1987; TANZI et al. 1987). Mit einer radioaktiv markierten Gensonde konnte auf dem Chromosom 21 der genaue Genort dargestellt werden (ZABEL et al. 1987).

Die Eiweißmoleküle fügen sich außerhalb der Nervenzelle in der Nachbarschaft von perizytären, myozytären und astrozytären Basalmembranen zu den typischen Amyloidfibrillen zusammen. Diese Affinität der Amyloidniederschläge zu Basalmembranen wird auch bei allen anderen Amyloidosen des Menschen beobachtet (STÖRKEL et al. 1983).

Eine Hypothese besagt, daß der Prozeß wahrscheinlich mit einer diffusen Ansammlung von Vorläuferproteinen und deren Bruchstücken im Neuropil beginnt (nicht anfärbbar mit Kongorot; PROBST et al. 1987). Die Amyloidmonomere diffundieren in Richtung der Kapillaren und beginnen, an den Basalmembranen die typischen doppeltbrechenden Fibrillen zu bilden. Aus diesen perikapillären Amyloidniederschlägen entwickeln sich die charakteristischen senilen Plaques mit ihren verschiedenen Formen.

Mit dem Liquor cerebrospinalis gelangen diese Proteine durch die Virchow-Robin-Räume auch in die Wände der größeren intrakortikalen und leptomeningealen Blutgefäße und führen hier zu der sog. kongophilen Angiopathie. Die Ablagerungen beginnen in den äußeren Schichten der muskelstarken Tunica media von kleinen und größeren Arterien.

Nach Untersuchungen von MASTERS u. BEYREUTHER (1986) enthalten auch die NFT Bruchstücke der amyloidbildenden Proteine. Die Amyloidablagerungen in den Gefäßwänden (Gefäßamyloid oder „vascular amyloid") enthalten überwiegend gleichartige Eiweißbausteine. Die Amyloidfibrillen im Bereich einer senilen Plaque sind aus verschiedenartigen Bruchstücken verschiedener Länge zusammengesetzt. Besonders heterogen sind die Eiweißbruchstücke des Vorläuferproteins, die sich aus den Alzheimerschen Fibrillen gewinnen lassen.

Anomalien bestehen auch im Bereich extraneuraler Membranproteine, z. B. der Erythrozyten. Wiederholt wurden Antikörper gegen G_{M1}-Ganglioside im Serum von Patienten mit Alzheimer-Demenz nachgewiesen (CHAPMAN et al. 1988).

Die Chromosomenanomalien wurden mit verminderter Immunkompetenz im Alter in Zusammenhang gebracht, die ihrerseits die Entstehung einer Slow-virus-Infektion ermöglicht. Die Annahmen eines genetischen Faktors bzw. einer permanenten Virus-Infektionen schließen einander nicht aus (WURTMAN 1985). Gemeinsames Vorkommen von Jakob-Creutzfeldt- und Alzheimer-Krankheit innerhalb einer Familie wurde mehrfach beschrieben.

Die Abnahme der Cholinazetyltransferase-Aktivität in der Rinde ist doppelt so hoch wie es dem Nervenausfall entsprechen würde. Betroffen sind vorwiegend die präsynaptischen cholinergen Endigungen (WOOD et al. 1983).

Darüberhinaus sind Veränderungen im dopaminergen, insbesondere aber im Bereich der noradrenergen und der serotonergen Neurotransmission festzustellen (D'AMATO et al. 1987). Es fanden sich jedoch keine eindeutigen Beziehungen zwischen den Symptomen der Demenz und den nachgewiesenen Veränderungen der monoaminergen Neurotransmittersysteme. Stark reduziert sind auch die muskarinbezogenen Rezeptoren im Hippocampus sowie die GABA-Rezeptoren im Caudatum (COWBURN et al. 1987). Veränderungen der Membranphospholipide wurden wiederholt beschrieben (FAROOQUI et al. 1988). Die für die Glykolyse bedeutungsvolle Aktivität der Phosphofruktokinase ist auf 10% der Kontrollwerte gesunken (SIMA et al. 1987).

Degenerationsfibrillen und senile Plaques bei Tieren

Senile Plaques wurden bei alten Affen (WISNIEWSKI et al. 1973; STRUBLE et al. 1985) und bei Hunden und anderen Säugetieren (SELKOE et al. 1987; CORK et al. 1988) gefunden. Den menschlichen identische Alzheimer-Degenerationsfibrillen wurden nicht nachgewiesen. Bei alten Ratten und Affen hat man abnorme Zytofilamente beobachtet (WISNIEWSKI u. TERRY 1972; KNOX et al. 1980).

2. Pick-Atrophie (Pick-Krankheit); präsenile Systematrophie der Frontotemporalregion

Die Krankheit wurde erstmalig von PICK (1892) als eine besondere Art von Hirnatrophie beschrieben. Die lichtmikroskopischen Veränderungen stellte zuerst 1911 ALZHEIMER dar. Kombinationen von Pick- und Alzheimer-Krankheit kommen vereinzelt vor, ebenso Kombinationen mit amyotropher Lateralsklerose (BRION et al. 1980) und anderen degenerativen Erkrankungen.

Klinisches Bild

Die Krankheit tritt meist sporadisch auf, gelegentlich bei Geschwistern, häufiger bei Frauen. Das Erkrankungsalter schwankt zwischen 40 und 60 Jahren, doch sind Frühfälle mit 25 und Spätfälle mit über 70 Jahren bekannt geworden.

Im Vordergrund des klinischen Bildes stehen verschiedenartige Veränderungen des Charakters und der Persönlichkeit, wobei das Gedächtnis erhalten bleibt. Es ist wichtig, anamnestisch die allerersten Veränderungen zu erfassen (DELAY et al. 1955; LÜERS u. SPATZ 1957; JAKOB 1961, 1969). Sie haben oft eine besondere Färbung. Charakteristisch sind Störungen von Fähigkeiten, die im üblichen Tagesablauf als „eingeschliffen" anzusehen sind (einfache berufliche Tätigkeiten, Haushaltsarbeiten o.ä.). Ferner sind initial ausgeprägte emotionale Störungen mit Phasen erhöhter Reizbarkeit, Getriebenheit und Enthemmungszeichen zu erwähnen. Die im CT häufig feststellbare Atrophie des Frontal- und vorderen Temporallappens (McGEACHIE et al. 1979) ist weder pathognomonisch noch ist sie konstant vorhanden (CUMMINGS u. DUCHEN 1981). Die durchschnittliche Krankheitsdauer beträgt 7 Jahre, doch findet man Schwankungen von wenigen Monaten bis zu 17 Jahren (DELAY et al. 1944; SCHMIDT 1959; JAKOB 1979). Bei den familiären Fällen wird ein dominanter Erbgang eines Hauptgens mit polygener Modifizierung angenommen (KEDDIE 1967).

Neuropathologie

Makroskopisch zeigt das Gehirn eine relativ scharf abgegrenzte Atrophie in meist ähnlichen Ausbreitungsmustern mit bekannten Prädilektionsstellen (Abb. 209). Meistens kommt keine Atrophie eines Lappens vor, sondern kombinierte Formen, von denen die frontotemporalen Kombinationstypen am häufigsten sind. Schwerpunkte innerhalb der Frontalregion sind die Pars opercularis (Fuß der 3. Stirnwindung) und die basale Orbitalregion mit dem Gyrus rectus als Zentrum. Selten ist die frontale Totalatrophie mit Übergreifen auf die vordere Zentralwindung und noch seltener der frontale Konvexitätstyp mit Betonung der Konvexität. Die Atrophie des Schläfenlappens (Abb. 210), die in der Polregion

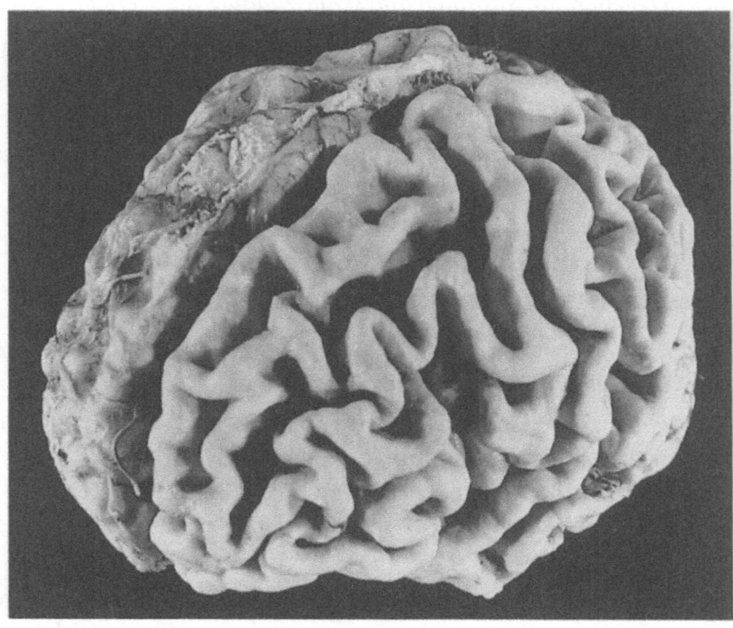

Abb. 209. Pick-Atrophie. Aussicht auf die linke Großhirnhemisphäre. Hochgradige Atrophie der Windungen sämtlicher Hirnlappen

und an der Basis am ausgeprägtesten ist, kann sich bis in laterale oder mediobasale Teile des Okzipitallappens ausdehnen (JAKOB 1960). Über der Konvexität ist eine Beteiligung der unteren Parietalregion nicht selten. Von den Stammganglien geht die fast regelmäßige Beteiligung des Nucleus caudatus nicht mit dem Grad der Rindenausfälle parallel; Putamen, Pallidum und Substantia nigra können ebenfalls an dem atrophisierenden Prozeß teilnehmen (LÜERS u. SPATZ 1957; ADAMS u. VICTOR 1981). Auch ein „totaler Schaden des Caudatum" wurde beschrieben (VON BAGH 1941).

Lichtmikroskopisch erkennt man innerhalb der atrophischen Region in den einzelnen Abschnitten eine bemerkenswerte *Konstanz* des Grades der Rindenatrophie. Im allgemeinen wird ein *Atrophiemuster* bei den am häufigsten vorkommenden frontotemporalen Basalfällen mit großer Präzision eingehalten. In der Regel findet sich ein systemähnlicher Befall allokortikaler Regionen mit frontotemporaler Betonung; dazu gehören der periarchikortikale singuläre Gürtel und die vordere ventrale Insel als obere Grenze. Die basale Grenze der Atrophie bilden neben der Basis des Schläfenlappens die hintere Orbitalregion einschließlich des paläokortikalen Gyrus subcallosus, die Area praepiriformis und entorhinalis sowie der Nucleus amygdalae mit der Stria terminalis, Schwerpunkte des atrophisierenden Prozesses. Das Ammonshorn bleibt zwar meist ausgespart, kann aber auch frühzeitig erkranken (VAN MANSVELT 1954; TOWFIGHI 1972; BRION et al. 1973; BALL 1979; CUMMINGS u. DUCHEN 1981).

In den atrophischen Rindenarealen erkennt man einen schichtbezogenen Nervenzellverlust; bei geringen Graden kann eine makroskopisch sichtbare Atrophie

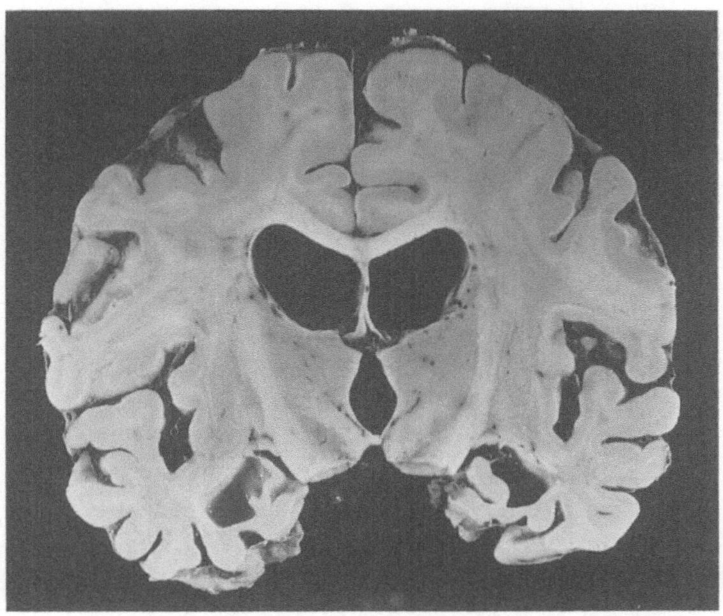

Abb. 210. Pick-Atrophie. Erweiterung des Ventrikelsystems. Die Atrophie der Hirnrinde ist in dem Temporallappen stärker ausgeprägt

fehlen (DELAY et al. 1944). Eine Schichtenfolge des atrophisierenden Prozesses ist zwar umstritten (POPPE u. TENNSTEDT 1963), wird aber von der Mehrzahl der Autoren anerkannt (C. u. O. VOGT 1942; SPATZ 1936; VON BRAUNMÜHL 1930; VON BAGH 1946; LÜERS u. SPATZ 1957). Als erstes atrophiert die Schicht IIIa (SCHIFFER 1955; JAKOB 1961). Da sich die Unterschicht IIIc als relativ resistent erwiesen hat, folgen nacheinander die Schichten IIIb – II – IIIc, als nächste die Schichten V und VI, während die Schicht IV länger erhalten bleibt.

Mit dem atrophisierenden Prozeß in der Molekularschicht sind die Assoziationssysteme primär betroffen. Der Verdacht auf solche Störungen am Beginn wurde vom klinischen Aspekt her geäußert (LÖWENBERG et al. 1939; DELAY et al. 1957). Ein fast vollständiger Verlust der Dornfortsätze in den Pyramidenzellen wurde von WECHSLER et al. (1982) festgestellt.

Im Perikaryon erkennt man argentophile Kugeln, sog. Pick-Körper (Abb. 211), die aber keineswegs pathognomonisch sind. Sie wurden selten auch bei anderen Krankheitsbildern beobachtet (POGACAR u. RUBIO 1982). Andere, diffuse Formen der Einschlüsse reichen teilweise bis weit in die Spitzendendriten hinein. Die immunhistochemischen Merkmale der Pick-Zellen entsprechen denjenigen der primären Reizung bei beeinträchtigtem axonalem Fluß (DICKSON et al. 1986). In den Pick-Körpern lassen sich Neurofilamentantigene (ULRICH et al. 1985) sowie Antigendeterminanten der Alzheimer-Degenerationsfibrillen nachweisen (DICKSON et al. 1985; RASOOL u. SELKOE 1985). Auch sog. Hirano bodies kommen vor (TOWFIGHI 1972; BRION u. MIKOL 1970). Die bei typischen Fällen vorhandenen Zellschwellungen sind nicht immer mit den Pick-Zellen identisch und

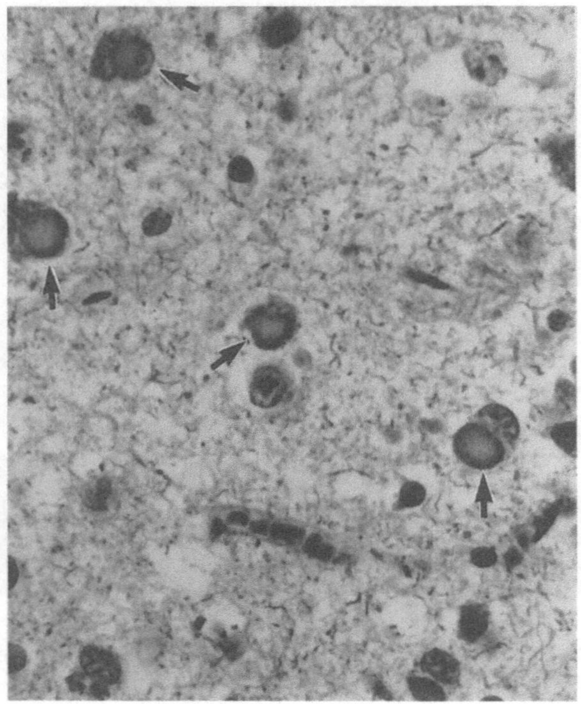

Abb. 211. Pick-Atrophie. Ammonshorn. Argyrophile Einschlüsse (Pick-Körper) von kuge-
liger Gestalt (*Pfeile*). Bielschowsky × 300

enthalten im Silberpräparat oft keine argentophilen Einschlüsse (Abb. 212). Ihre
Zuordnung zu bestimmten Regionen oder Verlaufskriterien ist nicht möglich. Sie
kommen selten auch in Regionen ohne jede Atrophie vor. Man findet die Schwellungen sowohl bei kurzer 2- bis 3jähriger, als auch bei langer (10jähriger) Verlaufsdauer mit langsamer Progredienz.

Nervenzellverluste im Nucleus basalis wurden von einigen Autoren beobachtet (UHL et al. 1983a), von anderen jedoch vermißt (TAGLIAVINI u. PILLERI 1983;
CLARK et al. 1986). Eine eigene Beteiligung von Thalamuskernen und der Vorderhörner des Rückenmarks wurden nachgewiesen (JAKOB 1960). Nervenzellausfälle
im Caudatum wurden von HORI et al. (1983) in einem nicht mit Sicherheit als Pick-
Krankheit einzuordnenden Fall beschrieben.

Weiter gibt es Fälle, die in den beteiligten Regionen nur die einfache Zellatrophie, aber keine Schwellungen zeigen. Sie sollen in etwa 30% vorkommen (ESCOU-
ROLLE 1956; CONSTANTINIDIS et al. 1974; TISSOT et al. 1975). Das Fehlen der charakteristischen Zellschwellungen mit Pick-Körpern berechtigt noch nicht zum
Ausschluß einer Pick-Atrophie. Das einzige sichere diagnostische Kriterium ist
die laminäre Atrophie der Rinde in systematischer Folge, charakteristischer topi-
scher Auswahl und Betonung. Allein damit läßt sie sich gegen die „primäre subkortikale Gliose" (NEUMANN 1949; NEUMANN u. COHN 1967) oder die präsenile
gliale Dystrophie (SEITELBERGER 1968) abgrenzen.

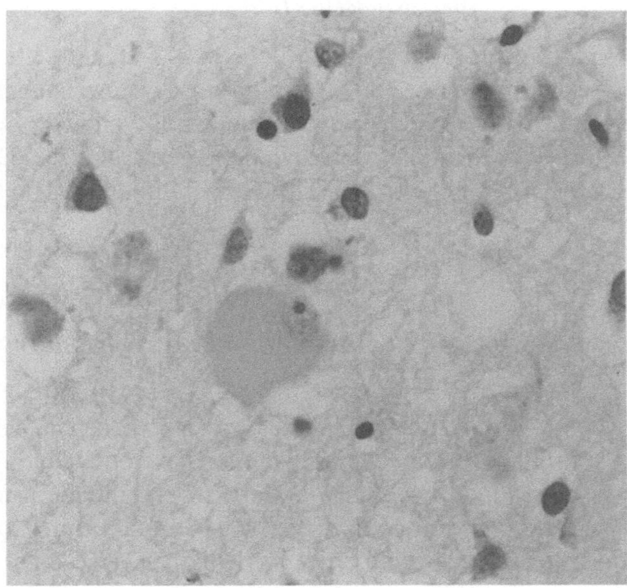

Abb. 212. Pick-Atrophie. Pickzelle mit geblähtem Zytoplasma und randständigem Kern. Nissl × 300

Elektronenmikroskopisch ergeben sich Ähnlichkeiten zwischen Nervenzellen mit Pick-Körpern und den Nervenzellschwellungen. Bei beiden Veränderungen finden sich gestreckte und helixartig gewundene Filamentpaare und Tubuli, Lipofuszin und Reste eines endoplasmatischen Retikulum, deren Grad von Zelle zu Zelle variiert (WISNIEWSKI et al. 1972; MIKOL et al. 1980; MUNOZ-GARCIA u. LUDWIN 1984; CLARK et al. 1986).

Pathogenese

Wegen der systematischen Elektivität der Atrophie bzw. ihrer Systembezogenheit wurde die Picksche Krankheit in die Gruppe der „progressiven zerebrospinalen Systematrophien" eingereiht. Neben hereditären Faktoren steht der unaufhaltsame atrophisierende Prozeß im Vordergrund. In den betroffenen Arealen wurde eine Abnahme der Muskarinrezeptoren festgestellt (YATES et al. 1980). Eine erhöhte Zinkausscheidung im Urin der Patienten und eine Störung des Zinktransportes durch die Plasmaproteine wurde beschrieben.

3. Kortikodentatonigrale Degeneration mit neuronaler Achromasie

Das Krankheitsbild wurde von REBEIZ et al. (1967) bei 3 Patienten beschrieben. Weitere Fälle wurden von SEITELBERGER (1974) und von SCULLY et al. (1985) in den „Case Reports of the Massachusetts General Hospital" mitgeteilt.

Klinisches Bild

Die ersten Symptome treten gegen Ende der 6. bzw. 7. Dekade auf. Die Krankheit äußert sich in Verlangsamung und Vergröberung der Bewegungen der Beine, gelegentlich auch der Arme, und durch abnorme extrapyramidale Bewegungen, die in der Regel linksseitig beginnen und sich später generalisieren. Der Intellekt bleibt bis zum Ende der Krankheit, die nach 6 und 8 Jahren zum Tod führt, erhalten.

Neuropathologie

Makroskopisch erkennt man eine frontoparietale Atrophie, die in einigen Fällen asymmetrisch war.

Lichtmikroskopisch fand man einen Verlust von Nervenzellen in den atrophischen Gebieten mit Gliose und bei den erhaltenen Neuronen eine Auftreibung des Zelleibes, die gegenüber der Mehrzahl der Färbemethoden refraktär blieb (Achromasie). Neben der Hirnrinde waren auch die Substantia nigra und das dentatorubrothalamische System an dem Prozeß beteiligt.

4. Alpers-Krankheit (Alpers-Syndrom; Poliodystrophia progressiva corticalis; diffuse progressive Degeneration der grauen Substanz; Poliodystrophia cerebri progressiva infantilis; diffuse kortikale Sklerose; spongiöse glioneuronale Dystrophie im Kindesalter)

ALPERS (1931) beschrieb eine eigentümliche Degeneration der grauen Substanz bei Kindern, die sich zunächst als Anfallsleiden manifestiert. Eine erste Beschreibung des Krankheitsbildes geht auf FREEDOM (1927) zurück. Das Krankheitsbild wurde als diffuse progressive zerebrale kortikale Atrophie bezeichnet, obgleich Kleinhirn und Stammganglien auch betroffen sind. CHRISTENSEN u. KRABBE (1949) führten den Namen Poliodystrophie ein. Von mehreren Autoren wird angezweifelt, daß es sich um eine einheitliche Krankheit handelt. Fokale Ulegyrien und Enzephalomalazien mit Hemiatrophie sollten nicht der Alpers-Krankheit zugeordnet werden (LARROCHE 1984).

Klinisches Bild

Die Krankheit manifestiert sich meist im Säuglingsalter, manchmal nach einigen Wochen oder Monaten normaler postnataler Entwicklung, mit Krampfanfällen, spastischen Paresen und psychomotorischer Retardierung. Taubheit und Blindheit mit Sehnervenatrophien und gelegentlich Myoklonien wurden wiederholt beobachtet. BOYD et al. (1986) beschrieben charakteristische EEG-Veränderungen. Eine einseitige Herdbetonung der neurologischen Symptome wurde öfters gesehen (KLEIN u. DICHGANS 1969). Der Tod tritt meistens nach Monaten bzw. wenigen Jahren auf. Mädchen sind häufiger betroffen. FORD et al. (1951) grenzten eine Gruppe mit Krankheitsbeginn zwischen dem 4. und 6. Lebensjahr mit progredienter Demenz, choreoathetotischen Bewegungen, zunehmender Spastizität und

Hemiplegie ab. Die Krankheitsdauer in dieser Gruppe beträgt bis zu 15 und mehr Jahre. Im Serum und Liquor finden sich erhöhte Laktatkonzentrationen (PRICK et al. 1982).

GREENHOUSE u. NEUBÜRGER (1964) ordneten der Krankheitsgruppe 9 Patienten zu, die im juvenilen oder Erwachsenenalter ohne vorherige neuropsychiatrische Symptomatologie akut mit Fieber und epileptischen Anfällen erkrankten und nach wenigen Wochen verstarben.

Pathologie

Makroskopisch fand man bei einem Teil der Patienten eine Atrophie der Leber.

Lichtmikroskopisch war in den zentrilobulären Arealen eine Nekrose der Leberzellen mit diffusen leukozytären Infiltraten und Blutungen sowie Lipidspeicherung erkennbar (BLACKWOOD et al. 1963; HOPKINS u. TURNER 1973; VAN DER LINDE u. WALTER 1984). Enzymhistochemisch fand man in den Muskeln einen Defekt des Zytochroms a$_3$ (PRICK et al. 1983).

Elektronenmikroskopisch sind Mitochondrienanomalien im Herz- und Skelettmuskel (PRICK et al. 1981; SENGERS et al. 1984) beschrieben.

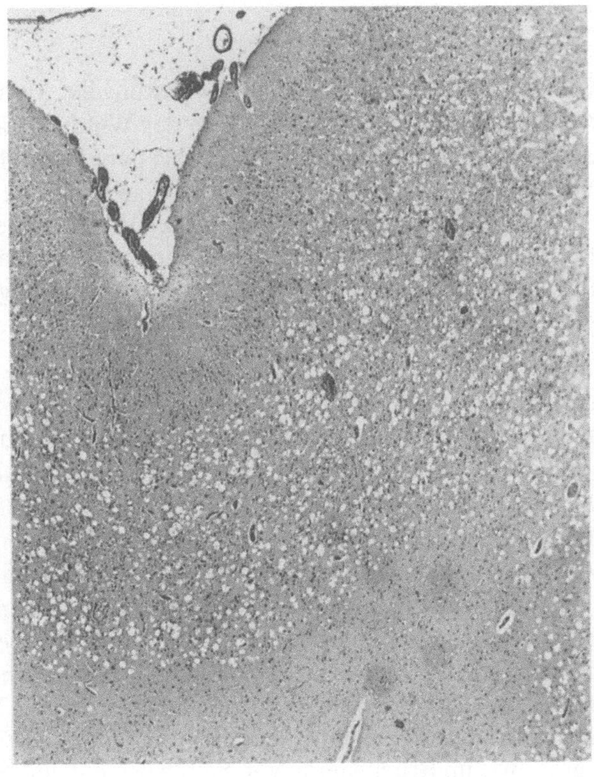

Abb. 213. Alpers-Krankheit. Status spongiosus in der Hirnrinde des Parietallappens. Nissl × 40

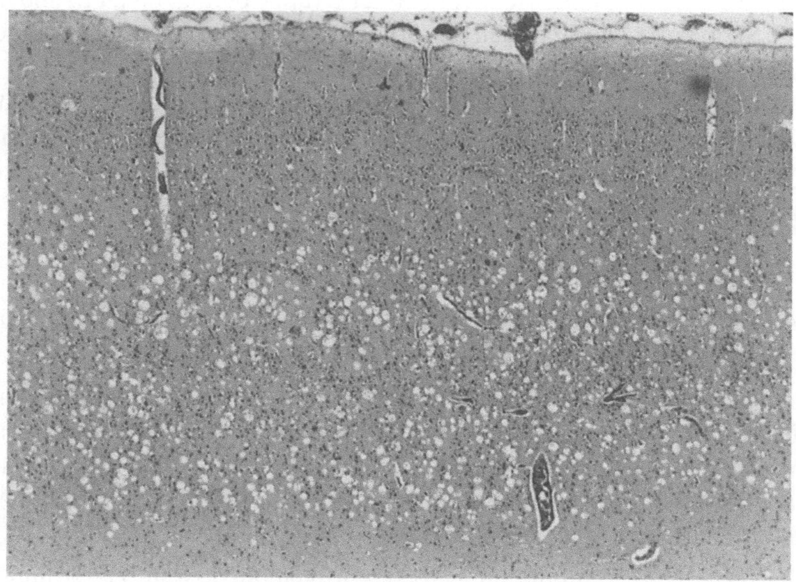

Abb. 214. Gleicher Fall wie Abb. 213. Pseudolaminäre Verteilung des Status spongiosus mit Bevorzugung der 3. und 5. Rindenschichten. Nissl × 60

Neuropathologie

Makroskopisch erkennt man mitunter eine Verdickung der Meningen und eine Verschmälerung der Hirnwindungen, vor allem der Windungstäler. Gebietsweise wurde in einigen Fällen eine granuläre Atrophie der Hirnrinde beobachtet (Liu u. Sylvester 1960). Auf Frontalschnitten sieht man häufig eine bräunliche Verfärbung der Hirnrinde, die eine weiche Konsistenz aufweist. Gelegentlich fanden sich kleinzystisch umgewandelte Rindennekrosen, manchmal auf die Markzungen übergreifend (Sandbank u. Lerman 1972). Auch das Marklager kann atrophisch und die Ventrikel können erweitert sein.

Lichtmikroskopisch bestehen in der Hirnrinde unterschiedlich ausgedehnte Nervenzelluntergänge (Van der Linde u. Walter 1984; Gabreels et al. 1984). Die Veränderungen treten bevorzugt in den Windungstälern auf (Abb. 213), gelegentlich in pseudolaminärer Verteilung mit Bevorzugung der mittleren bzw. 3. und 5. Rindenschichten (Abb. 214), die häufig einen ausgeprägten Status spongiosus, seltener eine deutliche kleinzystische Degeneration aufweisen (Abb. 215). Die Rindenschädigungen können seitenbetont und sogar nur halbseitig auftreten. Die verbleibenden Nervenzellen zeigen oft hyperchromatische, pyknotische Kerne und geschrumpftes, basophiles Zytoplasma. Leuchtend eosinrote nekrotische Ganglienzellen können in größerer Anzahl, vor allem im Ammonshorn in Gruppen, vorkommen (Van der Linde u. Walter 1984). Die neuronalen Veränderungen kommen auch im Striatum, Thalamus, in den subthalamischen Kernen und in der Substantia nigra sowie im Brückengrau vor. Selten besteht eine Kombination mit einem Status marmoratus. Im Kleinhirn können sämtliche Purkinje-Zellen ausgefallen bzw. stark geschrumpft sein (Abb. 216). Der Nucleus dentatus weist ei-

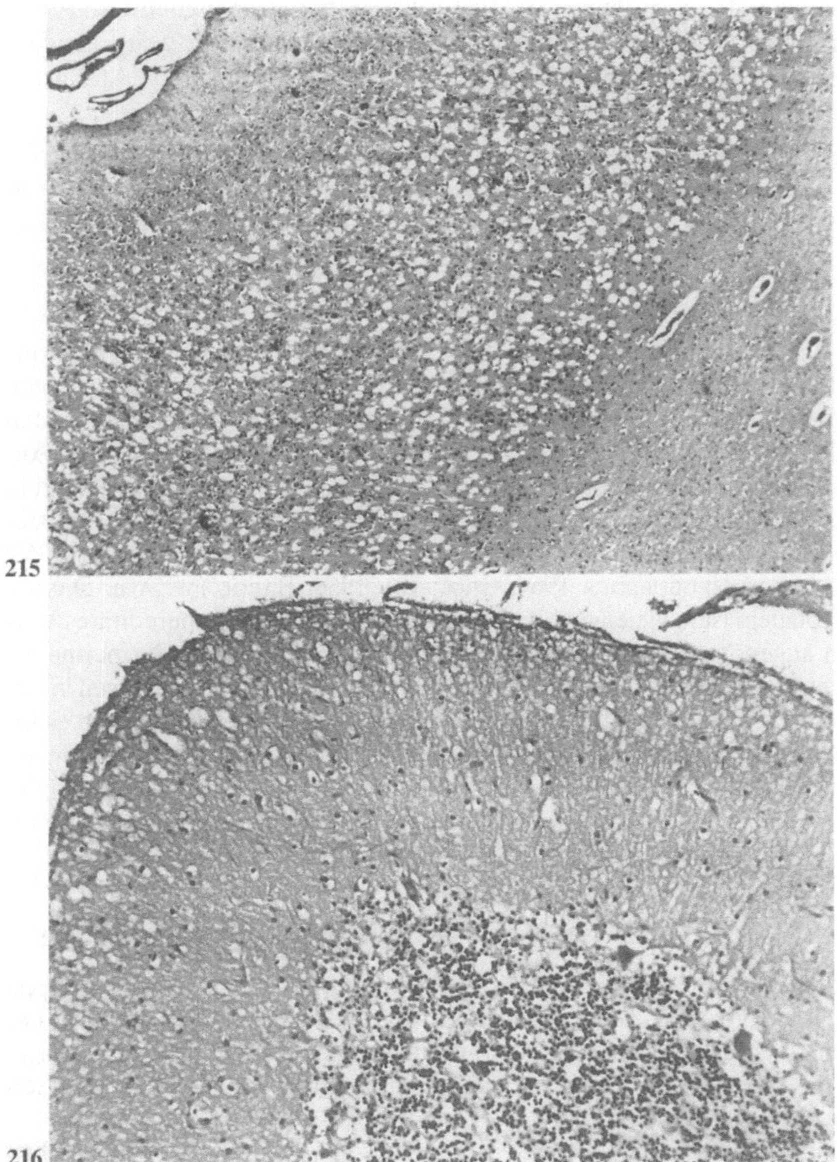

Abb. 215. Gleicher Fall wie Abb. 213. In den Windungstälern ist die mikrozystische Beschaffenheit des Status spongiosus besonders deutlich. Nissl × 70

Abb. 216. Gleicher Fall wie Abb. 213. Kleinhirn. Die Purkinje-Zellen sind weitgehend verschwunden. Die verbliebenen Zellen sind geschrumpft. Nissl × 70

nen ungleichmäßigen Zellausfall auf. Die Astrozyten sind vermehrt und deutliche Kapillarsprossungen sind erkennbar. Schon in früheren Stadien findet sich eine hochgradige Wucherung der Astroglia in der grauen Substanz und dem subkortikalen Marklager. Die Astrozyten zeigen häufig große aktivierte Kerne mit deutlichen Nucleoli. In einem späteren Stadium kann ein fixer Abbau kurzfristig beobachtet werden (KLEIN u. DICHGANS 1969). Unter der atrophischen Groß- und Kleinhirnrinde ist in der Regel in Fällen mit langem Verlauf eine weitgehendere Entmarkung der weißen Substanz sichtbar. Gelegentlich ist ein starker Ausfall der Nervenfasern bei nur geringer Entmarkung erkennbar.

Elektronenmikroskopisch wurden in Rindenbiopsien Riesenmitochondrien (DEKABAN u. NORMAN 1958) oder Mitochondrien mit verdichteter Matrix (PRICK et al. 1982) beschrieben, die jedoch nicht bestätigt werden konnten (GABREELS et al. 1984).

Pathogenese

Das Auftreten bei Zwillingen und eine gelegentliche familiäre Häufung wurden als Beweis für eine genetische Komponente genannt. Pränatalschädigungen sowie Perinatalschäden mit Hypoxie oder mechanischen Geburtstraumata finden sich in den Vorgeschichten ebenso wie eine Entwicklung der Krankheit im Anschluß an postnatale Infektionen. Auch das häufig halbseitige Auftreten stützt in Verbindung mit den exogenen Faktoren die Annahme einer sekundären Entstehung, meist auf dem Boden schwerer Hypoxien (NOETZEL 1957; COURVILLE 1960; GREENHOUSE u. NEUBUERGER 1964; CROMPTON 1968; BARODAWALA u. DASTUR 1986). Trotzdem ist in vielen der familiär auftretenden Fälle ein hereditäres Vorkommen angenommen worden (BEBIN 1962). Gegen eine prä- oder perinatale Pathogenese spricht die normale Entwicklung nach der Geburt bei einigen infantilen und fast allen juvenilen Patienten. KLEIN u. DICHGANS (1969) hielten es für möglich, daß der genetisch bedingte Krankheitsprozeß durch eine Infektion gebahnt und klinisch manifest wurde. Aufgrund der Leberveränderungen und der histologischen Ähnlichkeit mit der Jakob-Creutzfeldt-Krankheit wurde eine virale Ätiologie erwogen (HOPKINS u. TURNER 1973).

5. Mikrozephalie und progressive Degeneration der Hirnrinde

SKULLERUD et al. (1973) grenzten innerhalb der Alpers-Krankheit eine Gruppe von Patienten mit familiärem Auftreten von Mikrozephalie und Degeneration der Hirnrinde ab, bei denen eine prä- bzw. perinatale anoxische Schädigung ausgeschlossen sein sollte. Sie rechneten die Patienten von LAURENCE u. CAVANAGH (1968) dieser Gruppe hinzu.

Die neuropathologischen Veränderungen beschränkten sich im wesentlichen auf die hochgradig atrophische Hirnrinde. Geringgradiger Nervenzellverlust in den Brückenkernen und im Vorderhorn des Rückenmarks wurde als sekundär bewertet. Kleinhirn, Stammganglien und Ammonshorn blieben frei von Veränderungen.

Das Vorhandensein einer Mikroenzephalie wurde als Hinweis auf einen pränatalen Krankheitsbeginn gedeutet.

6. Generalisierte Lewy-Körper-Demenz

Seit einer ersten Mitteilung dieses Krankheitsbildes (OKAZAKI et al. 1961) wurde eine Reihe von Fällen von japanischen Autoren veröffentlicht, z. T. über Patienten aus Mitteleuropa. Das Vorhandensein einer organischen Demenz sowohl beim juvenilen Morbus Parkinson (YOSHIMURA 1983) als auch im Spätstadium der Parkinson-Krankheit (BOLLER et al. 1980) ist ein häufiger Befund, daher ist eine sichere Abgrenzung der Lewy-Körper-Demenz gegenüber einer Paralysis agitans mit Demenz (s. S. 555) nicht mit Sicherheit durchzuführen.

Klinisches Bild

Die Patienten, meistens in der 6. Dekade und später, leiden von wenigen Ausnahmen abgesehen (IKEDA et al. 1980) an Parkinsonismus und progressiver Demenz, die sich in der Regel vor der Parkinson-Symptomatologie manifestiert (KOSAKA et al. 1988), und gelegentlich auch an Störungen des autonomen Nervensystems (KOSAKA et al. 1980).

Neuropathologie

Makroskopisch wurde in allen Fällen eine mittelgradige Atrophie des Gehirns festgestellt.

Lichtmikroskopisch erkennt man in der Hirnrinde einzelne und multiple intrazytoplasmatische Lewy-Körper, z. T. eosinophil und von einem helleren Halo umgeben. In der Hirnrinde stellen sie sich jedoch meistens als weniger eosinophile Einschlüsse ohne Halo dar. Bevorzugte Areale sind die Temporal- und Frontallappen sowie Gyrus cinguli und Inselrinde, seltener der Hippocampus (YOSHIMURA 1983). Am häufigsten finden sie sich in den Pyramidenzellen der 5. und 6. Rindenschicht (KOSAKA u. MEHRAEIN 1978). Die Lewy-Körper kommen auch in Basalganglien, Dienzephalon, Substantia nigra, Locus coeruleus, Rückenmark und sympathischen Ganglien vor (KOSAKA et al. 1984). Auch wurde ein geringgradiger Verlust von Nervenzellen festgestellt. Darüber hinaus wurden senile Plaques im gesamten Gehirn, etwas akzentuiert im Okzipitallappen, gefunden. Alzheimersche Fibrillenveränderungen waren ebenfalls in der gesamten Hirnrinde, aber bevorzugt im Temporallappen vorhanden. Immunpathologisch finden sich keine Unterschiede zwischen den kortikalen und mesenzephalen Lewy-Körpern (GOLDMAN et al. 1982).

Elektronenmikroskopisch zeigten die Lewy-Körper eine etwas andere Struktur als beim Morbus Parkinson; ihr unscharf umschriebenes Zentrum besteht aus filamentären Strukturen (YOSHIMURA 1983).

7. Orthochromatische Leukodystrophien (Sudanophile Leukodystrophien; Schilder-Krankheit; einfache degenerative diffuse Sklerosen – Hallervorden; Dysmyelinating Leukodystrophies – Poser)

Unter dem Sammelbegriff der orthochromatischen Leukodystrophien werden biochemisch und hereditär sicher nicht einheitliche Syndrome zusammengefaßt, die im histologischen Bild eine Entmarkung und Anhäufung von Lipiden („einfache Fette") zeigen, und sich mit Sudanfarbstoffen (Scharlachrot, Sudan III und IV, Ölrot) bzw. mit basischen Anilinfarben anfärben. Diese Form des Myelinabbaus ist nicht auf metabolische Dystrophien begrenzt, sondern findet sich auch als myelinoklastische Entmarkung bei entzündlichen Hirnerkrankungen und im Laufe der Waller-Degeneration, bei Hirninfarkten sowie bei traumatischer Zerstörung und chronischer Kompression durch raumfordernde Prozesse.

Als wichtiges Kriterium für die Klassifizierung einer diffusen zerebralen Sklerose unter den myelinoklastischen Entmarkungen wurden neben den stark entzündlichen Infiltraten die asymmetrischen Verteilungsmuster des Markscheidenabbaus bewertet (POSER et al. 1957; HOGAN et al. 1972). Auch wenn die Abgrenzung der orthochromatischen Leukodystrophie gegenüber den myelinoklastischen Entmarkungen aufgrund dieser Merkmale verhältnismäßig leicht sein sollte, so sind die Meinungen der Autoren darüber, ob ein Fall in die Gruppe der orthochromatischen Leukodystrophien gehört oder nicht, sehr divergent.

Die früher den orthochromatischen Leukodystrophien zugeordnete Adrenoleukodystrophie wurde aufgrund charakteristischer hereditärer klinisch-morphologischer Merkmale und wahrscheinlich enzympathologischer Ätiologie als eigenständige Stoffwechselkrankheit abgegrenzt (s. S. 356). Nach Ausklammerung der Patienten, die dieser nosologischen Einheit zuzuordnen sind, verbleiben wenige Fälle, die man als orthochromatische Leukodystrophien im Sinne einer pathologisch selbständigen Krankheit auffassen kann. Darüber hinaus scheint es angebracht, die Fälle mit den morphologischen Merkmalen der Pelizaeus-Merzbacher-Krankheit gesondert zu klassifizieren. Allerdings haben eine deutliche Abgrenzung der Adrenoleukodystrophie und der Versuch einer Abgrenzung der Pelizaeus-Merzbacher-Erkrankung erst in den 70er Jahren stattgefunden. Danach wurden Veröffentlichungen über sudanophile Leukodystrophien selten, dessen ungeachtet wurde immer wieder auf den sudanophilen Abbau bei verschiedenen Krankheitsformen hingewiesen.

Wegen der Seltenheit der Fälle und der Unmöglichkeit, ältere Fälle genauer zu klassifzieren, ist eine Einteilung schwierig, zumal nur bei wenigen ein hereditäres Auftreten nachzuweisen war.

In Anlehnung an ULRICH (1971) wurde hier das Erscheinungsalter der Erkrankung einem Einteilungsversuch der einfachen orthochromatischen Leukodystrophien zugrundegelegt. Die komplexen Syndrome mit sudanophiler Leukodystrophie und die Pelizaeus-Merzbacher-Krankheit werden gesondert zusammengefaßt.

a) Konnatale Form

Die Mehrzahl der mitgeteilten konnatalen Fälle müssen der Pelizaeus-Merzbacher-Krankheit zugeordnet werden. Auch bei einem Teil der übrigen Fälle wurde von den Autoren offen gelassen, ob es sich um eine einfache sudanophile Leukodystrophie oder um eine Pelizaeus-Merzbacher-Krankheit handelte (BARGETON-FARKAS u. EDGAR 1964). Da bei den konnatalen Fällen von Pelizaeus-Merzbacher-Krankheit deutliche Markinseln in der Regel fehlen, ist das Hauptunterscheidungsmerkmal zwischen beiden Krankheitsformen das Vorhandensein bzw. das Fehlen eines intensiven Fettabbaus im Marklager. Diese Unterschiede könnten aber durch die unterschiedliche Überlebensdauer der einzelnen Patienten bedingt sein. Die von JELLINGER u. SEITELBERGER (1969) als transitionelle Form bezeichneten Fälle entsprechen der konnatalen Form, weisen aber einen protrahierteren Verlauf auf.

Klinisches Bild

Unmittelbar nach der Geburt treten epileptische Anfälle (MacKay 1940; Ulrich 1971) oder abnorme Kopfbewegungen auf (Bargeton et al. 1962). In ganz akuten Fällen sind die Kinder hypotonisch, und eine psychomotorische Entwicklung setzt kaum ein (Sarnat u. Adelman 1973; Ramsey et al. 1979). Sie sterben wenige Tage oder Monate nach der Geburt. In der Mehrzahl der Fälle jedoch ist der Krankheitsverlauf protrahierter. Es kommt zu einem Entwicklungsrückstand, progressiver Idiotie und Tetraplegie; einzelne Patienten können sogar das zweite Lebensjahrzehnt erreichen (Yokoi 1963).

Neuropathologie

Makroskopisch kann eine Atrophie des Gehirns vorhanden sein (Ramsey et al. 1979). Auf dem Schnittbild sind graue und weiße Substanzen kaum voneinander zu unterscheiden.

Mikroskopisch findet man eine weitgehend unbemarkte weiße Substanz. Die Entmarkung greift in einigen Abschnitten auf die U-Fasern über. Eine Bemarkung der langen Bahnen kann teilweise erhalten bleiben (Ulrich 1971). Das Kleinhirnmarklager ist auch weitgehend entmarkt, einige bemarkte Fasern findet man am ehesten im Dentatum und im Flocculus. Das Marklager der Oliven und die Wurzeln der kranialen und spinalen Nerven sind in der Regel normal bemarkt. In den entmarkten Gebieten befinden sich Massen von Fettkörnchenzellen, die sich mit Sudan III und den anderen Sudanfarbstoffen intensiv färben. In den bemarkten Gebieten kommen die Fettkörnchenzellen ausschließlich perivaskulär vor. Die Axone sind weitgehend erhalten (Sarnat u. Adelman 1973), und in den entmarkten Gebieten findet man eine mäßige bis starke Gliose mit Faserbildung und Zellvermehrung. Metachromatische Abbauprodukte sind nicht vorhanden.

Elektronenmikroskopisch wurden pleomorphe Einschlüsse im Zytoplasma phagozytierender Zellen unklarer Genese (Renier et al. 1981) und eine Vakuolisierung der Oligodendroglia (Watanabe et al. 1973) beobachtet.

b) Infantile und juvenile Form

Orthochromatische Leukodystrophien im Alter zwischen 6 Monaten und 5 Jahren sind selten. Bei Patienten mit einem Erkrankungsalter zwischen 5 und 15 Jahren, wie es in der älteren Literatur beschrieben wurde, handelt es sich meistens um Adrenoleukodystrophien. Ulrich (1971) ordnete alle Fälle der weiblichen Patienten sowie einige Fälle der Literatur, bei denen eine Untersuchung der Nebennierenrinde bzw. Symptome von Morbus Addison nicht erwähnt wurden, in diese Gruppe ein. Inzwischen wurde aber die Möglichkeit erkannt, daß Frauen auch an einer Adrenoleukodystrophie erkranken (s. S. 356). Klinische Symptome der adrenalen Insuffizienz werden bei einigen Patienten mit Adrenoleukodystrophie vermißt. Daher ist der Zweifel an der Richtigkeit der Diagnose „orthochromatische Leukodystrophie" bei den Fällen dieser Gruppe berechtigt.

Klinisches Bild

Der Krankheitsbeginn variiert vom 2. Lebensjahr (VAN BOGAERT et al. 1961) bis zum Alter von 13 Jahren (DAVISON u. SCHICK 1931; WATANABE u. MÜLLER 1967). Die Überlebenszeit reicht von wenigen Monaten (STEWART et al. 1927) bis zu mehr als 10 Jahren (GARCIN et al. 1965). Die ersten Symptome sind häufig Koordinationsstörungen. Paraparesen, Horizontalnystagmus sowie choreoathetotische Hyperkinesen können sich anschließen. Bei älteren Kindern kann allmähliches Absinken der Schulleistungen das erste Symptom sein. Häufig beobachtet man tonische Krämpfe. Im Verlauf der Erkrankung entwickeln sich fortschreitende Demenz, spastische Tetraplegie mit Kontrakturen, Blindheit, Taubheit und bulbäre Symptome. Fast alle Patienten zeigen im Endstadium das Bild der Enthirnungsstarre.

Das relativ unspezifische Bild einer diffusen Entmarkung läßt sich lediglich durch das Fehlen der charakteristischen EEG-Veränderungen von der subakuten sklerotisierenden van Bogaert-Leukoenzephalitis abgrenzen.

Neuropathologie

Makroskopisch findet man eine geringgradige Hirnatrophie, die im Okzipitallappen häufig ausgeprägter ist. Die Meningen sind leicht getrübt und verdickt. NORMAN et al. (1962, 1967) fanden bei zwei Geschwistern eine Pachygyrie. Im Hirnschnitt ist das Marklager mäßig atrophisch und die Ventrikel sind erweitert. Bei einem Fall von SCHENK et al. (1967) wurde eine Hypertrophie des Gehirns auf Kosten einer Vergrößerung des Marklagers beobachtet. Das Marklager ist sowohl im Groß- als auch im Kleinhirn entweder prall elastisch und derber als gewöhnlich oder wie bei einigen Fällen eher gelatinös und weich. Es zeigt immer eine diffuse oder herdförmig graue Verfärbung.

Lichtmikroskopisch findet man entweder eine diffuse unscharf begrenzte Entmarkung oder scharf begrenzte Entmarkungsherde. Bei den letzteren handelt es sich um Fälle, die nicht mit Sicherheit von einer Pelizaeus-Merzbacher-Krankheit abgegrenzt werden können (BLACKWOOD u. CUMINGS 1954; GARCIN et al. 1965). Die herdförmigen Entmarkungen sind häufig über beide Hemisphären verteilt und werden durch einen völlig entmarkten Balken verbunden (ULRICH 1971). Auch eine geringgradige Entmarkung mit nur angedeuteter Abblassung der Markscheiden kann vorkommen (PEIFFER 1959).

Bei allen Fällen findet man eine starke Ansammlung von Fettkörnchenzellen, die sich mit den Sudanfärbungen und mit Scharlachrot intensiv färben. Bei geringgradigem Markzerfall finden sich oft die Fetttropfen im Zytoplasma ortsständiger Astrozyten eingelagert. VAN BOGAERT u. SCHOLZ (1932) beschrieben auch bei einem Fall mit ausgeprägtem Zerfall der Myelinscheiden als einzige Abräumungszellen gemästete Astrozyten. In der Regel liegen jedoch die Abbauprodukte bei stärkerem Markzerfall in mesenchymalen Fettkörnchenzellen, innerhalb deren Zytoplasma auch PAS-positive Granula vorhanden sind. Die Axone, auch innerhalb der Entmarkungsherde, sind meistens gut erhalten, können zum Teil Auftreibungen und Degenerationserscheinungen aufweisen, und sie können in Arealen, in denen entzündliche Reaktionen sowie sudanophiler Abbau abgelaufen sind, weitgehend zugrunde gegangen sein (HOGAN et al. 1972). Mit der Holzer-Färbung zeigt sich eine deutliche Vermehrung der Gliafasern in den entmarkten Gebieten, aber auch darüber hinaus sind die Gliafasern in bemarkten Zonen verdichtet. Einige Gefäße zeigen zwar Lymphozyten- und Plasmazellinfiltrate, gelegentlich finden sich sogar lockere Gliaknötchen (PEIFFER 1959), dennoch sind die entzündlichen Veränderungen im allgemeinen gering. Die Nervenzellen werden in der Regel vom Krankheitsprozeß nicht betroffen; gelegentliche Zellverluste in der Hirnrinde und im Hirnstamm wurden bei Patienten mit epileptischen Anfällen gefunden (GERSTL et al. 1965).

Elektronenmikroskopisch erkennt man die Fetttropfen im Zytoplasma der Makrophagen und Astrozyten.

c) Adulte Form

Dieser Gruppe wurden ebenfalls einige Fälle hinzugerechnet, die mit Sicherheit den Adrenoleukomyeloneuropathien zuzuordnen sind (URECHIA et al. 1924; WEBER 1941).

Einige Patienten, bei denen man keine Enzymuntersuchungen und ebenfalls keine oder nur begrenzte biochemische Untersuchungen durchführte, sind in diese Gruppe eingeordnet worden (FERRARO 1927; AUSTREGESILO et al. 1930; DE MORSIER u. FELDMANN 1953; MATTHYS 1954; POSER 1957; DYCK et al. 1960; MICHAUX et al. 1963).

Die klinischen und morphologischen Daten erlauben es nicht, in einem Teil der Fälle eine multiple Sklerose mit Sicherheit auszuschließen.

Das *klinische Bild* war in den verschiedenen Fällen sehr unterschiedlich. Der Krankheitsbeginn reichte von der 2. bis zur 6. Dekade, der Krankheitsverlauf von einigen Monaten bis zu mehreren Jahren. Bei einem Teil der Fälle standen am Anfang die psychischen Symptome im Vordergrund. Auch *neuropathologisch* zeigen die einzelnen Beobachtungen kein homogenes Bild. Besonders schwierig einzuordnen sind die Fälle von Leukodystrophien mit sudanophilem Abbau und Zystenbildung (EICKE 1962; WATANABE u. MULLER 1967) sowie diejenigen mit einem tigroiden Muster der Entmarkung, die als Übergang zur Pelizaeus-Merzbacher-Krankheit aufgefaßt wurden (YOKOI u. ISHII 1959; NORMAN u. TINGEY 1963; DIEZEL et al. 1965; RIZUTO et al. 1979).

Pathogenese

Die in der Literatur beschriebenen orthochromatischen Leukodystrophien stellen auch innerhalb der Fälle mit gleichem Manifestationsalter eine Gruppe heterogener Erkrankungen mit wahrscheinlich unterschiedlicher Ätiologie dar (GERSTL 1972). In etwa einem Viertel der Fälle konnte eine Zunahme der Hexosaminfraktion der Lipide im Marklager nachgewiesen werden (BARGETON-FARKAS u. EDGAR 1964). Aber eine solche Zunahme kommt auch bei der metachromatischen Leukodystrophie und bei anderen Speicherungskrankheiten vor (EDGAR 1961); daher lieferte dieser Befund keinen Hinweis für die Ätiopathogenese der sudanophilen Leukodystrophie.

Die Ergebnisse biochemischer Untersuchungen verschiedener Autoren (GERSTL et al. 1966; LINDLAR et al. 1966; TSUCHIYA et al. 1970; RAMSEY et al. 1979) sind uneinheitlich. Sie weisen auf Störungen im Myelinaufbau und -abbau hin, ohne den pathogenetischen Mechanismus genauer zu klären.

8. Pelizaeus-Merzbacher-Krankheit

PELIZAEUS (1899) untersuchte klinisch 3 Generationen einer Familie mit einem zerebralen Erbleiden mit Beginn im frühen Kindesalter und ausgesprochen chronischem Verlauf. MERZBACHER (1910) ergänzte den von PELIZAEUS aufgestellten Stammbaum um mehrere klinische Beobachtungen aus der gleichen Familie und veröffentlichte die erste pathologisch-anatomische Untersuchung eines mit 20 Jahren verstorbenen Patienten. Für die klinische Diagnose einer Pelizaeus-Merzbacher-Krankheit ist erforderlich, daß eine nachweisbare Heredität und ein chronisch-progredienter Verlauf mit entsprechenden neurologischen Symptomen besteht. Sie ist gesichert, wenn pathologisch-anatomisch eine ausgedehnte Entmarkung mit erhaltenen Markinseln gefunden wird. Allerdings zeigt das pathologisch-anatomische Substrat der Pelizaeus-Merzbacher-Krankheit mindestens drei Typen mit verschiedener Akzentuierung:

1. die nahezu vollständige Entmarkung,
2. die „klassische" Form mit weitgehender, aber nicht völliger Entmarkung und mit erhaltenen Markflecken und
3. die scheckig-verwaschene, unscharf begrenzte Entmarkung der Spätfälle.

Nach klinischen und genetischen Gesichtspunkten unterscheidet man zwischen einer meist rezessiv geschlechtsgebundenen „klassischen" Form mit infantilem oder spätinfantilem Beginn, einer konnatalen Form (SEITELBERGER 1954), die ebenfalls wahrscheinlich rezessiv geschlechtsgebunden ist und einer adulten (LÖWENBERG u. HILL 1933), vermutlich dominant vererbten Form. Außerdem wurden sporadische Übergangsformen (HALLERVORDEN 1957) zwischen klassischer und konnataler Erkrankung diskutiert. SEITELBERGER (1970) ordnete innerhalb der Pelizaeus-Merzbacher-Krankheit auch das Cockayne-Syndrom (s.S. 690) und die Fälle mit tigerfellartiger Entmarkung ein. Andere Autoren plädierten für eine begrenzte Anwendung der eponymen Bezeichnung auf die klassische Form der Krankheit (DIEZEL et al. 1965; MARTIN et al. 1971).

a) Konnatale Form (Seitelberger-Typ)

1954 beschrieb SEITELBERGER eine konnatale Form der Pelizaeus-Merzbacher-Krankheit. Weitere Beobachtungen dieser seltenen Form wurden z. T. als konnatale Form der sudanophilen Leukodystrophie (s.S. 494) veröffentlicht (BARGETON et al. 1962; NORMAN et al. 1962; WATANABE et al. 1969; SCHNECK et al. 1971; ULRICH u. HERSCHKOWITZ 1977; RENIER et al. 1981; SATOH et al. 1986). Einige Fälle früherer Veröffentlichungen gehören auch zu dieser Gruppe (LUETTGE 1914; JOSEPHY 1935; JACOBI 1974). Übergangsformen zwischen konnatalem und „klassischem" Typ wurden mitgeteilt (JELLINGER u. SEITELBERGER 1969). Eine der konnatalen

Form der Pelizaeus-Merzbacher-Krankheit ähnelnde periphere Neuropathie wurde von KENNEDY et al. (1977) beschrieben.

Klinisches Bild

Gleich oder kurz nach der Geburt werden ein symmetrischer Nystagmus und ein fast komplettes Versagen der motorischen Entwicklung festgestellt. Die Patienten sind hypotonisch und die Sinnesreflexe sind kaum auslösbar. Später werden die Patienten Spastiker. Ein Sprachvermögen entwickelt sich nicht oder kaum. Das Vorhandensein eines kongenitalen Stridors wurde von RENIER et al. (1981) als charakteristisch beschrieben. Die psychisch hochgradig retardierten Kinder sterben nach wenigen Jahren, können aber auch die zweite Dekade erreichen. Ein besonderer frühletaler Ausgang wurde gelegentlich beschrieben (NIESENBAUM et al. 1965).

Neuropathologie

Makroskopisch erkennt man eine leichte Atrophie des Kleinhirns, vor allem im Vermis. Eine ausgeprägte Kleinhirnatrophie wurde gelegentlich beschrieben (THULIN et al. 1968). Bei der Zerlegung des Gehirns zeigt das Marklager, das von der Rinde schlecht abgegrenzt ist, eine grau-braune Verfärbung. Die Balken sind atrophisch.

Lichtmikroskopisch stellt man mit den Markscheidenfärbungen ein nahezu vollständiges Fehlen der Myelinscheiden fest. Eine weitgehende Erhaltung der Capsula interna bei vollständiger Entmarkung des Centrum semiovale, der Balken und der Capsula externa und extrema wurde beschrieben (NIESENBAUM et al. 1965). Im gesamten Marklager findet sich eine unterschiedlich starke Gliose. Die Achsenzylinder sind gut erhalten, sowohl in der grauen als auch in der weißen Substanz. Man sieht eine Verminderung der Gliakerne, vor allem der Oligodendroglia. Die Fettfärbungen lassen keinen Fettabbau erkennen. Nur um die Gefäße herum wurden in einzelnen Fällen fettpositive Makrophagen beschrieben (WOELKI et al. 1989). Gelegentlich können im Kleinhirnmarklager und in den Seitensträngen des Rückenmarks einige wenige Myelinscheiden dargestellt werden (ULRICH u. HERSCHKOWITZ 1977). Es handelt sich um sehr dünne Markscheiden, meistens in der Nähe von Gefäßen. Die Hirnrinde und die subkortikale Grisea lassen keine wesentlichen Veränderungen der Nervenzellen erkennen. Die Purkinje-Zellen wurden in einigen Fällen in ihrer Zahl reduziert gefunden (ULLRICH u. HERSCHKOWITZ 1977). Bei dem Fall von THULIN et al. (1968) war eine vollständige Atrophie der Kleinhirnrinde vorhanden.

Elektronenmikroskopisch ist das Marklager des Gehirns meistens völlig entmarkt und von Nervenzellfortsätzen und astrozytären Fortsätzen mit dicht gepackten Filamenten durchsetzt. Im Rückenmark ist das Bild ähnlich, jedoch gelegentlich findet man dünn bemarkte Fasern (ULRICH u. HERSCHKOWITZ 1977). Neben der Myelinaplasie fanden KOLKMANN et al. (1971) abnorme Mitochondrien, wie sie bei der Canavan-Krankheit vorkommen (s.S. 529).

b) Infantile/spätinfantile Form (klassische Form; orthochromatische Leukodystrophie vom Pelizaeus-Merzbacher-Typ)

Diese Form zeichnet sich durch einen Krankheitsbeginn im Kindesalter und protrahierten Verlauf aus. Neben dem klassischen Fall von PELIZAEUS und MERZBACHER gehören zu dieser Form u. a. diejenigen von BIELSCHOWSKY u. HENNEBERG (1928), LIEBERS (1928), BODECHTEL (1929), EINARSON u. NEEL (1938), WICKE (1938), HAGEN u. SULT (1939), BLACKWOOD u. CUMINGS (1954), YOKOI (1959), LÜTHY u. BISCHOFF (1961), WATANABE et al. (1973), bei denen ein familiärer Befall und die pathologischen Merkmale gesichert wurden. Obgleich die Vererbung geschlechtsgebunden ist, wurde die typische Entmarkungsform auch bei Mädchen beschrieben (GARCIN et al. 1965).

Klinisches Bild

Schon im 1. Lebensjahr setzt eine Verzögerung in der geistigen und körperlichen Entwicklung mit Verlust bereits erlernter Fähigkeiten ein. Bald stellen sich Nystagmus und Wackelbewegungen des Kopfes ein. In späteren Jahren treten Sehstörungen und spastische Paraparesen der Beine mit Pyramidenbahnzeichen auf. Die Kranken zeigen häufig Skelettanomalien, öfters auch eine Mikrozephalie (JOSEPHY 1935; BODECHTEL 1929; EINARSON u. NEEL 1938). Die langsam progrediente, manchmal mit einem Schub sich verschlechternde Krankheit endet gewöhnlich zwischen dem 15. und 25. Lebensjahr unter dem Bild einer zunehmenden, aber nicht immer schweren Demenz.

Neuropathologie

Bei Durchsicht der Literatur fällt auf, daß die neuropathologischen Befunde ziemlich deutliche Unterschiede aufweisen.

Makroskopisch ist das Gehirn in der Regel atrophisch. Gelegentlich läßt sich schon mit bloßem Auge die fleckweise Entmarkung, die sog. „Tigerung" feststellen. Wiederholt wurde eine hochgradige Kleinhirnatrophie beobachtet (ULRICH 1971).

Lichtmikroskopisch erkennt man die vorwiegend die zentralen Abschnitte (Abb. 217) des Groß- und Kleinhirns aber auch den Hirnstamm und das Rückenmark betreffende charakteristische Entmarkung (Abb. 218). Die symmetrische, diffuse Entmarkung verschont in der Regel die U-Fasern. Sie kann aber auch die bemarkten Fasern der Hirnrinde betreffen (YOKOI 1959; LÜTHY u. BISCHOFF 1961). Innerhalb der entmarkten Partien sind gelegentlich Flecken mit überraschend guterhaltenen Markscheiden zu beobachten. Sie sind nicht immer gefäßabhängig und manchmal auch innerhalb der Rinde erkennbar. In den umschriebenen Arealen kann die Entmarkung vollständig sein (DIEZEL u. HUTH 1963). Die Achsenzylinder sind gering- bis mittelgradig geschädigt (POSER 1968). Auffallend ist die Armut an Zeichen eines Gewebszerfalls, insbesondere an sudanophilen Fettkörnchenzellen (KONISHI u. KAMOSHITA 1975). Fälle mit den typischen Markinseln mit reichlichen Körnchenzellen (DIEZEL u. HUTH 1963) wurden als Übergang zur einfachen orthochromatischen Leukodystrophie aufgefaßt. Dem Markscheidenschwund entsprechend findet man eine Fasergliose. Die Zahl der Oligodendro-

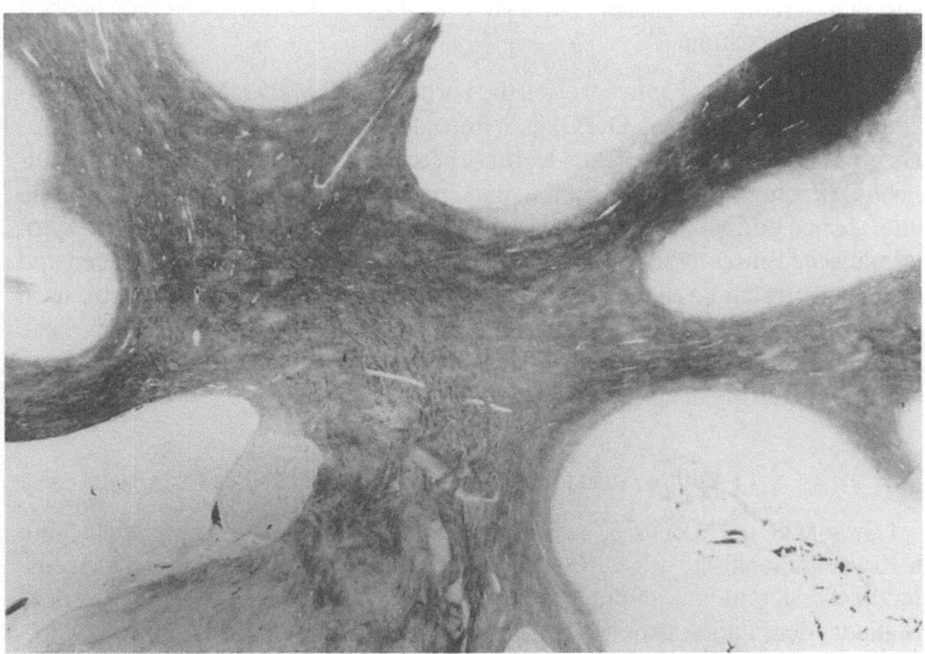

Abb. 217. Pelizaeus-Merzbacher-Krankheit. Spätinfantile Form. Fleckweise Entmarkung im Centrum semiovale. Heidenhain-Wölke

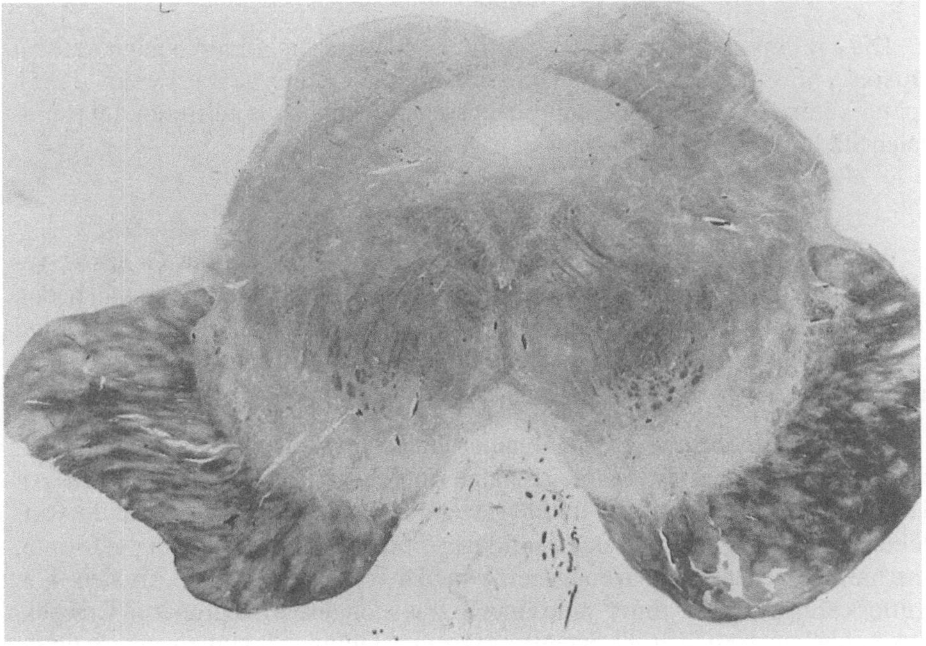

Abb. 218. Gleicher Fall wie Abb. 217. Die Entmarkung ist in den Hirnschenkeln besonders deutlich. Heidenhain-Wölke

gliazellen ist reduziert, die der Astrozyten erhöht. Die peripheren Nerven bleiben in der Regel verschont.

Elektronenmikroskopisch weisen die vorhandenen Markscheiden keine deutlichen Veränderungen auf. Die Oligodendrogliazellen sind hypertrophisch mit einem großen Kern und deutlichen Kernkörperchen. Das Zytoplasma enthält zahlreiche Mitochondrien, Ribosomen und endoplasmatisches Retikulum sowie Golgi-Zonen und Mikrotubuli. In fast allen Oligodendrogliazellen kommen zytoplasmatische Einschlüsse vor, die bis zu 1 μm Durchmesser erreichen können und aus einer zentralen Vakuole, umgeben von konzentrischen, lamellären Strukturen bestehen. Innerhalb der Vakuolen findet man gelegentlich ribosomenähnliche Granula. Die Lamellen haben eine Periodizität von 8 nm und ihre Zahl reicht von einigen wenigen bis zu etwa 20 (WATANABE et al. 1973).

c) Adulte Form (Spätfälle; Löwenberg-Hill-Typ)

LÖWENBERG u. HILL (1933) beschrieben einen Patienten mit Krankheitsbeginn im Erwachsenenalter, dessen morphologische Merkmale denen der Pelizaeus-Merzbacher-Krankheit ähnelten. Später stellte sich heraus, daß noch 4 weitere Mitglieder der Familie an denselben Krankheitserscheinungen litten (CAMP u. LÖWENBERG 1941). Allerdings wurde die Zugehörigkeit dieser Fälle zu der Pelizaeus-Merzbacher-Leukodystrophie aufgrund der klinischen und morphologischen Eigentümlichkeiten in Frage gestellt (LÜTHY u. BISCHOFF 1961; PEIFFER u. ZERBIN-RÜDIN 1963).

Klinisches Bild

Die Erkrankung beginnt um das 40. Lebensjahr mit langsam zunehmender Paraparese, Muskelatrophie sowie Urin- und Stuhlinkontinenz (BRUYN et al. 1985). Später können Anfälle und Symptome psychischen Abbaus auftreten. Im terminalen Stadium besteht Enthirnungsstarre.

Neuropathologie

Makroskopisch erkennt man eine mittelgradige Atrophie des Gehirns. Auf Frontalschnitten sieht man grauglasige Verfärbungen des Marklagers, und in den zentralen Markpartien sinkt das Gewebe oft sagokornartig ein. Die U-Fasern sind gut erhalten. Das Kleinhirnmark weist eine elastische, gummiartige Konsistenz und in umschriebenen Arealen grauglasige Verfärbungen auf.

Lichtmikroskopisch zeigt sich eine erhebliche, von frontal bis okzipital reichende Entmarkung. Die Fibrae arcuatae sind in der Regel besser erhalten. An den Windungstälern greift die unscharf begrenzte Entmarkung auch auf die Rindenfaserung über. Im zentralen Marklager finden sich unregelmäßig geformte, unscharf begrenzte Entmarkungsherde neben völlig entmarkten Arealen. Die Auflockerung kann bis zum Grade eines Status spongiosus mit größeren Gewebslücken reichen. Neben größeren intrazerebralen Gefäßen kommen gut erhaltene Markscheidenflecken vor. In der Regel fehlt jedoch die typische Tigerfellzeichnung. Im Kleinhirn findet man eine diffuse Abblassung vor, die das gesamte Marklager betrifft. Die Achsenzylinder sind im Bereich der stärkeren Entmarkungen geschädigt und gelichtet. Man sieht zahlreiche Axonauftreibungen sowie in kleine Bruchstücke zerfallene Achsenzylinderreste. Die Nervenzellen in der grauen Substanz sind gut erhalten und in der 3. und 5. Rindenschicht sehr lipidreich. Die Fettfärbungen zeigen in der Rinde lipidreiche Nervenzellen und Mikrogliazellen mit Lipidtröpfchen im Zytoplasma. In den entmarkten Partien trifft man nur selten auf sudanophile Fettkörnchenzellen, fast ausschließlich um die Gefäße herum. Bei der Darstellung der Gliafasern nach HOLZER oder mit der Tetrazoliumreaktion wird die Diskrepanz zwischen der Entmarkung und der nur ganz geringfügigen Gliafaservermehrung deutlich. Man findet dabei Zellen, die denen der Alzheimer-II-Glia ähneln. DIEZEL et al. (1965) fanden in einem ihrer Fälle eine Lichtung der Körnerzellen und Purkinje-Zellveränderungen.

Elektronenmikroskopisch wurde sowohl in den Satellitenzellen als auch in der Oligodendroglia des Marklagers Speicherung mit Anhäufung von Fingerabdruckkörpern beobachtet (BRUYN et al. 1985).

Pathogenese

Die Erkrankung wird auf eine primäre, schwere Insuffizienz der Myelinisierung bei erhaltenen Axonen zurückgeführt. Gegen einen nach erfolgter Myelinisierung einsetzenden Markzerfall sprechen sowohl die geringe Zahl der Oligodendrozyten sowie das weitgehende Fehlen eines Myelinabbaus. Man nahm eine antenatal einsetzende Schädigung an, die eine normale Markreifung verhindert (DIEZEL et al. 1965). Aufgrund der biochemischen Befunde und der reduzierten Oligodendrogliazahl führten SCHNECK et al. (1971) die fehlende Bemarkung auf eine mangelhafte Reifung der Oligodendroglia zurück. BRUYN et al. (1985) nahmen eine lysosomale Erkrankung der Oligodendroglia an.

Die Frage, inwiefern die konnatale Form der Pelizaeus-Merzbacher-Krankheit mit den klassischen und adulten Formen in eine Gruppe subsumiert werden kann, ist zur Zeit nicht zu beantworten. WATANABE et al. (1973) hielten es für wahrscheinlich, daß es sich um genetisch heterogene Fälle handelte, konnten aber die Möglichkeit einer phänotypischen unterschiedlichen Expression desselben Genotyps nicht eindeutig ausschließen. Die intermediären Fälle (JELLINGER u. SEITELBERGER 1969) sind nur aufgrund morphologischer Kriterien aufgestellt worden und können nicht als Beweis angesehen werden. KENNEDY et al. (1977) nehmen an, daß zwischen der konnatalen Form der Pelizaeus-Merzbacher-Krankheit und der kongenitalen Hypomyelinisationsneuropathie pathogenetische Beziehungen bestehen.

Myelinisationsinsuffizienz bei Tieren

Zwei Mäusemutanten („quaking- and jimpy mice") weisen einen Defekt in der Myelinsynthese und -ablagerung (SIDMAN et al. 1964) auf, deren pathogenetischer Mechanismus demjenigen, der für die Pelizaeus-Merzbacher-Krankheit angenommen wird, ähnelt (ULRICH u. HERSCHKOWITZ 1977). Ein primärer Enzymdefekt konnte bis jetzt in keiner der beiden Mutanten gefunden werden. Die Hypomyelinisierung wird auf einen Defekt in der Expression der oligodendroglialen Plasmamenbranproteine zurückgeführt (SAPIRSTEIN 1982).

9. Komplexe Syndrome mit orthochromatischer Leukodystrophie

Bei einer Reihe von Krankheitsbildern kommt eine Leukodystrophie mit sudanophilem Abbau, assoziiert mit anderen Veränderungen des zentralen oder peripheren Nervensystems bzw. der Haut vor. Die Ätiopathogenese dieser komplexen Syndrome ist bis jetzt unbekannt und ihr Vorkommen selten. Das dieser Gruppe gelegentlich zugeordnete „Cockayne Syndrom" (SEITELBERGER 1970; PEIFFER 1984) wird bei den „Störungen der Reparaturmechanismen von Desoxyribonukleinsäuren" behandelt (s.S. 690).

a) Orthochromatische Leukodystrophie mit Angiomatose der Meningen

1946 beschrieben DIVRY u. VAN BOGAERT das Syndrom bei zwei Geschwistern. Weitere Fälle wurden von BARO (1964), HOOFT et al. (1965), BIGNAMI et al. (1966) und BRUENS et al. (1968) veröffentlicht. Der Fall von IGLESIAS et al. (1981) mit Angiofibrose des Hirnstammes kann nicht dazugerechnet werden.

Klinisches Bild

Es erkrankten ausschließlich männliche Individuen. Unter den mitgeteilten Fällen befanden sich zwei Brüderpaare. Bei dem von DIVRY u. VAN BOGAERT (1946) beschriebenen Fall handelte es sich um junge Erwachsene, sonst um Kinder, die teilweise schon im Säuglingsalter erkrankten. Bei den Erwachsenen kündigte sich die Krankheit durch eine abnorme Durchblutung der Haut in einzelnen Segmenten an. Regelmäßig kam es zu psychischen Veränderungen bzw. zu einem psychomotorischen Entwicklungsstillstand. Fast regelmäßig traten epileptische Anfälle auf. Häufig bestanden gegen Schluß des Leidens Kontrakturen an den unteren Extremitäten und eine Inkontinenz. Die Kinder starben vor Ende des 2. Lebensjahres, 6–12 Monate nach Beginn der Krankheit. Bei jugendlichen und adulten Patienten ist der Krankheitsverlauf protrahiert, und der Tod tritt erst mehrere Jahre nach Krankheitsbeginn ein.

Pathogenese

In der Mehrzahl der Fälle ist lediglich eine fettige Degeneration der Leber auffällig. In einem etwas abweichenden Fall von MARTIN et al. (1968) fand man eine sudanophile Tubulopathie der Nieren.

Neuropathologie

Neben stark erweiterten, vorwiegend venösen Teleangiektasien in den Leptomeningen des Groß- und Kleinhirnes ist die Dura sehr gefäßreich und im Sinne einer Pachymeningeosis haemorrhagica interna verdickt. Die Angiomatose ist meistens nach okzipital hin ausgeprägter. Man findet totale und elektive Nekroseherde in der Hirnrinde sowie in Pallidum und Thalamus. Die Entmarkung kann Groß- und Kleinhirn betreffen, war aber gelegentlich auf das Großhirn beschränkt. Sie ist unscharf abgegrenzt, verschont die U-Fasern und führt meist zu eindeutig sudanophilen Abbauprodukten, die vor allem durch fixe Glia phagozytiert wurden. Bei dem Fall von Divry u. van Bogaert (1946) bestand eine Färbungsanomalie, da sich die Abbauprodukte mit den roten Sudanfarbstoffen orange anfärbten. Bei dem Fall von Martin et al. (1968) waren auch die peripheren Nerven befallen. Die Entmarkungen kommen nicht nur in der Nachbarschaft der kortikalen Nekrosen, sondern auch in den Balken und in entfernten Gebieten des Marklagers vor. Sie werden von einer isomorphen Gliose begleitet.

b) Orthochromatische Leukodystrophie mit Epitheloidzellen (Norman-Gullotta-Typ; orthochromatische Leukodystrophie mit Vorzugssitz im Kleinhirn und Hirnstamm)

Gullotta et al. (1970) berichteten über ein Krankheitsbild bei drei Schwestern, das einer Krabbe-Leukodystrophie ähnelte, die jedoch aufgrund des Erkrankungsalters und der fehlenden Zerebrosidspeicherung ausgeschlossen wurde. Am ehesten waren die 3 Schwestern mit Patienten von Norman u. Tingey (1963) vergleichbar, die jedoch von Geburt an erkrankt waren. Kaga et al. (1984) berichteten über ein Mädchen, das ebenfalls von Geburt an hypoton war und später Spastizität, Dysphagie und Atemstörungen entwickelte, die im Alter von 2 Jahren und 10 Monaten zum Tode führten.

Die drei Patienten von Gullotta et al. (1970) erkrankten im Alter zwischen 4 und 8 Jahren an ataktischen Gangstörungen, doppelseitiger Fibularisparese, Sprachstörungen und Wesensveränderungen. Später traten zunehmende Tetraspastik bzw. schlaffe Paraparesen, Schluckstörungen und zunehmende Demenz hinzu. Symptome oder Veränderungen, die auf eine Nebennierenbeteiligung

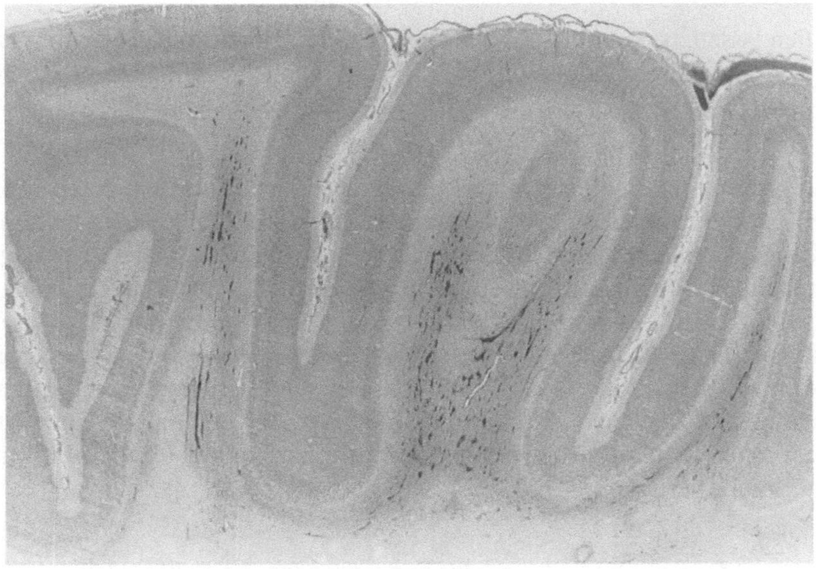

Abb. 219. Orthochromatische Leukodystrophie mit Epitheloidzellen. Ausgeprägte Gefäßzeichnung im Marklager hervorgerufen durch perivaskuläre Anhäufungen von Epitheloidzellen. Nissl. × 18 (Aus Gullotta et al. 1970)

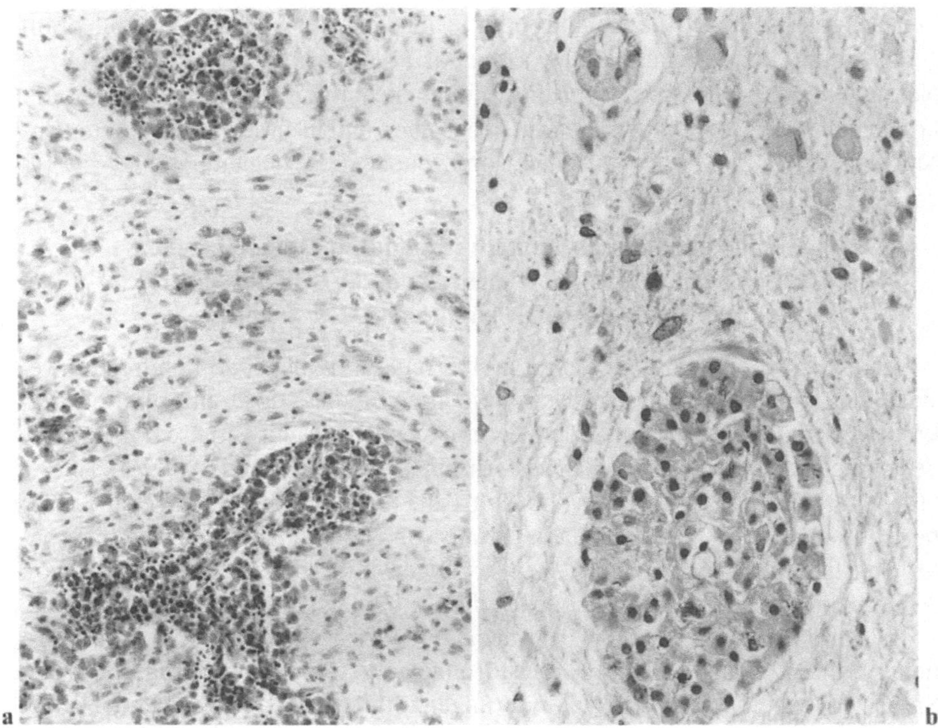

Abb. 220 a, b. Gleicher Fall wie Abb. 219. Dichte Ansammlung von Epitheloidzellen um die Gefäße und hyperplastische Astroglia im Marklager. Nissl **a** × 100, **b** × 250

schließen lassen, waren nicht festzustellen. Die Krankheitsdauer betrug bis zum Tode zwischen 9 und 15 Monaten.

Neuropathologie

Die histologische Untersuchung des Nervensystems deckte eine orthochromatische Leukodystrophie auf mit zahlreichen perivaskulären PAS-positiven Epitheloidzellen und massiver Astrogliawucherung (Abb. 219, 220 a, b), vorwiegend in Zerebellum, Commissura anterior, Corpus callosum, Capsula interna, externa und extrema. PAS-positive Histiozyten wurden auch in den inneren Organen identifiziert. Die neuropathologischen Veränderungen in den Fällen von NORMAN u. TINGEY (1963) und KAGA et al. (1984) waren auch vornehmlich in Kleinhirn, Hirnstamm und Rückenmark lokalisiert und bestanden ebenfalls in einer orthochromatischen Leukodystrophie mit PAS-positiven Epitheloidzellen-Infiltraten um die Gefäße herum.

c) Dermatoleukodystrophie mit neuroaxonalen Sphäroiden

Es handelt sich um ein neurodermatologisches Syndrom, das bisher nur bei einem japanischen Geschwisterpaar beschrieben wurde (MATSUYAMA et al. 1978).

Klinisches Bild

Die Kinder zeigten von Geburt an eine verdickte runzelige Haut, nach 6 Monaten normaler Entwicklung trat eine progressive neurologische Erkrankung mit psychomotorischer Retardierung ein. Sie starben zwischen dem 2. und 3. Lebensjahr nach Anfällen von Dyspnoe und respiratorischer Insuffizienz.

Pathologie

Die Todesursache war in beiden Fällen ein pulmonales Ödem mit Bronchopneumonien. Die Haut zeigte epidermale Hyperplasie mit Hyperkeratose sowie zelluläre Hyperplasie und Bindegewebssklerose der Dermis.

Neuropathologie

Die Gehirne waren mittel- bis hochgradig atrophisch. In den Frontalscheiben stellte man eine erhöhte Konsistenz des Marklagers fest.

Lichtmikroskopisch erkannte man einen diffusen, aber unregelmäßigen Verlust von Markfasern, der von einer fibrillären Gliose begleitet war. In zentralen Anteilen des Centrum semiovale, in der inneren Kapsel, in den Pyramidenbahnen, im Globus pallidus, im Thalamus und im Kleinhirnmarklager fand man zahlreiche Makrophagen, deren Zytoplasma von stark sudanophilen Granula durchsetzt war. Besonders auffällig waren die zahlreichen eosinophilen Sphäroide von unterschiedlichem, meistens aber mehrere Mikrometer erreichendem Durchmesser. Sie waren zwischen den Myelinscheiden und Axonen lokalisiert und PAS-positiv, ließen sich aber nur schwach mit Imprägnationsmethoden darstellen. Zellen, die man als Oligodendrozyten identifizierte, zeigten auch ein asymmetrisches hypertrophisches Zytoplasma, voll von feinen eosinophilen, PAS-positiven Granula.

Elektronenmikroskopisch konnten die eosinophilen Sphäroide als intra-axonale Gebilde, die z. T. eine feine osmiophile Matrix, z. T. konzentrische Lamellen aufwiesen, identifiziert werden. Auch die Granula der Oligodendrozyten waren stark osmiophil, während die granuläre Matrix nicht so stark adielektronisch war wie bei den axonalen Sphäroiden. Ähnliche Veränderungen fanden sich in den Schwann-Zellen des peripheren Nervs.

d) Sudanophile Leukodystrophie mit Mikrozephalie

Ein erster Patient in einer Familie mit Pelizaeus-Merzbacher-Krankheit wurde 1929 von BODECHTEL erwähnt. Eine erste pathologisch-morphologische Beschreibung wurde von HORANYI-HECHST u. MEYER (1969) mitgeteilt. Es handelt sich um eine nach Krankheitsbeginn und -verlauf sowie Verteilungsmuster der Entmarkung heterogene Gruppe von Fällen, die jedoch klinisch und morphologisch gemeinsame Merkmale aufweisen. Zu dieser heterogenen Gruppe wurden auch Fälle hinzugerechnet, die wahrscheinlich dem Cockayne-Syndrom zuzuordnen sind (JERVIS 1954; NEILL u. DINGWALL 1950).

Klinisches Bild

Die Krankheit beginnt bei einem Teil der Patienten schon im ersten Lebensjahr (JERVIS 1954), in der Mehrzahl jedoch erst im spätinfantilen Alter (KUFS et al. 1954). Die Krankheit tritt familiär gehäuft auf. Die ersten Symptome sind bei frühinfantilen Patienten Mikrozephalie, psychomotorische Retardierung und Spastizität, während bei den spätinfantilen Patienten Krampfanfälle im Vordergrund stehen. Später treten choreoathetotische Bewegungen (HORANYI-HECHST u. MEYER 1969; HOOFT et al. 1965) und spastische Paraplegie hinzu (NORMAN et al. 1962). Bei früherem Krankheitsbeginn starben die Patienten vor dem 5. Lebensjahr. Der Krankheitsverlauf bei den Spätfällen ist protrahierter und der Tod tritt erst gegen Ende des 2. Lebensjahrzehnts ein.

Pathologie

In der Mehrzahl der Fälle waren die Körperorgane ohne pathologischen Befund. Aber sowohl eine Mikrosplenie als auch Hepatomegalie (NORMAN et al. 1962) wurden beschrieben.

Neuropathologie

Makroskopisch ist das Gehirn hochgradig atrophisch. Diese Atrophie ist im Hirnstamm und Kleinhirn mit Ausnahme des Vermis besonders ausgeprägt. Im Hirnschnitt sind die Ventrikel erweitert. Ein großer Teil des Marklagers ist grau verfärbt, fühlt sich schwammig an und sinkt unter die Schnittfläche zurück.

Lichtmikroskopisch liegt eine ausgedehnte Entmarkung unterschiedlicher Verteilung und Qualität vor. Bei den jüngeren Patienten findet man Zeichen eines intensiven Abbaus von Myelin mit zahlreichen Fettkörnchenzellen. Mit Scharlachrot und Sudan III färben sie sich orange an und sind PAS-positiv. Je länger der Krankheitsverlauf war, desto seltener werden Fettkörnchenzellen gefunden. Bei den Patienten, die im zweiten Lebensjahrzehnt sterben, können sie ganz fehlen. Verkalkungen kommen in einigen Fällen in der Hirnrinde vor, die an die entmarkten Gebiete angrenzt.

e) Cholesterinester-Leukodystrophie (Yates)

YATES et al. (1982) beschrieben einen Fall mit ausgeprägter Entmarkung und mit erhöhten Cholesterinestern, den sie als eine neue Art von Leukodystrophie charakterisierten. Es handelt sich um einen 31jährigen Patienten, der 6 Monate vor seinem Tod zunehmend lethargisch wurde und 4 Monate vorher Gangstörungen, eine homonyme Hemianopsie sowie eine linksseitige faziale Hemiparese und Hypalgesie entwickelte.

Neuropathologie

Makroskopisch zeigte sich das Marklager des Centrum semiovale gefleckt, einerseits mit dunkelverfärbten, andererseits mit elfenbeinartig aussehenden, nebeneinanderliegenden Arealen. Die Konsistenz des Gewebes war erhöht. Die weiße Substanz der Stammganglien war ebenfalls beteiligt. Die betroffenen Areale des Marklagers waren z. T. zystisch verändert. Die Groß- und Kleinhirnrinde sowie das Marklager der zerebellären Hemisphären waren makroskopisch unauffällig.

Lichtmikroskopisch waren die konfluierenden Entmarkungsherde von z. T. hypertrophischen Astrozyten durchsetzt, während die Oligodendroglia und die meisten Axone verschwunden waren.

Pathogenese

Aufgrund des hohen Gehalts an Cholesterinestern im Marklager und der klinischen und morphologischen Merkmale wurde der bis jetzt einmalige Fall der Gruppe „sudanophile Leukodystrophien" zugeordnet. Eine Untersuchung weiterer Familienmitglieder zeigte keine Anomalien (YATES, persönliche Mitteilung).

f) Pigmentierte Form der orthochromatischen Leukodystrophie (Spätadulte Form der orthochromatischen Leukodystrophie; Leukodystrophie mit pigmentierten Gliazellen)

Ein erster Fall wurde von VAN BOGAERT u. NYSSEN (1936) unter der Bezeichnung „Spätform der familiären progressiven Leukodystrophie" beschrieben. Weitere Fälle wurden von SIMMA (1948), PFEIFFER (1959), OEPEN (1964) und PIETRINI et al. (1979) beschrieben.

Klinisch manifestierten sich alle Fälle im Erwachsenenalter. Häufig sind die ersten Symptome Zusammenbruch der intellektuellen Fähigkeiten mit Desorientierung und Verlust des Urteilsvermögens. Dazu kommen Dysarthrie und pyramidale Symptome bis zu spastischer Tetraparese. Der Krankheitsverlauf ist stetig progressiv und führt in Zeiträumen zwischen 3 und 13 Jahren zum Tode. Einige Fälle waren familiär gehäuft (VAN BOGAERT u. NYSSEN 1936; OEPEN 1964), die Mehrzahl jedoch sporadisch.

Neuropathologisch ist eine bilaterale symmetrische Entmarkung mit Aussparung der U-Fasern zu erkennen. Neben spärlichen Makrophagen mit sudanophilen, nicht metachromatischen Lipiden findet sich in Astrozyten und Makrophagen ein leicht bräunliches, Eisen-positives Pigment. Entzündliche Zellen fehlen in der Regel. Die Entmarkung ist in den Frontallappen ausgeprägt. Hirnstamm und Kleinhirn waren nur geringgradig mitbetroffen. Gelegentlich wurde eine Atrophie der Kleinhirnrinde beobachtet (SIMMA 1948; OEPEN 1964). Die Pigmentgranula in den Makrophagen und Astrozyten sind schwärzlich-gelb und färben sich grünlich-schwarz mit Nisslkresylviolett an. Die Eisenpositivität ist nicht immer vorhanden (PIETRINI et al. 1979). Biochemisch fand YOKOI (1963) Phospholipide und Cholesterin sowie eine geringgradige Zunahme der Cholesterinester. GRAY et al. (1987) fanden eine Veränderung in den Phospholipiden mit Zunahme der Plasmalogene.

10. Membranöse Lipodystrophie
(Osteodysplasie polycystica hereditaria mit sklerosierender
Leukoenzephalopathie; Nasu-Krankheit)

Es handelt sich um eine chronische Erkrankung der Knochen und des Zentralnervensystems, bei der die Koinzidenz der beiden Läsionen zunächst übersehen wurde. Nasu et al. (1973) haben als erste die degenerative Veränderung des Gehirns und die Knochenerkrankung als eine nosologische Einheit erkannt.

Klinisches Bild

Die Krankheit manifestiert sich in der Adoleszenz oder im Erwachsenenalter, häufig im 3. Jahrzehnt. Die ersten Symptome sind Knochenschmerzen in den Extremitäten und Knochenbrüche. Neurologische Symptome treten nur in einigen Fällen auf. Sehr bald, u.U. noch vor den Knochensymptomen können sich Verhaltensstörungen bemerkbar machen, die sich zur Demenz entwickeln (Harada 1975). Nach Hakola (1972) kommen oft pyramidale und extrapyramidale Symptome und in etwa 50% der Fälle epileptische Krampfanfälle vor. In einigen Fällen treten neurologische Symptome auf. Röntgenologisch findet sich Resorption von Knochensubstanz in den langen Röhrenknochen sowie in den Fuß- und Handwurzelknochen. Die Patienten sterben in der Regel 15–20 Jahre nach dem Auftreten der ersten Symptome.

Pathologie

Es findet sich eine hochgradige Inanition und am ganzen Körper eine starke Reduktion des Fettgewebes. Das Herz zeigt das Bild der braunen Atrophie. Das Knochenmark enthält fast nur Fettmark, die Knochensubstanz ist dünn und fragil.

Lichtmikroskopisch fällt im Fettmark der Knochen sowie im subkutanen, mesenterischen und retroperitonealen Fettgewebe das vielfache Vorkommen von membranösen Gebilden auf, die stark gefaltet sind und zwischen den Fettzellen liegen. Die Membranen sind eosinophil, sudanophil und PAS-positiv. Sie färben sich mit Luxol-Fast-Blue und Baker's Hämatin an und sind autofluoreszierend. Die membranozystischen Veränderungen sind nicht pathognomonisch. Fujiwara (1979) fand sie im Fettgewebe von 50% der fortlaufenden Sektionsfälle. Die Autofluoreszenz der Membranen läßt auf das Vorhandensein von oxidierten Lipiden schließen.

Elektronenmikroskopisch bestehen die Veränderungen aus einem gewellten Band von komplexen Substrukturen. Mikrotubuli ordnen sich senkrecht zur Innenseite der membranösen Gebilde an, die von einer leicht osmiophilen, amorphen Substanz gefüllt sind. Die Außenseite des Bandes besteht aus einem Geflecht von Tubuli und Vesikeln (Tanaka 1980).

Neuropathologie

Matsushita et al. (1981) unterschieden anhand der bis dahin neuropathologisch untersuchten Fälle zwei Typen, je nachdem, ob sie eine sudanophile (Nasu et al. 1970; Yakumaru et al. 1973; Tanaka 1980) oder eine sklerosierende (Sour-

ANDER 1970; MIZUSHIMA u. NAKAZAWA 1971; HARADA 1975; KOIZUMI et al. 1980; MINAGAWA et al. 1985) Leukodystrophie vorfanden.

Lichtmikroskopisch sind die subkortikalen Markzungen verschmälert und das tiefe Mark ist eingeengt. In der Markscheidenfärbung ist mit bloßem Auge kaum eine Entmarkung erkennbar. In den Fällen mit sudanophilem Abbau finden sich ausgeprägte perivaskuläre Makrophagenansammlungen mit sudanophilen Granula. In den übrigen Fällen erkennt man bei Fettfärbung nur vereinzelt sudanophile Fettgranula und wenige perivaskulär gelegene Fettkörnchenzellen. Histochemisch zeigen die Fettgranula die Reaktion von Glykolipid und Sphingolipid, aber keine Metachromasie. Das Mark ist sehr zellreich. Die Zellen bestehen aus Oligodendrogliazellen und Astrozyten, und zwar meistens aus gemästeten und faserbildenden Astrozyten. Im Holzer-Präparat findet man eine ausgedehnte, diffuse Fasergliose im Marklager. In den Fällen mit sklerosierender Leukodystrophie ist die Gliose besonders ausgeprägt und weit über die bei Markscheidenfärbung zu erwartende Gliose gesteigert (SOURANDER 1970; HAKOLA 1972; MINAGAWA et al. 1985). Sie entspricht der „dissociation gliomyélinique" von VAN BOGAERT u. DE BUSCHER (1939). Die Markzerstörung im tiefen Mark des Frontallappens ist auffällig, etwas fleckig verteilt und konfluierend. Auch die Axone sind an Zahl reduziert, axonale Sphäroide wurden im gesamten Marklager beobachtet (MATSUSHITA et al. 1981).

Elektronenmikroskopisch bestehen die axonalen Sphäroide aus Ansammlungen von Mitochondrien, adielektrischen Einschlüssen und kleinen lamellären Körpern (AMANO et al. 1987).

11. Neuroaxonale Dystrophien

Neuroaxonale Schwellungen (Sphäroide, Axonschollen; Axonauftreibungen) kommen u. a. bei degenerativen und metabolischen Erkrankungen (SUNG et al. 1981; CAVALIER u. GAMBETTI 1981), im Alter (MACCARIO et al. 1983) sowie bei Intoxikationen (LIU et al. 1977), Traumen und Tumoren (REYES et al. 1976) vor. Sie werden im Vorderhorn des Rückenmarks gelegentlich auch bei gesunden Menschen schon im ersten Lebensjahr beobachtet, konstant ab dem 20. Lebensjahr unabhängig vom Alter (CLARK et al. 1984). Das Vorkommen neuroaxonaler Dystrophien bei verschiedenen Krankheiten bekannter und unbekannter Ätiologie (TORACK u. HIGHES 1972; BOVET 1984) läßt diese Veränderungen als Einordnungsprinzip nur dann zweckmäßig erscheinen, wenn sie wie in dem von SEITELBERGER 1952 beschriebenen Syndrom die Hauptveränderungen- bzw. die einzigen morphologisch faßbaren Veränderungen darstellen.

Aufgrund der bei der Hallervorden-Spatz-Krankheit (s.S. 544) nachgewiesenen neuroaxonalen Schwellungen wurde diese Erkrankung zusammen mit anderen Erkrankungen in die Gruppe der neuroaxonalen Dystrophien eingeordnet (SEITELBERGER 1971). Letztere wurden von GILMAN u. BARRETT (1973) in die lokalisierte Hallervorden-Spatz-Krankheit (Typ I), die generalisierte infantile neuroaxonale Dystrophie (Typ III) und eine intermediäre Form mit generalisierten neuroaxonalen Dystrophien, aber mit Pallidumpigment (Typ II) unterteilt. Darüberhinaus wurde eine generalisierte, spätinfantile/juvenile Form ohne Pallidumpigment abgegrenzt (ROZDILSKY et al. 1971).

Die generalisierten Formen werden hier behandelt; diejenigen mit abnormen Pigmentablagerungen im Pallidum-Nigra-Bereich werden zusammen mit der Hallervorden-Spatz-Krankheit im Rahmen der degenerativen Krankheiten mit bevorzugter Lokalisation im Stammhirn besprochen.

a) Generalisierte infantile neuroaxonale Dystrophie (Seitelberger-Krankheit; Typ III von Gilman u. Barrett)

1952 stellte SEITELBERGER den neuropathologischen Befund eines Kindes (eines eineiigen Zwillingspaares) vor, der sich durch die weite Verbreitung der pathologisch vorhandenen Axonauftreibungen und durch das Fehlen abnormer Pigmentablagerungen im Pallidum-Nigra-Bereich von dem typischen Bild der Hallervorden-Spatz-Krankheit abgrenzen ließ. Aufgrund weiterer Beobachtungen prägten COWEN u. OLMSTEAD (1963) für diese Krankheitsform den Terminus „Infantile neuroaxonale Dystrophie".

Klinisches Bild

Selten unmittelbar postnatal (JELLINGER et al. 1968, JANOTA 1979; NAGASHIMA et al. 1985), häufiger im Laufe des 1. und 2. Lebensjahrs setzt eine Muskelhypotonie ein, die bald in spastische Paresen übergeht; dazu kommen Torsionsspasmen, choreoathetotische Bewegungsstörungen, Myoklonien und ferner Krampfanfälle unterschiedlicher Formen. Mit der psychomotorischen Entwicklungsstörung gehen Sehstörungen bis zur Erblindung durch Optikusatrophie, Hörstörungen und eine progressive Demenz parallel. Bei einem Patienten mit postnatal aufgetretener Erkrankung stand ein ausgeprägtes Zwischenhirnsyndrom im Vordergrund (NAGASHIMA et al. 1985). Eine Assoziation mit neurogener Muskelatrophie und

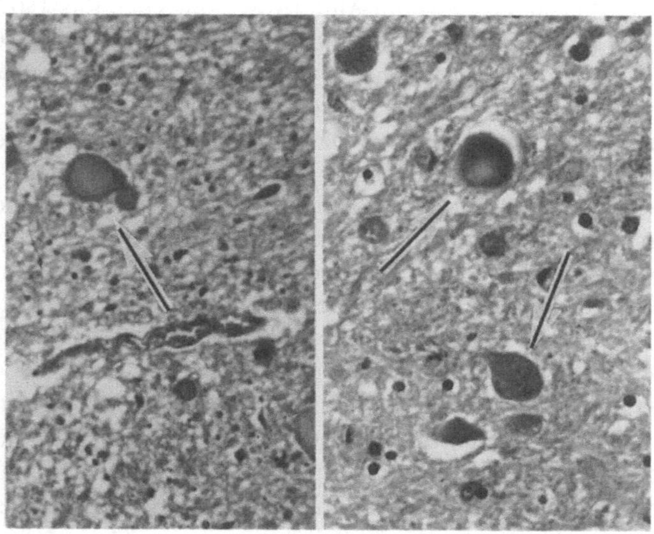

Abb. 221. Infantile neuroaxonale Dystrophie. Axonschollen (*Pfeile*) in der Okzipitalhirnrinde. Van Gieson × 140

Rosenthal-Fasern (Ule 1972), mit Albinismus (Wisniewski et al. 1985) und mit dem Behr-Syndrom (Horoupian et al. 1979) wurde mitgeteilt (Wisniewski et al. 1985). Der Tod erfolgt nach einem 3- bis 5jährigen, selten längerem (Martin et al. 1972) oder kürzerem (Jellinger et al. 1968) Krankheitsverlauf.

Pathologie

Gelegentlich finden sich vermehrte Lipideinlagerungen und Ansammlungen PAS-positiver Histiozyten in Leber, Milz, Lymphknoten, Knochenmark und Niere (Cowen u. Olmstead 1963).

Neuropathologie

Makroskopisch besteht meist eine Kleinhirnatrophie (Jellinger et al. 1968; Richter 1972; Wisniewski et al. 1982). Eine Optikusatrophie wurde in mehr als der Hälfte der Fälle beobachtet.

Lichtmikroskopisch steht das Vorkommen von Axonschollen (Abb. 221) im Vordergrund, die die Größe der Nervenzelle übertreffen, ferner kleine wurmförmige Axonschwellungen innerhalb der grauen Substanz, seltener auch innerhalb des Marklagers (Abb. 222). Sie sind größtenteils rundlich, z. T. gelappt oder länglich. De Leon u. Mitchell (1985) wiesen auf Unterschiede in Größe und Gestalt zwischen den axonalen Schwellungen in der Hirnrinde und im Marklager hin.

Die Axonschollen färben sich mit Thionin blaßblau oder grau, mit van Gieson teils zart-rehbraun, teils rauchgrau bis schwarzgrau an und enthalten am Rand fei-

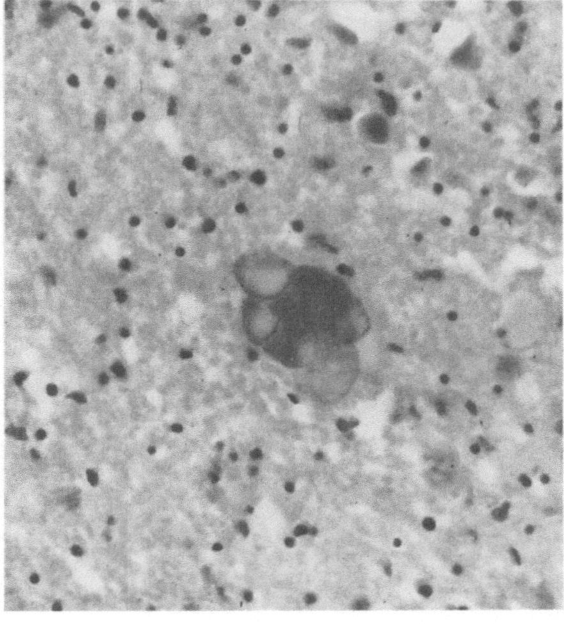

Abb. 222. Gleicher Fall wie Abb. 221. Große gelappte Axonschollen im Marklager des Centrum ovale. Van Gieson × 140

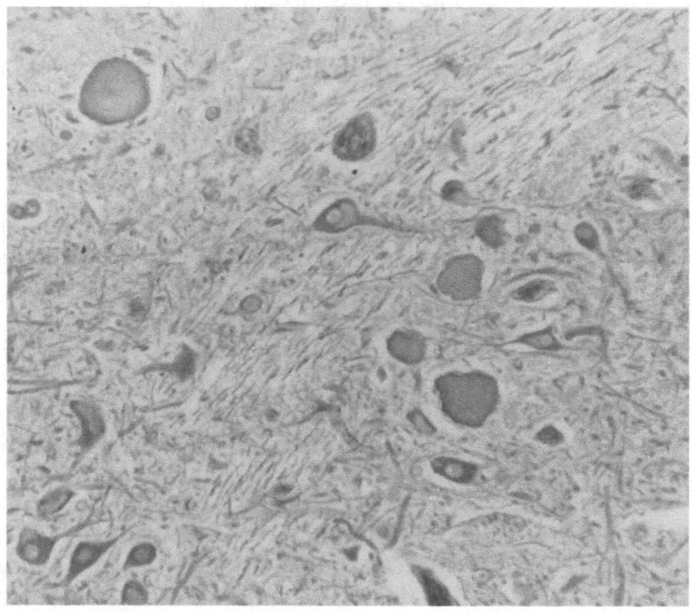

Abb. 223. Gleicher Fall wie Abb. 221. Axonschollen im Seitenhorn des Rückenmarks. Kelleman × 140

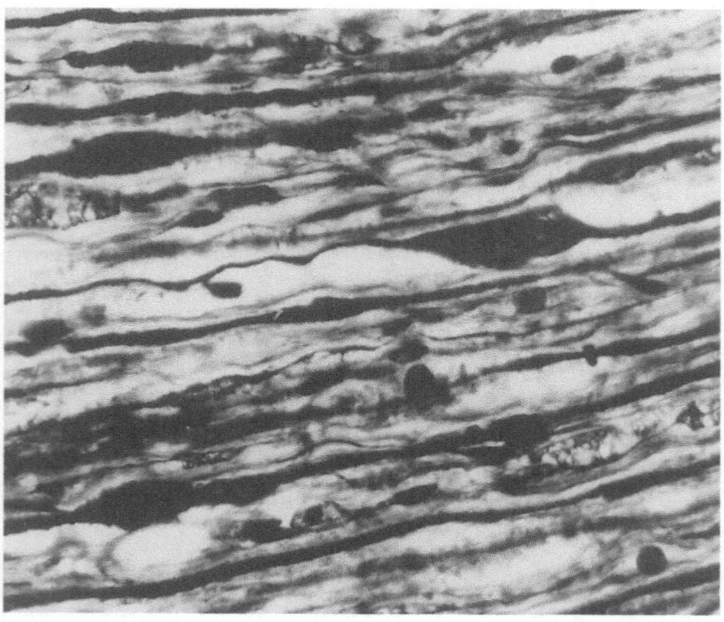

Abb. 224. Gleicher Fall wie Abb. 221. Axonschwellungen in den vorderen Rückenmarkspinalwurzeln. Bielschowsky × 500

ne Pigmentkörnchen. In der Klüver-Barrera-Färbung erscheinen sie zart grün getönt, manchmal mit einem kräftiger gefärbten Kern. In der Trichromfärbung sind sie unterschiedlich blau-violett gefärbt. In Kresylviolett färben sie sich nicht an, in der PAS-Färbung nur schwach, während sie sich mit Alzianblau gut färben lassen. Sie lassen sich besonders gut mit der Bielschowsky- und Bodianimprägnation darstellen.

Die Stammganglien und die Kerngebiete von Brücke und verlängertem Mark (Abb. 223) sind stärker betroffen als die Großhirnrinde (JELLINGER 1973). Gelegentlich wurde ein bevorzugtes Auftreten der axonalen Schwellungen in Hypothalamus, Infundibulum und Neurohypophyse festgestellt (NAGASHIMA et al. 1985). In den Fällen mit Behr-Syndrom wurden sie im Nucleus geniculatus lateralis und im Thalamus beobachtet (HOROUPIAN et al. 1979). Im Kleinhirn erkennt man Axonauftreibungen vorwiegend in der Körnerschicht nahe der Purkinje-Zellschicht.

In den Regionen, in denen Axonalschollen besonders häufig vorkommen, kann das Neuropil grob spongiös aufgelockert sein. Leichte spongiöse Veränderungen sind fakultativ auch in der ersten bis dritten Schicht der Großhirnrinde nachweisbar.

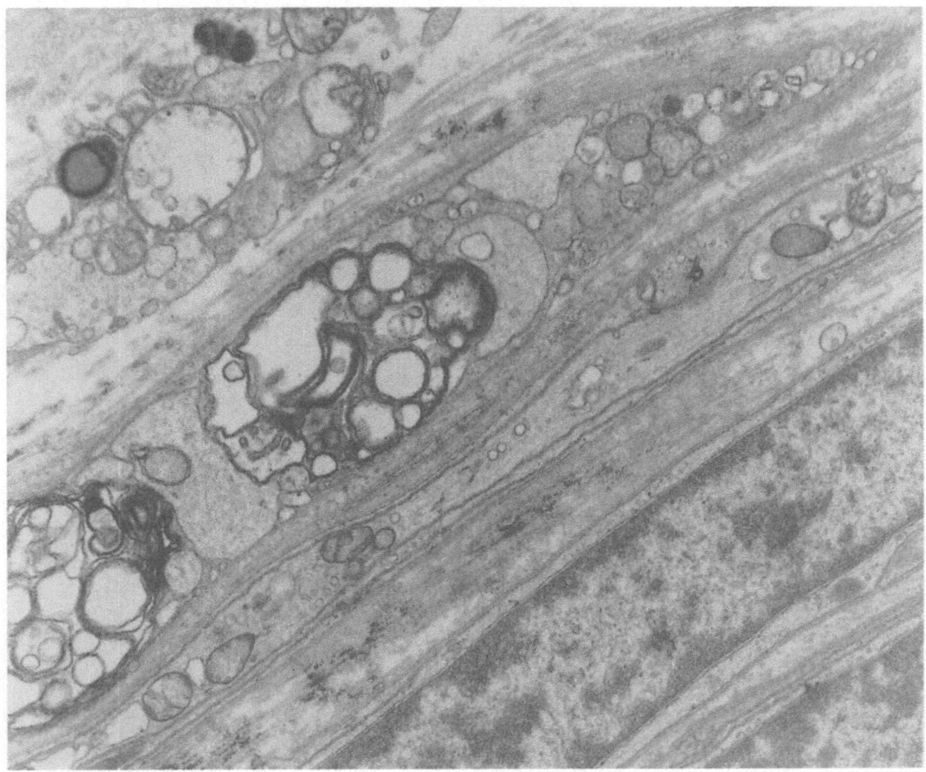

Abb. 225. Infantile neuroaxonale Dystrophie. N. suralis. In den Schwann-Zellen Ansammlungen von Myelinabbaumaterial. × 18.000

Wiederholt sieht man lockere Gliaknötchen in der Umgebung von Axonschollen (Abb. 224). Eine Lipophagozytose im Striatum und Pallidum mit Fettkörnchenzellen ohne Gewebsnekrose kommt häufig vor (SANDBANK 1965; JELLINGER 1973).

Die Ganglien des autonomen Nervensystems und die peripheren Nerven beteiligen sich ebenfalls am axonal-dystrophischen Prozeß (BERARD-BADIER et al. 1974; GOEBEL et al. 1980). Systematrophien der pyramidalen, optischen und auditiven Bahnen kommen fakultativ vor (SEITELBERGER 1952; LYON u. SEE 1963; TOGA et al. 1970).

Histochemisch enthalten die axonalen Schwellungen Protein kombiniert mit komplexen Lipiden und kleinen Mengen von Polysachariden (COWEN u. OLMSTEAD 1963). *Enzymhistochemisch* wurde eine erhöhte Aktivität der unspezifischen Esterase und NADH-Tetrazolium-Reduktase nachgewiesen (ELLEDER u. JIRASEK 1983). Demgegenüber ergaben *biochemische* Untersuchungen eine Aktivitätsminderung verschiedener Enzyme der cholin- und GABA-ergen Neutrotransmission (WISNIEWSKI et al. 1982). *Immunhistologisch* reagieren sie positiv mit Antiseren gegen humane Neurofilamentproteine (NAKAZATO et al. 1984).

Elektronenmikroskopisch enthalten die dystrophischen Axone verdichtete Neurofilamente, die gelegentlich fehlen können, sowie vermehrt geschwollene oder atypisch geformte Mitochondrien, z. T. mit ineinander verzahnten Membranen (RAMOS et al. 1980), schlauchförmig gewundene endoplasmatische Zisternen (HERMAN et al. 1969; HUSAIN 1986) sowie multilamelläre Körper, granuläre Strukturen und adielektronische Einschlüsse. YAGISHITA u. KIMURA (1975) fanden auch Hirano-Körper und kristalline Einschlüsse. Neurotubuli fehlen oder sind nur vereinzelt vorhanden, man sieht sie eher im Kortex; filamentäre Strukturen kommen

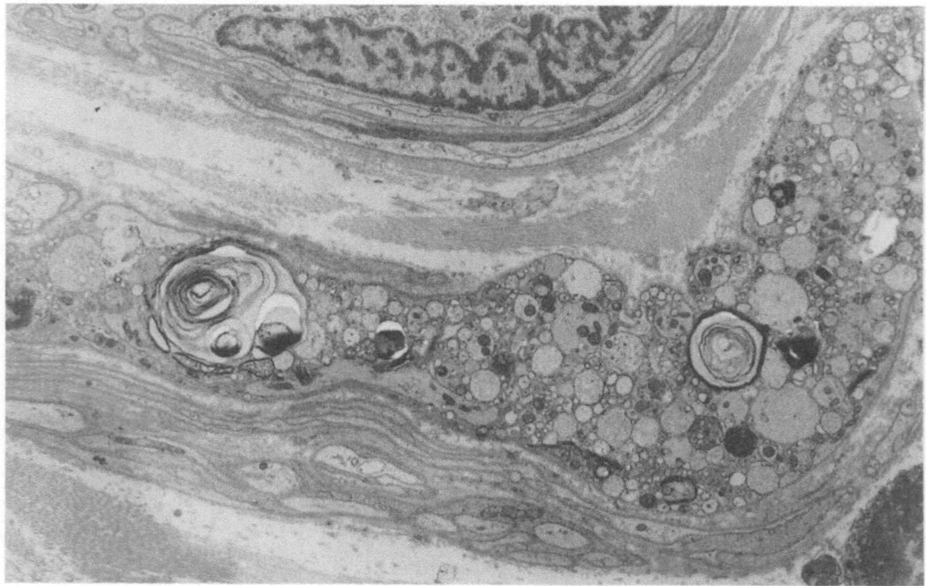

Abb. 226. Gleicher Fall wie Abb. 225. Anhäufung von Zellorganellen und Myelinkugeln im Zytoplasma der Schwann-Zellen. × 6.500

dagegen eher im Zwischenhirn und Hirnstamm sowie Rückenmark vor. CLARK et al. (1984) unterschieden zwischen den neurofilamentären axonalen Schwellungen, die bei Krankheiten des Motoneuron und physiologisch im Rückenmark vorkommen und den neuroaxonalen Dystrophien im Alter.

In der Hirnrinde finden sich die Axonschwellungen in den Synapsenendigungen, die vergrößert und abgerundet erscheinen und ungeordnete Tubuli, membranöse Gebilde, Riesenmitochondrien und synaptische Vesikeln enthalten (SANDBANK et al. 1970; WISNIEWSKI et al. 1982). Die Axonschwellungen im Nucleus gracilis älterer Menschen zeigen eine z.T. unterschiedliche Struktur (YAGISHITA 1979).

Die Markscheiden sind an den Axonauftreibungen relativ dünn, nicht selten ist ein herdförmiger Markmantelzerfall erkennbar. Zahlreiche Axonauftreibungen sind frei von Myelinscheiden (MARTIN et al. 1972).

Die Schwann-Zellen (Abb. 225, 226) können Anreicherungen membranotubulärer Profile und andere abnorme Organellen aufweisen. Möglichkeiten der intravitalen Diagnostik bieten Nerven-, Haut-, Bindehaut- und Rektumbiopsien (BERARD-BADIER et al. 1971; ARSENIO-NUNES u. GOUTIERES 1978; MARTIN et al. 1979; GOEBEL et al. 1980; WISNIEWSKI u. WISNIEWSKI 1980; FERRER et al. 1983; ROSENBERG et al. 1985).

b) Generalisierte spätinfantile neuroaxonale Dystrophien

Fälle mit einem Krankheitsbeginn nach dem dritten Lebensjahr werden einer spätinfantilen Form zugeordnet (COWEN u. OLMSTEAD 1963), auch wenn fließende Übergänge bei einem Teil der Patienten mit infantiler neuronaler Dystrophie bestehen, bei denen sich die ersten Symptome am Ende des zweiten Lebensjahres manifestieren. Patienten mit einem Manifestationsalter nach der ersten Dekade (JELLINGER 1973) werden als Fälle von juveniler neuroaxonaler Dystrophie bezeichnet. Sie weisen klinisch und neuropathologisch ähnliche Merkmale, wie die Patienten mit der infantilen Form, auf.

Klinisches Bild

In der Mehrzahl der Fälle treten zunächst zerebelläre Störungen mit myoklonischen Anfällen, Tremor und Ataxie auf (THIBAULT 1972; SCHEITHAUER et al. 1978; DORFMAN et al. 1978; BARONTINI u. PAPINI 1980). Die myoklonischen Anfälle können fehlen (ROZDILSKY et al. 1971). Bei den juvenilen Fällen treten oft als erste Symptome beginnende Demenz und Spastizität auf. Die zerebelläre Ataxie schreitet langsam fort, ferner treten eine progressive Demenz, Spastizität und in einigen Fällen Blindheit hinzu. Gelegentlich standen psychiatrische Symptome von Anfang an im Vordergrund (WILLIAMSON et al. 1982). Der Krankheitsverlauf ist progredient und die Patienten sterben in der zweiten und dritten Dekade.

Neuropathologie

Makroskopisch erkennt man mit wenigen Ausnahmen (RODZILSKY et al. 1971) eine ausgeprägte Kleinhirnatrophie, vor allem des Wurmes. Bei einem atypischen Fall von BOVET (1984) war auch das ganze Großhirn atrophisch.

Lichtmikroskopisch fand man axonale Schwellungen im Gehirn und Rückenmark. Ihre Größe variierte zwischen 10 und 50 µm (BARONTINI u. PAPINI 1980). In ihrer Zahl zeigten sich regionale, jedoch individuell einheitliche Unterschiede. Sie waren besonders zahlreich in den Hinterhörnern des Rückenmarks, in den Goll- und Burdachkernen, in der periaquäduktalen grauen Substanz, Substantia nigra, Nucleus ruber, Thalamus, Hippocampus und Amygdala (DORFMAN et al. 1978; BARONTINI u. PAPINI 1980). In der übrigen Hirnrinde kommen die axonalen Schwellungen ubiquitär vor (ROZDILSKY et al. 1971). Sie wurden gelegentlich auch in den peripheren Nerven gefunden (WILLIAMSON et al. 1982). Ihre färberischen Eigenschaften entsprechen denjenigen der Axonschollen der infantilen Form (s.S. 513).

Lewykörper wurden bei den juvenilen Fällen in der Substantia nigra, seltener auch in der Hirnrinde gefunden (WILLIAMSON et al. 1982). Die gesamte Kleinhirnrinde, häufig bevorzugt der Kleinhirnwurm, waren ausgeprägt atrophisch mit nahezu vollständigem Purkinje-Zellverlust, deutlicher Ausdünnung der Körnerschicht und ausgeprägter subkortikaler Gliose (THIBAULT 1972; SCHEITHAUER et al. 1978). Gelgentlich wurde im Kleinhirn auch ein sudanophiler Abbau beobachtet (BARONTINI u. PAPINI 1980). Bei einigen juvenilen Fällen waren der Fasciculus gracilis und die Pyramidenseitenstränge entmarkt (SCHEITHAUER et al. 1978). Bei der spätinfantilen Form wurde gelegentlich eine leichte pallidonigrale Pigmentierung beschrieben (ROZDILSKY et al. 1971).

Elektronenmikroskopisch: Axonale Schwellungen wurden in bemarkten, häufiger aber in unbemarkten Axonen, gelegentlich in präsynaptischen Endigungen gefunden (SCHEITHAUER et al. 1978). Das axonale Organellenmuster im Bereich der Auftreibungen ist ähnlich der infantilen Form außerordentlich vielfältig. Man sieht tubulovesikuläres endoplasmatisches Retikulum, meist gleichförmig das ganze Axoplasma durchsetzend; schlauchförmig-gewundene endoplasmatische Zisternen mit schwach osmiophilem Inhalt, die lockere, unregelmäßige Knäuel bilden; membranbegrenzte Rundkörper, die mit feinflockigen osmiophilem Material und osmiophilen Granula angefüllt sind; kleine, dichte Rundkörper mit stapelförmigen oder zirkulär geschichteten Lamellen, vermutlich Lysosomen; und membranbegrenzte, sehr dichte Einschlüsse von unregelmäßiger Form, die mit granulovesikulären Elementen angefüllt sind (THIBAULT 1972; WILLIAMSON et al. 1982). Auch irregulär angeordnete, kurze stabförmige bzw. tubuläre Organellen, die umschriebene, nicht-membranbegrenzte Bezirke bilden, sowie schichtenförmig oder zirkulär angeordnete Doppelmembranen (Membranschlingen), die von tubulovesikulärem Material umgeben sind, wurden beobachtet (SCHEITHAUER et al. 1978).

c) Intermediäre, generalisierte Form der neuroaxonalen Dystrophie (Typ II von Gilman und Barrett)

Bei dieser Form sind die neuroaxonalen Schwellungen generalisiert im Gehirn vorhanden; man findet aber auch Pigmentanhäufungen im Pallidum ähnlich wie bei der Hallervorden-Spatz-Krankheit (s.S. 544). Die erste Beschreibung bei einem Geschwisterpaar stammt von RABINOWICZ u. WILDI (1957). Wahrscheinlich gehörte zu dieser Form der unvollständig beschriebene Fall von SCHARENBERG u. DE JONG (1952).

Klinisches Bild

Die Krankheit beginnt im ersten bis vierten Lebensjahr, in der Regel mit Haltungsstörungen, Hypotonie mit möglichen spastischen Komponenten und Anfällen. Der Krankheitsverlauf ist progressiv und geht mit Demenz und Sehstörungen bis Blindheit einher. Die Krankheitsdauer liegt zwischen zwei und sieben Jahren. Bei der Mehrzahl der Fälle handelte es sich um Mädchen (PEIFFER et al. 1976).

Neuropathologie

Makroskopisch erkennt man eine ausgeprägte Kleinhirnrindenatrophie und graubräunliche bis rötliche Verfärbung von Pallidum und Zona rubra der Substantia nigra, gelegentlich auch vom Putamen (HUTTENLOCHER u. GILLES 1967). Bei frühverstorbenen Fällen kann die makroskopische Verfärbung fehlen (LYON u. SEE 1963).

Lichtmikroskopisch wird die massive Pigmentablagerung in den entsprechenden Arealen erkennbar. Lipophanerose kommt im Pallidum, weniger ausgeprägt im Thalamus vor. Im Pallidum kommen morulaartige Pigmentgranula vor, die bei der Klüver-Barrera-Methode durch tief-violette bis blaue, bei Anfärbung nach van Gieson durch dunkelbraun-schwarze Färbung hervortreten. Sie sind stark eisenpositiv. Darüber hinaus sieht man bei Lupenbetrachtung eine diffuse Blaufärbung des gesamten Pallidumgewebes und des Gewebes der Substantia nigra. Melaningranula sind in den Nervenzellen der Zona compacta, die öfter blaß-chromatolytisch wirken, nicht sichtbar.

Neuroaxonale Schwellungen sind im ganzen Gehirn zu finden. In der Ammonshornformation bevorzugen die neuroaxonalen Veränderungen die Randgebiete. Die Axonschollen sind besonders zahlreich im Pallidum und in der Substantia nigra sowohl in der Zona compacta als auch in der Zona reticularis (INDRAVASU u. DEXTER 1968). Ihre Zahl im Nucleus ruber ist gelegentlich größer als in Pallidum und Thalamus (PEIFFER et al. 1976). Sie geben eine stark positive Reaktion beim Nachweis der sauren Phosphatasen und nahezu aller oxidativer Enzyme (HUTTENLOCHER u. GILLES 1967).

Die Polarisation zeigt doppelbrechendes, vorwiegend fein kristallines bis scholliges Material, unabhängig von den sudanophilen Einlagerungen.

Fein-spongiöse Auflockerung der Molekularschicht, z. T. auch der 3. Rindenschicht der Großhirnrinde ist mit gelegentlicher Vermehrung plasmareicher Gliazellen verbunden. Man erkennt sowohl bei der Klüver-Barrera-Färbung als auch bei der van Gieson-Färbung kleine, in das Neuropil eingestreute Globuli von der Größe eines Astrozytenkerns. Bodian-Präparate zeigen selten als Äquivalent dieser Globuli kleine Axonauftreibungen. Die intrakortikalen Astrozyten besitzen manchmal Kerne vom Typ der Alzheimer-II-Glia. Gelegentlich sind größere spongiöse Hohlräume im Zusammenhang mit den neuroaxonalen Schädigungen als Degenerationsprodukt der Axonschollen erkennbar.

Das Kleinhirn zeigt einen fast vollständigen Ausfall der Körnerschicht. Die Purkinje-Zellen gehen ebenfalls weitgehend zugrunde. Innerhalb der Körnerschicht, seltener auch in den Markzungen finden sich locker eingestreute Axonkugeln. Selten sieht man Dendritenschwellungen innerhalb der Molekularschicht. Es besteht eine intensive Fasergliose des Kleinhirnmarks sowie der Markzungen.

Brücke und Medulla oblongata zeigen häufig die intensivsten neuroaxonalen Veränderungen (INDRAVASU u. DEXTER 1968; PEIFFER et al. 1976). Um die Sphäroide herum trifft man gelegentlich lockere Mikrogliazellkränze und auch Neuronophagien. Die Nervi und Tractus optici können eine deutliche Atrophie aufweisen (HABERLAND et al. 1972).

Im Rückenmark zeigen sich schwere neuroaxonale Veränderungen in den Hinterhörnern, vor allem im Bereich der Clarke-Säule, in geringerem Maß auch im Bereich der Vorderhörner. Viele Nervenzellen sind leicht gebläht und chromatolytisch, andere Zellen verdämmern oder werden durch Neuronophagien abgeräumt. Die Nervenwurzeln, die Fasern der Cauda equina und die peripheren Nerven weisen bei Silberimprägnation Axonschwellungen und -schollenbildungen auf.

Elektronenmikroskopisch wurden außer den bei den übrigen Formen bereits beschriebenen Strukturen geschlossene und offene Membranschlingen und einzelne Membranlamellen sowie multitubuläre Systeme im Axoplasma beschrieben (PEIFFER et al. 1976).

d) Neuroaxonale Dystrophie des Erwachsenenalters
(neuroaxonale Leukodystrophie)

MINAGAWA et al. (1980) beschrieben einen Fall eines Patienten, der mit 30 Jahren eine zunehmende Persönlichkeitsveränderung mit Gedächtnisverlust und Gangstörungen zeigte. Später traten generalisierte Anfälle auf. Der Patient starb mit 33 Jahren. Das Gehirn zeigte *makroskopisch* eine geringgradige Erweiterung des Ventrikelsystems und eine Schrumpfung der Balken sowie eine leichte bräunliche Verfärbung der inneren Teile des Pallidums.

Lichtmikroskopisch fanden sich zahlreiche neuroaxonale Schwellungen und eine ausgeprägte Gliose des Marklagers im Groß- und Kleinhirn. Die Entmarkung war geringgradig. Die Sphäroide waren im subkortikalen Marklager klein und zahlreich, während sie im tieferen Marklager weniger zahlreich, aber in der Regel größer waren.

Pathogenese

Unterschiedliche Erscheinungsformen der dystrophischen Axone werden auf ihr unterschiedliches Alter zurückgeführt (COSTER et al. 1971). Ein Teil der axonalen Schwellungen in der Hirnrinde wurde als axonale Endigungen identifiziert, die nach DE LEON u. MITCHELL (1985) dystrophisch sind. Die Tatsache, daß zahlreiche Vergrößerungen von Axonanteilen die Hirnrinde nicht vergrößern, sondern daß sie häufig atrophisch erscheint, läßt vermuten, daß manche normale kortikale Elemente abgenommen haben, die jedoch bisher nicht identifiziert werden konnten. Auch die neuromuskulären Plaques können axonale Sphäroide bilden (MIIKE et al. 1986).

Die striopallidalen Veränderungen bei den infantilen und zum Teil intermediären Formen manifestieren sich nicht klinisch, weil sie durch die Läsionen in den zerebellospinalen und pyramidalen Bahnen maskiert werden.

Die Bildung der Sphäroide wurde in unterschiedlicher Weise erklärt. Veränderungen im Auf- oder Abbau von Makromolekülen im Bereich von axonalen Endigungen, abnormer Verlauf der physiologischen Vorgänge in der Remodellierung und Gestaltung der Synapsen; als Folge der wiederholt versuchten, jedoch abortierten axonalen Regeneration; abnorme Proliferation der synaptischen Vesikel mit Veränderungen in ihrer Entwicklung. Keine dieser Theorien konnte bis jetzt bestätigt werden. Aufgrund der Reihenfolge der Manifestation der pyramidalen Symptome und der entsprechenden morphologischen Befunde, nahmen MARTIN et al. (1972) einen „dying back" Prozeß an.

SEITELBERGER (1966) und JELLINGER (1968, 1973) betonten die Sonderstellung der infantilen neuroaxonalen Dystrophie („INAD"); im Gegensatz zu COWEN u. OLMSTEAD (1963) sowie anderen Autoren sprachen sie sich aber für eine grundsätzliche Zusammengehörigkeit der NAD und Hallervorden-Spatz-Krankheit aus. SEITELBERGER begründete das Fehlen der Pigmentvermehrung bei der INAD mit dem frühen Einsetzen der Krankheit zu einem Zeitpunkt, zu dem das Pallidumgewebe noch nicht zur Pigmentbildung fähig ist. Die starke Lipophanerose des Pallidums bei den INAD-Fällen deutete er als Vorstufe der späteren Pigmentanreicherung. Das letztgenannte Argument verlor an Gewicht durch einige Beobachtungen von Hallervorden-Spatz-Krankheit mit Pigmentanreicherung im Pallidum-Nigra-System, die in den ersten Lebensjahren einsetzte (RADERMECKER u. MARTIN 1972; u. a.).

Tierexperimentelle Modelle

Bei Suffolk-Schafen, die im Alter von $1^{1}/_{2}$–5 Monaten an einer progressiven Ataxie litten, fanden sich axonale Schollen, die sich aus distalen Axonanteilen bilden (CORDY et al. 1967). FUJISAWA u. SHIRAKI (1980) wiesen aufgrund quantitativer Untersuchungen bei alten Ratten auf die sekundäre Atrophie eines Teils der dystrophischen axonalen präsynaptischen Endigungen hin. Neuroaxonale Dystrophien wurden auch bei Katzen (WOODARD et al. 1974) und Hunden beschrieben (SUZUKI u. SUU 1978; CORK et al. 1983; CHRISMAN et al. 1984).

BLAKEMORE u. CAVANAGH (1969) fanden nach einer durch Bromphenylazetylharnstoff herbeigeführten Denervation bei Ratten axonale Schwellungen in verschiedenen Bahnen und Zentren. Durch toxische Substanzen und Avitaminosen herbeigeführte neuroaxonale Dystrophien wurden wiederholt beschrieben (HAYES et al. 1969; DAVIS u. RICHARDSON 1980). Die autonomen Nerven von Ratten mit chronischem experimentellem Diabetes weisen ebenfalls eine neuroaxonale Dystrophie auf (SCHMIDT u. PLURAD 1986).

12. Riesenaxonale Neuropathie

Die riesenaxonale Neuropathie wurde als langsam progrediente periphere Neuropathie von ASBURY et al. (1972) beschrieben. Inzwischen wurde auch die Beteiligung des Zentralnervensystems wiederholt beschrieben. Die Möglichkeit intermediärer Formen zwischen infantiler neuroaxonaler und riesenneuraler Dystrophie wurde von BEGEER et al. (1979) erörtert.

Klinisches Bild

Die Krankheit setzt zwischen dem 2. und 6. Lebensjahr ein und verläuft langsam progredient über 15–20 Jahre. Die ersten Krankheitszeichen sind Muskelhypotonie, Areflexie, Nystagmus, Gangunsicherheit, später gefolgt von Ataxie mit chronisch progredienter Polyneuropathie, Optikusatrophie, und in den Endstadien von einer Demenz. Die Kinder haben oft hellblondes, gekräuseltes Haar. Eine adulte Form, als Folge von B_{12}-Vitaminmangel erworben (SCHOCHET u. CHESSON 1977), wurde beschrieben. Die autosomal dominant vererbten Fälle von GOEBEL et al. (1983) stellen wahrscheinlich eine Variante des Typs II der hereditären sensomotorischen Neuropathie dar.

Neuropathologie

Die Axone des peripheren Nerven, aber auch die der Hinterstränge und der Hirnrinde (PEIFFER et al. 1977), zeigen Schwellungen (Abb. 227) und schmalere spindelförmige Auftreibungen. Zwiebelschalenformationen können auch vorkommen (MIZUNO et al. 1979). Die Nervenzellen weisen vielfach zentrale Chromatolysen auf.

Elektronenmikroskopisch bestehen die Schwellungen (Abb. 228) in Anreicherung von 10–12 nm dicken Filamenten (PRINEAS et al. 1976; GOEBEL et al. 1986), Neurotubuli, neurotubulimitochondrialen Komplexen und agranulärem endoplasmatischem Retikulum, die zusammengepreßt in filamentfreien Zwischenräumen liegen. Die filamentären Einlagerungen werden auch in den Endothelzellen,

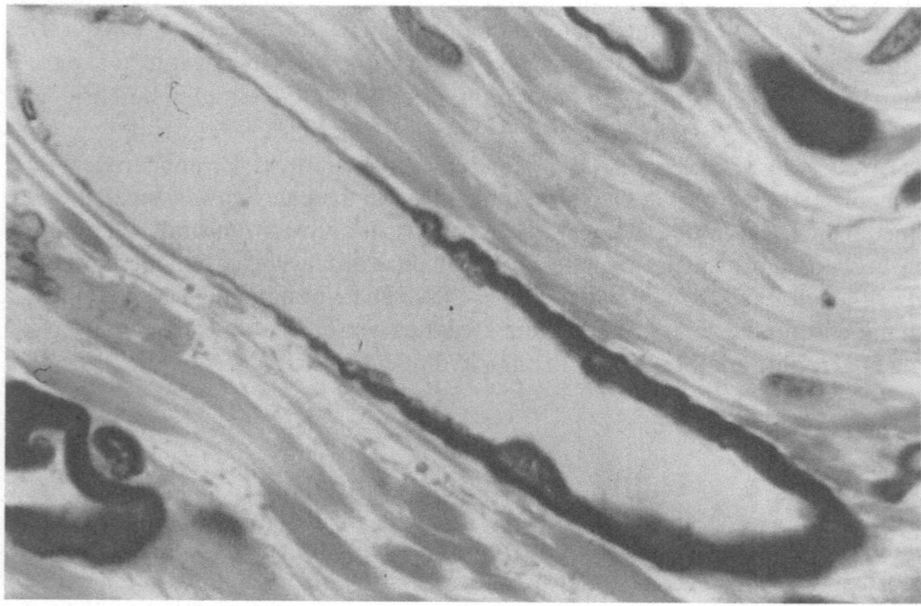

Abb. 227. Lösungsmittelneuropathie. N. suralis. Axonale Schwellung. Heidenhain-Wölke. × 1.000

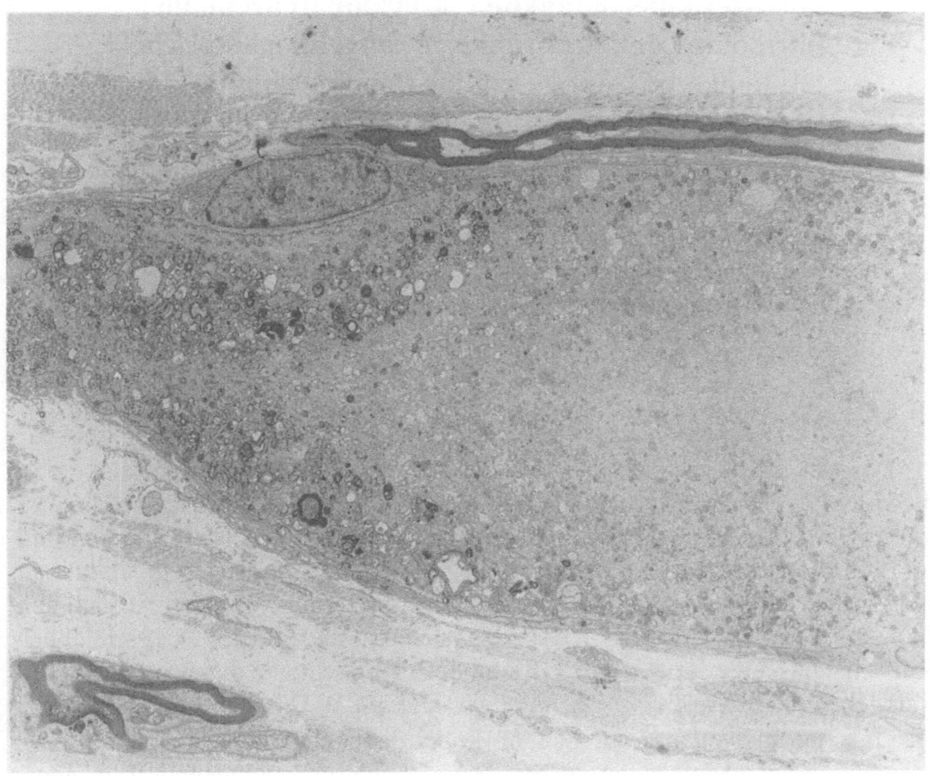

Abb. 228. Riesenaxonale Neuropathie. N. suralis. In der Axonschwellung Anreicherung von Filamenten, die die übrigen Organellen an der Peripherie zusammendrängen. × 3.000

Hautfibroblasten, im Perineurium sowie in Schwann-Zellen beobachtet (PRINEAS et al. 1976; BOLTSHAUSER et al. 1977).

Die Einlagerungen in den verschiedenen Zellarten bestehen aus zumindest drei Subklassen der intermediären Filamente: Neurofilamente, gliale Filamente und 8–10 nm dicke Fibroblastenfilamente (PENA 1982).

Pathogenese

Axonale Schwellungen, die denjenigen bei riesenaxonaler Neuropathie weitgehend ähneln, finden sich bei toxisch bedingten Acrylamid- und Lösungsmittelneuropathien beim Menschen (ALLEN et al. 1975; DAVENPORT et al. 1976; ALTENKIRCH et al. 1977), tierexperimentell (PRINEAS 1969; SPENCER u. SCHAUMBURG 1974; SUZUKI u. PFAFF 1973; SAIDA et al. 1976; SPENCER u. SCHAUMBURG 1977; ALTENKIRCH et al. 1978; STOLTENBURG-DIDINGER u. ALTENKIRCH 1988) sowie bei einer hereditären Neuropathie bei Ratten (JANOTA 1972). Die generalisierte Störung der zytoplasmatischen Mikrofilamentbildung ist auf einen genetischen Defekt, wahrscheinlich des Aufbaus und der räumlichen Organisation der intermediären Filamente zurückzuführen.

13. Alexander-Krankheit (Megalobarenzephalie; fibrinoide Leukodystrophie; dysmyelinogenetische Leukodystrophie; hyaline Panneuropathie)

Die Krankheit wurde zunächst von ALEXANDER (1949) bei einem 15 Monate alten Knaben beschrieben und von späteren Autoren den Leukodystrophien, dagegen von anderen Autoren der Gruppe der Phakomatosen zugeordnet (s. S. 660) (HABIB et al. 1984). Aufgrund von Krankheitsbeginn und Symptomatologie kann man drei Formen unterscheiden. Einige Autoren beschränken die Bezeichnung „Alexander-Krankheit" auf die infantile Form (SOFFER u. HOROUPIAN 1979).

a) Infantile Form

Klinisches Bild

Das klinische Charakteristikum ist die Schädelvergrößerung der Kleinkinder, die in der Regel nicht oder nur z. T. durch einen Hydrocephalus internus bedingt ist und zu der Bezeichnung „Megalobarenzephalie" Anlaß gab. Die Patienten sind psychomotorisch retardiert, leiden oft an Anfällen und bei längerem Verlauf an spastischen Lähmungen. An dieser Form erkrankten mit wenigen Ausnahmen (SCHOCHET et al. 1968; GARRET u. AMES 1974; ESCOUROLLE et al. 1979) ausschließlich Knaben. Die Veränderungen im CT können einen wichtigen diagnostischen Hinweis geben (TROMMER et al. 1983; FARRELL et al. 1984). Die Krankheit beginnt im ersten, selten im zweiten (PFEIFFER 1968) Lebensjahr und führt nach Monaten, bzw. gelegentlich nach wenigen Jahren, zum Tode. Der Fall eines Kindes mit Alexander-Krankheit, das eine Woche nach der Geburt starb, wurde von TOWNSEND et al. (1985) mitgeteilt.

Neuropathologie

Makroskopisch fällt das exzessiv vermehrte Hirngewicht auf (1970 g bei einem 7jährigen Kind) (STEVENSON u. VOGEL 1952). Die Mehrzahl der Fälle zeigt eine geringgradige, selten eine deutliche (IRI u. MATSUYAMA 1966) Erweiterung der Ventrikel. Erweichungen bis zur Zystenbildung wurden in etwa der Hälfte der Fälle beobachtet.

Lichtmikroskopisch steht das Vorkommen sehr ausgeprägter Rosenthal-Fasern subpial (Abb. 229), subependymär und perivaskulär im Vordergrund. Im retrobulbären Sehnerv sind sie spärlich (TOWFIGHI et al. 1983). Es handelt sich um wurmförmige Verdickungen von Astrozytenfortsätzen, die bei Holzer-Färbungen besonders gut, aber auch bei der Klüver-Barrera-Technik oder mit der gekoppelten Tetrazoliumreaktion nach DANIELLI, darstellbar sind. Die Fasern sind PAS-negativ bis leicht-positiv. Die Gliafortsätze zeigen eine deutliche GFAP-Positivität, die granulären Ablagerungen der Rosenthal-Fasern sind GFAP-negativ (TOWFIGHI et al. 1983), können aber mit der Immungoldtechnik Positivität zeigen (JOHNSON u. BETTICA 1986). Bei Kindern unter einem Jahr wurde eine exzessive Proliferation abnormer Astrozyten wiederholt beobachtet (SHERWIN u. BERTHRONG 1970; FRENCH et al. 1976; BORRET u. BECKER 1985).

In den Gebieten mit spät einsetzender Bemarkung wie dem Centrum semiovale und den vorderen Pyramidenbahnen findet man eine Hypomyelinisierung.

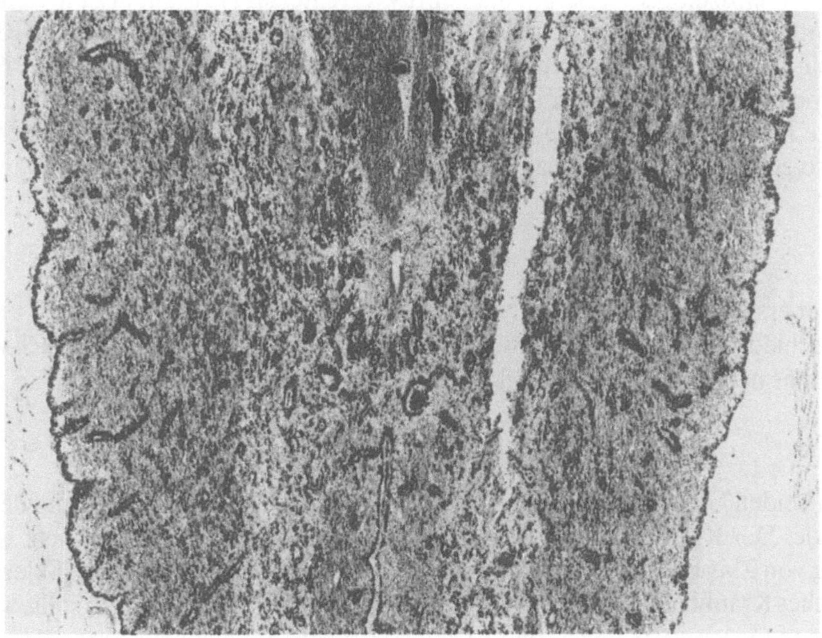

Abb. 229. Morbus Alexander. Infantiler Typ. Längsschnitt durch das Rückenmark. Massenhaft Rosenthal-Fasern, die dunkle Säume entlang der Randzone und um die Gefäße herum bilden. Markscheidenfärbung × 20. (Aus VOGEL u. HALLERVORDEN 1962)

Mit Ausnahme von SHERWIN u. BERTHRONG (1970) wiesen alle Autoren auf das Fehlen von Zeichen des Myelinabbaus hin. ESCOUROLLE et al. (1979) fanden bei ihrer Patientin Nekrosen in den Putamina und eine Atrophie des Kleinhirnwurms. Im peripheren Nerv konnten sie eine segmentale Entmarkung nachweisen.

b) Juvenile Form

Der erste Fall wurde von STEVENSON (1957) veröffentlicht.

Klinisches Bild

Die Krankheit manifestiert sich um das 10. Lebensjahr oder später. Ein früherer Beginn mit Schluckstörungen seit dem 2. Lebensjahr wurde von GOEBEL et al. (1981) beschrieben. Die Patienten leiden an einer bulbären bzw. pseudobulbären Lähmung sowie an spastischen Paresen der unteren, gelegentlich auch der oberen Extremitäten (VOGEL u. HALLERVORDEN 1962) und an Ataxie (RUSSO et al. 1976). Der Intellekt ist in der Regel normal. Die Überlebenszeit reichte von 16 Monaten bis zu 12 Jahren (ANDO et al. 1967).

Neuropathologie

Makroskopisch sind in der Regel keine Veränderungen erkennbar. Bei einer im Hirnstamm und im oberen Rückenmark lokalisierten Form war die Medulla vergrößert (GOEBEL et al. 1981).

Lichtmikroskopisch erkennt man diffus verteilte, im Hirnstamm zahlreichere Rosenthal-Fasern. In der Mehrzahl der Fälle fand man im Hirnstamm und im Rükkenmark eine fleckförmige Entmarkung, die gelegentlich von einer starken Proliferation der Astrozyten begleitet war. Lymphoplasmazelluläre perivaskuläre Infiltrate in Brücke und Medulla oblongata wurden in einigen Fällen beobachtet (Russo et al. 1976; Goebel et al. 1981).

c) Adulte Form

Der erste Patient wurde von Seil et al. (1968) beschrieben. Russo et al. (1976) unterschieden aufgrund des klinischen Verlaufs zwei Untergruppen, die auch verschiedene neuropathologische Bilder aufweisen.

Klinisches Bild

In beiden Gruppen manifestiert sich die Krankheit zwischen der 3. und der 5. Dekade. Der Krankheitsverlauf bei der ersten Gruppe erstreckt sich über eine Dauer von 9 bis 17 Jahren, ein Teil der Patienten zeigte ein der multiplen Sklerose ähnliches Krankheitsbild (Klein 1970; Mastri et al. 1973). Dieser Form sollten die Fälle von Ogasawara (1965) und Rewcastle (1966) mit einem früheren Beginn, aber mit typischem Krankheitsbild zugeordnet werden. Bei den Patienten der zweiten Gruppe war ein foudroyanter Verlauf erkennbar und die neurologischen Symptome waren erst kurz vor dem Tode, der bald nach Krankheitsbeginn eintrat, feststellbar (Herndon et al. 1970; Kepes u. Ziegler 1972; Tihen 1972; Ule u. Jacob 1983; Walls et al. 1984).

Neuropathologie

Makroskopisch besteht in den Fällen mit längerem Verlauf eine geringgradige Atrophie der Hirnrinde und des Rückenmarks (Seil et al. 1968). Eine diffuse Markverhärtung wurde manchmal in Verbindung mit periventrikulären bzw. im zentralen Marklager gelegenen Zysten festgestellt (Spalke 1982; Habib et al. 1984). In der Mehrzahl der Fälle waren Entmarkungsherde im Gehirn und Rückenmark schon makroskopisch erkennbar. In der Gruppe mit foudroyantem Verlauf wiesen die Gehirne makroskopisch keinen abnormen Befund auf.

Lichtmikroskopisch fand man in der ersten Gruppe zahlreiche, relativ scharf begrenzte Entmarkungsherde im Centrum semiovale, den Stammganglien, der Brücke, dem Kleinhirn und der Medulla oblongata. Bei einem Patienten von Schlote (1984) waren die Rosenthal-Fasern diffus im ganzen Gehirn, aber auch subpial (Abb. 230) in Groß- und Kleinhirn angehäuft. Kortikale Mikrofehlbildungen sowie verbreitete Proliferation piloider Astrozyten in Chiasma opticum, an den Wänden der Seitenventrikel, in Putamen, Nucleus caudatus, Hypothalamus, Brücke, Kleinhirn und Medulla oblongata (Abb. 231) waren ebenfalls vorhanden. Die lymphoplasmazelluläre entzündliche Reaktion in Brücke und Medulla oblongata kann in diesen Fällen sehr ausgeprägt sein. In der zweiten Gruppe war das systematisierte Auftreten von Rosenthal-Fasern mit einem myelinolytischen Syndrom nach Art der zentralen pontinen Myelinolyse, gelegentlich auch mit einer

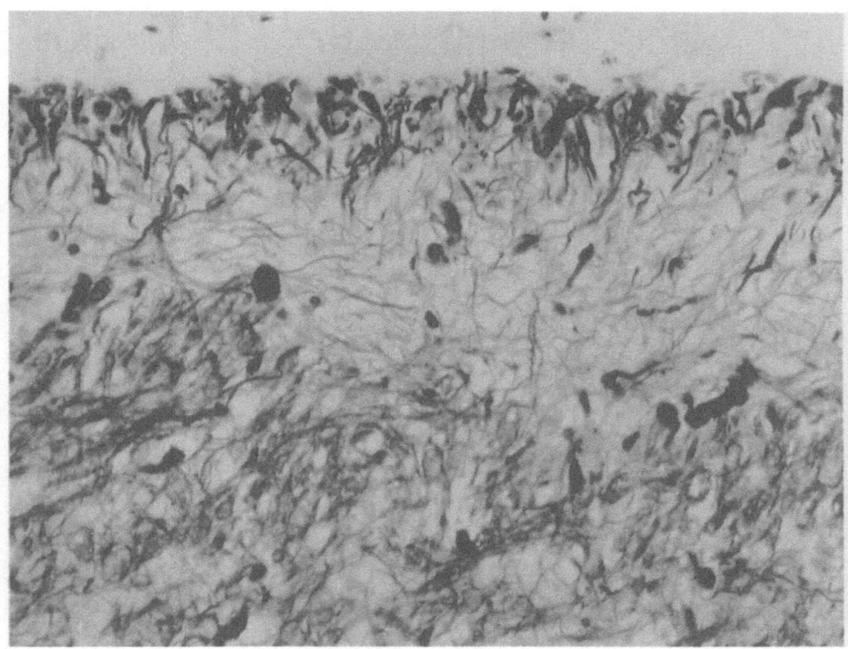

Abb. 230. Gleicher Fall wie Abb. 229. Ausschnitt von der Randzone. Markscheidenfärbung. × 150

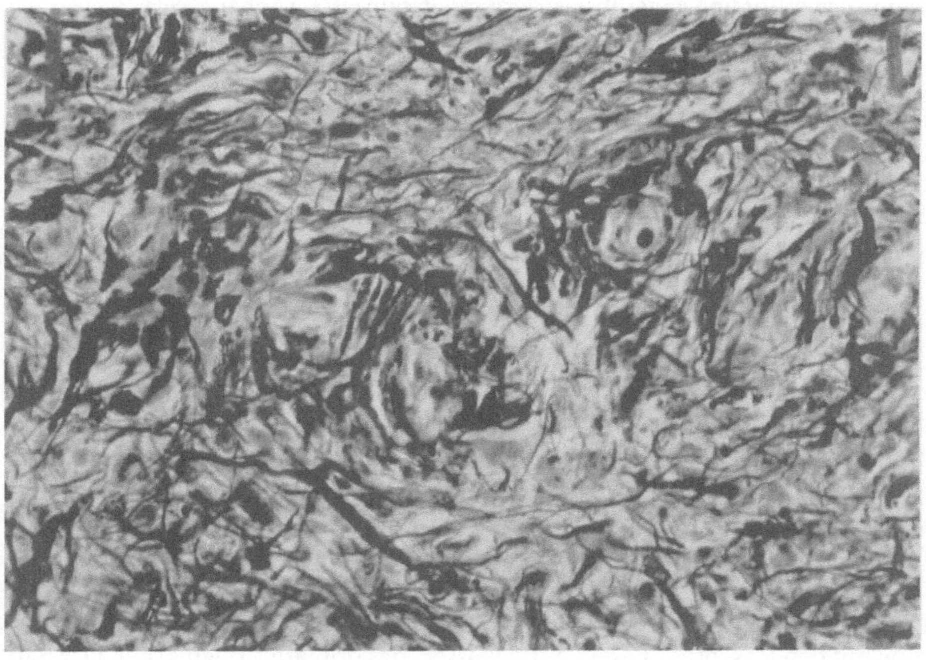

Abb. 231. Morbus Alexander, adulter Typ. Medulla oblongata. Perivaskuläre Anordnung der Rosenthal-Fasern. Markscheidenfärbung. × 150 (Aufnahme: W. SCHLOTE, Frankfurt)

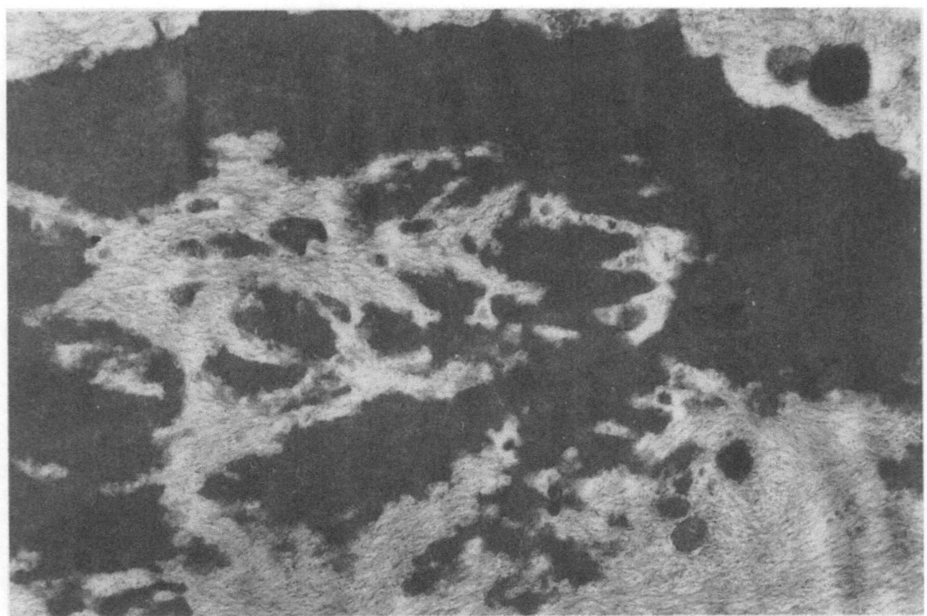

Abb. 232. Gleicher Fall wie Abb. 231. Elektronenmikroskopische Aufnahme einer Rosenthal-Faser mit dichtem granulärem Material, umgeben von Gliafilamenten. × 26.000

riesenaxonalen Dystrophie kombiniert (ULE 1972; TIHEN 1972). Die Entmarkung kann auch diffus und generalisiert vorhanden sein (WALLS et al. 1984).

Elektronenmikroskopisch sind die Veränderungen für alle Formen ähnlich. In den Gliafortsätzen zeigen sich zwischen den Gliafibrillen Ablagerungen von dichten osmiophilen, amorphen Substanzen (Abb. 232) ohne Membranbegrenzung (SCHLOTE 1966). Man erkennt ferner Fragmentationen, einen granulären Zerfall der Gliafilamente und eine Hyperplasie der Mitochondrien (ESCOUROLLE et al. 1979). In der Bergmann-Glia befinden sich die granulären Ablagerungen im Perikaryon.

Pathogenese

Biochemisch fand sich in der Rinde eine um das 25fache erhöhte Sialolaktosylzeramid (G_{M3})-Menge sowie eine um das etwa 5fach vermehrte G_{M2}-Menge, während im Mark Ganglioside um das 3,4fache und speziell das G_{M2} um das 6,2fache erhöht waren. Nervenzellen und Axone ergaben aber keine Anhaltspunkte für Speicherungsvorgänge. Die gliale Proliferation weist auf eine dysplastische Genese mit sekundärer Entmarkung hin (SCHLOTE 1984). Die ursächliche Rolle von diffusen Astrozytomen bzw. subependymalen Hamartomen wurde von PIETRINI et al. (1983) und HABIB et al. (1984) erörtert. Nach BORRET u. BECKER (1985) soll die Proliferation abnormer Astrozyten, die nach ihrem Absterben ein normales Neuropil mit den Rosenthal-Fasern zurücklassen, das primäre Ereignis sein. Der Fall von TOWNSEND et al. (1985) mit nur einer Woche Überlebenszeit könnte diese Auffassung unterstützen.

14. Progressive subkortikale Gliose

NEUMANN (1949) beschrieb einige Fälle mit schleichender progressiver Demenz, die klinisch der Alzheimer- und Pick-Krankheit ähnelten.

Lichtmikroskopisch fiel eine ausgeprägte subkortikale Gliose auf, die die Hirnrinde weitgehend aussparte. Die Gliose wurde auch in den Stammganglien, im Thalamus, Hirnstamm und den Vorderhörnern des Rückenmarks festgestellt. Hervorstechendes Merkmal war die Dissoziation zwischen subkortikaler Gliose und fehlenden Veränderungen in Nervenzellen und im Myelin. Weitere Fälle wurden nur im Rahmen von Übersichtsarbeiten mitgeteilt, eine eindeutige Abgrenzung als nosologische Einheit ist nicht gelungen.

15. Infantile spongiöse Dystrophie
(spongiforme Leukodystrophie; frühinfantile Ödemkrankheit; van Bogaert-Bertrand-Krankheit; Canavan-Krankheit)

Eine erste Fallbeschreibung stammt von CANAVAN (1931), aber erst VAN BOGAERT u. BERTRAND (1949) grenzten die Krankheit als nosologische Einheit ab. Inzwischen wurden eine kongenitale, eine infantile, eine juvenile und eine adulte Form beschrieben. Über eine Kombination von nekrotisierender Enzephalopathie und spinozerebellarer Degeneration (APPENZELLER et al. 1980) sowie von familiärer zerebraler Amyloidose (s.S.212) und spongiöser Enzephalopathie wurde ebenfalls berichtet (ADAM et al. 1982).

Eine Abgrenzung der veröffentlichten Fälle gegenüber der Jakob-Creutzfeldt-Enzephalopathie ist in früheren Veröffentlichungen kaum möglich.

Klinisches Bild

Die *kongenitale* Form manifestiert sich unmittelbar nach der Geburt mit Hypotonie (HENN et al. 1965; KOLKMANN u. VÖLZKE 1966; ANDERSON 1969). Sie kann mit Mikrozephalie assoziiert vorkommen (VUIA 1976). Die Kinder sterben im ersten Lebensmonat. Da bei mehreren Störungen des Aminosäurenstoffwechsels, wie der Ahorn-Sirup-Krankheit (s.S. 167) oder der Hyperglyzinämie (s.S.187), eine Spongiose des Marklagers ebenfalls vorkommen kann, muß, bevor eine kongenitale spongiöse Dystrophie diagnostiziert wird, diese Möglichkeit ausgeschlossen werden (TOWFIGHI et al. 1977). Die *infantile* Form manifestiert sich meistens zwischen dem 2. und 6. Lebensmonat mit Muskelhypotonie, die in späteren Stadien durch Rigor und Spastik abgelöst wird. Makrozephalie ist nach ADACHI et al. (1966) ein wesentliches Symptom. Alle Patienten weisen eine ausgeprägte psychomotorische Retardierung auf. Generalisierte Krampfanfälle und Myoklonien, Athetosen, Vertikalnystagmus, Streckspasmen und Taubheit kommen ebenfalls vor. Im CT erkennt man eine Dichteminderung aller Marklageranteile (KOTLAREK et al. 1982). Der Tod tritt meistens nach 1–2 Jahren, gelegentlich später (KOLKMANN et al. 1971) ein. Die Krankheit tritt innerhalb einer Geschwisterreihe häufig mehrfach auf und wird autosomal rezessiv vererbt (ROSENTHAL et al. 1976). Sie wurde gehäuft, aber nicht ausschließlich bei jüdischen Kindern beobachtet (ADACHI et al. 1973). Die *spätinfantilen* und *juvenilen* Verlaufsformen manifestieren sich bei Patienten im

Alter über 5 Jahren gelegentlich erst in der 2. Dekade (GOODHUE et al. 1979) und zeigen neben Spastik zerebellare Symptome und Blindheit. Der Krankheitsverlauf ist bei diesen Formen länger und kann 15 Jahre betragen (BRUCHER et al. 1968; JELLINGER u. SEITELBERGER 1969). Sporadische Fälle stellen bei der juvenilen Form die Mehrzahl dar. Bei der *adulten* Form mit Beginn bis zur 5. Dekade wurde gelegentlich eine multiple Sklerose diagnostiziert (ARMBRUSTMACHER et al. 1981).

Pathologie

GAMBETTI et al. (1969) fanden in der Skelettmuskulatur neben schweren ultrastrukturellen Allgemeinveränderungen eigenartig konfigurierte, osmiophile Einlagerungen, die als rundliche und ovale, periodisch geschichtete Membranprofile und Lamellensysteme imponierten.

Neuropathologie

Makroskopisch erkennt man bei der *infantilen* Form eine Makroenzephalie mit normalem Windungsrelief. Bei der *juvenilen* Form ist meistens eine Hirnatrophie erkennbar. Das Kleinhirn ist bei allen Formen atrophisch. Auf Frontalschnitten findet sich eine deutliche Lamellierung innerhalb der Großhirnrinde. Das Marklager weist eine schwammig-poröse, gelegentlich auch glasig-gelatinöse Beschaffenheit und grau-weiße Farbe auf und sinkt auf der Schnittfläche zurück. In der Mehrzahl der Fälle sind die U-Fasern verschont und treten aufgrund ihrer hellen Farbe deutlich hervor. In der Regel ist der Okzipitallappen am schwersten, der Temporallappen am wenigsten betroffen. Die Gewebsauflockerung kann auch in den Stammganglien, der Brücke und seltener im Rückenmark sichtbar sein.

Lichtmikroskopisch steht neben der Entmarkung (Abb. 233) die spongiöse Gewebsauflockerung im Vordergrund, bei der man alle Übergänge von feinmaschigen spongiösen Veränderungen bis zum gröberen Status spongiosus finden kann (Abb. 234). Charakteristisch für den Morbus Canavan ist, daß die Vakuolen von feinen, mit Markscheidenmethoden färbbaren Septen durchzogen werden (KOLKMANN et al. 1971).

Die Lokalisation der Veränderungen variiert innerhalb der verschiedenen Familien und auch innerhalb der einzelnen sporadischen Fälle erheblich. In der Mehrzahl der Fälle nehmen spongiöse Auflockerung und Entmarkung die weiße Substanz des Groß- und Kleinhirns ein. Daneben finden sich Fälle, bei denen auch eine Rindenschädigung unter Bevorzugung der mittleren Schichten, manchmal unter Einschluß der Fibrae arcuatae vorhanden sind. Lipophagen werden nur in geringer Menge angetroffen. Pallidum, Claustrum, Thalamus, Corpus Luysii, Corpora mamillaria, Nuclei rubri, Corpus geniculatum mediale et laterale, Colliculi caudales, Nuclei nervi oculomotorii und Areale der Substantia nigra können auch befallen sein. Kleinhirnrindenatrophien kommen fakultativ bei den infantilen und fast immer bei den juvenilen Formen vor.

Der Nervenzellbestand in den geschädigten Regionen ist verringert. Die Nervenzellen können geschrumpft sein. Auch Axonuntergänge, selten auch -schwellungen können beobachtet werden. Große fibrilläre Astrozyten sowie Alzheimer II-Gliazellen sind häufig. Manchmal, vor allem bei den juvenilen Fällen (AZUBUIKE et al. 1975), treten innerhalb der spongiösen Veränderungen bizarre Gliafor-

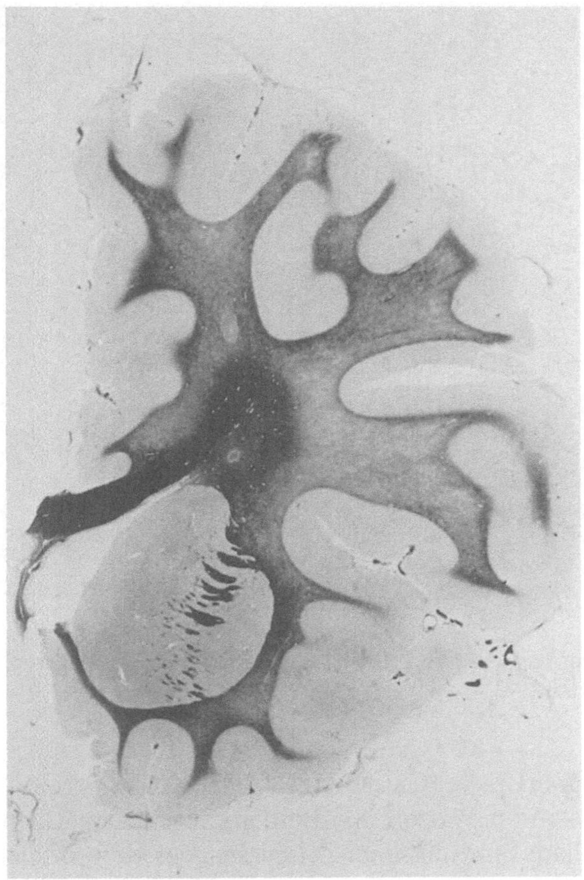

Abb.233. Infantile spongiöse Dystrophie. Ausgeprägte Entmarkung des Großhirnmarklagers. Heidenhain-Wölke

men auf, die an Alzheimer I-Gliazellen erinnern. Eine Reduzierung der ATPase-positiven astrozytären Fortsätze stellte JOHNSON (1970) fest.

Die intrakortikalen Markscheiden sind in den betroffenen Regionen gelichtet. Nervenzellverlust in der Retina, sowie Vakuolisierung des N. opticus sind in den juvenilen Fällen die Regel. Im peripheren Nerv können histiozytäre Infiltrate und eine axonale Neuropathie mit Entmarkungen, axonale Schwellungen und Fragmentierung vorhanden sein.

Bei der juvenilen Form wurden perivaskuläre Verkalkungen beobachtet. Die ebenfalls bei juvenilen Patienten beschriebene neuroaxonale Dystrophie kann Folge der Malnutrition sein (GOODHUE et al. 1979).

Elektronenmikroskopisch finden sich Schwellungen der Dendriten, Axone und Astrozytenfortsätze sowie Auflockerungen in den intraperiodischen Linien des Myelins. Die Mitochondrien der Astrozyten sind geschwollen und vielfach bizarr geformt mit kristallinen Einschlüssen oder einer granulären Matrix mit rand-

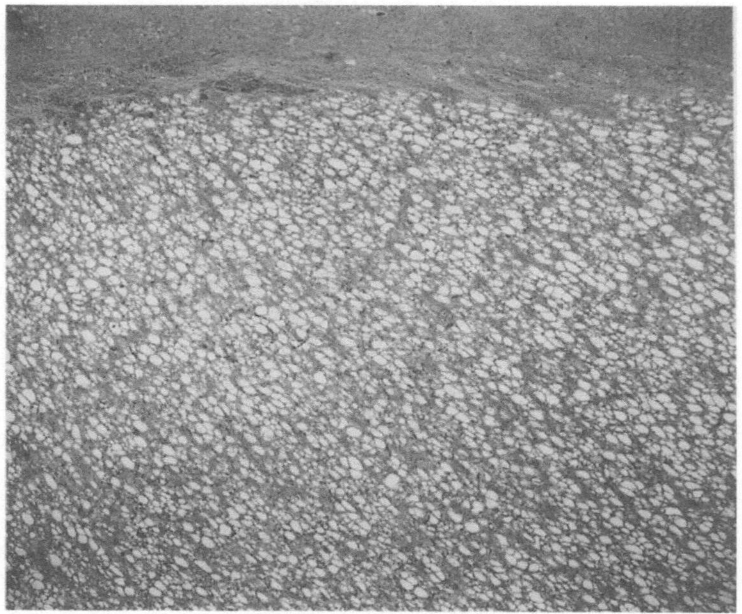

Abb. 234. Gleicher Fall wie Abb. 233. Status spongiosus im Marklager mit grobmaschiger Vakuolisierung. HE × 40

ständig triangulären Cristae (GAMBETTI et al. 1969; KOLKMANN et al. 1971; ADORNA-TO et al. 1972; BOEHME u. MARKS 1981). Bei den kongenitalen Fällen finden sich gelegentlich lamelläre Einschlüsse im Zytoplasma der Nervenzellen (VUIA 1976), aber keine mitochondrialen Veränderungen in den Astrozyten (TOWFIGHI et al. 1977). In den früh verstorbenen infantilen Fällen sind sie weniger ausgeprägt (ADORNATO et al. 1972).

Pathogenese

Die Ursache der Krankheit ist nicht geklärt. Eine erhöhte Aktivität der SDH, LDH und NAD-Diaphorase sowie eine Herabsetzung der Proteinkinaseaktivität (BOEHME u. MARKS 1981) sind Hinweise auf erhöhte oxidative Stoffwechselleistungen in den alterierten Mitochondrien.

Die Aufsplitterung der Markscheide beim Morbus Canavan führt zu einer Dehiszenz und intralamellären Vakuolenbildung an den „Lötstellen" der Myelinlamellen und vermittelt lichtoptisch den Eindruck einer schwammigen, grobporigen, von feinen Fäden durchzogenen Auflockerung des Markgefüges.

Tiermodelle

Eine der menschlichen spongiösen Enzephalopathie weitgehend ähnliche spontane spongiöse Degeneration wurde bei der Schweiz-Webster-Maus beschrieben (AZZAM et al. 1984).

B. Degenerative Krankheiten des Thalamus, der Stammganglien und des Mittelhirns

1. Thalamusdegeneration

Die Mehrzahl der degenerativen Systemerkrankungen (MARTIN 1975; HOROU-PIAN et al. 1979; JENNEKENS et al. 1984; KATZ et al. 1984) können thalamische Veränderungen aufweisen. Eine primäre Thalamusdegeneration, die äußerst selten beobachtet wird, beschrieb STERN (1939). Bei einigen Fällen (SCHULMAN 1957; McMENEMY 1965), die trotz fehlendem Status spongiosus und Gliose der thalamischen Form der Jakob-Creutzfeldt-Krankheit zugeordnet wurden (KIRSCHBAUM 1968), soll es sich eher um Thalamusdegenerationen handeln. Unklar bleiben die Fälle von Thalamusdegeneration ohne Status spongiosus im Thalamus, aber mit einem solchen in der Hirnrinde (GARCIN et al. 1963; BRION 1967; MIZUSAWA et al. 1988).

a) Infantile Form

Neben Fällen von Kindern mit Thalamusdegeneration und Zellverkalkungen, die auf eine perinatale Schädigung oder auf toxische Wirkungen während der Schwangerschaft zurückzuführen sind (ROSALES u. RIGGS 1962; WILSON et al. 1982; PARISI et al. 1983), wurden auch Fälle, bei denen eine exogene Wirkung nicht nachgewiesen werden konnte, mitgeteilt. ABUELO et al. (1981) haben aufgrund einer symmetrischen Thalamusdegeneration bei 2 Geschwistern auf eine möglicherweise genetisch bedingte Krankheit hingewiesen. Bei den sekundären Fällen scheint eine besondere Vulnerabilität des Thalamus für exogene Auswirkungen in der späten Fetalzeit zu bestehen (PARISI et al. 1983).

b) Adulte Form

Klinisches Bild

Die Krankheit befällt mit wenigen Ausnahmen (MARTN et al. 1983) vornehmlich Männer im mittleren Lebensalter und manifestiert sich durch eine Demenz, deren Merkmale progressiver Gedächtnisverlust, psychische Verlangsamung mit Initiativ-, Kommunikations- und Spontaneitätsschwäche sind. In einigen Fällen wurden auch Choreoathetosen und Myoklonien sowie Störungen des Schlafes und des autonomen Nervensystems beobachtet (SCHULMAN 1957; GARCIN et al. 1963; LUGARESI et al. 1986). Der Tod tritt nach Monaten bis einigen wenigen Jahren ein. Patienten mit extrem protrahiertem Verlauf bis zu 20 Jahren und mehr (GRÜNTHAL 1942) wurden beschrieben. Familiäres Vorkommen wurde wiederholt beobachtet (ODA 1976, 1977; MARTIN et al. 1983; LITTLE et al. 1986).

Neuropathologie

Makroskopisch kann man beim chronischen Verlauf schon die Atrophie des Thalamus erkennen.

Lichtmikroskopisch stellt man einen bilateralen symmetrischen Verlust von Nervenzellen mit unterschiedlicher Ausprägung in den verschiedenen Thalamuskernen fest. Besonders befallen sind der Nucleus medialis dorsalis (mit Ausnahme der Pars magna cellularis), der Nucleus lateralis posterior und Nucleus dorsalis, der Nucleus reticularis, das Pulvinar und die ventrale Portion des Nucleus ventralis posteromedialis. Die verbleibenden Zellen zeigen mit wenigen Ausnahmen Schrumpfung, Hyperchromasie und granulovakuoläre Degeneration (PILZ u. ERHART 1981). Die Mikroneurone sind in der Regel nicht betroffen (MARTIN et al. 1983). Die Corpora geniculata und die Nuclei mediales werden meistens ausgespart. Die Areale mit neuronalem Verlust weisen eine ausgeprägte Gliose auf.

Die Hirnrinde zeigt keinen oder nur einen geringgradigen Nervenzellverlust (HORI et al. 1981). In chronischen Fällen können die Ausfälle in der Hirnrinde als Folge transneuronaler Atrophie ausgeprägter sein. In den dorsalen Anteilen der unteren Oliven fand man in einigen Fällen eine deutliche Reduzierung der Neuronenzahl (STERN 1939; ODA 1976, 1977). Weitere Bahnen und Kerne sind nur gelegentlich und geringgradig betroffen.

Eosinophile intrazytoplasmatische Einschlüsse wurden in thalamischen Neuronen von Patienten mit myotonischer Dystrophie festgestellt (WISNIEWSKI et al. 1985). Sie sind aber unspezifisch und kommen regelmäßig im Thalamus gesunder Erwachsener vor (PENA 1980).

2. Chorea Huntington (Erbliche Chorea; Veitstanz; Chorea major; Huntington-Krankheit)

Die Krankheit wurde klinisch von HUNTINGTON (1872) beschrieben und neuropathologisch von ALZHEIMER (1911) geklärt. Ein gemeinsames Vorkommen mit Syringomyelie (STERN 1921), Neurofibromatose (DÖRSTELMANN et al. 1971), progressiver Muskeldystrophie (BECKER 1953), Pick-Krankheit (SPATZ 1938; WINKELMANN 1949), amyotrophischer Lateralsklerose (HABERLANDT 1964; FOTOPULOS 1966; BRUYN 1968) und spastischer Spinalparalyse (PANSE 1942; REAL 1952; BONDUELLE et al. 1953; FRANK u. VUIA 1973) wurde beobachtet.

Klinisches Bild

Die ersten Symptome treten meistens zwischen dem 25. und 45. Lebensjahr auf in Form von blitzartig arrhythmisch einschießenden, manchmal salvenförmigen Zuckungen größerer Muskelgruppen oder auch einzelner Muskeln. Parallel dazu zeigen sich zunehmend Sprachstörungen und psychische Veränderungen, die sich zu einer progredienten Demenz entwickeln. Selten manifestiert sich die Krankheit im späteren Alter bis zu der 8. Dekade (BRUYN 1968). Einige Mitglieder von Chorea-Familien können eine Demenz ohne choreatische Störungen entwickeln. Bei anderen überlagern die athetotischen Symptome das hyperkinetisch-hypotone Syndrom (TOMLINSON u. CORSELLIS 1984). Eine Abnahme des Glukoseverbrauches (KUHL et al. 1982; CLARK et al. 1986b) kann der in Schichtaufnahmen festgestellten Hirnatrophie (OEPEN u. OSTERTAG 1981) vorangehen.

Bei einer durchschnittlichen Krankheitsdauer von etwa 17 Jahren sind Krankheitsverläufe zwischen 5 und 30 Jahren möglich. Bei ausgeprägter Heredität mit einem autosomal einfach-dominanten Erbgang gibt es regionale Häufungen der Chorea Huntington (z. B. Venezuela, Maracaibo).

Eine *juvenile Form* mit Beginn zwischen dem 10. und 20. Lebensjahr kommt bei 5–10% der Patienten vor (BIRD u. PAULSON 1971). Bei etwa 1% der Patienten manifestiert sich die Krankheit als *infantile Form* bereits im Kindesalter (JERVIS 1963; BYERS et al. 1973; CARLIER et al. 1974; LANGE 1981). Sowohl bei den juvenilen als auch bei den infantilen Formen überwiegen Versteifungen sowie akinetische Symptome, begleitet gelegentlich von Anfällen (rigide Form; Westphal-Variante). Bei der infantilen Form kann sich sehr bald eine Demenz entwickeln.

Neuropathologie

Makroskopisch steht die Atrophie des Nucleus caudatus im Vordergrund. Die Vorderhörner der Seitenventrikel sind erweitert und durch das fehlende Vorspringen des Nucleus caudatus eigentümlich abgeflacht (Abb. 235). Trotzdem sind Verwechslungen mit besonders schweren Atrophien bei der Pick-Krankheit, dem Parkinson-Dementia-Syndrom und bei diffusen laminären Nekrosen möglich (HIRANO u. FRIAS-LLENA 1983). Deswegen muß die Diagnose lichtmikroskopisch bestätigt werden. Der atrophische Prozeß greift auf das Putamen und das Pallidum (Abb. 236), den Nucleus ruber und die Substantia nigra über. Öfters ist der Balken verdünnt. Wegen der Atrophie des Striatums können die Capsula interna und die vordere Kommissur verbreitert erscheinen. Die

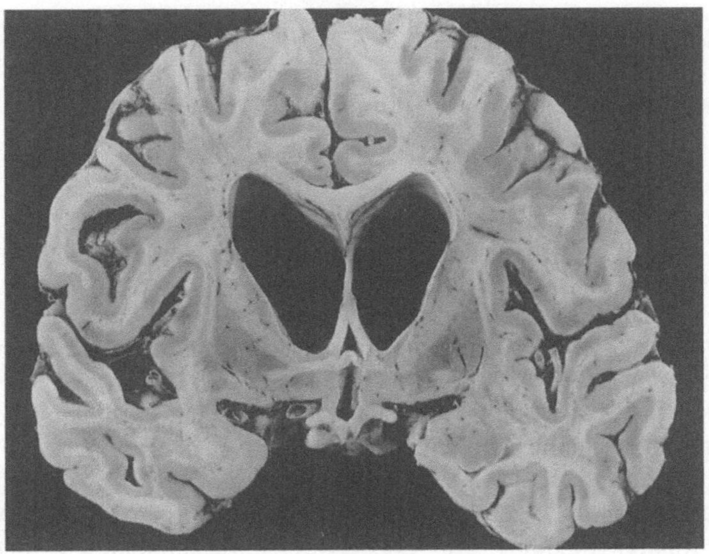

Abb. 235. Chorea Huntington. Allgemeine Atrophie des Gehirns mit ausgeprägter Atrophie des Corpus striatum beidseits und Ventrikelerweiterung

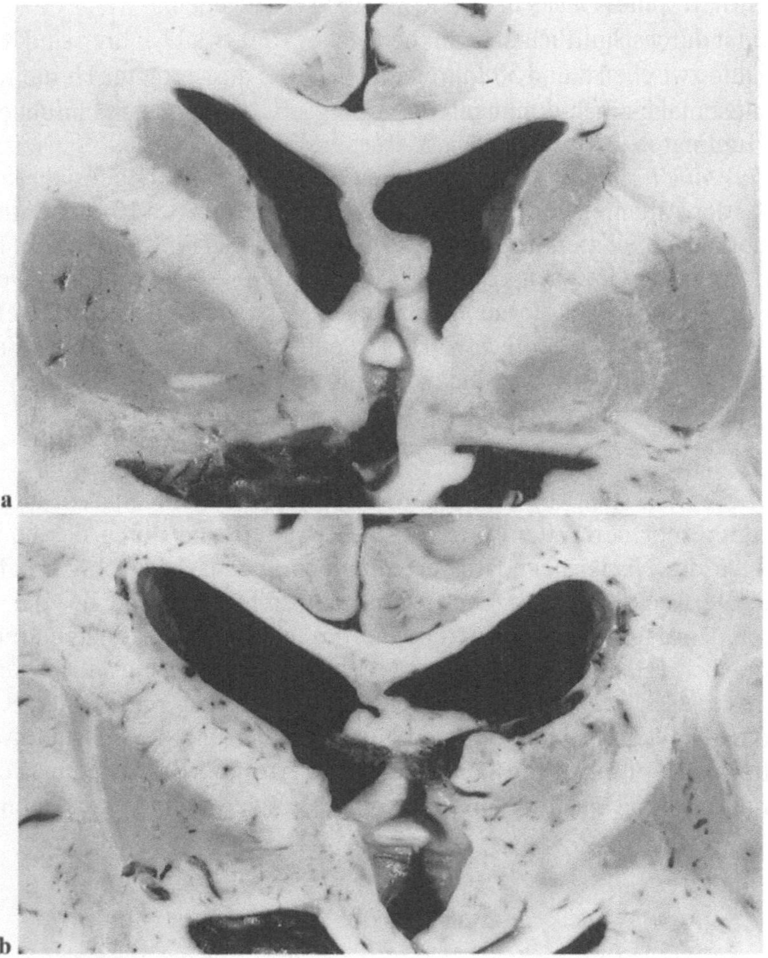

Abb. 236. Stammganglien **a** normal, **b** Chorea Huntington

Hirnrinde, vor allem der Frontal- und Temporallappen, seltener des gesamten Gehirns, kann auch atrophisch sein. Besonders ausgeprägt ist die Rindenatrophie bei der infantilen Form (Abb. 237).

Lichtmikroskopisch besteht eine starke Lichtung des Bestandes an kleinen Nervenzellen im Neostriatum bei geringerem Ausfall der großen Nervenzellen (OYANAGI u. IKUTA 1987) die deswegen im Vergleich zum gesunden Nucleus caudatus vermehrt erscheinen können. Sie können jedoch in der infantilen Form auch hochgradig rarefiziert sein (Abb. 238). Bei den verbleibenden großen Nervenzellen handelt es sich um Azetylcholinesterase-positive Neurone, die NADP-Diaphorese enthalten (FERRANTE et al. 1987). Die ersten erkennbaren Veränderungen finden sich in den medialen periventrikulären Anteilen und im Schwanz des Caudatums sowie im dorsalen Putamen (VONSATTEL et al. 1985). Im letzten Stadium

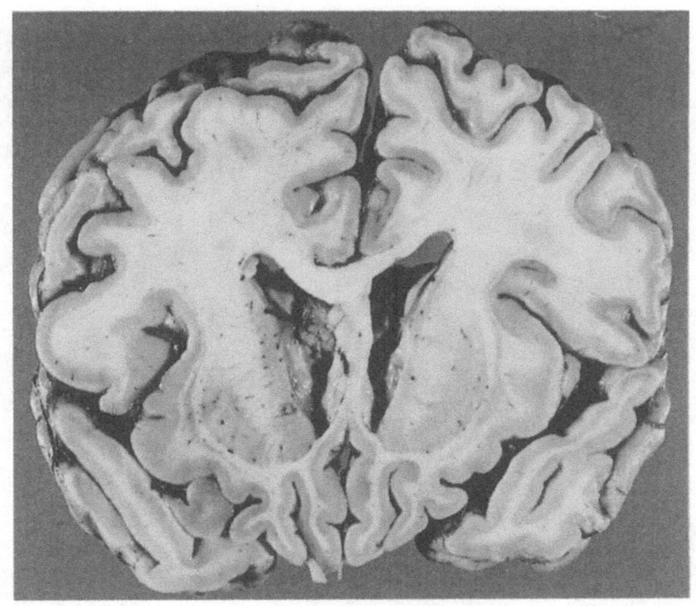

Abb. 237. Chorea Huntington. Infantile Form. Die Atrophie der Hirnrinde ist besonders ausgeprägt

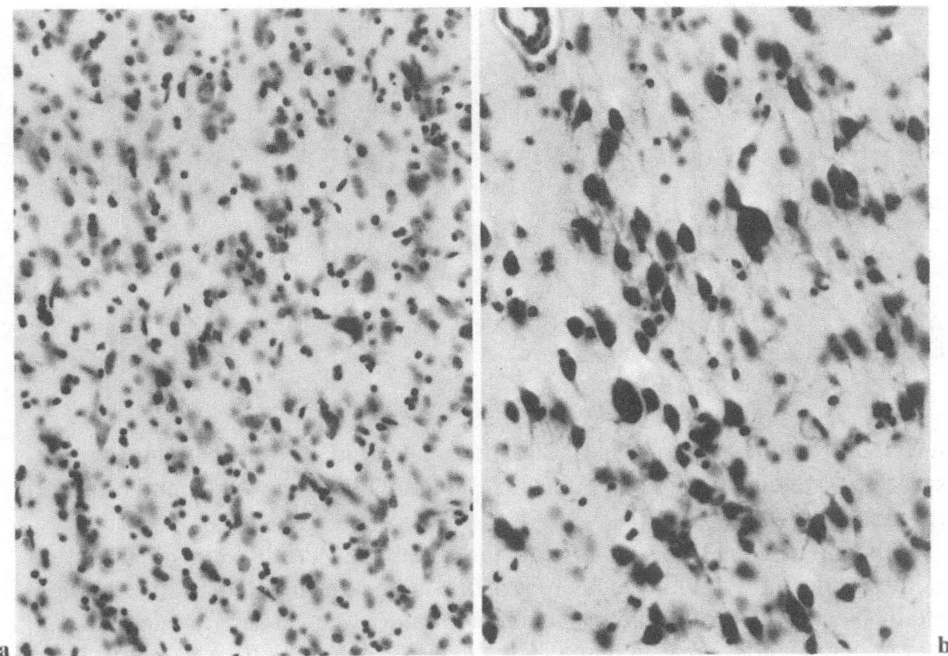

Abb. 238. a Ausfall der kleinen Nervenzellen im Neostriatum bei Chorea Huntington, **b** normal. Nissl × 250

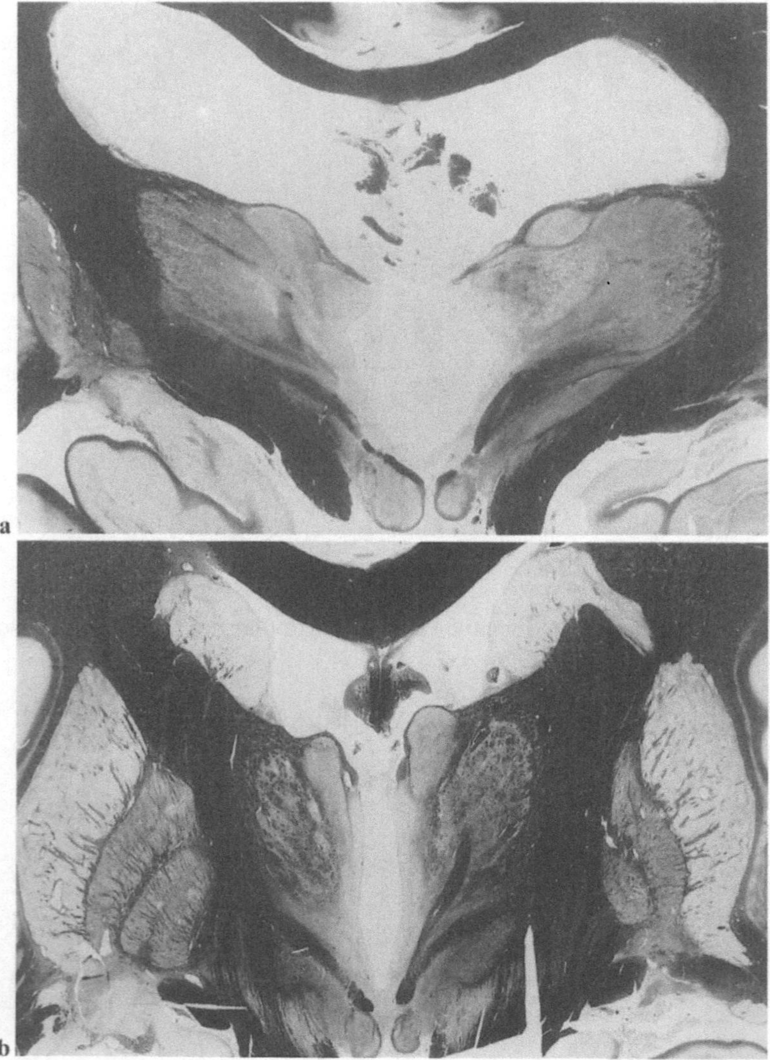

Abb. 239 a, b. Stammganglien auf der Höhe der Corpora mamillaria. **a** Chorea Huntington, **b** normal. Heidenhain-Wölke

(Abb. 239) können die schweren Veränderungen einem Status spongiosus entsprechen. Metenkephalin und Substanz P sind im Striatum weitgehend reduziert (FERRANTE et al. 1986).

Histometrische Untersuchungen zeigten, daß die Verminderung des Nervenzellbestandes im Pallidum nicht wesentlich hinter der im Neostriatum zurückbleibt. Nervenzellverlust und leichte Gliose können auch in der Hirnrinde, vor allem in den 3. und 4. bzw. in den 5. Schichten festgestellt werden (VOGT u. VOGT 1920; SPIELMEYER 1926; HALLERVORDEN 1957; BRUYN 1968). Sowohl die verbleibenden Nervenzellen als auch die Gliazellen weisen eine ausgeprägte Anhäufung von Lipofuszin auf (TELLEZ-NAGEL et al. 1974). Im ventrolateralen Thalamusgebiet sind die kleinen Neurone (internuntiale Neurone) bis zu 50% reduziert (DOM et al. 1976). Gering- bis mittelgradiger Zellverlust kommt auch im parvozellulären Anteil des Nucleus medialis vor (MARTIN 1970). Es handelt sich hierbei um präsynaptisch und postsynaptisch inhibitorisch wirkende Zellen. Der Befund hängt wahrscheinlich mit der Striatumatrophie als Folge einer Abnahme der GABA-ergen Impulse in die lateralen hypothalamischen Kerne zusammen. In der Substantia nigra wurde in Fällen mit der rigiden Form sowohl eine Abnahme des Melanins (JERVIS 1963) als auch ein Nervenzellverlust (BIELSCHOWSKY 1922; URECHIA u. MALESCU 1923; FORNO u. JOSE 1973) beschrieben. CAMPBELL et al. (1961) fanden als wesentliches Merkmal der rigiden Form ausgeprägtere Veränderungen im Putamen als im Caudatum, während BUGIANI (1982) bei einem Fall eine höhere Überlebensrate der großen Neurone feststellte. Ein fast vollständiger Verlust der Purkinje-Zellen wurde bei der infantilen und juvenilen Form beobachtet (CARLIER et al. 1974; RODDA 1981). Anhäufung von Lipofuszin sowie eingestreute Hämosiderinablagerungen in den erhaltenen Nervenzellen gelten als unspezifische Begleitsymptome. Gelegentlich wurde ein Verlust der Vorderhornzellen im Rückenmark beobachtet (JEQUIER 1947; FORNO u. JOSE 1973).

Eine starke Vermehrung der Astrozyten und eine Fasergliose liegen häufig insbesondere in späteren Stadien vor (Abb. 238a), obgleich zytometrische Zählungen Gliazellverluste bis zu 25% ergeben haben (BRUYN et al. 1979). Allerdings sind zytometrische Studien sowohl für die Nerven- als auch für die Gliazellen schwierig zu deuten, zumal im Verlauf der Krankheit Veränderungen in der Größe des Perikaryons zu einer Verschiebung in der Relation von großen zu kleinen Neuronen führen können. Darüberhinaus gibt es im Neostriatum wahrscheinlich mehr als nur zwei Neuronentypen.

Bei dem Versuch, eine neuropathologische Graduierung in der Schwere der Veränderungen vorzunehmen und eine klinisch-anatomische Korrelation herzustellen, wurde die große Variationsbreite der Befunde deutlich (VONSATTEL et al. 1985).

Im Markscheidenbild wird infolge der Atrophie des Streifenhügels (Abb. 239) ein Zusammenrücken der radiären Markfaserbündel deutlich. Dieses Bild bezeichneten VOGT u. VOGT (1920) als „Status fibrosus". Entmarkungen wurden in einzelnen Fällen in den zerebroolivaren und olivozerebellaren Fasern sowie in den Seiten- und Vordersträngen im Rückenmark (SPIELMEYER 1926; SCHRÖDER 1931; McCAUGHEY 1961; FORNO u. JOSE 1973) festgestellt.

Elektronenmikroskopisch wird in der Rinde und im Striatum ein erhöhter Lipofuszingehalt der Astrozyten und der Neurone beobachtet (TELLEZ-NAGEL et al. 1974). Die Mitochondrien sowie der Golgi-Apparat und das endoplasmatische Retikulum in den Nervenzellen zeigen Strukturanomalien. In den erhaltenen Nervenzellen, vor allem in denen des Nucleus accumbens, wurden Einstülpungen der Kernmembran sowie Verlagerung des Kernkörperchens zur Peripherie und eine leichte Schrumpfung des Zytoplasmas festgestellt (ROIZIN et al. 1979; BOTS u. BRUYN 1981). FORNO u. NORVILLE (1979) fanden in Autopsiematerial in Arealen mit starkem Nervenzellverlust zahlreiche unbemarkte Axone mit synaptischen

Bläschen, aber ohne Synapsenbildung. Die hyperplastischen Gliazellen weisen eine Zunahme der Gliafilamente auf. AVERBACK (1981) fand in Synapsen im Striatum typische Corpora amylacea (s.S. 108).

Pathogenese

Die abnorme Empfindlichkeit der Dopaminrezeptoren des Striatum sowie die geringe Dopamin- und Homovanillinsäurekonzentrationen im Caudatum, ein reduzierter Cholinazetyltransferasegehalt, vor allem im Nucleus caudatus (AQUILONIUS et al. 1975), sowie die Reduzierung der muskarincholinergen Rezeptoren im Neostriatum und im Pallidum können sowohl Ursache als auch Folge der neuronalen Veränderungen sein (BIRD u. SPOKES 1982). Das gleiche gilt für die erhöhten Konzentrationen des immunreaktiven Gonadotropin-Releasing-Hormons im Hypothalamus sowie den verminderten Gehalt von GABA und Substanz P im Bereich der Stammganglien.

Es gibt Anhaltspunkte für das Vorliegen eines generalisierten Defektes der Zell-Oberflächenmembranen (COYLE et al. 1979; ROSENBERG 1981; SANBERG u. COYLE 1984). Dies könnte gleichzeitig die die extrapyramidal-motorischen Störungen begleitenden Demenzsymptome bei z. T. geringem Zellverlust in der Hirnrinde erklären.

GUSELLA et al. (1983) fanden einen Restriktionsfragmentlängenpolymorphismus (RFLP), der es erlaubte, das Chorea-Huntington-Gen im Chromosom 4 zu lokalisieren. Die Häufung der adulten Fälle im mittleren Lebensalter deutete FINCH (1979) als Hinweis auf ein Zusammenwirken des Huntington-Gens mit den normalen Veränderungen der Stammganglien im Alter. Kultivierte Lymphozyten von Patienten mit Chorea Huntington wiesen eine höhere Empfindlichkeit gegenüber ionisierenden, aber nicht gegenüber Ultraviolettstrahlen auf (MOSHELL et al. 1980).

Die Tierversuche mit Kainsäure (COYLE 1979; FRANCIS et al. 1985), die ein choreaähnliches Bild erzeugt, blieben bei der Suche nach einem ähnlichen Faktor beim Menschen ergebnislos (MARSDEN 1982). Ebenfalls unbestätigt blieb die Rolle der Chinolinsäure als einer weiteren, möglicherweise endogenen exzitotoxischen Substanz (KOWALL et al. 1987 a, b).

a) Chorea-Akanthozytose (Levine-Critchley-Syndrom; Degeneration der Stammganglien mit Akanthozytose)

1967 berichteten CRITCHLEY et al. über eine Familie mit verschiedenen neurologischen Symptomen und Akanthozytose. Eine weitere wurde von ESTES et al. (1967) im gleichen Jahr veröffentlicht. Weitere Fälle wurden von AMINOFF (1972) und BIRD et al. (1978) publiziert.

Klinisches Bild

Die Krankheit manifestiert sich bei Adoleszenten oder jungen Erwachsenen mit orofazialen Dyskynesien, die sich im weiteren Verlauf der Erkrankung verstärken, generalisieren und zu einer diffusen Chorea führen. Gelegentlich kommen Abschwächung bzw. Ausfall der tiefen Sehnenreflexe sowie epileptische Anfälle vor, die auch als erstes Symptom auftreten können. Im Endstadium können Muskelatrophien (SATO et al. 1984; YAMADA et al. 1986) und Demenz verschiedener Ausprägung auftreten. Der Erbmodus ist autosomal-rezessiv, in einigen der Familien gelegentlich autosomal-dominant (LEVINE et al. 1968).

Neuropathologie

Das Caudatum und, weniger ausgeprägt, das Putamen zeigen einen starken Nervenzellverlust bei unterschiedlicher Erhaltung einiger großer Neurone (IWATA et al. 1984). Nervenzellschwellungen im Dentatum sowie Vakuolisierung des Zytoplasma der Neurone in Hirnnervenkernen wurden ebenfalls beschrieben (YAMADA et al. 1986). Die hochgradige Gliose durchsetzt das Caudatum und kommt im Putamen herdförmig vor (YAMADA et al. 1986). Eine geringgradige Gliose kommt auch im Marklager des Groß- und Kleinhirns sowie in den zentromedialen Thalamuskernen vor. In den sensorischen Nerven wurde ein Verlust an dicken bemarkten Fasern festgestellt (OHNISHI et al. 1981).

Im peripheren Nerv wurde eine fleckförmige Entmarkung (AMINOFF 1972) bzw. axonale Degeneration (SATO et al. 1984) beobachtet. Biochemisch wurde eine Abnahme der Substanz P im Caudatum und Putamen und darüber hinaus der Glutaminsäure-Dekarboxylase in der Substantia nigra festgestellt (SATO et al. 1984).

b) Familiäre Striatumdegeneration (holotopistische Striatumnekrose)

ROESSMANN u. SCHWARTZ (1973) beschrieben als „familiäre Striatumdegeneration" eine progrediente Erkrankung des Kindesalters, die meist Geschwister befällt und klinisch mit psychischer Retardierung, Rigor, Dysarthrie und Dysphagie, athetotischen Bewegungen und Krampfanfällen einhergeht. Gleichartige Befunde erhoben ERDOHAZI u. MARSHALL (1979) sowie JELLINGER et al. (1979). Dazu sollten die Fälle von MIYOSHI et al. (1969) gerechnet werden, bei denen jedoch eine vaskuläre Genese nicht auszuschließen ist.

Neuropathologisch fanden sich eine symmetrische Striatumdegeneration und diffuse Großhirnrindenatrophie ohne sonstige zentralnervöse Systemdegeneration.

Nach dem derzeitigen Kenntnisstand wird man die mitgeteilte Form einer familiären Striatumdegeneration mit zerebellar-extrapyramidal-myoklonischer Manifestationsform somit am ehesten den atypischen Verlaufsformen der Westphal-Variante der Chorea-Huntington zuordnen müssen.

3. Choreaähnliche Krankheitsbilder

Choreoathetotische Bewegungsstörungen kommen bei einer großen Zahl neurologischer Krankheiten und Syndrome vor. Neben der vaskulär bedingten Chorea und Hemichorea (HEILMAN et al. 1971; JOHNSON u. EAHN 1977) gibt es eine Reihe von Krankheitsbildern, bei denen die choreotaktischen Hyperkinesen die Hauptstörungen darstellen.

a) Chorea minor (Chorea Sydenham)

Die Krankheit, die im Kleinkindesalter bis zum Ende der Pubertät auftritt, gehört nicht zu den Systematrophien. Sie besteht in einer choreiformen Hyperkinese, die zwischen kaum als abnorm erkennbaren „Zappeleien" und schweren Unruhezuständen mit Grimassieren variiert. Verhaltensstörungen treten bei vermehrter Irritabilität auf, jedoch keine Demenz. Die Krankheitsdauer schwankt zwischen einigen Wochen und wenigen Jahren. Gewöhnlich dauert die Krankheitsphase nur wenige Monate. Rezidive kommen vor.

Neuropathologisch finden sich im Gehirn disseminierte perivaskuläre Lymphozyteninfiltrate und Gliaknötchen. Selten können auch ausgeprägtere Arteriitiden beobachtet werden, gelegentlich embolische Gefäßverschlüsse. Die graue Substanz ist stärker betroffen. Pathogenetisch wird das prognostisch in der Regel günstige Leiden angesichts der häufig begleitenden Herzklappenfehler auf rheumatischer Grundlage als Ausdruck einer passageren metastatischen Herdenzephalitis aufgefaßt.

b) Dystonia musculorum deformans (Torsionsdystonie)

Die erste Beschreibung geht auf SCHWALBE (1908) zurück, der das Syndrom als eine Form von Hysterie auffaßte. OPPENHEIM führte die Bezeichnung „Dystonia musculorum deformans" ein und postulierte eine organische Pathogenese (1911). MENDEL (1936) nahm ohne histologische Untersuchung eine Läsion des Striatum und des Bracchium conjunctivum an. DAVISON u. GOODHART (1938) grenzten anhand von vier neuropathologisch untersuchten Fällen die Krankheit von der hepatolentikulären Degeneration ab. Die Symptome treten meistens im Kindesalter oder in der Pubertät auf. Häufig sind zunächst nur Drehbewegungen von Kopf und Hals (Torticollis), die erst später auf Rumpf und Beine übergehen. Nach einigen Jahren, manchmal sogar wenige Monate nach Beginn der Symptome, ist der Patient durch die störenden Bewegungen invalide (erwerbsunfähig).

Das klinische Bild ist sehr variabel und hat starke Ähnlichkeiten mit der Chorea Huntington einerseits und den Athetosen andererseits. Neben der autosomal-rezessiven und der autosomal-dominanten Form gibt es auch eine gonosomale Form (ELRIDGE 1982).

Neuropathologie

Morphologisch läßt sich kein einheitliches Muster erkennen. Neben einzelnen Fällen mit entzündlichen Veränderungen (VAN BOGAERT 1929; MUNCH-PETERSEN 1935) überwiegen diejenigen mit degenerativen Veränderungen, vor allem bei denen mit familiärem Vorkommen. Am konstantesten findet man einen Verlust der großen Neurone des Striatum, weniger der kleinen Nervenzellen. Darüberhinaus kommen auch geringgradige Veränderungen der Nervenzellen im Globus pallidus, vor allem in den Innensegmenten und auch im Nucleus Luysii vor.

Pathogenese

Es handelt sich um eine Störung der Rückmeldungsmechanismen bei der Muskeltonusregulation. Die abnormen Haltungen und Bewegungsabläufe entstehen bei gleichzeitiger Innervation von Agonisten und Antagonisten.

c) Gilles-de-la-Tourette-Syndrom

Das schon 1885 von GILLES DE LA TOURETTE beschriebene Krankheitsbild besteht in Bewegungsautomatismen, die zwischen dem 2. und 15. Lebensjahr einsetzen. Später tritt eine auffallende Neigung zu einer Wiederholung obszöner Wörter (Koprolalie) auf. Familiäres Auftreten wurde beobachtet (POLLACK et al. 1977). Die wenigen *neuropathologischen* Untersuchungen brachten keinen eindeutigen Befund (DEWULF u. VAN BOGAERT 1941; BALTHASAR 1957; RICHARDSON 1982). Pathogenetisch wurden Störungen im Purkinje- Zellstoffwechsel angenommen (VAN WOER et al. 1977), die nicht nachzuweisen waren (SINGER et al. 1978). Eine Abnahme bis zum Fehlen von Dynorphin in den Stammganglien wurde immunhistochemisch festgestellt (HABER et al. 1986).

d) Meige-Syndrom (Breughels-Syndrom; spontane orofaziale Dyskinesie; Blepharospasmus und oromandibulare Dystonie)

Das Syndrom wurde 1910 von MEIGE beschrieben und besteht in Blepharospasmen und Kontraktionen anderer Gesichtsmuskeln, die in der 5. bis 7. Dekade auftreten. MARSDEN (1976) benannte es nach dem flämischen Maler BREUGHEL, der eine Frau mit dem Syndrom malte. Die Mehrzahl der früheren Fälle waren spontan aufgetreten, während spätere Arbeiten häufig ein familiäres Vorkommen feststellten (TOLOSA 1979; NUTT u. HAMMERSTAD 1981; JANKOVIC 1985). Bei einem jüngeren Patienten mit Blepharospasmus, Makuladegeneration und Retardierung fanden KAJIYAMA et al. (1985) Verkalkungen in den Basalganglien.

Lichtmikroskopisch fand man entweder keine neuropathologische Veränderung (GARCIA-ALBEA et al. 1981) oder einen unregelmäßigen mosaikartigen Nervenzellverlust und begleitende Gliose in den dorsalen Hälften von Caudatum und Putamen (ALTROCCHI u. FORNO 1983) bzw. Substantia nigra, Locus coeruleus und Tegmentum des Mittelhirns sowie Dentatum (KULISEVSKY et al. 1988).

Pathogenetisch werden funktionelle Störungen der Stammganglien mit einem Überwiegen von Dopamin im Striatum angenommen (TOLOSA u. KLAWANS 1979; WEINER et al. 1981).

e) Paramyoclonus multiplex (familiärer essentieller Myoklonus)

Das Syndrom wurde 1881 von FRIEDREICH beschrieben. Es kommt bei einigen Familien hereditär vor (DE JONG 1982) und ist gelegentlich mit einem essentiellen Tremor kombiniert (s.S. 547). Eine Abgrenzung gegenüber der Dyssynergia cerebellaris myoclonica (s.S. 600) ist daher nicht immer möglich. Darüber hinaus wurden gelegentlich verschiedenartige Choreaformen als Paramyoklonus multiplex diagnostiziert (HASSIN u. KEPNER 1945).

4. Hallervorden-Spatz-Krankheit
(neuroaxonale Dystrophie Typ I-Gilman und Barrett; lokalisierte neuroaxonale Dystrophie; progressives Pallidumdegenerationssyndrom; Pigmentspheroiddegeneration)

1922 beschrieben HALLERVORDEN u. SPATZ eine Erkrankung des extrapyramidalen Systems mit Schwerpunkt im Pallidum und der Substantia nigra. WIGBOLDUS u. BRUYN (1968) schränkten die Diagnose der Hallervorden-Spatz-Krankheit auf die Fälle mit familiärem Vorkommen und Beginn im spätinfantilen oder juvenilen Alter ein. DOOLING et al. (1974) fügten die infantilen und adulten Formen hinzu und fanden unter den typischen Fällen mehrere ohne ein familiäres Vorkommen. In dem Abschnitt über die neuroaxonalen Dystrophien im Rahmen der generalisierten degenerativen Erkrankungen des Gehirns werden die von uns verfolgten Einteilungskriterien erläutert (s.S. 511). Aufgrund der vorhandenen neuroaxonalen Schwellungen wurde die Hallervorden-Spatz-Krankheit von einigen Autoren als eine lokalisierte Form den neuroaxonalen Dystrophien zugeordnet.

Klinisches Bild

Die Krankheit manifestiert sich bei den *infantilen* Verlaufsformen selten postnatal, häufiger im Laufe des 1. Lebensjahres; die *spätinfantilen* Verlaufsformen beginnen um das 3. Lebensjahr, die *juvenilen* zwischen dem 7. und 12. Lebensjahr und die *adulten* nach dem 20. Lebensjahr bis in das späte Alter (KALYANASUNDARAM et al. 1980; JANKOVIC et al. 1985). Im Vordergrund stehen Rigor, zunehmende Spastik, Gang- und Sprachstörungen sowie eine langsam progrediente Demenz. Gelegentlich kommen athetoseartige Hyperkinesen (DE MYER et al. 1964), atakische Störungen, Nystagmus, Sehstörungen und Krampfanfälle vor. Dysphagien und Deformierungen des Fußes sind fakultativ, ebenso eine Retinitis pigmentosa (ROTH et al. 1971) und ferner eine Akanthozytose im Blutausstrich (SWISHER et al. 1972). Im weiteren Verlauf zeigen sich psychomotorische Entwicklungsstörungen, Sehstörungen bis zur Erblindung durch Optikusatrophie, Hörstörungen und eine progressive Demenz. JANKOVIC et al. (1985) beschrieben eine Familie mit der adulten Form, die sich klinisch als familiärer Parkinsonismus manifestierte. KÖRNYEY (1974) berichtete über erhöhte Kupferausscheidung im Urin bei normaler Kupferkonzentration im Blut. Die Krankheitsdauer beträgt 2–9 Jahre bei den infantilen und spätinfantilen, 8–18 Jahre bei den juvenilen Formen.

Neuropathologie

Makroskopisch fällt in allen Fällen bei dem gering- bis mittelgradig atrophischen Gehirn die graubräunliche bis rötliche Verfärbung von Pallidum und Zona rubra der Substantia nigra auf, die abnorm voluminös erscheinen können. Bei den infantilen Formen ist oft eine Kleinhirnatrophie erkennbar.

Lichtmikroskopisch finden sich im Pallidum massive Pigmentablagerungen. Sie geben meist eine positive Eisenreaktion (Abb. 240) und weisen grüne, bläulich-schwarze, goldgelbe und braune Farben auf (Abb. 241). Sie kommen im Pallidum und in der Substantia nigra unter Bevorzugung der Zona rubra vor. Bei den

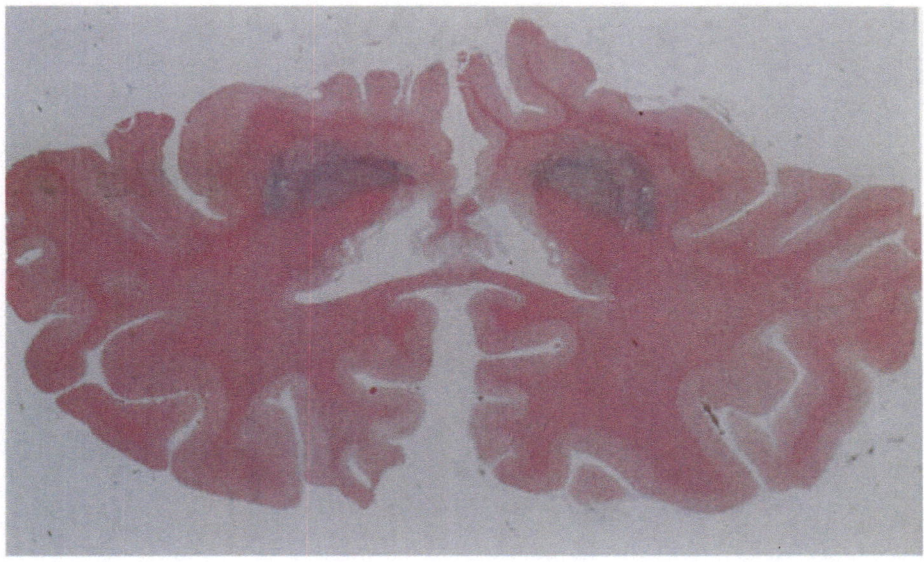

Abb. 240. Hallervorden-Spatz-Krankheit. Starke eisenpositive Reaktion des Pallidum, z. T. auch des Putamen. Turnbull-Färbung

infantilen und spätinfantilen Fällen sind sie wesentlich geringer als bei den juvenilen und adulten Formen (ROZDILSKY et al. 1968). Daneben trifft man im Pallidum schollen- und maulbeerförmige Pseudokalkablagerungen. Sie färben sich mit Thionin blaßgrün bis blauschwarz. Bei einem Teil der spätinfantilen und juvenilen Fälle waren die Veränderungen auf das Pallidum beschränkt (KESSLER et al. 1984).

Die Nervenzellen in den Arealen mit Pigmentablagerungen sind z. T. zugrunde gegangen, wobei eine intensive Astrozytenproliferation besteht. Im Markscheidenpräparat findet sich im Pallidum eine mehr oder weniger starke Verarmung an Markfasern (Status dysmyelinisatus, VOGT u. VOGT 1920). Lewy-Körper wurden wiederholt in der Substantia nigra beobachtet (BORNSTEIN et al. 1966; SCHOENE et al. 1970; DEFENDINI et al. 1973; WILLIAMSON et al. 1982; ANTOINE et al. 1985).

Bei den infantilen und spätinfantilen Formen zeigt sich eine Vermehrung von sudanophilen Fetten, vor allem innerhalb des Pallidum, in dem neben spongiöser Auflockerung und Axonschollen auch lockere Gliaknötchen vorhanden sein können. Die Lipophanerose kommt weniger ausgeprägt auch im Thalamus vor. Speicherung mit Ballonierung des Zytoplasma wurde auch in Neuronen anderer Hirnareale nachgewiesen (KÖRNYEY 1974). Die Axonschwellungen sind bei den infantilen und spätinfantilen Fällen vordergründig (VAKILI et al. 1977). Sowohl im Pallidum als auch in der Substantia nigra erkennt man Axonauftreibungen mit den bei den generalisierten neuroaxonalen Dystrophien beschriebenen Merkmalen (s. S. 513). Sie kommen vereinzelt auch an anderen Stellen vor (DEFENDINI et al. 1973; DOOLING et al. 1974; KALYANASUNDARAM et al. 1980). Vor allem bei den spätinfantilen Fällen begegnet man ihnen in der Großhirnrinde, im Thalamus, in den

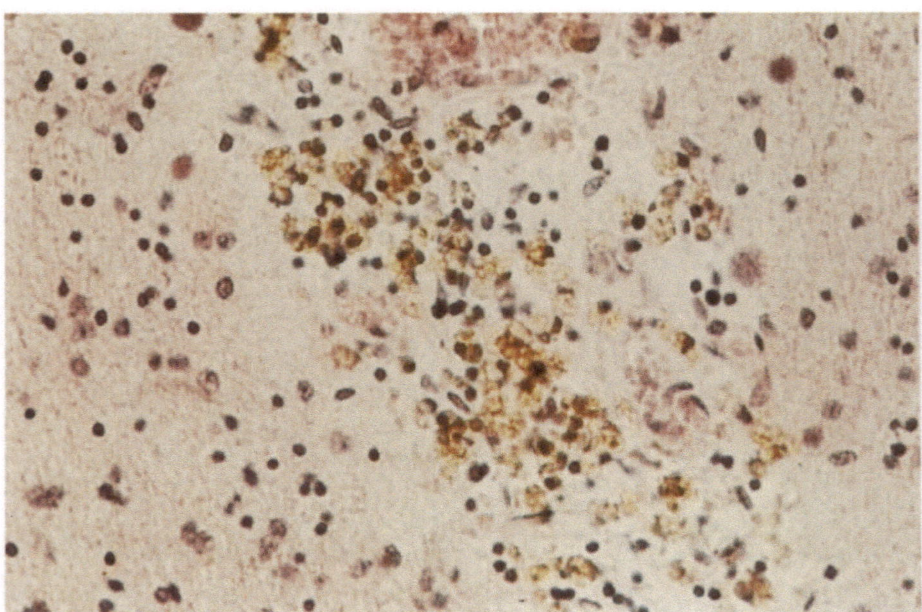

Abb. 241. Gleicher Fall wie Abb. 240. Im Pallidum Anhäufung von goldgelben-bräunlichen Pigmenten. HE × 300

Haubenkernen und in den Hinterhörnern des Rückenmarks (SEITELBERGER et al. 1963).

In der Retina finden sich ein Nervenzellverlust (INOMATA et al. 1978) und Pigmentablagerungen, vor allem in den Außenschichten (ROTH et al. 1971). Das Fehlen von Veränderungen in den motorischen Endplatten wurde als wichtiges Unterscheidungsmerkmal gegenüber den infantilen neuroaxonalen Dystrophien aufgeführt (MARTIN et al. 1974 b). Biochemisch wurden im Pallidum hohe Mengen von Eisen sowie von Kupfer, Zink und Kalzium nachgewiesen (GOLDBERG u. ALLEN 1979).

Elektronenmikroskopie: Die Pigmente im Globus pallidus und in der Substantia nigra zeigen sich als unregelmäßig rundliche Gebilde mit Arealen unterschiedlicher Intensität, die aber immer stark adielektronisch und von grobgranulärer Beschaffenheit sind (VAKILI et al. 1977). Die Ultrastruktur der neuroaxonalen Schwellungen entspricht der generalisierten axonalen Dystrophie (s.S. 516), obgleich DEFENDINI et al. (1973) etwas abweichende Strukturen beobachteten. In Hautbiopsien von klinisch diagnostizierten Patienten fand man stark adielektronische Einschlüsse (STOVER et al. 1981) und in den Lymphozyten Fingerabdruck- und multilamelläre Strukturen (SWAIMAN et al. 1983).

Pathogenese

Bemerkenswert ist im Zusammenhang mit der Pigmentanreicherung innerhalb von Pallidum und Substantia nigra die Tendenz zu einer Hyperpigmentation der Haut. Hypothetisch wurden als pathogenetische Mechanismen sowohl Störungen im Neuromelanin- bzw. im dopaminergen System als auch der oxidative Effekt der erhöhten Eisenmengen diskutiert. Nach PARK et al. (1975) und KIM et al. (1981) entstehen die Pigmente durch Peroxidation, während die Sphäroidbildung eine Folge der in Axonschwellungen angesammelten Lipopigmente ist. PERRY et al. (1984) nahmen an, daß sich wegen des Zysteindioxygenasemangels die Konzentration von Zystein im Pallidum erhöht. Die dadurch verstärkte Bindung von Eisen durch Zystein soll zur Bildung von freien Radikalen führen, die eine zerstörende Wirkung auf die Nervenzellmembranen ausüben würden.

HARTMANN et al. (1983) hielten einen Teil der Pigmentablagerungen in den axonalen Schollen für Neuromelanin, das aus katecholaminergen Nervenzellen stammt.

Pigmentsphäroiddegeneration bei Tieren

Pallidonigrale Anhäufung von Eisenpigment und axonale Schwellungen wurden bei alten Rhesusaffen beschrieben. Die Tiere waren aber neurologisch unauffällig (BRONSON u. SCHOENE 1980).

5. Parkinsonismus

PARKINSON beschrieb 1817 die Schüttellähmung, für deren Bezeichnung die lateinische Übersetzung in „Paralysis agitans" von HALL (1850) bzw. das Eponym Morbus Parkinson verwendet werden. Unter Parkinsonismus werden neben der Paralysis agitans, d.h. dem Morbus Parkinson im engeren Sinne, andere, ihm ähnliche Krankheitsbilder unterschiedlicher Ätiologie zusammengefaßt. Parkinsonistische Züge sind darüber hinaus klinisches Krankheitszeichen der chronischen Manganvergiftung und gelegentlich der Kohlenmonoxidvergiftung. Sie können auch bei Drogenabhängigen vorkommen (s.S. 560). In diesem Abschnitt werden neben der Paralysis agitans der postenzephalitische Parkinsonismus, der Parkinson-Demenz-Komplex aus Guam und die striatonigrale Degeneration behandelt. „Parkinson plus" als Systemüberschreitung der Parkinson-Krankheit (ROPPER et al. 1983; SCHNABERTH 1986) kommt bei verschiedenen Multisystematrophien vor.

a) Morbus Parkinson (Paralysis agitans, Morbus Parkinson vom Lewy-Körper-Typ; Parkinson-Krankheit, erbliche Schüttellähmung; idiopathischer Parkinsonismus)

Der Morbus Parkinson kann mit anderen Krankheiten kombiniert vorkommen, insbesondere mit der amyotrophen Lateralsklerose (BRAIT et al. 1973; KAIYA u. MEHRAEIN 1974) oder auch mit der Alzheimer-Krankheit (TOMLINSON u. CORSELLIS 1984).

Letztere Kombination kommt sechs mal häufiger vor, als es bei Gleichaltrigen zu erwarten wäre (BOLLER et al. 1980). Aufgrund des Manifestationsalters und Vorhandenseins einer Demenz werden neben der klassischen Form eine juvenile und eine Form mit Demenz unterschieden.

Klinisches Bild

1% der 60jährigen und älteren, bzw. 2,6% der über 85jährigen Menschen leiden an Morbus Parkinson. Das Durchschnittsalter liegt bei 66 Jahren (GERSTENBRAND u. RANSMAYER 1986). Die 6. und 7. Lebensdekade ist bevorzugt betroffen, Männer erkranken häufiger (60%). Ruhetremor, Akinese, Rigor und Haltungsanomalien stellen die Hauptsymptome dar. In der Initialphase kommen Gliederschmerzen und Verstimmungszustände vor. In fortgeschrittenen Phasen weisen die Patienten eine Verarmung an Ausdrucks- und Mitbewegungen sowie vermehrten Speichelfluß und Retro- oder Propulsionsphänomene auf. Bei einer das Parkinson-Syndrom begleitenden Multimorbidität (Parkinson plus) können Verlauf und Morbidität vor allem durch eine zerebrovaskuläre Insuffizienz geprägt werden (FISCHER 1984; SCHNABERTH 1986). Funktionsstörungen des autonomen Nervensystems sind bei der Mehrzahl der unbehandelten Patienten vorhanden (WOLFSON et al. 1985; GOETZ et al. 1986). Die Fälle mit orthostatischer Hypotension wurden von MICIELI et al. (1987) als ein Subtyp angesehen. Der zerebrale Blutfluß ist regional vermindert (LAVY et al. 1979), und im CT wurde eine deutliche kortikale und zentrale Atrophie vor allem bei jüngeren Patienten beobachtet (STEINER et al. 1985).

Die Angaben über ein familiäres Auftreten schwanken in der Literatur zwischen 4 und 41%. Sowohl eine dominante als auch eine rezessive Vererbung wurden angenommen (JANKOVIC u. RECHES 1986). Demgegenüber wurde das Vorhandensein eines vererbbaren Morbus Parkinson von DUVOISIN (1986) abgelehnt.

Pathologie

DEN HARTOG JAGER (1970) fand eosinophile rundliche Einschlüsse im Nebennierenmark. *Elektronenmikroskopisch* weisen sie eine homogene Struktur ohne filamentäre Komponenten auf (TOMONAGA et al. 1977). Mit Hilfe der EDAX-Elementanalyse wurden in deren Inhalt Schwefel, Kalzium und Phosphor nachgewiesen (KIMULA et al. 1983).

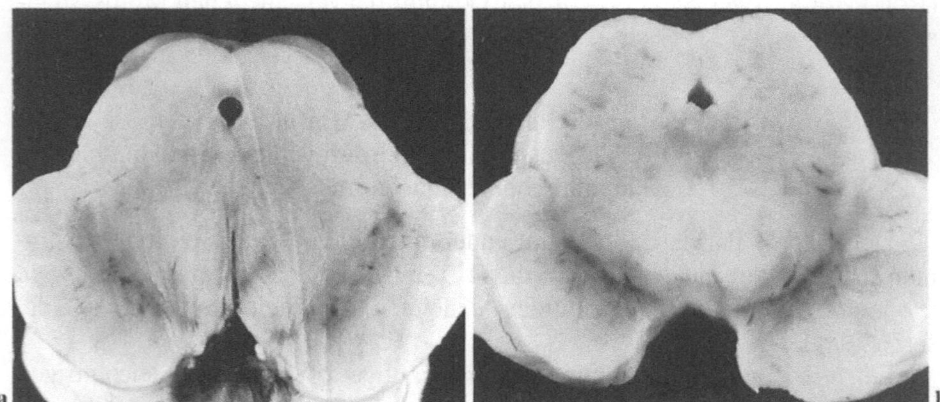

Abb. 242a, b. Schnitt durch das Mittelhirn im Bereich der Substantia nigra. **a** Fleckförmige Pigmentierung bei Morbus Parkinson, **b** normal

Neuropathologie

Makroskopisch ist in vielen, aber nicht allen Fällen eine Abblassung der Substantia nigra und des Locus coeruleus, selten bis zum völligen Pigmentverlust, sichtbar (Abb. 242 a, b).

Lichtmikroskopisch erkennt man einen Untergang der melaninhaltigen Nervenzellen der Substantia nigra, vor allem der zentralen Abschnitte der Zona compacta (Abb. 243).

Relativ verschont ist die am weitesten mediale Zellgruppe. Die Pigmentreste werden von perivaskulär angereicherten Abräumzellen phagozytiert (Abb. 244).

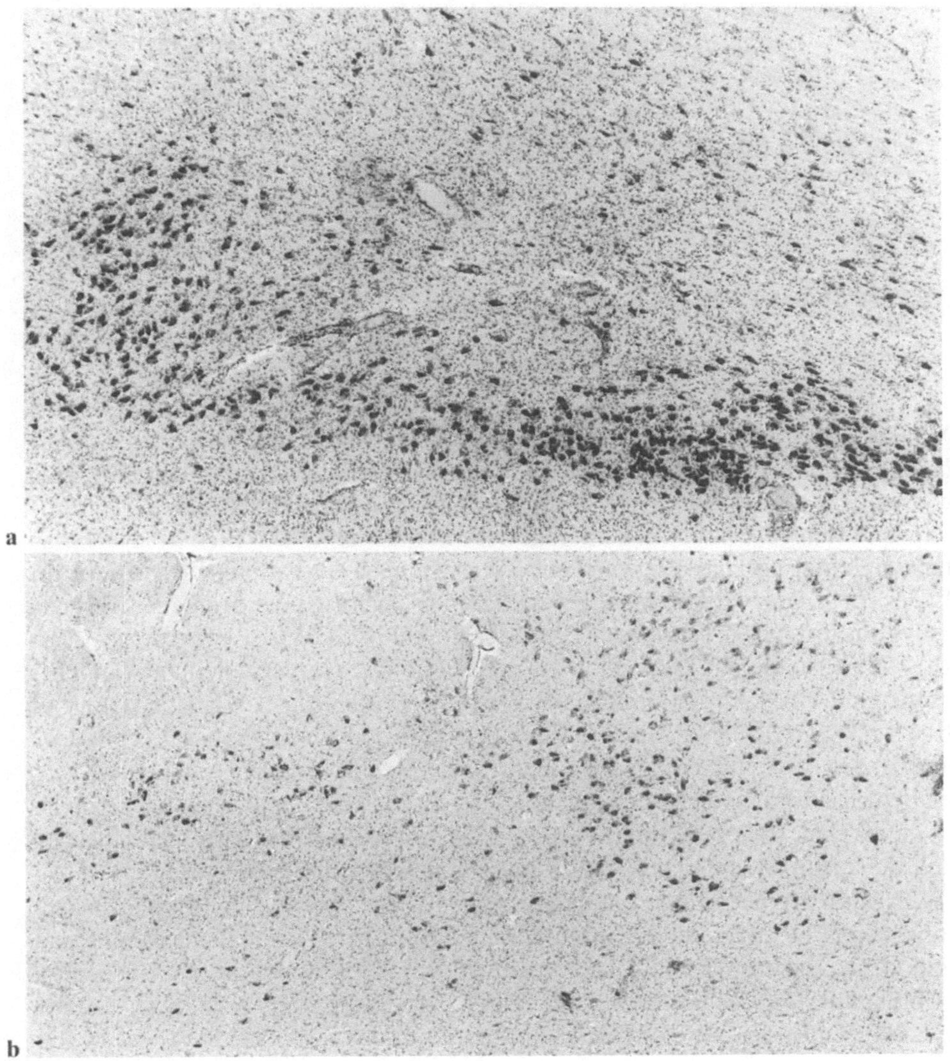

Abb. 243. Substantia nigra. **a** normal, **b** Morbus Parkinson mit weitgehendem Nervenzelluntergang. Nissl × 60

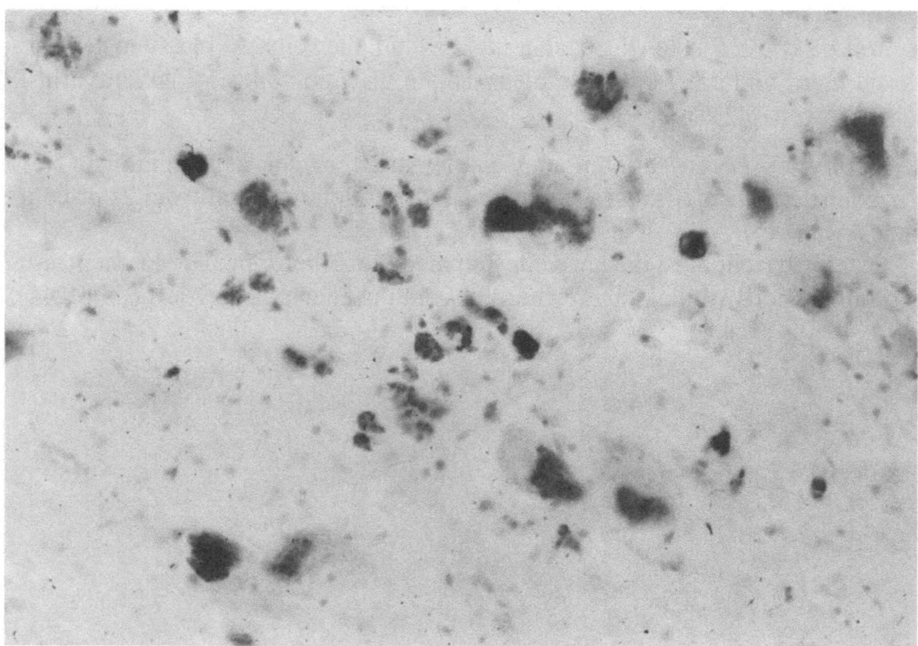

Abb. 244. Morbus Parkinson. Restpigmente werden von Abräumzellen phagozytiert. Nissl × 400

Makro- und Mikroglia sind reaktiv vermehrt (Abb. 245 a, b). Ein Verlust der melaninhaltigen Nervenzellen und eine Pigmentstreuung kommen auch im Locus coeruleus vor (MANN u. YATES 1983). Im dorsalen Vaguskern ist der Nervenzellschwund weniger häufig. In geringem Grade können Nervenzellen des Neostriatum (BERNHEIMER et al. 1973) und äußerst selten auch des Pallidum betroffen sein. In der Hirnrinde wurden sowohl ein diffuser als auch ein umschriebener Nervenzellverlust oftmals beschrieben (BENDA u. COBB 1942; EARLE 1968; ALVORD et al. 1974; YOSHIMURA 1982). Eine Zunahme der Zahl der Nervenzellen mit Pigmentdystrophie im Isokortex von Parkinson-Patienten wurde von STOCKHAUSEN u. BRAAK (1984) nachgewiesen. Der Nervenzellverlust des Nucleus basalis von Meynert ist seit langem bekannt (HASSLER 1938; VON BUTTLAR-BRENTANO 1955). Er kann bis zu 70% erreichen und ist somit stärker als bei der Alzheimer-Demenz (ARENDT et al. 1983; NAKANO u. HIRANO 1984; GASPAR u. GRAY 1984). Häufig handelt es sich um Patienten mit assoziierter Demenz (s. S. 555).

In 90% der betroffenen melaninhaltigen Nervenzellen finden sich intrazytoplasmatische eosinophile Einschlußkörperchen, die als rundliche, homogene und stark argentophile Kugeln mit einem schmalen hellen Saum erscheinen (Abb. 246 a). Nach ihrem Erstbeschreiber (LEWY 1913) werden sie Lewy-Körper genannt. Im Locus coeruleus sind sie häufig zu finden (Abb. 246 b), wo sie in den Nervenzellfortsätzen längliche Formen aufweisen können (FORNO 1977). Die Lewy-Körper der Nervenzellfortsätze sind im Gegensatz zu den Schwellungen bei der neuroaxonalen Dystrophie meistens in den Dendriten lokalisiert. Lewy-Kör-

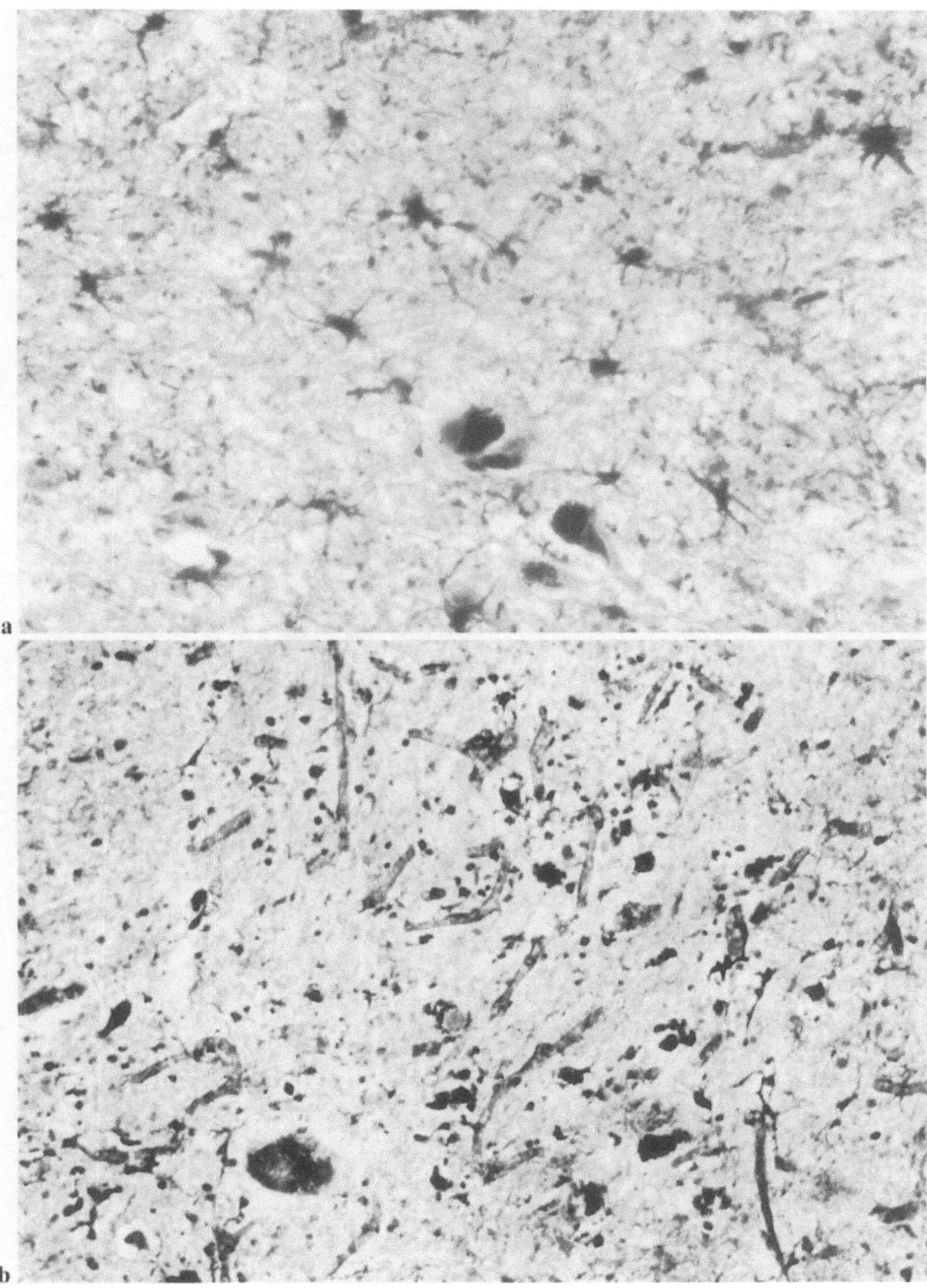

Abb. 245 a, b. Morbus Parkinson. Substantia nigra. Vermehrung **a** der Astrozyten und **b** der Mikroglia. **a** Goldsublimat nach Cajal × 300, **b** Mikrogliaimprägnation nach Rio-Hortega × 300

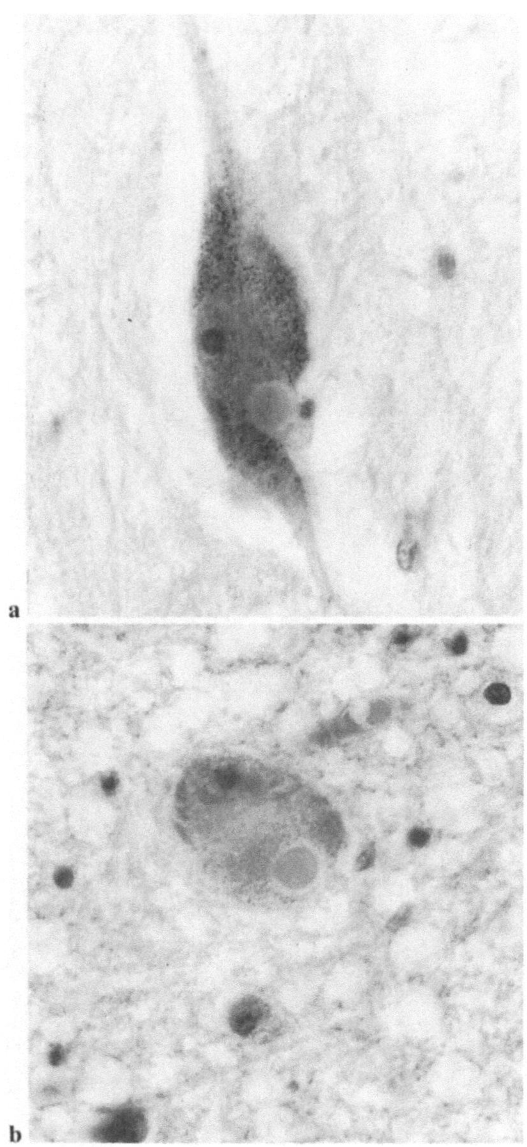

Abb. 246a, b. Morbus Parkinson. Lewy-Körper in Nervenzellen der Substantia nigra **a** und des Locus coeruleus **b** Nissl × 800

per kommen auch in einzelnen Nervenzellen der Hirnrinde (OKAZAKI et al. 1961; FORNO 1969; IKEDA et al. 1976; KOSAKA u. MEHRAEIN 1979), der Stammganglien und des Zwischenhirns außerhalb der Substantia nigra vor (YOSHIMURA 1983; HUNTER 1985), ferner im Tegmentum (UHL et al. 1983b) und im Hypothalamus (LANGSTON u. FORNO 1978). Selten wurden sie auch in den unteren Oliven beobachtet (LIPKIN 1959). In 70% der Fälle wurden Lewy-Körper in den sympathischen

Grenzstrangganglien (FORNO u. NORVILLE 1976), im Plexus myentericus (QUAL-MAN et al. 1984) sowie in den C-Zellen von Thyreoidea und Nebennierenmark und in den Gefäßnerven des Mesenterium und der Nieren (BARBEAU 1976) nachgewiesen. Bei einer systematischen Untersuchung des zentralen und peripheren Nervensystems konnten OHAMA u. IKUTA (1976) Lewy-Körper in 27 verschiedenen Nervenzentren finden. Fälle, bei denen sie in großer Anzahl in der Hirnrinde und den Stammganglien vorkommen, wurden unter der Bezeichnung „diffuse Lewy-Körper-Demenz" zusammengefaßt (s.S. 492). LHERMITTE et al. (1924) wiesen bei Parkinson-Patienten einen erhöhten Eisengehalt im Pallidum und in der roten Zone der Substantia nigra nach. Dieser wurde von ROJAS et al. (1965) und spektrographisch von EARLE (1968) bestätigt. *Immunpathologisch* zeigen die Lewy-Körper Positivität gegenüber spezifischen Antikörpern gegen Neurofilamente (GOLDMAN et al. 1982), Alzheimer-Degenerationsfibrillen, Tubulin (GALLOWAY et al. 1988) und Ubiquitin (BANCHER et al. 1989). Dabei handelt es sich nicht nur um in der Peripherie verdrängte Strukturen mit entsprechenden Antigenen, sondern um das den Lewy-Körpern eigene Substrat (PAPPOLLA 1986). Monoklonale Antikörper gegen Lewy-Körper und Nervenzellen der Substantia nigra wurden von HIRSCH et al. (1985) hergestellt. Die entsprechenden Antigene fanden sich jedoch auch in den Nervenzellen der normalen Substantia nigra.

Elektronenmikroskopisch bestehen die Lewy-Körper peripher aus radiär orientierten Filamenten vom intermediären Typ (DUFFY u. TENNYSON 1965; GOLDMAN et al. 1982), während die zentralen dichten Anteile zirkuläre oder längliche Profile aufweisen. Sie zeigen dadurch eine typische Sonnenblumenform. Ihr Durchmesser variiert stark (FORNO 1982). In den zentralen Anteilen haben die Filamente einen Durchmesser von etwa 7–9 nm, während sie in der Peripherie zwischen 10 und 20 nm dick sein können (YOSHIMURA 1983). Im Ganglion stellatum können granuläre Strukturen mit dazwischen liegenden Vesikeln dichteren Inhalts auftreten (FORNO u. NORVILLE 1976). In der Peripherie der Lewy-Körper finden sich auch im Frühstadium der Krankheit osmiophile Vesikel mit 80–200 nm Durchmesser (WATANABE et al. 1977; FORNO 1982).

Pathogenese

Der Untergang der thyrosinhydroxylaseimmunreaktiven, melaninhaltigen Nervenzellen der Substantia nigra, der noradrenergen Neurone des Locus coeruleus und der serotoninergen des Nucleus dorsalis raphe wurde mit einer hypothalamischen Störung des APUD-Zellsystems als Folge der Alterung erklärt (LANGSTON u. FORNO 1978). Die Störung soll den Melanininhibitionsfaktor und die katecholaminerge Kontrolle der Ausschüttung von melanozytenstimulierendem Hormon beeinträchtigen. Die Abnahme von Glutathiontransferase (PERRY u. YONG 1986) und Glutathionperoxidase, eines der Enzyme des Glutathionsystems, das freie Radikale abfängt (KISH et al. 1986), wurde als möglicher pathogenetischer Faktor erwogen. Die Abnahme der D_1 Rezeptoren für Dopamin (CASH et al. 1987) scheint Folge der Degeneration pallidonigraler Neurone zu sein.

Biochemische Befunde von SCATTON et al. (1986) lassen auf eine Degeneration der serotoninergen und noradrenergen Neurone im lumbalen Rückenmark schließen.

Die großen Nervenzellen der Zona compacta und der Substantia nigra sind dopaminerg und ihre Axone zielen auf die Nervenzellen des Neostriatum (LEENDERS et al. 1986). Bei ihrem Ausfall kommt es zu einem Übergewicht der cholinergen Impulse (BARBEAU 1984). Therapeutisch versucht man dies durch Gabe von L-Dopa, dem natürlichen Vorläufer des Dopamin, auszugleichen, der außerdem im Gegensatz zu Dopamin die Bluthirnschranke durchwandern kann. Andere therapeutische Wirkungsprinzipien sind die Gabe von Dopamin-Dekarboxylasehemmern, die Stimulation von Dopaminrezeptoren oder die Gabe von Anticholinergika. Das Ungleichgewicht cholinerger und dopaminerger Neurone im Neostriatum wurde auch durch eine stereotaktische Zerstörung des ventrooralen Thalamuskerns behandelt. Die Komplikationsrate ist bei doppelseitigen Eingriffen jedoch hoch.

Die große Variationsbreite der Veränderungen in den verschiedenen Neuronensystemen bei der Parkinson-Krankheit erklärt z. T. die Unterschiede in der klinischen Manifestation (GASPAR u. GRAY 1984). Dabei ist zu berücksichtigen, daß neben den strionigralen dopaminergen Neuronen eine allgemeine Beeinträchtigung der Dopaminsysteme im ganzen Körper vorhanden ist (BARBEAU 1976).

Die Lewy-Körper haben keine Beziehung zu Virusinfektionen. In geringerer Zahl sind sie auch bei anderen Krankheiten sichtbar (DEFENDINI et al. 1973). Sie gelten trotzdem als weitgehend spezifisch für den Morbus Parkinson. In den Sektionsfällen, bei denen sie als Zufallsbefund beobachtet wurden, werden sie als Ausdruck eines noch asymptomatischen Morbus Parkinson gedeutet (FORNO 1982; GIBB et al. 1986). Eine Beziehung zu den intrazytoplasmatischen azidophilen Granula (Lysosomen) scheint nicht vorhanden zu sein, obgleich beide in denselben Nervenzellgruppen vorkommen (SEKIYA et al. 1983).

Die erhöhte Konzentration von neutralen und basischen Aminosäuren im Liquor wurde auf ein defektes Transportsystem für Aminosäuren zurückgeführt (ARAKI et al. 1986), ist aber unspezifisch. Die Feststellung, daß kultivierte Fibroblasten von Parkinson-Patienten eine abnorme Radiosensitivität haben, weist auf eine mögliche Rolle eines erworbenen Defektes der Reparaturmechanismen der DNS hin (ROBBINS et al. 1985; DUVOISIN 1986).

α) Juveniler Parkinsonismus
(Paralysis agitans juvenilis Hunt; progressive pallidale Atrophie)

WILLIGE (1911) berichtete in einer Zusammenstellung der bis dahin beschriebenen Fälle über eine juvenile Form von Morbus Parkinson. Weitere Mitteilungen kamen von HUNT (1917), KORBSCH (1924) und TRÖMMER (1926). Die Zugehörigkeit dieser Fälle zum Morbus Parkinson wurde von HALLERVORDEN (1957) angezweifelt. Eindeutiger scheinen die Fälle von VAN BOGAERT (1930), BIONDI (1932) und DAVISON (1954) zu sein. In Japan soll diese Form besonders häufig vorkommen und bis zu 10% des idiopathischen Morbus Parkinson ausmachen (YOKOCHI et al. 1984).

Klinisches Bild

Nach YOKOCHI et al. (1984) gehören zum juvenilen Parkinson alle Fälle, bei denen sich die ersten Symptome vor dem 40. Lebensjahr manifestieren. Gelegentlich zeigen die Patienten schon in der ersten Dekade Gangstörungen (BIONDI 1932;

YOKOCHI et al. 1979). Das Fortschreiten der Krankheitszeichen ist schleichender als bei den herkömmlichen Parkinson-Patienten. Akinese, Rigor und dystonische Haltungsanomalien, vor allem der Füße, überwiegen bei den Patienten mit einem Manifestationsalter in der ersten oder zweiten Lebensdekade (MARTIN et al. 1971). In der Regel ist das Zittern weniger ausgeprägt als bei den älteren Parkinson-Patienten. Psychische Störungen kommen nur gelegentlich vor, und am Ende können Pyramidenbahnzeichen bestehen. Häufig wurden ungewöhnliche Krankheitssymptome beobachtet wie pseudobulbäre Lähmung (VAN BOGAERT 1930), spastische Paraplegie (DAVISON 1954), Kopfzittern (MARTIN et al. 1971), Ophthalmoplegie und periphere Neuropathie (VAN DER WIEL u. STAAL 1981). Die Symptome folgen bei einem Teil der Patienten einer ausgesprochenen Tagesfluktuation (YAMAMURA et al. 1973; YOKOCHI et al. 1984). Die Patienten zeigen eine dramatische Besserung unter der L-Dopa-Therapie, häufig zeigen sie aber auch Dyskinesien als Folge der Behandlung. Eine familiäre Häufung fanden ALONSO et al. (1986).

Neuropathologie

Makroskopisch erkennt man lediglich eine Depigmentierung der Substantia nigra.

Lichtmikroskopisch sind die Veränderungen sehr variabel und neben Fällen mit schweren Ausfällen in der Substantia nigra (BIONDI 1932) fiel bei anderen eine ausgeprägte Depigmentierung der Zellen der Substantia nigra bei gleichzeitiger Erhaltung des depigmentierten Perikaryon auf (YOKOCHI et al. 1984). Der Locus coeruleus ist in der Regel beteiligt, aber weniger als die Substantia nigra. Lewy-Körper sind meistens in geringerer Zahl, nur gelegentlich zahlreich (MORI et al. 1986) vorhanden. Ein diffuser Nervenzellverlust im Pallidum, Putamen und Caudatum wurde erwähnt (HUNT 1917; VAN BOGAERT 1946).

Pathogenese

Aufgrund normaler Homovanillinsäurekonzentration im Liquor bei einem Patienten mit juvenilem Parkinsonismus postulieren NAIDU et al. (1978) eine Untergruppe von juvenilen Parkinson-Patienten, bei denen das Neostriatum primär betroffen sein soll. Sie ordnen dieser Gruppe Fälle mit neuropathologisch gesichertem Nervenzellverlust im Pallidum, Putamen und Caudatum bei weitgehender Verschonung der Substantia nigra zu (HUNT 1917; VAN BOGAERT 1946).

β) Morbus Parkinson mit Demenz

Blickkrämpfe und das Fehlen einer Demenz wurden früher als Unterscheidungsmerkmale der Paralysis agitans gegenüber dem postenzephalitischen oder arteriosklerotischen Parkinsonismus angesehen. Allerdings fand schon 1962 WOODARD in einem Kollektiv von 400 Patienten mit Demenz 18% mit Lewy-Körpern in den melaninhaltigen Zellen des Hirnstammes. Inzwischen stellte man bei sorgfältigeren Untersuchungsreihen in 72% der Parkinson-Patienten (MARTIN et al. 1973) mentale Störungen und in 55% eine Demenz fest. Diese Fälle sind z. T. als zufällige Assoziation, in der Mehrzahl jedoch als eine Variante des Morbus Parkinson zu deuten (BOLLER et al. 1980). Die Unterschiede in der Zahl von Parkinson-Patienten mit Demenz hängt z.T. von dem Krankengut ab, das von den verschiedenen Untersuchern bewertet wurde. Bei der zunehmenden Zahl von Patienten mit Parkinson und Demenz, die mitgeteilt werden, stellt sich trotzdem die Frage, ob dies auf eine häufigere Diagnose der Demenz von seiten der Kliniker und/oder auf eine Folge der Therapie zurückzuführen ist.

Eine scharfe Abgrenzung des klassischen Morbus Parkinson mit Demenz von der generalisierten Lewy-Körper-Demenz (s.S. 492) ist z.Zt. nicht möglich. YOSHIMURA (1983) hält einen Teil der klassischen Parkinson-Patienten für eine intermediäre Form zwischen beiden Krankheitsbildern.

Klinisches Bild

Die leichte bis schwere Demenz tritt Jahre, gelegentlich nur Monate vor dem Tode auf (SROKA et al. 1981). Die übrige Symptomatologie weist keinen wesentlichen Unterschied gegenüber den Parkinson-Patienten ohne Demenz auf. In der Regel ist die Überlebenszeit der Parkinson-Patienten mit Demenz kürzer als die der Patienten ohne Demenz. Im CT erkennt man eine deutlichere Gehirnatrophie als bei nicht-dementen Patienten (SCHNEIDER et al. 1979).

Neuropathologie

Substantia nigra und Locus coeruleus sind wie bei den übrigen Patienten mit Morbus Parkinson weitgehend depigmentiert. In beiden Kernen erkennt man einen ausgeprägten Nervenzelluntergang. Die restlichen Neurone enthalten häufig Lewy-Körper. GILBERT et al. (1986) konnten bei einem Patienten keine Lewy-Körper feststellen. In der Hirnrinde findet man neben einem Nervenzellverlust Alzheimer-Degenerationsfibrillen, senile Plaques und eine granulovakuoläre Degeneration, die von den bei der Alzheimer-Demenz vorkommenden nicht zu unterscheiden sind. Im Hirnstamm sind im Gegensatz zum Parkinson-Demenz-Komplex von Guam und der supranukleären Lähmung keine Alzheimer-Degenerationsfibrillen nachzuweisen. Alzheimer-Degenerationsfibrillen wurden auch im Nucleus basalis beobachtet (CANDY et al. 1983; GASPAR u. GRAY 1984).

Pathogenese

Das Ausmaß der Veränderungen in der Substantia nigra korreliert nicht mit der Demenz, während im Locus coeruleus in den Fällen mit Demenz der Zellverlust ausgeprägter ist (GASPAR u. GRAY 1984). Eine Korrelation zwischen Anzahl der senilen Plaques sowie Fibrillenveränderungen und Grad der Demenz ist ebenfalls nicht deutlich (TAGLIAVINI et al. 1984). Neben den Alzheimerschen Fibrillenveränderungen und senilen Plaques spielt der starke Nervenzellverlust des Nucleus basalis, der bei den dementen Parkinson-Patienten doppelt so hoch ist wie bei nichtdementen Parkinsonpatienten (GASPAR u. GRAY 1984), eine wichtige Rolle bei der Entstehung der Demenz (HASSLER 1965; WHITEHOUSE et al. 1983). Sie soll eine zur Alzheimer-Demenz unterschiedliche Qualität haben (CANDY et al. 1983; NAKANO u. HIRANO 1984). Entscheidend ist vor allem die Degeneration des innominato-kortikalen Systems (JELLINGER 1987). Einige wenige Patienten mit

Paralysis agitans, bei denen weder Alzheimer-Fibrillen noch senile Plaques zu finden sind, weisen eine Demenz auf, deren Ursache morphologisch ungeklärt bleibt (BOLLER et al. 1980; BALL 1984; HEILIG et al. 1985). Die Möglichkeit einer exogenen toxischen Wirkung wurde von OYANAGI et al. (1986) in Betracht gezogen. Bei einem Teil der Patienten ist die Demenz Ausdruck der vor allem mit vaskulärer Insuffizienz einhergehenden Multimorbidität (SCHNABERTH 1986).

γ) Parkinson-Demenz-Komplex von Guam

HIRANO et al. (1961) beobachteten bei den Chamorro-Eingeborenen auf Guam eine hohe Prävalenz von Parkinsonismus, der meistens von einer progredienten Demenz begleitet war. Bei einem philippinischen Emigranten wurde die Krankheit ebenfalls beschrieben (CHEN et al. 1982). Einige dieser Fälle sind mit der Guamschen amyotrophischen Lateralsklerose assoziiert. Eine südwestdeutsche Familie mit Parkinson-amyotrophischer Lateralsklerose- und Demenzkomplex wurde von SCHMITT et al. (1984) beschrieben. Inzwischen ist die Zahl der Fälle auf der Insel Guam stark zurückgegangen (GARRUTO et al. 1984).

Klinisches Bild

Die Krankheit befällt Männer dreimal häufiger als Frauen und beginnt schleichend in den mittleren Lebensjahren mit Akinese und kleinschrittigem Gang. Tremor und Rigidität treten nur fakultativ auf. Eine Demenz mit unterschiedlichem Schweregrad ist nahezu konstant. Die Patienten sterben 3–5 Jahre nach Krankheitsbeginn.

Neuropathologie

Makroskopisch erkennt man bei einem Teil der Patienten eine mittel- bis hochgradige Atrophie der Hirnrinde, ausgeprägter in Frontal- und Temporallappen, sowie in den subkortikalen Strukturen und im Hirnstamm (HIRANO u. FRIAS LLENA 1986). Die Substantia nigra und der Locus coeruleus sind leicht bis mittelgradig depigmentiert.

Lichtmikroskopisch findet man einen diffusen Nervenzellverlust und eine ihn begleitende Gliose im ganzen ZNS. Der Zellverlust ist hochgradig im Nucleus basalis (NAKANO u. HIRANO 1983) und in den großen Neuronen des Nucleus raphe dorsalis (YAMAMOTO u. HIRANO 1985). Alzheimer-Degenerationsfibrillen und granulovakuoläre Degeneration kommen im Hippocampus, Hirnrinde, Thalamus, Pallidum und Substantia nigra vor. Lewy-Körper und senile Plaques fehlen. In den Fällen von SCHMITT et al. (1984) war keine deutliche granulovakuoläre Degeneration nachzuweisen.

Elektronenmikroskopisch unterscheiden sich die Alzheimer-Degenerationsfibrillen nicht von denen der Alzheimer-Demenz.

Pathogenese

Sowohl eine toxische Ätiologie als auch eine durch unkonventionelle Viren hervorgerufene Infektion wurden diskutiert (CHEN 1980). Ein sekundärer Hyperparathyreoidismus als Folge eines exogenen Kalzium- und Magnesiummangels wurde als möglicher Mechanismus erwogen (GARRUTO et al. 1984). Die Ursache bleibt jedoch ungeklärt und angesichts der morphologischen Unterschiede sollte sie eine andere als die der Paralysis agitans sein.

b) Familiäre Sonderformen von Parkinsonismus

Unter den verschiedenen Kombinationen von Morbus Parkinson mit anderen Systemerkrankungen wurden einige familiär auftretende Krankheitsbilder als Sonderformen angeführt.

α) Parkinsonismus mit Depression

PERRY et al. (1975) haben über die schon bei Parkinson-Patienten vorhandene depressive Grundstimmung hinaus einige Familien beschrieben, bei denen die Depression im Vordergrund stand, und haben sie als selbständige nosologische Entität abgegrenzt. Eine weitere Familie mit ähnlichem Krankheitsbild wurde von PURDY et al. (1979) beschrieben.

Klinisches Bild

Die Krankheit manifestiert sich erst um das 50. Lebensjahr herum mit einer Depression, die sich als refraktär gegenüber der medikamentösen oder Elektroschockbehandlung erweist. Im Krankheitsverlauf zeigen sich zunehmend Gewichtsverlust, Schlafstörungen (PERRY et al. 1975) oder auch Hypoventilation (PURDY et al. 1979). Später setzt ein unterschiedlich ausgeprägter Parkinsonismus ein. Die Patienten sterben 2–6 Jahre nach Auftreten der ersten Symptome, in der Regel durch Atemstörungen als Folge von Muskellähmung.

Neuropathologie

Makroskopisch erkannte man lediglich die schwere Depigmentierung der Substantia nigra.

Lichtmikroskopisch zeigte sich ein schwerer Nervenzellverlust in der Substantia nigra und eine dichte fibrilläre Gliose. Die verbleibenden Neuronen enthalten selten Lewy-Körper, gelegentlich jedoch große eosinophile intranukleäre Einschlüsse, meistens in der Nähe des Kernkörperchens (PURDY et al. 1979). Der Locus coeruleus war geringgradig depigmentiert und zeigte keine Lewy-Körper. Im Nucleus caudatus fand man einen diffusen fleckförmigen Verlust von Nervenzellen mit Proliferation von fibrillären Astrozyten. Im dorsalen motorischen Kern des Vagus, im Nucleus des Tractus solitarius und im Tractus opticus sowie in der benachbarten Substantia reticularis und im mittleren und unteren Nucleus vestibularis war eine Gliose festzustellen.

Pathogenese

PERRY et al. (1975) fanden eine starke Verminderung des Taurins im Liquor und Plasma sowie in verschiedenen Arealen des Gehirns. Diesen Befund konnten PURDY et al. (1979) nicht bestätigen. Bei nicht-familiären Parkinson-Patienten wurde dagegen eine erhöhte Taurinkonzentration im Liquor gefunden (ARAKI et al. 1986). Die von PURDY et al. (1979) beschriebene Gliose in der Medulla oblongata wurde als mögliche Ursache der respiratorischen Störungen angesehen.

β) Familiäre Parkinson-Demenz mit Ophthalmoparesen

MATA et al. (1983) beschrieben eine Familie, in der 3 Geschwister in der 3. Dekade an Parkinsonismus und vertikalen Blickparesen erkrankten. Bald setzten Pyramidenbahnzeichen und später zunehmende Demenz ein. AMBROSETTO u. BACCI (1984) halten das Syndrom für eine Form der supranukleären Lähmung.

Neuropathologie

Makroskopisch fand man eine ausgeprägte Hirnatrophie sowie eine Depigmentierung der Substantia nigra und des Locus coeruleus.

Lichtmikroskopisch zeigte sich ein starker Nervenzellverlust mit reaktiver Gliose in Substantia nigra und Locus coeruleus. Lewy-Körper wurden nicht beobachtet. In Substantia nigra, Locus coeruleus, Pallidum, periaquäduktaler grauer Substanz, Hippocampus und dem dorsalen motorischen Kern des Vagus waren zahlreiche Alzheimersche Degenerationsfibrillen vorhanden. In der Hirnrinde waren abgesehen vom Hippocampus keine Degenerationsfibrillen erkennbar.

c) Postenzephalitischer Parkinsonismus

Bei einem Teil der Patienten mit Parkinson-Störungen handelt es sich um die Folgezustände der Encephalitis lethargica, die zwischen 1915 und 1920 epidemisch auftrat. Daher sollte die Krankheit bald verschwinden, aber immer wieder werden neue Patienten beobachtet.

Klinisches Bild

Die Parkinson-Symptome treten früher als beim Morbus Parkinson auf und sind öfters asymmetrisch. Blinzel- und Blickanfälle sind ebenfalls ausgeprägter.

Neuropathologie

Die Depigmentierung der Substantia nigra ist in der Regel ausgeprägter als bei der Paralysis agitans (Abb. 247). Die Nervenzellausfälle in der Substantia nigra, im Locus coeruleus und Vaguskern zeigen einen uncharakteristischen, diffusen Verteilungstyp (BOGERTS et al. 1983). Die fasergliotische Narbe reicht über die betroffenen Kerngebiete hinaus in die Umgebung des Aquäduktes, des Zwischenhirns und des Tegmentums. Der Nucleus basalis ist im Gegensatz zum Morbus Parkinson weitgehend verschont (ARENDT et al. 1983). Alzheimer-Fibrillenveränderungen wurden von HALLERVORDEN (1935) beim postenzephalitischen Parkinsonismus nachgewiesen und später häufig in den Kerngebieten der Stammganglien beobachtet. Sie reagieren positiv mit den Neurofilamentantikörpern (GAMBETTI et al. 1983) bzw. mit Mikrotubuliantikörpern (YEN et al. 1983). Lewy-Körper sind dagegen selten.

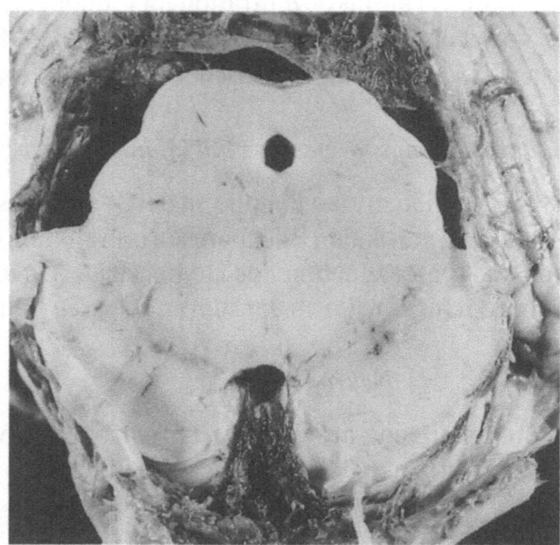

Abb. 247. Postenzephalitischer Parkinsonismus. Vollständige Depigmentierung der Substantia nigra

Pathogenese

Der pathogenetische Mechanismus des postenzephalitischen Parkinsonismus entspricht dem der Paralysis agitans. Fluoreszenzmikroskopisch wurde das Influenza A-Antigen nachgewiesen (GAMBOA et al. 1974). Die Tatsache, daß immer wieder neue Fälle beobachtet werden, läßt vermuten, daß andere neurotrope Viren für die Veränderungen der Substantia nigra verantwortlich sind (CERVÓS-NAVARRO et al. 1985).

Experimentelle Parkinsonmodelle

Die Destruktion des ventromedialen Tegmentum des Mittelhirns der Affen führt zu einem dem Parkinsonismus ähnlichen Tremor (POIRIER 1979; NAKAOKA 1983).

Nachdem DAVIS et al. (1979) in der Substantia nigra bei einem Patienten schwere Nervenzellausfälle als Folge der N-Methyl-4-Phenyl-1,2,3,6-Tetrahydro-pyridin-(MPTP)-Exposition beschrieben hatten, sind zahlreiche experimentelle Arbeiten durchgeführt worden, bei denen die Behandlung von Primaten mit verschiedenen Pyridinkomponenten eine Parkinson-Erkrankung hervorrief (BURNS et al. 1983; MITCHELL et al. 1985; KITT et al. 1986; RENKAVEK 1986). Bei unilateraler Infusion von MPTP in der Arteria carotis interna wurde ein Hemiparkinsonismus hervorgerufen (BANKIEWICZ et al. 1986). Die Veränderungen in diesem Modell bestehen in einer weitgehenden Zerstörung der Substantia nigra (WILKENING et al. 1986; FORNO et al. 1986; GIBB et al. 1986) und wahrscheinlich auch der dopaminergen Neurone im Hypothalamus. Bei langzeitiger Verabreichung von MPTP lassen sich Veränderungen des Dopamin- und Serotoninstoffwechsels im Caudatum der Ratte ebenfalls nachweisen (RUSS et al. 1985). Die Ähnlichkeit der MPTP mit einigen Herbiziden läßt die Möglichkeit einer umweltbedingten Ätiopathogenese des Parkinsonismus offen. Ähnliche Überlegungen wurden von OYANAGI et al. (1986) angestellt.

Die mit der Positronenemissionstomographie festgestellten Veränderungen in den nigrostrialen Bahnen bei MPTP-Abhängigen ohne klinische Symptomatik wurden als Hinweis auf eine latente Läsion der Substantia nigra gewertet, die erst mit dem Nervenzellverlust im Alter manifest wird (CALNE et al. 1985).

6. Striatonigrale Degeneration (SND; Striatopallidal-nigrale Degeneration; Multisystematrophie vom striatonigralen Typ; Parkinson-plus-Syndrom)

VAN DER EECKEN et al. (1960) beschrieben eine Gruppe von Patienten mit der Symptomatologie der Paralysis agitans, aber mit dem morphologischen Substrat einer striatonigralen Degeneration. Schon 1924 hatte FLEISCHHACKER eine atypische Form der Paralysis agitans beschrieben, die er als eine „familiäre chronisch-progressive Erkrankung des mittleren Lebensalters vom Pseudosklerosetyp" bezeichnete und deren pathologisch-anatomischer Befund eine Schädigung des gesamten Gehirns mit bevorzugtem Befall des Neostriatum ergab. Dies ist nur einer von mehreren Fällen atypischer Parkinson-Erkrankungen, die mit verschiedenen Bezeichnungen in die frühere Literatur eingingen und der SND zugeordnet werden können. Sie kommt auch kombiniert mit olivopontozerebellarer Atrophie vor (GOSSET et al. 1983; MORIOKA et al. 1987) und wurde von einigen Autoren (PEIFFER 1984; DRAYER et al. 1986) den Multisystematrophien zugerechnet.

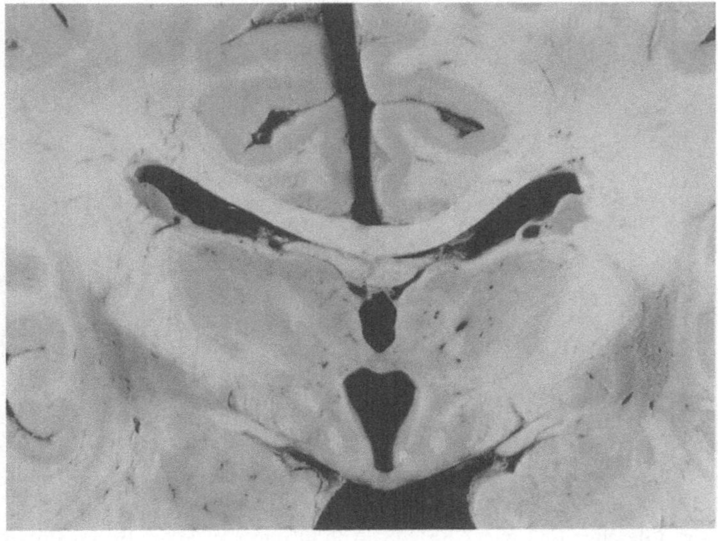

Abb. 248. Striatonigrale Degeneration. Atrophie des Neostriatums

Klinisches Bild

Betroffen sind Erwachsene des mittleren Lebensalters, gelegentlich und vor allem bei der familiären Form auch Jugendliche. Im Vordergrund des Symptomenbildes stehen Bewegungsverlangsamung und -verarmung, Rigor, Sprech- und

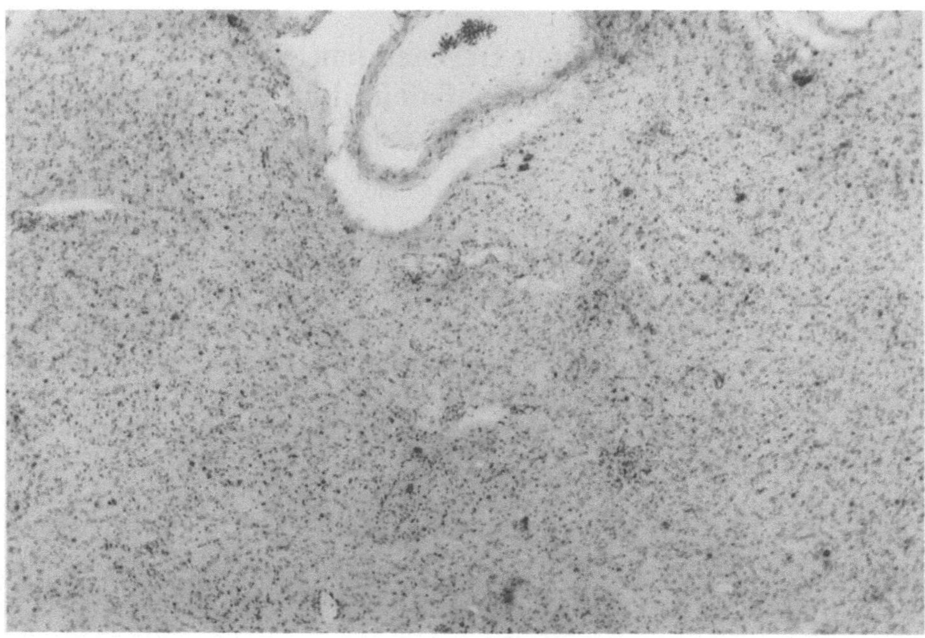

Abb. 249. Gleicher Fall wie Abb. 248. Putamen. Pigmenteinlagerung. Turnbull-Färbung × 35

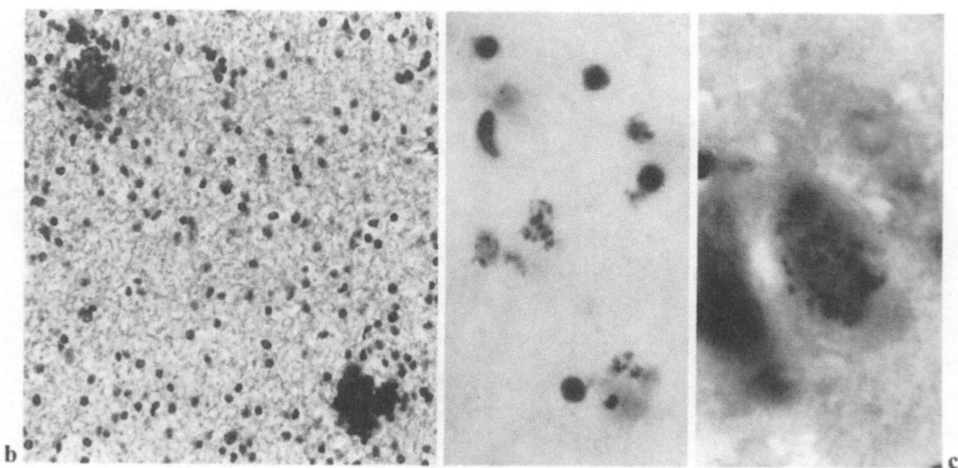

Abb. 250a – c. Gleicher Fall wie Abb. 248. Anhäufung von Hämatin im Putamen. Nissl **a** × 130, **b** × 450, **c** × 600

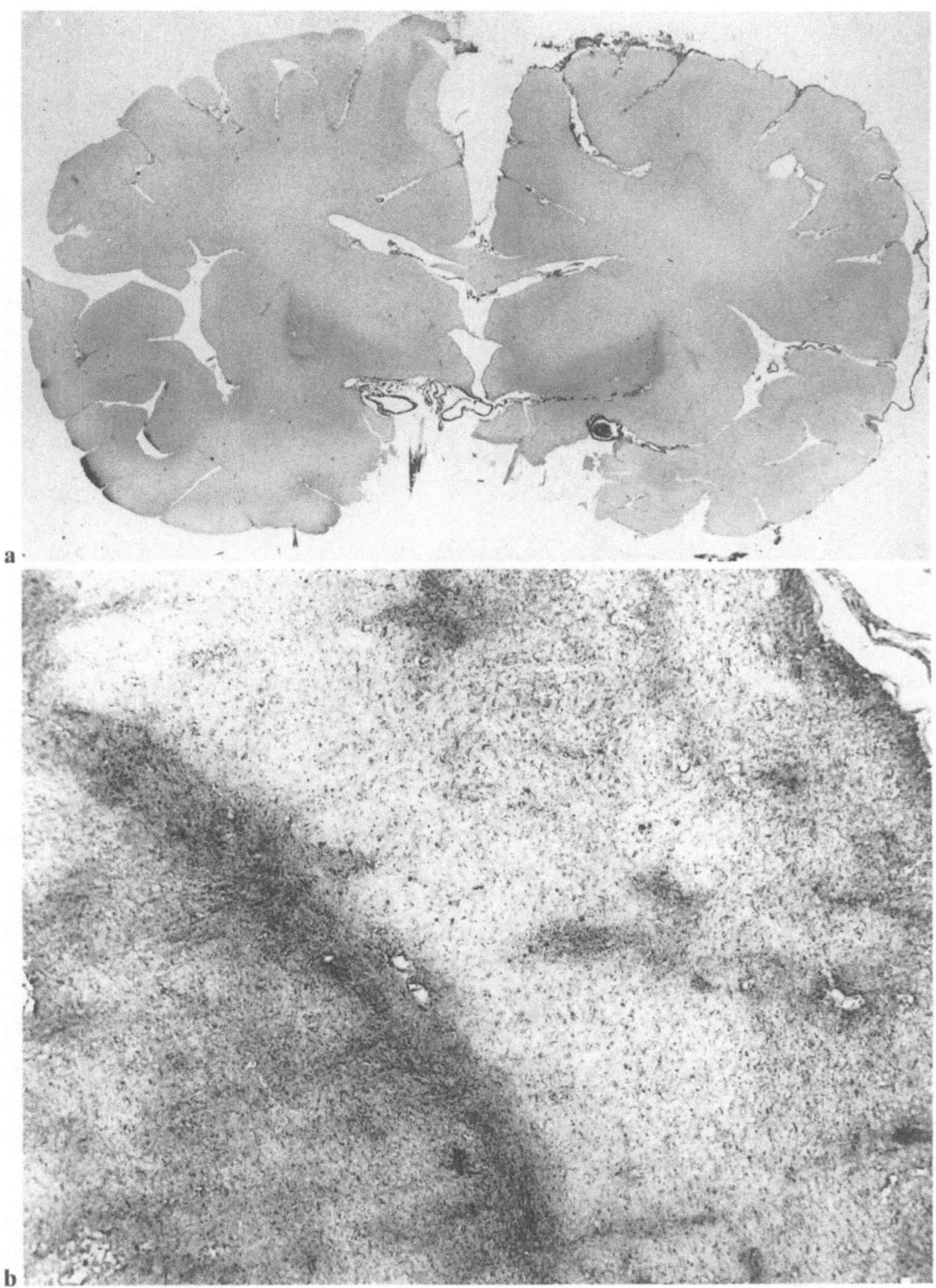

Abb. 251a, b. Gleicher Fall wie Abb. 248. **a** Fasergliose in beiden Putamina, **b** besonders ausgeprägt im lateralen Abschnitt. Holzer × 35

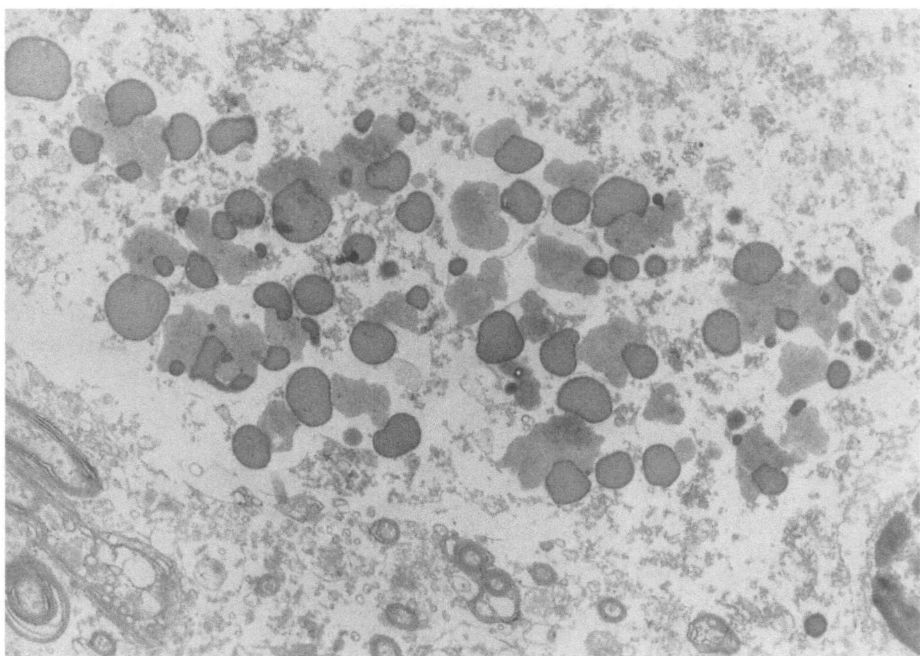

Abb. 252. Gleicher Fall wie Abb. 248. Nervenzelle des Putamen mit Anhäufung von Lipofuszingranula mit Lipidkomponenten. × 10000

Schluckstörungen sowie Kauverlangsamung, Amimie und Mikrographie. Als initiales Symptom kann eine orthostatische Hypotension vorhanden sein. Pyramidenbahnzeichen mit positivem Babinski-Reflex und Hyperreflexie, z. T. nur einseitig, wurden oft beschrieben (ADAMS et al. 1961a; MAYO u. BARRON 1966; JELLINGER 1968 a, b; IZUMI et al. 1971; BUONANO et al. 1975). Nystagmus kommt bei den familiären Fällen vor (BORIT et al. 1986). Gelegentlich werden eine leichte Ataxie und Tremor beobachtet. Psychische Störungen können das neurologische Bild begleiten (JELLINGER 1968a, b; ANDREWS et al. 1970; TROTTER 1973). In den Fällen, die mit einer olivopontozerebellaren Atrophie assoziiert sind, stehen die Kleinhirnsymptome im Vordergrund, erst später treten leichte Parkinson-Symptome hinzu. Die Krankheitsdauer schwankt zwischen 2 und 7 Jahren bei den spontanen, bis zu 15 Jahren und mehr bei den familiären Formen. Foudroyante Verläufe von nur wenigen Monaten wurden mitgeteilt. Neben sporadisch auftretenden Erkrankungen kommt eine autosomal-dominante Vererbung vor (ROSENBERG et al. 1976).

Neuropathologie

Makroskopisch erkennt man die Atrophie des Neostriatum (Abb. 248), vielfach begleitet von einer Pallidumatrophie und einer Abblassung der Substantia nigra.

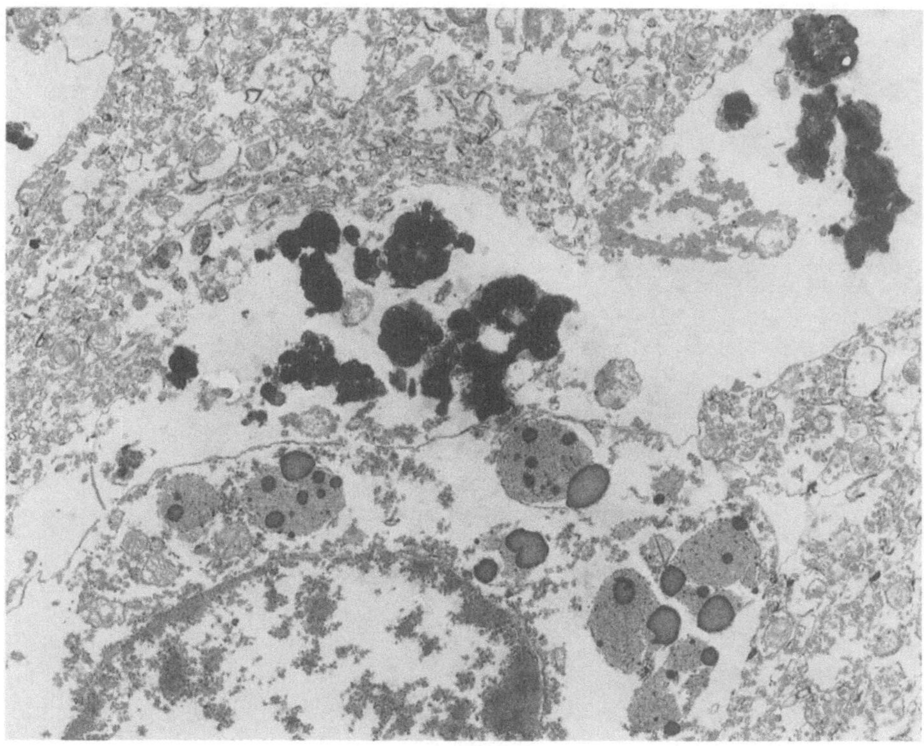

Abb. 253. Gleicher Fall wie Abb. 248. Putamen. Im Zytoplasma der Astrozyten pleomorphe z. T. starke adielektronische lysosomale Restkörper. × 8000

Lichtmikroskopisch wird die Schädigung der GABA-ergen, zur Pars reticularis substantiae nigrae ziehenden Fasern der Putamen- und Caudatumnervenzellen sichtbar. Der Nervenzellverlust im Putamen ist – vor allem in seinen laterokaudalen Abschnitten – ausgeprägter als im Caudatum. Gelegentlich wurde ein mittelgradiger Zellverlust im Dentatum und Nucleus ruber beobachtet (ROSENBERG et al. 1976). Die Markscheiden im äußeren Pallidumglied, die vom Putamen dorthin ziehen, sind dünn und abgeblaßt. Das innere Pallidumglied ist nicht beteiligt.

Auffällig ist der Pigmentreichtum des Putamen (Abb. 249). Es handelt sich dabei sowohl um Lipofuszinanreicherungen als auch um saures Hämatin und um Neuromelaninpigment (Abb. 250 a – c).

In den atrophischen Bereichen besteht eine Fasergliose (Abb. 251 a, b). Die Substantia nigra weist eine Melaninstreuung und feingranulierte Axonschollen auf (JELLINGER 1968), aber im Gegensatz zur Paralysis agitans keine Lewy-Körper in den Nervenzellen (GIBB et al. 1986). Im Locus coeruleus wurde ein deutlicher Nervenzellverlust festgestellt (ADAMS et al. 1961 a; TOMONAGA 1983).

Elektronenmikroskopisch erkennt man eine exzessive Durchsetzung des Zytoplasma mit Lipofuszingranula (Abb. 252), die eine Ansammlung von tubulären Untereinheiten und eine homogene, elektronendichtere Lipidkomponente auf-

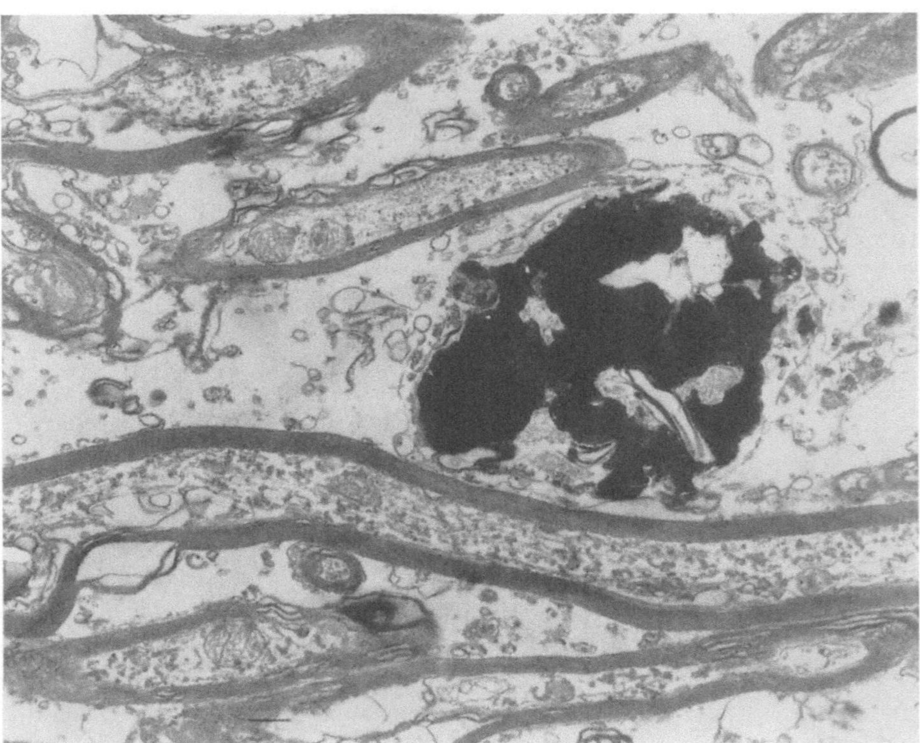

Abb. 254. Gleicher Fall wie Abb. 248. Zytoplasma eines Astrozyten mit großem Konglomerat elektronendichten Materials. × 14000

weisen. Die aufgetriebenen Axone sind mit Neurofilamenten dicht durchsetzt. In den Astrozyten erkennt man neben heterogenen Telolysosomen, deren einzelne Komponenten stark adielektronisch sind (Abb. 253), größere zusammengesetzte Konglomerate (Abb. 254). In der Oligodendroglia findet man häufig heterogene Telolysosomen mit stark adielektronischem Inhalt, meistens als Finger-Prints erkennbar (Abb. 255 a, b). Zum Teil beinhalten sie elektronendichte Granula mit einem Durchmesser von 3–4 nm (DE DILLER 1983). Exzessiv große Restkörper sind auch im perivaskulären Raum enthalten (Abb. 256).

Mit der energiedispersiven Röntgenmikroanalyse am Raster-Elektronenmikroskop (EDAX) wurde bei den Pigmenten Eisen, Phosphor und FeS (KOEPPEN et al. 1971) sowie Kobalt, Magnesium, Silizium, Natrium, Strontium, Titanium und Zirkonium (BORIT et al. 1975), nachgewiesen.

Pathogenese

Die stärkere Beteiligung des Putamen, das sich als Hauptsitz der Veränderungen zeigt, könnte die L-Dopa-Therapieresistenz erklären, da in der Substantia nigra die fehlende Umwandlung des L-Dopa zu Dopamin durch eine ausreichende Umwandlung im Striatum nicht ersetzt werden kann.

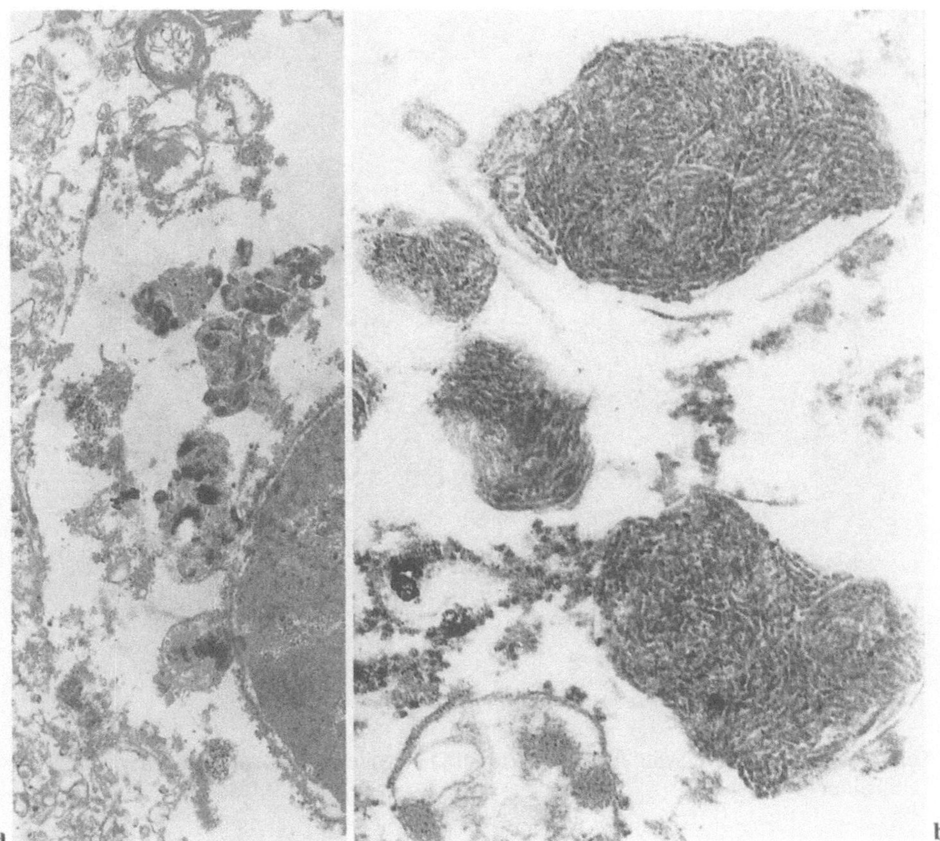

Abb. 255a, b. Gleicher Fall wie Abb. 248. Oligodendroglia mit pleomorphen Telolysosomen, die bei stärkerer Vergrößerung häufig Fingerabdruckmuster zeigen. **a** × 8000, **b** × 60000

Pathogenetisch wird ähnlich wie bei der Chorea Huntington ein exzitotoxischer Mechanismus vermutet (Montgomery u. Storts 1984).

7. Rett-Syndrom

Das Syndrom wurde zunächst 1966 klinisch (Rett 1966), inzwischen auch bei einigen Fällen neuropathologisch beschrieben (Rett 1977; Jellinger u. Seitelberger 1986).

Klinisches Bild

Die Krankheit tritt nur bei Mädchen auf. In der Regel manifestiert sie sich einige Monate bis 2 Jahre nach der Geburt mit autistischem Verhalten, Verlust gezielter Handbewegungen, Bewegungsstereotypien, Ataxie und Demenz. Dystonie und Laktazidose können vorhanden sein (Philippart u. Brown 1984). Der

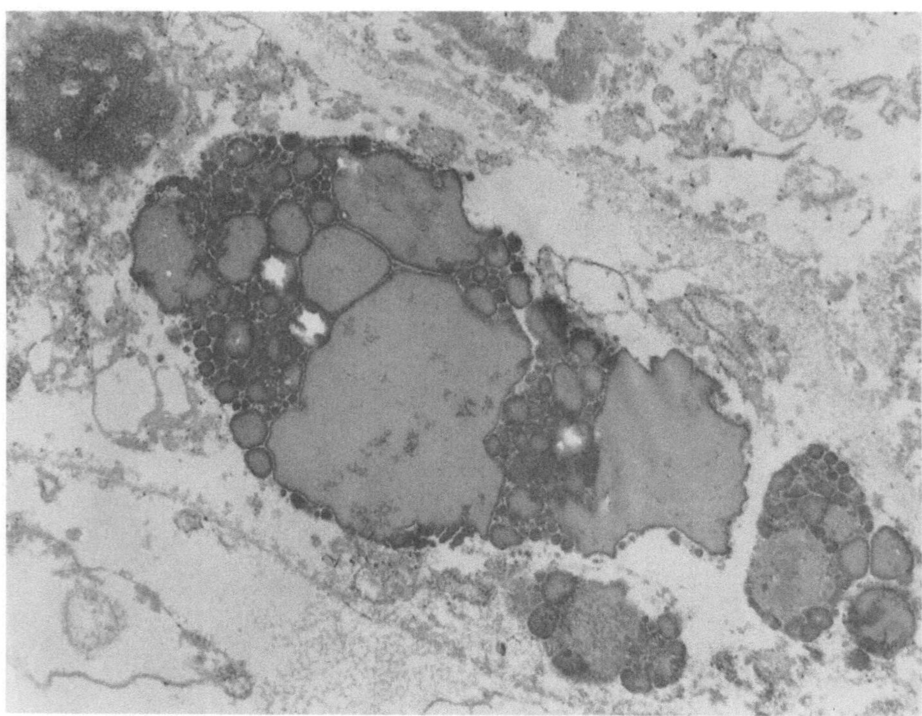

Abb. 256. Gleicher Fall wie Abb. 248. Putamen. Große Restkörper im perivaskulären Raum einer Arteriole

Krankheitsverlauf ist progredient mit einer großen Variationsbreite der Überlebenszeit von 2 Jahren bis über 2 Jahrzehnte (HANEFELD et al. 1986). Bei längeren Verläufen kommen spastische Paraparesen, vasomotorische Störungen der Beine und sowohl generalisierte als fokale Anfälle hinzu. Ein familiäres Vorkommen mit X-chromosomaler Dominanz wurde festgestellt (HAGBERG et al. 1983; HANEFELD 1985).

Pathologie

In Haut- und Konjunktivalbiopsien wurden sowohl Vakuolen in Endothel- und Epithelzellen als auch lamelläre Körper in verschiedenen Zellen nachgewiesen (HAGBERG et al. 1983).

Neuropathologie

Makroskopisch findet sich eine diffuse Hirnatrophie bzw. Mikroenzephalie mit einer mit der Krankheitsdauer korrelierten Abnahme des Hirngewichts (JELLINGER u. SEITELBERGER 1986).

Lichtmikroskopisch erkennt man eine diffuse Rindenatrophie mit leichter Astrozytose und inkonstanten spongiösen Veränderungen im Groß- und Kleinhirnmarklager ohne Zeichen von Entmarkung oder Dysmyelination. Das Lipofuszin in Nervenzellen und Glia ist exzessiv angereichert, ohne daß andere Hinweise auf einen Speicherprozeß erkennbar sind. In einigen Fällen wurden Mikrodysgenesien beobachtet (JELLINGER u. SEITELBERGER 1986). Im Nucleus caudatus und vereinzelt im Kortex finden sich reaktive und degenerative Axonschwellungen. Bei der Mehrzahl der Fälle findet sich eine auffallende Hypopigmentierung der Zona compacta nigra mit regelrechter Gesamtzellzahl, aber für das Alter verringerter Anzahl der melaninhaltigen Neurone (HARDING et al. 1985).

Im peripheren Nerv eines im Spätstadium an Kachexie verstorbenen Mädchens fanden sich vermehrt unbemarkte Axone ohne floride Entmarkungsvorgänge und einzelne remyelinisierte Axone, die eher auf eine Axonopathie als auf Hypomyelinisierung hinwiesen.

Elektronenmikroskopisch erkannte man eine mittelgradige Zunahme des Lipofuszin in Nervenzellen und z. T. in Astrozyten der Hirnrinde und des Caudatum (JELLINGER u. SEITELBERGER 1986) sowie Anhäufungen von Vesikeln in axodendritischen Synapsen und präterminalen Neuriten (JELLINGER et al. 1989).

Pathogenese

Das klinische Bild wird mit dem Nigrabefund, der das anatomische Substrat für Störungen in dopaminergen striatonigralen Systemen darstellt, bzw. mit dem Locus coeruleus und den Nuclei raphae (NOMURA u. SEGAWA 1986) in Beziehung gebracht. Neurochemische Befunde ergaben eine signifikante Abnahme des Gehaltes an Katecholaminen, Serotonin und deren Metaboliten Homovanillinsäure und 5-Hydroxyindolessigsäure in zahlreichen Hirnregionen bei Zunahme von Kynurenin und DOPAC. Biochemische Befunde weisen auf eine starke Synthesestörung biogener Amine mit Umsatzsteigerung im Gehirn hin. In Spätstadien des Prozesses fand sich eine starke Abnahme der ^{3}H-Spiroperidolbindung im postmortalen Striatum als Hinweis auf eine verringerte Aktivität des dopaminergen D2-Rezeptors (RIEDERER et al. 1986).

C. Degenerative Krankheiten des Kleinhirns, Hirnstammes und Rückenmarks (spinozerebellare Atrophien)

Die häufigen Kombinationsformen, die innerhalb einzelner Gruppen degenerativer Systemerkrankungen vorkommen, rechtfertigen das Zusammenfassen des breiten Spektrums der Heredodegenerationen mit Schwerpunkt im Kleinhirn, Hirnstamm und Rückenmark unter die spinozerebellaren Atrophien. Die Zahl von 60 verschiedenen, meistens aufgrund klinischer Merkmale beschriebenen Krankheiten und Syndrome (REFSUM u. SKRE 1978), denen eine spinozerebellare Degeneration zugrunde liegt, weisen auf die Schwierigkeiten hin, die ihrer Einteilung entgegenstehen. Während eine endgültige Einteilung bis zu einer besseren Kenntnis der Ätiologie dieser Krankheiten zurückgestellt werden muß, wird hier eine Gliederung in Kleinhirnrindenatrophien, Multisystematrophien und spinale Atrophien nach der Hauptlokalisation der pathologischen Veränderungen vorgenommen.

I. Kleinhirnrindenatrophien

Die einzelnen Formen der Kleinhirnrindenatrophie können nach dem Schwerpunkt der morphologischen Veränderungen und damit dem mutmaßlichen Beginn durch den Zusatz „vom Körnertyp" bzw. „vom Purkinje-Zelltyp" gekennzeichnet werden, wobei sich die Grenzen dieser einzelnen Gruppen überschneiden (ULE 1957). Wenn sämtliche nervösen Rindenelemente ausfallen und sich damit der systemartige Charakter der Atrophie in zunehmendem Maß verliert, wird die Bezeichnung „totale Kleinhirnatrophie" angewandt. Überschneidungen erschweren eine solche Abgrenzung, und in der Mehrzahl der Fälle handelt es sich um Atrophien vom Purkinje-Zelltyp. Daher wird hier weitgehend ein klinisches Einteilungsprinzip nach Erscheinungsalter und familiärem bzw. sporadischem Vorkommen vorgezogen.

1. Angeborene Kleinhirnhypoplasie

Es handelt sich um ein Syndrom unterschiedlicher Genese und sowohl klinisch als auch neuropathologisch verschiedener Manifestationsformen. Im Rahmen der degenerativen Erkrankungen sind die Fälle zu behandeln, die aufgrund ihres familiären Auftretens einen genetischen Defekt vermuten lassen, sowie die sporadischen Fälle, bei denen keine exogene fetale Schädigung nachzuweisen war bzw. vermutet werden konnte. Neben einer lokalisierten Vermisaplasie kommen Kleinhirnhypoplasien sowohl mit bevorzugtem Befall der Purkinje-Zellen als auch mit Körnerzellatrophie vor.

Unter denjenigen Fällen, bei denen die Purkinje-Zelldegeneration im Vordergrund steht, wird unterschieden zwischen der Hypo- und Aplasie des Neozerebellums und der davon abhängigen Kerne (VOGT u. ASZWAZATUROW 1912; SCHERER 1933; KAWAGOE u. JACOB 1986) und der pontoneozerebellaren Hypo- und Aplasie mit Systemdegeneration (BRUN 1918; BIEMOND 1955; NORMAN u. URICH 1958; WEINBERG u. KIRKPATRICK 1975).

a) Familiäre Vermisaplasie (Joubert-Syndrom)

Eine familiäre Aplasie des Vermis mit Ataxie und Retardierung wurde beschrieben. JOUBERT et al. (1969) fanden das Krankheitsbild bei 4 Geschwistern. Weitere Fälle wurden von CALOGERO (1977), FRIEDE u. BOLTSHAUSER (1978) sowie DRALLE u. SCHMIDT-SOMMERFELD (1979) mitgeteilt.

Klinisches Bild

Schon nach der Geburt fällt eine episodische Hyperpnoe auf, zu der später abnorme Augenbewegungen, Ataxie und Retardierung hinzutreten.

Neuropathologie

Makroskopisch erkennt man eine hochgradige Atrophie des Kleinhirns (Abb.257) mit Fehlen des Vermis. Die mediale Spalte zwischen den Kleinhirn-

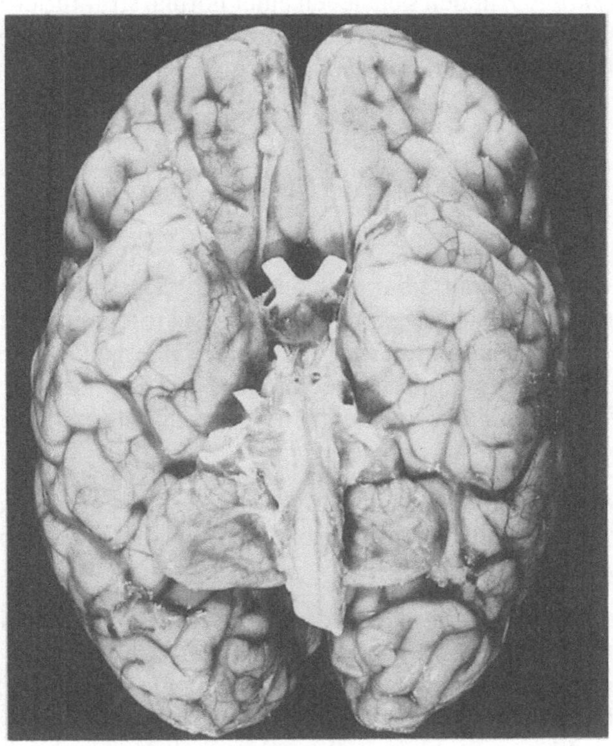

Abb.257. Kleinhirnhypoplasie. Hochgradige Atrophie von Brückenfuß und Kleinhirnhemisphären

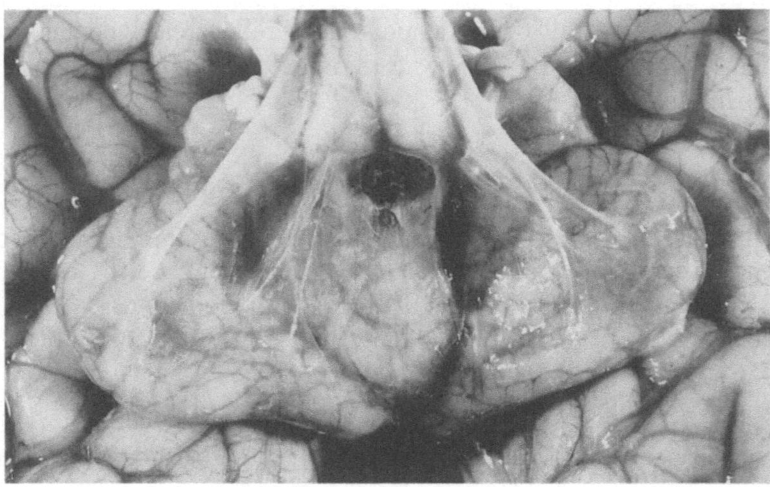

Abb. 258. Gleicher Fall wie Abb. 257. Die mediale Spalte zwischen den Kleinhirnhemisphären ist durch adhärente Leptomeningen überbrückt

hemisphären wird durch die adhärenten Leptomeningen überbrückt (Abb. 258). Die lateralen zerebellaren Foramina sind weitgehend atretisch.

Lichtmikroskopisch finden sich neben einer normal strukturierten Kleinhirnrinde vielfach Heterotopien, die aus Neuropil, welches von einzelnen bemarkten Axonen durchzogen ist, und randständigen Neuronen bestehen. In dem Fall von FRIEDE u. BOLTSHAUSER (1978) fehlte die Pyramidenkreuzung fast vollständig.

b) Aplasie des Neozerebellum

Klinisches Bild

Die Kinder weisen unmittelbar nach der Geburt Muskelhypotonie, generalisierte Anfälle und Atemschwierigkeiten auf. Der Tod tritt häufig in den ersten Lebenstagen, gelegentlich nach Monaten, aber immer innerhalb der ersten zwei Lebensjahre infolge von Aspirationspneumonien ein. Die meisten Fälle treten sporadisch auf, aber familiäres Vorkommen bei Geschwistern wurde ebenfalls beobachtet.

Makroskopisch erkennt man eine ausgeprägte Volumenreduktion des Kleinhirns mit einer zurückgebliebenen Gyrusbildung (WEINBERG u. KIRKPATRICK 1975; KAWAGOE u. JACOB 1986).

Lichtmikroskopisch fällt besonders der Unterschied zwischen Paläo- und Neozerebellum auf (Abb. 259). Im Neozerebellum findet man nur in den abgeflachten Windungskuppen eine dünne Außenkörnerschicht, eine breite, locker angeordnete Körnerschicht und einzelne Purkinje-Zellen. In den Windungstälern sind weniger Körner und keine Purkinje-Zellen erkennbar. Im Neozerebellum ist die Markscheidenbildung nur rudimentär. In den tieferen Kleinhirnkernen sind kaum Nervenzellen vorhanden, und das Dentatum zeigt in der Mehrzahl der Fälle

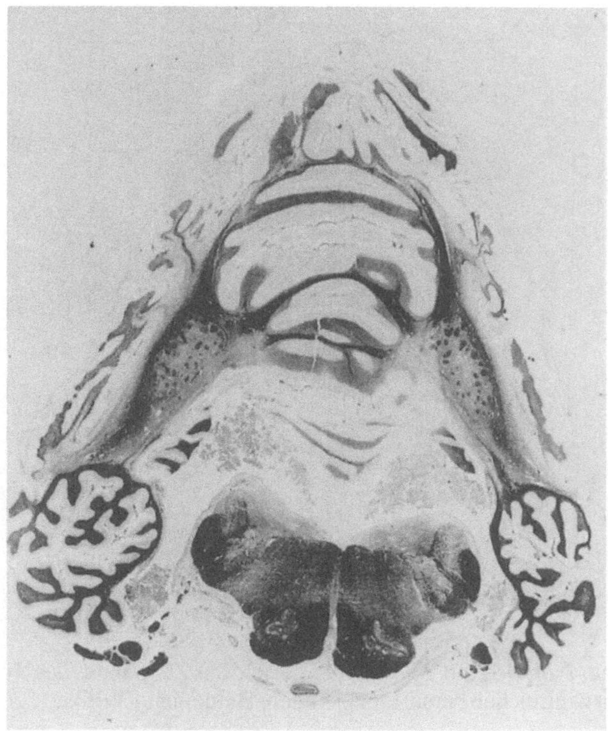

Abb. 259. Aplasie des Neozerebellum. Teilweise Fehlen der Rindenentwicklung in der Kleinhirnhemisphäre bei relativ gut entwickeltem Wurm und Flocculus. Segmentierung des Nucleus dentatus mit Entmarkung von Vließ und Hilus. Heidenhain-Wölke

(BIEMOND 1955; SCHNEIDER et al. 1973; KAWAGOE u. JACOB 1986) eine Segmentierung in kleine Inseln (Abb. 260), die vornehmlich aus bemarkten Axonen sowie protoplasmatischen und fibrillären Astrozyten bestehen.

In den meisten Fällen findet sich eine weitgehende Atrophie der pontinen und medullären Kerne. In den betroffenen Strukturen ist eine starke Gliose erkennbar, die auf eine neben dem Ausbleiben der Entwicklung (Hypoplasie) vorhandene Atrophie hinweist.

c) Pontozerebellare Hypoplasie

Morphologisch sind die hier dazugehörenden Fälle von der Kleinhirnrindenatrophie vom Holmes-Typ (s. S. 575) nicht zu unterscheiden. Das Manifestationsalter und das klinische Bild lassen jedoch eine Unterscheidung zu.

Klinisches Bild

Die geistige Entwicklung unterbleibt. Die Koordinationsstörungen wechseln zwischen einer leichten bis zu einer sehr ausgeprägten Ataxie. Das klinische Bild bleibt stationär, familiäres Auftreten ist wiederholt beobachtet worden (NORMAN u. URICH 1958).

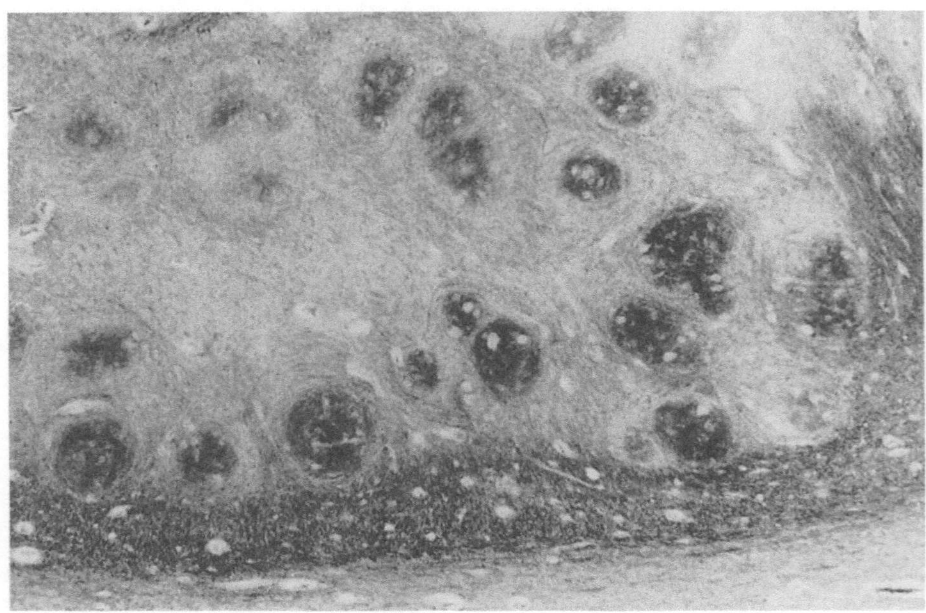

Abb. 260. Gleicher Fall wie Abb. 259. Segmentierung des Zellbandes des Nucleus dentatus in Zellnestern mit zahlreichen bemarkten Axonen. Heidenhain-Wölke × 20

Neuropathologie

Makroskopisch erkennt man bei der angeborenen Atrophie, daß die Hinterhauptspole das atrophische Kleinhirn erheblich überragen (Abb. 261). Dies ist jedoch am Neugeborenen immer der Fall und daher als Symptom erst feststellbar, wenn die Patienten nach dem Säuglingsalter sterben.

Lichtmikroskopisch findet man dort, wo die Purkinje-Zellen ausgefallen sind, das Bild der „leeren Körbe", die, abgesehen von einer Faserverdickung wechselnden Ausmaßes, relativ gut erhalten bleiben, obwohl die Korbzellen im Laufe der Zeit auch in den Krankheitsprozeß miteinbezogen werden. Stärkere Ausfälle in der Körnerschicht liegen häufig vor, und die Ganglienzellen in der Molekularschicht fallen ebenfalls der konsekutiven Degeneration anheim. Dabei bleiben die Korbzellen als geschrumpfte Elemente mit ihren Tangentialfasern sehr lange nachweisbar. In den meisten Fällen bleiben die verschiedenen Golgi-Zellen in der Körnerschicht sowie die Moosfasern – wenn kein Körnerausfall vorliegt – erhalten. Die Molekularschicht kann bis auf 1/3 und weniger ihrer ursprünglichen Breite zusammensinken. Abhängig von der Dauer des Prozesses stellen sich regelmäßig Zellausfälle in den unteren Oliven (Abb. 259) mit Reduktion der olivozerebellaren Bahnen dar. Sie sind auf dem Wege einer retrograd-transneuronalen Degeneration zustande gekommen.

2. Erblich-familiäre Kleinhirnrindenatrophie
(Holmes-Typ der spinopontozerebellaren Heredodegeneration;
späte primäre parenchymatöse Degeneration des Kleinhirns;
zerebelloolivare Atrophie von Critchley und Greenfield;
zerebellare Ataxie von Pierre-Marie)

PIERRE-MARIE (1893), und später DE LONDE (1895) hatten eine Reihe von Fällen mit einer dominant vererbten Ataxie bei Erhaltenbleiben der Sehnenreflexe als „hereditäre zerebelläre Ataxie" zusammengefaßt. HOLMES (1907) beschrieb mehrere Mitglieder einer Familie mit ähnlicher Symptomatik. Bei den Patienten von PIERRE-MARIE (1893) handelte es sich jedoch um pathologisch-anatomisch unterschiedliche Krankheitsbilder, die mit den morphologisch gut abgegrenzten Fällen von HOLMES (1907) nicht immer übereinstimmen.

CRITCHLEY u. GREENFIELD (1948) bezeichneten die Kleinhirnrindenatrophie dieses Typs als „zerebellooliväre Atrophie". Die Bezeichnung läßt aber die Möglichkeit eines Mißverständnisses offen, weil sie primäre und sekundäre Veränderungen nebeneinanderstellt und zu einer Verwechslung mit der olivozerebellaren

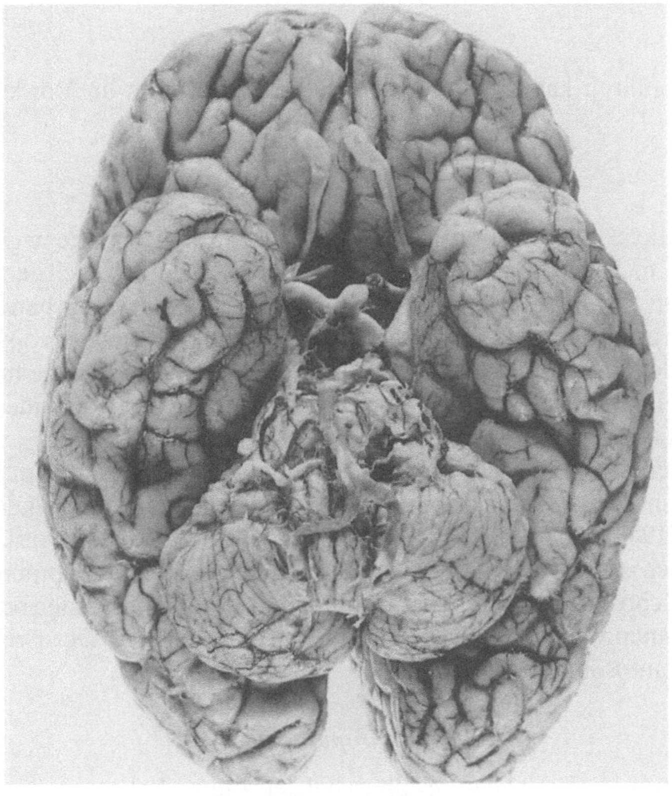

Abb. 261. Kleinhirnrindenatrophie vom Holmes-Typ. Die Hinterhauptpole des Großhirns überragen das atrophische Kleinhirn

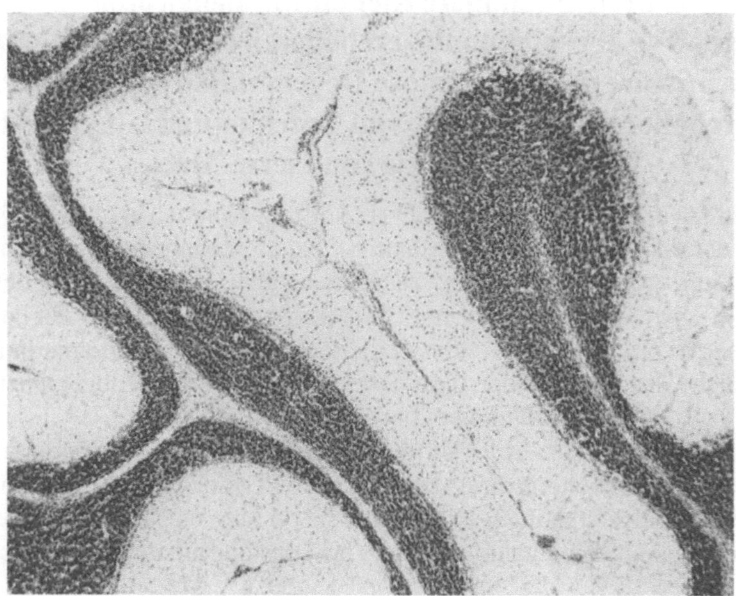

Abb. 262. Gleicher Fall wie Abb. 261. Weitgehende Lichtung der Purkinje-Zellschicht. Nissl × 40

Atrophie führen kann, bei der die Olivendegeneration im Vordergrund steht (s.S. 581).

Klinisches Bild

Die Ataxie mit Intentionstremor und choreiformer Unruhe beginnt nach der Pubertät – meist nach dem 3. Lebensjahrzehnt, gelegentlich nach dem 60. Lebensjahr (RICHTER 1950). Das durchschnittliche Erkrankungsalter beträgt 40 Jahre. Ein früherer Beginn aufgrund interkurrenter Krankheiten oder von Unterernährung wurde wiederholt angegeben (HOFFMAN et al. 1971). Darüber hinaus kommt eine Akzeleration des Manifestationsalters bei aufeinanderfolgenden Generationen vor (LENZ u. PÜRGYI 1976).

Hirnnervenstörungen einschließlich Optikusatrophie (BUDKA et al. 1979) und später auch Demenz kommen hinzu. Eine zentrale Schwerhörigkeit wurde von SJÖGREN (1943) in 15% der Fälle festgestellt. Nicht selten sind Muskelatrophien, gelegentlich zusammen mit Pseudohypertrophien vorhanden. Kombinationen mit Epilepsie, chronisch-progressiver Chorea, Parkinson-Symptomen oder Hemiballismus können vorkommen (CROUZON u. BERTRAND 1928). Der Erbmodus ist in der Regel autosomal-dominant.

Neuropathologie

Makroskopisch zeigt das Großhirn bei den älteren Patienten eine mittelgradige Atrophie. Das Kleinhirn ist immer hochgradig atrophisch, vor allem der Wurm und die kraniodorsalen Anteile (Abb. 261).

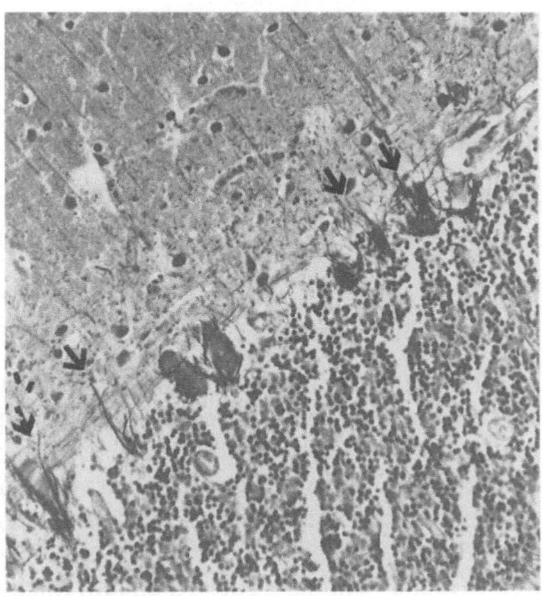

Abb. 263. Gleicher Fall wie Abb. 261. Leere Körbe (*Pfeile*) anstelle der untergegangenen Purkinje-Zellen. Bielschowsky × 180

Lichtmikroskopisch finden sich außer einer hochgradigen Kleinhirnrinden-atrophie vom Purkinje-Zelltyp (Abb. 262) mit besonderer Ausprägung in den oro-dorsalen Abschnitten auch eine konsekutive Olivenatrophie. Die Purkinje-Zellen sind weitgehend ausgefallen, und in Metallimprägnationen erkennt man das Bild der leeren Körbe (Abb. 263). In den stärker atrophischen Kleinhirnarealen sind die Molekular- und Körnerschicht ebenfalls betroffen und deutlich verdünnt (BECKER et al. 1971). Auch Kletterfasern verfallen der transneuralen Degeneration, wurden allerdings von manchen Autoren (BROUWER u. BIEMOND 1938; ZÜLCH 1948) als noch intakt angegeben. Die Bergmann-Glia reagiert auf den Purkinje-Zelluntergang mit Zell- und Faserwucherung, besonders ausgeprägt an den Läppchenkuppen. Der Nervenzellverlust in den unteren Oliven ist in den dorsalen und medialen Abschnitten ausgeprägter (KOEPPEN et al. 1979). Auch beim Fehlen einer Entmarkung ist eine deutliche Gliose im gesamten Kleinhirn und in den Oliven vorhanden (BUDKA et al. 1979). Im Rückenmark findet sich eine leichte Aufhellung der Pyramidenseitenstrangbahn.

3. Angeborene Kleinhirnrindenatrophie vom Körnertyp (kongenitale nicht-progressive zerebellare Ataxie)

Klinisch wurde das Krankheitsbild zunächst von BATTEN (1905) beschrieben. Neuropathologisch bestätigte angeborene Kleinhirnrindenatrophien vom Körnertyp wurden dann von NORMAN (1940), später von ULE (1952), JERVIS (1954) und NETSKY (1968) mitgeteilt. Ein Teil der Fälle wird aufgrund der vorhandenen Entmarkungen unter den orthochromatischen Dystrophien aufgeführt (s.S. 493).

Klinisches Bild

Die Patienten fielen schon im ersten Lebensjahr durch Ataxie und mentale Retardierung auf, die in der Regel keine Progressivität zeigten. Wenn keine interkurrenten Erkrankungen im Kindesalter zum Tode führen, können die Patienten das Erwachsenenalter erreichen. Bei einem Teil der Fälle ist ein familiäres Auftreten festgestellt worden (JERVIS 1954; GOULON et al. 1968).

Neuropathologie

Makroskopisch ist in der Regel eine Kleinhirnatrophie mit geschmälerten Windungen und erweiterten Furchen festzustellen.

Lichtmikroskopisch erkennt man das fast vollständige Fehlen der Körner bei im wesentlichen gut erhaltenen Purkinje-Zellen. In einigen Fällen (SARNAT u. ALCALA 1980) fehlten auch die Golgi-, Korb- und Sternzellen vollständig. In anderen Fällen waren die verschiedenen Typen der Golgi-Zellen auffallend gut erhalten, zahlenmäßig nicht wesentlich vermindert, meist jedoch geschrumpft und hyperchromatisch (ROSS et al. 1978).

Wiederholt wurden bei den Purkinje-Zellen Axonauftreibungen und Dendritenveränderungen in Form von Elchschaufeln, Morgensternen und Stachelkugeln beobachtet. Selten wurden Unregelmäßigkeiten in der Schichtbildung der Purkinje-Zellen beschrieben, die auf eine gestörte Migration hinweisen.

Die marklosen Tangentialfasern fehlen in den oberen Teilen der verschmälerten Molekularschicht, sie sind aber in den tieferen Abschnitten gut erhalten und häufig etwas verdickt. Die senkrecht von ihnen ausgehenden und in das Stratum ganglionare ziehenden Fasern lassen die Anordnung zu Faserkörben vermissen und stellen sich in der Purkinje-Zellschicht als eine Art „Gardine" dar (NORMAN 1940; ESCOUROLLE et al. 1982).

Pathogenese

Eine primäre Körnerzellatrophie im Sinne einer heredodegenerativen Krankheit ist nicht nachgewiesen worden, obwohl sie eine Zeitlang als geradezu pathognomonisch für die spätinfantile Form der amaurotischen Idiotie galt. Allerdings kommen auch mit Kachexie einhergehende Tumore, Intoxikationen und postmortale Autolyse als Ursachen in Frage. Experimentell kann sie durch verschiedene zytotoxische Substanzen, Bestrahlung und virale Infektionen hervorgerufen werden. Beim Fehlen sowohl der Körnerschicht als auch der Korb-, Golgi- und Sternzellen wird angenommen, daß sich die verschiedenen Noxen oder die angeborene Stoffwechselstörung schon in der frühen fetalen Zeit auswirken und daß die Bildung der äußeren Körnerschicht ausbleibt (SARNAT u. ALCALA 1980).

4. Nicht angeborene, sporadische Kleinhirnrindenatrophien

Die bei Erwachsenen sporadisch auftretenden Kleinhirnrindenatrophien können lokalisiert oder diffus vorkommen. BROUWER u. BIEMOND (1938), und später SANTHA (1948), haben versucht, beide Formen auch ätiologisch voneinander abzugrenzen.

a) Lokalisierte Kleinhirnrindenatrophie
(Atrophie tardive, Spätatrophie des Kleinhirns)

Die klassische Beschreibung dieser Form stammt von MARIE et al. (1922), die ihr die Bezeichnung „atrophie cérébelleuse tardive à prédominance corticale" gaben. Es handelt sich um eine klinisch und pathomorphologisch weitgefächerte Gruppe, der einzelne Fälle mit zentraler Neurofibromatose und Kleinhirnverkalkungen zugeordnet wurden (PILZ 1977). Im Rahmen von CT-Reihenuntersuchungen wurde eine Wurmatrophie im Alter festgestellt, die asymptomatisch verläuft (KOLLER et al. 1981).

Klinisches Bild

Die Störungen setzen meist nach dem 55. Lebensjahr mit allmählich beginnender und ganz langsam fortschreitender Gang- und Standunsicherheit ein. Männer und Frauen werden in gleicher Weise von der Krankheit befallen, die gelegentlich auch einmal wesentlich früher (KIRSCHBAUM u. EICHHOLZ 1932) oder „apoplektiform" (SCHERER 1933) beginnen kann. Die oberen Extremitäten bleiben weitgehend von der Ataxie verschont, größere intellektuelle Störungen bleiben aus. Sprachstörungen treten gewöhnlich erst in späteren Stadien in Erscheinung. Die durchschnittliche Verlaufsdauer beträgt 10–20 Jahre und mehr.

Neuropathologie

Makroskopisch erkennt man eine symmetrische, auf die orodorsalen Kleinhirnabschnitte beschränkte Rindenatrophie, welche die Unterfläche des Kleinhirns frei läßt (Abb. 264). Sie betrifft im wesentlichen nur den Oberwurm und den Lobulus quadrangularis anterior (Paläozerebellum). Man findet ein hochgradiges

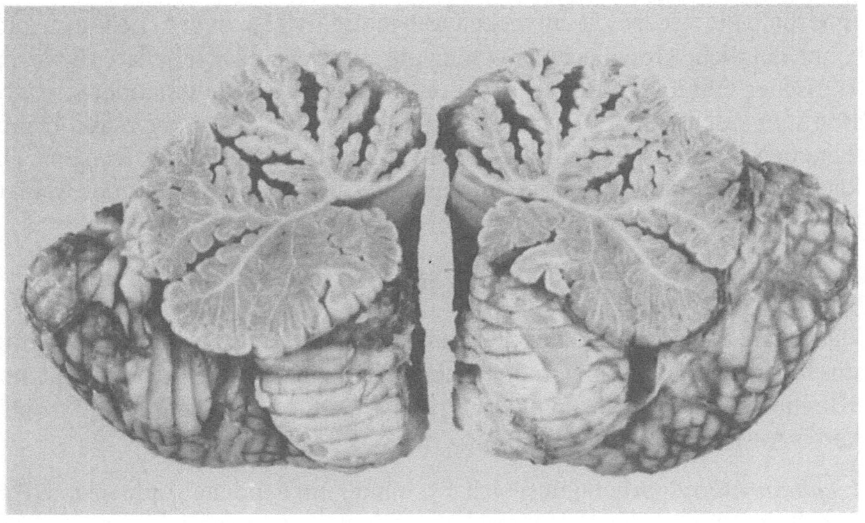

Abb. 264. Spätatrophie des Kleinhirns. Lokalisierte Rindenatrophie der orodorsalen Abschnitte

Klaffen der Furchen des Oberwurms (Lingula, Lobus centralis, Culmen und Vorderfläche des Declive) und der Lobuli quadrangulares anteriores mit allmählicher Abnahme nach lateral, dorsal und basal. Die Kleinhirnläppchen sind derb und atrophisch. Das Klaffen der Furchen ist wesentlich ausgeprägter als bei den diffusen Rindenatrophien, selbst bei Untergang aller nervösen Rindenelemente.

Lichtmikroskopisch zeigt die Rinde in den betroffenen Gebieten einen Ausfall der Purkinje-Zellen mit leeren Körben, doch sind auch die übrigen Rindenabschnitte nicht völlig intakt. Die Atrophie ist in der Läppchenperipherie meist weiter fortgeschritten als in den marknahen Abschnitten. Im Vlies des Zahnkerns kommt es zu einer Lichtung, besonders der orodorsalen Abschnitte, und in den unteren Oliven findet sich ein Zellausfall im dorsomedialen Band und in der dorsalen Nebenolive mit entsprechender Reduktion der olivozerebellaren Bahnen. Von den zentralen Kleinhirnkernen zeigen nur die Dachkerne leichte Veränderungen (ULE 1957).

Das Kleinhirnmark ist bis auf eine axiale Aufhellung des Lamellenmarks im atrophischen Gebiet intakt. Abhängig von der Dauer des Prozesses stellt sich konsekutiv zu der Degeneration der dorsalen Olivenabschnitte eine Verschmächtigung der Corpora restiformia ein.

b) Diffuse Kleinhirnrindenatrophie

Die Zugehörigkeit der spontanen, subakut verlaufenden diffusen Kleinhirnrindenatrophien zur Gruppe der degenerativen Systematrophien ist zweifelhaft. In einigen der Fälle lagen Karzinome vor; aber auch Alkoholismus, Nikotinabusus und nutritive Störungen wurden als Ursache angenommen (NETSKY 1968; SOLHEID et al. 1986).

Klinisches Bild

Innerhalb kürzester Zeit entwickelt sich meist in der 4. oder 5. Lebensdekade und ohne deutliche Geschlechtsbevorzugung ein schweres zerebellares Syndrom mit statischer und lokomotorischer Ataxie, die sich auch an den oberen Extremitäten sehr rasch bemerkbar macht. Bald treten Sprachstörungen auf. Häufig besteht ein Nystagmus. Fast immer kommt es zu einer organischen Demenz. Die oft kachektischen Patienten sterben innerhalb mehrerer Monate oder weniger Jahre.

Neuropathologie

Das *makroskopische* Bild der diffusen Kleinhirnrindenatrophie ist uncharakteristisch, oft auch unauffällig. In manchen Fällen klaffen die Furchen leicht, und das Kleinhirn wirkt im ganzen etwas atrophisch. Nur selten liegt eine Atrophie stärkeren Ausmaßes vor.

Lichtmikroskopisch handelt es sich fast immer um Rindenatrophien vom Purkinje-Zelltyp. Entsprechend dem raschen Verlauf überwiegen an den noch erhaltenen Purkinje-Zellen die akut degenerativen Veränderungen gegenüber dem Bild der einfachen Zellatrophie. Oft läßt sich in der Rinde Fett nachweisen.

Tier- und experimentelle Modelle

Bei einer „Purkinje cell degeneration" Mausmutante (pcd) degenerieren alle Purkinje-Zellen in der 3.–4. Woche nach der Geburt (MULLEN et al. 1976); später werden andere Systeme miteinbezogen (O'GORMAN 1985). Andere zerebellare Mausmutanten: „Weaver" (PRIVAT 1978), „Staggerer" (HIRANO u. DEMBITZER 1975), „Tottering" und „Leaner" sowie ihre doppelten Mutanten (TSUJI et al. 1976; YOON 1977) weisen verschiedene Typen von Kleinhirnrindenatrophie in unterschiedlicher Ausprägung auf. Kleinhirnatrophie mit Purkinje-Zelldegeneration wurde beim Pferd beschrieben (PALMER et al. 1974). Eine hereditäre zerebelloolivare Degeneration vom Purkinje-Zelltyp mit gleichseitiger strionigraler Degeneration fand man bei Hunden (MONTGOMERY u. STORTS 1983, 1984).

Bei der hereditären Sawin-Anders-Ataxie des Kaninchens sind neben den vestibulären und Cochleariskernen die zentralen Kleinhirnkerne betroffen (O'LEARY et al. 1974).

Eine zerebellare Hypoplasie bei Katzen als Folge einer Entzündung während der fetalen Zeit wurde wiederholt beobachtet. Während durch Parvoviren überwiegend die Hypoplasie des Kleinhirns vom Körnertyp reproduziert wird (HERNDON et al. 1971; LLINAS et al. 1973), waren bei anderen, ebenfalls viralen Fetopathien sowohl die Körner- als auch die Purkinje-Zellen betroffen (VERLINDE 1949; COLLET et al. 1954; KILHAM u. MARGOLIS 1966; CSIZA et al. 1972; KRÜCKE et al. 1975).

MEYER u. FOLEY (1953) führten im Tierexperiment eine Purkinje-Zelldegeneration durch Einspritzung von Eosinophilen bzw. Eosinophilenextrakt in das Kleinhirn herbei. In diesem Zusammenhang wurde auf das Vorkommen einer familiären intermediären Kleinhirnataxie, assoziiert mit Askaridiasis hingewiesen (HILL u. SHERMAN 1968). Diphenylhydantoin in hohen Dosen führte beim Menschen und im Tierexperiment zu einer Degeneration der Purkinje-Zellen (KOKENGE et al. 1965; PEREZ DEL CERRO u. SNIDER 1967).

II. Olivopontozerebellare Atrophie

Eine erste genaue anatomisch-pathologische Beschreibung der Krankheit unter der Bezeichnung „hereditäre Ataxie und Kleinhirnatrophie" stammt von MENZEL (1891). DÉJERINE u. THOMAS (1900) beschrieben die ersten sporadischen Fälle und führten die Bezeichnung „olivopontozerebellare Atrophie" ein.

Die Tatsache, daß bei der Mehrzahl der Fälle andere Nervenzentren und -systeme, vor allem die Stammganglien, die Substantia nigra und der Thalamus (TÖBEL 1952; RICART et al. 1986), aber auch die Hirnrinde mitbetroffen sein können, führte zu der Annahme, daß „reine" Fälle von olivopontozerebellarer Atrophie nicht existieren (JELLINGER u. TARNOWSKA-DZIDUSKO 1971) und daß die Krankheit unter die Multisystematrophien einzuordnen ist. Die Differenzierung einzelner Formen erscheint jedoch ein zweckmäßigerer Weg zu sein, um Einsicht in die Pathogenese des Syndroms zu gewinnen, als sämtliche Fälle unter dem Oberbegriff der Multisystematrophien zu subsumieren.

Einteilung

In seiner klassischen Monographie unterteilte GREENFIELD (1954) die Fälle mit olivopontozerebellarer Atrophie in einen gemischten, in der Regel hereditär spinozerebellaren Typ, entsprechend der von MENZEL beschriebenen Familie, und einen in der Regel sporadischen, reinen olivopontozerebellaren Typ wie die Fälle von DEJERINE-THOMAS. Wegen der fließenden Übergänge neuropathologischer Befunde bevorzugte EADIE (1975a) die Einteilung in hereditäre und sporadische Typen, ohne Berücksichtigung der Prozeßausbreitung. Zahlenmäßig verteilen sich die veröffentlichten Fälle weitgehend gleich (BERCIANO 1982). Allerdings sind in den letzten Jahren die Veröffentlichungen sporadischer Fälle spärlicher als die von hereditären. Es ist anzunehmen, daß einem Teil der sporadisch auftretenden Fälle ein autosomal-rezessiver Erbgang zugrunde liegt (PLAITAKIS 1982).

Unter Berücksichtigung von klinischen, neuropathologischen und genetischen Merkmalen teilten KÖNIGSMARK u. WEINER (1970) die olivopontozerebellare Atrophie in eine sporadische und fünf verschiedene hereditäre Formen ein. Biochemische (PERRY 1984) und speziell enzymatische Untersuchungen ermöglichen weitere Einteilungen. HUANG u. PLAITAKIS (1984) haben anhand von 25 Patienten eine sporadische Form mit orthostatischer Hypotonie, eine rezessive Form mit Glutamatdehydrogenasemangel und drei dominant vererbte Formen abgegrenzt. Die Einteilungskriterien waren z.T. biochemisch, z.T. klinisch definiert; zwei Gruppen wurden lediglich aufgrund der Familienzugehörigkeit abgegrenzt. Wenn auch genetisch folgerichtig, ist das letztere Einteilungsprinzip unübersichtlich und trägt der phänotypischen Variationsbreite innerhalb einer Familie wenig Rechnung (COLAN et al. 1981).

1. Hereditäre olivopontozerebellare Atrophie
(Erblich-familiäre Brückenfuß-Olivenatrophie; pontozerebellare Atrophie; spinopontozerebellare Heredodegeneration vom Typ MENZEL; hereditäre Ataxie Marie-Nonhe)

Nachdem MENZEL (1891) die neuropathologischen Merkmale der Krankheit bei Erwachsenen beschrieben hatte, teilte BLAUNER (1914) die erste Familie mit, bei der die Patienten im Kindesalter erkrankten.

Klinisches Bild

Die ersten Erscheinungen können vom frühen Kindesalter (JERVIS 1950; WOODWORTH et al. 1959; CARPENTER u. SCHUMACHER 1966; WEINER et al. 1967; COLAN et al. 1981) über das Erwachsenenalter bis hin zum Senium (SIGWALD et al. 1963) auftreten. Das Durchschnittsalter liegt bei 36 Jahren (EADIE 1975a). In Familien mit mehreren erkrankten Generationen wurde ein früheres Manifestationsalter in den Folgegenerationen beobachtet (COLAN et al. 1981).

Das im Krankheitsverlauf dominierende Symptom ist die Gangstörung, die sich im Laufe der Jahre bis zur Gangunfähigkeit steigert. Die Armbewegungen werden in späteren Stadien neben der ataktischen durch eine extrapyramidale Komponente beeinträchtigt. Dysarthrie ist ein nahezu konstantes Symptom.

In mehreren Familien war eine Erblindung vorhanden (WOODWORTH et al. 1959; CARPENTER u. SCHUMACHER 1966; WEINER et al. 1967). Die Bauchdeckenreflexe können erlöschen und Pyramidenbahnzeichen sowie Hirnnervenstörungen auftreten (LAPRESLE u. ANNABI 1979). In etwa 25% der Fälle, in späteren Stadien häufiger, werden Amyotrophien sichtbar (ROSENBERG 1982). Bei zwei Geschwistern, die im frühen Kindesalter verstarben, wurde eine Dyslipoproteinämie festgestellt (AGAMANOLIS et al. 1986). Die durchschnittliche Überlebenszeit nach Krankheitsbeginn liegt bei 15 Jahren (EADIE 1975a). Patienten mit einem früheren Manifestationsalter zeigen in der Regel eine Verlaufsdauer von mehreren Dekaden.

Sowohl ein rezessiver (FICKLER 1911; WINKLER 1923; ARING 1940; HUANG u. PLAITAKIS 1984) als auch ein dominanter Erbmodus (MENZEL 1891; KEILLER 1926; LEY 1947; ROSENHAGEN 1943; SCHUT u. HAYMAKER 1951; GERSTENBRAND u. WEINGARTEN 1962; WEINER et al. 1967; PERRY 1984) sind möglich.

Pathologie

In den Fällen von AGAMANOLIS et al. (1986) wurde eine Leberzirrhose festgestellt.

Elektronenmikroskopisch fanden sich eine Anhäufung von Lipidtropfen im Zytoplasma der Hepatozyten.

Neuropathologie

Die große Variationsbreite der neuropathologischen Veränderungen läßt sich meistens nicht bestimmten klinischen Formen zuordnen. Die Heterogenität der Veränderungen kommt gelegentlich auch innerhalb der einzelnen betroffenen Familien zum Ausdruck (SCHUT u. HAYMAKER 1951; COLAN et al. 1981).

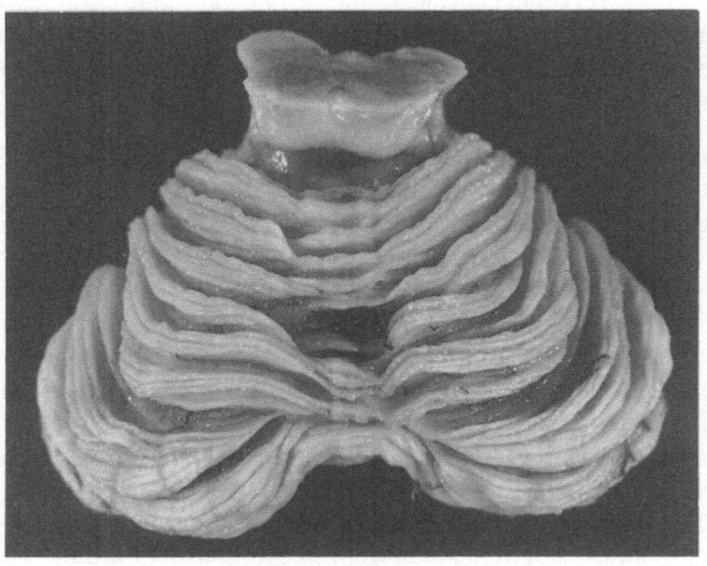

Abb. 265. Olivopontozerebellare Atrophie. Ausgeprägte Atrophie des Kleinhirns

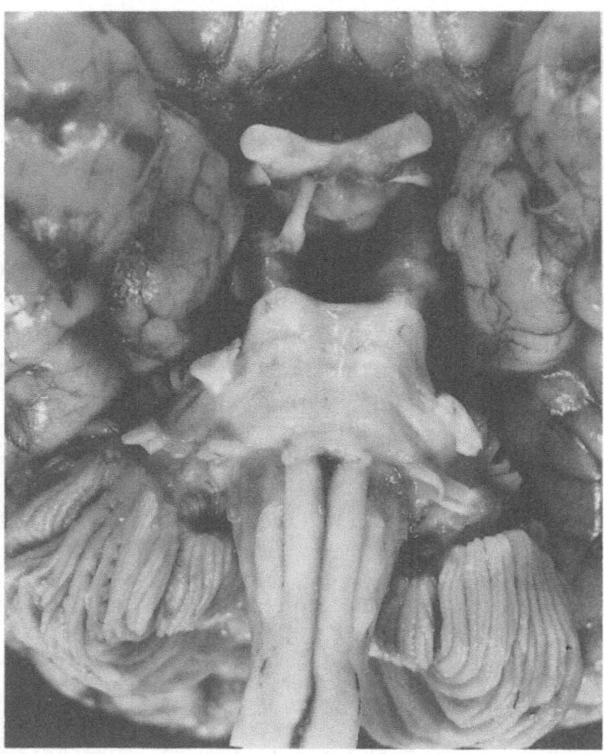

Abb. 266. Olivopontozerebellare Atrophie. Brückenfuß und Medulla oblongata hochgradig atrophisch

Makroskopisch erkennt man die Kleinhirnrindenatrophie (Abb. 265) sowie eine ausgeprägte Abflachung des Brückenfußes und der Medulla (Abb. 266), vor allem der neozerebellaren Anteile. Gelegentlich wurde aber das Palaeozerebellum vom atrophischen Prozeß bevorzugt (MATHIEU u. BERTRAND 1929).

Lichtmikroskopisch findet sich Nervenzellverlust in den einzelnen Teilen des Brückenfußgraues. Soweit noch Ganglienzellen erhalten sind, zeigen sie das Bild der primären Reizung (Fischaugenzellen) und Schrumpfung des körnigen Zerfalls. Das Olivenband ist verschmälert, die Olivenzellen sind weitgehend verschwunden (Abb. 267 a, b), die noch vorhandenen stark geschrumpft. Die Glia zeigt hier – wie auch im atrophischen Brückenfuß – eine deutliche Kernvermehrung und einen dichten Faserfilz. In den Dendriten kann eine Faserproliferation auftreten. Die Axone sind vielfach aufgetrieben. Auch der Nucleus arcuatus ist gewöhnlich mit seinen Fasern in den Prozeß miteinbezogen.

Die Zahl der Purkinje-Zellen kann hochgradig reduziert, die Körnerschicht stärker gelichtet sein (KOEPPEN et al. 1977). Die verbleibenden Purkinje-Zellen zeigen in der Golgi-Imprägnation einen Dendritenverlust und abnorme „Spines" (FUJISAWA u. NAKAMURA 1982). Abhängig vom Ausmaß der Purkinje-Zellausfälle kommt es dann zu einer Lichtung des Dentatumvlieses. Die transneuronale Dege-

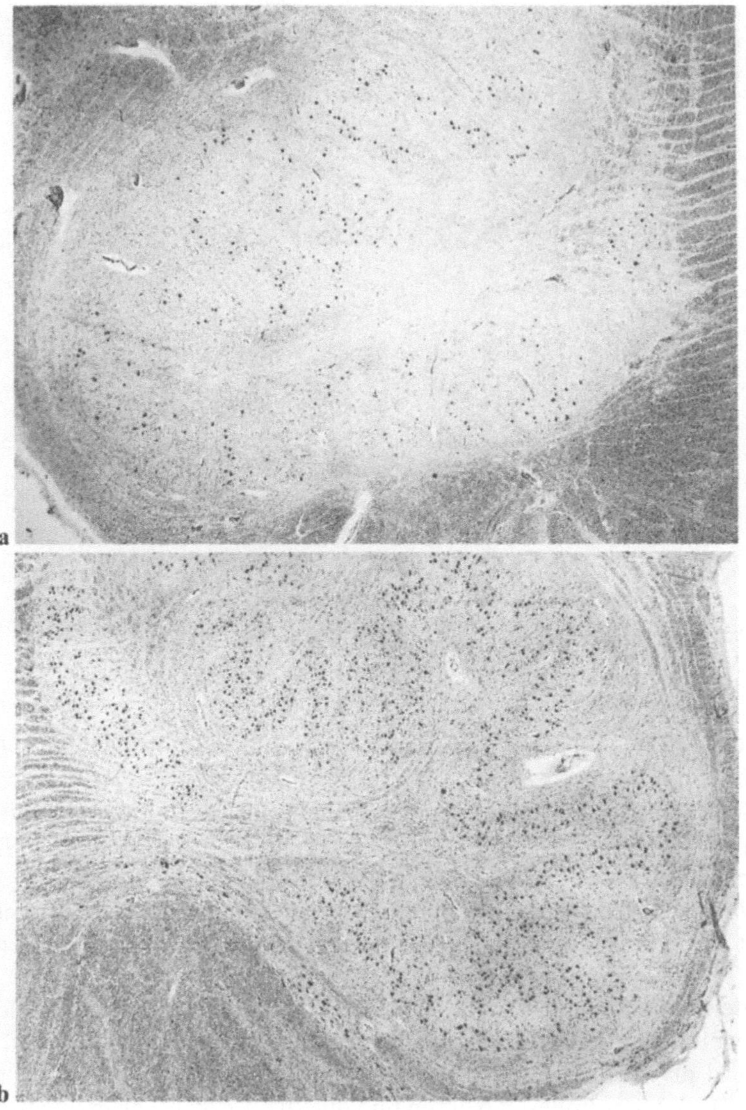

Abb. 267 a, b. Gleicher Fall wie Abb. 266. **a** Weitgehender Ausfall der Nervenzellen in den Oliven. **b** Normal. Nissl × 40

neration kann sich unter Umständen über das Purkinje-Neuron hinaus auch auf den Zahnkern fortsetzen (anterograd-transneuronale Degeneration 2. Ordnung, ULE 1954).

Die dem Brückenfußgrau und den unteren Oliven vorgeschalteten Neurone werden gelegentlich auch atrophisch vorgefunden. Die zentrale Haubenbahn (Abb. 268), der Brückenarm und die kortikopontinen Bahnen sind weitgehend entmarkt und der Hirnschenkelfuß ist verschmälert (WELTE 1939; CRITCHLEY u.

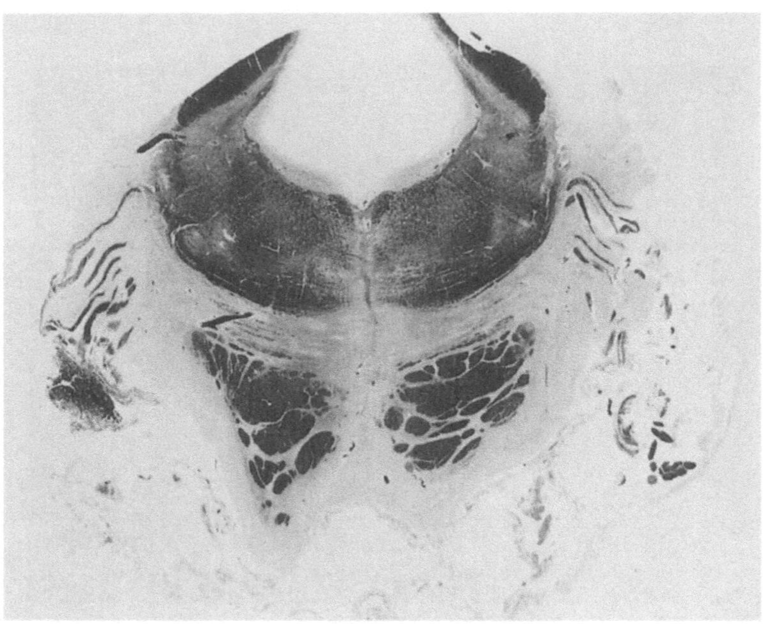

Abb.268. Gleicher Fall wie Abb.266. Entmarkung des Brückenarmes. Heidenhain-Wölke

GREENFIELD 1948). Im Kleinhirn ist die weiße Substanz weitgehend entmarkt (Abb.269).

Veränderungen im Nucleus geniculatus lateralis wurden vor allem in Fällen mit frühem Beginn festgestellt (WOODWORTH et al. 1959; COLAN et al. 1981). Eine Degeneration des strionigralen Systems wurde wiederholt beobachtet (KOHLER 1986). Dabei wurden auch Fälle mit Shy-Draeger-Syndrom (s.S. 648) beschrieben (SUNG et al. 1979; GOSSET et al. 1983). Fälle mit Lewy-Körpern sind viel seltener (KAIYA 1974).

Bei den Patienten mit Erblindung fand sich bei der Untersuchung der Netzhaut ein weitgehender Verlust der Ganglienzellen sowie der Stäbchen und Zapfen (WEINER et al. 1967). Bei einer Famlie mit 5 Erkrankten fanden sich axonale Schwellungen der peripheren Nerven und massive Verkalkungen im autonomen Nervensystem (STAAL et al. 1981).

Elektronenmikroskopisch beobachteten PETITO et al. (1973) in der Biopsie eines familiären Falles degenerative Veränderungen in Dendriten, Axonen und Perikaryen der Purkinje-Zellen mit Anhäufungen von Mitochondrien und ein weitgehendes Fehlen von normalen zerebellaren Glomerula. Bei den von den Autoren beschriebenen Lafora-Körpern handelt es sich um Polyglykosankörper, die im Alter konstant vorkommen (GERTZ et al. 1985). Im Perikaryon der Purkinje-Zellen wurden kurvilineäre Körper und kristalline Einschlüsse gefunden (LANDIS et al. 1974). Axonschwellungen und konzentrische lamelläre Körper wurden in den Fällen von AGAMANOLIS et al. (1986) beschrieben. Sie waren ausschließlich im Thalamus auszumachen.

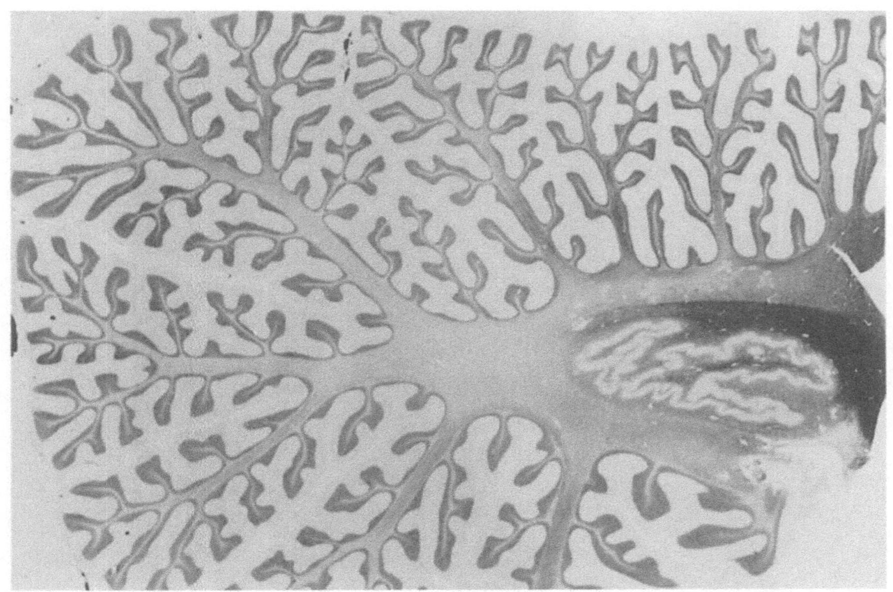

Abb. 269. Gleicher Fall wie Abb. 266. Weitgehende Entmarkung des Kleinhirns. Erhaltung der bemarkten Fasern im Vlies des Nucleus dentatus

2. Sporadische olivopontozerebellare Atrophie (Déjérine-Thomas-Typ der olivopontozerebellaren Atrophie; zerebellare Ataxie; Marksklerose des Kleinhirns)

Klinisches Bild

Bei den sporadischen Fällen manifestiert sich die Krankheit mit seltenen Ausnahmen (NOICA et al. 1936; TAKEI et al. 1973) gewöhnlich erst nach dem 50. Lebensjahr. Die zerebellare Ataxie stellt das Hauptsymptom dar. Sehr oft stellen sich nach einigen Jahren Störungen der Blasen- und Mastdarmfunktion sowie des autonomen kardiovaskulären Systems ein (KITA u. HIRAYAMA 1986; MITAKE u. MIZUTANI 1987). Im weiteren Verlauf entwickelt sich oft ein Parkinson-Syndrom mit Überwiegen des Rigors, der die Kleinhirnsymptomatik überdecken kann. Bei längeren Krankheitsverläufen finden sich zunehmend Störungen des peripheren Nervensystems (MANO et al. 1983). Psychische Störungen können der Ataxie um mehrere Jahre vorausgehen (VAN BOGAERT u. BERTRAND 1929; ESSER 1964; THIERAUF et al. 1985). In den Spätstadien kommt es häufig zu einer Demenz. In der Regel sterben die Patienten 3–9 Jahre nach Manifestation der ersten Symptome. Ein besonders foudroyanter Verlauf, der in einigen Monaten zum Tode führt, wurde sowohl bei älteren als auch bei jüngeren Patienten beobachtet (BARONTINI et al. 1983).

Neuropathologie

Makroskopisch fallen bei der äußeren Betrachtung eine starke Atrophie des Brückenfußes und eine Verschmächtigung und Verkleinerung der Medulla auf,

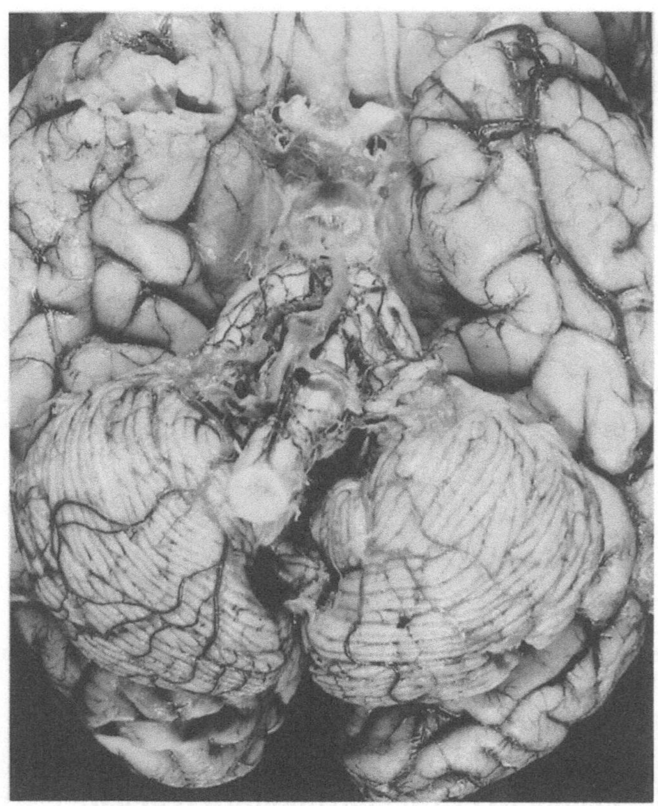

Abb. 270. Olivopontozerebellare Atrophie Typ Déjérine-Thomas. Mittelgradige Atrophie des Kleinhirns

die zu einer Vorwölbung der normal gebliebenen Pyramiden führen. Das Kleinhirn ist deutlich verkleinert (Abb. 270). Die Veränderungen können auf andere Systeme übergreifen. Im Gehirn sind vor allem Putamen (Abb. 271) und Substantia nigra (Abb. 272 a, b) betroffen (OPPENHEIMER 1984).

Lichtmikroskopisch stellt man sowohl im Brückenfuß als auch in den unteren Oliven einen weitgehenden Verlust von Nervenzellen fest. Häufig fand man einen ausgeprägten Nervenzellverlust im Locus coeruleus (MITAKE u. MIZUTANI 1987), im Thalamus (MARTIN 1970) und eine Degeneration des intermediolateralen Kerns im Rückenmark (TAKEI et al. 1973; RIKU et al. 1980). Im Markscheidenpräparat sind der Hilus und oft auch das Vlies der bulbären Oliven abgeblaßt (Abb. 273 a), desgleichen die äußeren ventralen und dorsalen Bogenfasern und der Tractus olivocerebellaris. Darüberhinaus treten die erhaltenen Faszikel der Pyramidenbahnen im atrophischen Brückenfuß deutlich hervor (Abb. 274). Der Pedunculus cerebellaris medius ist verschmächtigt und entmarkt. Die Faserausfälle führen zu einer deutlichen Verschmälerung des Pedunculus cerebellaris inferior. Eine Degeneration des N. vestibularis und der vestibuloretikulären Bahnen ist selten (NEUMANN 1977).

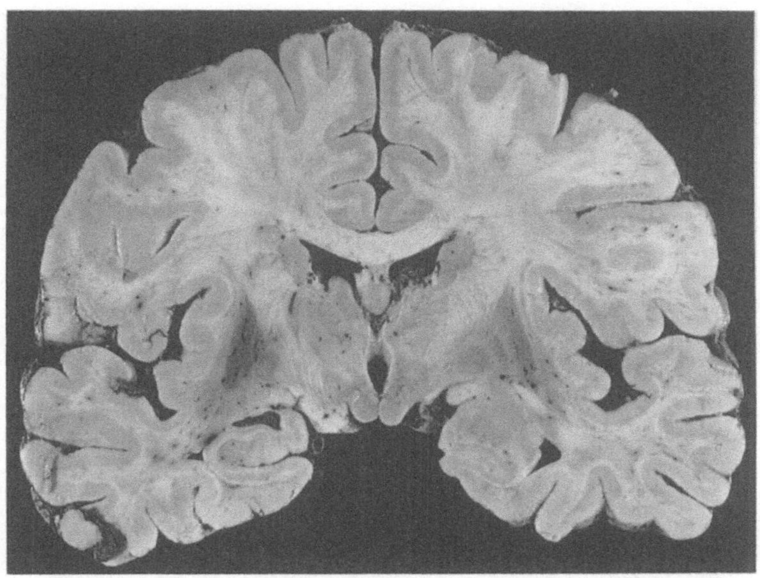

Abb.271. Gleicher Fall wie Abb.270. Übergreifen der Atrophie auf das Putamen

Der Ausfall der zerebellopetalen Fasern macht sich im Kleinhirn in einer Entmarkung des neozerebellaren Hemisphärenmarkes bemerkbar, besonders ausgeprägt in seinem kaudalen Anteil. Dabei entsteht ein ganz charakteristisches Bild, denn das Dentatum-Bindearmsystem mit dem von den Purkinje-Axonen gebildeten Vlies bleibt von dem Prozeß verschont und hebt sich deshalb scharf vom übrigen degenerierten Hemisphärenmark ab (Abb.273 a). Gelegentlich zeigt die Entmarkung einen wabigen, kleinfleckigen Charakter (Tigerfellzeichnung). Die Flocken, die Tonsillen und der Wurm sind meistens ausgespart.

In den seltenen Fällen, die als inkomplette Formen der olivopontozerebellaren Atrophie aufgefaßt werden können (MESSING 1930; NEUMANN 1977), bleibt die untere Olive vom atrophisierenden Prozeß weitgehend verschont. GUILLAIN et al. (1933) beschrieben eine „Pseudohypertrophie", bei der das Olivenband verbreitert erscheint und die Olivenzellen teilweise auf das Mehrfache vergrößert sind. Vakuolisierungserscheinungen zeigen sich, die Kerne sind randständig verlagert.

Eine einmalige Beobachtung stellt der Fall von DAVISON u. WECHSLER (1938) mit einer unilateralen olivopontozerebellaren Atrophie dar.

SCHERER (1933) und JELLINGER u. TARNOWSKA-DZIDUSKO (1971) wiesen nach, daß die Intensität der Zell- und Fasergliose das Ausmaß reparativer Vorgänge zu überschreiten scheint und schon sehr frühzeitig auftritt. Sie ist am ausgeprägtesten in der Läppchenperipherie und den Lamellenverzweigungen (Abb.273b). Manchmal enthalten die Gliazellen Pigment und bei akuter verlaufenden Fällen auch Fett (ISIDA et al. 1962). In späteren Stadien findet man trotz der Fasergliose einen ungewöhnlichen Reichtum an astrozytären Zellelementen, der auf eine kontinuierliche Proliferation hinweist (GEARY et al. 1956). Auch die Mikrogliawucherung scheint über das durch den recht langsam fortschreitenden und sehr geringen Gewebszerfall bedingte Maß hinauszugehen (VON CRAMON u. KELEMEN 1973).

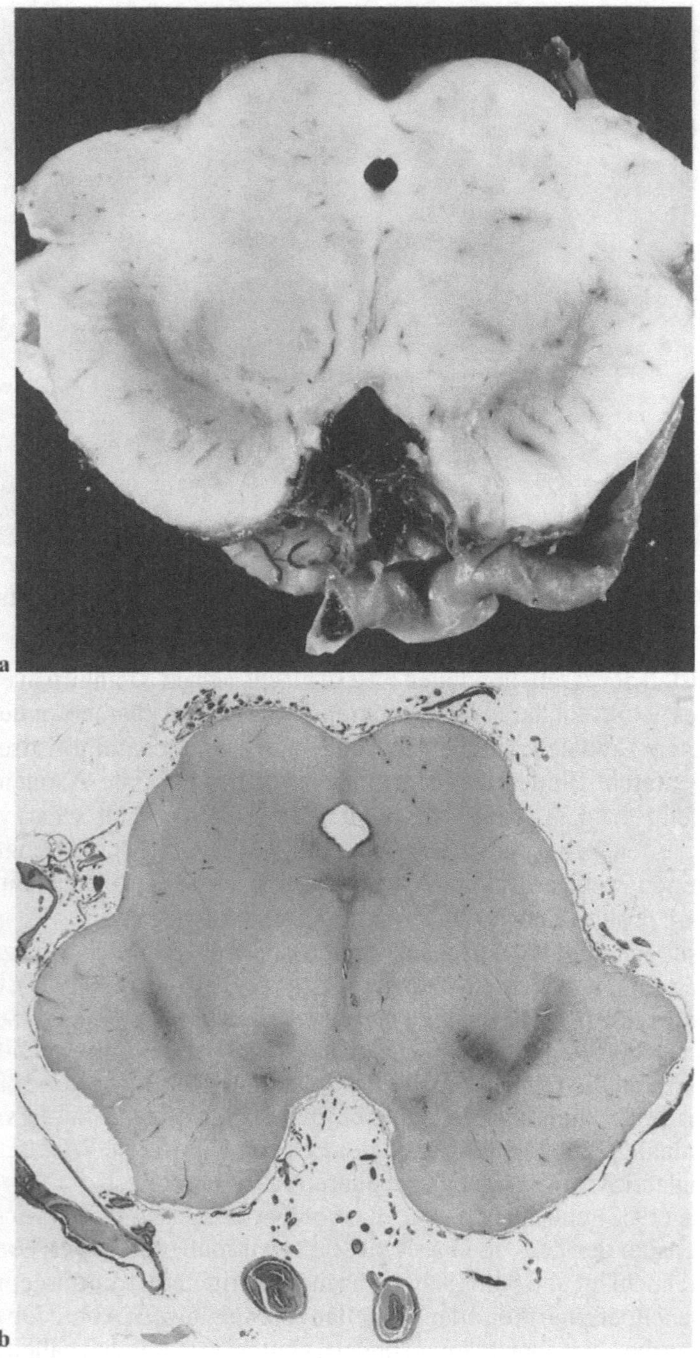

Abb. 272a, b. Gleicher Fall wie Abb. 270. Starke Depigmentierung der Substantia nigra, **a** mit deutlicher glialer Reaktion, **b** Holzer

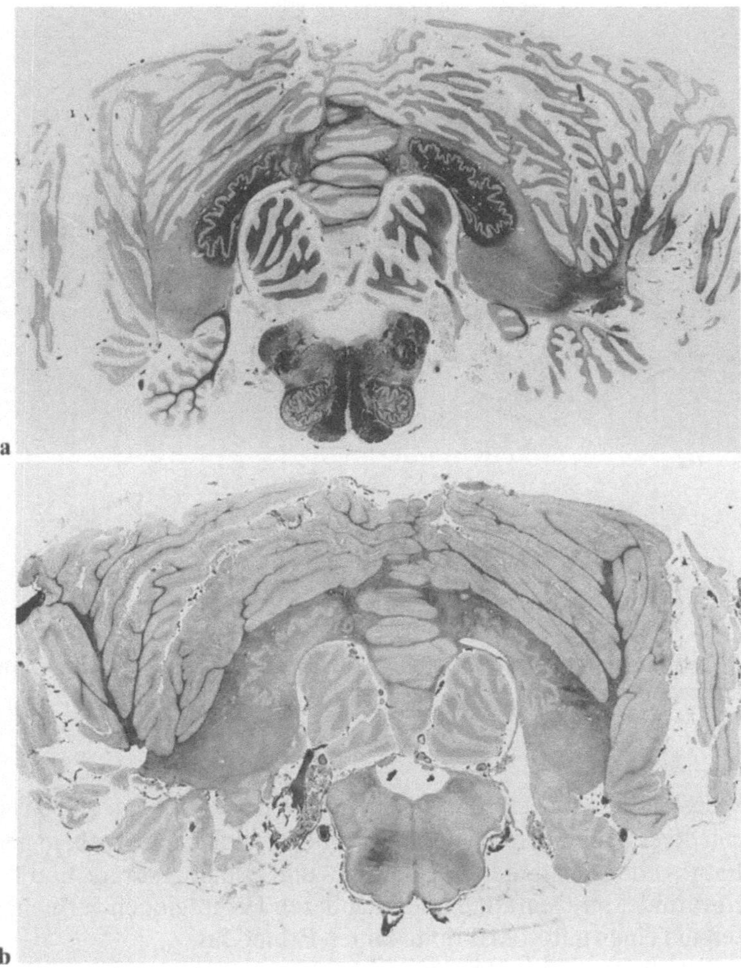

Abb. 273 a, b. Gleicher Fall wie Abb. 270. **a** Entmarkung des Hilus der Oliven und des Kleinhirnhemisphärenmarks mit Verschonung des Dentatum-Bindearmsystems. **b** Weitgehende starke gliöse Reaktion in den Oliven und Marklagern der Kleinhirnhemisphären. **a** Heidenhain-Wölke, **b** Holzer

In einem neuropathologisch untersuchten Fall von olivopontozerebellarer Atrophie mit Glutamatdehydrogenasemangel wurde eine generalisierte neuronale Lipofuszinspeicherung festgestellt (CHOKROVERTY et al. 1984).

Elektronenmikroskopisch fanden PETITO et al. (1973) in einem Fall „nackte Gebilde" im Zytoplasma der Purkinje-Zellen, die nicht identifiziert werden konnten.

Pathogenese

Eine genetische Verbindung zwischen dem Genlocus der hereditären Ataxie und der HLA-Loci im Chromosom 6 wurde bei einigen Familien mit dominantem

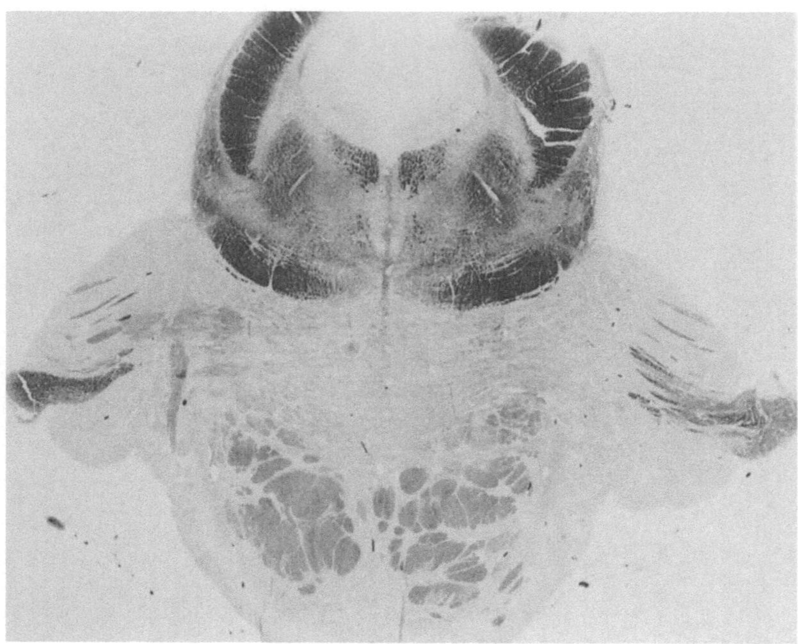

Abb. 274. Olivopontozerebellare Atrophie. Atrophie des Brückenfußes und Entmarkung der pontozerebellaren Bahnen

Erbgang festgestellt (Moller et al. 1978; Nino et al. 1980). Perry (1984) grenzte vier verschiedene Typen von olivopontozerebellaren Atrophien ab, je nachdem, wie sich die Ab- oder Zunahme von Glutamin- und Asparaginsäure, und Taurin in der Kleinhirnrinde, im Dentatum und in anderen Hirnregionen verhielten. Alle 4 Typen zeigten einen autosomal-dominanten Erbmodus.

Plaitakis (1984) fand eine Abnahme der Glutamatdehydrogenaseaktivität sowohl bei autosomal-rezessiv als auch bei dominant vererbten olivopontozerebellaren Atrophien. Unterschiedliche Korrelationen zwischen den Konzentrationen verschiedener Neurotransmitter einerseits und dem Nervenzelluntergang im Dentatum, den unteren Oliven und der Kleinhirnrinde andererseits, wurden festgestellt (Kanazawa et al. 1985). Auch wenn es nicht feststeht, ob es sich bei diesen Veränderungen um ätiopathogenetisch primäre Veränderungen handelt oder ob sie eine Folge des Unterganges von Nervenparenchym sind (Harding 1986), scheint die Annahme gerechtfertigt zu sein, daß die exzitotoxischen Aminosäuren bei einem Teil der Syndrome ein gemeinsames pathogenetisches Prinzip darstellen.

3. Formvarianten spinozerebellarer Atrophien

Neben der häufigen Ausbreitung des atrophisierenden Prozesses in anderen Neuronensystemen gibt es einzelne Beobachtungen über eigentümliche Assoziationen, die den olivopontozerebellaren Atrophien zugeordnet sind und sich von den übrigen Multisystematrophien abgrenzen lassen.

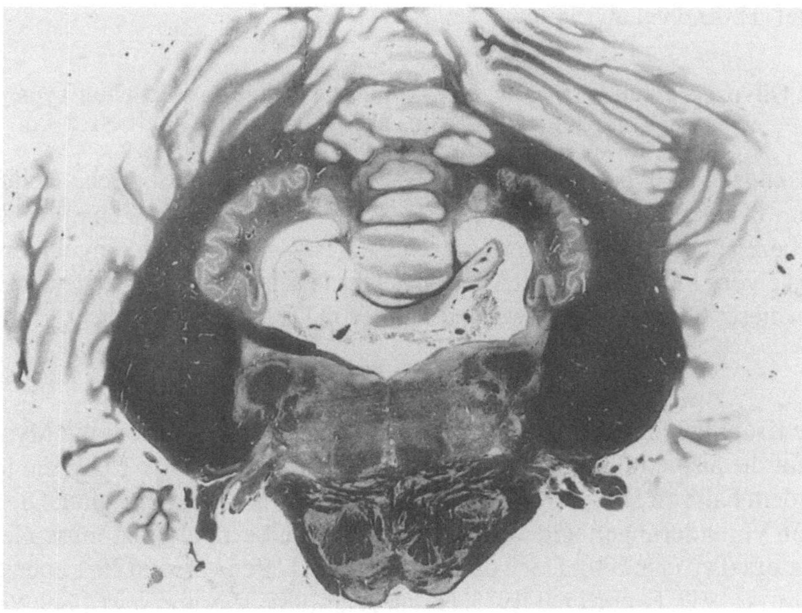

Abb. 275. Spinopontozerebellare Atrophie mit Dentatum-Bindearmatrophie. Entmarkung des Hilus und Vlies des Nucleus dentatus

a) Dentatum-Bindearmatrophie

Eine Beteiligung des Dentatum-Bindearmsystems ist grundsätzlich bei allen Unterformen der spinopontozerebellaren Atrophien möglich und kommt auch bei atrophisierenden Prozessen anderer Systeme als Nebenlokalisation vor (Abb. 275). Demgegenüber stellt die isolierte primäre Dentatum-Bindearmatrophie eine Rarität dar. Als „reiner" Fall galt die Beobachtung einer Atrophie von BOSTROEM u. SPATZ (1928), die klinisch unter dem Bilde einer idiopathischen Athetose mit epileptischen Anfällen verlaufen war. Aber auch hier erwies sich das übrige Gehirn als nicht ganz unauffällig. Es bestand außerdem eine stärkere Verschmächtigung des Brückenfußes, und VOGT u. VOGT (1942) fanden bei der Nachuntersuchung zusätzlich eine diffuse Schädigung des Globus pallidus. Ob der von GRINKER (1944) untersuchte Fall als „reine" Dentatum-Bindearmatrophie zu bezeichnen ist, läßt sich nicht sicher sagen, weil das Rückenmark im Befund noch nicht erwähnt worden war.

b) Olivopontozerebellare Atrophie mit tapetoretinaler und Makuladegeneration

Ein erster, durch Autopsie gesicherter Fall mit ausgeprägter Amyotrophie und tapetoretinaler Degeneration wurde von LELONG et al. (1941) mitgeteilt. Die Zugehörigkeit dieses Falles zur olivopontozerebellaren Atrophie wurde trotz des Fehlens von Veränderungen in der Brücke angenommen (EADIE 1975b). Spätere Autoren haben eine solche Assoziation wiederholt sowohl in familiären als auch in sporadischen Fällen beschrieben (FRANCOIS 1974). Viel seltener wurde eine olivopontozerebellare Atrophie assoziiert mit einer reinen Makuladegeneration beobachtet (HARADA et al. 1984).

c) Olivozerebellare Atrophie (myoklonische Epilepsie baltischen Typs; progressive degenerative Myoklonusepilepsie)

KOSKINIEMI et al. beschrieben 1974 eine progressive myoklonische Epilepsie mit dem histopathologischen Bild einer Systemdegeneration. ELDRIDGE et al. (1981) bezeichneten das Syndrom aufgrund seines Vorkommens als myoklonische Epilepsie vom baltischen Typ. Allerdings wurde schon 1932 der erste Fall, der auch zu dieser Gruppe gezählt werden sollte, von DIMITRI veröffentlicht.

Klinisches Bild

Die Krankheit manifestiert sich um das 10. Lebensjahr, meistens mit Myoklonien, auf die alsbald bis einige Jahre danach eine generalisierte Epilepsie folgt. Nur in dem Fall von DIMITRI (1932) trat letztere vor den Myoklonien auf. Die psychischen Veränderungen sind weniger ausgeprägt als bei der Myoklonusepilepsie vom Lafora-Typ (s.S. 100). Der Tod trat in einigen Fällen vor dem 20. Lebensjahr ein (DIMITRI 1932; FERRO et al. 1975; HABIB et al. 1985; VAN BOGAERT 1949; YOKOI et al. 1965); sonst verstarben die Patienten nach dem 25. Lebensjahr (HALTIA et al. 1969). Der Tod trat allerdings bei Patienten, die mit Diphenylhydantoin behandelt wurden, wenige Jahre nach Krankheitsbeginn auf (ELDRIDGE et al. 1983). In der Regel konnte ein autosomal-rezessiver Erbgang festgestellt werden.

Neuropathologie

Lichtmikroskopisch steht der Nervenzellverlust der bulbären Oliven, vor allem im äußeren Winkel der ventralen und lateralen Lamellen, im Vordergrund (AMMERMANN 1940; HABIB et al. 1985). In der Mehrzahl der Fälle wird der Nervenzellverlust von einer Gliose begleitet (YOKOI et al. 1965; DE BARSY et al. 1968; MATTHEWS et al. 1969; KIMURA et al. 1974). Die Veränderungen im Kleinhirn reichen von einem geringgradig diffusen Nervenzellverlust der Purkinje-Zellen bis zu einem nahezu totalen Purkinje-Zellschwund (HALTIA et al. 1969; FERRO et al. 1975).

Die zerebellare Atrophie fehlte nur in dem Fall von DE BARSY et al. (1968). Fakultativ können geringgradige Nervenzellverluste im Nucleus dentatus (YOKOI et al. 1965; DE BARSY et al. 1968; KIMURA et al. 1974; FERRO et al. 1975); Thalamus, Nucleus ruber, Pallidum und Striatum (VAN BOGAERT 1949; HALTIA et al. 1969; FERRO et al. 1975) vorkommen. Die Veränderungen sind beidseits symmetrisch und betreffen die lateralen Zellgruppen.

Pathogenese

Die Topographie der Veränderungen der lateralen Anteile der Oliven und der neozerebellaren Kleinhirnrinde, zu welcher die Kletterfasern als Afferenzen von den Oliven gelangen, spricht für einen Beginn der Systemerkrankung in den Oliven. Dies steht im Gegensatz zur spinopontozerebellaren Heredodegeneration vom Holmes-Typ, bei der die Kleinhirnrindenatrophie vom Purkinje-Zelltyp primär ist (HABIB et al. 1985).

III. Multisystematrophien

Die Hauptgruppe der spinozerebellaren Atrophien wird durch Krankheiten gebildet, die – bei starker Variabilität selbst bei Patienten innerhalb ein und derselben Familie – die Stammganglien, das Mittelhirn und die Hirnnervenkerngebiete mit ihren Verbindungen zum Kleinhirn betreffen. Nachdem die transitorischen Fälle, bei denen verschiedene Systeme ganz oder teilweise beim selben Patienten vom atrophischen Prozeß betroffen waren, immer zahlreicher wurden, führte VERHAART (1958) den Begriff der „heterogenen Systemdegeneration" ein, der später in der Bezeichnung Multisystematrophie übernommen wurde (GRAHAM u. OPPENHEIMER 1969).

Unter der Bezeichnung „Multisystematrophie" wird bei den verschiedenen Autoren eine unterschiedliche Anzahl von Syndromen zusammengefaßt. Zur Definition der Multisystematrophie gehört die Tatsache, daß die betroffenen Systeme keine unmittelbare physiologische Beziehung zueinander haben. Dabei wurden sowohl Syndrome, die den besser umschriebenen Krankheitsbildern nicht zugeordnet werden können, als auch gut definierte Systematrophien, bei denen Veränderungen in weiteren Systemen vorhanden sind (NEIMANN et al. 1976; KOSAKA et al. 1977), miteinbezogen. Bei chronischen Verlaufsformen ist aufgrund der sekundären, tertiären und sogar quartären transneuronalen Atrophie (STREFLING u. URICH 1982) damit zu rechnen, daß weitere Systeme und Zentren in den Prozeß miteinbezogen werden. Es sollte dabei aber immer versucht werden, das primär betroffene System zu eruieren. Dies umsomehr, als eine ätiopathogenetische Klärung bei vielen der degenerativen Atrophien in der nächsten Zukunft zu erwarten ist. Wir beschränken die Bezeichnung Multisystematrophie auf diejenigen Syndrome, deren Abgrenzung besonders unscharf ist und deren Hauptmerkmal der weitgehende synchrone Befall mehrerer Neuronensysteme ist.

1. Angeborene Multisystematrophien

Bei einer Reihe von Kindern werden zur Zeit der Geburt neurologische Störungen manifest, denen degenerative Veränderungen verschiedener Systeme zugrundeliegen (NORMAN u. URICH 1958; MALAMUD u. COHEN 1958; GROSS u. KALTENBÄCK 1959; NEIMANN et al. 1976; HERRICK et al. 1983). Unter den verschiedenen betroffenen Strukturen ist eine pontoneozerebellare Kleinhirnhypoplasie (s.S. 573) nahezu in allen Fällen vorhanden. Pathogenetisch wird ein in utero einsetzender Prozeß mit autosomal rezessivem Erbgang angenommen, der sich in verschiedenen Stadien der Entwicklung auswirkt.

2. Supranukleare Lähmung (Steele-Richardson-Olszewski-Syndrom; okulofaziale Dystonie; subkortikale argyrophile Dystrophie; subkortikales Alzheimer-Syndrom)

Ein erster Fall wurde von CHAVANY et al. (1951) als atypische Parkinson-Krankheit veröffentlicht. Als selbständiges Syndrom wurde es erstmals von STEELE et al. (1964) abgegrenzt.

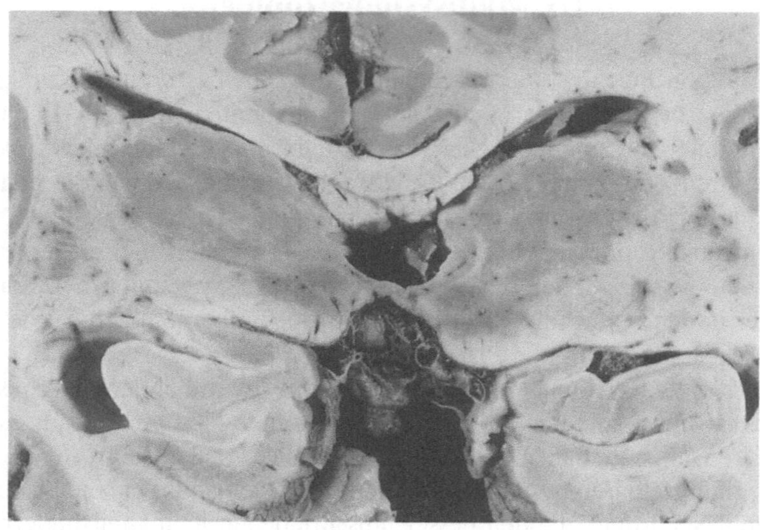

Abb. 276. Steele-Richardson-Olszewsky-Syndrom. Bräunliche Verfärbung des Nucleus Ruber und Nucleus subthalamicus bei mittelgradiger Atrophie des Gehirns

Klinisches Bild

Bei den meist 50–70jährigen Männern, aber auch bei Frauen, finden sich progressive vertikale Blicklähmungen, Dysarthrien und Parkinson-Symptome mit Rigidität, vor allem in der Nackenmuskulatur. Mentale Retardierung und meistens leichte Demenz sind häufig vorhanden. Letztere kann noch vor dem Auftreten der vertikalen Blicklähmung vorhanden sein (DAVIS et al. 1985; KLEINSCHMIDT-DE MASTERS 1986). Der Tod tritt 5 – 6 Jahre nach Krankheitsbeginn ein.

Neuropathologie

Makroskopisch erkennt man eine mittelgradige Atrophie des Gehirns, vor allem der Stammganglien, sowie schwache Pigmentierung bis Depigmentierung der Substantia nigra (JELLINGER 1971; TOMONAGA 1977). Die Kerngebiete von Nucleus ruber, vorderen Vierhügeln und Tegmentum der Brücke sind grau-bräunlich verfärbt (Abb. 276) und stark atrophisch (Abb. 277 a, b).

Lichtmikroskopisch findet man im Pallidum, Nucleus subthalamicus, Nucleus ruber, Substantia nigra, Tektum und Dentatum hochgradige bis mittelgradige Nervenzellausfälle und Fasergliosen. Letztere dehnen sich auf die entsprechenden Fasersysteme aus (BRUSA et al. 1967). Ein Teil der verbleibenden Nervenzellen zeigt eine einfache Pigmentatrophie. Im Nucleus basalis wurde ein Nervenzellverlust von 52% festgestellt (TAGLIAVINI et al. 1983). Gelegentlich sind die okulomotorischen Kerne und das Vorderhorn des Rückenmarks ebenfalls betroffen (ISHINO et al. 1974; BUGIANI et al. 1979).

Alzheimer-Fibrillenveränderungen finden sich in den betroffenen Kernregionen (ANZIL 1969; KLEINSCHMIDT-DE MASTERS 1989) und darüber hinaus in der Hirnrinde, in den Kernen des Okulomotorius, Trochlearis, Trigeminus, Fazialis,

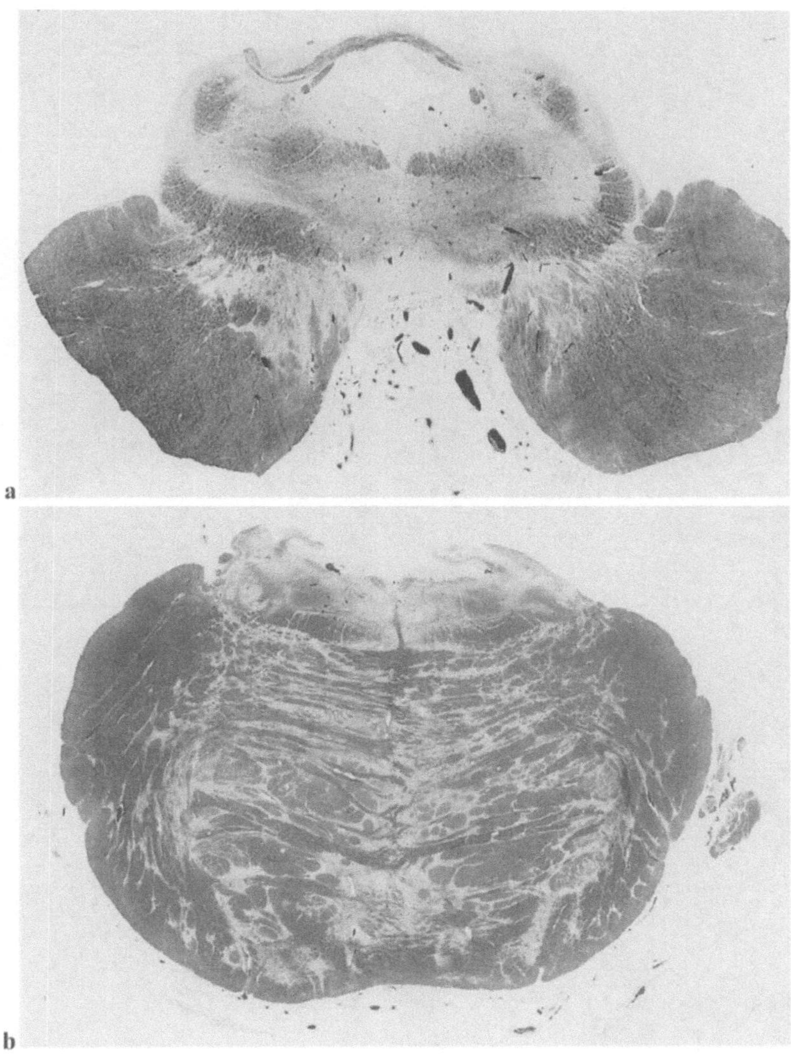

Abb. 277 a, b. Gleicher Fall wie Abb. 276. Die Vierhügel-Platte **a** und die Brückenhaube **b** sind hochgradig atrophisch. Heidenhain-Wölke

Abduzens und Hypoglossus sowie in den Vorder- und Seitenhörnern des Rückenmarks (Tomonaga 1977; Kato et al. 1986). Mit wenigen Ausnahmen (Ishino et al. 1987) sind die Fibrillenveränderungen im Ammonshorn wenig zahlreich oder nicht vorhanden. Die Fibrillenveränderungen färben sich basophil und schwach argyrophil (Abb. 278 a – c) und sind meistens kongorot-negativ. Gelegentlich wurden Nervenzellen verschiedener subkortikaler Strukturen mit granulovakuolärer Degeneration beobachtet (Jellinger 1971; Tomonaga 1977). Neuronophagien kommen immer wieder vor (Abb. 279).

Eine Abnahme der Dopaminrezeptoren wurde sowohl post mortem (Bokobza et al. 1984) als auch in vivo mit der Positronemmissionstomographie (Baron et

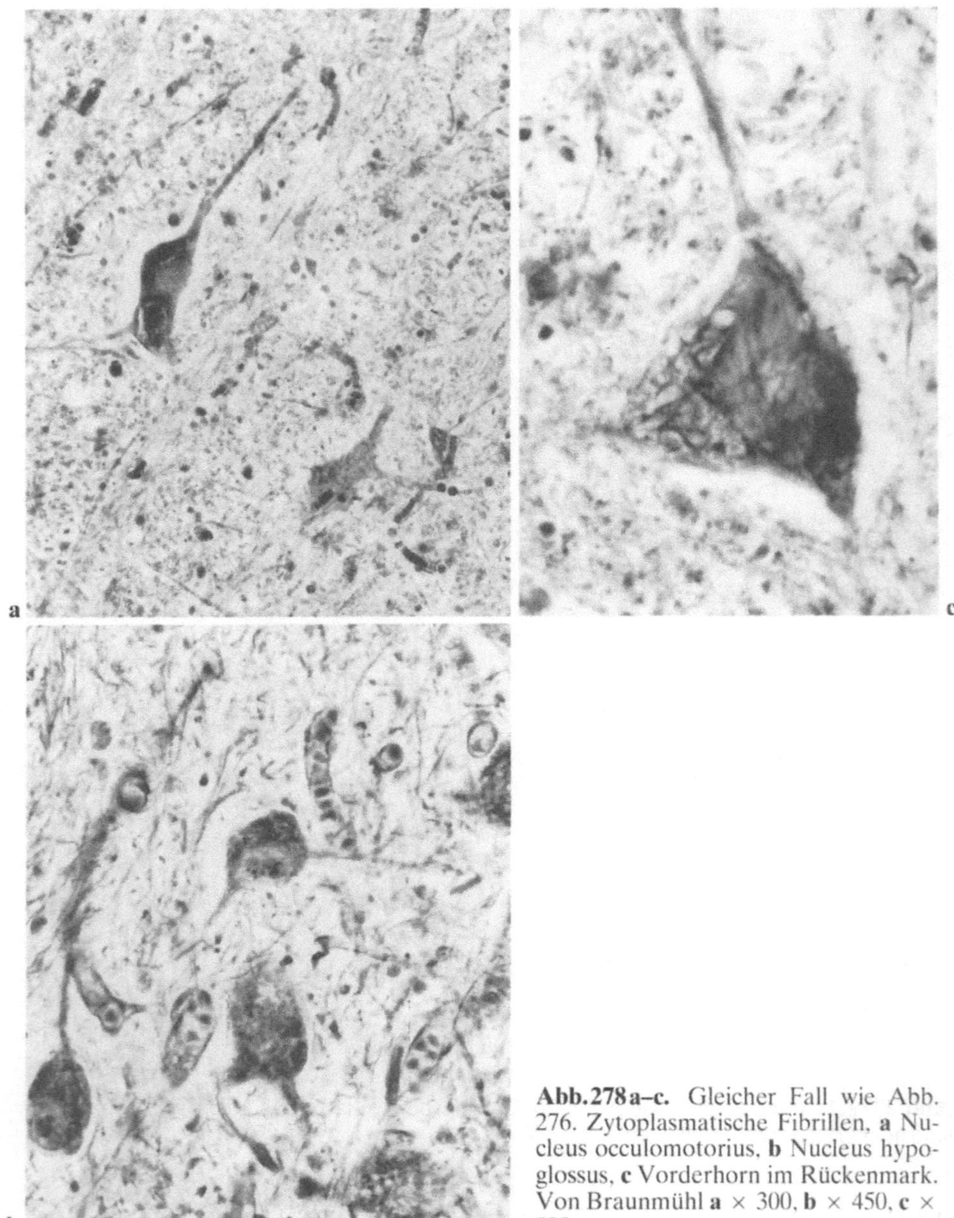

Abb. 278a–c. Gleicher Fall wie Abb. 276. Zytoplasmatische Fibrillen, **a** Nucleus occulomotorius, **b** Nucleus hypoglossus, **c** Vorderhorn im Rückenmark. Von Braunmühl **a** × 300, **b** × 450, **c** × 800

al. 1986) nachgewiesen. Eine Abnahme der Cholinazetyltransferase in der Substantia innominata und dem Frontalkortex wurde festgestellt (Ruberg et al. 1985).

Elektronenmikroskopisch sind die Fibrillenveränderungen von denjenigen der Alzheimer-Krankheit zu unterscheiden. In der Mehrzahl der untersuchten Fälle handelte es sich um geradlinige Filamente mit einem Durchmesser von

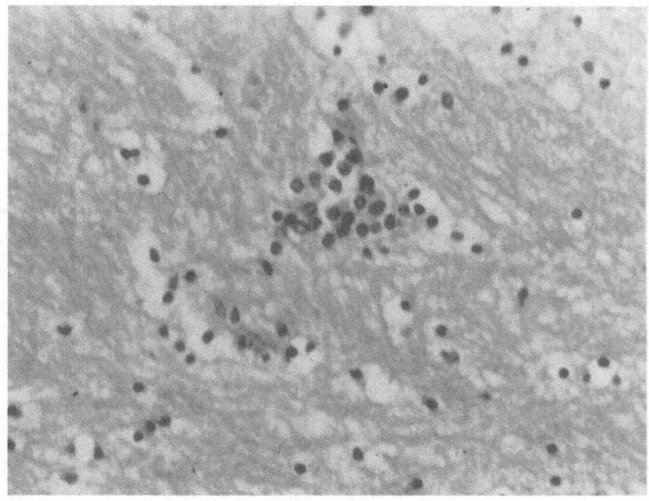

Abb. 279. Gleicher Fall wie Abb. 276. Neuronophagie im Nucleus hypoglossus. HE x 300

15 nm (Tellez-Nagel u. Wisniewski 1973; Roy et al. 1974; Powell et al. 1974; Bugiani et al. 1979). Gelegentlich nachgewiesene, helixartig gewundene Filamente mit 10–12 nm Durchmesser und einer Periode, die zwischen 150 und 300 nm schwankt, unterscheiden sich ebenfalls von denjenigen bei der Alzheimer-Krankheit (Ghatak et al. 1980; Takauchi et al. 1983). Trotz der ultrastrukturellen Unterschiede weisen die Filamente ähnliche immunchemische Eigenschaften wie diejenigen der Alzheimer-Krankheit auf (Yen et al. 1983).

3. Dentatum-Ruber-Pallidum-Luysii-Atrophie (hereditäre dentatorubral-pallidoluysiale Atrophie)

Ein erster Fall scheint die von Bostroem u. Spatz (1928) als isolierte Dentatum-Bindearm-Atrophie bezeichnete Beobachtung zu sein, bei der in einer Nachuntersuchung von O. und C. Vogt (1942) ein diffuser Nervenzellverlust im Pallidum und in der Substantia nigra nachgewiesen werden konnte. Der erste erkannte und vollständig beschriebene Fall war der von Titeca u. van Bogaert (1946). Die *Dentatum-Ruber-Atrophie,* die von Hunt (1917) bei mehreren Patienten mit Myoklonusepilepsie als zentrifugale Kleinhirnatrophie mit Schwerpunkt im Nucleus dentatus beschrieben wurde, sollte am ehesten dieser Gruppe zugeordnet werden.

Klinisches Bild

Iizuka et al. (1984) unterschieden eine ataxochoreoathetotische Form, die den klassischen Fällen entspricht, eine Pseudo-Huntington-Form, die vor allem in Japan beobachtet wurde (Kobayashi et al. 1975; Matsushita et al. 1977) und eine myoklonisch-epileptische Form, die von Naito u. Oyanagi (1982) und später von Pfeiffer u. McComb (1985) und Suzuki et al. (1985) beschrieben wurde. Die Übergangsfälle sind jedoch häufig und die Variationsbreite der neurologischen Störungen sehr weit gefächert.

Bei der ataxochoreoathetotischen Form beginnt die Krankheit im Erwachsenen-, gelegentlich im juvenilen Alter mit Kleinhirnsymptomen, denen sich nach 6–10 Jahren hyperkinetische Störungen (Bindearmchorea) einschließlich choreatischer Störungen anschließen können (SMITH 1975). Bei der Pseudo-Huntington-Form überwiegen die extrapyramidalmotorischen Störungen und die Demenz. In einigen Fällen sind die psychischen Störungen trotz der Choreasymptomatik gering ausgeprägt (NEUMANN 1959). Die myoklonisch-epileptische Form tritt familiär auf. Der Vererbungsmodus ist autosomal-dominant (NAITO u. OYANAGI 1982).

Neuropathologie

Makroskopisch erkennt man in allen Fällen eine Atrophie des Dentatum in unterschiedlicher Ausprägung sowie des äußeren Pallidum und der Brückenhaube (NAITO u. OYANAGI 1982). Die atrophischen Areale zeigen eine bräunliche Verfärbung (SMITH 1975).

Lichtmikroskopisch findet sich ein hochgradiger Nervenzellverlust im Pallidum und Dentatum, meistens auch im Nucleus subthalamicus und weniger ausgeprägt im Nucleus ruber. NEUMANN (1959) beschrieb Anhäufungen von terminalen Boutons in den Anteilen des Dentatum mit ausgeprägtem Nervenzellverlust. Die Purkinje-Zellen sind in der Mehrzahl der Fälle aber nur geringgradig betroffen (IIZUKA et al. 1984). Gelegentlich sind die unteren Oliven, Colliculus rostralis und Thalamus betroffen (MARTIN 1970). Selten wurden neuronale Veränderungen in der Rinde beobachtet. Entmarkungen und Axondegeneration sieht man im Pedunculus cerebellaris superior, in der Ansa lenticularis und im Hilus des Nucleus dentatus. Die betroffenen Kerne und Bahnen weisen eine reaktive Gliose auf. Gegenüber der olivopontozerebellaren Atrophie wird das unterschiedliche Verhalten der Katecholamin- bzw. GABA-involvierten Enzyme hervorgehoben (IIZUKA u. HIRAYAMA 1986).

Eine Degeneration der luysopallidalen sowie pallidonigralen Systeme und gleichzeitig der Substantia reticularis wurde von KOSAKA et al. (1977) mitgeteilt.

4. Dyssynergia cerebellaris myoclonica
(maligne familiäre Polymyoklonie; Ramsay-Hunt-Syndrom)

Das Krankheitsbild wurde von HUNT (1921) beschrieben, assoziiert mit einer Friedreich-Ataxie. Seine Eigenständigkeit als nosologische Entität wurde von manchen Autoren angezweifelt (DE LISI 1933; SEITZ 1955; HALLIDAY 1968) und von anderen nur als klinisches Syndrom anerkannt (ROGER et al. 1968; BONDUELLE et al. 1976; CHOTEAU et al. 1980). Einer der von HUNT beschriebenen Fälle war eine Wilson-Krankheit und nur ein ähnlicher Fall mit Tremor und zerebellarer Symptomatik konnte neuropathologisch gesichert werden (CRITCHLEY 1962). Darüberhinaus liegt dem Krankheitsbild vielfach eine Zeroidlipofuszinose zugrunde.

Für einige Autoren (FITZSIMONS et al. 1981; FEIT et al. 1983; BERKOVIC et al. 1987) ist das Syndrom der mitochondrialen Enzephalomyopathie mit Myoklonusepilepsie und „ragged red fibers" (s.S. 61) zuzuordnen. Demgegenüber grenzten ROGER et al. (1982) beide Syndrome voneinander ab.

Klinisches Bild

Im Vordergrund stehen die Myoklonien. Dazu kommen epileptische Anfälle, Gang- und Tiefensensibilitätsstörungen. In einigen Familien trat keine Epilepsie auf, und das Krankheitsbild wurde unter der Bezeichnung „familiärer Myoklonus und Ataxie" veröffentlicht (GILBERT et al. 1963; JACOBS 1965). Seine Zugehörigkeit zu der von HUNT (1914) beschriebenen Dyssynergia cerebellaris progressiva bleibt ungewiß.

Neuropathologie

Die von HUNT (1921) als Hauptveränderung beschriebene starke Degeneration von Nucleus dentatus und Bindearm fand sich in der Mehrzahl der Fälle, die neuropathologisch untersucht wurden (LOUIS-BAR u. VAN BOGAERT 1947; CHRISTOPHE u. GRUNER 1956; CRITCHLEY 1962; ZIEGLER et al. 1974; BIRD u. SHAW 1978; DAVOUS 1979). Die degenerativen Veränderungen griffen aber in diesen Fällen auf weitere Gebiete des Groß- und Kleinhirns sowie auf Thalamus (MARTIN 1970), Hirnstamm und Rückenmark über. Bei einigen Fällen (DIMITRI u. ARANOVICH 1947; ROGER et al. 1968; BIRD u. SHAW 1978) war auch die Hirnrinde betroffen. Zellverlust und Atrophie der betroffenen Kerne sowie Entmarkung der entsprechenden Bahnen, vor allem des Bindearms, wurden von einer ausgeprägten Gliose begleitet. Bei drei Fällen mit dem typischen klinischen Bild fehlten die Veränderungen im Dentatum. Bei einem Fall waren sie auf die Hinterstränge und in geringerer Ausprägung auf die Seitenstränge des Rückenmarks beschränkt (CHOTEAU et al. 1980). Bei den beiden anderen handelte es sich um olivopontozerebellare Atrophien, ebenfalls mit Befall der spinalen Bahnen (BONDUELLE et al. 1976; DAVOUS 1979).

Pathogenese

Die Kombination einer grumösen Degeneration des Nucleus dentatus mit einem klinischem Ramsay-Hunt-Syndrom wurde bei Neurointoxikationen beschrieben (ISHINO et al. 1984). Ob eine isolierte Dentatusatrophie überhaupt vorkommt und ob auf diese begrenzte Läsion ein Myoklonus oder irgendeine neurologische Störung zurückzuführen sind, wurde angezweifelt (OPPENHEIMER 1984). In vielen Fällen, auch im klassischen Fall von BOSTROEM u. SPATZ (1928), wurden bei eingehenderer Untersuchung Veränderungen in weiteren Strukturen festgestellt. Bei einem Teil der klinischen Beobachtungen waren keine Veränderungen im Dentatum festzustellen. Die Möglichkeit, daß es sich dabei um einen spinalen Myoklonus (SILVERSKIÖLD 1986) handelt, muß in Erwägung gezogen werden. CHOTEAU et al. (1980) vermuteten aufgrund therapeutischer Erfolge bei oraler Verabreichung von 5-Hydroxytryptophan eine Störung des Serotoninstoffwechsels als gemeinsamen pathogenetischen Auslöser.

5. Pallidonigroluysiale Atrophie

CONTAMIN et al. (1971) fanden bei einem 54jährigen Patienten mit progressiver Akinesie und Nackensteifigkeit einen Nervenzellverlust im Globus pallidus, der Substantia nigra und im Nucleus Luysii. Zwei weitere Fälle, bei denen sich die Krankheit ebenfalls im Senium bzw. Präsenium manifestierte, wurden von TAKAHASHI et al. (1977) mitgeteilt. KOSAKA et al. (1981) fanden in einem weiteren Fall eine exzessive Anhäufung von Amyloidkörpern im gesamten ZNS. Auch wurde bei einer Assoziation mit amyotrophischer Lateralsklerose ein früherer Beginn der Symptome beschrieben (BOUDOURESQUES et al. 1976; GRAY et al. 1985).

6. Pallidonigrospinale Degeneration

SERRATRICE et al. (1983) berichteten über eine 64jährige Patientin, die nach 11 Jahren mit neurologischen Symptomen wie Schwäche, Atrophie und Faszikulieren der unteren Extremitätenmuskulatur unter dem Bild eines striatonigralen Syndroms mit Tremor, Akinese und Rigidität verstarb. Bei der Autopsie wies sie einen Nervenzellverlust in den Vorderhörnern des Rückenmarks, im Pallidum und in der Substantia nigra auf. Die Pyramidenbahnen waren intakt.

7. Optico-Chochleo-Dentatum-Degeneration
(Dégénérescence systematisée optico-chochléo-dentelée)

Seit der ersten Beschreibung des Syndroms von NYSSEN u. VAN BOGAERT (1933) sind kaum mehr als ein Dutzend Fälle mitgeteilt worden. Dies ist auf die Schwierigkeiten bei der klinischen Diagnose sowie das Fehlen ausführlicher bzw. ausreichend neuropathologischer Untersuchungen zurückzuführen (FERRER et al. 1987).

Klinisches Bild

Das Manifestationsalter ist sehr unterschiedlich und reicht vom ersten Lebensjahr bis zur späten Kindheit (HASAERTS 1957). Manchmal kommt es innerhalb einer einzigen Familie zu verschiedenen Erscheinungsformen. Trotzdem ist das klinische Bild weitgehend einheitlich und durch Blindheit, Taubheit und motorische Retardierung gekennzeichnet. Es können verschiedene motorische Störungen wie Tremor, Ataxie, Spastizität, abgeschwächte Reflexe, Myoklonien und choreoathetotische Bewegungen hinzukommen. Bei Patienten mit frühem Krankheitsbeginn kommt es auch zu einer mentalen Retardierung, bei einem späteren Einsetzen der Symptome darüber hinaus zu affektiven Störungen. Der Verlauf ist langsam progredient mit einer Überlebenszeit bis zu 30 Jahren. Das familiäre Vorkommen bei allen bisher beschriebenen Fällen läßt auf einen autosomal-rezessiven Vererbungsmodus schließen (ZEMAN 1975).

Neuropathologie

Makroskopisch zeigt sich eine Groß- und Kleinhirnatrophie, die im oberen Kleinhirnwurm besonders ausgeprägt ist. In der Regel sind auch die Sehnerven und das Chiasma opticum atrophisch.

Lichtmikroskopisch erkennt man im Kleinhirn neben einem stark ausgeprägten Nervenzellverlust und einer Gliaproliferation im Dentatum eine geringgradige Lichtung der Purkinje- und Körnerzellen mit Gliose der Molekularschicht, welche im rostralen Kleinhirnwurm stärker betont ist (FERRER et al. 1987). Die verbleibenden Purkinje-Zellen zeigen häufig eine Ballonierung der proximalen Segmente (Torpedos). Der Hilus des Dentatus und die Bracchia conjunctiva weisen eine deutliche Entmarkung mit begleitender Gliose auf. MEYER (1949) fand bei zwei 4 und 7 Jahre alten Kindern in dem vom atrophisierenden Prozeß am stärksten betroffenen Dentatumband senile Plaques. Die unteren Oliven sind meistens in den dorsalen Segmenten betroffen und zeigen einen ausgeprägten Nervenzellverlust und eine deutliche Gliose.

In den Sehnerven und im Chiasma opticum sind die Axone weitgehend verschwunden, und im Nucleus geniculatus lateralis findet sich eine transneuronale Degeneration, während die Sehstrahlung und die Sehrinde nur geringe Veränderungen zeigen (NYSSEN u. VAN BOGAERT 1933). Nervenzellverluste und eine Gliose finden sich auch in den Nuclei cochleares dorsales et ventrales und in den oberen Oliven. Eine Entmarkung und Atrophie der Axone erkennt man in den proximalen Anteilen des Statoakustikus und im Leminiscus lateralis. Der Nucleus geniculatus medialis und die unteren Colliculi zeigen einen Nervenzellverlust und eine Gliose sowie senile Plaques (ZEMAN 1975).

Neben diesen drei hauptsächlich betroffenen Systemen wurden auch Veränderungen des Leminiscus medialis, der Pyramidenbahnen, des Thalamus und der Hirnrinde (MULLER u. ZEMAN 1965; MARTIN 1970), gelegentlich auch des Striatum festgestellt (HASAERTS 1957). Der Nervenzellschwund und die begleitende Gliose in der Groß- und Kleinhirnrinde (MULLER u. ZEMAN 1965) und im Hippocampus (FERRER et al. 1987) wurden als eine Folge der Anfälle gedeutet.

Elektronenmikroskopisch fanden DONAHUE et al. (1967) eine erweiterte, mehrschichtige Basalmembran in den Kapillaren der Hirnrinde.

8. Machado-Joseph-Krankheit (Azores-Krankheit; Nigro-Spino-Dentatum-Degeneration mit Ophthalmoplegie)

NAKAO et al. (1972) beschrieben bei mehreren Mitgliedern einer Familie portugiesischer Herkunft eine progressive zerebellare Ataxie und andere neurologische Symptome. WOODS u. SCHAUMBURG (1972) veröffentlichten im gleichen Jahr Berichte über mehrere Patienten einer Familie, ebenfalls portugiesischer Herkunft, die eine Ataxie sowie pyramidale und extrapyramidale Störungen aufwiesen. Sie bezeichneten das Syndrom als Nigro-Spino-Dentatum-Degeneration mit nukleärer Ophthalmoplegie. Eine dritte Familie wurde als autosomal-dominante striatonigrale Degeneration beschrieben (ROSENBERG et al. 1976). Inzwischen wurde die Krankheit auch bei nicht-portugiesischen Patienten beschrieben (HEALTON et al. 1979; SAKAI et al. 1983; FOWLER 1984; JAIN u. MAHESHWARI 1986; YUASA et al. 1986).

Klinisches Bild

Eine erste Form beginnt um das 25. Lebensjahr, wobei die extrapyramidalen und pyramidalen Zeichen dominieren (WOODS u. SCHAUMBURG 1972). Ein frühe-

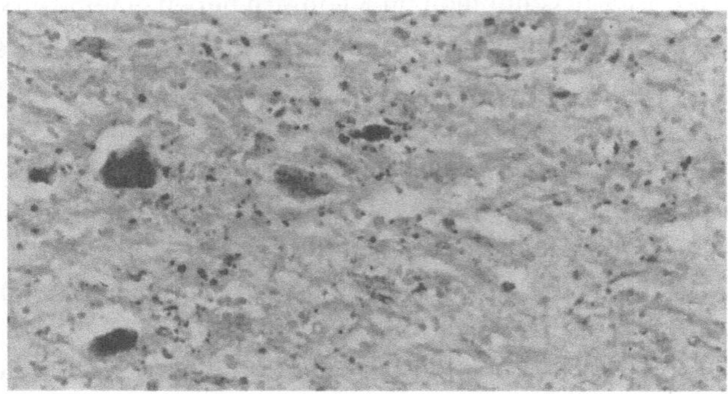

Abb. 280. Machado-Joseph-Krankheit. Substantia nigra. Freie Melaninanhäufungen und Gliose. HE × 160 (Aus Pou et al. 1986)

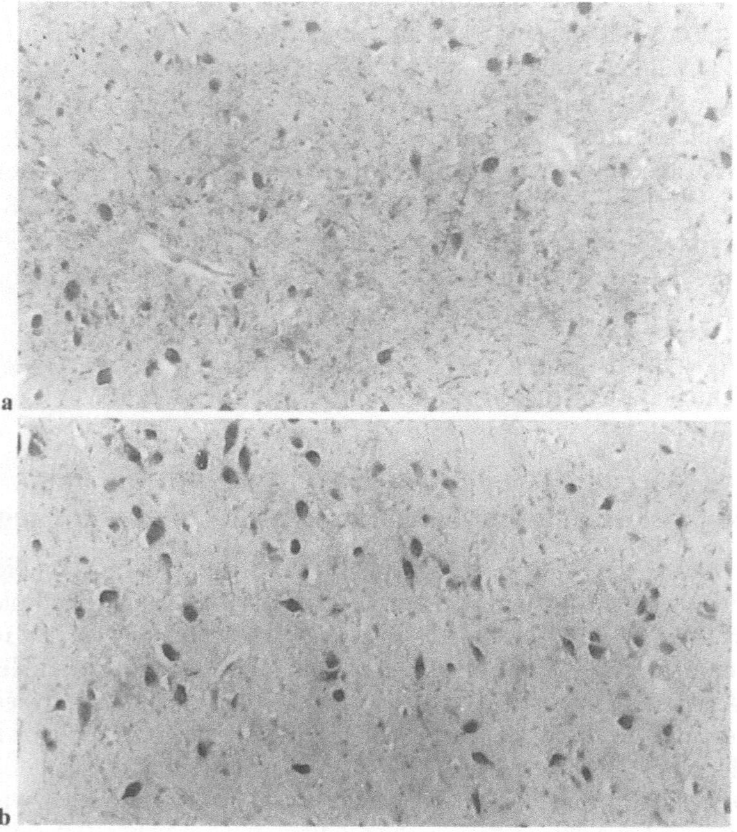

Abb. 281 a, b. Gleicher Fall wie Abb. 280. **a** Nervenzellverlust und leichte Gliose im Nucleus oculomotorius. **b** Normal. Klüver-Barrera × 63

rer Beginn mit 8 Jahren wurde von Coutinho et al. (1982) beschrieben. In der zweiten Form finden sich pyramidale und zerebellare Störungen, gelegentlich auch ein Parkinsonismus. Der Krankheitsbeginn liegt hier zwischen dem 35. und 50. Lebensjahr (Romanul et al. 1977; Sachdev et al. 1982). Die dritte Form beginnt später (zwischen dem 40. und 60. Lebensjahr) mit Ataxie, peripherer Neuropathie und symmetrischer distaler Muskelatrophie. Bei allen Formen gibt es eine progressive externe Ophthalmoplegie.

In den verschiedenen Familien kommen unterschiedliche Phänotypen vor (Barbeau et al. 1984), die jedoch auf eine einzige Genmutation zurückzuführen sind (Rosenberg 1984).

Pathologie

In der Regel findet man eine unterschiedlich ausgeprägte Denervationsatrophie der Muskeln, einschließlich der Zunge (Coutinho et al. 1982). In den extraokulären Muskeln ist die gruppenförmige Atrophie besonders ausgeprägt.

Neuropathologie

Makroskopisch erkennt man eine leichte bis ausgeprägte Atrophie der Brükke, der Bracchia pontis und des Nucleus dentatus sowie eine Depigmentierung der Substantia nigra. Der Nucleus dentatus weist häufig eine gräuliche Verfärbung

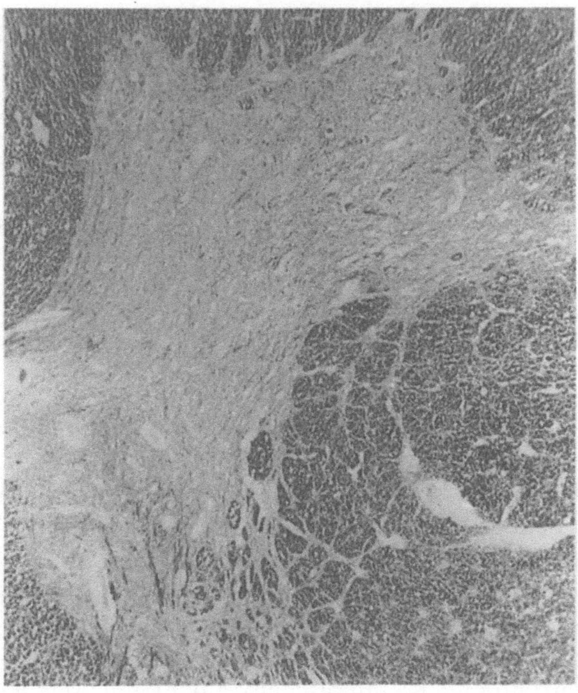

Abb. 282. Gleicher Fall wie Abb. 280. Weitgehender Ausfall der Nervenzellen im Vorderhorn und in der Clarke-Säule. Klüver-Barrera × 20

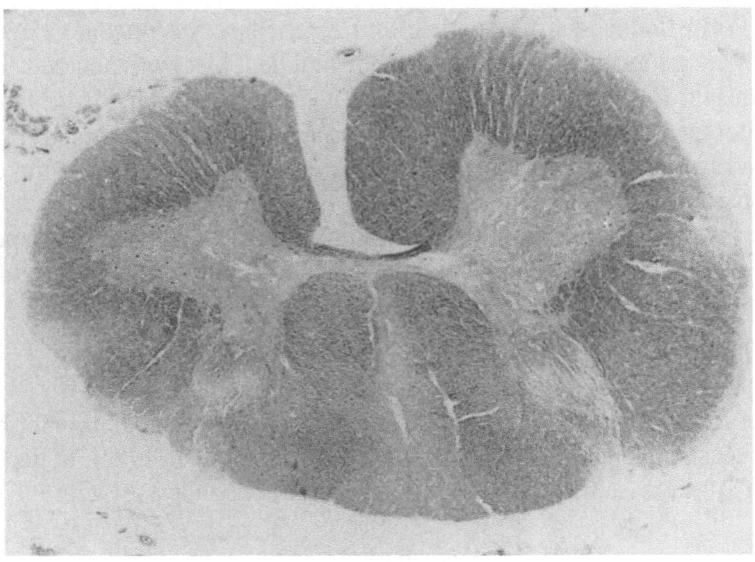

Abb. 283. Mittelgradige Entmarkung der hinteren Stränge und der spinozerebellaren Membranen. Klüver-Barrera

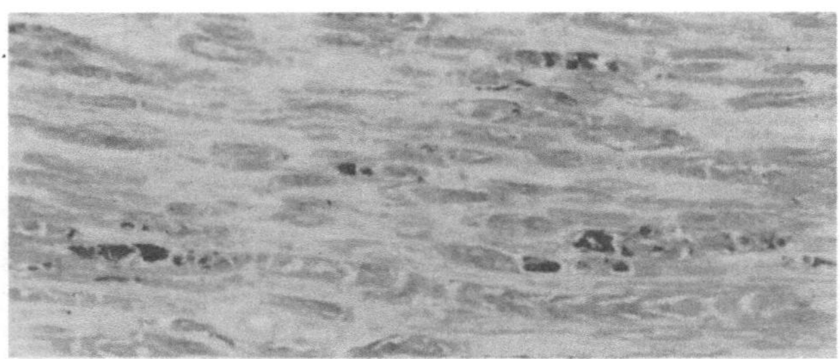

Abb. 284. Gleicher Fall wie Abb. 280. Segmentale Entmarkung und osmiophile Kugeln in einem Nerven der Cauda equina. Osmiumtetroxid × 160

auf. Eine Atrophie der vorderen Spinalwurzel kommt ebenfalls vor (Woods u. Schaumburg 1972).

Mikroskopisch findet man Nervenzellverlust und Gliose in den subthalamischen Kernen, vor allem in der Zona compacta der Substantia nigra (Abb. 280), in den Hirnnervenkernen (Abb. 281 a, b) sowie gelegentlich in der periaquäduktalen grauen Substanz, jedoch selten im Putamen (Romanul et al. 1977; Sakai et al. 1983). Die zentralen Kleinhirnkerne weisen mit einzelnen Ausnahmen (Romanul et al. 1977) eine weitgehende Reduzierung der Nervenzellen und eine Gliose auf. Besonders ausgeprägt ist der Untergang von Nervenzellen der Vorderhörner und der Clarke-Säule des Rückenmarks (Abb. 282).

Die oberen und mittleren Kleinhirnschenkel, der Leminiscus medialis, die spinothalamischen Bündel und der Fasciculus longitudinalis medialis sind atrophisch. Im Rückenmark (Abb. 283) findet sich eine mittelgradige Entmarkung der hinteren Stränge und der spinozerebellaren Bündel (Pou et al. 1986; Yuasa et al. 1986). Die Pyramidenbahnen zeigen meistens keine oder nur in wenigen Fällen eine geringgradige Entmarkung im lumbosakralen Mark. Die Spinalganglien und das Ganglion Gasseri zeigen einen Nervenzellverlust und Hyperplasie der Satellitenzellen (Coutinho et al. 1982). In den peripheren Nerven sieht man einen Verlust von bemarkten Nervenfasern (Abb. 284).

9. Pyramido-thalamo-spinozerebellare Degeneration und Leukodystrophie

Poser et al. (1957) berichteten über zwei Patienten aus einer Familie mit einer atypischen zerebellaren Degeneration, assoziiert mit Leukodystrophie. Martin et al. (1974) beschrieben das Syndrom in einer weiteren Familie.

Klinisches Bild

Die Krankheit manifestiert sich im frühen Kindesalter mit einem ausgeprägten bilateralen pyramidalen Syndrom und leichteren zerebellaren und extrapyramidalen Störungen, die sich langsam progredient entwickeln. Später treten eine Atrophie des Nervus opticus und pseudobulbäre Störungen auf. Die Patienten verstarben meistens in der 3. Lebensdekade.

Neuropathologie

Makroskopisch erkannte man eine bei den verschiedenen Patienten unterschiedlich ausgeprägte Atrophie des Gehirns mit Ventrikelerweiterung.

Lichtmikroskopisch wurden Nervenzellverluste im Thalamus, Dentatum, in den unteren Oliven, in der Grisea pontis und im N. vestibularis konstant festgestellt. Bei den älteren Patienten, die das 30. Lebensjahr erreichten, fanden sich Nervenzellverluste auch in der Kleinhirnrinde und in den Vorderhörnern des Rückenmarks. Die optischen, pyramidalen, spinothalamischen und spinozerebellären Bahnen sowie die Hinterstränge wiesen eine Entmarkung auf. Im Groß- und Kleinhirnrindenmarklager fand sich eine diffuse Entmarkung mit Wucherung der Astrozyten und isomorpher fibrillärer Gliose. Die exzessive Lipofuszinanhäufung in den Astrozyten wurde als unspezifisch betrachtet (Martin et al. 1974).

10. Degeneration der Substantia reticularis (Dyschomeostase des Neuraxis)

Varela (1969) grenzte anhand dreier Beobachtungen eine primäre Atrophie der gesamten Substantia reticularis gegenüber anderen Fällen ab, bei denen eine partielle Atrophie der Substantia reticularis als Teilerscheinung einer komplexeren Systematrophie (Neumann u. Cohn 1955; Verhaart 1958; Neumann 1968) oder als Folge der Encephalitis lethargica (Torvik u. Meen 1966) vorgekommen war. Als charakteristisches Merkmal zeigte sich ein globaler Befall der Substantia reticularis, abgesehen davon, daß auch andere Systeme mitbetroffen waren. Beginn, klinische Symptomatologie und Krankheitsverlauf bei den 3 Patienten waren unterschiedlich, gemeinsam waren ihnen jedoch Saugstörungen, Hyperkinesen, Abbau psychischer Funktionen und ein zerebello-pyramido-extrapyramidales Syndrom.

Neuropathologisch fand sich eine globale Degeneration der Substantia reticularis. Sie befällt das retikulospinale Bündel entlang des gesamten Rückenmarks, die Substantia reticularis der Medulla oblongata, der Pons und des thalamischen sowie des pallidosubthalamischen Systems.

11. Spinopontine Degeneration

BOLLER u. SEGARRA (1969) beschrieben eine Familie, bei der klinisch das Bild einer progressiven Ataxie bestand, die im Erwachsenenalter einsetzte und pathologisch-anatomisch keiner der bis dahin beschriebenen hereditären zerebellaren Ataxien entsprach. Eine weitere Familie wurde von TANIGUCHI u. KONIGSMARK (1971) beschrieben.

Neuropathologisch findet sich ein ausgeprägter Verlust der Nervenzellen in den Kernen des Brückenfußes sowie eine Entmarkung der spinozerebellaren Bahnen, weniger jedoch der hinteren Stränge. Die Veränderung der Kleinhirnrinde und des Dentatum ist, wenn überhaupt, nur sehr gering vorhanden. Demgegenüber sind sämtliche Kleinhirnpedunkel atrophisch und zeigen eine mittelgradige Gliose. Auch im Nucleus ruber und in den subthalamischen Nuclei ist ein deutlicher Verlust an Nervenzellen erkennbar.

12. Multisystematrophie mit intranukleären Hyalineinschlüssen

SUNG (1980) beschrieb bei einer Patientin, die im Alter von 3 Jahren an einem progressiv-neurologischen Leiden erkrankte und mit 21 Jahren verstarb, intranukleäre Einschlüsse ubiquitär in den Neuronen des zentralen und peripheren Nervensystems. Sie bezeichneten das Krankheitsbild als „Neuronale intranukleäre Hirneinschluß-Krankheit". Ähnliche Fälle wurden ein Jahr davor von JANOTA (1979b) als familiäre Degeneration mit Marinesco-Körpern und ohne besondere Bezeichnung von SCHUFFLER et al. (1979) beschrieben. MICHAUD u. GILBERT (1981) beschrieben einen weiteren Fall mit gleichen Einschlüssen, der jedoch ein unterschiedliches Verteilungsmuster der betroffenen Neuronen aufwies. Auch klinisch waren Unterschiede vorhanden. Die Autoren halten den eigenen Fall und den von SUNG (1980) sowie eine Beschreibung von JANOTA (1979b) für unterschiedliche degenerative Krankheiten, deren gemeinsamer Nenner das Vorhandensein intranukleärer Einschlüsse ist. Weitere Fälle (PARKER 1985; NORMAN 1983; HALTIA et al. 1984; TATEISHI et al. 1984; PATEL et al. 1985; SOFFER 1985) zeigten unterschiedliche klinische Bilder und eine Verteilung der Veränderungen.

Lichtmikroskopisch erkennt man die Einschlüsse in den Kernen sämtlicher Nervenzellarten. Sie finden sich in der Hirnrinde, im Thalamus, der Substantia nigra, im Locus coeruleus, den unteren Oliven, im Hypoglossuskern, den Vorderhornzellen und den myenterischen Ganglien.

Sie haben eine unterschiedliche Größe von einigen wenigen bis 15 μm, und ihre Größe nimmt in der Regel parallel zur Größe der betroffenen Nervenzellen zu.

Häufig kommen sie zu zweit oder zu mehreren in einem Kern vor. Sie sind rund und werden von einem Halo umgeben. Selten enthalten sie einen dichten Nukleolus. In der HE-Färbung erscheinen sie hyalin und eosinophil. Sie lassen sich mit Fett-, Kongorot-, Kresylviolett-, Masson- und PAS-Färbungen sowie mit Bodian und Bielschowsky nicht anfärben. Im Ultraviolettlicht weisen sie in einem Emissionsband von 470 bis 530 nm eine gelb-grüne Autofluoreszenz auf.

Elektronenmikroskopisch bestehen sie aus feinen geradlinigen Filamenten von 8–9 nm Durchmesser und unbestimmter Länge. Sie sind unregelmäßig angeordnet (PATEL et al. 1985).

13. Familiäre zerebellare Ataxie und Hypogonadismus (Spinozerebellare Degeneration mit hormonalen Störungen)

Obgleich HOLMES (1907) eine Hypoplasie der Genitalien bei 3 Geschwistern mit zerebellarer Ataxie erwähnte, wurde eine endokrinologisch ausführlich untersuchte Familie erstmals von BOITELLE et al. (1956) als spinozerebellare Degeneration mit hypogonadotropem Eunuchoidismus mitgeteilt. Inzwischen wurden innerhalb einiger Familien weitere Fälle beschrieben (MATTHEWS u. RUNDLE 1964; LOWENTHAL et al. 1979; BERCIANO et al. 1982; RUSHTON u. GENEL 1981).

Klinisches Bild

Die Hauptsymptome sind eine fehlende bzw. geringe Entwicklung der Geschlechtsmerkmale und zerebellare Ataxie mit Dysarthrie. Der Hypogonadismus geht den neurologischen Störungen voraus. Hinzu kommt in der Mehrzahl der Fälle mentale Retardierung bzw. Demenz. Die spinalen Symptome sind gering ausgeprägt, praktisch jedoch immer vorhanden. Gelegentlich wurden Dysphagien und Nystagmus, Taubheit und Dyskinesien sowie Anosmie und Strabismus beobachtet. LOWENTHAL et al. (1979) fanden bei einem Geschwisterpaar Anomalien der Aminosäurenverteilung im Serum, Harn und Liquor. Bei Schichtaufnahmen des Kopfes wurde eine Atrophie des Kleinhirns und Hirnstammes beschrieben, die auf eine olivopontozerebellare Atrophie zurückgeführt wurde (BERCIANO et al. 1982). Der Vererbungsmodus wurde zunächst als X-gebunden angesehen, aber eine autosomal-rezessive Vererbung scheint wahrscheinlicher zu sein (NEUHÄUSER u. OPITZ 1975; BERCIANO et al. 1982).

Neuropathologie

Die unteren Oliven zeigten bei allen untersuchten Fällen einen hochgradigen Nervenzellverlust, während die Degeneration der Purkinje-Zellen nur bei einem Teil der Fälle ausgeprägt war (ALTSCHUL u. KOTLOWSKI 1956; HOWELL u. MATTHEWS 1978). Die Vestibularis- und Cochleariskerne sind ebenfalls betroffen (SYLVESTER 1972).

Im Marklager des Groß- und Kleinhirns sowie in den kortikospinalen und hinteren spinozerebellaren Bahnen waren eine leichte Entmarkung und Gliose erkennbar.

Pathogenetisch wird die Expression zweier pathologisch veränderter, eng verbundener Gene angenommen (RUSHTON u. GENEL 1981).

D. Spinale Atrophien

Die geläufigste dieser vorwiegend die Hinterwurzeln und die Hinterstränge betreffenden Systematrophien ist die Friedreich-Krankheit, die allerdings auf das Kleinhirn und das verlängerte Mark übergreifen kann und daher häufig im Zusammenhang mit den degenerativen Krankheiten des Kleinhirns behandelt wird. Darüberhinaus kommen seltenere Formen vor, die z. T. als inkomplette Manifestation der Friedreich-Ataxie aufgefaßt werden.

1. Friedreich-Krankheit (Friedreich-Ataxie; hereditäre spinale Ataxie; Pierre-Marie-Krankheit)

Die Krankheit wurde 1863 von FRIEDREICH als degenerative Atrophie der Hinterstränge beschrieben, die auch auf das Kleinhirn und das verlängerte Mark übergreifen kann. Letztere klinische und morphologische Variante wird in der Literatur auch als Pierre-Marie-Krankheit geführt. Die Fälle, bei denen eine Assoziation mit olivopontozerebellarer Degeneration, Roussy-Lewy-Syndrom oder Charcot-Marie-Tooth-Krankheit (SALISACHS et al. 1982) beschrieben wurde, stellen eher eigene Krankheitsbilder dar (SCHOENE 1985).

Klinisches Bild

Die Krankheit beginnt bei einem Teil der Patienten in der späten Kindheit, bei anderen um das 20. Lebensjahr. In der ersten Gruppe ist der Vererbungsmodus autosomal-rezessiv, in der zweiten Gruppe dominant (HARDING 1981). Bei beiden Gruppen sind die ersten Krankheitszeichen sensible Ataxie, Muskelhypotonie, Areflexie, Parästhesien sowie herabgesetzte Vibrationsempfindung und andere Störungen der Tiefensensibilität. Später treten zerebellare Ataxie, Pyramidenbahnzeichen, Sprachstörungen, Dysmetrie und Nystagmus auf (ELL et al. 1984). Kyphoskoliosen und der sog. Friedreich-Fuß (pes cavus) sind häufig vorhanden. Die Skelettanomalien kommen in Friedreich-Familien auch bei neurologisch gesunden Mitgliedern vor und werden von manchen Autoren als „forme fruste" gedeutet. Zeichen der Kardiomyopathie sind nicht selten. Eine Akanthozytose wurde beschrieben (BASSEN u. KORNZWEIG 1950) sowie eine Korneadystrophie (DER KALOUSTIAN et al. 1985). Der ausgeprägte chronische Verlauf kann bis zu 40 Jahren, im Durchschnitt 16 Jahre betragen. Im Endstadium verstärkt sich die anfangs vielfach nur sehr leichte Demenz.

Pathologie

Häufig erkennt man eine Herzhypertrophie (RUSCHHAUPT et al. 1972) und eine chronische Myokarditis. Die Muskelfasern weisen hyperchromatische Kerne und granuläre Zytoplasmen mit Verlust der Striation auf (BRUMBACK et al. 1986); gelegentlich wurde eine dysmetabolische Kardiomyopathie beschrieben (Exss et al. 1974).

Neuropathologie

Makroskopisch ist das Rückenmark stark atrophisch, seine Konsistenz erhöht. Die Atrophie ist derart hochgradig, daß eine primäre Hypoplasie als angeborene Unterentwicklung des Rückenmarks als Ursache der Krankheit vermutet wurde (ULE 1957). Man erkennt eine Verschmächtigung der Hinterwurzeln und eine Atrophie der Hinterstränge mit Schwerpunkt in den Goll-Strängen. Auf dem Querschnitt sind die Hinter- und Seiten-, zuweilen aber auch die Vorderstrangareale von graugelber Farbe und weisen eine festere Konsistenz auf. Das Kleinhirn kann gelegentlich schon makroskopisch eine Atrophie mit leichtem Klaffen der Furchen und Konsistenzvermehrung oder den Befund einer olivopontozerebellaren Atrophie bieten. Oft sieht man eine leichte Verdickung und Trübung der Rückenmarkshäute, besonders über den hinteren Abschnitten, ohne daß histologische Zeichen einer Entzündung – wie etwa bei der Tabes dorsalis – nachweisbar sind.

Lichtmikroskopisch ist eine Entmarkung in den Hintersträngen konstant erkennbar (Abb. 285 a – c). Am ausgeprägtesten ist sie in den Goll-Strängen, die immer betroffen sind. Meist ist hier die Degeneration im Halsbereich am weitesten fortgeschritten. Die Beteiligung der Burdach-Stränge wechselt und ist gewöhnlich um so intensiver, je länger und stärker die Ataxie an den oberen Extremitäten in Erscheinung getreten war. In den Randgebieten zur grauen Substanz der Hinterhörner ist in der Regel noch ein schmaler, lockerer Markfasersaum erhalten, am besten gewöhnlich in der cornu-radikulären Zone MARIES. Die Lissauer-Randzone ist relativ verschont, vielfach ist sie sogar noch intakt. Die Markfasern der Clarke-Säulen sind meist stärker reduziert oder völlig verschwunden. Die im normalen Zustand an das Bild der primären Reizung erinnernden Nervenzellen sind hier geschrumpft, hyperchromatisch und stark rarefiziert oder gänzlich ausgefallen, die Gliakerne in diesem Bereich vermehrt. Die Hinterhörner zeigen häufig eine leichte Atrophie, nicht so selten auch die Hinterstrangkerne. Der Prozeß dehnt sich auf die spinozerebellaren Bahnen aus, die dorsal stärker betroffen sind als ventral und auf die Nervenzellen der Clarke-Säulen sowie auf den Nucleus cuneatus. Seltener sind die Pyramidenseiten- und Vorderstränge mitbetroffen; und wenn, dann nur distal (Abb. 286).

Die Veränderungen im Großhirn variieren von Fall zu Fall. Entmarkung des Tractus solitarius, des absteigenden trigeminalen Tractus und der intramedullären Wurzeln des Vagus sowie Degeneration des Vestibularis, Glossopharyngeus und Hypoglossus können vorkommen. In den Stammganglien und in den Kernen der Hirnnerven VIII, X und XII wurden leichte Entmarkung und diskrete Nervenzellverluste beschrieben. Eine primäre Entmarkung des Marklagers im Gehirn wurde beobachtet (POSER et al. 1957). Die Purkinje-Zellen sind zum größten Teil ausgefallen, so daß nur noch leere, von den aufsteigenden Korbfasern gebildete Körbe übrigbleiben. Ihre Axone sind ballonförmig aufgetrieben (Torpedos), die Körnerzellschicht ist in fortgeschrittenen Stadien ebenfalls als Folge einer retrotransneu-

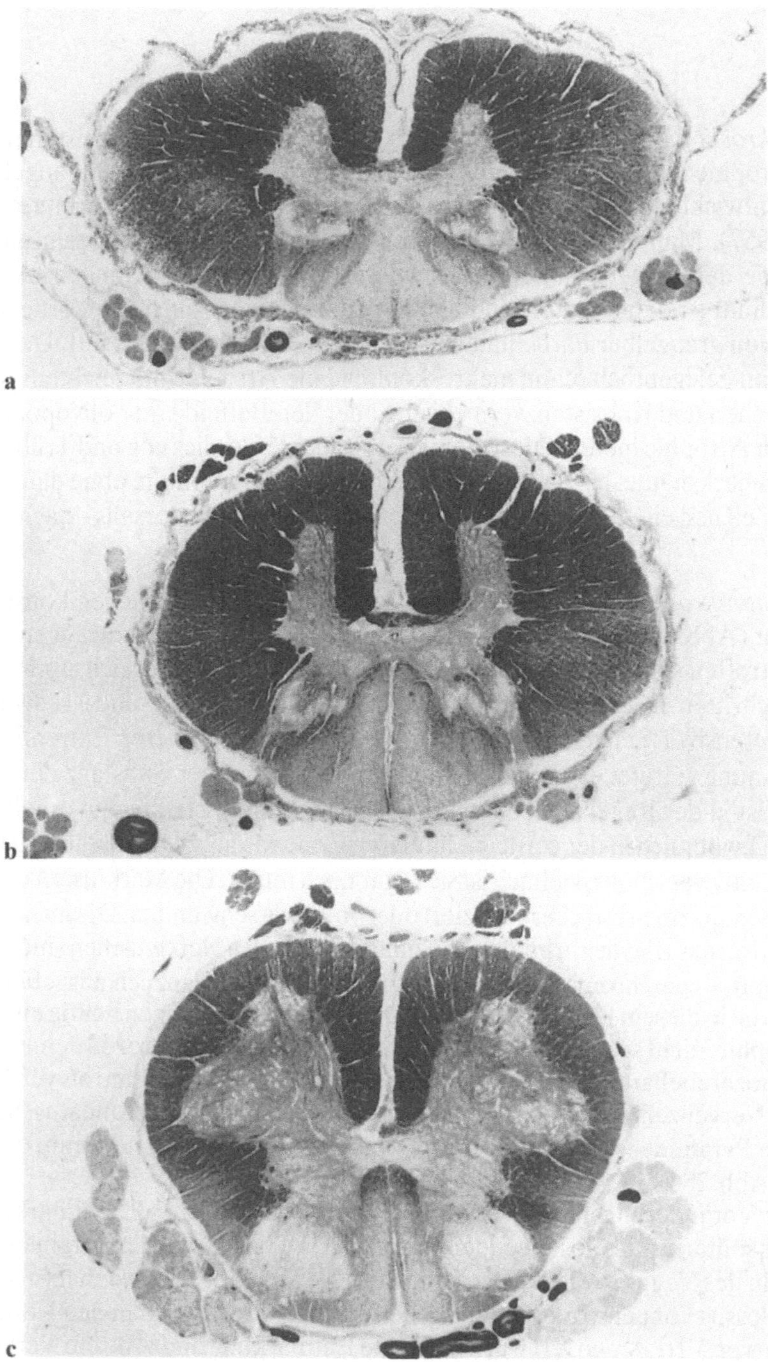

Abb. 285 a – c. Friedreich-Ataxie. Entmarkung der Hinterstränge, **a** zervikal, **b** thorakal, **c** lumbal. Heidenhain-Wölke

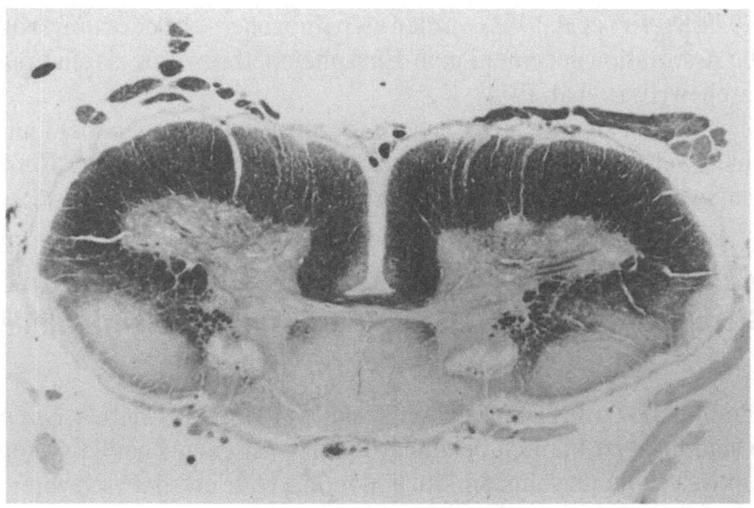

Abb. 286. Friedreich-Ataxie. Entmarkung der Hinter- und Pyramidenseitenstränge. Heidenhain-Wölke

ralen Degeneration gelichtet. Manche Fälle weisen eine fast vollständige Degeneration der Nervenzellen und der weißen Substanz der Retina auf, die verbleibenden Nervenzellen sind hyperchromatisch oder nur als Schattenbild erkennbar (NETSKY 1968). Nervus und Tractus opticus sowie retrograd das Corpus geniculatum laterale können ebenfalls degeneriert sein.

An den sensorischen Nerven finden sich starke Lichtungen der myelinisierten Nervenfasern, deren Querschnittgröße auch stärker als normal variiert (McLEOD u. EVANS 1981). Betroffen sind vor allem die dicken Fasern (BENETT et al. 1984). An präparierten Einzelfasern erkennt man die segmentale Entmarkung. In den Spinalganglien sind vor allem die großen Nervenzellen betroffen (INOUE et al. 1979). In ihren Kernen sowie in den Nervenzellen des Hirnstammes wurden Marinesco-Körper beobachtet (JANOTA 1979b). Das perineurale Bindegewebe ist vermehrt.

Elektronenmikroskopisch zeigen die Axone Filamentverdichtungen, vesikuläre Profile und dichte Restkörper. Sehr dünne Markscheiden weisen auf Remyelinisationsvorgänge hin. MUNOZ-GARCIA et al. (1986) fanden in den Mitochondrien peripherer Neurone Einschlüsse, die Kalziumapatit-Kristallen ähneln. In den Nervenzellen des ZNS konnten sie keine mitochondrialen Einschlüsse erkennen. Die Marinesco-Körper des Falls von JANOTA (1979) bestanden aus 10–12 μm dikken Filamenten.

Pathogenese

Die progredienten Knochendeformierungen entstehen als Folge der Atrophie der paravertebralen Muskulatur, die durch die Veränderungen in den Spinalwurzeln verursacht wird (BRAIN 1955). Eine Verringerung der α-Lipoproteine bei relativ normalen Cholesterin- und Triglyzeridwerten (BARBEAU 1980) und Störun-

gen im Glutamat-Dehydrogenase- und Pyruvat-Dehydrogenasekomplex (PLAITA-
KIS et al. 1979; STUMPF et al. 1982) wurden als pathogenetisch bedeutungsvoll angesehen. Die Assoziation mit einer Leigh-Enzephalopathie wurde als ein Epiphänomen angesehen (Exss et al. 1974).

Die leichte, aber signifikante Zunahme der Sensibilität gegenüber ionisierenden Strahlen weist auf die mögliche pathogenetische Rolle defekter Reparaturmechanismen der Desoxyribonukleinsäure hin (CHAMBERLAIN u. LEWIS 1983).

2. Hereditäre Ataxie der Hinterstränge und hinteren Wurzeln (Biemond-Krankheit; Dégénération radiculo-cordonnale postérieure)

Die Krankheit wurde zunächst von BIEMOND (1946) beschrieben. Nur wenige
Familien sind bis jetzt klinisch bekannt, und nur bei einer Familie verfügt man
über autoptische Untersuchungen. Auch spontane Fälle mit einer schweren Degeneration der Hinterstränge und der Hinterwurzeln wurden beobachtet (OPPENHEI-
MER 1984a).

Das *klinische Bild* zeichnete sich durch seine sehr langsame Progredienz mit
Taubheit in Händen und Füßen aus, die schließlich zu einem völligen Verschwinden der Hinterstrangsensibilität führte. Arme und Beine waren ataktisch, vor allem bei geschlossenen Augen, ebenso fehlten alle tiefen Sehnenreflexe sowie die
Mundsensibilität. Einige Patienten zeigten eine Atrophie des Nervus opticus.

Das Rückenmark ist verschmächtigt. *Lichtmikroskopisch* erkennt man eine
Degeneration der Hinterstränge und eine partielle Degeneration der hinteren
Wurzeln. Die kleinkalibrigen Wurzelfasern und die Lissauer-Randzone waren intakt. Die Trigeminuswurzeln sind ebenfalls entmarkt. Im Kleinhirn gibt es nur einen geringen Verlust von Purkinje-Zellen.

Degeneration der hinteren Stränge und der Substantia nigra

BIEMOND u. SINNEGE (1955) beschrieben einen Patienten mit familiärer Friedreich-Ataxie und gleichzeitigem Parkinsonismus. Dieser und ein ähnlicher Fall
von WEIR u. FAN (1981) sind klinisch und pathomorphologisch von der häufigeren
Assoziation von olivopontozerebellarer Degeneration und Parkinsonismus
(s. S. 587) zu unterscheiden.

Klinisches Bild

Die Krankheit manifestiert sich in der zweiten Dekade mit Ataxie und unterschiedlicher Betonung von Rigidität bzw. Tremor. Epileptische Anfälle können
gelegentlich auftreten. Das neurologische Bild ist chronisch progressiv und führt
in wenigen Jahren zum Tode.

Neuropathologie

Makroskopisch erkennt man eine Atrophie der Hinterstränge und bilaterale
Abblassungen der Substantia nigra.

Lichtmikroskopisch sind die Hinterstränge vollständig entmarkt und die Axone weitgehend zerstört. Nucleus dorsalis und Clarke-Säule zeigen einen mittelgradigen Nervenzellverlust mit Gliose. In der Substantia nigra sind die Pigmentnervenzellen stark reduziert und die Gliose ist ausgeprägt. Der geringgradige Nervenzellverlust im Dentatum und in der Purkinje-Zellschicht wurde als Folge der epileptischen Anfälle gewertet (WEIR u. FAN 1981).

3. Roussy-Levy-Syndrom
(Hereditäre areflektorische Dystasie; Hinterwurzel- und Hinterstrangform der spinozerebellaren Degeneration)

ROUSSY u. LEVY beschrieben 1926 und 1932 bei sieben Familienangehörigen eine heredodegenerative Systemerkrankung, die sie gegenüber der Friedreich-Heredoataxie und der neuralen Muskelatrophie abzugrenzen versuchten und „dystasie aréflexique héréditaire" nannten. MOLLARET (1939) stellte das Syndrom als eine Form spinozerebellarer Degeneration dar: „forme radiculo-cordonnale-postérieure".

Eine sichere Unterscheidung zwischen dem Roussy-Lévy-Syndrom und der Friedreich-Ataxie einerseits und der neuralen Muskelatrophie Charcot-Marie-Tooth (s.S. 642) andererseits ist anhand des Schrifttums kaum möglich. Einzelne Autoren bestreiten die Eigenständigkeit der hereditären areflektorischen Dystasie und halten sie für eine Charcot-Marie-Tooth-Erkrankung mit essentiellem Tremor (SMOLENSKI u. LUDIN 1984; AKSU et al. 1986). Andere Autoren sind der Ansicht, daß es sich beim Roussy-Lévy-Syndrom doch um eine selbständige Systemerkrankung handelt, die in reiner Form oder gemischt mit den anderen Systemdegenerationen weitervererbt werden kann (HEINROTH 1967; OELSCHLAGER et al. 1971; LAPRESLE 1982, 1986).

Klinisches Bild

Das Manifestationsalter liegt in der Kindheit, die Leitsymptome umfassen eine lokomotorische und lokostatische Ataxie geringer Progredienz sowie Hypo- und Areflexie, Hohlfüße und distal betonte leichte Paresen und Atrophien, Sphinkterstörungen und ein dem essentiellen Tremor ähnliches Zittern. Der Erbgang ist dominant, jedoch unregelmäßig. Die Diagnose im Kindesalter sollte zurückhaltend und vorbehaltlich des weiteren Krankheitsverlaufs gestellt werden (AKSU et al. 1986).

Neuropathologie

Lange Zeit kamen keine allgemein als Roussy-Lévy-Syndrom akzeptierten Fälle zur Sektion (NEUNDÖRFER u. KUHN 1976). Inzwischen wurde der Fall I der Roussy und Lévy Originalfamilie pathoanatomisch untersucht (LAPRESLE 1986) und dabei eine ausgedehnte Wucherung der Schwann-Zellen mit Bildung von Zwiebelschalen festgestellt. In Biopsien der peripheren Nerven wurde ebenfalls eine hypertrophische Neuropathie mit Bildung von Zwiebelschalen, Reduzierung der internodalen Länge und segmentaler Entmarkung beschrieben (BARBIERI et al. 1984). In dem Fall von Biemond (1955), der als atypisch anzusehen ist, war eine ausgeprägte Degeneration der Hinterstränge und -wurzeln, der Trigeminuswurzel in ihrem intrapontinen Verlauf und ein teilweiser Verlust der Purkinje-Zellen im Kleinhirn zu beobachten.

4. Ataxie, periphere Neuropathie, Retinitis pigmentosa und Diabetes mellitus

Das Syndrom wurde zunächst von Furukawa et al. (1968) bei einer japanischen Familie beschrieben. Autoptische Befunde wurden bei einem der Patienten von Oguchi et al. (1977) erhoben.

Die Symptome setzen in der Adoleszenz ein und zeigen einen langsam progredienten Verlauf. Neben Ataxie, Neuropathie, Retinitis pigmentosa und Diabetes mellitus fielen bei einigen Patienten auch eine faziale Parese, externe Ophthalmoplegie, Demenz und epileptische Anfälle auf (Kondo 1982). Neben einer schweren Entmarkung der peripheren Nerven der spinalen Wurzeln fanden sich Entmarkungen des Chiasma opticum und im Rückenmark Entmarkungen der hinteren Stränge und der spinozerebellären Bündel.

Weitere Familien wurden nicht beschrieben.

5. Ataxie mit Optikusatrophie, Pes cavus und pyramidalem Zeichen

Lundberg beschrieb 1967 eine Familie, bei der in drei verschiedenen Generationen dieses Syndrom wiederholt auftrat. Der Vererbungsmodus war autosomal-dominant.

Klinisch stand die Optikusatrophie im Vordergrund. Die Ataxie war ausgeprägter in den Beinen, bei einigen Patienten war auch die Sprache beeinträchtigt.

Neuropathologisch wurde bei einem Patienten die nahezu vollständige Entmarkung der Sehnerven beobachtet. Die Corpora geniculata lateralia waren nicht mehr erkennbar und durch eine Glianarbe ersetzt. Im Kleinhirn war ein leichter Verlust der Körnerzellen und ein schwerer Zellschwund in der Purkinje-Zellschicht zu finden. Die unteren Oliven waren entmarkt. Im Rückenmark fand sich eine ausgeprägte Entmarkung vor allem in den Hintersträngen (Lundberg 1981).

E. Motoneuronenatrophien

Der Schwerpunkt der Erkrankungen liegt im ersten und/oder im zweiten motorischen Neuron, jeweils Perikaryon und Axon betreffend. In dieser Gruppe finden sich neben der amyotrophischen Lateralsklerose und der Bulbärparalyse die spastische Spinalparalyse und die progressive externe Ophthalmoplegie, die zusammen mit den spinalen Muskelatrophien als Motoneuronenatrophien bezeichnet werden (NORRIS u. KURLAND 1969). Für einige Autoren sollte sie die herkömmliche Bezeichnung der amyotrophischen Lateralsklerose ganz ersetzen (BROWNELL et al. 1970).

1. Amyotrophische Lateralsklerose (Myatrophische Lateralsklerose; progressive Bulbärparalyse)

Das Leiden wurde 1869 von CHARCOT u. JOFFROY als Erkrankung des ersten und zweiten Motoneuron abgegrenzt. Im wesentlichen können eine sporadische, eine endemische und eine familiäre Form unterschieden werden (ESPINOSA et al. 1962), obgleich einige Autoren eine solche Einteilung als nicht genügend begründet ablehnen (BONDUELLE 1975). Je nach der Reihenfolge der Beteiligung der spinalen Nerven oder der Hirnnerven der Medulla oblongata wird zwischen der amyotrophischen Lateralsklerose (ALS) und der progressiven Bulbärparalyse unterschieden. Letztere wurde von DUCHENNE (1890) als selbständige nosologische Einheit abgegrenzt, aber seit DEJERINE (1914) als topographische Variante der amyotrophischen Lateralsklerose betrachtet. Für die Mehrzahl der Autoren stellen beide Krankheitsformen die Manifestationsbreite eines einzelnen Prozesses dar. Nur die familiär vorkommende infantile und juvenile Bulbärparalyse wird als eigenständige Sonderform der amyotrophischen Lateralsklerose behandelt.

Die Krankheit kommt auch in Kombination mit Thalamus- und Substantia nigra-Atrophien (BRAIT et al. 1973; KOSAKA u. MEHRAEIN 1978), mit luysopalidonigraler Atrophie (GRAY et al. 1985), mit Chorea Huntington (BRUYN et al. 1979), mit Pick-Krankheit (VON BRAUNMÜHL 1932 b; POPPE u. TENNSTEDT 1963; MINAUF u. JELLINGER 1969) oder auch in Verbindung mit einer Demenz (MITSUYAMA u. TAKAMIYA 1979; TOMONAGA 1980; HUDSON 1981) und innerhalb von Multisystematrophien (ROSENBERG 1982) vor.

a) Sporadische Form

Bei der weitgehenden Mehrzahl von Patienten mit ALS handelt es sich um sporadische Fälle. HEMMER (1951, 1953), HABERLANDT (1964) und andere unterschieden nach Art des Beginns der Krankheit 5 bzw. 6 Krankheitstypen. NISHIGAKI (1970) hat an 18 Fällen eine Korrelation zwischen Klinik und Morphologie herzustellen versucht und die Zahl der Formen auf 3 reduziert. ERBSLÖH et al. (1968) hielten eine Abgrenzung morphologischer Untergruppen anhand des initialen Lähmungsbildes für unbegründet. Eine Untergruppe mit Demenz, die jedoch andere neuropathologische Merkmale als die endemische Form auf der Insel Guam aufweist, wurde von HOROUPIAN et al. (1984) beschrieben.

Klinisches Bild

Die Krankheit tritt zwischen dem 40. und 70. Lebensjahr bei einem mittleren Manifestationsalter von 52 Jahren auf. Männer sind bevorzugt betroffen. Eine juvenile Form in der zweiten Lebensdekade wurde gelegentlich beschrieben (NELSON u. PRENSKY 1972; AIMARD et al. 1976; ODA et al. 1978). Als erste Symptome klagen die Patienten über Muskelschwäche, gelegentlich über Schmerzen. Je nach Hauptlokalisation der Schädigung treten später Lähmungen mit Muskelatrophien bzw. spastische Lähmungen auf. Der Muskeltonus ist erhöht, die Eigenreflexe sind gesteigert, und die Pyramidenbahnzeichen sind ebenfalls positiv. Bei einem Teil der Patienten beherrschen die spinalen, bei anderen die bulbären Symptome das Bild. Alle Variationen kommen vor. In seltenen Fällen wurde eine Ophthalmoplegie beobachtet (VAN BOGAERT 1925; HARVEY et al. 1979), während subtilere Defekte der Augenfolgebewegungen bei über 60% der Patienten festgestellt wurden (JACOBS et al. 1981).

Das Bild der Bulbärparalyse ist gekennzeichnet durch Atrophie sowie Faszikulation und Parese der Zungen- und Schlundmuskulatur. Die Sprache ist näselnd, verwaschen und undeutlich artikuliert. Ferner ist der Schluckakt gestört. Die Nahrungsaufnahme ist erschwert, bei vollem Bewußtsein magern die Patien-

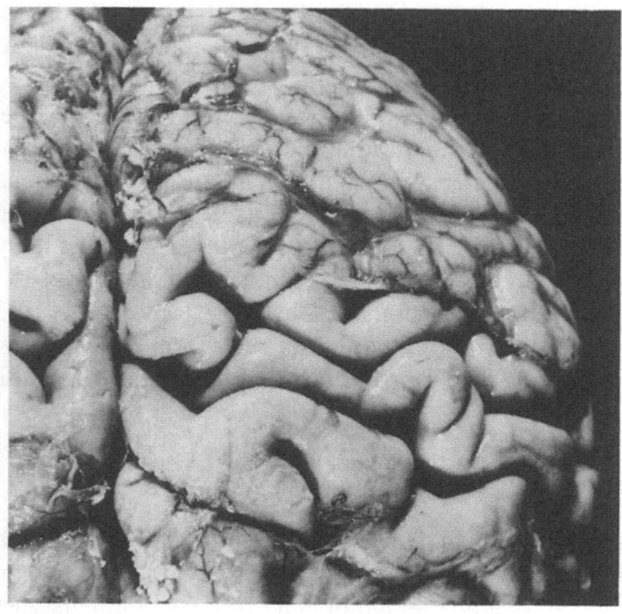

Abb. 287. Amyotrophische Lateralsklerose. Atrophie der vorderen Zentralwindung

ten immer mehr ab, bis sie schließlich durch eine Aspirationspneumonie oder unter Kreislaufversagen an einem Erstickungsanfall sterben.

Die Mehrzahl der Patienten stirbt 2–4 Jahre nach Manifestation der ersten Symptome (COLMANT 1975), aber längere Verläufe bis zu 15 Jahren wurden beschrieben. Dabei handelt es sich wahrscheinlich um nichterkannte familiäre Fälle (s.S. 626). Die juvenile Form weist akute Verläufe zwischen 12 und 18 Monaten auf (ODA et al. 1978).

Neuropathologie

Makroskopisch ist gelegentlich eine Atrophie der beiden vorderen Zentralwindungen und des Parazentralläppchens erkennbar (Abb. 287). Eine Kaliberverringerung der vorderen Wurzeln ist unterschiedlich ausgeprägt, aber in allen Fällen vorhanden (Abb. 288, 289). Der N. hypoglossus kann auch verschmächtigt erscheinen. Auf dem Rückenmarksquerschnitt stellt man eine Verkleinerung, Verhärtung und graugelbe Verfärbung der Vorderhörner und der Pyramidenseitenstrangareale fest. Im Zervikalmark sind die Veränderungen besonders deutlich.

Lichtmikroskopisch erkennt man den Nervenzellausfall vorwiegend der großen motorischen Nervenzellen des Rückenmarks und der motorischen Hirnnervenkerne. Die schwersten Veränderungen findet man in den zervikalen Rückenmarkssegmenten (Abb. 290 a, b), aber auch in den lumbosakralen Abschnitten ist der Nervenzellverlust deutlich. Im thorakalen Bereich variieren die Veränderungen von Fall zu Fall. Von den Hirnnervenkerngebieten ist der Nucleus hypoglos-

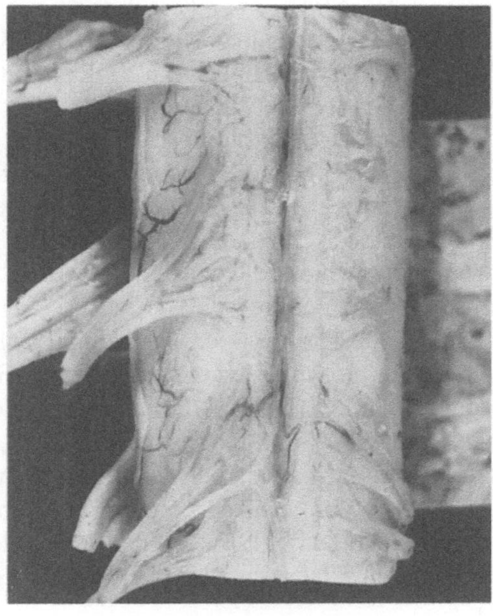

Abb. 288. Amyotrophische Lateralsklerose. Ausgeprägte Kaliberverringerung der vorderen Wurzeln (Aufnahme: G. KERSTING)

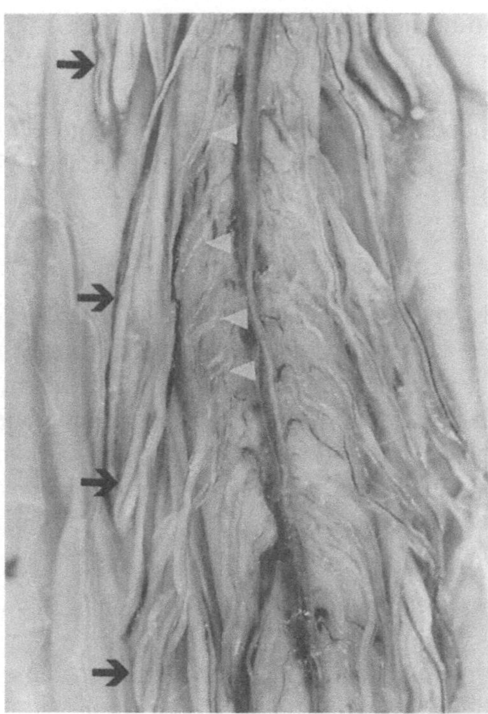

Abb. 289. Amyotrophische Lateralsklerose. Die vorderen Wurzeln *(Dreiecke)* im lumbalen Segment sind schmächtig und viel dünner als die hinteren Wurzeln *(Pfeile)*

sus in der bulbären Form immer, besonders häufig auch das IX. und XI. Paar betroffen (COLMANT 1975), während das III., IV. und VI. Paar mit wenigen Ausnahmen meistens verschont bleiben (HARVEY et al. 1979).

Die Hauptveränderungen betreffen die Perikaryen der großen, seltener der kleinen Nervenzellen der Vorderhörner. Neben dem Zellverlust finden sich Schattenzellen mit vielfach nur schwacher Darstellung eines geblähten Zelleibes (Abb. 291a). Die verbleibenden Nervenzellen enthalten nur 58% der Ribonukleinsäure von Kontrollfällen. Abnorme Dendriten und atrophische Axone wurden mit Imprägnationsmethoden nachgewiesen (NAKANO u. HIRANO 1983). Vom Zelluntergang verschont bleiben im sakralen Rückenmark die für Blasen- und Mastdarmregulation wichtige, am weitesten medial gelegene Gruppe der ventrolateralen Vorderhornnervenzellen (Nucleus Onufrowicz) und der intermediolaterale Kern (MANNEN et al. 1978; SUNG 1982) sowie die Clarke-Kerne, während letztere im thorakalen Rückenmark einen beträchtlichen Nervenzellverlust aufweisen (AVERBACK u. CROCKER 1982). Zellschrumpfungen (Abb. 291 b) sowie starke Lipopigmentanreicherungen (Abb. 291c) können ebenfalls vorhanden sein. Neuronophagien werden durch entsprechende Gliareaktionen gelegentlich beobachtet.

Neben Tigrolysen kommen zytoplasmatische Einschlüsse vor, die im Nissl-Bild ebenfalls als Tigrolyse imponieren, aber argentophil sind (HIRANO 1982).

Eosinophile Zytoplasmaeinschlußkörperchen (Bunina-Körper) kommen vor allem in den Nervenzellen des Hirnstammes und Rückenmarkes (BUNINA 1962), selten auch in Betz-Neuronen (TOMONAGA et al. 1978) und in den vom degenerativen Prozeß sonst ausgesparten Nervenzellen des Nucleus Onufrowicz und des Nucleus oculomotorius vor (TOMONAGA 1980). Sie sind aber nicht spezifisch für die ALS

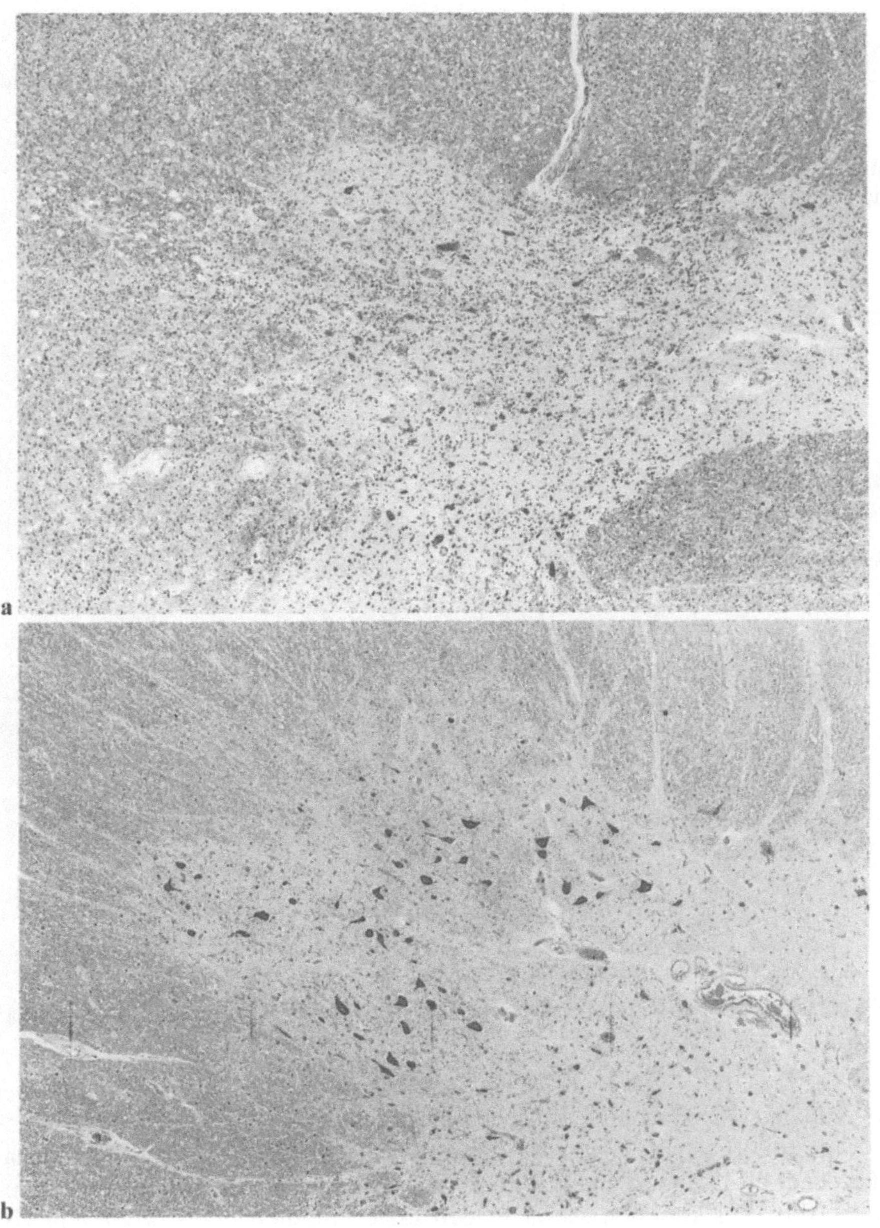

Abb. 290 a, b. Amyotrophische Lateralsklerose. **a** Ausfall der großen motorischen Nervenzellen im Zentralmark, **b** normal. Nissl × 80

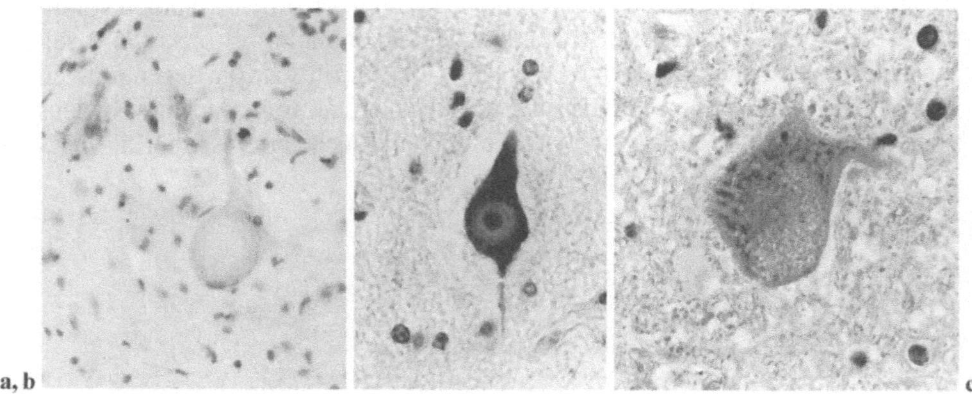

Abb. 291 a–c. Gleicher Fall wie Abb. 290. Vorderhorn. **a** Chromatolyse, **b** Schrumpfung und **c** Lipidpigmentanreicherung in den Nervenzellen. **a** × 300, **b** × 500, **c** × 700. Nissl

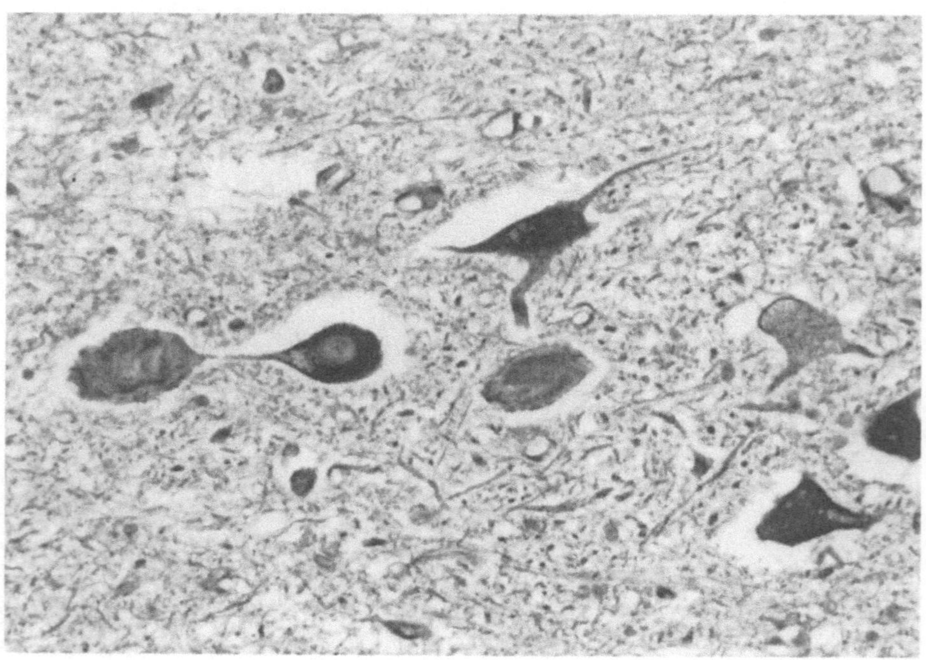

Abb. 292. Gleicher Fall wie Abb. 290. Auftreibung des proximalen Axon. Kelemen × 500

(Sasaki et al. 1982). Basophile Einschlußkörperchen wurden bei jüngeren Patienten festgestellt (Chou 1979). Auch Lafora-Körper wurden gelegentlich beobachtet (Barz et al. 1976). Axonauftreibungen und Sphäroide im proximalen Axonanteil (Abb. 292) kommen schon in den ersten Stadien der Erkrankung vor (Carpenter 1968; Delisle u. Carpenter 1984), allerdings auch im Vorderhorn von Patienten ohne ALS (Clark et al. 1984; Kusaka u. Hirano 1985). Immunhistochemisch reagieren die Sphäroide mit Antikörpern gegen verschiedene Neurofilamentproteine (NAKAZATO et al. 1984). Anhäufungen phosphorylierter Neurofilamente wurden in 80% der ALS-Fälle nachgewiesen (MUNOZ-GARCIA et al. 1988).

Die Lichtung des Nervenzellbestandes in der Zentralregion ist schwieriger nachzuweisen. PEIFFER (1984) empfiehlt folgende Sektionstechnik: man sucht zuerst am Hemisphärenspalt den Lobulus paracentralis auf, schneidet an dessen vorderem und hinterem Rand frontal, so daß man eine etwa zwei- bis dreimal so dicke Frontalscheibe gewinnt. Aus dieser Scheibe wird ein bis in das Marklager reichender Block herausgeschnitten, indem mit dem Skalpell ein Schnitt genau quer zu

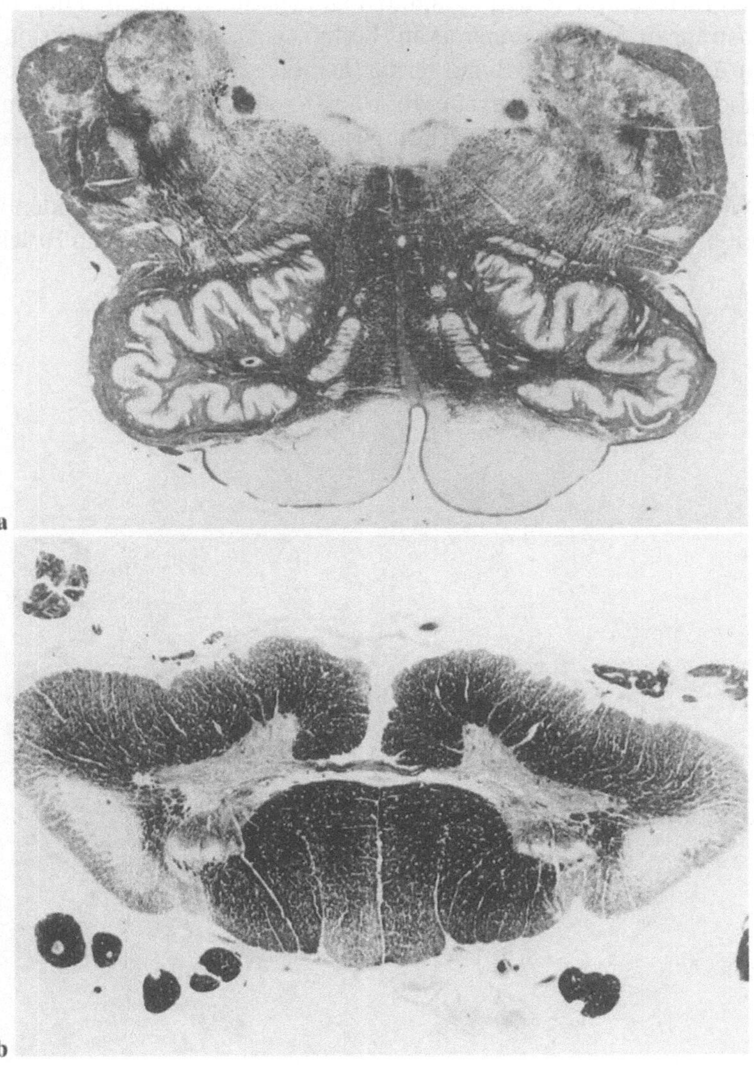

Abb. 293 a, b. Amyotrophische Lateralsklerose. Entmarkung der Pyramidenbahnen in der Medulla oblongata (**a**) und im zervikalen Mark (**b**). Heidenhain-Wölke

den schräg nach rostroventral verlaufenden Prä- und Postzentralwindungen geführt wird. Durch einen kleinen Horizontalschnitt oberhalb der Stammganglienebene wird dieser Block zum Marklager hin abgetrennt. Aus ihm können Schnitte gewonnen werden, die die Zentralwindungen optimal treffen. PLAS u. BRION (1986) machten auf das häufige Vorkommen einer laminären Spongiose und Gliose zwischen der 1. und 2. Schicht der präzentralen Hirnrinde aufmerksam. Mit der Golgiimprägnation erkennt man die Reduzierung des Dendritenbaumes und der Dornenfortsätze in den verbleibenden Betz-Zellen (COHEN et al. 1983). Gelegentlich wurde ein Nervenzellverlust in der Substantia nigra gefunden (JACOBS et al. 1981).

Bei den normalen Fettfärbungen sieht man im Großhirn nur vereinzelte sudanophile Lipophagen in der Pyramidenschicht der vorderen Zentralregion. Sie nehmen im Brückenfuß, in den Pyramidenbahnen und vor allem in den Pyramidenseitensträngen des Rückenmarks an Häufigkeit zu. Die gliale Reaktion ist mit einzelnen Ausnahmen in der Regel gering (SMITH et al. 1975). Mit Hilfe der Marchi-Methoden kann man die Degeneration der Axone der Pyramidenzellen durch das zentrale Marklager, insbesondere durch innere Kapsel und Hirnschenkel, verfolgen.

In der Mehrzahl der Fälle erkennt man die Entmarkung der Pyramidenbahnen in den Seiten- und Vordersträngen (Abb. 293 b) und gelegentlich in Brücke und

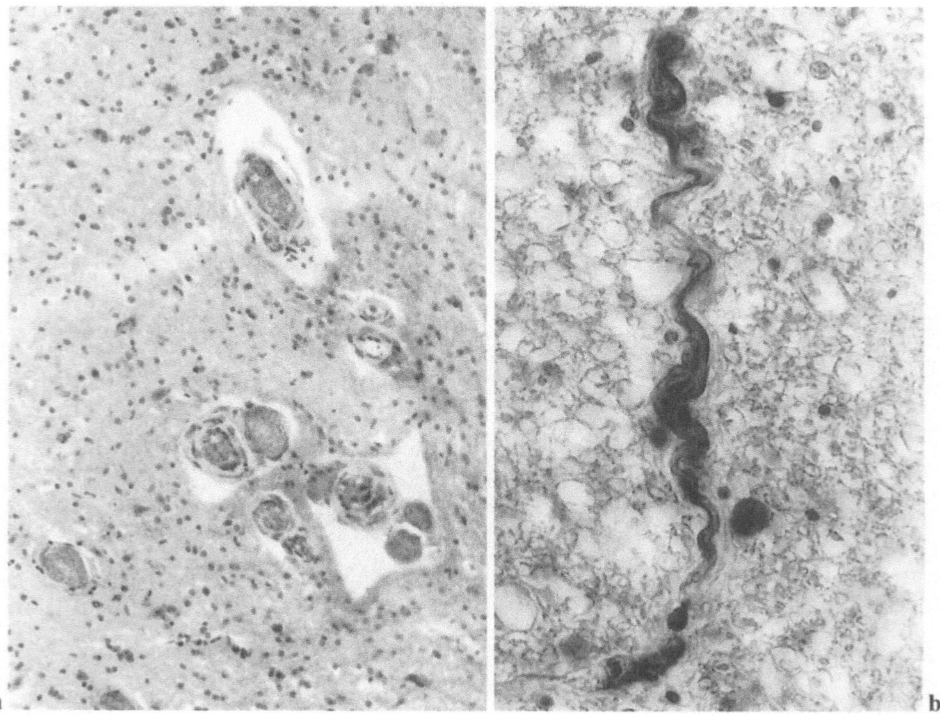

Abb. 294 a, b. Amyotrophische Lateralsklerose. Im Vorderhorn Gefäßknäuel und -schlängelungen. van Gieson-Färbung, **a** × 380, **b** × 500

Medulla (Abb. 293 a). Sie ist ausgeprägter im Halsmark und gelegentlich asymmetrisch (Swash et al. 1986). Sowohl Markscheide als auch Axon der dicken Fasern sind betroffen. Die dünnen Fasern sind in der Regel ausgespart. Die Strangdegeneration ist nicht bei allen Fällen der amyotrophischen Lateralsklerose ausgeprägt. Immer wieder wurden Fälle beobachtet, bei denen trotz der klinischen Symptomatik und Verlust der Vorderhornneuronen keine Entmarkung der Pyramidenbahnen nachzuweisen war (Brownell et al. 1970). Die Astrozytenreaktion im Bereich der entmarkten Pyramidenstränge ist deutlich. Entmarkung der Hinterstränge ist bei sporadischen Fällen seltener als bei familiären (s.S. 627) und wurde mit wenigen Ausnahmen (Moss u. Campbell 1987) nur in älteren Arbeiten beschrieben (Davison u. Wechsler 1936; Lawyer u. Netsky 1953).

Morphometrisch erkennt man im Vorderhorn eine Zunahme der Gefäße, die über die wegen der Gewebeschrumpfung zu erwartende hinausgeht. Gefäßknäuel und Schlängelungen kommen ebenfalls gehäuft vor (Abb. 294 a, b).

Als Folge der Vorderhorndegeneration findet sich eine Entmarkung der Vorderwurzeln (Abb. 295) mit Bevorzugung der dick bemarkten Fasern, deren Zahl weitgehend vermindert ist (Sobue et al. 1981; Hanyu et al. 1982; Bradley et al.

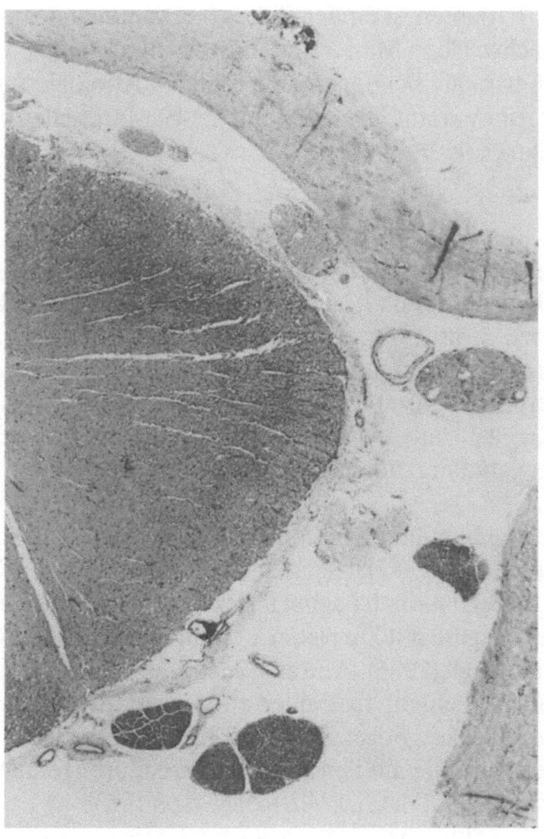

Abb. 295. Amyotrophische Lateralsklerose. Die vorderen Wurzeln sind weitgehend entmarkt. Heidenhain-Wölke

1983; KONDO et al. 1986) und die in der Peripherie das Bild einer neurogenen Muskelatrophie mit Fasergruppierungen zeigt (PATTEN et al. 1979). In den Vorderwurzeln wurden gelegentlich gliale Bündel ähnlich denjenigen bei Werdnig-Hoffmann-Krankheit beobachtet (GHATAK u. NOCHLIN 1982). Bei der pseudoneuropathischen Form wird angenommen, daß die sensiblen Neuronen der Spinalganglien in den Prozeß miteinbezogen werden (TOHGI et al. 1977; DI TRIPANI et al. 1986).

Elektronenmikroskopisch erkennt man als Substrat der axonalen Sphäroide eine Anhäufung von 10 nm dicken Neurofilamenten (HIRANO et al. 1984). Die Bunina-Körper liegen zwischen Lipofuszingranula, bestehen aus elektronendichten Granula mit unregelmäßigem Profil und werden von alterierten Zellorganellen umgeben (HART et al. 1977; SASAKI et al. 1983). Die basophilen Einschlüsse bestehen aus ineinander verknäuelten Tubuli, umgeben von granulärem endoplasmatischem Retikulum und freien Ribosomen (ODA et al. 1978). In Suralisbiopsien fanden DI TRIPANI et al. (1986) eine Anhäufung von Filamenten, Mitochondrien und Vesikeln als Zeichen eines „dying back" Prozesses.

b) Familiäre Formen (Hirano-Kurland-Sayre-Typ)

Bei 5–12% der Patienten ist ein familiäres Vorkommen der amyotrophischen Lateralsklerose nachweisbar. Man trennt diese familiären Fälle von den endemischen Fällen auf Guam ab, bei denen eine erbliche Ätiologie fraglich ist. Dabei handelt es sich z. T. um Varianten mit verschiedenen Merkmalen neben denen, die für die ALS charakteristisch sind.

Klinisches Bild

Bei einigen der Familien liegt der Krankheitsbeginn im Kindesalter (HUDSON 1981). Die klinische Symptomatik ist in der Regel durch zusätzliche sensible Ausfälle charakterisiert. HORTON et al. (1976) unterschieden Familien mit einem akuten Verlauf bis zu 2 Jahren und Familien mit einem benigneren Verlauf von durchschnittlich etwa 14 Jahren. Es handelte sich in der Regel um einen autosomal-dominanten Erbgang mit unvollständiger bzw. kompletter Penetranz (AMICK et al. 1971). Demgegenüber fanden ORTHNER et al. (1973) in ihren Fällen einen rezessiven Erbgang.

In einer Reihe von Familien (ALAJOUANINE u. NICK 1959; ESPINOSA et al. 1962; RAVERDY u. VERNEJUL 1975; GIMENEZ-ROLDAN u. ESTEBAN 1977; TANAKA et al. 1984) war ein späterer Krankheitsbeginn in der Regel um die 5. Dekade festzustellen. Einen früheren Beginn mit kürzerem Verlauf in der zweiten Generation fanden BOUDOURESQUES et al. (1976). Auffällig ist hierbei, daß innerhalb ein und derselben Familie Fälle mit einem protrahierten Verlauf bis zu 25 Jahren und Fälle mit einem der sporadischen Form ähnlichen Krankheitsverlauf von 1–3 Jahren vorkommen. Selten wurden Familien mit einer hereditären reinen bulbären Form beschrieben (LOVELL 1932; DITTEL 1940; ROBERTSON 1953).

In verschiedenen Familien (ROBERTSON 1953; CAMPANELLA u. BIGI 1959; STAAL u. WENT 1968; DAZZI u. FINIZIO 1969; PINSKY et al. 1975; SCHMITT et al. 1984; FINLAYSON et al. 1973) war die ALS mit Demenz assoziiert.

Neuropathologie

Die neuropathologischen Befunde zeigen neben den herkömmlichen Veränderungen der amyotrophischen Lateralsklerose eine große Variationsbreite. Sie weichen von dem klassischen Bild der sporadischen ALS insofern ab, als die Atrophie der zentralen Neurone verhältnismäßig gering ist im Vergleich mit dem erheblichen Schwund der peripheren Motoneuronen, einschließlich der kaudalen Hirnnerven. Allerdings fanden sich bei zwei kanadischen Familien ein Nervenzellverlust und eine begleitende Gliose nicht nur in der vorderen Zentralwindung, sondern auch in den Amygdalae, der Insula und der frontotemporalen Hirnrinde (FINLAYSON et al. 1973). Eine Asymmetrie der Veränderungen wurde von KATO et al. (1987) beobachtet.

In 70% der familiären Fälle wurden degenerative Veränderungen in den Hintersträngen (LAWYER u. NETSKY 1953; ENGEL et al. 1959) und gelegentlich in den spinozerebellaren Bahnen (TANAKA et al. 1984) nachgewiesen. Hyaline Einschlüsse kommen in familiären Fällen häufiger vor (IWATA u. HIRANO 1978). In einem Fall von ORTHNER et al. (1973) fanden sich Lafora-Körper-ähnliche Einschlüsse in der Großhirnrinde, überwiegend in den nur mäßig atrophischen zentralmotorischen Neuronen, weniger häufig an anderen Stellen des Kortex, in der unteren Olive, im Nucleus dentatus und in der inneren Molekularschicht der Kleinhirnrinde. Die stark atrophischen peripheren Neurone zeigten keine Einschlüsse. Sie unterschieden sich von den bekannten Myoklonuskörperformen durch histochemische und polarisationsoptische Besonderheiten. Gleichartige Veränderungen mit ähnlichen Lokalisationen wurden allerdings bei sporadischen Fällen (BARZ et al. 1976) beobachtet.

Häufig wurde eine Degeneration der spinozerebellaren Bahnen und der Clarke-Säule festgestellt (ENGEL et al. 1959; METCALF u. HIRANO 1971; KURENT et al. 1975).

Elektronenmikroskopie: Bei Patienten einer holländischen Familie fand man in der Hirnrinde geschwollene Synapsen mit Anhäufungen von Tubuli und Vesikeln (BOTS u. STAAL 1973). Die hyalinen Einschlüsse bestehen aus einer Anhäufung von Neurofilamenten (HUGHES u. JERROME 1970).

c) Endemische Form (ALS-Parkinson-Demenz-Komplex von Guam)

Sowohl bei Bewohnern der Insel Guam als auch bei Emigranten (GARRUTO et al. 1980) gibt es eine hohe Prävalenz von ALS-Parkinson-Demenz-Komplex. Auch in Westneuguinea (GAJDUSEK u. SALAZAR 1982) und auf der Halbinsel Kii in Japan (YASE et al. 1972) wurde ein häufiges Vorkommen festgestellt.

Klinisches Bild

Die Variante ist mit einer Demenz assoziiert, gelegentlich mit Parkinsonismus.

Neuropathologie

Lichtmikroskopisch findet man neben den herkömmlichen ALS-Veränderungen Alzheimer-Fibrillenveränderungen und granulovakuoläre Degeneration vor allem in der Hirnrinde, den Stammganglien, der Substantia nigra und dem Hirnstamm (HIRANO et al. 1968; CHOU 1978).

Pathogenese

Hypothetisch wurden sowohl ein Mangel an neurotrophem Hormon in den Muskeln (APPEL 1981) als auch eine Störung der DNA-Reparaturmechanismen in Analogie zur Ataxia teleangiectasia (s.S. 687) und zum Xeroderma pigmentosum (s.S. 685) postuliert (BRADLEY u. KRASIN 1982). Für immunologische Störungen sprechen Befunde, wonach bei einem Teil der ALS-Patienten Antikörper vorliegen, die gegen einen Nervenwachstumsfaktor („sprouting factor') gerichtet sind (GURNEY et al. 1984). Bei der amyotrophischen Lateralsklerose konnten Viren niemals nachgewiesen werden (WEINER et al. 1980). Eine Virusätiologie wurde bei der endemischen Form diskutiert, doch verliefen Übertragungsversuche negativ. Die Tatsache, daß auch philippinische Immigranten auf Guam eine höhere Inzidenz zeigen, läßt an eine Langzeitexposition gegenüber bestimmten Umweltfaktoren denken (GARRUTO et al. 1981). Hohe Konzentrationen verschiedener Metalle im Vorderhorn wurden oft mitgeteilt, waren aber nicht zu bewerten, weil degenerierende Gewebe eine unspezifische Erhöhung der Metallkonzentration aufweisen können (KURLANDER et al. 1979). Im Tierexperiment wurde eine Motoneuronenerkrankung mit Parkinsonsymptomen nach Fütterung mit Cycas circinalis (falsche Sesampalme) mit dem Inhaltsstoff β-Methylalanin nachgewiesen, die als Nahrungsquelle in den Gegenden mit endemischer ALS konsumiert wird (SPENCER et al. 1987).

2. Spastische Spinalparalyse (Familiäre spastische Paraplegie; primäre Lateralsklerose; Strümpell-Lorrain-Krankheit)

Die ersten Fälle wurden von SEELIGMULLER (1876) mitgeteilt und als Krankheit von STRÜMPELL (1880) und LORRAIN (1898) als nosologische Einheit abgegrenzt. BROWN (1975) hob die Unterschiede zwischen Familien mit spastischer Spinalparalyse und mit anderen spinozerebellaren Krankheiten hervor; demgegenüber ordnete sie SCHOENE (1985) in die Gruppe der spinozerebellaren Degenerationen ein. Ihr Vorkommen als reine Degeneration der Pyramidenbahnen wurde oft angezweifelt. Für die Mehrzahl der Autoren handelt es sich um eine Variante der amyotrophischen Lateralsklerose unter Beschränkung der Veränderungen auf das erste motorische Neuron.

Klinisches Bild

Die Krankheit kann als reine oder komplizierte Form auftreten und befällt vielfach mehrere Mitglieder einer Familie (BEHAN u. MAIA 1974; HARDING 1983). Betroffen sind vor allem die unteren Extremitäten. Innerhalb der rein dominant vererbten Form, die in etwa 70% der mitgeteilten Familien vorkommt (HOLMES u. SHAYWITZ 1977), gibt es einen Typ I, bei dem die Spastizität im Vordergrund steht. Dieser Typ tritt vor dem 35. Lebensjahr auf (HARDING 1981) und wurde wiederum in einer Gruppe mit einem Krankheitsbeginn zwischen dem 3. und 6. Lebensjahr beobachtet, und in einer zweiten Gruppe, bei der die Symptome zwischen dem 20.

und 30. Lebensjahr auftreten. Beim Typ II manifestiert sich die Krankheit meistens nach dem 5. Lebensjahr mit Muskelschwäche, Sensibilitätsverlust und Harndrang bis zur Inkontinenz (BELL u. CARMICHAEL 1939; SCHOLTZ u. SWASH 1985). Die Symptome schreiten äußerst langsam während mehrerer Jahrzehnte voran (HARDING 1982). Demenz, Ataxie und externe Ophthalmoplegie kommen gelegentlich vor (BROWN 1975; STAAL et al. 1983). Übergangsfälle mit spätem Beginn und langsamer Progredienz und andere lediglich mit einer Spastizität kommen vor und weisen auf die genetische Heterogenität hin (SCHOLTZ u. SWASH 1985). Bei beiden Typen wurden gelegentlich Familien mit autosomal-rezessiver Vererbung beschrieben (STAAL et al. 1983). Kombinationen mit Symptomen der spinozerebellaren Atrophie, aber auch andere neurologische Symptome (HOLMES u. SHAYWITZ 1977) sind nicht selten. Häufiger als bei der amytrophischen Lateralsklerose sind Hinterstrangsymptome, vor allem mit Störungen des Vibrationsempfindens. Seltener wurde auch die Assoziation mit einer Pseudoophthalmoplegie und mit extrapyramidalen Störungen (Ferguson-Chritchley-Syndrom) beobachtet (FERGUSON u. CRITCHLEY 1929; MAHLOUDJI 1963; BROWN 1975).

Neuropathologie

Makroskopisch sieht man eine Atrophie der vorderen Zentralwindung, vor allem des Parazentralläppchens. Am Rückenmark sind in „reinen Fällen" äußerlich keine Veränderungen feststellbar. In Querschnitten erkennt man nach längerem Krankheitsverlauf eine Verkleinerung der Seitenstrangareale und eine graugelbe Verfärbung im Bereich der Pyramidenseitenstrangbahnen, die meist verhärtet sind.

Lichtmikroskopisch besteht in der Hirnrinde einiger reiner Fälle ein Ausfall von Neuronen der vorderen Zentralregion, vor allem in der 3. und 5. Schicht (SCHWARZ u. LIU 1956). Neben einer Zellreduktion finden sich Schrumpfung und Verkleinerung, aber auch eine ballonförmige Schwellung des Zelleibs. Im Silberbild macht sich eine Anschwellung der Dendriten bemerkbar. In der Kleinhirnrinde findet man vor allem bei Patienten vom Typ II häufig einen hochgradigen Verlust von Purkinje-Zellen auch dann, wenn keine Ataxie vorhanden ist (STAAL et al. 1983; SCHOLTZ u. SWASH (1985). Auch die unteren Oliven können einen hochgradigen Nervenzelluntergang aufweisen.

Im Markscheidenbild zeichnet sich in der Rinde der vorderen Zentralregion ein Ausfall von Markfasern ab, vor allem im Stratum supraradiatum, während das Stratum zonale meist intakt ist. Aufhellungen im Marklager der Hemisphären, in der inneren Kapsel und im Brückenfuß können sichtbar sein. Die Pyramiden der Medulla oblongata und die Seitenstrangareale des Rückenmarks zeigen vor allem im thorakalen Bereich Entmarkung und Axonenuntergang (BEHAN u. MAIA 1974). In Fettbildern begegnet man einem Abbau und Abtransport durch Fettkörnchenzellen, die je nach Intensität und Alter des Prozesses in mehr oder weniger dichter Anordnung angetroffen werden. Gemästete Gliazellen kommen nur in geringerer Menge vor. In späteren Stadien setzt eine Gliafaserwucherung ein; als Restzustand resultiert eine gliöse Narbe.

Vor allem der Fasciculus gracilis, weniger der Fasciculus cuneatus sowie die spinozerebellaren Bahnen (ROE 1964; BROWN u. COLEMAN 1966; STAAL et al. 1983) und die olivozerebellaren Bahnen (SCHOLTZ u. SWASH 1985), können an der Degeneration beteiligt sein. Im Nervus suralis wurden eine Reduktion der langen bemarkten Fasern und *elektronenmikroskopisch* Degenerationserscheinungen derselben beobachtet (TREDICI u. MINOLI 1979).

a) Hereditäre dystonische Paraplegie mit Amyotrophie und mentaler Retardierung

Unter den mitgeteilten Fällen von familiärer spastischer Paraplegie fanden sich mehrere Familien, bei denen weder die klinischen noch die neuropathologischen Merkmale mit der von STRÜMPELL beschriebenen spastischen Spinalparalyse übereinstimmten. 1964 berichteten GILMAN u. HORENSTEIN über eine Familie, in der mehrere Mitglieder an einer spastischen Paraplegie, Amyotrophie, an extrapyramidalen Störungen und mentaler Retardierung als familiärer amyotrophischer dystonischer Paraplegie erkrankt waren. In die von GILMAN u. ROMANUL (1975) beschriebenen Syndrome werden die Fälle von BROWN u. COLEMAN (1966) sowie die von DAVISON (1954) als pallidopyramidale Degeneration, die von MIYOSHI et al. (1969) als holotopistische Striatumnekrose, von KONIGSMARK u. LIPTON (1971) als olivopontozerebellare Atrophie mit Demenz und extrapyramidalen Störungen bezeichnete, miteinbezogen.

Neuropathologie

Makroskopisch wurden eine mittelgradige Rindenatrophie, vor allem der Frontal- und Temporallappen, sowie eine ausgeprägte Atrophie des Nucleus caudatus und eine vollständige Depigmentierung der Substantia nigra und des Locus coeruleus beschrieben.

Lichtmikroskopisch wurden Neuronenverlust und reaktive Gliose im ganzen Großhirn, besonders ausgeprägt im zentralen Gyrus, festgestellt. Die vordere Kommissur war stark degeneriert, und im Bereich der Stammganglien fanden sich gering- bis mittelgradige Nervenzellverluste im Caudatum, Putamen und Pallidum. Auch der Nucleus ruber und das Corpus luysii waren betroffen. Eine leichte Gliose zeigte sich auch in den Nuclei ambiguus, hypoglossus und pontis. Das Rückenmark wies eine schwere Entmarkung der seitlichen und vorderen kortikospinalen Bündel und des Fasciculus gracilis auf. In den spinalen Ganglien, vor allem in der Thorakalregion, war die Neuronenzahl geringgradig reduziert.

b) Progressive externe Ophthalmoplegie

MARBURG (1911/1936) reihte neben der Bulbärparalyse und der spinalen Muskelatrophie die Fälle mit erworbenen (extrauterin aufgetretenen) progressiven Ophthalmoplegien als eigene Form unter die progressiven nukleären Amyotrophien ein. Von der primären externen Ophthalmoplegie sind die übrigen nukleären Augenmuskellähmungen zu unterscheiden, bei denen es sich um „Systemüberschreitungen", d.h. koordinierte und nicht selbständige, fakultative Begleitsymptome anderer Systematrophien handelt. Allerdings können Augenmuskelparesen gelegentlich einmal als Äquivalent der Hauptkrankheit fungieren, wie etwa die Abduzensparesen im Rahmen spinopontozerebellarer Atrophien, so daß auch diese Möglichkeit immer von vornherein ausgeschlossen sein muß, ehe man sich zur Diagnose einer „primären" externen Ophthalmoplegie oder einer ihrer Sonderformen entschließt.

Neuropathologie

Auf Schnittserien durch den Hirnstamm findet sich eine numerische Atrophie in den Kernen der 3., 4. und 6. Hirnnerven. Das gesamte Kerngebiet erscheint etwas geschrumpft, die austretenden Nervenbündel sind weniger zahlreich als normal. Zumindest ein Teil der Fälle beruht nicht auf einer zentralen, sondern einer peripheren (myopathischen) Genese.

3. Degeneration der unteren Hirnnervenkerne

Bei Kindern und Jugendlichen werden zwei Syndrome unterschieden, bei denen der Verlust an Motoneuronen besonders die unteren Hirnnervenkerne betrifft. Die Abgrenzung beider Krankheitsbilder ist nicht immer möglich (ROSENBERG et al. 1982; PERTICONI et al. 1983).

a) Fazio-Londe-Krankheit

1892 beschrieb FAZIO das Vorkommen einer Bulbärparalyse bei Mutter und Sohn. Weitere familiäre Fälle wurden von LONDE (1895) mitgeteilt. Neuropathologisch wurde das Syndrom erst von GOMEZ et al. (1962) untersucht.

Klinisches Bild

Die Lähmungen der Hirnnerven beginnen in der Regel im frühen Lebensalter. Neben ein- oder beidseitiger Fazialisparese als erstem Symptom wurden auch Dysphagie, Dysarthrie, Dyspnoe und Somnolenz beschrieben. Der Krankheitsverlauf ist in der Regel subakut und führt nach einer Zeit von 7–17 Monaten zum Tode. Ein Fall mit einer Überlebenszeit von mehr als 8 Jahren (MARINESCO 1915) wurde neuropathologisch nicht untersucht. Einige der Fälle traten sporadisch auf, andere hingegen familiär.

Neuropathologie

In Fällen, die zur Autopsie kamen, fand man einen Verlust der motorischen Nervenzellen in den Kernen der Hirnnerven III, IV, V, VI, VII, X und XII (GOMEZ 1975; ALEXANDER et al. 1976; ROSENBERG et al. 1982). Atrophien der extraokulären, zervikalen und interkostalen Muskeln kommen in der Mehrzahl der Fälle vor. Bei einem 8jährigen Patienten mit klinischen Merkmalen der juvenilen Bulbärparalyse wurde eine generalisierte riesenaxonale Neuropathie festgestellt (LARBRISSEAU et al. 1979).

b) Braun-Vialetto-van-Laere-Syndrom (pontobulbäre Lähmung mit Taubheit)

Eine erste Familie wurde von VIALETTO (1936) beschrieben. VAN LAERE hob 1966 die nosologische Eigenständigkeit der Krankheit hervor.

Klinisches Bild

Im klinischen Verlauf fallen die unregelmäßigen, schubartigen Verschlechterungsepisoden auf, die zum Stillstand kommen, ohne daß eine vollständige Remission der Symptome eintritt (GALLAI et al. 1981; BRUCHER et al. 1981). Das erste Symptom ist in der Regel eine plötzlich auftretende Taubheit (TAVARES et al. 1985), begleitet von verschiedenen Hirnnervenlähmungen. Gelegentlich kann die Muskelschwäche der Taubheit vorangehen (SUMMERS et al. 1987). Die Krankheit tritt häufig familiär in Form eines autosomal-rezessiven Erbganges auf (BROWN 1984). Ungeklärterweise überwiegen die Frauen in einem Verhältnis von 2:1 gegenüber den Männern. Die Krankheit manifestiert sich meistens in der 2. Lebensdekade, kann aber auch in der Kindheit oder der 4. Dekade beginnen. Der Krankheitsverlauf ist ausgesprochen chronisch mit Überlebenszeiten von mehreren Jahren bis Jahrzehnten. Im südlichen Indien wurde bei juvenilen Patienten eine sporadische Form von Motoneuronkrankheit mit Taubheit diagnostiziert, die dem Brown-Vialetto-van Laere-Syndrom ähnelt (SAYEED et al. 1975).

Lichtmikroskopisch finden sich Nervenzellverluste in den motorischen Kernen der Hirnnerven VII bis XI, seltener auch in den Kernen des Medianus und Okulomotorius und im Vorderhorn des Rückenmarks. Im Nervus cochlearis findet man einen hochgradigen Verlust an Nervenfasern mit starker Gliose des ventralen Nucleus cochlearis (ROBAIN et al. 1981).

4. Spinale Muskelatrophien (SMA)

Es handelt sich um eine Gruppe unterschiedlich verlaufender, genetisch verankerter Krankheiten, denen die primäre Atrophie der motorischen Nervenzellen der Rückenmarksvorderhörner gemeinsam ist. Der Grundprozeß manifestiert sich in verschiedenen klinischen Varianten, die aufgrund des Manifestationsalters, des Krankheitsverlaufs, der betroffenen Muskeln und des Vererbungsmodus in verschiedene Typen und Subtypen unterteilt wurden (EMERY et al. 1976 a, b). Während PEARN (1980) 7 verschiedene Syndrome, darunter auch Varianten der neuroaxonalen Dystrophien und der Friedreich-Ataxie aufzählte, wurde in der Einteilung von POU SERRADELL (1988) zwischen primären und sekundären, zwischen generalisierten und begrenzten Formen unterschieden.

Eine genaue Abgrenzung ist nicht immer möglich, weil sich die unterschiedlichen Einteilungskriterien gelegentlich bei den einzelnen Patienten überlappen. In der Mehrzahl der Beobachtungen fehlte eine neuropathologische Untersuchung des ZNS. Aus diesem Grund scheint z.Z. eine Einteilung in 4 Typen aufgrund des Manifestationsalters und Krankheitsverlaufs am zweckmäßigsten.

a) Infantiler Typ (Werdnig-Hoffmann-Krankheit; infantile akute SMA; Amyotonia congenita Oppenheim; Typ I der SMA; infantile neuronale Degeneration)

Die Krankheit wurde zunächst von WERDNIG (1891) und HOFFMANN (1893) beschrieben. Bei einer Reihe von Fällen, die klinisch als Werdnig-Hoffmann-Krankheit diagnostiziert wurden, stellte man neuropathologische Veränderungen in einer größeren Ausbreitung mit Beteiligung weiterer Systeme neben den Motoneuronen fest. STEINMANN et al. (1890) forderten aufgrund der von ihnen untersuchten 14 Fälle eine Abgrenzung unter der Bezeichnung „infantile neuronale Degeneration". Sie wurden aber in der Regel als atypische Fälle beschrieben oder der Gruppe der Multisystematrophien zugeordnet (SHISHIKURA et al. 1983). Neben einer kongenitalen und einer akuten wurde eine chronische Form als Typ II oder intermediäre Form der spinalen Muskelatrophie abgegrenzt.

Klinisches Bild

Bei der *kongenitalen Form* ist eine schlaffe, allgemeine Muskelhypotonie („floppy infant") schon in den ersten Lebenswochen erkennbar. Kontrakturen nach Art der Arthrogryposis multiplex congenita können vorhanden sein (MITSUMOTO et al. 1982). Der Tod tritt innerhalb der ersten Monate ein.

Die *akut verlaufende Form* beginnt im 1. Lebenshalbjahr. Bevorzugt betroffen sind die proximalen Extremitäten- und Stammuskeln. Gelegentlich treten Faszikulationen der Zunge, diskreter Tremor und „paradoxe" Atembewegungen infolge von Schwäche der Interkostalmuskulatur bei gut erhaltener Zwerchfellkraft auf. Das Krankheitsende tritt vor dem 4. Lebensjahr ein (EMERY 1971), gewöhnlich durch aufsteigende Lähmungen im Sinne der Bulbärparalyse oder durch Aspirationspneumonie.

Pathologie

Makroskopisch zeigen die befallenen Muskeln vielfach eine blaßbraune Verfärbung.

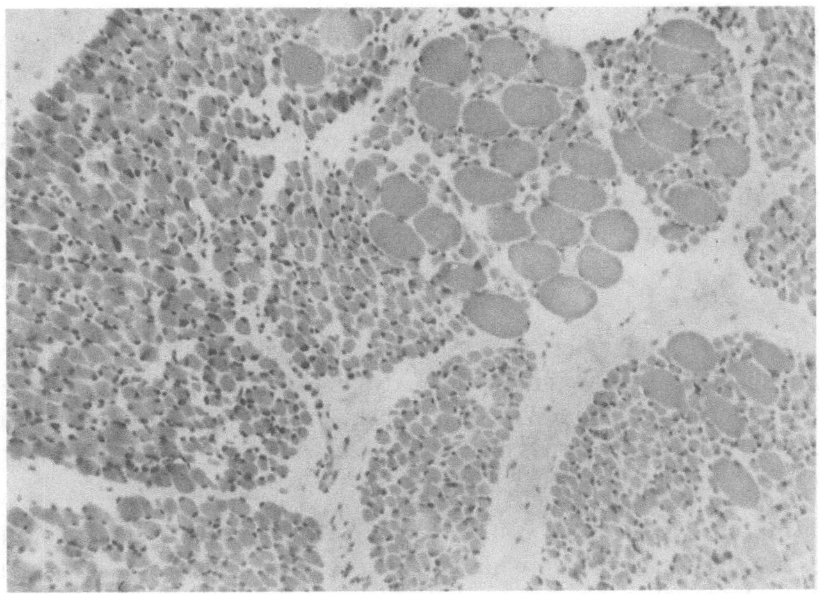

Abb. 296. Spinale Muskelatrophie. Infantiler Typ. Hochgradige Atrophie in den Muskelfasern beim Verbleib von einzelnen übergroßen Typ I Fasern. HE × 160

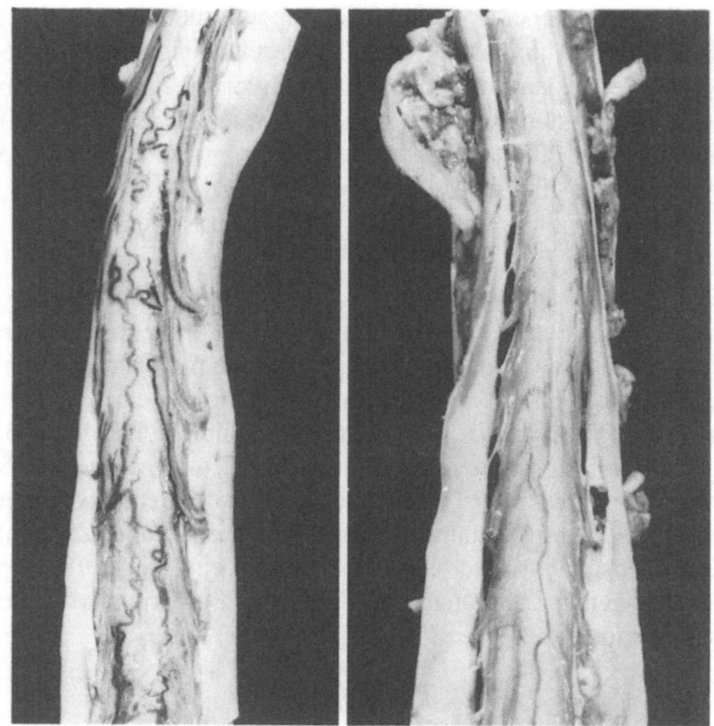

Abb. 297. Spinale Muskelatrophie. Infantiler Typ. Die vorderen Wurzeln rechts sind schmächtig, die hinteren Wurzeln links weitgehend normal

Lichtmikroskopisch ist die Muskelatrophie durch große Gruppen bzw. ganze Faszikel von atrophischen Muskelfasern gekennzeichnet. Die atrophischen Muskelfasern vom Typ I und Typ II, umgeben von einem breiten Perimysium, alternieren mit einzelnen oder gruppierten normalen oder übergroßen Muskelfasern, die meist zum Typ I gehören (Abb. 296). Im Frühstadium kann der Denervationsprozeß im Vordergrund stehen, während eine gruppenförmige Atrophie zugunsten einer totalen Atrophie aller Muskelfasern kaum erkennbar ist.

Neuropathologie

Makroskopisch dominiert eine Verkleinerung, Verhärtung und braungraue Verfärbung der Vorderhörner und eine Atrophie der vorderen Wurzeln, deren Kaliber dünner als die der normalerweise schlankeren hinteren Wurzeln sein kann (Abb. 297). Besonders eindrucksvoll ist die Verkleinerung der Vorderhörner im Bereich des Lumbal- und Zervikalmarks.

Lichtmikroskopisch findet sich eine weitgehende Lichtung des Nervenzellbestandes in den Vorderhörnern der überwiegend betroffenen Rückenmarksregionen. Die verbliebenen Nervenzellen (Abb. 298) sind vielfach chromatolytisch (BYERS u. BANKER 1961). Neuronophagien (Abb. 298) und Gliose an den Stellen mit maximalem Nervenzellschwund sind häufig vorhanden. Oft trifft man

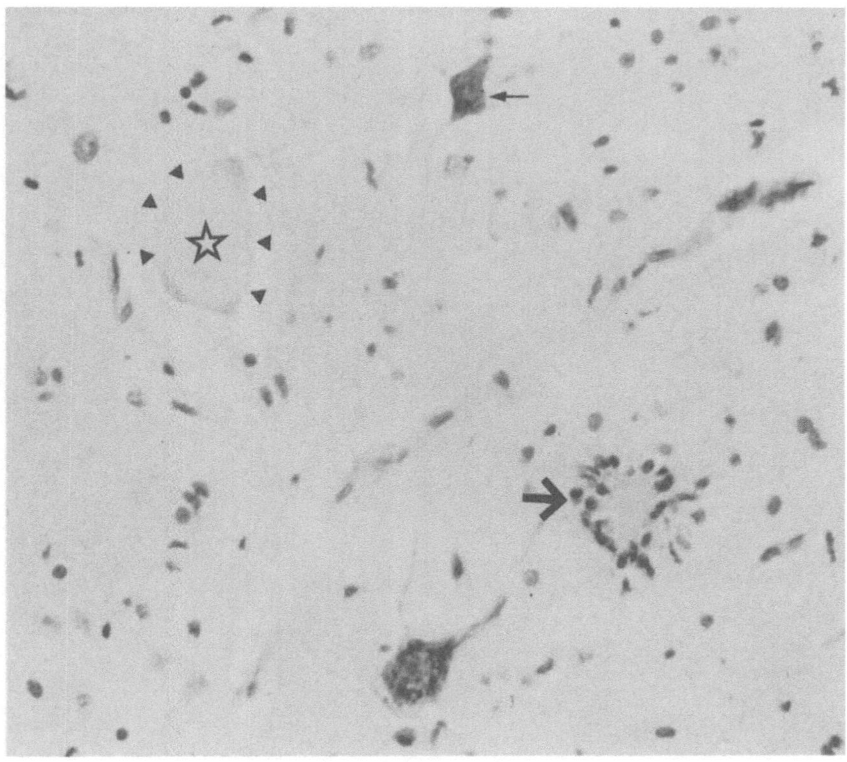

Abb.298. Gleicher Fall wie Abb.297. Vorderhorn des zervikalen Rückenmarks. Chromatolyse *(Stern)*, Neuronophagie *(dicker Pfeil)* und Schrumpfung der Nervenzellen *(dünner Pfeil)*. Nissl × 450

auch auf stark geschrumpfte Zellelemente. Die langen Bahnen des Rückenmarks sind gelegentlich betroffen. Neben Entmarkungen der spinozerebellaren und pyramidalen Bahnen (Abb. 299) wurde auch eine Entmarkung der Hinterstränge beschrieben (CARPENTER et al. 1978). Die Zellen der Clarke-Säule können auf thorakaler Ebene gelichtet sein (RADERMECKER 1953; NORMAN u. KAY 1965; IWATA u. HIRANO 1978; SHISHIKURA et al. 1983).

Gelegentlich kommen Nervenzelldegenerationen auch in den motorischen Kernen des V. bis XII. Hirnnerven in der Medulla oblongata und Brücke sowie im Thalamus, in den Stammganglien, im Kleinhirn (Abb. 300 a, b) und den Spinalganglien (Abb. 300 b) vor (GOUTIÈRES et al. 1977; PROBST et al. 1981; TOWFIGHI et al. 1985; PERESS et al. 1986). Auch Neuronophagien und Gliose sind zu beobachten. Ein Teil der Veränderungen, die im Groß- und im Kleinhirn beobachtet werden, dürfte auf eine terminale Anoxie zurückzuführen sein (NIEVES u. CASTELLO 1970).

In den Vorderwurzeln sind die dicken bemarkten Fasern verschwunden und man findet bei den infantilen Formen die schon von WERDNIG (1894) beschriebenen glialen Bündel, die eosinophil erscheinen. Sie kommen auch in der Hinterwurzel vor. Selten wurden sie bei anderen Krankheiten beobachtet (GHATAK u. NOCHLIN 1982).

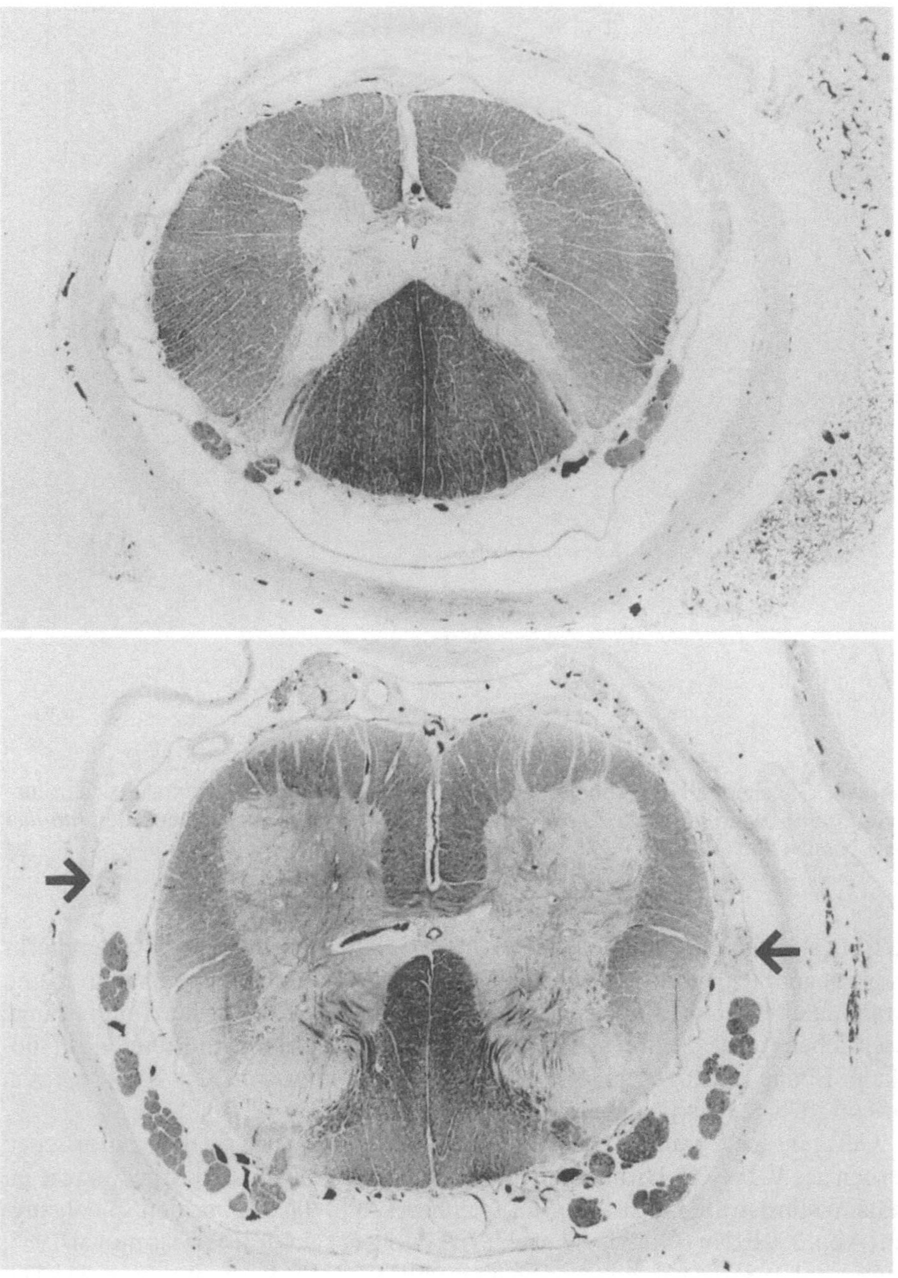

Abb. 299. Spinale Muskelatrophie. Infantiler Typ. Mittelgradige Entmarkung der spinozerebellaren und pyramidalen Bahnen. Ausgeprägte Entmarkung der vorderen Wurzeln *(Pfeile).* Heidenhain-Wölke

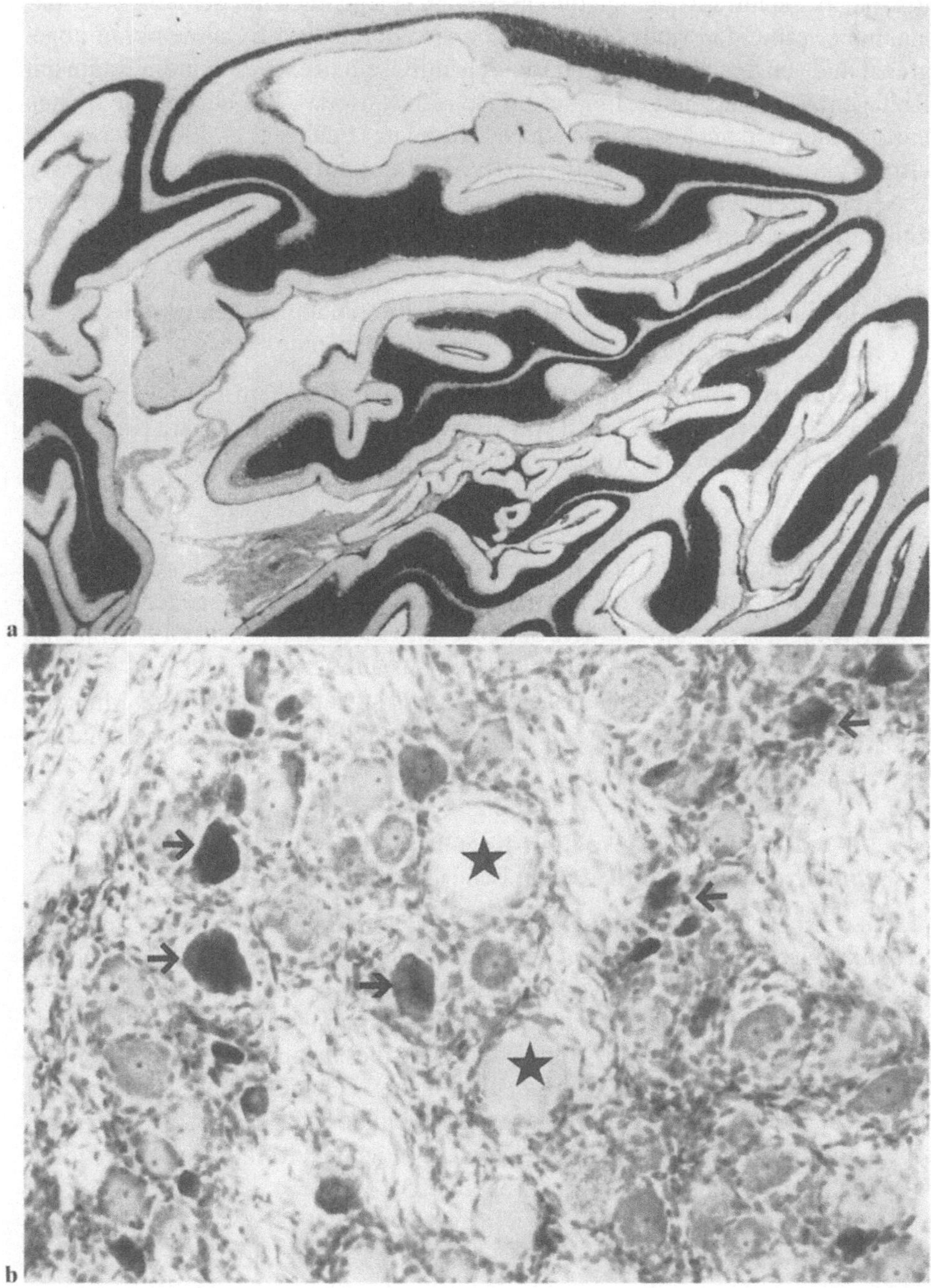

Abb. 300 a, b. Gleicher Fall wie Abb. 299. **a** Weitgehender Schwund der Purkinje-Zellen im Kleinhirn. **b** Chromatolyse *(Sternchen)* und Schrumpfung der Neuronen im Spinalganglion *(Pfeile)*. Nissl **a** × 30, **b** 350

Elektronenmikroskopisch bestehen die glialen Bündel aus astrozytären Zellfortsätzen, die mit Filamenten durchsetzt und gelegentlich mit Schlußleisten miteinander verbunden sind. Jedes Bündel wird durch eine Basalmembran abgegrenzt und von den benachbarten Bündeln durch einen extrazellulären Raum mit Kollagenfasern getrennt (HIRANO u. FRIAS-LLENA 1983). Die chromatolytischen motorischen und auch sensorischen Nervenzellen (PERESS et al. 1986) weisen die ultrastrukturellen Merkmale der primären Reizung auf (CERVÓS-NAVARRO 1962). Die Nervenzellen der Vorderhörner zeigen die ultrastrukturellen Merkmale der unreifen Neuronen (FIDZIANSKA et al. 1984).

b) Chronisch infantile Form (intermediäre spinale Muskelatrophie; Typ II der spinalen Muskelathrophie)

Die chronisch infantile Form stellt eine zwischen infantilem und juvenilem Typ intermediäre Form dar und wird von einigen Autoren der Wohlfart-Kugelberg-Welander-Krankheit zugeordnet (PEARN 1980).

Klinisches Bild

Die Krankheit manifestiert sich während des ersten Lebensjahres und ist ebenfalls durch eine proximale oder generalisierte Muskelschwäche gekennzeichnet, wobei sich später eine ausgeprägte Skoliose entwickeln kann. SPIRO (1970) machte auf das Vorkommen eines Minipolymyoklonus aufmerksam. Der Tod kann im Kindes- oder Erwachsenenalter nach einem sehr variablen Verlauf von Monaten bis zu 30 Jahren eintreten. Ein Stillstand der Krankheit kommt praktisch nie vor (RUSSMAN et al. 1983).

c) Juveniler Typ (Wohlfart-Kugelberg-Welander-Krankheit; pseudomyopathisches SMA, chronische proximale SMA; Typ III der SMA)

Sie weist große Ähnlichkeiten mit dem pelvifemoralen Typ der juvenilen Dystrophia musculorum progressiva (Gliedergürteldystrophie) auf. Die Ähnlichkeit hat dazu geführt, daß sie erst von WOHLFART et al. (1955) und von KUGELBERG u. WELANDER (1956) als eigenständige Krankheit erkannt wurde. Ein Teil der als Muskeldystrophien diagnostizierten Fälle sollte dieser spinalen Muskelatrophieform zugeordnet werden (TOMLINSON et al. 1974). Demgegenüber sollte bei Patienten, bei denen zu den Symptomen einer juvenilen SMA psychische und atypische neurologische Störungen hinzutreten, die Möglichkeit eines Hexosaminidase A-Mangels erwogen werden (PARNES et al. 1985).

Klinisches Bild

Man unterscheidet einen *Peronealtyp* mit distal betonten Atrophien (MEADOWS u. MARSDEN 1969) von einem Typ mit Atrophien im *Beckengürtel*, bei dem häufig Pseudohypertrophien der Waden vorkommen und der dem geläufigen Wohlfahrt-Kugelberg-Welanderschen-Typ entspricht. Schließlich gibt es noch einen *skapulohumeralen* Typ mit bevorzugtem Befall des Schultergürtels. Alle drei Typen können sich auch erst im Erwachsenenalter manifestieren und erreichen lange Überlebenszeiten. Die Krankheit manifestiert sich durch langsam zunehmende Schwäche in den Beinen und Schwierigkeiten beim Gehen, gelegentlich durch häufiges Fallen. Nach einer unspezifischen fieberhaften Erkrankung kann die Muskelschwäche rapide zunehmen (Gardner-Medwin et al. 1967).

Die Muskelatrophien beginnen proximal und sind symmetrisch ausgeprägt. Die durchschnittliche Krankheitsdauer betrug 12 Jahre, in über 12% der Fälle jedoch weniger als 5 Jahre. Über lange Verläufe bis zu 56 Jahren wurde berichtet (Namba et al. 1970).

Elektromyographisch werden Faszikulationen und Denervierungspotentiale als Zeichen der Vorderhornschädigung festgestellt. Das Faszikulieren kann an der betroffenen Muskulatur, häufiger an der Zungenmuskulatur beobachtet werden. Die Kreatin-Kinase-Werte sind normal, gelegentlich aber erhöht, wodurch die Differentialdiagnose gegenüber den Muskeldystrophien erschwert wird. Die intravitale Diagnostik stützt sich neben den klinischen und neurophysiologischen Daten im wesentlichen auf das Ergebnis der Muskelbiopsie.

Der Wohlfart-Kugelberg-Welander-Typ kommt als autosomal-rezessiv vererbbare, als autosomal-dominante and als X-chromosomal-rezessive Variante vor. Der skapuloperoneale Typ ist ebenso wie der peroneale Typ autosomal-dominant vererblich.

Pathologie

Bei der juvenilen Form finden sich neben einer gruppenförmigen Atrophie und einer Fasertypengruppierung nicht selten zusätzliche, ausgeprägte myopathi-

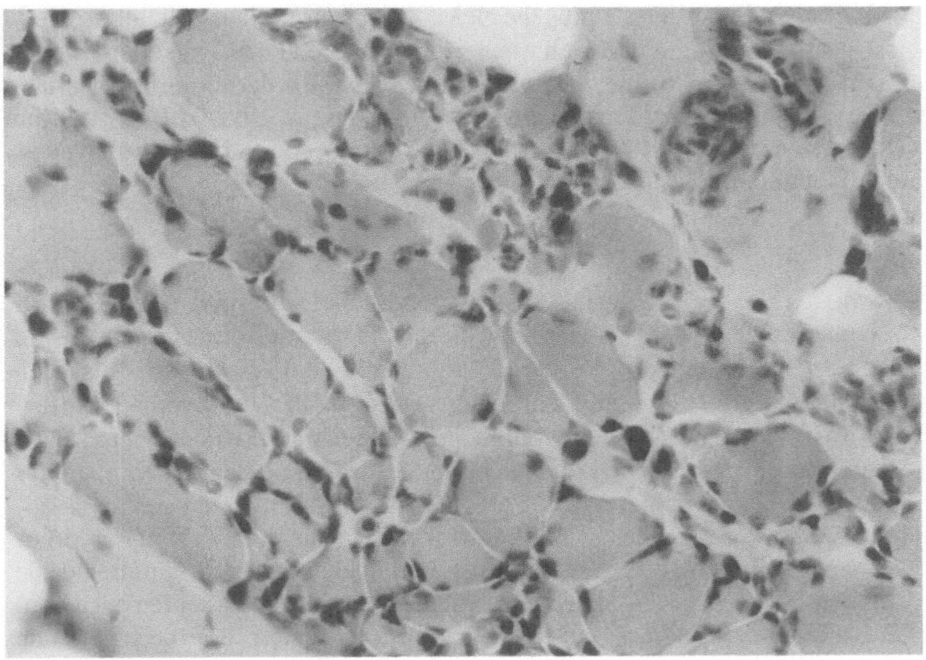

Abb. 301. Spinale Muskelatrophie. Juveniler Typ. Gruppenförmige Atrophie der Muskelfasern. Fasernekrosen und Phagozytose. HE × 300

sche Begleitphänomene, Fasernekrosen und Phagozytose (Abb. 301). Meistens sind die Fasern nicht so abgerundet wie bei der infantilen Muskelatrophie.

Neuropathologie

Die Veränderungen beim Kugelberg-Welander-Syndrom entsprechen denen bei der Werdnig-Hoffmann-Krankheit (KOHN 1968; KENNEDY et al. 1968).

d) Adulter Typ (Duchenne-Aran-Krankheit; Vulpian-Bernhardt-Krankheit; skapuloperoneales Syndrom; Typ IV der spinalen Muskelatrophie)

Klinisches Bild

Die distale spinale Muskelatrophie der Erwachsenen wird beim primären Befall des Schultergürtels als Vulpian-Bernhardt-Typ bezeichnet, beim Beginn der Atrophien an Händen und Unterarmen als Duchenne-Aran-Typ (ERBSLÖH 1974). Zu dem skapuloperonealen Syndrom gehören sowohl sporadische als auch familiäre Fälle (SCHRÖDER 1982). Die Muskelschwäche setzt bei den distalen Muskelatrophien erst um das 30. Lebensjahr ein. Das gleichzeitige Vorkommen mit Myoklonus wurde in einer Familie beschrieben (JANKOVIC u. RIVERA 1979). Die verschiedenen Krankheitstypen haben einen sich um mehrere Dezennien erstreckenden Verlauf. In der Regel führen sie zu starken Atrophien und entsprechenden Behinderungen. Bei einigen Patienten traten zusätzliche Symptome hinzu (TSUKAGOSHI et al. 1965; KENNEDY et al. 1968).

Neuropathologisch findet man die gleichen, je nach Verlaufszeit unterschiedlich ausgeprägten Veränderungen wie bei den infantilen Formen: Nervenzellverlust und Atrophie der verbleibenden Neurone in den Vorderhörnern mit geringgradiger Gliose der Vorderspinalwurzeln (JANKOVIC u. RIVERA 1979) und im peripheren Nerv einen unterschiedlich starken Verlust von Nervenfasern (KENNEDY et al. 1968).

Pathogenese

CHOU u. FAKADEJ (1971) hielten die glialen Bündel aus astrozytären Zellfortsätzen für die primären Veränderungen, die durch Druck auf die Axone retrograd zu den Nervenzelläsionen im Vorderhorn führen sollten. Verschiedene Tatsachen sprechen gegen diese Annahme. Zum einen wurden solche Veränderungen in den Hinterwurzeln und bei anderen Krankheiten beobachtet. Darüberhinaus zeigen die Nervenzellen, deren Projektionen sich nur auf das ZNS beschränken, ebenfalls chromatolytische Veränderungen (PERESS et al. 1986). FIDZIANSKA et al. (1984) hielten es für wahrscheinlich, daß die Veränderungen und der Verlust der Motoneuronen auf eine fehlende Reifung und die Unfähigkeit zurückzuführen sind, die adäquaten peripheren Kontakte herzustellen. Im Serum von Patienten mit amyotrophischer Lateralsklerose wurde ein Faktor identifiziert, der die kollaterale Reinnervation in vitro hemmt (GURNEY et al. 1984). Demgegenüber scheint die Annahme von SMITH u. APPEL (1983), daß die Veränderungen in den Motoneuronen Folge der langwährenden Muskelinaktivität bei bettlägerigen Patienten sind, wenig wahrscheinlich (Kondo et al. 1986). Patienten mit dem SMA-Phänotyp, bei denen ein Hexosaminidase-A-Mangel besteht, werden der G_{M2}-Gangliosidose (s.S. 325) zugeordnet.

Erkrankung der Motoneuronen bei Tieren

Bei einer Reihe von jungen Tieren wurden neurologische Störungen festgestellt, die durch eine Erkrankung der Motoneuronen verursacht werden. Sie werden bei der „wobbler"-Mutante der Maus (Duchen u. Strich 1968; Bird et al. 1971; Chamberlain et al. 1988), Zebras (Higgins et al. 19 77), Katzen (Vandervelde et al. 1976), Hunden (Stockard 1936; Hartley 1963; Sanderfeldt et al. 1976; Cork et al. 1982), Kaninchen (Shields u. Vandevelde 1978) und Schweinen (Higgins et al. 1983) beobachtet. Obgleich eine genetische Determinierung vermutet wurde, konnte ein erbliches Auftreten nur bei Hunden nachgewiesen werden (Lorenz et al. 1979; Izumo et al. 1983).

Lichtmikroskopisch findet man bei den „wobbler" Mausmutanten eine Vakuolisierung der Vorderhornneurone (Mitsumoto et al. 1987). Neben Chromatolyse und Nervenzellverlust im Mittelhirn, Medulla oblongata und Rückenmark bei den Hunden mit hereditärer Muskelatrophie wurden auch Axondegenerationen im Kleinhirn mit retrograden Veränderungen der Purkinjezellen beobachtet. Chromatolytische Neurone sind auch in den Spinalganglien gefunden worden, ebenso wie axonale Schwellungen in den Hinterwurzeln, in einzelnen Hirnnerven, im Funiculus dorsalis und in der Region des Tractus spinocerebellaris (Sandefeldt et al. 1976).

Elektronenmikroskopisch erkennt man in den Axonschwellungen eine Anhäufung von Neurofilamenten mit 10 µm Durchmesser (Andrews 1975). In den Vorderhornzellen von Hunden mit einer hereditären neurogenen Muskelatrophie fanden Izumo et al. (1983) konzentrische multilamelläre Einschlüsse.

F. Angeborene Muskeldystrophien mit Veränderungen im ZNS

Die ursprüngliche Auffassung der Muskeldystrophien als ausschließlich primäre Muskelerkrankungen wurde in den letzten Dekaden revidiert. Pathogenetisch wird vielmehr ein generalisierter Membrandefekt angenommen, dessen Folgen sich in verschiedenen Zellarten manifestiert (MOLLMAN et al. 1980). Eine Reihe von Muskeldystrophien und anderen Myopathien geht mit einer angeborenen mentalen Retardierung einher. Ein Teil der Muskeldystrophien mit Hirnveränderungen wird aufgrund neuer Erkenntnisse über die pathogenetischen Mechanismen als mitochondriale Enzephalomyopathien den Störungen der Atmungskette zugeordnet (s. S. 45). Die Klassifikation der Muskeldystrophien ist rein phänotypisch und z. T. verwirrend (FENICHEL 1988). In diesem Abschnitt werden Syndrome abgehandelt, bei denen neuropathologische Befunde im ZNS vorliegen oder aufgrund der Symptomatologie erwartet werden könnten.

1. Charcot-Marie-Tooth-Krankheit (Progressive peroneale Atrophie; neurospinale Muskelatrophie; hereditäre motorische und sensorische Neuropathie Typ I und Typ II)

Innerhalb der progressiven muskulären Atrophien grenzten 1886 CHARCOT u. PIERRE MARIE eine besondere Gruppe ab, die durch Beginn einer progressiven Atrophie in der Kindheit zunächst an den Füßen, nachher an den Beinen bei Aussparung der Arme gekennzeichnet war. Im gleichen Jahr veröffentlichte TOOTH seine Arbeit über den peronealen Typ der progressiven muskulären Atrophie. HOFFMANN (1889) hat den Namen progressive neurotische Atrophie vorgeschlagen, während andere die Bezeichnung neurospinale Muskelatrophie bevorzugten. Neuropathologische Beschreibungen wurden zunächst von MARINESCO (1894), SAINTON (1899) sowie DEJERINE u. ARMAND-DELILLE (1903) mitgeteilt. DYCK u. LAMBERT (1968 a, b) unterscheiden eine vornehmlich neuropathische (hereditäre sensorische Neuropathie Typ I) und eine neuronale Form (hereditäre sensorische Neuropathie Typ II). Letztere wurde der Gruppe der spinozerebellaren Atrophien zugeordnet (LAPRESLE 1980).

Klinisches Bild

Die Krankheit kann sich im Kindesalter um das 4. Lebensjahr, in der Adoleszenz zwischen dem 15. und 16. Lebensjahr oder in zwei Dritteln der Fälle (BUCHTHAL u. BEHSE 1977) später bis zur 5. Dekade manifestieren. Bei Kindern betreffen die ersten Symptome immer die Beine, während bei den Erwachsenen gelegentlich zunächst die Arme betroffen sind. Die Muskelschwäche führt bei Erwachsenen zu Gangunsicherheit, während die Kinder gehunfähig werden. Im Vordergrund stehen die muskulären Amyotrophien, während die sensorischen und vegetativen Zeichen nicht obligat sind (DE RECONDO 1975). Eine chronische progressive Ophthalmoplegia externa wurde wiederholt festgestellt (BÜRKI 1981). Eine Unterscheidung zwischen der neuropathischen und der neuronalen Form aufgrund von Symptomatologie und Verlauf wurde von RANTALA et al. (1986) getroffen.

Bei Fällen mit Veränderungen der Tiefensensibilität, Störungen der pyramidalen Bahnen und mit zerebellaren Symptomen ist schwierig zu entscheiden, ob es sich um Varianten der Charcot-Marie-Tooth-Krankheit mit zentralen Symptomen oder Formen spinozerebellarer Degeneration mit Amyotrophien handelt.

Der Vererbungsmodus ist sowohl autosomal-dominant als auch rezessiv (CAMPEANU u. MORARIU 1969) oder gonosomal (BROOKS u. EMERY 1982; HEIMANS et al. 1982) eine Tatsache, die für eine ausgesprochene Heterogenität spricht (LEBLHUBER et al. 1986). Bei einer Familie mit autosomal-dominantem Erbgang wurden verschiedene Loci auf Chromosom 1 festgestellt (RAEYMAEKERS et al. 1988).

Pathologie

In Muskelbiopsien wurden sowohl neurogene als auch myopathische Veränderungen beschrieben (DE RECONDO 1975). In Frühstadien sind die Veränderungen immer neurogen und erst später kommen Veränderungen hinzu, die myopathisch aussehen.

Neuropathologie

Die Vorderhörner des Rückenmarks sind immer betroffen. Auch dann, wenn die Zahl der Neurone nicht oder wenig (DUPUY et al. 1983) vermindert ist, zeigen die Nervenzellen eine zentrale Chromatolyse. Die Veränderungen sind besonders in der lumbosakralen Region ausgeprägt (HUGHES u. BROWNELL 1972). Die Clarke-Säule ist in etwa der Hälfte der Fälle betroffen (PITON 1941). Im Marklager findet man Veränderungen, die denjenigen der spinozerebellaren Degeneration ähneln. Betroffen sind vor allem die hinteren Stränge, selten die Pyramidenbahnen. Die Gliose ist unterschiedlich ausgeprägt. In der Medulla oblongata findet man eine Atrophie der Golgi- und Burdachkerne sowie der retikulären Substanz (GUILLAIN et al. 1941; HARIGA et al. 1964). Einige der Hirnnervenkerne können atrophisch sein (BIEMOND u. BECK 1955). Die Substantia nigra kann auch betroffen sein (DUPUY et al. 1983).

In den Spinalganglien findet man sowohl zentrale Chromatolysen als auch Nervenzellverluste sowie Proliferation der Satellitenzellen (CASTAIGNE et al. 1970; HUGHES u. BROWNWELL 1972). Die hinteren Wurzeln zeigen eine starke Entmarkung mit Wucherung des endoneuralen Bindegewebes. Im peripheren Nerv erkennt man eine Entmarkung vor allem der dickeren Fasern und eine relative Zunahme der unbemarkten Fasern (DE RECONDO 1975). Eine riesenaxonale Neuropathie im Plexus myentericus wurde beschrieben (BROOKS 1980).

2. Fukuyama-Syndrom (Kongenitale Muskeldystrophie mit Mentalretardierung und Epilepsie)

Seit FUKUYAMA et al. (1960) über dieses Syndrom berichteten, ist eine Reihe von Mitteilungen in der japanischen Literatur, aber auch über nichtjapanische Patienten erschienen (DE CASTRO et al. 1983; GOEBEL et al. 1983; PETERS et al. 1984; GORDON 1983).

Klinisches Bild

Einige der Kinder haben schon bei der Geburt Atemschwierigkeiten, die Mehrzahl ist muskelhypoton. Nur wenige Patienten können mit der Zeit das Gehen ohne Hilfe erlernen. 60% der mental retardierten Kinder können nicht sprechen und die übrigen haben ein sehr begrenztes Vokabular. Etwa die Hälfte leidet an epileptischen Anfällen (SEGAWA et al. 1979). Bei einem Teil der Fälle wurden Augenanomalien beobachtet (HONDA u. YOSHIOKA 1978; CHIJIIWA et al. 1983; MISHIMA et al. 1985). Die Enzephalographie zeigt eine Erweiterung der Hirnventrikel (STEVENS 1982). Im CT fallen hypodense Areale im subkortikalen Marklager auf (DE CASTRO et al. 1983; VLES et al. 1983; ECHENNE et al. 1986). Der Erbgang ist autosomal-rezessiv (FUKUYAMA u. OHSAWA 1984).

Pathologie

Die Muskelveränderungen reichen von geringgradigen bis hochgradigen dystrophischen Myopathien (KIHIRA u. NONAKA 1985). Die 2C-Fasern sind sehr zahlreich.

Elektronenmikroskopisch erkennt man unreife Fasern, vesikuläre Kerne und hypertrophische Nukleone (TERASAWA 1986).

Neuropathologie

Makroskopisch wurden Agyrie bzw. Lyssenzephalie, Poly- und Mikropolygyrie in Groß- und Kleinhirn, Verwachsungen zwischen beiden Hemisphären (KRIJGSMAN et al. 1980; KOGA et al. 1984) und Hypoplasie der Pyramidenbahnen (PETERS et al. 1984) beobachtet.

Lichtmikroskopisch finden sich Störungen der Zytoarchitektur in der Hirnrinde und Heterotopien von Nervengewebe z. T. als warzenförmige Dysplasien. In den Leptomeningen des Kleinhirns wurden wiederholt dystrophische bemarkte Axone beobachtet (KAMOSHITA et al. 1976; TAKADA et al. 1984). In Fällen von Patienten, die bis zur 3. oder 4. Dekade überlebten, wurden neuronale Degenerationsfibrillen im Locus coeruleus und im Nucleus basalis beobachtet (TAKADA et al. 1986).

Aufgrund der ausgeprägten Veränderungen im Marklager, das eine weitgehende Entmarkung aufweist, grenzten EGGER et al. (1983) 3 Patienten mit kongenitaler Muskeldystrophie vom Fukuyama-Syndrom ab. TAKADA (1988) führte alle Veränderungen auf eine Störung der Migration zurück.

3. Kongenitale Muskeldystrophie und zerebrookulare Dysplasie (Muskel- Augen-Hirn-Syndrom)

Ein erster Patient wurde von KASUBUCHI et al. (1974) mitgeteilt. Weitere Fälle können trotz der Unterschiede in der Symptomatologie und im Verlauf (MIYAKE et al. 1977) dieser Gruppe zugeordnet werden. Einige Autoren fassen sie als eine Variante des Fukuyama-Syndroms auf (DAMBSKA et al. 1982). Eine Abgrenzung scheint aufgrund der okularen Störungen berechtigt (TOWFIGHI et al. 1984). Die große Variationsbreite der klinischen Symptomatologie wurde bei einer Gruppe finnischer Patienten mit einer offensichtlich leichteren Form des Muskel-Augen-Hirn-Syndroms verdeutlicht (RAITTA et al. 1978; KORINTHENBERG et al. 1984).

Klinisches Bild

Die Patienten sind schon nach der Geburt hochgradig hypoton. Die Mehrzahl leidet unter einem Hydrozephalus, und alle weisen eine ausgeprägte psychomotorische Retardierung sowie EEG-Veränderungen auf. Anfälle und in späteren Stadien auch eine Spastik kommen fakultativ vor. Im CT findet man eine unterschiedlich ausgeprägte Hypodensität des Marklagers. Ophthalmologisch werden u. a. eine Trübung der Kornea, Katarakte und eine Retinitis beobachtet. Die Kinder sterben in der Regel vor dem 2. Lebensjahr. Die Patienten mit der Santvuoi-Variante (Muskel-Augen-Hirn-Syndrom) haben überwiegend längere Überlebenszeiten (KORINTHENBERG et al. 1984).

Pathologie

Die Muskeln weisen in allen Fällen myopathische Veränderungen mit basophilen und nekrotischen Fasern, endomysiale Fibrose und Zunahme der Schwankungen des Faserdurchmessers (MIYAKE et al. 1977; DAMBSKA et al. 1982) sowie regenerierte Fasern mit entzündlichen Infiltraten auf (TOWFIGHI et al. 1984).

Neuropathologie

Makroskopisch erkennt man im Großhirn Agyrie, gelegentlich auch Mikropolygyrie; letztere ist im Kleinhirn konstant vorhanden. Eine Agenesie des Kleinhirnwurms, des Bulbus olfactorius und gelegentlich des Balkens (DAMBSKA et al. 1982) sowie eine Fusion der Frontallappen wurden beobachtet.

Lichtmikroskopisch wurden verschiedene Typen von abnormer Organisation der Groß- und Kleinhirnrinde erkannt (DAMBSKA et al. 1983). Gelegentlich wird die Hirnrinde von den Leptomeningen her durch gliomesodermales Gewebe säulenartig unterteilt (TOWFIGHI et al. 1984). Die Astrozyten sind in der Regel gewuchert. Im Marklager finden sich zahlreiche neuronale Heterotopien. In der Medulla oblongata und Rückenmark sind die kortikospinalen Bahnen weitgehend verschwunden (FEDERICO et al. 1988). Der Sehnerv ist hypoplastisch (HEGGIE et al. 1987).

4. Zerebrookulare Dysplasie vom Walker-Typ (Warburg-Syndrom)

Das Syndrom wurde zunächst von WALKER (1942) als Lyssenzephalie beschrieben. Eine Abgrenzung gegenüber der muskulären Dystrophie und zerebrookulären Dysplasie (s. S. 645) ist nicht mit Sicherheit möglich, weil die Muskelpathologie bei den okulozerebralen Anomalien leicht maskiert sein kann. WARBURG (1978) unterschied eine Untergruppe mit kongenitalem „retinal nonattachment" und Hydrozephalus, die vornehmlich bei Mädchen vorkommt. Der Vererbungsmodus ist autosomal-rezessiv (WHITLEY et al. 1983).

Neuropathologie

Makroskopich wurden sowohl Mikrozephalie (KRAUSE 1946; YANOFF et al. 1978) als auch Makrozephalie (CHEMKE et al. 1975; WINTER u. GARNER 1981; PAGON et al. 1983; LEVINE et al. 1983) beobachtet. Ausgeprägte Agyrie bzw. Lyssenzephalie des Großhirns und eine Mikropolygyrie im Kleinhirn sowie Hydrozephalus sind konstante Befunde (BORDARIER et al. 1984).

Lichtmikroskopisch sind keine wesentlichen Unterschiede gegenüber der Muskeldystrophie und zerebrookulärer Dysplasie festzustellen (CHAN et al. 1980; TOWFIGHI et al. 1984). Die Groß- und Kleinhirnrinde ist hochgradig desorganisiert (AYMÉ u. MATTEI 1983; BORDARIER et al. 1984).

5. Myopathien mit Tremor und Demenz

TORVIK et al. (1974) beschrieben eine 78jährige Frau, die ähnlich wie ihr Bruder nach dem 60. Lebensjahr eine schmerzlose Atrophie und Schwäche der Extremitäten sowie später eine Demenz mit Tremor entwickelte. Ähnliche Fälle, aber ohne eine zentralnervöse Symptomatologie wurden von COQUET et al. (1981) und PELLISIER et al. (1981) mitgeteilt.

Pathologie

Die *lichtmikroskopische* Untersuchung der Muskelbiopsien zeigte eine Anhäufung von PAS- und Alziangrün- und Alzianblau-positivem Material.

Elektronenmikroskopisch handelte es sich um granuläres und fibrilläres Material, das von Glykogengranula umgeben war. Ähnliche Veränderungen wurden im Myokard festgestellt. In einigen Mitochondrien fanden sich auch Einschlüsse. Biochemische Untersuchungen wurden nicht durchgeführt, aber strukturell ähnelt das gespeicherte Material dem Amylopektin der Glykogenose Typ IV. (s. S. 93).

Neuropathologie

Im Gehirn fand man lediglich in dem Fall von TORVIK et al. (1974) eine starke Proliferation der Astrozyten in den äußeren Schichten der Hirnrinde.

6. Myotonische Dystrophie und Syringomyelie

Als ungewöhnliche Kombination von zwei neurologischen Krankheitsbildern beschrieben WEINGARTEN u. GERSTENBRAND (1958) dieses Syndrom bei 4 Geschwistern einer österreichischen Familie. Inzwischen wurden weitere Familien mitgeteilt (AVENARIUS et al. 1968; PILZ et al. 1972; LEVINSKY et al. 1977). Die Heredität kann nicht als gesichert angesehen werden (KUHN 1982). Ein experimentelles Modell der kongenitalen Muskeldystrophie wurde von SAITO et al. (1981) durch vertikale Infektion von Meerschweinchen mit Akabane-Viren entwickelt.

G. Degenerative Erkrankungen des autonomen Nervensystems

Hier werden sowohl Erkrankungen des autonomen Systems, deren Substrat vornehmlich präganglionär im ZNS liegt, als auch diejenigen, bei denen sich die Veränderungen in postganglionären Strukturen abspielen, besprochen.

1. Orthostatische Hypotension (Shy-Drager-Syndrom; progressives autonomes Versagen; orthostatische, idiopathische Hypotension; Multisystematrophie mit orthostatischer Hypotension)

Die orthostatische Hypotonie wurde schon von BRADBURY u. EGGLESTON (1925) beschrieben, und das Syndrom von BARKER (1933) anhand eines eigenen und anderer Fälle aus der Literatur klinisch abgegrenzt. Der erste pathologisch-anatomisch untersuchte Fall wurde von SHY u. DRAGER (1960) mitgeteilt.

Klinisch und vor allem *neuropathologisch* läßt sich das Syndrom in zwei Gruppen unterteilen, einmal eine Gruppe mit Veränderungen, die charakteristisch für den Morbus Parkinson sind, zum anderen eine Gruppe mit Multisystematrophien (OPPENHEIMER 1983). In der zweiten Gruppe werden eine Untergruppe mit olivo-pontozerebellarer Atrophie und eine zweite mit strionigraler Degeneration unterschieden (BANNISTER u. OPPENHEIMER 1982). Bei den verschiedenen Gruppen und Untergruppen steht die orthostatische Hypotonie im Vordergrund des Syndroms, die übrigen Störungen treten fakultativ bzw. in späteren Stadien auf. Aus diesem Grund erscheint es zweckmäßig, das Syndrom innerhalb der degenerativen Erkrankungen des autonomen Nervensystems zu behandeln. Darüberhinaus wurden Kombinationsformen beschrieben, bei denen Veränderungen verschiedener Gruppen zusammenkommen (KITA et al. 1985; SIMA et al. 1987). Daher ist die Annahme, daß es sich bei den beiden Gruppen um zwei verschiedene nosologische Einheiten handelt (SPOKES et al. 1979), unwahrscheinlich.

Klinisches Bild

Die Krankheit kann in der Adoleszenz beginnen, die Mehrzahl der Patienten erkrankte jedoch in der 5. oder 6. Dekade, gelegentlich auch in der 8. (KAKULAS et al. 1986). Die orthostatische Hypotonie stellt in der Regel das erste Symptom dar. Beim Aufrichten und Stehen kommt es zum abnormen Blutdruckabfall mit erhöhter Atemfrequenz und sinkendem pCO_2 im Blut (CHOKROVERTY et al. 1978). Außerdem kommt es zu Blasen-, Mastdarm- und Potenzstörungen, verminderter Schweißbildung, Atrophie der Iris, Ophthalmoplegie und Amnesien.

In der Gruppe der Patienten, die neuropathologisch die Veränderungen des Morbus Parkinson aufweisen, manifestieren sich nur bei etwa der Hälfte klinische Parkinsonsymptome. Vielfach besteht auch eine neurogene Muskelatrophie. Eine Assoziation mit dem Schlaf-Apnoe-Syndrom wurde beobachtet (LEHRMAN et al. 1978).

In der Gruppe mit Multisystematrophien können neben Ataxie und pyramidalen Symptomen auch Intentionstremor und Parkinsonsymptome als Folge der strionigralen Degeneration vorkommen (SPOKES et al. 1979). Veränderungen im Putamen wurden bei Patienten dieser Gruppe kernspintomographisch dargestellt (PASTAKIA et al. 1986). Bei den meisten Patienten handelt es sich um spontane Fälle, aber familiäres Vorkommen wurde ebenfalls beschrieben (LEWIS 1964; ILSON et al. 1982), vor allem als Folge der Amyloidneuropathie Typ I (s. S. 206). Der Krankheitsverlauf beträgt in der Regel zwischen 4 und 8 Jahren.

Pathologie

Im Nebennierenmark wurden sphärische, eosinophile Einschlüsse nachgewiesen (KIMULA et al. 1983).

Neuropathologie

Bei allen Fällen erkennt man eine ausgesprochene Verminderung der Zahl der intermediolateralen und der Vorderhornneurone des thorakalen und lumbalen Rückenmarks. SUNG et al. (1979) sowie MANNEN et al. (1982) machten auf Veränderungen der autonomen Neurone des sakralen Rückenmarks, vor allem des Onufschen Kerns, aufmerksam, weil dieser Kern bei den degenerativen Krankheiten der Motoneurone in der Regel nicht betroffen ist (s. S. 620).

Beim *Parkinson-Typ* sind die melaninhaltigen Nervenzellen der Substantia nigra verringert und die Astrozyten vermehrt. Lewy-Körper wurden in den melaninhaltigen Zellen sowohl der Substantia nigra als auch des Locus coeruleus (SCHOBER et al. 1975; RAJPUT u. ROZDILSKY 1976; TOMONAGA 1983) und z. T. auch in den sympathischen Ganglien gefunden (FICHEFET et al. 1965; JOHNSON et al. 1966; VANDERHAEGEN et al. 1970; THAPEDI et al. 1971). Die Zahl der Dopaminrezeptoren an den Nervenzellen der Substantia nigra ist wie beim Morbus Parkinson vermindert (s. S. 553), im Unterschied zu diesem aber zusätzlich auch an den Nervenzellen des Nucleus caudatus (QUIK et al. 1979; MIYAZAKI 1980).

In der Gruppe mit *Multisystematrophien* besteht eine Degeneration der zerebellären (Abb. 302a), kortikobulbären, kortikospinalen und extrapyramidalen Bahnen mit begleitender Gliose (SHY u. DRAGER 1960; GRAHAM u. OPPENHEIMER 1969; LEHRMAN et al. 1978; SUNG et al. 1979; KAKULAS et al. 1986). In den unteren Oliven (Abb. 303), im Putamen und Claustrum bestehen ebenfalls Astrozytenvermehrungen. Eine strionigrale Degeneration ohne zerebelläre Beteiligung wurde von mehreren Autoren beschrieben (HUGHES et al. 1970; THAPEDI et al. 1971; VUIA 1975).

Veränderungen in den sympathischen Ganglien mit Zellverlust und Verminderung der Dopamin-β-Hydroxylase und der Cholin-Azetyl-Transferase wurden wiederholt festgestellt (HUGHES et al. 1970; PETITO u. BLACK 1978). Die choliner-

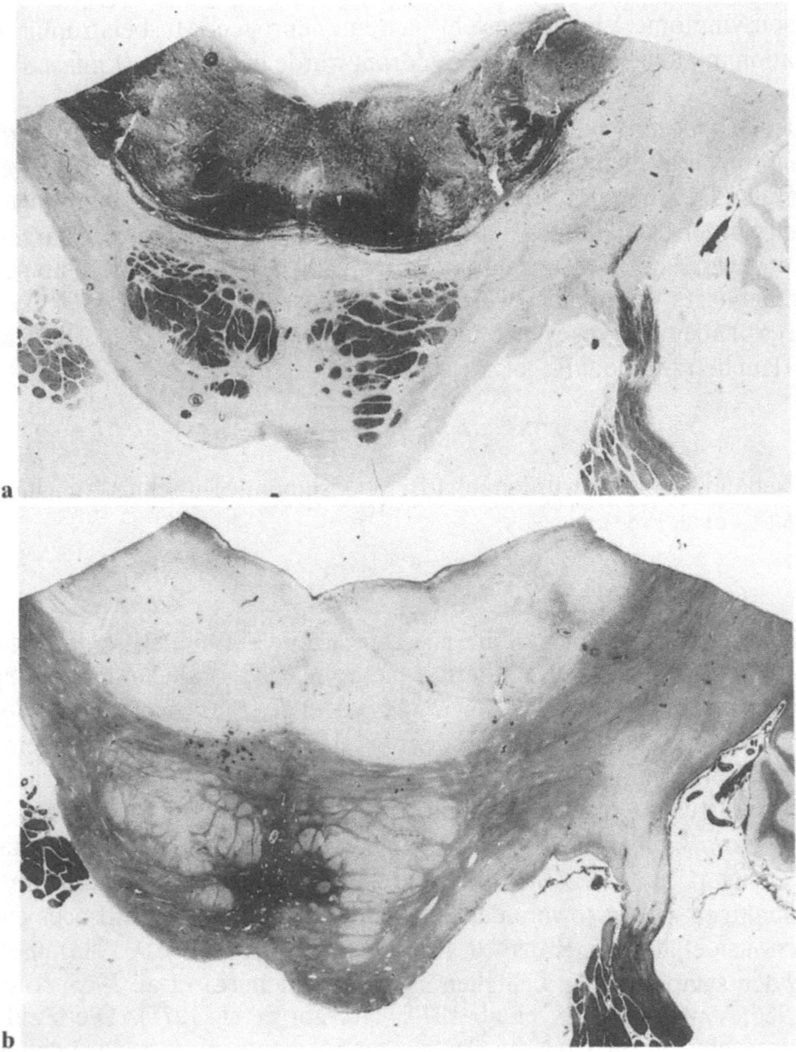

Abb. 302 a, b. Shy-Draeger-Syndrom. Weitgehende Entmarkung der pontozerebellaren Bahnen **(a)** mit starker reaktiver Gliose **(b)**. **a** Heidenhain-Wölke, **b** Kanzler (Aufnahme: J. Escalona, Madrid)

gen Nervenfasern in der Blasenmuskulatur sind vermindert (Kirby et al. 1986). Eine verminderte adrenerge Innervation der Gefäße (Bannister et al. 1981) wurde vornehmlich, und eine Hypersensibilität der adrenergen Rezeptoren (Polinsky 1984) ausschließlich bei Patienten festgestellt, bei denen eine orthostatische Hypotension als einzige Störung vorlag.

Elektronenmikroskopisch wurde im peripheren Nerv ein selektiver Verlust von dünnen bemarkten und unbemarkten Nervenfasern sowie das Vorkommen von multilamellierten Schwann-Zell-Fortsätzen beobachtet (Tohgi et al. 1982).

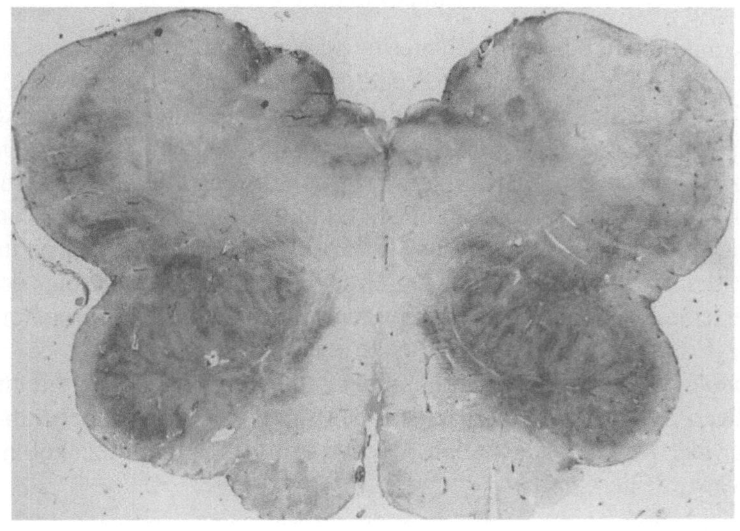

Abb. 303. Gleicher Fall wie Abb. 302. Starke Gliose in den Oliven. Kanzler-Färbung

Bei einem 54jährigen Patienten mit multipler neurologischer Dysautonomie wiesen BOGOUSSLAVSKY et al. (1983) im Serum und Liquor Antikörper gegen Azetylcholinrezeptoren nach.

Neuropathologisch wurden bis auf einen diffusen Nervenzellverlust und eine Gliose in der Hirnrinde keine weiteren Veränderungen festgestellt.

Pathogenese

In einer Gruppe von Patienten mit orthostatischer Hypotension scheint ein Aktivitätsmangel der Plasmabradykininase I zu bestehen (STREETEN et al. 1972; JOHNSON 1982). Bei Patienten mit einer Amyloidneuropathie (s. S. 206) wurde eine adrenerge Denervierung angenommen (RUBENSTEIN et al. 1978) und eine Zunahme der α-adrenergen Rezeptoren nachgewiesen (KAFKA et al. 1984). Auch das tuberoinfundibuläre dopaminerge System soll involviert sein (KONAGAYA et al. 1985).

2. Familiäre Dysautonomie (Riley-Day-Syndrom; hereditäre sensorische Neuropathie Typ III-Dyck und Otha)

Die Krankheit wurde zunächst von RILEY et al. (1949) bei Aschkenazy-Juden beschrieben. Das Vorkommen bei nicht-jüdischen Patienten, welches bezweifelt wurde (POSER 1982), scheint sicher zu sein (AGAMANOLIS u. TRAYNOR 1983; GUZZETTA et al. 1986). Allerdings sollte bei diesen Fällen das Vorhandensein anderer angeborener sensorischer Neuropathien ausgeschlossen werden (AXELROD u. PEARSON 1984).

Klinisches Bild

Die Krankheit manifestiert sich meistens schon nach der Geburt und zeigt mit zunehmendem Alter eine langsame Progredienz der Symptome. Neben dem Fehlen von Tränenflüssigkeit (Alakrimie) und dem Vorhandensein einer Kornealhypästhesie fallen die geringe Schmerzempfindlichkeit und der mangelhafte Geschmackssinn sowie die mangelhafte Temperaturkontrolle auf. Koordinationsstörungen und Dysästhesien treten hinzu. Optikusatrophie kommt bei längerem Krankheitsverlauf vor (RIZZO et al. 1986). Die Sprache ist oft monoton und dysarthrisch, der Intelligenzgrad unterdurchschnittlich. Der Krankheitsverlauf ist sehr unterschiedlich und die Überlebenszeit reicht von wenigen Monaten bis zu 30 Jahren (COHEN u. SOLOMON 1955; PEARSON 1979).

NORDBORG et al. (1981) beschrieben bei 3 Patienten eine Form mit einer unvollständigen Symptomatik und fehlender Progredienz. Eine Assoziation von Dysautonomie mit Mega-Ösophagus (NARCY et al. 1987) und Megakolon (AZIZI et al. 1984) wurde beschrieben.

Pathologie

In der Regel findet man eine Hypoplasie der Geschmackspapillen und eine Reduzierung der Geschmackskörper (PEARSON et al. 1970). Bei einigen Patienten erkennt man als Folge der sympathischen Denervation der Nieren eine Glomerulosklerose (SPOHR et al. 1981).

Neuropathologie

Man hat Entmarkungen in der Substantia reticularis der Brücke (BROWN et al. 1964), in der Medulla und in den Hintersträngen (FOGELSON et al. 1967) beschrieben. DYCK et al. (1978) fanden eine Verminderung der Anzahl kleiner intermediärer Motoneurone. Eine Reduzierung der Zahl der Purkinje-Zellen sowie ein Nervenzellverlust in den spinalen und peripheren autonomen Ganglien (PEARSON 1979) wurden ebenfalls festgestellt. Der myenterische Plexus (Auerbach) weist im Ösophagus und Magen eine abnorme Anordnung auf (ARIEL u. WELLS 1985). Entmarkungen und Zeichen einer progressiven axonalen Degeneration der Nervenfasern in peripheren Nerven wurden gelegentlich beobachtet und z. T. morphometrisch gesichert (SMITH u. HUI 1973; GUZZETTA et al. 1986).

Pathogenese

Die klinischen Symptome werden auf den Nervenzellverlust in den sensorischen und sympathischen Ganglien zurückgeführt, deren Ursache allerdings unbekannt ist. ANDERSON et al. (1973) vermuteten einen Aktivitätsmangel der Dopamin-β-Hydroxylase. Bei einigen Patienten, bei denen keine Progredienz der Symptome festzustellen war, wurde ein Entwicklungsfehler angenommen (NORDBORG et al. 1981). PEARSON (1979) vermutete eine Hemmung des Nervenzellwachstumsfaktors im Fetalstadium durch diaplazentare mütterliche Antikörper. Im Tierexperiment bzw. in Gewebekulturen konnte dies nur z. T. bestätigt werden (PEARSON et al. 1983; WRATHALL 1986). Ein Defekt in der Genstruktur des β-Nervenwachstumsfaktors (β-NGF) konnte nicht nachgewiesen werden (BREAKEFIELD et al. 1984). Auch frühere Mitteilungen einer zellulären Hypersensibilität gegenüber ionisierenden Strahlen konnten nicht bestätigt werden (BRENNAN u. LEWIS 1983). Für ihren Fall nehmen BOGOUSSLAVSKY et al. (1983) eine generalisierte cholinerge Dysfunktion an.

Familiäre Dysautonomie bei Tieren

Eine sensorische Neuropathie mit den den menschlichen Dysautonomien ähnlichen neuropathologischen Veränderungen wurde bei englischen Pointers (CUMMINGS et al. 1981) und Sprague-Dawley-Ratten (JACOBS et al. 1980) beschrieben. Bei Katzen wurde eine sporadische Dysautonomie unbekannter Ätiologie beobachtet (GRIFFITHS et al. 1985; POLLIN u. GRIFFITHS 1987).

3. Störungen der autonomen Darminnervation

Der chronischen Obstipation im Kindesalter liegen unterschiedliche Krankheiten zugrunde. Zu ihnen zählt die Aganglionose von Abschnitten des Rektosigmoid bzw. Rektum (Morbus Hirschsprung). Die Krankheiten gehen mit verschiedenen Veränderungen der Morphologie und des Enzymverhaltens der Darmschleimhaut einher und sind nur durch die histologische Beurteilung von Biopsien oder Resektaten zu diagnostizieren. Neuerdings werden Störungen der intestinalen Peptide (TSUTO et al. 1985; TAM 1986; LARSSON et al. 1988) mit dem Morbus Hirschsprung und verwandten Darminnervationsstörungen in Verbindung gebracht.

a) Morbus Hirschsprung
(Aganglionäres Segment; klassische Form des Megacolon congenitum)

Bei dieser Form fehlen in einem unterschiedlich langen distalen Dickdarmabschnitt die Ganglienzellen des Auerbach- und Meißner-Plexus vollständig (ZUELZER u. WILSON 1948; BODIAN et al. 1949; MEIER-RUGE 1974; BLISARD u. KLEINMANN 1986). Daraus resultiert ein Übergewicht der parasympathischen Innervation, erkenntlich an einer Steigerung der Azetylcholinesterasereaktion (Abb. 304a, b; 305) in parasympathischen Nervenfasern der Mukosa (KAMIJO et al. 1953; ADAMS et al. 1960; NIEMI et al. 1961; MEIER-RUGE 1968), welche von diagnostischer Relevanz ist. Aus dem Übergewicht der extramuralen parasympathischen Innervation resultiert eine Dauerkontraktion der Ringmuskulatur und damit ein enges Darmsegment an dieser Stelle. Erst sekundär erfolgt die Dilatation des prästenotischen Dickdarmabschnittes (Megakolon). Weit mehr als die Hälfte der Kinder weist eine deutliche bis sehr stark ausgeprägte Fibrose der Darmwand auf. Auch die Lamina muscularis mucosae ist bei der Mehrzahl dieser Kinder verbreitert. Gelegentlich zeigt sich ihre Umwandlung in eine Ring- und Längsmuskulatur. Häufig wird eine entzündliche Infiltration der Schleimhaut beobachtet. Die Anzahl der Ganglienzellen im Plexus myentericus und submucosus des an die Aganglionose angrenzenden Darmsegments kann stark vermindert sein (MEIER-RUGE 1974).

Neben der von MEIER-RUGE et al. (1972) standardisierten histologischen und enzymhistochemischen Untersuchungsmethode haben immunhistochemische

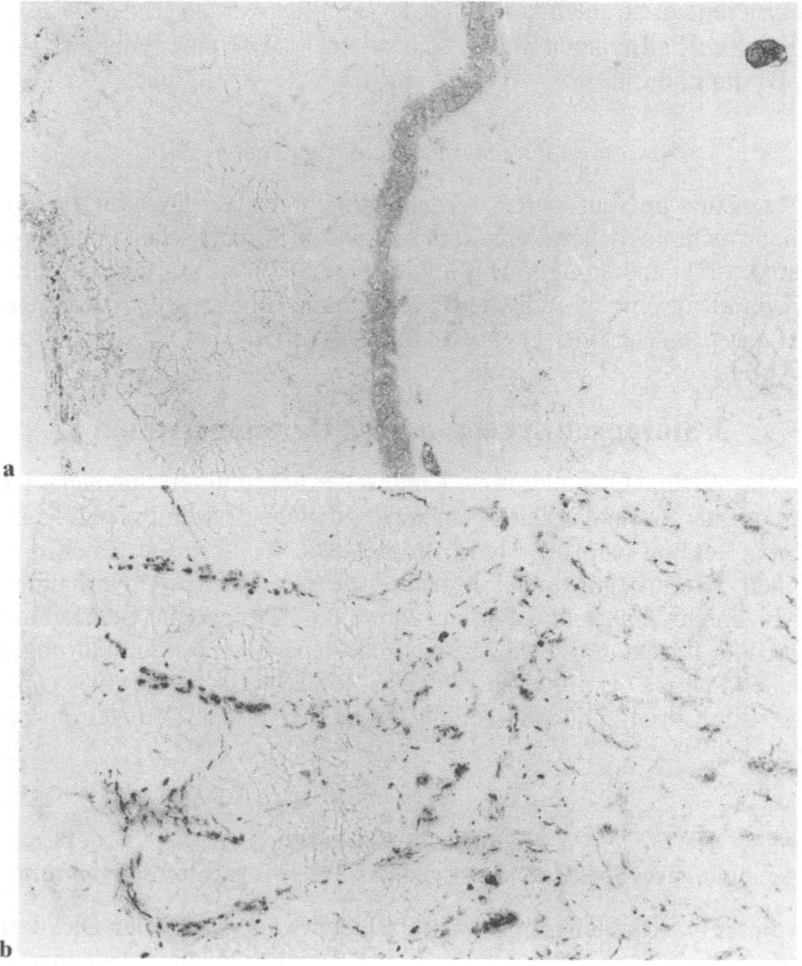

Abb. 304. Azetylcholinesterase (ACHE) bei normalem Darm **(a)** bei Morbus Hirschsprung **(b)** Massive ACHE-Erhöhung in den cholinergen Fasern zwischen den Schleimhautkrypten. Der dunkle Streifen **(a)** entspricht der physiologischen ACHE-Reaktion in der Muscularis mucosae. In der rechten Bildhälfte **(a)** zwei submuköse Ganglienzellplexus. × 400

Untersuchungen bei der Diagnose des Morbus Hirschsprung und der ihm verwandten Krankheitsbilder wertvolle Ergänzungen geliefert. Zur Anwendung kamen Antikörper gegen Neurofilamente, gegen neuronenspezifische Enolase, S-100-Protein und saures Gliafaserprotein (GFAP), ferner wurden verschiedene Transmitter, Neuropeptide und Hormone immunhistochemisch nachgewiesen (KLÜCK et al. 1984; 1986a, b; MACKENZIE u. DIXON 1987; SAMS et al. 1987; BJÖRKLUND et al. 1984; LUNDBERG u. HÖKFELT 1983; TAM 1986; KAWANA et al. 1988; FUJIMOTO et al. 1987). Auch die Beteiligung der endokrinen Zellen des Darms beim Morbus Hirschsprung wurde immunhistochemisch untersucht (NAKAGAWA u. PERENTES 1988). Durch diese Untersuchungen wird eine Diagnose des Morbus

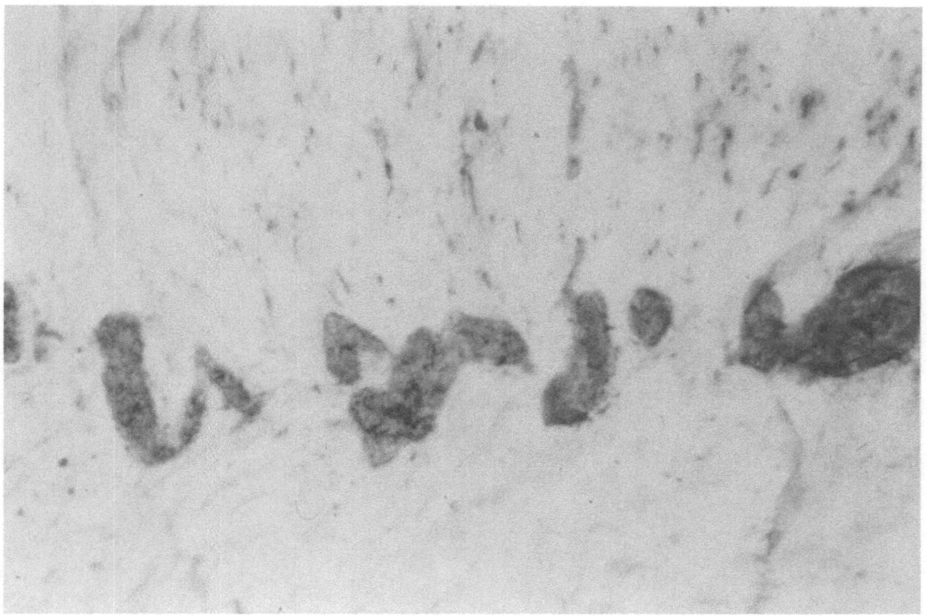

Abb. 305. Morbus Hirschsprung. Ausgeprägte Steigerung ACHE-Reaktion der Nervenfasern zwischen den Schleimhautkrypten. × 1.000

Hirschsprung erleichtert. Spezifische Immunfärbemuster bei den verschiedenen Krankheiten des Hirschsprung-Formenkreises fanden sich bislang jedoch nicht.

Das *ultrakurze Segment* ist eine seltene Sonderform des Morbus Hirschsprung. Diese Aganglionose betrifft nur sehr umschriebene Anteile von 1–3 cm Länge des distalen Rektum (MEIER-RUGE 1985).

Noch seltener als das ultrakurze Segment ist die totale Aganglionose des *Kolon* (Zuelzer-Wilson-Syndrom) (ZUELZER u. WILSON 1948; RUDIN et al. 1986).

Voneinander unabhängige aganglionäre Segmente des Kolon mit dazwischenliegenden normalen Darmabschnitten (*segmentale Aganglionose*) sind in wenigen Einzelfällen beschrieben worden (MARTIN et al. 1979; SELDENRIJK et al. 1986). Eine *Hypoganglionose* kann als eigenständiges Krankheitsbild auftreten oder als Folge entzündlicher Darmerkrankungen, ischämischer Zustände und einer chronischen Koprostase erworben sein (BENTLEY 1964; EHRENPREIS 1970; GARRETT u. HOWARD 1980).

b) Neuronale Kolondysplasie

Die neuronale Kolondysplasie tritt einerseits als eigenständige Krankheit, daneben auch in Kombination mit einem Morbus Hirschsprung auf. FADDA et al. (1983) grenzen zwei klinisch oder morphologisch unterschiedliche Formen ab. Die erste Form mit Beteiligung des Sympathikus und den klinischen Zeichen einer Darmspastizität mit blutigen Durchfällen zeigt histochemisch eine Aplasie oder Hypoplasie des Sympathikus bei gesteigertem Parasympathikus, erkenntlich an

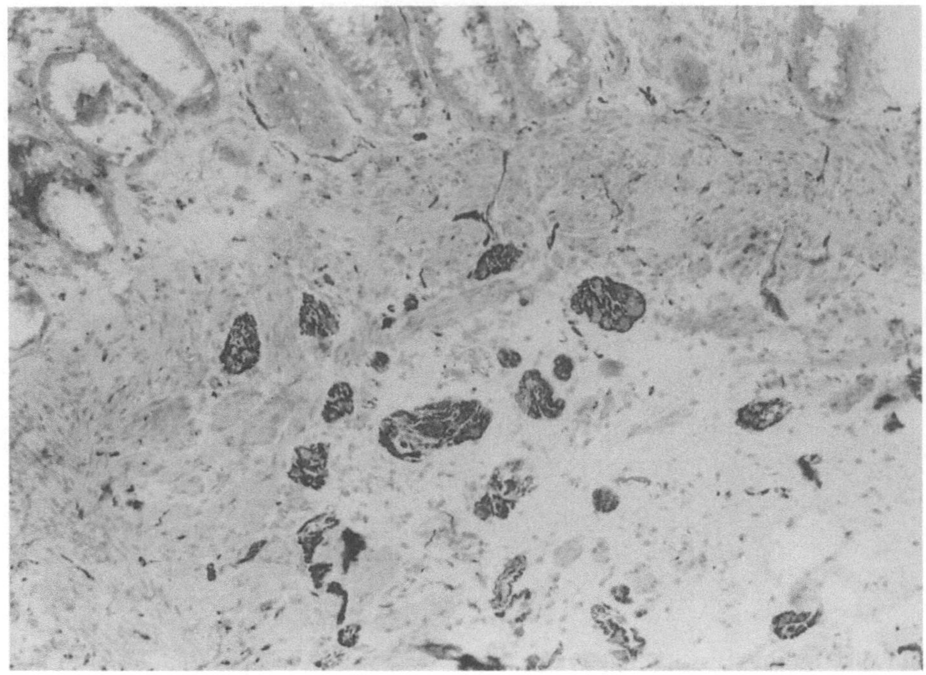

Abb.306. Neuronale Kolondysplasie. Starke positive immunhistochemische Reaktion mit anti-Neurofilament bei hyperplastischen Nervenzellplexus und Nervenfasern der Submukosa. Außerdem einige bis in die Muscularis mucosae verlagerte Ganglienzellen. × 400

einer erhöhten Azetylcholinesterasereaktion in der Lamina propria mucosae, vorwiegend des Colon ascendens und transversum (Abb. 306, 307). Der Plexus submucosus ist meist normal ausgebildet, der Plexus myentericus häufig hyperplastisch.

Die zweite häufigere Form mit Beteiligung des Plexus submucosus ist klinisch durch eine Adynamie mit Megakolonbildung gekennzeichnet. Der von MEIER-RUGE (1971) beschriebene erste Fall einer neuronalen Kolondysplasie gehört zu dieser Form. In der Submukosa zeigen sich große Gruppen von Ganglienzellen und Schwann-Zellen, die hypertrophischen parasympathischen Nervenfasern kappenartig aufsitzen. Fakultativ können einige Versprengungen von Nervenzellen und glatter Muskulatur in die Lamina propria mucosae und eine Hypoplasie der Lamina muscularis mucosae hinzutreten (MEIER-RUGE 1971; MEIER-RUGE 1973; ANGERPOINTER 1977; GULOTTA u. STRAATEN 1977; PURI et al. 1977; KLOS et al. 1978; REIFFERSCHEID u. FLACH 1982; SACHER et al. 1982). Die Azetylcholinesterasereaktion ist mittelgradig gesteigert.

c) Dysganglionose

Sie ist von der neuronalen Kolondysplasie abzugrenzen. Die klinische Symptomatik entspricht der der anderen Erkrankungen aus dem Formenkreis des Mor-

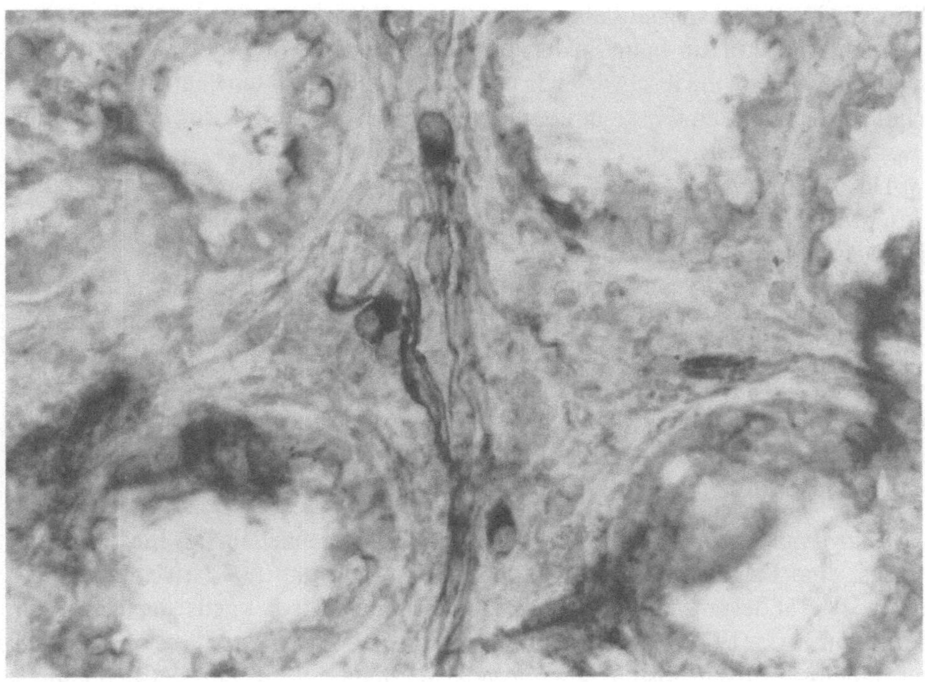

Abb.307. Neuronale Kolondysplasie. Drei kleine ektope anti-Neurofilament-positive Neurone zwischen den Krypten. × 1.000

bus Hirschsprung, verläuft allerdings meist weniger akut. Oft ist ein langer Darmabschnitt befallen, so daß es nach Resektion zum Rezidiv kommt und häufig Nachresektionen erforderlich werden.

Histologisch läßt sich das Krankheitsbild in keine der genannten Gruppen einordnen. Die intramuralen Plexus sind angelegt und enthalten Ganglienzellen, die aber in ihrer Funktion gestört sind und meist schon durch eine verminderte Größe, vor allem aber durch ein gestörtes enzymhistochemisches Verhalten auffallen. Sie zeigen bizarre Formen oder sind viel zu klein geraten, im NADH-Präparat werden sie gar nicht oder nur ganz schwach angefärbt. Die Azetylcholinesterasereaktion kann unauffällig oder gesteigert sein. Gelegentlich fällt eine erhebliche zahlenmäßige Diskrepanz zwischen den Nervenzellen auf, die sich im HE-Präparat und denen, die sich in der NADH-Färbung darstellen. Unter Umständen handelt es sich bei der Dysganglionose um eine Dysmaturität oder Reifungsretardierung der Ganglienzellplexus in der Darmwand.

d) Achalasie

Die primär motorische Ösophagusstörung mit unvollständiger Erschlaffung des unteren Ösophagussphinkters wurde zunächst für eine einfache Ektasie des Ösophagus gehalten. 1904 stellte VON MIKULICZ fest, daß ein Kardiospasmus der ätiologische Faktor der Erkrankung sei, und 1930 verwendeten HURST u. RAKE erstmals den Begriff „Achalasie". Nach JANISCH (1986) muß sie gegenüber dem diffusen Ösophagusspasmus abgegrenzt werden, der durch eine Kontraktion der Ösophagusmuskulatur beim Schlucken induziert wird. Allerdings wurden beide Syndrome bei einem Geschwisterpaar beschrieben und für eine einzige nosologische Entität gehalten (KAYE u. DEMEULES 1979). Bei etwa 5% der Fälle geht ein Ösophagusspasmus in eine Achalasie über.

Das Auftreten der Erkrankung in bestimmten Familien, bei Zwillingen und Geschwistern (EHRICH et al. 1987; FRIELING et al. 1986) deutet auf genetische Einflüsse als Ursprung der Erkrankung hin. Ein Auftreten zusammen mit einer Neurofibromatose wurde von FOSTER et al. (1987) beschrieben. Die Achalasie wurde in Zusammenhang mit einer Mikrozephalie (DUMARS et al. 1980), einem Arnold-Chiari-Syndrom (GENDELL et al. 1978), einer Sarkoidose in der Lunge (DUFRESNE et al. 1983) und der Chagas-Krankheit (MENEGHELLI 1985) beobachtet. Besonders häufig ist das Zusammentreffen von Parkinsonismus und Achalasie (YOSHIMURA et al. 1982). QUALMAN et al. (1984) halten dies für eine Subgruppe der Achalasie und Parkinson-Krankheit.

Neuropathologisch wurden ein Verlust der Ganglienzellen, des Plexus myentericus, eine Degeneration des Nervus vagus und eine qualitative und quantitative Veränderung des dorsalen motorischen Nucleus vagus nachgewiesen (HURST u. RAKE 1930; CROSS 1952; MISIEWICZ et al. 1969). Letzteres wurde auch bei einem diffusen Ösophagusspasmus sekundär nach einer Ependymitis granularis (LAFAY et al. 1986) beobachtet. In 16 von 17 Fällen mit Achalasie fanden CSENDES et al. (1985) einen totalen Verlust der Ganglienzellen im Auerbach-Plexus und in einem Fall eine weitgehende Verminderung zusammen mit Vermehrung chronisch-inflammatorischer Zellen. AGGESTRUP et al. (1982) fanden eine starke Reduzierung der Konzentration von vasoaktiven Polypeptiden und der immunpathologisch nachweisbaren Nervenfasern mit Hilfe von Polypeptidantikörpern in der Muskulatur des Ösophagus von Achalasiepatienten.

Elektronenmikroskopisch fanden FAUSSONE-PELLEGRINI und CORTESINI (1985) in der Muskelschicht der unteren Ösophagussphinkter Veränderungen der synaptischen Endigungen und der interstitiellen Zellen von CAJAL, während nur wenige Muskelzellen betroffen waren.

Ein besonderes Syndrom besteht in einer mangelhaften Produktion von Glukokortikoiden und Nebennierenandrogenen, einer Alakrimie, Anisokorie und Hyperkeratose mit sensorischer Polyneuropathie und Achalasie (DUMIC et al. 1987; POMBO et al. 1985). Es wird eine allgemeine Störung des parasympathischen Systems angenommen.

ADAMS et al. (1976) fanden einen nahezu vollständigen Verlust der Ganglienzellen im oberen verdickten Segment. Im unteren Segment waren einige Nervenzellen noch vorhanden, und in 2 Fällen wurde sogar eine normale Anzahl gefunden. In 9 Fällen fanden sie eine Chromatolyse, was nach Meinung der Autoren für einen progressiven Prozeß spricht. Die präganglionären Fasern zeigten sich normal in Aussehen und Zahl.

4. Hereditäres angioneurotisches Ödem (Hereditäres Angioödem)

QUINCKE beschrieb 1888 das akute umschriebene Ödem des subepithelialen Gewebes der Haut als charakteristisches, klinisches Syndrom. OSLER (1888) wies in einigen Fällen auf die Erblichkeit des Syndroms hin und prägte die Bezeichnung hereditäres angioneurotisches Ödem (HANE).

Gelegentlich durch Trauma oder Streß, aber häufig ohne Ursache, entsteht meistens schon in der Kindheit oder in der Adoleszenz eine plötzliche Schwellung der Extremitäten, des Gesichts, der Luftröhre, des gastrointestinalen Traktes und anderer innerer Organe. Je nach Lokalisation und Intensität treten verschiedene Symptome auf, die bis zum Erstickungstod reichen können. Wenn Gehirn oder Rückenmark die Lokalisation des Ödems sind, können neurologische Symptome wie Hemiparese, Skotome, Dysarthrie oder Kopfschmerzen auftreten. Der Erbmodus ist autosomal-dominant.

Einem hereditären angioneurotischen Ödem liegt ein angeborener Mangel oder eine Funktionsuntüchtigkeit des C1-Inhibitors (C1-INH) zugrunde. Durch den Mangel an C1-INH kommt es zu einer ungesteuerten Aktivierung der Startphasen des Komplementsystems und des Kininsystems. Die hierbei freigesetzten vasoaktiven und Permeabilitätsteigernden Peptide werden für die Ödembildung und die kolikartigen Schmerzen verantwortlich gemacht (KAUTEK 1989).

Darüber hinaus gibt es Hinweise, daß HANE-Attacken durch eine *Aktivitätssteigerung des sympathischen Nervensystems* während emotionaler oder physischer Belastungen ausgelöst werden (SCHINDERA et al. 1982; KODAMA et al. 1984). Dieser Gesichtspunkt spricht für die Beibehaltung des Terminus hereditäres angioneurotisches Ödem, wie er zuerst von OSLER (1888) gebraucht wurde (REIMOLD 1987).

H. Neurokutane und okulozerebrale Syndrome (Phakomatosen)

VAN DER HOEVE (1923) hat, abgeleitet von den Netzhautläsionen bei der tuberösen Sklerose, den Namen Phakomatose eingeführt, um Syndrome zu bezeichnen, die mit Veränderungen in verschiedenen Geweben, die aus dem gleichen Keimblatt stammen, einhergehen. Da alle Pigmentzellen mit Ausnahme derjenigen der Retina sich von der embryonalen Neuralleiste ableiten, ist bei genetisch bedingten Störungen ein gemeinsames Auftreten von Veränderungen des Nevensystems und der Haut häufig. Unter den neurokutanen Syndromen wurden inzwischen einige als Störungen der Reparaturmechanismen der Desoxyribonukleinsäuren pathogenetisch geklärt. Bei der Mehrzahl der neurokutanen Syndrome steht jedoch eine pathogenetische Klärung noch aus. Neben dem Sturge-Weber-Syndrom, dem Hippel-Lindau-Syndrom und der tuberösen Sklerose werden einige Syndrome summarisch beschrieben, von denen z.T. nur wenige Patienten, manchmal aus einer einzigen Familie bekannt sind.

1. Sturge-Weber-Syndrom (Sturge-Kalischer-Krankheit, Sturge-Weber-Dimitri-Syndrom; Sturge-Weber-Krabbe-Krankheit; enzephalofaziale Neuroangiomatose; meningofaziale Angiomatose; enzephalotrigeminale Angiomatose)

Die zum Formenkreis der neurokutanen Syndrome zählende Phakomatose wurde 1879 von STURGE als selbständige Krankheit erkannt. WEBER (1922) und DIMITRI (1936) beschrieben die röntgenologischen Bilder und KRABBE (1934) die Verkalkungen in der Hirnrinde. Die Krankheit wurde auch oft zu den systematischen Blastomatosen bzw. „neuroektodermalen Dysplasien" gerechnet (VAN BOGAERT 1935; KOCH 1940).

Klinisches Bild

Die Krankheit ist durch eine kombinierte angeborene Angiomatose der Haut, der Chorioidea und der weichen Hirnhäute charakterisiert.

Die Mehrzahl der Patienten leidet an epileptischen Anfällen, die im 1. oder 2. Lebensjahr einsetzen. Bei einem Viertel der Patienten kommen Hemiparesen vor, und die Hälfte der Fälle weist verschiedene Grade von Retardierung auf (FEINGOLD 1982). Der Naevus flammeus ist meist im Gesicht lokalisiert, selten im Augenbereich oder am übrigen Körper. Die Hirnverkalkungen können erhebliche Ausmaße erreichen und sind in der Regel schon röntgenologisch als doppelkonturierte girlandenförmige Verschattungen nachweisbar.

Voll ausgebildete Fälle des Syndroms sind eher selten (POSER u. TAVERAS 1957). Häufiger sind Fälle nur mit Hirnbeteiligung oder auch mit isolierten Angiomen an Augen und Gesicht (ALEXANDER u. NORMAN 1960).

Pathologie

Die Aderhaut des Auges ist durch angiomatöses Gewebe verdickt (BERGSTRAND et al. 1936). Bei der Mehrzahl der Patienten findet man einen vergrößerten Bulbus. Die Naevi vasculosi der Haut sind fast immer einseitig, können aber auf die andere Gesichtshälfte, auf die behaarte Kopfhaut, auf Nacken, Rumpf und auf die Extremitäten übergreifen.

Neuropathologie

Makroskopisch erkennt man die angiomatösen Veränderungen der weichen Häute, die über der linken Großhirnhälfte häufiger anzutreffen sind als über der rechten (PETERS 1956). Ein Vorzugssitz ist nicht bekannt, wenn auch die Parietal- und Okzipitallappen besonders oft befallen sind. Die darunterliegende Hirnrinde ist atrophisch. Wenn die angiomatösen Veränderungen sich auf eine ganze Hemisphäre ausbreiten, liegt eine Hemiatrophia cerebri vor.

Bei der Hirnsektion fallen die Kalkinkrustationen als kleinere oder größere Konkrementansammlungen auf. Sie sind selten in den weichen Häuten anzutreffen, bevorzugen die mittleren Rindenschichten und können auch im subkortikalen Marklager lokalisiert sein.

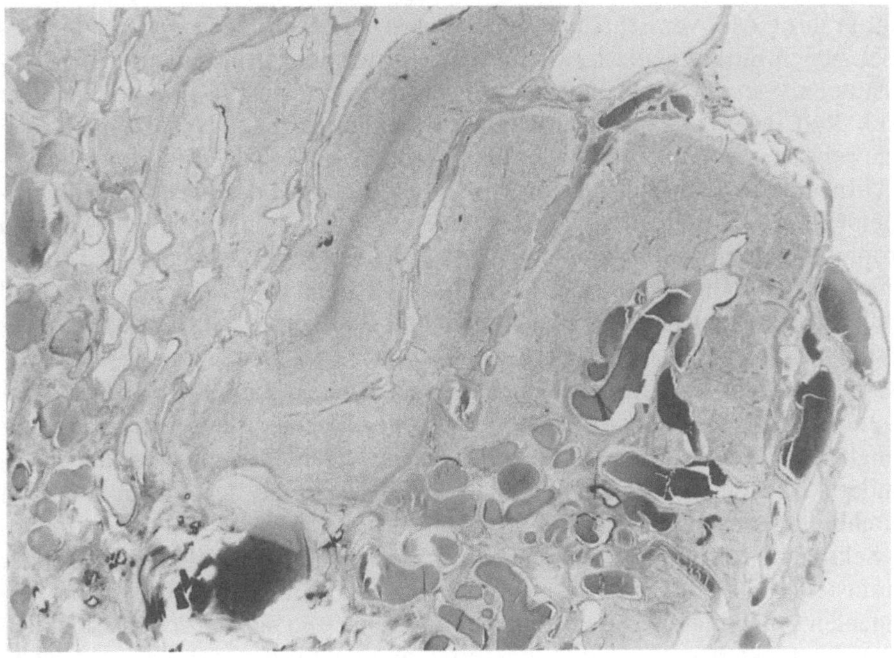

Abb. 308. Sturge-Weber-Syndrom. Okzipitallappen. Hypertrophie und Hyperplasie der meningealen Gefäße. Nissl ×· 6

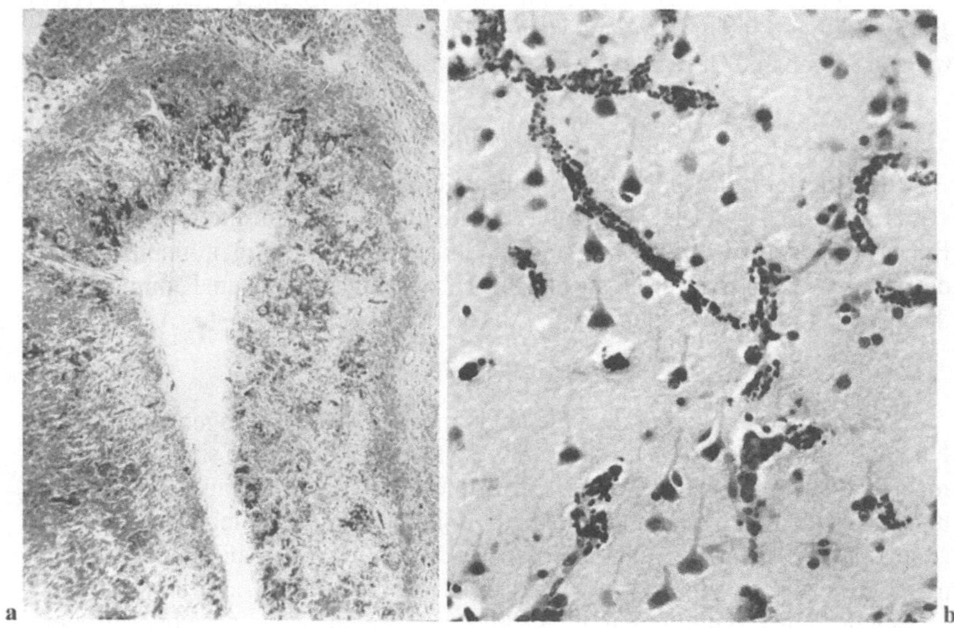

Abb. 309a, b. Sturge-Weber-Syndrom. Okzipitallappen. Verkalkung der Rindengefäße, **a** HE × 12, **b** Nissl × 80

Lichtmikroskopisch erkennt man die angiomatösen Gefäße der weichen Hirnhaut in ihrer Zahl vermehrt und hyperplastisch, teils scheinen sie auch anaplastisch zu sein. Sie können sich zwischen den Hirnwindungen in das Parenchym hineinstülpen. Sie sind konvolutartig angeordnet, dünnwandig und geschlängelt (Abb. 308). Ihre Wand setzt sich aus einer Endothelschicht und einer dünnen Bindegewebslage zusammen; eine Muscularis fehlt in der Regel. Die darunterliegende Hirnrinde weist erhebliche regressive Veränderungen auf, in den fortgeschrittenen Fällen bis zur ausgeprägten Atrophie und Verkalkung (Abb. 309a). In den atrophischen Hirnwindungen können die Ganglienzellen, besonders der 3. und 5. Schicht, fehlen (GEEN 1945). Die Kapillaren, vor allem der 2. und 3. Schicht, sind völlig verkalkt, manche erscheinen nur noch als Kalkperlen (Abb. 309b) und -stifte, sind nicht mehr als solche zu erkennen und nur noch an dem restlichen Silberfasernetz zu identifizieren. Um ehemalige Gefäße herum kann sich eine Fasergliose entwickeln. Im Markscheidenbild ist entsprechend dem Untergang der Ganglienzellen eine diffuse Lichtung festzustellen. Der Fettabbau weist auf die sekundäre Entstehung der Hirnveränderungen als Folge der fortschreitenden Durchblutungsstörungen hin (CERVÓS-NAVARRO 1980).

Sekundäre Krampfschäden können sich bei den häufigen epileptischen Anfällen einstellen. Sie sind abzugrenzen von den unmittelbaren Auswirkungen der meningealen Angiomatose auf die nervöse Substanz und sie werden als selektive Parenchymnekrosen und -verödungsherde mit dem für Krampffolgen typischen Prädilektionsmuster im Sommer-Sektor des Ammonshorns, in der Purkinje-Zellschicht der Kleinhirnrinde und im Thalamus erkennbar.

2. Tuberöse Sklerose (Epiloia, Bourneville-Krankheit)

Die tuberöse Sklerose ist ein angeborenes, langsam progredient verlaufendes Leiden, welches durch multiple Geschwulstbildungen im Zentralnervensystem und anderen Organen in verschiedenen Kombinationen charakterisiert ist. VON RECKLINGHAUSEN beobachtete schon 1863 den ersten Fall und BOURNEVILLE (1880) beschrieb bei Epilepsien die verhärteten Knoten im Gehirn. Diese sind die eigentlichen Tubera, denen die Krankheit ihren Namen verdankt. SHERLOCK (1911) hat im angelsächsischen Schrifttum, bezugnehmend auf die Triade: Adenoma sebaceum, Epilepsie und psychische Retardierung die Bezeichnung Epiloia, eingeführt.

Klinisches Bild

Klinisch äußert sich die Krankheit gewöhnlich als Epilepsie mit hochgradigem Schwachsinn. Die charakteristischen Symptome sind: Adenoma sebaceum, subunguale Fibrome, Netzhauttumoren, verkalkte Ventrikeltumoren im Röntgenbild und typische Knochenveränderungen. Vaskuläre Dysplasien können besonders ausgeprägt sein (ROLFES et al. 1985) und zu Hirnblutungen führen (MONAGHAN et al. 1981). Bei einigen Patienten treten die Symptome von seiten der erkrankten Körperorgane in den Vordergrund (HALLERVORDEN u. KRÜCKE 1956). Es gibt auch Abortivfälle, bei denen intra vitam weder Hautveränderungen noch sonstige Symptome vorhanden sind oder bei denen sich Hautveränderungen ohne klinische Symptome von seiten des Gehirns und der Körperorgane manifestieren. Die Todesursache ist in vielen Fällen ein epileptischer Anfall oder ein Status epilepticus, seltener ein Ventrikeltumor oder Geschwülste der inneren Organe. Ein Teil der Patienten stirbt an interkurrenten Krankheiten. Der Vererbungsmodus ist autosomal-dominant (CASSIDY et al. 1983).

Pathologie

In der *Haut* findet man vereinzelt Zellhyperplasien von Talgdrüsen, Wucherungen kollagener Fasern mit wechselndem Gehalt elastischer Fasern und Fettgewebsinseln innerhalb des Coriums. Der wichtigste Befund besteht in dem Vorkommen abgesprengter Epithelinseln im Corium und der Verlagerung von Haarwurzeln und Schweißdrüsen in das subkutane Gewebe. Die subungualen Fibrome bestehen aus einer im Korium und der Subkutis ausgebildeten Wucherung bindegewebiger Fasern. An der Wucherung beteiligen sich aber auch das Epithel und die elastischen Fasern.

Im Herzmuskel kommen tumorartige Knoten (Rhabdomyome, Arochnozytome) als Vorwölbungen unter dem Endokard und verstreut im Myokard vor. Sie besitzen eine graurötliche Farbe, schwammige oder derbere Beschaffenheit und enthalten oft Inseln von Fettgewebe, die durch ihre weiße Farbe auffallen. Im Myokard fallen große Muskelzellen auf, deren Querschnitt bis zum 20fachen des normalen Faserquerschnittes beträgt. In den *Nieren* sind multiple, scharf abgegrenzte, haselnußgroße, grauweiße bis graugelbe, weiche oder derbere Tumoren augenfällig. Sie enthalten Fettgewebe, glatte Muskulatur, epitheliale Zellen und Gefäße.

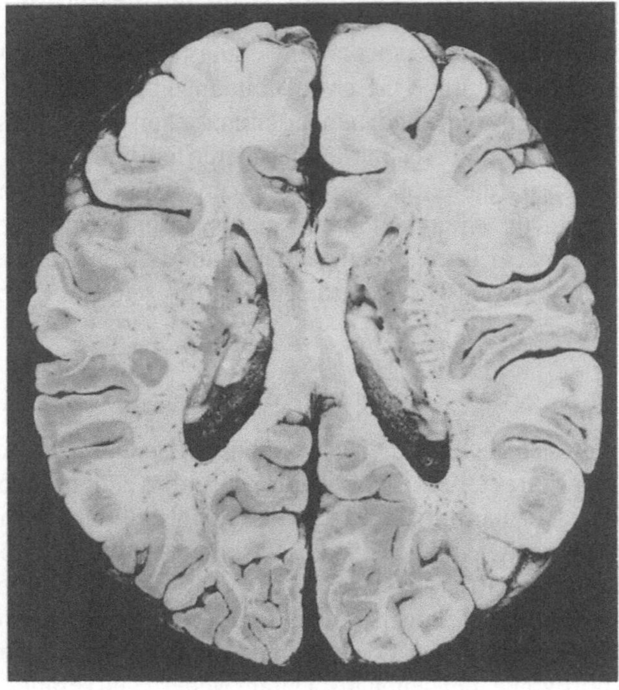

Abb. 310. Tuberöse Sklerose. Weißlich aussehende Rindenverdickungen frontal beiderseits und parietal rechts

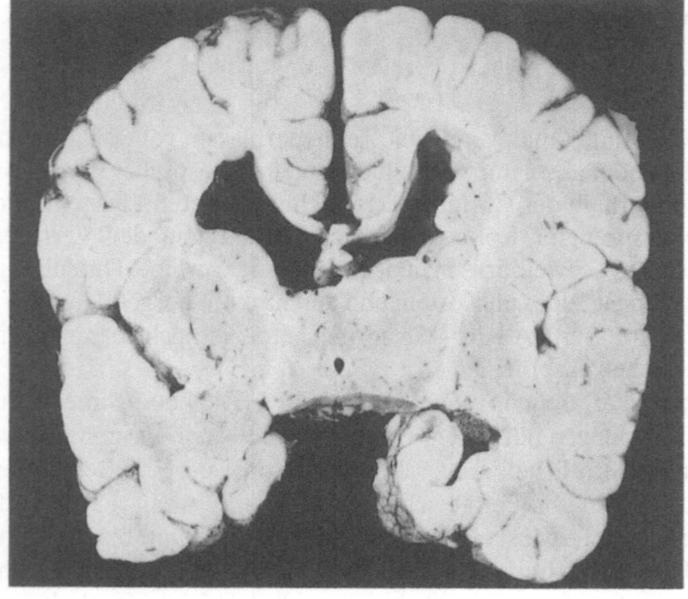

Abb. 311. Tuberöse Sklerose. Tuberöse Herde im Temporallappen beiderseits und im Parietallappen links

Neuropathologie

Makroskopisch erkennt man häufig eine Makrozephalie (MEDUNA 1930), aber auch mikrozephale Gehirne kommen vor. Äußerlich fallen mehrere Rindenherde durch ihre weiße Farbe und derbe Konsistenz auf. In seltenen Fällen kann auch nur ein einziger oder sogar kein Herd vorhanden sein. Neben der einfachen gleichmäßigen Verdickung eines Windungsabschnittes gibt es „umfurchte Knoten", die von einer geringen Einsenkung umgeben sind und auf benachbarte Windungen übergreifen. Bei Zerlegung des Gehirns (Abb. 310) sehen die Rindenverdickungen weißlich aus und durchsetzen die ganze Rinde bis in die Marksubstanz. Die Windungskuppen sind gewöhnlich stärker betroffen als die Täler (Abb. 311), so daß der Herd auf dem Querschnitt ein pilzförmiges Aussehen bekommen kann. Gelegentlich findet man auch kleine Erweichungszysten oder eine Auflockerung des Gewebes unterhalb des Herdes. Im Marklager kann man verstreute, kleine, grauweiße Herde (Heterotopien) erkennen (Abb. 312).

In den Seitenventrikeln finden sich in der Regel stecknadelkopf- bis pflaumengroße Tumoren längs der Stria medullaris oder dicht daneben auf der Oberfläche der Stammganglien. Sie kommen auch am Unterhorn (Abb. 312), im Aquädukt

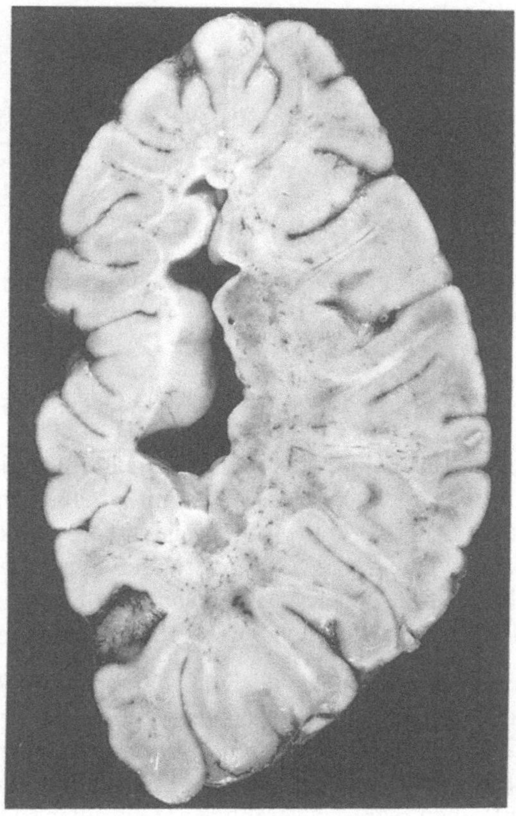

Abb. 312. Tuberöse Sklerose. Deutliche Heterotopien in Marklager und Ventrikeltumoren

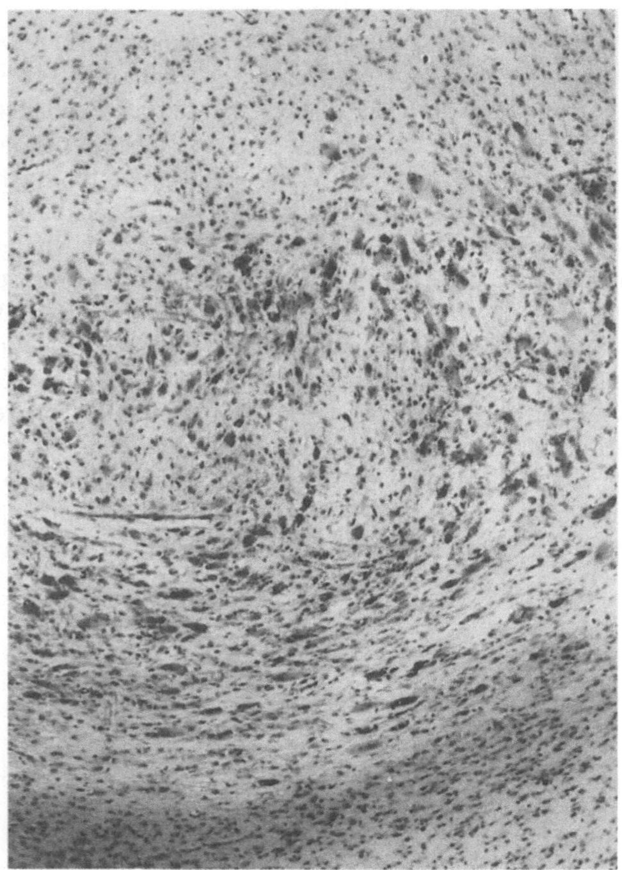

Abb. 313. Gleicher Fall wie Abb. 312. Verwischung der Rindenarchitektonik in den tuberösen Herden. Nissl × 100

und im 4. Ventrikel vor und enthalten vielfach Kalkablagerungen (FREREBEAU et al. 1985).

Im Kleinhirn zeigen sich bei einem Teil der Fälle herdförmige Einziehungen einzelner oder mehrerer Läppchen, nicht selten mit erheblichen Kalkablagerungen. Am Rückenmark findet man keine tuberösen Herde, es können dagegen aber Nester abnormer Astrozyten im Marklager vorhanden sein (KOPROWSKI und RORKE 1983). Gelegentlich wurden eine Spina bifida und eine Syringomyelie beobachtet. Tumoren der Netzhaut des Auges sind wiederholt beobachtet worden.

Lichtmikroskopisch erkennt man in der Mitte der typischen Rindenherde eine oberflächliche Eindellung, aus welcher sich gewöhnlich ein Gefäß aus den weichen Häuten in die Rinde einsenkt. Die Zytoarchitektonik ist verwischt (Abb. 313). In der stets verbreiterten Molekularschicht liegen unter den Leptomeningen meist einige Reihen regressiv veränderter Gliazellen sowie einige „Cajal-Zellen" und gelegentlich auch Ansammlungen großer, plasmareicher Gliazellen (Abb. 314). Darunter folgt ein breites Band von großen, z. T. mißgeformten Gang-

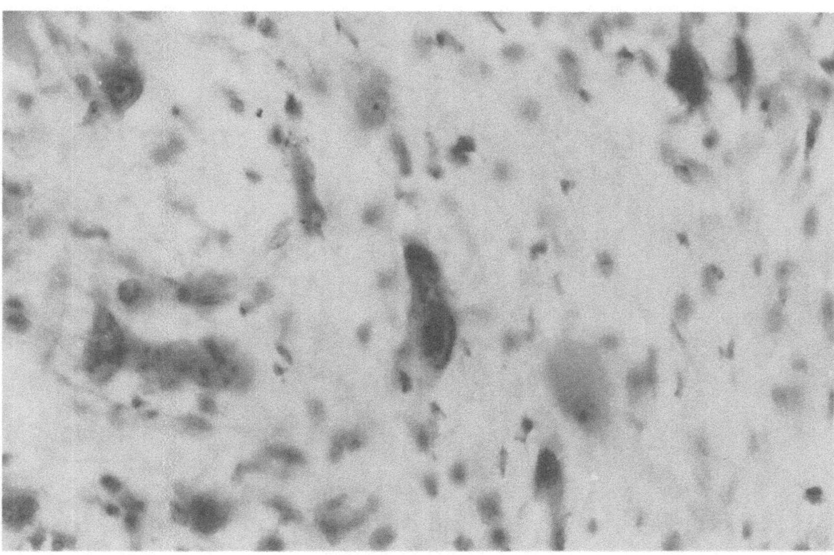

Abb. 314. Gleicher Fall wie Abb. 312. Plasmareiche Gliazellen und abnorme Nervenzellen in den tuberösen Herden in der Hirnrinde. Nissl × 350

lienzellen und danach ein bis in das Marklager hineinreichender Haufen großer atypischer Gliazellen. Nach den Seiten zu geht der Herd allmählich in die normale Rinde über.

Die atypischen Ganglienzellen lassen sich mühelos an dem großen Kern mit Kernkörperchen und der ausgeprägten Nissl-Substanz erkennen. Sie sind meist vom motorischen Typ, oft größer als die Betz-Zellen; es kommen aber auch schmälere, recht bizarre Formen vor (Abb. 314). Die Orientierung ist oft gestört, der Achsenzylinder verläuft gegen die Rindenoberfläche zu oder verliert sich seitlich zwischen den Rindenschichten. Andere Formen sind rundlich mit pinselartig aus dem Leib herausragenden Ausläufern. In der Golgi-Imprägnation erkennt man zahlreiche aberrante Dendriten (HUTTENLOCHER u. HEYDEMANN 1984; FERRER et al. 1984; MACHADO-SALAS 1984). Die abnormen Ganglienzellen kommen gelegentlich auch an anderen Stellen der Hirnrinde vor. HIRANO et al. (1968a) fanden granulovakuoläre Degeneration in den Nervenzellen eines parietalen Tubers.

Neben Astrozyten mit einem oder mehreren hellen Kernen und mächtigem Plasmaleib gibt es große ovale oder runde, opak aussehende Zelleiber mit 1–2 blasigen Kernen mit wenig Chromatin, ferner schmale spindelförmige Kerne mit langgezogenem Leib und wenigen Ausläufern. Diese großen Zellen bilden keine Gliafasern. Die pathologischen Gliaformen kommen in den Rindenknoten einzeln oder in Nestern vor und können Proliferationszentren bilden. Sie sind in den Heterotopien des Marks und in den Ventrikeltumoren ebenfalls vorhanden. Sie können auch regressive Veränderungen zeigen und von der ortsständigen Glia phagozytiert werden (Gliophagie).

Die feinen Markfasern in der Rinde sind erheblich vermindert und das subkortikale Marklager wolkig aufgehellt, teils durch hier vorhandene Zellanhäufungen,

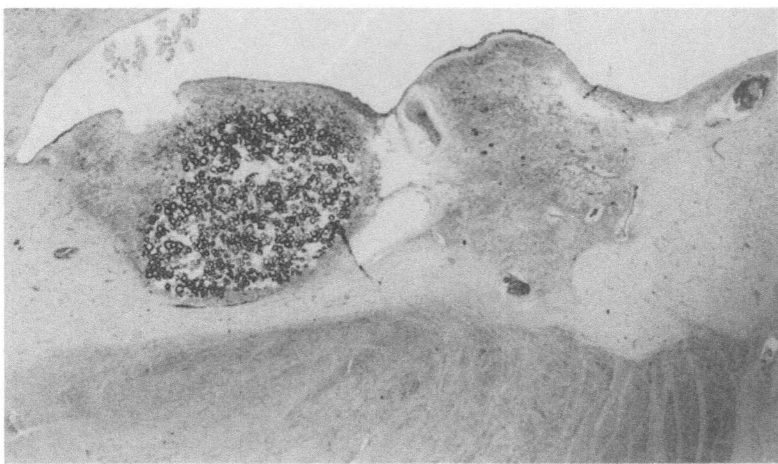

Abb. 315. Gleicher Fall wie Abb. 312. Ventrikeltumor mit ausgeprägten Verkalkungen. Nissl × 8

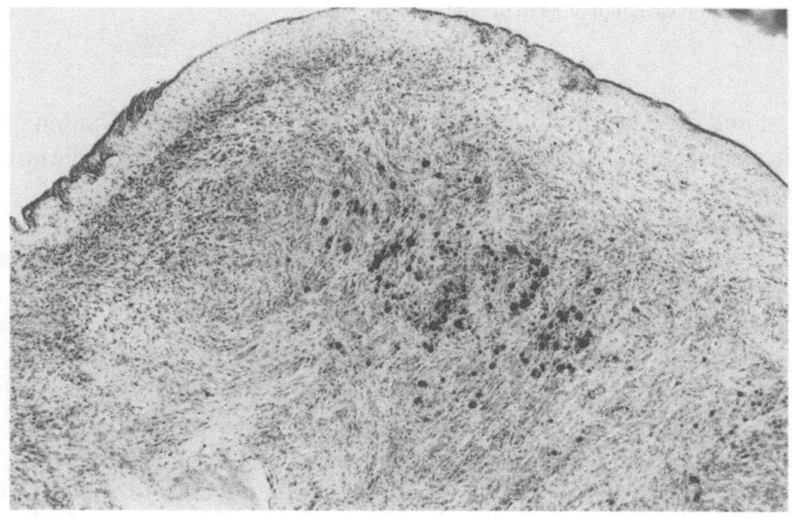

Abb. 316. Gleicher Fall wie Abb. 312. Die Kalkkonkremente liegen frei im Gewebe. Nissl × 40

teils durch eine spongiöse Auflockerung. Gleichartige, rundliche oder längliche, aufgehellte Herde bis zu 1 bis $1^1/_2$ cm Durchmesser kommen verstreut im Marklager vor. Im Nissl-Präparat zeigen sie sich als Heterotopien von Glia- oder Ganglienzellen und haben oft ein tigerartig geflecktes Aussehen, weil sie von einzelnen Markfaserzügen durchkreuzt werden.

Gegen die Hirnsubstanz sind die Ventrikeltumoren im allgemeinen gut abgegrenzt. Sehr häufig sind in ihnen Kalkkonkremente vorhanden (Abb. 315), z. T. an den Gefäßen, deren Wände sie durchsetzen, aber auch frei im Gewebe verteilt

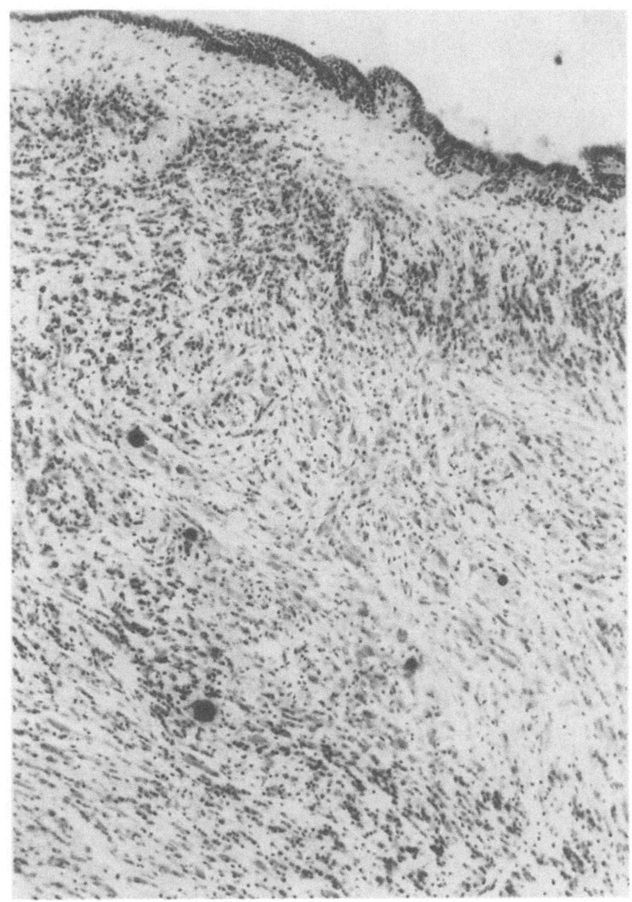

Abb. 317. Gleicher Fall wie Abb. 312. Dichte Ansammlung von großen Zellen im ventrikulären Tumor. Nissl × 80

(Abb. 316). Sie bestehen aus großen runden Zellen, die denjenigen der Rindenherde gleichen (Abb. 317), sowie fortsatzreicheren, vielkernigen Monsterformen der Glia (Abb. 318) und spindelförmigen Elementen mit ovalen oder länglichen Kernen, die in Bändern und Zügen angeordnet sind (FREREBEAU et al. 1985).

Elektronenmikroskopisch wurden in den Rindenherden sowohl neuronale (ARSENI et al. 1972) als auch astrozytäre (RIBADEAU-DUMAS et al. 1973) Zellelemente oder auch Zellen mit ependymären Differenzierungen (PROBST u. OHNACKER 1977) beschrieben. TROMBLEY u. MIRRA (1981) fanden gliogliale Desmosomen und axogliale Kontakte.

Die Zellen der subependymalen Tumoren zeigen die charakteristischen Merkmale der Astrozyten (BOESEL et al. 1979; DE CHADAREVIAN u. HOLLENBERG 1979; TROMBLEY u. MIRRA 1981).

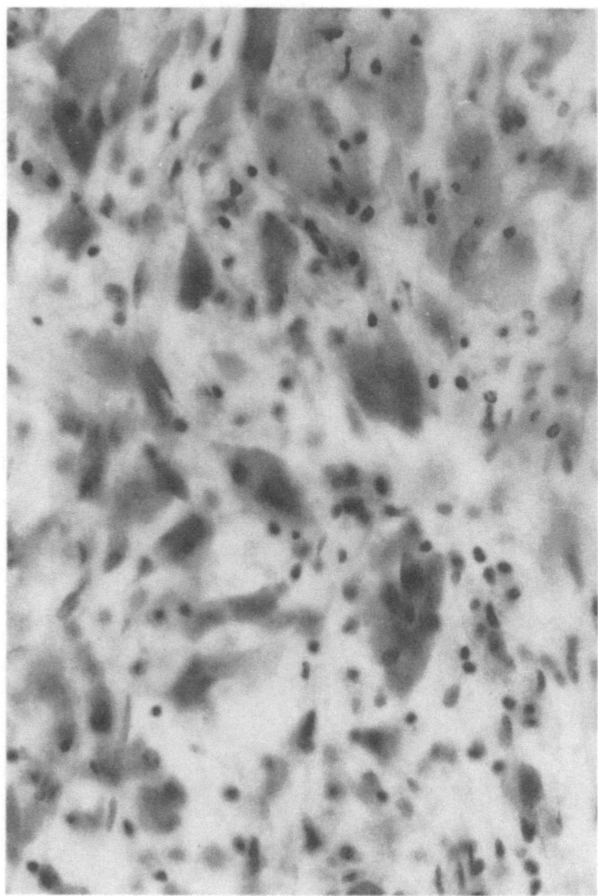

Abb. 318. Gleicher Fall wie Abb. 312. Spindel- und mehrkörnige Zellen im Ventrikeltumor. Nissl × 500

3. Zerebroretinale Angiomatose (Hippel-Lindau-Krankheit)

VON HIPPEL (1904) beschrieb die familär vorkommenden Angiome der Retina und LINDAU (1926) das neurologisch hervorstechende Kleinhirnhämangioblastom. Letzteres kommt auch sporadisch und isoliert vor. Weitere Veränderungen sind bei dem vollständigen Krankheitsbild die angiomatösen und adenomatösen Hamartome und Zysten in Leber, Nieren und Pankreas.

4. Multiple neuroretinale Angiomatose (Bonnet-Dechaume-Blanc-Syndrom)

Es handelt sich um eine kongenitale vaskuläre Dysplasie, die das Auge und das Zentralnervensystem befällt. Die arteriovenösen Angiome in der Retina können bis zu einseitiger Blindheit führen. Die Hautanomalien sind in der Regel im Trigeminusgebiet lokalisiert und bestehen in Naevi, Angiomen und Telangiektasien. Die neurologischen Symptome hängen von der Lokalisation der intrakraniellen Angiome ab. Anfälle und/oder mentale Retardierung sowie Kephalgien treten in der Mehrzahl der Fälle auf.

Die intrakraniellen Angiome werden durch arteriovenöse Aneurysmen gebildet und können im Thalamus, im Mittelhirn und in der Brücke lokalisiert sein. Die Drainage findet über die Vena galeni statt (SEDGWICK 1982).

5. Livedo reticularis (Sneddon-Syndrom)

1965 beschrieb SNEDDON das Vorhandensein zerebrovaskulärer Läsionen bei Patienten mit idiopathischer Livedo reticularis. Pathogenetisch werden eine immunologische Störung (LEVINE et al. 1988, McHUGH et al. 1988) und mögliche Beziehungen zu dem systemischen Lupus erythematodes diskutiert (BURTON 1988). ELLIE et al. (1987) konnten klinisch keinen wesentlichen Unterschied zwischen dem Sneddon-Syndrom und der kortikomeningealen Angiomatose (s.S. 660) feststellen.

Klinisches Bild

Die Patienten befinden sich meist in der ersten Lebenshälfte; die Livedo reticularis zeigt sich als erstes Symptom, den Symptomen des ZNS meistens um Jahre vorausgehend. Die obliterierende Angiopathie des tiefen Corium äußert sich in girlandenförmigen Hautzeichnungen (SCHLEGEL u. HAUNSCHILD 1985). Ischämische Insulte, die sich z. T. wiederholten, waren in allen Fällen vorhanden (PINOL AGUADE et als. 1975; RUMPL u. RUMPL 1979; QUIMBY u. PERRY 1980; THOMAS et al. 1982; REBOLLO et al. 1983; DEFFER et al. 1987). Gelegentlich wurden auch flüchtige ischämische Attacken festgestellt. Im CT erkennt man multiple Hirninfarkte (STEPHENS u. FERGUSON 1982). Epileptische Anfälle kommen in fortgeschrittenen Fällen der Erkrankung vor, nur selten stellen sie das einzige neurologische Symptom dar (REBOLLO et al. 1983). Gelegentlich wurde eine Demenz bei Patienten unter 40 Jahren beobachtet (KRISTOFERITSCH u. SAMEC 1982, ASHERSON et al. 1987). Aufgrund der generalisierten Angiopathie sind auch kardiale und renale Symptome möglich. Es gibt auch einzelne Fälle, bei denen die Livedo reticularis bei Myasthenie oder Moya-Moya-Krankheit beschrieben wurde (LAURET et al. 1985). Bei mehr als der Hälfte der Patienten lag eine familiäre Häufung mit autosomal-dominantem Erbgang vor.

Pathologie

Bei den Hautbiopsien werden Lumeneinengungen der kutanen Arterien und der Arteriolen mit Weitstellung von Kapillaren und Venolen, Endothelzellproliferationen und vereinzelte lymphozytäre Infiltrate gesehen.

Neuropathologie

In den wenigen Fällen, in denen es zu einer Sektion kam, wurde eine zerebrovaskuläre Angiitis nachgewiesen (PINOL AGUADE et al. 1975; STAMM et al. 1982). Die mittelgroßen Arterien zeigen eine subintimale muskuloelastische Hyperplasie.

6. Systemische Angiomatose
(Ullmann-Syndrom; zerebroviszerale Angiomatose)

Darunter verstand VAN BOGAERT (1950) Patienten mit Kavernomen und Telangiektasien des ZNS mit gleichzeitiger viszeraler Beteiligung. KISSEL u. DUREUX (1972) lehnten die Eigenständigkeit des Syndroms wegen der Schwierigkeit ab, die Fälle der Literatur gegenüber den retinozerebellaren und enzephalotrigeminalen Angiomatosen oder hereditären hämorrhagischen Teleangiektasien mit viszeraler Beteiligung abzugrenzen.

7. Multiple Naevoidbasalzellenkarzinome (Jarisch-Syndrom)

Durch Vorwölbung der frontalen und temporoparietalen Areale zeigen die Patienten einen größeren Kopfumfang. In 40% der Fälle sind auch ein okulärer Hypertelorismus und eine leichte Prognathie vorhanden. Multiple naevoide Basalzellkarzinome treten schon in der Kindheit auf.

Im Zentralnervensystem findet man Verkalkungen der Falx cerebri, einen Hydrozephalus, Zysten des Chorioidplexus und der Ventrikel, Gliaknötchen im Ependym und häufig auch Neuroblastome (SEDANO 1982).

8. Neurokutane Melanose

Das Krankheitsbild charakterisieren pigmentierte Hautnaevi und Melanose. Die Patienten weisen einen Hydrozephalus auf; es kommt zu Subarachnoidalblutungen und zerebralen Krampfanfällen.

Das ZNS ist in praktisch allen Fällen betroffen. Man findet primäre leptomeningeale Melanome mit Verdickung der weichen Häute. Intrazerebral und intrazerebellar kommen ebenfalls Pigmentierungen vor (CHALHUB 1982).

9. Bloch-Sulzberger-Syndrom (Incontinentia pigmenti)

Es handelt sich um eine hereditäre Krankheit, die in der Regel weibliche Neugeborene befällt und in der Hälfte der Fälle mit neurologischen Symptomen einhergeht. Bei den wenigen neuropathologisch untersuchten Fällen (O'DOHERTY 1972; HAUW 1977) wurden Mikropolygyrien, Ulegyrien, zystische Veränderungen im Marklager und Nervenzellausfälle mit begleitender Gliose im Kleinhirn nachgewiesen.

Als Ursache für die Veränderungen im ZNS werden sowohl eine besondere Empfindlichkeit des Nervengewebes für Anoxie als auch die Beteiligung des ZNS an den entzündlichen Prozessen, die von der Haut auf andere Organe übergreifen, vermutet.

10. Okulokutaner Albinismus

Bei den verschiedenen Typen des okulokutanen Albinismus wird ein abnormer Verlauf der temporalen retinofugalen Neurone, die normalerweise zu der ipsilateralen, bei den Albinen jedoch zu der kontralateralen Seite verlaufen, angenommen (WITKOP 1982). Bei mehreren Mitgliedern einer Familie wurde ein eigentümliches okulozerebrokutanes Syndrom mit Schwachsinn, Athetose, Hypopigmentierung und Mikroophthalmie beschrieben.

11. Okulodermale Melanozytose (Ota-Naevus)

Die seltene Dermopathie kommt vor allem in Japan vor, gelegentlich zusammen mit sensoneuraler Taubheit, spinozerebellarer Degeneration (WHYTE u. DEKABAN 1976) sowie Sturge-Weber-Syndrom und intrakranialen arteriovenösen Mißbildungen (WHYTE 1982).

12. Galloway-Syndrom

Das seltene autosomal-rezessive Syndrom wurde zunächst von GALLOWAY u. MOWATH (1968) beschrieben. Weitere Fälle wurden von SHAPIRO et al. (1976), METZKE u. BRÖHME (1982) sowie von GAUDELUS et al. (1984) mitgeteilt.

Klinisches Bild

Das Syndrom besteht in Mikrozephalie, assoziiert mit kongenitaler Nephrose. Fakultativ kann auch eine Hiatus-Hernie vorhanden sein. Epileptische Anfälle können im Verlauf der Krankheit auftreten. Die Patienten sterben in der Regel im frühen Kindesalter, häufig als Folge von Apnoe und Bradykardie (KOZLOWSKI et al. 1989).

Pathologie

Die Veränderungen in den Nieren sind sehr heterogen. Es wurden eine Nephrose mikrozystischen Typs (SHAPIRO et al. 1976), Veränderungen im Glomerulum und den proximalen Tubuli (GAUDELUS et al. 1984) sowie diffuse mesangiale Sklerosen (ROBAIN u. LYON 1972) beschrieben.

Neuropathologie

Das Hirngewicht ist stark vermindert. Die Hirnoberfläche weist eine ausgeprägte Pachygyrie auf. Das Kleinhirn ist hypoplastisch. Das Marklager ist weich und grau, nur in der inneren Kapsel hat es ein weitgehend normales Aussehen. Das Ventrikelsystem ist erweitert. *Lichtmikroskopisch* fanden KOZLOWSKI et al. (1989) zahlreiche leptomeningeale glioneuronale Heterotopien. Streckenweise war eine Verlötung der Leptomeningen mit der Molekularschicht der Hirnrinde zu sehen. Die Schichten der Hirnrinde sind unregelmäßig. Die Nervenzellen der Hirnrinde sind vermindert und einige sind verkalkt. Den stärksten Nervenzellverlust fanden sie in der Insel, wo die Nervenzellen fast vollständig durch eine Gliose ersetzt waren. Das Centrum semiovale enthält praktisch keine Markscheide und weist starken Axonenverlust und Gliose auf. In den Basalganglien waren diffuser Nervenzellverlust und ausgeprägte Gliose vorhanden. Im Hippocampus fehlte der Gyrus dentatus ganz, und sowohl hier als auch in der parahippocampalen Hirnrinde war die Gliose besonders deutlich. Im Kleinhirn fehlte die innere Körnerschicht.

13. Okulorenales-zerebellares Syndrom

HUNTER et al. (1982) beschrieben mehrere Mitglieder einer Familie mit Retardierung, Choreoathetose, spastischer Diplegie, progressiver tapetoretinaler Degeneration und Glomerulopathie. Die Krankheit führte am Ende der 1., spätestens der 2. Dekade zum Tode. Neuropathologisch fand man eine Atrophie der Körnerschicht.

14. Sjögren-Larsson-Syndrom

Ein erster Fall wurde von PARDO-CASTELLO u. FAZ (1932) als „Little-Krankheit mit Ichthyose" beschrieben. 1957 haben SJÖGREN u. LARSSON eine eingehende Studie des Syndroms veröffentlicht, das unter ihrem Namen bekannt wurde.

Klinisches Bild

Im Vordergrund stehen die Ichthyose, psychomotorische Retardierung und Spastizität. Die Symptome sind schon in den ersten Monaten nach der Geburt erkennbar. Die pyramidalen Störungen entwickeln sich progredient bis zur Pubertät. Die spastische Tetraparese ist besonders in den Beinen ausgeprägt, was zu einer Gangstörung bis zur Gehunfähigkeit führt. Im CT wurde eine Hypodensität der Großhirnmarklager festgestellt (MULDER et al. 1987). Häufig kommen Knochen- und Zahndysplasien vor. Epileptische Anfälle sind selten. In einer adulten Form tritt die Ichthyose in der 3. Dekade auf und bis zu 10 Jahre später eine langsam aszendierende Paraparese (BRAVACCIO et al. 1976). Der Vererbungsmodus ist autosomal-rezessiv.

Pathologie

Die Hautbiopsien zeigen eine Verdickung des verhornten Epithels, eine mittelgradige Akanthose der Epidermis, eine Verdünnung der granulären Schicht und Veränderung in den Talg- und Schweißdrüsen (HEIJER u. REED 1965). Die Veränderungen können in der Hautbiopsie auch bei Patienten auftreten, bei denen klinisch keine Ichthyose erkennbar ist (MAJA 1974).

Neuropathologie

Makroskopisch wurde eine Atrophie von Brücke, Oliven und Kleinhirn beschrieben (YAMAMOTO et al. 1971).

Lichtmikroskopisch wurde ein Neuronenverlust, vor allem der Betz-Zellen mit einer leichten Begleitgliose beschrieben. Dystrophische Neurone wurden auch in den Basalganglien beobachtet. Entmarkung des Centrum ovale der Pyramiden und der vestibulospinalen und zerebellaren Bahnen wurde ebenfalls beschrieben. Im Kleinhirn fand man einen diffusen Verlust der Purkinje-Zellen und einen fleckförmigen Untergang von Körnerzellen (VIGOUROUX u. BOUDOURESQUES 1975). Im peripheren Nerv fanden ORIGUCHI et al. (1974) eine axonale Hypoplasie und Zwiebelschalenformationen.

Pathogenese

RIZZO et al. (1988) fanden eine Störung der Oxidation von Fettalkohol wegen eines Aktivitätsmangels der NAD-Oxidoreduktase.

15. Marinesco-Sjögren-Syndrom (Oligophrenie, Katarakt und Kleinhirnatrophie; hereditäre oligophrenische, zerebellolentiforme Degeneration; Marinesco-Garland-Syndrom)

Die erste Familie wurde 1931 von MARINESCO et al. mitgeteilt. Im gleichen Jahr hat SJÖGREN seine ersten Patienten beobachtet, die aber erst 1950 zusammen mit insgesamt 14 Fällen veröffentlicht wurden. Einige Autoren ordnen das Syndrom unter die spinozerebellaren Degenerationen ein (YOSHIMOTO 1987).

Klinisches Bild

Allen Fällen gemeinsam ist das Vorhandensein von Katarakten, zerebellärer Ataxie und mentaler Retardierung. Die Katarakte sind bilateral und werden als angeboren bezeichnet, obgleich der Nachweis erst einige Monate nach der Geburt (NORWOOD 1964) oder sogar mehrere Jahre danach (GARLAND u. MOOREHOUSE 1953) erfolgt. Die Art der Katarakte ist bei den verschiedenen Patienten unterschiedlich und nicht spezifisch. Die zerebelläre Ataxie manifestiert sich zu Beginn der Erkrankung zusammen mit Dysarthrie, Nystagmus und Rumpf- und Gliederataxie (TSUBAKI et al. 1968). Die mentale Retardierung scheint durch eine Entwicklungsstörung verursacht worden zu sein und bleibt stationär (ALTER et al. 1963). Zu den drei Hauptsymptomen können auch Skelettanomalien (MAHLOUDJI 1975) und eine Muskelschwäche (KOMIYAMA et al. 1985; SUPERNEAU 1987) hinzukommen. Eine Assoziation mit hypogonadotropem Hypogonadismus wurde von SKRE u. BERG (1977) beobachtet. Der Krankheitsverlauf ist sehr protrahiert und ein Teil der Patienten stirbt erst nach dem 40. Lebensjahr, gelegentlich nach dem 60. Lebensjahr. Der Vererbungsmodus ist autosomal-rezessiv.

Pathologie

Die Muskelbiopsie läßt häufig myopathische Veränderungen erkennen (HERVA et al. 1987). *Elektronenmikroskopisch* wurden Vakuolisierung und lamelläre Einschlüsse in den Muskelfasern sowie eine dem Kern anliegende membranöse Struktur (SEWRY et al. 1988) festgestellt.

Neuropathologie

Makroskopisch erkennt man eine Atrophie des Kleinhirns (Abb. 319), besonders ausgeprägt im Wurm.

Lichtmikroskopisch findet man einen nahezu vollständigen Verlust der Purkinje- und Körnerzellen mit ausgeprägter Gliose. Die verbleibenden Purkinje-Zellen zeigen eine Vakuolisierung des Zytoplasma, gelegentlich sind sie mehrkernig. In dem Fall von VOSSKÄMPFER u. SCHACHENMAYR (1989) waren die Purkinje-Zellen bei weitgehendem Verlust der Körnerzellen (Abb. 320) erhalten. Bei dem Fall von MAHLOUDJI (1975) war ein Nervenzellverlust mit begleitender

Gliose im Bereich der Brückenkerne und der unteren Oliven erkennbar. Im peripheren Nerv konnte eine segmentale Entmarkung diagnostiziert werden (HAKAMADA et al. 1981).

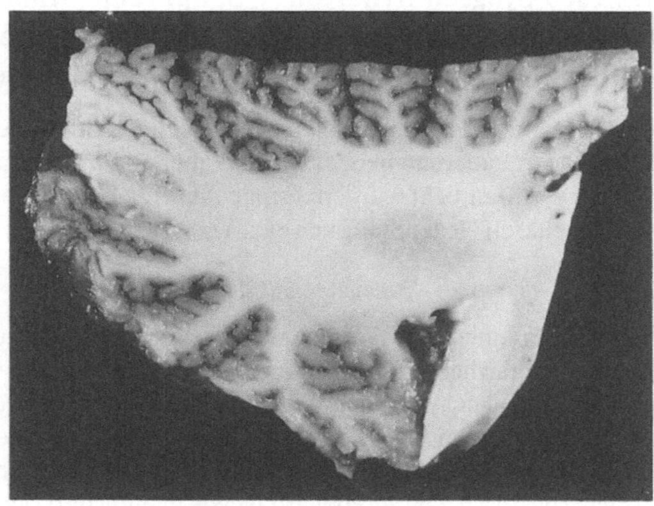

Abb. 319. Marinesco-Sjögren-Syndrom. Atrophie der Kleinhirnrinde. (Aufnahme: W. SCHACHENMAYR, Gießen)

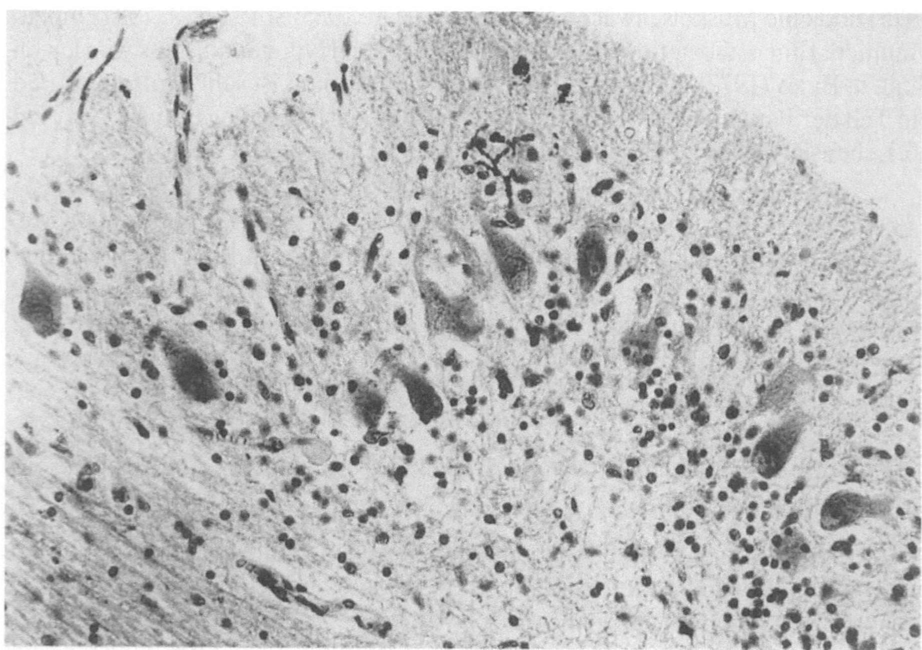

Abb. 320. Gleicher Fall wie Abb. 319. Weitgehende Lichtung der Körnerzellen in der Kleinhirnrinde. Nissl × 350

16. Aicardi-Syndrom
(Balkenmangel, infantile Anfälle und Augenanomalien)

Das Syndrom wurde von AICARDI et al. (1965) als nosologische Einheit abgegrenzt.

Klinisches Bild

Die Patienten zeigen schon in den ersten Monaten nach der Geburt generalisierte Anfälle oder Flexionsspasmen. Die Mehrzahl der Patienten weist eine psychische Retardierung, Hypotonie und typische hypsarrhythmische EEG-Veränderungen auf (FARIELLO et al. 1977). Ebenfalls charakteristisch ist die Chorioretinopathie, die mit Mikroophthalmie und anderen Augenveränderungen einhergehen kann. Im CT erkennt man den vollständigen Balkenmangel häufig zusammen mit kortikaler Atrophie, Asymmetrie der Seitenventrikel und Kleinhirnveränderungen. In praktisch allen Fällen finden sich mehr oder weniger ausgeprägte Skelettanomalien. Das Syndrom kommt nur bei Mädchen vor, mit Ausnahme eines Jungen mit einer xxy-Trisomie des Chromosoms 47. Es zeigt keine deutliche familiäre Häufung (CHEVRIE u. AICARDI 1984).

Neuropathologie

Makroskopisch fallen in der Mehrzahl der Fälle Asymmetrien sowohl der Schädelknochen als auch des Kleinhirns auf. Die Hirnwindungen sind abnorm, sowohl Lissenzephalie als auch Polymikrogyrie kommen vor (McMAHON et al. 1984; TANAKA et al. 1985), ebenso wie Porenzephalien. Neben der Asymmetrie findet man verschiedene Mißbildungen des Kleinhirns. Das Fehlen der Epiphyse scheint konstant zu sein (DE JONG et al. 1976; GARDNER 1982). Der Balkenmangel ist vollständig; gelegentlich wurden auch Plexuspapillome beschrieben (TACHIBANA et al. 1982, ROBINOW et al. 1984).

Lichtmikroskopisch findet man in der Rinde neben der abnormen Anlage der Hirnwindungen auch Veränderungen in der Anlage der Rindenschichten, die an einigen Stellen nicht mehr erkennbar sind. Die einzelnen Zellen sehen in der Regel unverändert aus. Arealweise erkennt man eine ausgeprägte Zunahme der Astrozyten. Ektopische Ganglienzellen kommen vor allem im Okzipitallappen vor. Die Zahl der Purkinje-Zellen ist stark vermindert. Eine ausgeprägte Spongiose im Marklager wurde bei zwei Geschwistern beobachtet (PINEDA et al. 1984).

Pathogenese

Die Ursache des Aicardi-Syndroms ist unbekannt; die Art der Veränderungen weist aber auf eine Störung während der Embryogenese hin und zwar zwischen dem 1. und 3. Monat. Die Tatsache, daß ausschließlich Mädchen betroffen werden, wurde von DE JONG et al. (1976) auf das Fehlen der Pinealis, die notwendig für die Lebensfähigkeit eines Knaben ist, zurückgeführt. Bei einem Mädchen mit einem Aicardi-Syndrom war der männliche zweieiige Zwilling gesund (CONSTAD et al. 1985). Die Möglichkeit eines dominanten Gens im X-Chromosom (HOYT 1981; WIEACKER et al. 1985), aber auch andere chromosomale Anomalien (ROSENFELD et. al. 1985) sind erwogen worden.

J. Angeborene Hirnveränderungen mit Knochenmißbildungen

Viele der angeborenen Knochendysplasien und der über 150 verschiedenen Syndrome mit Zwergwuchs (FRANCOIS 1981) gehen mit Veränderungen der Schädelknochen und Schwachsinn einher. Dabei ist häufig nicht feststellbar, ob die verschiedenen Manifestationen des Syndroms miteinander in einem kausalem Zusammenhang stehen oder ob sich alle von einer primären Ursache ableiten. Ein Teil der Knochendysplasien mit weitgehenden Mißbildungen des ZNS (thanatophore Dysplasien) führt unmittelbar nach der Geburt zum Tode (Ho et al. 1984). Sie werden hier im Zusammenhang nicht behandelt.

1. Arthrogryposis multiplex congenita (Pena-Shokeir-Syndrom I; fokale Akinesefolgen; Arthrogryposis multiplex congenita; multiple Ankylosen mit fazialen Anomalien und Lungenhypoplasie)

PENA u. SHOKEIR (1974a) beschrieben bei 2 Geschwistern das Syndrom, das als PENA-SHOKEIR I bezeichnet wird, um es von dem zerebrookulofazialen Syndrom oder PENA-SHOKEIR II (s. S. 679) zu differenzieren, welches ebenfalls von beiden Autoren beschrieben wurde. Die Abgrenzung gegenüber einzelnen Patienten mit kongenitaler Form der Werdnig-Hoffmann-Krankheit und Kontrakturen (s. S. 632) ist kaum möglich.

Klinisches Bild

Ein Teil der betroffenen Kinder wird totgeboren (HERVA et al. 1985). Die Arthrogrypose mit fixierten Kontrakturen der Finger und Immobilität der Ellenbogen, Knie und Hüften wird schon bei der Geburt erkannt. Die Füße zeigen einen ausgeprägten Equinovarus und das Gesicht fällt wegen prominenter Augen, Hypertelorismus, Telekanthus und epikanthischer Falten auf.

Pathologie

In der Mehrzahl der Fälle ist eine Lungenhypoplasie vorhanden. Die Skelettmuskulatur weist eine neurogene Atrophie auf.

Neuropathologie

Makroskopisch findet man bei einem Teil der Fälle (LURIE et al. 1976; SURANA et al. 1978; HOROUPIAN u. YOON 1988) eine Polymikrogyrie mit Rindenatrophie und erweiterten Ventrikeln, eine mangelhafte Abgrenzung zwischen grauer und weißer Substanz und multiple Erweichungsherde. In vielen Fällen wurden auch subependymale Blutungen beschrieben (SHOKEIR 1982). Bei anderen Patienten

waren keine makroskopischen Veränderungen des Gehirns zu erkennen (WILLI-
AMS u. HOLMES 1980). Im Rückenmark ist gelegentlich eine Verschmälerung der
vorderen Wurzeln vorzufinden.

Lichtmikroskopisch wurden in einem Fall von CHOI et al. (1986) Migrationsstörungen festgestellt. In der Großhirnrinde erkennt man einen Neuronenverlust
mit begleitender Gliose, sowohl diffus als auch herdförmig ausgeprägt. Mit der
Golgi-Imprägnation fanden sich in einigen Dendriten abnorm lange und geschlän-
gelte Dornfortsätze. Nervenzellverluste kommen auch im Thalamus vor (HOROU-
PIAN u. YOON 1988). Im Hippocampus sind der Neuronenverlust und die begleitende Gliose vornehmlich in der pyramidalen Zellenschicht lokalisiert.

Der Hauptsitz der Veränderungen liegt im Hirnstamm und hier in den Hirnnervenkernen und der Substantia reticularis, die einen ausgeprägten Neuronenverlust und begleitende Gliose zeigen (SCHLIWINSKY et al. 1984). Die äußere und
innere Körnerschicht im Kleinhirn weist einen deutlichen Zellverlust auf; auch die
Purkinje-Zellen sind in ihrer Anzahl vermindert. Im Rückenmark ist vor allem die
Zahl der Zellen des Vorderhorns reduziert, mit oder auch ohne begleitende Gliose (WILLIAMS u. HOLMES 1980). Ein Kind mit dem charakteristischen Syndrom,
aber ohne Nervenzellverlust in den Vorderhörnern, wurde von TORIELLO et al.
(1985) beschrieben.

Pathogenese

Klinisch und tierexperimentell wurde nachgewiesen, daß die Arthrogrypose
Folge der Behinderung der Extremitätenbewegungen während der fötalen Ge-
lenkentwicklung ist (DRACHMAN u. SOKOLOFF 1966; OPPENHEIM et al. 1978; MOES-
SINGER 1983). Es wird angenommen, daß die neuromuskulären Störungen aufgrund der thorakalen und bulbären Nervenzellveränderungen zu der
Lungenhypoplasie und den fazialen Skelettanomalien führen (WILLIAMS u. HOL-
MES 1980). Der Verlust der Motoneurone ist nicht als Folge der Muskelatrophie,
sondern als primäre, wahrscheinlich entweder metabolische (MOERMANN et al.
1983) oder ischämische Störung zu deuten (HOROUPIAN u. YOON 1988).

2. Pena-Shokeir-Syndrom II
(zerebrookulofaziales Skelettsyndrom)

Das 1974 (b) erstmals von PENA u. SHOKEIR beschriebene Syndrom tritt bei Kindern aller Rassen und beider Geschlechter mit einer gewissen Bevorzugung nord-
amerikanischer Indianer auf (SHOKEIR 1982). Die Kinder zeigen Mikrozephalie,
Mikroophthalmie bzw. Anophthalmie, multiple Gelenkankylosen (Arthrogryposis) sowie generalisierte Osteoporose und Knochendysplasien. Sie sind psychomotorisch retardiert und sterben meistens in den ersten 3–4 Jahren nach der Geburt
an Entzündungen des Respirationstraktes. Im CT wurden symmetrische Verkalkungen im Linsenkern und Hemisphärenmarklager erfaßt (LINNA et al. 1982).

Neuropathologisch zeigen sich eine schlechte Abgrenzung zwischen grauer
und weißer Substanz und Neuronenverlust im Groß- und Kleinhirn sowie im
Rückenmark und in der Ganglienzellschicht der Retina. Bei älteren Kindern fin-

det man auch eine starke Ventrikelerweiterung und Atrophie des Marklagers mit einem leukodystrophieähnlichen Bild. Herdförmige Verkalkungen wurden ebenfalls beobachtet.

Die Annahme, daß es sich um eine frühinfantile Form des Cockayne-Syndroms handelt, ist wenig wahrscheinlich (Lowry 1982). Anhand eines intermediären Falles diskutierten Silengo et al. (1984) die Möglichkeit, daß es sich bei dem Syndrom um eine besonders schwere Form des zerebrookulofaziales Skelettsyndrom handelt.

3. Osteopetrosis (Osteosklerose; Albers-Schönberg-Krankheit; Marmorknochenkrankheit)

Die seltene Krankheit kommt als infantile und als Spätform vor. Sie besteht in einer generalisierten Knochensklerose mit Verdickung und Verdichtung des Knochens. In der infantilen Form treten auch neurologische Störungen, am häufigsten Optikusatrophie, Nystagmus, Fazialisparese und Taubheit auf (Klintworth 1963). Die psychomotorische Entwicklung kann normal verlaufen, in vielen Fällen wurde jedoch eine mentale Retardierung beschrieben (Pietruschka 1958, Johnston et al. 1968; Funderbunk 1975).

Neuropathologisch konnten in einigen der untersuchten Fälle keine Veränderungen festgestellt werden. Ein Hydrozephalus wurde bei mehreren Kindern (Kraus u. Walter 1925; Kramer u. Halpert 1939; Lehmann et al. 1977), eine Atrophie der Hirnrinde in einem Fall (Cohen 1951) beobachtet. In 2 Fällen wurden axonale Schwellungen im zentralen und peripheren Nervensystem bekannt (Fitch et al. 1973, Lehman et al. 1977). In der Retina wurden atrophische Stäbchen und Zapfen, Ganglienzellverluste und Gliosen beschrieben (Keith 1968).

4. Seckel-Zwergwuchs (Vogelkopfzwerg; nanozephalischer Zwergwuchs)

Virchow (1862) hatte schon versucht, dieses Syndrom als nanozephalischen Zwergwuchs abzugrenzen, aber erst 1960 hat Seckel anhand von 15 Fällen das Syndrom deutlich charakterisiert. Inzwischen wurden zahlreiche Fälle veröffentlicht, von denen die meisten die von Seckel angegebenen Merkmale erfüllen (Majewski et al. 1982 a, b).

Es handelt sich um einen proportionierten Zwergwuchs mit starker Mikrozephalie, mentaler Retardierung, einem charakteristischen vogelartigen Gesicht und verschiedenen Skelettmißbildungen (Mitzkat u. Dietz 1981). In einem einzelnen Fall wurde eine Tetraspastik beobachtet (Fehlow 1985).

Makroskopisch ist das Gehirn klein, windungsarm, der Frontallappen kann fehlen (Bixler 1982) oder teilweise hypoplastisch sein (Rodriguez et al. 1980).

Lichtmikroskopisch fand man in den Leptomeningen Gliazellnester, Mikropolygyrien und ektopische Neurone im Marklager (Rodriguez et al. 1980).

5. Zwergwuchs mit kurzen Beinen und Mikrozephalie

Das Krankheitsbild wurde bis jetzt nur in einer Familie beschrieben (JUBERG u. VAN NESS 1975). Die Geschwister zeigten neben dem Zwergwuchs mit besonders kurzen Beinen, eine kraniofaziale Disproportion und kurze Rippen. Einer der Patienten starb 3 Monate nach der Geburt an einer Infektion der Luftwege, der andere nach 5 Monaten unter epileptischen Anfällen. Bei beiden Patienten war ein kleines Gehirn mit Hydrozephalus auffällig, in einem Fall auch ein Balkenmangel.

6. Taybi-Linder-Syndrom
(Zwergwuchsskelettdysplasie und Hirnmißbildungen)

Das Syndrom wurde zunächst von TAYBI u. LINDER (1967) bei 2 Geschwistern italienischer Herkunft und später von THOMAS u. NEVIN (1976) bei 2 Brüdern mit Eltern irischer Herkunft festgestellt. Die Kinder hatten eine ausgeprägte Mikrozephalie mit hervorragenden Augen und spatelähnlichen Händen. Dazu kamen Skelettanomalien der Rippen, der Wirbelsäule und der Extremitäten.

Makroskopisch wies das Gehirn in den Fällen von TAYBI u. LINDNER einen kompletten Balkenmangel mit einem einzelnen Ventrikelraum auf. Bei den Fällen von THOMAS u. NEVIN war eine ausgeprägte Hirnhypoplasie (200 g), aber kein Balkenmangel festzustellen.

Lichtmikroskopisch zeigte die Hirnrinde eine fehlende Schichtanordnung. Einige der Neurone wiesen eine falsche Orientierung auf. Im subkortikalen Marklager fand man zahlreiche Heterotopien (KAUFMANN 1982).

7. Rubinstein-Taybi-Syndrom (dysmorphischer Zwergwuchs)

Das Syndrom wurde von RUBINSTEIN u. TAYBI (1963) beschrieben. Der Zwergwuchs wird von einer mentalen Retardierung und von Sprachdefiziten begleitet. Als neurologische Störung können epileptische Anfälle, Muskelhypotonie und Gangstörungen auftreten. Die Augen zeigen eine „antimongoloide" Schrägstellung, das Gesicht hat eine dreieckige Form, fast immer ist eine Mikrozephalie vorhanden. In der Muskelbiopsie wurde eine Denervationsatrophie, Glykogenanhäufungen sowie Veränderungen im sarkoplasmatischen Retikulum und den Myofilamenten nachgewiesen (DER KALOUSTIAN et al. 1972). Das Syndrom zeigt ein familiäres Vorkommen mit verschiedenen phänotypischen Expressionen innerhalb der gleichen Familie und unterschiedliche Erbmodi bei verschiedenen Familien (GILLIES u. ROUSSOUNIS 1985). Die Prognose ist gut (LEVY-LEBLOND et al. 1969), Autopsiefälle sind bis jetzt nicht mitgeteilt worden.

8. Okulodentodigitale Dysplasie

Das Syndrom wurde zunächst von GORLIN et al. (1963) beschrieben. Die Patienten zeigen ein charakteristisches Gesicht mit einer dünnen Nase und hypoplastischen Nasenflügeln, Mikrokornea und Syndaktylie des 4. und 5. Fingers. Ein Teil der Patienten weist eine leichte mentale Retardierung auf, weiterhin kann eine Blindheit vorkommen. Im Gehirn wurde bis jetzt in einigen Fällen eine Verkalkung der Basalganglien festgestellt (CHRISTIAN 1982). Autoptische Befunde scheinen nicht vorhanden zu sein.

9. Werner-Syndrom (Progeria adultorum)

OPPENHEIMER u. KUGEL (1934) präsentierten einen eigenen Fall und gaben dem Krankheitsbild das Eponym „Werner-Syndrom". Seit der Erstbeschreibung wurden etwa 150 Fälle publiziert.

Klinisches Bild

Im Vordergrund stehen frühzeitiges Ergrauen der Haare mit Glatzenbildung, Arteriosklerose, Hautveränderungen, juvenile Katarakte, Diabetes mellitus, Osteoporose und Hypogonadismus.

Patienten mit Demenz und Werner-Syndrom (FLESCHMAJOR u. NEDWICH 1978; MURATA u. NAKASHIMA 1982; RABBIOSI u. BORRONI 1979), aber auch intellektuell und neurologisch unauffällige Patienten wurden beschrieben (HAUSTEIN et al. 1989). In der Serie von EPSTEIN et al. (1966) wird über Intelligenzdefekte bei 9 von 19 Patienten berichtet; leichte neurologische Defizite, wie Reflexausfälle und Parästhesien, waren inkonstant, 2 Patienten waren psychotisch.

Das Syndrom tritt familiär mit autosomal rezessivem Erbgang auf. Der Verlauf ist sehr unterschiedlich und die durchschnittliche Lebenserwartung beträgt 47 Jahre.

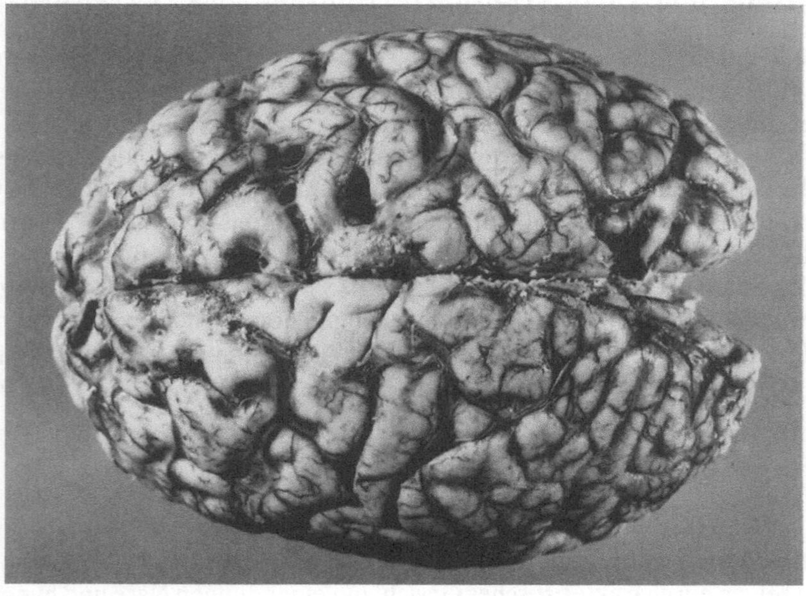

Abb. 321 Werner-Syndrom. Rechtsbetonte kortikale Atrophie frontal und parietal. (Aus HAUSTEIN et. al. 1989)

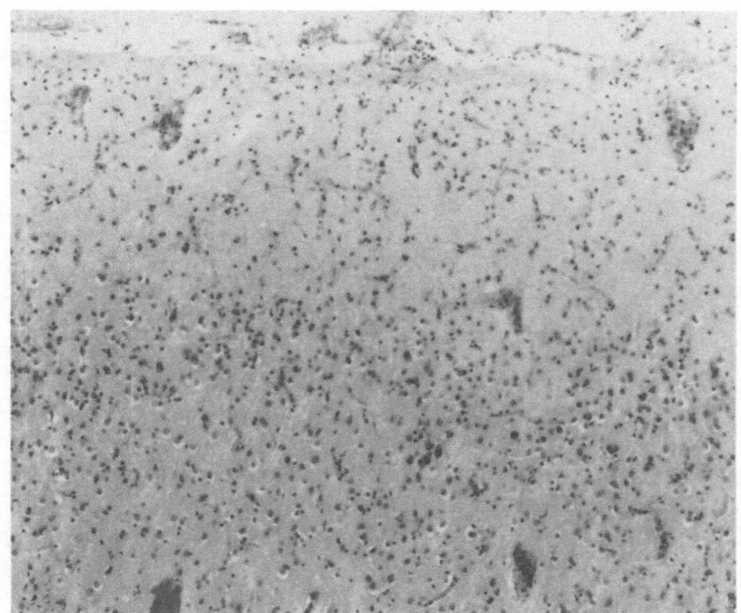

Abb. 322 Gleicher Fall wie Abb. 321. Ganglienzellverlust in der Lamina II und III der Hirnrinde. HE × 60

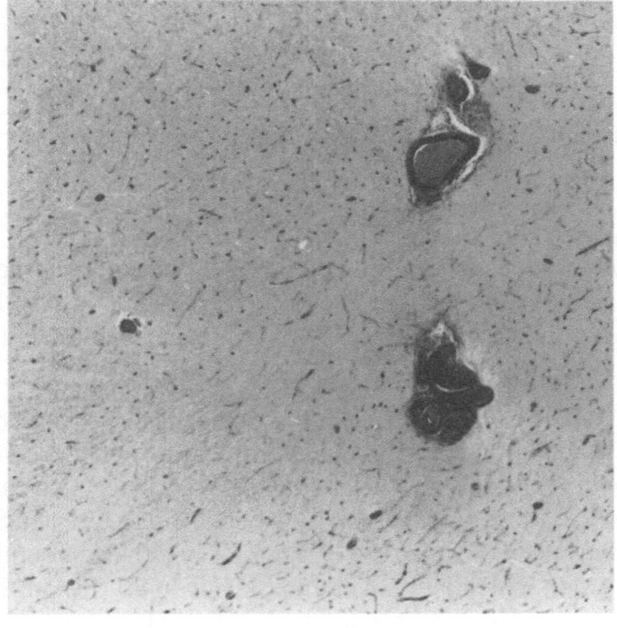

Abb. 323 Gleicher Fall wie Abb. 321. Ateriolosklerose im subkortikalen Marklager mit Glomerulabildung. PAS × 40

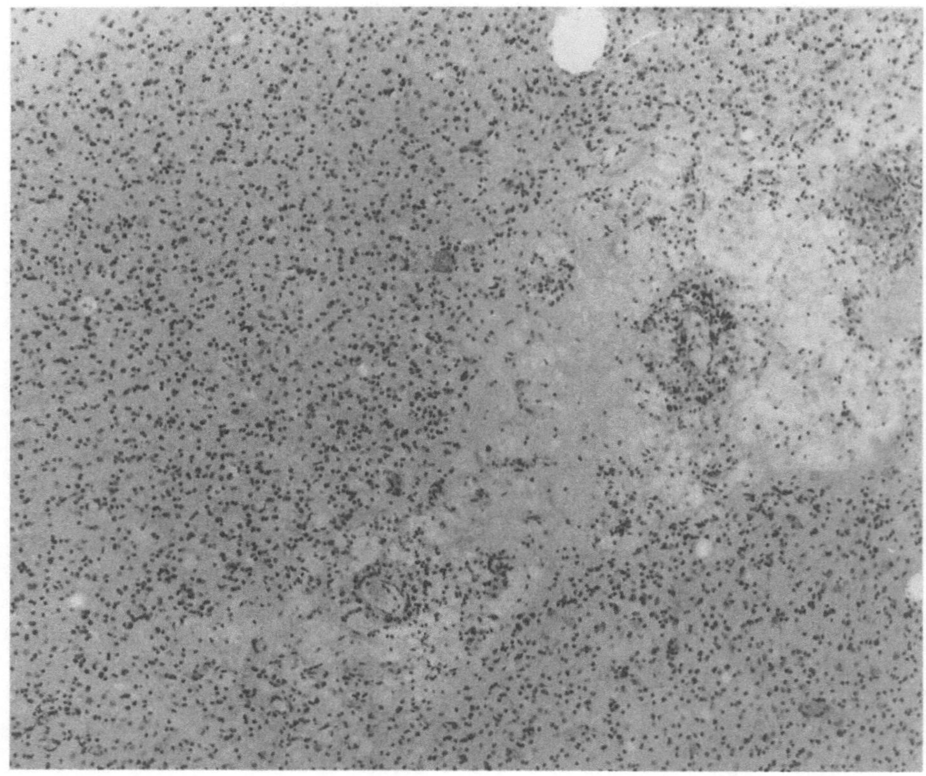

Abb. 324 Gleicher Fall wie Abb. 321. Subkortikaler Marklagerinfarkt. HE × 125

Pathologie

Haut-, Knochen- und Muskelveränderungen sowie Arteriosklerose der Körperschlagadern liegen vor.

Neuropathologie

Makroskopisch findet sich eine erhebliche Reduzierung des Hirngewichts. Die Atrophie kann unterschiedlich ausgeprägt sein (Abb. 321). Die Kleinhirnhemisphären sind ebenfalls leicht atrophisch. Die basalen Gefäße sind häufig ektatisch und arteriosklerotisch.

Lichtmikroskopisch findet sich ein diffuser Ganglienzellenverlust mit Proliferation der Astro- und Mikroglia, besonders ausgeprägt in der Lamina II und III (Abb. 322). In der Hirnrinde, im Nucleus dentatus und in den Oliven besteht eine mäßige bis starke Lipofuszineinlagerung. Neben der ausgeprägten Sklerose und Glomerulabildung der Arteriolen der Hirnrinde, Hypothalamus und subkortikalen Marklager (Abb. 323) finden sich multiple kleine Infarkte (Abb. 324). Auch in der Kleinhirnrinde und im Rückenmark besteht eine ausgeprägte Arteriolosklerose. Im Rückenmark führt sie zu Nekrosen von Neuronen im Vorderhorn, Hinterhorn und im Nucleus intermedius.

K. Störungen der Reparaturmechanismen der Desoxyribonukleinsäuren

Weitgefaßt kann man die überwiegende Zahl der vererbbaren Enzymopathien als Störungen der DNS verstehen. Veränderungen des genetischen Informationsgehaltes, die zur vollständigen Hemmung der DNS-Replikation führen, sind mit der Zellteilung bzw. mit der Selbsterhaltung der Zelle nicht vereinbar und somit nicht vererbbar. Bei Mutationen, die sich pränatal letal auswirken, kommen Zellpopulationen mit entsprechenden Veränderungen in der Regel nicht zur Untersuchung; daher ist eine Klärung der genetischen Natur solcher Defekte meistens nicht möglich.

Darüberhinaus gibt es Läsionen der DNS, die durch exogene Faktoren, vor allem UV-Licht, aber auch mutagene, teratogene und oft auch karzinogene Substanzen, bewirkt werden. Verschiedene Reparaturmechanismen ermöglichen die Wiederherstellung der Integrität des DNS-Moleküls. Neben den Photoreaktionen, die durch Rückführung der veränderten DNS in den ursprünglichen Zustand ohne Wegnahme oder Austausch von DNS-Anteilen nur eine begrenzte Bedeutung haben, gibt es kompliziertere Mechanismen. Zum einen die Exzisionsreparatur, bei der eine Abtrennung des zerstörten DNS-Stranges und seine Neubildung nach der Basensequenz des intakten Stranges der Gegenseite stattfindet. Zum anderen die Postreplikationsreparatur, bei der neue DNS-Stränge synthetisiert werden, ohne die zerstörten Nukleotide zu exzidieren.

Bei einer Reihe von Krankheiten wurde eine mangelhafte Reparaturkapazität der Zellen festgestellt. Eine besonders schwerwiegende Folge dieses Verlustes ist eine erhöhte Inzidenz von Karzinomen der Haut. Da das Sonnenlicht einer der zu DNA-Veränderungen führenden Faktoren ist, findet man bei diesen Krankheiten oft Hautveränderungen; bei manchen von ihnen treten auch neurologische Erscheinungen auf. Die Klärung der gestörten Wiederherstellungsmechanismen gelang bis jetzt nur mit Sicherheit beim Xeroderma pigmentosum. Bei der Ataxia telangiectasia und beim Cockayne-Syndrom sind die dafür sprechenden Befunde so überzeugend, daß diese auch ohne vollständige Klärung dieser Gruppe zugeordnet werden sollten. Demgegenüber sind diese Hinweise bei der Friedreich-Ataxie (s.S. 610) und der Huntington-Chorea (s.S. 534) noch nicht ausreichend, um ihre Zuordnung zu den degenerativen Krankheiten mit Störungen der Reparaturmechanismen der Desoxyribonukleinsäure zu rechtfertigen.

1. Xeroderma pigmentosum (De-Sanctis-Cacchione-Syndrom; xerodermale Idiotie)

Obgleich das Xeroderma pigmentosum schon vor mehr als 100 Jahren bekannt war (KAPOSI 1872), wurde man erst 60 Jahre später auf die neurologischen Erscheinungen dieses Kranheitsbildes aufmerksam (CE SANCTIS u. CACCHIONE

1932). Inzwischen weiß man, daß neurologische Symptome beim Xeroderma pigmentosum in 15–20% der Fälle vorkommen (ROBBINS et al. 1983).

Klinisches Bild

Die Krankheit kommt bevorzugt bei Juden und Arabern vor. Schon im frühen Kindesalter werden Hautveränderungen an den lichtexponierten Regionen erkennbar. Sie treten als Erythem, bräunliche Pigmentierung, umschriebene Hautatrophie, Ulzerationen, Papeln und häufig als maligne Hautgeschwülste auf. Auch Augenveränderungen sind beschrieben worden (ROBBINS et al. 1974).

Als neurologische Erscheinungen wurden Mikrozephalie, progressiver geistiger Verfall, Epilepsie, spastische Paresen, extrapyramidale und zerebelläre Störungen (oft ähnlich der Friedreich-Ataxie) hervorgehoben. Taubheit und periphere Neuropathie (HOKKANEN et al. 1969; THRUSH et al. 1972) wurden ebenfalls beobachtet.

Pathologie

Die Hautveränderungen sind unterschiedlich ausgeprägt. In der extrem verdünnten Epidermis findet man starke, z. T. follikuläre Hyperkeratosen mit Zellatypien, die sich bis zu Basalzellkarzinomen steigern können, sowie Angiome und Hamartome.

Neuropathologie

Makroskopisch erkennt man eine mittel- bis hochgradige Groß- und Kleinhirnatrophie.

Lichtmikroskopisch wurde ein diffuser Nervenzellverlust in der gesamten Großhirnrinde mit Bevorzugung der Okzipital- und Temporallappen festgestellt (REED et al. 1969). Der Nervenzellverlust ist besonders im Mittelhirn, im Locus coeruleus und in der Substantia nigra lokalisiert. Im Kleinhirn ist die Zahl der Purkinje-Zellen vermindert. Im Marklager findet man eine unterschiedlich ausgeprägte Gliose (FRIAS 1982).

Im Rückenmark zeigen die hinteren Stränge, seltener die Seitenstränge, meistens eine weitgehende Entmarkung (YANO 1950; REED et al. 1969; OGAWA et al. 1976). Nervenzellverluste und Gliose findet man in den Hinter- und Seitenhörnern sowie in den Spinalganglien (OGAWA et al. 1976; LEWIS et al. 1978). Im peripheren Nerv, einschließlich des autonomen Nervensystems, ist die Zahl sowohl der bemarkten als auch der unbemarkten Fasern reduziert (FUKUHARA et al. 1982).

Elektronenmikroskopisch fand man in Suralisbiopsien gelegentlich axonale Degenerationserscheinungen (TRUSH et al. 1974; FUKUHARA et al. 1982).

Pathogenese

Die Photosensibilität der Hautveränderungen ließ zunächst auf eine Störung des Porphyrinstoffwechsels schließen; ELSÄSSER et al. (1950) fanden in einem Fall pathologische Mengen Uroporphyrins im Harn; HOKKANEN et al. (1969) konnten diesen Befund jedoch nicht bestätigen.

CLEAVER (1968) beobachteten, daß in Fibroblastenkulturen von Patienten mit Xeroderma pigmentosum nach Ultraviolettbestrahlung eine verminderte oder gar keine Reparaturreplikation von DNS stattfand. Man nahm an, daß der zugrunde-liegende Enzymdefekt im Fehlen einer Endonuklease besteht, die für die Spaltung der Thymindimeren der beschädigten DNS verantwortlich ist (ANDREWS et al. 1978). Später wurde nachgewiesen, daß die enzymunabhängige Photoreaktivie-rung der wichtigste Reparaturmechanismus für den Abbau der Dimeren, sowie die Postreplikationsreparatur defekt sind (SUTHERLAND et al. 1985).

Die neurologischen Veränderungen werden durch Störungen, die in der Zell-teilung und Entwicklung des embryonalen Neuralrohres auftreten, erklärt. Mit Hilfe der Zellhybridisierungstechnik zeigten DE WEERD-KASTELEIN et al. (1972), daß beim Xeroderma pigmentosum mit neurologischen Symptomen eine Schädi-gung zweier verschiedener Gene vorliegt.

2. Ataxia telangiectasia (Louis-Bar-Syndrom)

Die Krankheit wurde zunächst von SYLLABA u. HENNER 1926, und unabhängig von ihnen von LOUIS-BAR 1941 beschrieben und von BODER u. SEDGWICK (1958) als klinisch-pathologische Entität abgegrenzt und als Ataxia telangiectasia bezeich-net. Sie wurde von einigen Autoren den Phakomatosen, von anderen den immun-defizitären Krankheiten und bis vor kurzem in der neuropathologischen Literatur den spinozerebellaren Degenerationen bzw. den Multisystematrophien zugeord-net (PFEIFFER 1984). Inzwischen ist eine ätiopathogenetische Zuordnung zu den DNS-Wiederherstellungsstörungen angebrachter.

Klinisches Bild

Die Krankheit hat einen autosomal-rezessiven Erbgang und beginnt im Kin-desalter, in der Regel in der Zeit der ersten Gehversuche, aber auch später. Das Kind adaptiert sich an den erschwerten dysmetrischen Gang; die fortschreitende Ataxie wirkt sich aber gegen Ende der ersten Dekade sehr hinderlich aus. Inzwi-schen zeigen sich auch Sprachstörungen und zunehmende Störungen der Augen-motilität. Neben den ataktischen Störungen kommen choreoathetotische Bewe-gungen vor. Bei Patienten mit langer Überlebenszeit wurden auch eine Atrophie und Faszikulationen der Muskeln wie bei einer progressiven spinalen Muskelatro-phie festgestellt (GOODMAN et al. 1969; SEDGWICK u. BODER 1972). Mentale Retar-dierung und Spastizität wurden selten beobachtet (MESHRAM et al. 1986).

Zwischen dem 3. und 6. Lebensjahr treten die Telangiektasien in den Konjunk-tiven auf, später breiten sie sich über Gesicht, Ohren und Hals aus, vor allem an denjenigen Stellen der Haut, die dem Sonnenlicht oder häufiger Reibung expo-niert sind (REED et al. 1966). Weitere Veränderungen der Haut sind Hypo- und Hyperpigmentierung, Atrophie und progerische Veränderungen (PATERSON u. SMITH 1979). Die Patienten zeigen eine abnorme Strahlensensibilität, Mangel an IgA, gelegentlich auch an IgM, sowie eine extreme Insulinresistenz (BAR et al. 1978). Sie weisen eine hohe Malignomrate auf, insbesondere was Leukämien und Hodgkin-Lymphome betrifft (TOLEDANO u. LANGE 1980). Bei 4 von 1000 Patien-ten kommen Gliome und Medulloblastome vor (KRAEMER 1977). Die immer wieder vorkommenden Entzündungen, vor allem der Atemwege, führen häufig schon im Kindesalter zum Tode. Eine weitere Todesursache sind die Malignome. Längere Überlebenszeiten bis zur 4. (AMROMIN et al. 1979, BODER 1985) und 5. Dekade (GOODMAN et al. 1969), aber auch Frühtodesfälle vor dem 2. Lebensjahr (TSUKAHARA et al. 1986) wurden mitgeteilt.

Pathologie

Der Thymus fehlt oder ist ohne Hassall-Körperchen unterentwickelt (AGUILAR et al. 1968). Das lymphatische Gewebe ist unter Verlust der lymphoiden Follikel in den Tonsillen, Lymphknoten und Milz reduziert. Die Gonaden, aber vor allem die Ovarien, sind hypoplastisch. Im Hypophysenvorderlappen erkennt man große Zellen mit abnormen Kernen. Die Haut- und Bindehauttelangiektasien bestehen aus erweiterten und geschlängelten Venolen. Telangiektasien wurden auch in der Leber gefunden (AMROMIN et al. 1979). Veränderungen im Zytoskeleton wurden in Fibroblastenkulturen von Patienten mit Ataxia telangiektasie nachgewiesen (McKINNON u. BURGOYNE 1985). In der Skelettmuskulatur ist oft eine ausgeprägte neurogene Atrophie zu finden (AGAMANOLIS u. GREENSTEIN 1979; SEDGWICK u. BODER 1972).

Neuropathologie

Lichtmikroskopisch erkennt man im Kleinhirn vor allem bei Patienten, die die 2. oder 3. Dekade überlebten, einen starken Purkinje-Zellverlust mit Erhaltung leerer Körbe (GATTI u. VINTERS 1985) und eine Lichtung der Körnerzellen. Die verbleibenden Purkinje-Zellen zeigen häufig eine unregelmäßige Orientierung und einen abnormen Dendritenbaum (VINTERS et al. 1985) sowie eosinophile zytoplasmatische Einschlüsse (STRICH 1966). CENTERWALL u. MILLER (1958) fanden auch Veränderungen im Locus coeruleus. Veränderungen in den Oliven und im Dentatum wurden von BIEMOND (1957) und OSETOWSKA u. TRACZINSKA (1964) beschrieben. Biochemisch fand man eine starke Reduktion der GABA-Konzentration und der GABA-Rezeptoren in der Kleinhirnrinde, Dentatum und den unteren Oliven (PERRY et al. 1984). In der Substantia nigra wurden neben degenerativen Veränderungen neuronale Einschlüsse nach Art der Lewy-Körper nachgewiesen (DE LEON et al. 1976; AGAMANOLIS u. GREENSTEIN 1979). Gliaveränderungen, die denjenigen der tuberösen Sklerose ähneln, wurden von GOTOFF et al. (1967) beschrieben.

Im Rückenmark findet man einen Verlust von Nervenzellen in den Vorderhörnern sowie chromatolytische und geschrumpfte Neurone. Neuroaxonale Dystrophien zeigen sich sowohl in den Vorderhörnern als auch in den Nervenwurzeln. In Fällen mit langem Verlauf findet man auch eine Degeneration der hinteren Stränge mit einer Entmarkung und Gliose, vor allem des Fasciculus gracilis (STRICH 1966, AMROMIN et al 1979). Bei jüngeren Patienten mit weniger ausgeprägter Entmarkung wurden auch Mikrogliazellen beobachtet (AGUILAR et al. 1968). In den Spinalganglien sind gelegentlich Chromatolysen und Zellausfälle in Verbindung mit den typischen Satellitenzellen mit großen multiformen Kernen beschrieben worden. In Suralisbiopsien wurde ein Verlust vor allem der langen Fasern, Schwellung des paranodalen Myelins und segmentale Entmarkung beobachtet (BARBIERI et al. 1986).

In den weichen Häuten erkennt man häufig Telangiektasien, die meistens über dem Kleinhirn lokalisiert waren (CENTERWALL u. MILLER 1958; PETERSON et. al. 1964; THIEFFREY et al. 1966). Vaskuläre Mißbildungen, die von abnorm erweiterten Gefäßen bis zu Gefäßknäueln und regelrechten Telangiektasien reichen können, wurden wiederholt im Marklager des Großhirns, aber auch im Thalamus, Hirnstamm, Kleinhirn und Rückenmark beobachtet (SOURANDER et al. 1966; TERPLAN u. KRAUSS 1969; DE LEON et al. 1976, AGAMANOLIS u. GREENSTEIN 1979; AMROMIN et al. 1979). Um die Gefäßmißbildungen herum findet man Hämosiderin, Gewebsverödung und Glianarben.

Telangiektasien kommen auch in den hinteren spinalen Wurzeln vor (SCOTT 1969).

Gelegentlich wurden auch perivaskuläre Infiltrate beschrieben, die als sekundäre Folge von Infektionen und Entzündungen im Rahmen einer Pneumonie, Sinusitis, Otitis usw. gedeutet werden sollten.

Elektronenmikroskopisch zeigten sich bei Suralisbiopsien Einschlüsse in den Schwann-Zellen (GARDNER u. GOODMAN 1969; BARBIERI et al. 1986).

Tiermodelle von Ataxia telangiectasia

Eine Mausmutante „wasted" wurde aufgrund neurologischer Störungen, chromosomaler Aberrationen und eines frühen Sterbens als ein Tiermodell der Ataxia telangiectasia vorgeschlagen. Sowohl die immunologischen Merkmale (KAISERLIAN et al. 1986) als auch die Sensibilität gegenüber Ultraviolett- und Gammastrahlen (INOSE et al. 1986) weisen jedoch wesentliche Unterschiede im Vergleich zur Ataxia telangiectasia auf.

Pathogenese

Zytogenetische Untersuchungen zeigten bei Patienten mit Ataxia telangiectasia eine erhöhte Instabilität der Chromosomen, wobei Veränderungen am Chromosom 14 überdurchschnittlich häufig gefunden wurden (BEATTY 1986; AURIAS et al. 1986).

Mehrere Befunde weisen darauf hin, daß bereits während der ersten Hälfte der Schwangerschaft Störungen in den Purkinje-Zellen einsetzen. Hypoplasien des Thymus und erhöhte α-Fetoproteinwerte bei den Patienten mit AT sind weitere Beispiele (JASSON u. GELFAND 1979; PATERSON 1979).

Die Ursache für die beschriebenen Störungen ebenso wie für die degenerativen Vorgänge und die erhöhte Sensibilität der Patienten gegenüber ionisierenden Strahlen ist wahrscheinlich ein Fehler im Bereich der DNA-Reparaturmechanismen (CORNFORTH u. BREDFORD 1985; COX et al. 1986; PATERSON 1979). Gestörte DNA-Reparaturmechanismen können über Veränderungen des genetischen Materials zu immer weiteren Störungen führen (Kaskade). Zum Beispiel liegt auf dem Chromosom 14 ein Teil der Gene, die Immunglobuline kodieren (SHOWS et al. 1982). Veränderungen in diesem Bereich könnten für die erniedrigten IgA- und IgE-Werte der Patienten mit AT mitverantwortlich sein (BYRNE et al. 1984; PATERSON 1979). Das Fehlen einer anatomischen Basis für die choreoathetotischen und dystonischen Störungen spricht auch für eine immunologisch bedingte Anomalie in der Produktion oder Wirkung von Transmittersubstanzen (DOOLING et al. 1978).

3. Cockayne-Syndrom (Cockayne-Neill-Dingwall-Syndrom; Zwergwuchs mit Netzhautatrophie und Taubheit)

Die Krankheit wurde 1936 von Cockayne bei 2 Geschwistern als Zwergwuchs mit Netzhautatrophie und Taubheit klinisch beschrieben. Zehn Jahre später wies derselbe Autor auf die Progredienz des Krankheitsbildes hin (Cockayne 1946).

Klinisches Bild

Nach normaler Geburt und unauffälliger Entwicklung zeigen sich erst im 2. Lebensjahr Wachstumsverzögerungen bzw. Zwergwuchs, Retinitis pigmentosa, Intelligenzverminderung, Taubheit oder Schwerhörigkeit, tiefliegende Augen, Prognathie, tiefsitzende Ohren, rauhe Stimme und Hypohidrose der Haut, die eine hohe Empfindlichkeit gegenüber ultraviolettem Licht aufweist. Eine Photodermatitis trat gelegentlich als erstes Symptom auf (Paddison et al. 1963). Bei einigen Patienten wird eine hochfieberhafte, ungeklärte Erkrankung vor Beginn der eigentlichen Krankheit angegeben. Ein späterer Krankheitsbeginn in der 2. Dekade wurde beobachtet (Kennedy et al. 1980). Geschwistererkrankungen werden in der Literatur relativ häufig beschrieben (MacDonald et al. 1960; Alton et. al. 1972; MacIntyre u. Brown 1965; Houston et al. 1982; Leech et al. 1985).

Die Symptome von seiten der zerebellaren und extrapyramidal-motorischen Systeme weisen in der Mehrzahl der Patienten eine langsame Progredienz auf (Crome u. Kanjilal 1971; Brumback et al. 1978). Eine erhebliche geistige Retardierung ist allen Fällen gemeinsam.

Die röntgenologischen Skelettveränderungen mit Verdickung der Schädelkalotte und intrazerebrale Verkalkungen sind charakteristisch (Neill u. Dingwall 1950; Rowlatt 1969; Land u. Nogrady 1969; Ueno et al. 1970; Riggs u. Seibert 1972; Kosenow u. Heege-Dohr 1973; Takada u. Becker 1986). Im CT wurde bei mehreren Patienten ein normotensiver Hydrozephalus festgestellt (Brumback et al. 1978). Die Nervenleitgeschwindigkeit ist in 80% der Fälle vermindert (Bensman et al. 1978; Jin et al. 1979; Smits et al. 1982).

Pathologie

Die Hautveränderungen ähneln denjenigen des Xeroderma pigmentosum (Guzetta 1972). Abnorm kleine exokrine Schweißdrüsen wurden von Landing et al. (1983) als charakteristisch für das Syndrom hervorgehoben.

Neuropathologie

Makroskopisch erkennt man häufig eine Verdickung der Leptomeningen. Das mikrozephale Gehirn mit besonders ausgeprägter Atrophie des Kleinhirns (Leech et al. 1985) läßt bei der Zerlegung eine Erweiterung des gesamten Ventrikelsystems erkennen. Das Marklager ist rosa-grau verfärbt und von herabgesetzter Konsistenz. An einzelnen Stellen kommen kleine zystische Einschmelzungen in subkortikalen Abschnitten vor. Verkalkungen finden sich im periventrikulären Marklager, im Centrum semiovale sowie im Striatum, Pallidum und Nucleus dentatus.

Lichtmikroskopisch zeigt sich eine Zunahme der kollagenen Fasern in den Meningen. Die Hirnrinde ist atrophisch und man erkennt eine ausgedehnte fleckförmige Entmarkung des Marklagers mit Einbeziehung der U-Fasern (LEECH et al. 1985). Sudanophile Ablagerungen liegen überall vor (D'HOORE u. GULLOTTA 1971). Kleine bemarkte, gefäßunabhängige und unregelmäßige begrenzte Areale sind in einigen Großhirnwindungen, in der inneren Kapsel und in den Stammganglien zu sehen. MOOSY (1967) fand eine exzessive Lipofuszinanhäufung in Stammganglien, Thalamus, Brücke, Medulla oblongata und Nucleus dentatus. LEECH et al. (1985) fanden doppelkernige Purkinje-Zellen. Der Sehnerv ist häufig atrophisch und weist eine ausgeprägte isomorphe Gliose auf (GANDOLFI et al. 1984). Die primäre Atrophie des spinalen Ganglion führt zu transsynaptischer Degeneration des Nucleus cochlearis ventralis (GANDOLFI et al. 1984).

Im Großhirn- und Kleinhirnmark sowie in den Stammganglien liegt eine ausgedehnte Ansammlung von kleinen und großen, z. T. konfluierenden Kalk- und Pseudokalkkonkrementen („Hirnsteine") frei im Gewebe sowie perivasal (NORMAN u. TINGEY 1966; URICH 1976; HOUSTON et al. 1982). Zwischen Kalkablagerungen und Entmarkung besteht keine absolute topographische Übereinstimmung, die Kalkniederschläge sind viel weiter ausgebreitet als die Demyelinisation.

Alzheimer-Degenerationsfibrillen wurden sowohl in der Hirnrinde (SOFFER et al. 1979) als auch im Nucleus basalis Meynert, Locus coeruleus und Substantia nigra gefunden (TAKADA u. BECKER 1986). Multinukleäre Astrozyten wurden vor allem in Schichten der Hirnrinde beobachtet (SOFFER et al. 1979; LEECH et al. 1985).

Die Ventrikelwände zeigen gelegentlich Ependymbreschen mit subependymärer Gliose. Die Plexus chorioidei sind atrophisch (MOOSY 1967; ROWLATT 1969; MOOSA u. DUBOWITZ 1970; URICH 1976).

Im peripheren Nerv wurde im Gegensatz zu SEE et al. (1974) und JIN et al. (1979) von mehreren Autoren (MOOSA u. DUBOWITZ 1970; ROY et al. 1973; SMITS et al. 1982; VOS et al. 1983) eine segmentale Entmarkung nachgewiesen.

Elektronenmikroskopisch erkennt man im Marklager einen Status hypomyelinicus (KENNEDY et al. 1980). Die Degenerationsfibrillen bestehen aus helikoidalen Fibrillenpaaren (TAKADA u. BECKER 1986). In den Schwann-Zellen wurden membrangebundene, polymorphe Einschlüsse gefunden (GRUNNET et al. 1982; VOS et al. 1983).

Pathogenese

Hautfibroblasten von Cockayne-Patienten zeigen in vitro eine verminderte Fähigkeit zur Kolonienbildung nach UV-Bestrahlung (SCHMICKEL et al. 1977). Die Wiederherstellung der UV-geschädigten Desoxyribonukleinsäure in Zellen ist verzögert. Als Ursache kommen eine defekte DNA-Polymerase oder eine schadhafte DNS-Ligation in Frage (SCHWAIGER u. HIRSCH-KAUFFMANN 1986). Vorliegende Alzheimer-Degenerationsfibrillen bei jüngeren Patienten wurden als Zeichen einer Frühalterung des Gehirns gedeutet (TAKADA u. BECKER 1986), und die nukleären Atypien in Astrozyten und Nervenzellen auf die Anhäufung von geschädigter unreparierter Desoxyribonukleinsäure zurückgeführt (LEECH et al. 1985).

L. Epileptische Syndrome

Einleitung

Unter dem Begriff Epilepsie werden Syndrome zusammengefaßt, die mit wiederholten Krampfanfällen oder ihren Äquivalenten einhergehen. Unter Epilepsie leidet mindestens 1% der Bevölkerung, und etwa 5% aller Menschen haben im Laufe ihres Lebens mindestens einmal einen epileptischen Anfall. Sie ist damit die zweithäufigste Erkrankung des Nervensystems. Daher ist es zweckmäßig, die verschiedenen Epilepsieformen in einem Kapitel gesondert zu behandeln, wenngleich nahezu jeder pathologische Prozeß, der das Gehirn einbezieht, von epileptischen Anfällen begleitet sein kann. Die Vielgestaltigkeit der Syndrome ergibt sich aus den spezifischen Besonderheiten der Fallgeschichte, dem Typ der Anfälle, der Art der Anfallsauslösung, neurologischen und psychologischen Befunden sowie Befunden aus apparativen Untersuchungen.

Epileptische Syndrome (Epilepsien) und epileptische Anfälle müssen in einer doppelten Dichotomie unterschieden werden; Epilepsien mit generalisierten Anfällen (generalisierte Epilepsien) werden von Epilepsien mit fokalen Anfällen (lokalisationsbezogene oder fokale Epilepsien) unterschieden. Eine andere Gliederung ergibt sich durch Trennung der Epilepsien mit klinisch bekannter Ätiologie (symptomatische Epilepsien) von denen mit klinisch unbekannter Ätiologie (idiopathische oder kryptogene Epilepsien).

Allgemeine pathogenetische Mechanismen

Bei gleicher genetischer Basis wird ein bestimmtes klinisches Epilepsiesyndrom durch die anatomische Lokalisation und die Ausdehnung des Hirnschadens bestimmt. Fehlt ein exogener Hirnschaden oder liegt nur ein diskreter diffuser Hirnschaden vor, kann der genetische Einfluß dominieren und sich eine primär generalisierte Epilepsie entwickeln. Kommt es bei ähnlicher genetischer Basis zu einem umschriebenen Hirnschaden, entwickelt sich eine fokale Epilepsie.

Vier Faktoren bestimmen die epileptogene Potenz:

1. Es bedarf Nervenzellen, die aus sich heraus eine dichte Folge von Aktionspotentialen abfeuern können („intrinsic burst generation"). Bisher sind Neurone dieses Typs im Sektor CA 2 und CA 3 des Hippocampus und der Lamina 4 und 5 des Neokortex identifiziert worden.

2. Postsynaptische inhibitorische Kontrollmechanismen müssen gestört sein.

3. Es muß eine ausreichende exzitatorische synaptische Verknüpfung innerhalb einer Neuronenpopulation bestehen.

4. Die Modulation der Ionen- und Transmitterkonzentration muß gestört sein (PRINCE 1985). Einige Mechanismen, die diese 4 Faktoren epileptogener Potenz

beeinflussen, sind bekannt: Inhibitorische Interneurone sind selektiv vulnerabel (RIBACK et al. 1982). Die Ausbildung neuer exzitatorischer synaptischer Kontakte innerhalb zerebraler Läsionen ist nachgewiesen worden (TSUKAHARA 1981). Eine reaktive fokale Gliose hat Konsequenzen für die Kaliumionenclearence (SOMJEN 1984). Veränderungen von Membraneigenschaften werden genetisch vermittelt (WU et al. 1983). Störungen der metabolischen kalziumregulierten Kontrolle der Membranerregbarkeit und Störungen im Neurotransmittermetabolismus können sowohl genetisch als auch exogen beeinflußt sein (MOODY Jr. 1984).

I. Sekundär generalisierte Epilepsien

1. West-Syndrom (Propulsiv-petit-mal; Blitz-Nick-Salaam-Krämpfe; infantile Krämpfe)

1841 wurden von dem englischen Arzt E.J. WEST erstmals Anfälle bei Kindern beschrieben, die in der Folge als Blitz-Nick-Salaam(BNS)-Krämpfe bekannt wurden.

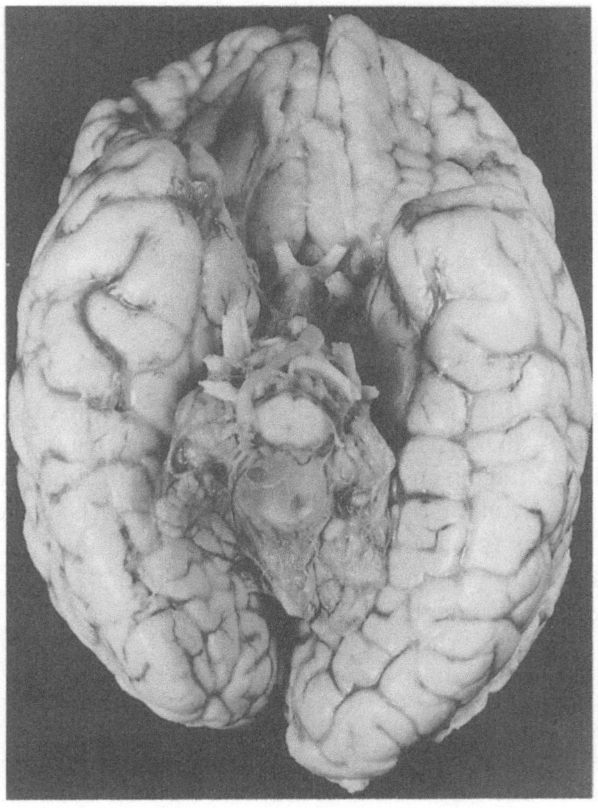

Abb. 325. West-Syndrom. Pachygyrien (Temporallappen) und Mikrogyrien (Frontallappen)

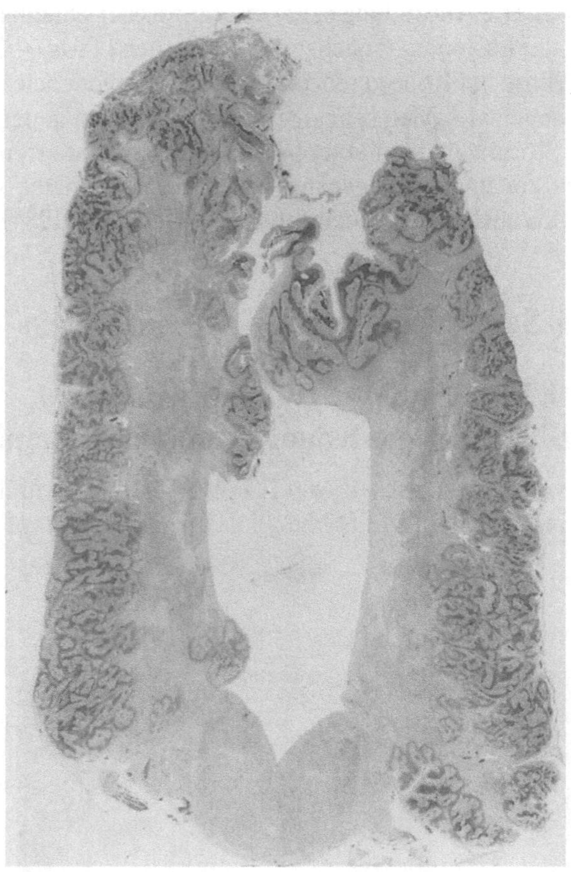

Abb. 326. West-Syndrom. Polymikrogyrien

Klinisches Bild

Im Säuglingsalter ist das West-Syndrom mit über 40% die häufigste Epilepsie. Unter den Epilepsien aller Altersgruppen macht es dagegen nur 2–5% aus. Drei Viertel der Kinder erkranken im ersten Lebensjahr mit dem Gipfel zwischen dem 5. und 6. Monat. Das Grundmotiv des Anfalls besteht in dem Nach-vorne-Einrollen des Körpers, was zur Kennzeichnung als Propulsiv-Petit-mal führte. Vom Bewegungsablauf her kann man Blitz-, Nick- und Salaamkrämpfe (BNS) unterscheiden. Das EEG zeigt das Kurvenbild der Hypsarrhythmie.

Neuropathologie

Makroskopisch findet man bei der Hälfte der Fälle reduzierte Hirngewichte, bei einem Fünftel der Fälle liegt das Gewicht sogar unterhalb 50% des Normalen. Ein Hydrozephalus wird in $^3/_4$ der Fälle beobachtet. Agyrien/Lyssenzephalien, Pachygyrien und Polygyrien (Abb. 325, 326), Enzephalozelen, Megalenzephalien, kortikale Dysplasien, Schizenzephalien und auch Fälle mit tuberöser Sklerose

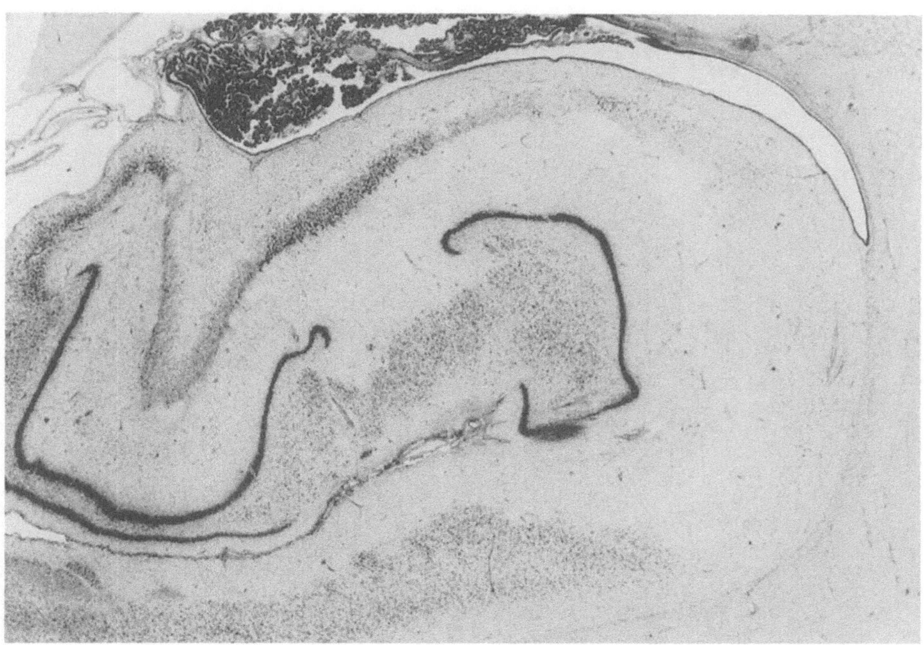

Abb. 327. West-Syndrom. Weitgehender Untergang des Pyramidenzellbandes im Ammonshorn. Nissl × 12

(s.S. 663) wurden beobachtet. Als Folgen von Kreislaufstörungen werden Porenzephalien, Ulegyrien, Lobärsklerosen und nicht selten ein chronisch subdurales Hämatom gefunden.

Lichtmikroskopisch imponieren elektive Parenchymnekrosen, vor allem im Neokortex und Hippocampus mit Nervenzelluntergängen im Pyramidenzellband (Abb. 327), die eine Gliaproliferation nach sich ziehen. Endblatt (C4) und Sommerscher Sektor (CA 1) sind ungefähr gleich häufig betroffen. Dagegen ist CA 2 deutlich seltener befallen. Die Ammonshornsklerose tritt überwiegend beidseits auf und steht dann im Zusammenhang mit weiteren hypoxisch-vasalen Läsionen des Gehirns. In der Häufigkeit des Befalls folgen die Kleinhirnrinde und die dienzephalen Kerngruppen. Im Marklager wird häufiger eine diffuse Sklerose gefunden.

Häufig finden sich Mikrodysgenesien, zu denen Störungen des Windungsreliefs mit Protrusionen von Nervengewebe bis unter die Pia sowie eine Störung der Architektur tieferer Rindenschichten gerechnet werden (Abb. 328). In Verbindung mit dem reduzierten Hirngewicht und der reduzierten Kortexdicke ist auch die absolute Zellzahl reduziert. Bei altersgleichen Kontrollen werden nur in 3% feine Architekturstörungen gefunden.

Pathogenese

Eine Analyse des Entstehungszeitpunktes der sehr heterogenen Läsionen zeigt, daß in $^2/_3$ der Fälle die Läsion aus der Pränatalzeit stammt, so daß in diesen

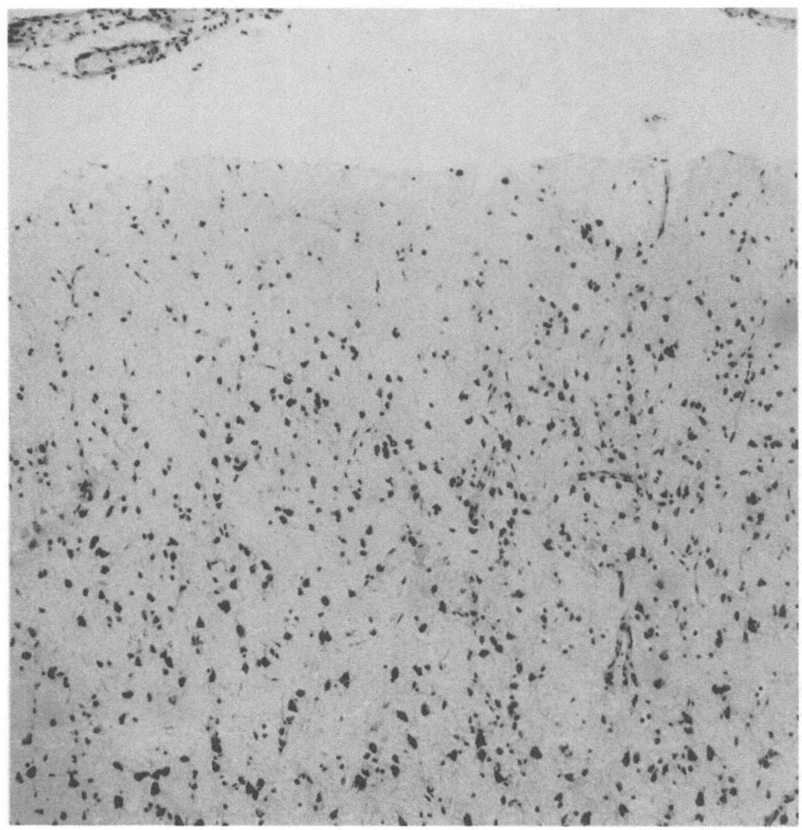

Abb. 328. West-Syndrom. Mikrodysgenesien in der Molekularschicht und Störungen der Architektur tieferer Rindenschichten. Nissl × 80

Fällen von einer fetalen Epilepsie gesprochen werden kann. Dem West-Syndrom können auch metabolische und degenerative Erkrankungen zugrundeliegen. Ebenso beobachtet man Folgezustände von Meningitiden und Enzephalitiden. Bemerkenswert ist, daß sich die Fälle mit frühem Läsionszeitpunkt auch klinisch signifikant durch eine besonders frühe Anfallsmanifestation von denjenigen Fällen unterscheiden, bei denen nur peri- oder postnatale Läsionen gefunden werden (MEENCKE u. GERHARD 1985). Ein Zusammenhang zwischen Häufigkeit und Ausprägung der elektiven Parenchymnekrosen und Grand mal oder Dauer der Hypsarrhythmie besteht nicht.

2. Lennox-Syndrom (myoklonisch-astatisches Petit-mal, „akinetisches Petit-mal")

Über einen ersten Patienten wurde 1871 von JACKSON berichtet. Das Krankheitsbild wurde von LENNOX 1945 erstmals als eigenständiges Syndrom aufgefaßt.

Klinisches Bild

Ungefähr 5% aller kindlichen Epilepsien gehen mit myoklonisch-astatischem Petit-mal einher. Der Gipfel des Erkrankungsbeginns liegt zwischen dem 2. und 5. Lebensjahr. Klinisch imponieren Sturzanfälle mit oder ohne Myoklonien und kurzen Absencen. Häufig treten diese Anfälle pyknoleptisch auf, oft auch mit einer tageszeitlichen Bindung am Morgen. Das EEG zeigt mit wechselnder Betonung langsame „spike-waves" als Spike-wave-Variantenmuster. Häufig sind auch Herdstörungen. Eine Entwicklung aus dem Propulsiv-Petit-mal ist nicht selten.

Neuropathologie

Makroskopisch sind in einigen Fällen Mikroenzephalien mit einem Hirngewicht im 3. Dezenium unter 1000g beschrieben worden.

Lichtmikroskopisch dominieren hypoxisch-vasale Läsionen des Kleinhirns. In der Mehrzahl der Fälle liegt eine Atrophie vom Purkinje-Zelltyp, aber auch Läppchenatrophien vor. Mikrodysgenesien zeigen in einem Teil der Fälle überwiegend fokal akzentuierte Protrusionen von Nervenzellen in das Stratum molekulare ohne Architekturstörung tieferer Rindenschichten. Die morphometrische Analyse zeigt eine in einem Teil der Fälle signifikante Zunahme nicht-pyramidaler Nervenzellen im Stratum moleculare (MEENCKE 1986).

Pathogenese

Bei dem Syndrom mit altersabhängiger Manifestation der kleinen Anfälle finden sich Hinweise auf früh angelegte Reifungs- und Entwicklungsstörungen. Ob die bei diesem Syndrom dominierenden ischämischen Kleinhirnschäden, die keine Korrelation zum Auftreten großer Anfälle zeigen, in den Ursachenkreis der Epilepsie einzuordnen sind, ist noch offen (MEENCKE u. VEITH 1985).

II. Primär generalisierte Epilepsien

Neuropathologische Befunde liegen bisher zu zwei Syndromen (Friedmann-Syndrom, Herpin-Janz-Syndrom) vor, die entweder von Anfang an oder im weiteren Verlauf mit einem Grand mal vom Aufwachtyp kombiniert sein können. Trotz der Unterschiede im Krankheitsbild stimmen die bisher vorliegenden neuropathologischen Befunde in beiden Syndromen überein.

1. Friedmann-Syndrom (pyknoleptische Absencen)

Unter dem Begriff Pyknolepsie wurden zunächst gehäuft auftretende, nichtepileptische Absencen im Kindesalter zusammengefaßt (FRIEDMANN 1906), die nach einigen Autoren der Hysterie nahestehen sollen. Erst die Einführung des EEGs und die Untersuchungen von JUNG (1939) und LENNOX (1945) führten mit der Entdeckung des 3/s-spike-wave-Potentials zur Einordnung dieses Petit-mal in die Gruppe der Epilepsien.

Klinik: Die Pyknolepsien machen ungefähr 8% aller Epilepsien aus. Die Erkrankung setzt zwischen dem 4. und 14. Lebensjahr ein mit einem Gipfel im 7. und 8. Lebensjahr. Führendes Symptom ist eine vollkommene Bewußtseinsstörung, die in der Regel weniger als 30s anhält. Sie kann mit zusätzlichen klinischen Zeichen wie Veränderungen der Kopfhaltung, Bewegungen der Lider und der Arme und Hände (kurze Myoklonien) als myoklonische Absence auftreten. Das EEG während der Absence zeigt bilateral synchrone 3/s-spike-wave-Komplexe.

2. Juvenile Myoklonusepilepsie
(Janz-Syndrom; Impulsiv-Petit-mal)

Von HERPIN (1867) wurde erstmals eine Anfallsform beschrieben, die mit heftigen Stößen durch den ganzen Körper einhergeht. Die klinische Charakterisierung dieser Anfälle von JANZ u. CHRISTIAN (1957) begründete die Eigenständigkeit des Syndroms.

Klinisches Bild

Ungefähr 5% aller Epilepsien gehen mit Impulsiv-Petit-mal einher. Zwei Drittel der Patienten erkranken zwischen dem 14. und 18. Lebensjahr. Charakteristisch sind das jähe Einschießen, die kurze Dauer und das Richtungslose der Bewegungen. Im EEG finden sich bilateral synchrone Poly-spike-wave-Komplexe.

Neuropathologie

Neuropathologische Befunde zu primär generalisierten Epilepsien sind sehr spärlich. Es liegen bisher erst 16 umfassend untersuchte Fälle vor (MEENCKE u. JANZ 1984; MEENCKE 1986).

Makroskopisch sind die Gehirne weitgehend unauffällig. Eine kleine Subarachnoidalzyste des Temporallappens sowie einmal ein Cavum septi pellucidi und einmal eine diskrete Hamartie im Hirnstamm wurden beobachtet.

Lichtmikroskopisch sind bisher in keinem Fall sog. Krampfschäden gefunden worden. Lediglich in 4 Fällen wurden elektive Parenchymnekrosen beobachtet, deren Entstehung auf Herz/Kreislauf-Stillstand und Reanimation oder auf schwere Arteriosklerose bezogen werden konnte. In großer Regelmäßigkeit finden sich Mikrodysgenesien, die in einer diffusen Zunahme nicht-pyramidaler Nervenzellen im Stratum moleculare und im Marklager bestehen. Die Zellzahl ist morphometrisch signifikant erhöht gegenüber altersgleichen Kontrollen und den Fällen mit Lennox-Syndrom (MEENCKE 1985).

Pathogenese

Bedeutung haben die feinen Entwicklungsstörungen mit diffuser Dystopie überwiegend nicht-pyramidaler Nervenzellen. Unklar ist, ob diese Entwicklungsstörungen Ausdruck des besonderen genetischen Hintergrundes dieser Epilepsie oder eher exogener Einflüsse der Fetalzeit sind. Bemerkenswert ist, daß allen generalisierten Epilepsien mit altersgebundenen kleinen Anfällen (West-Syndrom,

Lennox-Syndrom, Friedmann-Syndrom, Janz-Syndrom) Entwicklungsstörungen zugrunde liegen, wobei in der Ausprägung und damit wohl auch im Entstehungszeitpunkt eine deutliche Gliederung zu erkennen ist. Damit unterstreichen auch die morphologischen Befunde die nosologische Einheit und klinische Gliederung generalisierter Epilepsien.

3. Spezielle Syndrome als Komplikationen von verschiedenen Erkrankungen

Progressive Myoklonusepilepsie

Die Myoklonusepilepsien müssen als generalisierte Epilepsien eingeordnet werden und sind als eigenständige Krankheiten mit epileptischen Anfällen aufzufassen.

III. Fokale Epilepsien

Epilepsie mit psychomotorischen Anfällen

JACKSON u. BEEVOR (1889) beschrieben diese Anfälle als abgegrenzte epileptische Phänomene und diskutierten ihren Zusammenhang mit Läsionen im Temporallappen.

Klinisches Bild

Etwa $^1/_3$ aller Epilepsien geht mit psychomotorischen Anfällen einher. Sie können in jedem Lebensalter einsetzen. Der klinische Anfallsablauf ist in der Regel dreigegliedert: Aura (Selbstwahrnehmungen), Anfallskern (Automatismen) und postparoxysmaler Dämmerzustand. Die Anfälle beginnen und enden nie abrupt. In Korrelation zu der anatomischen Gliederung in temporolaterale und rhinenzephale Epilepsien variieren Aura und Anfallskern. Ungefähr 50% der Patienten erweisen sich als pharmakoresistent.

Neuropathologie

Nahezu alle pathologischen Prozesse des Temporallappens können zu psychomotorischen Anfällen führen. Neben hirneigenen Tumoren, die den Temporallappen einbeziehen, zeigen die bioptischen Untersuchungen des Temporallappens nach Polresektionen in 50% der Fälle Ammonshornsklerosen, in 12% Narben und Infarkte (z.B. Ulegyrien), in 10% Hamartome und in den restlichen Fällen unspezifische Gliosen oder keine pathologischen Veränderungen. Von der klassischen Form der Ammonshornsklerose mit Läsionen in CA 1, CA 4 und im Gyrus dentatus kann eine isolierte Endblattsklerose (CA 4), die besonders bei Spätmanifestation beobachtet wird, abgegrenzt werden. Bei einer Beteiligung von Amygdalum, fusiformem Gyrus, Uncus und lateraler neokortikaler Anteile wird von einer „mesial temporal sclerosis" gesprochen und pathogenetisch eine temporale Herniation unter der Geburt vermutet. Bei der chirurgischen Therapie der psychomotorischen Epilepsien muß berücksichtigt werden, daß die Ammonshornsklerose in 50–60% der Fälle bilateral vorliegt und daß bei 80% der Fälle Läsionen auch außerhalb des Temporallappens gefunden werden, die ebenfalls epileptogen wirken können. Außerdem entspricht eine morphologische Läsion nicht immer dem epileptogen relevanten Herd.

IV. Gelegenheitsanfälle

Fieberkrämpfe

Drei bis vier Prozent aller Kinder bekommen in den ersten fünf Lebensjahren Fieberkrämpfe. Von diesen entwickeln 5–10% später eine Epilepsie, besonders bei lang anhaltenden und fokalen Fieberkrämpfen. Ob morphologische Läsionen, die während des Fieberkrampfes entstanden sind, dafür verantwortlich sind, ist unklar, denn auf Fieberkrämpfe folgen gleichhäufig sowohl generalisierte als auch fokale Epilepsien (TSUBOI 1986). Sorgfältige Fallanalysen (VEITH 1982) zeigten außerdem, daß Hyerpyrexien, Hypoglykämien und Thrombosen für die beobachteten Läsionen verantwortlich sind und nicht der Anfall selbst. Klinische Studien wiesen auf eine erhöhte Inzidenz von Geburtskomplikationen und anderen ätiologisch relevanten Ereignissen in der Postnatalperiode bei Kindern mit Fieberkrämpfen hin.

Literatur

Aarli JA (1968) Neurological manifestations in hyperlipemia. Neurology 18: 883–886

Abarbanel JM, Frisher S, Osimani A (1986) Primary amyloidosis with peripheral neuropathy and signs of motor neuron disease. Neurology 36: 1125–1127

Abbamondi AL, Servidei S, Sparado M, Scoppetta C, Vaccario ML, Amabile G, Macchi G (1988) Familial adult Leigh syndrome with cytochrome C oxidase deficiency. Clin Neuropathol 7: 139

Abbassi V, Lowe CU, Calcagno PL (1968) Oculo-cerebro-renal syndrome. Am J Dis Child 115: 146–168

Abderhalden E (1903) Familiäre Cystindiathese. Hoppe-Seylers Z Physiol Chem 38: 557–561

Abderhalden E, Bergell P (1903) Über das Auftreten von Monoaminosäuren im Harn von Kaninchen nach Phosphorvergiftung. Z Physiol Chem 39: 464–470

Abe T, Okada R (1972) Lipid analysis of a case of GM1 generalized gangliosidosis. Jpn J Exp Med 42: 543–551

Abe T, Ogawa K, Fuziwara H, Urayama K, Nagashima K (1985) Spinal ganglia and peripheral nerves from a patient with Tay-Sachs disease. Acta Neuropathol (Berl) 66: 239–244

Abramow A, Schorr S, Wolman M (1956) Generalized xanthomatosis with calcified adrenals. Am J Dis Child 91: 282–286

Abrams GM, Latov N, Hays AP, Sherman W, Zimmerman EA (1982) Immunocytochemical studies of human peripheral nerve with serum from patients with polyneuropathy and paraproteinemia. Neurology 32: 821–826

Abuelo ON, Barsel-Bowers G, Tutschka BG, Ambler M, Singer DB (1981) Symmetrical infantile thalamic degeneration in two sibs. J Med Genet 18: 448–450

Abul-Haj SK, Mark DG, Douglas WF, Geppert LJ (1962) Farber's disease: Report of a case with observations on its histogenesis and notes on the nature of the stored material. J Pediatr 61: 221–232

Adachi M, Volk BW (1975) GM2-Gangliosidoses. In: Volk BW, Schneck L (eds) The Gangliosidoses. Plenum, New York, pp 125–158

Adachi M, Wallace BJ, Schneck L, Volk BW (1966) Fine structure of spongy degeneration of the central nervous system (van Bogaert and Bertrand type). J Neuropathol Exp Neurol 25: 598–616

Adachi M, Wallace BJ, Schneck L, Volk BW (1967) Fine structure of central nervous system in early infantile Gaucher's disease. Arch Pathol 83: 513–526

Adachi M, Wellmann KF, Volk BW (1968) Histochemical studies on the pathogenesis of idiopathic non-arteriosclerotic cerebral calcification. J Neuropathol Exp Neurol 27: 483–499

Adachi M, Torij J, Schneck L, Volk BW (1971 a) The fine structure of fetal Tay-Sachs disease. Arch Pathol 91: 48–54

Adachi M, Torij J, Karvounis PC, Volk BW (1971 b) Alterations of astrocytic organelles in various lipidoses and allied diseases. Acta Neuropathol (Berl) 18: 74–83

Adachi M, Torij J, Wellmann KF, Volk BW (1972) Experimental hypercholesterolemia. Acta Neuropathol (Berl) 22: 58–67

Adachi M, Volk BW, Schneck L, Relkin R (1972) Ultrastructural alterations of endocrine glands in Tay-Sachs disease. Am J Clin Pathol 57: 557–561

Adachi M, Schneck L, Cara J, Volk BW (1973) Spongy degeneration of the central nervous system (van Bogaert and Bertrand type: Canavan's disease). A review. Hum Pathol 4: 331–347

Adachi M, Schneck L, Volk BW (1974) Ultrastructural studies of eight cases of fetal Tay-Sachs disease. Lab Invest 30: 102–112

Adachi M, Volk BW, Schneck L (1976) Animal model: Mouse Niemann-Pick's disease. Am J Pathol 85: 229–232

Adachi M, Schneck L, Volk BW (1978) Progress in investigations of sphingolipidoses. Acta Neuropathol (Berl) 43: 1–18

Adam J, Crow TJ, Duchen LW, Scaravilli F, Spokes E (1982) Familial cerebral amyloidosis and spongiform encephalopathy. J Neurol Neurosurg Psychiatry 45: 237–245

Adams CW, Marples EA, Trounce JR (1960) Achalasia of the cardia and Hirschsprung's disease. The amount and distribution of cholinesterases. Im Set 19: 473–481

Adams CW, Brain RH, Trounce JR (1976) Ganglion cells in achalasia of the cardia. Virchows Arch 372: 75–79

Adams RD, Lyon G (1982) Neurology of hereditary metabolic diseases of children. Hemisphere, Washington

Adams RD, Victor M (1981) Degenerative diseases of the nervous system. Principles of Neurology. McGraw-Hill, New York

Adams RD, Bogaert L van, Eecken H van der (1961) Dégénérescences nigrostriées et cérébello-nigro-striées (Unicité clinique et variabilité pathologique des dégénérescences preséniles à forme de rigidité extrapyramidale). Psychiatr Neurol (Basel) 142: 219–259

Adler D, Horoupian DS, Towfighi J, Gandolfi A, Suzuki K (1982) Status marmoratus and Bielschowsky bodies. A report of two cases and reviews of the literature. Acta Neuropathol (Berl) 56: 75–77

Adornato BT, O'Brain JS, Lampert PW, Roe TF, Neustein BH (1972) Cerebral spongy degeneration of infancy. Neurology 22: 202–210

Afifi AK, Der Kaloustian VM, Mire JJ (1972) Muscular abnormality in xeroderma pigmentosum. J Neurol Sci 17: 435–442

Agamanolis DP, Greenstein JI (1979) Ataxia-telangiectasia. Report of a case with Lewy bodies and vascular abnormalities within cerebral tissue. J Neuropathol Exp Neurol 38: 475–489

Agamanolis DP, Patre S (1979) Glycogen accumulation in the central nervous system in the cerebro-hepato-renal syndrome – Report of a case with ultrastructural studies. J Neurol Sci 41: 325–342

Agamanolis DP, Traynor CA (1983) Congenital dysautonomia. A case with a posterior interhemispheric cyst and microcephaly. J Neuropathol Exp Neurol 42: 469–478

Agamanolis DP, Robinson GD, Timmons GD (1976) Cerebro-hepato-renal syndrome. Report of a case with histochemical and ultrastructural observations. J Neuropathol Exp Neurol 35: 226–246

Agamanolis DP, Potter JL, Naito HK, Robinson HB, Kulasekaran T (1986) Lipoprotein disorder, cirrhosis, and olivopontocerebellar degeneration in two siblings. Neurology 36: 674–681

Aggerbeck LP, McMahon JP, Scanu AM (1974) Hypobetalipoproteinemia: Clinical and biochemical description of a new kindred with Friedreich's ataxia. Neurology 11: 1051–1063

Aggestrup S, Uddman R, Sundler F, Fahrenkrug J, Hakanson R, Sorensen HR, Hambraeus G (1983) Lack of vasoactive intestinal polypeptide nerves in esophageal achalasia. Gastroenterology 84: 924–927

Agostini L, Bignami A, Marchiafava G (1955) An anatomo-clinical study of two cases of acute porphyria. II. Int Congr Neuropathology, London. Excerpta Med, VIII. Neurol 8: 861–867

Aguilar MJ, Chadwick DL, Okuyama K, Kamoshita S (1966) Kinky hair disease. I. Clinical and pathological features. J Neuropathol Exp Neurol 25: 507–522

Aguilar M, Brien JO, Taber P (1967) The syndrome of familial leukodystrophy, adrenal insufficiency and cutaneous melanosis. In: Aronson SM, Volk BW (eds) Inborn disorders of sphingolipid metabolism. Pergamon, New York, pp 149–166

Aguilar MJ, Kamoshita S, Landing BH, Border E, Sedgwick RP (1968) Pathological observations in ataxia telangiectasia. A report on 5 cases. J Neuropathol Exp Neurol 27: 659–676

Ahdab-Barmada M, Moossy J (1984) The neuropathology of kernicterus in the premature neonate: Diagnostic problems. J Neuropathol Exp Neurol 43: 45–56

Aicardi JA (1965) Lefebure and Lerique-Loechlin: A new syndrome: spasm in flexion, callosal agnesis, ocular abnormalities. Electroencephalogr. Clin Neurophysiol 19: 609–610

Aicardi JA, Goutieres F (1984) A progressive familial encephalopathie in infancy with calcifications of the basal ganglia and chronic cerebrospinal fluid lymphocytosis. Ann Neurol 15: 49–54

Aimard G, Bady B, Boisson D (1976) Sclérose laterale amyotrophique survenue avant 40 ans: Remarqués à propos de 25 observations. Rev Neurol 132: 563–566

Aksu F, Christen HJ, Hanefeld F (1986) Progrediente Ataxie und distale Muskelatrophie – Differentialdiagnostische Überlegungen zum Roussy-Lévy-Syndrom. Klin Pädiatr 198: 114–118

Alajouanine T, Nick J (1959) Sur trois cas familiaux de sclérose latérale amyotrophique (forme commune; forme bulbaire à evolution aigue; forme à type de poliomyelite anterieure chronique) sur- venue dans la même fratrie. Rev Neurol 100: 490–492

Aleu FP, Terry RD, Zellweger H (1965) Electron microscopy in two cerebral biopsies in gargoylism. J Neuropathol Exp Neurol 24: 304–317

Alexander L, Norman RM (1960) The Sturge-Weber syndrome. Wright, Bristol

Alexander MP, Emery ES, Koerner FC (1976) Progressive bulbar paresis in childhood. Arch Neurol 33: 66–68

Alexander WS (1949) Progressive fibrinoid degeneration of fibrillary astrocytes associated with mental retardation in a hydrocephalic infant. Brain 72: 373–381

Alhadeff GA, Miller AL, Wenger D, O'Brien JS (1974) Electrophoretic forms of human liver alpha-L-fucosidase and their relationship to fucosidosis (Mucopolysaccharidosis F). Clin Chim Acta 57: 307–313

Allan JD, Cusworth DC, Dent CE, Wilson VK (1958) A disease, probably hereditary, characterized by severe mental deficiency and constant gross abnormality of aminoacid metabolism. Lancet I: 182–187

Allan MW van, Frohlich JA, Davis JR (1969) Inherited predisposition to generalized amyloidosis. Clinical and pathological study of a family with neuropathy, nephropathy, and peptic ulcer. Neurology 19: 10–25

Allegranza A, Strada GP, Canevini P (1965) Dati istochimici in un caso di mioclonoepilessia di Unverricht-Lundborg. Riv Pathol Nerv Ment 86: 386–406

Allegranza A, Canevini P, Strada GP (1966) Progressive familial myoclonus epilepsy of Unverricht-Lundborg. Histochemical and ultrastructural study of the s. c. Lafora's bodies. Proceedings of the Fifth International Congress of Neuropathol, Excerpta Med Found (Amsterd) 350–363

Allegranza A, Strada GP, Borri PF (1968) A case of late infantile amaurotic idiocy and a case of an unusual storage disease with visceral involvement. Pathol Eur 3: 248–258

Allemann R (1941) Zur Diagnose und Therapie gleichzeitiger Milz- und Nierenerkrankungen. Z Urol 35: 225–247

Allen N, Mendell JR, Billmaier DJ, Fontaine RE, O'Neill J (1975) Toxic polyneuropathy due to methyl n-butyl ketone. Arch Neurol 32: 209–218

Allsop J, Watts RW (1980) Activities of amidophosphoribosyltransferase (EC2.4.2.14) and the purine phosphoribosyltransferase (EC2.4.2.7 and 2.4.2.8), and the phosphoribosylpyrophosphate content of rat central nervous system at different stages of developement – their possible relationship to the neurological dysfunction in the Lesch-Nyhan syndrome. J Neurol Sci 46: 221–232

Alonso ME, Otero E, D'Regules R, Figueroa HH (1986) Parkinson's disease: A genetic study. Can J Neurol Sci 13: 248–251

Alpers BJ (1931) Diffuse progressive degeneration of the gray matter of the cerebrum. Arch Neurol 25: 469–505

Alroy J, Orgad U, Ucci AA, Schelling SH (1985) Neurovisceral and skeletal GM1-gangliosidosis in dogs with beta-galactosidase deficiency. Science 229: 470–472

Altenkirch H, Mager J, Stoltenburg G, Helmbrecht J (1977) Toxic polyneuropathies after sniffing a glue thinner. J Neurol 214: 137–152

Altenkirch H, Stoltenburg G, Wagner HM (1978) Experimental studies on hydrocarbon neuropathies induced by methyl-ethyl-ketone (MEK). J Neurol 219: 159–170

Alter M, Talbert OR, Croffead M (1963) Cerebellar ataxia congenital cataracts and retarded somatic and mental maturation. Neurology 12: 836–847

Althaus J (1884) Über Sklerose des Rückenmarks. Wigand, Leipzig

Al-Tikriti SA, Rowe PA, Munro AJ (1984) Adult Reye's syndrome. J Royal Soc Med 77: 694–696

Altmann HW (1972) Glykogenhaltige Karyosphäriden in Gliakernen bei hepatogener Encephalopathie. Virchows Arch [B] 11: 263–267

Alton DJ, MacDonald P, Reilly BJ (1972) Cockayne's syndrome. A report of three cases. Radiology 104: 403–406

Altrocchi PH, Forno LS (1983) Spontaneous oral-facial dyskinesia: Neuropathology of a case. Neurology 33: 802–805

Altschul R, Kotlowski K (1956) Pallido-cerebello-olivary degeneration with eunuchoidism. J Nerv Ment Dis 123: 112–116

Alvira MM, Tew JM, Lukin R (1978) Unusual myelin structure in a case of adreno-leuko-dystrophy. J Neuropathol Exp Neurol 37: 584

Alvord EC, Stevenson LD, Vogel FS, Engle RL (1950) Neuropathological findings in phe-nyl-pyruvic oligophrenia (phenyl-ketonuria). J Neuropathol Exp Neurol 9: 298–310

Alvord EC, Forno LS, Kusske JA, Kaufmann RJ, Rhodes JS, Goetowski CR (1974) The pa-thology of parkinsonism. A comparison of degenerations in cerebral cortex and brain-stem. Adv Neurol 5: 175–193

Alzheimer A (1906/07) Über eine eigenartige Erkrankung der Hirnrinde, 37. Verslg Süd-westdtsch. Irrenärzte, Tübingen (1906). Allg Z Psychiatr 64: 146

Alzheimer A (1910) Beiträge zur Kenntnis der pathologischen Neuroglia und ihrer Bezie-hungen zu den Abbauvorgängen im Nervengewebe. In: Alzheimer A, Nissl F (Hrsg) Hi-stologische und histopathologische Arbeiten über die Großhirnrinde, Bd 3. Fischer, Jena, S 401–562

Alzheimer A (1911 a) Über die anatomische Grundlage der Huntingtonischen Chorea und der choreatischen Bewegungen überhaupt. Neurol Centralbl 30: 891–892

Alzheimer A (1911 b) Über eigenartige Krankheitsfälle des späteren Alters. Z Neurol 4: 356–385

Amano N, Yokoi S, Akagi M, Sakai M, Yagishita S, Nakata K (1983) Neuropathological findings of an autopsy case of adult beta-galactosidase and neuraminidase deficiency. Acta Neuropathol (Berl) 61: 283–290

Amano N, Iwabuchi K, Sakai H, Yagishita S, Itoh Y, Iseki E, Yokoi S, Arai N, Kinoshita J (1987) Nasu-Hakola's disease (membranous lipodystrophy). Acta Neuropathol (Berl) 74: 294–299

Ambrosetto P, Bacci A (1984) New form of familial Parkinson-dementia syndrome and pro-gressive supranuclear palsy (letter). Neurology 34: 1524–1525

Amendt BA, Rhead WJ (1986) The multiple acyl-coenzyme A dehydrogenation disorders, glutaric aciduria type II and ethylmalonic-adipic aciduria. J Clin Invest 78: 205–213

Amick LD, Nelson JW, Zellweger H (1971) Familial motor neuron disease, non-chamorro type: Report of kinship. Acta Neurol Scand 47: 341–349

Aminoff MJ (1972) Acanthocytosis and neurological disease. Brain 95: 749–760

Amir N, Peleg O, el Shalev RS, Christensen E (1987) Glutaric aciduria type I: Clinical hete-rogeneity and neuroradiologic features. Neurology 37: 1654–1657

Ammermann O (1940) Isolierte Schädigung der unteren Oliven bei Myoklonusepilepsie. Arch Psychiatr Nervenkr 111: 213–232

Amromin GD, Boder E, Teplitz R (1979) Ataxia-telangiectasia with a 32 year survival. J Neuropathol Exp Neurol 38: 621–643

Andersen HA, Palludan B (1968) Leucodystrophy in mink. Acta Neuropathol (Berl) 11: 347–360

Anderson DH (1952) Studies on glycogen disease with report of a case in which the glycogen was abnormal. Carbohyd Metabol Baltimore, JH Press, pp 28–42

Anderson DH, Hagne I, Roos BE (1973) Homovanillic acid and 5-Hydroxyindolacetic acid in cerebrospinal fluid of a child with familial dysautonomia. Acta Paediatr Scand 62: 46–48

Anderson JM (1969) Spongy degeneration in the white matter of the central nervous system in the newborn: pathological findings in three infants, one with hyperglycinaemia. J Neu-rol Neurosurg Psychiatry 32: 328–337

Anderson JM, Milner RD, Strich SJ (1967) Effects of neonatal hypoglycaemia on the ner-vous system: A pathological study. J Neurol Neurosurg Psychiatry 30: 295–310

Anderson W (1898) A case of angiokeratoma. Br J Dermatol 10: 113–119

Andersson R (1970) Hereditary amyloidosis with polyneuropathy. Acta Med Scand 188: 85–94

Ando S, Ueda M, Nakagawa Y (1967) Case of leukodystrophy with deposits resembling Rosenthal fibers (Alexander type). Adv Neurol Sci 11: 765–774

Ando T, Nyhan WL, Bicknell J, Harris R, Stern J (1978) Non-ketotic hyperglycinaemia in a family with an unusual phenotype. J Inherited Metab Dis 1: 79–83

Andrade C (1952) A peculiar form of peripheral neuropathy. Familiar atypical generalized amyloidosis with special involvement of the peripheral nervs. Brain 75: 408–427

Andrade C (1981) Amyloid neuropathy, type II (Indiana type, Rukavina type). In: Vinken PJ, Bruyn GW (eds) Handbook of clinical neurology, vol 42. North Holland, Amsterdam, pp 520–521

Andrews AD, Barrett SF, Robbins JH (1978) Xeroderma pigmentosum neurological abnormalities correlate with colony forming ability after UV radiation. Proc Natl Acad Sci USA 75: 1984–1988

Andrews JM (1975) The fine structure of the cervical spinal cord, ventral root and brachial nerves in the wobbler (wr) mouse. J Neuropathol Exp Neurol 34: 12–27

Andrews JM, Cancilla P (1970) Cytoplasmic inclusions in human globoid cell leukodystrophy. Arch Pathol 89: 53–55

Andrews JM, Terry RD, Spataro J (1970) Striatonigral degeneration. Clinical-pathological correlations and response to stereotaxic surgery. Arch Neurol 23: 319–329

Andrews JM, Pasquale AC, Grippo J, Menkes JH (1971 a) Globoid cell leukodystrophy (Krabbe's disease): Morphological and biochemical studies. Neurology 21: 337–352

Andrews JM, Sorenson V, Cancilla PA, Price HM, Menkes JH (1971 b) Late infantile neurovisceral storage disease with curvilinear bodies. Neurology 21: 207–217

Andria G, Giudice E des, Reuser AJJ (1978) Atypical expression of Beta-galactosidase deficiency in a child with Hurler-like features but without neurological abnormalities. Clin Genet 14: 16–23

Andria G, Strisciuglio P, Pontarelli G, Sly WS, Dodson WE (1981) Infantile neuramidase and β-galactosidase deficiencies (galactosi alidosis) with mild clinical course. Perspect Inherited Metab Dis 4: 379–395

Angelini C, Philippart M, Borrone C, Bresolin N, Cantini M, Lucke S (1980) Multisystem triglyceride storage disorder with impaired longchain fatty acid oxidation. Ann Neurol 7: 5–10

Angelini C, Trevisan C, Freddo L, Battistella P, Bresolin N, Pierobon-Bormioli S, Armani M, Versani L (1981) Carnitine palmityl transferase deficiency: Clinical variability carrier detection, and autosomal-recessive inheritance. Neurology 31: 883–886

Angelini C, Trevisan C, Isaya G, Pegolo G, Vergani L (1987) Clinical varieties of carnitine and carnitine palmitosyltransferase deficiency. Clin Biochem 20: 1–7

Angelini C, Martinuzzi A, Micaglio GF et al. (1988) Merff: Biochemical heterogeneity under similar clinical presentation – two new cases. (3rd Eur Meet Neuropathol). Clin Neuropathol 7: 142

Angerpointer T (1977) Zur Differentialdiagnose der Colonobstruktion im Neugeborenen- und Säuglingsalter. Kinderarzt 11: 1513–1521

Anon JB (1979) Familial neonatal pulmonary hemorrhage associated with defects of the urea cycle. Pediatr Res 13: 81

Anraku S, Kotorii K, Shingaki T (1974) An autopsy case of Lafora-body disease with interesting clinical symptoms. Clin Neurol 14: 445–453

Antoine JC, Tommasi M, Chalumeau A, Jouvet-Telinge A, Bourrat C (1985) Maladie de Hallervorden-Spatz avec corps de Lewy. Rev Neurol (Paris) 12: 806–809

Antoku Y, Sakai T, Goto I, Iwashita H, Kuroiwa Y (1985) Plasmalogen analysis in erythocyte membranes of adrenoleukodystrophy. Neurology 35: 1051–1053

Anzil AP (1969) Progressive supranuclear palsy. Case report with pathological findings. Acta Neuropathol (Berl) 14: 72–76

Anzil AP, Blinzinger K (1976) Lysosomen und Leukodystrophien. Verh Dtsch Ges Pathol 60: 120–133

Anzil AP, Dozic S (1978) Peripheral nerve changes in porphyric neuropathy: Findings in a sural nerve biopsy. Acta Neuropathol 42: 121–126

Anzil AP, Blinzinger K, Martinus J (1973) Ultrastructure of storage materials in metachromatic leucodystrophy peripheral neuropathy and in rabbit tissues after sulfatide application with special reference to pleated lamellar systems. J Microsc (Paris) 18: 173–186

Anzil AP, Blinzinger K, Mehraein P, Dozic S (1973) Niemann-Pick disease type C. Case report with ultrastructural findings. Neuropädiatrie 4: 207–225

Anzil AP, Herrlinger H, Blinzinger K, Krouski D (1974) Intraneuritic corpora amylacea. Virchows Arch Pathol [A] 364: 297–301

Anzil AP, Blinzinger K, Harzer K, Reither M, Zimmermann G (1975) Cytosome morphology and distribution of generalized ceroidlipofuscinosis in a twenty-eight month old boy with normal myelo-peroxidase activity. Neuropädiatrie 6: 259–282

Anzil AP, Martinus J, Blinzinger K (1976) Follow-up study of a case of generalized ceroid-lipofuscinosis of childhood with special reference to the finding of an abnormal serum lecithin fatty acid pattern. Neuropädiatrie 7: 362–367

Anzil AP, Jirasek A (1981 a) Ein Fall von ALD bei einem Mädchen vorgestellt anhand elektronenmikroskopischer Befunde. Zentralbl Allg Pathol 125: 564

Anzil AP, Weindl A, Struppler A (1981 b) Ultrastructure of a cerebral white matter lesion in a 41-year-old man with Leigh's encephalomyelopathy (LEM). Acta Neuropathol (Berl) [Suppl] VII: 233–238

Appel SH (1981) A unifying hypothesis for the cause of amyotrophic lateral sclerosis, parkinsonism, and Alzheimer disease. Ann Neurol 10: 499–505

Appenzeller O, Kornfeld M, Atkinson R (1980) Pure axonal neuropathy: nerve xenografts and clinicopathological study of a family with peripheral neuropathy, hereditary ataxia, focal necrotizing encephalopathy, and spongy degeneration of brain. Ann Neurol 7: 251–261

Aquilonius SM, Eckernäs SA, Sundwall A (1975) Regional distribution of choline acetyltransferase in the human brain: changes in Huntington's chorea. J Neurol Neurosurg Psychiatry 38: 669–677

Arakawa T (1970) Congenital defects in folate utilization. Am J Med 48: 594–598

Arakawa T (1974) Congenital and acquired disturbances of histidine metabolism. Clin Endocrinol Metab 3: 17–35

Arakawa T, Ohara K, Kudo Z, Tada K, Hayashi T, Mizuno T (1963) Hyperfolic-acidemia with formiminoglutamic-aciduria following histidine loading: Suggested for a case of congenital deficiency in formiminotransferase. Tohoku J Exp Med 80: 370–382

Arakawa T, Yoshida T, Konno T, Honda Y (1972) Defect of incorporation of glycine-1-14C into urinary uric acid in formiminotransferase deficiency syndrome. Tohoku J Exp Med 106: 213–218

Araki K, Takino T, Ida S, Kuriyama K (1986) Alternation of amino acids in cerebrospinal fluid from patients with Parkinson's disease and spinocerebellar degeneration. Acta Neurol Scand 73: 105–110

Arbisser AI, Donelly KA, Scott CI Jr, DiFerrante N, Singh J, Stevenson RE, Aylesworth AS, Howell RR (1977) Morquio-like syndrome with beta galactosidase deficiency and normal hexosamine sulfatase activity: Mucopolysaccharidosis IV B. Am J Med Genet 1: 195–205

Archer BWC (1927) Multiple cavernous angiomata of sweat ducts associated with hemiplegia. Lancet II: 595–596

Arcinue EL, Mitchell RA, Sarnaik AP, McArthur B (1986) The metabolic course of Reye's syndrome: Distinction between survivors and non-survivors. Neurology 36: 435–438

Arendt T, Bigl V, Arendt A, Tennstedt A (1983) Loss of neurons in the nucleus basalis of Meynert in Alzheimer's disease, paralysis agitans and Korsakoff's disease. Acta Neuropathol 61: 101–108

Argov Z, Soffer D, Eisenberg S, Zimmerman Y (1986) Chronic demyelinating peripheral neuropathy in cerebrotendinous xanthomatosis. Ann Neurol 20: 89–91

Argyrakis A, Pilz H, Goebel HH, Müller D (1977) Ultrastructural findings of peripheral nerve in a preclinical case of adult metachromatic leukodystrophy. J Neuropathol Exp Neurol 36: 693–711

Arias JA, Moser AB, Goldfischer SL (1985) Ultrastructural and cytochemical demonstration of peroxisomes in cultured fibroblasts deficiency disorders. J Cell Biol 100: 1789–1792

Aricò M, Bianchi E, Zaninetti P, Caselli D, Colombo A, Gasparoni MC, Sessa F, Tenti P (1987) Unusual association of glycogen storage disease type I nesidioblastosis and possible congenital hypopituitarism. J Inherited Metab Dis 10: 267–268

Ariel I, Wells TR (1985) Structural abnormalities of the myenteric (Auerbach's) plexus in familial dysautonomia (Riley-Day syndrome) as demonstrated by flat-mount preparation of the esophagus and stomach. Pediatr Pathol 4: 89–98

Aring CD (1940) Degeneration of the basal ganglia associated with olivo-ponto-cerebellar atrophy. J Nerv Ment Dis 92: 448–470

Armbrustmacher VW, Makeever LC, Hansen M (1981) Familial, adult onset, spongiform leucoencephalopathy. A clinico-pathologic report. J Neuropathol Exp Neurol 40: 337

Armstrong D, Wormer DE van, Neville H, Dimmitt S, Clingan F (1975) Thyroid peroxidase deficiency in Batten-Spielmeyer-Vogt disease. Arch Pathol 99: 430–435

Arnason A (1935) Apoplexie und ihre Vererbung. Acta Psychiatr Neurol [Suppl] VII: 1–180

Arneson DW, Tipton RE, Ward JC (1982) Hyperpipecolic acidemia. Occurrence in an infant with clinical findings of the cerebro-hepatorenal (Zellweger) syndrome. Arch Neurol 39: 713–716

Aronson SM (1975) Epidemiology. In: Volk BW, Schneck L (eds) The gangliosidoses. Plenum, New York, p 159

Arseni C, Alexianu M, Horvat L (1972) Fine structure of atypical cells in tuberous sclerosis. Acta Neuropathol 21: 185–193

Arsenio-Nunes ML, Goutières F (1975) An ultramicroscopic study of the skin in the diagnosis of the infantile and late infantile types of ceroid-lipofuscinosis. J Neurol Neurosurg Psychiatry 38: 994–999

Arsenio-Nunes ML, Goutières F (1978) Diagnosis of infantile neuroaxonal dystrophy by conjunctival biopsy. J Neurol Neurosurg Psychiatry 41: 111–115

Arsenio-Nunes ML, Goutières F (1981) Morphological diagnosis of Niemann-Pick disease type C by skin and conjunctival biopsies. Acta Neuropathol [Suppl] 6: 204–207

Arstila AU, Trumpf BF (1968) Studies on cellular autophagocytosis. The formation of autophagic vacuoles in the liver after glucagon administration. Am J Pathol 53: 687–733

Asbury AK, Gale MK, Cox SC, Baringer JR, Berg BO (1972) Giant axonal neuropathy – A unique case with segmental neurofilamentous masses. Acta Neuropathol 20: 237–247

Asherson RA, Mercey D, Phillips G (1987) Recurrent stroke and multi-infarct dementia in systemic lupus erythematosus: Association with antiphospholipid antibodies. Ann Rheum Dis 46: 605–611

Askanas V, Engel WK, Britton DE, Adornato BT, Eiben RM (1978) Reincarnation in cultured muscle of mitochondrial abnormalities; two patients with epilepsy and lactic acidosis. Arch Neurol 35: 801–809

Askanas V, McLaughlin J, Engel WK, Adornato BT (1979) Abnormalities in cultured muscle and peripheral nerve of a patient with adrenomyeloneuropathy. N Engl J Med 301: 588–591

Askenazy A, Arsenis K, Georgiade A (1939) Tumeur perlée du IV. ventricule intervention et guérison. Rev Neurol 71: 746–763

Athreya BH, Schumacher HR, Getz HD, Norman ME, Borden S 4th, Witzleben CL (1983) Arthropathy of Lowe's (oculocerebrorenal) syndrome. Arthritis Rheum 26: 728–735

Atkin BM, Buist NRM, Utter MF, Leiter AB, Banker BQ (1979) Pyruvate carboxylase deficiency and lactic acidosis in a retarded child without Leigh's disease. Pediatr Res 13: 109–116

Attal C, Farkas-Bargeton E, Edgar GWF, Pham-Huu-Trung MT, Girard F, Mozziconacci P (1967) Idiotie amaurotique infantile avec surcharge viscérale. Ann Pédiatr 14: 457–460

Aubourg P, Robain O, Rocchiccioli F, Dancea S, Scotto J (1985) The cerebro-hepato-renal (Zellweger) syndrome: Lamellar lipid profiles in adrenocortical, hepatic mesenchymal, astrocyte cells and increased levels of very long chain fatty acids and phytanic acid in the plasma. J Neurol Sci 69: 9–25

Auer RN, Hugh J, Cosgrove E, Curry B (1989) Neuropathological findings in three cases of profound hypoglycemia. Clin Neuropathol 8: 63–68

Aula P, Rapola J, Autio S, Raivio KO, Karjalainen O (1975) Prenatal diagnosis and fetal pathology of I-cell disease (mucolipidosis type II). J Pediatr 87: 221–226

Aula P, Autio S, Raivio KO, Rapola J, Thoden CJ, Koskela SL, Yamashina I (1979) Salla disease. A new lysosomal storage disorder. Arch Neurol 36: 88–94

Aurebeck G, Osterberg K, Blaw M, Chou S, Nelson E (1964) Electron microscopic observations on metachromatic leucodystrophy. Arch Neurol (Chic) 11: 273–288

Aurebeck G, Osterberg K, Blaw M, Swaiman K, Wright F, Nelson E (1964) Ultrastructural observations on metachromatic leucodystrophy. J Neuropathol Exp Neurol 23: 184–185

Aurias A, Croquette MF, Nuyts JP, Griscelli C, Dutrillaux B (1986) New data on clonal anomalies of chromosome 14 in ataxia telangiectasia: tct(14;14) and inv(14). Hum Genet 72: 22–24

Auricchio S, Frischknecht W, Shmerling D (1961) Primäre Tubulopathien. III. Ein Fall von oculo-cerebro-renalem Syndrom (Lowe-Syndrom). Helv Paediatr Acta 16: 647–655

Austin JH (1957) Metachromatic form of diffuse cerebral sclerosis. I. Diagnosis during life by urine sediment examination. Neurology 7: 415–426

Austin JH (1958) Observations in metachromatic leucoencephalopathy. Trans Am Neurol Assoc 83: 149–152

Austin JH (1962 a) Recent studies in the metachromatic and globoid forms of diffuse sclerosis. Ultrastructure and metabolism of the nervous system. Res Publ Assoc Res Nerv Ment Dis 40: 189–221

Austin JH (1962 b) Some newer findings in Krabbe (globoid) leukodystrophy. Trans Am Neurol Assoc 87: 66–71

Austin JH (1963) Studies in globoid (Krabbe) leukodystrophy. I. The significance of lipid abnormalities in white matter in eight globoid and thirteen control patients. Arch Neurol 9: 207–221

Austin JH (1973 a) Studies in metachromatic leukodystrophy. XII. Multiple sulfatase deficiency. Arch Neurol 28: 258–264

Austin JH (1973 b) Metachromatic leukodystrophy (sulfatide lipidosis): In: Hers HG, Hoof F van (eds) Lysosomes and storage disease. Academic Press, New York London, p 411

Austin JH, McAfee D, Armstrong D, O'Rourke M (1964) Abnormal sulphatase activities in two human diseases (metachromatic leuco-dystrophy and gargoylism). Biochem J 93: 15–36

Austin JH, Armstrong D, Shearer L (1965) Metachromatic form of diffuse cerebral sclerosis. V. The nature and significance of low sulfatase activity: A controlled study of brain, liver and kidney in four patients with metachromatic leucodystrophy (MLD). Arch Neurol 13: 593–614

Austin JH, Armstrong D, Fouch S (1968) Metachromatic leukodystrophie (MLD) VIII. MLD in adults: Diagnosis and pathogenesis Arch Neurol 18: 225–240

Austregesilo MM, Gallotti O, Borges A (1930) Leukoencéphalopathy diffuse. Rev Neurol 1: 1–25

Autio S, Norden N, Öckerman PA, Riekkinen P, Rapola J, Louhimo T (1973) Clinical, fine-structural and biochemical mannosidosis. Acta Paediatr Scand 62: 555–565

Autio-Harmainen H, Oldfors A, Sourander P, Renlund M, Dammert K, Similä S (1988) Neuropathology of Salla disease. Acta Neuropathol 75: 481–490

Autret E, Rivron J, Ramade J, Leroy J, Boulard P (1982) Forme neurologique atypique avec chorée au cours d'une homocystinurie. Ann Pédiatr 29: 203–207

Avenarius HJ, Gerstenbrand F, Weingarten K (1968) Dystrophia myotonica und Syringomyelie. (Eine weitere Mitteilung über das familiäre gemeinsame Auftreten sowie über einen Cardiospasmus im Rahmen des neurologischen Syndroms.) Wien Z Nervenheilkd 26: 13–26

Averback P (1981) Parasynaptic corpora amylacea in the striatum. Arch Pathol Lab Med 105/6: 334–335

Averback P, Crocker P (1982) Regular involvement of Clarke's nucleus in sporadic amyotrophic lateral sclerosis. Arch Neurol 39: 155–156

Averback P, Langvin H (1978) Corpora amylacea of the lumbar spinal cord and peripheral nervous system. Arch Neurol 35: 95–96

Avila L, Pogo BGT (1964) Mucopolysaccharide production by fibroblast derived from human buffy-coat cultures in vitro. Proc Soc Exp Biol Med 116: 641–643

Axelrod FB, Pearson J (1984) Congenital sensory neuropathies. Am J Dis Child 138: 947–954

Aylsworth AS, Taylor HA, Stuart CM, Thomas GH (1976) Mannosidosis: Phenotype of a severely affected child and characterization of alpha-mannosidase activity in cultured fibroblasts from the patient and his parents. J Pediatr 88: 814–818

Aylsworth AS, Thomas GH, Hood JL, Malouf N, Libert J (1980) A severe infantile sialidosis: Clinical, biochemical and microscopic features. J Pediatr 96: 662–668

Aymé S, Mattei JF (1983) Brief clinical report: HARD (+ / − E) syndrome: report of a sixth family with support for autosomal-recessive inheritance. Am J Med Genet 14: 759–766

Ayres WW, Haymaker W (1960) Xanthoma and cholesterol granuloma of the choroid plexus. Report of the pathological aspects in 29 cases. J Neuropathol Exp Neurol 101: 619–629

Azizi E, Berlcroitz I, Vinograd I, Reif R, Mundel G (1984) Congenital megacolon associated with familial dysautonomia. Eur J Pediatr 142: 68–69

Azubuike JC, Gullotta F, Kallfelz HC, Gellissen K, Mende S, Exs R (1975) Juvenile spongiöse Dystrophie des ZNS mit Medullanekrose. Neuropädiatrie 6: 292–306

Azzam NA, Bready JV, Vinters HV, Cancilla PA (1984) Sponataneous spongy degeneration of the mouse brain. J Neuropathol Exp Neurol 43: 118–130

Baar HS, Bickel H (1952) Morbid anatomy, histology, and pathogenesis of Lignac-Fanconi disease. Acta Paediatr [Suppl 90] 42: 171–237

Baar HS, Hickmans EM (1956) Cephalin-lipidosis. A new disorder of lipid metabolism. Acta Med Scand 155: 49–64

Babbitt DP, Tang T, Dobbs J, Berk R (1969) Idiopathic familial cerebrovascular ferrocalcinosis (Fahr disease) and review of differential diagnosis of intracranial calcification in children. Am J Roentgenol 105: 352–358

Bach G, Friedman R, Weissmann B, Neufeld EF (1972) The defect in the Hurler and Scheie syndromes; deficiency of alpha-L-iduronidase. Proc Natl Acad Sci USA 69: 2048–2051

Bach G, Zeigler M, Schaap T, Kohn G (1979) Mucolipidosis type IV: Ganglioside sialidase deficiency. Biochem Biophys Res Commun 90: 1341–1347

Bach G, Zeigler M, Kohn G (1980) Biochemical investigation of cultured amniotic fluid cells in mucolipidosis type IV. Clin Chim Acta 106: 121–128

Bachmann C, Mihatsch MJ, Baumgartner RE, Brechbühler T, Bühler UK, Olafsson A, Ohnacker H, Wick H (1971) Nicht-ketotische Hyperglyzinämie: Perakuter Verlauf im Neugeborenenalter. Helv Paediatr Acta 26: 228–243

Backwinkel KP, Bassewitz DB von, Diekmann L, Themann H (1971) Ultrastructure of heart muscle in generalized gangliosidosis GM1. Z Kinderheilkd 110: 104–114

Baecque CM de, Suzuki K, Rapin I, Johnson AB, Whethers DL, Suzuki K (1975) GM2-gangliosidosis, AB variant: Clinico-pathological study of a case. Acta Neuropathol (Berl) 33: 207–226

Baecque C de, Pollack AM, Suzuki K (1976) Late infantile neuronal storage disease with curvilinear bodies. Arch Pathol Lab Med 100: 139–144

Bagh K van (1941) Über anatomische Befunde bei 30 Fällen von systematischer Atrophie der Großhirnrinde (Picksche Krankheit) mit besonderer Berücksichtigung der Stammganglien und der langen absteigenden Leitungsbahnen. Arch Psychiatr Nervenkr 114: 68

Bagh K van, Hortling AH (1948) Blodfyonid juvenil amaurotisk idioty. Nord Med 38: 1073–1076

Baker AB, Watson CJ (1945) The central nervous system in porphyria. J Neuropathol Exp Neurol 4: 68–76

Baker HJ, Lindsey JR, McKhann GM, Farrell DF (1971) Neuronal GM1-gangliosidosis in a siamese cat with beta-galactosidase deficiency. Science 174: 838–839

Baker HJ, Mole JA, Lindsey JR, Creel RM (1976) Animal models of human ganglioside storage diseases. Fed Proc 35: 1119–1201

Baker HJ, Wood PA, Wenger DA, Walkley SU, Inui K, Kudoch T, Rattazzi MC, Riddle BL (1987) Sphingomyelin lipidosis in a cat. Vet Pathol 24: 386–391

Baker L, Winegrad AI (1970) Fasting hypoglycemia and metabolic acidosis associated with deficiency of hepatic fructose-1,6-diphosphatase activity. Lancet I: 13–16

Baker RR, Ng Ying Kin NMK, Carpenter S, Wolfe LS (1976) Isolation and properties of curvilinear bodies from Batten's disease. Trans Am Soc Neurochem 7: 203–205

Bale PM, Clifton-Bligh P, Benjamin BNP, Whyte HM (1971) Pathology of Tangier disease. J Clin Pathol 24: 609–616

Balentine JD, Spector M (1977) Calcifications of axons in experimental spinal cord trauma. Ann Neurol 2: 520–523

Ball MJ (1979) Topography of Pick inclusion bodies in hippocampi of demented patients. A quantitative study. J Neuropathol Exp Neurol 38: 614–620

Ball MJ (1984) The morphological basis of dementia in Parkinson's disease. Can J Neurol Sci 11: 180–184

Ball MJ, Nuttall K (1981) Topography of neurofibrillary tangles and granulovacuoles in hippocampi of patients with Down's syndrome: quantitative comparison with normal ageing and Alzheimer's disease. Neuropathol Appl Neurobiol 7: 13–20

Ballenger CE, Swift TR, Leshner RT, Es Gammal TA, MacDonald TF (1980) Myelopathy in mucopolysaccharidosis type II (Hunter syndrome). Ann Neurol 7: 382–385

Ballowitz L (1980) Bilirubin encephalopathy: changing concepts. Brain Dev 2: 219–227

Balo L van (1948) Der Resorptionsweg der im Gehirn entstehenden Degenerationsprodukte. Virch Arch 315: 60–65

Balthasar K (1957) Über das anatomische Substrat der generalisierten Tic-Krankheit (maladie des tics, Gilles de la Tourette) – Entwicklungshemmung des Corpus striatum. Arch Psychiat (Berl) 195: 531–549

Bancher C, Lassmann H, Budka H, Jellinger K, Grundke-Iqbal I, Iqbal K, Wiche G, Seitelberger F, Wisniewski HM (1989) An antigenic profile of Lewy bodies: Immunocytochemical indication for protein phosphorylation and ubiquitination. J Neuropathol exp Neurol 48: 81–93

Banerjee AK, Allen IV, McKee P (1982) Oculo-cerebro-renal syndrome: failure to demonstrate specific neuropathological abnormalities in four cases. Ir J Med Sci 151: 42–45

Banker BQ (1967) The neuropathological effects of anoxia and hypoglycemia in the newborn. Develop Med Child Neurol 9: 544–550

Banker BQ, Miller JQ, Crocker AC (1962) The cerebral pathology of infantile Gauchers disease. In: Aronson SM, Volk BW (eds) Cerebral sphingolipidoses: A Symposium on Tay-Sachs disease and allied disorders. Academic Press, New York, pp 73–99

Bankiewicz KS, Oldfield EH, Chiueh CC, Doppman JL, Jacobowitz DM, Kopin IJ (1986) Hemiparkinsonism in monkeys after unilateral internal carotid artery infusion of 1-methyl-4-phenyl-1,2,3,6-tetrahydropyridine (MPTP). Life Sci 39: 7–16

Banna M, Hollenberg R (1987) Compressive meningeal hypertrophy in mucopolysaccharidosis (letter). AJNR 8: 385–386

Bannister R, Oppenheimer D (1982) Parkinsonism, system degenerations and autonomie failure. In: Marsden CD, Fahn S (eds) Movement disorders. Butterworth, London, pp 174–190

Bannister R, Crowe R, Eames R, Burnstock G (1981) Adrenergic innervation in autonomic failure. Neurology 31: 1501–1506

Bar RS, Levis WR, Rechler MM, Harrison LC, Siebert C, Podskalny BS, Roth J, Muggio M (1978) Extreme insulin resistance in ataxia telangiectasia. Defect in affinity of insulin receptors. New Engl J Med 298: 1164:1171

Barak Y, Nir E (1987) Chédiak-Higashi syndrome. Am J Pediatr Hematol Oncol 9: 42–55

Baraton G, Revol A (1977) Activateur des sphingohydrolases et nature du déficit au sphingomyélinase dans la maladie de Niemann-Pick type A, B et C. Clin Chim Acta 76: 339–343

Barbeau A (1976) Six years of high-level levodopa therapy in severely akinetic parkinsonian patients. Arch Neurol 33: 333–338

Barbeau A (1980) Distribution of ataxia in Quebec. In: Sobue I (ed) Spino-cerebellar degeneration. Tokyo, University Press, pp 120–142

Barbeau A (1984) Etiology of Parkinson's disease: A research strategy. Can J Neurol Sci 11: 24–28

Barbeau A, Melancon S, Butterworth RF, Filla A, Izumi K, Ngo TT (1978) Pyruvate dehydrogenase complex in Friedreichs ataxia. Neurology 20: 203–216

Barbeau A, Roy M, Cunha L (1984) The natural history of Machado-Joseph disease. An analysis of 138 personally examined cases. Can J Neurol Sci 11: 510–525

Barbieri F, Filla A, Ragno M, Crisci C, Santoro L, Corona M, Campanella G (1984) Evidence that Chargot-Marie-Tooth disease with tremor coincides with the Roussy-Levy syndrome. Can J Neurol Sci 11: 534–540

Barbieri F, Santoro L, Crisci C, Massini R, Russo E, Campanella G (1986) Is the sensory neuropathy in ataxia-telangiectasia distinguishable from that in Friedreich's ataxia? Morphometric and ultrastructural study of the sural nerve in a case of Louis Bar syndrome. Acta Neuropathol (Berl) 69: 213–219

Barden H (1969) The histochemical relationship of neuromelanin and lipofuscin. J Neuropathol Exp Neurol 28: 419–441

Bargeton E, Lyon G, Ribierre M, Joseph R (1962) Congenital sudanophil leukodystrophy. Anatomoclinical case. Arch Franc Pediat 19: 495–509

Bargeton-Farkas L, Edgar GWF (1964) Anatomo-chemical studies on a case of congenital sudanophilic leucodystrophy. Acta Neuropath 3: 578–587

Barker NW (1933) Postural hypotension. A report of a case and review of the literature. Med Clin N Amer 16: 1301–1308

Barlow CF (1957) Neuropathologic findings in a case of infantile Gaucher's disease. J Neuropathol Exp Neurol 16: 238–250

Barnes C, Kelly DF, Pennock CA, Randell JAJ (1981) Hepatic beta galactosidase and feline GMI gangliosidosis. Neuropathol Appl Neurobiol 7: 463–476

Barnes S, Hurst WE (1926) Hepato-lenticular degeneration. Brain 48: 36–60

Baro F (1964) Angiomatose méningée non-calcifiante, état granulaire de l'écorce, sclérose diffuse axiale et cutis marmorata congénitale. J Nouvelle obervation clinique sporadique du syndrome décrit par Divry et van Bogaert. Acta Neurol Belg 64: 1042–1063

Barodawala SA, Dastur DK (1986) Diffuse cerebral degeneration in young children: Report of three cases with suggestion of etiopathology. International Congress of Neuropathology, Stockholm, Sweden

Baron DN, Dent CE, Harris H, Hart EW, Jepson JB (1956) Hereditary pellagra-like skin rash with temporary cerebellar ataxia, constant renal amino aciduria, and other bizarre biochemical features. Lancet II: 421–428

Baron JC, Maziere B, Loc'h C, Cambon H, Sgouropoulos P, Bonet AM, Agid Y (1986) Loss of striatal bromospiperone binding sites demonstrated by positron tomography in progressive supranuclear palsy. J Cereb Blood Flow Metab 6: 131–136

Barontini F, Papini M (1980) Late infantile neuroaxonal dystrophy. Riv Pat Nerv Ment 101: 171–184

Barontini F, Marconi GP, Arnetoli G (1983) Sporadic multi-system atrophy with early onset and rapid fatal outcome (atypical O. P. C. A.?). Case report. Riv Patol Nerv Ment 104: 243–254

Barron JL, Maxwell JU, Rutherford GS (1982) Cerebrotendinous xanthomatosis: a defect in cellular sterol biosynthetic control. J Inherited Metab Dis 5: 91–93

Barsy T de, Myle G, Troch C, Matthys R, Martin JJ (1968) La dyssynergie cérébelleuse myoclonique (R. Hunt): affection autonome ou variante du type dégénératif de l'épilepsie-myoclonie progressive (Unverricht-Lundborg). Approche anatomo-clinique. J Neurol Sci 8: 111–127

Barsy T de, Ferrière G, Fernandez-Alvarez E (1979) Uncommon case of type II glycogenosis. Acta Neuropathol (Berl) 47: 245–247

Bartelheimer HK, Grüttner R, Simon HA (1971) Das Hartnup-Syndrom. Monatsschr Kinderheilkd 119: 52–55

Barth PG, Schutgens RB, Bakkeren JA, Dingemans KP, Heymans HS, Douwes AC, Klein D, Moorsel JM van der (1985) A milder variant of Zellweger syndrome. Eur J Pediatr 144: 338–342

Bartholome K, Byrd DJ, Kaufman S, Milstien S (1977) Atypical phenylketonuria with normal phenylalanine hydroxylase and dihydropteridine reductase activity in vitro. Pediatrics 59: 757–761

Bartlett K, Ghneim HK, Stirk JH, Dale G, Alberti KGMM (1984) Pyruvate carboxylase deficiency. J Inherited Metab Dis 71: 74–78

Bartman J, Mandelbaum IM, Gregoire PE (1963) Mucopolysaccharides of serum and urine in case of Morquios disease. Rev Franc Etud Clin Biol 8: 250–251

Bartoletti S, Armfield SL, Ledesma-Medina J (1978) The cerebro-hepatorenal (Zellwegers) syndrome: Report of four cases. Radiology 127: 741–745

Barton RW, Neufeld EF (1971) The Hurler factor. J Biol Chem 246: 7773–7779

Barton RW, Neufeld EF (1972) A distinct biochemical deficit in the Maroteaux-Lamy syndrome (mucopolysaccharidosis VI). J Pediatr 80: 114–116

Barwich D (1976) Symmetrische Stammganglienverkalkungen (Morbus Fahr) und ihr familiäres Vorkommen. Nervenarzt 47: 253–257

Barz H, Kemmer C, Kunze D, Sachs B (1976) Amyotrophe Lateralsklerose mit Myoklonuskörpern. Zentralbl Allg Pathol 120: 333–342

Bassen FA, Kornzweig AL (1950) Malformation of the erythrocytes in a case of atypical retinitis pigmentosa. Blood 5: 381–387

Bassermann R, Gutensohn W, Jahn H, Springmann JS (1979) Pathological and immunological observations in a case of Lesch-Nyhan-syndrome. Euro J Pediatr 132: 93–98

Bastiaensen LAK, Notermans SLH, Ramaekers CH, Dijke BJ van, Joosten EMG, Jasper HHJ, Stadhouders AM, Beljaars CTE (1982) Kearns syndrome or Kearns disease. Further evidence of a genuine entity in a case with uncommon features. Ophthalmologica (Basel) 184: 40–50

Bastos O, de Resende CL, Barros O (1960) Síndrome de Béguez-César-Steinbrinck-Chédiak-Higashi. Descripción de un caso. Sangre Barcelona 5: 367

Batshaw ML (1985) Long-term treatment of inborn errors of urea synthesis. In: Kleinberger B, Ferenci P, Riederer P, Thaler H (eds) Advances in hepatic encephalopathy and urea cycle diseases. Karger, Basel, p 769

Batten FE (1903) Cerebral degeneration with symmetrical changes in maculae in two members of a family. Trans Ophthalmol Soc UK 23: 386–390

Batten FE (1905) Ataxia in childhood. Brain M 484–505

Batten FE (1914) Family cerebral degeneration with macular change (so-called juvenile form of family amaurotic idiocy). Q J Med 7: 444–454

Batten FE, Mayou MS (1915) Familial cerebral degeneration with macular changes. Proc R Soc Med 8: 70–90

Battin J, Vital C, Azanza X (1970) Une neuro-lipidose rare avec lésions nodulaires souscutanées et articulaires: La lipogranulomatose disséminée de Farber. Ann Dermatol Syphiligr 97: 241–248

Baudet C, Maisongrosse G, Echenne B (1982) A propos de deux nouveaux cas de fucosidose de type II (Two new cases of type II fucosidosis). Bull Soc Ophthalmol Fr 82: 91–93

Baudhuin P, Hers HG, Loeb H (1964) An electron microscopic and biochemical study of type II glycogenosis. Lab Invest 13: 1139–1152

Baumann ML, Kemper TL (1974) Curtailed histoanatomic development of the brain in phenylketonuria. J Neuropathol Exp Neurol 33: 181

Baumann ML, Kemper TL (1982) Morphologic and histoanatomic observations of the brain in untreated human phenylketonuria. Acta Neuropathol 58: 55–63

Baumann RJ, Markesbery R (1978) Juvenile amaurotic idiocy (neuronal ceroid lipofuscinosis) and lymphocyte fingerprint profiles. Ann Neurol 4: 531–536

Baumann T, Klenk E, Scheidegger S (1936) Die Niemann-Pick'sche Krankheit und histopathologische Studie. Erg allg Path path Anat 30: 183–323

Baumgartner ER, Wick H, Maurer R, Egli N, Steinmann B (1979) Congenital defect in intracellular cobalamin metabolism resulting in homocystinuria and methylmalonic aciduria. I. Case report and histopathology. Helv Paediat Acta 34: 465–482

Baumgartner R, Scheidegger S, Stalder G, Hottinger A (1968) Arginin-Bernsteinsäure-Krankheit des Neugeborenen mit letalem Verlauf. Helv Paediat Acta 23: 77–106

Baumgartner R, Schweizer K, Wick H (1977) Different congenital forms of defective remethylation in homocystinuria: clinical, biochemical and morphologic studies. Pediatr Res 11: 1015–1018

Baumgartner R, Wick H, Ohnacker H, Probst A, Maurer R (1980) Vascular lesions in two patients with congenital homocystinuria due to different defects of remethylation. J Inherited Metab Dis 3: 101–103

Baumkötter J, Cantz M (1982) Human fibroblast ganglioside sialidase: Inhibition by glycosaminoglycans. Hoppe-Seylers Z Physiol Chem 363: 1023–1024

Baumkötter J, Cantz M, Mendla K, Baumann W, Friebolin H, Gehler J, Spranger J (1985) N-Acetylneuraminic-acid storage disease. Hum Genet 71 (2): 155–159

Beadle GW (1945) Biochemical genetics. Chem Revue 37: 15–37

Beadle GW, Tatum EL (1941) Experimental control of developmental reactions. Amer Naturalist 75: 107–112

Beall S, Patten BM, Jankovic J (1984) Familial calcifications of the brain iron, storage and porphyria a new syndrome. Ann Neurol 16: 137

Beard ME, Sapirstein V, Kolodny EH, Holtzman E (1985) Peroxisomes in fibroblasts from skin of Refsum's disease patients. J Histochem Cytochem 33: 480–484

Beard ME, Moser AB, Sapirstein V, Holtzmann E (1986) Peroxisomes in infantile phytanic acid storage disease: a cytochemical study of skin fibroblasts. J Inherited Metab Dis 9: 321–334

Beard W, Foster DB, Kepes JJ, Guillan RA (1970) Xanthomatosis of the central nervous system. Clinical and pathological observations of a case with a posterior fossa syndrome. Neurology 20: 305–314

Beatty DW, Arens LJ, Nelson MM (1986) Ataxia telangiectasia. X,14 translocation, progressive deterioration of lymphocyte numbers and function, and abnormal in vitro immunoglobulin production. S Afr Med J 69: 115–118

Beaudet AL (1983) Disorders of glycoprotein degradation: Mannosidosis, fucosidosis, sialidosis and aspartylglycosaminuria. In: Stanbury JB, Wyngaarden JB, Fredrickson DS, Brown MS, Goldstein JL (eds) The metabolic basis of inherited disease. McGraw Hill, New York, p 788

Beaudet AL, Di Ferrante MM, Nichols BL, Ferry GD (1972) Beta-glucuronidase defiency: Altered enzyme substrate recognition (Abstract). Amer J Hum Genet 24: 25 a

Beaudet AL, Di Ferrante NM, Ferry GD, Nichols BL, Mullins CE (1975) Variation in the phenotypic expression of beta-glucuronidase deficiency. J Pediatr 86: 388–394

Bebin J (1962) Early cerebral cortical atrophy with epilepsy and mental retardation occuring in a family: A pathological study. In: Proceedings of the 4th International Congress of Neuropathology. Thieme, Stuttgart, S 61–64

Bechar M, Bornstein B, Elian M, Sandbank U (1965) PKU presenting an intermittent progressive course. J Neurol Neurosurg Psychiat 28: 165–168

Bechtelsheimer H, Totovic V, Teller W, Eckert-Husemann E (1967) Die Heparitinsulfat-Mucopolysaccharidose (Sanfilippo). Verh Dtsch Ges Path 51: 410–413

Beck M, Bender SW, Reiter HL, Otto W, Bässler R, Dancygier H, Gehler J (1984) Neuraminidase deficiency presenting as non-immune hydrops fetalis. Euro J Pediatr 143: 135–139

Becker DM, Kramer S (1977) The neurological manifestations of porphyria: A review. Medicine 56: 411–422

Becker H, Auböck L, Haidvogel M, Bernheimer H (1976) Disseminierte Lipogranulomatose (Farber) – Kasuistischer Bericht des 16. Falles einer Ceramidose. Verh Dtsch Ges Pathol 60: 254–258

Becker PE (1953) Dystrophia musculorum progressiva. Eine genetische und klinische Untersuchung der Muskeldystrophien. Thieme, Stuttgart

Becker PE, Sabuncu N, Hopf HC (1971) Dominant erblicher Typ von cerebellarer Ataxie. Z Neurol 199: 116–139

Beckwith JB (1963) Extreme cytomegaly of the adrenal fetal cortex, omphalocele, hyperplasia of kidneys and pancreas, and Leydig-cell hyperplasia: Another syndrome? Annual Meeting of Western Society for Pediatric Research, Los Angeles, California, November 11, 1963

Bedoya V, Grimley PM, Duque O (1969) Chédiak-Higashi-syndrome. Arch Path 88: 340–349

Beebe RT, Formel PF (1954) Gargoylism: Sex-linked transmission in nine males. Trans Amer Clin Climat Ass 66: 199–207

Begeer JH, Houthoff HJ, Weerden TW van, Groot CJ de, Blaauw EH, Coultre R le (1979) Infantile neuroaxonal dystrophy and giant axonal neuropathy: Are they related? Ann Neurol 6: 540–548

Béguez César A (1943) Neutropenia crónica maligna familiar con granulaciones atípicas de los leucocitos. Biol Soc Pediat 15: 900–906

Behan WMH, Maia M (1974) Strümpell's familial spastic paraplegia: genetics and neuropathology. J Neurol Neurosurg Psychiat 37: 8–20

Behr H (1910) Zur Histopathologie der juvenilen Form der familiären amaurotischen Idiotie. Monatsschr Psych Neurol 28: 327–346

Bell CE, Sly WS, Brot FE (1977) Human beta-glucuronidase deficiency mucopolysaccharidosis. Identification of cross reactive antigen in cultured fibroblasts of deficient patients by enzyme immunoassay. J Clin Invest 59: 97–105

Bell J, Carmichael EA (1939) On hereditary ataxia and spastic paraplegia. In: Treasury of human inheritance. Cambridge University Press, London

Bellavitis C (1923) Contributo alla anatomia patologica della sindrome di Unverricht. Note Psichiat 11: 459–469

Belza MG, Urich H (1986) Cerebral amyloid angiopathy in Down's syndrome. Clin Neuropathol 5: 257–260

Benda CE, Cobb S (1942) On the pathogenesis of paralysis agitans (Parkinson disease). Medicine 21: 95

Bender SW, Vieweg B, Posselt HG, Streb H, Strobel S (1982) Hereditäre Fruktose Intoleranz. Monatsschr Kinderheilkd 130: 21–26

Benecke JE jr (1988) Giant cholesterol granuloma producing brain-stem compression. Am J Otol 9: 113–116

Benedetti EL, Bertolini B (1963) The use of the phosphotungstic acid (PTA) as a stain for the plasma membrane. J R Micr Soc S 1: 219–222

Bennett MJ, Marlow N, Pollitt RJ, Wales JK (1986) Glutaric aciduria type 1: biochemical investigations and postmortem findings. Eur J Pediatr 145: 403–405

Bennett RH, Ludvigson P, DeLeon G, Berry G (1984) Large-Fiber sensory neuronopathy in autosomal dominant spinocerebellar degeneration. Arch Neurol 41: 175–178

Bennhold H (1922) Eine spezifische Amyloidfärbung mit Kongorot. Münchn Med Wschr 69: 1537–1538

Bensman A, Brauner M, Teboul-Faure L, Faure C (1978) Le syndrome de Cockayne. Une entité radiologique. A propos de deux observations familiales. J Radiol Electrol Med Nucl 59: 275–380

Benson MD, Cohen AS (1977) Generalized amyloid in a family of Swedish origin. A study of 426 family members in seven generations of a new kinship with neuropathy, nephropathy, and central nervous system involvement. Ann Intern Med 86: 419–424

Bentley JF (1964) Some new observations on megacolon in infancy and childhood with special reference to the management of megasigmoid and megarectum. Colon Rectum 7: 462–470

Benz HU, Harzer K (1974) Metachromatic reaction of pseudoiso-cyanin with sulfatides in metachromatic leukodystrophy (MLD). I. Technique of histochemical staining. Acta Neuropathol (Berl) 27: 177–180

Benz UU, Peiffer J, Schlote W (1971) Morphologische und biochemische Untersuchungen über einen Fall von juveniler amaurotischer Idiotie (neuronale Ceroid-Lipofuscinose). Verh Dtsch Ges Pathol 55: 427–432

Berard-Badier M, Adechy-Bennkoel A, Chamlian D, Dubois-Gambarelli D, Casanova P (1970) Etude ultrastructurale du parenchyme hépatique dans les mucopolysaccharidoses. Pathol Biol 18: 117–128

Berard-Badier M, Gambarelli D, Pinsard N, Hassoun J, Toga M (1971) Infantile neuroaxonal dystrophy of Seitelberger's disease. II. Peripheral nerve involvement: electron microscopic study in one case. Acta Neuropathol (Berl) [Suppl V]: 30–39

Berard-Badier M, Toga M, Gambarelli D, Hassoun J, Pellisier JF, Pinsard N, Bernard R (1974) Infantile neuroaxonal dystrophy of Seitelberger's disease. Acta Neuropathol (Berl) 28: 261–267

Beratis NG, Turner BM, Weiss R (1975) Arylsulfatase B deficiency in Maroteaux-Lamy syndrome: Cellular studies and carrier identification. Pediatr Res 9: 475–480

Berciano J (1982) Olivo-ponto-cerebellar atrophy. A review of 117 cases. J Neurol Sci 53: 253–272

Berciano J, Amado JA, Freijanes J, Rebollo M, Vaquero A (1982) Familial cerebellar ataxia and hypogonadotropic hypogonadism: Evidence for hypothalamic LHRH deficiency. J Neurol Neurosurg Psychiat 45: 747–751

Bergener M, Gerhard L (1970) Myoklonuskörperkrankheit und progressive Myoklonusepilepsie. Nervenarzt 41: 166–173

Bergener M, Jungklaass FK (1968) Beitrag zur Klinik und Genetik der amaurotischen Idiotie (spätinfantile und Spätform) unter besonderer Berücksichtigung diagnostischer und differentialdiagnostischer Probleme. Nervenarzt 39: 312–322

Bergeron C, Kovocs K (1978) Pituitary siderosis. A histologic, immunocytologic, and ultrastructural study. Am J Pathol 93: 295–309

Berginer VM, Berginer J, Salen G, Shefer S, Zimmermann RD (1981) Computed tomography in cerebrotendinous xanthomatosis. Neurology 31: 1463–1465

Berginer VM, Salen G, Shefer S (1984) Long-term treatment of cerebrotendinous xanthomatosis with chenodeoxycholic acid. N Engl J Med 311: 1649–1652

Bergstrand J, Olivecrona B, Tönnis O (1936) Gefäßmißbildungen und Gefäßgeschwülste des Gehirns. Thieme, Leipzig

Berkovic SF, Andermann F, Carpenter S, Karpati G, Andermann E, Woltwe LS (1987) Progressive myoclonus epilepsies and the Ramsay Hunt syndrome: a clarification. Book of abstracts of the 17th Epilepsy Internation Congress, Jerusalem, Israel, September: 6–11

Berl S, Nicklas W, Clarke DD (1970) Compartmentation of citric acid cycle metabolism in brain: labelling of glutamate, glutamine, aspartate and GABA by several radioactive tracer metabolites. J Neurochem 17: 1009–1015

Berl S, Nicklas WJ, Clarke DD (1978) Glial cells and metabolic compartmentation. In: Schoffeniels E, Franck G, Hertz L (eds) Dynamic properties of glial cells. Pergamon, England Oxford, pp 143–149

Berman ER, Livni N, Shapira E, Merin S, Levij IS (1974) Congenital corneal clouding with abnormal systemic storage bodies: a new variant of mucolipidosis. J Pediatr 84: 519–526

Bernard R, Orsini A, Giraud F, Bernard-Badier M, Marini R, Vo-Van L (1966) Ostéodystrophie complexe à type de maladie de Hurler. Pédiatrie 21: 365–366

Bernheimer H, Karbe E (1970) Morphologische und neurochemische Untersuchungen von zwei Formen der amaurotischen Idiotie des Hundes, Nachweis einer GM2-Gangliosidose. Acta Neuropathol 16: 243–261

Bernheimer H, Seitelberger F (1968) Über das Verhalten der Ganglioside im Gehirn bei zwei Fällen von spätinfantiler amaurotischer Idiotie. Wien Klin Wochenschr 9: 163–164

Bernheimer H, Birkmayer W, Hornykiewicz O, Jellinger K, Seitelberger F (1973) Brain dopamine and the syndromes of Parkinson and Huntington. Clinical morpho neurochem Correla 20: 415–455

Bernheimer H, Budka H, Muller P (1983) Brain tissue immunoglobulins in adrenoleucodystrophy: A comparison with multiple sclerosis and systemic lupus erythematodes. Acta Neuropathol 59: 95–102

Berra B, Brunngraber EG (1977) Neuropathological changes in brain glycoproteins. Biochem Exp Biol 13: 31–40

Berry G, Yandrasitz JR, Segal S (1981) Experimental galactose toxicity: Effects on synaptosomal phosphatidylinositol metabolism. J Neurochem 37: 888–891

Besley GT, Elleder M (1986) Enzyme activities and phospholipid storage patterns in brain and spleen samples from Niemann-Pick disease variants: a comparison of neuropathic and non-neuropathic forms. J Inherited Metab Dis 9 (1): 59–71

Besley GT, Hoogeboom AJ, Hoogeveen A, Kleijer WJ, Galjaard H (1980) Somatic cell hybridisation studies showing different gene mutations in Niemann-Pick variants. Hum Genet 54: 409–412

Besley GTN, Brodhead DM, Young JA (1987) Case Report of Gm2-gangliosis variant with altered substrate specificity: evidence for a-locus genetic compound. J Inher Metab Dis 10: 403–404

Best F (1906) Über Karminfärbung des Glykogens und der Kerne. Z Wiss Mikr 23: 319–322

Best PV, Bojsen-Moller M, Janota I, Kristensen IB (1981) Melanosis of the dentate nucleus: a widespread disorder of protoplasmic astrocytes. Acta Neuropathol (Berl) 55: 29–33

Betts TA, Smith WT, Kelly RE (1968) Adult metachromatic leukodystrophy (sulphatid lipidosis) simulating acute schizophrenia. Report of a case. Neurol 18: 1440–1442

Beumer H (1928) Zur Chemie der Gaucher-Substanz. Klin Wochenschr 1: 258–263

Beumer H, Wepler W (1937) Über die Cystinkrankheit der ersten Lebenszeit. Klin Wochenschr. 16: 8–10

Beutler E (1979) The biochemical genetics of the hexosaminidase system in man. Am J Hum Genet 31: 95–105

Beutler E, Kuhl W (1972) Biochemical and electrophoretic studies of galactosidase in normal man, in patients with Fabry's disease, and in Equidae. Am J Hum Genet 24: 237–249

Beutler E, West C (1978) Glucose-6-phosphate-dehydrogenase variants in the chimpanzee. Biochem Med 20: 364–370

Bianchi C, Grandi G, Berti N, Di Bonito L (1981) Melanosis cerebelli. Acta Neuropathol 7: 400–402

Bianco F, Floris R, Pozzesere G, Rizzo PA (1987) Subacute necrotizing encephalomyelopathy (Leigh's disease): clinical correlations with computerized tomography in the diagnosis of the juvenile and adult forms. Acta Neurol Scand 75: 214–217

Bickel H, Feist D, Müller H, Quadbeck G (1968) Ornithinämie. Eine weitere Aminosäurenstoffwechselstörung mit Hirnschädigung. Dtsch med Wschr 93: 2247–2251

Bieber FR, Mortimer G, Kolodny EH, Driscoll SG (1986) Pathologic findings in fetal GM1 Gangliosidosis. Arch Neurol 43: 736–738

Bielschowsky M (1912) Beiträge zur Histopathologie der Ganglienzelle. J Psychol Neurol 18: 513–521

Bielschowsky M (1914) Über spätinfantile familiäre amaurotische Idiotie mit Kleinhirnsymptomen. Dtsch Z Nervenheilkd 50: 7–29

Bielschowsky M (1920) Zur Histopathologie und Pathogenese der amaurotischen Idiotie mit besonderer Berücksichtigung der cerebellaren Veränderungen. J Psychol Neurol 26: 123–136

Bielschowsky M (1922) Weitere Bemerkungen zur normalen und pathologischen Histologie des striären Systems. J Psychol Neurol 27: 233–288

Bielschowsky M (1928) Amaurotische Idiotie und lipoidzellige Splenohepatomegalie. J Psychol Neurol 36: 103

Bielschowsky M, Henneberg R (1928) Über familiäre diffuse Sklerose (Leukodystrophia cerebri progressiva hereditaria). J Psychol Neurol 36: 131–181

Biemond A (1946) Clinisch-anatomische demonstratie over een bijzondere vorm van hereditaire ataxie. Ned T Geneesk (Amst) 1014

Biemond A (1955 a) La forme radiculo-cordonnale posterieure des dégénérescences spinocérébelleuses. Revue Neur 3: 91

Biemond (1955 b) Hypoplasia ponto-neocerebellaris, with malformation of the dentate nucleus. Folia Psychiat Neerl 58: 2–7

Biemond A (1957) Palaeocerebellar atrophy with extrapyramidal manifestations in association with bronchiectasis and telangiectasis of the conjunctiva bulbi as a familial syndrome. In: van Bogaert L, Rademecker J (eds) 1st International Congress of Neurological Sciences Proceedings, vol 4, Pergamon Press, London, pp 206

Biemond A, Beck W (1955) Neural muscle atrophy with degeneration of the substantia nigra. Confin Neurol 15: 143–153

Biemond A, Sinnege JLM (1955) Tabes of Friedreich with degeneration of the substantia nigra, a special type of hereditary Parkinsonism. Confin Neurol 15: 1129–1142

Biervliet JPGM van, Duran M, Wadman SK, Koster JF, Rossum A van (1979) Leigh's disease with decreased activities of pyruvate carboxylase and pyruvate decarboxylase. J Inherited Metab Dis 2: 15–18

Bignami A, Maccagnani F, Zappella M, Tingey H (1966) Familial infantile spasms and hypsarrhythmia associated with leucodystrophy. J Neurol Neurosurg Psychiat 29: 129–134

Bignami A, Palladini G, Borri P (1969) Neuronal lipidosis with visceral involvement in an adult. Acta Neuropathol 12: 50–61

Biondi G (1914) Sulla presenza di sostanze aventi le reazioni istochimiche del ferro nei centri nervosi degli ammalati di mente. Riv ital Neuropat ecc 7: 439–452

Biondi G (1932) Ein Fall von nichtencephalitischem jugendlichem Parkinsonismus mit eigenartigem anatomischen Befund. (Kolloide Degeneration der Ganglienzellen.) Z Neur 140: 226

Bird A (1948) The lipidoses and the central nervous system. Brain 71: 434–450

Bird ED, Spokes EG (1982) Huntington's chorea. In: Crow JG (ed) Disorders of neurohumoural transmission. Academic Press, New York

Bird MT, Paulson GW (1971) The rigid form of Huntington's chorea. Neurology 21: 271–276

Bird MT, Shuttleworth E, Koestner A, Reinglass J (1971) The wobbler mouse mutant: An animal model of hereditary motor system disease. Acta Neuropathol (Berl) 19: 39–50

Bird TD, Lagunoff D (1978) Neurological manifestation of Fabry disease in female carriers. Ann Neurol 4: 537–540

Bird TD, Shaw CM (1978) Progressive myoclonus and epilepsy with dentatorubral degeneration: A clinicopathological study of the Ramsay-Hunt syndrome. J Neurol Neurosurg Psychiatry 41: 140–149

Bird TD, Cederbaum S, Valpey RW, Stahl WL (1978) Familial degeneration of the basal ganglia with acanthocytosis: A clinical, neuropathological, and neurochemical study. Ann Neurol 3: 253–258

Birecree E, Whetsell WO jr, Stoscheck C, King Lloyd E jr, Nanney LB (1988) Immunoreactive epidermal growth factor receptor in neuritic plaques from patients with Alzheimer's disease. J Neuropathol Exp Neurol 47: 549–560

Birnberger KL, Weindl A, Struppler A, Schinko I, Pongratz D (1973) Ophthalmoplegia externa progressiva. Eine klinische und morphologische Untersuchung. Z Neuro 205: 323–340

Biron CA, Petersen KF, Welsh RM (1987) Aberrant T cells in beige mutant mice. J Immunol 138: 2050–2056

Bischoff A (1961) Experiences with diagnosis of tumor cells in the cerebrospinal fluid. Acta Neurochir 9: 510–524

Bischoff A (1963) Die diabetische Neuropathie. Thieme, Stuttgart

Bischoff A (1968) Diabetische Neuropathie. Dtsch Med Wochenschr 93: 237–244

Bischoff A (1975) Neuropathy in leucodystrophies. In: Dyck PJ, Thomas PK, Lambert EH (eds) Peripheral neuropathy, vol 2. Saunders, Philadelphia, p 891

Bischoff A, Ulrich I (1967) Amaurotische Idiotie in Verbindung mit metachromatischer Leukodystrophie. Acta Neuropathol (Berl) 8: 292–308

Bischoff A, Ulrich I (1969) Peripheral neuropathy in globoid cell leukodystrophy (Krabbe's disease) Ultrastructural and histochemical findings. Brain 92: 861–870

Bischoff G (1932) Zum klinischen Bild der Glykogen-Speicherungskrankheit (Glykogenose). Z Kinderheilkd 52: 722–726

Bixler D (1982) Dwarfism, bird-headed (Seckel dwarfism). In: Vinken PJ, Bruyn GW (eds) 13 Neurology, North-Holland, Amsterdam New York Oxford (Handbook of clinical neurology, vol 43, pp 378–380)

Björkhem I, Falk O (1983) Assay of the major bile acids in serum by isotope dilution-mass spectrometry. Scand J Clin Lab Invest 43: 163–170

Björkhem I, Blomstrand S, Glaumann H, Strandvik B (1985) Unsuccessful attempts to induce peroxisomes in two cases of Zellweger disease by treatment with clofibrate. Pediat Res 19: 590–593

Björklund H, Dahl D, Seiger A (1984) Neurofilament and glial fibrillary acid protein-related immunoreactivity in rodent enteric nervous system. Neuroscience 12: 277–278

Blackwood W (1952) Atti del Primo Congresso Internationale di Histopatologia del Sistema nervoso. Rom I. 265

Blackwood W, Cumings JN (1954) A histological and chemical study of three cases of diffuse cerebral sclerosis. J Neurol Neurosurg Psychiat 17: 33–49

Blackwood W, Buxton H, Cumings JN, Robertson DJ, Tucker SM (1963) Diffuse cerebral degeneration in infancy (Alpers disease). Arch Dis Childh 38: 193–204

Blakemore WF, Cavanagh JB (1969) Neuroaxonal dystrophy occurring in an experimental dying back process in the rat. Brain 92: 789–804

Blanc WA (1961) Kernicterus in Gunn's strain of rats. In: Sass-Kortsak A (ed) Kernicterus. University of Toronto Press, Toronto, pp 150–152

Blanc WA, Johnson L (1959) Studies on kernicterus. J Neuropathol Exp Neurol 18: 165–189
Blass JP, Kark RAP, Engel WK (1971) Clinical studies of a patient with pyruvate decarboxy-
lase deficiency. Arch Neurol 25: 449–460
Blass JP, Kark RAP, Menon NK (1976) Low activities of the pyruvate and oxoglutarate de-
hydrogenase complexes in five patients with Friedreich's ataxia. N Engl J Med 205: 62–67
Blauner SA (1914) Hereditary cerebellar ataxia. NY Med J 100: 83–84
Blaw ME (1970) Melanodermic type leucodystrophy (adrenoleucodystrophy). In: Vinken
FP, Bruyn GW (eds) Handbook of clinical neurology, vol 10 (Leucodystrophies and po-
liodystrophies). North Holland, Amsterdam, pp 128–133
Blieden LC, Desnick RJ, Carter JB, Krivitt W, Moller JH, Sharp HL (1974) Cardiac involve-
ment in Sandhoff's disease. Inborn error of glycosphingolipid metabolism. Am J Cardiol
34: 83–88
Blisard KS, Kleinmann R (1986) Hirschsprung's disease: a clinical and pathological over-
view. Human Pathol 17: 1189–1191
Bloom W (1928) The histogenesis of essential lipoid histiocytosis (Niemann-Pick disease).
Arch Path 6: 827–859
Blume RS, Wolff SM (1972) The Chédiak-Higashi-syndrome. Studies in four patients and a
review of the literature. Medicine 51: 247–280
Blumer G (1900) Bilateral cholesteatomatous endotheliomata of the choroid plexus. John
Hopkins Hosp Rep 9: 279–290
Bode H, Urbanek R, Henglein D, Niederhoff H (1987) Embryofetopathie infolge einer
postnatal erkannten maternalen Phenylketonurie. Helv Paediatr Acta 42: 463–469
Bode VC, McDonald JD, Guenet JL, Simon D (1988) hph-1: a mouse mutant with hereditary
hyperphenylalaninemia induced by ethylnitrosourea mutagenesis. Genetics 118: 299–305
Bodechtel G (1929) Zur Frage der Pelizaeus-Merzbacherschen Krankheit. Z Neur 121: 487–
507
Bodechtel G, Erbslöh F (1958) Die Veränderungen des Zentralnervensystems beim Diabetes mellitus. In: Handbuch der Speziellen Pathologischen Anatomie und Histologie: Erkrankungen des Zentralen Nervensystems II, Bd 13/2. Springer Berlin Göttingen Heidelberg, S 1717–1736
Boder E (1985) Ataxia-telangiectasia: An overview. KROC Found Ser 19: 1–63
Boder E, Sedgwick RP (1958) A familial syndrome of progressive cerebellar ataxia, oculocutaneous telangiectasia and frequent pulmonary infection. Pediatrics 21: 526–554
Bodian M, Stephens FD, Ward BCH (1949) Hirschsprung's disease and idiopathic megacolon. Lancet 1: 6–11
Boehme DH, Marks N (1981) Protracted form of Canavan's disease: Case history and pro-
tein kinase activity of membrane fractions. Acta Neuropathol (Berl) 55: 221–225
Boehmig R, Schob F (1929) Pathologisch-anatomische Demonstrationen. Arch Psychol 87:
689–705
Boers GJH, Smals AGH, Trijbels FJM, Fowler B, Bakkeren JAJM, Schoonderwaldt HC,
Kleijer WJ, Kloppenborg PWC (1985) Heterozygosity for homocystinuria in premature
peripheral and cerebral occlusive arterial disease. New Engl J Med 313: 709–715
Boesel CP, Paulson GW, Kosnik EJ (1979) Brain hamartomas and tumors associated with
tuberous sclerosis. Neurosurgery 4: 410–417
Bogaert L van (1925) Contribution à la connaissance des troubles occulaires et vestibulaires
dans la S. L. A. Rev Otoneuro-ophthalmol 3: 263–274
Bogaert L van (1929) Observations anatomiques et cliniques du spasme de torsion. Rev
Neurol 36: 923–945
Bogaert L van (1930) Contribution clinique et anatomique à l'étude de la paralysis agitante
juvenile primitive. Revue Neur 37 II: 315
Bogaert L van (1935) Les dysplasies neuro-ectodermiques congenitales. Rev Neurol 63:
353–398
Bogaert L van (1946) Aspects cliniques et pathologiques des atrophies pallidales et pallido-
luysiennes progressives. J Neurol Neurosurg Psychiat 9: 125–157
Bogaert L van (1949) Sur l'épilepsie myoclonique progressive d'Unverricht-Lundborg.
Mschr Psychiat Neurol 118: 170–191
Bogaert L van (1950) Pathologie des angiomatoses. Acta neurol belg 50: 525–610

Bogaert L van (1952) Sur une forme familiale très tardive de l'idiotie amaurotique. Dtsch Z Nervenheilkd 168: 267–280

Bogaert L van (1964) Les lésions du système optique prégéniculé dans les leucodystrophies ortho- et métachromatiques. Arch Psychiat Nervenkr 206: 249–259

Bogaert L van (1965) Spinal cholesterolosis. Brain 88: 687–696

Bogaert L van (1968) L'épilepsie-myoclonique progressive d'Unverricht-Lundborg et le problème des encéphalopathies progressives associant épilepsie et myoclonies. Rev Neurol 119: 47–57

Bogaert L van, Bertrand I (1929) Une variété d'atrophie olivo-pontine à évolution subaigue avec troubles dementiels. Rev Neurol 51: 165–178

Bogaert L van, Bertrand I (1949) Sur une idiotie familiale avec dé générescence spongieuse du nevraxe. Acta neurol et psychiatr Belg

Bogaert L van, Bertrand J (1967) Spongy degeneration of the brain in infancy. North-Holland, Amsterdam

Bogaert L van, Borremans P (1937) Über eine adulte, sich bis in das Praesenium hinziehende Form der familiären amaurotischen Idiotie. Z Ges Neurol Psychiat 159: 136–157

Bogaert L van, Busscher de (1939) Sur la sclérose inflammatoire de la substance blanche des hémisphères. Rev Neurol 71: 679–701

Bogaert L van, Dewulf A (1939) Diffuse progressive leukodystrophy in the adult with production of metachromatical degenerative products (Alzheimer-Baroncini). Arch Neurol Psychiat 42: 1083–1097

Bogaert L van, Froehlich A (1939) Un cas de maladie de Gaucher de l'adulte avec syndrome de Raynaud, pigmentation, et rigidité du type extra-pyramidal aux membres inférieurs. Ann Med 45: 57–70

Bogaert L van, Nyssen R (1936) Le type tardif de la leucodystrophie progressive familiale. Rev Neurol 65: 21–45

Bogaert L van, Scholz W (1932) Klinischer, genealogischer und pathologisch-anatomischer Beitrag zur Kenntnis der familiären diffusen Sklerose. Z Neurol 141: 510–541

Bogaert L van, Scherer HJ, Epstein E (1937) Une forme cérébrale de la cholestérinose généralisé. Mason, Paris

Bogaert L van, Maere L, Smedt E de (1940) Sur les formes familiales précoces de la maladie d'Alzheimer. Monatsschr Psychiat Neurol 102: 249

Bogaert L van, Edgar GWF, Karcher D (1961) Type orthocromatique à substance soudanophile diffuse de la leucodystrophie familiale. Acta Neuropathol (Berl) 1: 289–307

Bogaert L van, Seitelberger F, Edgar GWF (1963) Etudes neuropathologiques et neurochimiques sur un cas de Niemann-Pick chez un jeune enfant. Acta Neuropathol 3: 57–73

Bogaert L van, Damme J van, Verschueren M (1966) Sur un syndrome progressif d'hypertonie extrapyramidale avec osteoarthropathies goutteuses chez deux frères. Rev Neurol 114: 15–32

Bogerts B, Haentsch J, Herzer M (1983) A morphometric study of the dopamine-containing cell groups in the mesencephalon of normals, Parkinson patients, and schizophrenics. Biol Psychiatry 18: 951–969

Bogousslavsky J, Regli F, Doret AM, Fulpius BW, Ostinelli B, Rabinowicz T, Ruzicka J (1983) Encephalopathy, peripheral neuropathy, dysautonomia, myastenia gravis, malignant thymoma, and antiacetylcholine receptor antibodies in the CSF (1983) Eur Neurol 22: 301–306

Böhles H, Schlenk R, Harzer K (1981) Die unterschiedliche klinische Symptomatik der Globoidzell-Leukodystrophie (M. Krabbe) in einer Familie. Monatsschr Kinderheilkd 129: 303–306

Böhm N, Uy J, Kießling M, Lehnert W (1982) Multiple acyl-CoA dehydrogenation deficiency (glutaric aciduria type II), congenital polycystic kidneys, and symmetric warty dysplasia of the cerebral cortex in two newborn brothers. Eur J Pediatr 139: 60–65

Böhme DH, Cottrell JC, Leonberg SC, Zeman W (1971) A dominant form of neuronal ceroid-lipofuscinosis. Brain 94: 745–760

Boitelle G, Delteil P, Noel P, Foncin JF (1956) Dégénération spinocérébelleuse, type Friedreich, avec infantilism hypogonadotrophique et sénilité précoce. Ann Med Psychol 114: 839–844

Boivin P, Galand C, Schaison G (1978) Déficit en glutathion-synthetase avec 5-oxoprolinurie. Deux nouveaux cas et revue de la littérature. Nouv Presse Med 7: 1531–1535

Bokobza B, Ruberg M, Scatton B, Javoy-Agid F, Agid Y (1984) 3H-Spiperone binding, dopamine and HVA concentrations in Parkinson's disease and supranuclear palsy. Eur J Pharmacol 99: 167–175

Boller F, Segarra JM (1969) Spino-pontine degeneration. Europ Neurol 2: 356–373

Boller F, Boller M, Gilbert J (1977) Familial idiopathic cerebral calcifications. J Neurol Neurosurg Psychiat 40: 280–285

Boller F, Mizutani T, Roessmann U, Gambetti P (1980) Parkinsons disease dementia and Alzheimers disease. Clinicopathological correlations. Ann Neurol 7: 329–335

Boltshauser EM, Bischoff A, Isler W (1977) Giant axonal neuropathy: Report of a case with normal hair. J Neurol Sci 269–278

Boltshauser EM, Spycher A, Steinmann B (1982) Infantile phytanic acid storage disease: A variant of Refsum's disease. Europ J Pediatr 139: 317

Bonafe JL, Pieraggi MT, Abravanel M, Benque A, Abravanel G (1984) Skin hair and nail changes in a case of citrullinemia with late manifestation. Dermatologica 168: 213–218

Bondareff W, Mountjoy CQ, Roth M (1982) Loss of neurons of origin of adrenergic projections to cerebral cortex (Nucl loc coerul) in senile dementia. Neurology 32: 164–168

Bondareff W, Mountjoy CQ, Roth M, Rossor MM, Iversen LL, Reynold GP (1987) Age and histopathologic heterogeneity in Alzheimer's disease. Arch Gen Psychatry 44: 412

Bonduelle M (1975) Amyotrophic lateral sclerosis. In: Vinken PJ, Bruyn GW (eds) Handbook of clinical neurology, vol 22. North-Holland, Amsterdam, pp 281–338

Bonduelle M, Gruner J, Bouygues P (1953) Chorée de Huntington avec paraplégie spasmodique. Rev Neurol 88: 126–131

Bonduelle M, Escourolle R, Bouygues P, Lormeau G, Gray F (1976) Atrophie olivo-pontocérébelleuse familiale avec myoclonies. Les limités de la dyssynergie cérébelleuse myoclonique (Syndrome de Ramsay-Hunt). Rev Neurol 132: 113–124

Booth CW, Chen KK, Nadler HL (1976) Mannosidosis: Clinical and biochemical studies in a family of affected adolescent and adults. J Pediat 88: 821–824

Bootsma D, Galjaard H (1979) Heterogeneity in genetic diseases studied in cultured cells. In: Hommes FA (ed) Models for the study of inborn errors of metabolism. Excerpta Medica, Amsterdam

Borchard F, Becker K, Müntefering H, Braun D, Wechsler W, Bremer HJ (1982) Morphologische Befunde bei 3 Kindern mit Zellweger-Syndrom unter besonderer Berücksichtigung zytochemischer Untersuchungen. Verh Dtsch Ges Pathol 66: 422–430

Bordarier C, Aicardi J, Goutieres F (1984) Congenital hydrocephalus and eye abnormalities with severe developmental brain defects: Warburg's syndrome. Ann Neurol 16: 60–65

Borit A, Rubinstein IJ, Ulrich H (1975) The striatonigral degenerations. Putaminal pigments and nosology. Brain 98 (1): 101–112

Borit A, Brooks TE, Ordonez NG, Kakulas BA (1986) Central neural antigens: Detection and diagnostic application. CRC Crit Rev Clin Lab Sci 23: 219–243

Bornstein B, Sandbank U, Fried Y (1966) Hallervorden Spatz disease associated with Lewy type inclusions. Confin Neurol 27: 297–405

Borrett D, Becker LE (1985) Alexander's disease. A disease of astrocytes. Brain 108: 367–385

Borri PL, Bugiani O, Lauro G, Palladini G, Ravera G (1971) Juvenile GM2-gangliosidosis, a morphological and chemical study of a cerebral biopsy. Acta Neurol Belg 71: 309–318

Borud O, Strömme JH, Lie SO, Torp KH (1978) Aspartylglycosaminuria in northern Norway in eight patients: Clinical heterogeneity and variations with the diet. J Inherited Metab Dis 1: 95–97

Bosch EP, Hart MN (1978) Late adult-onset metachromatic leukodystrophy. Arch Neurol 35: 475–477

Bostroem A, Spatz H (1928) Bindearmatrophie bei idiopathischer Athetose. Zbl Ges Neurol Psychiat 48: 560–561

Bots GT, Bruyn GW (1981) Neuropathological changes of the nucleus accumbens in Huntington's chorea. Acta Neuropathol (Berl) 55: 21–22

Bots GT, Staal A (1973) Amyotrophic lateral sclerosis-dementia complex, neuroaxonal dystrophy, and Hallervorden-Spatz disease. Neurology 23: 35–39

Boudet C, Costeau J, Raynaud JM (1966) Opacités cornéennes et maladie de Gaucher. Bull Soc Ophtal Fr 66: 443–448

Boudin G, Mikol J, Guillard A, Engel AG (1976) Fatal systemic carnitine deficiency with lipid storage in skeletal muscle, heart, liver and kidney. J Neurol Sci 30: 313–325

Boudouresques J, Toga M, Khalil R, Ali Cherif A, Pellissier JF, Gosset A (1976) Dégénérescence spino-cérébelleuse tardive avec amyotrophie compartant une atteinte pallido-luysienne sévère et des lésions histologiques diffuses de sénilité. Rev Neurol 132: 623–638

Bourneville DM (1880) Contribution à l'étude de l'idiotie. Sclérose tubereuse des circonvolutions cérébrales; idiotie et épilepsie hémiplegique. Arch Neurol 81

Bovet J (1984) Premier cas juvénile de neurolipidose complexe et de dystrophy neuroaxonale associée de système nerveux central. Arch Suisses Neurol Neurochirurg Psychiat 134: 305–332

Bowcock AM, Farrer LA, Hebert JM, Agger M, Sternlieb I, Scheinberg IH, Buys CH, Scheffer H, Frydman M, Chajek-Saul T et al (1988) Eight closely linked loci place the Wilson disease locus within 13 q 14–q21. Am J Hum Genet 43: 664–674

Bowen P, Lee CSN, Zellweger H, Lindenberg RA (1964) Familial syndrome of multiple congenital defects. Bull Johns Hopkins Hosp 114: 402–414

Bowman JE, Brewer GJ, Frischer H (1965) A re-evaluation of the relationship between glucose-6-phosphate dehydrogenase deficiency and the behavioral manifestation of schizophrenia. J Lab Clin Med 65: 222–227

Bowman MS (1954) Familial occurence of idiopathic calcification of cerebral capillaries. Amer J Path 30: 87–97

Boyd SG, Harden A, Egger J, Pampiglione G (1986) Progressive neuronal degeneration of childhood with liver disease (Alpers disease): characteristic neurophysiological features. Neuropediatrics 17: 75–80

Braak H (1984) Architectonics as seen by lipofuscin stains. In: Peters A, Jones EG (eds) Cerebral cortex, vol 1. Plenum Press, New York, pp 59–104

Braak H, Braak E (1987) Argyrophilic grains: characteristic pathology of cerebral cortex in cases of adult onset dementia without Alzheimer changes. Neuroscience Letters 76: 124–127

Braak H, Goebel HH (1978) Loss of pigment-laden stellate cells: A severe alteration of the isocortex in juvenile neuronal ceroid-lipofuscinosis. Acta Neuropathol 42: 53–57

Braak H, Braak E, Gullotta F, Goebel HH (1979) Pigment-filled appendages af the small spiny neurons: A severe pathological change of the striatum in neuronal ceroid lipofuscinosis. Neuropathol Appl Neurobiol 5: 389–394

Braak H, Braak E, Goebel HH (1983) Isocortical pathology in type C Niemann-Pick disease. A combined Golgi-pigment-architectonic study. J Neuropathol Exp Neurol 42: 671–687

Braak H, Braak E, Goebel HH (1984) Kombinierte Golgi-Pigmentuntersuchungen am Isocortex bei Niemann-Pickscher Erkrankung (Typ C) Zentralbl Allg Pathol 129: 269

Bracken P, Coll P (1985) Homocystinuria and schizophrenia. J Nerv Ment Dis 173: 51–55

Bradbury S, Eggleston C (1925) Postural hypotension. A report of three cases. Amer Heart J 1: 73–86

Bradley WG, Krasin F (1982) A new hypothesis of the etiology of amyotrophic lateral sclerosis. The DNA hypothesis. Arch Neurol 39: 677–680

Bradley WG, Hudgson P, Gardner-Medwin D, Walton JN (1969) Myopathy associated with abnormal lipid metabolism in skeletal muscle. Lancet 1: 495–498

Bradley WG, Good P, Rasool CG, Adelman LS (1983) Morphometric and biochemical studies of peripheral nerves in amyotrophic lateral sclerosis. Ann Neurol 14: 267–277

Brady RO (1978) Spingolipidoses. Ann Rev Biochem 47: 687–713

Brady RO (1982) Inherited metabolic storage disorders. Ann Rev Neurosci 5: 33–56

Brady RO, Barranger JA (1983) Glucosyl ceramide lipidosis: Gaucher's disease. In: Stanbury JB, Wyngaarden JB, Fredrickson DS, Goldstein JL, Brown MS (eds) Metabolic basis of inherited disease. McGraw Hill, New York, p 842

Brady RO, Kanfer JN, Shapiro D (1965) Metabolism of Glucocerebrosides. II. Evidence of an enzymatic deficiency in Gauchers disease. Biochem Biophys Res Commun 18: 221–225

Brady RO, Kanfer JN, Mock MB, Fredrickson DS (1966) The metabolism of sphingomyelin II. Evidence of an enzymatic deficiency in Niemann-Pick disease. Proc Natl Acad Sci (USA) 55: 366–369

Brady RO, Gal AE, Bradley RM, Martensson E, Warshaw AL, Laster L (1967) Enzymatic defect in Fabry's disease: Ceramide trihexosidase deficiency. N Engl J Med 276: 1163–1167

Braham J, Wolman M (1965) Subpial siderosis of the central nervous system. Acta Neuropathol 4: 559–562

Brahmi Z (1983) Nature of natural killer cell hyporesponsiveness in the Chédiak-Higashi syndrome. Hum Immunol 6: 45–52

Brain WR (1954) Neurological form of juvenile Gauchers disease. Acta Neurol Belg 54: 597–605

Brain WR (1955) Diseases of the nervous system, 4th edn. Oxford University Press, New York, pp 103, 980

Brain WR, Greenfield JG (1950) Late infantile metachromatic leucoencephalopathy with primary degeneration of the interfascicular oligodendroglia. Brain 73: 291–317

Brait K, Fahn S, Schwarz GA (1973) Sporadic and familial parkinsonism and motor neuron disease. Neurology 23: 990–1002

Brandenburg W, Hallervorden J (1954) Dementia pugilista mit anatomischem Befund. Virchows Arch 325: 680–709

Brandt NJ, Rasmussen K, Brandt S, Schonheyder F (1974) D-glyceric acidemia with hyperglycinemia. A new inborn error of metabolism. Brit Med J 4: 334–339

Brandt NJ, Terenius L, Jacobsen BB, Klinken L, Nordius A, Brandt S, Blegvad K, Yssing M (1980) Hyper-endorphin syndrome in a child with necrotizing encephalomyelopathy. N Engl J Med 303: 914–916

Brandt S, Clausen J, Diemer NH, Faurmolt-Pederson JGE von, Lademann A, Melchior JC (1977) Juvenile neurolipidosis of the Bernheimer-Seitelberger type. Histopathological and biochemical findings. Acta Neurol Scand 56: 587–602

Brante G (1951) Gargoylismus als Lipoidose. Fette und Seifen 53: 457–458

Brante G (1952) Gargoylism: A mucopolysaccharidosis. Scand J Clin Lab Invest 4: 43–46

Brass K (1974) Zur histologischen Diagnose der Glykogenose Typ IV (Amylopektinose). Z Kinderheilk 117: 187–203

Braunmühl A von (1930) Picksche Krankheit. In: Bumke O (Hrsg) Handbuch der Geisteskrankheiten, Bd XI, Spezieller Teil VII: Die Anatomie der Psychosen. Springer, Berlin, S 673–715

Braunmühl A von (1932a) Über Pseudosklerose mit akutem tödlichen Schub. J Neur 138: 453–480

Braunmühl A von (1932b) Picksche Krankheit und amyotrophische Lateralsklerose. All Ztschr Psychiatr 96: 364–366

Braunsdorf WE (1987) Fusiform aneurysm of basilar artery and ectatic internal carotid arteries associated with glycogenosis type 2 (Pompe's disease). Neurosurgery 21: 748–749

Bravaccio F, Canfora G, Guazzi GC (1976) Ichthyosis and spastic paraplegia with onset in Adulthood. Acta Neurol 31: 270–279

Breakefield XO, Orloff G, Castiglione C, Coussens L, Axelrod FB, Ullrich A (1984) Structural gene for beta-nerve growth factor not defective in familial dysautonomia. Proc Natl Acad Sci USA 81: 4213–4216

Breen L, Morris HH, Alperin JB, Schochet SS jr (1981) Juvenile Niemann-Pick disease with vertical supranuclear ophthalmoplegia. Two cases reports and review of the literature. Arch Neurol 38: 388–390

Breese GR, Baumeister AA, McCown TJ, Emerick SG, Frye GD, Crotty K, Müller RA (1984) Behavioral differences between neonatal and adult 6-hydroxydopamine-treated rats to dopamine agonists: relevance to neurological symptoms in clinical syndromes with reduced brain dopamine. J Pharmacol Exp Ther 231: 343–354

Breitner JCS, Folstein MF (1984) Familial Alzheimer Dementia: a prevalent disorder with specific clinical features. Psychol Med 14: 63–80

Brennan MJW, Cantrill RC (1981) Delta amino levulinic-acid and aminoacid neurotransmitters. Mol Cell Biochem 38: 50–58

Brennan S, Lewis PD (1983) Lack of hypersensitivity to ionising radiation in familial dysautonomia. Lancet 1: 657

Brenton DP, Cusworth DC, Dent CE (1966) Homocystinuria. Clinical and dietary studies. Q J Med 35: 325–346

Brett EM, Ellis RB, Hass L, Ikonne JU, Lake BD, Patrick AD, Stephens R (1973) Late onset GM2-gangliosidosis. Clinical, pathological and biochemical studies on 8 patients. Arch Dis Child 48: 775–785

Bretz GW, Baghdassarian A, Graber JD, Zacherle BJ, Norum RA, Blizzard RM (1970) Coexistence of diabetes mellitus and insipidus and optic atrophy in two male siblings. Am J Med 48: 398–403

Brierley JB, Brown AW, Meldrum BS (1971) The nature and time course of the neuronal alterations resulting from oligaemia and hypoglycaemia in the brain of Macaca mulatta. Brain Res 25: 483–499

Brion JP, van den Bosch de Aguilar P, Flament-Durant J (1985) Senile dementia of the Alzheimer type: Morphological and immunocytochemical studies. In: Traber J, Gispen WH (eds) Senile dementia of the Alzheimer type. Springer, Berlin Heidelberg New York Tokyo, pp 164–174

Brion S (1967) Encéphalopathie spongieuse de la presenilité et syndrome de Creutzfeldt-Jakob. Acta Neuropathol (Berlin) Suppl 3: 16–21

Brion S, Mikol J (1970) Etude ultrastructurale de la maladie de Pick. In: VIe Congres Int. Neuropathol. Masson, Paris, pp 1053–1054

Brion S, Mikol J (1971) Etude ultrastructurale de la maladie de Pick. A propos de trois cas. Rev Neurol 125: 273–286

Brion S, Mikol J, Psimaras A (1973) Recent findings in Pick's disease. In: Zimmermann HM (ed) Progress in neuropathology, vol II. Edward Arnold, London, pp 421–452

Brion S, Psimaras A, Chevalier JF, Plas J, Masse G, Jatteau O (1980) L'association maladie de Pick et sclérose latérale amyotrophique. Etude d'un cas anatomo-clinique et revue de la littérature. Encéphale 6: 259–286 (Eng. Abstr.)

Brodie SW, Chaurasia MK (1985) A rare intracranial complication of cholesterol granuloma. J Laryngol Otol 99: 491–495

Brodmann K (1914) Ein Fall familiärer amaurotischer Idiotie mit neuartigem anatomischem Befund. Z Neur Ref Erg 10: 91–103

Brody T, Shin YS, Stokstad EL (1976) Rat brain folate identification. J Neurochem 27: 409–413

Bronson RT, Schoene WC (1980) Spontaneous pallido-nigral accumulation of iron pigment and spheroid-like structures in Macaque monkeys. J Neuropathol Exp Neurol 39: 181–196

Brooks AP (1980) Abnormal vascular reflexes in Charcot-Marie-Tooth disease. J Neurol Neurosurg Psychatry 43: 348–350

Brooks AP, Emery AE (1982) A family study of Charcot-Marie-Tooth disease. J Med Genet 19: 88–93

Brooks SE, Hoffman LM, Adachi M, Amsterdam D, Schneck L (1980) Enzyme replacement treatment for Tay-Sachs disease brain cells in culture utilizing concanavalin A-mediated hexosaminidase. An uptake: Biochemical and morphological evidence of GM2 mobilization. Acta Neuropathol (Berl) 50: 9–17

Brower B, Biemond A (1938) Les affections parenchymateuses du cervelet et leur signification au point de vue de l'anatomie et de la physiologie de cet organe. J Belge Neurol Psychiat 38: 691–757

Brown BI, Brown DH (1966) Lack of an alpha-1,4-glucan: Alpha-1,4-glucan-6-glycosyl transferase in a case of type IV glycogenosis. Proc Nat Acad Sci 56: 725–729

Brown CH (1984) Infantile amyotrophic lateral sclerosis of the family type. J Nerv Ment Dis 21: 707–716

Brown FR III, Chen WW, Frayer K, Moser AB, Moser HW (1981) Lipid analysis of myelin from adrenoleucodystrophy brain. J Neuropathol Exp Neurol 40: 309

Brown FR III, Chen WW, Kirschner DR (1983) Myelin membrane from adrenoleucodystrophy brain white matter: Biochemical properties. J Neurochem 41: 341–348

Brown I McAdams AJ, Cummings JW, Konkol R, Sing I, Moser AB, Moser HW (1982) Cerebro-hepato-renal (Zellweger) syndrome and neonatal adrenoleukodystrophy: Similarities in phenotype and accumulation of very long chain fatty acids. Gen Clin Johns Hopkins Hosp 151: 344–361

Brown JW (1975) Hereditary spastic paraplegia with ocular and extra-pyramidal symptoms. In: Vinken PJ, Bruyn GW (eds) Handbook of clinical neurology, vol 22. North-Holland, Amsterdam, pp 433–443

Brown JW, Coleman RF (1966) Hereditary spastic paraplegia with ocular and extra-pyramidal signs. Bull Los Angeles Neurol Soc 31: 21–34

Brown NJ, Corner BD, Dodgson MCH (1954) A second case in the same family of congenital familial cerebral lipidosis resembling amaurotic family idiocy. Arch Dis Child 29: 48–54

Brown WJ, Beauchemin JA, Linde LM (1964) A neuropathological study of familial dysautonomia (Riley-Day syndrome) in siblings. J Neurol Neurosurg Psychiat 27: 131–139

Brownell B, Oppenheimer DR, Hughes JT (1970) The central nervous system in motor neurone disease. J Neurol Neurosurg Psychiat 33: 338–357

Browning MJ, Banks RA, Tribe CR (1985) Ten years' experience of an amyloid clinic – a clinicopathological survey. Q J Med 54: 213–227

Brownstein S, Carpenter S, Polomeno RC, Little JM (1980) Sandhoff's disease (GM2 gangliosidosis type 2). Arch Ophthalmol 98: 1089–1097

Brucher JM, Dom R, Robin A (1968) Dégénérescence spongieuse juvenile du système nerveux central. Ses rapports avec la maladie d'Hallervorden-Spatz et les dystrophies neuro-axonales. Rev Neurol 119: 425–222

Brucher JM, Dom R, Lombaert A, Carton H (1981) Progressive pontobulbar palsy with deafness: clinical and pathological study of two cases. Arch Neurol 38: 186–190

Bruens JH, Guazzi GC, Martin JJ (1968) Infantile form of meningeal angiomatosis with sudanophilic leucodystrophy associated with complex abiotrophies. Study of a second family. J Neurol Sci 7: 417–425

Brumback RA, Yooder FW, Andrews AD, Peck GL, Robbins JH (1978) Normal pressure hydrocephalus. Recognition and relationship to neurological abnormalities in Cockayne's syndrome. Arch Neurol 35: 337–345

Brumback RA, Panner BJ, Kingston WJ (1986) The heart in Friedreich's ataxia. Report of a case. Arch Neurol 43: 189–192

Brun A, Englund E (1981) Regional pattern of degeneration in Alzheimer's disease: Neuronal loss and histopathological grading. Histopathology 5: 549–564

Brun A, Voigt GD (1960) Entzündliche, zerebrale Sklerose mit NN-Insuffizienz. Dtsch Z Nervenheilk 180: 654–668

Brun R (1917/1918) Zur Kenntnis der Bildungsfehler des Kleinhirns. Schweiz Arch Neurol Psychiatr 1: 61–123 (1917), 2: 48–105 (1918), 3: 13–88 (1918)

Bruni J, Bilbao JM, Pirtzker KP (1977) Vascular amyloid in the aging central nervous system. Clinico-pathological study and literature review. Can J Neurol Sci 4: 239–244

Brunngraber EG, Brown BD, Aro A (1974) Glycoproteins in brain tissue of 0-variant of GM2-gangliosidosis. J Neurochem 22: 125–128

Brusa A, Bugiani O, Priori A (1967) Les dégénérescences plurisystématisées du névraxe: nouvelle contribution anatomoclinique. Sem Hop Paris 23: 1574–1580

Bruton CJ, Corsellis JAN, Russell A (1970) Hereditary hyperammonaemia. Brain 93: 423–434

Bruton OC (1952) Agammaglobulinemia. Pediatrics 9: 722–747

Bruyn GW (1968) Huntington's chorea. Historical, clinical and laboratory synopsis. In: Vinken PJ, Bruyn GW (eds) Handbook of clinical neurology, vol 6. North-Holland, Amsterdam New York Oxford, pp 298–378

Bruyn GW, Bots GTH, Staal A (1964) Familial bilateral vascular calcification in the central nervous system. Psychiatr Neurol Neurochirurg 67: 342–376

Bruyn GW, Bots GTAM, Dom R (1979) Huntingtons chorea: Current neuropathological status. In: Chase TN, Wexsler NS, Barbeau A (eds) Huntingtons disease. Raven Press, New York, pp 83–93

Bruyn GW, Weenink HR, Bots GT, Teepen JL, Wolferen WJ van (1985) Pelizaeus-Merzbacher disease. The Löwenberg-Hill type. Acta Neuropathol (Berl) 67: 177:189

Bubis JJ, Adlesberg L (1966) Congenital metachromatic leucodystrophy. Report of a case. Acta Neuropathol (Berl) 6: 298–302

Buchthal F, Behse F (1977) Peroneal muscular atrophy (PMA) and related to biopsy findings, nerve conduction and electromyography. Brain 100: 41–66

Budka H, Sluga E, Heiss WD (1976) Spastic paraplegia associated Addison's disease: Adult variant of adreno-leucodystrophy. Neurology 13: 237–250

Budka H, Seemann D, Danielczyk W (1979) Hereditary cerebellar atrophy (Holmes Type) with optic atrophy. A clinico-pathological study of four generations in a family. Arch Psychiat Nervenkr 226: 311–318

Budka H, Molzer B, Bernheimer H, Lassmann H, Pilz P, Toifl K (1981) Clinical, morphological and neurochemical findings in adrenoleucodystrophy and its variants. Int: Symposium of the Leucodystrophy and Allied Diseases, Kyoto, pp 209–224

Buduls H, Vilde J (1938) Über eine Gruppe der zur Myoklonus-Epilepsie gehörenden Erkrankungsfällen. Z Ges Neurol Psychiat 163: 382–389

Buerki E (1981) Ophthalmologische Befunde bei der neuralen Muskelatrophie. Charcot-Marie-Tooth, HMSN Typ 1. Klin Monatsbl Augenheilkd 179: 94–96

Bugiani O (1982) Huntington's disease: The large neurons of the striatum survive in the rigid variant. J Neuropathol Exp Neurol 41: 360

Bugiani O, Macardi GL, Brusa A, Ederli A (1979) The fine structure of subcortical neurofibrillary tangles in progressive supranuclear palsy. Acta Neuropathol 45: 147–152

Bulfield G (1980) Inherited metabolic disease in laboratory animals: A review. J Inherited Metab Dis 3: 133–143

Bullard WN, Southard EE (1906) Diffuse gliosis of cerebral white matter in a child. J Nerv Ment Dis 33: 188–193

Bundza A, Lowden JA, Charlton KM (1979) Niemann-Pick disease in a poodle dog. Vet Pathol 16: 530–538

Bunina TL (1962) On intracellular inclusions in familial amyotrophic lateral sclerosis. Korsakov J Neuropathol Psychiat 62: 1293–1299

Buonano F, Nardelli E, Onnis L, Rizzuto N (1975) Striato-nigral degeneration. Report of a case with an unusually short course and multiple system degenerations. J Neurol Sci 26: 545–553

Buonano FS, Ball MR, Laster DW, Moody DM, McLean WT (1978) Computed tomography in late-infantile metachromatic leucodystrophy. Ann Neurol 4: 43–46

Burck U, Harzer K, Goebel HH, Elze KL, Held KR, Carstens L (1980) Ultrastructural pathology of skin biopsy and fibroplast enzyme studies in a case of GM2-gangliosidosis with deficient hexosaminidase A and thermolabile hexosaminidase B. Neuropädiat 11: 161–175

Burck U, Moser HW, Goebel HH, Grüttner R, Held KR (1985) A case of lipogranulomatosis Farber: some clinical and ultrastructural aspects. Eur J Pediatr 143: 203–208

Burgess GH, Oh W, Bratlid D, Brubakk AM, Cashore WJ, Stonestreet BS (1985) The effects of brain blood flow on brain bilirubin deposition in newborn piglets. Pediatr Res 19: 691–696

Burns SR, Chiueh CC, Markey SP, Ebert MH, Jocobowitz DM, Kopin IJ (1983) A primate model of parkinsonism: Selective destruction of dopaminergic neurons in the pars compacta of the substantia nigra by N-methyl-4-phenyl-1,2,3,6-tetrahydropyridine. Proc Natl Acad Sci USA 80: 4546–4550

Burton BK, Reed SP, Remy WT (1981) Hyperpipecolic acidemia: Clinical and biochemical observations in two male siblings. J Pediatr 99: 729–734

Burton JL (1988) Livedo reticularis, porcelain-white scars, and cerebral thromboses. Lancet: 1263–1264

Buttlar-Brentano K von (1955) Das Parkinson Syndrom im Lichte der lebensgeschichtlichen Veränderungen des Nucleus basalis. J Hirnforsch 2: 55–76

Buxton P, Cumings JN. Elis RB, Lake BD, Mair WGP, Roberts JR, Young EP (1972) A case of GM2-gangliosidosis of late onset. J Neurol Neurosurg Psychiat 35: 685–692

Byers RK, Banker BQ (1961) Infantile muscular atrophy. Arch Neurol 5: 140–164

Byers RK, Gilles FH, Fung C (1973) Huntington's disease in children. Neuropathologic study of four cases. Neurology 23: 561–569

Byrd JC, Powers JM (1979) Wolman's disease: Ultrastructural evidence of lipid accumulation in central and peripheral nervous system. Acta Neuropathol 45: 37–42

Byrne E, Hallpike JF, Manson JI, Sutherland GR, Thong YH (1984) Ataxia-without-telangiectasia. Progressive multisystem degeneration with IgE deficiency and chromosomal instability. J Neurol Sci 66: 307–317

Byrne MC, Ledeen RW (1983) Regional variation of brain gangliosides infeline GM1 gangliosidosis. Exp Neurol 81: 210:225

Cable WJ, Kolodny EH, Adams RD (1982 a) Fabry disease: impaired autonomic function. Neurology 32: 498–502

Cable WJ, McCluer RH, Kolodny EH, Ullman MD (1982 b) Fabry disease: Detection of heterozygotes by examination of glycolipids in urinary sediment. Neurology 32: 1139–1145

Cafferty MS, Hays A, DiMauro S, Lovelace RE, Rowland LP (1986) Adult polyglucosan body disease. Muscle Nerve; SS: 134

Callahan JW, Wolfe LS (1970) Isolation and characterization from the liver of a patient with GM1-gangliosidosis type I. Biochim Biophys Acta 215: 527–543

Callahan JW, Khalil M, Gerrie J (1974) Isoenzymes of sphingomyelinase and the genetic defect in Niemann-Pick disease, type C. Biochem Biophys Res Commun 58: 385–390

Callahan WP, Hackett RL, Lorincz AE (1967) New observations by light microscopy on liver histology in the Hurler's syndrome; a needle biopsy study of 11 patients utilizing plastic-embedded tissue. Arch Path 83: 507–512

Calmi L, Tettamanti G (1982) Mucolipidosis IV, a sialolipidosis due to ganglioside sialidase deficiency. J Inherited Metab Dis 5: 218–224

Calne DB, Langston JW, Martin WRW, Stoessl AJ, Ruth TJ, Adam MJ, Pate BD, Schulzer M (1985) Positron emission tomography after MPTP: Observations relating to the cause of Parkinson's disease. Nature 317: 246–248

Calogero JA (1977) Vermian agenesis and unsegmented midbrain tectum. Case report. J Neurosurg 47: 605–608

Camakaris J (1980) Abnormal copper metabolism in cultured fibroblast from patients with Wilson's disease. J Inherited Metab Dis 3: 155–157

Cammermeyer J (1945) The area postrema. A contribution to its normal and pathological anatomy, especially in haemochromatosis. Jacob Dybward, Oslo, p 37

Cammermeyer J (1947) Deposition of iron in paraventricular areas of the human brain in haemochromatosis. J Neuropath 6: 111–119

Camp CD, Löwenberg K (1941) American family with Pelizaeus-Merzbacher disease. Arch Neurol (Chicago) 45: 261–264

Campailla E, Martinelli B, Bovi A (1967) Malatti di Morquio-Ulrich con oligofrenia Giorn. Pschiatr Neuropathol 95: 987–994

Campanella G, Bigi A (1959) Su di un caso di sclerosi laterale amiotrofica a carattere familiare. G Psichiat Neuropa 87: 804–811

Campbell AMG, Corner B, Norman RM, Urich H (1961) The rigid form of Huntington's disease. J Neurol Neurosurg Psychiatry 24: 71–77

Campeanu E, Morariu M (1969) Consideratii clinico-genetice in boa la Charcot-Marie-Tooth. Neurologia (Bucur) 14: 313–322

Canavan MM (1931) Schilder's encephalitis periaxialis diffusa. Arch Neurol 25: 299–308

Candy JM, Perry RH, Perry EK, Irving D, Blessed G, Fairbairn A, Tomlinson BE (1983) Pathological changes in the nucleus of Meynert in Alzheimer's and Parkinson's diseases. J Neurol Sci 54: 277–289

Canelas HM, Iriya K, Escalante OD, Jorge FB de (1964) The diagnosis of metachromatic leucodystrophy during life. Arch Neuropsychiat 22: 122–128

Cantello R, Bergamini L, Troni W, Riccio A, Chiado I, Palumcci L, Marchi M de (1985) Familial progressive external ophthalmoplegia with multisystem abnormalities: „New" features raising nosological problems. J Neurol 232: 102–108

Cantz M, Kresse H (1974) Sandhoff disease: Defective glycosaminoglycan catabolism in cultured fibroblasts and its correction by beta-N-acetylhexosaminidase. Eur J Biochem 47: 581–590

Cantz M, Gehler J, Spranger J (1977) Mucolipidosis I: Increased sialic acid content and deficiency of an alpha-N-acetylneuraminidase in cultured fibroblasts. Biochem Biophys Res Commun 74: 732–738

Caplan RM (1962) Lipoid proteinosis: A review including some new observations. Univ Mich Med Cent J 28: 365–377

Carafoli E, Niggli V, Penniston JT (1980) Purification and reconstruction of the calcium, magnesium ATPase of the erythrocyte membrane. Ann NY Acad Sci 58: 159–168

Carbone JV, Grodsky GM (1957) Constitutional nonhemolytic hyperbilirubinemia in the rat: Defect of bilirubin conjugation. Proc Soc Exp Biol Med 94: 461–465

Cardiff RD (1966) A histochemical and electronmicroscopic study of skeletal muscle in a case of Pompe's disease (Glycogenosis II). Pediat 37: 240–259

Cardona F (1939) Istopatologia della malattia di Schilder familiare. Rev Pat Nerv Ment 54: 1

Carleton CC, Collins GH, Schimpff RD (1976) Subacute necrotizing encephalopathy (Leigh's disease): Two unusual cases. South Med J 69: 1301–1305

Carlier G, Reznik M, Franck G, Husquinet H (1974) Etude anatomoclinique d'une forme infantile de la maladie de Huntington. Acta Neurol Belg 74: 36–63

Carnes WH (1971) Role of copper in connective tissue metabolism. Fed Proc 30: 995–1000

Carpenter S (1968) Proximal axonal enlargement in motor neuron disease. Neurology 18: 841–851

Carpenter S, Schumacher GA (1966) Familial infantile cerebellar atrophy associated with retinal degeneration. Arch Neurol (Chic) 14: 82–94

Carpenter S, Karpati G, Andermann F, Jacob JC, Andermann E (1974) Lafora's disease: Peroxisomal storage in skeletal muscle. Neurology (Minneap) 24: 531–538

Carpenter S, Karpati G, Rothman S, Watters G, Andermann F (1978) Pathological involvement of primary sensory neurons in Werdnig-Hoffmann disease. Acta Neuropathol 42: 91–97

Carrier H, Guillaud-Barbaret C, Chazot G, Bady B, Schott B (1978) Les neuropathies des gammopathies monoclonales. Immunofluoréscence et immunomarquage en microscopie électronique d'immunoglubulines à structure amyloide. Acta Neuropathol (Berl) 44: 77–81

Carrizosa J, Lin KY, Myerson RM (1973) Gastrointestinal neuropathy in familial amyloidosis. Report of a case with severe diarrhea without steatorrhea or malabsorption. Am J Gastroenterol 59: 541–546

Carson NAJ, Neill DW (1962) Metabolic abnormalities detected in a survey of mentally backward individuals in Northern Ireland. Arch Dis Child 37: 505–513

Carton D (1977) Disorders of urea cycle and related diseases. In: Vinken PJ, Bruyn GW (eds) Handbook of clinical neurology, vol 29. Elsevier/North Holland, Amsterdam, p 87

Casamajor L (1913) Über das Glycogen im Gehirn. Nissl-Alzheimer Histol Histopath Arb 6: 52–72

Cash R, Raisman R, Ploska A, Agid Y (1987) Dopamine (D1-)receptor and cyclic AMP-dependent phosphorylation in Parkinson's disease. J Neurochem 49: 1075–1083

Cashman NR, Antel JP, Hancock LW, Dawson G, Horwitz AL, Johnson WG, Huttenlocher PR, Wollmann RL (1986) N-Acetyl-beta-hexosaminidase beta locus defect and juvenile motor neuron disease: A case study. Ann Neurol 19: 568–572

Cassidy SB, Pagnon RA, Pepin M (1983) Family studies in tuberous sclerosis. Evaluation of apparently unaffected parents. JAMA 249: 1302–1304

Castaigne P, Escourolle R, Laplane D, Berger B, Augustin P (1967) Etude anatomo-clinique d'un cas de sidérose marginale du système nerveux central. Rev Neurol 116: 8–118

Castaigne P, Escourolle R, Recondo J de (1970) Lésions des ganglions spinaux dans les hérédodégénérescences. VIth Congr internat neuropath. Masson & Co., Paris, pp 47–56

Castaigne P, Laplane D, Escourolle R (1971) Ophthalmoplegie externe progressive avec spongiose des noyaux du tronc cérébrale. Rev Neurol 124: 454–466

Castaigne P, Lhermitte F, Excourolle R, Chain F, Fardeau M, Hauw JJ, Curet J, Flavigny C (1977) Etude anatomo-clinique d'une observation d'ophthalmoplegia plus avec analyse des lésions musculaires, nerveuses centrales, oculaires, myocardiques et thyroidiennes. Rev Neurol 133: 369–386

Castano EM, Frangione B (1988) Biology of disease. Human amyloidosis, Alzheimer disease and related disorders. Lab Invest 58: 122–132

Castro P de, Pascual-Castroviejo I, López-Terradas JM, Gutiérrez Molina M (1983) Distrofia muscular con participación del sistema nervioso central. A propósito de dos casos españoles. An Esp Pediatr 19: 111–117

Castro S de, Sparks JT, Lapey JD, Freidberg SR (1976) Amyloidoma of the gasserian ganglion. Surg Neurol 6: 357–359

Catel W, Schmidt J (1959) Über familiäre gichtische Diathese in Verbindung mit zerebralen und renalen Symptomen bei einem Kleinkind. Dtsch Med Wochenschr 84: 2145–2147

Cattan R, Ajuriaguerra J, Carasso R, Dausset J, Hoppeler A, Zerah Ch (1952) Anémie hémolytique acquise de l'adulte avec cirrhose atrophique, syndrome nerveux complexe et syndrome de Gougerot-Sjögren. Semaine Hop 28, Nr 10

Caulet T, Germain P, Adnet JJ, Hopfner C, Pluot M (1967) Deux cas familiaux de maladie de Fabry. Etude structurale et ultrastructurale. Ann Anat Path 12: 49–70

Cavalier SJ, Gambetti P (1981) Dystrophic axons and spinal cord demyelination in cystic fibrosis. Neurology 31: 714–718

Cavanagh JB, Kyu MH (1971) Type II Alzheimer change experimentally produced in astrocytes in the rat. J Neurol Sci 12: 63–75

Cavanagh K, Dunstan RW, Jones MZ (1982) Plasma alpha- and beta-mannosidoses in caprine beta-mannosidosis. Am J Vet Res 43: 1058–1059

Cedarbaum JM, Blass JP (1986) Mitochondrial dysfunction and spinocerebellar degenerations. Neurochem Pathol 4: 43–63

Cederbaum SD, Shaw KNF, Valente M (1977) Hyperargininemia. J Pediatr 90: 569

Cederbaum SD, Shaw KNF, Spector EB, Verity MA, Snodgrass PJ, Sugarman GI (1979) Hyperargininemia with arginase deficiency. Pediatr Res 13: 827

Centerwall WR, Miller MM (1958) Ataxia, telangiectasia, and sinopulmonary infections. A syndrome of slowly progressive deterioration in childhood. Am J Dis Child 95: 385–396

Cervós-Navarro J (1962) Elektronenmikroskopische Untersuchungen an retrograd veränderten Spinalganglien. Fortschr Med 80: 749–788

Cervós-Navarro J (1964) Spätveränderungen des Zentralnervensystems nach Schädelbestrahlung. Proc III European Regional Conference on Electron Microscopy, Prag, p 267

Cervós-Navarro J (1967) Brain edema due to ionising radiation. In: Klatzo I, Seitelberger F (eds) Brain edema. Springer, Berlin, pp 632–637

Cervós-Navarro J (1980) Morphologische Befunde zur vegetativen Innervation der Hirngefäße. In: Schiffter R (Hrsg) Zentralvegetative Regulationen und Syndrome. Springer, Berlin Heidelberg New York, pp 23–38

Cervós-Navarro J (1980) Hypoglykämien. In: Doerr W, Seifert G (Hrsg) Handbuch der Speziellen Pathologischen Anatomie, Bd 13/I. Springer, Berlin Heidelberg New York, S 81–84

Cervós-Navarro J (1980) Gefäßerkrankungen und Durchblutungsstörungen des Gehirns. In: Doerr W, Seifert G (Hrsg) Spezielle pathologische Anatomie, Bd 13/I. Springer, Berlin Heidelberg New York, S 45–48

Cervós-Navarro J (1984) Modifications in the genetic expression in the aging brain. In: Wertheimer J, Marois M (eds) Senile dementia: outlook for the future. Liss, New York, pp 113–123

Cervós-Navarro J (1990) Heredopathia atactica polyneuritiformis (Refsum's disease). Ultrastructural changes. Histol Histopath 5: 439–450

Cervós-Navarro J, Goebell HH (1989) Stoffwechselstörungen. In: Cervós-Navarro J, Ferszt R (Hrsg) Klinische Neuropathologie. Thieme, Stuttgart New York, S 150–202

Cervós-Navarro J, Matakas F (1974) Struktur und Zusammensetzung von Kalk- und Pseudokalkablagerungen im Gehirn. Verh Dtsch Ges Pathol 58: 497

Cervós-Navarro J, Zimmer C (1990) Light microscopic and ultrastructural study on CNS lesions in infantile Gaucher's disease. Clin Neuropath 9: 310–313

Cervós-Navarro J, Artigas J, Mrsulja BJ (1983) Morphofunctional aspects of the normal and pathological blood-brain-barrier. Acta Neuropathol (Berl) 61: 1–19

Cervós-Navarro J, Gosztonyi G, Artigas J, Ostmann S, Gertz HJ (1985) Die ätiologische Variationsbreite der viralen Hirnstammencephalitiden. In: Frydl V (Hrsg) III. Neuropathologisches Symposium. S 105–114

Chabria S, Tomasi LG, Wong PWK (1979) Ophthalmoplegia and bulbar palsy in variant form of maple syrup urine disease. Ann Neurol 6: 71–72

Chadarevian JP de, Hollenberg RD (1979) Subependymal giant cell tumor of tuberose sclerosis, a light and ultrastructural study. J Neuropathol Exp Neurol 38: 419–433

Chalhub EG (1982) Neurocutaneous melanosis. In: Vinken PJ, Bruyn GW (eds) Handbook of clinical neurology, vol 43. North-Holland, Amsterdam, p 33

Challa VR, Geisinger KR, Burton BK (1983) Pathologic alterations in the brain and liver in hyperpipecolic acidemia. J Neuropathol Exp Neurol 42: 627–638

Chamberlain JS, Pearlman JA, Muzny DM, Gibbs RA, Ranier JE, Reeves AA, Caskey CT (1988) Expression of the murine Duchenne muscular dystrophy gene in muscle and brain. Science 239: 1416–1418

Chamberlain S, Lewis PD (1983) Studies of cellular hypersensitivity to ionizing radiation in Friedreichs ataxia. J Neurol Neurosurg Psychiatry 45: 1136–1138

Chambers RA, Pratt RTC (1956) Idiosyncrasy to fructose. Lancet 2: 340

Chamouard JM, Duyckaerts C, Rancurel G, Poisson M, Buge A (1988) Accés ischemiques transitoires au cours d'une angiopathie amyloide. Rev Neurol 144: 598–602

Chan CC, Egbert PR, Herrick MK, Urich H (1980) Oculocerebral malformations: A reappraisal of Walker's „lissencephaly". Arch Neurol 37: 104–108

Chanarin I, Patel A, Slavin G, Wills EJ, Andrews TM, Stewart G (1975) Neutral-lipid storage disease. Br Med J 1: 553–555

Chapman J, Sela BA, Wertman E, Michaelson DM (1988) Antibodies to ganglioside GM1 in patients with Alzheimer's disease. Neurosci Lett 86: 235–240

Chapoy P, Angelini C, Cederbaum B (1981) Déficit systemique en carnitine. Place dans le syndrome de Reye. Nouv Pres Med 10: 499–502

Charcot JM, Joffroy A (1869) Deux cas d'atrophie musculaire progressive avec lésions de la substance grise et des vaiseaux antéolateraux de la moelle epinière. Arch Physiol 2: 354, 629, 744

Charcot JM, Marie P (1886) Sur une forme particulière d'atrophie musculaire progressive, souvent familiale, débutant par les pieds et les jambes et atteignant plus tard les mains. Rev Med VI: 97–138

Chavany JAL, Bogaert L van, Godlewski JL (1951) Sur un syndrome de rigidité à prèdominance axiale, avec pertubation des automatismes oculo-palpébraux d'origine encéphalitique. Presse Med 59: 958–962

Chediak MM (1952) Nouvelle anomalie leucocytaire de caractère constitutionnel et familial. Rev Hemat 7: 362–367

Chemke J, Czernobilsky B, Mundel G, Barishak YR (1975) A familial syndrome of central nervous system and ocular malformations. Clin Genet 7: 1–7

Chen KM (1980) A study on the natural history of amyothrophic lateral sclerosis and Parkinsonism-dementia of Guam. Neurol Med (Tokyo) 18: 161

Chen KM, Makifuchi T, Garruto RM, Gajdusek DC (1982) Parkinsonism-dementia in a Filipino migrant: a clinicopathologic case report. Neurology (NY) 32: 1221–1227

Chester W (1931) Über Lipoidgranulomatose. Virchows Arch 279: 561–602

Chevrie JJ, Aicardi J (1984) The Aicardi syndrome. Boll Lega Ital Epilessia 45/46: 13–18

Chijiiwa T, Hishimura M, Inomata H, Yamana T, Narazaki O, Kurokawa T (1983) Ocular manifestations of congenital muscular dystrophy (Fukuyama type). Ann Ophthalmol 15: 921–923, 926–928

Childs B, Nyhan WL, Borden M, Bard L, Cooke RE (1961) Idiopathic hyperglycinemia and hyperglycinuria: A new disorder of amino acid metabolism. Pediatrics 27: 522–538

Chitayat D, Nakagawa S, Marion RW, Sachs GS, Shinnar S, Llena JF, Nitowsky HM (1987) Elevation of serum beta-hexosaminidase and alpha-D-mannosidase in type 2 Gaucher disease: a clinical and biochemical study. J Inherited Metab Dis 10: 111–114

Chi-Wan L, Tsu-Pei H, Lin WSJ (1977) Blindness of cerebral origin in acute intermittent porphyria. Arch Neurol 34: 310–312

Choi BH, Ruess WR, Kim RC (1986) Disturbances in neuronal migration and laminar cortical organization associated with multicystic encephalopathy in the Pena-Shokeir syndrome. Acta Neuropathol (Berl) 69: 177–183

Chokroverty S, Sharp JR, Barron KD (1978) Periodic respiration in erect posture in Shy-Drager syndrome. J Neurol Neurosurg Psychiat 41: 980–986

Chokroverty S, Khedekar R, Derby B, Sachdeo R, Yook C, Lepore F, Nicklas W, Duvoini RC (1984) Pathology of olivo-pontocerebellar atrophy with glutamate dehydrogenase deficiency. Neurology (Cleveland) 34: 1451–1455

Choo KH, Cotton RGH, Jennings IG, Danks DM (1979) Observations indicating the nature of the mutation in phenylketonuria. J Inherited Metab Dis 2: 79–84

Choteau P, Gray F, Warot P, Dereux JF (1980) Syndrome de Ramsay-Hunt. Etude anatomique d'un cas. Rev Neurol 136: 837–852

Chou SM (1978) Significance of Bunina bodies in ALS. Symposium on ALS, Tokyo

Chou SM (1979) Pathognomy of intraneuronal inclusions in ALS. In: Tsubaki T, Toyokura Y (eds) Amyotrophic lateral sclerosis. University of Tokyo Press, Tokyo, pp 135–176

Chou SM, Fakadej AV (1971) Ultrastructure of chromatolytic motoneurons and anterior spinal roots in a case of Werdnig-Hoffmann disease. J Neuropathol Exp Neurol 30: 368–379

Chou SM, Waismann HA (1965) Spongy degeneration of the central nervous system. Case of homocystinuria. Arch Path 79: 357–363

Chou SM, Thompson HG, Morgentown W (1970) Electron microscopy of storage cytosomes in Kufs' disease. Arch Neurol 23: 489–501

Chrisman CL, Cork LC, Gamble DA (1984) Neuroaxonal dystrophy of Rottweiler dogs. JAVMA 184: 464–467

Christensen E, Krabbe K (1949) Poliodystrophia cerebri progressiva (infantilis). Arch Neurol Psychiat 61: 26–43

Christian JC (1982) Oculo-dento-osseous dysplasia (Oculo-dento-digital dysplasia). In: Vinken PJ, Bruyn GW (eds) Handbook of clinical neurology, vol 43. North-Holland, Amsterdam New York Oxford, pp 445–446

Christian L (1919) Defects in membranous bones, exophthalmos and diabetes insipidus. Contribution to medical and biological research. Hoeber, New York, p 390

Christomanou H, Cap C (1981) Prenatal monitoring for Wolman's disease in pregnancy at risk. First case in the Federal Republic of Germany. Hum Genet 57: 440–441

Christomanou H, Aignesberger A, Linke RP (1986) Immunochemical characterization of two activator proteins stimulating enzymic sphingomyelin degradation in vitro. Absence of one of them in a human Gaucher disease variant. Biol Chem Hoppe Seyler 367: 879–890

Christophe J, Gruner J (1956) La dyssynergie cérébelleuse myoclonique de Ramsay-Hunt. Etude anatomique d'un cas. Rev Neurol 95: 297–309

Chute AL, Rebham A, Bain HW, Kruyff E (1962) Hypothalamic pituitary, pancreatic interrelationships. X Congres International de Pediatrie Lisbonne: 226

Cibis GW, Harris DJ, Chapman AL, Tripathi RC (1983) Mucolipidosis. Arch Ophthalmol 101: 933–939

Claireaux AE (1959) Cerebral pathology in the newborn. Guys Hosp Rep 108: 2–20

Clark AW, Parhad IM, Griffin JW, Price DL (1984) Neurofilamentous axonal swellings as a normal finding in spinal anterior horn of man and other primates. J Neuropathol Exp Neurol 43: 253–262

Clark AW, Manz HJ, White CL, Lehmann J, Miller D, Cooyle JT (1986a) Cortical degeneration with swollen chromatolytic neurons: Its relationship to Pick's disease. J Neuropathol Exp Neurol 45: 268–284

Clark CM, Hayden MR, Stoessl AJ, Martin WRW (1986b) Regression model for predicting dissociations of regional cerebral glucose metabolism in individuals at risk for Huntington's disease. J Cereb Blood Flow Metab 6: 756–762

Clark DS, Myerburg RJ, Morales AR, Befeler B, Hernandez FA, Gelband H (1975) Heart block in Kearns Sayre syndrome electro physiologic pathologic correlation. Chest 68: 727–730

Clark JR, Miller RG, Vidgoff JM (1979) Juvenile-onset metachromatic leucodystrophy: Biochemical and electrophysiologic studies. Neurology 29: 346–353

Clark LP, Prout M (1903) Nature and pathology of myoclonus epilepsy. J Nerv Dis 234–249

Clarke JTR, Lowden JA (1969) Hyperphenylalaninemia: Effect on the developing brain. Canad J Biochem 47: 291–295

Clarke JTR, Wolfe LS, Perlin AS (1971) Evidence for a terminal alpha-D-galactopyranosyl residue in galactosyl-glucosylceramide from human kidney. J Biol Chem 246: 5563–5569

Cleaver JE (1968) Defective repair replication of DNA in xeroderma pigmentosum. Nature 218: 652–656

Cloux RJ de, Friderici HHR (1969) Ultrastructural studies of the skin in Hurler's syndrome. Arch Path 88: 350–358

Cochrane WA, Payne WW, Simpkiss MJ, Woolf MI (1956) Familial hypoglycemia precipitated by amino acids. J Clin Invest 35: 411–422

Cockayne EA (1936) Dwarfism with retinal atrophy and deafness. Arch Dis Childh 11: 1–8

Cockayne EA (1946) Dwarfism ith retinal atrophy and deafness. Arch Dis Childh 21: 52–54

Cogan DG (1958) Histochemistry of the eye in metachromatic leukodystrophy. Arch Ophth 60: 397–402

Cogan DG, Toichiro K, Moser H, Hazard GW (1966) Retinopathy in a case of Farber's lipogranulomatosis. Arch Ophthalmol 75: 727–757

Cogan DG (1982) Ophthalmoplegia, pigmentary retinopathy, deafness, mental retardation, and cerebral symptoms (Kearns-Sayre syndrome). In: Vinken PJ, Bruyn GW (eds) Handbook of clinical neurology. North-Holland, Amsterdam New York Oxford, pp 142–143

Cohan SL, Kattah JC, Limaye SR (1979) Familial tapetoretinal degeneration and epilepsy. Arch Neurol 36: 544–546

Cohen AS, Benson MD (1975) Amyloid neuropathy. In: Dyck PJ, Thomas PK, Lambert EH (eds) Peripheral neuropathy. Saunders, Philadelphia London Toronto, pp 1067–1091

Cohen AS, Calkins E (1959) Electron microscopic observations on a fibrous component in amyloid of diverse origins. Nature 183: 1202

Cohen DH, Jensson O, Feiner H, Frangione B (1983) Amyloid deposits of the Icelandic form of hereditary cerebral haemorrhage are composed of fragments derived from the CSF and serum basic protein gamma trace. Clin Res 31: 489 a

Cohen J (1951) Osteopetrosis, case report, autopsy findings and pathological interpretation: Failure of treatment with vitamin A. J Bone Joint Surg 33: 923–938

Cohen M, Dixon GS (1907) Report of a case of amaurotic family idiocy with histologic report on the eyes. J Amer Med Ass 48: 1751–1753

Cohen M, Hartlage PL, Krawiecki N, Roesel RA, Carter AL, Hommes FA (1985) Serum carnosinase deficiency: a non-disabling phenotype? J Ment Defic Res 29: 383–389

Cohen P, Solomon NH (1955) Familial dysautonomia, case report with autopsy. J Pediat 46: 663–670

Cohen R, Duchesneau PM, Weinstein MA (1980) Calcification of the basal ganglia as visualized by computed tomography. Radiology 134: 97–99

Cohen S, Horoupian D, Katzman R, Ellis J (1983) Cortical dendrite abnormalities in amyotrophic lateral sclerosis (ALS) associated with dementia. J Neuropathol Exp Neurol 40: 310

Cohen SM, Green WR, Cruz ZC de la, Brown FR, Moser MW, Luckenbach MW, Dove DJ, Maumenee IH (1983) Ocular histopathological studies of neonatal and childhood adrenoleucodystrophy. Am J Ophthalmol 95: 82–96

Cohen SMZ, Brown FR, Martyn L, Moser HW, Chen W, Kistenmacher M, Punnet H, Grover W, Cruz ZC de la, Chan NR, Green WR (1983) Occular histopathologic and biochemical studies of the cerebro-hepatorenal syndrome (Zellwegers syndrome) and its relationship to neonatal adrenoleukodystrophy. Amer J Ophthalmol 96: 488–501

Cohn ZA, Fedorko ME (1969) The formation and fate of lysosomes. In: Dingle JT, Fell HB (eds) Lysosomes in biology and pathology. North Holland, Amsterdam London, pp 43–63

Colan RV, Snead OC, Ceballos R (1981) Olivopontocerebellar atrophy in children: a report of seven cases in two families. Ann Neurol 10: 355–363

Cole G, Proctor NSF (1974) Adult metachromatic leucodystrophy. S Afr Med J 48: 1371–1374

Cole HN jr, Irving RC, Lund HZ, Mercer RD, Schneider RW (1952) Gargyolism with cutaneous manifestation. Arch Derm 66: 371–383

Cole M, Rutherford RB, Smith FO (1972) Experimental ammonia encephalopathy in the primate. Arch Neurol 26: 130–136

Coleman DH, Gambetti P, Di Mauro S, Blume RE (1974) Muscle in Lafora disease. Arch Neurol 31: 396–406

Colevas AD, Edwards JL, Hruban RH, Mitchell GA, Valle D, Hutchins GM (1988) Glutaric acidemia type II. Comparison of pathologic features in two infants. Arch Pathol Lab Med 112: 133–1139

Colle E, Ulstrom RA (1964) Ketotic hypoglycemia. J Pediat 64: 632–651

Collet C, Ajuriaguerra J de, Frankhauser R, Bogaert L van (1954) L'hypogénésie cérébelleuse chez le chat. Rev Neurol 91: 175–199

Collier J, Greenfield J (1924) The encephalitis periaxialis of Schilder. A clinical and pathological study, with an account of two cases, one of which was diagnosed during life. Brain 47: 489–519

Collier WA (1895) A case of enlarged spleen in a child aged six. Trans Path Soc (Lond) 46: 148–157

Collins GH, Cowson RR, Nevis AH (1968) Myoclonus epilepsy with Lafora bodies: An ultrastructural and cytochemical study. Arch Path 86: 239–254

Collins RC (1982) Cerebral metabolism in rock and roll rodents. J Cereb Blood Flow Metab 2: 383–384

Collins T (1892) Congenital excess of pigment in uveal tract. Trans Ophthalmol Soc UK XIV: 197–199

Colmant HJ (1975) Progressive bulbar palsy in adults. In: Vinken PJ, Bruyn GW (eds) Handbook of clinical neurology, vol 42, North-Holland, Amsterdam, pp 111–156

Conradi NG, Sourander P, Nilsson O, Svennerholm L, Erikson A (1984) Neuropathology of the Norrbottnian type of Gaucher disease: Morphological and biochemical studies. Acta Neuropathol (Berl) 65: 99–109

Conradi NG, Kalimo H, Sourander P (1988) Reactions of vessel walls and brain parenchyma to the accumulation of Gaucher cells in the Norrbottnian type (type III) of Gaucher disease. Acta Neuropathol (Berl) 75: 385–390

Constad WH, Wagner RS, Caputo AR (1985) Aicardi syndrome in one dizygotic twin. Pediatrics 76: 450–453

Constantinidis J, Richard J, Tissot R (1974) Pick's disease: histological and clinical correlations. Eur Neurol 11: 208–217

Constantopoulos G, Iqbal K, Dekaban AS (1980a) Mucopolysaccharidosis types IH, IS, II IIIA: Glycosaminoglycans and lipids of isolated brain cells and other fractions from autopsied tissues. J Neurochem 34: 1399–1411

Constantopoulos G, Rees S, Cragg BG, Barranger JA, Brady RO (1980b) Experimental animal model for mucopolysaccharidosis: Suramin-induced glycosaminoglycan and sphingolipid accumulation in the rat. Proc Natl Acad Sci USA 77: 3700–3704

Constantopoulos G, Shull RM, Hastings N, Neufeld EF (1985) Neurochemical characterization of canine alpha-L-iduronidase deficiency disease (model of human mucopolysaccharidosis I). J Neurochem 45: 1213–1217

Contamin F, Escourolle R, Nick J, Mignot B (1971) Atrophie pallidonigro-luysienne Syndrome akinétique avec palilalie, rigidité oppositionelle et catatonie. Rev Neurol 124: 107–120

Contraires B, Fontan D, Revel-Mouroz H, Bioulac P, Coquet M, Verger P, (1981) La maladie de Landing gangliosidose A GM1 type 1. Bordeaux Med 14: 653–659

Contreras BC, Espinoza SJ (1960) Discusión clínica y anatomopatológica de enfermos que presentaron un problema diagnóstico. Pediat 3: 271

Conzelmann E, Sandhoff K (1978) AB variant of infantile GM2-gangliosidosis: Deficiency of a factor necessary for stimulation of hexosaminidase A-catalyzed degradation of ganglioside GM2 and glycolipid GA2. Proc Natl Acad Sci USA 75: 3979–3983

Cook RD, Dorling PR, Gawthorne JM, Howell JMC, Swan RA (1978) Bovine generalized glycogenosis. J Neuropathol Exp Neurol 37: 603

Cook RD, Howell JMC, Dorling PR, Richards RB (1982) Changes in nervous tissue in bovine generalized glycogenosis type II. Neuropath Appl Neurobiol 8: 95–107

Cook CS, Grubb B (1986) Experimental hypercupremia does not result in increases in copper in lens, iris, or ocular fluids. Curr Eye Res 5: 171–173

Cooper A, Sardharwalla IB, Roberts MM (1986) Human β-mannosidase deficiency. N Engl J Med 315: 1231

Cooper JR, Pincus JH, Itokawa Y (1970) Experience with thiamine phosphoryltransferase inhibition in subacute necrotizing encephalomyelopathy. N Engl J Med 283: 793–795

Copeland DD, Lamb WA, Klintworth GK (1977) Calcification of basal ganglia and cerebellar roof nuclei in mentally defective patient with hidrotic ectodermal dysplasia. Neurology 27: 1029–1033

Coquet M, Myle G, Nyssen R, Bogaert L van (1944) Première observation vèrifieè de l'oligophrèie phenilpyruvique. Neurol 109: 133–141

Coquet M, Vallat JM, Latapie JL (1981) Basophilic inclusions in skeletal muscle from two cases of hypothyroid myopathy. Acta Neuropathol (Berl) Suppl IV: 320–322

Cordero ME, Trejo M, Colombo M, Aranda V (1983) Histological-maturation of the neocortex in phenylketonuric rats. E Human Devel 8: 157–173

Cordier J, Grignon G, Vidailhet M, Raspiller A (1976) An unusual form of amaurotic idiocy in infancy, Sandhoff's disease of GM2 type 2 gangliosidosis. Bull Mem Soc Fr Ophthalmol 87: 238–242

Cordy DR, Richards WPC, Bradford GE (1967) Systemic neuroaxonal dystrophy in Suffolk sheep. Acta Neuropathol (Berl) 8: 133–140

Cori GT, Cori CF (1952) Glucose-6-phosphatase of the liver in glycogen storage disease. J Biol Chem 199: 661–663

Cork LC, Munnell JF, Lorenz MD, Murphy JV, Baker HJ, Rattazzi MC (1977) GM-ganglioside lysosomal storage disease in cats with beta-hexo-saminidase deficiency. Science 196: 1014–1017

Cork LC, Griffin JW, Choy C, Padula CA, Price DL (1982) Pathology of motor neurons in accelerated hereditary canine spinal muscular atrophy. Lab Invest 46: 89–99

Cork LC, Troncoso JC, Price DL, Stanley EF, Griffin JW (1983) Canine neuroaxonal dystrophy. J Neuropathol Exp Neurol 42: 286–296

Cork LC, Sternberger NH, Sternberger LA, Casanova MF, Struble RG, Price DL (1986) Phosphorylated neurofilament antigens in neurofibrillary tangles in Alzheimer's disease. J Neuropathol Exp Neurol 45: 56–64

Cork LC, Powers RE, Selkoe DJ, Davies P, Geyer JJ, Price DL (1988) Neurofibrillary tangles and senile plaques in aged bears. J Neuropathol Exp Neurol 47: 629–641

Cornforth MN, Bredford JS (1985) On the nature of a defect in cells from individuals with ataxia-telangiectasia. Science 227: 1589–1591

Cornblath M, Schwartz R (1976) Disorders of carbohydrate metabolism in infancy, 2nd edn, vol 3. In the series: Major problems in clinical pediatrics. Saunders, Philadelphia

Cornelio F, Peluchetti D, Rimoldi M, Testa D, Mora M, Negri S, Di Donato S (1981) Systemic carnitine deficiency with peripheral nerve involvement. Morphological and biochemical study. Acta Neuropathol [Suppl] 7: 226–229

Corsellis JAN (1976) Ageing and the dementias. In: Blackwood W, Corsellis JAN (eds) Greenfield's neuropathology. Edward Arnold, London, pp 796–848

Corsellis JAN, Brierley JB (1954) An unusual type of pre-senile dementia (atypical Alzheimer's disease with amyloid vascular change). Brain 77: 571–587

Cosgrove GR, Leblanc R, Meagher-Villemure K, Ethier R (1985) Cerebral amyloid angiopathy. Neurology 35: 625–631

Costa PP, Figueira AS, Bravo FR (1978) Amyloid fibril protein related to prealbumin in familial amyloidotic polyneuropathy. Proc Natl Acad Sci USA 75: 4499–4503

Coster WD, Roeles H, Edcken HV (1971) Electron microscopical study of neuroaxonal dystrophy. Europ Neurol 5: 65–83

Cottrill C, Glueck CJ, Leuba V, Millet F, Puppione D, Brown MV (1974) Familial homozygous hypobetalipoproteinemia. Metabolism 23: 779–791

Couchot J, Pluot M, Schmauch MA, Pennaforte F, Fandre M (1974) La mucosulfatidose. Etude de trois cas familiaux. Arch Franc Péd 31: 775–795

Coude FX, Ogier H, Charpentier C, Thomassin G, Checoury A, Amedee-Manesme O, Saudubray JM, Frezal J (1981) Neonatal glutaric aciduria type II: An X-linked recessive inherited disorder. Human Genet 59: 263–276

Courville CB (1957) Late cerebral changes incident to severe hypoglycemia (Insulin schock). Amer Arch Neurol Psychiat 78: 1–14

Courville CB (1960) Pathogenesis of nodular atrophy of the cerebral cortex. A common cortical change found in cases of cerebral palsy. Arch Pediat 77: 101–129

Coutinho P, Guimaraes A, Scaravilli F (1982) The pathology of Machado-Joseph disease. Acta Neuropathol 58: 48–54

Cowan MA, Alexander S, Vickers HR (1961) Case of lipoid proteinosis. Brit Med J 2: 557–560

Cowburn RJ, Barton AJL, Hardy JA, Wester P. Winblad B (1987) Region-specific defects in glutamate and γ-aminobutyric acid innervation in Alzheimer's disease. Biochem Soc Trans 15: 505–506

Cowen D, Olmstead EV (1963) Infantile neuroaxonal dystrophy. Arch Dis Child 22: 175–236

Cowie V (1951) Phenylpyruvic oligophrenia. J Ment Sci 97: 505–516

Cox R, Debenham PG, Masson WK, Webb MB (1986) Ataxia-telangiectasia: A human mutation giving high-frequency misrepair of DNA double-stranded scissions. Mol Biol Med 3: 229–244

Coyle JT (1979) An animal model for Huntington's disease. Biologi Psychia 14: 251–276

Coyle JT, London ED, Biziere K, Zaczek R (1979) Kainic acid neurotoxicity: Insights into the pathophysiology of Huntington's disease. Adv Neurol 23: 593–608

Coyle JT, Ferkany J, Zaczek R, Slevin J, Retz K (1983) Kainic acid: Insights into its receptor-mediated neurotoxic mechanisms. In: Fuxe K, Roberts P, Schwarcz R (eds) Excitotoxins. Plenum Press, London, pp 112–121

Craig JM, Uzman LL (1958) A familial metabolic disorder with storage of an unusual polysaccharide complex. Pediat 22: 20–32

Cramon D von, Kelemen J (1973) Gliaveränderungen bei den olivo-pontocerebellaren Atrophien und ihre Bedeutung für die formale Pathogenese. Acta Neuropathol (Berl) 25: 14–26

Crandall BF, Philippart M, Brown WJ, Buestone DA (1982) Review article: Mucolipidosis IV. Am J Med Gen 12: 301–308

Cravioto H, O'Brian JS, Landing BH, Finck B (1966) Ultrastructure of peripheral nerve in metachromatic leukodystrophy. Acta Neuropathol 7: 111–124

Creek KE, Sly WS (1982) Adsorptive pinocytosis of phosphorylated oligosaccharides by human fibroblasts. J Biol Chem 257: 9931–9937

Creel D, Collier LL, Leventhal AG, Conlee JW, Prieur DJ (1982) Abnormal retinal projections in cats with the Chédiak-Higashi syndrome. Invest Ophthalmol Vis Sci 23: 768–801

Cremer JE, Heath DF, Patel AJ (1975) An experimental model of CNS changes associated with chronic liver disease: portocaval anastomosis in the rat. In: Berl S, Clarke DD, Schneider D (eds) Metabolic compartmentation and neurotransmission. Plenum Press, New York, pp 461–478

Cremers CWRJ, Wijdeveld PGAB, Pinckers AJLG (1977) Juvenile diabetes mellitus, optic atrophy, hearing loss, diabetes insipidus, atonia of the urinary tract and bladder, and other abnormalities (Wolfram syndrome). A review of 88 cases from the literature with personal observations on 3 new patients. Acta Paediatr Scand [Suppl] 264: 1–16

Crichton JV, Dunn HG, McBurney AK (1972) Long-term effects of neonatal jaundice on brain function in children of low birth weight. Pediatrics 49: 656–670

Crigler JF, Najjar VA (1952) Congenital familial nonhemolytic jaundice with kernicterus. Pediatrics 10: 169–182

Critchley M (1962) Dyssynergia cerebellaris progressiva. Trans Amer Neurol Assoc 87: 81–885

Critchley MD, Greenfield DG (1948) Olivo-ponto-cerebellar atrophy. Brain 71: 343–364

Critchley M, Clark DB, Wikler A (1967) An adult form of acanthocytosis. Trans Am Neurol Assoc 92: 132–137

Crocker AC (1961) The cerebral defect in Tay-Sachs disease and Niemann-Pick disease. J Neurochem 7: 69–80

Crocker AC, Farber S (1958) Niemann-Pick disease: A review of eighteen patients. Medicine 37: 1–95

Crocker AC, Landing BH (1960) Phosphatase studies in Gauchers disease. Metabolism 9: 341–362

Crocker AC, Vawter GF, Neuhauser EB 81965) Wolman's disease: three new patients with a recently described lipidosis. Pediatrics 35: 627–640

Crocker AC, Cohen J, Farber S (1967) The lipogranulomatosis syndrome; review, with report of patients showing milder involvement. In: Aronson SM, Volk BW (eds) Inborn disorder of sphingolipid metabolism. Pergamon Press, Oxford, p 485

Crome J, Cumings JN, Duckett S (1963) Neuropathological and neurochemical aspects of generalized glycogen storage disease. J Neurol Neurosurg Psychiat 26: 422–430

Crome L (1962) A case of galactosemia with pathological and neuropathological findings. Arch Dis Child 37: 415–421

Crome L (1971) The morbid anatomy of phenylketonuria. In: Bckl H, Hudson FP, Woolf LI (eds) Phenylketonuria and some other inborn errors of amino acid metabolism. Thieme, Stuttgart, pp 126–131

Crome L, Kanjilal GC (1971) Cockayne's syndrome: Case report. J Neurol Neurosurg Psychiatry 34: 171–178

Crome L, Stern J (1972) Pathology of mental retardation. Churchill Livingstone, Edinburgh London

Crome L, Sterne J (1976) Inborn lysosomal enzyme deficiencies. In: Blackwood W, Corsellis JAV, Edward A (eds) Greenfields neuropathology. Williams & Wilkins, Baltimore, p 500

Crome L, Dutton G, Ross CF (1961) Maple syrup urine disease. J Path Bact 81: 379–384

Crome L, Tymms V, Woolf LI (1962) A chemical investigation of the defects of myelination in phenylketonuria. J Neurol Psychiat 25: 143–152

Crome L, Duckett S, Franklin AW (1963) Congenital cataracts, renal tubular necrosis and encephalopathy in two sisters. Arch Dis Child 30: 505–515

Crompton MR (1968) Alper's disease – A variant of Creutzfeldt-Jakob disease and subacute spongiform encephalopathy? Acta Neuropathol 10: 99–104

Crosby TW, Chou SM (1974) Ragged red fibers in Leigh's disease. Neurology 24: 49–54

Cross FS (1952) Pathologic changes in megaesophagus (esophaged dystonic). Surgery 31: 647–653

Cross RB (1982) Demonstration of neurofibrillary tangles in paraffin sections: A quick and simple method using a modification of Palmgren's method. Med Lab Sci 39: 67–69

Crouzon O, Bertrand I (1928) Etude anatomo-clinique d'un cas d'hérédo-ataxie cérébelleuse. Rev Neurol (Paris) 2: 235–241

Cruse RP, Di Mauro S, Towfighi J, Trevisan C (1984) Familial systemic carnitine deficiency. Arch of Neurol 41: 301–305

Crussi FG, Robertson DM, Hiscox JL (1969) The pathological condition of the Lesch-Nyhan-syndrome. Am J Dis Child 118: 501–506

Cruveilhier J (1849) Traité d'anatomie pathologique générale, 1. Aufl. Baillière, Paris

Cruz-Sánchez FF, Cervós-Navarro J, Rodríguez-Prados S, Lennert T (1989) The value of conjunctival biopsy in childhood cystinosis. Histol Histopathol 4: 305–308

Csendes A, Smok G, Braghetto I, Ramírez C, Velasco N, Henríquez A (1985) Gastroesophageal sphincter pressure and histological changes in distal esophagus in patients with achalasia of the esophagus. Dig Dis Sci 30: 941–945

Csiza CK, Lahunta A de, Scott FW, Gillespie JH (1972) Spontaneous feline ataxia. Cornell Vet 62: 300–322

Cullen RF, Daroff RB, Popoff N (1973) Early onset of external ophthalmoplegia and retinopathy: a distinct clinical and neuropathological syndrome. Neurology 23: 406

Cummings JF, Lahunta A de (1977) An adult case of canine neuronal ceroid-lipofuscinosis. Acta Neuropathol 39: 43–51

Cummings JF, Lahunta A de, Winn SS (1981) Acral mutilation and nociceptive loss in english pointer dogs. Acta Neuropathol (Berl) 53: 119–127

Cummings JL, Duchen LW (1981) Kluver-Bucy syndrome in Pick disease: Clinical and pathologic correlations. Neurology 31: 1415–1422

Cumings JN (1948) The copper and iron content of brain and liver in the normal and in hepatolenticular degeneration. Brain 71: 410–415

Curtis DR, Watkins JC (1960) The excitation and depression of spinal neurons by structurally related amino acids. J Neurochem 6: 117–141

Cushing H, Eisenhardt L (1938) Meningiomas. Springfield, Baltimore

Cutz E, Lowden JA, Conen PE (1974) Ultrastructural demonstration of neuronal storage in fetal Tay-Sachs disease. J Neurol Sci 21: 197–202

Cyvin KB, Weidemann J, Bathen J (1973) Lowe's syndrome. Acta Paediatr Scand 62: 309–312

Czaja MJ, Weiner FR, Schwarzenberger SJ, Sternlieb I, Scheinberg IH, Thiel DH van, La Russo NF, Giambrone MA, Kirschner R, Koschinsky ML et al (1987) Molecular studies of ceruloplasmin deficiency in Wilson's disease. J Clin Invest 80: 1200–1204

Czmok E, Bischoff A, Harzer K, Benz HO (1974) Metachromatische Leukodystrophie: Klinik und intravitale Diagnostik einer familiären adulten Form der metachromatischen Leukodystrophie (MLD). J Neurol 207: 189–204

Dacremont G, Kint JA (1968) GM1-gangliosidose accumulation and beta-galactosidase deficiency in a case of GM1-gangliosidosis, Landing disease. Clin Chim Acta 21: 421–425

Daems WTH, Wisse E, Bederoo P (1969) Electron microscopy of the vacuolar system. In: Dingle JT, Fell HB (eds) Lysosomes in biology and pathology, vol 1. North Holland, Amsterdam, London, pp 64–112

Dalakas MC, Engel WK (1981) Amyloid in hereditary amyloid polyneuropathy is related to prealbumin. Arch Neurol 38: 420–422

Dale AJD, Engel AG, Rudd NL (1983) Familial hexosaminidase: A deficiency with Kugelberg-Welander phenotype and mental change, abstracted. Ann Neurol 14: 109

Dam H (1944) Galactose-poisoning in chicks. Proc Soc Exp Biol Med 55: 57–61

D'Amato RJ, Zweig RM, Whitehouse PJ, Wenk GL, Singer HS, Mayeux R, Price DL, Snyder SH (1987) Aminergic systems in Alzheimer's disease. Ann Neurol 22: 229–236

Dambska M, Wisniewski K, Sher J, Solish G (1982) Cerebro-oculo-muscular syndrome: A variant of Fukuyama congenital cerebromuscular dystrophy. Clin Neuropathol 1: 93–98

Dambska M, Wisniewski K, Sher JH (1983) Lissencephaly: Two distinct clinico-pathological types. Brain Dev 5: 302–310

Dancis J, Levitz M, Westall RG (1960) Maple syrup urine disease: Branched-chain ketoaciduria. Pediatrics 25: 72–79

Daniel PM, Love ER, Pratt OE (1977) The influence of insulin upon the metabolism of glucose by the brain. Proc R Soc Lond 196: 85–104

Danks DM, Campbell PE, Stevens BJ, Mayne V, Cartwright E (1972) Menkes kinky hair syndrome. An inherited defect in copper absorption with widespread effects. Pediatrics 50: 188–201

Danks DM, Tippett P, Adams C, Campbell P (1975) Cerebro-hepato-renal syndrome of Zellweger. A report of eight cases with comments upon the incidence, the liver lesion, and a fault in pipecolic acid metabolism. J Pediat 86: 382–387

Danks DM, Bartholome K, Clayton E, Curtius H, Gröbe H, Kaufman S, Leeming R, Pfleiderer W, Rembold H, Rey F (1978) Malignant hyperphenylalaninaemia – current status (June 1977). J Inerhited Metab Dis 1: 49–53

Danon MJ, Schliselfeld L, Carpenter S, Manaligod JR (1979) A fatal infantile glycogen storage disease with deficiencies of phospho-fructo kinase and phosphorylase B kinase. Neurology 29: 564–567

Danon MJ, Carpenter S, Manaligod JR, Schliselfeld LH (1981) Fatal infantile glycogen storage disease: Deficiency of phosphofructokinase and phosphorylase B kinase. Neurology 31: 1303–1307

Danpure CJ, Jennings PR (1986) Peroxisomal alanine: glyoxylate aminotransferase deficiency in primary hyperoxaluria type I. FEBS Lett 201: 20–24

Danpure CJ, Jennings PR, Watts RWE (1987) Enzymological diagnosis of primary hyperoxaluria type I by measurement of hepatic alanine: glyoxylate aminotransferase activity. Lancet I: 289–291

Daroff RB, Solitare GB, Pincus JH (1966) Spongiform encephalopathy in chronic progressive external ophthalmoplegia. Central ophthalmoplegia mimicking ocular myopathy. Neurology 16: 161–169

Darras BT, Gilmore HE (1985) Focal intermittent dystonia in Hartnup disease. Ann Neurol 18: 397–398

Darras BT, Adelman LS, Mora JS, Bodziner RA, Munsat TL (1986) Familial amyloidosis with cranial neuropathy and corneal lattice dystrophy. Neurology 36: 432–435

Darrow DC (1936) Mental deterioration associated with convulsions and hypoglycaemia. Amer J Dis Child 51: 575–579

Da Silva KL, Pearce J (1973) Neuropathy of metachromatic leucodystrophy. J Neurol Neurosurg Psychiat 36: 30–33

Da Silva Horta J, Filipe I, Duarte S (1964) Portuguese polyneuritic familial type of amyloidosis. Path Microbiol 27: 809

Dastur DK, Singhal BS, Gootz M, Seitelberger F (1966) Atypical inclusion bodies with myoclonic epilepsy. Acta Neuropathol 7: 16–25

Datta NS, Wilson GN, Hajra AK (1984) Deficiency of enzymes catalyzing the biosynthesis of glycerol-ether lipids in Zellweger syndrome. N Engl J Med 311: 1080–1083

Daugherty CC, Gartside PS, Heubi JE, Saalfeld K, Snyder J (1987) A morphometric study of Reye's syndrome: Correlation of reduced mitochondrial numbers and increased mitochondrial size with clinical manifestations. Am J Pathol 129: 313–326

Davenport JG, Farrell DF, Sumi M (1976) Giant axonal neuropathy caused by industrial chemicals neurofilamentous axonal masses in man. Neurology (Minneap) 26: 919–923

Davidson C, Jacobson SA (1936) Generalized lipidosis in a case of amaurotic familial idiocy. Am J Dis Child 52: 345–354

Davidson TJ, Hartmann AA, Johnson PC (1981) RNA content and volume of motor neurons in amyotrophic lateral sclerosis. J Neuropathol Exp Neurol 40: 32–36

Davis CH, Olsgaard RB, Fisher EH, Krebs EG (1964) The distribution of glycogen phosphorylase isoenzymes in rabbit tissue. Fed Proc 23: 448–450

Davis CS, Richardson RJ (1980) Organophosphorus compounds. In: Spencer PS, Schaumburg HH (eds) Experimental and clinical neurotoxicology. Williams & Wilkins, Baltimore, pp 527–544

Davis GC, Williams AC, Markey SP, Ebert MH, Caine ED, Reichert CM, Koping IJ (1979) Chronic parkinsonism secondary to intravenous injection of meperidine analogues. Psychiatry Res 1: 249–254

Davis LE, Snyder RD, Orth DN, Nicholson WE, Kornfeld M, Seelinger DF (1979) Adrenoleucodystrophy and adrenomyeloneuropathy associated with partial adrenal insufficiency in three generations of a kindred. Am J Med 66: 342–347

Davis PH, Bergeron C, McLachlan DR (1985) Atypical presentation of progressive supranuclear palsy. Ann Neurol 17: 337–343

Davis SL, Aminoff MJ, Berg BO (1985) Brain-stem auditory evoked potentials in children with brain-stem or cerebellar dysfunction. Arch Neurol 42: 156–160

Davison C (1954) Pallido-pyramidal disease. J Neuropathol Exp Neurol 13: 50–59

Davison C, Goodhart SP (1938) Dystonia musculorum deformans. A clinico-pathologic study. Arch Neurol (Chic) 39: 939–972

Davison C, Kreschner M (1940) Myoclonus epilepsy. Arch Neurol Psychiat 43: 524–546

Davison CH, Schick W (1931) Encephalopathia periaxialis diffusa (Schilders disease). Arch Neurol 25: 1063–1080

Davison C, Wechsler IS (1936) Amyotrophic lateral sclerosis with involvement of posterior column and sensory disturbances. A clinico-pathologic study. Arch Neurol Psychiat 35: 229–239

Davison C, Wechsler IS (1938) Olivo-ponto-cerebellar atrophy and unilateral involvement of cranial nerve nuclei. J Nerv Ment Dis 88: 569–588

Davous P (1979) Révision sémiologique (viscosité oculaire, myoclonies hyperkinétiques volitionelles) de l'atrophie olivo-ponto-cérébelleuse. Thèse médicine, Paris

Davous P, Rondot P (1983) Homocystinuria and dystonia. J Neurol Neurosurg Psychiat 46: 283–286

Dawson G, Lemi NJ (1976) Polysaccharide metabolism. In: Vinke FP, Bruyn GW (eds) Handbook of clinical neurology 27, Metabolic and deficiency disease of the nervous system, part 1. North Holland, Amsterdam, pp 143–168

Dawson G, Stein AD (1970) Lactosyl ceramidosis: catabolic enzyme defect of glycosphingolipid metabolism. Science 1170: 556–558

Dawson G, Sweeley CC (1971) Mass spectrometry of neutral, mono- and disialoglycosphingolipids. J Lipid Res 12: 56–64

Dawson IM (1954) The histology and histochemistry of gargoylism. J Path Bact 67: 587–604

Dayan AD (1967) Peripheral neuropathy of metachromatic leucodystrophy: Observations on segmental demyelination and remyelination and the intracellular distribution of sulphatide. J Neurol Neurosurg Psychiat 30: 311–318

Dayan AD (1971) Chronic encephalitis in children with severe immuno-deficiency. Acta Neuropathol 19: 234–241

Dayan AD, Ramsey R (1974) An inborn error of vitamin B12-metabolism associated with cellular deficiency of coenzyme forms of the vitamin. Pathological and neurochemical findings in one case. J Neurol Sci 23: 117–128

Dazzi P, Finizio FS (1969) Sulla sclerosi laterale amiotrofica familiare contributo clinico. G Psichiat Neuropat 97: 299–337

Debre R, Bertrand I, Grumbach R, Bargeton E (1951) Maladie de Gaucher du nourrisson. Arch Fr Pédiatr 8: 38–42

Defendini R, Markesbery WR, Mastri AR, Duffy PE (1973) Hallervorden-Spatz disease and infantile neuroaxonal dystrophy: Ultrastructural observations, anatomical pathology and nosology. J Neurol Sci 20: 7–23

Deffer TA, Berger TG, Gelinas-Sorell D (1987) Sneddon's syndrome. A case report. J of the AM Acad of Derma 16 (5): 1084–1087

Degen R, Laesker G, Theile H (1972) EEG-Befunde bei Phenylketonurie. Kinderärztl Prax 40: 97–102

Dejerine J (1914) Sémiologie des affections du système nerveux. Masson & Cie, Paris

Dejerine J, Armand-Delille (1903) Un cas d'atrophie type Charcot-Marie suivi d'autopsie. Rev Neurol 11: 1198–1201

Dejerine J, Thomas A (1900) L'atrophie olivo-ponto-cérébelleuse. Nouv Iconogr Salpetrière 13: 330–370

Dekaban AS (1966) Transmission of a D/D reciprocal translocation in a family with high incidence of mental retardation. Am J Hum Genet 18: 288–295

Dekaban AS, Brady RO (1976) Therapeutic approaches to selected disorders of inborn errors of metabolism with neurological involvement. J Neurol 11: 46–62

Dekaban AS, Constantopoulos G (1977) Mucopolysaccharidosis types I, II, III A and V. Pathological and biochemical abnormalities. Acta Neuropathol (Berl) 39: 1–7

Dekaban AS, Herman M (1974) Childhood, juvenile and adult cerebral lipidoses. Arch Pathol 97: 65–73

Dekaban AS, Norman RM (1958) Hemiplegia in early life associated with thrombosis of the sagittal sinus and its tributary veins in one hemisphere. J Neuropathol Exp Neurol 17: 461–470

Dekaban AS, Patteau VM (1971) Hurlers and Sanfilippos variants of mucopolysaccharidosis. Arch Pathol 91: 434–443

Dekaban AS, Amodt R, Rumble WF (1975) Kinky hair disease. Study of copper metabolism with use of 67 Cu. Arch Neurol 32: 672–675

Dekaban AS, Constantopoulos G, Herman MM (1976) Mucopolysaccharidoses type V (Scheie syndrome). A postmortem study by multidisciplinary techniques with emphasis on the brain. Arch Pathol Lab Med 100: 237–245

Delacour A (1850) Ossification des capillaires du cerveau. Ann Med Psychol 2: 458–461

Delacourte A, Defossez A (1986) Alzheimer's disease: Tau proteins, the promoting factors of microtubule assembly, are major components of paired helical filaments. J Neurol Sci 76: 173–186

Delank HW, Kutzner M (1982) Verlaufsbeobachtungen bei hereditärer Amyloidpolyneuropathie. Nervenarzt 53: 603–607

Delay J, Brion S, Garcia Badaracco J (1955) Le diagnostic différentiel des maladies de Pick et d'Alzheimer. Encephale 44: 454–499

Delay J, Brion S, Escourolle R (1957) L'opposition anatomoclinique des maladies de Pick et d'Alzheimer. Presse Med 65: 1495–1497

Delay S, Neves P, Desclaux P (1944) Les dissolutions du language dans la maladie de Pick etc. Rev Neurol 76: 37–38

Delisle MB, Carpenter S (1984) Neurofibrillary axonal swellings and amyotrophic lateral sclerosis. J Neurol Sci 63: 241–250

Delisle MB, Bouissou H, Geraud G (1983) Place de la neuropathie amyloide familiale de type I dans l'amyloidose. Etude anatomoclinique d'un cas français. Ann Pathol 3: 293–299

Della Giustina E, Goffinet AM, Landrieu P, Lyon G (1981) A Golgi study of the brain malformation in Zellwegers cerebro-hepato-renal disease. Acta Neuropathol 55: 23–28

Del Monte MA, Maumenee IH, Green WR, Kenyon KR (1983) Histopathology of Sanfilippo's syndrome. Arch Ophthalmol 101: 1255–1262

Dening TR (1985) Psychiatric aspects of Wilson's disease. Br J Psychiat 147: 677–682

Dening TR, Berrios GE, Walshe JM (1988) Wilson's disease and epilepsy. Brain 111: 1139–1155

Dent PB, Fish LA, White JG, Good RA (1966) Chédiak-Higashi syndrome. Observations on the nature of the associated malignancy. Lab Invest 15: 1634–1642

Dereymaeker A (1949) Contribution à l'Etude Clinique, Anatomique et Expérimental de l'Ictère Nucléaire du Nouveau-né. Masson, Paris

Der Kaloustian VM, Afifi AK, Sinno AA, Mire J (1972) The Rubinstein-Taybi syndrome. Amer J Dis Child 124: 897–902

Der Kaloustian VM, Jarudi NI, Khoury MJ, Afiffi AK, Bahuth N, Deeb ME, Shammas J, Mikati A (1985) Familial spinocerebellar degeneration with corneal dystrophy. Am J Med Gen 20: 325–339

Dern RJ, Glynn MF, Brewer GJ (1963) Studies on the correlation of the genetically determined trait, glucose-6-phosphate dehydrogenase deficiency, with behavioral manifestations in schizophrenia. J Lab Clin Med 62: 319–329

Derry DM, Fawcett JS, Andermann F, Wolfe LS (1968) Late infantile systemic lipidosis: Major monosialogangliosidosis. Delineation of two types. Neurology (Minneap) 18: 340–348

Derwort A, Noetzel H (1959) Expansive Psychose bei familiärer juveniler amaurotischer Idiotie mit protrahiertem Verlauf. Dtsch Z Nervenheilk 179: 232–251

Desnick RJ, Snyder PD, Desnick SJ, Krivit W, Sharp HL (1972) Sandhoff's disease, ultrastructural and biochemical studies. In: Volk BW, Aronson SM (eds) Sphingolipids, sphingolipidoses and allied disorders. Plenum Press, New York, pp 351–371

Desnick RJ, Klionsky B, Sweeley CC (1974) Fabry's disease. In: Stanbury JB, Wyngaarden JB, Fredrickson DS (eds) The metabolic basis of inherited disease. McGraw-Hill, New York, pp 810–840

Desnick RJ, Sharp HL, Grabowski GA, Brunning RD, Quie PG, Sung JH, Gorlin RJ, Ikonne JU (1976) Mannosidosis: Clinical, morphologic, immunologic, and biochemical studies. Pediatr Res 10: 985–986

Deter RL (1971) Quantitative characterization of dense body, autophagic vacuole, and acid phosphatase-bearing particle populations during the early phases of glucagon-induced autophagy in rat liver. J Cell Biol 48: 473–489

Devine EA, Smith M, Arrendo-Vega FX, Shafit-Zagardo B, Desnick RJ (1982a) Chromosomal localisation of the gene for Gaucher disease. In: Desnick RJ, Gatts S, Grabowski GA (eds) Gaucher disease: A century of delineation and research. Alan R Liss, New York, pp 395–411

Devine EA, Smith M, Arredondo-Vega FX, Shafit-Zagardo B, Desnick RJ (1982b) Chromosomal localization of the gene for Gaucher disease. Prog Clin Res 95: 11–34

Dewulf A, Bogaert L van (1941) Etudes anatomo-cliniques de syndromes hyperkinétiques complexes, Partie 3 (Une observation anatomo-clinique de maladie des tics (Gilles de la Tourette). Mschr Psychiat Neurol 104: 53–61

Dhont JL (1979) La neurotransmission et les neurotransmetteurs cérébraux. Méd Infant 86: 529–538

D'Hoore E, Gullotta G (1971) Entmarkungsprozeß mit Hirnverkalkungen bei einem mikrocephalen Säugling. Cockayne-Syndrom? Acta Neuropath (Berl) 18: 311–316

Dickson DW, Kress Y, Crowe A, Yen SH (1985) Monoclonal antibodies to Alzheimer neurofibrillary tangles. 2. Demonstration of a common antigenic determinant between ANT and neurofibrillary degeneration in progressive supranuclear palsy. Am J Pathol 120: 292–303

Dickson DW, Yen SH, Suzuki KI, Davies P, Garcia JH, Hirano A (1986) Ballooned neurons in select neurodegenerative diseases contain phosphorylated neurofilament epitopes. Acta Neuropathol 71: 216–223

Dide M, Bogaert L van (1938) Sur l'idiotie amaurotique familiale (Type Spielmeyer-Vogt). Rev Neurol 69: 1–42

Di Donato S, Rimoldi M, Cornelio F (1982) Evidence for autosomal recessive in systemic carnitine deficiency. Ann Neurol 11: 190–192

Diebold K (1973) Die erblichen myoklonisch-epileptisch-dementiellen Kernsyndrome. Monographien aus dem Gesamtgebiet der Psychiatrie, Bd 8. Springer, Berlin Heidelberg New York

Diebold K, Häfner H, Vogel F (1967) Zur Klinik der progressiven Myoclonusepilepsie. Dtsch Z Nervenheilk 190: 199–240

Diebold K, Häfner H, Vogel F, Schalt E (1968) Die myoklonischen Varianten der familiären amaurotischen Idiotie. Humangenetik 5: 119–164

Diemer NH (1978) Glial and neuronal changes in experimental hepatic encephalopathy. Acta Neurol Scand, [Suppl] 71: 58

Diezel PB (1954) Histochemischer Nachweis des Gangliosids in Ganglien- und Gliazellen bei amaurotischer Idiotie und Isolierung der lipoidspeichernden Zellen nach der Methode von M. Behrens. Dtsch Z Nervenheilk 171: 345–350

Diezel PB (1954) Histochemische Untersuchungen an primären Lipidosen: Amaurotische Idiotie, Gargoylismus, Niemann-Picksche Krankheit, Gauchersche Krankheit, mit besonderer Berücksichtigung des Zentralnervensystems. Virchows Arch 326: 89–118

Diezel PB (1955) Bestimmung der Neuraminsäure im histologischen Schnittpräparat. Naturwissenschaften 42: 487–496

Diezel PB (1956) Histochemische Untersuchungen an der Corpora amylacea des Zentralnervensystems. Zugleich ein Beitrag zur formalen Genese. Verh Dtsch Ges Path (39. Tagg), S 199–206

Diezel PB (1957) Die Stoffwechselstörungen der Sphingolipide. Eine histochemische Studie an den primären Lipoidosen und den Entmarkungskrankheiten des Nervensystems. Springer, Berlin Göttingen Heidelberg

Diezel PB (1957) Histochemical investigations of degenerative diffuse sclerosis. In: Cumings JH (ed) Cerebral lipidoses. Blackwell, Oxford, pp 68–76

Diezel PB (1962) Amyloide Strukturen im Nervensystem. Proc IVth Int Cong Neuropath, vol 1. Thieme, Stuttgart 1, S 136–138

Diezel PB, Huth K (1963) Pelizaeus-Merzbachersche Erkrankung mit familiärem Befall. Dtsch Ztschr Nervenheilk 184: 264–287

Diezel PB, Martin K (1964) Die Ahornsirupkrankheit mit familiärem Befall. Virchows Arch Path Anat 337: 425–445

Diezel PB, Martin K (1966) Hyperglycinämie (Glycinose) mit familiärer idiopathischer Hyperglycinurie. Erste Beobachtungen in Deutschland. Dtsch Med Wschr 91: 2249–2254

Diezel PB, Taubert M (1954) Untersuchungen am Gehirneisen. Verh Dtsch Ges Path (38. Tagg), S 221–225

Diezel PB, Fritsch H, Jacob H (1965) Leukodystrophie mit orthochromatischen Abbaustoffen. Virchows Arch Path Anat 338: 371–394

Diggelen PO van, Hoogeveen AT, Smith PJ, Reuser AJJ, Galjaard H (1982) Enhanced proteolytic degradation of normal beta-galactosidase in the lysosomal storage disease with combined beta-galactosidase and neuraminidase deficiency. Biochim Biophys Acta 703: 69–76

Diller B de (1983) Striato-nigrale Degeneration, ultrastrukturelle Untersuchung. Inaugural-Dissertation, Freie Universität Berlin, S 1–39

Dillon ES, Riggs HC, Dyer WW (1936) Cerebral lesions in uncomplicated diabetic acidosis. Amer J Med Sci 192: 360

Dillon MJ, England JM, Gompertz D, Goodey PA, Grant DB, Hussein HAA, Linnell JC, Matthews DM, Mudd SH, Newns GH, Seaking JWT, Uhlendorf BW, Wise IJ (1974) Mental retardation, megaloblastic anaemia, methylmalonic aciduria and abnormal homocysteine metabolism due to an error in B12 metabolism. Clin Sci Molec Med 47: 43–61

Di Mauro S, Bonilla E, Zeviani M, Nakagawa M, Vivo DC de (1985) Mitochondrial myopathies. Ann Neurol 17: 521–538

Di Mauro S, Schotland DL, Bonilla E, Lee C, Gambetti P, Rowland LP (1973) Progressive ophthalmoplegia, glycogen storage, and abnormal mitochondria. Arch Neurol 29: 170–179

Di Mauro S, Stern LZ, Mehler M, Nagle RB, Payne C (1978) Adult-onset acid maltase deficiency: A postmortum study. Muscle and Nerve 1: 27–36

Dimich A, Bedrossian PB, Wallach S (1967) Hypoparathyroidism. Arch Intern Med 120: 449–458

Dimitri V (1932) Observaciones de epilepsia mioclónica familiar con estudio histopatológico. Prensa Med Argent 18: 1229–1239

Dimitri V (1936) Manifestaciones nerviosas y radiográficas de algunos angiomas. Rev Asoc Med Argent 49: 1926

Dimitri V, Aranovich J (1947) Disinergia cerebelar mioclónica. Estudio clínico e histopatológico. Rev Neurol 12: 246–266

Dische MR (1969) Metachromatic leucodystrophic polyposis of the gallbladder. J Pathol 97: 388–390

Dittel R (1940) Beitrag zur Frage der Erblichkeit der amyotrophischen Lateralsklerose. Nervenarzt 13: 121–123

Divry P, Bogaert L van (1946) Une maladie familiale caractérisée par une angiomatose diffuse cortico-méningée non calcifiante et une démyélinisation progressive de la substance blanche. J Neurol Psychiat 9: 41–54

Dobbing J (1974) The later development of the brain and its vulnerability. In: Davis JA, Dobbing J (eds) Scientific foundations of paediatrics. William Heinemann Medical Books, London, pp 565–577

Dobiasch H, Krause KH (1980) Das Kearns-Sayre Syndrome. Ein kasuistischer Beitrag. Nervenarzt 51: 55–59

Dodinval P, Willems A, Heusden AM, Hainaut H, Gottschalk CH (1969) Clearance rénale des acides aminés chez un enfant hyperprolinémique. J Genet Hum 17: 297–304

Dodion J, Bollaert A, Toppet M (1969) Maladie de Morquio ou mucopolysaccharidose type VI. A propos de trois observations. Acta Pédiatr Belg 23: 35–49

Doerr W (1952) Die basophile (mucoide) Degeneration des Herzmuskels. Z Kreislaufforsch 41: 42–49

Doerr W (1957) Über Entzündung und Degeneration. Dtsch Med Wschr 82: 685–681

Doerr W (1970) Allgemeine Pathologie der Organe des Kreislaufs. In: Altmann HW, Büchner F, Cottier H, Grundmann E, Holle G, Letterer E, Masshoff W, Meessen H, Roulet F, Seifert G, Siebert G, Studer A (Hrsg) Handbuch der allgemeinen Pathologie. Springer, Berlin Heidelberg New York, S 205–345

Dolman CL (1975) Atypical myoclonus body epilepsy (adult variant). Acta Neuropathol (Berl) 31: 201–206

Dolman CL (1978) Neuropathology of carnosinemia. J Neuropath Exp Neurol 37: 607–619

Dolman CL (1984) Diagnosis of neurometabolic disorders by examination of skin biopsies and lymphocytes. Seminars in Diagnostic Pathology 1/2: 82–97

Dolman CL, Chang E, Duke RJ (1973) Pathologic findings in Sandhoff disease. Arch Pathol 96: 272–275

Dolman CL, MacLeod PM, Chang E (1977) Fine structure of cutaneous nerves in ganglioside storage disease. J Neurol Neurosurg Psychiat 40: 588–594

Dolman CL, Clasen RA, Dorovini-Zis K (1988) Severe cerebral damage in ornithine transcarbamylase deficiency. Clin Neuropathol 7: 10–15

Dom R, Malfroid M, Baro F (1976) Neuropathology of Huntington's chorea. Neurology 26: 64–68

Dom R, Brucher M, Ceuterick C, Carton H, Martin JJ (1979) Adult ceroidlipofuscinosis (Kufs' disease) in two brothers. Retinal and visceral storage in one, diagnostic muscle biopsy in the other. Acta Neuropathol (Berl) 45: 67–72

Domagk J, Lincke J, Argyrakis F, Spaar W, Rahlf G, Schulte FJ (1975) Adrenoleucodystrophie. Neuropädiat 6: 41–64

Donahue WL, Brain HW (1957) Chédiak-Higashi syndrome. A lethal familial disease with anomalous inclusions in the leucocytes and constitutional stigmata: Report of a case with necropsy. Pediat 20: 416–430

Donahue S, Zeman W, Watanabe I (1967) Alterations of basement membranes of cerebral capillaries. J Neuropathol Exp Neurol 26: 397–411

Donahue S, Zeman W, Watanabe I (1967) Electron microscopic observations in Batten's disease. In: Aronson SM, Volk BW (eds) Inborn disorders of sphingolipid metabolism. Pergamon Press, New York, pp 3–22

Donnell GN, Lieberman E, Shaw KNF, Koch R (1967) Hypoclycemia in maple syrup urine disease. Am J Dis Child 113: 60–63

Donnelly WJC, Sheahan BJ, Rogers TA (1973) GM1 gangliosidosis in friesian calves. J Path 111: 173–179

Donnelly WJC, Sheahan J, Kelly M (1973) Beta-galactosidase deficiency in GM1-gangliosidosis of friesian calves. Res Vet Sci 15: 139–141

Dooling EC, Richardson EP jr (1977) Ophthalmoplegia and ondine's curse. Arch Ophthalmol 95: 1790–1793

Dooling E, Schoene WC, Richardson EP (1974) Hallervorden-Spatz syndrome. Arch Neurol 30: 70–83

Dooling EC, Schoene WC, Richardson EP (1978) Ataxia-telangiectasia. Clinicopathological findings. J Neuropathol Exp Neurol 37: 608

Doose H, Spranger J, Warner M (1978) EEG in mucolipidosis I. Neuropaediat 6: 98–101

Dorfman A, Lorincz AE (1957) Occurrence of urinary acid mucopolysaccharides in the Hurler syndrome. Proc Nat Acad Sci USA 43: 443–446

Dorfman LJ, Pedley TA, Tharp BR, Scheithauer BW (1978) Juvenile neuroaxonal dystrophy: Clinical, electrophysiological, and neuropathological features. Ann Neurol 3: 419–428

Dorfman ML, Hershko C, Eisenberg S, Sagher F (1974) Ichthyosiform dermatosis with systemic lipidosis. Arch Dermatol 110: 261–266

Dorling PR, Huxtable CR, Vogel P (1978) Lysosomal storage in Swainsona toxicosis: an induced mannosidosis. Neuropathol Appl Neurobiol 4: 285–295

Dörstelmann D, Kerschensteiner M, Markus E, Sturm KW (1971) Chorea Huntington and Neurofibromatose von Recklinghausen. Beobachtung von kombiniertem Auftreten über zwei Generationen in einer Chorea-Sippe. Z Neurol 199: 39–45

Doshi R, Sandry SA, Churchill AW, Brownell B (1974) The cerebellum in mucopolysaccharidosis. A histological, histochemical and ultrastructural study. J Neurol Neurosurg Psychiat 37: 1133–1138

Douglas SD, Blume RS, Wolff MS (1969) Fine structural studies of leucocytes from patients and heterozygotes with the Chédiak-Higashi-syndrome. Blood 33: 527–540

Dowson JH, Armstrong D, Koppang N, Lake BD, Jolly RD (1982) Autofluorescence emission spectra of neuronal lipopigment in animal and human ceroidoses (ceroid-lipofuscinoses). Acta Neuropathol 58: 152–156

Drachman DA (1968) Ophthalmoplegia plus – the neurodegenerative disorders associated with progressive external ophthalmoplegia. Arch Neurol (Chic) 18: 654–674

Drachmann DB, Sokoloff L (1966) The role of movement in embryonic joint development. Dev Biol 14: 401–420

Dralle D, Schmidt-Sommerfeld E (1979) Zusammenhänge zwischen Atemregulation und paradoxem Schlaf bei einem Patienten mit Joubert-Syndrom. Klin Paediatr 191: 83–90

Drayer BP, Olanow W, Burger P, Johnson GA, Herfkens R, Riederer S (1986) Parkinson plus syndrome: Diagnosis using high field MR imaging of brain iron. Radiology 159: 493–498

Drayer B, Burger P, Darwin R, Riederer S, Herfkens R, Johnson GA (1986) MRI of brain iron. AJR 147: 103–110

Drochmaus P (1962) Morphologie du glycogène. Etude au microscope électronique de colorations négatives du glycogène particulaire. J Ultrastruct Res 6: 141–163

Dubal L, Wiggli U (1977) Tomochemistry of the brain. J Comput Assist Tomogr 1: 300–307

Dubost JJ, Viallard IL, Sauvezie B (1985) Chronic meningitis in Fabry's disease. J Neurol Neurosurg Psychiatry 48: 714–715

Duchen LW, Strich SJ (1968) An hereditary motor neurone disease with progressive denervation of muscle in the mouse: The mutant wobbler. J Neurol Neurosurg Psychiat 31: 535–542

Duchenne GBA (1890) Paralyse musculaire progressive de la langue du voile du palais et des lèvres. Arch Neurol 16: 283–296, 431–445

Duckett S, Galle P, Escourolle R, Piorier J, Hauw JJ (1977) Presence of zinc, aluminium, magnesium in striopalledodentate (SPD) calcifications (Fahr disease): Electron probe study. Acta Neuropathol 38: 7–10

Dudman NPB, Wilcken DEL (1983) Increased plasma copper in patients with homocystinuria due to cystathionine beta-synthase deficiency. Clin Chim Acta 127: 105–113

Duffy PE, Tennyson VM (1965) Phase and electron microscopic observation of Lewy bodies and melanin granules in the substantia nigra and locus caeruleus in Parkinson's disease. J Neuropath Exp Neurol 24: 398–414

Duffy PE, Kornfeld MD, Suzuki K (1968) Neurovisceral storage disease with curvilinear bodies. J Neuropathol Exp Neurol 27: 351–370

Dufresne CR, Jeyasingham K, Baker RR (1983) Achalasia of the cardia associated with pulmonary sarcoidosis. Surgery 94: 32–35

Duinen SG van, Castano EM, Prelli F, Bots GT, Luyendijk W, Frangione B (1987) Hereditary cerebral hemorrhage with amyloidosis in patients of Dutch origin is related to Alzheimer disease. Proc Natl Acad Sci USA 84: 5991–5994

Duke-Elder St (1967) System of ophthalmology, vol X: Diseases of the retina. Henry Kimpton, London, pp 460–483

Dumars KW, Williams JJ, Steele-Sandlin C (1980) Achalasia and microcephaly. Am J Med Gen 6: 309–314

Dumic M, Radica A, Jusic A, Stefanovic N, Murko Z (1987) Selective ACTH insensitivity associated with autonomic nervous system disorders and sensory polyneuropathy. Eur J Pediatr 146: 592–594

Dumon-Radermecker M (1965) Formes tardives d'idiotie amaurotique dans une souche d'oligophrènie congénitale avec épilepsie. Acta Neurol Psychiat Belg 65: 778–807

Dunger DB, Snodgrass GJ (1984) Glutaric aciduria type I presenting with hypoglycaemia. J Inherited Metab Dis 7: 122–124

Dunn HG, Dolman CL, Farrell DF, Tischler B, Hasinoff C, Woolf LI (1976) Krabbes leucodystrophy without globoid cells. Neurology (Minneap) 26: 1035–1041

Dunn J jr, Kernohan JW (1955) Histologic changes within the choroid plexus of the lateral ventricle: Their relation to age. Proc Mayo Clin 30: 607–615

Dunn MG, Perry TL, Dolman CL (1966) Homocystinuria. A recently discovered cause of mental defect and cerebrovascular thrombosis. Neurology 16: 407–420

Dupuy M, Brucher JM, Gonsette R (1983) Etude Anatomoclinique d'une forme neuronale de maladie de Charcot-Marie-Tooth. Rev Neurol (Paris) 139: 643–649

Duran M, Beemer FA, Heiden C von der, Korteland PK, Bree PK de, Brink M, Wadman SK, Lombeck I (1978) Combined deficiency of xanthine oxidase and sulphite oxidase: A defect of molybdenum metabolism or transport? J Inherited Metab Dis 1: 175–178

Duran M, Schutgens RBH, Ketel A, Heymans H, Berntssen MWJ, Ketting D, Wadman SK (1979) 3-hydroxy-3-methylglutaryl coenzyme A lyase deficiency: Postnatal management following prenatal diagnosis by analysis of maternal urine. J Pediatr 95: 1004–1007

Durand P, Borrone C, Della Cella G (1966) A new mucopolysaccharide lipid storage disease? Lancet II: 1313–1314

Durand P, Philippart M, Borrone C, Della Cella G (1967) A new glycolipid storage disease. Pediatr Res 1: 416–420

Durand P, Borrone C, Della Cella G, Philippart M (1968) Fucosidosis. Lancet 1: 1198–1199

Durand P, Borrone C, Della Cella G (1969) Fucosidosis. J Pediatr 75: 665–674

Durand P, Gatt R, Cavalieri S, Borrone C, Tondeur M, Michalski JC, Strecker G (1977) Sialidosis (mucolipidosis I). Helv Paediatr Acta 32: 391–400

Dusendschon A (1946) Deux cas familiaux de maladie de Niemann-Pick chez l'adulte. Thèse, Faculté de Médicine, Genève

Dustin P, Tondeur M, Jonniaux G, Vamos-Hurwitz E, Pelc S (1973) La maladie de Farber: Etude anatomo-clinique et ultrastructurale. Bull Acad Med Belg 128: 733–748

Duve C de (1963) The lysosome concept. In: Reuck AVS de, Cameron MBJ (eds) Lysosomes. Ciba Foundation Symp, Churchill, London, pp 1–28

Duve C de (1969) The lysosome in retrospect. In: Dingle JT, Fell HB (eds) Lysosomes in biology and pathology, vol 1. North Holland, Amsterdam London, pp 3–40

Duve C de (1983) Lysosomes revisited. Eur J Biochem 137: 391–397

Duve C de, Wattiaux R (1966) Functions of lysosomes. Ann Rev Physiol 28: 435–492

Duve C de, Barsy T de, Poole B, Trouet A, Tulkens P, Hoof F van (1974) Lysosomotropic agents. Biochem Pharmacol 23: 2495–2531

Duvoisin RC (1986) Etiology of Parkinson's disease: Current concepts. Clin Neuropharmacol 9: 13–21

Dwulet FE, Benson MD (1986) Characterization of a transthyretin (prealbumin) variant associated with familial amyloidotic polyneuropathy type II (Indiana/Swiss). J Clin Invest 78: 880–886

Dyck PJ, Lambert EH (1968) Lower motor and primary sensory neuron diseases with peroneal muscular atrophy. I. Neurologic, genetic, and electrophysiologic findings in hereditary polyneuropathies. Arch Neurol 18: 603–619

Dyck PJ, Lambert EH (1968) Lower motor and primary sensory neuron diseases with peroneal muscular atrophy. II. Neurologic, genetic, and electrophysiologic findings in various neuronal degenerations. Arch Neurol 18: 619–625

Dyck PJ, Cumings JN, Olszewski J (1960) Sudanophilic leukodystrophy with increased hexosamine content. Neurology 10: 765–771

Dyck PJ, Kawamura Y, Low PA, Shimono M, Solovy JS (1978) The number and sizes of reconstructed peripheral autonomic, sensory and motor neurons in a case of dysautonomia. J Neuropathol Exp Neurol 37: 741–755

Dyck PJ, Yao JK, Knickerbocker DE, Holman RT, Gomez MR, Hayles AB, Lambert EH (1981) Multisystem neuronal degeneration, hepatosplenomegaly, and adrenocortical deficiency associated with reduced tissue arachidonic acid. Neurology 31: 925–934

Eadie MJ (1975a) Olivopontocerebellar atrophy (Menzel Type). In: Vinken PJ, Bruyn GW (eds) Handbook of clinical neurology, vol 21. North-Holland, Amsterdam, pp 433–450

Eadie MJ (1975b) Olivopontocerebellar atrophy (variants). In: Vinken PJ, Bruyn GW (eds) Handbook of clinical neurology, vol 21. North-Holland, Amsterdam, pp 451–458

Earle KM (1968) Studies on Parkinson disease including x-ray fluorescent spectroscopy of formalin fixed brain tissue. J Neuropathol Exp Neurol 27: 1–14

East T, Savin H (1940) A case of Gauchers disease with biopsy of typical pingueculea. Brit J Ophthal 24: 611–615

Ebato H, Abe T, Yamakawa T, Nagashima K (1980) Characterization of the cytoplasmic inclusion bodies of the spleens from patients with adult form Gauchers disease. J Biochem 88: 1765–1772

Ebbesen F, Mygind KI, Holck F (1976) Infantile nephropatic cystinosis in Denmark. Dan Med Bull 23: 216–222

Ebels EJ (1972) Neuropathological observations in a patient with carbomylophosphate-synthetase deficiency and in two sibs. Arch Dis Child 47: 47–51

Ebhardt G, Cervós-Navarro J, Bürgel P (1973) Klinische und ultrastrukturelle Befunde bei juveniler Form der amaurotischen Idiotie mit protrahiertem Verlauf. Arch Psychiatr Nervenkr 218: 79–91

Echenne B, Arthuis M, Billard C, Campos-Castello J, Castel Y, Dulac O, Fontan D, Gauthier A, Kulakowski S, Meuron G de, Moore J R, Nieto-Barrera M, Pages M, Parain D, Pavone L, Ponsot G (1986) Congenital muscular dystrophy and cerebral CT scan anomalies: Results of a collaborative study of the société de Neurologie infantile. J Neurologic Sci 75: 7–22

Ede RJ, Williams R (1988) Reye's syndrome in adults. British Medical Journal 296: 517–518

Edgar GWF (1961) Neurochemical aspects of leucodystrophy. Psychiat Neurol Neurochir 64: 28–36

Edgar GWF (1963) Progressive myoclonus epilepsy as an inborn error of metabolism comparable to storage disease. Epilepsia 4: 120–137

Edgar GWF, Post PJJ (1963) Amaurotic idiocy and epilepsy. Epilepsia 4: 241–260

Eecken H van der, Adams RD, Bogaert L van (1960) Striatopallidal-nigral degeneration. An hitherto undescribed lesion in paralysis agitans. J Neuropathol Exp Neurol 19: 159–164

Efrati P, Jonas W (1958) Chediaks anomaly of leucocytes in malignant lymphoma associated with leukemic manifestations: Case report with necropsy. Blood 13: 1063–1073

Efron ML (1966 a) Disorders of proline and hydroxyproline metabolism. In: Stanbury JB, Wyngaarden JB, Fredrickson DS (eds) The metabolic basis of inherited disease, 2nd edn. McGraw Hill, New York, p 376

Efron ML (1966 b) Quantitative estimation of amino acids in physiological fluids using a technicon amino acid analyzer. In: Skeggs LT jr (ed) Automation in analytic chemistry. Mediad, New York, p 637

Egger J, Lake BD, Wilson J (1981) Mitochondrial cytopathy. A multisystem disorder with ragged-red fibers on muscle biopsy. Arch Dis Child 56: 741–752

Egger J, Wynne-Williams CJE, Erdohazi M (1982) Mitochondrial cytopathy or Leigh's syndrome? Mitochondrial abnormalities in spongiform encephalopathies. Neuropediatrics 13: 219–224

Egger J, Kendall BE, Erdohazi M, Lake BD, Wilson J, Brett EM (1983) Involvement of the central nervous system in congenital muscular dystrophies. Dev Med Child Neurol 25: 32–42

Ehrenberg M, Ramesh C, Tripathi C, Wollman RL, Huttenlocher PR, Huttenlocher PR, Johnson II RO, McCoy FE (1981) Pigmentary macular degeneration with multifocal necrotizing encephalopathy. Am J Ophthalmol 92: 422–430

Ehrenpreis T (1970) Hirschsprung's disease. Year Book Medical Publishers, Chicago, pp 52–66

Ehrich E, Aranoff G, Johnson WG (1987) Familial achalasia associated with adrenocortical insufficiency, alacrima, and neurological abnormalities. Am J Med Gen 26: 637–644

Ehrich JH, Stoeppler L, Offner G, Brodehl J (1979) Evidence for cerebral involvement in nephropathic cystinosis. Neuropaediatrie 10: 128–137

Ehringer H, Hornykiewicz O (1960) Verteilung von Noradrenalin und Dopamin (3-Hydroxytyramin) im Gehirn des Menschen und ihr Verhalten bei Erkrankungen des extrapyramidalen Systems. Klin Wschr 38: 1236–1239

Eiben RM, Di Chiro G (1977) Computer assisted tomography in adrenoleucodystrophy. J Comp Assist Tomogr 1: 308–314

Eicke WJ (1952) Das Verhältnis Leber–Gehirn unter besonderer Berücksichtigung anatomischer Befunde. Fortschr Med 70: 109–110

Eicke WJ (1962) Polycystische Umwandlung des Marklagers mit progredientem Verlauf. Atypische diffuse Sklerose. Arch Psychiat Nervenkr 203: 599–609

Eikelenboom P, Stam FC (1984) An immunohistochemical study on cerebral vascular and senile plaque amyloid in Alzheimer's dementia. Virchows Arch 47: 17–25

Einarson L, Neel AV (1938) Beitrag zur Kenntnis sklerosierender Entmarkungsprozesse im Gehirn mit besonderer Berücksichtigung der diffusen Sklerose. Acta jutlandica 10: 1–160

Einarson L, Strömgren E (1961) Diffuse progressive leucoencephalopathy and its relationship to amaurotic idiocy. Acta Jutlandica 33: 5–35

Einhorn NH, Moore JR, Rountree LG (1946) Osteochondrodystrophia deforman (Morquios disease), observations at autopsy in one case. Am J Dis Child 72: 536–552

Eisner W (1924) Über einen Fall von herdförmiger, disseminierter Sklerose des Gehirns bei einem Säugling unter besonderer Berücksichtigung eigenartiger Riesenzellbefunde. Virchows Arch 248: 153–162

Elam JS, Goldberg JM, Radin NS, Agranoff BW (1970) Rapid axonal transport of sulfated mucopolysaccharide proteins. Science 170: 458–459

Eldridge R, Iivanainen M, Stern R, Koerber T (1981) Baltic myoclonus epilepsy: A treatable, inherited disorder distinct from Lafora disease. Neurology 31 (2): 67–68

Eldridge R, Livanainen M, Stern R, Koerber T, Wilder BJ (1983) ‚Baltic' myoclonus epilepsy: hereditary disorder of childhood made worse by phenytoin. Lancet 838–842

Elfenbein JB (1968) Dystonic juvenile idiocy without amaurosis, a new syndrome. Light and electron microscopic observations of cerebrum. Johns Hopkins Med J 123: 205–221

Elfenbein JB, Cantor HE (1969) Late infantile amaurotic idiocy with multilamellar cytosomes. An electron microscopic study. J Pediat 75: 253–264

Ell J, Prasher D, Rudge P (1984) Neuro-otological, abnormalities in Friedreich's ataxia. J Neurol Neurosurg Psychiat 47: 26–32

Elleder M (1977) So-called neuronal ceroid-lipofuscinosis. Histochemical study with evidence of extractibility of the stored material. Acta Neuropathol 38: 117–122

Elleder M (1983) A Histochemical Study of the Enzyme Profile of Krabbe's Cells. Acta Neuropathol (Berl) 60: 156–158

Elleder M, Jirasek A (1981) Neuropathology of various types of Niemann-Pick disease. In: Jellinger K, Gulotta F, Mossakowski M (eds) Experimental and clinical neuropathology. Springer Berlin Heidelberg New York, pp 201–203

Elleder M, Jirasek A (1983) New enzymatic findings in infantile neuroaxonal dystrophy. Acta Neuropathol 60: 153–155

Elleder M, Smid F, Kohn R (1975) Lipidosis with a predominant storage of phosphoglycerides (Phospholipidosis Type II-Baar, Wiedemann). Virchows Arch A Path Anat Histol 365: 239–255

Elleder M, Jirasek A, Smid F (1975) Niemann-Pick disease (Crockers type C). Acta Neuropathol (Berl) 33: 191–200

Elleder M, Jirasek A, Vlk J (1983) Adult neurovisceral lipidosis compatible with Niemann-Pick disease type C. Virchow's Arch 401: 35–43

Elleder M, Jirasek A, Smid F, Ledvinova J, Besley GT (1985) Niemann-Pick disease type C. study on the nature of the cerebral storage process. Acta Neuropathol (Berl) 66: 325–336

Ellie E, Julien J, Henry P, Vital C, Ferrer X (1987) Angiomatose cortico-méninge de Divry-van Bogaert et syndrome de Sneddon. Etude nosologique. A propos de quatre cas. Rev Neurol 143 (12): 798–805

Ellingson RJ, Schain RJ (1969) EEG patterns in juvenile cerebral lipidosis. Electroenceph Clin Neurophysiol 27: 191–194

Ellis RWB (1936) Gargoylism (Chondro-osteo-dystrophy, corneal opacities, hepatosplenomegaly and mental deficiency). Proc Roy Soc Med 30: 158–162

Ellis WG, Schneider EL, McCulloch JR, Suzuki K, Epstein CJ (1973) Fetal globoid cell leucodystrophy (Krabbe disease). Arch Neurol 29: 253–257

Elridge R (1982) Dystonia musculorum deformans, autosomal dominant. In: Vinken PJ, Bruyn GW (eds) Handbook of clinical neurology. North Holland, Amsterdam, p 215

Elsässer G, Freusberg O, Theml F (1950) Das Xeroderma pigmentosum und die xerodermische Idiotie. Arch Derm Syph 188: 651–655

Elsner B, Prensky AL (1969) Ultrastructure of rectal biopsies in juvenile amaurotic idiocy. Neurology 19: 834–840

Elze KL, Koepp P, Lagenstein I, Steinhausen HC, Colmant HJ, Schwendemann G (1978) Juvenile type of generalized ceroidlipofuscinosis (Spielmeyer-Sjögren Syndrome). Neuropädiat 9: 3–27

Emberger JM, Rodiere M, Astruc J, Brunel D (1977) Syndrome de Prader-Willi et translocation 15–15. Ann Genet 20: 297–300

Emery AEH (1971) The nosology of the spinal muscular atrophies. J Med Genet 8: 481–495

Emery AEH, Hausmanowa-Petrusewicz I, Davie AM, Holloway S, Skinner R, Borkowska J (1976 a) International collaborative study of the spinal muscular atrophies. J Neurol Sci 29: 83–94

Emery AEH, Davie AM, Holloway S, Skinner R (1976 b) International collaborative study of the spinal muscular atrophies. J Neurol Sci 30: 375–384

Emery JM, Green WR, Wyllie RG, Rodney Howell R (1971) GM1-gangliosidosis, ocular and pathological manifestations. Arch Ophthal 85: 177–186

Endo H, Al-Samarrai SF, Sakakibara K, Nagashima K, Shimada Y (1977) A new type of mucolipidosis associated with hereditary thrombocytopathy and color blindness. Acta Path Jap 27: 421–434

Engel AG, Angelini C (1973) Carnitine deficiency of human muscle with associated lipid storage myopathy – A new syndrome. Science 179: 899–902

Engel AG, Banker BQ, Eiben RM (1977) Carnitine deficiency: Clinical, morphological, and biochemical observations in a fatal case. J Neurol Neurosurg Psychiat 40: 313–322

Engel J, Rapin I, Giblin D (1977) Electrophysiological studies in two patients with cherry red spot-myoclonus syndrome. Epilepsia 18: 73–87

Engel RC, Buist NR (1985) The EEGs infants with citrullinemia. Dev Med Child Neurol 27: 199–206

Engel WK, Kurland LT, Klatzo I (1959) An inherited disease similar to amyotrophic lateral sclerosis with a pattern of posterior column involvement. An intermediate form? Brain 82: 203–220

Engel WK, Dorfmann ID, Levy RI, Fredrickson PS (1967) Neuropathy of Tangier disease. Arch Neurol 17: 1–9

Eppinger H (1920) Die hepatolienalen Erkrankungen. Springer, Berlin

Eppinger H (1938) Die Klinik der Lipoidosen. Verh Dtsch Path Ges 31: 51

Epstein E (1924) Zur Chemie der Gaucherschen Krankheit und der sogenannten Lipoidzellenhyperplasie. Klin Wochenschr 48: 2194–2198

Epstein E (1930) Über den Phosphatid- und Cerebrosidgehalt von Milz und Leber eines Falles von Morbus Gaucher im Säuglingsalter (mit Vergleichswerten von Normalmilz und Milz bei Niemann-Pickscher Krankheit). Virchows Arch 274: 294–301

Epstein C, Martin G, Schultz A, Motulsky A (1966) Werner's syndrome. Medicine 45: 177–221

Erbe RW (1979) Genetic aspects of folate metabolism. In: Harris H, Hirschhorn K (eds) Advances in human genetics. Plenum Press, New York, pp 293–354

Erbslöh F (1958) Kernikterus. In: Lubarsch O, Henke F, Rössle R (Hrsg) Handbuch der speziellen pathologischen Anatomie und Histologie, Bd XIII/2 B. Springer, Berlin Göttingen Heidelberg, S 1602–1644

Erbslöh F (1974) Atrophisierende Prozesse. In: Bodechtel G (Hrsg) Differentialdiagnose neurologischer Krankheitsbilder. Thieme, Stuttgart, S 607–716

Erbslöh F, Bochnik H (1957) Symmetrische Pseudokalk- und Kalkablagerungen im Gehirn. In: Lubarsch O, Henke F, Rössle R (Hrsg) Handbuch der speziellen pathologischen Anatomie und Histologie, Bd XIII/2. Springer, Berlin Göttingen Heidelberg, S 1769

Erbslöh F, Kunze K, Recke B, Abel M (1968) Die myatrophische Lateralsklerose. Klinische, elektronenmikroskopische und bioptisch-histologische Untersuchungen an 112 Kranken. Dtsch Med Wschr 93: 1131–1141

Erdohazi M, Marshall P (1979) Striatal degeneration in childhood. Arch Dis Child 54: 85–91

Erdohazi M, Barnes ND, Robinson MJ (1976) Cerebral malformation associated with metabolic disorder: A report of 2 cases. Acta Neuropathol (Berl) 36: 315–325

Erikson A (1986) Gaucher disease – Norrbottnian type (III). Neuropaediatric and patterns and treatment. Acta paediatr Scand (Suppl) 326: 1–4

Eriksson P, Eriksson A, Backman C, Hofer PA, Olofsson BO (1985) Highly refractile myocardial echoes in familial amyloidosis with polyneuropathy. A correlative echocardiographic and histopathological study. Acta Med Scand 217: 27–32

Erkwoh R, Schröder R, Ackermann R (1986) Eine ungewöhnliche zerebrovaskuläre Amyloidose mit dem klinischen Bild einer chronischen Enzephalitis. Nervenarzt 58: 311–316

Escolá-Picó J (1964) Über die Ultrastruktur der Speichersubstanzen bei Spätfällen von familiärer amaurotischer Idiotie. Acta Neuropathol (Berl) 3: 309–318

Escolá-Picó J (1961) Über die Prozeßausbreitung der amaurotischen Idiotie im Zentralnervensystem in verschiedenen Lebensaltern und Besonderheiten der Spätform gegenüber der Pigmentatrophie. Arch Psychiat Nervenkr 202: 95–112

Escourolle R (1956) La maladie de Pick. Etude d'ensemble et synthèse anatomo-clinique. Thèse, Paris

Escourolle R, Berger B, Poirier J (1966) Biopsie cérébral d'un cas de mucopolysaccharidose, HS Oligophrénie polydystrophique ou maladie de Sanfilippo. Etude histochimique et ultrastructurale. Presse Med 74: 2869–2874

Escourolle R, Baecque C de, Gray F, Baumann N, Hauw JJ (1979) Etude en microscopie électronique et neurochimique d'un cas de maladie d'Alexander. Acta Neuropathol (Berl) 45: 133–140

Escourolle R, Gray F, Hauw JJ (1982) Les atrophies cérébelleuses. Rev Neurol (Paris) 138: 953–965

Esiri MM, Wilcock GK (1986) Cerebral amyloid angiopathy in dementia and old age. J Neurol Neurosurg Psychiatry 49: 1221–1226

Esiri MM, Hyman NM, Horton WL, Lindenbaum RH (1984) Adrenoleucodystrophy: Clinical, pathological and biochemical findings in two brothers with the onset of cerebral disease in adult life. Neuropathol Appl Neurobiol 10: 429–445

Espinas OE, Faris AA (1969) Acute infantile Gauchers disease in identical twins. An account of clinical and neuropathologic observations. Neurology 19: 133–140

Espinosa RE, Okihiro MM, Mulder DW, Sayre GP (1962) Hereditary amyotrophic lateral sclerosis. A clinical and pathologic report with comments on classification. Neurology 12: 1–7

Esser DAH (1964) Kasuistische Mitteilung. Ein Patient mit olivo-ponto-cerebellarer Atrophie (Casuistische Mededelingen. Een patientemet olivo-ponto-cerebellaire atrofie). Ned T Geneesk 108: 1909–1911

Estes JW, Morley TJ, Levine IM, Emerson CP (1967) A new hereditary acanthocytosis syndrome. Am J Med 42: 868–882

Etheridge JE jr, Millichap JP (1964) Hypoglycemia and seizures in childhood. The etiologic significance of primary cerebral lesions. Neurology 14: 397–404

Eto T, Omae T, Yamamoto T (1971) An electron microscope study of hypertensive encephalopathy in the rat with renal hypertension. Arch Histol Jpn 33: 133–143

Eto Y, Rampini S, Wiesmann U, Herschkowitz NN (1974) Enzymic studies of sulphatases in tissues of the normal human and in metachromatic leucodystrophy with multiple sulphatase deficiencies. Arylsulphatases A, B and C, cerebroside sulphatase, psychosine sulphatase and steroid sulphatases. J Neurochem 23: 1161–1170

Eto Y, Tokoro T, Liebaers I, Vamos E (1982) Biochemical characterization of neonatal multiple sulphatase deficient (MSD) disorder cultured skin fibroblasts. Biochem Biophys Res Commun 106: 429–434

Ettinger A (1965) Adult form of leucodystrophy of type Scholz-Bielschowski-Henneberg, with metachromatic breakdown products in a 55-year old male. Psychiatr Neurol (Basel) 149: 225–239

Evans FA (1916) Gaucher splenomegaly in a child. Proc NY Pathol Soc 16: 114–123

Eviatar L, Harris DR, Menkes JH (1973) Diffuse sclerosis and Addison's disease: Biochemical studies on gray matter, white matter and myelin. Biochem Med 8: 268–279

Evrard P, Caviness VS, Prats-Vinas J, Lyon G (1978) The mechanism of arrest of neuronal migration in the Zellweger malformation: An hypothesis based upon cytoarchitectonic analysis. Acta Neuropathol 41: 109–117

Exss R, Gullotta F, Kallfelz HC, Völpel M (1974) Wernicke's encephalopathy and cardiomyopathy in a boy with Friedreich's ataxia. Neuropädiatrie 52: 162–174

Fabry J (1898) Ein Beitrag zur Kenntnis der Purpura haemorrhagica nodularis (Purpura papulosa hemorrhagica Hebrae). Arch Dermatol Syphilol 43: 187–195

Fadda B, Maier WA, Meier-Ruge W, Schärli A, Daum R (1983) Neuronale intestinale Dysplasie. Eine kritische 10-Jahres-Analyse klinischer und bioptischer Diagnostik. Z Kinderchir 38: 305–311

Fagerland JA, Hagemoser WA, Ireland WP (1987) Ultrastructure and stereology of leukocytes and TE: platelets of normal foxes and fox with a Chédiak-Higashi-like syndrome. Vet Pathol 24: 164–169

Fahr T (1930) Idiopathische Verkalkung der Hirngefäße. Zentralbl Allg Pathol 50: 129–133

Falls HF, Jackson CE, Carey JH, Rukavina JG, Block WD (1955) Ocular manifestations of hereditary primary systemic amyloidosis. Arch Ophthalmol 54: 660–664

Fan KJ, Kovi J, Duhaney SD (1978) Melanosis of the dentate nucleus: Fine structure and histochemistry. Acta Neuropathol 41: 249–251

Fanconi A, Prader A, Isler W (1963) Morbus Addison mit X-chromosomaler Vererbung. Helv Paediatr Acta 18: 480–501

Farber S (1952) A lipid metabolic disorder – disseminated lipogranulomatosis. A syndrome with similarity to, and important difference from Niemann-Pick and Hand-Schüller-Christian disease. Am J Dis Child 84: 499–500

Farber S, Vawter GF (1963) Clinical pathological conference: The children's hospital medical center, Boston, Mass. J Pediat 63: 166–173

Farber S, Cohen J, Uzman L (1957) Lipogranulomatosis: A new lipo-glycoprotein storage disease. Mt Sinai Hosp Bull 24: 816–837

Fardeau M (1975) Pathology of Refsum's disease. In: Dyck PJ, Thomas PK, Lambert EH (eds) Peripheral neuropathy, vol II. Saunders, Philadelphia London Toronto, pp 881–887

Fardeau M, Lapresle J (1963) Maladie de Tay-Sachs avec atteinte importante de la substance blanche. Rev Neurol 109: 157–175

Fariello RG, Chung RWM, Doro JM, Buncic JR, Prichard JS (1977) EEG recognition of Aicardi's syndrome. Arch Neurol 34: 563–566

Farooqui AA, Liss L, Horrocks LA (1988) Neurochemical aspects of Alzheimer's disease: Involvement of membrane phospholipids. Metab Brain Dis 3: 19–35

Farrell DF, Ochs U (1981) GM1 gangliosidosis: Phenotypic variation in a single family. Ann Neurol 9: 223–231

Farrell DF, Sumi SM (1977) Skin punch biopsy in the diagnosis of juvenile neuronal ceroid-lipofuscinosis. A comparison with leucocyte peroxidase. Arch Neurol 34: 39–44

Farrell DF, Swedberg K (1981) Clinical and biochemical heterogenity of globoid cell leucodystrophy. Ann Neurol 10: 364–368

Farrell MJ, Maloney JD, Yakovlev PJ (1949) Morquio's disease associated with mental defects. Arch Neurol Psychiat 48: 456–468

Farrell DF, Baker HJ, Herndon RM, Lindsey JR, McKhann GM (1973) Feline GM1-gangliosidosis: Biochemical and ultrastructural comparison with the disease in man. J Neuropathol Exp Neurol 32: 1–18

Farrel K, Dimmick JE, Applegarth DA (1983) Peroxisomal abnormalities in neonatal adrenoleucodystrophy. Ann Neurol 14: 379–383

Farrell K, Chuang S, Becker LE (1984) Computed tomography in Alexanders disease. Ann Neurol 15: 605–607

Farkas-Bargeton E, Sarrut S, Phlippart S, Launay C (1967) Démyélinisation du système nerveux central associée à un atrophie cortico-surrénale. Rev Neurol 117: 627–641

Farkas-Bargeton E, Olsson Y, Guth L, Klatzo J (1972) Glycogen reaction to cerebral stab wound during maturation of rat brain. Acta Neuropathol (Berl) 22: 158–169

Farrants GW, Hovmöller S, Stadhouders M (1988) Two types of mitochondrial crystals in diseased human skeletal muscle fibers. Muscle Nerve 11: 45–55

Farriaux JP, Cartigny B, Dhondt JL, Kint J, Louis J, Delattre P, Fontaine G (1974) A propos d'une observation d'arginino-succingylurie neonatale. Essai de traitement diètètique. Acta Paediat Belg 28: 193–236

Farriaux JP, Dhondt JL, Formstecher P, Martin JJ, Pollitt RJ, Kint J, Lagrou A, Mardens Y, Fontaine G (1976) Etude anatomo-biochimique d'un cas néonatal d'arginino-succinylurie. Acta Neurol Belg 76: 26–34

Faussone-Pellegrini MS, Cortesini C (1985) The muscle coat of the lower esophageal sphincter in patients with achalasia and hypertensive sphincter. An electron microscopic study. J Submicrosc Cytol 17: 673–685

Fazio M (1892) Ereditarieta della paralisi bulbare progressiva. Riforma Med 8: 327

Federico A, Dotti MT, Malandrini A, Guazzi GC, Hayek G, Simonati A, Rizzuto N, Toti P (1988) Cerebro-ocular dysplasia and muscular dystrophy: report of two cases. Neuropediatrics 19: 109–112

Fehlow P (1985) Das Seckel-Syndrom (Vogelkopfzwerg). Pädiatrie Grenzgeb 24: 371–374

Feigin I (1954) Diffuse cerebral sclerosis (metachromatic leucoencephalopathy). Am J Pathol 30: 715–737

Feigin I, Budzilovich GN (1977) Further observations on subacute necrotizing encephalopathy in adults. J Neuropathol Exp Neurol 36: 128–138

Feigin I, Kim HS (1977) Subacute necrotizing encephalomyelopathy in a neonatal infant. J Neuropathol Exp Neurol 36: 364–372

Feigin I, Goebel HH (1969) Infantile subacute necrotizing encephalopathy in the adult. Neurology (Minneap) 19: 749–759

Feinfeld DA, Scholnick HR, Janis R (1977) Lupus nephritis in a neuronal storage disease. Arch Intern Med 137: 693–702

Feingold M (1982) Sturge-Weber-syndrome. In: Vinken PJ, Bruyn GW (eds) Handbook of clinical neurology. North-Holland, Amsterdam, p 47

Feist D, Skrodzki K, Truckenbrodt H, Wille Z (1979) Koagulopathie als Frühsymptom der hereditären Fruktose-Intoleranz. Mschr Kinderheilk 127 (5): 274–276

Feit H, Kirkpatrick J, Woert MH van, Pandian G (1983) Myoclonus, ataxia, and hypoventilation: Response to L-5-hydroxytryptophan. Neurology (NY) 33: 109–112

Feldges A, Müeller HJ, Buehler E, Stalder G (1973) GM1 gangliosidosis. Part I: Clinical aspects and biochemistry. Helv Paediatr Acta 28: 511–519

Fell V, Pollitt RJ, Sampson GA, Wright T (1974) Ornithinemia, hyperammonemia and homocitrullinuria. A disease associated with mental retardation and possibly caused by defective mitochondrial transport. Am J Dis Child 127: 752–756

Fellman JH (1958) Epinephrine metabolites and pigmentation in the central nervous system in a case of phenylpyruvic oligophrenia. J Neurol 21: 58–62

Fenichel GM (1988) Congenital muscular dystrophies. Neurol Clin 6: 519–528

Ferguson F, Critchley M (1929) A clinical study of an heredo-familial disease resembling disseminated sclerosis. Brain 52: 203–225

Fernandes J, Huijing F (1968) Branching enzyme-deficiency glycogenosis: Studies in therapy. Arch Dis Child 43: 347

Fernandes J, Berger R, Smit G PA (1984) Lactate as a cerebral metabolic fuel for glucose-6-phosphatase deficient children. Pediatr Res 18: 335–339

Ferrans VJ, Fredrickson DS (1975) The pathology of Tangier disease. A light and electron microscopic study. Amer J Pathol 78: 101–136

Ferrante RJ, Kowall NW, Richardson EP, Bird ED, Martin JB (1986) Topography of enkephalin, substance P and acetylcholinesterase staining in Huntington's disease striatum. Neurosci Lett 71: 283–288

Ferrante RJ, Kowall NW, Beal MF, Martin JB, Bird ED, Richardson EP (1987) Morphologic and histochemical characteristics of a spared subset of striatal neurons in Huntington's disease. J Neuropathol Exp Neurol 46: 12–27

Ferraro A (1927) Familiar form of encephalitis periaxialis diffusa. J Neur Ment Dis 66: 328–354, 479–496, 616–620

Ferrer I, Fabreques I, Pineda M, Alvarez EF, Cusi V, Vila J (1983) Diagnosis of infantile neuroaxonal dystrophy by conjunctival biopsy. Neuropediatrics 14: 53–55

Ferrer I, Fabregues I, Coll J, Ribalta T, Rives A (1984) Tuberous sclerosis: A golgi study of cortical tuber. Clin Neuropathol 3: 47–51

Ferrer I, Campistol J, Tobena L, Cusi V, Galofre E, Prat J (1987) Dégénérescence systématisée optico-cochléo-dentelée. J Neurol 234: 416–420

Ferro FM, Mazza S, D'Angelo C (1975) Studio anatomopatologico di un caso familiare di epilessia mioclonica progressiva. Riv Pat Nerv Ment 96: 127–134

Feurle GE, Linke RP, Kuhn E, Wagner A (1984) Clinical value of immunohistochemistry with AF-antibody in the diagnosis of familial amyloid neuropathy. J Neurol 231: 237–243

Feyrter F (1943) Über das Inselorgan des Menschen. Ergebn Allg Path Anat 36: 3–62

Fichefet JP, Sternon JE, Franken L (1965) Etude anatomo-clinique d'un cas d'hypotension orthostatique idiopathique. Considérations pathogéniques. Acta Cardiol 20: 332–348

Fickler A (1911) Klinische und pathologisch-anatomische Beiträge zu den Erkrankungen des Kleinhirns. Dtsch Z Nervenheilk 41: 306–375

Fidzianska A, Rafalowska J, Glinka Z (1984) Ultrastructural study of motoneurons in Werdnig-Hoffmann disease. Clin Neuropathol 3: 260–265

Field EJ, Raine CS, Yoyce G (1967) Scrapie in the rat: An electronmicroscopic study. I. Amyloid bodies and deposits. Acta Neuropathol (Berl) 8: 47–56

Field RA (1966) Glycogen deposition diseases. In: Stanbury JB, Wyngaarden JB, Fredrickson DS (eds) The metabolic basis of inherited disease, 2nd edn. McGraw-Hill, New York, p 141

Figols J, Cervós-Navarro J, Wolman M (1986) Encephalopathy with astrocytic residual bodies. Report of a case and review of the literature. Histol Histopathol 1: 59–67

Figura K von, Klein U (1981) Defects in the degradation of heparan sulphate. In: Callahan JW, Lowden JA (eds) Lysosomes and lysosomal storage diseases. Raven Press, New York, pp 229–248

Figura K von, Kresse H, (1972) The Sanfilippo B corrective factor: AN-acetyl-D-Glucosaminidase. Biochem Biophs Res Comm 48: 262–265

Finch CE (1979) The relationships of aging changes in the basal ganglia to manifestations of Huntington's chorea. Ann Neurol 7: 406–411

Fine D, Barron K, Hirano A (1960) Central nervous system lipidosis in an adult with atrophy of the cerebellar granular layer. J Neuropathol Exp Neurol 19: 355–369

Finelli PF, Kessimian N, Bernstein PW (1984) Cerebral amyloid angiopathy manifesting as recurrent intracerebral hemorrhage. Arch Neurol 41: 330–333

Finkelstein JD (1974) Methionine metabolism in mammals: the biochemical basis for homocystinuria. Metabolism 23: 387–398

Finlayson MH, Guberman A, Martin JB (1973) Cerebral lesions in familial amyotrophic lateral sclerosis and dementia. Acta Neuropathol 26: 237–246

Fisch RO, Burke B, Bass J, Ferrara TB, Mastri A (1986) Maternal phenylketonuria-chronology of the detrimental effects on embryogenesis and fetal development: pathological report, survey, clinical application. Pediatr Pathol 5: 449–461

Fischer A (1984) Parkinson plus. Zerebrale Polypathie beim Parkinson-Syndrom. Springer, Berlin Heidelberg New York Tokyo

Fischer MH, Gerritsen T (1971) Biochemical studies on a variant of branched chain ketoacidura in a 19-year-old female. Pediatrics 48: 795–801

Fischer Y (1969) Electron microscopic alteration in the vicinity of epileptogenic cobalt-gelatine necrosis in the cerebral cortex of the rat. A contribution to the ultrastructure of plasmatic infiltration of the central nervous system. Acta Neuropathol (Berl) 201–214

Fisher ER, Reidbord H (1962) Gauchers disease. Pathogenetic considerations based on electron microscopic and histochemical observations. Am J Pathol 41: 679–692

Fishman PH (1974) Normal and abnormal biosynthesis of gangliosides. Chem Phys Lipids 13: 305–326

Fitch N, Carpenter S, Lachance RC (1973) Prenatal axonal dystrophy and osteopetrosis. Arch Pathol 95: 298–301

Fitzsimons RB, Clifton-Bligh P, Wolfenden WH (1981) Mitochondrial myopathy and lactic acidaemia with myoclonic epilepsy, ataxia and hypothalamic infertility: a variant of Ramsay-Hunt syndrome? J Neurol Neurosurg Psychiat 44: 79–82

Fjose A, McGinnis WJ, Gehring WJ (1985) Isolation of a homoeo box-containing gene from the engrailed region of Drosophila and the spatial distribution of its transcripts. Nature 313: 284–289

Flatz G, Sringam S, Premyothin Ch, Penbharkkul S, Ketusingh R, Chulajata R (1963) Glucose-6-phosphate dehydrogenase deficiency and neonatal jaundice. Arch Dis Child 38: 566–570

Fleischer B (1903) Zwei weitere Fälle von grünlicher Verfärbung der Kornea. Klin Mbl Augenheilk 41: 489–491

Fleischhacker H (1924) Afamiliäre chronisch-progressive Erkrankung des mittleren Lebensalters vom Pseudosklerosetyp. Z Ges Neurol Psychiat 91: 1–22

Fleischmajor R, Nedwich A (1978) Werner's syndrome. Am J Med 54: 111–118

Fletcher TF, Lee DG, Hammer RF (1971) Ultrastructural features of globoid cell leucodystrophy in the dog. Amer J Vet Res 32: 177–181

Fluharty AL (1982) The mucopolysaccharidoses: A synergism between clinical and basic investigation. J Invest Dermatol 79: 38–44

Födisch HJ (1962) Morbus Gaucher mit splenopathischer Markhemmung beim Erwachsenen. II. Pathologisch-anatomischer Teil. Wien Z Inn 43: 334–337

Fogelson MH, Rorke LB, Kaye R (1967) Spinal cord changes in familial dysautonomia. Arch Neurol 17: 103–108

Fogelson MH, Gonatas NK, Rorke LB, Spiro A (1968) Oligodendroglial lamellar inclusions in a probable variant of metachromatic leucodystrophy. Arch Neurol 19: 150–155

Folbergrova J (1975) Cyclic 3',5'-adenosine monophosphate in mouse cerebral cortex during homocysteine convulsions and their prevention by phenobarbital. Brain Res 92: 165–169

Foley J (1951) Calcification of the corpus striatum and dentate nuclei occurring in a family. J Neurol Neurosurg Psychiat 14: 253–261

Foley J (1983) The athetoid syndrome. A review of a personal series. J Neurol Neurosurg Psychiat 46: 289–298

Fölling A (1934) Über Ausscheidung von Phenylbrenztraubensäure in dem Harn als Stoffwechselanomalie in Verbindung mit Imbezillität. Ztschr Physiol Chem 227: 169–173

Fölling A, Closs K (1938) Über das Vorkommen von 1-Phenyl-alanin in Harn und Blut bei Imbecillitas Phenylpyruvica. Ztschr Physiol Chem 254: 115–122

Foncin JF, Nicolaides S (1970) Encephalopathie porto-cave: Contribution à la pathologie ultrastructurale de la glie chez l'homme. Rev Neurol (Paris) 123: 81–87

Fonseca OA, Calverly JR (1967) Neurological manifestations of hypoparathyroidism. Arch Intern Med 120: 202–206

Fontaine G, Biserte G, Montreuil J, Dupont A, Farriaux JP (1968) La sialurie: un trouble métabolique original. Helv Paed Acta 23, Suppl XVII: 1–32

Fontaine G, Résibois A, Tondeur M, Jonniaux G, Farriaux JP, Voet W, Maillard E, Loeb H (1973) Gangliosidosis with total hexosaminidase deficiency: Clinical, biochemical and ultrastructural studies and comparison with conventional cases of Tay-Sachs disease. Acta Neuropathol (Berl) 23: 118–132

Ford FR, Livingston S, Pryles CV (1951) Familial degeneration of the cerebral gray matter in childhood. J Pediat 39: 33–42

Forno LS (1969) Concentric hyaline intraneuronal inclusions of Lewy type in the brains of elderly persons (50 incidental cases): Relationship to Parkinsonism. J Amer Geriat Soc 35: 557–575

Forno LS (1977) Pathology of Parkinsonism: Nigro-striatal relationships; extranigral lesions; review. In: Worm-Petersen J, Böttcher J (eds) Proceedings of a symposium on Parkinsonism. Merck-Sharp-Dohme, Denmark, pp 29–48

Forno LS (1982) Pathology of Parkinson's disease. In: Marsden D, Fahn S (eds) Movement disorders. Butterworth, London, pp 25–40

Forno LS, Jose C (1973) Huntington's chorea: A pathological study. Adv Neurol 1: 453–470

Forno LS, Norville RL (1976) Ultrastructure of Lewy bodies in the stellate ganglion. Acta Neuropathol 34: 183–197

Forno LS, Norville RL (1979) Ultrastructure of the neostriatum in Huntington's and Parkinson's disease. Adv Neurol 23: 123–135

Forno LS, Ricaurte GA, Delanney LE, Irwin E, Lanston JW (1986) Ultrastructure of nerve degeneration in the substantia nigra in experimental MPTP-induced Parkinsonism in the mouse and in the squirrel monkey. J Neuropathol Exp Neurol 45: 376

Forssman H, Kristensson K, Sourander P, Svennerholm L (1967) Histological and chemical studies of a case of phenylketonuria with long survival. J Ment Defic Res 11: 194–206

Forsyth CC, Forbes M, Cumings JN (1971) Adrenocortical atrophy and diffuse cerebral sclerosis. Arch Dis Child 46: 273–284

Foster PN, Stewart M, Lowe JS, Atkinson M (1987) Achalasia like disorder of the oesophagus in von Recklinghausen's neurofibromatosis. Gut 28: 1522–1526

Fotopulos D (1966) Huntington-Chorea und chronisch-progressive spinale Muskelatrophie. Psychiat Neurol Med Psychol (Lpz) 18: 63–70

Fowler HL (1984) Joseph disease in non-Portuguese. Neurology 34: 130–131

Fox MRS, Briggs GM (1959) Effects of dietary lactose upon chicks fed a purified diet. Poultry Sci 38: 964–968

Franceschetti A, Wildi E, Klein D (1955) Examen anatomo-clinique d'un cas d'idiotie amaurotique infantile (Tay-Sachs). Acta Genet 5: 343–457

Francis A, Pearce LB, Roth JA (1985) Cellular localization of MAO A and B in brain: Evidence from kainic acid lesions in striatum. Brain Res 334: 59–64

François C, Nguyen-Legros J, Percheron G (1981) Topographical and cytological localization of iron in rat and monkey brains. Brain Res 215: 317–322

François J (1974) Tapetoretinal degenerations in spinocerebellar degenerations (heredo-ataxia). Acta Genet Med Gemell 23: 3–23

François J (1981) Les nanismes essentiels dysmorphiques et leurs manifestations oculaires. J Fr Ophthalmol 4: 511–524

Frank G, Vuia O (1973) Chorea Huntington – Amyotrophische Lateralsklerose – Spastische Spinalparalyse. Zur Kombination von Systemerkrankungen. Z Neurol 205: 207–220

Frank J (1947) Diffuse Erkrankung der Hemisphärenmarklager und Allgemeinerkrankung der myelinhaltigen Strukturen des Zentralnervensystems. Arch Psychiatr Z Neurol 179: 146–157

Frankhauser R, Luginbühl H, Hartley WJ (1963) Leukodystrophie vom Typus Krabbe beim Hund. Schweiz Arch Tierheilk 105: 198–207

Fraser GR, Friedman AI, Patton VM, Wade DN, Woolf LI (1968) Iminoglycinuria – ‚harmless‘ inborn error of metabolism? Humangenetik 6: 362–365

Fraser H (1968) Bilateral thalamic calcification in aging mice. J Pathol Bacteriol 96: 220–222

Fratantoni JC, Hall CW, Neufeld EF (1968) Hurler and Hunter syndromes: Mutual correction of the defect in cultured fibroblasts. Science 162: 570–572

Frantantoni JC, Hall CW, Neufeld EF (1969) The defect in Hurler and Hunter syndromes II. Deficiency of specific factors involved in mucopolysaccharide degradation. Proc Nat Acad Sci USA 64: 360–366

Fredrickson DS, Lees RS (1965) A system for phenotyping hyperlipoproteinemia. Circulation 31: 321–327

Fredrickson DS, Levy RJ (1972) Familial hyperlipoproteinemia. In: Stanbury JB, Wyngaarden JB, Fredrickson DS (eds) The metabolic basis of inherited disease, 3rd edn. McGraw Hill, New York

Fredrickson DS, Sloan HR (1972a) Sphingomyelin lipidoses: Niemann-Pick disease. In: Stanbury JB, Wyngaarden JB, Fredrickson DS (eds) The metabolic basis of inherited disease. McGraw-Hill, New York, p 783

Fredrickson DS, Sloan HR (1972b) Glucosylceramide lipidoses: Gaucher's disease. In: Stanbury JB, Wyngaarden JB, Fredrickson DS (eds) The metabolic basis on inherited disease. McGraw Hill, New York, pp 730–759

Fredrickson DS, Altrocchi PH, Avioli LV, Goodmann DS, Goodmann HC (1961) Tangier disease. Ann Intern Med 55: 1016–1031

Fredrickson DS, Sloan HR, Hansen CT (1969) Lipid abnormalities in foam cell reticulosis of mice, an analogue of human sphingomyelin lipidosis. J Lipid Res 10: 288–293

Fredrickson DS, Gotto AM, Levy RI (1972) Familial lipoprotein deficiency (abetalipoproteinemia, hypobetalipoproteinemia Tangier disease). In: Stanbury JB, Wyngaarden JB, Fredrickson DS (eds) The metabolic basis of inherited disease, 3rd edn. McGraw Hill, New York, pp 513–544

Freedom L (1927) Über einen eigenartigen Krankheitsfall des jugendlichen Alters unter dem Symptombilde einer Little'schen Starre mit Athetose und Idiotie. Deutsch Zschr f Nervenheilk 96: 295–298

Freeman JN, Nicholson JF, Masland WS, Rowland LP, Carter S (1964) Ammonia intoxication due to a congenital defect in urea synthesis. J Pediat 65: 1039–1045

Freeman JM, Finkelstein JD, Mudd SH (1975) Folate-responsive homocystinuria and schizophrenia'. A defect in methylation due to deficient 5,10-methylenetetrahydrofolate reductase activity. N Engl J Med 292: 491–496

Freitag F, Küchemann K, Blümcke S (1971) Hepatic ultrastructure in fucosidosis. Virch Arch B Zellpath 7: 99–113

French JH, Clark DB, Butler HG, Teasdall RD (1961) Phenylketonuria: Some observations on reflex activity. J Pediatr 58: 17–22

French JH, Brotz M, Poser CM (1969) Lipid composition of the brain in infantile Gauchers disease. Neurology 19: 81–86

French TA, Bower BD, Cameron AH (1976) Alexander's disease presenting as astrocytoma. J Neurol Neurosurg Psychiatry 39: 803–809

Frerebeau P, Benezeck J, Segnarbieux F, Harbi H, Desy A, Marty-Double C (1985) Intraventricular tumors in tuberous sclerosis. Childs Nerv Syst 1: 445–448

Frerichs F von (1884) Über den Diabetes. Hirschwald, Berlin

Freudenberg E (1958) Cystinosis. Ergeb Inn Med Kinderheilkd 10: 481–484

Frias JL (1982) De Sanctis-Cacchione syndrome (Xerodermic idiocy) In: Vinken PJ, Bruyn GW (eds) Handbook of clinical neurology, vol 43. North-Holland, Amsterdam, pp 12–13

Friede R (1953) Über die trophische Funktion der Glia. Virchow Arch Path Anat 324: 15–26

Friede R (1955) Der Kohlenhydratgehalt der Glia von Hirudo bei verschiedenen Funktionszuständen. Z Zellforsch 41: 509–520

Friede R (1957) Unterschiedliche histochemische Kohlenhydratbefunde bei Biopsien vom menschlichen Cortex des Groß- und Kleinhirns. Nervenarzt 28: 228–236

Friede R (1966) Topographic brain chemistry, III: Glycogen, IV: Enzymes of glycogen metabolism. Academic Press, New York London, pp 132–157

Friede R (1975) Developmental neuropathology. Springer, Berlin Heidelberg New York

Friede RL (1979) Striato-nigral astrocytic melanization. J Neurol 220: 149–156

Friede RL, Boltshauser E (1978) Uncommon syndromes of cerebellar vermis aplasia. I: Joubert syndrome. Develop Med Child Neurol 20: 758–763

Friedmann M (1906) Über die nicht epileptischen Absencen oder kurzen narkoleptischen Anfälle. Dtsch Zeitschr Nervenheilk 30: 462–492

Friedreich N (1881) Paramyoklonus multiplex. Arch path Aust etc 421–430

Friedreich N (1863) Über degenerative Atrophie der spinalen Hinterstränge. Virchows Arch Path Anat 26: 391–419, 433–459, 27: 1–26

Friedreich N, Kekule A (1859) Zur Amyloidfrage. Arch Pathol Anat Physiol Klin Med 16: 50–65

Friedrich G (1938) Untersuchungen über den Fett- und Lipoidabbau in anämischen Nekroseherden bei einem Spätfall von amaurotischer Idiotie. Z Neurol 160: 713–725

Frieling T, Wienbeck M, Berges W et al (1986) Familiäre Dysphagie. Zschr Gastroenterol 24: 344–352

Frisch W, Lüllmann-Rauch R (1980) Effects of several lipidosis-inducing drugs upon the area postrema and adjacent medullary nuclei of adult rats. II. Axonal alterations. Acta Neuropathol (Berl) 52: 179–187

Fritzsche R (1935) Eine familiär auftretende Form von Oligophrenie mit röntgenologisch nachweisbaren symmetrischen Kalkablagerungen im Gehirn, besonders in den Stammganglien. Schweiz Arch Neurol Psychiat 35: 1–29

Froesch ER, Prader A, Labhart A, Stuber HW, Wolf HP (1957) Die hereditäre Fructoseintoleranz, eine bisher nicht bekannte kongenitale Stoffwechselstörung. Schw Med Wschr 87: 1168–1171

Froesch ER, Prader A, Wolf HP, Labhart A (1959) Die hereditäre Fruktose-Intoleranz. Helvet Paediat Acta 14: 99–112

Frydl V (1985) Intrakraniale Lipome und Xanthome. Med Welt 26: 375–381

Frydman M, Bonne-Tamir B, Farrer LA, Coneally PM, Magazanik A, Ashbel S, Goldwitch Z (1985) Assignment of the gene for Wilson disease to chromosome 13: Linkage to esterase D locus. Proc Natl Acad Sci USA 82: 1819–1821

Fryer DG, Winckleman AC, Ways PO, Swanson AG (1971) Refsum's disease. A clinical and pathological report. Neurology 21: 162–175

Fujimoto T, Reen DJ, Puri P (1987) Immunohistochemical characterization of abnormal innervation of colon in Hirschsprung's disease using D7 monoclonal antibody. J Pediatr Surg 22: 246–251

Fujisawa K, Nakamura A (1982) The human Purkinje cell. A Golgi Study in Pathology. Acta Neuropathol (Berl) 56: 255–264

Fujisawa K, Shiraki H (1980) Study of axonal dystrophy. II Dystrophy and atrophy of the presynaptic boutons: a dual pathology. Neuropathol Appl Neurobiol 6: 387–398

Fujiwara M (1979) Histopathological and histochemical studies of membranocystic lesion (NASU). Shinshu Med J 27: 78–100

Fukuhara N (1983) Myoclonus epilepsy and mitochondrial myopathy. In: Cerri C, Scarlato G (eds) Mitochondrial pathology in muscle diseases. Piccin Editore, Padua, pp 87–111

Fukuhara N, Suzuki M, Fujita N, Tsubaki T (1975) Fabry's disease on the mechanism of the peripheral nerve involvement. Acta Neuropathol 33: 9–21

Fukuhara N, Tokiguschi S, Shirakawa K, Tsubaki T (1980) Myoclonus epilepsy associated with ragged-red fibers: Disease entity or a syndrome? Light- and electronmicroscopic studies of two cases and review of literature. J Neurol Sci 47: 117–133

Fukuhara N, Kumamoto T, Takasawa H, Tsubaki T, Origuchi Y (1982) The peripheral neuropathy in De Sanctis-Cacchione syndrome. Acta Neuropathol (Berl) 56: 194–200

Fukuhara T, Yamada E (1981) Unusual cytoplasmic bodies in Purkinje cells of the Gunn rats. Acta Neuropathol 55: 269–273

Fukunaga H, Beppu H, Hirose K (1976) Two siblings with mucolipidosis. Clin Neurol 16: 566–573

Fukushima H, Dewet JR, O'Brien JS (1985) Molecular cloning of a cDNA for human α-L-fucosidase. Proc Natl Acad Sci USA 82: 1262–1265

Fukuyama Y, Ohsawa M (1984) A genetic study of the Fukuyama type congenital muscular dystrophy. Brain Dev 6: 373–390

Fukuyama Y, Kawazura M, Haruna H (1960) A peculiar form of congenital progressive muscular dystrophy. Paediatr Univ (Tokyo) 4: 5–8

Fullerton PM (1964) Peripheral nerve conduction in metachromatic leucodystrophy (sulphatide lipidosis). J Neurol Neurosurg Psychiat 27: 100–105

Funderbunk SJ (1975) Osteopetrosis in two brothers with severe mental retardation. Birth Defects Original Article Series 11: 91–98

Furukawa T, Takagi A, Kakao K, Sugita H, Tsukagoshi H, Tsubaki T (1968) Hereditary muscular atrophy with ataxia, retinitis pigmentosa, and diabetes mellitus, a clinical report of a family. Neurology 18: 942–947

Furuya H, Yoshioka K, Sasaki H, Sasaki Y, Nakazato M, Matsuo H, Nakadai A, Ikeda S, Yanagisawa N (1987) Molecular analysis of a variant type familial amyloidotic polyneuropathy showing cerebellar ataxia and pyramidal tract signs. J Clin Invest 80: 1706–1711

Gabreels FJ, Prick MJ, Trijbels JM, Renier WO, Jaspar HH, Janssen AJ, Slooff JL (1984) Defect in citric acid cycle and the electron transport chain in progressive poliodystrophy. Acta Neurol Scand 70: 145–154

Gadoth N, Sandbank U (1983) Involvement of dorsal root ganglia in Fabry's disease. J Med Genet 20: 309–312

Gajdusek DC, Salazar A (1982) Amyotrophic lateral sclerosis and parkinsonism dementia in high incidence among the Auyn and Jakai peoples of West New Guinea. Neurology 32: 107–126

Gale PF, Parkin JL, Quie PG, Pettit RE, Nelson RP, Brunning RD (1986) Leucocyte granulation abnormality associated with normal neutrophil function and neurologic impairment. Am J Clin Pathol 86: 33–49

Galjaard H, Mekes M, Josselin Jong JE de, Niermeyer MF (1973) A method for rapid prenatal diagnosis of glycogenosis II (Pompes disease). Clin Chim Acta 49: 361–375

Galjaard H, Hoogeveen A, Wit-Verbeek HA de, Reuser AJJ, Kiejzer W, Westerveld A, Bootsma D (1974) Tay-Sachs and Sandhoff's disease: Intergenic complementation after somatic cell hybridization. Exp Cell Res 87: 444–448

Gallai V, Hockaday JM, Hughes JT, Lane DJ, Oppenheimer D, Rushworth G (1981) Pontobulbar palsy with deafness (Brown-Vialetto-van Lacre syndrome) – a report of three cases. J Neurol Sci 50: 259–275

Galloway WH, Mowatt AP (1968) Congenital microcephaly with hiatus hernia and nephrotic syndrome in two sibs. J Med Genet 5: 319–321

Galloway PG, Grundke-Iqbal I, Iqbal K, Perry G (1988) Lewy bodies contain epitopes both shared and distinct from Alzheimer neurofibrillary tangles. J Neuropathol Exp Neurol 47: 654–663

Gallyas F (1971) Silver staining of Alzheimer's neurofibrillary changes by means of physical development. Acta Morphol Acad Sci Hung 19: 1–8

Gambarelli D, Pelissier JF, Barsy T de, Hassoun J, Roger J, Toga M (1978) Lafora disease: Anatomical, ultrastructural and biochemical aspects. A review of 13 cases. J Neuropathol Exp Neurol 37: 615–626

Gambetti P, Mellmann WJ, Gonatas NK (1969) Familial spongy degeneration of the central nervous system (van Bogaert-Bertrand disease). An ultrastructural study. Acta Neuropathol (Berl) 12: 103–115

Gambetti P, Di Mauro D, Hist L, Blume RP (1971) Myoclonic epilepsy with Lafora bodies. Arch Neurol (Chic) 25: 483–493

Gambetti P, Shecket G, Ghetti B, Hirano A, Dahl A (1983) Neurofibrillary changes in human brain. An immunocytochemical study with a neurofilament antiserum. J Neuropathol Exp Neurol 42: 69–79

Gamboa ET, Wolf A, Yahr MD, Harter DH, Duffy E, Barden H, Hsu KC (1974) Influenza virus antigen in postencephalitic parkinsonism brain. Detection by immunofluorescence. Arch Neurol 31: 228–232

Gandolfi A, Horoupian D, Rapin I, Teresa R de, Hyams V (1984) Deafness in Cockayne's syndrome: Morphological, morphometric, and quantitative study of the auditory pathway. Ann Neurol 15: 135–143

Ganz T, Metcalf JA, Gallin JI, Boxer LA, Lehrer RI (1988) Microbicidal/cytotoxic proteins of neutrophils are deficient in two disorders: Chédiak-Higashi syndrome and specific granule deficiency. J Clin Invest 82: 552–556

García-Albea E, Franch O, Munoz D, Recoy JR (1981) Brueghel's syndrome, report of a case with postmortem studies. J Neurol Neurosurg Psychiatr 44: 437–440

Garcin R, Brion S, Khochneviss AA (1963) Le syndrome de Creutzfeldt-Jakob et les syndromes cortico-striés du présenium (a l'occasion de cinq observations anatomo-cliniques). Rev Neurol 109: 419–441

Garcin R, Lapresle J, Berger B (1965) Etude anatomo-clinique d'un cas de maladie de Pelizaeus-Merzbacher. Rev Neurol (Paris) 112: 449–466

Garcin R, Hewitt J, Godlewski S, Laudat P, Montera H de, Emile J (1967) Les aspects neurologiques de l'angiokéromatose de Fabry. A propos de deux cas. Presse Med 75: 435–440

Gardner MB, Goodman WN (1969) Ataxia-telangiectasia. Electron microscopic study of a nerve biopsy. Bull LA Neurol Soc 34: 23–28

Gardner WA jr, Konigsmark BW (1969) Familial nonhemolytic jaundice: Bilirubinosis and encephalopathy. Pediatrics 43: 365–376

Gardner WJ (1982) Aicardi's syndrome: A result of overdistention of the neural tube. The absent pineal gland. Childs Brain 9: 419–423

Gardner-Medwin D, Hudgson P, Walton JN (1967) Benign spinal muscular atrophy arising in childhood and adolescence. J Neurol Sci 5: 121–158

Garland H, Moorehouse D (1953) An extremely rare recessive hereditary syndrome including cerebellar ataxia, oligophrenia, cataract, and other features. J Neurol Neurosurg Psychiat 16: 110–116

Garret R, Ames RP (1974) Alexander disease: Case report with electron microscopical studies and review of the literature. Arch Pathol 98: 379–385

Garrett JR, Howard ER (1980) Myenteric plexus of the hind-gut: developmental abnormalities in humans and experimental studies. Ciba Found Symp 83: 326–354

Garrod AE (1908) Inborn error of metabolism (Croonian lectures). Lancet 5: 1, 73, 142, 214

Garruto RM, Gajdusek DC, Kwang-Ming C (1981) Amyotrophic lateral sclerosis and Parkinsonism-dementia among Filipino migrants to Guam. Ann Neurol 10: 341–350

Garruto RM, Gajdusek C, Kwang-Ming C (1980) Amyotrophic lateral sclerosis among Chamorro migrants from Guam. Ann Neurol 8: 612–619

Garruto RM, Fukatsu R, Yanagihara R, Gajdusek DC, Hook G, Fiori CE (1984) Imaging of calcium and aluminum in neurofibrillary tangle-bearing neurons in parkinsonism-dementia of Guam. Proc Natl Acad Sci USA 81: 1875–1879

Garzuly F, Jellinger K, Szabo L (1973) Morbid changes in Lowe's oculo-cerebro-renal syndrome. Neuropaediatrie 4: 304–313

Garzuly F, Szabo L, Kadas L (1974) Neuronale Migrationsstörung beim cerebro-hepato-renalen Syndrom Zellweger. Neuropädiatrie 5: 318–328

Gaspar P, Gray F (1984) Dementia in idiopathic Parkinson's disease. A neuropathological study of 32 cases. Acta Neuropathol (Berl) 64: 43–52

Gastaut H (1968) Séméiologie des myoclonies et nosologie analytique des syndromes myocloniques. Rev Neurol 119: 1–30

Gatfield PD, Taller E, Hinton GG, Wallace AC, Abdelnour GM, Haust MD (1968) Hyperpipecolatemia: A new metabolic disorder associated with neuropathy and hepatomegaly. Can Med Assoc J 99: 1215–1219

Gatfield PD, Taller E, Wolfe DM, Haust MD (1975) Hyperornithinemia, hyperammonemia, and homocitrullinuria associated with decreased carbamyl phosphate synthetase I activity. Pediat Res 9: 488–497

Gatt S (1976) Magnesium-dependent sphingomyelinase. Biochem Biophys Res Commun 68: 235–241

Gatti RA, Vinters HV (1985) Cerebellar pathology in ataxia-telangiectasia: The significance of basket cells. KROC Found Ser 19: 225–232

Gatti R, Borrone C, Durand P, Virgilis S de, Sanna G, Cao A, Figura KV, Kresse H, Pascke E (1982) Sanfilippo Type D disease: Clinical findings in two patients with a new variant of mucopolysaccharidosis III. Eur J Pediatr 138: 168–171

Gaucher P (1882) De l'épithélioma primitif de la rate. Thèse de Paris

Gaudelus J, Leverger G, Raoult G, Nathanson M, Giorno JL, Boccon-Gibod L, Levy M, Broyer M (1984) Association d'un syndrome néphrotique à début précoce et d'une microcéphalie. Arch Fr Pediat 41: 409–415

Gaull GE (1969) Pathogenesis of maple-syrup-urine disease: Observations during dietary management and treatment of coma by peritoneal dialysis. Biochem Med 3: 130–149

Gaull GE (1972) Homocystinuria, vitamin B6, and folate: Metabolic interrelationships and clinical significance. J Pediatr 81: 1014–1018

Gautron S, Poenaru L, Boue J, Puissant H, Lisman JJW, Dreyfus JC (1983) Evidence for the presence of beta-subunit of hexosaminidase in a case of Sandhoff disease using a blotting technique. Hum Genet 63: 258–261

Gear EV jr, Dobbins WE, Dobbins WO III (1968) Rectal biopsy: A review of its diagnostic usefulness. Rectal biopsy as an aid in the diagnosis of infants and children. Gastroenterol 55: 522–544

Geary JR, Earle MK, Rose AS (1956) Olivo-ponto-cerebellar atrophy. Neurology (Minneap) 6: 218–224

Gedigk P, Totovic V (1976) Lysosomen und Pigmente. Verh dtsch Ges Pathol 60: 64–94

Gehler J, Cantz M, Tolksdorf M (1974) Mucopolysaccharidosis VII. Beta-glucuronidase deficiency. Humangenetik 23: 149–158

Gehring WJ (1985) The homeo box: A key to the understanding of development? Cell 40: 3–5

Gellerstedt N (1933) Zur Kenntnis der Hirnveränderungen bei der normalen Altersinvolution. Inaug.-Diss. Uppsala. Läk. för. Förh. 38: 193

Gemignani F, Marbini A, Bragaglia MM, Govoni E (1984) Pathological study of the sural nerve in Fabry's disease. Eur Neurol 23: 173–181

Gendell HM, McCallum JE, Reigel DH (1978) Cricopharyngeal achalasia associated with Arnold-Chiari malformation in childhood. Child's Brain 4: 65–73

Gennes JL de, Touraine R, Naunand B, Truffert J, Laudat MP (1967) Formes homozygotes cutaneo-tendineuses de xanthomatose hypercholésterolémique dans une observation familiale exemplaire. Essai de plasmapherèse à titre de traitement héroique. Bull Soc Med Hop Paris 118: 1377–1382

Gerdes J, Marathe RL, Bloodworth JMB, Mac Kinney AA (1969) Gaucher cells in chronic granulocytic leukemia. Arch Path 88: 194–198

Gerhard L (1956) Gestaltung und Verteilung von Kleinhirnveränderungen bei amaurotischer Idiotie. J Hirnforschung 2: 156–224

Gerhard L, Bergover M, Hamayun S (1972) Angiopathie bei Alzheimerscher Krankheit. Z Neurol 201: 43–61

Gerhard L, Reinhardt V, Solbach HG (1970) Zur Morphologie und Ätiologie der Encephalopathie bei Morbus Addison. Verh Dtsch Ges Pathol 54: 305–312

Gerner EW, Hughes SM (1984) Floppy eyelid with hyperglycinemia. Am J Ophthalmol 98: 614–616

Gerrard J (1952) Kernicterus. Brain 75: 526–571

Gerritsen T, Vaughn JG, Waisman HA (1962) The identification of homocystine in the urine. Biochem Biophys Res Comm 9: 493–496

Gerstenbrand F, Ransmayr G (1986) Nosography of Parkinson's disease. J Neural Transm (Suppl) 22: 119–128

Gerstenbrand F, Weingarten K (1962) Beitrag zum Problem der Systematrophien des Kleinhirns. Wien Klin Wschr 74: 702–705

Gerstl B (1972) Biochemistry of demyelination and demyelinating disease. Part 2. Biochemical aspects of human demyelinating disease. Plenum Press, London, pp 85–110

Gerstl B, Malamud N, Hayman RB, Bond PR (1965) Morphological and neurochemical study of Pelizaeus-Merzbacher's disease. J Neurol Neurosurg Psychiat 28: 540–547

Gerstl B, Rubinstein LJ, Eng LF, Tauaststjerna R (1966) A neurochemical study of case of sudanophilic leucodystrophy. Arch Neurol (Chic) 15: 603–614

Gertz HJ, Cervós-Navarro J, Frydl V, Schultz F (1985) Glycogen accumulation of the aging human brain. Mech Ageing Dev 31: 25–35

Gertz HJ, Schoknecht G, Krüger H, Cervós-Navarro J (1989) Stability of cell size and nucleolar size in tanglebearing neurons of the hippocampus in Alzheimer's disease. Brain Res 487: 373–375

Geyelin HR, Penfield W (1929) Cerebral calcification epilepsy. Arch Neurol Psychiat 21: 1020–1031

Ghadimi H, Partington MW, Hunter A (1961) A familial disturbance of histidine metabolism. New Engl J Med 265: 221–224

Ghatak NR, Nochlin D (1982) Glial outgrowth along spinal nerve roots in amyotrophic lateral sclerosis. Ann Neurol 11: 203–206

Ghatak NR, Hirano A, Poon TP, French JH (1972) Trichopoliodystrophie. II. Pathological changes in skeletal muscle and nervous system. Arch Neurol 26: 60–72

Ghatak NR, Nochlin D, Hadfield MG (1980) Neurofibrillary pathology in progressive supranuclear palsy. Acta Neuropathol (Berl) 52: 73–76

Gherardi R, Poirier J (1983) Symptomatic xanthogranuloma of the third ventricle. J Neuropathol Exp Neurol 42: 355–359

Gherardi R, Nguyen JP, Gaston A, Poirier J (1984) Symptomatic xanthogranuloma of the third ventricle: A clinicopathological report. Eur Neurol 23: 156–162

Ghiso J, Jensson O, Frangione B (1986a) Amyloid fibrils in hereditary cerebral hemorrhage with amyloidosis of Icelandic type is a variant of gamma-trace basic protein (cystatin C). Proc Natl Acad Sci 83: 2974–2978

Ghiso J, Pons-Estel B, Frangione B (1986b) Hereditary cerebral amyloid angiopathy: the amyloid fibrils contain a protein which is a variant of cystatin C, an inhibitor of lysosomal cysteine protease. Biochem Biophys Res Commun 136: 548–554

Ghisolfi J, Augier D, Martinez J, Barthe PH, Andrien P, Besse P, Regnier C (1972) Forme néonatale de citrullinémie à evolution mortelle rapide. Pediatrics 27: 55–59

Giampalmo A (1949) Über die Pathologie der Gaucherschen Krankheit im frühen Kindesalter (mit besonderer Berücksichtigung der neurologischen Form). Acta Paediat (Uppsala) 37: 6–28

Giampalmo A (1951) Tesaurosi lipidiche. Atti della Società Italiana di Patologia II: 33–225

Giampalmo A (1953a) Les lipoidoses cholesteriniques du système nerveux. Rev Neur 89: 322–324

Giampalmo A (1953b) Über die Pathologie der Lipoidosen. II. Phosphatidosen und Cerebrosidosen. Med Wschr 18: 612–617

Giampalmo A (1969) Die heredo-familiären Cholesterinosen. Dtsch Med J 8: 248–254

Giampalmo A, Giampalmo V (1951) Studio della malattia di Hurler. Archivo 'E Maragliano' di Patologia e Clinica 6: 1–120

Giangaspero F, Salvi F, Ceccarelli C, Ambrosetto G, Govoni E, Tassinar CA (1985) Familial amyloid polyneuropathy: Report of a family. Clin Neurol 4: 105–110

Gibb WR, Lees AJ, Jenner P, Marsden CD (1986) The dopamine neurotoxin 1-methyl-4-phenyl-1,2,3,6-tetrahydropyridine (MPTP) produces histological lesions in the hypothalamus of the common marmoset. Neurosci Lett 65: 79–83

Gibbels E, Schäfer H, Schröder E, Assmann G (1984) Morbus Tangier. Ergebnisse nerv- und muskelbioptischer Untersuchungen. Zentralbl allg Pathol 129: 267

Gibbels E, Schaefer HE, Runne U, Schröder JM, Haupt WF, Assmann G (1985) Severe polyneuropathy in Tangier disease mimicking syringomyelia or leprosy. Clinical, biochemical, electrophysiological, and morphological evaluation, including electron microscopy of nerve, muscle, and skin biopsies. J Neurol 232: 283–294

Gibson GE, Zimber A, Krook L, Richardson EP, Visek WJ (1974) Brain histology and behavior of mice injected with urease. J Neuropathol Exp Neurol 33: 201–211

Gibson JB, Goldberg A (1956) The neuropathology of acute porphyria. J Path Bacteriol 71: 495–509

Gibson JB, Carson NAJ, Neill DW (1964) Pathological findings in homocystinuria. J Clin Pathol 17: 427–437

Gierke E von (1929) Hepato-Nephromegalia glykogenika (Glykogenspeicherkrankheit der Leber und Nieren). Beitr Pathol Anat Physiol 83: 497–513

Gilat T, Revach M, Sohar E (1969) Deposition of amyloid in the gastrointestinal tract. Gut 10: 98:104

Gilbert EF (1985) Carnitine deficiency. Pathology 17: 161–169

Gilbert EF, Dawson G, Zu Rhein GM, Opitz JM, Spranger JW (1973) I-cell disease, mucolipidosis II. Pathological, histochemical, ultrastructural and biochemical observations in four cases. Z Kinderheilk 114: 259–292

Gilbert EF, Callahan J, Viseskul C, Opitz JM (1981) Niemann-Pick disease type C. Pathological, histochemical, ultrastructural and biochemical studies. Eur J Pediatr 136: 263–274

Gilbert F, Kucherlapati R, Creagan RP, Murnane MJ, Darlington GJ, Ruddle FJ (1975) Tay-Sachs and Sandhoff's diseases: The assignment of genes for hexosaminidase A and B to individual human chromosomes. Proc Natl Acad Sci USA 72: 263–267

Gilbert GJ, McEntee WJ, Glaser GH (1963) Familial myoclonus and ataxia. Pathophysiologic implications. Neurology 13: 365–372

Gilbert JJ, Vinters HV (1983) Cerebral amyloid angiopathy: Incidence and complications in the aging brain. I. Cerebral hemorrhage. Stroke 14: 915–923

Gilbert JJ, Kish SJ, Hornykiewicz (1986) Dementia-Parkinsonism-Motor neurone disease syndrome: Neuropathological and neurochemical correlates. X International Congress of Neuropathology, Stockholm, Sweden

Gilles C, Brucher JM, Khoubesserian P, Vanderhaegen JJ (1984) Cerebral amyloid angiopathy as a cause of multiple intracerebral hemorrhages. Neurology 34: 730–735

Gilles FH, Deuel RK (1971) Neuronal cytoplasmic globules in the brain in Morquios syndrome. Arch Neurol 25: 393–403

Gillespie JM (1964) The isolation and properties of some soluble proteins from wool. VIII. The proteins of copper-deficient wool. Aust J Biol Sci 17: 282–300

Gillies DRN, Roussounis SH (1985) Rubinstein-Taybi syndrome: Further evidence of a genetic aetiology. Dev Med Child Neurol 27: 751–755

Gilman S, Horenstein S (1964) Familial amyotrophic dystonic paraplegia. Brain 87: 51–66

Gilman S, Barret RE (1973) Hallervorden-Spatz disease and infantile neuroaxonal dystrophy. J Neurol Sci 19: 189–205

Gilman S, Romanul FCA (1975) Hereditary dystonic paraplegia with amyotrophy and mental deficiency: clinical and neuropathological characteristics. In: Vinken PJ, Bruyn GW, de Jong JMBV (eds) Handbook of clinical neurology, vol 22. North-Holland, Amsterdam, pp 445–465

Gimenez-Roldan S, Esteban A (1977) Prognosis in hereditary amyotrophic lateral sclerosis. Arch Neurol 34: 706–708

Gimeno A, García-Alix C, Segovia de Arana JM, Mateos F, Sotelo MT (1974) Amyloidotic polyneuritis of type III (Iowa-Van Allen). Eur Neurol 11: 46–57

Ginns EJ, Brady RO, Pirruccello S, Moore C, Sorrell S, Furbish FS, Murray GJ, Tager J, Barranger JA (1982) Mutations of glucocerebrosidase: Discrimination of neurologic and non-neurologic phenotypes of Gaucher disease. Proc Natl Acad Sci USA 79: 5607–5610

Ginns EI, Choudary PV, Tsuji S, Martin B, Stubblefield B, Sawyer J, Hozier J, Barranger JA (1985) Gene mapping and leader polypeptide sequence of human glucocerebrosidase: implications for Gaucher disease. Proc Natl Acad Sci USA 82: 7101–7105

Ginsberg LC, Donnelly PV, Di Ferrante DT, Di Ferrante N, Caskey CT (1978) N-acetylglucosamine-6-sulphate sulphatase in man: Deficiency of the enzyme in a new mucopolysaccharidosis. Pediatric Res 12: 805–809

Giordano R, Licandro A, Tavolato B (1981) Amiloidosi cerebrovascolare idiopatica (angiopatia congofila). Primary idiopathic cerebrovascular amyloidosis. Iso Cito Patol 3/4: 251–255

Giordano A, Horne DG, Gudbrandsson F, Meyerhoff W (1983) Temporal bone amyloidoma. Otolaryngol Head Neck Surg 91: 104–108

Gitzelmann R (1967) Hereditary galactokinase deficiency, a newly recognized cause of juvenile cataracts. Pediatr Res 1: 14–23

Gitzelmann R (1972) Deficiency of uridine diphosphate galactose-4-epimerase in blood cells of an apparently healthy infant. Helv Paediatr Acta 27: 125–129

Gitzelmann R, Baerlocher K, Prader A (1973) Hereditäre Störungen im Fruktose- und Galaktosestoffwechsel. Mschr Kinderheilk 121: 174–180

Giugliani R, Jackson M, Skinner SJ, Vimal CM, Fensom AH, Fahmy N, Sjoevall A, Benson PF (1987) Progressive mental regression in siblings with Morquio disease type B (mucopolysaccharidosis IV B). Clin Genet 32: 313–325

Giuliani G, Marchesi GF, Quattrini A (1977) L'epilessia mioclonia familiare progressiva, syndrome de Unverricht-Lundborg. Minerva Med 68 (42): 2923–2954

Gjessing LR, Sjaastad O (1974) Homocarnosinosis, a new metabolic disorder associated with spasticity and mental retardation. Lancet II: 1028

Glaser JH, McAllister WH, Sly WS (1974) Genetic heterogeneity in multiple lysosomal hydrolase deficiency. J Pediatr 85: 192–198

Glasgow GL (1957) A case of amaurotic family idiocy with lipid storage disease of bone. Australasian Ann Med 6: 295–299

Glazebrook AJ (1945) Wilson disease. Edinburgh Med J 52: 83–87

Gleiser CA, Bay WW, Dukes TW, Brown RS, Read WK, Pierce KR (1968) Study on chloroquine toxicity and a drug-induced cerebrospinal lipodystrophy in swine. Am J Pathol 53: 27–45

Glenner GG (1980) Amyloid deposits and amyloidosis: The beta-fibrilloses. N Engl J Med 302: 1283–1292

Glenner GG (1981) The bases of the staining of amyloid fibers: their physico-chemical nature and the mechanism of their dye-substrate interaction. Prog Histochem Cytochem 13: 1–37

Glenner GG (1983) Alzheimer's disease: multiple cerebral amyloidosis. Banbury Report, 15. Cold Spring Harbour Symposium on Biological Aspects of Alzheimer's Disease. Cold Spring Harbor, New York, pp 137–144

Glenner GG (1985) On causative theories in Alzheimer's disease. Hum Pathol 16: 433–435

Glenner GG, Wong CW (1984) Alzheimer's disease and Down's syndrome: sharing of a unique cerebrovascular amyloid fibril protein. Biochem Biophys Res Comm 122: 1131–1135

Glenner GG, Ignaczak TF, Page DL (1978) The inherited systemic amyloidosis and localized amyloid deposits. In: Stanbury JB, Wyngaarden JB, Fredrickson DS (eds) The metabolic basis of inherited disease, 2nd edn. McGraw Hill, New York, pp 1308–1339

Glenner GG, Henry JH, Fujihara S (1981) Congophilic angiopathy in the pathogenesis of Alzheimer's degeneration. Ann Pathol 1: 120–129

Glick NR, Snodgrass PJ, Schafer IA (1976) Neonatal argininosuccinic aciduria with normal brain and kidney but absent liver argininosuccinat lyase activity. Am Hum Genet 28: 22–27

Glober GA, Tanaka KR, Turner JA, Liu CK (1968) Mucopolysaccharidosis, an unusual cause of cardiac valvular disease. Am J Cardiol 22: 133–136

Globus JH (1942) Amaurotic family idiocy. J Mount Sinai Hosp IX 4: 451–503

Godwin-Austen RB, Robinson A, Evans K (1978) An unusual neurological disorder of copper metabolism clinically resembling Wilson's disease but biochemically a distant entity. J Neurol Sci 39: 85–98

Goebel HH (1984) Morphology of the gangliosidoses. Neuropediatrics 15: 97–106

Goebel HH, Argyrakis A (1979) Adult metachromatic leucodystrophy (letter). Am J Ophthalmol 88: 270–273

Goebel HH, Braak H (1989) Adult neuronal ceroid-lipofuscinosis. Clin Neuropathol 8: 109–119

Goebel HH, Fix JD, Zeman W (1973) Retinal pathology in GM1-gangliosidosis type II. Amer J Ophthalmol 75: 434–441

Goebel HH, Fix JD, Zeman W (1974) The fine structure of the retina in neuronal ceroid-lipofuscinosis. Amer J Ophthalmol 77: 25–39

Goebel HH, Pilz H, Gullotta F (1976) The protracted form of juvenile neuronal ceroid-lipofuscinosis. Acta Neuropathol (Berl) 36: 393–396

Goebel HH, Shimokawa K, Argyrakis A, Pilz H (1978) The ultrastructure of the retina in adult metachromatic leucodystrophy. Am J Ophthalmol 85: 841–849

Goebel HH, Kohlschuetter A, Schulte FJ (1980) Rectal biopsy findings in infantile neuroaxonal dystrophy. Neuropediatrics 11: 388–392

Goebel HH, Bode G, Caesar R, Kohlschütter A (1981) Bulbar palsy with Rosenthal fiber formation in the medulla of a 15-year-old girl. Localized form of Alexander's disease? Neuropediatrics 12: 382–391

Goebel HH, Kohlschütter A, Lenard HG (1982) Morphologic and chemical biopsy findings in mucolipidosis IV. Clin Neuropathol 1: 73–82

Goebel HH, Braak H, Seidel D, Doshi R, Marsden CD, Gullotta F (1982) Morphologic studies on adult neuronal-ceroid lipofuscinosis (NCL). Clin Neuropathol 1: 151–162

Goebel HH, Fidzianska A, Lenard HG, Osse G, Hori A (1983) A morhological study of non-Japanese congenital muscular dystrophy associated with cerebral lesions. Brain Dev 5: 292–301

Goebel HH, Vogel P, Gabriel M (1983) Neuropathologic and morphometric studies in hereditary motor and sensory neuropathy type II with neurofilament accumulation. J Neurol Sci 7: 325–332

Goebel HH, Vogel P, Gabriel M (1986) Neuropathologic and morphometric studies in hereditary motor and sensory neuropathy type II with neurofilament accumulation. Ital J Neurol Sci 7: 325–332

Goetz CG, Lutge W, Tanner CM (1986) Autonomic dysfunction in Parkinsons disease. Neurology 36: 73–75

Goldberg MF, Duke JR (1967) Ocular histopathology in Hunters syndrome; systemic mucopolysaccharidosis, type II. Arch Ophthal 77: 503–512

Goldberg MF, Scott CJ, MacKusick VA (1970) Hydrocephalus and papilledema in the Maroteaux-Lamy syndrome mucopolysaccharidosis type VI). Amer J Ophthal 69: 969–975

Goldberg MF, Cotlier E, Fichenscher LG, Kenyon K, Enat R, Borowsky SA (1971) Macular cherry-red spot, corneal clouding, and beta-galactosidase deficiency. Arch Intern Med 128: 387

Goldberg W, Allen N (1979) Nonspecific accumulation of metals in the globus pallidus in Hallervoren-Spatz disease. Trans Am Neurol Assoc 104: 106–108

Goldblatt J (1988) Type I Gaucher disease. J Med Genet 25: 415–418

Goldblum OM, Brusilow SM, Maldonado YA, Farmer ER (1986) Neonatal citrullinemia associated with cutaneous manifestations and arginine deficiency. Am J Acad Dermatol 14: 321–326

Golde DW, Schneider EL, Bainton DF (1975) Pathogenesis of one variant of sea-blue histiocytosis. Lab Invest 33: 371–378

Goldestein JF, Fialkow PJ, Fraser GR, Striker GE (1971) Alström's syndrome: A heretofore unrecognized cause of hereditary nephropathy. Rap 4ème Congr Int Génétique Humaine Paris, Excerpta Medica: 80

Goldfischer S, Sobel HJ (1981) Peroxisomes and bile-acid synthesis. Gastroenterology 81: 196–197

Goldfischer S, Moore CL, Johnson AB, Valsamis MP, Ritch RH, Norton WT, Rapin I, Gartner LM (1972) Mitochondrial dysfunction in the cerebro-hepato-renal syndrome. Amer J Pathol 66: 43 a

Goldfischer S, Moore CL, Johnson AB, Spiro AJ, Valsamis MP, Wisniewski HK, Ritch RH, Norton WT, Rapin I, Gartner LM (1973) Peroxisomal and mitochondrial effects in the cerebro-hepato-renal syndrome. Science 182: 62–64

Goldfischer S, Grotsky HW, Chang CH, Berman EL, Richert RR, Karmarkar SD, Roskamp JO, Morecki R (1981) Idiopathic neonatal iron storage involving the liver, pancreas, heart, and endocrine and exocrine glands. Hepatology 1: 58–64

Goldfischer S, Powers JM, Johnson AB, Axe S, Brown FR, Moser HW (1983) Striated adrenocortical cells in cerebro-hepato-renal (Zellweger) syndrome. Virchows Arch (A) 401: 355–361

Goldfischer S, Collins J, Rapin I, Coltoff-Schiller B, Chang CH, Nigro M, Black VH, Javitt NB, Moser HW, Lazarow PB (1985) Peroxisomal defects in Neonatal-Onset and X-linked adrenoleukodystrophies. Science 227: 67–70

Goldgaber D, Lerman MI, McBride OW, Saffiotti U, Gajdusek DC (1987) Characterization and chromosomal localization of a cDNA encoding brain amyloid of Alzheimer's disease. Science 235: 877–879

Goldie WD, Holtzman D, Suzuki K (1977) Chronic hexosaminidase A and B deficiency. Ann Neurol 2: 156–158

Goldman JE, Yen SH, Chiu FC, Peress NS (1982) Lewy bodies of Parkinsons disease contain neurofilament antigens. Science 221: 1082–1084

Goldmann JE, Yamanaka T, Rapin I, Adachi M, Suzuki K, Suzuki K (1980) The AB variant of GM2 gangliosidosis: Clinical, biochemical and pathological studies of two patients. Acta Neuropathol (Berl) 52: 189–202

Goldmann JE, Katz D, Rapin I, Purpura DP, Suzuki K (1981) Chronic GM1 gangliosidosis presenting as dystonia. Clinical and pathological features. Ann Neurol 9: 465–475

Goldscheider HG, Lischewski R, Claus D, Streibl W, Waiblinger G (1980) Klinische, endokrinologische und computertomographische Untersuchungen zur symmetrischen Stammganglienverkalkung (M. Fahr). Arch Psychiat Nervenkr 228: 53–65

Goldstein ML, Kolodny EH, Gascon GG, Gilles FH (1974) Macular cherry red spot, myoclonic epilepsy and neurovisceral storage in a 17-year-old girl. Trans Am Neurol 99: 110–112

Goldstein M, Kuga S, Kusano N, Meller E, Dancis J, Schwarcz R (1986) Dopamine agonist induced self-mutilative biting behavior in monkeys with unilateral ventromedial tegmental lesions of the brainstem: Possible pharmacological model for Lesch-Nyhan syndrome. Brain Res 367: 114–120

Gomez MR (1975) Progressive bulbar paralysis myoclonica (Fazio-Londe disease). In: Vinken PJ, Bruyn GW (eds) Handbook of clinical neurology. North-Holland, Amsterdam, pp 103–109

Gomez MR, Clermont V, Bernstein J (1962) Progressive bulbar paralysis in childhood (Fazio-Londes Disease). Arch Neurol 6: 317–323

Gonatas NK, Gonatas J (1965) Ultrastructural and biochemical observations on a case of systemic late infantile lipidosis and its relationship to Tay-Sachs disease and gargoylism. J Neuropathol Exp Neurol 24: 318–340

Gonatas N, Terry RD, Winkler R, Korey SR, Gomez CJ, Stein A (1963) A case of juvenile lipidosis: The significance of electron microscopic and biochemical observations of a cerebral biopsy. J Neuropathol Exp Neurol 22: 557–580

Gonatas NK, Anderson W, Evangelista I (1967) The contribution of altered synapses in the senile plaque: an electron microscopic study in Alzheimer's dementia. J Neuropathol Exp Neurol 26: 25–39

Gonatas NK, Evangelista I, Martin J (1967) A generalized disorder of nervous system, skeletal muscle and heart resembling Refsum's disease and Hurler's syndrome. Am J Med 42: 169–178

Gonatas NK, Baird HW, Evangelista I (1968 a) The fine structure of neocortical synapses in infantile amaurotic idiocy. J Neuropathol Exp Neurol 27: 39–48

Gonatas NK, Gambetti P, Baird H (1968 b) A second type of late infantile amaurotic idiocy with multilamellar cytosomes. J Neuropathol Exp Neurol 27: 371–388

Gonatas NK, Gambetti P, Tucker SH, Evangelista J, Baird HW (1969) Cytoplasmatic inclusions in juvenile amaurotic idiocy. J Pediatr 75: 796–805

Gonzales-Noriegea A, Verduzco J, Prieto E, Velazquez A (1980) Argininosuccinic acid synthetase deficiency in a hamster cell line and its complementation of argininosuccinic aciduria human fibroblasts. J Inherited Metab Dis 3: 45–49

Goodhue WW, Couch RD, Namiki H (1979) Spongy degeneration of the central nervous system. An instance of the rare juvenile form. Arch Neurol Chicago 36: 481–484

Goodman SI, Moe PG, Hammond KB (1970) Homocystinuria with methylmalonic aciduria: Two cases in a sibship. Biochem Med 4: 500–515

Goodman SI, Markey SP, Moe PG (1975) Glutaric aciduria; a ‚new' disorder of amino acid metabolism. Biochem Med 12: 12–21

Goodman SI, Norenberg MD, Shikes RH (1977) Glutaric aciduria: biochemical and morphologic considerations. J Pediatr 90: 746–750

Goodman SI, Stene DO, McCabe ER, Norenberg MD, Shikes RH, Stumpf DA, Blackburn GK (1982) Glutaric acidemia type II: clinical, biochemical, and morphologic considerations. J Pediatr 100: 946–950

Goodman SI, Reale M, Berlow S (1983) Glutaric acidemia type II: a form with deleterious intrauterine effects. J Pediatr 102: 411–413

Goodman SI, Lenich AC, Frerman FE (1985) Glutaric acidemia, medium- and long-chain acyl-CoA dehydrogenase deficiencies, and multiple acyl-CoA dehydrogenase deficiencies, and multiple acyl-CoA dehydrogenation deficiency (glutaric acidemia type II). In: Bickel H, Wachtel U (eds) Inherited diseases of amino acid metabolism. International Symposium, Heidelberg. Thieme, Stuttgart, pp 383–393

Goodman WN, Cooper WC, Kessler GB, Fischer MS, Gardner MB (1969) Ataxia telangiectasia. A report of two cases in siblings presenting a picture of progressive spinal muscular atrophy. Bull Los Angeles Neurol Soc 34: 23–38

Gordon BA, Gatfield DP, Daria Haust M (1987) The hyperornithinemia, hyperammonemia, homocitrullinuria syndrome: An ornithin transport defect remediable with ornithine supplements. Clin Invest Med 10: 329–336

Gordon N (1988) Muscle and brain disease. Dev Med Child Neurol 30: 546–549

Gordon N, Hudson RBE (1959) Refsum's syndrome. Heredopathia atactica polyneuritiformis. Brain 22: 41–55

Gorevic PD, Elias J, Peress N (1985) Amyloid, immunopathology and aging. Basic Life Sci 35: 397–418

Gorlin RJ, Jue KL, Jacobsen U, Goldschmidt E (1963) Oculoauriculovertebral dysplasia. J Pediatr 63: 991–999

Gossain VV, Sugawara M, Hagen GA (1975) Co-existent diabetes mellitus and diabetes insipidus, a familial disease. J Clin Endocrinol Metab 41: 1020–1024

Gosset A, Pellissier JF, Delpuech F, Khalil R (1983) Dégénérescence striato-ponto-cérébelleuse. Etude anatomo-clinique de trois cas. Discussion nosologique. Rev Neurol 139: 125–139

Gotoff SP, Amirmokri E, Liebner EJ (1967) Ataxia telangiectasia, neoplasia, untoward response to X-irradiation and tuberous sclerosis. Am J Dis Child 114: 617–625

Gotto AM, Levy RI, John K, Fredrickson DS (1971) On the protein defect in abetalipoproteinemia. N Engl J Med 284: 813–818

Göttinger W, Minauf M (1971) Netzhautveränderungen bei juveniler amaurotischer Idiotie. Mbl Augenheilk 159: 530–538

Götze W, Krücke W (1941) Über Paramyloidose mit besonderer Beteiligung der peripheren Nerven und granulärer Atrophie des Gehirns. Arch Psychiat Neurol 114: 183–197

Goulon M, Escourolle R, Barois A, Grosbuis S (1968) L'atrophie primitive de la couche des grains du cervelet de R. M. Norman. Etude de deux cas. Presse Med 76: 1691–1694

Goutières F, Aicardi J (1983) Glutaric acidemia as a cause of striatal necrosis in childhood. Ann Neurol 13: 582–583

Goutières F, Aicardi J, Farkas E (1977) Anterior horn cell disease associated with pontocerebellar hypoplasia in infants. J Neurol Neurosurg Psychiatry 40: 370–378

Goutières F, Arsenio-Nunes ML, Aicardi J (1979) Mucolipidosis IV. Neuropädiatrie 10: 321–331

Gowers WR (1886–1888) A manual of disease of the nervous system. Churchill, London

Gowers WR (1893) A manual of diseases of the nervous system. P. Blakiston, Son & Co, Philadelphia

Gowers WR (1902) A lecture on abiotrophy. Lancet 1: 1003–1007

Grafe M, Thomas C, Schneider J, Katz B, Wiley C (1988) Infantile Gaucher's disease: a case with neuronal storage. Ann Neurol 23: 300–303

Graham JG, Oppenheimer DR (1969) Orthostatic hypotension and nicotine sensitivity in a case of multiple system atrophy. J Neurol Neurosurg Psychiatry 32: 28–34

Grandgeorge D, Favier A, Bost M, Frappat P, Boujet C, Garrel S, Stoebner P (1980) L'aci-démie D-glycérique. A propos d'une nouvelle observation anatomo-clinique. Arch Fr Pediatr 37: 577–584

Grandi G, Melato M, Bianchi C (1977) Mélanose du noyau dentelé. Arch Anat Cytol Pathol 25: 33–35

Grandmaison L (1951) Contribution a l'étude des localisations pulmonaires de la maladie de Gaucher. Press med 59: 85–87

Gray AM (1969) Addison's disease and diffuse cerebral sclerosis. J Neurol Neurosurg Psychiat 32: 344–347

Gray F, Louran F, Gherardi R, Eisenbaum JF, Marsault C (1984) Adult form of Leigh's disease: a clinico-pathological case with CT scan examination. J Neurol Neurosurg Psychiat 47: 1211–1215

Gray F, Dubas F, Roullet E, Escourolle R (1985) Leukoencephalopathy in diffuse hemorrhagic cerebral amyloid angiopathy. Ann Neurol 18: 54–59

Gray F, Eizenbaum JF, Gherardi R, Degos JD, Poirier J (1985) Luysopallido-nigral atrophy and amyotrophic lateral sclerosis. Acta Neuropathol 66: 78–82

Gray F, Destee A, Bourre JM, Gherardi R, Krivosic I, Warot P, Poirier J (1987) Pigmentary type of orthochromatic leukodystrophy (OLD: A new case with ultrastructural and biochemical study. J Neuropathol Exp Neurol 46: 585–596

Gray F, Gherardi R, Marshall A, Janota I, Poirier J (1988) Adult polyglucosan body disease (APBD). J Neuropathol Exp Neurol 47: 459–474

Gray WC, Salcman M, Rao KCVG, Hafiz MA (1985) Cholesterol granuloma of the petrous apex and sphenoidal sinus: A case report. Neurosurgery 17: 67–69

Green RJ (1945) Encephalo-trigeminal angiontosis. J Neuropathol Exp Neurol 4: 27–44

Greenaway JM, Read J (1958) Diabetic coma: a review of 69 cases. Aust Ann Med 7: 151–158

Greenberg HS, Halverson D, Lane B (1977) CT scanning and diagnosis of adrenoleucodystrophy. Neurology 27: 884–886

Greenfield JG (1933) A form of progressive cerebral sclerosis in infants associated with primary degeneration of the interfascicular glia. J Neurol Psychopath 13: 289–302

Greenfield JG (1951) The retina in cerebrospinal lipidosis. Proc R Soc Med 44: 686–689

Greenfield JG (1954) The spino-cerebellar degenerations. Blackwell, Oxford, pp 1–112

Greenfield JG (1958) Demyelinating diseases. Neuropathol, London, Edward Arnold Ltd, pp 463–468

Greenfield S, Majumdar APN (1974) Bilirubin encephalopathy: Effect on protein synthesis in the brain of the Gunn rat. J Neurol Sci 22: 83–89

Greengard O, Yoss MS, Del Valle JA (1976) Methylphenylalanine, a new inducer of chronic hyperphenylalaninemia in suckling rats. Science 192: 1271–1281

Greenhouse AH, Neubürger KT (1964) The syndrome of progressive cerebral poliodystrophy. Arch Neurol 10: 47–57

Gregersen N, Brandt NJ (1979) Ketotic episodes in glutaryl-CoA-dehydrogenase deficiency (glutaric aciduria). Pediatr Res 13: 977–981

Gregersen N, Kolvraa S, Rasmussen K, Christensen E, Brandt NJ, Ebbesen F, Hansen FH (1980) Biochemical studies in a patient with defects in the metabolism of acyl-CoA and sarcosine: another possible case of glutaric aciduria type II. J Inherited Metab Dis 3: 67–72

Gregoire A (1964) Ultrastructure des inclusions métachromatiques dans un cas de leucodystrophy. J Microsc 3: 343–346

Gregoire A, Perier O, Dustin P (1966) Metachromatic leukodystrophy, an electron microscopic study. J Neuropathol Exp Neurol 25: 617–636

Gregoriadis G (1978) Liposomes: European research. Science 201: 211–213

Gregorios JB, Mozes LW, Norenberg MD (1985) Morphologic effects of ammonia on primary astrocyte cultures. II electron microscopic studies. J Neuropathol Exp Neurol 44: 404–424

Griffin DE, Moser HW, Mendoza Q, Moench TR, O'Toole S, Moser AB (1985) Identification of the inflammatory cells in the central nervous system of patients with adrenoleukodystrophy. Ann Neurol 18: 660–664

Griffin JW, Goren E, Schaumberg H (1977) Adrenomyeloneuropathy. A propable variant of adrenoleucodystrophy. Neurology (Minneap) 27: 1107–1113

Griffiths IR, Sharp JN, McCulloch MC (1985) Feline dysautonomia (the Key-Gaskell syndrome): An ultrastructural study of autonomic ganglia and nerves. Neuropathol Appl Neurobiol 11: 17–29

Grinker RR (1944) Neurology, 3rd edn. Thomas, Springfield

Griffiths RA, Mortimer TF, Oppenheimer DR, Spalding JMK (1982) Congo-Congophilic angiopathy of the brain: A clinical and pathological report on two siblings. J Neurol Neurosurg Psychiat 45: 396–408

Grisold W, Jellinger K, Eibl M, Harasek G (1981) Chronic encephalitis in x-linked agammaglobulinaemia. Acta Neuropathol 7: 152–155

Groebe H, Krins M, Schmidberger H (1980) Figura K von, Harzer K, Kresse H, Paschke E, Sewell A, Ulrich K (1980) Morquio syndrome (mucopolysaccharidosis IV B) associated with beta-galactosidase deficiency. Report of two cases. Am Hum Genet 32: 258–272

Groen JJ (1965) Present status of knowledge of Gaucher's disease. Israel J Med Sci 1: 507–521

Groot PG de, Willems C, Boers GH, Gonsalves MD, Aken WG van, Mourik JA van (1983) Endothelial cell dysfunction in homocystinuria. Eur J Clin Invest 13: 405–410

Groothuis DR, Schulman S, Wollman R, Frey J, Vick NA (1980) Demyelinating radiculopathy in the Kearns-Sayre syndrome: A clinicopathological study. Ann Neurol 8: 373–380

Grosfeld JCM, Spaas J, Staak WJBM van de (1965) Hyalinosis cutis et mucosae. Dermatologica 130: 239–266

Gross H, Kaltenbäck E (1959) Über eine kombinierte progressive pontocerebellare Systematrophie bei einem Kleinkind. Dtsch Z Nervenheilk 179: 388–400

Grover WD, Auerbach VH, Patel MS (1972) Biochemical studies and therapy in subacute necrotizing encephalomyelopathy (Leigh's syndrome). J Pediatr 81: 39

Grover WD, Johnson WC, Henkin RI (1979) Clinical and biochemical aspects of trichopoliodystrophy. Ann Neurol 5: 65–71

Grubb A, Jensson O, Gudmundsson G (1984) Abnormal metabolism of gammatrace alkaline microprotein. The basic defect in hereditary cerebral hemorrhage with amyloidosis. New Engl J Med 311: 1547–1549

Grundke-Iqbal I, Iqbal K, Tung YC, Quinlan M, Wisniewski HM, Binder LI (1986) Abnormal phosphorylation of the microtubule-associated protein tau in Alzheimer cytoskeletal pathology. Proc Natl Acad Sci USA 83: 4913–4917

Grundt I (1970) Hyperlipemia associated with spinal myelopathy. Scand J Clin Lab Invest 25: 185–189

Grunnet ML, Spilsbury PR (1973) The central nervous system in Fabry's disease. An ultrastructural study. Arch Neurol 28: 231–234

Grunnet ML, Zimmerman AW, Lewis RA (1982) Peripheral neuropathy in Cockayne syndrome: An ultrastructural study. J Neuropath 41: 348

Grünthal E (1942) Über thalamische Demenz. Mschr Psychiat Neurol 106: 114–128

Gruskin AB, Patel MS, Linshaw M, Ettenger R, Huff D, Grover W (1973) Renal function studies and kidney pyruvate carboxylase in subacute necrotizing encephalomyelopathy (Leigh's syndrome). Pediatr Res 7: 832–841

Guazzi GC, Martin JJ, Phillipart M (1968a) Wolmans disease. Eur Neurol 1: 334–362

Guazzi GC, Martin JJ, Brucher JM, Taper HS, Macken J, Heetens A, Haegenborgh J van (1968b) Sur l'importance de l'atteinte vasculaire et de la dystrophie gliale dans l'encephalomyelopathie necrosante de Leigh. J Neurol Sci 7: 357–379

Guazzi GC, Ghetti B, Barbieri F (1973) Myoclonus-epilepsy with cherry-red spot in adult: A peculiar form of mucopolysaccharidosis. Acta Neurol (Napoli) 28: 542–549

Guazzi GC, D'Amore ID, Van Hoof F, Fruschelli C, Alessandrini C, Palmeri S, Federico A (1988) Type 3 (chronic) GM1 gangliosidosis presenting as infanto-choreo-athetotic dementia, without epilepsy in three sisters. Neurology 38: 1124–1127

Gudmundsson G, Halligrimsson J, Jonasson TA, Bjarnason O (1972) Hereditary cerebral haemorrhage with amyloidosis. Brain 95: 387–404

Guettler F, Ledley FD, Lidsky AS, Dilella AG, Suillivan SE, Woo L (1987) Correlation between polymorphic DNA haplotypes at phenylalanine hydroxylase locus and clinical phenotypes of phenylketonuria. J Pediatr 110: 68–71

Guillain G, Bertrand I, Thurel R (1933) Etude anatomo-clinique d'un cas de syndrome de Parinaud et de myoclonies rhythmiques du voile du palais. Rev Neurol (Paris) 58: 812–820

Guillain G, Bertrand I, Piton J (1941) Les lésions du tronc cérébral dans l'amyotrophie Charcot-Marie. CR Soc Biol (Paris) 135: 1387–1389

Guillain G, Bertrand I, Gruner J (1941) Sur un type Anatomo Clinique special de leuco-encéphalite. A nodules morules gliogenes. Rev Neurol 73: 401–414

Guillain G, Bertrand I, Godet-Guillain F (1942) Etude anatomoclinique d'un cas de chole-sterinose cérébrale. Rev Neurol 74: 249–255

Guillain G, Bertrand I, Gruner J (1944) Leuco-encéphalite à type neoplasique. Rev Neurol 76: 1–18

Guizzetti P (1915) Principali risultati dell'applicazione grossolana a fresco delle reazioni istochimiche del ferro sul sistema nervoso centrale dell'uomo e di aluni mammiferi dome-stici. Riv Patol nerv ment 20: 102–117

Gullotta F, Straaten G (1977) Hirschsprung'sche Krankheit mit gleichzeitiger Aganglionose und sogenannter neuronaler Kolondysplasie (Dysganglionosis colica). Z Kinderchir 20: 42–49

Gullotta F, Heyer R, Tropitzsch G, Hormes R, Citoler P (1970) Ungewöhnliche orthochro-matische Leukodystrophie bei drei Geschwistern. Neuropädiat 2: 173–186

Gullotta F, Stefan H, Mattern H (1976) Pseudodystrophische Muskelglykogenose im Er-wachsenenalter (Saure-Maltase-Mangel-Syndrom). J Neurol 213: 199–216

Gumbinas M, Mei Liu H, Dawson G, Larsen M, Green O (1976) Progressive spastic parapa-resis and adrenal insufficiency. Arch Neurol 33: 678–680

Gunn GH (1938) Hereditary acholuric jaundice. J Hered 29: 137–139

Günther R (1939) Beitrag zur Kenntnis der Glykogenspeicherkrankheit. Virchows Arch 304: 87–102

Gurney ME, Belton A, Cashman N, Antel JP (1984) Inhibition of terminal axonal sprouting by serum from patients with amyotrophic lateral sclerosis. N Engl J Med 311: 933–939

Guroff G (1969) Irreversible in vivo inhibition of rat liver phenylalanine hydroxydase by p-chlorophenylalanine. Arch Biochem Biophys 34: 610–611

Gusella JF, Wexler NS, Conneally PM, Naylor SL, Anderson MA, Tanzi RE, Wathius PC, Ottina K, Wallace MR, Sakaguchi AY, Young AB, Shoulson I, Bonilla E, Martin JB (1983) A polymorphic DNA marker genetically linked to Huntington's disease. Nature 306: 234–238

Guseo A, Boldizsar F, Gellert M (1975) Elektronenoptische Untersuchungen bei striato-dentaler Calcification (Fahr). Acta Neuropathol (Berl) 31: 305–313

Guseo A, Deak G, Szirmai I (1975) An adult case of metachromatic leucodystrophy. Light, polarization and electron microscopic study. Acta Neuropathol (Berl) 32: 333–339

Gustavson KH, Hagberg B (1971) The incidence and genetics of metachromatic leuco-dystrophy in northern Sweden. Acta Pediatr Scand 60: 585–590

Gutensohn W, Jahn H (1979) Partial deficiency of hypoxanthine-phosphoribosyltransfera-se: Evidence for a structural mutation in a patient with gout. Europ J Clin Invest 9: 43–47

Guth L, Watson PK (1968) Correlated histochemical and quantitative study on cerebral gly-cogen after brain injury in the rat. Exp Neurol 22: 590–602

Guzetta F (1972) Cockayne-Neil-Dingwall syndrome. In: Vinken PJ, Bruyn GW (eds) Handbook of clinical neurology, vol 13. North-Holland, Amsterdam, pp 431–440

Guzzetta F, Tortorella G, Cardia E, Ferriere G (1986) Familial dysautonomia in a non-Je-wish girl, with histological evidence of progression in the sural nerve. Dev Med Child Neu-rol 28: 62–68

Haas JE, Johnson ES, Farrell DL (1982) Neonatal-onset adrenoleukodystrophy in a girl. Ann Neurol 12: 449–457

Haas LF, Austad WI, Bergin JD (1974) Tangier Disease. Brain 97: 351–354

Haas RH, Robinson A, Evans K, Lascelle PT, Dubonitz V (1981) An x-linked disease of the nervous system with disorganised copper-metabolism and features differing from Men-ke's disease. Neurology 31: 852–859

Haber SN, Kowall NW, Vonsattel JP, Bird ED, Richarson EP jr (1986) Gilles de la Touret-te's syndrome. A postmortem neuropathological and immunohistochemical study. J Neu-rol Sci 75: 225–241

Haberland C (1964) Primary systemic amyloidosis: Cerebral involvement and senile plaque formation. J Neuropathol Exp Neurol 23: 135–150

Haberland C, Brunngraber EG, Witting LA (1972) Infantile neuroaxonal dystrophy. Neuropathological and biochemical study of a case. Arch Neurol 26: 391–402

Haberland C, Brunngraber E, Witting L, Brown B (1973) The white matter in GM2-gangliosidosis, a comparative histological and biochemical study. Acta Neuropathol (Berl) 24: 43–55

Haberland C, Brunngraber E, Witting L, Daniels A (1973) Juvenile metachromatic leucodystrophy. Acta Neuropathol (Berl) 26: 93–106

Haberlandt WF (1964) Amyotrophische Lateralsklerose. Fischer, Stuttgart

Habib M, Hassoun J, Ali-Cherif A, Alonzo B, Toga M, Khalil R (1984) Maladie d'Alexander de l'adulte. Rev Neurol 140: 179–189

Habib M, Roger J, Khalil R, Pellissier JF, Bureau M, Boudouresques G, Delpuech F (1985) Epilepsie myoclonique progressive dégénérative. Lésions olivo-cérébelleuses systématisées. Rev Neurol (Paris) 141: 274–288

Habib R, Bargeton E, Brissaud HE, Raynaud J, Le Ball JC (1962) Anatomical verifications in a child with Lowe's syndrome. Arch Franc Pediat 19: 945–960

Hackney IM, Hanley WB, Davidson W, Lindsay L (1968) Phenylketonuria: mental development, behaviour, and termination of low phenylalanine diet. J Pediatr 72: 646–655

Hadfield MG, Mamunes P, David RB (1977) The pathology of Sandhoff's disease. J Pathol 123: 137–144

Hadfield MG, Ghatak NR, Nakoneczna I, Lippman HR, Meyer EC, Constantopoulos G, Bradley RM (1978) Pathology of a case of mucopolysaccharidosis type-III-B (San Filippo-syndrome). J Neuropathol Exp Neurol 37: 621

Haessler E (1941) Die Beziehungen der Hurlerschen Krankheiten (Dysostosis multiplex – dysostotische Idiotie – Gargolysmus) zum Kretinismus. Mschr Kinderheilkd 86: 96–99

Hagberg B (1962) Clinical symptoms, signs and tests in metachromatic leukodystrophy. In: Folch-Pi J, Bauer H (eds) Brain lipids and lipoproteins and leukodystrophies. Elsevier, Amsterdam, pp 134–146

Hagberg B (1984) Krabbe's disease: Clinical presentation of neurological variants. Neuropediatr 15: 11–15

Hagberg B, Sourander P, Svennerholm L, Voss H (1960) Late infantile metachromatic leucodystrophy of the genetic type. Acta Paediat Scan 49: 135–153

Hagberg B, Sourander P, Thorén L (1962) Peripheral nerve changes in the diagnosis of metachromatic leucodystrophy. Acta Paediat Scand Suppl 135: 63–71

Hagberg B, Hultquist G, Ohman R, Svennerholm L (1965) Congenital amaurotic idiocy. Acta Paediat Scand 54: 116–130

Hagberg B, Sourander P, Svennerholm L (1968) Late infantile progressive encephalopathy with disturbed poly-unsaturated fat metabolism. Acta Paediat Scand 57: 495–499

Hagberg B, Kollberg H, Sourander P, Akesson HO (1970) Infantile globoid cell leucodystrophy (Krabbe's disease): A clinical and genetic study of 32 Swedish cases 1953–1967. Neuropädiatrie 1: 74–92

Hagberg B, Aicardi J, Dias K, Ramos O (1983) A progressive syndrome of autism, dementia, ataxia and loss of purposeful hand use in girls: Rett's syndrome: Report of 35 cases. Ann Neurol 14: 471–479

Hagen KO v, Sult CW (1939) Familial diffuse sclerosis (Pelizaeus-Merzbacher disease). Bull Los Angeles Neurol Soc 4: 23–30

Hager H (1968) Pathologie der Makro- und Mikroglia im elektronenmikroskopischen Bild. Acta Neuropathol (Berl) Suppl IV: 86–97

Hager H, Oehlert W (1957) Ist die diffuse Hirnsklerose des Typ Krabbe eine entzündliche Allgemeinerkrankung? Z Kinderheilk 80: 82–86

Hager H, Zimmermann P (1979) Licht- und elektronenmikroskopische sowie cytometrische Untersuchungen an peripheren Nerven beim Morbus Tangier. Acta Neuropathol (Berl) 45: 53–59

Hahn AF, Gordon BA, Gilbert JJ, Hinton GG (1981) The AB-variant of metachromatic leucodystrophy (Postulated activator protein deficiency) Acta Neuropathol (Berl) 55: 281–287

Hahn AF, Gordon BA, Feleki V, Hinton GG, Gilbert JJ (1982) A variant form of metachromatic leucodystrophy without arylsulphatase deficiency. Ann Neurol 12: 33–36

Hajra AK, Bishop JE (1982) Glycerolipid biosynthesis in peroxisomes via the acyl dihydroxyacetone phosphate pathway. Ann NY Acad Sci 386: 170–182

Hakadama S, Sobue G, Watanabe K (1981) Peripheral neuropathy in Marinesco-Sjögren syndrome. Brain Dev 3: 402–406

Hakola HP (1972) Neuropsychiatic and genetic aspects of a new hereditary disease characterized by progressive dementia and lipomembranous polycystic osteodysplasia. Acta Psychiatr Scand (Suppl) 232: 1–173

Hall BD, Smith DW (1972) Prader-Willi syndrome. A resumé of 32 cases including an instance of affected first cousins, one of whom is of normal stature and intelligence. J Pediatr 81: 286–293

Hall BM, Walsh JC, Horvath JS, Lytton DG (1976) Peripheral neuropathy complicating primary hyperoxaluria. J Neurol Sci 29: 343–349

Hall HC (1921) La dégénérescence hépato-lenticulaire. Paris: Masson & Cie

Hall M (1850) Synopsis of the diastaltic nervous system. Mallett, London

Haller JS (1979) Die rätselhafte Enzephalopathie beim Reye-Syndrom. Temp Med 1: 15–23

Hallervorden J (1935) Anatomische Untersuchungen zur Pathogenese des postencephalitischen Parkinsonismus. Dtsch Z Nervenheilk 136: 1–68

Hallervorden J (1938a) Spätform der amaurotischen Idiotie unter dem Bilde der Paralysis agitans. Mschr Psychiat Neurol 99: 74–80

Hallervorden J (1938b) Spätfälle von amaurotischer Idiotie. Verh dtsch Path Ges 31: 103–107

Hallervorden J (1938c) Gehirnbefunde bei Christian-Schüllerscher Krankheit und allgemeinen Cholesterinosen. Z ges Neurol Psychiat 161: 384–401

Hallervorden J (1950) Über diffuse symmetrische Kalkablagerungen bei einem Krankheitsbild mit Mikrocephalie und Meningoencephalitis. Arch Psychiatr Zeitschr Neurol 184: 579–600

Hallervorden J (1950) Eine Speicherungshistiozytose des kindlichen Gehirns (Gauchersche Krankheit?). Verh Dtsch Ges Pathol 32. Tagg: 96–107

Hallervorden J (1957) Die degenerative diffuse Sklerose (Pelizaeus-Merzbachersche Krankheit, Leukodystrophie Typus Scholz, diffuse Sklerose Typus Krabbe). In: Lubarsch O, Henke F, Rössle R (Hrsg) Handbuch der speziellen pathologischen Anatomie und Histologie, Bd XIII. Springer, Göttingen Berlin Heidelberg, S 716–782

Hallervorden J (1957) Huntingtonsche Chorea (Chorea chronica progressiva hereditaria). In: Lubarsch O, Henke F, Rössle R (Hrsg) Erkrankungen des zentralen Nervensystems. Springer, Berlin Göttingen Heidelberg (Handbuch der speziellen pathologischen Anatomie und Histologie, Bd XIII/1A, S 793–822)

Hallervorden J (1983) Paralysis agitans. In: Lubarsch O, Henke F, Rössle R (1957) Handbuch der speziellen pathologischen Anatomie und Histologie, Bd XIII, IA. Springer, Berlin Heidelberg New York, S 900–924

Hallervorden J, Krücke W (1956) Die tuberöse Hirnsklerose. In: Lubarsch O, Henke F, Rössle R (Hrsg) Handbuch der speziellen pathologischen Anatomie und Histologie, Bd XIII/4. Springer, Berlin Göttingen Heidelberg, S 602–663

Hallervorden J, Spatz H (1922) Eigenartige Erkrankung im extrapyramidalen System mit besonderer Beteiligung des Globus pallidus und der Substantia nigra. Z Ges Neurol Psychiat 79: 254–302

Hallgren B, Sourander P (1958) The effect of age on the nonhaem iron in the human brain. J Neurochem 3: 41–51

Halliday AM (1968) Les différents types des myoclonies. Rev Neurol 119: 135–138

Halliday AM (1975) The neurophysiology of myoclonic jerking – a reappraisal. In: Charlton MH (ed) Myoclonic seizures, Excerpta Medica, International Congress Series No 307, Amsterdam, pp 1–29

Halmagyi GM, Evans WA (1978) Lipoma of the quadrigeminal plate causing progressive obstructive hydrocephalus. Case report. J Neurol Surg 49: 453–456

Haltia M, Kristensson K, Sourander P (1969) Neuropathologic studies in three scandinavian cases of progressive myoclonus epilepsy. Acta Neuropathol (Scan) 45: 63–77

Haltia M, Rapola J, Santavuori P, Keränen A (1973) Infantile type of so-called neuronal ceroid-lipofuscinosis. Histological and electron microscopic studies. Acta Neuropathol (Berl) 26: 157–170

Haltia M, Palo J, Autio S (1975) Aspartylglycosaminuria: A generalized storage disease: Morphological and histochemical studies. Acta Neuropathol (Berl) 31: 243

Haltia T, Palo J, Haltia M, Icén A (1980) Juvenile metachromatic leucodystrophy. Arch Neurol 37: 42–46

Haltia M, Somer H, Palo J, Johnson WG (1984) Neuronal intranuclear inclusion disease in identical twins. Ann Neurol 15: 316–321

Hambrick GW, Scheie HG (1962) Studies of the skin in Hurlers syndrome. Arch Dermatol 85: 455–470

Hammerstein W, Mortier W, Noack EA, Frenzel H, Liebert UG, Toyka K, Horstkotte D, Bischof G, Weber U (1983) Klinische, morphologische und biochemische Befunde beim Kearns-Sayre-Syndrom. Fortschr Ophthalmol 80: 193–200

Hamperl H (1929) Über die pathologisch-anatomischen Veränderungen im Säuglingsalter. Virchows Arch Path Anat 271: 147–163

Hanai J, Leroy J, O'Brien JS (1971) Ultrastructure of cultured fibroblasts in I-cell disease. Am J Dis Child 122: 34–39

Hanaoka Y, Sakai A, Kurata S, Mizuno M, Ikeda S, Hara A, Taketomi T, Idako S (1986) An autopsy case of Menkes' kinky hair disease – pathological and biochemical studies on the central nervous system. No To Hattatsu 18: 223–227

Hancock LW, Thaler MM, Horwitz AL, Dawson G (1982) Generalized N-acetylneuraminic acid storage disease: Quantitation and identification of the monosaccharide accumulating in brain and other tissues. J Neurochem 38: 803–809

Hand A (1893) Polyuria and tuberculosis. Arch Pediatr 10: 673–685

Hand H (1921) Defects of membranous bones, exophthalmus and polyuria in childhood. Amer J Med Sci 162: 509–517

Handagoon P, Pitakdamrongwong N, Shuangshoti S (1987) Xanthogranulomas of choroid plexus. Neuroradiology 29: 172–173

Hanefeld F (1983) Untersuchungen über den Einfluß der Hyperbilirubinämie auf die Kleinhirnentwicklung der Gunn-Ratte. Monatsschr Kinderheilk 131: 206–209

Hanefeld F (1985) The clinical pattern of the Rett syndrome. Brain Dev 7: 320–325

Hanefeld F, Wilson J, Crome L (1973) Die juvenile Form der Globoidzell-Leukodystrophie. Mschr Kinderheilk 121: 293–294

Hanefeld F, Hanefeld U, Wilichowski E, Schmidtke J (1986) Rett syndrome – Search for genetic markers. Am J Med Genet 24: 377–382

Hanhart E (1947) Neue Sonderformen von Keratosis palmo-plantaris, u. a. eine regelmäßig-dominante mit systematisierten Lipomen, ferner 2 einfachrezessive mit Schwachsinn und z. T. mit Hornhautveränderungen des Auges (Aktodermalsyndrom). Dermatologica 94: 286–308

Hanna RB, Pappas GD, Purpura DP (1982) Freeze-fracture study of membranous cytoplasmic bodies of cortical neurons in feline GM1-ganglioside storage disease. Brain Res 252: 172–176

Hanner JS, Li KC, Davis GL (1988) Acquired hepatocerebral degeneration: MR similarity with Wilson disease. J Comput Assist Tomogr 12: 1076–1077

Hansen LA, Teresa R de, Davies P, Terry RD (1988) Neocortical morphometry, lesion counts, and choline acetyltransferase levels in the age spectrum of Alzheimer's disease. Neurology 38: 48–54

Hansen TL, Christensen E, Brandt NJ (1982) Studies of pyruvate carboxylase, pyruvate decarboxylase and lipoamide dehydrogenase in subacute necrotizing encephalomyelopathy. Acta Paediatr Scand 71: 263–267

Hansson H, Linell F, Nilsson LR, Sonderhjelm L, Undritz E (1959) Die Chédiak-Steinbrinck-Anomalie (resp. erblich-konstitutionelle Riesengranulation, Granulagiganten) der Leukozyten in Nordschweden. Folia Haemat 3: 152–196

Hanyu N, Oguchi K, Gisaawa N, Tsukagoshi H (1982) Degeneration and regeneration of ventral root motor fibers in amyotrophic lateral sclerosis. Morphometric studies of cervical ventral roots. J Neurol Sci 55: 99–115

Happel RD, Smith KP, Banik BL, Powers JM, Hogan EL, Balentine JD (1981) Ca2 + -accumulation in experimental spinal cord trauma. Brain Res 24: 476–479

Haqqani MT (1977) Crystals in brain and meninges in primary hyperoxaluria and oxalosis. J Clin Pathol 30: 16

Hara K, Kashiwamata S, Ogasawara N, Ohishi H, Natsume R, Yamanaka T, Hakamada S, Miyazaki S, Watanabe K (1982) A female case of the Lesch-Nyhan syndrome. Tohoku J Exp Med 137: 275–282

Harada T, Miyake Y, Natsume K (1984) Dégénérescence maculaire atrophique chez un patient atteint d'une atrophie olivo-ponto-cérébelleuse. Ophthalmologica (Basel) 188: 259–265

Harada K (1975) Ein Fall von membranöser Lipodystrophie (Nasu) unter besonderer Berücksichtigung des psychiatrischen und neuropathologischen Befundes. Folia Psychiatr Neurol Jpn 29: 169–177

Harati Y, Patten BM, Sheehan M, Judge D, Wodd JM (1978) Cardiac biopsy in Kearns-Sayre syndrom. In: den Hartog Jager WA, Bruyn GW, Heijstee APJ (eds) Abstracts of the 11th World Congress of Neurology, Excerpta Medica, International Congress Series No 427, p 318

Harati Y, Jackson JA, Benjamin E (1984) Adult onset idiopathic familial brain calcifications. Arch Intern Med 144: 2425–2427

Harcourt RB, Dobbs RH (1968) Ultrastructure of the retina in Tay-Sachs disease. Brit J Ophthalmol 52: 898–902

Harden A, Martinovic Z, Pampiglione G (1982) Neurophysiological studies in GM1-gangliosidosis. Ital J Neurol Sci 3: 201–206

Harding AE (1981) Hereditary pure spastic paraplegia: A clinical and genetic study of 22 families. J Neurol Neurosurg Psychiat 44: 871–883

Harding AE (1982) The clinical features and classification of the late onset autosomal dominant cerebellar ataxias. (A study of 11 families, including descendants of the Drew family of Walworth). Brain 105: 1–28

Harding AE (1983) Classification of the hereditary ataxias and paraplegia. Lancet 1: 151–155

Harding AE (1986) Degenerative ataxic disorders. Trends Neurosci 9: 311–313

Harding BN, Tudway AJ, Wilson J (1985) Neuropathological studies in a child showing some features of the Rett syndrome. Brain Dev 7: 342–344

Hardy JA, Mann DMA, Wester P, Winblad B (1986) An integrative hypothesis concerning the pathogenesis and progression of Alzheimer's disease. Neurobiol Ageing 88: 489–502

Hardy JB, Peeples MD (1971) Serum bilirubin levels in newborn infants: Distributions with neurological abnormalities during the first year of life. Johns Hopkins Med J 128: 265–272

Hariga J, Colle G, Guazzi GC (1964) Sur l'extension supraspinale des lésions de l'atrophie de Charcot-Marie-Tooth. Acta Neurol Belg 64: 617–632

Harker LA, Slichter SJ, Scott CR, Ross R (1974) Homocystinemia. Vascular injury and arterial thrombosis. New Engl J Med 291: 537–539

Harkin JC, Gill WL, Shapira E (1986) Glutaric acidemia type II. Phenotypic findings and ultrastructural studies of brain and kidney. Arch Pathol Lab Med 110: 399–401

Harper M, Reid AH (1987) Use of a restricted protein diet in the treatment of behaviour disorder in a severely mentally retarded adult female phenylketonuric patient. J Ment Defic Res 31: 209–212

Harper RG, Kahn EI, Sia CG, Horn D, Villi R, Hessel CA (1986) Patterns of bilirubin staining in nonhemolytic kernicterus. Arch Pathol Lab Med 110: 614–617

Harriman DGF, Millar JDH, Stevenson AC (1955) Progressive familial myoclonic epilepsy in three families. Brain 78: 325–349

Harris LS, Gitter KA, Galin MA, Plechaty GP (1970) Oculo-cerebro-renal syndrome. Report of a case in a baby girl. Br J Ophthalmol 54: 278–280

Harris RC (1961) Mucopolysaccharide disorder: A possible new genotype of Hurler's syndrome. Am J Dis Child 102: 741–742

Harris-Jones JN, Nixon PG (1955) Familial Addison's disease with spastic paraplegia. J Clin Endo Metab 15: 739–744

Hart MN, Cancilla PA, Frommes S, Hirano A (1977) Anterior horn cell degeneration and Bunina-type inclusions associated with dementia. Acta Neuropathol (Berl) 38: 225–228

Hart MN, Goeken J, Schelper RL, Menezes A (1986) Amyloid in cerebrovascular malformation. J Neuropathol Exp Neurol 45: 348

Hart ZH, Chang CH, Perrin EVD, Neerunjun JS, Ayyar R (1977) Familial poliodystrophy, mitochondrial myopathy, and lactate acidemia. Arch Neurol (Chic) 34: 180–185

Hartley WJ (1963) Lower motor neuron disease in dogs. Acta Neuropathol (Berl) 2: 334–342

Hartley WJ, Blakemore WF (1973) Neurovisceral storage and dysmyelinogenesis in neonatal goats. Acta Neuropathol 25: 325–333

Hartmann HA, White SK, Levine RL (1983) Neuroaxonal dystrophy with neuromelanin deposition, neurofibrillary tangles and neuronal loss. Acta Neuropathol (Berl) 61: 169–172

Hartog Jager WA den (1970) Histochemistry of adrenal bodies in Parkinson's disease. Arch Neurol 23: 528–533

Harvey DG, Torack RM, Rosenbaum HE (1979) Amyotrophic lateral sclerosis with ophthalmoplegia. A clinicopathologic study. Arch Neurol 36: 615–617

Harzer K (1977) Prenatal diagnosis of globoid cell leukodystrophy (Krabbe's disease). Third documented case. Human Genet 35: 193–196

Harzer K, Benz HU (1973 a) Quantitative Metachromasie mit Pseudoisocyanin: Eine neue Methode zur Bestimmung von Sulfatiden sowie ihre Anwendung bei der Diagnose der metachromatischen Leukodystrophie (Sulfatid-Lipidose). Z Klin Chem 11: 471–475

Harzer K, Benz HU (1973 b) A simple sphingomyelinase determination for Niemann-Pick disease: Differential diagnosis of types A, B and C. J Neurochem 21: 999–1001

Harzer K, Benz HU (1976) Gangliosidosen. In: Schettler G, Schlierf GS, Seidel D (Hrsg) Handbuch der Inneren Medizin 4: Fettstoffwechsel. Springer, Berlin Heidelberg New York, S 13–643

Harzer K, Pfeiffer J (1981) Morbus Niemann-Pick Typ C (subakute neuroviscerale Lipidose). Arch Psychiatr Nervenkr 230: 71–79

Harzer K, Zahn V, Stengel-Rutkowski S, Gley EO (1975) Pränatale Diagnose der metachromatischen Leukodystrophie. Dtsch Med Wschr 100: 951–953

Harzer K, Benz HU, Knörr-Gärtner H, Jonatha WD, Knörr K (1976) Pränatale Diagnose der Globoidzell-Leukodystrophie (Morbus Krabbe). Dtsch Med Wschr 101: 821–824

Harzer K, Schlote W, Pfeiffer J, Benz HU, Anzil AP (1978) Neurovisceral lipidosis compatible with Niemann-Pick disease type C: Morphological and biochemical studies of a late infantile case and enzyme and lipid assays in a prenatal case of the same family. Acta Neuropathol (Berl) 43: 97–104

Hasaerts R (1957) Sur une dégénérescence optico-cochléo-dentelée avec extension strio-thalamique des abiotrophies. Encéphale 46: 81–107

Hashimoto K, Gross BG, Lever WF (1965) Angiokeratoma corpori diffusum (Fabry). Histochemical and electron microscopic studies of the skin. J Invest Derm 44: 119–128

Hasilik A, Neufeld EF (1980) Biosynthesis of lysosomal enzymes in fibroblasts. J Biol Chem 255: 4946–4950

Haskins ME, Jezyk PF, Desnick RJ, McGovern MM, Vie DT, Patterson DF (1982) Animal models of mucopolysaccharidosis. Prog Clin Biol Res 94: 177–201

Haskins ME, Aguirre GD, Jezyk PF, Desnick RJ, Patterson DF (1983) The pathology of the feline model of mucopolysaccharidosis I. Am J Pathol 112 (1): 27–36

Haskins ME, Desnick RJ, Diferante N, Jezyk PF, Patterson DF (1984) Beta glucuronidase deficiency in a dog: A model of human mucopolysaccharidosis VII. Pediatr Res 18: 980–984

Hassin GB, Kepner RD (1945) Paramyoclonus multiplex. J Neuropathol Exp Neurol 4: 123–133

Hassler R (1938) Zur Pathologie der Paralysis agitans und des postenzephalitischen Parkinsonismus. J Psychol Neurol 48: 387–389

Hassler R (1965) Extrapyramidal control of the speed of behavior and its change by primary age processes. In: Welford AT, Birrin JT (eds) Behavior, aging and the nervous system. Thomas, Springfield, pp 284–306

Hassoun J, Berard-Badier M, Gambarelli D (1971) Etude ultrastructurale de deux cas de leucodystrophie metachromatique. Arch Anat Pathol (Paris) 19: 293–296

Hattori S, Mochio S, Kageyama T, Nakajima M, Akima M, Fukunaga N (1985) An autopsy case of Prader-Labhart-Willi syndrome. No To Shinkei 37 (11): 1059–1066

Haust MD (1968) Crystalloid structures of hepatic mitochondria in children with heparitin sulphate mucopolysaccharidosis (San Filippo type). Exp Molec Path 8: 123–134

Haust MD (1968) Mitochondrial budding and morphogenesis of children with the Hurler and Sanfilippo disease (mucopolysaccharidosis type I and II). Exp Molec Path 9: 242–257

Haust MD, Gordon BA (1986) Ultrastructural and biochemical aspects of the Sanfilippo syndrome, type III genetic mucopolysaccharidosis. Connect Tissue Res 15 (1–2): 57–64

Haust MD, Landing BH (1961) Histochemical studies in Hurlers disease: A new method for localization of acid mucopolysaccharide and an analysis of lead acetate fixation. J Histochem Cytochem 9: 79–86

Haust MD, Orizaga M, Bryans AM, Frank HF (1969) The fine structure of liver in children with Hurler syndrome. Exp Molec Path 10: 141–161

Haust MD, Gordon BA, Bryans AM (1971) Heparitinsulfate mucopolysaccharidosis (Sanfilippo disease) a case study with ultrastructural, biochemical and radiological findings. Pediat Res 5: 137–140

Haustein J, Pawlas U, Cervós-Navarro J (1989) The Werner syndrome: a case study. Clin Neuropath 8: 147–151

Hauw JJ (1977) Les lésions cérébrales de l'incontinentia pigmenti Acta neuropath. (Berl) 38: 159–162

Hauw JJ, Escourolle R (1977) Filamentous and multilamellated cytoplasmic inclusions in progressive multifocal leucoencephalopathy. Acta Neuropathol (Berl) 37: 263–265

Haworth JC, Ford JD, Younoszai MK (1969) Effect of galactose toxicity on growth of the rat fetus and brain. Pediat Res 3: 441–447

Haworth JC, Robinson BH, Perry TL (1981) Lactic acidosis due to pyruvate carboxylase deficiency. J Inherited Metab Dis 4: 57–58

Hayasaka K, Tada K, Fueki N, Nakamura Y, Nyhan WL, Schmidt K, Packman S, Seashore MR, Haan E, Danks DM, Schutgens R BH (1987) Non ketotic hyperglycinemia analyses of glycine cleavage system in typical and atypical cases. J Pediatr 110: 873–877

Hayasaka S, Mizuno K, Yabata K, Saito T, Tada K (1982) Atypical gyrate atrophy of the choroid and retina associated with iminoglycinuria. Arch Ophthalmol 100: 423–425

Hayes KC, Nielsen SW, Rousseau JE jr (1969) Vitanim E deficiency and fat stress in a dog. J Nutr 99: 196–209

Hayes TM, Woods CJ (1968) Unexpected death during treatment of uncomplicated diabetic ketoacidosis. Brit Med J 3: 32–33

Haymaker W, Margoles C, Pentschew A, Jacob A, Lindenberg R, Arroyo LS, Stochdorph O, Stowens D (1961) Pathology of kernicterus and posticteric encephalopathy. In: Bailey P, Houston H, Haymaker MW (eds) Kernicterus and its importance in cerebral palsy. Thomas, Springfield Ill, p 161

Hays AP, Miranda AF, Johnson W, Eastwood AB, Olarte M, Mayeux R, Mauro S di (1976) Lipid myopathy and congenital ichthyosis – a new disorder, probably genetic. J Neuropathol Exp Neurol 35: 346

Hayworth JC, McRae KN (1965) The neurological and developmental effects of hyponeonatal hypoglycemia. Canad Med Ass J 92: 861–865

Hazama F, Haebara H (1971) An autopsy case of metachromatic leucodystrophy. Acta Pathol Jap 21: 459–478

Healton E, Brust J, Kerr D (1979) Familial cerebellar ataxia, dystonia, and abnormal eye movements in a non-Portuguese family. Neurology 29: 559–560

Healy PJ, Seaman JT, Gardner IA, Sewell CA (1981) Beta-Mannosidase deficiency in Anglo-Nubian goats. Aust Vet J 57: 504–507

Hechtman P, Gordon BA, Ng Ying Kin NMK (1982) Deficiency of the hexosaminidase A activator protein in a case of GMsub2 gangliosidosis: Variant AB. Pediatr Res 16: 217–222

Heffner RR, Porro RS, Olson ME, Earle KM (1976) A demyelinating disorder associated with cerebrovascular amyloid angiopathy. Arch Neurol 33: 501–506

Heffungs W, Hameister H, Ropers HH (1980) Addison disease and cerebral sclerosis in an apparently heterozygous girl: Evidence for inactivation of the adrenoleucodystrophy locus. Clin Gent 18: 184–188

Heggie P, Grossniklaus HE, Roessmann U et al (1987) Cerebroocular dysplasia-muscular dystrophy syndrome. Report of two cases. Arch Ophthal 105: 520–524

Hegreberg GA, Padgett GA (1976) Inherited progressive epilepsy of the dog with comparisons to Lafora's disease of man. Fed Proc 35: 1202–1205

Hegreberg GA, Thuline HC, Francis BH (1971) Morphologic changes in feline leucodystrophy. Fed Am Soc Exp Biol 30: 341–342

Heidelmann G, Knauthe M (1982) Neurologic and psychiatric aspects of Lesch-Nyhan syndrome. Psychiatr Neurol Med Psychol 34: 79–87

Heijer A, Reed WB (1965) Sjögren-Larsson syndrome. Arch Dermatol 92: 545–552

Heilig CW, Knopman DS, Mastri AR, Frey II W (1985) Dementia without Alzheimer pathology. Neurology 35: 762–765

Heilman KM, Fisher WR (1974) Hyperlipidemic dementia. Arch Neurol 31: 67–68

Heilman KM, Kohler WC, LeMaster PC (1971) Haloperidol treatment of chorea associated with systemic lupus erythematosus. Neurology 21: 963–965

Heimans JJ, Lindhout D, Huisman UW, Kwee ML, Visser SL, Whitton HW (1982) H-reflex studies in a family with possibly X-linked neuronal Charcot-Marie-Tooth disease. Clin Neurol Neurosurg 84: 147–158

Heine J (1935) Beitrag zur Schüller-Christian'schen Krankheit. Ziegl Beitr 94: 412–441

Heinroth H (1967) Über die Stellung der hereditären areflektorischen Dystasie (Roussy-Levy) in der Gruppe der heredodegenerativen und Systemerkrankungen des Zentralnervensystems. Dtsch Z Nervenheilk 191: 10–21

Held KR, Koepp P (1983) Maternale Phenylketonurie (Phenylalaninembryofetopathie). Dtsch Ärztebl 80 (14): 25–32

Helmstaedt ER (1963) Über eine Beobachtung von metachromatischer Leukodystrophie. Z Neurol 184: 213–234

Hemmer R (1951) Krankheitsdauer und Prognose verschiedener Formen der amyotrophischen Lateralsklerose und spinalen Muskelatrophien nach katamnestischen Untersuchungen. Nervenarzt 22: 427–439

Hemmer R (1953) Beitrag zur Krankheitsdauer verschiedener Formen der amyotrophischen Lateralsklerose. Arch Psychiat Nervenkr 190: 127–133

Henell F, Glaumann H (1984) Effect of leupeptin on the autophagic vacuolar system of rat hepatocytes. Correlation between ultrastructure and degradation of membrane and cytosolic proteins. Lab Invest 51: 46–56

Henn R, Gerken H, Wiedemann HR (1965) Über die zerebrale Ödemkrankheit des frühen Kindesalters. Z Kinderheilk 83: 277–292

Henschen F (1955) Tumoren des Zentralnervensystems und seiner Hüllen. In: Lubarsch O, Henke F, Rössle R (Hrsg) Handbuch der speziellen pathologischen Anatomie und Histologie, vol 13/3. Springer, Berlin Göttingen Heidelberg, S 413–1041

Herbert PN, Assmann G, Fredrickson DS, Gotto AM (1983) Familial lipoprotein deficiency (abetalipoproteinemia, hypobetalipoproteinemia and Tangier disease). In: Stanbury JB, Wyngaarden JB, Fredrickson DS (eds) The Metabolic Basis of inherited Disease. McGraw Hill, New York, pp 589–621

Herbert V, Zalusky R (1962) Interrelations of vitamin B12 and folic acid metabolism: Folic acid clearance studies. J Clin Invest 41: 1134–1138

Herd JK, Dvorak AD, Wiltse HE, Eisen JD, Kress BC, Miller AL (1978) Mucolipidosis type III. Multiple elevated serum and urine enzyme activities. Am J Dis Chil 132: 1181–1186

Herman MM, Huttenlocher PR, Bensch KG (1969) Electron microscopic observations in infantile neuroaxonal dystrophy. Arch Neurol 20: 19–34

Herman MM, Rubinstein LJ, McKhann GM (1971) Additional electron microscopic observations on two cases of Batten-Spielmeyer-Vogt disease (neuronal ceroid lipofuscinosis). Acta Neuropathol 17: 85–102

Hernandez F, Bueno M (1973) Infantile neurological Gaucher's disease in three siblings. An ultrastructural study. Virchows Arch (A) 360: 27–32

Herndon RM, Rubinstein LJ, Freeman JM, Mathieson G (1970) Light- and electron-microscopic observations on Rosenthal fibers in Alexander's disease and MS. J Neuropathol Exp Neurol 29: 524–551

Herndon RM, Margolis G, Kilham L (1971) The synaptic organization of the malformed cerebellum induced by perinatal infection with the feline panleukopenia virus (PLV). J Neuropathol Exp Neurol 30: 196, 557

Herpin TH (1867) Des accès incomplets d'épilepsie. Bailliere, Paris

Herrick MK, Strefling AM, Urich H (1983) Intrauterine multisystem atrophy in siblings: A new syndrome? Acta Neuropathol (Berl) 61: 65–70

Hers HG (1963) Alpha-glucosidase deficiency in generalized glycogenstorage (Pompes disease). Biochem J 86: 11–16

Hers HG (1964) Inborn lysosomal diseases. Gastroenterology 48: 625–633

Hers HG, Hoof F van (1969) Genetic abnormalities of lysosomes. In: Dingle JT, Fell HB (eds) Lysosomes in biology and pathology, vol 2. North Holland, Amsterdam London

Herva R, Leisti J, Kirkinen P, Seppanen U (1985) A lethal autosomal recessive syndrome of multiple congenital contractures. Am J Med Genet 20: 431–439

Herva R, Wendt L von, Wendt G von, Saukkonen AL, Leisti J, Dubowitz V (1987) A syndrome with juvenile cataract, cerebellar atrophy, mental retardation and myopathy. Neuropediatrics 18: 164–169

Herzberg V, Boughter M, Seyed S, Hill D, Brown R, Schedewie H, Elders MJ (1979) Possible etiologic mechanism for the overgrowth and hypoglycemia in patients with Beckwith-Wiedemann syndrome. Clin Res 27: 812 A

Heston LL, Mastri AR, Andersen UE, White J (1981) Dementia of the Alzheimer type: clinical genetics, natural history and associated conditions. Arch Gen Psychiatry 38: 1085–1090

Heuvel JE van den (1966) Juvenile lipidosis. Ophthalmologica 152: 507–509

Hewlett RH (1982) Adult-onset ceroid lipofuscinosis. S Afr Med J 13: 221–222

Heycop Ten Ham MW van, Jager H de (1963) Progressive myoclonus epilepsy with Lafora bodies. Clinical-pathological features. Epilepsia (Amst) 4: 95–119

Heyes MP (1987) Hypothesis: a role for quinolinic acid in the neuropathology of glutaric aciduria type I. Can J Neurol Sci 14: 441–443

Heymans HS, Bosch H van den, Schutgens RB, Tegelaers WH, Walther JU, Mueller-Hoekker J, Borst P (1984) Deficiency of plasmalogens in the cerebro-hepato-renal (Zellweger) syndrome. Euro J Pediatr 142: 10–15

Heyne K, Kemmer C, Simon C, Truebsbach A (1973) Generalisierte GM1-Gangliosidose: Feinstruktur und differential-diagnostische Bedeutung speichernder Lymphozyten und Knochenmarkszellen. Paediatr Paedol 8: 272–283

Hiatt HH (1978) Pentosuria. In: Stanbury JB, Wyngaarden JB, Fredrickson DS (eds) The metabolic bases of inherited disease, 4th edn. McGraw Hill, New York, pp 110–120

Hickman S, Neufeld EF (1972) A hypothesis for I-cell disease: defective hydrolases that do not enter lysosomes. Biochem Biophys Res Commun 49: 992–999

Hierons R (1957) Changes in the nervous system in acute porphyria. Brain 80: 409–422

Higashi O (1954) Congenital gigantism of peroxidase granules. Tohoku J Exper Med 59: 315–332

Higgins RJ, Vandevelde M, Hoff EJ, Jagar JE, Coork LC, Silbermann MS (1977) Neurofibrillary accumulation in the zebra (Equus burchelli). Acta Neuropathol 37: 1–5

Higgins RJ, Rings DM, Fenner WR, Stevenson S (1983) Spontaneous lower motor neuron disease with neurofibrillary accumulation in young pigs. Acta Neuropathol (Berl) 59: 288–294

Hill JM, Switzer RC 3d (1984) The regional distribution and cellular localization of iron in the rat brain. Neuroscience 11: 595–603

Hill JM, Ruff MR, Weber RJ, Pert CB (1985) Transferrin receptors in rat brain: neuropeptide-like pattern and relationship to iron distribution. Proc Natl Acad Sci USA 82: 4553–4557

Hill W, Sherman H (1968) Acute intermittent familial cerebellar ataxia. Arch Neurol (Chicago) 18: 350–357

Hillborg PO (1959) Morbus Gaucher i Norbotton. Nord Med 61: 303–315

Hiller F (1941) Eine mit örtlicher Pigmentspeicherung einhergehende Kleinhirnatrophie im Greisenalter. Ein Beitrag zu den systematischen Atrophien des Zentralnervensystems. Arch Psychiatr 113: 574–592

Hinman L, Baker A, Blass JP (1984) Stimulation of PDHC activation by lipoamide dehydrogenase in Leigh's dehydrogenase fibroblasts. Clin Res 32: 492 (A)

Hippel E von (1904) Über eine seltene Erkrankung der Netzhaut. Albrecht v Graefes Arch Ophthal 59: 83

Hirabayashi Y, Li YT, Li SC (1983) The protein activator specific for the enzymic hydrolysis of GM2 ganglioside in normal human brain and brains of three types of GM2 gangliosidosis. J Neurochem 40: 168–175

Hirano A (1982) Aspects of the ultrastructure of amyotrophic lateral sclerosis. Adv Neurol 36: 75–88

Hirano A, Dembitzer HM (1975) The fine structure of staggerer cerebellum. J Neuropathol Exp Neurol 34: 1–11

Hirano A, Frias-Llena J (1983) Huntington's chroea. In: Schochet SS jr (ed) The clinical neurosciences, Section II Neuropathology. Churchill Livingstone, New York, pp 300–303

Hirano A, Frias-Llena J (1983) Pathology of degenerative diseases of the central nervous system. In: Rosenberg RN (ed) The clinical neurosciences, vol 3. Churchill Livingstone, New York, pp 285–324

Hirano A, Frias-Llena J (1986) Neuropathological features of Parkinsonism-dementia complex of Guam: Reappraisal and comparative study with Alzheimer's disease and Parkinson's disease. In: Zimmerman HM (ed) Progress in neuropathology. Raven Press, New York, pp 17–31

Hirano A, Zimmerman HM (1962) Alzheimer's neurofibrillary changes. A topographic study. Arch Neurol (Chicago) 7: 227–242

Hirano A, Malamud N, Kurland LT (1961) Parkinsonism-dementia complex, an endemic disease on the island of Guam. II. Pathological features. Brain 84: 662–679

Hirano A, Tuazon R, Zimmerman HM (1968a) Neurofibrillary changes, granulovacuolar bodies and argentophilic globules observed in tuberous sclerosis. Acta Neuropathol 11: 257–261

Hirano A, Dembitzer HM, Kurland LT, Zimmerman HM (1968b) The fine structure of some intraganglionic alterations. Neurofibrillary tangles, granulovacuolar degeneration and rod like structures seen in Guam amyotrophic lateral sclerosis and Parkinsonism-dementia complex. J Neuropathol Exp Neurol 27: 167–182

Hirano A, Dembitzer HM, Kurland LT, Zimmerman HM (1968c) The fine structure of some intraganglionic alterations. J Neuropathol Exp Neurol 27: 167–182

Hirano A, Llena JF, French JH, Ghatak NR (1977) Fine structure of the cerebellar cortex in Menke's kinky hair disease. Arch Neurol 34: 52–56

Hirano A, Iwata M, Frias-Llena J et al (1980) Color atlas of pathology of the nervous system. Igaku Shoin, Tokyo

Hirano A, Donnenfeld H, Sasaki S, Nakano I (1984) Fine structural observations of neurofilamentous changes in amyotrophic lateral sclerosis. J Neuropathol Exp Neurol 43: 461–470

Hirsch E, Ruberg M, Dardenne M, Portier MM, Javoy-Agid F, Bach JF, Agid Y (1985) Monoclonal antibodies raised against Lewy bodies in brains from subjects with Parkinson's disease. Brain Res 345: 374–378

Hirsch T, Pfeiffer J (1955) Über die histologischen Methoden in der Differentialdiagnose von Leukodystrophien und Lipidosen. Arch Psych Nervenkr 194: 88–104

Hirsch W (1898) The pathological anatomy of a fetal disease of infancy with symmetrical changes in the region of the yellow spot. J Nerv Ment Dis 25: 538–549

Hirschman GH, Chou JCM (1978) Complex acid-base disorders in subacute necrotizing encephalomyelopathy (Leigh's syndrome). Pediatrics 61: 278–281

Hirth RS, Nielsen SW (1967) A familial canine globoid cell leukodystrophy (Krabbe Type). J Small Anim Pract 8: 569–575

Hittner HM, Kretzer FL, Mehta RS (1981) Zellweger syndrome. Lenticular opacities indicating carrier status and lens abnormalities characteristic of homozygotes. Arch Ophthalmol 99: 1977–1982

Ho KC, Hodach R, Varma R, Thorsteinson V, Hess T, Dale D (1980) Kernicterus and central pontine myelinolysis in a 14-year-old boy with fulminating viral hepatitis. Ann Neurol 8: 633–636

Ho KL, Chang CH, Yang SS, Chasoon JL (1984) Neuropathologic findings in thanatophoric dysplasia. Acta Neuropathol (Berl) 63: 218–228

Hocking JD, Jolly RD, Batt RD (1972) Deficiency of alpha-mannosidase in Angus cattle. Biochem J 128: 69–78

Hodge AJ, Schmitt FO (1960) Interaction properties of sonically fragmented collagen macromolecules. Proc Nat Acad Sci (Wash) 46: 186–197

Hoefnagel D, Noort S van den, Ingbar SH (1962) Diffuse cerebral sclerosis with endocrine abnormalities in young males. Brain 85: 553–569

Hoefnagel D, Andrew ED, Mireault NG, Berndt WO (1965) Hereditary choreoathetosis, self mutilation and hyperuricemia in young males. N Engl J Med 273: 130–135

Hoera J (1937) Ein Fall von Niemann-Pickscher Erkrankung mit besonderer Beteiligung des Rückenmarks. Beitr Path Anat 99: 16–33

Hoeve K van der (1923) Augengeschwülste bei der tuberösen Hirnsklerose und anverwandte Krankheiten. Graefes Arch 111: 1–12

Hoffman J (1958) Pigmentary retinal lipoid neuronal heredodegeneration. Acta Psychiat Neurol Scand 33: 336–342

Hoffman PM, Stuart WH, Earle KM, Brody JA (1971) Hereditary late-onset cerebellar degeneration. Neurology 21: 771–777

Hoffmann J (1889) Über progressive neurotische Muskelatrophie. Arch Psychiat Nervenkr 20: 660–713

Hoffmann J (1893) Über chronische spinale Muskelatrophie im Kindesalter auf familiärer Basis. Dtsch Z Nervenheilk 3: 427–470

Hofmann KJ, Naidu S, Moser HW, Thomas GH, Maumenee IH (1985) Cherry red spot in association with Galactosylceramide-βGalactosidase deficiency. Ann Neurol 18: 398

Hogan EL, Joseph KC, Hurt JP (1972) Schilders diffuse sclerosis: A biochemical and ultrastructural study of myelinoclastic demyelination. Acta Neuropathol (Berl) 20: 85–95

Hogan MJ, Zimmerman LF (1968) Ophthalmic pathology. Saunders, Philadelphia London, pp 545–549

Hoganson G, Berlow S, Gilbert EF, Frerman F, Goodman S, Schweitzer L (1987) Glutaric acidemia type II and flavin-dependent enzymes in morphogenesis. Birth Defects 23: 65–74

Hokkanen E, Iivanainen M, Waltimo O (1969) Zu den neurologischen Manifestationen des Xeroderma pigmentosum. Dtsch Z Nervenheilk 196: 206–216

Holdeigel M (1987) Craniales Computertomogramm bei inkomplettem Lesch-Nyhan-Syndrom. Radiologe 27: 127–129

Holland JM, Davis WC, Prieur DJ, Collins GH (1970) Lafora disease in the dog: A comparative study. Amer J Pathol 58: 509–517

Hollander D, Strich SJ (1970) Atypical Alzheimers disease with congophilic angiopathy presenting with dementia of acute onset. In: Wolstenholme GEW, O'Conner M (eds) Alzheimers disease and related conditions. Churchill, London, pp 105–135

Holländer H (1964) Über metachromatische Leukodystrophie. II. Relation zwischen Erkrankungsalter und Verlaufsdauer. Arch Psychiat Nervenkr 205: 300–305

Holländer H, Pilz H (1964) Über metachromatische Leukodystrophie. Kasuistische Mitteilung. Psychiat Nervenkr 205: 293–299

Holmes GM (1907) A form of familial degeneration of the cerebellum. Brain 30: 466–489

Holmes GL, Shaywitz BA (1977) Strumpell's pure familial spastic paraplegia: Case study and review of the literature. J Neurol Neurosurg Psychiat 40: 1003–1008

Holton JB, Gillett MG, MacFaul R, Young R (1981) Galactosaemia: A new severe variant due to uridine diphosphate galactose-4-epimerase deficiency. Arch Dis Child 56: 885–887

Holzel A (1962) Galactosaemia. In: Linneweh F (Hrsg) Erbliche Stoffwechselkrankheiten. Urban & Schwarzenberg, München Berlin, S 15: 213–219

Homer AC, Hanaver C, Lantos PL (1988) Diagnosing dementia: do we get it right? Br Med J 297: 894–896

Hommes FA, Kuipers FRG, Elema JD, Jansen JF, Jonxis JHP (1968 a) Propionic acidemia, a new inborn error of metabolism. Pediatr Res 2: 519–524

Hommes FA, Polman HA, Reerink JD (1968b) Leigh's encephalomyelopathy: An inborn error of gluconeogenesis. Arch Dis Child 43: 423–426

Hommes FA, Groot CJ de, Wilmink CW, Jonxis JHP (1969) Carbamylphosphate synthetase in an infant with severe cerebral damage. Arch Dis Child 44: 688–693

Hommes FA, Roesel RA, Metoki K, Hartlage PL, Dyken PR (1986) Studies on a case of HHH-syndrome (hyperammonemia, hyperornithinemia, homocitrullinuria). Neuropediatr 17: 48–52

Honda Y, Yoshioka M (1978) Ophthalmological findings of muscular dystrophies: A survey of 53 cases. J Pediatr Ophthalmol Strabismus 15: 236–238

Hoof F van, Hageman-Bal M (1967) Progressive familial myoclonic epilepsy with Lafora Bodies. Acta Neuropathol (Berl) 7: 315–326

Hoof F van, Hers HG (1968) Mucopolysaccharidosis by absence of alphafucosidase. Lancet 1: 1198–1202

Hoof F van, Evrard P, Hers HG (1972) An unusual case of GM2-gangliosidosis with deficiency of hexosaminidase A and B. Ibid 19: 343–350

Hooft C, Deloore G, Bogaert L van, et al (1965) Sudanophilic leucodystrophy with meningeal angiomatosis in two brothers: infantile form of diffuse sclerosis with meningeal angiomatosis. J Neurol Sci 2: 30–51

Hooft C, Valcke R, Herpol J (1966) Neurologie et neuropathologie du syndrome de Lowe. J Neurol Sci 3: 353–373

Hooper PT (1975) Spongy degeneration in the central nervous system of domestic animals. Acta Neuropathol (Berl) 31: 343–351

Hopkins IJ, Turner V (1973) Spongy glio-neuronal dystrophy: A degenerative disease of the nervous system. J Neurol Neurosurg Psychiat 36: 50–56

Hopkins IJ, Conelly JF, Dawson AG, Hird FJR, Maddison TG (1969) Hyperammonaemia due to ornithine transcarbamylase deficiency. Arch Dis Child 44: 143–148

Höra J (1937) Ein Fall von Niemann-Pickscher Erkrankung mit besonderer Beteiligung des Rückenmarks. Betr path Anat 99: 16–37

Horanyi-Hechst B, Meyer A (1969) Diffuse sclerosis with preserved myelin islands: A pathological report of case with a note on cerebral involvement in Raynaud's disease. J Ment Sci 85: 22–28

Hori A, Ikeda K, Kosaka K, Shinohara S, Iizuka R (1981) System degeneration of the thalamus. Arch Psychiatr Nervenkr 231: 71–80

Hori A, Volles E, Witzke R, Spaar FW (1983) Pick's disease of early onset with neurologic symptomatology, rapid course and nigrastriatal degeneration. Clin Neuropathol 2: 8–15

Hori A, Kitamoto T, Tateishi J, Hann P, Friede RL (1988) Focal intracerebral accumulation of a novel type of amyloid protein. An early stage of cerebral amyloidoma? Acta Neuropathol (Berl) 76: 212–215

Horita N, Matsushita M, Ishii T, Oyanagi S, Sakamoto K (1981) Ultrastructure of Alzheimer type II glia in hepatocerebral disease. Neuropathol Appl Neurobiol 7: 97–102

Hormia M (1980) Neuronal ceroid-lipofuscinosis and metachromasia. Acta Neuropathol (Berl) 52: 165–167

Horoupian DS, Yang SS (1978) Paired helical filaments in neurovisceral (juvenile dystonic) lipidosis. Ann Neurol 4: 404–411

Horoupian DS, Yoon JJ (1988) Neuropathic arthrogryposis multiplex congenita and intrauterine ischemia of anterior horn cells: a hypothesis. Clin Neuropathol 7: 285–293

Horoupian DS, Zucker DK, Moshe S, Hart De Peterson C (1979) Behr syndrome: A clinicopathologic report. Neurology 29: 323–327

Horoupian DS, Thal L, Katzman R (1984) Dementia and motor neuron disease: Morphometric, biochemical, and Golgi studies. Ann Neurol 16: 305–313

Horoupian DS, Sternlieb I, Scheinberg IH (1988) Neuropathological findings in penicillamine-treated patients with Wilson's disease. Clin Neuropathol 7: 62–67

Horst JL van der, Wadman SK (1971) A variant form of ketoaciduria. Acta Paediatr Scand 60: 594–599

Horton WA, Schimke RN (1970) A new mucopolysaccharidosis. J Pediatr 77: 252–258

Horton WA, Elridge R, Brody JA (1976) Familial motor neuron disease: Evidence for at least three different types. Neurology 26: 460–465

Horwith SJ, Roessmann U (1978) Kearns-Sayre syndrome with hypoparathyroidism. Ann Neurol 3: 513–518

Houber JP (1967) Contribution a l'étude clinique, neuropathologique et nosologique du gargoylisme. Minerva Neurochir 11: 1–27

Houston CS, Zaleski WA, Rozdilsky B (1982) Identical male twins and brother with cockayne syndrome. Americ Journal of Medical Genetics 13: 211–223

Howell DA, Matthews WB (1978) Cerebellar ataxia and hypogonadism. In: Vinken PJ, Bruyn GW (eds) Handbook of clinical neurology, vol 21. North-Holland, Amsterdam, pp 467–476

Howell RR (1978) The glycogen storage diseases. In: Stanbury JB, Wyngaarden JB, Fredrickson DS (eds) The metabolic basis of inherited disease. McGraw-Hill, New York, pp 137–159

Hoyt CS (1981) Infantile spasms, chorioretinal anomalies and agenesis of the corpus callosum (Aicardi syndrome). In: Vinken PJ, Bruyn GW (eds) Handbook of clinical neurology, vol 42. Elsevier/North Holland, Amsterdam, pp 696–698

Hsia DY, Walter FA (1961) Variability in the clinical manifestation of galactosemia. J Pediatr 59: 872–882

Hsia YE (1974) Inherited hyperammonemic syndromes. Gastroenterol 67: 347–374

Huang YP, Plaitakis A (1984) Morphological changes of olivopontocerebellar atrophy in computed tomography and comments on its pathogenesis. In: Duvoisin RC, Plaitakis A (eds) The olivopontocerebellar atrophies. Raven Press, New York, pp 39–85

Hubbard BM, Anderson JM (1981) A quantitative study of cerebral atrophy in old age and senile dementia. J Neurol Sci 50: 135–145

Hubener K, Schneider E, Becker H, Pflug L, Usadel KH, Kollmann F (1982) Neurologische, feinmotorische und elektronencephalographische Befunde bei Kranken mit primären und sekundären Hypoparathyreoidismus sowie idiopathischen Stammganglienverkalkungen. Nervenarzt 53: 308–317

Hübner G, Lautenschlager R, Neundoerfer B, Kuhn H (1976) Hereditäre neuropathische Amyloidose vom portugiesischen Typ. Acta Neuropathol (Berl) 34: 359–363

Huchzermeyer H, Gerhard L (1974) Die Leber bei der progressiven Myoklonusepilepsie. Klin Wschr 52: 559–567

Hudgson P, Fulthorpe JJ (1975) The pathology of the type II skeletal muscle glycogenosis. A light and electron microscopic study. J Pathol 116: 139–147

Hudgson P, Gardner-Medwin D, Worsfold M, Pennington RJT, Walton JN (1968) Adult myopathy from glycogen storage disease due to acid maltase deficiency. Brain 91: 435–462

Hudson AJ (1981) Amyotrophic lateral sclerosis and its association with dementia, Parkinsonism and other neurological disorders: A review. Brain 104: 217–247

Hug G, Schubert WK (1966) Glycogenosis associated with degenerative disease of the brain. Biochemical and electronmicroscopic findings. Clin Res 14: 441–456

Hug G, Schubert WK, Chuck G, Ganrancis JC (1967) Liver phosphorylase: Deactivation in a child with progressive brain disease, increased hepatic glycogen and increased urinary catecholamines. Amer J Med 42: 139–145

Hug G (1978) Pre- and postnatal pathology, enzyme treatment, and unresolved issues in five lysosomal disorders. Pharmacol Rev 30: 565–591

Hughes DTD (1959) The clinical and pathological background of two cases of oxalosis. J Clin Pathol 12: 498–509

Hughes JT, Brownell B (1972) Pathology of personeal muscular atrophy (Charcot-Marie-Tooth disease) J Neurol Neurosurg Psychiat 35: 648–657

Hughes JT, Jerrome D (1970) Ultrastructure of anterior horn motor neurones in the Hirano-Kurland-Sayre type of combined neurological system degeneration. J Neurol Sci 13: 389–399

Hughes JT, Oppenheimer DR (1969) Superficial siderosis of the central nervous system. Acta Neuropathol (Berl) 13: 56–74

Hughes RC, Cartlidge NEF, Millac P (1970) Primary neurogenic orthostatic hypotension. J Neurol Neurosurg Psychiatry 33: 363–371

Hui KS, Williams JC, Borit A, Rosenberg HS (1985) The endocrine glands in Pompe's disease report of two cases. Arch Pathol Lab Med 109: 921–925

Huijing F (1975) Glycogen metabolism and glycogen-storage diseases. Physiol Rev 55: 609–658

Hultcrantz R, Ericsson JL, Hirth T (1984) Levels of malondialdehyde production in rat liver following loading and unloading with iron. Virch Arch (Cell Pathol) 45: 139–146

Hunt DM (1974) Primary defect in copper transport underlies mottled mutants in the mouse. Nature (Lond) 249: 852–854

Hunt JR (1914) Dyssynergia cerebellaris progressiva. Brain 37: 247

Hunt JR (1917) Progressive atrophy of the globus pallidus (primary atrophy of the pallidal system). Brain 40: 58–148

Hunt JR (1921) Dyssynergia cerebellaris myoclonica – primary atrophy of the dentate system: contribution to pathology and symptomatology of the cerebellum. Brain 44: 490–538

Hunter AG, Jurenka S, Thompson D, Evans JA (1982) Absence of the cerebellar granular layer, mental retardation, tapetoretinal degeneration and progressive glomerulopathy: An autosomal recessive oculo-renal-cerebellar syndrome. Amer J Med Genet 11: 383–395

Hunter C (1917) A rare disease in two brothers. Proc Roy Soc Med 10: 104–109

Hunter S (1985) The rostral mesencephalon in Parkinson's disease and Alzheimer's disease. Acta Neuropathol (Berl) 68: 53–58

Huntington G (1872) On chorea. Med a Surg Rep 26: 317–320

Hurler G (1919) Über einen Typus multipler Abartungen, vorwiegend am Skelettsystem. Z Kinderheilkd 24: 220–232

Hurst AF, Rake GW (1930) Achalasia of the cardia. Quart J Med 23: 491–507

Husain M (1986) Infantile neuroaxonal dystrophy: light and electron microscopic observations. X. International Congress of Neuropathology, Stockholm, p 335

Huseman E, Ruska H (1940) Die Sichtbarmachung von Molekülen des p-Jod-N-benzoyl-glykogens. Naturwissenschaften 28: 534–537

Huttenlocher PR, Gilles FH (1967) Infantile neuroaxonal dystrophy. Clinical, pathologic and histochemical findings in a family with three affected siblings. Neurology 17: 1174–1184

Huttenlocher PR, Heydemann PT (1984) Fine structure of cortical tubers in tuberous sclerosis: A Golgi study. Ann Neurol 16: 595–602

Huxtable CR, Dorling PR, Walkley SU (1982) Onset and regression of neuroaxonal lesions in sheep with mannosidosis induced experimentally with Swainsonine. Acta Neuropathol (Berl) 58: 27–33

Huxler J (1931) Dysostosis multiplex. In: Pfaundler V, Schlossmann M (Hrsg) Handbuch der Kinderheilkunde, Bd 1. Springer, Berlin, S 694–717

Ibrahim MZ, Atlan H, Miquel J, Castellani P (1970) Synthetic and hydrolytic enzymes of glycogen in the normal and the irradiated rat brain. Radiat Res 43: 341–356

Ibrahim MZ, Pascoe E, Alam S, Miquel J (1970) Glycogen and phosphorylase activity in rat brain during recovery from several forms of hypoxia. Amer J Pathol 60: 403–420

Ichiba Y, Sato K, Yuasa S (1979) Report of a case of isovaleric acidemia. J Japanese Pediatr Soc 83: 480–483

Igarashi M, Belchis D, Suzuki K (1976) Brain gangliosides in adrenoleukodystrophy. J Neurochem 27: 327–328

Iglesias JR, Redondo C, Gobernado JM (1981) Angiofibrosis of the brainstem in a woman with motor neuron disease (letter). J Neurol Neurosurg Psychiatr 44: 1173–1174

Igo-Kemenes T, Hörz W, Zachau HG (1982) Chromatin. Ann Rev Biochem 51: 89–121

Ihara Y, Nukina N, Miura R, Ogawara M (1986) Phophorylated tau protein is integrated into paired helical filaments in Alzheimer's disease. J Biochem (Tokyo) 99: 1807–1810

Iizuka R, Hirayama K (1986) Dentato-rubro-pallido-luysian atrophy. In: Vinken PJ, Bruyn GW, Lawans HL (eds) Handbook of clinical neurology, vol 49. Elsevier, Amsterdam, pp 437–444

Iizuka R, Hirayama K, Maehara K (1984) Dentato-rubro-pallido-luysian atrophy – A clinico-pathological study. J Neurol Neurosurg Psychiat 47: 1288–1298

Ikeda K, Ikeda S, Yoshimura T, Kato H, Namba M (1976) Idiopathic parkinsonism with Lewy-type inclusions in cerebral cortex: A case report. Acta Neuropathol (Berl) 34: 183–197

Ikeda K, Hori A, Bode G (1980) Progressive dementia with diffuse Lewy-type inclusions in cerebral cortex. Arch Psychiat Nervenkr 228: 243–248

Ikeda K, Goebel HH, Burck U, Kohlschuetter A (1982) Ultrastructural pathology of human lymphocytes in lysosomal disorders: A contribution to their morphological diagnosis. Eur J Pediatr 138: 179–185

Ikeda K, Kosaka K, Oyanagi S, Yamada K (1984) Adult type of neuronal ceroid-lipofuscinosis with retinal involvement. Clin Neuropathol 3: 237–239

Ikeda S, Kondo K, Oguchi K, Yanagisawa N, Horigome R, Murata F (1984) Adult fucosidosis: Histochemical and ultrastructural studies of rectal mucosa biopsy. Neurology 34: 451–456

Ikeda S, Ushiyama M, Nakano T, Kikkawa T, Kondo K, Yangagisawa N (1986) Ultrastructural findings of rectal and skin biopsies in adult GM1-Gangliosidosis. Acta Pathol Jpn 36: 1823–1831

Ikeno T, Minami R, Tsugawa S, Nakao T (1982) Acidic glycosamino-glycans and gangliosides in the brains from four patients with genetic mucopolysaccharidosis. Tohoku J Exp Med 137: 253–260

Ikonomidou C, Mosinger JM, Slles KS, Labruyere J, Olney JW (1988) Parallel patterns of hypersensitivity to NMA toxicity and hypobaric/ischemic damage in developing rat brain. Soc Neurosci Abstr 14: 501

Illingworth B, Cori GT (1952) Structure of glycogens and amylopectins. III Normal and abnormal human glycogen. J Biol Chem 199: 653–660

Ilson J, Parrish M, Fahn S, Cote LJ (1982) Familial Shy-Drager syndrome: Clinical, biochemical and pathologic findings. Neurology 32: A 160

Imai Y, Hakozubi S, Abe K, Oyake Y (1956) An autopsy case of myoclonic epilepsy associated with basophilic myocardial degeneration of highest degree. Brain and Nerve 8: 610–615

Indravasu S, Dexter RA (1968) Infantile neuroaxonal dystrophy and its relationship to Hallervorden-Spatz disease. Neurology (Minneap) 18: 693–699

Ingram TT, Stark GD, Blackburn I (1967) Ataxia and other neurological disorders as sequels of severe hypoglycaemia in childhood. Brain 90: 851–862

Inomata H, Arakawa T, Nishimura M (1978) Pigmental retinal dystrophy in Hallervorden-Spatz disease: A clinicopathological study. Jpn J Ophthalmol 22: 155–162

Inose T (1960) Die Pathologie des extrapyramidalen Systems. Rec Adv Res Nerv Syst 5: 57–71

Inose T, Inoue K, Sawaizumi S, Matsuoka T (1964) Beitrag zur Neuropathologie des Morbus Gaucher im Kindesalter. Acta Neuropathol (Berl) 3: 297–308

Inose T, Sakai M, Tano T (1967) Biochemische Analyse der Glycolipoide im Gehirn beim Morbus Gaucher. Yokohama Med Bull 18: 215–224

Inose T, Aikawa K, Tezuka H, Kada T, Shultz LD (1986) Effect of DNA-damaging agents on isolated spleen cells and lung fibroblasts from the mouse mutant wasted, a putative animal model for ataxia-telangiectasia. Cancer Res 46: 3979–3982

Inoue K, Hirano A, Hasson J (1979) Friedreich's ataxia selectively involves the large neurons of the dorsal root ganglia. Trans Am Neurol Assoc 104: 75–76

Inui K, Grebner EE, Jackson LG, Wenger DA (1983) Juvenile GM2 gangliosidosis (AMB variant): Inability to activate hexosaminidase A by activator protein. Am J Hum Genet 35: 551–564

Iri H, Matsuyama H (1966) Leukodystrophy with diffuse Rosenthal fiber formation (Alexander's disease). Adv Neurol Sci 10: 716–720

Isenberg JN, Sharp HL (1975) Aspartylglucosaminuria: Psychomotor retardation masquerading as a mucopolysaccharidosis. J Pediatr 86: 713

Ishihara T, Uchino F, Adachi H, Takahashi M, Watanabe S, Tsunetoshi S, Fuji T, Ikee Y (1975) Type IV glycogenosis – a study of two cases. Acta Pathol Jpn 25: 613–633

Isihara T, Yokota T, Yamashita Y, Takahashi M, Kawano H, Uchino F, Kamei T, Matsumoto N, Kusunose Y, Yamada M (1987) Comparative study of the intracytoplasmatic inconclusions in Lafora disease and type IV glycogenosis by electron microscopy. Acta Pathol Jpn 37 (10) 1591–1602

Ishii N, Nishihara Y, Horie A (1984) Amyloid angiopathy and lobar cerebral haemorrhage. J Neurol Neurosurg Psychiatry 47: 1203–1210

Ishikawa T, Furuno K, Kato K (1983) Ultrastructural studies on autolysosomes in rat hepatocytes after leupeptin treatment. Exp Cell 144: 15–24

Ishikawa Y, Li SC, Wood PA, Li YT (1987) Biochemical basis of type AB GM2 gangliosidosis in a Japanese spaniel. J Neurochem 48: 860–864

Ishino H, Mii T, Hayashi Y, Saito A, Otsuki S (1972) A case of Wilson's disease with enormous cavity formation of cerebral white matter. Neurology 22: 905–909

Ishino H, Higashi H, Yabuki S, Hayahara T, Otsuki S (1974) Motor neuron involvement in progressive supranuclear palsy. J Neurol Sci 22: 235–244

Ishino H, Higashi S, Chuta M, Ohta H (1984) Juvenile Alzheimer's disease with myoclonus: Amyloid plaques and grumose alteration in the cerebellum. Clin Neuropathol 3: 193–198

Ishino H, Sasaki T, Yamashita K, Seno H, Kodaka H, Yoshinaga J, Ideshita H, Yamanaka T, Hikiji A (1987) A case of progressive supranuclear palsy with fibrillary gliosis of the midbrain and pontine reticular formation. Clin Neuropathol 6: 61–66

Isida Y, Fukai K, Numabe T, Hisiyama T (1962) Olivo-ponto-cerebellar atrophy. Report of a case with its histopathologic study. Gunma J Med Sci 11: 83–94

Itoyama Y, Goto I, Kuroiwa Y, Takeichi M, Kawabuchi M, Tanaka Y (1978) Familial juvenile neuronal storage disease. Arch Neurol 35: 792–800

Ivemark BI, Svennerholm L, Thoren C, Tunnell R (1963) Niemann-Pick disease in infancy: Report of two siblings with clinical, histological and chemical studies. Acta Paediatr Scand 52: 391–404

Iwashita H, Argyrakis A, Lowitzch K, Spaar FW (1974) Polyneuropathy in Waldenströms macroglobulinemia. J Neurol Sci 21: 341–354

Iwata M, Hirano A (1978) A neuropathological study of the Werdnig-Hoffmann disease. Neurol Med Chir 8: 40–53

Iwata M, Hirano A, French JH (1979a) Thalamic degeneration in X-chromosome-linked copper malabsorption. Ann Neurol 5: 359–366

Iwata M, Hirano A, French JH (1979b) Degeneration of the cerebellar system in X-chromosome-linked copper malabsorption. Ann Neurol 5: 542–549

Iwata M, Fuse S, Sakuta M, Toyokura Y (1984) Neuropathological study of chorea-acanthocytosis. Jap J Med 23: 118–122

Izumi K, Inoue N, Shirabe T, Miyazaki T, Kuroiwa Y (1971) Failed levodopa therapy in striato-nigral degeneration. Lancet 1: 1355

Izumo S, Ikuta F, Igata A, Osame M, Yamauchi C, Inada S (1983) Morphological study on the hereditary neurogenic amyotrophic dogs: Accumulation of lipid compound-like structures in the lower motor neuron. Acta Neuropathol 61: 270–276

Jackson H (1871) Case of tumor of middle lobe of cerebellum. Rigidity in cerebellar attitude in occasional tetanus-like seizures. Brit med J II: 242, 258

Jackson H, Beevor CC (1889) On a case of epileptic attacks with an olfactory aura from a tumor in the right temporosphenoidal lobe. Lancet I: 381

Jackson WPU (1951) The clinical features, diagnosis and osseous lesions of gargoylism exemplified in three siblings. Arch Dis Child 26: 549–557

Jacob F, Monod J (1961) Genetic regulatory mechanisms in the synthesis of proteins. J Molec Biol 3: 318–356

Jacob H (1951) Über unterschiedliche Formen der Hirnschädigung bei Icterus gravis neonatorum. Zentralbl Allg Pathol 87: 97–114

Jacob H (1982) Lokalisation neuropathologische Prozesse und klinische Symptomatik. Neuropathol 3: 77–94

Jacobi M (1947) Über Leukodystrophie und Pelizaeus-Merzbachersche Krankheit. Virchows Arch 314: 460–480

Jacobs H (1965) Myoclonus and ataxia occurring in a family. J Neurol Neurosurg Psychiat 28: 272–275

Jacobs JM, Scaravilli F, Duchen LW, Mertin J (1980) Hereditary sensory neuropathy in the rat: a new neurological mutant „mutilated foot". J Anat (London) 131: 219

Jacobs L, Bozian D, Heffner RR, Barron SA (1981) An eye movement disorder in amyotrophic lateral sclerosis. Neurology 31: 1282–1287

Jaffe R, Crumrine P, Hashida Y, Moser H (1981) Neonatal adrenoleucodystrophy in a brother and sister. J Neuropathol Exp Neurol 40: 308

Jaffe R, Crumrine P, Hashida Y, Moser H (1982) Neonatal adrenoleucodystrophy: Clinical, pathological and biochemical delineation of a syndrome affecting both males and females. Am J Pathol 108: 100–111

Jager BV, Fred HL, Butler RB, Carnes WH (1960) Occurrence of retinal pigmentation, ophthalmoplegia, ataxia, deafness and heart block. Report of a case, with findings at autopsy. Am J Med 29: 888–893

Jain S, Maheshwari MC (1986) Joseph disease in India – report of two families. J Neurogenet 3: 61–73

Jakob H (1960) Zur pathologischen Anatomie der Pickschen Krankheit. I. Vergleichende Untersuchungen über Ausdehnung und Schwerpunkte der Atrophie. Arch Psychiatr Nervenkr 201: 269–297

Jakob H (1961) Zur pathologischen Anatomie der Pickschen Krankheit. II. Die feineren histologischen Veränderungen und die Frage der Lokalisation des Prozeßbeginns am Neuron. Arch Psychiatr Nervenkr 202: 20–39

Jakob H (1969) Klinisch-anatomische Aspekte bei „reinen" Schläfenlappenfällen Pickscher Krankheit und der basalen Neocortex. Dtsch Z Nervenheilk 196: 20–39

Jakob H (1969) Ablagerungen im Zentralnervensystem bei der protrahierten Verlaufsform (Typ Lundborg) der Myoklonuskörperchenkrankheit. Acta Neuropathol (Berl) 12: 260–275

Jakob H (1979) Die Picksche Krankheit. Eine neuropathologisch-anatomisch-klinische Studie. In: Hippius H, Janzarik W, Müller C (Hrsg) Monographien aus dem Gesamtgebiet der Psychiatrie – Psychiatry Series, Bd 23. Springer, Berlin Heidelberg New York

Jakob H, Kolkmann FW (1973) Zur Pigmentvariante der adulten Form der amaurotischen Idiotie. Arch Neuropathol 26: 225–236

Janeway R, Ravens JR, Pearce LA, Odor L, Suzuki K (1967) Progressive myoclonus epilepsy with Lafora inclusion bodies. I. Clinical genetic, histopathology and biochemical aspects. Arch Neurol (Chic) 16: 565–582

Janisch HD (1986) Pathophysiologische Grundlagen von Motilitätsstörungen im Ösophagus. Z Gastroenterologie 24: 17–25

Jänisch W, Weiß F (1964) Die Randzonensiderose des Zentralnervensystems. Zentralbl Allg Pathol 105: 537–543

Jankovic J (1985) Clinical features, differential diagnosis, and pathogenesis of blepharospasm and cranial-cervical dystonia. Adv Ophthal Plastic Reconstruct Surgery 4: 67–82

Jankovic J (1988) Orofacial and other self-mutilations. Adv Neurol 49: 365–381

Jankovic J, Reches A (1986) Parkinson's disease in monozygotic twins. Ann Neurol 19: 405–408

Jankovic J, Rivera VM (1979) Hereditary myoclonus and progressive distal muscular atrophy. Ann Neurol 6: 227–231

Jankovic J, Kirkpatrick JB, Blomquist KA, Langlais PJ, Bird ED (1985) Late-onset Hallervorden-Spatz disease presenting as familial parkinsonism. Neurology 35: 227–234

Janota I (1979a) Neuroaxonal dystrophy in the neonate: A case report. Acta Neuropathol (Berl) 46: 151–154

Janota I (1979b) Widespread intranuclear neuronal corpuscle (Marinesco-bodies) associated with cranial and peripheral nerve involvement. Neuropathol Appl Neurobiol 5: 311–317

Janota I (1972) Ultrastructural studies of an hereditary sensory neuropathy in mice, dystonia musculorum. Brain 95: 529–536

Jansky J (1909) Über einen noch nicht beschriebenen Fall der familiären amaurotischen Idiotie mit Hypoplasie des Kleinhirns. Z Erforsch Behandl jugendl Schwachsinns 3: 86–88

Janz C, Christian W (1957) Impulsiv Petit-mal. Dtsch Z Nervenheilk 176: 346

Jasson JM, Gelfand EW (1979) Diagnostic considerations in ataxia telangiectasia. Arch Dis Child 54: 682–686

Jatzkewitz H (1970) Zerebrale Sphingolipidosen als angeborene Stoffwechselstörungen. Dtsch Med Wschr 95: 131–139

Jatzkewitz H (1972) Comparison of properties of the enzymes involved in metachromatic leucodystrophy and Tay-Sachs disease. In: Ganguly J, Smellie RNS (eds) Current trends in the biochemistry of lipids, Biochem Soc Symp Nr 35, Academic Press, London, pp 141–150

Jatzkewitz H, Pilz H (1964) Über den Fettsäureanteil der Sphingomyeline im Grau und Weiß normaler und pathologischer Gehirne. Naturwiss 51: 61–62

Jatzkewitz H, Pilz H, Sandhoff K (1965) The quantitative determination of gangliosides and their derivatives in different forms of amaurotic idiocy. J Neurochem 12: 135–144

Jayaraj AP (1980) Polysaccharide accumulation in the central nervous system of D-Penicillamine-treated rats. Acta Neuropathol (Berl) 95: 237–239

Jefferies WA, Brandon MR, Hunt SV, Williams AF, Gatter KC, Mason DY (1984) Transferrin receptor on endothelium of brain capillaries. Nature 312: 162–163

Jefferson M (1958) Late infantile metachromatic leucodystrophy. Proc Roy Soc Med 51: 160–162

Jellinger K (1968a) Striato-nigrale Degeneration. Acta Neuropathol (Berl) 10: 242–257

Jellinger K (1968b) Pallidostriatal degenerations and exogenous lesions of the pallidum and striatum. In: Vinken PJ, Bruyn GW (eds) Handbook of clinical neurology, vol 6. North-Holland-Publishers, Amsterdam, pp 632–693

Jellinger K (1971) Progressive supranuclear palsy (subcortical argyrophilic dystrophy). Acta Neuropathol (Berl) 19: 347–352

Jellinger K (1973) Neuroaxonal dystrophy: Its natural history and related disorders. In: Zimmerman HM (ed) Progress in neuropathology, vol II. Grune & Stratton, New York London, pp 129–180

Jellinger K (1987) Overview of morphological changes in Parkinson's disease. Adv Neurol 45: 1–18

Jellinger K, Seitelberger F (1969a) Pelizaeus-Merzbacher disease. Transitional form between classical and co-natal (Seitelberger) type. Acta Neuropathol 14: 108–117

Jellinger K, Seitelberger F (1969b) Juvenile form of spongy degeneration of the CNS. Acta Neuropathol 13: 276–281

Jellinger K, Seitelberger F (1970) Subacute necrotizing encephalomyelopathy (Leigh). Erg Inn Med Kinderheilk 29: 155–219

Jellinger K, Seitelberger F (1986) Neuropathology of Rett syndrome. Am J Med Gen 24: 259–288

Jellinger K, Summer K (1960) Zusammentreffen von Neuromyelitis optica mit schweren progressiven symmetrischen Pseudokalk- und Kalkablagerungen im Gehirn. Schweiz Arch Neurol Psychiat 86: 82–100

Jellinger K, Weingarten K (1961) Neurologische Syndrome bei Porphyrinkrankheiten. Wien Z Innere Med 42: 498–512

Jellinger K, Seitelberger F, Rosenkranz W (1968) Infantile neuroaxonal dystrophie. Frühform mit bevorzugtem Kleinhirnbefall. Acta Neuropathol (Berl) 10: 123–131

Jellinger K, Tarnowska-Dzidusko E (1971) Die ZNS-Veränderungen bei den olivo-pontocerebellaren Atrophien. Z Neurol 199: 192–214

Jellinger K, Danielczyk W, Kothbauer P, Seemann D (1979) Familiäre Striatumdegeneration. Arch Psychiat Nervenkr 227: 261–269

Jellinger K, Anzil AP, Seemann D, Bernheimer H (1982) Adult GM2 atrophy: motor neuron disease phenotype. Clin Neuropathol 1: 31–44

Jellinger K, Paschke E, Bernheimer H, Vass K (1984) Atypische adulte Variante von L-Iduronidase-Mangelsyndrom (Mukopolysaccharidose I-S) St. Wuketich, Wien Graz

Jellinger K, Rett A, Riederer P (1989) Neuropathologie und Neurochemie des Rett-Syndroms. Zentralbl allg Pathol pathol Anat 135: 298

Jellum E, Kluge T, Borresen HC, Stokke O, Eldjarn L (1970) Pyroglutamic aciduria – a new inborn error of metabolism. Scand J Clin Lab Invest 26: 327–335

Jennekens FGI, Barth PG, Fleury P, Veldman H, Keuning JF, Westdorp J (1984) Axonal dystrophy in a case of connatal thalamic and brain stem degeneration. Acta Neuropathol (Berl) 64: 68–71

Jenner FA, Pollitt RJ (1967) Large quantities of 2-acetamido-1(beta-1-aspartamido)-1,2-dideoxyglucose in the urine of mentally retarded siblings. Biochem J 103: 48–57

Jensen GE, Clausen J (1983) Leucocyte glutathione peroxidase activity and selenium level in Batten's disease. Scand J Clin Lab Invest 43: 187–196

Jensen GE, Clausen J, Melchior JC (1977) Clinical, social and biochemical studies on Batten's Syndrome, alias Spielmeyer-Vogt or Stengel's Syndrome. Eur Neurol 15: 203–211

Jensen OA (1971) Mucopolysaccharidosis typ III (Sanfilippos syndrome). Histochemical examination of the eyes and brain with a survey of the literature. Acta Pathol Microbiol Scand 79: 257–273

Jepson JB (1978) Hartnup disease. In: Stanbury JB, Wyngaarden JB, Fredrickson DS (eds) The metabolic basis of inherited disease, 4th edn. McGraw-Hill, New York, pp 1563–1577

Jequier M (1947) Remarque sur la choréa de Huntington: Le rôle des lésions médullaires. Schweiz Arch Neurol Psychiat 60: 405–407

Jerusalem F (1982) Angeborene Stoffwechselstörungen mit bevorzugter Lokalisation in der Skelettmuskulatur. Verh Dtsch Ges Pathol 66: 234–239

Jervis GA (1939) The genetics of phenyl-pyruvic oligophrenia. J Ment Sc 85: 719–762

Jervis GA (1947) Studies on phenylpyruvic oligophrenia: The position of the metabolic error. J Biol Chem 169: 651–656

Jervis GA (1950) Familial idiocy due to neuronal lipidosis (so-called late amaurotic idiocy). Am J Psychiatry 107: 409–414

Jervis GA (1950) Early familial cerebellar degeneration. J Nerv Ment Dis 111: 398–407

Jervis GA (1953) Phenylpyruvic oligophrenia deficiency of phenylalanine oxidizing system. Proc Soc Exp Biol Med 82: 514–515

Jervis GA (1954) Microcephaly with extensive calcium deposits and demyelination. J Neuropathol Exp Neurol 13: 318–329

Jervis GA (1954) Concordant primary atrophy of cerebellar granules in monozygotic twins. Acta genet Med Gemel 3: 153–162

Jervis GA (1957) Degenerative encephalopathy of childhood – cortical degeneration, cerebellar atrophy, cholesterinosis of basal ganglia. J Neuropathol Exp Neurol 16: 308–320

Jervis GA (1959) Juvenile amaurotic idiocy. J Dis Child 97: 663–667

Jervis GA (1960) Infantile metachromatic leucodystrophy. J Neuropathol Exp Neurol 19: 323–341

Jervis GA (1963) Huntington's chorea in children. Arch Neurol (Chic) 9: 244–257

Jeune M, Planson E, Cotte J, Bonnefoy S, Nivelon JL, Skosowsky J (1961) L'intolérance héréditaire au fructose. Pédiatrie 16: 605–626

Jeune M, Collombel C, Michel M, David M, Guibaud P, Guerrier G, Albert J (1970) Hyperleucinisoleucinemia par défaut partiel de transamination associée à une hyperprolinemie de type 2. Observation familiale d'une double aminoacidopathie. Ann Pediatr 17: 349–363

Jew JY, Sandquist D (1979) CNS changes in hyperbilirubinemia. Arch Neurol 36: 149–154

Jew J, Williams TH (1977) Ultrastructural aspects of bilirubin encephalopathy in cochlear nuclei of the Gunn rat. J Anat 124: 599–614

Jin KH, Handa T, Ishihara T, Yoshii F (1979) Cockayne syndrome: report of two siblings and review of literature in Japan. Brain Dev 4: 305–312

Jirmanova I (1971) Glycogen deposits in motoneurones of young chickens following peripheral nerve section. Acta Neuropathol (Berl) 19: 110–120

Joachim CL, Morris JH, Selkoe DJ (1988) Clinical diagnosed Alzheimer's disease – autopsy results in 150 cases. Ann Neurol 24: 50–56

Johansen P, Leegaard OF (1985) Peripheral neuropathy and paraproteinemia: an immunhistochemical and serologic study. Clin Neuropathol 4: 99–104

Johnson AB (1970) Deficiency of ATP-ase-positive astrocytic processes in spongy degeneration of the nervous system (Canavan's disease). J Neuropathol Exp Neurol 29: 36

Johnson AB, Bettica A (1986) Rosenthal fibers in Alexander's disease show glial fibrillary acidic protein (GFAP) immunoreactivity with the immunogold staining method. J Neuropathol Exp Neurol 45: 349

Johnson AB, Schaumburg HH, Powers JM (1976) Histochemical characteristics of the striated inclusions of adrenoleucodystrophy. J Histochem Cytochem 24: 725–730

Johnson BL, Hiles DA (1976) Ocular pathology of Lowe's syndrome in a female infant. J pediatr Ophthalmol 13: 204–210

Johnson GR, Oliver JE, Selcer R (1975) Globoid cell leukodystrophy in a beagle. J Am Vet Med Ass 167: 380–384

Johnson GW (1981) The clinical spectrum of hexosaminidase deficiency disease. Neurology 31: 1453–1456

Johnson KH (1970) Globoid leucodystrophy in the cat. J Am Vet Med Assoc 157: 2057–2064

Johnson RC, McKean CM, Shah SN (1977) Fatty acid composition of lipids in cerebral myelin and synaptosomes in phenylketonuria and Down syndrome. Arch Neurol 34: 288–294

Johnson RH (1982) Orthostatic hypotension. In: Vinken PJ, Bruyn GW (eds) Handbook of clinical neurology, vol 43. North-Holland, Amsterdam, pp 66–67

Johnson RH, Lee G J de, Oppenheimer DR, Spalding JMK (1966) Autonomic failure with orthostatic hypotension due to intermediolateral column degeneration. A report of two cases with autopsies. Q J Med 15: 276–292

Johnson WG (1982) Hexosaminidase deficiency: A cause of recessively inherited motor neuron disease. Adv Neurol 36: 159–164

Johnson WG, Eahn S (1977) Treatment of vascular hemiballism and hemichorea. Neurology 27: 634–636

Johnson WG, Chutorian A, Miranda A (1977) A new juvenile hexosaminidase deficiency disease presenting as cerebellar ataxia: clinical and biochemical studies. Neurology 27: 1012–1018

Johnson WG, Thomas GH, Miranda AF, Driscoll JM, Wigger JN, Yeh MN, Schwartz RC, Cohen CS, Berdon WE, Koenigsberger MR (1980) Congenital sialidosis: Biochemical studies; clinical spectrum in four sibs; two successful prenatal diagnoses. Am J Hum Genet 32: 43 A

Johnston CC jr, Lavy N, Lord T (1968) Osteopetrosis: A clinical genetic, metabolic, and morphologic study of the dominantly inherited form. Medicine 47: 149–167

Jolly RD (1971) The pathology of the central nervous system in pseudolipidosis of Angus calves. J Pathol 103: 113–121

Jolly RD (1975) Mannosidosis of Angus cattle: A prototype control programme for some genetic diseases. In: Cornelius CE, Bradley JV (eds) Advances in veterinary science and comparative medicine. Academic Press, New York London, pp 1–21

Jolly RD, Thompson KG (1978) The pathology of bovine mannosidosis. Vet Pathol 15: 141–152

Jolly RD, Janmaat A, West DM, Morrison I (1980) Bovine ceroidlipofuscinosis: a model of Battens disease. Neuropathol Appl Neurobiol 6: 195–209

Jones MZ, Laine RA (1981) Caprine oligosaccharide storage disorder: Accumulation of mannosyl(1-4)-beta-N-acetylglucosaminyl(1-4)beta-N-acetylglucosamine in brain. J Biol Chem 256: 5181–5184

Jones MZ, Cunningham JG, Dade AW, Dawson G, Laine RA, Williams CSF, Alessi DM, Mostoskey UV, Vorro JR (1982) Caprine beta-mannosidosis. In: Desnick RF, Patterson DF, Scarpelli DG (eds) Animal models of inherited metabolic diseases. Liss, New York, pp 165–176

Jones MZ, Cunningham JG, Dade AW, Alessi DM, Mostosky UV, Vorro JR, Benitez JT, Lovell KL (1983) Caprine beta-mannosidosis: Clinical and pathological features. J Neuropathol Exp Neurol 42: 268–285

Jong JG de, Delleman JW, Houben M, et al. (1976) Agenesis of the corpus callosum, infantile spasms, ocular anomalies (Aicardi's syndrome). Clinical and pathologic findings. Neurology (Minneap) 26: 1152–1158

Jong RN de (1950) The nervous system complications of diabetes mellitus, with special reference to cerebro-vascular changes. J Nerv Dis 111: 181–194

Jong RN de (1982) Myoclonus, essential hereditary (Paramyoclonus multiplex). In: Vinken PJ, Bruyn GW (eds) Handbook of clinical neurology, vol 42. North Holland, Amsterdam, pp 235–236

Joosten E, Gabreels F, Stadhouders A, Bolmers D, Gabrels-Festen A (1973) Involvement of sural nerve in neuronal ceroid-lipofuscinoses. Report of two cases. Neuropaediatrie 4: 98–110

Joosten E, Gabreels-Festen A, Hommes O, Schuurmans Stekhoven H, Sloof JL (1975) Electron microscopic investigation of inclusion material in a case of adult metachromatic leukodystrophy; observations on kidney biopsy, peripheral nerve and cerebral white matter. Acta Neuropathol (Berl) 33: 165–171

Joosten R, Benzdorf M, Barsy de Th, Habedank M (1981) Leber-Fruktose-1-phosphat und Fruktose-1,6-Diphosphat-Aldolasemangel in der hereditären Fruktose-Intoleranz. Klin Pädiatr 193: 392–393

Jorgensen L, Blackstad TW, Hallmark W, Steen JA (1964) Niemann-Pick disease. Report of a case with histochemical evidence of neuronal storage of acid glycolipids. Acta Neuropathol (Berl) 4: 90–126

Jorm AF (1985) Subtypes of Alzheimer's dementia: a conceptual analysis and critical review. Psychol Med 15: 543–553

Jortner BS, Jonas AM (1968) The neuropathology of globoid-cell leukodystrophy in the dog. Acta Neuropathol (Berl) 10: 171–182

Joseph R, Ribierre M, Job JC, Girault M (1958) Maladie familiale associant des convulsions à début très précoce, une hyperalbumino rachie et une hyperaminoacidurie. Arch Fr Pediatr 15: 374–387

Josephy H (1935) Familiäre diffuse Sklerose. Pelizaeus-Merzbachersche Krankheit. In: Bumke und Foersters Handbuch der Neurologie, Bd XVI. Springer, Berlin, S 887–894

Josephy H (1948) Phenylpyruvic oligophrenia. Illinois Med J 94: 107–111

Joshua GE, Chandy S, Radhakrishnan AN, Mammen D, Mathai KV (1978) Phenylketonuria in indian children. J Inherited Metab Dis 1: 67–70

Joubert M, Eisenring JJ, Robb JP, Andermann F (1969) Familial agenesis of the cerebellar vermis. A syndrome of episodic hyperpnea, abnormal eye movements, ataxia and retardation. Neurology 19: 813–825

Juberg RC, Ness MB van (1975) A new form of hereditary short limbed dwarfism with microcephalus. Clin Genet 7: 111–119

Julien J, Vital C, Lagueny A, Ferrer X, Vital A (1983) Hémorragie cérébrale récidivante et angiopathie amyloide. Rev Neurol 139: 763–767

Julien J, Vital C, Vallat JM, Laguency A, Ferrer X, Deminiere C, Leboutet MJ, Effroy C (1984) IgM demyelinative neuropathy with amyloidosis and biclonal gammopathy. Ann Neurol 15: 395–396

Julien M, Demarquez JL, Vital C (1982) A case of Beckwith-Wiedemann syndrome. (Letter). Arch Pathol Lab Med 106: 154

Jung R (1939) Über vegetative Reaktionen und Hemmungswirkung von Sinnesreizen im kleinen epileptischen Anfall. Nervenarzt, 169

Juul J, Dupont A (1967) Prader-Willi Syndrom. J Ment Defic Res 11: 12

Kaback MM, Sloan HR, Sonneborn M, Herndon RM, Percy AK (1973) GM1-gangliosidosis type I, in utero detection and fetal manifestations. J Pediatr 82: 1037–1041

Kafka MS, Polinsky RJ, Williams A, Kopin IJ, Lake CR, Ebert MH, Tokola NS (1984) Alpha-adrenergic receptors in orthostatic hypotension syndromes. Neurology (NY) 34: 1121–1125

Kaga M, Kawasaki M, Mizuno Y, Ohuchi M, Nagashima K, Mohri N (1984) Cerebello-brain stem orthochromatic leucodystrophy with floppiness and bulbar paralysis. Clin Neuropathol 3: 178–184

Kahana D, Berant M, Wolman M (1968) Primary familial xanthomatosis with adrenal involvement (Wolman's disease). Report of a further case with nervous system involvement and pathogenetic considerations. Pediatrics 42: 70–76

Kahn P (1973) Anderson-Fabry disease: A histopathological study of three cases with observations on the mechanism of production of pain. J Neurol Neurosurg Psychiatry 36: 1053–1062

Kaijser K, Lundquist CW (1948) Acute diffuse sclerosis of brain (Krabbe Type). Infants Nord Med 39: 1355–1361

Kaiser A (1950) M. Gaucher. Spezifische Lungeninfiltration unter dem Bild einer Miliar-Tbc. Mschr Kinderheilk 98: 252–260

Kaiser E, Dahme E, Schwartz-Porsche D, Fraft W (1984) Neurohistology of Myoclonus Epilepsy in Basset Hound. Zentralbl Allg Pathol 129: 271–275

Kaiser-Kupfer MI, Kuwabara T, Askanas V, Brody L, Takki K, Dvoretzky I, Engel WK (1981) Systemic manifestations of gyrate atrophy of the choroid and retina. Ophthalmology 88: 302–308

Kaiserlian D, Savino W, Uriel J, Hassid J, Dardenne M, Bach J (1986) The wasted mutant mouse. II. Immunological abnormalities in a mouse described as a model of ataxia-telangiectasia. Clin Exp Immunol 63: 562–569

Kaiya H (1974) Spino-olivo-ponto-cerebello-nigral atrophy with Lewy bodies and binucleated nerve cells. A case report. Acta Neuropathol (Berl) 30: 263–269

Kaiya H, Mehraein P (1974) Zur Klinik und pathologischen Anatomie des Muskelatrophie-Parkinsonismus-Demenz-Syndroms. Arch Psychiatr Nervenkr 219: 13–27

Kajihara H, Totovic V, Gedigk P (1975) Zur Ultrastruktur und Morphogenese des Ceroidpigmentes. II. Spätveränderungen der Lysosomen in Kupfferschen Sternzellen der Rattenleber nach Phagozytose hochungesättigter Lipide. Virchows Arch (Cell Pathol) 19: 239–254

Kajiyama K, Yamamura T, Kitahara Y, Fujita M (1985) Spinocerebellar degeneration associated with bilateral basal ganglia calcification, macular degeneration and mental retardation – Case report of two siblings. Clin Neurol 25: 553–559

Kakulas BA, Tan N, Ojeda VJ (1986) The neuropathology of progressive autonomic failure of central origin (the Shy-Draeger syndrome). Clin Exp Neurol 22: 103–111

Kalamboukis Z, Molling P (1962) Symmetrical calcification of the brain in the predominance in the basal ganglia and cerebellum. J Neuropathol Exp Neurol 21: 364–371

Kalimo H, Olsson Y (1980) Effect of severe hypoglycemia on the human brain. Acta Neurol Scand 62: 345–356

Kalimo H, Lundberg PO, Olsson Y (1979) Familial subacute necrotizing encephalomyelopathy of the adult form (adult Leigh syndrome). Ann Neurol 6: 200–206

Kaloud H, Sitzmann FC (1975) Symptomatik der schweren Form der Galaktosämie in den ersten Lebenswochen. Therapiewoche 25: 1483–1489

Kalyanasundaram S, Srinivas HV, Deshpande DH (1980) An adult with Hallervorden-Spatz disease: Clinical and pathological study. Clin Neurolog Neurosurg 82: 245–249

Kalyan-Raman UP, Kalyan-Raman K (1984) Cerebral amyloid angiopathy causing intracranial hemorrhages. Ann Neurol 16: 321–329

Kamijo K, Hiatt RB, Koelle GB (1953) Congenital megacolon. A comparison of the spastic and hypertrophied segments with respect to cholinesterase activities and sensitivities to acetycholine. DFP and Barium ion. Gastroenterol 24: 273–285

Kamijyo Y, Kawamura J, Carcia JH, Lindenberg R (1973) Ultrastructural observations of cerebral ceroid-lipofuscinosis; juvenile and adult types in the same family. Proc Amer Assoc Neuropath, 49th Ann Meet 49–50

Kammerling JP, Strecker G, Farriaux FP, Dorland Lambertus, Haverkamp J, Vliegenthart JFG (1979) 2-Acetamidoglucal, a new metabolite isolated from the urine of a patient with sialuria. Biochim Biophys Acta 583: 403–408

Kamoshita S, Landing BH (1968) Distribution of lesions in myenteric plexus and gastrointestinal mucosa in lipidoses and other neurological disorders of children. Am J Clin Pathol 49: 312–318

Kamoshita S, Aguilar MJ, Landing BH (1968) Infantile subacute necrotizing encephalomyelopathy. Am J Dis Child 116: 120–129

Kamoshita S, Aron AM, Suzuki K (1969) Infantile Niemann-Pick disease. A chemical study with isolation and characterization of membranous cytoplasmic bodies and myelin. Amer J Dis Child 117: 379–394

Kamoshita S, Konishi Y, Segawa M, Fukuyama Y (1976) Congenital muscular dystrophy as a disease of the central nervous system. Arch Neurol 33: 513–516

Kamp JJP van de, Niermeijer MF, Figura KV, Giesberts MAH (1981) Genetic heterogenecity and clinical variability in the Sanfilippo syndrome (types A, B and C). Clin Genet 20: 152–160

Kanazawa I, Kwak S, Sasaki H, Mizusawa H, Muramoto O, Yoshizawa K, Nukina N, Kitamura K, Kurisaki H, Sugita K (1985) Studies on neurotransmitter markers and neuronal cell density in the cerebellar system in olivopontocerebellar atrophy and cortical cerebellar atrophy. J Neurol Sci 71: 193–208

Kang J, Lemaire HG, Unterbeck A, Salbaum JM, Masters CL, Grzeschik KH, Multhaup G, Beyreuther K, Muller-Hill B (1987) The precursor of Alzheimer's disease amyloid A4 protein resembles a cell surface receptor. Nature 325: 733–736

Kanwar YS, Manaligod JR, Wong PWK (1976) Morphologic studies in a patient with homocystinuria due to 5,10-methylenetetrahydrofolate reductase deficiency. Pediatr Res 10: 598–609

Kaplan A, Achord DT, Sly WS (1977) Phosphohexosyl components of a lysosomal enzyme are recognized by pinocytosis receptors on human fibroblasts. Proc Natl Acad Sci USA 74: 2026–2030

Kaplan D (1969) Classification on the mucopolysaccharidoses based on the pattern of mucopolysaccharidosis. Am J Med 47: 721–729

Kaplan P, Wolfe LS (1986) Sanfilippo syndrome type D. J Pediatr 110: 267–271

Kaposi M (1872) Neue Beiträge zur Kenntnis des Lupus erythematodes. Arch Dermatol. 4: 36

Kappers AJ (1959) On the development, structure and function of the paraphysis cerebri. In: Kappers AJ (ed) Progress in Neurobiology (Proceedings of the First International Meeting of Neurobiologists). Elsevier, Amsterdam, pp 130–145

Karbe E (1973) Animal model of human disease, GM2-gangliosidoses (amaurotic idiocies) types I, II, III. Am J Pathol 71: 151–154

Kark RA, Blass JP, Baker L (1969) Accumulations of phytanic acid in Refum's disease. Lancet 2: 1140

Kark RAP, Rodriguez-Budelli M (1979) Pyruvate dehydrogenase deficiency in spinocerebellar degenerations. Neurology 29: 126–131

Karpati G, Carpenter S, Engel AG, Watterns G, Allen G, Rothman S, Klassen G, Mamer OA (1975) The syndrome of systemic carnitine deficiency. Neurology 25: 16–24

Karpati G, Carpenter S, Larbrisseau A, Lafontaine R (1973) The Kearns-Shy syndrome. A multisystem disease with mitochondrial abnormality demonstrated in skeletal muscle and skin. J Neurol Sci 19: 133–151

Karpati G, Carpenter D, Wolfe LS, Anderman F (1977) Juvenile dystonic lipidosis: An unusual form of neurovisceral storage disease. Neurology 27: 32–42

Kasama T, Taketomi T (1986) Abnormalities of cerebral lipids in GM1-gangliosidoses, infantile, juvenile, and chronic type. J Exp Med Jpn 56: 1–11

Kasubuchi Y, Haba S, Wakaizumi S, Shimada M, Miyake S (1974) An autopsy case of congenital muscular dystrophy accompanying hydrocephalus. No To Hattatsu 6: 36–41

Kato T, Hirano A, Jacobs AK, Weinberg AK, Weinberg MN (1986) Spinal cord lesions in progressive supranuclear palsy: Some new observations. J Neuropathol Exp Neurol 45: 377

Kato T, Hirano A, Kurland LT (1987) Asymmetric involvement of spinal cord involving both large and small anterior horn cells in a case of familial amyotrophic lateral sclerosis. Clin Neuropath 6: 67–70

Katsuragi S, Sakai T, Watanabe K, Shimoji A, Deshimaru M, Kuramoto R, Miyamto K, Yamashita K, Miyakawa T (1988) An autopsy case of idiopathic superficial hemosiderosis of the central nervous system: a microscopic and immunohistochemical study. Clin Neuropathol 7: 87–92

Katsuta Y, Yanagida N, Kowada M, Futawatari K (1986) Cerebellopontine angle xanthogranuloma: report of a surgical case. No Shinkei Geka 14 (6): 803–807

Katz DA, Naseem A, Horoupian DS, Rothner AD, Davies P (1984) Familial multisystem atrophy with possible thalamic dementia. Neurology 34: 1213–1217

Kaufman HH, Rosenberg HS, Scott CI, Lee YY, Pruessner JL, Butler IJ (1982) Cervical myelopathy due to dural compression in mucopolysaccharidosis. Surgical Neurol 17: 404–410

Kaufman RL (1982) Dwarfism, skeletal dysplasia and brain abnormalities (Taybi-Linder syndrome). In: Vinken PJ, Bruyn GW (eds) Handbook of clinical neurology, vol 43 North-Holland, Amsterdam – New York – Oxford, pp 385–386

Kaufman S (1980) Differential diagnosis of variant forms of hyperphenylalaninemia. Pediatrics 65: 840–845

Kaufman S, Holtzman NA, Milstien N (1975) Phenylketonuria due to a deficiency of dihydropteridine reductase. New Engl J Med 293: 785–792

Kaunisto N (1973) Lattice dystrophy of the cornea. Its connection with preceeding episodes of crystals and with subsequent amyloidosis. Acta Ophthalmol 51: 335–352

Kautek L (1989) Das hereditäre angioneurotische Ödem. Kinderarzt 20: 71–72

Kawagoe T, Jacob H (1986) Neocerebellar hypoplasia with systemic combined olivo-ponto-dentatal degeneration in a 9-day-old baby: contribution to the problem of relations between malformation and systemic degeneration in early life. Clin Neuropathol 5: 203–208

Kawamura N, Narikawa J, Takahira T (1973) Familial cases of Hunters syndrome. Jap J Clin Med 31: 2606–2609

Kawana T, Nada O, Ikeda K (1988) An immunohistochemical study of glial fibrillary acidic (GFA) protein and S-100 protein in the colon affected by Hirschsprung's disease. Acta Neuropathol 76: 159–165

Kawashima H, Kawano M, Masaki A, Sato T (1988) Three cases of untreated classical PKU: A report on cataracts and brain calcification. Am J Med Gen 29: 89–93

Kayden HJ (1972) Abetalipoproteinemia. Ann Rev Med 23: 285–296

Kaye EM, Ullmann MD, Wilson ER, Barranger JA (1986) Type 2 and Type 3 Gaucher disease: a morphological and biochemical study. Ann Neurol 20: 223–230

Kaye EM, Kolodny EH, Logigian EL, Ullman MD (1988) Nervous system involvement in Fabry's disease: clinicopathological and biochemical correlation. Ann Neurol 23: 505–509

Kaye MD, Demeules JE (1979) Achalasia and diffuse esophageal spasm in siblings. Gut 20: 811–814

Kayser B (1902) Über einen Fall angeborener grünlicher Verfärbung der Cornea. Klin Mbl Augenheilk 40: 22–25

Kazner E, Stochdorph O, Wende S, Grumme T (1980) Intracranial lipoma. Diagnostic and therapeutic considerations. J Neurosurg 52: 234–245

Kearns TP, Sayre GP (1958) Retinitis pigmentosa, external ophtalmoplegia and complete heart block. Arch Ophtalmol 60: 280–289

Keddie KMG (1967) Presenile dementia, clinically of the Pick's disease variety occurring in a mother and daughter. Int J Neurol Psychiat 3: 182–187

Keiller W (1926) Four cases of olivo-ponto-cerebellar atrophy giving a history of heredity with three autopsies. Sth Med J (Bgham, Ala) 19: 51–522

Keino H, Aoki E, Kashiwamata S (1986) Postnatal changes of the number and lobular distribution of acid phosphatase positive and lipid granule-containing cells in the cerebellum of hyperbilirubinemic Gunn rats. Neurosci Res 3: 183–195

Keith CG (1968) Retinal atrophy in osteopetrosis. Arch Ophthalmol 79: 234–241

Kekomäki MP, Raeihae NCR, Bickel H (1969) Ornithine-ketoacid aminotransferase in human liver with reference to patients with hyperornithinemia and familial protein intolerance. Clin Chim Acta 23: 203–208

Kelley WN, Wyngaarden JB: The Lesch-Nyhan-syndrome. In: Stanbury JB, Wyngaarden JB, Frederickson DS (eds) The Metabolic basis of inherited disease. Mac Graw-Hill, New York, pp 969–991

Kelley WN, Rosenbloom FM, Miller J, Seegmiller JE (1968) An enzymatic basis for variation in response to allopurinol. N Engl J Med 278: 287–293

Kelley WN, Greene ML, Rosenbloom FM, Henderson JF, Seegmiller JE (1969) HG-PRTase deficiency in gout. Ann Int Med 70: 155–206

Kelly JJ jr, Kyle RA, O'Brian PC, Dyck PJ (1979) The natural history of peripheral neuropathy in primary systemic amyloidosis. Ann Neurol 6: 1–7

Kelly TE, Graetz G (1977) Isolated acid neuraminidase deficiency: A distinct lysosomal storage disease. Am J Med Genet 1: 31–46

Kelly TE, Thomas GH, Taylor HA, McKusick VA, Sly WS, Glaser JH, Robinow M, Luzzatti L, Espiritu C, Feingold M, Bull M, Ashenhurst EM, Ives EJ (1975) Mucolipidosis III (pseudo-Hurler polydystrophy): Clinical and laboratory studies in a series of 12 patients. Johns Hopkins Med J 137: 156–175

Kennedy P, Swash M, Dean MF (1973) Cervical cord compression in mucopolysaccharidosis. Develop Med Child Neurol 15: 194–199

Kennedy RM, Rowe VD, Kepes JJ (1980) Cockayne syndrome: An atypical case. Neurology 30: 1268–1272

Kennedy WR, Alter M, Sung JH (1968) Progressive proximal spinal and bulbar muscular atrophy of late onset, a sex-linked recessive trait. Neurology 18: 671–680

Kennedy WR, Sung JH, Berry JF (1977) A case of congenital hypomyelination neuropathy. Clinical, morphological chemical studies. Arch Neurol 34: 337–345

Kenyon KR, Quigley HA, Hussels IE (1972) The systemic mucopolysaccharidoses. Ultrastructural and histochemical studies of conjunctiva and skin. Am J Ophthalmol 73: 811–833

Kenyon KR, Sensenbrenner JA, Wyllie RG (1973) Hepatic ultrastructure and histochemistry in mucolipidosis II (I-cell disease). Pediatr Res 7: 560–568

Kepes JJ (1979) Histiocytosis X. In: Vinken PJ, Bruyn GW (eds) Handbook of clinical neurology, vol 38. North-Holland, Amsterdam pp 93–117

Kepes JJ, Ziegler DK (1972) Alexander's disease in an adult (leukodystrophy with Rosenthal fibers). Miss Med 69: 23–25

Kern P, Laurent M, Regnault F (1972) Biochemical and ultrastructural studies of conjunctiva of hereditary diabetic mice. Rev Eur Etud Clin Biol 17: 882–886

Kerr GR, Chamone AS, Harlow HF (1968) Fetal PKU. The effect of maternal hyperphenylalaninemia during pregnancy in the Rhesus monkey. Pediatrics 42: 27–36

Kessler C, Schwechheimer K, Reuther R, Born JA (1984) Hallervorden-Spatz syndrome restricted to the pallidal nuclei. J Neurol 231: 112–116

Ketelsen UP, Schmidt D, Beckmann R, Haralambie G (1982) Kearns-Sayre syndrome: Primarily a mitochondriopathy? Dev Ophtalmol 6: 118–137

Keyserlingk DG, Boll I, Albrecht M (1972) Elektronenmikroskopie und Cytochemie der Gaucher-Zellen bei chronischer Myelose. Klin Wschr 50: 510–516

Khachaturian ZS (1985) Diagnosis of Alzheimer's disease. Arch Neurol 42: 1097–1105

Kida E, Renkawek K, Smialek M (1985) Rozlegle uszkodzenie struktur pnia mozgu w przypadku ostrej postaci choroby wilsona. Neuropat pol 3: 433–443

Kida H (1980) Histopathological studies on Alzheimer glia type II in various liver disease – a study of Best's carmine positive intranuclear inclusion. No To Shinkei 32: 393–401

Kidd M (1963) Paired helical filaments in electron microscopy of Alzheimer's disease. Nature 197: 192–193

Kidd M (1967) An electron microscopical study of a case of atypical cerebral lipidosis. Acta Neuropathol (Berl) 9: 70–78

Kidd M, Allsop D, Landon M (1985) Senile plaque amyloid, paired helical filaments, and cerebrovascular amyloid in Alzheimer's disease are all deposits of the same proteine. Lancet 1: 278

Kielian MC, Steinmann RM, Cohn ZA (1982) Intralysosomal accumulation of polyanions. I. Fusion of pinocytic and phagocytic vacuoles with secondary lysosomes. J Cell Biol 93: 866–874

Kieras FJ, Houck GE, French JH, Wisniewski K (1984) Low sulfated glycosaminoglycans are excreted in patients with the Lowe syndrome. Biochem Med 31: 201–210

Kihira S, Nonaka I (1985) Congenital muscular dystrophy. A histochemical study with morphometric analysis on biopsied muscles. J Neurol Sci 70: 139–149

Kiil R, Rokkones T (1964) Late manifesting variant of branched-chain ketoaciduria (maple syrup urine disease). Acta Paediatr 53: 356–365

Kikuchi K, Minami R, Kudoh T, Nakado T, Tsugawa S (1982) A case of type 2 GM1-gangliosidosis with long survival. Brain Dev 4: 153–156

Kilham L, Margolis G (1966) Viral etiology of spontaneous ataxia of cats. Amer J Path 48: 991–1011

Kim MH, Yoon JJ, Sher J, Brown AK (1980) Lack of predictive indices kernicterus: A comparison of clinical and pathologic factors in infants with and without kernicterus. Pediatrics 66: 852–858

Kim RC, Ramachandran T, Parisi JE, Collins GH (1981) Pallidonigral pigmentation and spheroid formation with multiple striated lacunar infarcts. Neurology (NY) 31: 774–777

Kimula Y, Utsuyama M, Yoshimura M, Tomonaga M (1983) Element analysis of Lewy and adrenal bodies in Parkinson's disease by electron probe microanalysis. Acta Neuropathol (Berl) 59: 233–236

Kimura N, Takahata N, Nishihori K (1974) An autopsy case of progressive myoclonic epilepsy (degenerative type). Clin Neurol (Tokyo) 14: 568–573

Kindl H, Lazarow PB (1982) Peroxisomes and glyoxysomes. Ann NY Acad Sci 386: 1–5

Kindt GW, Altenau LL (1978) Primary dilation of the cerebral resistance vessels as a cause of increased intracranial pressure. Adv Neurol 20: 315–320

King JO (1975) Progressive myoclonic epilepsy due to Gaucher's disease in an adult. J Neurol Neurosurg Psychiat 38: 849–854

Kinoshita M, Suzuki Y, Matsuo N (1978) Ragged red fibres in Leigh's syndrome. Clin Neurol (Tokyo) 18: 108–115

Kint JA (1970) Fabry's disease: Alpha-galactosidase deficiency. Science 167: 1268–1269

Kint JA (1974) Stoichiometric binding of concanavalin A to hydrolases of human serum and liver. Arch Int Physiol Biochim 82: 994–995

Kint JA, Carlton D (1973) Fabry's disease. In: Hers HG, Hoof F van (eds) Lysosomes and storage diseases. Academic Press, New York, p 347

Kint JA, Dacremont G, Carton D, Orye E, Hooft C (1973) Mucopolysaccharidosis: Secondarily induced abnormal distribution of lysosomal isoenzymes. Science 181: 352–454

Kira J, Tabira T, Tsuji S, Shibasaki H, Goto I (1981) A case of neuronal ceroid-lipofuscinosis (Jansky-Bielshowsky type): morphological, biochemical and electrophysiological studies. Rinsho Shinkeigaku 28: 706–713

Kirby R, Fowler C, Cosling J, Bannister R (1986) Urethro-vesical dysfunction in progressive autonomic failure with multiple system atrophy. J Neurol Neurosurg Psychiatry 49: 554–562

Kirschbaum WR (1968) Jacob-Creutzfeld Disease. Elsevier, New York

Kirschbaum W, Eichholz A (1932) Über primäre Kleinhirnrindenatrophien. Dtsch Z Nervenheilk 125: 21–40

Kish SJ, Rajput A, Gilbert J, Rozdilsky B, Chang LJ, Shannak K, Hornykiewicz O (1986) Elevated gamma aminobutyric-acid level in striatal but not extrastriatal brain regions in Parkinson's disease correlation with striatal dopamine loss. Ann Neurol 20: 26–31

Kissel JT, Kolkin S, Chakeres D, Boesel C, Weiss K (1987) Magnetic resonance imaging in a case of autopsy-proved adult subacute necrotizing encephalomyelopathy (Leigh's disease). Arch Neurol 44: 563–566

Kissel P, Dureux JB (1972) Ullmann syndrome, systemic angiomatosis, vol 14. In: Vinken PJ, Bruyn GW (eds) Handbook of clinical neurology North-Holland, Amsterdam, pp 446–454

Kistler JP, Lott IT, Kolodny EH, Friedman RB, Nersasian R, Schnur J, Mihm MC, Dvorak AM, Dickersin R (1977) Mannosidosis: New clinical presentation, enzyme studies, and carbohydrate analysis. Arch Neurol 34: 45–51

Kita K, Hirayama K (1986) A comparative study of the autonomic disturbance in ‚multiple system atrophy': I. Cardiovascular system. Rinsho Shinkeigaku 26: 228–236

Kita K, Hirayama K, Hattori T (1985) Autonomic disturbances in multiple system atrophies (MSAs): comparative studies between Shy-Drager syndrome (SDS), olivo-ponto-cerebellar atrophy (OPCA) and striato-nigral degeneration (SND). J Neurol (Suppl) 232: 69

Kitagawa M, Nishimura H, Makita A (1962) Gargoylism and amaurotic familial idiocy. Case report with histochemical and chemical survey. Acta Pathol Jpn 12: 129–154

Kitamoto T, Tateishi J, Tashirua T, Takeshita I, Barry RA, Armond SJ de, Prusiner SB (1986) Amyloid plaques in Creutzfeldt-Jakob disease stain with prion protein antibodies. Ann Neurol 20: 204

Kitt CA, Cork LC, Eidelberg F, Joh TH, Price DL (1986) Injury of nigral neurons exposed to 1-methyl-4-phenyl-1,2,3,6-tetrahydropyridine: A tyrosine hydroxylase immunocytochemical study in monkey. Neuroscience 17: 1089–1103

Kivalo E, Sternvall L (1958) Vacuolized lymphocytes in juvenile amaurotic idiocy. An electron microscopic study. Ann Paediat Fen 4: 25–29

Kivlin JD, Sanborn GE, Myers GG (1985) The cherry-red spot in Tay-Sachs and other storage diseases. Ann Neurol 17: 356–360

Kjellman B, Gamstorp I, Brun I, Öckerman PA, Palmgren B (1969) Mannosidosis: A clinical and histopathologic study. J Pediatr 75: 366–373

Klaus E, Freyberger E, Kavka G, Vodieka F (1959) Familiäres Vorkommen von bulbär-paralytischer Form der amyotrophischen Lateralsklerose mit gittriger Hornhautdystrophie und Cutis hyperelastica bei drei Schwestern. Psychiat Neurol 138: 79–97

Klawans HW, Lupton M, Simon L (1976) Calcification of the basal ganglia as a cause of levodopa-resistant parkinsonism. Neurology 26: 221–225

Klein D, Hussels I (1967) Une famille attente d'idiotie amaurotique juvenile. J Genet Hum 16: 226–231

Klein H (1970) Alexandersche Krankheit bei einer Erwachsenen. Zentralbl Neurol Psychiat 197: 338–346

Klein H, Dichgans J (1969) Familiäre juvenile glio-neurale Dystrophie. Arch Psychiat Nervenkr 212: 400–422

Klein U, Kresse H, Figura KV (1978) Sanfilippo Syndrome: Deficiency of acetyl-Co A: alpha-glucosaminide N-acetyltransferase in skin fibroblasts of Sanfilippo C patients. Proc Natl Acad Sci USA 75: 5185–5189

Kleinert R, Cervós-Navarro J, Walter GF, Steiner H (1987a) Predominantly cerebral manifestation in Urbach-Wiethe's syndrome (lipoid proteinosis cutis et mucosae): a clinical and pathomorphological study. Clin Neuropathol 6: 43–45

Kleinert R, Cervós-Navarro J, Kleinert G, Walter GF, Steiner H (1987) Cerebral manifestation in Urbach-Wiethe's syndrome. In: Cervós-Navarro J, Ferszt R, (eds) Ischemia and microcirculation, Raven Press, New York

Kleinschmidt-DeMasters BK (1986) Early, unsuspected progressive supranuclear palsy diagnosed at autopsy. J Neropath Exp Neurol 45: 348

Kleinschmidt-De Masters BK (1989) Early progressive supranuclear palsy: pathology and clinical presentation. Clin Neuropathol 8: 79–84

Klenk E (1932) Über die ungesättigten Fettsäuren der ätherlöslichen Phosphatide des Gehirns. Z Physiol Chem 206: 25–40

Klenk E (1934) Über die Natur der Phosphatide der Milz bei der Niemann-Pickschen Krankheit. Z Physiol Chem 229: 151–156

Klenk E (1940) Zur Chemie der Lipoidosen: Gauchersche Krankheit. Hoppe-Seylers Z Physiol Chem 267: 128–144

Klenk E (1942a) Über die Ganglioside des Gehirns bei infantiler amaurotischer Idiotie vom Typ Tay-Sachs. Ber. dtsch. chem. Ges. 75: 1632–1636

Klenk E (1942b) Über Ganglioside: Eine neue Lipidgruppe des Gehirns mit Zuckergehalt. Z Physiol Chem 273: 76–86

Klenk E, Kahlke W (1963) Über das Vorkommen der 3,7,11,15-Tetramethylhexadecansäure (Phytansäure) in den Cholesterinestern und anderen Lipoidfraktionen der Organe bei einem Krankheitsfall unbekannter Genese (Verdacht auf Heredopathia atactica polyneuritiformis, Refsum-syndrome). Hoppe Seyler Z Physiol Chem 333: 133–144

Klibansky C, Saifer A, Feldman NI, Schneck L, Volk BW (1970) Cerebral lipids in a case of systemic GM2-gangliosidosis of a late infantile type. J Neurochem 17: 339–346

Klinghardt GW (1974) Experimentelle Schädigungen von Nervensystem und Muskulatur durch Chlorochin: Modelle verschiedenartiger Speicherdystrophien. Acta Neuropathol (Berl) 28: 117-141

Klinghardt GW (1976) Lysosomen bei experimenteller Speicherdystrophie durch chronische Intoxikation mit Chlorochin. Verh Dtsch Ges Path 60: 229–232

Klinghardt GW, Fredman P, Svennerholm L (1981) Chloroquine intoxication induces ganglioside storage in nervous tissue: A chemical and histopathological study of brain, spinal cord, dorsal root ganglia, and retina in the miniature pig. J Neurochem 37: 897–908

Klinken-Rasmussen L, Dyggve HV (1965) A case of late infantile amaurotic idiocy of the myoclonus type. Acta Neurol Scand 41: 172–186

Klintworth GK (1963) The neurologic manifestations of osteopetrosis (Albers-Schönberg's disease). Neurology 13: 512–519

Klos I, Maier WA, Morger R, Schweizer P (1978) Die neuronale Kolondysplasie. Z Kinderchir 23: 53–57

Klück P, Muijen GNP van, Kamp AWM van der (1984) Hirschsprung's disease studied with monoclonal antineurofilament antibodies on tissue sections. Lancet 1: 652–653

Klück P, Tibboel D, Leendertse-Verloop K (1986a) Diagnosis of congenital neurogenic abnormalities of the bowel with monoclonal antineurofilament antibodies. J Pediatr Surg 21: 132–135

Klück P, Ten Kate FJW, van der Kamp AWM (1986b) Pathologic explanation for postoperative obstipation in Hirschsprung's disease revealed with monoclonal antibody staining. Am J Clin Pathol 86: 490–492

Knapp A (1977) Genetische Stoffwechselstörungen. VEB Gustav Fischer, Jena

Knobloch H, Sotos JF, Sherard ES, Hodson WA, Wehe RA (1967) Prognostic and etiologic factors in hypoglycemia. J Pediatr 70: 876–884

Knox CA, Yates RD, Chen I-I (1980) Brain aging in normotensive strains of rats. II. Ultrastructural changes in neurons and glia. Acta Neuropathol (Berl) 52: 7–15

Knudson AG jr, Kaplan WD (1962) Genetics of the sphingolipidoses. In: Aronson SM, Volk BW (eds) Cerebral sphingolipidoses. Academic Press, New York, pp 395–411

Knupson A jr, Di Ferrante N, Curtis JE (1971) Effect of leukocyte transfusion on a child with Type II mucopolysaccharidosis. Proc Nat Acad Sci USA 668: 1738–1741

Kobayashi H, Kosaka K, Hoshino T, Shibayama H, Iwase S (1975) An autopsy case of the characteristic degeneration of the dentate nucleus with choreic movements and psychiatric symptoms. Clin Neurol 15: 724–730

Kobayashi K, Saheki T, Imamura Y, Noda T, Inoue I, Matuo S, Hagihara S, Nomiyama H, Jinno Y, Shimada K (1986) Messenger RNA coding for argininosuccinate synthetase in citrullinemia. Am J Hum Genet 38: 667–680

Kobayashi T, Suzuki K (1981) Chronic GM1 gangliosidosis presenting as dystonia: II. Biochemical studies. Ann Neurol 9: 476–483

Kobayashi T, Ohta M, Goto I, Tanaka Y, Kuroiwa Y (1979) Adult mucolipidosis with β-galactosidase and sialidase deficiency. Histological and biochemical studies. J Neurol 221: 137–149

Kobayashi T, Shinnoh N, Kuroiwa Y (1984) Metabolism of ceramide trihexoside in cultured skin fibroblasts from Fabry's patients, carriers and normal controls. J Neurol Sci 65: 169–177

Kobayashi Y, Miyabayashi S, Takada G (1982) Ultrastructural study of the childhood mitochondrial myopathy syndrome associated with lactic acidosis. Eur J Pediatr 139: 25–30

Kocen RS, King RHM, Thomas PK, Haas LF (1973) Nerve biopsy findings in 2 cases of Tangier disease. Acta Neuropathol (Berl) 26: 317–327

Kocen RS, Thomas PK (1970) Peripheral nerve involvement in Fabry's disease. Arch Neurol 22: 81–88

Koch M (1940) Gefäßgeschwülste bei Kindern. Z Neur 168: 614–622

Kodama J, Ushida K, Yoshimura S (1984) Studies of four Japanese families with hereditary angioneurotic edema: Simultaneous activation of plasma protease systems and exogenous triggering stimuli. Blut 49: 405–418

Koegel R, Paunier L (1962) Hypoglycemia of the Zetterstrom type associated with hemiplegia subsequent to cerebral trauma of obstetrical origin. Helv Paediatr Acta 17: 185–196

Koelliker RA (1852) Mikroskopische Anatomie und Gewebelehre der Menschen. Engelmann, Leipzig

Koenig P, Haller R (1985) Ergebnisse der Untersuchung einer Sippe mit gehäuftem Auftreten von bilateral symmetrischer Stammganglienverkalkung. Eur Arch Psychiatry Neurol Sci 234: 325–334

Koeppen AH, Barron KD (1971) Superficial siderosis of the central nervous system. A histological, histochemical and chemical study. J Neuropathol Exp Neurol 30: 448–469

Koeppen AH, Barron KD, Cox JF (1971) Striatonigral degeneration. Acta Neuropathol (Berl) 19: 10–19

Koeppen AH, Hans MB, Shepherd DI, Best PV (1977) Adult-onset hereditary ataxia in Scotland. Arch Neurol 34: 611–618

Koeppen AH, Barron KD, Cassidy RJ (1979) Transneuronal degeneration of the inferior olivary nuclei in system atrophy. Acta Neuropathol (Berl) 47: 155–158

Koga M, Sato F, Ikuta F, Nakashima S, Kameyama K, Kojima K (1978) An autopsy case of familial neurovisceral storage disease of late onset. Folia Psychiatr Neurol Jpn 32: 299–308

Koga M, Abe M, Tateishi J, Antoku Y, Iwashita H, Miyoshino S (1984) Two autopsy cases of congenital muscular dystrophy of Fukuyama type – a typical and an atypical case. No To Shinkei 36: 1103–1108

Kogut MD, Blaskovics M, Donnell GN (1969) Idiopathic hypoglycemia a study of twenty-six children. J Pediatr 74: 853–871

Kohler A (1986) Atrophie olivo-ponto-cérébelleuse et striato-nigrique. Trois cas anatomo-cliniques. Revue de la littérature. Arch Suisses Neurol Neurochir Psychiat 137: 15–42

Kohlschütter A (1984) Clinical course of GM1 gangliosidoses. Neuropediat 15: 71–73

Kohn G, Livni N, Ornoy A, Sekeles E, Beyth Y, Legum C, Bach G, Cohen MM (1977) Prenatal diagnosis of mucolipidosis IV by electron microscopy. J Pediatr 90: 62–66

Kohn R (1968) Postmortem findings in a case of Wohlfart-Kugelberg-Welander disease. Confin Neurol 30: 253–260

Koike H, Meldolesi J (1981) Post stimulation retrieval of luminal surface membrane in parotid acinar cells is calcium-dependent. Exp Cell Res 134 377–388

Koike R, Fujimori K, Yuasa T, Miyatake T, Inoue I, Saheki T (1987) Hyperornithinemia, hyperammonemia, and homocitrullinuria: Case report and biochemical study. Neurology 37: 1813–1815

Koizumi J (1974) Glycogen in the central nervous system. Proc Histochem Cytochem 6: 1–37

Koizumi J, Roizin L, Pool JS, Nose T et al. (1973) Fine structural changes in the human cerebral cortex adjacent to meningioma. Folia Psychiat Neurol Jap 27: 43–50

Koizumi T, Matsubara R, Kurachi M, Izaki K, Yamaguchi N (1980) An autopsy case of membranous lipodystrophy. The 21st Ann Meet Japan Neuropathol Soc, Tokyo

Kokenge R, Kutt H, MC Dowell F (1965) Neurological sequelae following dilantin overdose in a patient and in experimental animals. Neurology (Minneap) 15: 823–829

Kolkmann FW, Rowa BN, Nutzandal R (1971) Zur Frage der Beziehungen zwischen Morbus Canavan (infantile spongiöse Neurodystrophie Van Bogaert-Bertrand) und Pelizaeus-Merzbacher'scher Krankheit. Neuropädiatrie 2: 305–324

Kolkmann FW, Völzke E (1966) Über die spongiösen Dystrophien des Nervensystems im frühen Kindesalter. I. Die diffuse Form – Typ Canavan. Zschr Kinderheilk 97: 222–239

Koller WC, Glatt SL, Fox JH, Kaszniak AW, Wilson RS, Huckmann MS (1981) Cerebellar atrophy: relationship to aging and cerebral atrophy. Neurology (NY) 31: 1486–1488

Kölmel HW, Assmus H, Seiler D (1974) Myopathie bei Saure-Maltase-Mangel. Die Pompesche Erkrankung im Jugend- und Erwachsenenalter. Arch Psychiat Nervenkr 218: 93–106

Kolodny EH (1972) Sandhoff's disease: Studies on the enzyme defect in homozygotes and detection of heterozygotes. Adv Exp Med Biol 19: 321–341

Kolodny EH, Moser HW (1983) Sulfatide lipidosis: Metachromatic leukodystrophy. In: Standbury JB, Wyngaarden JB, Fredrickson DS, Goldstein JL, Brown FS (eds) The metabolic basis of inherited disease, 5th edn. McGraw-Hill, New York, pp 881–905

Kolodny EH, Hass WK, Lane B, Drucker WD (1965) Refsum's syndrome. Arch Neurol 12: 583–596

Kolodny EH, Milunsky A, Sheng GS (1973) GM2-gangliosidosis: studies in cultured fibroblasts. Birth Defects 9: 130–135

Kolodny EH, Adams RD, Haller JS, Joseph J, Crumrine PK, Raghavan SS (1980) Krabbe's disease: Clinical presentation of neurological variants. Ann Neurol 8: 219

Komiyama A, Kawamura M, Hirayama K (1985) Muscle involvement in patients with Marinesco-Sjögren syndrome: With reference to clinical manifestations of adult patients. Clin Neurol 25: 1131–1340

Konagaya Y, Kanagaya M, Takayanagi T (1985) Tuberoinfundibular dopaminergic system and anterior pituitary dopamine receptor in Shy-Drager Syndrome. J Neurol Sci 67: 93–103

Kondo A, Nagara H, Sato Y, Koga M, Tateishi J (1986) A morphometric study of myelinated fibers in lumbar ventral roots and hypoglossal nerves in motor neuron diseases. Clin Neuropathol 5: 217–223

Kondo K (1981) Peripheral neuropathy associated with ataxia, retinitis pigmentosa and diabetes mellitus. In: Vinken PY, Bruyn GW (eds) Handbook of clinical neurology, vol 42 North-Holland, Amsterdam, pp 334–335

Kondo K, Oguchi K, YanagisawakN, Mitsui Z, Ishii Z (1982) Chronic GM1-gangliosidosis: An adult case of localized neuronal storage in the basal ganglia. IX. International Congress of Neuropathology, Wien, p 221

Konigsmark B, Lipton HL (1971) Dominant olivo-ponto-cerebellar atrophy with dementia and extrapyramidal signs: Report of a family through three generations. Birth Defects 7: 178–191

Königsmark BW, Weiner LP (1970) The olivopontocerebellar atrophies, a review. Medicine (Baltimore) 49: 227–241

Konishi Y, Kamoshita S (1975) An autopsy case classical Pelizaeus-Merzbacher's disease. Acta Neuropathol (Berlin) 31: 267–270

Konowalow NW (1941) Die Histopathologie des Zentralnervensystems bei hepato-lenticulärer Degeneration. Ref Zbl Neur 98: 479–487

Konrad PN, Richards F, Valentine WN (1972) Glutamyl-cysteine synthetase deficiency. A cause of hereditary hemolytic anemia. N Engl J Med 286: 557–561

Koppang N (1973) Canine ceroid-lipofuscinosis – a model for human neuronal ceroid-lipofuscinosis and ageing. Mech Ageing Develop 2: 421–445

Koprowski C, Rorke LB (1983) Spinal cord lesions in tuberous sclerosis. Pediatr Pathol 1: 474–480

Korbsch (1924) Ein Beitrag zur Kenntnis der juvenilen Paralysis agitans (Willige, Hunt). Arch. f. Psychiatr. 70: 63

Korf J, Postema F (1984) Regional calcium accumulation and cation shifts in rat brain by kainate. J Neurochem 43: 1052–1060

Korinthenberg R, Palm D, Schlake W, Klein J (1984) Congenital muscular dystrophy, brain malformation and ocular problems (muscle, eye and brain disease) in two German families. Eur J Pediatr 142: 64–68

Kornberg RD (1977) Structure of chromatin. Ann Rev Biochem 46: 931–954

Kornfeld M (1972) Generalized lipofuscinosis (generalized Kufs' disease). J Neuropathol Exp Neurol 31: 668–682

Kornfeld M (1978) Ophthalmoplegia-plus. J Neuropathol Exp Neurol 37: 644

Kornfeld M, Le Baron M (1984) Glycogenosis type VIII. J Neuropathol Exp Neurol 43: 568–579

Kornfeld M, Appenzeller O, Saiki J, Troup GM (1975) Sea-blue histiocytes and sural nerve in neurovisceral storage disorder with vertical ophthalmoplegia. J Neurol Sci 25: 291–302

Kornfeld M, Snyder RD, Wenger DA (1977) Fucosidosis with angiokeratoma. Arch Path Lab Med 101: 478–485

Kornfeld M, Woodfin BM, Papile M, Davis LE, Bernanard LR (1985) Neuropathology of ornithine carbamyl transferase deficiency. Acta Neuropathol (Berl) 65: 261–264

Környey S (1955) Histologische und klinische Symptomatologie der anoxisch vasalen Hirnschädigungen. Akadémiai Kiado, Budapest

Környey S (1974) Die Stoffwechselstörungen bei der Hallervorden-Spatzschen Krankheit. Arch Psychiatr Z Ges Neurol 205: 178–191

Kosaka K, Mehraein P (1978) Myatrophische Lateralskleroe kombiniert mit Degeneration im Thalamus und der Substantia nigra. Acta Neuropathol (Berl) 44: 241–244

Kosaka K, Mehraein P (1979) Dementia-Parkinsonism syndrome with numerous Lewy bodies and senile plaques in cerebral cortex. Arch Psychiatr Nervenkr 226: 241–250

Kosaka K, Oyanagi S, Matsushita M, Hori A, Iwase S (1977) Multiple system degeneration involving thalamus, reticular formation, pallido-nigral, pallido-luysian and dentato-rubral systems. Acta Neuropathol (Berl) 39: 89–95

Kosaka K, Matsushita M, Oyanagi S, Mehraein P (1980) A clinico-neuropathological study of the Lewy body disease. Psychiatr Neurol Jpn 5: 292–311

Kosaka K, Matsushita M, Oyanagi S (1981) Pallido-nigro-luysial atrophy with massive appearance of corpora amylacea in the CNS. Acta Neuropathol 53: 169–172

Kosaka K, Yoshimura M, Ikeda K, Budka H (1984) Diffuse type of Lewy body disease: Progressive dementia with abundant cortical Lewy bodies and senile changes of varying degree – A new disease? Clin Neuropathol 3: 185–192

Kosaka K, Tsuchiya K, Yoshimura M (1988) Lewy body disease with and without dementia: a clinicopathological study of 35 cases. Clin Neuropathol 7: 299–305

Kosek JC, Angell W (1970) Fine structure of basophilic myocardial degeneration. Arch Path 89: 491–499

Kosenow W, Heege-Dohr R (1973) Cockayne-Syndrom. Fortschr Med 91: 1257–1263

Kosik KS, Duffy LK, Dowling MM, Abraham C, McCluskey A, Selkoe DJ (1984) Microtubule-associated protein 2: Monoclonal antibodies demonstrate the selective incorporation of certain epitopes into Alzheimer neurofibrillary tangles. Proc Natl Acad Sci USA 81: 7941–7945

Kosik KS, Joachim CL, Selkoe DJ (1986) Microtubule-associated protein tau is a major antigenic component of paired helical filaments in Alzheimer disease. Proc Natl Acad Sci USA 83: 4044–4048

Koskiniemi M, Donner M, Majuri H, Haltia M, Norio R (1974) Progressive myoclonus epilepsy. A clinical and histopathological study. Acta Neurol Scandinav 50: 307–332

Koskull VH, Aula P (1974) Inherited translocation and reproduction. Report on three families. Hum Genet 24: 85–91

Kostitch-Yoksitch SA (1952) A propos d'un cas de maladie de Gaucher. Sang Par 23 (7): 586–590

Kotagal S, Archer CR, Walsh JK, Gomez C (1985) Hypersomnia, bithalamic lesions, and altered sleep architecture in Kearns-Sayre syndrome. Neurology 35: 574–577

Kotagal S, Wenger DA, Alcala H, Gomez C, Horenstein S (1986) AB variant GM2 gangliosidosis: Cerebrospinal fluid and neuropathologic characteristics. Neurology 36: 438–440

Koten JW, Gastel C van, Dorhout Mees EJ, Holleman LWJ, Schuiling RD (1965) Two cases of primary oxalosis. J Clin Pathol 18: 223–229

Kotlarek F, Schütz E, Zeumer H (1982) Richtungsweisende Symptomenkonstellation bei Morbus Canavan-van-Bogaert-Bertrand. Fortschr Röntgenstr 137: 608–610

Kotscher E (1960) Familiäres Auftreten von endokraniellen Verkalkungen bei Lipoproteinose. Am J Roentgen 84: 790–791

Kott E, Bechar M, Bornstein B, Askenasy HM, Sandbank U (1966) Superficial hemosiderosis of the central nervous system. Acta Neurochir 14: 287–298

Kott E, Delpre G, Kadish U, Dziatelovsky M, Sandbank U (1977) Abetalipoproteinemia (Bassen-Kornzweig Syndrome). Acta Neuropathol (Berl) 37: 255–258

Kousseff BG (1980) Fahr disease. Report of a family and a review. Acta Paediatr Belg 33: 57–61

Kousseff BG, Beratis NG, Strauss L, Brill P, Rosenfield R, Kaplan B, Hirschhorn K (1976) Fucosidosis type II. Pediatrics 57: 205–213

Kowall NW, Ferrante RJ, Martin JB (1987a) Patterns of cell loss in Huntington's disease. Trends Neurosci 10: 24–29

Kowall NW, Ferrante RJ, Beal MF, Richardson EP, Sofroniew MV, Cuello AC, Martin JB (1987b) Neuropeptide-Y, Somatostatin, and reduced nicotinamide adenine-dinucleotide phosphate diaphorase in the human striatum. A combined immunocytochemical and enzyme histochemical study. Neuroscience 20: 817–828

Kozak LP, Wells WW (1969) Effect of galactose on energy and phospholipid metabolism in the chick brain. Arch Biochem Biophys 135: 371–377

Kozlowski PB, Sher JH, Nicastri AD, Rudelli RD (1989) Brain morphology in the Galloway syndrome. Clin Neuropathol 8: 85–91

Krabbe K (1916) A new familial, infantile form of diffuse brain sclerosis. Brain 39: 74–114

Krabbe K (1934) Facial and meningeal angiomatosis associated with calcifications of brain cortex: Clinical and anatomopathologic contribution. Arch Neurol 32: 737

Kraemer KH (1977) Progressive degenerative diseases associated with defective DNA repair: xeroderma pigmentosum and ataxia tel-angiectasia. In: Nichols WW et al. (eds) DNA repair processes. Symposium Specialists, Miami

Kraepelin E (1910) Klinische Psychiatrie. In: Psychiatrie, Bd. II, Barth, Leipzig

Kramer B, Halpert B (1939) Marble bones: I. Clinico-pathologic observations. Am J Dis Child 57: 795–808

Kramer JW, Davis WC, Prieur DJ (1977) The Chédiak-Higashi syndrome of cats. Lab Invest 36: 554–562

Kraus EJ (1920) Zur Kenntnis der Splenomegalie Gaucher, insbesondere der Histogenese der großzelligen Wucherung. Z angew Anat 7: 186–234

Kraus EJ, Walter A (1925) Zur Kenntnis der Albers-Schönbergschen Krankheit. Med Klin 21: 19–22

Krause AC (1946) Congenital encephalo-ophthalmic dysplasia. Arch Ophthalmol 36: 387–444

Kraus-Ruppert R, Ostertag B, Häfner A (1970) A study of the late form (Type Lundborg) of progressive myoclonic epilepsy. J Neurol Sci 11: 1–15

Kresse H, Paschke E, Figura KV, Gilberg W, Fuchs W (1980) Sanfilippo disease type D: Deficiency of N-acetylglucosamine-6-sulphate sulphatase required for heparan sulphate degradation. Proc Natl Acad Sci USA 77: 6822–6826

Kresse H, Cantz M, Figura K von, Glössl J, Paschke E (1981) The mucopolysaccharidoses: Biochemistry and clinical symptoms. Klin Wochenschr 59: 867–876

Kriel RI, Hauser WA, Sung JH, Posalaky Z (1978) Neuroanatomical and electroencephalographic correlations in Sanfilippo syndrome, type A. Arch Neurol 35: 838–843

Krijgsman JB, Barth PG, Stam FC, Slooff JL, Jaspar HH (1980) Congenital muscular dystrophy and cerebral dysgenesis in a Dutch family. Neuropaediatrie 11: 108–120

Kristensson K, Rayner S, Sourander P (1965) Visceral involvement in juvenile amaurotic idiocy. Acta Neuropathol (Berl) 4: 421–424

Kristensson K, Olsson Y, Sourander P (1967) Peripheral nerve changes in Tay-Sachs and Batten-Spielmeyer-Vogt disease. Acta Path Microbiol Scand 70: 630–632

Kristoferitsch W, Samec P (1982) Vasculaere Demenz und Livedo racemosa generalisata. Wien Klin Wochenschr 94 (23): 637–40

Krücke W (1950) Das Zentralnervensystem bei generalisierter Paramyloidose. Arch Psychiatr Nervenkr 185: 165–192

Krücke W, Önol B (1968) Zur Histopathologie der peripheren Neurone bei amaurotischer Idiotie. Z Ges Neurol Psychiat 191: 133–142

Krücke W, Vitzthum Gräfin H, Schröder JM (1975) Die Ultrastruktur der Spätveränderungen bei der spontanen congenitalen Ataxie der Katzen. In: Környey S, Tariska S, Gosztonyi G (eds) Proceedings of the VIIth International Congress of Neuropathology. Akadémiai Kiado-Excerpta Medica, Budapest Amsterdam, pp 537–540

Kucerova M, Strakova M, Polivkova Z (1979) The Prader-Willi syndrome with a 15/3 translocation. J Med Genet 16: 234–235

Kufs H (1925) Über eine Spätform der amaurotischen Idiotie und ihre heredofamiliären Grundlagen. Z Ges Neurol Psychiat 95: 169–188

Kufs H (1929) Über einen Fall von Spätform der amaurotischen Idiotie mit atypischem Verlauf und mit terminalen schweren Störungen des Fettstoffwechsels im Gesamtorganismus. Z Ges Neurol Psychiat 122: 395–415

Kufs H (1931) Über einen Fall von spätester Form der amaurotischen Idiotie. Z Ges Neurol Psychiat 137: 432–448

Kufs H, Lange-Cosack H, Suckow J (1954) Histopathologie und Erbpathologie bei einer Familie mit familiärer juveniler diffuser Sklerose. Psychiatr Neurol Med Psychol 6: 12–24

Kugelberg E, Welander L: (1956) Heredo-familial juvenile muscular atrophy simulating muscular dystrophy. Arch Neurol Psychiat 75: 500–509

Kuhara H, Wakabayashi T, Kishimoto H, Hayashi K, Katoh T, Itoh J, Wada Y (1985) Neonatal type of argininosuccinate synthetase deficiency. Report of two cases with autopsy findings. Acta Pathol Jpn 35: 995–1006

Kuhl DE, Phelps ME, Markham CH, Metter EJ, Riege WH, Winter J (1982) Cerebral metabolism and atrophy in Huntington's disease determined by 18FDG and computed tomographic scan. Ann Neurol 12: 425–434

Kuhn E (1982) Dystrophia myotonica (Myotonic dystrophy). In: Vinken PJ, Bruyn GW (eds) Handbook of clinical neurology, vol. 43. North-Holland, Amsterdam New York-Oxford, pp 153–154

Kula RW, Shafiq SA, Sher JH, Qazi QH (1984) I-Cell disease (mucolipidosis II). J Neurol Sci 63: 75–84

Kulisevsky J, Marti MJ, Ferrer I, Tolosa E (1988) Meige syndrome: Neuropathology of a case. Movement Disorders 3: 170–175

Kulkarni MV, Williams JC, Yeakley JW, Andrews JL, Mcardle CB, Narayana PA, Howell RR, Jonas AJ (1987) Magnetic resonance imaging in the diagnosis of the cranio-cervical manifestations of the mucopolysaccharidoses. Magn Reson Imagins 5 (5): 317–324

Kume A, Kure S, Tada K, Hiraga K (1988) The impaired expression of glycine decarboxylase in patients with hyperglycinemias. Biochem Biophys Res Commun 154: 292–297

Kundson AG, Di Ferranter N, Curtis JE (1971) Effect of leucocyte, transfusion in a child with type II mucopolysaccharidosis. Proc Nat Head Sci 68: 1738–1741

Künnert B (1988) Karnitinmangel und Karnitintherapie. Z ges inn Med 43: 1–5

Künnert B, Ziegan J, Kühn HJ, Wässer S, Meier T, Förster G, Mahnke PF (1984) Stoffwechselstörungen mit Triglyzeridspeicherungen. Ein Bericht über 2 Fälle von systemischen Karnitinmangel. Zentralbl Allg Pathol 129: 413–422

Kuo PT, Bassett DR (1962) Blood and tissue lipids in a family with hypobetalipoproteinemia. Circulation 26: 660–668

Kurent JE, Hirano E, Foley JM (1975) Familial amyotrophic lateral sclerosis with spinocerebellar degeneration and peripheral neuropathy. J Neuropathol Exp Neurol 34: 110–115

Kuritsky A, Berginer V, Korcryn A (1979) Peripheral neuropathy in cerebrotendinous xanthomatosis. Neurology 29: 880–881

Kuriyama M, Umezaki H, Okada S, Tanaka Y, Ishii N (1978) Adult mucolipidosis with beta-galactosidase deficiency – A clinical report with studies of urinary sialic acid-rich substances. Clin Neurol 18: 358–363

Kuriyama M, Okada S, Tanaka Y, Umezaki H (1980) Adult mucolipidosis with beta-galactosidase and neuraminidase deficiencies. J Neurol Sci 46: 245–254

Kuriyama M, Umezaki H, Fukuda Y, Osame M, Koike K, Tateishi J, Igata A (1984) Mitochondrial encephalomyopathy with lactate-pyruvate elevation and brain infarctions. Neurology 34: 72–77

Kurlander HM, Patten BM (1979) Metals in spinal cord tissue of patients dying of motor neuron disease. Ann Neurol 6: 21–24

Kuroda S, Hirano A, Yuasa S (1983) Adrenoleukodystrophy-cerebello-brainstem dominant case. Acta Neuropathol (Berl) 60: 149–152

Kurucz J, Charbonneau R, Kurucz A, Ramsey P (1981) Quantitative clinicopathologic study of cerebral amyloid angiopathy. J Am Geriatr Soc 29: 61–69

Kusaka H, Hirano A (1985) Fine structure of anterior horns in patients without amyotrophic lateral sclerosis. J Neuropathol Exp Neurol 44: 430–438

Laatsch RH, Cowan WM (1967) Electron microscopic studies of the dentate gyrus of the rat. II. Degeneration of commissural afferents. J Comp Neurol 130: 241–262

La Breque DR, Latham PS, Riely CA, Hsia YE, Klatskin G (1979) Heritable urea cycle enzyme deficiency-liver disease in 16 patients. J Pediatr 94: 580–587

La Du BN, Gjessing LR (1978) Tyrosinosis and tyrosinemia. In: Stanbury JB, Wyngaarden JB, Fredrickson DS (eds) Metabolic basis of inherited disease, 4th edn. McGraw Hill, New York p 256

La Du BN, Howell RR, Jacoby GA, Seegmiller JE, Zannoni VG (1962) The enzymatic defect in histidinemia. Biochem Biophys Res Commun 7: 398–402

Laere J van (1966) Paralysie bulbo-pontine chronique progressive familiale avec surdité. Un cas de syndrome de Klippel-Trenaumay dans la même fratrie. Problemes diagnostiques et génétiques. Rev Neurol (Paris) 115: 289–295

Lafay JP, Gherardi R, Chaumette MT, Fouet P, Poirier J (1986) Brainstem lesions due to granular ependymitis in symptomatic diffuse esophageal spasm: a case report. Clin Neuropathol 5: 60–63

Lafora GR (1923) Les myoclonies et les corps amylacés dans les cellules nerveuses. Rev Neurol 2: 399–413

Lafora GR, Glück B (1911) Beitrag zur Histopathologie der myoklonischen Epilepsie. Z Ges Neurol Psychiat 6: 1–14

Lagenstein I, Schwendemann G, Kühne D, Koepp P, Stahnke N, Sternowsky HJ (1981) Neuronal ceroidlipofuscinosis: CCT findings in fourteen patients. Acta Paediatr Scand 70: 857–860

Lagunoff BH, Ross R, Benditt EP (1962) Histochemical and electron microscopic study in a case of Hurlers disease. Am J Pathol 41: 273–286

Lagunoff D, Gritzka TL (1966) The site of mucopolysaccharide accumulation in Hurlers syndrome: An electron microscopic and histochemical study. Lab Invest 15: 1578–1588

Lahl R (1981) Juvenile Form der subakuten nekrotisierenden Encephalomyelopathie (Leigh) mit ungewöhnlicher ZNS-Lokalisation. Acta Neuropathol (Berl) 55: 237–242

Laiwah AC, Macphee GJA, Boyle P, Moore MR, Goldberg A (1985) Autonomic neuropathy in acute intermittent porphyria. J Neurol Neurosurg Psychiatry 48: 1025–1030

Lake BD, Patrick AD (1970) Wolman's disease: Deficiency of E 600-resistant acid esterase activity with storage of lipids in lysosomes. J Pediatr 76: 262–266

Lake BD, Milla PJ, Taylor DSI, Young EP (1981) A mild variant of mucolipidosis type 4 (ML4). International Symposium on Genetics in Ophthalmology, Jerusalem 1981, p 82

Lamarche JB, Lemieux B (1986) Fucosidosis type II: A neuropathological study. X International Congress of Neuropathology. Stockholm, Sweden, p 394

Lampert IA, Lewis PD (1975) Staining of sulphatides in metachromatic leucodystrophy with alcian blue at high salt concentration. Histochem 43: 269–274

Lampert P (1958) Tumor forming atypical amyloidosis of the choroid plexus with invasion of the cerebral white matter. J Neuropathol Exp Neurol 17: 604–611

Land JM, Clark JB (1979) Mitochondrial myopathies. Trans Biochem Soc 7: 213

Land VJ, Nogrady MB (1969) Cockayne's syndrome. J Canad Ass Radiol 20: 194–203

Landas S, Foucar K, Sando GN, Ellefson R, Hamilton HE (1985) Adult Niemann-Pick disease masquerading as sea blue histiocyte syndrome. Report of a case confirmed by lipid analysis and enzyme assays. Am J Hematol 20 (4) 391–400

Landing BH, Freiman DG (1957) Histochemical studies on the cerebral lipidosis and other cellular metabolic disorders. Am J Pathol 33: 112

Landing BH, Silverman FN, Craig JM, Jacoby MD, Lahey ME, Chadwick DL (1964) Familial neurovisceral lipidoses, an analysis of eight cases of a syndrome previously reported as Hurler Variant, Pseudo-Hurler disease and Tay-Sachs disease with visceral involvement. Amer J Dis Childh 108: 503–522

Landing BH, Sugarman G, Dixan LG (1983) Eccrine sweat gland anatomy in Cockayne syndrome: A possible diagnostic aid. Pediatr Pathol 1: 349–353

Landis DM, Rosenberg RN, Landis SC, Schut L, Nyhan WL (1974) Olivopontocerebellar degeneration. Clinical and ultrastructural abnormalities. Arch Neurol 31: 295–307

Landrieu P, Said G (1984) Peripheral neuropathy in type A Niemann-Pick disease. A morphological study. Acta Neuropathol (Berl) 63 (1): 66–71

Lane MR (1961) Maple syrup urine disease. J Pediatr 58: 80–85

Lang K (1954) Über phenylpyruvische Oligophrenie. Z Kinderheilk 75: 132–139

Lange C de (1940) Über die familiäre infantile Form der diffusen Gehirnsklerose (Krabbe). Ann Paediatr (Basel) 154: 140–179

Lange C de, Gerlings PG, Kleyn A de, Lettinga ThW (1943/44) Some remarks on gargoylism. Acta paediatr. (Stockh.) 31: 398–403

Lange HW (1981) Quantitative changes of telencephalon, diencephalon, and mesencephalon in Huntington's chorea, postencephalitic, and idiopathic parkinsonism. Verh Anat Ges 75: 923–925

Langer LO (1964) The radiographic manifestations of the HS mucopolysaccharidosis of Sanfilippo. Ann Radiol 7: 315–325

Langston JW, Forno LS (1978) The hypothalamus in parkinson disease. Ann Neurol 3: 129–133

Lantos PL, Aminoff MJ (1972) Fine structural changes in the sural nerve of patients with acanthocytosis. Acta Neuropathol (Berl) 22: 257–263

Lanzkowsky P (1970) Congenital malabsorption of folate. Am J Med 48: 580–583

Lanzkowsky P, Erlandson ME, Bezan AI (1969) Isolated defect of folic acid absorption associated with mental retardation and cerebral calcification. Blood 34: 452–465

Lapham LW (1962) Cytologic and cytochemical studies of neuroglia. 1. A study of the problem of amitosis in redetive astrocytes. Am J Pathol 41: 1–21

Lapis K (1979) Disturbances in copper and iron metabolism, the liver. In: Johanessen JV (ed) Nervous system, sensory organs, and respiratory tract. McGraw-Hill, New York

Lapresle J (1980) Contribution apportée par les études morphologiques du nerf périphérique a une meilleure comprehension de l'atrophie Charcot-Marie-Tooth et de la dystasie aréflexique héréditaire de Roussy-Lévy. Acquis Med Recent 91–6

Lapresle J (1982) La dystasie aréflexique héréditaire de Roussy-Lévy. Ses rapports historiques avec la maladie de Friedreich, l'atrophie Charcot-Marie-Tooth et la névrite hypertrophique de Déjerine-Sottas; l'état actuel de la famille originale; la place nosologique de cette entité. Rev Neurol 138: 967–978

Lapresle J (1986) Etude post mortem du cas I de la famille originale de Roussy et Melle Lévy. J Neurol Sci 74: 223–230

Lapresle J, Annabi A (1979) Olivopontocerebellar atrophy with velopharyngolaryngeal paralysis: a contribution to the somatotopy of the nucleus ambiguus. J Neuropathol Exp Neurol 38: 401–406

Larbrisseau A, Jasmin G, Hausser C, Brochu P, Geoffroy G (1979) Generalized giant axonal neuropathy – a case with features of Fazio-Londe disease. Neuropediatrics 20: 76–86

Larbrisseau A, Brochu P, Jasmin G (1980) Fucosidose de type 1. Etude anatomique. Arch Fr Pediatr 36: 1013–1023

Larroche J-C (1984) Perinatal brain damage. In: Adams JH, Corsellis JAN, Duchen LW (eds) Greenfield's Neuropathology. Arnold, London, pp 451–490

Larsson A (1979) 5-oxoprolinuria and other inborn errors related to the glutamyl cycle. Review. Proceeding Leeds Symposium, European Society for the Study of Inborn Errors, Leeds

Larsson LT, Malmfors G, Sundler F (1988) Neuropeptide Y, calcitonin gene-related peptide, and galanin in Hirschsprung's disease: an immunocytochemical study. J Pediatr Surg 23: 342–345

Lasser A, Carter DM, Maurice J, Mahoney A (1975) Ultrastructure of the skin in mucopolysaccharidosis. Arch Pathol 99: 173–176

Laubenthal F, Hallervorden J (1940) Über ein Geschwisterpaar mit einer eigenartigen frühkindlichen Hirnerkrankung nebst Mikrocephalie und über seine Sippe. Arch Psychiatr Nervenkr III: 712–741

Laughon A, Scott MP (1984) Sequence of a Drosophila segmentation gene: Protein structure homology with DNA-binding proteins. Nature 310: 25–31

Laurence KM, Cavanagh JB (1968) Progressive degeneration of the cerebral cortex in infancy. Brain 91: 261–280

Lauret Ph, Thomine E, Boullié MC, Fléchet ML (1985) Livedo reticularis et accidents vasculaires cérébraux au cours de la maladie de Moya Moya. Ann Dermatol Venereol 112: 631–633

Laursen H, Diemer NH (1980) Capillary size, density and ultrastructure in brain of rats with urease-induced hyperammonaemia. Acta Neurol Scand 62: 103–115

Laursen H, Westergaard E (1981) The permeability of the blood-brain barrier and cell membranes to horseradish peroxidase in hyperammonaemia. Acta Neuropathol (Berl) 54: 293–299

Lavy S, Melamed E, Cooper G, Bentin S, Rinot Y (1979) Regional cerebral blood flow in patients with Parkinson's disease. Arch Neurol 36: 344–348

Lawyer T, Netsky MG (1953) Amyotrophic lateral sclerosis. A clinicoanatomic study of fifty-three cases. Arch Neurol Psychiat 69: 171–192

Lazarow PB (1981) Assay of peroxisomal beta-oxidation of fatty acids. Methods Enzymol 72: 315–319

Lazarus SS, Wallace BJ, Volk BW (1962) Neuronal enzyme alterations in Tay-Sachs disease. Am J Pathol 41: 579–591

Lazo O, Contreras M, Hashmi M, Stanley W, Irazu C, Singh I (1988) Peroxisomal lignoceroyl-CoA ligase deficiency in childhood adrenoleukodystrophy and adrenomyeloneuropathy. Proc Natl Acad Sci 85: 7647–7651

Leblhuber F, Reisecker F, Mayr WR, Deisenhammer E (1986) Über die Heterogenität der neuralen Muskelatrophien. Nervenarzt 57: 419–421

Lecoq R, Chauchard P, Mazoue H (1942) La valeur de quelques sources de calcium dans la production du rachitisme experimental. Compt rend Acad Sc 214: 688–709

Lee RE (1968) The fine structure of the cerebroside occurring in Gaucher's disease. Proc Nat Acad Sci (USA) 61: 484–489

Lee RE, Moossy J, Glew RH (1978) Major distinctions between infantile and adult forms of Gaucher's disease. J Neuropathol Exp Neurol 37: 648–655

Leech RW, Shuman RM, Putmam WD, Rance F, Jewett TT (1985) Gaucher's disease: A case history with extensive lipid storage in the brain. Am J Clin Pathol 83: 516–519

Leech RW, Brumback RA, Miller RH, Otsuka F, Tarone RE, Robbins JH (1985) Cockayne syndrome: Clinicopathologic and tissue culture studies of affected siblings. J Neuropathol Exp Neurol 44: 507–519

Leel-Össy L (1981) The origin and the pathological significance of the corpus amylaceum. Acta Neuropathol (Berl) Suppl VII: 396–399

Leenders KL, Palmer AJ, Quinn N, Clark JC, Firnau G, Garnett ES, Nahmias C, Jones T, Marsden CD (1986) Brain dopamine metabolism in patients with Parkinson's disease measured with positron emission tomography. J Neurol Neurosurg Psychiatry 49: 853–860

Le Fort D, Deleplanque B, Louiset P, Pautrizel B, Louiseau P (1988) Maladie de Wilson: demonstration de lésions corticales et de la substance blanche par IRM. Rev Neurol 144: 365–367

Lehman RA, Reeves JD, Wilson WB, Wesenberg RL (1977) Neurological complications of infantile osteopetrosis. Ann Neurol 2: 378–384

Lehnert W, Schenck W, Niederhoff H (1979) Isovalerianacidämie kombiniert mit hypertrophischer Pylorusstenose. Klin Pädiat 191: 477–482

Lehnert W, Wendel U, Lindenmaier S, Böhm N (1982) Multiple acyl-CoA dehydrogenation deficiency (glutaric aciduria type II), congenital polycystic kidneys, and symmetric warty dysplasia of the cerebral cortex in two brothers. Eur J Pediatr 139: 56–59

Lehrmann KL, Guilleminault C, Schroeder JS, Tilkian A, Forno LS (1978) Sleep apnea syndrome in a patient with Shy-Drager syndrome. Arch Intern Med 138: 206–209

Leibel RL, Shih VE, Goodman SI, Baumann ML, McCabe ERB, Zwerdling RG, Bergmann I, Costello C (1980) Glutaric acidemia: A metabolic disorder causing progressive choreoathetosis. Neurology 30: 1163–1168

Leibowitz J, Thoene J, Spector E, Nyhan W (1978) Citrullinemia. Virchows Arch (A) 377: 249–258

Leigh D (1951) Subacute necrotizing encephalomyelopathy in an infant. J Neurol Neurosurg Psychiatry 14: 216–221

Leisti J, Rimoin DL, Kaback M (1976) Allelic mutations in the mucopolysaccharidoses. Birth Defects 12: 81–91

Lejeune F, Allain JP, Lecoq D, Turpin F (1973) La cellule de Niemann-Pick. Aspects en cytologie optique et ultrastructurale. Pathol Biol 21: 483–496

Lelong M, Bertrand I, Lereboullet J (1941) Affection dégénérative proche de l'hérédo-ataxie cérébelleuse avec atteinte du neurone moteur périphérique. Rev Neurol 73: 360–363

Lemming RJ, Blair JA, Green A, Raine DN (1976) Biopterin derivatives in normal and phenylketonuric patients after oral loads of L-phenylalanine, L-tyrosine and L-tryptophan. Arch Dis Child 51: 771–779

Lenard HG, Schaub J, Keutel J, Osang M (1974) Electromyography in type II glycogenosis. Neuropädiatrie 5: 410–424

Lenke RR, Levy HL (1980) Maternal phenylketonuria and hyperphenylalaninemia: An international survey of the outcome of untreated and treated pregnancies. New Engl J Med 303: 1202–1205

Lenn NJ (1973) Lactosylceramidosis: light and electron microscopic observations. Neurology (Minneap) 23: 791–797

Lenney JF, Peppers SC, Kucera CM, Sjaastad O (1983), Homocarnosinosis: lack of serum carnosinase is the defect probably responsible for elevated brain and CSF homocarnosine. Clin Chim Acta 132: 157–165

Lennox WG (1945) The petit mal epilepsies. J Amer med Ass 129: 1069

Lenz H, Pürgyi P (1976) Zerebellare Ataxie in 3 Generationen mit anscheinend dominantem Erbgang. Wien Klin Wschr 88: 762–764

Leon GA de (1974) Bielschowsky bodies: Lafora-like inclusions associated with atrophy of the lateral pallidum. Acta Neuropathol (Berl) 30: 183–188

Leon GA de, Mitchell MH (1985) Histological and ultrastructural features of dystrophic isocortical axons in infantile neuroaxonal dystrophy (Seitelberger's disease). Acta Neuropathol (Berl) 66: 89–97

Leon GA de, Grover WD, Huff DS (1976) Neuropathologic changes in ataxia-telangiectasia. Neurology 26: 947–951

Leonard JV, Seakins JWT, Griffin NK (1979) Beta-hydroxy-beta-methyl-glutaric aciduria presenting as Reye's syndrome. Lancet 1: 680

Leonard JV, Seakins JW, Bartlett K, Hyde J, Wilson J, Clayton B (1981) Inherited disorders of 3-methylcrotonyl CoA carboxylation. Arch Dis Child 56 (1): 53–59

Leroy JG, Crocker HC (1966) Studies on the genetics of Hurler-Hunter syndrome. In: Volk B, Schneck L (eds) Inborn errors of sphingolipid metabolism. Pergamon Press Oxford, New York

Leroy JG, Mars RI de (1967) Mutant enzymatic and cytological phenotypes in cultured human fibroblasts. Science 157: 804–806

Leroy JG, Ho MW, MacBrinn MC, Zielke K, Jacob J, O'Brien JS (1972) I-cell disease: Biochemical studies. Pediat Res 6: 752–757

Leroy JG, Elsen AF van, Martin JJ, Dumen JE, Hulet AE, Okada S, Navarro C (1973) Infantile metachromatic leucodystrophie. Confirmation of a prenatal diagnosis. New Engl J Med 288: 1365–1369

Lesch M, Nyhan W (1964) A familial disorder of uric acid metabolism and central nervous system function. Am J Med 36: 561–570

Letterer E (1938) Allgemeine Pathologie und pathologische Anatomie der Lipoidosen. Verh Dtsch Ges Path 31: 130

Letterer E (1959) Allgemeine Pathologie. Grundlagen und Probleme. Thieme, Stuttgart

Leuthardt F (1963) Lehrbuch der physiologischen Chemie, 15. Aufl. De Gruyter, Berlin

Levade T, Salvayre R, Potier M, Douste-Blazy L (1986) Interindividual heterogeneity of molecular weight of human brain neutral sphingomyelinase determined by radiation inactivation method. Neurochem Res 11: 1131–1138

Levin B, Burgess EA, Mortimer PE (1968) Glycogen storage disease type IV, amylopectinosis. Arch Dis Child 43: 548–555

Levin B, Snodgrass GJAI, Oberholzer VG, Burgess EA, Dobbs RH (1968) Fructosemia – observations on 7 cases. Am J Med 45: 826–838

Levin B, Abraham JM, Oberholzer VG, Burgess EA (1969) Hyperammonaemia: A deficiency of liver ornithine transcarbamylase: Occurrence in mother and child. Arch Dis Child 44: 152–161

Levin P, Kunin AS, Donaghy RM, Hamilton WW, Maurer JJ (1961) Intracranial calcification and hypoparathyroidism. Neurology 11: 1076–1080

Levine AS, Lemieux B, Brunning R, White IG, Sharp HL, Stadlan E, Krivitt W (1968) Ceroid accumulation in a patient with progressive neurological disease. Pediatrics 42: 583–591

Levine IM, Estes JW, Looney JM (1968) Hereditary neurological disease with acanthocytosis. A new syndrome. Arch Neurol 19: 403–409

Levine RA, Gray DL, Gould N, Pergament E, Stillerman ML (1983) Warburg syndrome. Ophthalmology 90: 1600–1603

Levine S, Hoenig EM (1972) Astrocytic gliosis of vascular adventitia and arachnoid membrane in infantile Gaucher's disease. J Neuropathol Exp Neurol 31: 147–154

Levine S, Paparo G (1982) Brain lesions in a case of cystinosis. Acta Neuropathol (Berl) 57: 217–220

Levine SR, Langer SL, Albers JW, Welch KMA (1988) Sneddon's syndrome: An antiphospholipid antibody syndrome? Neurol 38: 798–800

Levinsky RB, Vianna-Morgante AM, Frota-Pessoa O et al. (1977) Myotonic dystrophy, syringomyelia, and 2/13 translocation in the same family. J Med Genet 14: 51–53

Lévy-Leblond E, D'Oelsnitz M, Vaillant JM, Maroteaux P (1969) Le syndrome de Rubinstein et Taybi. Arch Franc Péd 26: 523–535

Lewey FH, Govons SR (1942) Hemochromatotic pigmentation of the central nervous system. J Neuropathol Exp Neurol 1: 129–138

Lewis GM, Spencer-Peet J, Stewart KM (1963) Infantile hypoglycaemia due to inherited deficiency of glycogen synthetase in liver. Arch Dis Child 38: 40–48

Lewis P (1964) Familial orthostatic hypotension. Brain 87: 719–728

Lewis PD, Miller AL (1970) Argininosuccinic aciduria. Case report with neuropathological findings. Brain 93: 413–422

Lewis PD, McLaughlin J, Thomas PK (1978) Neurological manifestations in xeroderma pigmentosum: Case report with pathological findings. Schweiz Arch Neurol Neurochir Psychiatr 123: 96–99

Lewy FH (1913) Zur pathologischen Anatomie der Paralysis agitans. Dtsch Z Nervenheilk 50: 50–55

Ley RA (1940) Etude neuropathologique de la maladie de Niemann-Pick (Spléno-hépatomegalie lipidienne). J Belge Neurol Psychiat 40: 57–82

Ley RA (1947) Sur l'atrophie olivo-ponto-cérébelleuse familiale. J Belg Neurol Psychiat 47: 287–297

Lhermitte J, Kraus WM, McAlpine D (1924) Etude des produits de désintégration et des dépôts du globus pallidus dans un cas de syndrome parkinsonien. Rev Neurol (Paris) 1: 356–361

Li YT, Hirabayashi Y, Li SC (1983) Differentiation of two variants of type-AB GM2-gangliosidosis using chromogenic substrates. Am J Hum Genet 35: 520–522

Libbey CA, Rubinow A, Shirahama T, Deal C, Cohen AS (1984) Familial amyloid polyneuropathy. Demonstration of prealbumin in a kinship of German/English ancestry with onset in the seventh decade. Am J Med 76: 18–24

Libert J, Danis P (1975) Diagnosis of type A Niemann-Picks disease by a conjunctival biopsy. Pathol Eur 10: 233–239

Libert J, Martin JJ, Evrard P, Verougstraete C, Danis P (1977) Les ceroide-lipofuscinoses. Ultrastructure oculaire et diagnostic par biopsie conjonctivale. Arch Ophtalmol (Paris) 37: 613–628

Libert J, Hoof F van, Toussaint D, Roozitalab H, Kenyon KR, Green R (1979) Ocular findings in metachromatic leucodystrophy. Arch Ophthalmol 97: 1495–1504

Lichtenstein JR, Bilbrey GL, McKusick NA (1972) Clinical and probable genetic heterogeneity within mucopolysaccharidosis II, report of family with a mild form. John Hopkins Med J 131: 425–435

Lieb H (1924) Cerebrosidspeicherung bei Splenomegalie Typ Gaucher. Z physiol Chem 140: 305–313

Lieb H (1927) Cerebrosidspeicherung bei Splenomegalie, Typus Gaucher. Hoppe-Seylers Z physiol Chem 170: 60–67

Liebaldt G, Descalzo C (1963) Idiopathische (nicht arteriosklerotische) Verkalkungsvorgänge im Zentralnervensystem. Dtsch Z Nervenheilk 184: 388–426

Liebers M (1927) Zur Histopathologie der amaurotischen Idiotie und Myoklonusepilepsie. Z Neur 111: 465–482

Liebers M (1928) Zur Histopathologie des zweiten Falles von Pelizaeus-Merzbacherscher Krankheit. Z Neur 115: 487–509

Lindahl U, Höök M (1978) Glycosaminoglycans and their binding to biological macromolecules. Ann Rev Biochem 47: 385–417

Lindau A (1926) Studien über Kleinhirncysten. Acta Path Scand, Suppl. 1

Linde J van der, Walter L (1984) Das Alpers-Syndrom (ein Fallbericht). Paediatr Grenzgeb 23: 225–241

Lindlar F, Nagai K, Vogel A (1966) Veränderungen an den Hirnlipoiden bei einem Fall von diffuser Sklerose. Hoppe Seyler Z Physiol Chem 347: 1–6

Lingam S, Wilson J, Nazer H, Mowat AP (1987) Neurological abnormalities in Wilson's disease are reversible. Neuropediatr 18: 11–12

Linna SL, Finni K, Similä S, Kouvalainen K, Laitinen J (1982) Intracranial calcificatioons in cerebro-oculo-facio-skeletal (COFS) syndrome. Pediatr Radiol 12: 28–30

Linneweh F, Solcher H (1965) Über den Einfluß diätetischer Prophylaxe auf die Myelogenese bei der Leucinose (maple syrup urine disease). Klin Wschr 43: 926–930

Linneweh F, Ehrlich M, Graul EM, Hundeshagen H (1963) Über den Aminosäuretransport bei phenylketonurischer Oligophrenie. Klin Wschr 41: 253–255

Lipkin LE (1959) Cytoplasmic inclusions in ganglion cells associated with Parkinsonian state. A neurocellular change studied in 53 cases and 206 controls. Am J Pathol 35: 1117–1133

Lipper S, Kahn LB (1978) Amyloid tumor. A clinicopathologic study of four cases. Am J Surg Pathol 2: 141–145

Lisi L de (1933) Dyssinergia cerebellaris myoclonica oder cerebellare Form der Unverrichtschen Myoclonus-Epilepsie. Riforma Med 1322

Litman DA, Almira Correia M (1985) Elevated brain tryptophan and enhanced 5-hydroxytryptamine turnover in acute hepatic heme deficiency: Clinical implications. J Pharmacol Exp Therap 232: 337–345

Little BW, Brown PW, Rodgers-Johnson P, Perl DP, Gajdusek DC (1986) Familial myoclonic dementia masquerading as Creutzfeldt-Jakob disease. Ann Neurol 20: 231–239

Little KH, Lee EL, Frenkel EB (1986) Cranial nerve deficits due to amyloidosis associated with plasma cell dyscrasia. South Med J 79: 677–681

Liu HM (1973) Evolution of neuronal changes in metachromatic leucodystrophy. Acta Neuropathol (Berl) 23: 133–140

Liu HM, Burns AC (1985) Mucopolysaccharides in corpora amylacea of normal and diseased brains. J neuropathol Exp Neurol 44: 335

Liu HM, Bangaru BS, Kidd J, Boggs J (1976) Neuropathological considerations in cerebrohepato-renal syndrome (Zellwegers syndrome). Acta Neuropathol (Berl) 34: 115–123

Liu HM, Loew J, Boggs J (1977) Neuroaxonal dystrophy of the brain in patients receiving antineoplastic chemotherapy. Acta Neuropathol (Berl) 37: 207–214

Liu MC, Sylvester PE (1960) Familial diffuse progressive encephalopathy. Arch Dis Childh 35: 345–351

Liwnicz BH, Marinkovich VA (1979) Chronic polioencephalitis with cerebral atrophy in infantile X-linked hypogammaglobulinaemia. J Neurol Neurosurg Psychiatry 42: 357–362

Llinas RR, Hillman DE, Precht W (1973) Neuronal circuit reorganization in mammalian agranular cerebellar cortex. J Neurobiol 4: 69–94

Lo WD, Packman S, Nash S, Diamond I, Ireland S, NG W, Donnell G (1983) Unusual neurologic sequelae of galactosemia. Clin Res 31: A 110

Lockman LA, Kennedy WA, White JG (1967) The Chédiak-Higashi syndrome: Electrophysiologic and electron microscopic observations on the peripheral neuropathy. J Pediatr 70: 942–951

Lockwood AH, Bolomey L, Napoleon F (1984) Blood-brain barrier to ammonia in humans. J Cerebr Blood Flow Metab 4: 516–522

Lods F, Manassero J, Vaillaud JC, Kermarec J, Duplay H (1969) Lésions oculaires dans la gangliosidose généralisée de type GM1. Bull Soc Franc Ophthalmol 69: 479–490

Loeb H, Jonniaux G, Resibois A, Cremer N, Dodion J, Tondeur M, Gregoire PE, Richard J, Cieters PP (1968) Biochemical and ultrastructural studies in Hurlers syndrome. Paediat 73: 860–874

Loeb H, Tondeur M, Toppet M et al. (1969) Clinical biochemical and ultrastructural studies of an atypical form of mucopolysaccharidosis. Acta Paediat Scand 58: 220–228

Loiseau P (1971) Epilepsies myocloniques. Encéphale 60: 245–264

Londe PFL (1895) L'hérédo-ataxie cérébelleuse. Thèse de Paris. Bataille & Cie, Paris (1895)

Londsdale D, Mercer RD, Faulkner WR (1963) Maple syrup urine disease. Am J Dis Child 106: 58–66

Long DM, Mossakowski MJ, Klatzo I (1972) Glycogen accumulation in spinal cord motor neurons due to partial ischemia. Acta Neuropathol (Berl) 20: 335–347

Long GR de, Halperin JJ, Richardson EP jr (1982) A 15 year old boy with slowly progressive dementia. N Engl J Med 306: 286–293

Longstreth WT, Daven R, Farrell DF, Bolen JW, Bird TD (1982) Adult dystonic lipidosis: Clinical, histologic, and biochemical findings of a neuroviceral storage disease. Neurology 32: 1295–1299

Loo YH, Scotto J, Wisniewski HM (1978) Myelin deficieny in experimental phenylketonuria. In: Palo J (ed) Myelination and demylination, Plenum Press, New York, pp 453–469

Loone MCB, Lugt LVD, Franke CL (1974) Angiokeratoma corporis diffusum and lysosomal enzyme deficiency. Lancet 2: 785

Loonen MCB, Reuser AJJ, Visser P, Arts WFM (1974) Combined sialidase (neuraminidase) and beta-galactosidase deficiency. Clinical, morphological and enzymological observations in a patient. Clin Gen 26: 139–149

Loonen MCB, Busch HFM, Koster JF, Martin JJ, Niermeijer MF, Schram AW, Brouwer-Kelder B, Mekes W, Slee RG, Tager JM (1981) A family with different clinical forms of acid maltase deficiency (glycogenosis type II): Biochemical and genetic studies. Neurology (Ny) 31: 1209–1216

Lope ES, Ramón S, Junquera SR, Berenguel AB (1974) Progressive myoclonic epilepsy with Lafora's bodies. A clinico-pathological study. Acta Neurol Scand 50: 537–552

López Aydillo N, Gilsanz V, López Zanón A, Canada L, Urcullu MB (1965) Estudio clínico e histopatológico de un caso de epilepsia progresiva o enfermedad de Unverricht-Lundborg. Trab Inst Cajal (Madr) 57: 187–218

López-Garrido J, Armas Padrón JR, González-Campora R, Galera Davidson H, Camacho González F, Estefanía Gallardo C (1985) Microquistes renales corticales en el síndrome de Lowe. An Esp Pediatr 22: 571–574

Lorenz MD, Cork LC, Griffin JW, Adams RJ, Price DL (1979) Hereditary spinal muscular atrophy in brittany spaniels: Clinical manifestations. J Am Vet Med Assoc 175: 833–839

Lorrain M (1898) Contribution a l'étude de la paraplegie spasmodique familiale. Thèse de Paris no. 216

Lott IT, Daniel PF (1981) Serum and urinary trisaccharides in mannosidosis. Neurology 31: 1159–1162

Lott IT, Daniel PF, Krusell J, Levy HL (1982) Urinary and brain inositol in galactosemia. Ann Neurol 12: 220–220

Lou HOC, Reske-Nielsen E (1971) The central nervous system in Fabry's disease. A clinical, pathological, and biochemical investigation. Arch Neurol 25: 351–359

Louis-Bar D (1941) Sur un syndrome progressif comprenant des telangiectasies capillaires cutanées et conjonctivales symmetriques, a disposition naevoide et de troubles cérébelleux. Confin Neurol 4: 32–47

Louis-Bar D, Bogaert L van (1947) Sur la dyssynergie cérébelleuse myoclonique (Hunt). Mschr Psychiat Neurol 113: 215–247

Love S, Duchen LW (1982) Familial cerebellar ataxia with cerebrovascular amyloid. J Neurol Neurosurg Psychiatry 45: 271–273

Lovejoy FH, Smith AL, Bresnar MJ, Wood JN, Victor DI, Adams PC (1974) Clinical staging in Reye's syndrome. Am J Dis Child 128: 36–41

Lovell HW (1932) Familial progressive bulbar paralysis. Archs Neurol Chicago 28: 394–398

Lovell KL, Jones MZ (1983) Distribution of central nervous system lesions in beta-mannosidosis. Acta Neuropathol 62: 121–126

Lowden JA, O'Brien JS (1979) Sialidosis: A review of human neuraminidase deficiency. Am J Hum Genet 31: 1–18

Lowden JA, Cutz E, Conen PE, Rudd N, Doran TA (1973) Prenatal diagnosis of GM1-gangliosidosis. New Engl J Med 288: 225–228

Lowden JA, Callahan JW, Norman MG, Thain M, Prichard JS (1974) Juvenile GM1-gangliosidosis. Occurrence with absence of two beta-galactose components. Arch Neurol (Chic) 31: 200–203

Lowden JA, Callahan JW, Gravel RA, Skomorowski MA, Becker L, Groves J (1981) Type 2 GM1-gangliosidosis with long survival and neuronal ceroid lipofuscinosis. Neurology 31: 719–724

Lowe CU, Terrey M, McLachlan EA (1952) Organic-aciduria, decreased renal ammonia production, hydrophthalmos, and mental retardation. Am J Dis Child 83: 164–184

Lowenberg K, Hill TS (1933) Diffuse sclerosis with preserved myelin islands. Arch Neurol (Chic) 29: 1232–1245

Lowenberg K, Boyd D, Salon S (1939) Occurrence of Pick's disease in early adult years. Arch Neurol Psychiatr (Chicago) 41: 1004

Lowenthal A, Bekaert J, Dessel F van, Hauwaert J van (1979) Familial cerebellar ataxia with hypogonadism. J Neurol 222: 75–80

Lowes-Hummel P, Gertz HJ, Ferszt R, Cervós-Navarro J (1989) The basal nucleus of Meynert revised: The nerve cell number decreases with age. Arch Gerontol Geriatr 8: 21–27

Lowry RB (1982) Invited editorial comment: Early onset of Cockayne syndrome. Am J Med Genet 13: 209–210

Lubarsch O (1929) Zur Kenntnis ungewöhnlicher Amyloidablagerungen. Virchows Arch A 271: 867–885

Lubin AJ, Marburg O (1943) Juvenile amaurotic idiocy. Arch Neurol Psychiat 49: 559–573

Lucy JA: Lysosomal membranes. In: Dingle JT, Fell HB (eds) Lysosomes in biology and pathology, vol 2. North-Holland, Amsterdam, pp 313–341

Ludatscher RM, Naveh Y, Auslaender L, Gellei B (1981) Electromicroscopic studies in lipid storage disease. Isr J Med Sci 17 (5): 323–30

Lüdin H (1950) Zur Cytologie des Morbus Gaucher. Schweiz Med Wschr 41: 1117–1118

Ludwig M, Wolfson S, Rennert O (1972) Glycogen storage disease, type VIII. Arch Dis Child 47: 830–833

Luethy F (1931) Über die hepato-lentikuläre Degeneration (Wilson-Westphal-Strümpell). Dtsch Nervenheilk 123: 101–181

Luettge H (1914) Über einen besonderen histologischen Befund aus dem Gebiete der frühinfantilen familären Erkrankungen des Nervensystems. Deutsch Z Nervenheilkr 50: 30–35

Luft R, Ikkos D, Palmieri G (1962) A case of severe hypermetabolism of nonthyroid origin with a defect in the maintenance of mitochondrial respiratory control: A correlated clinical, biochemical and morphological study. J Clin Invest 41: 1776–1804

Lugaresi E, Medori R, Montagna P, Baruzzi A, Cortelli P, Lugaresi A, Tinuper P, Zucconi M, Gambetti P (1986) Fatal familial insomnia and dysautonomia with selective degeneration of thalamic nuclei. New Engl J Med 315: 997–1003

Luhby AL, Eagle FJ, Roth E, Cooperman JM (1961) Relapsing megaloblastic anemia in an infant due to a specific defect in gastrointestinal absorption of folic acid. Am J Dis Child 102: 482–483

Lui K, Commens C, Choong R, Jaworski R (1988) Collodion babies Gaucher's disease. Arch Dis Child 63: 854–856

Luijten AFM, Straks W, Blikkendaal-Lieftnick LF, Staal GEJ, Willemse J (1978) Metachromatic leucodystrophy: A comparative study of the ultrastructural findings in the peripheral nervous system of three cases, one of the late infantile, one of the juvenile and one of the adult form of the disease. Neuropädiatrie 9: 338–349

Lüllmann H, Luellmann-Rauch R, Wassermann O (1973) Arzneimittelinduzierte Phospholipidspeicherkrankheit. Dtsch Med Wschr 98: 1616–1625

Lundberg JM, HÖkfelt T (1983) Coexistence of peptides and classical neurotransmitters. Trends Neurosci 6: 325–333

Lundberg PO (1981) Optic atrophy with pes cavus, ataxia and pyramidal signs. In: Vinken PJ, Bruyn GW (eds) Handbook of clinical neurology vol 42. North-Holland Publ, Amsterdam, pp 412–414

Lundberg PO, Wranne I, Brun A (1967) Family with optic atrophy and neurological symptoms. Acta Neurol Scan 43: 87–105

Lundborg H (1912) Der Erbgang der progressiven Myoklonusepilepsie. Z Ges Neurol Psychiat 9: 353–358

Lunde H, Sjaastad O, Gjessing L (1982) Homocarnosinosis: Hypercarnosinuria. J Neurochem 38: 242–245

Lunde HA, Gjessing LR, Sjaastad O (1986), Homocarnosinosis: influence of dietary restriction of histidine. Neurochem Res 11: 825–838

Lurie IW, Cherstvoy ED, Lazjuk GI, Nedzued MK, Usoev SS (1976) Further evidence for the autosomal-recessive inheritance of the COFS syndrome. Clin Genet 10: 343–346

Lüers T (1948) Über die familiäre juvenile Form der Alzheimer'schen Krankheit mit neurologischen Herderscheinungen. Arch Psychiat Z Neurol 179: 132–145

Lüers T, Spatz H (1957) Picksche Krankheit. In: Lubarsch O, Henke F, Rössle R (Hrsg) Erkrankungen des zentralen Nervensystems I. Springer, Berlin Göttingen Heidelberg Handbuch der speziellen pathologischen Anatomie und Histologie, Bd XIII/1, S 614–715

Luschka H (1855) Die Adergeflechte des menschlichen Gehirns. Berlin

Luse S (1967) The fine structure of the brain and other organs in Niemann-Pick disease. In: Aronson SM, Volk BW (eds) Inborn disorders of sphingolipid metabolism. Pergamon Press, Oxford, pp 93–105

Lüthy F, Bischoff A (1961) Die Pelizaeus-Merzbachersche Krankheit. Ihre Zuordnung zu den Leukodystrophien an Hand von drei eigenen familiären Fällen. Acta Neuropathol (Berl) 1: 113–134

Lutzner MA, Tierney JH, Benditt EP (1965) Giant granules and widespread cytoplasmic inclusions in a genetic syndrome of Aleutian mink. Lab Invest 14: 2063–2079

Lutzner MA, Lowrie CT, Jordan HW (1967) Giant granules in leucocytes of beige mouse. J Hered 58: 299–300

Lynch HT, Giurgis HA, Lynch PM, Lynch JF, Harriss RE (1977) Familial cancer syndromes. A survey. Cancer 39: 1867–1871

Lynn R, Terry RD (1964) Lipid histochemistry and electron microscopy in adult Niemann-Pick disease. Amer J Med 37: 987–994

Lyon G, Sée G (1963) La dégénérescence neuro-axonale infantile (maladie de Seitelberger). Etude anatomique d'une observation. Rev Neurol 109: 133–155

Lyon G, Griscelli C, Fernández-Alvarez E, Prats-Viñas J, Lebon P (1980) Chronic progressive encephalitis in children with X-linked hypogammaglobulinaemia. Neuropaediatrie 11: 250–271

Lyon MF, Hulse EV, Rowe CE (1965) Foam-cell reticulosis of mice, an inherited condition resembling Gaucher's and Niemann-Pick disease. J Med Genet 2: 99–111

Lyons JC, Scheitauer BW, Ginsburg WW (1982) Gaucher's disease and glioblastoma multiforme in two siblings. J Neuropathol Exp Neurol 41: 45–53

Maccario M (1968) Neurological dysfunction associated with nonketotic hyperglycemia. Arch Neurol 19: 525–534

Maccario M, Mena H, Weir MR, Matson MD, Reimann BE (1983) A sibship with neuro-axonal dystrophy and renal tubular acidosis: A new syndrome? Ann Neurol 13: 608–615

Machado-Salas JP (1984) Abnormal dendritic patterns and aberrant spine development in Bourneville's disease. A Golgi survey. Clin Neuropathol 3: 52–58

MacDonald JT, Sher PK (1977) Ophthalmoplegia as a sign of metabolic disease in the newborn. Neurology 27: 970–973

MacDonald WB, Fitch KD, Lewis JC (1960) Cockayne's syndrome. A heredo-familial disorder of growth and development. Pediatrics 25: 997–1007

MacInnes JW, Schlesinger K (1971) Effects of excess phenylalanine on in vitro and in vivo RNA and protein synthesis and polyribosome levels in brains of mice. Brain Res 29: 101–110

MacIntyre CA, Brown HW (1965) Twins with cachectic dwarfism. J Pediat 67: 1204–1206

MacKay RP (1940) Congenital demyelinating encephalopathy. Arch Neurol (Chic) 43: 111–124

MacKenzie JM, Dixon MF (1987) An immunohistochemical study of the enteric neuronal plexi in Hirschsprung's disease. Histopathology 11: 1055–1066

MacKinnon DM (1968) Hyalinosis cutis et mucosae (lipoid proteinosis). Acta Otolaryng 65: 403–412

MacLeod PM, Wood S, Jan JE, Applegarth DA, Dolman CL (1977) Progressive cerebellar ataxia, spasticity, psychomotor retardation and hexosaminidase deficiency in a 10-year-old child: Juvenile Sandhoff disease. Neurology 27: 571–573

Madden JW, Ironside JW, Triger DR, Bradshaw JPP (1965) An unusual case of Wilson's disease. Q J Med 55: 63–73

Mahloudji M (1975) Marinesco-Sjögren syndrome. In: Vinken PJ, Bruyn GW (eds) Handbook of clinical neurology, vol. 21. North-Holland, Amsterdam, pp 555–561

Mahloudji M (1963) Hereditary spastic ataxia simulating disseminated sclerosis. J Neurol Neurosurg Psychiat 26: 511–513

Mahloudji M, Teasdall RD, Adamkiewicz JJ (1969) The genetic amyloidosis: With particular reference to hereditary neuropathic amyloidosis, Type II (Indiana or Rukavina Type). Medicine 48: 1–37

Maia M (1974) Sjögren-Larsson syndrome in two sibs with peripheral nerve involvement and bisalbuminaemia. J Neurol Neurosurg Phsychia 37: 1306–1315

Mailer C (1969) Gargoylism associated with optic atrophy. Canad J Ophthal 4: 266–271

Maisey DN, Cosh JA (1980) Basilar artery aneurysm and Anderson-Fabry disease. J Neurol Neurosurg Phsychiatry 43: 85–87

Majewski F, Stoeckenius M, Kemperdick H (1982a) Studies of microcephalic primordial dwarfism III: An intrauterine dwarf with platyspondyly and anomalies of pelvis and clavicles – osteodysplastic primordial dwarfism type III. Am J Med Genet 12: 37–42

Majewski F, Ranke M, Schinzel A (1982b) Studies of microcephalic primordial dwarfism II: The osteodysplastic type II of primordial dwarfism. Am J Med Genet 12: 23–35

Makita A, Suzuki C, Yosizawa Z, Konno T (1969) Glycolipids isolated from the spleen of Gauchers disease. Toloku J Exp Med 88: 277–288

Makos MM, Mccomb RD, Adickes ED, Bennett DR (1985) Acid maltase deficiency and basilar artery aneurysms a report of a sibship. 37th Ann Meet Am Acad Neurol (Dallas) 35: 193–194

Malachowski JA, Jones MZ (1983) β-Mannosidosis: Lesions of the distal peripheral nervous system. Acta Neuropathol (Berl) 61: 95–100

Malamud N (1966) Neuropathology of phenylketonuria. J Neuropathol Exp Neurol 25: 254–268

Malamud N, Cohen P (1958) Unusual form of cerebellar ataxia with sex-linked inheritance. Neurology 8: 261–266

Malone MJ (1976) The cerebral lipidosis. Ped Clin North Am 23: 303–326

Maloney AF, Cumings JN (1960) A case of juvenile Gauchers disease with intraneuronal lipid storage. J Neurol Neurosurg Psychiatry 23: 207–213

Mancall EL, Aponte GE, Berry RG (1965) Pompes disease (diffuse glycogenosis) with neuronal storage. J Neuropathol Exp Neurol 24: 85–96

Mancardi GL, Liwnicz BH, Mandybur TI (1983) Fibrous astrocytes in Alzheimer's disease and senile dementia of Alzheimer's type. Acta Neuropathol (Berl) 61: 76–80

Mancardi GL, Schenone A, Tabaton M (1985) Polyglucosan bodies in the sural nerve of a diabetic patient with polyneuropathy. Acta Neuropathol (Berl) 66: 83–86

Mandybur TI (1975) The incidence of cerebral amyloid angiopathy in Alzheimer's disease. Neurology 25: 120–126

Mandybur TI (1986) Cerebral amyloid angiopathy: The vascular pathology and complications. J Neuropathol Exp Neurol 45: 79–90

Mandybur TI, Bates SRD (1978) Fatal massive intracerebral hemorrhage complicating cerebral amyloid angiopathy. Arch Neurol 35: 246–248

Mann DMA (1985) The neuropathology of Alzheimer's disease: a review with pathogenetic, aetiological and therapeutical considerations. Mech Ageing Dev 31: 213–255

Mann DMA, Yates PO (1983) Pathological basis for neurotransmitter changes in Parkinson's disease. Neuropathol Appl Neurobiol 9: 3–19

Mann DM, Yates PO, Marcyniuk B (1985) Some morphometric observations on the cerebral cortex and hippocampus in presenile Alzheimer's disease, senile dementia of Alzheimer type and Down's syndrome in middle age. J Neurol Sci 69: 139–159

Mann DMA, Bonshek RE, Marcyniuk B, Stoddart RW, Torgerson E (1988) Saccharides of senile plaques and neurofibrillary tangles in Alzheimer's disease. Neurosci Lett 85: 277–282

Mannen T, Inoue K, Toyokura Y (1978) Localization of spinal motoneurons innervation external anal sphincter muscle. Neurol Med 9: 82–85

Mannen T, Iwata M, Toyokura Y, Nagashima K (1982) The Onuf's nucleus and the external anal sphincter muscles in amyotrophic lateral sclerosis and Shy-Drager syndrome. Acta Neuropathol (Berl) 58: 255–260

Mano Y, Sakakibara T, Takayanagi T (1983) The peripheral nerve involvement in spinocerebellar degenerations. Jpn J Med 22: 100–105

Manschot WA (1968) Retinal histology in amaurotic idiocies and tapetoretinal degenerations. Ophthalmologica 156: 28–37

Mansvelt J van (1954) Pick's disease, a syndrome of lobar cerebral atrophy. Clinicoanatomical and histopathological types. Loeff, Enschede

Manz HJ, Schuelein M, McCullough DC, Kishimoto Y, Eiben RM (1979) New phenotypic variant of adrenoleucodystrophy. J Neurol Sci 45: 245–260

Manz HJ, Schuelein M, McCullough DC, Kishimoto Y, Eiben RM (1980) New phenotypic variant of adrenoleukodystrophy. Pathologic, ultrastructural and biochemical study in two brothers. J Neurol Sci 45: 245–260

Marburg O (1911) Die amyotrophische Lateralsklerose. In: Lewandowskys Handbuch der Neurologie, Bd II. Springer, Berlin, S 293

Marburg O (1936) Die chronisch progressiven nuclearen Amyotrophien. Die amyotrophische Lateralsklerose. In: Bumke O, Foerster O (Hrsg) Handbuch der Neurologie, Bd 16. Springer, Berlin, S 524–605

Marburg O (1942) Studies on the pathology and pathogenesis of amaurotic family idiocy. Am J Ment Defic 46: 312–322

Marchand F (1907) Über sogenannte idiopathische Splenomegalie (Typ Gaucher). Münch Med Wschr 54: 1102–1103

Margolis RU, Margolis RK (1974) Distribution and metabolism of mucopolysaccharides and glycoproteins in neuronal perikarya, astrocytes and oligodendroglia. Biochem 13: 2849–2852

Marie P, Foix C, Alajouanine T: De l'atrophie cérébelleuse tardive à prédominance corticale. Rev Neurol (Paris) 29: 849–885, 1082–1211

Marinesco G (1894) Contribution à l'étude de l'amyotrophie Charcot-Marie. Arch Med Exp 6: 921–965

Marinesco G (1915) Sur deux cas de paralysie bulbaire progressive, infantile et familiale. C R Soc Biol (Paris) 78: 481–483

Marinesco G (1927) Nouvelles recherches sur la forme de Spielmeyer-Vogt de l'idiotie amaurotique et à son mécanisme biochimique. J Psychol Neurol 41: 1–27

Marinesco G (1930) Nouvelles contributions à l'etude de la forme tardive de l'idiotie amaurotique (type Bielschowsky) et à son mécanisme biochimique. J Psychol Neurol 41: 1–28

Marinesco G (1931) Sur une affection particulière simulant au point de vue clinique, le sclérose en plaque et ayant pour substratum des plaques spéciales du type sénile. Arch Roumaines Path Exp Microbiol 4: 41–59

Marinesco G, Draganesco S, Vasiliu D (1931) Nouvelle maladie familiale caractérisée par une cataracte congénitale et un arret du développement somato-neuro-psychique. Encéphale 26: 97–109

Markesberry WR, McQuillen MP, Procopis PG, Harrison AR, Engel AG (1974) Muscle carnitine deficiency: Associated with lipid myopathy, vacuolar neuropathy, and vacuolated leucocytes. Arch Neurol 31: 320–324

Markesberry WR, Robinson RO, Falace PV, Frye MD (1980) Mucopolysaccharidoses: Ultrastructure of leucocyte inclusions. Ann Neurol 8: 332–336

Marklund LS, Santavuori P, Westermarck T (1981) Superoxide dismutase, catalase and glutathione peroxidase in infantile, late infantile and juvenile neuronal ceroid-lipofuscinosis. Clin Chim Acta 116: 191–198

Marmion LH, O'Neill BP, Schafer RA, Schafer NJ, Grekin RJ, Feringa ER (1979) The adrenoleucomyeloneuropathy complex: A clinical evaluation of disease expression in four generations of a kindred (abstract). Neurology 29: 560–560

Maroteaux P (1970) Differentiation biochimique des maladies de Hurler et de Hunter par fractionnement de l'heparitine sulfate. Rev Europ Etud Clin Biol 15: 203–205

Maroteaux P, Lamy M (1965) Hurlers disease, Morquios disease and related mucopolysaccharidoses. J Pediatr 67: 312–323

Maroteaux P, Lamy M (1966) La pseudo-polydystrophie de Hurler. Presse Med 74: 2889–2892

Maroteaux P, Frézal J, Tahbaz-Zadek, Lamy M (1966) Une observation familiale d' oligophrenie polydystrophique. J Génet Hum 15: 93–102

Maroteaux P, Humbel R, Strecker G, Michalski JC, Mande R (1978) Un nouveau type de sialidose avec atteinte rénale: La nephrosialidose. Arch Franc Pédiat 35: 819–829

Mars H, Lewis LA, Robertson AL, Buthos A, Williams GH (1969) Familial hypo-lipoproteinemia: A genetic disorder of lipid metabolism with nervous system involvement. Amer J Med 46: 886–900

Marsden CD (1976) Blepharospasm-oromandibular dystonia syndrome (Brueghel's syndrome). J Neurol Neurosurg Psychiatry 39: 1204–1209

Marsden CD (1982) Basal ganglia. Lancet 2: 1141

Marsden CD, Obeso JA, Lang AE (1982) Adrenoleukomyeloneuropathy presenting as spino-cerebellar degeneration. Neurology 32: 1031–1032

Martin JJ (1970) Contribution a l'étude de l'anatomie du thalamus et de sa pathologie au cours des maladies dégénératives dites abiotrophiques. Thesis, University of Brussels, 1970. Acta Neurol Belg 70: 1–211

Martin JJ (1972) Sur la délimitation clinicopathologique de l'encéphalopathie de Leigh. Acta Neurol Belg 72: 347–354

Martin JJ (1975) Thalamic degenerations. In: Vinken PJ, Bruyn GW (eds) Handbook of clinical neurology. North-Holland, Amsterdam, pp 587–604

Martin JJ (1981) Generalised mitochondrial disturbances and myopathies. In: Busch HFM, Jennekens FGJ, Scholte HR (eds.) Mitochondria and muscular diseases. Mefar, Beetsterzwaag, The Netherlands, pp 219–223

Martin JJ, Ceuterick (1978) Morphological study of skin biopsy specimens: A contribution to the diagnosis of metabolic disorders with involvement of the nervous system. J Neurol Neurosurg Psychiatry 41: 232–248

Martin JJ, Ceuterick C (1988) The contribution of pathology to the study of storage disorders. Pathol Res Pract 183(4):375–385

Martin JJ, Joris C (1973) The sciatic nerve in juvenile metachromatic leucodystrophy. A quantitative evaluation. Acta Neurol Belg 73: 175–191

Martin JJ, Leroy JG (1985) Thalamic lesions in a patient with Menke's kinky-hair disease. Clin Neuropathol 4: 206–209

Martin JJ, Schlote W (1972) Central nervous system lesions in disorders of amino-acid metabolism. A neuropathological study. J Neurol Sci 15: 49–76

Martin JJ, Deberdt R, Philippart M, Acker KJ van, Hooft C (1971) Peculiar dysmorphic syndrome with orthochromatic leucodystrophy. Acta Neuropathol (Berl) 18: 224–233

Martin JJ, Philippart M, Hauwaert J van, Callahan JW, Deberdt RD (1972) Niemann-Pick disease (Crocker's group A). Late onset and pigmentary degeneration resembling Hallervorden-Spatz syndrome. Arch Neurol (Chic) 27: 45–51

Martin JJ, Ceuterick CH, Martin L, Leroy JG, Nuyts JP, Joris C (1974a) Leukodystrophie à cellules globoides (maladie de Krabbe). Acta Neurol Belg 74: 356–375

Martin JJ, Dessel G van, Lagrou A, Barsy AM de, Dierick W (1974b) Multiple system atrophies. A neuropathological and neurochemical study. J Neurol Sci 21: 251–272

Martin JJ, Leroy JG, Farriaux JP, Fontaine G, Desnick FJ, Cabello A (1975) I-Cell disease (Mucopolysaccharidosis II). A report on its pathology. Acta Neuropathol (Berl) 33: 285–305

Martin JJ, Barsy T de, Tandt WR den (1976) Acid maltase deficiency in nonidentical adult twins: a morphological and biochemical study. J Neurol 213: 105–18

Martin JJ, Barsy T de, Schrijver F de, Leroy JG, Palladini G (1976) Acid maltase deficiency (type II glycogenosis). Morphological and biochemical study of a childhood phenotype. J Neurol Sci 30: 155–166

Martin JJ, Ceuterick Ch, Edgar GW (1976) La ceroido-lipofuscinose infantile generalisée (type Hagberg-Santavuori). A propos d'une nouvelle observation et de l'étude retrospective de deux autres cas. Acta Neurol Belg 76: 103–122

Martin JJ, Martin L, Ceuterick C (1977) Encephalopathy associated with lamellar residual bodies in astrocytes (Towfighi, Grover and Gonatas, 1977). A new observation. Neuropediatrics 8: 181–189

Martin JJ, Ceuterick C, Martin L, Libert J (1977) Skin and conjunctival biopsies in adrenoleucodystrophy. Acta Neuropathol (Berl) 38: 247–250

Martin JJ, Flament-Durand J, Farriaux JP, Buyssens N, Ketelbant-Balasse P, Jansen C (1978) Menkes' kinky hair disease. A report on its pathology. Acta Neuropathol (Berl) 32: 25–32

Martin JJ, Ceuterick C, Dessel GV, Lagrou A, Dierick W (1979) Two cases of mucopolysaccharidosis type III (Sanfilippo). Acta Neuropathol (Berl) 46: 185–190

Martin JJ, Ceuterick C, Libert J (1980) Skin and conjunctival nerve biopsies in adrenoleukodystrophy and its variants. Ann Neurol 8: 291–295

Martin JJ, Leroy JG, Ceuterick C, Libert J, Dodinval P, Martin L (1981) Fetal Krabbe leukodystrophy. A morphological study of two cases. Acta Neuropathol 53: 87–91

Martin JJ, Farriaux JP, Jonghe P de (1982) Neuropathology of citrullinaemia. Acta Neuropathol (Berl) 56: 303–306

Martin JJ, Lowenthal A, Ceuterick C, Gacoms H (1982) Adrenomyeloneuropathy. J Neurol 226: 221–232

Martin JJ, Yap M, Nei IP, Tan TE (1983) Selective thalamic degeneration – report of a case with memory and mental disturbances. Clin Neuropathol 2: 156–162

Martin JJ, Leroy JG, Eygen M van, Ceuterick C (1984) I-Cell disease. A further report on its pathology. Acta Neuropathol (Berl) 64: 234–242

Martin JJ, Lowenthal A, Ceuterick C, Vanier MT (1984) Juvenile dystonic lipidosis (variant of Niemann-Pick disease type C). J Neurol Sci 66: 33–45

Martin JJ, Yvver FL van de, Scholte HR, Roodhooft AM, Ceuterick C, Martin L, Luyt-Houwen IEM (1988) Defect in succinate oxidation by isolated muscle mitochondria in a patient with symmetrical lesions in basal ganglia. J Neurolog Sci 84: 189–200

Martin L, Martin JJ, Guazzi GC, Lowenthal A, Manilowski J (1968) Dégénérescence tapétorétinienne, surdité, myoclonies, démence, épilepsie avec présence d'acide alpha-aminonbutyrsique en excès. Contribution à l'étude des angiomatoses leptoméningées avec leukodystrophie sudanophile et abiotrophies complexes. J Neurol Sci 6: 217–236

Martin L, Trelles L, Martin JJ (1972) Evolution clinique de la dystrophie neuro-axonale infantile à la lumière de la chronologie des atrophies systématisées sous-jacentes. J Neurol Sci 15: 439–455

Martin L, Ruchinoo JJ, Le Coultre ET, Neblett WW (1979) Hirschsprung's disease with skip area (segmental aganglionosis). J Pediat Surg 14: 686–687

Martin LW, Landing BH, Nakai H (1963) Rectal biopsy as an aid in the diagnosis of diseases of infants and children. J Pediatr 62: 197–202

Martin WE, Resch JA, Baker AB (1971) Juvenile Parkinsonism. Arch Neurol 25: 494–500

Martin WE, Loewensen RB, Resch JA (1973) Parkinson's disease: clinical analysis of 100 patients. Neurology 23: 783–790

Marsh QB de, Kautz J (1957) The submicroscopic morphology of Gaucher cells. Blood 12: 324–335

Martínez A (1968) Electron microscopy in human hepatic encephalopathy. Acta Neuropathol (Berl) 11: 82–86

Marx V (1972) Spontaneous hypoglycaemia. Brit Med J 1: 430–432

Mascarello JT, Jones MC, Dixson B (1983) The etiology of the Prader-Willi syndrome – An hypothesis based on the variation in proximal 15Q pathology. Clin Res 31: A110

Mascarenhas Saraiva MJ, Costa PP, Goodman DS (1983) Studies on plasma transthyretin prealbumin in familial amyloidotic polyneuropathy portuguese type. J Lab Clin Med 102(4):590–603

Mason HH, Anderson DH (1941) Glycogen disease. Amer J Dis Child 61: 795–825

Masshoff W (1949) Das Gehirn bei der Lipoidgranulomatose. Beitr Pathol Anat 110: 544–566

Masters CL, Beyreuther K (1986) The structure of amyloid filaments in Alzheimer's disease and the unconventional virus infections of the nervous system. Psychol Med 16: 735–737

Masters CL, Multhaup G, Simms G, Pottgiesser J, Martins RN, Beyreuther K (1985) Neuronal origin of a cerebral amyloid: Neurofibrillary tangles of Alzheimer's disease contain the same protein as the amyloid of plaque cores and blood vessels. EMBO J 4: 2757–2763

Masters PL, MacDonald WB, Ryan MMP, Cumings JN (1964) Familial leukodystrophy. Arch Dis Childh 39: 345–355

Mastri AR, Sung JH, Segal EL (1973) Diffuse Rosenthal fiber formation in the adult: A report of four cases. J Neuropathol Exp Neurol 32: 424–436

Mata M, Dorovini-Zis K, Wilson M, Young AB (1983) New form of familial Parkinson-dementia syndrome: Clinical and pathologic findings. Neurology 33: 1439–1443

Matalon R, Dorfman A (1972) Hurlers syndrom: An alpha-L-iduronidase deficiency. Biochem Biophys Res Commun 47: 959–964

Matalon R, Arbogast B, Justice P, Brandt EK, Dorfmann A (1974) Morquio syndrome deficiency of a chondroitin sulphate N-acetylhexosamine sulphate sulphatase. Biochem. Biophys Res Commun 61: 759–765

Mathew NT, Meyer JA, Achari AN, Dodson RF (1976) Hyperlipidemic neuropathy and dementia. Eur Neurol 14: 370–382

Mathieu P, Bertrand I (1929) Etudes anatomo-cliniques sur les atrophies cérébelleuses. Rev Neurol 1: 721–765

Matsuda I, Anakura M, Arashima S, Saito Y, Oka Y (1976) Variant form of citrullinemia. Brain Nerv 23: 19–26

Matsumoto T, Tani E, Maeda Y, Natsume S (1985) Amyloidomas in the cerebellopontine angle and jugular foramen. J Neurosurg 62: 592–596

Matsushita M, Fukajima O, Kosaka K, Hori A, Oyanagi S (1977) An autopsy case of hereditary degenerative disorder, involving mainly dentate nucleus and lateral segment of globus pallidus. Adv Neurol Sci 21: 569–569

Matsushita M, Oyanagi S, Hanawa S, Shiraki H, Kosaka K (1981) Nasu-Hakolas disease (membranous lipodystrophy). A case report. Acta Neuropathol (Berlin) 54: 89–93

Matsuyama H, Watanabe I, Mihm MC, Richardson EP (1978) Dermatoleukododystrophy with neuroaxonal spheroids. Arch Neurol 35: 329–336

Mattern H (1979) Störungen des Kohlehydratstoffwechsels. In: Schreier K (Hrsg) Die angeborenen Stoffwechselanomalien. Grundlagen – Klinik – Therapie, Thieme, Stuttgart, S 134–167

Matthews WB, Rundle AT (1964) Familial cerebellar ataxia with hypogonadism. Brain 87: 463–468

Matthews WB, Howell DA, Stevens DL (1969) Progressive myoclonus epilepsy without Lafora bodies. J Neurol Neurosurg Psychiat 32: 116–122

Matthieu JM, Omlin FX (1984) Murine Leukodystrophies as tools to study myelinogenesis in normal and pathological conditions. Neuropediatrics 15: 37–52

Matthyus A (1962) Familiäre Kleinhirnataxie mit extrapyramidal-motorischem Endzustand bei Lipoidose. Proc IVth Internat Congr Neuropath, München 1961, Vol 3. Thieme, Stuttgart, pp 274–280

Matthys E (1954) Sur un cas sporadique de leucodystrophie chronique à la forme transitionelle entre la sclérose diffuse et la sclérose en plaques. Folia Psychiatr Neurol Neurochir Nederlandica 57: 131–137

Mauri C, Silingardi VA (1964) A cytological and cytochemical study of Chédiak's leucocytic anomaly. Acta Haemat (Basel) 32: 114–126

Maury CP, Teppo AM, Karinemi AL, Koeppen AH (1988) Amyloid fibril protein in familial amyloidosis with cranial neuropathy and corneal lattice dystrophy (FAP type IV) is related to transthyretin. Am J Clin Pathol 89(3): 359–364

Maury P (1979) Accumulation of two glycoasparagines in the liver in aspartylglycosaminuria. J Biol Chem 254: 1513–1517

Max SR, MacLaren Nk, Brady RO, Bradley RM, Rennels MB, Tanaka J, García JH, Cornblath M (1974) GM3, hematoside, sphingolipodystrophy. New Engl J Med 291: 929–931

Maxwell DS, Krüger L (1965) The fine structure of astrocytes in the cerebral cortex and their response to focal injury produced by heavy ionizing particles. J Cell Biol 25: 141–157

May DL, White HH (1968) Familial myoclonus, cerebellar ataxia, and deafness. Specific genetically-determined disease. Arch Neurol 19: 331–338

Mayo GM, Barron KD (1966) Striatonigral degeneration. J Neuropathol Exp Neurol 25: 172–175

Mayou MS (1904) Cerebral degeneration with symmetrical changes in the maculae in three members of a family. Trans Ophthalmol Soc UK 24: 142–145

McAdams AJ, Hug G, Boove KE (1974) Glycogen storage disease types I to X. Criteria for morphologic diagnosis. Hum Pathol 5: 463–487

McAnena OJ, Feely MP, Kealy WF (1982) Spinal cord compression by amyloid tissue. J Neurol Neurosurg Psychiatry 45: 1067–1069

McBrinn MC, Okada S, Ho MW, Hu CC, O'Brien JS (1969) Generalized gangliosidosis. Impaired cleavage of galactose from a mucopolysaccharide and a glycoprotein. Science 163: 946–947

McCaughey WTE (1961) The pathologic spectrum of Huntington's chorea. J Nerv Ment Dis 133: 91–103

McClure J, Smith PS (1983) Calcium pyrophosphate dihydrate deposition in the intervertebral discs in a case of Wilson's disease. J Clin Pathol 36: 764–768

McCully KS (1969) Vascular pathology of homocysteinemia: Implications for the pathogenesis of arteriosclerosis. Am J Pathol 56: 111–128

McCusker JJ, Caplan RM (1962) Lipoid proteinosis (lipoglycoproteinosis). Amer J Pathol 40: 599–610

McCusker JJ, Parsons DB (1962) Niemann-Pick disease. Report of two cases in silblings including necropsy and histochemical findings in one. Arch Pathol 74: 127–136

McDonnell JM, Green WR, Maumenee IH (1985) Ocular histopathology of systemic mucopolysaccharidosis, type II-A (Hunter syndrome, severe). Ophthalmology 92: 1772–1779

McDougal B, Adams RD (1950) Neuropathological changes in hemochromatosis. J Neuropathol 9: 117–129

McFaul R, Cavanagh N, Lake BD, Stephens R, Whitefield AE (1982) Metachromatic leukodystrophy: A review of 38 cases. Arch Dis Child 57: 168–175

McGeachie RE, Fleming JO, Shurer LR (1979) Diagnosis of Pick's disease by computed tomography. J Comp Ass Tomo 3: 113–115

McGee DA, Patter HJV, Morotta J, Olszewski J (1962) Subpial cerebral siderosis. Neurology 12: 108–113

McGhee JD, Felsenfeld G (1980) Nucleosome structure. Ann Rev Biochem 49: 1115–1156

McGeer PL, McGeer EG, Suzuki J, Dolman CE, Nagai T (1984) Aging, Alzheimer's disease, and the cholinergic system of the basal forebrain. Neurology 34: 741–745

McHugh NJ, Maymo J, Skinner RP, James I, Maddison PJ (1988) Anticardiolipin antibodies, livedo reticularis, and major cerebrovascular and renal disease in systemic lupus erythematosus. Ann Rheum Dis 47: 110–115

McKean CM, Peterson NA (1970) Glutamine in the phenylketonuric central nervous system. N Engl J Med 283: 1364–1367

McKeran RO, Bradbury P, Taylor D, Stern G (1985) Neurological involvement in type 1 (adult) Gaucher's disease. J Neurol Neurosurg Psychiatry 48: 172–175

McKhann GM (1984) Metachromatic leukodystrophy: Clinical and Enzymatic parameters. Neuroped (Suppl) 15: 4–10

McKinnon PJ, Burgoyne LA (1985) Altered cellular morphology and microfilament array in ataxia-telangiectasia fibroblasts. Eur J Cell Biol 39: 161–166

McKusick VA (1972) Heritable disorders of connective tissue, 4th edn. Mosby, St Louis, pp 521–686

McKusick V (1978) Mendelian inheritance in man: Catalog of autosomal dominant, autosomal recessive, and X-linked phenotypes, 5th edn. Johns Hopkins University Press, Baltimore, pp 66–73

McKusick VA, Neufeld EF (1983) The mucopolysaccharide storage diseases. In: Stanbury JB, Wyngaarden JB, Fredrickson DS (eds) The metabolic basis of inherited disease. McGraw-Hill, New York pp 751–777

McKusick VA, Kaplan D, Wise D, Hanley WB, Suddarth SB, Servick ME, Maumanée AE (1965) The genetic mucopolysaccharidoses. Medicine (Balt) 44: 445–483

McLeod JG, Evans WA (1981) Peripheral neuropathy in spinocerebellar degenerations. Muscle Nerve 4: 51–61

McMahon RG, Bell RA, Moore GR, Ludwin SK (1984) Ricardi's syndrome. A clinicopathologic study. Arch Ophthalmol 102: 250–253

McMaster KR, Powers JM, Hamigar GR, Wohltmann HJ, Farr GH (1979) Nervous system involvement in type IV glycogenosis. Arch Pathol Lab Med 103: 105–111

McMenemy WH, Grant HC, Behrman S (1965) Two examples of presenile dementia (Picks disease and Stern-Garcin syndrome) with the history of trauma. Arch Psychiatr Nervenkr 207: 128–140

McMurray WC, Mohyuddin F, Rossiter RJ, Rathbun JC, Valentine GH, Koegler SJ, Zarfas DE (1962) Citrullinuria: A new aminoaciduria associated with mental retardation. Lancet 1: 138–142

McQuarrie I (1954) Idiopathic spontaneously occurring hypoglycaemia in infants. Am J Dis Child 87: 399–428

Meadows JC, Marsden CD (1969) A distal form of chronic spinal muscular atrophy. Neurology 19: 53–58

Medici MA, Kagan BM, Gatti RA (1978) Chronic progressive panencephalitis in hypogammaglobulinemia. J Pediatr 93: 73–75

Meduna F (1930) Tuberöse Sklerose und Gliom. Z Neurol 129: 679–696

Meek D, Wolfe LS, Andermann E, Andermann F (1984) Juvenile progressive dystonia: A new phenotype of GM2 gangliosidosis. Ann Neurol 15: 348–352

Meencke HJ (1985) Neuron density in the molecular layer of the frontal cortex in primary generalized epilepsy. Epilepsia 26: 450–454

Meencke HJ (1986) Vergleichende klinische Neuropathologie generalisierter Epilepsien mit altersgebundenen kleinen Anfällen. Habilitationsschrift, Freie Universität Berlin

Meencke HJ, Gerhard C (1985) Morphological aspects of aetiology and the course of infantile spasms (West-syndrome). Neuroped 16: 59–66

Meencke HJ, Veith G (1985) Neuropathologische Aspekte des myoklonisch-astatischen Petit mal (Lennox-Syndrom). In: Kruse R (Hrsg) Epilepsie 84. Einhorn-Presse, Reinbek, S 305–313

Mehl E, Jatzkewitz H (1964) Eine Cerebrosidsulfatase aus Schweineniere, Hoppe-Seyler's Z. Physiol Chem 339: 260

Mehnert H, Förster H (1975) Stoffwechselkrankheiten. Biochemie und Klinik, 2. Aufl., Thieme, Stuttgart

Mei Liu H (1968) Ultrastructure of central nervous system lesions in metachromatic leucodystrophy with special reference to morphogenesis. J Neuropathol Exp Neurol 27: 624–644

Meier C, Bischoff A (1976) Sequence of morphological alterations in the nervous system of metachromatic leucodystrophy. Light- and electron microscopic observations in the central and peripheral nervous system in a prenataly diagnosed foetus of 22 weeks. Acta Neuropathol (Berl) 36: 369–379

Meier C, Roberts K, Steck A, Hess C, Miloni E, Tschopp L (1984) Polyneuropathy in Waldenström's macroglobulinaemia: Reduction of endoneuronal IgM-deposits after treatment with chlorambucil and plasmapheresis. Acta Neuropathol (Berl) 64: 297–307

Meier-Ruge W (1968) Das Megacolon, seine Diagnose und Pathologie. Arch Abt A Path Anat 344: 67–85

Meier-Ruge W (1971) Über ein Erkrankungsbild des Colon mit Hirschsprung-Symptomatik. Verh Dtsch Ges Path 55: 506–509

Meier-Ruge W (1973) Fortschritte der morphologischen Diagnostik des Morbus Hirschsprung. Pädiatr Fortbild Praxis 36: 80–97

Meier-Ruge W (1974) Hirschsprung's disease: Its aetiology, pathogenesis and differential diagnosis. In: Grundmann E, Kirsten WH (eds) Current topics of Pathology, vol 59. Springer, Berlin Heidelberg New York, pp 131–179

Meier-Ruge W (1985) Der ultrakurze Morbus Hirschsprung, ein bioptisch zuverlässig objektivierbares Krankheitsbild. Z Kinderchir 40: 146–150

Meier-Ruge W, Lutterbeck PM, Herzog B (1972) Acetylcholinesterase activity in suction biopsies of the rectum in the diagnosis of Hirschsprung's disease. J Pediatr Surg 7: 11–17

Meige H (1910) Les convulsions de la face, une forme clinique de convulsion faciale, bilatérale et médiane. Rev Neurol (Paris) 10: 437–443

Meisler M, Wanner L, Eddy RE, Shows TB (1980) The UPS locus encoding uroporphyrinogen I synthetase is located on human chromosome 11. Biochem Biophys Res Commun 95: 170–176

Melamed E, Cohen C, Soffer D (1975) Central nervous system in a patient with chronic Gaucher's disease. Eur Neurol 13: 167–175

Melancon SB, Cloutier R, Potier M, Dallaire L, Vanasse M, Geoffroy G, Barbeau A (1984) Friedreich's ataxia: Malic enzyme activity in cellular fractions of cultured skin fibroblasts. Can J Neurol Sci 11: 632–642

Melchior JC, Benda C, Yakovlev PI (1960) Familial idiopathic cerebral calcifications in childhood. Am J Dis Child 99: 787–803

Mendel G (1865) Versuche über Pflanzenhybride. Verh Naturforsch Verh Brünn 4: 3–47

Mendel T (1936) Torsionsdystonie. In: Bumke O, Förster O (Hrsg) Handbuch der Neurologie, Bd 16. Springer, Berlin S 848

Mendelson IS, Zaleski WA, Casey RE, Christie EJ, Wellner VP, Meister A (1979) Ataxia in 5-oxoprolinuria: Is there a connection between the gamma-glutamyl cycle and GABA function? XI International Congress of Biochemistry, Toronto

Meneghelli UG (1985) Chagas' disease: a model of denerevation in the study of digestive tract motility. Braz J Med Biol Res 18: 255–264

Menger H, Beck E, Lincke HO (1986) Das Kearns-Sayre-Syndrom: Eine interdisziplinäre Herausforderung. Dtsch Ärztebl 83: 2606–2613

Menkes JH (1959) Maple syrup urine disease; isolation and identification of organic acids in the urine. Pediatrics 23: 348–350

Menkes JH, Corbo LM (1977) Adrenoleucodystrophy: Accumulation of cholesterol esters with very long chain fatty acids. Neurol (Minneap) 27: 928–932

Menkes JH, Hurst PL, Craig JM (1954) A new syndrome: Progressive familial infantile cerebral dysfunction associated with an unusual urinary substance. Pediatrics 14: 462–477

Menkes JH, Alter M, Steigleder GK, Weakley DR, Sung JH (1962) A sex-linked recessive disorder with retardation of growth, peculiar hair, and focal cerebral and cerebellar degeneration. Pediatrics 29: 764–779

Menkes JH, Philippart M, Fiol RE (1965) Cerebral lipids in maple syrup disease. J Pediatr 66: 584–594

Menkes JH, Schimschock JR, Swanson (1968) Cerebrotendinous xanthomatosis. The storage of cholestanol within the nervous system. Arch Neurol 19: 47–53

Menkes JH, O'Brien JS, Okada S, Grippo J, Andrews JM, Cancilla PA (1971) Juvenile GM2-gangliosidosis biochemical and ultrastructural studies on a new variant of Tay-Sachs disease. Arch Neurol 25: 14–22

Menzel P (1891) Beitrag zur Kenntnis der hereditären Ataxie und Kleinhirn Atrophie. Arch Psychiat Nervenkr 22: 160–160

Mercier C, Whelan WJ (1970) The fine structure of glycogen from type IV glycogen-storage disease. Europ J Biochem 16: 579–583

Meretoja J (1969) Familial systemic paramyloidosis with lattice dystrophy of the cornea, progressive cranial neuropathy, skin changes and various internal symptoms. A previously unrecognized heritable syndrome. Ann Clin Res 1: 314–324

Meretoja J (1972) Comparative histopathological and clinical findings in eyes with lattice corneal dystrophy of two different types. Ophthalmology 165: 15–37

Meretoja J, Teppo L (1971) Histopathological findings of familial amyloidosis with cranial neuropathy as principal manifestation. Acta pathol microbiol scand Section A 79: 432–440

Merin S, Livni N, Berman ER, Yatziv S (1975) Mucolipidosis IV: Ocular, systemic, and ultrastructural findings. Invest Ophthalmol 14: 437–448

Merin S, Livini N, Yatziv S (1980) Conjunctival ultrastructure in Niemann-Pick disease type C. Am J Ophthalmol 90: 708–714

Meriwether LS, Hager H, Scholz W (1955) Kernicterus, hypoxemia, significant pathogenic factor. Arch Neurol 73: 293–302

Merklen P, Waitz R, Wachter J (1933) Un cas de maladie de Gaucher à déterminations osseuses avec cellules de Gaucher dans les crachats. Bull Soc Méd Hôp Paris 49: 36–48

Merril CR, Leavitt J, Keuren ML van, Ebert MH, Caine ED (1979) Hypoxanthine guanine phosphoribosyltransferase (HGPRT) in Gilles-de-la-Tourette-syndrome. Neurology (Minneap) 29: 131–134

Merzbacher L (1910) Eine eigenartige familiär-hereditäre Erkrankungsform (Aplasia axialis extracorticalis congenita). Z Ges Neurol Psychiat 3: 1–138

Meshram CM, Sawhney IM, Prabhakar S, Chopra JS (1986) Ataxia telangiectasia in identical twins: unusual features. J Neurol 233: 304–305

Messer A, Strominger NL (1980) An allele of the mouse mutant dystonia musculorum exhibits lesions in red nucleus and striatum. Neurosci 5: 543–549

Messing Z (1930) Atrophie olivo-ponto-cérébelleuse dans un cas de maladie de Parkinson. Rev Neurol (Paris) 1: 498

Metcalf CW, Hirano A (1971) Amyotrophic lateral sclerosis: Clinico-pathological studies of a family. Arch Neurol 24: 518–523

Metschnikoff E (1883) Untersuchungen über die mesodermalen Phagocyten einiger Wirbeltiere. Biol Zentralbl 3: 360–380

Metzger AL, Rubenstein AH (1970) Reversible cerebral oedema complicating diabetic ketoacidosis. Br Med J 3: 746–747

Metzke H, Brömme W (1982) Kongenitale Mikrozephalie mit Muskelhypotonie und nephrotischem Syndrom. Pädiatr Grenzgeb 21: 39–41

Meyer R (1931) Über Spätform und extrapyramidale Symptomenkomplexe bei familiärer amaurotischer Idiotie. Arch Psychiat Nervenkr 94: 211–218

Meyer JE (1949) Über eine kombinierte Systemerkrankung in Klein-, Mittel- und Endhirn. Arch Psychiat Nervenkr 182: 731–758

Meyer JS, Foley JM (1953) The Encephalopathy produced by extracts of eosinophils and bone marrow. J Neuropathol Exp Neurol 12: 349–362

Meyer UA (1987) Prophyria. In: Braunwald E (ed) Harrison's principles of internal medicine. McGraw-Hill, New York, p 1638

Meyermann R, Kohlschütter A, Harzer K, Argyrakis A (1982) Prenatal metachromatic leucodystrophy. Morphological findings in a prenatally diagnosed fetus of 21 weeks. Arch Suisse Neurochir Psychiat 313: 250–255

Meyers CC, Schochet SS jr, McCormick WF (1978) Wernicke's encephalopathy in infancy. Development during parenteral nutrition. Acta Neuropathol (Berl) 43: 267–269

Meynert T (1892) Vom Gehirn der Säugethiere. In: Stricker S (Hrsg) Handbuch der Lehre von den Geweben des Menschen und der Thiere. Engelmann, Leipzig, S 694–808

Michaud J, Gilbert JJ (1981) Multiple system atrophy with neuronal intranuclear hyaline inclusions. Acta Neuropathol 54: 113–119

Michaux L, Beau J le, Foncin JF, Koupernik C, Billet R, Colomb G, Pannier S (1963) Anatomical finding of a Schilders cerebral sclerosis. Presse Med 71: 519–522

Michel B, Gastaut JL, Gambarelli D, Chave B (1988) Hématomes intracérébreaux lobaires recidivants au cours de l'angiopathie amyloid cérébrale. Un cas clinico-pathologique. Rev Neurol 144: 503–507

Micieli G, Martignoni E, Carallini A, Sandrini G, Nappi G (1987) Postprandial and orthostatic hypotensionin Parkinson's disease. Neurology 37: 386–393

Migeon BR, Childs B (1970) Hybridization of mammalian somatic cells. Prog Med Genet 7: 1–28

Migeon BR, Moser HW, Moser AB, Axelman J, Sillence D, Norum RA (1981) Adrenoleucodystrophy: Evidence for X-linkage, inactivation, and selection favoring the mutant allele in heterozygous cells. Proc Natl Acad Sci USA 78: 5066–5070

Mihatsch NJ, Riede UN, Ohnacker H, Wick H, Bachmann C (1974) Liver morphology in a case of citrullinemia (a light and electron microscopic study). Beitr Pathol 151: 200–215

Miike T, Ohtani Y, Nishiyama S, Matsuda I (1986) Pathology of skeletal muscle and intramuscular nerves in infantile neuroaxonal dystrophy. Acta Neuropathol (Berl) 69: 117–123

Mikati MA, Schiff SR, Herrin JT, Henry EW, Shih VE, Richardson EP jr (1985) Congenital lactic acidosis due to partial pyruvate dehydrogenase deficiency: Neuropathological and clinical correlates. Ann Neurol 18: 397–402

Miki H, Takeuchi H, Yamada A (1986) Quantitative analysis of the mitochondrial cytochrome P-450-linked monooxygenase system: NADPH-hepatoredoxin reductase, hepatoredoxin, and cytochrome P-450(S27) in livers of patients with cerebrotendinous xanthomatosis. Clin Chim Acta 160: 255–263

Mikol J, Brion S, Quicharnaud L, Waks O (1980) A new case of Pick's disease. Acta Neuropathol 49: 57–61

Mikulicz J von (1904) Zur Pathologie und Therapie des Cardiospasmus. Dtsch Med Wochenschr 30: 17–19, 50–54

Miller DJ, Mac Cluer R, Kanfer JN (1973) Gaucher's disease: Neurologic disorder in adult siblings. Ann Intern Med 78: 883–887

Miller G, Troup SB, Nunnery A (1957) Observations on a rare congenital disorder-Chédiak-Higashi disease. Am J Dis Child 94: 433–445

Miller R, Bialer MG, Rogers JF, Jonsson HT, Allen RV, Hennigar GR (1982) Wolman's disease. Report of a case with multiple studies. Arch Pathol Lab Med 106: 41–45

Millman CG, Whittik JW (1952) A sex-linked variant of gargoylism. J Neurol Neurosurg Psychiatry 15: 253–259

Milstien S, Holtzman NA, O'Flynn ME, Thomas GH, Butler IJ, Kaufman S (1976) Hyperphenylalaninemia due to dihydropteridine reductase deficiency. J Pediatr 89: 763–766

Milstien S, Orloff S, Spielberg S, Berlow S, Schulman JD, Kaufman S (1977) Hyperphenylalaninemia due to phenylalanine hydroxylase cofactor deficiency. Pediat Res 11: 460–466

Minagawa M, Maeshiro H, Kato K, Shioda K (1980) A rare form of leucodystrophy-neuroaxonal leucodystrophy. Psychiatr Neurol Jpn 82: 488–503

Minagawa M, Maeshiro H, Shioda K, Hirano A (1985) Membranous lipodystrophy (Nasu disease). Clinical and neuropathological study of a case. Clin Neuropath 4: 38–45

Minauf M (1975) Die sogenannten amaurotischen Idiotien, Klinische, morphologische und biochemische Befunde als Grundlage einer zeitgemäßen Klassifikation. Veroeff Pathol 96: 1–89

Minauf M, Jellinger K (1969) Kombination von amyotrophischer Lateralsklerose mit Pick'scher Krankheit. Arch Psychiat Nervenkr 212: 279–288

Minauf M, Stoegmann W, Krepler P (1970) Zur Beteiligung des Zentralnervensystems beim infantilen Morbus Gaucher. Klinik und Neuropathologie. Arch Kinderheilkd 181: 85–97

Minguillon C, Iglesias JR, Vogel M, Lange M, Woweries J, Dressler F (1990) Neuropathologische Befunde bei Hyperammoniämie. Zentralbl Allg Pathol 136: 619

Miquel J, Klatzo I, Menzel DB, Haymaker W (1963) Glycogen changes in X-irradiated rat brain. Acta Neuropathol (Berl) 2: 482–490

Miquel J, Lundgren PR, Jenkins JO (1966) Effects of roentgen radiation on glycogen metabolism of the rat brain. Acta Radiol (Stockh) 5: 123–132

Mishima H, Hirata H, Ono H, Choshi K, Nishi Y, Fukuda K (1985): A Fukuyama type of congenital muscular dystrophy associated with atypical gyrate atrophy of the choroid and retina. A case report. Acta Ophthalmol (Copenh) 63: 155–159

Misiewicz JJ, Waller SL, Anthony PP, Gummer JWP (1969) Achalasia of the cardia: pharmacology and histopathology of isolated cardiac sphincteric muscle from patients with and without achalasia. QJ Med 38: 17–30

Missmahl HP (1966) Strukturanalyse des Amyloids, polarisationsoptische Befunde am Amyloid. In: Bruns G (Hrsg) Fortschritte der Amyloidforschung (Colloquium Halle 1964), Barth, Leipzig, S 79–85

Mitake S, Mizutani T (1987) Clinico-pathological study of the central autonomic nervous system in idiopathic parkinsonism – in comparison with sporadic olivopontocerebellar atrophy. Rinsho Shinkeigaku 27: 472–478

Mitchell B, Haigis F, Steinman B, Gitzelmann R (1975) Reversal of UDP galactose-4-epimerase deficiency of human leukocytes in culture. Proc Natl Acad Sci USA 72: 5026–5030

Mitchell G, McInnes RR (1984) Differential diagnosis of cerebral palsy: Lesch-Nyhan syndrome without self-mutilation. Can Med Assoc J 130: 1323–1324

Mitchell IJ, Cross AJ, Sambrook MA, Crossman AR (1985) Sites of the neurotoxic action of 1-methyl-4-phenyl-1,2,3,6-tetrahydropyridine in the macaque monkey include the ventral tegmental area and the locus coeruleus. Neurosci Lett 61: 195–200

Mitra N, Farmer P, Rose AL, Pullarkat, Waren S, Wisniewski K (1978) A new catabolic defect in ganglioside metabolism – GM3 gangliosidosis. J Neuropathol Exp Neurol 37: 660

Mitsumoto H, Boggs AL (1987) Vacuolated anterior horn cells in wobbler mouse motor neuron disease: Peripheral axons and regenerative capacity. J Neuropathol Exp Neurol 46: 214–222

Mitsumoto H, Adelman LS, Hsiu-Chih L (1982) A case of congenital Werdnig-Hoffmann disease with glial bundles in spinal roots. Ann Neurol 11: 214–216

Mitsuyama Y, Takamiya S (1979) Presenile dementia with motor neuron disease in Japan. Arch Neurol 36: 592–593

Mitzkat K, Dietz J (1981) Zur Coxa vara infantum mit Hüftkopfepiphysenabscherung bei Seckel-Syndrom. Z Orthop 119: 85–88

Miura Y, Togashi K, Konno K, Suzuki H (1985) Idiopathic basal ganglia calcifications appearing in both of monozygotic twins. Brain Dev 7: 151

Miyakawa T, Murayama E (1976) An autopsy case of the demyelinating type of Wilson's disease. Acta Neuropathol (Berl) 35: 235–241

Miyakawa T, Kuramoto R, Shimoji A, Higuchi Y (1982) Fine structure of inclusion body in the nucleus of Alzheimer glia type II in the brain of hepatocerebral degeneration. Acta Neuropathol (Berl) 56: 315–319

Miyakawa T, Watanabe K, Katsuragi S (1986) Ultrastructure of amyloid fibrils in Alzheimer's disease and Down's syndrome. Virchows Arch (B) 52: 99–106

Miyake S, Goto A, Tsuchida M, Misugi N, Komiya K (1977) An autopsy case of congenital muscular dystrophy associated with hydrocephalus and occipital dermal sinus. Brain Dev (Domestic Ed) (Tokyo) 9: 212–219

Miyamoto Y, Etoh Y, Joh R, Noda K, Ohya I, Morimatsu M (1985) Adult-onset acid maltase deficiency in siblings. Acta Pathol Jpn 35: 1533–1542

Miyasaki K (1975) Experimental polymer storage disease in rabbits. An approach to the histogenesis of sphingolipidoses. Virchows Arch (A) 365: 351–365

Miyasaki K, Murao S, Koizumi N (1977) Hemochromatosis associated with brain lesions – a disorder of trace-metal binding proteins and/or polymers? J Neuropathol Exp Neurol 36: 964–976

Miyatake T, Suzuki K (1972) Globoid cell leucodystrophy-additional deficiency of psychosine galactosidase. Biochem Biophys Res Commun 48: 538–543

Miyatake T, Atsumi T, Obayashi T, Mizuno Y, Ando S, Ariga T, Matsui-Nakamura K, Yamada T (1979) Adult type neuronal storage disease with neuraminidase deficiency. Ann Neurol 6: 232–244

Miyawaki S, Mitsuoka S, Sakiyama T, Kitagawa T (1982) Sphingomyelinosis, a new mutation in the mouse: a model of Niemann-Pick disease in humans. J Hered 73: 257–263

Miyazaki M (1980) Shy-Drager syndrome: A nosological entity? The problem of orthostatic hypotension. In: Sobue I (ed) Spinocerebellar degenerations. University Press, Tokyo, p 35

Miyoshi K, Matsuoka T, Mizushima S (1969) Familial holotopistic striatal necrosis. Acta Neuropathol (Berl) 13: 240–249

Mizuno T (1986) Long-term follow-up of ten patients with Lesch-Nyhan syndrome. Neuropediatrics 17: 158–161

Mizuno T, Segawa M, Kurumada T, Maruyama H, Onisawa J (1970) Clinical and therapeutic aspects of the Lesch-Nyhan syndrome in Japanese children. Neuropädiatrie 2: 38–52

Mizuno Y, Otsuka S, Takano Y, Suzuki Y, Hosaka A, Kaga M, Segawa M (1979) Giant axonal neuropathy. Combined central and peripheral nervous system disease. Arch Neurol 36: 107–108

Mizusawa H, Ohkoshi N, Sasaki H, Kanazawa I, Nakanishi T (1988) Degeneration of the thalamus and inferior olives associated with spongiform encephalopathy of the cerebral cortex. Clin Neuropathol 7: 81–86

Mizushima S, Nakazawa T (1971) Clinical, pathological and neurochemical studies on a case of sudanophilic leukodystrophy. Psychiatr Neurol Jap 75: 840–853

Moerman P, Fryns JP, Goddeeris P, Lauweryns JM (1983) Multiple ankyloses, facial anomalies, and pulmonary hypoplasia associated with severe antenatal spinal muscular atrophy. J Pediatr 103: 238–241

Moeschlin S (1947) Die Milzpunktion-Technik. Klinisch diagnostische und hämatologische Ergebnisse. Benno Schwabe & Co, Basel

Moessinger AC (1983) Fetal akinesia deformation sequence: An animal model. Pediatrics 72: 857–863

Mollaret P (1939) L'hérédo-dégénération spino-cérébelleuse. Encyclopedie Médico-Chirurgicale, Paris

Moller E, Hindfelt B, Olsson JE (1978) HLA determinants in families with hereditary ataxia. Tiss Antig 12: 357–366

Mollman JE, Cárdenas JC, Pleasure DE (1980) Alteration of calcium transport in Duchenne erythrocytes. Neurology 30: 1236–1239

Molyneux RJ, James LF (1982) Loco intoxication: Indolizidine alkaloids of spotted locoweed. Science 216: 190–191

Molz G (1968) Farber'sche Krankheit: Pathologisch-anatomische Befunde. Virchows Arch (A) 344: 86–99

Molzer B, Bernheimer H, Budka H, Pilz P, Toifl K (1981) Accumulation of very long chain fatty acid is common to 3 variants of adrenoleucodystrophy (ALD): Classical ALD, atypical ALD (female patient) and adrenomyeloneuropathy. J Neurol Sci 51: 301–310

Monaghan HP, Krafchick BR, MacGregor DL, Fitz CR (1981) Tuberous sclerosis complex in children. Am J Dis Child 135: 912–917

Montgomery DL, Storts RW (1983) Hereditary striatonigral and cerebello-olivary degeneration of the Kerry blue terrier. I. Gross and light microscopic central nervous system lesions. Vet Pathol 20: 143–159

Montgomery DL, Storts RW (1984) Hereditary striatonigral and cerebro-olivary degeneration of the Kerry blue terrier. II. Ultrastructural lesions in the caudate nucleus and cerebellar cortex. J Neuropathol Exp Neurol 43: 263–275

Montpetit VJA, Andermann F, Carpenter S (1971) Subacute necrotizing encephalomyelopathy. Brain 94: 1–30

Moody W jr (1984) Effects of intracellular H $^+$ on the electrical properties of excitable cells. Annu Rev Neurosci 7: 257–278

Mooi WJ, Dingemans KP, Bergh Weerman MA van den, Joebsis AC, Heymans S, Barth PG (1983) Ultrastructure of the liver in the cerebrohepato-renal syndrome of Zellweger. Ultrastruct Pathol 5: 135–144

Moorhead PJ, Cooper DJ, Timperley WR (1975) Progressive peripheral neuropathy in patient with primary hyperoxaluria. Br Med J 2: 312–313

Moosa A, Dubowitz V (1970) Peripheral neuropathy in Cockayne's syndrome. Arch Dis Childh 45: 674–677

Moosy J (1967) The neuropathology of Cockayne's syndrome. J Neuropath Exp Neurol 26: 654–660

Morello A, Campesi G, Bettinazzi N, Albeggiani A (1967) Neoplastiform xanthomatous granuloma of choroid plexus in a child affected by Hand-Schüller-Christian disease. Case report. J Neurosurg 26: 536–541

Morgan KT, Johnson BP, Frith CH, Townsend J (1982) An ultrastructural study of spontaneous mineralization in the brains of aging mice. Acta Neuropathol (Berl) 58: 120–124

Morgan-Hughes JA (1986) Mitochondrial diseases. Trends in Neurosciences. 9: 15–19

Morgan-Hughes JA, Hayes DJ, Clark JB, Landon DN, Swash M, Stark RJ, Rudge P (1982) Mitochondrial encephalomyopathies, biochemical studies in two cases revealing defects in the respiratory chain. Brain 105: 553–582

Mori H, Yoshimura M, Tomonaga M, Yamanouchi H (1986) Progressive supranuclear palsy with Lewy bodies. Acta Neuropathol (Berl) 71: 344–346

Mori S (1966) Some observations on the fine structure of the corpus striatum of the rat brain. Z Zellforsch 70: 461–488

Morioka E, Kuroda S, Kuyama K, Otsuki S, Hosokawa K, Namba (1987) An autopsy case of multiple system atrophy with many Lewy bodies striatonigral degeneration, olivo-pontocerebellar atrophy and autonomic nerve nucleus involvement in the spinal cord. No To Shinkei 39: 361–366

Morquio L (1929) Sur une forme de dystrophie osseuse familiale. Bull Soc Pediat 27: 145–160

Morris MD, Lewis BD, Dolan PD, Harper HA (1961) Clinical and biochemical observations on an apparently nonfatal variant of branched-chain ketoaciduria (maple syrup urine disease). Pediatrics 28: 916–923

Morris MD, Fisher DA, Fisher R (1966) Late-onset branched-chain ketoaciduria (maple syrup urine disease). Lancet 86: 148–152

Morrow AG, Greenspan EM, Carroll DM (1950) Comparative studies of liver glucuronidase activity in inbred mice. J Nat Cancer Just 10: 1199–1203

Morsier G de, Feldmann H (1953) Sclérose diffuse et multiple. Acta Neurol Psychiatr Belg 53: 279–297

Mortier W, Michaelis E (1973) Die subakute nekrotisierende Enzephalomyelopathie bei eineiigen Zwillingen. Pathogenetische und therapeutische Aspekte. Mschr Kinderheilk 121: 294–296

Moser AE, Singh I, Brown FR, Solish GI, Kelley RI, Benke PJ, Moser HW (1984) The cerebro-hepatorenal (Zellweger)syndrome. Increased levels and impaired degradation of very-long-chain fatty acids and their use in prenatal diagnosis. N Engl J Med 310: 1141–1146

Moser HW (1972) Sulphatide lipidosis: Metachromatic leucodystrophy. In: Stanbury JB, Wyngaarden JB, Fredrickson DS (eds). McGraw-Hill (1980) New York, pp 688–729

Moser HW (1986) Peroxisomal disorders. J Pediatr 108: 89–91

Moser HW, Chen WW (1983) Ceramidase deficiency: Farber's lipogranulomatosis. In: Stanbury JB, Wyngaarden JB, Fredrickson DS, Goldstein JL, Brown MS (eds) The metabolic basis of inherited disease, McGraw H, New York, p 820

Moser HW, Prensky AL, Wolfe HJ, Rosman NP (1969) Farber's lipogranulomatosis. Report of a case and demonstration of an excess of free ceramidase and ganglioside. Am J Med 47: 869–890

Moser HW, Moser AE, Kawamura N, Murphy J, Suzuki K, Schaumburg H, Kishimoto Y (1980) Adrenoleucodystrophy – elevated C 26 fatty acid in cultured skin fibroblasts. Ann Neurol 7: 542–549

Moser HW, Moser AE, Duyn MA van, Stowers D, Barranger J, Schulmann JD (1981) Adrenoleucodystrophy: above normal levels of very long chain fatty acids in plasma: implications for diagnosis and dietary therapeutic trial. Pediatr Res 15: 637A

Moshell AN, Barrett SF, Tarone RE, Robbins JH (1980) Radio sensitivity in Huntington's disease. Implications for pathogenesis and her symptomatic diagnosis. Lancet 1: 9–11

Moskowitz MA, Winickoff RN, Heinze ER (1971) Familial calcification of the basal ganglia; a metabolic and genetic study. New Engl J Med 285: 72–77

Moss TH, Campbell MJ (1987) Atypical motor neuron disease with features of a multisystem degeneration: a non-familial case with prominent sensory involvement. Clin Neuropath 6: 55–60

Mossakowski MJ (1964) Morphology and histochemistry of retinal lesions in the infantile (Tay-Sachs) and late infantile (Bielschowsky) forms of amaurotic idiocy. Pol Med J 3: 142–155

Mossakowski MJ, Weinrauder H (1984) Immunomorphology of wilsonian and hepatic gliopathy in vitro. Neuropatol Pol 22: 161–178

Mossakowski M, Mathieson G, Cumings JN (1961) On the relationship of metachromatic leucodystrophy and amaurotic idiocy. Brain 84: 585–604

Mossakowski MJ, Mathieson G, Cumings JN (1962) The association of amaurotic idiocy and metachromatic leucodystrophy: A histochemical and biochemical study. In: Jacob H (Hrsg) Histochemie und Biochemie der Erkrankungen des zentralen und peripheren Nervensystems. Thieme, Stuttgart, S 205–212

Mossakowski MJ, Long DM, Myers RE, Curet de HR, Klatzo I (1968) Early histochemical and ultrastructural changes in perinatal asphyxia. J Neuropathol Exp Neurol 27: 500–516

Mossakowski MJ, Zelman I, Majdecki T, Baranowicz B (1971) GM 1-generalized gangliosidosis with unusual involvement of the white matter. Neuropathol Pol 9: 23–35

Mossakowski MJ, Borowicz JW, Krasnicka Z, Gajkowska J (1971) Ultrastructure of Opalski cells cultured in vivo. Acta neuropathol (Berl) 19: 301–306

Mossakowski MJ, Krascnicka Z, Kassur B, Olejnik Z (1974) Patomorfologia osrodkowego ukladu nerwowego wostrych uszkodzeniach watroby. Neuropathol Pol 12: 51–62

Mossakowski MJ, Krasnicka Z, Renkawek K (1975) Effect of sodium glutamate on the morphology and histochemistry of experimental gliopathy induced in vitro by ammonia and sodium malonate. Neuropathol Pol 13: 1–9

Mostafa IE (1970) A case of glycogenic cardiomegaly in a dog. Acta Vet Scand 22: 197–208

Motoi J, Sonobe H, Ogawa K, Murakami M, Yamanouchi J, Toda H, Okamoto T, Ohara T (1973) Two autopsy cases of glycogen storage disease-cirrhotic type. Acta Pathol Jpn 23: 211–223

Mountjoy CQ, Roth M, Evans NJ, Evans HM (1983) Cortical neuronal counts in normal elderly controls and demented patients. Neurobiol Aging 4: 1–11

Mouren MC, Roger J (1979) Données recentes sur la maladie de Lafora. Arch Franc Pédiat 36: 268–277

Mraz W, Fischer G, Jatzkewitz H (1976) Low molecular weight proteins in secondary lysosomes as activators of different sphingolipid hydrolases. FEBS Lett 67: 104–109

Mudd SH, Irreverre F, Laster L (1967) Sulfite oxidase deficiency in man: demonstration of the enzymatic defect. Science 156: 1599–1602

Mudd SH, Uhlendorf BW, Freeman JM, Finkelstein JD, Shih VE (1972) Homocystinuria associated with decreased methylenetetrahydrofolate reductase activity. Biochem Biophys Res Commun 46: 905–912

Muehlendahl KE von, Bradac GB (1975) Empty sella syndrome in a boy with mucopolysaccharidosis type VI. Helv Paediatr Acta 30: 185–190

Mueller-Hoecker J, Walher JU, Bise K, Pongratz D, Huebner G (1984) Mitochondrial myopathy with loosely coupled oxidative phosphorylation in a case of Zellweger syndrome. A cytochemical-ultrastructural study. Virchows Arch (Cell Pathol) 45: 125–138

Mukoyama M, Kazul H, Sunohara N, Yoshida M, Nonaka I, Satoyoshi E (1986) Mitochondrial myopathy, encephalopathy, lactic acidosis, and stroke-like episodes with acanthocytosis: a clinicopathological study of a unique case. J Neurol 233(4): 228–232

Mulder LJMM, Oranje AP, Loonen MCB (1987) Cranial CT in the Sjögren-Larsson syndrome. Neuroradiol 29: 560–561

Mullen RJ, Eicher EM, Sidman RL (1976) Purkinje cell degeneration, a new neurological mutation in the mouse. Proc Natl Acad Sci SA 73: 208–212

Müller D (1963) Die interzerebrale Form der Lipoidgranulomatose. Fortschr Neurol Psychiat 31: 225–267

Müller D, Pilz H, Meulen ter V (1969) Studies on adult metachromatic leucodystrophy. Part I: Clinical, morphological and histochemical observations in two cases. J Neurol Sci 9: 567–584

Müller G, Lubs H, Seidlitz G, Schneyer U, Schneider J (1983) Homozystinurie. Z Gesamte Inn Med 38: 344–347

Müller W, Schreier K (1962) Die Ahorn-Sirup-Krankheit. Dtsch med Wschr 87: 2479–2481

Muller J, Zeman W (1965) Dégénérescence systématisée optico-cochleodentelée. Acta Neuropathol (Berl) 5: 26–39

Munch-Petersen CJ (1935) Beiträge zur Frage des pathologisch-anatomischen Substrates der Torsionsdystonie. Acta Psychiatr (Kobenh) 10: 391 (1935). Ref Zbl Neur 77: 518

Muñoz-García D, Ludwin SK (1984) Classic and generalized variants of Pick's disease. A clinicopathological, ultrastructural, and immunocytochemical comparative study. Ann Neurol 16: 467–480

Muñoz-García D, Emery ES, Highland PA (1986) Calcium apatite crystals in the mitochondria of children with ataxia. Ann Neurol 20: 402

Muñoz-García DG, Greene C, Perl DP, Selkoe DJ (1988) Accumulation of phosphorylated neurofilaments in anterior horn motoneurons of amyotrophic lateral sclerosis patients. J Neuropathol Exp Neurol 47: 9–18

Münter MD, Whisnant JP (1968) Basal ganglia calcification, hypoparathyroidism, and extrapyramidal motor manifestations. Neurology 18: 1075–1083

Murakami U (1957) Myoclonus-epilepsy. Clinicogenetic study of hereditary disorders of the nervous system, especially on problems of phenogenesis. Folia Psychiatr Neurol Jap Suppl 1: 27–28

Muramatsu Y, Ota H, Ochiai Y (1984) CT findings in Menkes' kinky hair disease. Brain Develop (Tokyo) 16: 61–67

Murata K, Nakashima H (1982) Werner's syndrome: twenty-four cases with a review of the Japanese medical literature. J Am Geratr Soc 30: 303–308

Murphy JV, Wolfe HJ, Balazs EA, Moser H (1971) A patient with deficiencies of arylsulphatases A, B and C and steroid sulphatase, associated with storage of sulfatide, cholesterol sulfate and glucosamino-glycans. In: Bernsohn J, Grossmann HJ (eds) Lipid Storage Diseases, New York, Academic Press, pp 203–212

Murphy JV, Hodach AE, Matalon R (1979) Ultrastructural features of brain, rectum, skin and lymphocytes in two step-brothers with mucopolysaccharidosis II. Neurology 29: 569–575

Murphy JV, Hodach AE, Gilbert EF, Deanching M, Matalon R (1983) Hunters's syndrome. Ultrastructural features in young children. Arch Pathol Lab Med 107 (9): 495–499

Murphy MJ (1979) Clinical correlations of CT scan-detected calcifications of the basal ganglia. Ann Neurol 6: 507–511

Murphy MN, Sima AAF (1985) Cerebral amyloid angiopathy associated with giant cell arteriitis: A case report. Stroke 16: 514–517

Murphy WH, Lindmark DG, Patchen LI, Housler ME, Harrod EK, Mosovick L (1973) Serum carnosinase deficiency concomittant with mental retardation. Pediatr Res 7: 601–606

Murray JA, Blakemore WF, Barnett KC (1977) Ocular lesions in cats with GM1-gangliosidosis with visceral involvement. J Small Anim Pract 18: 1–10

Musarella MA, Raab EL, Rudolph SH, Grabowski GA, Desnick RJ (1982) Oculomotor abnormalities in chronic GM2 gangliosidosis. J Pediatr Ophthalmol Strabismus 19: 80–89

Mutoh T, Senda Y, Sugimura K, Koike Y, Matsuoka Y, Sobue I, Takahashi A, Naoi M (1988) Severe orthostatic hypotension in a female carrier of Fabry's disease. Arch Neurol 45: 468–472

Myer W de, Harter OH, Zeman W (1964) Familial spasticity, hyperkinesia and dementia. Clinicopathologic observations and comments on the nosology of Hallervorden-Spatz disease. Acta Neuropathol (Berl) 4: 28–45

Myers B (1937) Gaucher's disease of the lung. Brit Med J 2: 8–10

Myers GJ, Hedley-Whyte ET, Fagan ME (1973) Reevaluation of role of rectal biopsy in diagnosis of pediatric neurologic disorders. Neurology 23: 27–34

Myers RE, Kahn KJ (1971) Insulin-induced hypoglycaemia in the non-human primate. II. Long-term neuropathological consequences in brain hypoxia. Spastics Inter Med Publ 39/40: 195–206

Nadeau SE, Bebin J, Smith E (1987) Nonspecific dementia, cortical blindness, and congophilic angiopathy. A clinicopathological report. J Neurol 234: 14–18

Nagashima K, Endo H, Sakakibara K, Konishi Y, Miyachi K, Wey JJ, Suzuki Y, Onizawa J (1976) Morphological and biochemical studies of a case of mucopolysaccharidosis II (Hunter's syndrome). Acta Path Jap 26: 115–132

Nagashima, Sakakibara K, Endo H, Konishi Y, Nakamura N, Suzuki Y, Abe T (1977) I-cell disease (Mucolipidosis II). Acta Path Jap 27: 251–264

Nagashima K, Kikuchi F, Suzuki Y, Abe T (1981) Retinal amacrine cell involvement in Tay-Sachs disease. Acta Neuropathol (Berl) 53: 333–336

Nagashima K, Suzuki S, Ichikawa E, Uchida S, Honma T, Kuroume T, Hirato J, Ogawa A, Ishida Y (1985) Infantile neuroaxonal dystrophy: Perinatal onset with symptoms of diencephalic syndrome. Neurology 35: 735–738

Naidu S, Wolfson LI, Sharpless NS (1978) Juvenile Parkinsonism: A patient with possible primary striatal dysfunction. Ann Neurol 3: 453–455

Naito H, Oyanagi S (1982) Familial myoclonus epilepsy and choreoathetosis: Hereditary dentatorubral-pallidoluysian atrophy. Neurology 32: 798–807

Nakagawa Y, Perentes E (1988) Are intestinal endocrine cells affected with Hirschsprung's disease? An immunhistochemical study with anti-LEU 7 monoclonal antibody. J Pediatr Surg 23: 957–961

Nakai H, Landing BH (1960) Suggested use of rectal biopsy in the diagnosis of neural lipidoses. Pediatrics 26: 225–228

Nakamura Y, Okamoto M (1973) An electron microscopic study of aging alterations in the mouse brain. Adv Neurol Sci 17: 646–658

Nakano I, Hirano A (1983) Atrophy of cell processes associated with perikaryal changes of the large motor neurons in the spinal anterior horn in amyotrophic lateral sclerosis (ALS). J Neuropathol Exp Neurol 42: 344

Nakano I, Hirano A (1984) Parkinson's disease: Neuron loss in the nucleus basalis without concomitant Alzheimer's disease. Ann Neurol 15: 415–418

Nakano KK (1985) Cerebrotendinous xanthomatosis: Report of a unique case with pre-chiasmal involvement. J Neurol Orthopaed Med Surg 6: 23–26

Nakano T, Ikeda Si, Kondo K, Vanagisawa N, Tsuji S (1985) Adult GM1-gangliosidosis: Clinical patterns and rectal biopsy. Neurology 35: 875–880

Nakao K, Togi H, Furukawa (1966) A pedigree of familial amyloid neuropathy. Clin Neurol 6: 369–370

Nakao KK, Dawson DM, Spence A (1972) Machado disease. A hereditary ataxia in Portuguese emigrants to Massachusetts. Neurology 27: 49–55

Nakaoka T (1983) Experimental tremor produced by ventromedial tegmental lesion in monkeys. Neuroanatomical study. Appl Neurophysiol 46: 92–106

Nakazato Y, Sasaki A, Hirato J, Ishida Y (1984) Immunohistochemical localization of neurofilament protein in neuronal degenerations. Acta Neuropathol 64: 30–36

Namba M, Ota T, Kobayashi S (1970) Elektronenmikroskopische Untersuchung des Lafora'schen Körperchens, die Ablagerung im Herzmuskel und in der Leber bei der Lafora'schen Krankheit. VI Int Kongr Neuropath Paris. S 1045

Namba T, Aberfeld DC, Grob D (1970) Chronic proximal spinal muscular atrophy. J Neurol Sci 11: 401–423

Narcy C, Foucaud P, Cargill G, Sablier G, Le Guillou C, Contencin P, Navarro J (1987) Association méga-oesophage, syndrome de Binder et dysautonomie: une nouvelle neuro-cristopathie? Arch Fr Pédiatr 44: 119–121

Nardelli E, Pizzighella S, Tridente G, Rizzuto N (1981) Peripheral neuropathy associated with immunoglobulin disorders an immunological and ultrastructural study. Acta Neuropathol (Berl) 2: 258–261

Narisawa K (1979) Brain damage in infantile type of 5,10-methylenetetra-hydrofolate reductase deficiency. In: Botez MI (ed) Folic acid in neurology, psychiatry and internal medicine. Raven Press, New York, pp 391–400

Narisawa K, Wada Y, Saito T, Suzuki H, Kudo M, Arakawa T, Katsushima N, Tsuboi R (1977) Infantile type of homocystinuria with N5,10-methylenetetrahydrofolate reductase defect. Tohoku J Exp Med 121: 185–194

Nasu T, Tsukahara Y, Terayama K, Mamiya N (1970) An autopsy case of a lipid metabolic disease of membrane-structures composed of compound lipid in bone and bone marrow and various adipose tissues. Acta Path Jap 23: 530–558

Natelson RP (1954) Coexistent acromegaly, diabetes mellitus and diabetes insipidus. Ann Intern Med 40: 788–797

Nathan G, Oski FA (1981) Haematology of infancy and childhood. Saunders, Philadelphia London

Natowicz MR, Chi MM, Lowry OH, Sly WS (1979) Enzymatic identification of mannose 6-phosphate on the recognition marker for receptor-mediated pinocytosis of beta-glucuronidase by human fibroblasts. Proc Natl Acad Sci USA 76: 4322–4326

Nausida PA, Klawans HL: Lipid storage disorders. In: Vinken PJ, Bruyn GW (eds) Handbook of clinical neurology, vol 29, North Holland, Amsterdam, pp 345–389

Navarro J, Escourolle R, Berger B, Ferriere G, Bure Y, Raimbault J, Trastour JC, Polonovski C (1973) Participation nerveuse périphérique de la maladie de Niemann-Pick. A propos d'un cas. Ann Pédiat (Paris) 20: 507–513

Navon R, Nutman J, Kopel R, Gaber L, Gadoth N, Goldman B, Nitzan M (1981) Hereditary heat-labile hexosaminidase B: Its implication for recognizing Tay-Sachs genotypes. Am J Hum Genet 33: 907–915

Neame KE (1961) Phenylalanine as inhibitor of transport of amino acids in brain. Nature 192: 173–174

Neil JF, Glew RH, Peters SP (1979) Familial psychosis and diverse neurologic abnormalities in adult-onset Gauchers disease. Arch Neurol 36: 95–99

Neill CA, Dingwall MM (1950) A syndrome resembling progeria: a review of two cases. Arch Dis Childh 25: 213–221

Neimann N, Martin JJ, Vidailhet M (1976) Atrophies systématisées multiples, arrièration mentale, amyotrophie neurogéne et fragilité osseuse congénitale. Une nouvelle affection neuro-dégénérative. J Neurol Sci 30: 287–297

Nelson E, Osterberg K, Blaw M, Story J, Kozak P (1962) Electron microscopic and histochemical studies in diffuse sclerosis (Sudanophylic type). Neurology 12: 896–909

Nelson JS, Prensky AL (1972) Sporadic juvenile amyotrophic lateral sclerosis. A clinicopathological study of a case with neuronal cytoplasmatic inclusions containing RNA. Arch Neurol 27: 300–306

Nemetscheck T, Volk B, Ule G (1976) Fascioläre Strukturen in Lafora-Körperchen, Bielschowsky-Körperchen und Corpora amylacea. Acta Neuropathol (Berl) 33: 79–84

Netsky MG (1968) Degenerations of the cerebellum and its pathways. In: Minckler J (ed) Pathology of the nervous system. Mac Graw Hill, New York, pp 1163–1185

Netsky, MG, Shuangshoti S (1975) The choroid plexus in health and disease. University Press of Virginia, Charlottesville

Neubürger K (1922) Zur Histopathologie der multiplen Sklerose. Z Neur 76: 384–405

Neufeld E (1974) The biochemical basis for mucopolysaccharidosis and mucolipidosis. In: Steinberg A, Bearn A (eds) Progress in medical genetics, vol 10. Grune & Stratton, New York, pp. 81–101

Neufeld EF, Cantz MJ (1971) Corrective factors for inborn errors of mucopolysaccharide metabolism. Ann N Y Acad Sci 179: 580–587

Neufeld EF, Frantantoni JC (1970) Inborn errors of mucopolysaccharide metabolism. Science 169: 141–146

Neufeld EF, Libaers I, Epstein CJ, Yatziv S, Milunsky A, Migeon BR (1977) The Hunter syndrome in females: Is there an autosomal recessive form of iduronate sulphatase deficiency? Am J Hum Genet 29: 455–461

Neufeld EF, Sando GN, Garvin AJ, Rome LH (1977) The transport of lysosomal enzymes. J Supramol Struct 6: 95–101

Neuhauser EBO, Griscom NT, Gilles FH, Crocker AC (1968) Arachnoid cysts in the Hurler-Hunter syndrome. Ann Radiol (Paris) 11: 453–469

Neuhäuser G, Opitz JM (1975) Autosomal recessive syndrome of cerebellar ataxia and hypogonadotrophic hypogonadism. Clin Genet 7: 426–434

Neumann MN (1948) Hemochromatosis of the central nervous system. J Neuropathol 7: 19–30

Neumann MA (1949) Pick's disease. J Neuropathol Exp Neurol 8: 255–282

Neumann MA, Cohn R (1955) Progressive familial ataxia: Clinical study of two brothers with one autopsy. J Neuropath Exp Neurol 14: 398–412

Neumann MA (1956) Hemochromatotic pigmentation of the central nervous system. Arch Neurol Psychiat 75: 355–368

Neumann MA (1959) Combined degeneration of globus pallidus and dentate nucleus and their projections. Neurology 9: 430–438

Neumann MA (1960) Combined amyloid vascular changes and argyrophilic plaques in the central nervous system. J Neuropathol Exp Neurol 19: 370–382

Neumann MA (1963 Iron and calcium dysmetabolism in the brain. J Neuropathol Exp Neurol 22: 148–163

Neumann MA (1968) Pathology of the reticular formation. In: Minckler J (ed) Pathology of the nervous system, vol. 1. McGraw Hill, New York, pp 696–707

Neumann MA (1977) Pontocerebellar atrophy combined with vestibular-reticular degeneration. J Neuropathol Exp Neurol 36: 321–337

Neumann MA, Cohn R (1967) Progressive subcortical gliosis, a rare form of presenile dementia. Brain 90: 405–417

Neundörfer B, Kuhn H (1976) Roussy-Levy-Syndrom. Nervenarzt 47: 153–156

Neundörfer B, Meyer JG, Volk B (1977) Amyloid neuropathy due to monoclonal gammopathy. A case report. J Neurol 216: 207–215

Neusser E, Wiesel J (1910) Die Erkrankungen der Nebennieren, 2. Aufl. Hölder; Wien Leipzig, S 133

Neutra M, Leblond CF (1966) Synthesis of the carbohydrate of mucus in the Golgi complexes shown by electron microscope autoradiography of goblet cells from rats injected with glucose H3. J Cell Biol 30: 119–136

Neuwelt EA, Johnson WG, Blank NK, Pagel MA, Maslen-McClure C, McClure MJ, Wu PM (1985) Characterization of a New Model of GM2-Gangliosidosis (Sandhoff's disease) in Korat cats. J Clin Invest 76: 482–490

Nevalainen TJ, Panelius M, Riekkinen PJ (1973) Neuronal ceroid-lipofuscinosis. Report of two cases with neurochemical and morphological observations. Europ Neurol 9: 298–314

Neville BGR, Lake BD, Stephens R, Sanders MD (1979) A neurovisceral storage disease with vertical supranuclear ophthalmoplegia and its relationship to Niemann-Pick disease. Brain 96: 97–120

Neville HE, Brooke MH, Austin JH (1974) Studies in myoclonus epilepsy (Lafora body form) IV. Skeletal muscle abnormalities. Arch Neurol (Chic) 30: 466–474

Nevin NC, Cumings JN, McKeown F (1967) Refsum's syndrome. Heredopathia atactica polyneuritiformis. Brain 90: 419–428

Nevsimalova S, Marecek Z, Roth B (1986) An EEG study of Wilson's disease. Findings in patients and heterozygous relatives. Electronencephalogr Clin Neurophysiol 64: 191–198

Newell FW, Polascik MA (1979) Mitochondrial disease and retinal pigmentary degeneration. In: Shimizu K, Oosterhuis J (eds) Proc XIII International Congress of Ophthalmology Kyoto 1978. Excerpta Medica, Amsterdam, International Congress Series No. 450, pp 615–617

Newell FW, Matalon R, Meyer S (1975) A new mucolipidosis with psychomotor retardation, corneal clouding, and retinal degeneration. Am J Ophthalmol 80: 440–449

Newman CGH, Wilson BDR, Callaghan P, Young L (1967) Neonatal death associated with isovaleric acidemia. Lancet II:439–442

Newton FH, Rosenberg RN, Lampert PW, O'Brien JS (1971) Neurologic involvement in Urbach-Wiethe's disease (Lipoid proteinosis). A clinical, ultrastructural and chemical study. Neurology 21: 1205–1213

Nichols FL, Holdsworth DE, Reinfrank RF (1961) Familial hypocalcemia, latent tetany and calcification of the basal ganglia. Am J Med 30: 518–528

Niederwieser A, Giliberti P, Matasovic A, Pluznik S, Steinmann B, Baerlocher K (1974 Folic acid non-dependent formiminoglutamic aciduria in two siblings. Clin Chim Acta 54: 293–316

Niemann A (1914) Ein unbekanntes Krankheitsbild. Jahrb Kinderheilk 79: 1–26

Niemi M, Kouvalainen K, Hjek L (1961) Cholinesterases and monoamine oxidase in congenital megacolon. J Path Bact 82: 363–366

Niesenbaum C, Sandbank U, Kohn R (1965) Pelizaeus-Merzbacher disease infantile acute type. Report of a family. Ann Paediat 204: 365–376

Nieves GM, Castello JC (1970) Pathological findings in Werdnig-Hoffmann disease with special remarks on diencephalic lesions. Eur Neurol 3: 231–240

Nino HE, Noreen HJ, Dubey DP, Resch JA, Namboodiri K, Elston RC, Yunis EJ (1980) A family with hereditary ataxia: HL typing. Neurology 30: 12–20

Nishigaki SH (1970) Zur Klinik und Pathologie verschiedener Formen der myatrophischen Lateralsklerose. Arch Psychiat Nervenkr 213: 121–138

Nishimura RN, Ishak KG, Reddick R, Porter R, James S, Barranger JA (1980) Lafora disease: Diagnosis by liver biopsy. Ann Neurol 8: 409–415

Nissl F, Alzheimer A (1910) Histologische und histopathologische Arbeiten, Bd. III, Fischer, Jena

Noetzel H (1940) Diffusion von Blutfarbstoff in der inneren Randzone und äußeren Oberfläche des Zentralnervensystems bei subarachnoidaler Blutung. Arch Psychiat Nervenkr 111: 129–138

Noetzel H (1957) Die Myoklonusepilepsie. In: Lubarsch, Henke, Rössle (Hrsg) Handbuch der speziellen pathologischen Anatomie und Histologie, Bd. 13, Teil 1A. Springer, Berlin Göttingen Heidelberg, S 589–600

Noetzel H (1957) Poliodystrophia cerebri progressiva infantilis (Christensen-Krabbe). In: Lubarsch O, Henke F, Rössle R (Hrsg) Erkrankungen des zentralen Nervensystems. Springer, Berlin Göttingen Heidelberg (Handbuch der speziellen Pathologie und pathologischen Anatomie, Bd XIII/1 A, S 611–613)

Noetzel H, Oster C (1957) Über Gehirnveränderungen bei Lebererkrankungen. Beitr Pathol Anat 118: 325–338

Noetzel MJ, Clark HB, Moser HW (1983) Neonatal adrenoleucodystrophy with prolonged survival. Ann Neurol 14: 379–380

Noica D, Nicolesco J, Banu E (1936) Contribution à l'étude de l'atrophie olivo-ponto-cérébelleuse. Rev Neurol 66: 285–306

Nomura Y, Segawa M (1986) Anatomy of Rett syndrome. Am J Med Genet 24: 289–303

Nonne M (1925) Familiäres Vorkommen (3 Geschwister) einer Kombination von imperfekter Chondrodystrophie mit imperfektem Myxoedema infantilis. Dtsch Z Nervenheilkd 83: 263–273

Norby S, Jensen OA, Schwartz M (1980) Retinal and cerebellar changes in early fetal Sandhoff disease (GM2-Gangliosidosis Type 2). Metab Pediatr Ophthalmol 4: 115–119

Nordborg C, Conradi N, Sourander P, Westerberg B (1981) A new type of non-progressive sensory neuropathy in children with atypical dys-autonomia. Acta Neuropathol (Berl) 55: 135–141

Norenberg MD (1976) Histochemical studies in experimental portal-systemic encephalopathy. Arch Neurol 33: 265–269

Norenberg MD, Martinez-Hernandez A (1979) Fine structural localization of glutamine synthetase in astrocytes of rat brain. Brain Res 161: 303–310

Norio R, Koskiniemi M (1979) Progressive myoclonus epilepsy: Genetic and nosological aspects with special reference to 107 Finish patients. Clin Gen 15: 382–398

Norman MG (1983) Case no 9. Presented at the 24th Annual Diagnostic Slide Session of the American Association of Neuropathologists

Norman RM (1940) Primary degeneration of granular layer of cerebellum, unusual form of familial cerebellar atrophy occurring in early life. Brain 63: 365–378

Norman RM (1947) Diffuse progressive metachromatic leucoencephalopathy. Neurology 70: 234–250

Norman RM (1958) The neuronal storage diseases. In: Greenfield JG (ed) Neuropathology. Arnold & Co, London, p 383

Norman RM (1968) Observations on the neuropathology of the cerebral lipidoses. Pathol Europ 3: 143–153

Norman RM, Kay JM (1965) Cerebello-thalamo-spinal degeneration in infancy: An unusual variant of Werdnig-Hoffmann disease. Arch Dis Child 40: 302–308

Norman RW, Tingey H (1963) Sudanophil leucodystrophy and Pelizaeus-Merzbacher disease. In: Folch J, Bauer H (eds) Brain lipids and lipoproteins and the leucodystrophies. Elsevier, Amsterdam, pp 169–186

Norman RM, Tingey AH (1966) Syndrome of micrencephaly, striocerebellar calcifications and leucodystrophy. J neurol Neurosurg Psychiat 29: 157–163

Norman RM, Urich H (1958) Cerebellar hypoplasia associated with systemic degeneration in early life. J Neurol Neurosurg Psychiatry 21: 159–166

Norman RM, Ulrich H (1960) The influence of a vascular factor on the distribution of symmetrical cerebral calcifications. J Neurol Neurosurg Psychiatry 23: 142–147

Norman RM, Wood N (1941) A congenital form of amaurotic family idiocy. J Neurol 4: 175–187

Norman RM, Urich H, Lloyd OC (1956) The neuropathology of infantile Gauchers disease. J Path Bact 72: 121–131

Norman RM, Urich H, Tingey AH, Goodboddy RA (1959) Tay-Sachs disease with visceral involvement and its relationship to Niemann-Pick's disease. J Path Bact 78: 409–421

Norman RM, Oppenheimer DR, Tingey AH (1961) Histological and chemical findings in Krabbes leukodystrophy. J Neurol Neurosurg Psychiatry 24: 223–232

Norman RM, Tingey AH, Valentine JC, Danby TA (1962) Sudanophil leucodystrophy in a pachygyric brain. J Neurol Neurosurg Psychiat 25: 363–369

Norman RM, Tingey AH, Newman CGH, Ward SP (1964) Tay-Sachs disease with visceral involvement and its relation to gargoylism. Arch Dis Child 39: 634–640

Norman RM, Forrester RM, Tingey AH (1967) The juvenile form of Niemann-Pick disease. Arch Dis Childh 42: 91–96

Norman RM, Tingey AH, Valentine JC et al. (1967) Sudanophil leucodystrophy: a study of inter-sib variation in the form taken by the demyelinating process. J Neurol Neurosurg Psychiat 30: 75–82

Noronha MJ (1974) Cerebral degenerative disorders of infancy and childhood. Develop Med Child Neurol 16: 228–241

Norris FH, Kurland LT (1969) Motor Neuron Diseases. Grunde & Stratton, New York

Norwood WF (1964) The Marinesco-Sjögren syndrome. J Pediat 65: 431–437

Novikoff AB, Goldfischer S (1969) Visualization of peroxisomes (microbodies) and mitochondria with diaminobenzidine. J Histochem Cytochem 17: 675–680

Nukina N, Ihara Y (1986) One of the antigenic determinants of paired helical filaments is related to tau protein. J Biochem (Tokyo) 99: 1541–1544

Nutt JG, Hammerstad JP (1981) Blepharospasm and oromandibular dystonia (Meige's syndrome) in sisters. Ann Neurol 9: 189–191

Nyhan WL (1978) Ataxia and disorders of purine metabolism: defects in hypoxanthine guanine phosphoribosyl transferase and clinical ataxia. Adv Neurol 21: 279–302

Nyhan WL (1981) Hyperuricemia, ataxia and deafness. In: Vinken PJ, Bruyn GW (eds) Handbook of clinical neurology, vol 42. North-Holland, Amsterdam New York Oxford, pp 571–572

Nyhan WL, Oliver WJ, Lesch M (1965) A familial disorder of uric acid metabolism and central nervous system function. II. J Pediatr 67: 257–263

Nyssen MR, Bogaert L van (1933) La dégénérescence systématisée optico-cochléo-dentelée. Etude anatomo-clinique d'un type familiale. Rev Neurol 60: 836–849

Oates CE, Bosh EP, Hart MN (1986) Movement disorders associated with chronic GM2 gangliosidosis. Eur Neurol 25: 154–159

Oberling C, Woringer P (1927) La maladie de Gaucher chez le nourrisson. Rev Franc Pédiat 3: 475–532

O'Brien JS (1970) Generalized gangliosidoses. In: Vinken PJ, Bruyn GW (eds) Handbook of clinical neurology, vol 10. Leucodystrophies and polyodystrophies. North-Holland, Amsterdam, pp 462–492

O'Brien JS (1972) GM1-gangliosidosis. In: Stanbury JB, Wyngaarden JB, Fredrickson DS (eds) The metabolic basis of inherited disease. McGraw Hill, New York, pp 639–662

O'Brien JS (1977) Neuroaminidase deficiency in the cherry red spot-myoclonus syndrome. Biochem Biophys Res Com 79: 1136–1141

O'Brien JS (1978) Suggestions for a nomenclature of the GM2-gangliosidoses making certain, possibly unwarrantable assumptions. Am J Hum Genet 30: 672–675

O'Brien JF (1982) The lysosomal storage diseases. Mayo Clin Proc 57: 192–197

O'Brien JS (1983) The gangliosidoses. In: Stanbury JB, Wyngaarden JB, Fredrickson DS (eds) The metabolic basis of inherited disease. McGraw-Hill, New York, pp 945–969

O'Brien JS, Rapin I (1977) Two sisters with the cherry red spot-myoclonus syndrome and oligosacchariduria (abstract). Am J Hum Genet 29: 83A

O'Brien JS, Okada S, Wan Ho M, Fillerup DL, Veath ML, Admas K (1971) Ganglioside storage diseases. Fed Proc 30: 956–969

O'Brien JS, Ho MW, Veath ML (1972) Juvenile GM1 gangliosidosis: clinical pathological, chemical and enzymatic studies. Clin Genet 3: 411–434

O'Brien JS, Bernett J, Veath ML (1975) Lysosomal storage disorders. Diagnosis by ultrastructural examination of skin biopsy specimens. Arch Neurol 32: 592–599

Öckerman PA (1967) A generalized storage disease resembling Hurler's syndrome. Lancet 2: 239–241

Öckerman PA (1973) Mannosidosis: Isolation of oligosaccharide storage material from brain. J Pediatr 75: 360–365

Oda M (1964) Ein Beitrag zu den klinischen und histopathologischen Problemen über die hepatozerebralen Erkrankungen, insbesondere über den Pseudoulegyrie-Typ. Psychiat Neurol Jap 66: 892–931

Oda M (1976/77) Thalamus degeneration in Japan. Appl Neurophysiol 39: 178–198

Oda M, Nagashima K, Shiraki H, Nishio I, Nagata N (1972) Ein Autopsie-Fall von hypoglykämischem Koma bei einer jungen Diabetikerin mit verzögerter Geistes- und Körperentwicklung (Prader-Labhart-Willi-Syndrom). Acta Neuropathol (Berl) 20: 225–236

Oda M, Akagawa N, Tabuchi Y, Tanabe H (1978) A sporadic juvenile case of the amyotrophic lateral sclerosis with neuronal intracytoplasmic inclusions. Acta Neuropathol (Berl) 44: 211–216

Odièvre M, Gentil C, Gautier M, Alagille D (1978) Hereditary fructose intolerance in childhood. Am J Dis Child 132: 605–608

O'Doherty NJ (1972) Bloch-Sulzberger syndrome. Incontinentia pigmenti. In: Vinken PJ, Bruyn GW (eds) Handbook of clinical neurology, vol 14. North-Holland, Amsterdam, pp 213–222

Odor DL (1956) Uptake and transfer of particulate matter from the peritoneal cavity of the rat. J Biophys Biochem Cytol Suppl 2: 105–108

Odor DL, Pearce LA, Janeway R (1966) Juvenile amaurotic idiocy. Neurology 16: 496–504

Odor DL, Janeway R, Pearce LA, Ravens JR (1967) Progressive myoclonus epilepsy with Lafora inclusion bodies. Arch Neurol (Chic) 16: 583–594

O'Dowd BF, Klavins MH, Willard HF, Gravel R, Lowden JA, Mahuran J (1986) Molecular heterogeneity in the infantile and juvenile forms of Sandhoff disease (O-Variant GM2 Gangliosidosis) J Biolog Chemi 261: 12680–12685

Oelenberg W, Verspohl F, Menne R, Kutzner M (1987) Congophilic angiopathy with cerebrospinal symptoms. Eur Arch Psychiat Neurol Sci 236: 281–287

Oelschlager R, White HH, Schimke RN (1971) Roussy-Levy syndrome: Report of a kindred and discussion of the nosology. Acta Neurol Scand 47: 80–90

Oepen H (1964) Klinische, pathologisch-anatomische und genealogische Untersuchung einer spätadulten Leukodystrophie. Arch Psychiatr Nervenkr 206: 115–130

Oepen G, Ostertag C (1981) Diagnostic value of CT in patients with Huntington's chorea and their offspring. J Neurol 225: 89–196

Oftebro H, Björkhem I, Skrede S, Schreiner A, Pedersen JI (1980) Cerebrotendinous xanthomatosis. A defect in mitochondrial 26-hydroxylation required for normal biosynthesis of cholic acid. J Clin Invest 65: 1418–1430

Ogasawara N (1965) Multiple Sklerose mit Rosenthalschen Fasern. Acta Neuropathol (Berl) 5: 61–68

Ogata J, Okayama M, Goto I, Inomata H, Yoshida I, Omae T (1978) Primary familial amyloidosis with vitreous opacities. Report of an autopsy case. Acta Neuropathol (Berl) 42: 67–70

Ogawa H, Ohama E, Kumanishi T, Oyake Y, Katagiri T, Nagashima T (1976) Neuropathologic examination of an autopsy case of de Sanctis-Cacchione syndrome of xeroderma pigmentosum. Adv Neurol Sci 20: 434–443

Ogier H, Roels F, Cornelis A, Poll The BT, Scotto JM, Odievre M, Sandubray JM (1985) Absence of hepatic peroxisomes in a case of infantile Refsum's disease (letter). Scand J Clin Lab Invest 45: 767–768

Ogino T, Suzuki K (1980) Fatty acid specifities of enzymes of cholesterolester metabolism in the brain. J Neurochem 36: 776–779

O'Gorman S (1985) Degeneration of thalamic neurons in Purkinje cell degeneration mutant mice. II. Cytology of neuron loss. J Comp Neurol 234: 298–316

Oguchi K, Tsubaki T, Ikuta F (1977) An autopsy case report of Charcot-Marie-Tooth disease associated with optic nerve atrophy, posterior columns and spinocerebellar tracts degeneration. Clin Neurol 17: 52–57

Ohama E, Ikuta F (1976) Parkinson's disease: Distribution of Lewy bodies and monoamine neuron system. Acta Neuropathol (Berl) 34: 311–319

Ohnishi A, Dyck PJ (1974) Loss of small peripheral sensory neurons in Fabry disease: Histologic and morphometric evaluation of cutaneous nerves, spinal ganglia, and posterior columns. Arch Neurol 31: 120–127

Ohnishi A, Yamashita Y, Goto I, Kuroiwa Y, Murakami S, Skeda M (1979) De- and remyelination and onion bulb in cerebrotendinous xanthomatosis. Acta Neuropathol (Berl) 45: 43–45

Ohnishi A, Tateishi J, Matsumoto T, Shida K, Kuroiwa Y (1979) Fabry disease: cellular expression of enzyme deficiency in nerve xenografts. Neurology 29: 899–901

Ohnishi A, Sato Y, Nagara H, Sakai T, Iwashita H, Kuroiwa Y, Nakamura T, Shida K (1981) Neurogenic muscular atrophy and low density of large myelinated fibers of sural nerve in chorea-acanthocytosis. J Neurol Neurosurg Psychiatry 44: 645–648

Ohnishi S, Maeda S, Shimada K, Arao T (1986) Isolation and characterization of the complete complementary and genomic DNA sequences of human serum amyloid P component. J Biochem 100: 849–858

Ohno T, Tsuchida H, Fukuhara N, Yuasa T, Harayama H, Tsuji S, Miyatake T (1984) Adrenoleukodystrophy: a clinical variant presenting as olivopontocerebellar atrophy. J Neurol 231: 167–169

Oigorman S (1985) Degeneration of thalamic neurons in Purkinje cell degeneration mutant mice. II. Cytology of neuron loss. J Comp Neurol 234: 298–316

Oileary JL, Fox RR, Smith JM, Inukai J (1974) Familial ataxia of the rabbit Sawin-Anders type: Ultrastructural analysis of degeneration in the cochlear nuclei. Acta Neuropath (Berl) 30: 11–212

Okada J, Takeuchi K, Ohkado M, Hoshina K (1981) Familial basal ganglia clacifications visualized by computerized tomography. Acta Neurol Scand 64: 273–279

Okada R, Rosenthahl IM, Scaravelli G, Lev M (1967) A histopathologic study of the heart in gargoylism. Arch Pathol 84: 20–30

Okada S, O'Brien JS (1968) Generalized gangliosidosis: Beta-galactosidase deficiency. Science 160: 1002–1004

Okada S, O'Brien JS (1969) Tay-Sachs disease: A generalized absence of a beta-D-N-acetyl-hexosaminidase component. Science 165: 698–700

Okada S, Veath ML, O'Brien JS (1970) Juvenile GM2 gangliosidosis: partial deficiency of hexosaminidase A. J Pediatr 77: 1063–1065

Okada S, McCrea M, O'Brien JS (1972) Sandhoff's disease (GM2-gangliosidosis type 2). Clinical, chemical and enzyme studies in five patients. Pediatr Res 6: 606–615

Okada S, Kato T, Yabuchi H, Nishigaki M, Kobata A, Chiyo H, Furuyama J (1978) Hypersialyloligosacchariduria in mucolipidoses; a method for diagnosis. Clin Chem Acta 86: 159–167

Okamoto K, Llena JF, Hirano A (1982) A type of adult polyglucosan body disease. Acta Neuropathol (Berl) 58: 73–77

Okasaki H, Reagan TJ, Campbell RJ (1979) Clinicopathologic studies of primary cerebral amyloid angiopathy. Mayo Clin Proc 54: 22–31

Okazaki H, Lipkin LE, Aronson SM (1961) Diffuse intracytoplasmic ganglionic inclusions (Lewy type) associated with progressive dementia and quadriparesis in flexion. J Neuropath Exp Neurol 20: 237–244

Okeda R, Suzuki Y, Horiguchi S, Fujii T (1979) Fetal globoid cell leukodystrophy in one of two twins. Acta Neuropathol (Berl) 47: 151–160

Okken A, Blij JF van der, Hommes FA (1973) Citrullinaemia and brain damage. Pediatr Res 7: 52–53

Okoye MI, Watanabe I (1982) Ultrastructural features of cerebral amyloid angiopathy. Hum Pathol 13: 1127–1132

Oksche A (1958) Histologische Untersuchungen über die Bedeutung des Ependyms, der Glia und der Plexus Chorioidei für den Kohlenhydratstoffwechsel des ZNS. Z Zellforsch 48: 74–129

Oksche A (1961) Der histochemisch nachweisbare Glykogenaufbau und -abbau in den Astrocyten und Ependymzellen als Beispiel einer funktionsabhängigen Stoffwechselaktivität der Neuroglia. Z Zellforsch 54: 307–361

Oksche A, Vaupel V, Harnack M, Wolff H (1967) Einige histochemische und elektronenmikroskopische Beobachtungen an den neurosekretorischen Nervenzellen des winterschlafenden Igels (Erinaceus europaeus (L.) In: Stutinsky F (ed) Neurosecretion. Springer, Berlin Heidelberg New York, pp 238

Okuda T, Yamamoto M, Morihana Y (1982) Histopathological study of the retina in Sandhoff's disease. Folia Ophthamol (Jpn) 33: 1031–1038

Oldfors A, Sourander P (1981) Storage of lipofuscin in neurons in mucopolysacharidosis. Report on a case of Sanfilippo's syndrome with histochemical and electronmicroscopic findings. Acta Neuropathol (Berl) 54: 287–292

O'Leary JL, Fox RR, Smith JM, Inukai J (1974) Familial ataxia of the rabbit Sawin-Anders type: Ultrastructural analysis of degeneration in the cochlear nuclei. Acta Neuropathol (Berl) 30: 11–24

Oliva PB (1970) Lactic acidosis. Am J Med 48: 209–220

Olney JW, Ho OL, Rhee V (1971) Cytotoxic effects of acidic and sulphur-containing amino acids on the infant mouse central nervous system. Exp Brain Res 14: 61–76

Olney JW, Adamo NJ, Ratner A (1971) Monosodium glutamate effects, Science 172: 294

Olney JW, Rhee V, Ho OL (1974) Kainic acid: a powerful neurotoxic analogue of glutamate. Brain Res 77: 507–512

Olney JW, Misra CH, Gubareff T de (1975) Cysteine-S-sulfate: brain damaging metabolite in sulfite oxidase deficiency. J Neuropathol Exp Neurol 34: 167–177

Olney JW, Sharpe LG, Gubareff T de (1975) Excitotoxic amino acids, Neurosci Abst 1: 371

Olney JW, Collins RC, Sloviter RS (1986) Excitotoxic mechanisms of epileptic brain damage. Adv Neurol 44: 857–877

Olson W, Engel WK, Walsh GO, Einaugler R (1972) Oculocraniosomatic neuromuscular disease with ragged-red fibres. Histochemical and ultrastructural changes in limb muscles of patients with idiopathic progressive external opthalmoplegia. Arch Neurol 26: 193–211

Olsson Y, Säve-Söderberg J, Sourander P, Angervall C (1968) A patho-anatomical study of the central and peripheral nervous system in diabetes of early onset and long duration. Pathol Eur 3: 62–79

O'Neill B, Butler AB, Young E, Falk PM, Bass NH (1978) Adult-onset GM2 gangliosidosis. Seizures, dementia, and normal pressure hydrocephalus associated with glycolipid storage in the brain and arachnoid granulation. Neurology 28: 1117–1123

O'Neill BP, Marmion LC, Feringa ER (1981) The adrenoleucomyeloneuropathy complex: Expression in four generations. Neurology 31: 151–156

Opalski A (1930) Über eine besondere Art von Gliazellen bei der Wilson-Pseudosklerose-Gruppe. Z ges Neurol Psychiat 124: 420–425

Opitz JM, Stiles FC, Wise D, Gemmingen G von, Race RR, Sander R, Cross EG, Groot WP de (1965) The genetics of angiokeratoma corporis diffusum (Fabry's disease), and its linkage with Xg (a) locus. Am J Hum Genet 17: 325–342

Opitz JM, ZuRhein RM, Vitale L, Shahidi NT, Howe JJ, Chou SM, Shanklin DR, Sybers HD, Dood AR, Gerritsen T (1969) The Zellweger syndrome (cerebro-hepato-renale syndrome). Birth defects: Original article series. First conference Clinical Delineation of Birth Defects, II. Malformation syndromes. The National Foundation, March of Dimes, vol. 5, pp 144–158

Oppenheim H (1911) Über eine eigenartige Krankheit des kindlichen und jugendlichen Alters (Dysbasis lordotica progressiva, dystonia musculorum deformans). Neurolog Centralblatt, Leipzig, pp. 1090–1107

Oppenheimer B, Kugel V (1934) Werner's syndrome – a heredofamiliar disorder with scleroderma, bilateral juvenile cataract, precocious graying of hair and endocrine stigmatization. Trans Ass Amer Phys 49: 358–370

Oppenheimer DR (1983) Neuropathology of progressive autonomic failure. In: Bannister (ed), Autonomic failure. Oxford University Press, Oxford, pp 267–283

Oppenheimer DR (1984) Disease of motor neurones and pyramidal tracts. In: Adams JH, Corsellis JAN, Duchen LW (eds) Greenfields neuropathology. Edward Arnold, London, pp 726–739

Oppenheimer DR (1984) Diseases of the basal ganglia, cerebellum and motor neurons. In: Adams JH, Corsellis JAN, Duchen LW (eds) Greenfields neuropathology. Edward Arnold, London, pp 699–747

Oppenheimer DR, Norman RM, Tingey AH, Aherne WA (1967) Histological and chemical findings in juvenile Niemann-Pick disease. J Neurol Sci (Amst) 5: 575–588

Oppenheim RW, Pittman R, Gray M, Maderdrut JL (1978) Embryonic behavior, hatching and neuromuscular development in the chick following a transient reduction of spontaneous motility and sensory input by neuromuscular blocking agents. J Comp Neurol 179: 619–640

Origuchi Y, Nonaka I, Ueno T (1974) Peripheral neuropathy in a case of the Sjögren-Larsson syndrome. Brain Develop 6: 271–277

Origuchi Y, Ushijima T, Sakaguchi M, Akaboshi I, Matsuda I (1984) Citrullinemia presenting as uncontrollable epilepsy. Brain Dev 6: 328–331

Orii T, Minami R, Sukegawa K (1972) A new type of mucolipidosis with beta-galactosidase deficiency and glycopeptiduria. Tohoku J Exp Med 197: 303–315

Orii T, Sukegawa K, Nakao T (1975) A variant of GM1-gangliosidosis type 2 and enzymic differences between GM1-gangliosidosis type 1 and 2. Tohoku J Exp Med 117: 99–100

Orth R (1975) Über das Vorkommen von Bilirubinkristallen bei neugeborenen Kindern. Virchows Arch 63: 447–462

Orthner H, Becker PE, Müller D (1973) Recessiv erbliche amyotrophische Lateralsklerose mit Lafora-Körpern. Arch Psychiat Nervenkr 217: 387–412

Osaka K, Sato N, Matsumoto S, Ogino H, Kodama S, Yokoyama S, Sugiyama T (1977) Congenital hypocupraemia syndrome with and without steely hair: Report on 2 Japanese infants. Develop Med Child Neurol 19: 62–68

Osby E, Noring L, Hast R, Kjellin KG, Knutsson E, Siden A. (1982) Benign monoclonal gammopathy and peripheral neuropathy. Br J Haematol 51: 531–539

Osetowska E, Traczynska H (1964) Sur l'ataxie avec telangiectasie une observation anatomoclinique. Acta Neuropathol (Berl) 3: 319–325

Osetowska E, Zelman I (1964) Greenfield's metachromatic leucodystrophy with unusual amount of pigment. Acta Neuropathol (Berl) 4: 234–237

Osler W (1888) Angioneurotic oedema. Am J Med Sci 95: 362–367

Osterberg K (1971) Kernicterus. In: Minckler J (ed) Pathology of the nervous system. McGraw-Hill, New York, p 1339

Ostertag B (1925) Zur Histopathologie der Myoklonusepilepsie (Eine weitere Studie über die intragangliocellularen corpusculären Einlagerungen). Arch Psychiat Nervenkr 73: 633–656

O'Sullivan BM, Healy PJ, Fraser IR, Nieper RE, Whittle RJ, Sewell CA (1982) Generalised glycogenosis in Brahman cattle. Aust Vet J 57: 227–229

Ota T, Hisatomi Y, Kashiwamura K, Otsu K, Nakamura Y, Takamatsu (1974) Histochemistry and ultrastructure of atypical myoclonus body (Type II). Acta Neuropathol (Berl) 28: 45–54

Oteruelo FT (1976) PKU bodies: Charactistic inclusions in the brain in phenylketonuria. Acta Neuropathol (Berl) 36: 295–305

Oyanagi S, Ikuta F (1967) Some contributions of electron microscopy to neuropathological problems in japanese encephalitis. Adv Neurol Sci 11: 246–257

Oyanagi K, Ikuta F (1987) A morphometric reevaluation of Huntington's chorea with special reference to the large neurons in neostriatum. Clin Neuropath 6: 71–79

Oyanagi K, Nagashima S, Ikuta F, Homma Y (1986) An autopsy case of dementia and Parkinsonism with severe degeneration exclusively in the substantia nigra. Acta Neuropathol (Berl) 70: 190–192

Oyanagi S (1974) On the ultrastructure of the aging structure of the brain (in Japanese). Brain & Nerve 26: 637–653

Paddison RM, Moosy J, Derbes VJ, Kloepfer W (1963) Cockayne's syndrome. Dermat Trop 2: 195–203

Padgett GA, Reiquam CW, Gorham JR, Henson JB, O'Mary CC (1967) Comparative studies of the Chediak-Higashi-Syndrome. Pathology. Am J Pathol 51: 553–571

Pagon RA, Clarren SK, Milam DF, Hendrickson AE (1983) Autosomal recessive eye and brain anomalies: Warburg syndrome. J Pediatr 102: 542–546

Paine RS (1966) Evaluation of familial biochemically determined mental retardation in children, with special reference to aminoaciduria. N Engl J Med 262: 658–667

Paine RS, Hsia DYY, Hsia HH, Driscoll K (1957) Dietary phenylalanine requirements and tolerances of phenylketonuric patients. Am J Dis Child 94: 224–236

Pallis CA, Duckett S, Pearse AGE (1967) Diffuse lipofuscinosis of the central nervous system. Neurology 17: 381–394

Palmer AC, Blakemore WF, Cook WR, Platt H, Whitwell KE (1974) Cerebellar hypoplasia and degeneration in the young arab horse: Clinical and neuropathological features. Vet Rec 93: 62–66

Palmer M, Green Wr, Maumenee IH, Valle DL, Asinger HS, Morton SJ (1985) Niemann-Pick disease type C. Ocular histopathologic and electron microscopic studies. Arch Ophthalmol 103(6): 817–822

Palmeri S, Hoogeveen AT, Verheijen FW, Galjaard H (1986) Galactosialidosis: Molecular heterogeneity among distinct clinical phenotypes. Am J Hum Genet 38: 137–148

Palmucci L, Anzil AP, Christomanou H (1982) On the association of excess glycogen granules and polyglucosan bodies (corpora amylacea) in astrocytes of a 17-year old patient with a neurologic disease of unknown origin: Clinical, biochemical, and ultrastructural observations. Clin Neuropathol 1: 2–10

Palmucci L, Anzil AP, Schiffer D (1982) A case of adrenoleucodystrophy in a girl, genetic considerations. J Neurol Sci 53: 233–240

Palo J (1967) Prevalence of phenylketonuria and some other metabolic disorders among mentally retarded patients in Finland. Acta Neurol Scand 43: 573–579

Palo J, Pollitt RJ, Pretty KM, Savolainen H (1973) Glycoasparagine metabolites in patients with aspartylglycosaminuria: Comparison between English and Finnish patients with special reference to storage materials. Clin Chim Acta 47: 69–74

Palo J, Elovaara I, Haltia M, Kin NY, Wolfe LS (1982) Infantile neuronal ceroid lipofuscinosis: Isolation of storage material. Neurology 32: 1035–1038

Pan HY, Huang CY, Lai CL (1985) Wilson's disease in a patient presenting with skeletal abnormalities. Orthoped 8: 742–744

Pannese E (1969) Unusual membrane – particle complexes within nerve cells of the spinal ganglia. J Ultrastruct Res 29: 334–342

Panse F (1942) Die Erbchorea. Eine klinisch-genetische Studie. Thieme, Leipzig

Pappolla MA (1986) Lewy bodies of Parkinson's disease. Immune electron microscopic demonstration of neurofilament antigens in constituent filaments. Arch Pathol Lab Med 110: 1160–1163

Pardo-Castello V, Faz H (1932) Ichthyosis Little's disease. Arch ital. Derm. 26: 915

Parisi JE, Collins GH, Kim RC, Crosley CJ (1983) Prenatal symmetrical thalamic degeneration with flexion spasticity at birth. Ann Neurol 13: 94–97

Park BE, Netsky MG, Betsill WL (1975) Pathogenesis of pigment and spheroid formation in Hallervorden-Spatz syndrome and related disorders. Neurology 25: 1172–1178

Parker N (1985) Hereditary whispering dysphonia. J Neurol Neurosurg Psychia 48: 218–224

Parker RC, Varmus HE, Bishop JM (1984) Expression of v-src and chicken c-src in rat cells demonstrates qualitative differences between pp60v-src and pp60c-src. Cell 37: 131–139

Parker WC, Bearn AG (1963) Application of genetic regulatory mechanisms to human genetics. Amer J Med 34: 680–691

Parkinson J (1817) An essay on the shaking palsy. Sherwood, Neely and Jones, London

Parnes S, Karpati G, Carpenter S, Kin YNG, Wolfe LS, Suranyi L (1985) Hexosaminidase – A deficiency presenting as atypical juvenile-onset spinal muscular atrophy. Arch Neurol 42: 1176–1180

Partin JS, McAdams JA (1983) Absence of hepatic peroxisomes in neonatal onset adrenoleucodystrophy. Pediatr Res 17: 294A

Partin JS, McAdams AJ, Partin JC, Schubert WK, McLaurin RL (1978) Brain ultrastructure in Reye's disease: II. Acute injury and recovery processes in three children. Neuropathol Exp Neurol 37: 796–819

Partington MW, Hennen BKE (1967) The Lesch-Nyhan-syndrome, self-destructive biting, mental retardation, neurological disorder hyperuricemia. Develop Med Child Neurol 9: 563–572

Passarge E, McAdams AJ (1967) Cerebro-hepato-renal syndrome. A newly recognized hereditary disorder of multiple congenital defects, including sudanophilic leukodystrophy, cirrhosis of the liver, and polycystic kidneys. J Pediatr 71: 691–702

Pastakia B, Polinsky R, Di Chiro G (1986) Multiple system atrophy (Shy-Drager syndrome): MR imaging. Radiology 159: 499–502

Patel HP, Unis ME (1985) Pili torti in association with citrullinemia. J Am Acad Dermatol 12: 203–206

Patel H, Norman MG, Perry TL, Berry KE (1985) Multiple system atrophy with neuronal intranuclear hyaline inclusions. Report of a case and review of the literature. J Neurol Sci 67: 57–65

Patel V, Zeman W (1976) Variability of expressivity of alpha-L-fucosidase deficiency. In: Volk BW, Schneck L (eds) Current trends in sphingolipidoses and allied disorders. Plenum Press, New York, pp 167–186

Patel V, Goebel HH, Watanabe I, Zeman W (1974) Studies on GM1-gangliosidosis, type II. Acta Neuropathol (Berl) 30: 155–173

Patel ZM, Ambani LM (1980) I-cell disease. J Inherited Metab Dis 2: 35–37

Paterson MC (1979) Environmental carcinogenesis and imperfect repair of damaged DNA in Homo sapiens: Causal relation revealed by rare hereditary disorders. In. Griffin AC, Shaw CR (eds) Carcinogens: Identification and mechanisms of Action. Raven Press, New York, pp 251–276

Paterson MC, Smith PJ (1979) Ataxia telangiectasia: an inherited human disorder involving hypersensitivity to ionizing radiation and related DNA-damaging chemicals. Ann Rev Genet 13: 291–318

Patten BM, Wood JM, Harati Y, Hefferan P, Howell RR (1979) Familial recurrent rhabdomyolysis due to carnitine palmityl transferase deficiency. Am J Med 67: 167–171

Patton RG, Christie DL, Smith DW, Beckwith JB (1972) Cerebro-hepatorenal syndrome of Zellweger. Two patients with islet cell hyperplasia, hypoglycemia, and thymic anomalies, and comments on iron metabolism. Am J Dis Child 124: 840–844

Paulson GW, Meagher JN, Burkhart J (1974) Spinal pachymeningitis secondary to mucopolysaccharidosis. Case report. J Neurosurg 41: 618–621

Pavlakis SG, Phillips PC, Di Mauro S, Vivo DC de, Rowland LP (1984) Mitochondrial myopathy, encephalopathy, lactic acidosis, and strokelike episodes (MELAS): A distinctive clinical syndrome. Ann Neurol 16: 481–488

Pavone L, Moser HW, Mollica F, Reitano C, Durand P (1980) Farber's lipogranulomatosis: Ceramidase deficiency and prolonged survival in three relatives. Johns Hopkins Med J 147: 193–196

Pearn J (1980) Classification of spinal muscular atrophies. Lancet I: 919–922

Pearson EC, Butler PJ, Thomas JO (1983) Higher-order structure of nucleosome oligomers from short-repeat chromatin. EMBO J 2: 1367–1372

Pearson J (1979) Familial dysautonomia (a brief review). J Auton Nerv Syst 1: 119–126

Pearson J, Finegold M, Budzilovich G (1970) The tongue and taste in familial dysautonomia. Pediatrics 45: 739–745

Pearson J, Johnson EM, Brandeis L (1983) Effects of antibodies to nerve growth factor on intrauterine development of derivates of cranial neural crest and placode in the guinea pig. Dev Biol 96: 32–36

PeBenito R, Ferretti C, Riffat RC, Woodrow PK (1984) Idiopathic torsion dystonia associated with lesions of the basal ganglia. Clin Pedia 23: 232–235

Pedrini V, Lenzi L, Zambotti V (1962) Isolation and identification of keratosulfate in urine of patients affected by Morquio-Ullrich disease. Proc Soc Exp Biol Med 110: 847–849

Peiffer J (1959) Über die metachromatische Leukodystrophie (Typ Scholz). Arch Psychiat Nervenkr 199: 386–416

Peiffer J (1959) Über die nichtmetachromatischen Leukodystrophien. Arch Psychiat Nervenkr 199: 417–436

Peiffer J (1968) Alexander's disease: Really a leucodystrophy? Pathologica Europaea 3: 305–312

Peiffer J (1970) Metachromatic leucodystrophy. In: Vinken PJ, Bruyn GW (eds) Leucodystrophies and poliodystrophies, vol 10, Elsevier, New York, pp 43–46

Peiffer J (1972) Stoffwechselkrankheiten des Gehirns. Dtsch Ärztebl 69: 2931–2941

Peiffer J (1984) Neuropathologie. In: Remmele W (Hrsg) Pathologie. Springer, Berlin Heidelberg New York Tokyo, S 1–287

Peiffer J, Zerbin-Rüdin E (1963) Zur Variationsbreite der Pelizaeus-Merzbacherschen Krankheit. Acta Neuropathol (Berl) 3: 87–107

Peiffer J, Brunner N, Landolt RF, Müller G, Schlote W (1976) Generalisierte infantile neuroaxonale Dystrophie mit Pallidumpigmentation und -lipophanerose bei einem eineiigen Zwillingspaar. Neuropaediatrie 7: 327–350

Peiffer J, Schlote W, Bischoff A, Boltshauser E, Müller G (1977) Generalized giant axonal neuropathy. A filament-forming disease of neuronal, endothelial, glial and Schwann cells in a patient without kinky hair. Acta Neuropathol (Berl) 40: 213–218

Peiffer J, Kustermann-Kuhn B, Mortier W, Poremba M, Roggendorf W, Scholte HR, Schröder JM, Wendtland B, Wessel K, Zimmermann Ch (1988) Mitochondrial myopathies with necrotizing encephalopathy of the Leigh Type. Path Res Pract 183: 706–716

Pelizaeus F (1899) Über eine eigenartige familiäre Entwicklungshemmung vornehmlich auf motorischem Gebiet. Arch Psychiat 31: 100–104

Pellissier JF, Hassoun J, Gambarelli D, Tripier MF, Roger J, Toga M (1974) Ceroide-lipofuscinose neuronale. Etude ultrastructurale de deux biopsies cérébrales. Acta Neuropathol (Berl) 28: 353–359

Pellissier JF, Hassoun J, Gambarelli D, Bryon PA, Cassanova P, Toga M (1976) Maladie de Niemann-Pick type C de Crocker. Acta Neuropathol (Berl) 34: 65–76

Pellissier JF, Hoof F van, Bourdet-Bonerandi D, Monier-Faugere MC, Toga M (1981) Morphological and biochemical changes in muscle and peripheral nerve in Fabry's disease. Muscle Nerve 4: 381–387

Pellissier JF, Barsy T de, Bille J, Serratrice G, Toga M (1981) Polysaccharide (Amylopectin-like) storage myopathy. Histochemical, ultrastructural and biochemical studies. Acta Neuropathol (Berl) Suppl VII: 292–296

Pelt JF van (1960) Gargoylism. Sittard, Nijmegen

Pena CE (1980) Intracytoplasmic neuronal inclusions in the human thalamus. Acta Neuropathol (Berl) 52: 157–159

Pena SD (1982) Giant axonal neuropathy: An inborn error of organization of intermediate filaments. Muscle Nerve 5: 166–172

Pena SDJ, Shokeir MHK (1974a) Syndrome of camptodactyly, multiple ankyloses, facial anomalies, and pulmonary hypoplasia: a lethal condition. J Pediatr 85: 373–375

Pena SDJ, Shokeir MHK (1974b) Autosomal recessive cerebro-oculo-facio-skeletal (COFS) syndrome. Clin Genet 5: 285–293

Peng L, Suzuki K (1987) Ultrastructural study of neurons in metachromatic leukodystrophy. Clin Neuropath 6: 224–230

Penman RWB (1960) Addison's disease in association with spastic paraplegia. Brit Med J I: 402–417

Pennelli N, Scaravilli F, Zacchello F (1969) The morphogenesis of Gaucher cells investigated by electron microscopy. Blood 34: 331–347

Penner JD, Prieur DJ (1987) Interspecific genetic complementation analysis with fibroblasts from humans and four species of animals with Chédiak-Higashi syndrome. Am J Med Genet 28: 455–470

Penrose LS (1939) Peripheral nerve tumors in a case of phenylketonuria. Lancet 1: 572–573

Penrose LS, Quastel JH (1937) Metabolic studies in phenylketonuria. Biochem J 31: 266–276

Pentchev PG, Comly ME, Kruth HS, Vanier MT, Wenger DA, Patel S, Brady RO (1985) A defect in cholesterol esterification in Niemann-Pick disease (type C) patients. Proc Natl Acad Sci USA 82: 8247–8251

Pentschew A (1958) Exogene Gifte. In: Lubarsch O, Henke F, Rössle R (Hrsg) Handbuch der speziellen pathologischen Anatomie und Histologie, Bd. XIII/2 B, Springer, Berlin Göttingen Heidelberg, S 1971–1985

Peralta-Serrano A (1965) Argininuria, convulsiones y oligofrenia: Un nuevo error innato del metabolismo? Rev Clin Esp 97: 176–185

Perboll O (1967) Vascular and pineal body involvement in juvenile amaurotic idiocy (Batten's disease). Acta Neuropathol 8: 210–214

Percy AK, Kaback MM, Herndon RM (1977) Metachromatic leucodystrophy: Comparison of early- and late-onset forms. Neurology 27: 933–941

Percy AK, McCormick UM, Kaback MM, Herndon RM (1973) Ultrastructural manifestations of GM1 and GM2 gangliosidosis in fetal tissues. Arch Neurol 28: 417–419

Peress NS, Dimauro S, Roxburgh VA (1980) Adult polysaccharidosis. Clinicopathological, ultrastructural, and biochemical features. Arch Neurol 36: 840–845

Peress NS, Stermann AB, Miller R, Kaplan CG, Little BW (1986) Chromatolytic neurons in lateral geniculate body in Werdnig-Hoffmann disease. Clin Neuropathol 5: 69–72

Pérez del Cerro M, Snider RS (1967) Studies on Dilantin intoxication. I. Ultrastructural analogies with the lipoidoses. Neurology (Minneap) 17: 452–466

Pérez Lafuente G, Carames Ferreira J, Campillo H (1981) Ganglioneuroma associated with Beckwith-Wiedemann's syndrome. Rev Esp Pediatr 37: 167–170

Perkins KW, McInnes IWS, Blackburn CRB, Beal RW (1969) Idiopathic hemochromatosis in children. Report of a family. Am J Med 39: 118–126

Perlman M, Frank JW (1988) Bilirubin beyond the blood-brain barrier. Pediatrics 81(2): 304–315

Pernhaupt G, Tschabitscher H, Wessely P (1974) Familiäres Auftreten von Fahrschem Syndrom. Nervenarzt 45: 647–653

Perry TL (1984) Four biological different types of dominantly inherited olivopontocerebellar atrophy. Adv Neurol 41: 205–216

Perry TL, Yong VW (1986) Idiopathic Parkinson's disease progressive supranuclear palsy and glutathione metabolism in the substantia nigra of patients. Neurosci Lett 67: 269–274

Perry TL, Hansen S, Tischler B, Bunting R, Berry K (1967) Carnosinemia. A new metabolic disorder associated with neurologic disease and mental defect. N Eng J Med 277: 1219–1227

Perry TL, Applegarth DA, Evans ME, Hansen S (1975) Metabolic studies of a family with massive formiminoglutamic aciduria. Pediatr Res 9: 117–122

Perry TL, Bratty PJA, Hansen S, Kennedy J, Urquhart N, Dolman CL (1975) Hereditary mental depression and Parkinsonism with taurine deficiency. Arch Neurol 32: 108–113

Perry TL, Kish SJ, Sjaastad O, Gjessing LR, Nesbakken R, Schrader H, Loken AC (1979) Homocarnosinosis. IV: Increased content of homocarnosine and deficiency of homocarnoisinase in brain. J Neurochem 32: 1637–1640

Perry TL, Wirtz MLK, Kennaway NG, Hsia YE, Atienza FC, Uemura HS (1980) Amino acid and enzyme studies of brain and other tissues in an infant with argininosuccinic aciduria. Clin Chim Acta 105: 257–262

Perry TL, Kish SJ, Hinton D, Hansen D, Becker LE, Gelfand EW (1984) Neurochemical abnormalities in a patient with ataxia-telangiectasia. Neurology 34: 187–191

Perticoni GF, Cantisani TA, Fisher H (1983) Progressive bulbar paralysis in childhood: A case report. Ital J Neurol Sci 4: 107–111

Peters AC, Bots GT, Roos RA, Gelderen HH van (1984) Fukuyama type congenital muscular dystrophy – two Dutch siblings. Brain Dev (Tokyo) 6: 406–416

Peters G (1949) Paraproteinosen und Zentralnervensystem. Dtsch Z Nervenheilk 161: 359–395

Peters G (1950) Über Paramyloidose des Gehirns. Verh Dtsch Ges Pathol 32: 83–89

Peters G (1956) Sturge-Webersche Krankheit. In: Lubarsch O, Henke F, Rössle R (Hrsg) Erkrankungen des Zentralen Nervensystems IV. Springer, Berlin Göttingen Heidelberg (Handbuch der speziellen pathologischen Anatomie und Histologie, Bd. XIII/4, S 696–717)

Peters G (1958) Die Störungen des Lipoid-, Kohlenhydrat- und Eiweißstoffwechsels. In: Scholz W (Hrsg) Handbuch der speziellen pathologischen Anatomie und Histologie, Bd. XIII/2. Springer, Berlin Göttingen Heidelberg, S 1831–1906

Peterson DI, Bacchus H, Leaich L (1975) Myelopathy associated with Maroteaux-Lamy syndrome. Arch Neurol 32: 127–129

Peterson EW, Schulz DM (1961) Amyloid in vessels of a vascular malformation in brain. Arch Pathol Lab Med 72: 480–483

Peterson HMG, Alvord EL (1964) Necrotizing encephalopathy with predilection for the brain stem. Subacute and chronic juvenile familial forms. Trans Amer Neurol Ass 89: 104–107

Peterson RDA, Kelly WD, Good RA (1964) Ataxia-telangiectasia: Its association with a defective thymus, immunological deficiency disease, and malignancy. Lancet 1: 1189–1193

Petit FH, Yeaman SJ, Reed LJ (1978) Purification and characterization of branched chain alpha-ketoacid dehydrogenase complex of bovine kidney. Proc Nat Acad Sci USA 75: 4881–4890

Petito CK, Black IB (1978) Ultrastructure and biochemistry of sympathetic ganglia in idiopathic orthostatic hypotension. Ann Neurol 4: 6–10

Petito CK, Hart MN, Porro RS, Earle KM (1973) Ultrastructural studies of olivopontocerebellar atrophy. J Neuropathol Exp Neurol 32: 503–522

Petrelli M, Blair JD (1975) The liver in GM1 gangliosidosis types 1 and 2. A light and electron microscopical study. Arch Pathol 99: 111–116

Petrykowski W von, Ketelsen UP, Schmidt-Sommerfield E, Penn D, Sawicka E, Struck E, Lehnert W, Haap K, Strassburg HM (1985) Primary systemic carnitine deficiency under successful therapy: clinical, biochemical, ultrahistochemical and renal clearance studies. Clin Neuropathol 4: 63–71

Pettit RE, Berdal KG (1984) Chédiak-Higashi syndrome. Neurologic appearance. Arch Neurol 41: 1001–1002

Pfändler U (1946) La maladie de Niemann-Pick dans le cadre des lipoidoses. Schweiz Med Wschr 76: 1128–1131

Pfändler U (1953) Nouvelles conceptions sur l hérédité et la pathogenie de la maladie de Niemann-Pick. Helv Med Acta 20: 216–241

Pfaundler MD (1919) Demonstration über ein Typus kindlicher Dysostose. Münchner Med Wschr 66: 1011–1118

Pfeiffer RF, McComb RD (1985) Dentatorubropallidoluysian atrophy with posterior column degeneration. Neurology 35: 178–178

Pfeifer U (1973) Cellular autophagy and cell atrophy in the rat liver during long-term starvation. Virchows Arch (Cell Pathol) 12: 195–211

Pfeifer U (1976) Lysosomen und Autophagie. Verh Dtsch Ges Path 60: 28–64

Pfeifer U (1979) Frühkindliche Lebercirrhose beim cerebro-hepato-renalen Syndrom (Zellweger-Syndrom). Pathologe 1: 47–49

Pfeifer U (1984) Methods in laboratory investigation. Application of test substances to the surface of rat liver in situ. Opposite effects of insulin and isoproterenol on cellular autophagy. Lab invest 50: 348–354

Pfeifer U (1987) Functional morphology of the lysosomal apparatus. In: Glaumann H, Ballard FJ (eds) Lysosomes: Their role in protein breakdown. Academic Press, London, pp 3–59

Philippart M (1967) Essai d'un groupement biochimique des lipidoses. J Genet Hum 16: 78–88

Philippart M, Bogaert L van (1969) Cholestanolosis (Cerebrotendinous xanthomatosis). Arch Neurol 21: 603–610

Philippart M, Brown WJ (1984) Dystonia and lactic-acidosis. New features of Rett's syndrome. Ann Neurol 16: 387–387

Philippart M, Rosenstein B, Menkes JH (1965) Isolation and characterization of the main splenic glycolipids in the normal organ and in Gauchers disease: Evidence for the site of metabolic block. J Neuropathol Exp Neurol 24: 290–303

Philippart M, Martin L, Martin JJ, Menkes JH (1969) Niemann-Pick disease. Morphologic and biochemical studies in the visceral form with late central nervous system involvement (Crockers group C) Arch Neurol (Chic) 20: 227–238

Philippart M, Den Tandt W, Borrone C, Durand P (1974) Retinal renal dysplasia and encephalopathy in a patient with triglyceride storage disease. Acta Genet Med Gemellol 23: 201–203

Philippart M, Engel J jr, Zimmermann EG (1983) Gelastic cataplexy in Niemann-Pick disease group C and related variants without generalized sphingomyelinase deficiency (letter). Ann Neurol 14 (4): 492–3

Phillips MJ, Little JA, Prak TW (1968) Subcellular pathology of hereditary fructose intolerance. Am J Med 44: 910–921

Phillips NC, Robinson D, Winchester BG, Jolly RD (1974) Mannosidosis in Angus cattle: The enzymic defect. Biochem J 137: 363–371

Pick A (1892) Über die Beziehungen der senilen Hirnatrophie zur Aphasie. Prag Med Wschr 17: 165–167

Pick L (1924) Der Morbus Gaucher und die ihm ähnlichen Erkrankungen. (Die lipoidzellige Splenohepatomegalie Typ Niemann und die diabetische Lipoidzellenhyperplasie der Milz.) Erg Inn Med 29: 519–535

Pick L (1922) Zur pathologischen Anatomie des Morbus Gaucher. Med Klin 18: 1408–1423

Pick L (1927) Über die lipoidzellige Splenohepatomegalie Typus Niemann-Pick als Stoffwechselerkrankung. Med Klin 23: 1483–1488

Pick L, Bielschowsky M (1927) Über lipoidzellige Splenomegalie (Typus Niemann-Pick) und amaurotische Idiotie. Klin Wschr 6: 1631–1632

Pick L, Pinkus F (1908) Über doppelbrechende Substanz in Hauttumoren, ein Beitrag zur Kenntnis der Xanthomatose. Mschr Prakt Dermat 5: 46–70

Pickering WR, Howell RR (1972) Galactokinase deficiency: Clinical and biochemical findings in a new kindred. J Pediastr 81: 50–55

Pierce KR, Kosanke SD, Bay WW, Bridges CH (1976) Animal model of human disease-porcine GM2 gangliosidosis. Am J Pathol 83: 419–422

Pierre-Marie P (1893) Sur l'hérédo-ataxie cérébelleuse. Sem Med 13: 444–447

Pietrini V, Tagliavini F, Pilleri G, Trabattoni CR, Lechi A (1979) Orthochromatic leukodystrophy with pigmented glial cells. An adult case with clinical-anatomical study. Acta Neurol Scand 59: 140–147

Pietrini V, Tagliavini F, Tedeschi F, Lechi A (1983) Megalencephaly with formation of Rosenthal fibers in symmetric subependymal gliomatous proliferations: Clinicopathologic report. Clin Neuropathol 2: 16–22

Pietruschka G (1958) Weitere Mitteilungen über die Marmorknochenkrankheit (Albers-Schönbergische Krankheit) nebst Bemerkungen zur Differentialdiagnose. Klin Monatsbl Augenheilkd 132: 509–525

Pilleri G (1966) A case of Morbus Fahr (nonarteriosclerotic, idiopatic intracerebral calcification of the blood vessels) in three generations. A clinico-anatomical contribution. Psychiat Neurol (Basel) 152: 43–58

Pilz H (1976) Metachromatische Leukodystrophie (Sulfatid-Lipidose). In: Schettler G, Greten H, Schlierf G, Seidel D (Hrsg) Stoffwechselkrankheiten: Fettstoffwechsel. Springer, Berlin Heidelberg New York (Handbuch der Inneren Medizin, Bd 7/4)

Pilz H, Goebel HH (1977) Peroxidase activity in the parotid gland in juvenile neuronal ceroid-lipofuscinosis. Neuropathol Appl Neurobiol 3: 93–101

Pilz H, Hopf HC (1972) A preclinical case of late adult metachromatic leucodystrophy? J Neurol Neurosurg Psychiatry 35: 360–364

Pilz H, Sandhoff K, Jatzkewicz H (1966) Eine Gangliosidstoffwechselstörung mit Anhäufung vom Ceramidlactosid, Monosialoceramidlactosid und Tay-Sachs-Gangliosid im Gehirn. J Neurochem 13: 1273–1282

Pilz H, Müller D, Sandhoff K, Meulen V (1968) Tay-Sachssche Krankheit mit Hexosaminidase-Defekt. Klinische, morphologische und biochemische Befunde bei einem Fall mit viszeraler Speicherung von Nierenglobosid. Dtsch Med Wschr 93: 1833–1839, 1843–1845

Pilz H, Paul HA, Müller D, Volles E, Hopf HC, Prill A, Kroncke E (1971) Metachromatische Leukodystrophie im Erwachsenenalter: Intravitale Diagnose zweier Fälle unter dem klinischen Bild eines presenilen hirnatrophischen Prozesses. Z Neurol 199: 234–255

Pilz H, Hopf HC, Althaus HH (1972) Kombination von myotonischer Dystrophie mit dissoziierter Sensibilitätsstörung (Syringomyelie). Z Neurol 203: 185–190

Pilz H, O'Brien JS, Heipertz R (1976a) Human saliva peroxidase: Microanalytical isoelectric fractionation and properties of the normal enzyme and in cases with neuronal ceroid-lipofuscinosis. Clin Biochem 9: 85–88

Pilz H, O'Brien JS, Heipertz R (1976b) Human leukocyte peroxidase: activity of a soluble and membrane-bound enzyme form in normal persons and patients with neuronal ceroid-lipofuscinosis. Metabol 25: 561–570

Pilz H, Duensing I, Heipertz R, Seidel D, Lowitzsch K, Hopf HC, Goebel HH (1977) Adult metachromatic leukodystrophy. I. Clinical manifestation in a female aged 44 years, previously diagnosed in the preclinical state. Eur Neurol 15: 301–307

Pilz H, Figura von K, Goebel HH (1979) Deficiency of arylsulphatase B in 2 brothers aged 40 and 38 years (Maroteaux-Lamy syndrome type B). Ann Neurol 6: 315–325

Pilz P (1977) Spinocerebellare Atrophie mit Kleinhirnverkalkung bei zentraler Neurofibromatose. Acta Neuropath (Berl) 38: 73–76

Pilz P, Erhart P (1981) Thalamic degeneration. Acta Neuropathol (Suppl) VII:362–364

Pilz P, Schiener P (1973) Kombination von Morbus Addison und Morbus Schilder bei einer 43-jährigen Frau. Acta Neuropathol (Berl) 26: 357–360

Pincus JH (1972) Subacute necrotizing encephalomyelopathy (Leigh's disease): A consideration of clinical features and etiology. Dev Med Child Neurol 14: 87–101

Pineda M, González A, Fàbregues I, Fernández-Alvarez E, Ferrer I (1984) Familial agenesis of the corpus callosum with hypothermia and apneic spells. Neuropediatrics 15: 63–67

Pinkston JW, Ballinger WE, Lotz PR, Friedman WA (1983) Superficial siderosis: a cause of leptomeningeal enhancement on computed tomography. J Comp Assis Tomograph 7: 1073–1076

Piñol Aguade J, Ferrándiz C, Ferrer Roca O, Ingelmo M (1975) Livedo reticularis y accidentes cerebro-vasculares. Medici Cuta Ib Lat Americ 3: 257–265

Pinsky L, Finlayson MH, Liberman I, Scott LH (1975) Familial amyotrophic lateral sclerosis with dementia: A second Canadian family. Clin Genet 7: 186–191

Piton J (1941) L'amyotrophie Charcot-Marie. Etude clinique, électrologique, anatomique et génétique d'une maladie familiale. Foulon, Paris

Plaitakis A (1982) The olivo-ponto-cerebellar atrophies. Semin Neurol 2: 334–342

Plaitakis A (1984) Abnormal metabolism of neuroexcitatory amino acids in olivopontocerebellar atrophy. In: Duvoisin RC, Plaitakis A (eds) The olivopontocerebellar atrophies. Raven Press, New York, pp 225–243

Plaitakis A, Nicklas WJ, Desnick RS (1979) Glutamate-dehydrogenase deficiency in 3 patients with spinocerebellar ataxia – new enzymatic defect. Ann Neurol 6: 148–148

Plaitakis A, Nicklas WJ, Desnick RJ (1980) Glutamate dehydrogenase deficiency in three patients with spinocerebellar syndrome. Ann Neurol 7: 297–303

Plaitakis A, Whetsell WO jr, Cooper JR, Yahr MD (1980) Chronic Leigh disease: A genetic and biochemical study. Ann Neurol 7: 304–310

Plas J, Brion S (1986) Lésions du cortex central dans la sclérose latérale amyotrophique (SLA). VIIIth International Congress of Neuropathology, Stockholm, p 673

Plum F (1981) Factors affecting the degree of brain damage in experimental brain ischemia. In: Barnett H, Paoletti P, Flamm E, Brambilla G (eds) Cerebrovascular diseases: New trends in surgical and medical aspects. Elsevier, North-Holland Biomedical Press, Amsterdam, pp 65–73

Poduslo SE, Tennekoon G, Price D, Miller K, McKhann GM (1976) Fetal metachromatic leukodystrophy: Pathology, biochemistry and a study of in vitro enzyme replacement in CNS tissue. J Neuropathol Exp Neurol 35: 622–632

Pogacar S, Rubio A (1982) Morphological features of Pick's and atypical Alzheimer's disease in Down's syndrome. Acta Neuropathol (Berl) 58: 249–254

Poirier LJ (1979) Neuroanatomical study of an experimental postural tremor in monkeys. J Neurophysiol 23: 534–551

Pokorny KS, Ritch R, Friedman AH, Desnick RJ (1982) Ultrastructure of the eye in fetal type II glycogenosis (Pompe's disease). Invest Ophthalmol Vis Sci 22: 25–31

Polidora VJ, Cunningham RF, Waisman HA (1966) Phenylketonuria in rats: reversibility of behavioral deficit. Science 151: 219–221

Polinsky RJ (1984) Multiple system atrophy. Clinical aspects, pathophysiology, and treatment. Neurol Clin 2: 487–498

Pollack MA, Cohen NL, Friedhoff AJ (1977) Gilles de la Tourette's syndrome: Familial occurrence and precipitation by methylphenidate therapy. Arch Neurol 34: 630–632

Pollin MM, Griffiths IR (1987) Feline dysautonomia: An ultrastructural study of neurons in the XII nucleus. Acta Neuropathol 73: 275–280

Pollit RT (1981) Aspartylglycosaminuria. In: Vinken PJ, Bruyn GW (eds) Handbook of clinical neurology, vol 42. North-Holland, Amsterdam, pp 527–528

Pollycove M (1978) Hemochromatosis. In: Stanbury JB, Wyngaarden JB, Fredrickson DS (eds) The metabolic basis of inherited disease. McGraw-Hill, New York, pp 1127–1164

Pombo M, Devesa J, Taborda A, Iglesias M, García-Moreno F, Gaudiero GJ, Martinoon JM, Castro-Gago M, Pena J (1985) Gluco-corticoid deficiency with achalasia of the cardia and lack of lacrimation. Clin Endocrin 23: 237–243

Pompe JC (1933) Hypertrophie idiopathique du coeur. Ann d'Anat Path 10: 23–28

Pompen AWM, Ruiter M, Wyers JJG (1947) Angiokeratoma corporis diffusum universale (Fabry) as a sign of an unknown internal disease: Two autopsy reports. Acta Med Scand 128: 234–255

Pongratz D, Hübner G, Deufel T, Wieland O, Pongratz E, Liphardt R (1979) Klinische, morphologische und biochemische Befunde bei Carnitinmangelmyopathien. Klin Wochenschr 57: 927–936

Pongratz D, Kötzner H, Hübner G, Deufel T, Wieland OH (1984) Adulte Form des Mangels an saurer Maltase unter dem Bild einer progressiven spinalen Muskelatrophie. Dtsch Med Wochenschr 109: 537–541

Pop PHM, Joosten E, Spreeken A van, Gabreels-Festen A, Jaspar H, Laak ter H, Vos A (1984) Neuroaxonal pathology of central and peripheral nervous systems in cerebrotendinous xanthomatosis (CTX). Acta Neuropathol (Berl) 64: 259–264

Poppe W, Tennstedt A (1963) Klinisch- und pathologisch-anatomische Untersuchungen über Kombinationsformen präseniler Hirnatrophien (Pick, Alzheimer) mit spinalen atrophisierenden Prozessen. Psychiat et Neurol (Basel) 145: 322–344

Porath U, Schreier KL (1978) Eine Familie mit Pyroglutaminacidurie. Dtsch Med Wschr 103: 939–942

Porath U, Liebler G, Schreier K (1969) Eine besondere Verlaufsform der Argininbernsteinsäurekrankheit. Arch Kinderheilk 179: 283–388

Porfiri B, Ricci R, Seminara D, Segni G (1981) Ultrastructural studies of type II fucosidosis. Arch Dermatol Res 270: 57–66

Poser CM (1957) Diffuse-disseminated sclerosis in the adult. J Neuropathol Exp Neurol 16: 61–78

Poser CM (1968) Diseases of the myelin sheath. In: Minckler J (ed) Pathology of the nervous system, vol 1. McGraw-Hill, New York, pp 767–821

Poser CM (1982) Dysautonomia, familial (Riley-Day-Syndrom). In: Vinken PJ, Bruyn GW (eds) Handbook of clinical neurology, vol 43. North-Holland, Amsterdam, pp 58–60

Poser CM, Bogaert L van (1959) Neuropathologic observations in phenylketonuria. Brain 82: 1–9

Poser CM, Taveras JM (1957) Cerebral angiography in encephalotrigeminal angiomatosis. Radiology 68: 327

Poser CM, Dewulf A, Bogaert L van (1957) Atypical cerebellar degeneration associated with leucodystrophy. J Neuropathol Exp Neurol 16: 209–237

Poste JG, Allison AC (1973) Membranefusion. Biochim Biophys Acta 300: 421–465

Potier M, Lu Shun Yan D, Womack JE (1979) Neuraminase deficiency in the mouse. Febs Lett 108: 345–348

Potter JL, Waickman FJ (1973) Hyperprolinemia. I. Study of a large family. J Pediatr 83: 635–638

Potter JL, Robinson HB, Kramer JD, Schaefer IA (1980) Apparent normal leucocyte acid maltase activity in glycogen storage disease type II (Pompe's disease). Clin Chem 26: 1914–1915

Pou A, Russi A, Ferrer I (1986) Joseph-Machado Disease Phenotype III in a non-portuguese family. X Int Congress of Neuropathology, Stockholm (Abstr)

Pou Serradell A (1988) Amiotrofias espinales progresivas. Rev Neurol (Barcelona) 16: 83–92

Pouliquen JC, Pennecot GF, Beneux J, Chadoutaud F, Lacert P, Duval-Beaupere G, Durand J (1982) Charnière crânio-rachidienne et maladie de Morquio. A propos de 6 observations. (Crânio-vertebral junction and Morquio disease. A propos of 6 cases). Chir Pediatr 23 (4): 247–255

Poulos A, Pollard AC, Mitchell JD, Wise G, Mortiner G (1984) Patterns of Refsum's disease. Phytanic acid oxidase deficiency. Arch Dis Child 59: 222–232

Poulos A, Sharp P, Fellenberg AJ, Danks DM (1985) Cerebro-hepatorenal (Zellweger) syndrome, adrenoleukodystrophy, and Refsum's disease: plasma changes and skin fibroblast phytanic acid oxidase. Hum Genet 70 (2): 172–177

Powell HC, London GW, Lampert PW (1974) Neurofibrillary tangles in progressive supranuclear palsy. Electron microscopic observations. J Neuropathol Exp Neurol 33: 98–106

Powell H, Tindall R, Schultz P, Paa D, O'Brien J, Lampert P (1975) Adrenoleucodystrophy – electron microscope findings. Arch Neurol 32: 250–260

Powell H, Knox D, Lee S, Charters A, Orlott M, Garrett R, Lampert P (1977) Alloxan diabetic neuropathy: Electron microscopic studies. Neurology (Minneap) 27: 60–66

Powell H, Ward HW, Garrett RS, Orloff MJ, Lampert PW (1979) Glycogen accumulation in the nerves and kidneys of chronically diabetic rats. J Neuropathol Exp Neurol 38: 114–127

Powers JM (1985) Review article. Adreno-leukodystrophy (Adreno-testiculo-leuko-myelo-neuropathic complex). Clin Neuropathol 4: 181–199

Powers JM, Schaumburg HH (1973) The adrenal cortex in adreno-leukodystrophy. Arch Path 96: 305–310

Powers JM, Schaumburg HH (1974) Adreno-leucodystrophy-similar ultrastructural changes in adrenal cortical and Schwann cells. Arch Neurol 30: 406–408

Powers JM, Schaumburg HH (1974) Adrenoleucodystrophy (sex-linked Schilder's disease) – a pathogenic hypothesis based on ultrastructural lesions in adrenal cortex, peripheral nerve ad testis. Am J Pathol 76: 481–500

Powers JM, Schlaepfer WW, Willingham MC, Hall BJ (1981) An immuno peroxidase study of senile cerebral amyloidosis with pathogenetic considerations. J Neuropathol Exp Neurol 40: 592–612

Powers JM, Moser HW, Moser AB, Schaumburg HH (1982) Fetal adreno-leukodystrophy: The significance of pathologic lesions in adrenal gland and testis. Hum Pathol 13: 1013–1019

Powers JM, Tummons RC, Moser AB, Moser HW, Huff DS, Kelley RI (1987) Neuronal lipidosis and neuroaxonal dystrophy in cerebro-hepato-renal (Zellweger) syndrome. Acta Neuropathol (Berl) 73: 333–343

Prader A, Labhart A, Willi H (1956) Ein Syndrom von Adipositas, Kleinwuchs, Kryptorchismus und Oligophrenie nach myatonieartigem Zustand im Neugeborenenalter. Schweiz Med Wschr 86: 1260–1265

Pralle H, Loeffler H (1976) Plasmazelleinschlüsse bei Morbus Pompe (Glykogenose Typ II). Blut 33: 332–332

Pralle H, Schroeder R, Löffler H (1975) New kind of cytoplasmic inclusions of plasma cells in acid maltase deficiency. Acta Haemat 53: 109–117

Prange H, Krtsch H (1978) Bemerkungen zum Morbus Fahr. Nervenarzt 49: 484–487

Pras M, Franklin EC, Prelli F, Frangione B (1981) A variant of prealbumin from amyloid fibrils in familial polyneuropathy of Jewish origin. J Exp Med 154: 989–993

Prasad BK, Andrews K, Dutton J, Reid H (1981) Localised amyloid deposit producing paraplegia. Br Med J 24: 1087

Prasannan KG (1973) Glycogen levels in brain and liver of normal alloxan-diabetic and insulinized rats. India J Exp Biol 11: 331–332

Prensky AL, Fishman MA, Daftari B (1971) Differential effects of hyperphenylalaninemia on the development of the brain in the rat. Brain Res 33: 181–191

Prick MJJ, Gabreels FJM, Renier WO, Trijbels JMF, Sengers RCA, Sloof JL (1981) Progressive infantile poliodystrophy. Association with disturbed pyruvate oxidation in muscle and liver. Arch Neurol 38: 767–772

Prick MJJ, Gabreels FJM, Renier WO, Trijbels JMF, Willems JL, Janssen AJM, Sloof JL, Geelen JAG, Jasper JP de (1982) Progressive infantile poliodystrophy (Alpers disease) with a defect in citric acid cycle activity in liver and fibroblasts. Neuropediatrics 13: 108–111

Prick MJ, Gabreels FJ, Trijbels JM, Janssen AJ, Coultre R le, Dam K van, Jaspar KK, Ebels EJ, Op Coul AA de (1983) Progressive poliodystrophy (Alpers disease) with a defect in cytochrome aa3 in muscle: A report of two unrelated patients. Clin Neurol Neurosurg 85: 57–70

Prieur DJ, Collier LL (1981) Inheritance of the Chédiak-Higashi syndrome in cats. J Hered 72: 175–177

Prince DA (1985) Physiological mechanism of focal epileptogenesis. Epilepsia 26: 3–14

Prineas J (1969) The pathogenesis of dying-back polyneuropathies. 2. An ultrastructural study of experimental acrylamide intoxication in the cat. J Neuropathol Exp Neurol 28: 598–621

Prineas J (1975) Pathology of the early lesion in multiple sclerosis. Human Pathol 6: 531–554

Prineas JW, Ouvrier RA, Wright RG, Walsh JC, McLeod JG (1976) Giant axonal neuropathy – a generalized disorder of cytoplasmic microfilament formation. J Neuropathol Exp Neurol 35: 458–470

Pringsheim J (1908) Über die Darstellung und chemische Beschaffenheit der Xanthomsubstanz. Biochem Z 15: 52–75

Privat A (1978) Dendro-dendritic pentalaminar junctions in the weaver mouse cerebellum. Acta Neuropath (Berl) 42: 137–140

Probst A, Ohnacker H (1977) Sclérose tubereuse de Bourneville chez un prémature. Acta Neuropathol (Berl) 40: 157–161

Probst A, Ulrich J (1985) Amyloid angiopathy combined with granulomatous angiitis of the central nervous system: report on two patients. Clin Neuropathol 4: 250–259

Probst A, Heitz PU, Ulrich J (1980) Histochemical analysis of senile plaque amyloid and amyloid angiopathy. Virchows Arch (A) 388: 327–334

Probst A, Sandoz P, Vanoni C, Baumann JU (1980) Intraneuronal polyglucosan storage restricted to the lateral Pallidum (Bielschowsky-bodies). Acta Neuropathol (Berl) 51: 119–126

Probst A, Ulrich J, Heitz PU, Herschkowitz D (1980) Adrenomyeloneuropathy, a protracted, pseudosystematic variant of adrenoleucodystrophy. Acta Neuropathol (Berl) 49: 105–115

Probst A, Ulrich J, Bischoff A, Boltshauser E (1981) Sensory ganglioneuropathy in infantile spinal muscular atrophy: Light and electronmicroscopic findings in two cases. Neuropediatrics 12: 215–231

Probst A, Ulrich J, Heitz PhU (1982) Senile dementia of Alzheimer type: astroglial reaction to extracellular neurofibrillary tangles in the hippocampus. Acta Neuropathol (Berl) 57: 75–79

Probst A, Basler V, Bron B, Ulrich J (1983) Neuritic plaques in senile dementia of Alzheimer type: a Golgi analysis in the hippocampal region. Brain Res. 268: 249–254

Probst A, Brunnschweiler H, Lautenschlager C, Ulrich J (1987) A special type of senile plaque, possibly an initial stage. Acta Neuropathol (Berl) 74: 133–141

Proia R, Neufeld E (1982) Synthesis of beta-hexosaminidase in cell free translation and in intact fibroblasts: An insoluble precursor alpha chain in a rare form of Tay-Sachs disease. Proc Natl Acad Sci USA 79: 6360–6364

Prusiner PE, Prusiner SB (1978) Modulation of gamma-glutamyl transpeptidase activity from bovine choroid plexus. J Neurochem 30: 1261–1267

Pruzanski W, Baron M, Shupak R (1981) Neuroarthropathy (Charcot joints) in familial amyloid polyneuropathy. J Rheumatol 8: 477–481

Przyrembel H, Wendel U, Becker K (1976) Glutaric aciduria type II: report on a previously undescribed metabolic disorder. Clin Chim Acta 66: 227–239

Pullarkat RK, Patel VK, Brockerhoff H (1978) Leukocyte decosahexaenoic acid in juvenile form of ceroid-lipofuscinosis. Neuropädiatrie 9: 127–130

Punnet HH, Kirkpatrick JA (1968) A syndrome of ocular abnormalities, calcification of cartilage and failure to thrive. J Pediatr 73: 602–606

Purdy A, Hahn A, Barnett J, Bratty P, Ahmad D, Lloyd KG, McGeer EG, Perry TL (1979) Familial fatal Parkinsonism with alveolar hypoventilation and mental depression. Ann Neurol 6: 523–531

Puri P, Lake BD, Nixon HH, Mishalany H, Claireaux AE (1977) Neuronal colonic dysplasia: An unusual association of Hirschsprung's disease. J Ped Surg 12: 681–685

Purkinje JE (1839) Plexus chorioidei. Ihr körniger Überzug. Bericht über die Versammlung Deutscher Naturforscher und Ärzte in Prag 1839. Vortrag Nr. 17 der Sektion 5A und B, S 180

Purpura DP (1979) Pathobiology of cortical neurons in metabolic and unclassified amentias. Res Publ Assoc Res Nerv Ment Dis 57: 43–68

Purpura DP, Baker HJ (1978) Meganeurites and other aberrant processes of neurons in feline GM1-gangliosidosis: a Golgi study. Brain Res 143: 13–26

Purpura DP, Suzuki K (1976) Distortion of neuronal geometry and formation of aberrant synapses in neuronal storage disease. Brain Res 116: 1–21

Purpura DP, Walkey SV (1981) Aberrant neurite and spine generation in mature neurons in the gangliosidoses. In: Papport MM, Gorio A (eds) Gangliosides in neurological and neuromuscular function, development and repair. Raven Press, New York

Purpura DP, Hirano A, French JH (1976) Polydendritic Purkinje cells in X-chromosome-linked copper malabsorption: A Golgi study. Brain Res 117: 125–129

Purpura DP, Highstein SM, Karabelas AB, Walkley SU (1980) Intracellular recording and HRP-staining of cortical neurons in feline gangliosidosis. Arch Neurol 33: 120–130

Putschar W (1932) Über angeborene Glykogenspeicherkrankheiten des Herzens. Beitr Path Anat 90: 222–245

Qualman SJ, Haupt HM, Yang P, Hamilton SR (1984) Esophageal Lewy bodies associated with ganglion cell loss in achalasia. Similarity to Parkinson's disease. Gastroenterology 87: 848–856

Quigley HA, Goldberg MF (1971) Scheie syndrome and macular corneal dystrophy. An ultrastructural comparison of conjunctiva and skin. Arch Ophthalmol 85: 553–564

Quigley HA, Goldberg MF (1971) Conjunctival ultrastructure in mucolipidosis III (pseudo-Hurler polydystrophy). Invest. Ophthal 10: 568–580

Quigley HA, Green WR (1976) Clinical and ultrastructural ocular histopathologic studies of adult-onset metachromatic leucodystrophy. Am J Ophthalmol 82: 472–479

Quik M, Spokes EGS, MacKay AVP, Bannister R (1979) Alterations in 3H-spiperone binding in human caudate nucleus, substantia nigra and frontal cortex in the Shy-Drager syndrome and Parkinson's disease. J Neurol Sci 43: 429–437

Quimby SR, Perry HO (1980) Livedo reticularis and cerebrovascular accidents. J Am Acad Dermatol 3: 377–383

Quincke H (1888) Über akutes umschriebenes Hautödem. Monatsschr prakt Dermatol 1: 129–131

Raabe WA (1981) Ammonia and disinhibition in cat motor cortex by ammonium acetate, monofluoroacetate and insulin-induced hypoglycemia. Brain Res 210: 311–322

Rabbiosi G, Borroni G (1979) Werner's syndrome: seven cases in one family. Dermatologica 158: 355–360

Rabinowicz T, Wildi E (1957) Spastic amaurotic axonal idiocy. A familial juvenile form of a lipo-glyco-protidic thesaurismosis including a pallidal siderosis. In: Cumings JN (ed) Cerebral lipidosis. Thomas, Springfield, pp 34–47

Rabinowicz T, Klein D, Tchicaloff M (1968) Juvenile form of Niemann-Pick disease. Pathol Eur 3: 154–171

Rabl R (1955) Pigmentablagerungen im Gehirn. Dtsch Z Nervenheilk 174: 15

Rac R, Giesecke PR (1975) Letter: Lysosomal storage disease in Chihuahuas. Aust Vet J 51: 403–404

Radermecker J, Martin JJ (1972) Dystrophie neuroaxonale et maladie de Hallervorden-Spatz infantile aspects électrocliniques et anatomopathologiques, diagnostic différentiel. Bull Acad Royale Med de Belgique 12: 459–502

Radermecker MJ (1953) Sur les lésions supra-spino-bulbaires dans l'amyotrophie de Werdnig-Hoffmann. Rev Neurol 89: 368–370

Raeymaekers P, Van Broeckhoven C, Backhovens H, Wehnert A, Muylle L, De Jonghe P, Gheuens J, Vandenberghe A (1988) The Duffy blood group is linked to the alpha-spectrin locus in a large pedigree with autosomal dominant inheritance of Charcot-Marie-Tooth disease type 1. Hum Genet 78: 76–78

Rafiquzzaman M, Svenkerud R, Strande A, Hauge JG (1976) Glycogenosis in the dog. Acta Vet Scand 17: 196–209

Rahman AN, Lindenberg R (1962) The neuropathology of hereditary dystrophic lipidosis. Arch Neurol 9: 393–399

Raine JS, Schaumburg HH, Snyder DH (1975) Intranuclear paramyxovirus-like material in multiple sclerosis, adrenoleucodystrophy and Kuf's disease. J Neurol Sci 25: 29–42

Raitta C, Lamminen M, Santavuori P, Leisti J (1978) Ophthalmological findings in a new syndrome with muscle, eye and brain involvement. Acta Ophthalmol 56: 465–472

Rajput AH, Rozdilsky B (1976) Dysautonomia in Parkinsonism: A clinico-pathological study. J Neurol Neurosurg Psychiat 39: 1092–1100

Ramón y Cajal S, Glanes A, Saenz E, Gutiérrez M (1974) Lafora's disease. An ultrastructural and histochemical study. Acta Neuropathol (Berl) 30: 189–196

Ramos PI, Wisniewski K, Jervis GA, Wisniewski HM (1980) Intermitochondrial septate structures in dystrophic axons. Acta Neuropathol (Berl) 52: 105–109

Rampini S (1976) Klinik der Mukopolysaccharidosen. Stuttgart, Enke

Rampini S, Vischer D, Curtius HCh, Anders PW, Tancredi F, Frischknecht W, Prader A (1967) Hereditäre Hyperglycinämie. Helv Paediat Acta 22: 135–159

Rampini S, Isler W, Baerlocher K, Bischoff A, Ullrich J, Pluss H (1970) Die Kombination von metachromatischer Leukodystrophie und Mucopolysaccharidose als selbständiges Krankheitsbild (Mukosulfatidose). Helv Paediatr Acta 25: 436–446

Rampini S, Grauer W, Imhof HG, Gitzelmann R (1987) Mukopolysaccharidose VI-A (Morbus Maroteaux-Lamy, schwere Form): beginnende kompressive Myelopathie, Liquorfistel und Trachealstenose bei einem erwachsenen Patienten. Helv Paediatr Acta 41 (6): 515–30

Ramsay-Hunt JR (1921) Dyssynergia cerebellaris myoclonia – primary atrophy of the dentate system. A contribution to the pathology and symptomatology of the cerebellum. Brain 44: 490–538

Ramsey RB, Banik NL, Ramsey PT, Cuzner ML, Scott T, Dayan A, Davison AN (1979) Neurochemical findings in a perinatal sudanophilic leucodystrophy rich in steryl ester. J Neurol Sci 30: 96–111

Ramsey J (1965) Ultrastructure of corpora amylacea. J Neuropathol Exp Neurol 24: 25–39

Randerath E (1947) Zur pathologischen Anatomie der sog. Amyloidnephrose. Virchows Arch 314: 388–409

Rantala H, Tolonen U, Myllylä V (1986) Charcot-Marie-Tooth disease in northern Finland. Ann Clin Res 18: 154–159

Rapin I, Katzman R, Engel J jr (1975) Cherry red spots and progressive myoclonus without dementia: A distinct syndrome with neuronal storage. Trans Am Neurol Assoc 100: 39–42

Rapin I, Suzuki K, Valsamis MP (1976) Adult (chronic) GM2-gangliosidosis. Atypical spinocerebellar degeneration in a Jewish sibship. Arch Neurol 33: 120–130

Rapin I, Goldfischer S, Katzman R, Engel J jr, O'Brien JS (1978) The cherry-red spot-myoclonus syndrome. Ann Neurol 3: 234–242

Rapola J, Haltia M (1973) Cytoplasmic inclusions in the vermiform appendix and skeletal muscle in two types of so-called neuronal ceroid-lipofuscinosis. Histological and electronmicroscopic studies. Acta Neuropathol (Berl) 26: 157–170

Rapola J, Autio S, Aula P, Nanto V (1974) Lymphotic inclusions in I-cell disease. J Pediatr 85: 88–90

Rasool CG, Selkoe DJ (1985) Sharing of specific antigens by degenerating neurons in Pick's disease and Alzheimer's disease. N Engl J Med 312: 700–705

Rattazzi MC, Marks JS, Davidson RG (1973) Electrophoresis of aryl sulfatase from normal individuals and patients with metachromatic leukodystrophy. Am J Human Genet 25: 310–315

Ratazzi MC, Baker HA, Cork LC, Co NR, Lanse SB, McCullough RA, Munnell JF (1979) The domestic cat as a model for human GM2 gangliosidosis: Pathogenetic and therapeutic aspects. In: Hommes FA (ed) Models for the study of inborn errors of metabolism, Elsevier/North Holland, Amsterdam, pp 57–74

Ratnoff OD (1968) Activation of Hageman factor by L-homocystine. Science 162: 1007–1009

Raverdy P, Vernejul C (1975) Atteint motrice périphérique au long cours (ayant evoqué une amyotrophie Charcot-Marie) et sclérose latérale amyotrophique dans une fratrie. Rev Neurol 131: 879–882

Rayner S (1962) Juvenile amaurotic idiocy in Sweden. Lund, Institute for Medical Genetics of the University of Uppsala, pp 11–13

Razavi-Encha F, Gray F, Gaston A, Gherardi R, Caron JP, Poirier J (1987) Symptomatic xanthogranuloma of the choroid plexus of the third ventricle. Surg Neurol 27: 569–574

Razavi-Encha F, Larroche JC, Gaillard D (1988) Infantile familial encephalopathy with cerebral calcifications and leukodystrophy. Neuropediatrics 19: 72–79

Read DH, Harrington DD, Keenan TW, Hinsman EJ (1976) Neuronal-visceral GM1 gangliosidosis in a dog with beta-galactosidase deficiency. Science 194: 442–445

Real PPh (1952) Contribution a l'étude nosographique de la chorée de Huntington. A propos de deux observations avec association d'une paraplégie spasmodique. Rev Neurol 86: 714

Rebeiz JJ, Edwin H, Kolodny, Richardson EP (1967) Corticodentatonigral degeneration with neuronal achromasia. Arch Neurol 18: 20–33

Rebollo M, Val JF, Garijo F, Quintana F, Berciano J (1983) Livedo reticularis and cerebrovascular lesions (Sneddon's syndrome): clinical, radiological and pathological features in eight cases. Brain 106: 965–979

Rebouche CJ, Engel AG (1984) Kinetic compartmental analysis of carnitine metabolism in the human carnitine deficiency syndromes. Evidence for alterations in tissue carnitine transport. J clin Invest 73: 857–867

Recklinghausen F von (1889) Über Hämochromatose. Tageblatt d 62. Verslg Dtsch Naturforscher und Ärzte, Heidelberg, S 324

Recklinghausen R von (1863) Ein Herz von einem Neugeborenen, welches mehrere teils nach außen, teils nach den Höhlen prominierende Tumoren (Myome) trug. Verh Ges Geburtsh 15: 75

Recondo J de (1975) Hereditary neurogenic muscular atrophies (Charcot-Marie-Tooth disease). In: Vinken PJ, Bruyn GW (eds) System disorders and atrophies. North-Holland, Amsterdam (Handbook of clinical neurology, vol 21, pp 271–317)

Reed GB, Diaon JFP, Neustein HB, Donnel GN, Lauding BH (1968) Type IV glycogenosis. Lab Invest 19: 546–557

Reed UC, Rosemberg S, Diament AJ, Scaff M, Canelas HM, Lefevre AB (1984) Sindrome de Menkes: revisao da patogenia a proposito de um caso anatomo-clinico. Arq Neuropsiquiatr 42: 262–273

Reed WB, Epstein WL, Boder E, Sedgwick R (1966) Cutaneous manifestation of ataxia-telangiectasia. J Am Med Assoc 195: 126–133

Reed WB, Landing B, Sugarman G, Cleaver J, Melnyk J (1969) Xeroderma pigmentosum. J Am Med Ass 207: 2073–2079

Rees S, Constantopoulos G, Barranger JA, Brady RO (1982) Organomegaly and histopathology in an animal model of mucopolysaccharidosis induced by suramin. Naunyn-Schmiedeberg's Arch Pharmacol 319: 262–270

Reese H, Bareta J (1950) Heredopathia atactica polyneuritiformis. J Neuropathol Exp Neurol 9: 385–393

Refsum S (1945) Heredoataxia hemeralopica polyneuritiformis – et tidligere ikke beskrevet familiaert syndrome? En foreböbig meddel else. Nord Med 28: 2682–2685

Refsum S (1946) Heredopathia atactica polyneuritiformis: A familial syndrome not hitherto described. Acta Psychol Neurol Scand 38: 1–303

Refsum S, Skre H (1978) Neurological approaches to the inherited ataxias. Adv Neurol 21: 1–13

Regli F, Sattel JP von, Perentes E, Assal G (1981) L'angiopathie amyloide cérébrale: une maladie cérébro-vasculaire peu connue. Etude d'une observation anatomo-clinique. Rev Neurol (Paris) 137: 181–194

Reifferscheid P, Flach A (1982) Particular forms of Hirschsprung's disease. In: Holschneider AM (ed) Hirschsprung's disease. Hippokrates, Stuttgart, S 133–147

Reimold WV (1987) Pathogenese des hereditären Angioödems (HAE). Z Gastroenterol 25: 316–324

Reiss O, Kato K (1932) Neurological form of juvenile Gauchers disease. Am J Dis Child 43: 365–386

Renier WO, Gabreels FJM, Hustrinx TWJ, Jaspar HHJ, Geelen JAG, Haelst van UJG, Lommen EJP, Ter Haar BGA (1981) Connatal Pelizaeus Merzbacher disease with congenital stridor in two maternal cousins. Acta Neuropathol (Berlin) 54: 11–17

Renkawek K (1986) Experimental model of Parkinson's disease induced by N-methyl-4-phenyl-1,2,3,6-tetrahydropyridine. Neuropatol Pol 24: 1–8

Renlund M, Chester MA, Lundblad A, Aula P, Raivio KO, Autio S, Koskela SL (1979) Increased urinary excretion of free N-acetylneuraminic acid in thirteen patients with Salla disease. Eur J Biochem 101: 245–250

Renlund M, Kovanen PT, Raivio KO, Aula P, Gahmberg CG, Ehnholm C (1986) Studies on the defect underlying the lysosomal storage of sialic acid in Salla disease. J Clin Invest 77: 568–574

Rennert O, Julius R, Aylsworth A, Williams C, Greer M (1971) A new disorder of phenylalanine metabolism associated with ataxia, convulsions and retardation methyl mandelicaciduria. Pediatr Res 5: 652

Résibois A (1971) Electron microscopic study of metachromatic leucodystrophy. IV: Liver and kidney alterations. Pathol Eur 6: 278–298

Résibois A, Tandeur M, Mockel S, Dustin P (1970) Lyosomes and storage diseases. Int Rev Exp Pathol 9: 93–149

Résibois-Grégoire A (1967) Electron microscopic studies of metachromatic leucodystrophy. II. Compound nature of the inclusions. Acta Neuropathol (Berl) 9: 244–253

Résibois-Grégoire A, Dourov N (1966) Electron microscopic study of a case of cerebral glycogenosis. Acta Neuropathol (Berl) 6: 70–79

Reske-Nielsen E, Baandrup U, Bjerregaard P, Bruun I (1981) Cardiac involvement in juvenile amaurotic idiocy – a specific heart muscle disorder. Histological findings in 13 autopsied patients. Acta Pathol Microbiol Scand 89: 357–365

Reske-Nielsen E, Lundbaek K. Diabetic encephalopathy. In: Pfeiffer E (Hrsg) Handbuch des Diabetes mellitus, Bd II. Lehmans, München, S 719–725

Rett A (1966) Über ein eigenartiges hirnatrophisches Syndrom bei Hyperammoniämie im Kindesalter. Wien Med Wschr 116: 723–738

Rett A (1977) Cerebral atrophy associated with hyperammonemia. In: Vinken PJ, Bruyn GW (eds) Handbook of clinical neurology, vol 29. North Holland, Amsterdam, pp 305–329

Rett A, Stöckl W (1968) Untersuchungen über den Ammoniakgehalt im Blutserum hirngeschädigter Kinder. Wien Med Wschr 118: 311–314

Reuss A von (1908) Zuckerausscheidung im Säuglingsalter. Wien Med Wochenschr 58: 799–803

Revel JP, Napolitano L, Fawcett D (1960) Identification of glycogen in electron micrographs of thin tissue sections. J Biophys Biochem Cytol 8: 575–589

Revesz T, Earl CJ, Barnard RO (1988) Superficial siderosis of the central nervous system presenting with longstanding deafness. J Royal Soc Med 81: 479–481

Rewcastle NB (1976) The 15nm filament neurofibrillary tangle. Neuropathol Appl Neurobiol 2: 490

Rewcastle NB (1966) Case presentation at meeting of Canadian Association of Neuropathologists, Vancouver, Sept 30 and Oct 1

Rewcastle NB, Ball MJ (1968) Electron microscopic structure of the „inclusion bodies" in Pick's disease. Neurology (Minneap) 18: 1205–1213

Reye RDK (1960) Subacute necrotizing encephalomyelopathy. J Path Bact 79: 165–173

Reye RDK, Morgan G, Baral J (1963) Encephalopathy and fatty degeneration of the viscera. A disease entity in childhood. Lancet II: 749–752

Reyes MG, Chokroverty S, Masdeu J (1976) Thalamic neuroaxonal dystrophy and dementia in Hodgkins-disease. Neurology 26: 251–253

Reynolds SF, Blass JP (1976) A possible mechanism for selective cerebellar damage in partial pyruvate dehydrogenase deficiency. Neurology (Minneap) 26: 625–628

Rey-Pías JM, Bueno Sánchez M, Iglesias Rozas JR, Morales Blánquez C (1979) Idiocias amauróticas familiares. Gangliosidosis versus ceroidolipofuscinosis. Editorial Espax. Publicaciones Medicas, Barcelona

Rezek DL, Moore CL (1986) Depletion of brain mitochondria cytochrome oxidase in the mottled mouse mutant. Exp Neurol 91: 640–645

Reznik M, Delwaide PJ (1976) Massive siderosis of dentate nuclei. Acta Neuropathol (Berl) 36: 193–196

Rhodin J (1954) Correlation of ultrastructural organization and function in normal and experimentally changed proximal tubule cells of the mouse kidney. Doctoral thesis, Karolinska Institute, Stockholm, Akitbolaget, Godvil

Ribadeau-Dumas JL, Poirier J, Escourolle R (1973) Etude ultrastructurale des lésions cérébrales de la sclérose tubereuse de Bourneville. Acta Neuropathol 25: 259–270

Ribak CE, Bradburne KM, Harris AB (1982) A preferential loss of GABAergic symmetric synapses in epileptic foci: A quantitative ultrastructural analysis of monkey neocortex. J neurol Sci 2: 1725–1735

Ricart C, Lamarca J, Balaguer E, Fossas P (1986) Atrofia olivopontocerebelosa asociada a degeneración nigroestriada. Rev Clin Esp 179: 432–433

Richards F, Cooper MR, Pearce LA (1974) Familial spinocerebellar degeneration, hemolytic anemia, and glutathione deficiency. Arch Intern Med 134: 534–537

Richards RB, Edwards JR, Cook RD, White RR (1977) Bovine generalized glycogenosis. Neuropathol Appl Neurobiol 3: 45–56

Richards W, Donnell GN, Wilson WA (1965) The oculo-cerebro-renal syndrome of Lowe. Am J Dis Child 109: 185–203

Richardson EP jr (1982) Neuropathological studies of Tourette syndrome. In: Friedhoff AJ, Chase TN (eds) Gilles de la Tourette syndrome. Raven Press, New York, pp 83–87

Richardson ME, Bornhofen JH (1968) Early childhood cerebral lipidosis with prominent myoclonus. Ultrastructural and histochemical studies of a cerebral biopsy. Arch Neurol 18: 34–43

Richner H (1938) Hornhautaffektion bei Keratoma palmare et plantare hereditarium. Klin Monatsbl Augenheilkd 100: 580–587

Richter E (1972) Ein Beitrag zur infantilen neuro-axonalen Dystrophie. Z Neurol 201: 160–195

Richter RB (1950) Late cortical cerebellar atrophy. A form of hereditary cerebellar ataxia. Am J Hum Genet 2: 1–29

Richter R, Parmelee A (1935) Late infantile amaurotic idiocy with marked cerebral atrophy. Clinical and anatomic report of a case. Am J Dis Child 50: 111–131

Richterich R, Mechelen P van, Rossi E (1965) Refsum's disease (heredopathia atactica polyneuritiformis): an inborn error of lipid metabolism with storage of 3,7,11,15-tetramethyl-hexadecanoic acid. I. Report of a case. Am J Med 39: 230–236

Ridley A (1969) The neuropathy of acute intermittent porphyria. Quart J Med 38: 307–333

Riedel H (1968) Beitrag zur Frage der diffusen kindlichen Hirnsklerose mit primärer Nebennierendystrophie. Psychiat Neurol Med Psychol 20: 67–75

Riederer P, Weiser M, Wichart I, Schmidt B, Killian W, Rett A (1986) Preliminary brain autopsy findings in progredient Rett syndrome. Am J Med Genet 24: 305–315

Rigdon RH, Couch JR, Creger CR, Ferguson TM (1963) Galactose intoxication. Pathologic study in the chick. Experientia (Basel) 19: 349–352

Riggs JE, Schochet SS, Fakadej AV, Papadimitriou A, DiMauro S, Crosby TW, Gutmann L, Moxley RT (1984) Mitochondrial encephalomyopathy with decreased succinate-cytochrome c reductase activity. Neurology (Cleveland) 34: 48–53

Riggs W, Seibert J (1972) Cockayne's syndrome: Roentgen findings. Am J Roentgenol 116: 623–633

Riku S, Hashizume Y, Yanagi T, Sobue I (1980) An autopsy case of striato-nigral and olivoponto-cerebellar degeneration. Rinsho Shinkeigaku 20: 534–538

Riley CM, Day RL, Greeley D McL (1949) Central autonomic dysfunction with defective lacrimation: Report of five cases. Pediatrics 3: 468–477

Riopelle RJ, Kennedy JC (1982) Some aspects of porphyrin neurotoxicity in vitro. Can J Physiol Pharmacol 60: 707–714

Risel W (1909) Über die großzellige Splenomegalie (Typ Gaucher) und über das endotheliale Sarkom der Milz. Beitr Path Anat 46: 241–336

Rister M, Haneke C (1980) Therapie des Steinbrinck-Chédiak-Higashi-Syndroms. Klin Pädiat 192: 19–24

Rivel J, Vital C, Battin J, Heheunstre JP, Leger H (1977) La Lipogranulomatose disseminée de Farber. Etude anatomo-clinique et ultrastructurale, de deux observations. Arch Anat Cytol Pathol 25: 37–46

Riviello JJ, Breningstall GN, Foley CM, Brown LW, Rorke LB, Kerr DS, Leon G de, Hodson AK, Grover WD (1985) A serial study of patients with pyruvate dysmetabolism. Ann Neurol 18: 397

Rizutto N, Pennelli N, Giodano R (1979) Sudanophilic leucodystrophy. Acta Neuropathol (Berl) 34: 267–271

Rizzo JF, Lessell S, Liebman SD (1986) Optic atrophy in familial dysautonomia. Am J Ophthalmol 102: 463–467

Rizzo WB, Dammann AL, Craft DA (1988) Sjögren-Larsson syndrome. Impaired fatty alcohol oxidation in cultured fibroblasts due to deficient fatty alcohol: nicotinamide adenine dinucleotide oxidoreductase activity. J Clin Invest 81: 738–744

Robain O, Lyon G (1972) Les micrencéphalies familiales par malformation cérébrale. Etude anatomoclinique. Acta Neuropathol (Berl) 10: 96–109

Robain O, Ponsot G, Hulin R, Arthuis M (1981) Les paralysies bulbaires progressives juvéniles. A propos d'une observation. Arch Fr Pediatr 38: 19–24

Robain O, Wen GY, Wisniewski HM, Shek JW, Loo YH (1981) Purkinje cell dendritic development in experimental phenylketonuria. A quantitative analysis. Acta Neuropathol (Berl) 53: 107–112

Robain O, Wisniewski HM, Loo YH, Wen GY (1983) Experimental phenylketonuria: Effect of phenylacetate intoxication on number of synapses in the cerebellar cortex of the rat. Acta Neuropathol (Berl) 61: 313–315

Robain O, Aubourg P, Routon MC, Dulac O, Ponsot G (1988) Menkes disease: a Golgi and electron microscopic study of the cerebellar cortex. Clin Neuropath 7: 47–52

Robb RM, Kuwabara T (1973) The ocular pathology of type A Niemann-Pick disease. Invest Ophthal 12: 366–377

Robbins JH, Kraemer KH, Lutzner MA, Festoff BW, Coon HG (1974) Xeroderma pigmentosum. An inherited disease with sun sensitivity, multiple cutaneous neoplasms and abnormal DNA repair. Ann intern Med 80: 221–248

Robbins JH, Polinsky RJ, Moshell AN (1983) Evidence that lack of DNA repair causes death of neurons in xeroderma pigmentosum. Ann Neurol 13: 682–684

Robbins JH, Otsuka F, Tarone RE, Polinsky RJ, Brumback RA, Nee LE (1985) Parkinson's disease and Alzheimer's disease hypersensitivity to X-rays in cultured cells lines. J Neurol Neurosurg Psychiatry 48: 916–923

Roberts AV, Nicholls SE, Griffiths PA, Williams KE, Lloyd JB (1976) A quantitative study of pinocytosis and lysosome function in experimentally induced lysosomal storage. Biochem J 160 (3): 621–629

Robertson EE (1953) Progressive bulbar paralysis showing heredo-familial incidence and intellectual impairment. Arch Neurol Psychiat 69: 197–207

Robinow M, Johnson GF, Minella PA (1984) Aicardi syndrome, papilloma of the choroid plexus, cleft lip, and cleft of the posterior palate. J Pediatr 104: 404–405

Robinson BH, Sherwood WG (1984) Lactic acidaemia. J Inherited Metab Dis 7: 69–73

Robinson BH, Taylor J, Sherwood WG (1977) Deficiency of dihydrolipoyl dehydrogenase (a component of the pyruvate and alpha-ketoglutarate dehydrogenase complexes): A cause of congenital chronic lactic acidoses in infancy. Pediatr Res 11: 1198–1202

Robinson BH; Taylor J, Kahler SG, Kirkman HN (1981) Lactic acidemia neurologic deterioration and carbohydrate dependance in a girl with dihydrolipoyl dehydrogenase deficiency. Eur J Pediatr 136: 35–39

Robinson BH, Taylor J, Francois B, Beaudet AL, Peterson DF (1983) Lacticacidosis, neurological deterioration and compromised cellular pyruvate oxidation due to a defect in the reoxidation of cytoplasmically generated NADH. Eur J Pediatr 140: 98–101

Robinson WG jr, Kuwabara T (1978) A new albino-beige mouse: Giant granules in retinal pigment epithelium. Invest Ophthalmol 17: 365–370

Robitaille Y, Carpenter S, Karpati G, DiMauro S (1980) A distinct form of adult polyglucosan body disease with massive involvement of central and peripheral neuronal processes and astrocytes. A report of four cases and a review of the occurrence of polyglucosan bodies in other conditions such as Lafora's disease and normal ageing. Brain 103: 315–36

Rockson S, Stone R, Weiden M van der, Kelley WN (1974) Lesch-Nyhan-syndrome: Evidence for abnormal adrenergic function. Science 186: 934–935

Rodda RA (1981) Cerebellar atrophy in Huntington's disease. J Neurol Sci 50: 147–157
Rodermund OE, Klingmüller G (1970) Zur elektronenmikroskopischen Struktur des Lichen amyloidosus. Arch Klin Exp Dermatol 237: 110–114
Rodes M, Ribes A, Pineda M, Alvarez L, Fábregas I, Fernández Alvarez E, Conde FX, Grimber G (1987) A new family affected by the syndrome of hyperornithinaemia, hyperammonaemia and homocitrullinuria. J Inherited Metab Dis 10: 73–81
Rodríguez JA, Cabezas JA, Calvo B (1982) Beta-fucosidase, beta-glucosidase and beta-galactosidase activities associated in bovine liver. Int J Biochem 14: 695–698
Rodríguez JI, Regadera JF, Morales C, Perera A (1980) Nuevos hallazgos en el síndrome de Seckel. Su consideración como una condrodisplasia. Reunión Anual de la Sociedad Española de Anatomía Patológica, Madrid
Roe PF (1964) Familial motorneurone disease. J Neurol Neurosurg 27: 140–143
Roels FA, Cornelis BT, Poll-Thé, Aubourg P, Ogier H, Scotto JM, Saudubray (1986) Hepatic peroxisomes are defficient in infantile Refsum's disease. A cytochemical study of 4 cases. Am J Med Genet 25: 257–271
Roerdink FH, Gouw WLM, Okken A, Blij JF van der, Luit-de Haan G, Hommes FA (1973) Citrullinemia, report of a case, with studies of antenatal diagnosis. Pediat Res 7: 863–869
Roessmann U, Schwartz JF (1973) Familial striatal degeneration. Arch Neurol (Chic) 29: 314–317
Roger J, Pellissier JF, Dravet C, Bureau-Paillas M, Arnoux M, Larrieu JL (1982) Dégénérescence spino-cérébelleuse – Atrophie optique Epilepsie – Myoclonus – Myopathie mitochondriale. Rev Neurol (Paris) 138: 187–200
Roger J, Hastaut H, Boudouresques J, Toga M, Dubois D, Lob H (1967) Epilepsie-myoclonie progressive avec corps de Lafora. Etude clinique et polygraphique. Control anatomique ultrastructural. Rev Neurol 116: 196–212
Roger J, Soulayrol R, Hassoun J (1968) La dyssynergie cérébelleuse myoclonique (Syndrome de Ramsay-Hunt). Rev Neurol 119: 85–106
Roger J, Pellissier JF, Dravet C, Bureau-Paillas M, Arnoux M, Larrieu JL (1982) Dégénérescence spino-cérébelleuse-atrophie optique épilepsie-myoclonies-myopathie mitochondriale. Rev Neurol (Paris) 138: 187–200 (Eng Abstr)
Roggendorf W, Moser HW, Harzer K, Tiffany C, Huenges R, Fusch C, Sewell AC (1987) Ultrastruktur der Haut bei Lipogranulomatosis disseminata (M Farber) kombiniert mit der GM2-Gangliosidose (M. Sandhoff) – beide Defekte biochemisch gesichert. Zentralbl Allg Pathol 133: 488–489
Rohr FJ, Doherty LB, Waisbren SE, Bailey IV, Ampola MG, Benacerraf B, Levy HL (1987) New England Maternal PKU Project: prospective study of untreated and treated pregnancies and their outcomes. J Pediatr 110: 391–398
Roizin L (1954) Extrapyramidal syndrome akin to Hallervorden-Spatz and Fahr disease. Transactions Wm Byrd Press, ANA Richmond, Va
Roizin L, Ferraro A (1942) Myoclonus epilepsy. Clinicopathologic report of a case. J Neuropathol. Exp Neurol 1: 297–311
Roizin L, Liu CJ (1977) Ultrastructural investigation of the hypothalamus in chronically heroin addicted monkeys. In: Roizin L, Shiraki H, Grèvic N (eds) Neurotoxicology, vol 1, Raven, New York, pp 111–135
Roizin L, Schadé JP (1968) Pathogenesis of X-irradiation effects in the monkey cerebral cortex. Ultrastructural findings. Brain Res 7: 87–109
Roizin L, Scheinesson G, Eros G (1968) Comparative histological and histochemical studies of infantile and adult metachromatic leucodystrophy. Pathol Eur 3: 286–293
Roizin L, Stellar S, Liu JC (1979) Neuronal nuclear and cytoplasmic changes in Huntington's chorea: Electron microscope investigations. In: Chase TN, Wexler NS, Barbeau A (eds) Huntington's disease. Raven Press, New York, pp 95–122
Rojas G, Asenjo A, Chiorino R et al. (1965) Cellular and subcellular structure of the ventro-lateral nucleus of the thalamus in Parkinson disease. Deposits of iron. Confin Neurol 26: 362–376
Rokitansky CV (1842) In: Handbuch der pathologischen Anatomie. Bd 3. Braumüller und Seidel, Wien, S 311–335

Rolfes DB, Towbin R, Bove KE (1985) Vascular dysplasia in a child with tuberous sclerosis. Pediatr Pathol 3: 359–373

Romanul FAC, Fowler HL, Radvany J, Feldman KG, Feingold M (1977) Azorean disease of the nervous system. N Engl J Med 296: 1505–1508

Romhanyi G (1972) Differences in ultrastructural organization of amyloid as revealed by sensitivity or resistance to induced proteolysis. Virchows Arch (A) 357: 29–38

Ropper AH, Hedley Whyte ET (1983) Parkinsonism associated with other neurologic manifestations. N Engl J Med 308: 1406–1414

Rosai J (1969) Basophilic mucoid degeneration of myocardium and corpora amylacea of central nervous system: Two examples of abnormal glycogen deposition. Am J Pathol 55: 68A

Rosales RK, Riggs HE (1962) Symmetrical thalamic degeneration in infants. J Neuropathol Exp Neurol 21: 372–376

Roscoe JP, Eaton MD, Choy GC (1968) Inhibition of protein synthesis in Krebs2 ascites cells and cell-free systems by phenylalanine and its effect on leucine and lysine in the amino acid pool. Biochem J 109: 507–515

Rose CR, Fraser GR, Friedmann AI, Kohner EM (1966) The association of juvenile diabetes mellitus and optic atrophy: Clinical and genetical aspects. Quart J Med 35: 385–405

Rose GA, Vas CJ (1966) Neurological complications and electroencephalographic changes in hypoparathyroidism. Acta Neurol Scand 42: 737–550

Rosemberg S, Lancelotti CLP, Arita F, Campos C, de Castro NP (1982) Progressive bulbar paralysis of childhood (Fazio-Londe disease) with deafness. Eur Neurol 21: 84–98

Rosemberg S, Arita F, Campos C (1985) Distrofia neuroaxonal infantil: diagnóstico em vida por biopsia conjunctival. Arq Neuropsiquiatr 43: 48–54

Rosenberg A, Chargaff E (1958) A reinvestigation of the cerebroside deposited in Gaucher's disease. J Biol Chem 233: 1323–1326

Rosenberg AL, Bergstrom L, Troost T, Bartholomew BA (1970) Hyperuricaemia and neurological deficits. N Engl J Med 282: 992–997

Rosenberg LE (1982) The inherited methylmalonic acidemias. Prog Clin Biol Res 103: 187–209

Rosenberg RN (1980) Genetic variation and neurological disease. Trends Neuroscience 3: 144–148

Rosenberg RN (1981) Biochemical genetics of neurologic disease. New Engl J Med 305: 1181–1193

Rosenberg RN (1982) Amyotrophy in multisystem genetic diseases. Adv Neurol 36: 149–158

Rosenberg RN (1984) Joseph Disease: An autosomal dominant motor system degeneration. In: Duvoisin RC, Plaitakis A (eds) The Olivopontocerebellar atrophies, Raven Press, New York, pp 179–193

Rosenberg RN, Nyhan WL, Bay C (1976) Autosomal dominant striatonigral degeneration: A clinical, pathologic, and biochemical study of a new genetic disorder. Neurology 26: 703–714

Rosenbloom FM, Kelley WN, Miller JM, Henderson JF, Seegmiller JE (1967) A biochemical relationship between an abnormality of purine metabolism and central nervous system function. J Clin Invest 46: 1110

Rosenfeld W, Zabeleta I, Babu KA, Verma RS (1985) Fragile site on chromosome 16Q22–23 in Aicardi Syndrome. Am J Hum Genet 37: A73

Rosengren B, Mansson JE, Svennerholm L (1987) Composition of gangliosides and neutral glycosphingolipids of brain in classical Tay-Sachs and Sandhoff disease: More Lyso-GM2 in Sandhoff disease? J Neurochem 49: 834–840

Rosenhagen H (1943) Die primäre Atrophie des Brückenfußes und der unteren Oliven (dargestellt nach klinischen und anatomischen Beobachtungen). Arch Psychiat Nervenkr 116: 163–228

Rosenthal AR, Duke JR (1967) Lipoid proteinosis: Case report of direct lineal transmission. Am J Ophthalmol 64: 1120–1125

Rosenthal NP, Keesey J, Crandall B, Brown WJ (1976) Familial neurological disease associated with spongiform encephalopathy. Arch Neurol 33: 252–259

Rosenthal P (1958) Siderose der Randzonen des Zentralnervensystems. Dtsch Zschr Nervenhk 178: 431–472

Rosing HS, Hopkins LS, Wallace DC, Epstein CM, Weidenheim K (1984) Maternally inherited mitochondrial myopathy and myoclonic epilepsy. Ann Neurol 17: 228–237

Ross ER, Matsumura H, Hirano A (1978) Primary degeneration of the granular cell layer of cerebellum: A fine structural study. J Neuropathol Exp Neurol 37: 683–683

Ross ME, Jacobson IM, Dienstag JL, Martin JB (1985) Late-onset Wilson's disease with neurological involvement in the absence of Kayser-Fleischer rings. Ann Neurol 17: 411–413

Rosselli M, Lorenzana P, Rosselli A, Vergara I (1987) Wilson's disease, a reversible dementia: case report. J Cli Exp Neuropsychol 9: 399–406

Rössle R (1939) Beitrag zur Frage der Speicherungskrankheiten. Verh dtsch Path Ges 14: 139–149

Röyttä M, Olsson I, Sourander P, Svendsen P (1981) Infantile bilateral striatal necrosis. Clinical and morphological report of a case and a review of the literature. Acta Neuropathol (Berl) 55: 97–103

Roth AM, Hepler RS, Mukoyama M, Cancilla PA, Foos RY (1971) Pigmentary retinal dystrophy in Hallervorden-Spatz disease: Clinicopathological report of a case. Surv Ophthalmol 16: 24–35

Rothlin E, Undritz E (1946) Experimenteller Beitrag zum Eisenstoffwechsel. Bericht über die Resultate der bisherigen Versuche mit der Eisenbehandlung der Kuhmilchanämie der Ratte. Helvet med Acta 13: 460

Rothman SM, Olney JW (1986) Glutamate and the pathophysiology of hypoxic-ischemic brain damage. Ann Neurol 19: 105–111

Roubicek M, Gehler J, Spranger J (1985) The clinical spectrum of alpha-L-iduronidase deficiency. Am J Med Gen 20: 471–481

Roussy G, Levy G (1926) Sept cas d'une maladie familiale particuliere: Troubles de la marche, pieds bots et areflexie tendineuse generalisée, avec, accessoirement, légére maladresse des mains. Rev Neurol 1: 427–450

Roussy G, Levy G (1932) La dystasie areflexique héréditaire. Presse Med 2: 1733–1736

Rowe IF, Jensson O, Lewis PD, Candy J, Tennent GA, Pepys MB (1984) Immunohistochemical demonstration of amyloid P component in cerebro-vascular amyloidosis. Neuropathol Appl Neurobiol 10: 53–61

Rowe PB (1983) Inherited disorders of folate metabolism. In: Stanbury PJ, Vinken GW, Bruyn PJ (eds) The metabolic basis of inherited disease. McGraw Hill, New York, pp 498–521

Rowland RS (1928) Xanthomatosis and the reticulo-endothelial system. Correlation of an unidentified group of cases described as defects in membranous bones, exophthalmos and diabetes insipidus. (Christian's syndrome). Arch Intern Med 42: 611–674

Rowlatt U (1969) Cockayne's syndrome. Report of a case with necropsy findings. Acta Neuropathol (Berl) 14: 52–61

Roy S, Datta CK, Hirano A, Ghatak NR, Zimmerman HM (1974) Electronmicroscopic study of neurofibrillary tangles in Steele-Richardson Olszewski syndrome. Acta Neuropathol 29: 175–179

Roy S, Srivastava RN, Gupta PC, Mayekar G (1973) Ultrastructure of peripheral nerv in Cockayne's syndrome. Acta Neuropathol (Berl) 24: 345–349

Royce PM, Camakaris J, Danks DM (1980) Reduced lysyl oxidase activity in skin fibroblasts from patients with Menkes syndrome. Biochem J 192: 579–586

Rozdilsky B, Cumings JN, Huston AF (1968) Hallervorden-Spatz disease – late infantile and adult types, report of two cases. Acta Neuropathol 10: 1–16

Rozdilsky B, Bolton CF, Takeda M (1971) Neuroaxonal dystrophy. A case of delayed onset and protracted course. Acta Neuropathol (Berl) 17: 331–340

Rozenzajn L, Efrati P (1961) Cytochemical and phase-contrast observations on Gaucher cells. Acta Haemat (Basel) 25: 43–48

Rozenzajn L, Radnay J (1970) The lysosomal nature of the anomalous granules and chromosomes aberrations in cultures of peripheral blood in Chédiak-Higashi-Syndrome. Br J Haemat 18: 683–689

Rubens-Duval A, Lapresle J, Fardeau M (1966) Les determinations nerveuses de la maladie de Hand-Schüller-Christian. Sem Hop Paris 42: 1425–1439

Rubenstein AE, Yahr MD, Mytilineou C (1978) Peripheral adrenergic hypersensitivity in orthostatic hypotension: The effects of denervation versus decentralization. Neurology 28: 376–376

Rubenstein R, Kascsak RJ, Merz PA, Wisniewski HM, Carp RI, Iqbal K (1986) Paired helical filaments associated with Alzheimer disease are readily soluble structures. Brain Res 372: 80–88

Ruberg M, Javoy-Agid F, Hirsch E, Scatton B, Heureux R, Hauw JJ, Duyckaerts C, Gray F, Morel-Maroger A, Rascol A (1985) Dopaminergic and cholinergic lesions in progressive supranuclear palsy. Ann Neurol 18: 523–529

Rubinstein JH, Taybi H (1963) Broad thumbs and toes and facial abnormalities. A possible mental retardation syndrome. Amer J Dis Child 105: 588–608

Rubinstein L (1967) Neuropathological aspects of neonatal anoxia. USPHS 1791: 172–177

Ruddle FH, Bootsma D, Stefani M, Keijzer W, Westerveld A, Van Cong N, Solomon E, Shows TB, Sakaguchi AY, Naylor SL (1982) Workshop on mapping by somatic cell hybridization. Prog Clin Biol Res 103: 145–153

Rudelli RD, Ambler MW, Wisniewski HM (1984) Morphology and distribution of Alzheimer Neuritic (senile) and amyloid plaques in striatum and diencephalon. Acta Neuropathol (Berl) 64: 273–281

Rudiger HW, Langenbeck U, Schulze-Schencking M, Goedde HW (1972) Defective decarboxylase in branched-chain ketoacid oxidase multienzyme complex in classic type of maple syrup urine disease. Humangenetik 14: 257–262

Rudin C, Jenny PM, Fliegel CP, Ohnacker H, Heitz PU (1986) Zuelzer-Wilson's syndrome and absence of the enteric nervous system. Two rare forms of anomalies of the enteric nervous system with identical clinical symptoms. Z Kinderchir 41: 287–292

Rundles RW (1945) Diabetic neuropathy. Medicine 24: 111

Rumpel E, Rumpel H (1979) Recurrent transient global amnesia in a case with cerebrovascular lesions and livedo reticularis (Sneddon syndrome). J Neurol 221: 127–131

Rusca CL (1921) Sul morbo del Gaucher. Haematologica 2: 441

Ruschhaupt DG, Thilenius OG, Cassels DE (1972) Friedreich's ataxia with idiopathic hypertrophic subaortic stenosis. Am Heart J 84: 95–102

Rushton AR, Dawson G (1977) Genetic linkage studies of the human glycospingolipid beta-galactosidases. Biochem Genet 15: 1071–1082

Rushton AR, Genel M (1981) Hereditary ectodermal dysplasia, olivopontocerebellar degeneration, short stature, and hypogonadism. J Med Gen 18: 335–339

Rushton DI (1968) Spongy degeneration of the white matter of the central nervous system associated with hyperglycinuria. J Clin Pathol 21: 456–462

Russ H, Henning K, Eckhardt H, Przuntek H (1985) The influence of N-Methyl-4-phenyl-1,2,3,6-tetrahydropyridine on the levels of dopamine, serotonin and their metabolites in the caudate nucleus of the rat. Arzneimittelforsch 35: 481–482

Russel A, Statter M, Abzug-Horowitz S (1978) Methionine dependent glutamic acid formiminotransferase deficiency: human and experimental studies in its therapy. Monogr Hum Genet 9: 65–74

Russell A, Levin B, Oberholzer VG, Sinclair L (1962) Hyperammonaemia: A new instance of an inborn enzymatic defect of the biosynthesis of urea. Lancet 2: 699–700

Russel DS (1948) Observations on the pathology of hydrocephalus. Special report series Med Res Counc No 265 London, p 52

Russman BS, Melchreit R, Drennan JC (1983) Spinal muscular atrophy: the natural course of disease. Muscle Nerve 6: 179–181

Russo LS, Aroon A, Anderson PJ (1976) Alexander's disease: A report and reappraisal. Neurology 26: 607–614

Rutishauser E (1942) Niemann-Pick'sche Krankheit beim Erwachsenen. Schweiz Med Wochenschr 72: 677–678

Rutter WJ, Krichevsky P, Scott HM, Hanson RG (1953) The metabolism of lactose and galactose in the chick. Poultry Sci 32: 706–715

Ryan GB, Anderson McD, Menkes JH, Dennett X (1970) Lipofuscin (ceroid) storage disease of the brain: Neuropathological and neurochemical studies. Brain 93: 617–628

Rywlin AM, Hernandez JA, Chastain DE, Pardo V (1971) Ceroid histiocytosis of spleen and bone marrow in idiopathic thrombocytopenic purpura (ITP): A contribution to the understanding of the sea-blue histiocyte. Blood 37: 587–593

Sachdev HS, Forno LS, Kane CA (1982) Joseph disease: A multisystemic degenerative disorder of the nervous system. Neurology 32: 192–195

Sacher P, Briner J, Stauffer UG (1982) Zur klinischen Bedeutung der neuronalen intestinalen Dysplasie. Z Kinderchir 35: 96–97

Sachs B (1896) A family form of idiocy, generally fatal associated with early blindness. J Nerv Ment Dis 21: 475–478

Sachs B (1887) On arrested cerebral development with special reference to its cortical pathology. J Nerv Ment Dis 14: 541–553

Sack G, Dumars KW, Gummerson KS, Law A, McKusick VA (1981) Three forms of dominant amyloid neuropathy. The John Hopkins Medical Journal 149: 239–247

Sacrez R, Juif JG, Gigonnet JM, Grunner JE (1967) La maladie de Landing: Ou idiotie amaurotique infantile précoce avec gangliosidose généralisée de type GM1. Pediatrics 22: 143–162

Saeed M, Cohan RH, German DC, McCann RL, Dunnick NR (1987) Vascular injury and thromboembolism in a young woman. Clin Diag Homocyt 22: 62–65

Sagen E, Lange O, Westgaard G, Bland J, Romslo I (1986) Wilson's disease in two siblings-one with fatal outcome. Acta Med Scand 219: 331–335

Said G, Ropert A, Faux N (1984) Length-dependent degeneration of fibers in Portuguese amyloid polyneuropathy: A clinicopathologic study. Neurology 34: 1025–1032

Saida K, Mendell JR, Weiss HS (1976) Peripheral nerve changes induced by methyl n-butyl ketone and potentiation by methyl ethyl ketone. J Neuropathol Exp Neurol 35: 207–225

Sainton P (1899) Contribution à l'étude anatomo-pathologique de l'amyotrophie Charcot-Marie. Nouv Inconogr Salpetrière 12: 206–215, 317–326

Saito A (1984) Abnormal iron metabolism in the special type of hepatocerebral encephalopathie 2. Iron deposition in the brain and liver. Yokohama Med J 3: 17–28

Saito K, Fukuyama Y, Ogata T, Oya A (1981) Experimental intrauterine infection of akabane virus. Pathological studies of skeletal muscles and central nervous system of newborn hamsters with relevances to the Fukuyama type congenital muscular dystrophy. Brain Dev (Tokyo) 3: 65–80

Sakai M, Austin J, Witmer F, Trueb L (1970) Studies in myoclonus epilepsy (Lafora body form): II: Polyglycosans in the systemic deposits of myoclonus epilepsy and in corpora amylacea. Neurology (Minneap) 20: 160–176

Sakai T, Ohta M, Ishino H (1983) Joseph disease in a non Portuguese family. Neurology 33: 74–80

Salama J, Gherardi R, Amiel H, Poirier J, Delaporte P, Gray F (1986) Post-anoxic delayed encephalopathy with leukoencephalopathy and non-hemorrhagic cerebral amyloid angiopathy. Clin Neuropathol 5: 153–156

Salcman M, Quest DO, Mount LA (1974) Histiocytosis-X of the spinal cord. Case report. J Neurosurg 41: 383–386

Salen G (1971) Cholestanol deposition in cerebrotendinous xanthomatosis. A possible mechanism. Ann Int Med 75: 843–851

Salen G, Zaki FG, Sabesin S, Boehme D, Shefer S, Mosbach EH (1978) Intrahepatic pigment and crystal forms in patients with cerebrotendinous xanthomatosis (CTX). Gastroenterology 74: 82–89

Salen G, Shefer S, Cheng FW, Dayal B, Batta AK, Tint GS (1979) Cholic acid biosynthesis. The enzymatic defect in cerebrotendinous xanthomatosis. J Clin Invest 63: 38–44

Salen G, Berginer V, Shore V (1987) Increased concentrations of cholestanol and apolipoprotein B in the cerebrospinal fluid of patients with cerebrotendinous xanthomatosis. N Engl J Med 316: 1233–1238

Salfelder K (1952) Ein Fall von Glykogenspeicherkrankheit mit Ablagerung von Glykogen in Elementen des peripheren vegetativen Nervensystems. Zentralbl Allg Pathol 88: 304–309

Salguero LF, Itabashi HH, Allen RJ (1968) Neuropathologic observations in phenylketonuria. Trans Am Neurol Ass 93: 274–276

Salisachs P, Findley LJ, Codina M, La Torre P, Martínez-Lage JM (1982) A case of Charcot-Marie-Tooth disease mimicking Friedreich's ataxia: Is there any association between Friedreich's ataxia and Charcot-Marie-Tooth disease? J Can Sci Neurol 9: 99–103

Salt HV, Wolff OH, Lloyd JK, Fosbrooke AS, Cameron AH (1960) On having no beta-lipoprotein, a syndrome comprising a beta-lipoproteinemia, acanthocytosis and steatorrhea. Lancet 2: 325–329

Saltykow S (1935) Zur Frage des lokalen Amyloids der Hirngefäße. Virchows Arch 295: 590–605

Sams VR, Bobrow L, Keeling J (1987) The evaluation of PGP 9.5 in the diagnosis of Hirschsprung's disease. J Pathol 151: 78A

Samuels B, Bezwoda WR, Derman DP, Goss G (1984) Chemotherapy in porphyria. S Afr Med J 65: 924–926

Samuels S, Korey SR, Gonatas J, Terry RD, Weiss M (1963) Studies in Tay-Sachs disease. IV Membranous cytoplasmic bodies. J Neuropathol Exp Neurol 22: 81–97

Samuelsson K, Zetterstrom R, Ivemark BI (1972) Studies on a case of lipogranulomatosis (Farber's disease) with protacted course. In: Volk BW, Aronson SM (eds) Sphingolipids, sphinolipidoses and allied disorders. Plenum, New York, pp 533–548

Sanberg PR, Coyle JT (1984) Scientific approaches to Huntington's disease. CRC Crit Rev Clin Neurobiol 1: 1–44

Sanctis C de, Cacchione A (1932) L'idiozia xerodermica. Riv Sper Freniata 56: 269–292

Sandbank U (1965) Infantile neuroaxonal dystrophy. Arch Neurol 12: 155–159

Sandbank U, Bechar M, Bornstein B (1971) Hyperlipemic polyneuropathy. Case report: Histological and electron-microscopical study. Acta Neuropathol (Berl) 19: 290–300

Sandbank U, Lerman P (1972) Progressive cerebral poliodystrophy – Alper's disease. Disorganized giant neuronal mitochondria on electron microscopy. J Neurol Neurosurg Psychiatry 35: 749–755

Sandbank U, Lerman P, Geifman M (1970) Infantile neuroaxonal dystrophy: Cortical axonic and presynaptic changes. Acta Neuropathol 36: 71–79

Sandefeldt E, Cummings JF, Lahunta de A, Björck G, Krook LP (1976) Animal model of human disease. Infantile spinal muscular atrophy. Werdnig-Hoffman disease. Amer J Path 82: 649–652

Sander C, Clotten R, Noetzel H, Wehinger H (1968) Zur Klinik und pathologischen Anatomie der Ahornsirupkrankheit (branched chain ketoaciduria). Dtsch med Wschr 93: 895–903

Sander JE, Malamud N, Cowan MJ, Packman S, Amman AJ, Wara DW (1980) Intermittent ataxia and immunodeficiency with multiple carboxylase deficiencies: A biotin-responsive disorder. Ann Neurol 8: 544–547

Sandgren O, Stenkula S, Dedorsson I (1985) Vitreous surgery in patients with primary neuropathic amyloidosis. Acta Ophthalmol 63: 383–388

Sandhoff K (1969) Variation of beta-N-acetyl-hexosaminidase pattern in Tay-Sachs disease. FEBS Lett 4: 351–354

Sandhoff K (1970) The hydrolysis of Tay-Sachs gangliosidose (TSG) by human N-acetyl-beta-hexosaminidase A. FEBS Lett 11: 342–344

Sandhoff K (1982) Molekulare Grundlagen angeborener Stoffwechselstörungen. Verh Dtsch Ges Pathol 66: 173–196

Sandhoff K, Christomanou H (1979) Biochemistry and genetics of gangliosidoses. Hum Genet 50: 107–143

Sandhoff K, Conzelmann E (1979) Variant AB of infantile GM2 gangliosidosis: Deficiency of a nonenzymatic activator protein. In: Hommes FA (ed) Models for the study of inborn errors of metabolism. Elsevier, North-Holland, Amsterdam, pp 75–80

Sandhoff K, Conzelmann E (1984) The biochemical basis of gangliosidoses. Neuropediatrics 15: 85–92

Sandhoff K, Jatzkewitz H (1972) The chemical pathology of Tay-Sachs disease. In: Volk BW, Aronson SM (eds) Sphingolipids, sphingolipidosis and allied disorders. New York, Plenum Press, pp 305–319

Sandhoff K, Wässle W (1971) Anreicherung und Charakterisierung zweier Formen der menschlichen N-acetyl-beta-D-hexosaminidase. Hoppe Seylers Z Physiol Chem 352: 119–121

Sandhoff K, Andreae U, Jatzkewitz H (1968a) Deficient hexosaminidase activity in an exceptional case of Tay-Sachs disease with additional storage of kidney globoside in visceral organs. Life Sci 7: 283–288

Sandhoff K, Andreae U, Jatzkewitz H (1968b) Deficient hexosaminidase activity in an exceptional case of Tay-Sachs disease with additional storage of kidney globoside in visceral organs. Pathol Eur 3: 278–285

Sandhoff K, Jatzkewitz H, Peters G (1969) Die infantile amaurotische Idiotie und verwandte Formen, also Ganglioside-Speicherkrankheiten. Naturwissenschaften 56: 356–362

Sandhoff K, Harzer K, Wässle W, Jatzkewitz H (1971) Enzyme alterations and lipid storage in three variants of Tay-Sachs disease. J Neurochem 18: 2469–2489

Sandström B, Westman J, Öckerman PA (1969) Glycogenosis of the central nervous system in the cat. Acta Neuropathol (Berl) 14: 194–200

Sandyk R (1982) Adult-onset ceroid lipofuscinosis (letter). S Afr Med J 61: 221–222

Sanfilippo SJ, Podosin R, Langer LO, Good RA (1963) Mental retardation associated with acid mucopolysacchariduria (heparitin sulphate type). J Pediatr 63: 837–838

Santavuori P, Haltia M, Rapola J, Raitta C (1973) Infantile type of so-called neuronal ceroid-lipofuscinosis. Part 1: A clinical study of 15 patients. J Neurol Sci 18: 257–267

Santha KV (1948) Lokalisierte Atrophie der Kleinhirnrinde beim chronischen Alkoholismus. Mschr Psychiatr 116: 346

Santi MM de, Lungarella G, Luzi P, Miracco C, Tosi P (1986) Ultrastructural features in active chronic hepatitis with changes resembling Wilson's disease. Am J Clin Pathol 85: 365–369

Santos MJ, Ojeda JM, Garrido J, Leightoon F (1985) Peroxisomal organization in normal and cerebro-hepato-renal (Zellweger) syndrome fibroblasts. Proc Natl Acad Sci USA 82: 6556–6560

Sapirstein VS (1982) Development of membrane-bound carbonic anhydrase and glial fibrillary acidic protein in normal and quaking mice, Brain Res 282: 13–19

Saraiva LG, Azeriedo M, Corres JM, Carvalko G, Prospere JD (1959) Anomalous panleucocytic granulation. Blood 14: 1112–1127

Sarnat HB, Adelman LS (1973) Perinatal sudanophilic leucodystrophy. Am J Dis Child 125: 281–285

Sarnat HB, Alcala H (1980) Human cerebellar hypoplasia: A syndrome of diverse causes. Arch Neurol 37: 300–305

Sarnat HB, Roth SI, Carroll JE, Brown BI, Dungan WT (1982) Lipid storage myopathy in infantile Pompe's disease. Arch Neurol 39: 180–183

Sarnat HB, Machin G, Darwish HZ, Rubin SZ (1983) Mitochondrial myopathy of cerebro-hepato-renal (Zellweger) syndrome. Can J Neurol Sci 10: 170–177

Sarría A, Legido A, Bueno M, Sanz J, Lázaro J, Pampols T, González-Sastre F (1983) Estudios en un caso de leucodistrofia metacromática: Hallazgos bioquímicos y ultraestructurales. Rev Esp Pediatr 39: 93–102

Sasaki S, Okamoto K, Hirano A, Llena JF (1982) Bunina body-like inclusions in anterior horn cells and argentophilic globules in anterior horns of non-amyotrophic lateral sclerosis cases. J Neuropath Exp Neurol 41: 343

Sasaki S, Hirano A, Nakao I (1983) Honeycomb-like and aggregated filamentous structures in the anterior horn cells. Electron microscopic study of amyotrophic lateral sclerosis. Neurol Med 18: 298–301

Sasaki Y (1970) Hyalinosis cutis et mucosae: Histochemical study of hyalin material. Tohoku J Exp Med 100: 305–313

Sass JK, Itabashi HH, Dexter RA (1965) Juvenile gout with brain involvement. Arch Neurol 13: 639–655

Sato Y, Ohnishi A, Tateishi J, Onizuka Y, Ishimoto S, Iwashita H, Kuroiwa Y, Kanazawa I (1984) An autopsy case of chorea-acanthocytosis – special reference to the histopathological and biochemical findings of basal ganglia. No To Shinkei 36: 105–111

Satoh S, Monma N, Satoh T, Satodate R, Saiki K (1986) Adrenoleukodystrophy. Report of an autopsy case with adrenoleukomyeloneuropathy. Acta Pathol Jpn 36: 1055–1066

Saunders AM (1968) Histochemical identification of acid mucopolysaccharides with acrinine orange. J Histochem Cytochem 12: 164–170

Saunders GK, Wood PA, Myers RK, Shell LG, Carithers R (1988) GM1 gangliosidosis in portuguese water dogs: Pathologic and biochemical findings. Vet Pathol 25: 265–269

Sayeed ZA, Velmurugendran CU, Arjunds G, Masarreen M, Valmikinathan K (1975) Anterior horn cell disease seen in south india. J Neurol Sci 26: 484–498

Scanu AM, Aggerbeck LP, Kruski AW, Lim CT, Kayden HJ (1974) Study of the abnormal lipoproteins in abetalipoproteinemia. J Clin Invest 53: 440–453

Scatton B, Dennis T, L'Heureux R, Monfort JC, Duyckaerts C, Javoy-Agid F (1986) Degeneration of noradrenergic and serotonergic but not dopaminergic neurones in the lumbar spinal cord of parkinsonian patients. Brain Res 380: 181–185

Schaffer K (1922) Tatsächliches und Hypothetisches aus der Histopathologie der infantil-amaurotischen Idiotie. Arch Psychiat Nervenkr 64: 570–616

Schaffer K (1935) Über die wahre pathologische Natur der infantil-amaurotischen Idiotie. Dt Z Nervenheilk 135: 11–21

Schafroth HJ (1958) Familiäre symmetrische Gehirnverkalkung. Schweiz Med Wschr 88: 1269–1273

Schairer E (1948) Die Gehirnveränderungen bei Morbus Gaucher des Säuglings. Virchows Arch Path Anat 315: 395–407

Schaltenbrand G (1927) Encephalitis peraxialis diffusa (Schilder) case report with clinical and anatomic studies. Arch Neurol Psych 18: 944–981

Scharenberg K, Jong R de (1952) Hallervorden-Spatzsche Krankheit. Dtsch Ztsch Nervenheilk 168: 183–194

Schatzki PF, Kipreos B, Payne J (1979) Fabry's disease. Primary diagnosis by electron microscopy. Am J Surg Pathol 3: 211–219

Schaumburg HH, Powers JM, Raine CS, Spencer PS, Griffin JW, Prineas JW, Boehme DM (1977) Adrenomyeloneuropathy: A probable variant of adrenoleucodystrophy. II. General pathologic, neuropathologic, and biochemical aspects. Neurology 27: 1114–1119

Schaumburg HH, Powers JM, Raine CS, Suzuki K, Richardson EP (1975) Adrenoleucodystrophy: A clinical and pathological study of 17 cases. Arch Neurol 32: 577–591

Schaumburg HH, Richardson EP, Johnson PC, Cohen RB, Powers JM, Raine CS (1972) Schilders' disease. Sex-linked recessive transmission with specific adrenal changes. Arch Neurol 27: 458–460

Schechter R, Yen SHC, Terry RD (1981) Fibrous astrocytes in senile dementia of the Alzheimer type. J Neuropathol Exp Neurol 40: 95–101

Scheidegger S (1950) Diffuse Entmarkungs-Encephalomyelitis. Schweiz Z Allg Path 13: 74–86

Scheie HG, Hambrick GW, Barness LA (1962) A newly recognized forme fruste of Hurler's disease (Gargoylism). Am J Ophthalmol 53: 753–769

Scheinberg IH, Sternlieb I (1984) Wilson's disease. WB Saunders, Philadelphia, pp 1–171

Scheithauer BW, Forno LS, Dorfman LJ, Kane CA (1978) Neuroaxonal dystrophy (Seitelberger's disease) with late onset, protracted course and myoclonic epilepsy. J Neurol Sci 36: 247–255

Schenk EA, Haggerty J (1964) Morquio's disease. A radiologic and morphologic study. Pediatrics 34: 839–850

Schenk VWD, Stam FC, Batenburg-Plenter AM (1967) A family with sudanophilic leucodystrophy. Acta Neuropathol (Berl) 9: 233–243

Scher MS, Bergmann I, Ahdab-Barmada M, Fria T (1986) Neurophysiological and anatomical correlations in neonatal nonketotic hyperglycinemia. Neuropediatrics 17: 137–143

Scherer HJ (1932) Die Ammonshornveränderungen bei der familiären amaurotischen Idiotie. Ges Neur Psychiat 138: 481–492

Scherer HJ (1933) Beiträge zur pathologischen Anatomie des Kleinhirns. III. Genuine Kleinhirnatrophien. Z Neurol Psychiat 145: 355–405

Scherer HJ (1944) Vergleichende Pathologie des Nervensystems der Säugetiere. Thieme, Leipzig

Schettler G, Kahlke W (1967) Niemann-Pick disease. In: Schettler G (ed) Lipids and lipidosis. Springer, Berlin Heidelberg New York, pp 288–309

Schiffer D (1955) Contribution à l'histopathologie de la maladie de Pick. J Hirnforsch 1: 497
Schimke RN (1969) Hereditary renal-retinal dysplasia. Ann Intern Med 70: 735–744
Schimke RN, McKusick VA, Huang T, Pollak AD (1965) Homocystinuria. Studies of 20 families with 38 affected members. JAMA 193: 711–719
Schimschock J, Alvord E, Swanson P (1968) Cerebrotendinous xanthomatosis. Arch Neurol 18: 688–698
Schindera F, Struck E, Spira W (1982) Klinik, Pathogenese und Therapie des hereditären angioneurotischen Ödems. Monatsschr Kinderheilkd 130: 269–275
Schindler D, Bishop DF, Wallace S, Wolfe DE, De Resnick RJ (1988) Characterization of α-N-acetylgalactosaminidase deficiency: A new neurodegenerative lysosomal disorder. Ped Res 23: 333 A
Schinz HR, Furtwängler A (1928) Zur Kenntnis einer hereditären Osteo-Arthropathie mit rezessivem Erbgang. Deutsch Z Chir 207: 398–416
Schlagenhaufer F (1907) Über meist familiär vorkommende histologisch charakteristische Splenomegalien (Typ Gaucher). Eine Systemerkrankung des lymphatisch-hämatopoetischen Apparates. Virchows Arch Pathol Anat 187: 125–142
Schlegel U, Hauschild T (1985) Livedo racemosa generalisata – zwei Fälle. Akt Neurol 12: 111–114
Schliwinski U, Gerhard L, Reinhardt V (1984) Morphologische Befunde bei familiärer neurogener Arthrogryposis multiplex congenita. Zbl allg Pathol pathol Anat 129: 261
Schlote W (1965) Die Amyloidnatur der kongophilen drusigen Entartung der Hirnarterien (Scholz) im Senium. Acta Neuropathol (Berl) 4: 449–468
Schlote W (1966) Rosenthalsche Fasern und Spongioblasten im Zentralnervensystem. I. Vorkommen in ventrikelfernen Reparationsgliosen: Darstellbarkeit der Fasern im Zellbild. Beitr Pathol Anat 133: 225–248
Schlote W (1984) Alexander's disease and/or spongioblastosis. Analysis of a case. Zentralbl allg Pathol pathol Anat 129: 260
Schlote W, Molzer B, Bernheimer K, Peiffer J, Poremba M, Schnabel R, Harzer K, Schumm F (1986) Adrenoleucodystrophy in an adult female: symptomatic carrier state of genetic variant. Clin Neuropathol 5: 100
Schlote W, Molzer B, Peiffer J, Poremba M, Schumm F, Harzer K, Schnabel R, Bernheimer H (1987) Adrenoleukodystrophy in an adult female. A clinical, morphological and neurochemical study. J Neurol 235: 1–9
Schmalbruch H, Stender S, Boysen G (1987) Abnormalities in spinal neurons and dorsal root ganglion cells in Tangier disease presenting with a Syringomyelia-like syndrome. J Neuropathol Exp Neurol 46: 533–543
Schmey M (1910) Über die sogenannten Cholesteatome des Ventrikelplexus beim Menschen und beim Pferde. Arch Neurol 18: 688–698
Schmickel RD, Chu EHY, Trosko JE, Chang CC (1977) Cockayne syndrome: A cellular sensitivity to ultraviolet light. Pediatrics 60: 135–139
Schmid M, Vonesch HF, Gebbers JO, Laissue JA (1982) Uncommon extensive juxtacortical necrosis of the brain. Virchows Arch (A) 396/397: 355–361
Schmidt H (1959) Hirnbefund eines Falles von Pickscher Krankheit mit einer Krankheitsdauer von 4 Monaten. Arch Psych Z Ges Neurol 199: 519–536
Schmidt LM (1978) Concentric lamellated psammoma-like bodies in the third ventricle of the European mole rat (Spalax leucodon, Nordmann 1840). Acta Neuropathol (Berl) 43: 255–258
Schmidt RE, Plurad SB (1986) Ultrastructural and biochemical characterization of autonomic neuropathy in rats with chronic streptozotocin diabetes. J Neuropathol Exp Neurol 45: 525–544
Schmidtke K (1990) Neuropathologische Befunde beim Hartnup-Syndrom. Zentralbl Allg Pathol (im Druck)
Schmitt HP (1982) Zentralnervöse und neuromuskuläre Erkrankungen mit abnormen Mitochondrien, Analyse und kritische Wertung der sogenannten „mitochondrialen Encephalomyopathien". Nevenarzt 53: 427–434
Schmitt HP, Berlet H, Volk B (1979) Peripheral intraaxonal storage in Tay-Sachs' disease (GM2-gangliosidosis type 1). J Neurol Sci 44: 115–124

Schmitt HP, Emser W, Heimes C (1984) Familial occurrence of amyotrophic lateral sclerosis, parkinsonism and dementia. Ann Neurol 16: 642–648

Schmitt-Gräff A (1988) Manifestation of infantile GM1 gangliosidosis in the fetal eye. An electron microscopic study. Graefe's Arch Clin Exp Ophthalmol 226: 84–88

Schmoeckel C, Hohlfeld M (1979) A specific ultrastructural marker for disseminated lipogranulomatosis (Farber). Arch Dermatol Res 266: 187–196

Schmoeckel C (1980) Subtle clues in diagnosis of skin disease by electron microscopy. Farber bodies in disseminated lipogranulomatosis (Faber's disease). Am J Dermatopathol 2: 153–156

Schmorl G (1903) Zur Kenntnis des Ikterus neonatorum, insbesondere der dabei auftretenden Gehirnveränderungen. Verh Dtsch Ges Pathol 6: 109–115

Schnabel A (1958) Über die neuromuskuläre Form der Glykogenspeicherungskrankheit. Virchows Arch 331: 287–299

Schnabel R (1961) Histochemische und biochemische Untersuchungen beim Gargoylismus (Pfaundler-Hurler-Syndrom). Virchows Arch (A) 334: 379–398

Schnabel R (1965) Über die Speicherung mucopolysaccharidartiger Substanzen im Gehirn bei generalisierter Glykogenose (Typ II). Acta Neuropathol (Berl) 4: 646–658

Schnabel R, Gerhard C (1981) Histological findings in adrenoleucodystrophy. Autopsy report of a boy aged 11 years and 11 months. Acta Neuropathol (Berl) 8: 215–218

Schnabel R, Gootz M (1971) Zur Substruktur der Myoklonuskörper bei progressiver Myoklonusepilepsie (Typ Unverricht). Acta Neuropathol (Berl) 18: 17–33

Schnabel R, Nisch G (1961) Ein histochemischer Beitrag zur Metallablagerung im Kayser-Fleischerschen Cornealring. Arch Ophthalmol 164: 220–230

Schnabel R, Seitelberger F (1969) Histochemische Studien an Myoklonuskörpern bei progressiver Myoklonusepilepsie (Typ Unverricht). Acta Neuropathol (Berl) 14: 19–37

Schnaberth G (1986) Parkinson Plus – Systemüberschreitungen der Parkinson-Krankheit. Fortschr Med 104: 209–212

Schneck L, Adachi M, Volk BW (1971) Congenital failure of myelinization: Pelizaeus-Merzbacher disease. Neurology 21: 817–824

Schneck L, Friedland M, Pourfar M, Saifer A, Volk BW (1970) Hexosaminidase activities in a case of systematic GM2-gangliosidosis of late infantile type. Proc Soc Exp Biol Med 133: 997–998

Schneck L, Adachi M, Briet P, Wolintz A, Volk BW (1973) Ophthalmoplegia plus with morphological and chemical studies of cerebellar and muscle tissue. J Neurol Sci 19: 37–44

Schneider C (1936) Über eine eigenartige Hirnerkrankung: Vasculäre Lipoidose. Allg Ztschr Psychiatr 104: 144–155

Schneider E, Fischer PA, Jakobi P, Becher H, Bohn-Schwarz G (1977) Diagnostik und Therapie der Parkinsonsymptomatik bei idiopathischer Stammganglienverkalkung. Eine Verlaufsstudie. Nervenarzt 48: 373–376

Schneider E, Becker H, Fischer PA, Grau H, Jacobi P, Brinkmann R (1979) The course of brain atrophy in Parkinson's disease. Arch Psychiat Nervenkr 277: 89–95

Schneider FL, Haase V (1985) Ultrastructural observations in a case of globoid cell leucodystrophy (Krabbe's disease). Poster Beitrag für Joint Meeting Neuropathology Aachen

Schneider H, Zetune R, Kirchschläger H (1979) Ponto-neurocerebelläre Hypoplasie bei zwei Geschwistern. In: Jellinger K (Hrsg) Aktuelle Probleme der Neuropathologie. Facultas, Wien, S 109–114

Schneider J (1945) Infantile Herzhypertrophie. Beitrag zur Frage der Glykogenspeicherungskrankheit. Helvet Paediatr Acta 1: 368–381

Schneider J (1981) Dyslipoproteinemia as a major risk factor in ischemic cerebrovascular disease – a re-evaluation. In: Paoletti R (ed) Cerebrovascular diseases: New trends in surgical and medical aspects. Elsevier, North-Holland, Amsterdam

Schnitzler ER, Robertson WC jr (1979) Familial Kearns-Sayre syndrome. Neurology (Minneap) 29: 1172–1174

Schober R, Langston JW, Forno LS (1975) Idiopathic orthostatic hypotension – Biochemical and pathologic observations in two cases. Europ Neurol 13: 177–188

Schochet SS jr, Chesson AL jr (1977) Giant axonal neuropathy: Possibly secondary to vitamin B12 malabsorption. Acta Neuropathol (Berl) 40: 79–83

Schochet SS, Lampert PW, Earle KM (1968) Alexander's disease. Neurology 18: 543–548

Schochet S, McCormick WF, Zellweger H (1970) Type IV Glycogenosis (Amylopectinosis). Arch Pathol (Iowa City) 90: 354–363

Schochet SS, McCormick WF, Kovarsky J (1971) Light and electron microscopy of skeletal muscle in type IV glykogenosis. Acta Neuropathol (Berl) 19: 137–144

Schoene WC (1985) Degenerative diseases of the central nervous system. In: Davis RL, Robertson DM (eds) Textbook of neuropathology. Williams & Wilkins, Baltimore, pp 788–823

Schoene WC, Dooling EC, Steiner M (1970) Hallervorden-Spatz disease. In: Proceedings of the Sixth International Congress of Neuropathology. Masson, Paris, pp 1134–1135

Schoenheimer K (1929) Über eine eigenartige Störung des Kohlenhydratstoffwechsels. Z Physiol Chem 182: 148–150

Scholtz CL, Swash M (1985) Cerebellar degeneration in dominantly inherited spastic paraplegia. J Neurol Neurosurg Psychia 48: 145–149

Scholz W (1925) Klinische, pathologisch-anatomische und erbbiologische Untersuchungen bei familiärer, diffuser Hirnsklerose im Kindesalter (Ein Beitrag zur Lehre von den Heredodegenerationen). Z Ges Neurol Psychiat 99: 651–717

Scholz W (Hrsg) (1957) Regressive bzw. dystrophische Krankheitsprozesse, sog. Degenerationsprozesse: Regenerative Bildungen an den Nervenzellen. In: Handbuch der speziellen pathologischen Anatomie und Histologie. Springer, Berlin Göttingen Heidelberg, S 225–265

Schoonderwaldt HC, Boers GHJ, Cruysberg JRM, Schulte BPM, Slooff JL, Thijssen HOM (1981) Neurologic manifestations of homocystinuria. Clin Neurol Neurosurg 83-3: 153–162

Schou JH (1925) Myoklonusepilepsie mit eigentümlichen Gehirnveränderungen. Z Ges Neurol Psychiat 95: 12–20

Schreier K (1979) Die angeborenen Stoffwechselanomalien. Grundlagen, Klinik, Therapie. Thieme, Stuttgart

Schreier K, Leuchte G (1965) Argininbernsteinsäure-Krankheit. Dtsch Med Wochenschr 90: 864–867

Schreiner A, Hopen G, Skrede S (1975) Cerebrotendinous xanthomatosis (cholestanolosis). Investigations on two sisters and their family. Acta Neurol Scand 51: 405–416

Schröder JM (Hrsg) (1982) Pathologie der Muskulatur. In: Doerr-Seifert-Uehlinger: Spezielle pathologische Anatomie, Bd 15. Springer, Berlin Heidelberg New York

Schröder JM (1984) Zur Pathologie der Polyneuropathien. Internist 25: 589–598

Schröder JM, Thomas E, Kollmann F (1971) Formvarianten kurvilinearer Zytosomen in Gehirn-, Leber- und Knochenmarksbiopsien bei neuroviszeraler Lipidose. Verh Dtsch Ges Pathol 55: 432–437

Schröder K (1931) Zur Klinik und Pathologie der Huntingtonschen Krankheit. J Psychol Neurol 43: 183–201

Schröder R, Klein PJ (1984) Lektin- und immunhistochemische Untersuchungen bei der Globoidzell-Leukodystrophie. Zentralbl Allg Pathol 129: 259–279

Schuffler MD, Bird TD, Sumi SM, Cook A (1979) A familial neuronal disease presenting as intestinal pseudo-obstruction. Gastroenterology 75: 889–898

Schüller K (1915) Über eigenartige Defekte im Jugendalter. Fortschr Röntgenstr 33: 12–28

Schulman JD, Lustberg TJ, Kennedy JL, Museles M, Seegmiller JE (1970) A new variant of maple syrup urine disease (branched chain ketoacidurie). Clinical and biochemical evaluation. Am J Med 49: 118–124

Schulman JD, Goodman SI, Mace JW (1975) Glutathionuria: inborn error of metabolism due to tissue deficiency of gamma-glutamyl transpeptidase. Biochem Biophys Res Commun 65: 68–74

Schulman S (1957) Bilateral symmetrical degeneration of the thalamus. A clinico-pathological study. J Neuropath Exp Neurol 16: 446–470

Schulman S (1968) Wilson's disease. Path Nerv Syst 1: 1139–1152

Schulman S, Steckhoven JH, Haelst UJGM van, Joosten EMG, Gabreels FJM (1976) Ultrastructural study of so-called curvilinear bodies and fingerprint structures in lymphocytes in late infantile amaurotic idiocy. Acta Neuropathol (Berl) 35: 295–306

Schulte FJ (1984) Clinical course of GM2 gangliosidoses. Neuropediatrics (Suppl) 15: 66–70
Schut JW, Haymaker W (1951) Hereditary ataxia: pathological study of 5 cases of common ancestry. J Neuropathol Exp Neurol 1: 183–213
Schuta HS, Johnson L, Neville HE (1970) Mitochondrial abnormalities in bilirubin encephalopathy. J Neuropathol Exp Neurol 29: 296–305
Schutgens RBH, Beemer FA, Tegelaers WHH, Groot WP de (1979) Mild variant of argininosuccinic aciduria. J Inherited Metab Dis 2: 13–17
Schutgens RBH, Heymans HSA, Wanders RJA, Bosch Hvd, Tager JM (1986) Peroxisomal disorders: A newly recognised group of genetic diseases. Eur J Pediatr 144: 430–440
Schuurman Stekhoven JH, Haelst UJGM van, Joosten EMG, Gabreels FJM (1976) Ultrastructural study of so-called curvilinear bodies and fingerprint structures in lymphocytes in late-infantile amaurotic idiocy. Acta Neuropathol (Berl) 35: 295–306
Schwab FJ, Peyser RG, Brill CB (1987) CT of cerebral venous sinus thrombosis in a child with homocystinuria. Pediatr Radiol 17: 244–245
Schwaiger H, Hirsch-Kauffmann M (1986) DNA repair in human cells: in Cockayne syndrome cells rejoining of DNA strands is impaired. Eur J Cell Biol 41: 352–355
Schwalbe W (1908) Eine eigentümliche tonische Krampfform mit hysterischen Symptomen. Inaug-Diss, Berlin
Schwalbe HP, Quadbeck G (1975) Die Corpora amylacea im menschlichen Gehirn. Virchows Arch (A) 366: 305–311
Schwann Th (1839) Mikroskopische Untersuchungen über die Übereinstimmung in der Struktur und im Wachstum der Tiere und der Pflanzen. Reimer, Berlin
Schwartz P (1959) Über Amyloidose des Gehirns, der Langerhans'schen Inseln und des Herzens alter Personen. Zentralbl Allg Pathol 42: 50–84
Schwartz P (1965) Senile cerebral, pancreatic insular and cardiac amyloidosis. Trans NY Acad Sci 27: 393–413
Schwartz P (1970) Amyloidosis. Cause and manifestation of senile deterioration. Thomas, Springfield, Ill, pp 303–304
Schwartz P, Kurucz J, Furucz A (1964) Recent observations on senile cerebral changes and their pathogenesis. J Am Geriatr Soc 12: 908–922
Schwarz GA, Liu C (1956) Hereditary (familial) spastic paraplegia. Arch Neurol Psychiat 75: 144–162
Schwarz GA, Janof M (1965) Lafora bodies, corpora amylacea and Lewy bodies. A morphological and histochemical study. Arch Neurobiol (Madr) 28: 800–818
Schweiger L (1908) Über die tabiformen Veränderungen der Hinterstränge bei Diabetes. Arb Neur Inst Wien 14: 391–415
Schwendemann G (1976) Lymphocyte inclusions in the juvenile type of generalized ceroid-lipofuscinosis. Acta Neuropathol 36: 327–338
Schwerer B, Lassmann H, Bernheimer H (1982) Antisera against gangliosidose GM2: immunochemical and immunohistological studies. Neuropathol Appl Neurobiol 8: 217–226
Scott CR, Lagunoff D, Trump BF (1967) Familial neurovisceral lipidosis. J Pediatr 71: 357–366
Scott JE, Dorling J (1965) Differential staining of acid glycosaminoglycans (mucopolysaccharides) by Alcian blue in salt solutions. Histochem 5: 221–233
Scott RE (1969) Ataxia-telangiectasia. Arch Path 88: 78–84
Scotto JM, Hadchouel M, Odievre M, Laudat MH, Saudubray JM, Dulac O, Beucler I, Beaune P (1982) Infantile phytanic acid storage disease, a possible variant of Refsum's disease: Three cases including ultrastructural studies of the liver. J Inherited Metab Dis 5: 83–90
Scowen EF, Stansfeld AG, Watts RWE (1959) Oxalosis and primary hyperoxaluria. J Pathol Bacteriol 77: 195–205
Scriba K (1951) Zur Pathogenese des Angiokeratoma corporis diffusum Fabry mit kardio-vaso-renalem Symptomenkomplex. Verh Dtsch Pathol Ges 34: 221–226
Scriver CR (1968) Renal tubular transport of proline, hydroxyproline, and glycine. III. Genetic basis for more than one mode of transport in human kidney. J Clin Invest 47: 823–835
Scriver CR, Levy HL (1983) Histidinaemia. Part I: Reconciling retrospective and prospective findings. J Inherited Metab Dis 6: 51–53

Scriver CR, Schafer IA, Efron ML (1961) New renal tubular aminoacid transport system and a new hereditary disorder of amino acid metabolism. Nature 192: 672–673

Scriver CR, Mackenzie S, Clow CL, Delvin E (1971) Thiamine-responsive maple-syrup-urine disease. Lancet 1: 310–312

Scully RE, Mark EJ, McNeely BU (1985) Case records of the Massachusetts General Hospital. Case 38. 313: 739–748

Seay AR, Bray PF, Wing SD, Thompson JA, Bale JF, Williams DM (1979) CT scans in Menkes disease. Neurology 29: 304–312

Seckel HPG (1960) Bird-headed dwarfs. Developmental Antropology including human proportions. CC Thomas, Springfield

Sedano HO (1982) Multiple nevoid basal cell carcinoma syndrome. In: Vinken PJ, Bruyn GW (eds) Handbook of clinical neurology, vol 4. North-Holland, Amsterdam, pp 31–32

Sedgwick RP (1982) Neuroretinal angiomatosis. In: Vinken PJ, Bruyn GW (eds) Handbook of clinical neurology, vol 43. North-Holland, Amsterdam, pp 36–37

Sedgwick RP, Boder E (1972) Ataxia-telangiectasia. In: Vinken PJ, Bruyn GW (eds) Handbook of clinical neurology, vol 14. North Holland, Amsterdam, pp 267–339

See G, Dayras JC, Brodin M, Llewellyn D (1974) Syndrome de Cockayne et encéphalopathie évolutive. Ann Pédiatr 21: 215–221

Seegmiller JE (1968) Lesch-Nyhan-syndrome. Management and treatment. Fed Proc 27: 1097–1104

Seegmiller JE, Rosenbloom FM, Kelley WN (1967) Enzyme defect associated with a sex-linked human neurological disorder and excessive purine synthesis. Science 155: 1682–1684

Seelenfreund MH, Gartner S, Vingar PF (1968) The ocular pathology of Menkes' disease (kinky hair disease). Arch Ophthalmol 80: 718–720

Seeligmüller A (1876) Sklerose der Seitenstränge des Rückenmarks bei vier Kindern derselben Familie. Dtsch med Wschr 2: 185–186; 197–198

Segal S (1972) Disorders of galactose metabolism. In: Stanbury JB, Wyngaarden JB, Fredericksson DS (eds) The metabolic basis of inherited disease. Mac-Graw-Hill, New York, pp 186–198

Segarra J, Abramowicz A, Malone M (1965) Metachromatic leucodystrophy in the elderly. In: Proceedings of the 8th International Congress of Neurology, vol 4. Exerpta Medica Foundation, Amsterdam, pp 183–194

Segawa M, Nomura Y, Hachimori K, Shinoyama N, Hosaka A, Mizuno Y (1979) Fukuyama type congenital muscular dystrophy as a natural model of childhood epilepsy. Brain Dev (Tokyo) 1: 113–119

Seil FJ, Schochet SS, Earle KM (1968) Alexander's disease in an adult: Report of a case. Arch Neurol 19: 494–502

Seitelberger F (1952) Eine unbekannte Form von infantiler Lipoidspeicherkrankheit des Gehirns. In: Proceedings of the 1st International Congress of Neurology and Neuropathology, Rome. Rosenberg und Sellier, Turin, pp 323–330

Seitelberger F (1954) Die Pelizaeus-Merzbachersche Krankheit. Z Nervenheilk 9: 228–289

Seitelberger F, Nagy K (1958) Zur Histopathologie und Klinik der Spätform von amaurotischer Idiotie. Dtsch Z Nervenheilk 177: 577–596

Seitelberger F (1962) Sonderformen cerebraler Lipoidosen. Histochemische und histologische Befunde. Proc IVth Internat Congr Neuropath, München 1961, vol I. Thieme, Stuttgart, pp. 3–13

Seitelberger F (1964) Über die Gehirnbeteiligung bei der Gaucherschen Krankheit im Kindesalter. Arch Psychiat Nervenkr 206: 419–440

Seitelberger F (1966) Die neuroaxonale Dystrophie. Ein neues Syndrom der Altersveränderungen des Gehirns. Proceedings of the VIIIth International Congress of Gerontology, Vienna, pp 169–173

Seitelberger F (1967) The problem of status spongiosus. In: Klatzo J, Seitelberger F (eds) Brain Edema: Proceedings of the Symposium. September 13–13, Springer, New York, pp 152–169

Seitelberger F (1968) Myoklonus body disease. In: Minckler J, Bailey OT (eds) Pathology of the nervous system. McGraw-Hill, New York, pp 1–121

Seitelberger F (1968) Allgemeine Neuropathologie der Alters- und Aufbrauchkrankheiten des Gehirns. In: Verhandlungen der Dt Ges f Pathol 52. Tagg. G Fischer, Stuttgart, S 32–64

Seitelberger F (1970) Peliziaeus-Merzbacher disease. In: Vinken PJ, Bruyn GW (eds) Handbook of clinical neurology, vol 10. North Holland, Amsterdam, pp 150–220

Seitelberger F (1971) Neuropathological conditions related to neuroaxonal dystrophy. Acta Neuropathol (Suppl V): 17–29

Seitelberger F (1972) Dementia following nonarteriosclerotic vascular processes of the CNS. In: Meyer JS, Lechner H, Reivich M (eds) Cerebral vascular disease. Mosby, St. Louis

Seitelberger F (1974) Achromatic neuronal dystrophy. VIIth International Congress on Neuropathology. The N Engl Journ of Med 276: 748–747

Seitelberger F, Gootz E, Gross H (1963) Beitrag zur spätinfantilen Hallervorden-Spatz-schen Krankheit. Acta Neuropathol 3: 16–28

Seitelberger F, Jacob H, Colmant HJ (1964) Die Myoklonuskrankheit. Klinisch-pathologische Studie an fünf Fällen. Fortschr Neurol Psychiatr 32: 305–345

Seitelberger F, Jacob H, Schnabel R (1967) The myoclonic variant of cerebral lipidosis. In: Aronson SM, Volk BW (eds) Inborn disorders of sphingolipid metabolism. Pergamon Press, New York, pp 43–74

Seitz D (1955) Über die Beziehung der Dyssynergia cerebellaris myoclonica (Hunt) zur Myoklonus Epilepsie (Unverricht-Lundborg). Dtsch Z Nervenheilk 173: 111–122

Seitz RJ, Langes K, Frenzel H, Kluitmann G, Wechsler W (1984) Congenital Leigh's disease: panencephalomyelopathy and peripheral neuropathy. Acta Neuropathol 64: 167–171

Sekeles E, Ornoy A, Cohen R, Kohn G (1978) Mulcolipidosis IV: Fetal and placental pathology. Monogr Hum Genet 10: 47–50

Sekiya S, Tanaka M, Hayashi S, Oyanagi S (1983) Distribution of intracytoplasmic acidophilic granule-containing neurons in the human brain. Acta Neuropathol (Berl) 60: 145–148

Selberg W (1953) Die Glykogenose des Säuglings unter dem Bilde einer tödlich verlaufenden cerebrospinalen Erkrankung. Z Kinderheilk 72: 306–320

Seldenrijk CA, van der Harten HJ, Klück P, Tibboel D, Moorman-Voestermans K, Meijer CLM (1986) Zonal aganglionosis. An enzyme and immunhistochemical study of two cases. Virchows Arch A 410: 75–81

Selkoe DJ (1989) Biochemistry of altered brain proteins in Alzheimer's disease. Ann Rev Neurosci 12: 463–490

Selkoe DJ, Abraham C, Podlinsky MB, Duffy LK (1987) Isolation of low molecular weight proteins from amyloid plaque fibres in Alzheimer's disease. J Neurochem 46: 1820–1834

Selmanowitz V, Porter MJ (1967) The Sjögren-Larsson syndrome. Pub Health Serv NY Vol 42: 412–422

Seltzer B, Sherwin I (1983) A comparison of clinical features in early- and late onset primary degenerative dementia. One entity or two? Arch Neurol 40: 143–146

Sengers RC, Trijbels JM, Ruitenbeek W, Bakkeren JA (1984) Mitochondrial myopathy associated with cytochrome oxidase deficiency. Tijdschr Kindergeneeskd 52: 159–164

Senior B, Friedmann AI, Braudo JL (1971) Juvenile familial nephropathy with tapetoretinal degeneration. Arch Fr Pediatr 28: 625–633

Senitz D, Goertchen R (1978) Über Astrozytenveränderungen in der orbitofrontalen Hirnrinde bei seniler Demenz. Zentralbl Allg Pathol 122: 515–521 (Eng Abstr)

Seringe P, Dhermy P, Aron JJ (1970) Les manifestations oculaires de la gangliosidose généralisée à GM1 (maladie de Norman-Landing). Arch Ophthalmol 30: 113–128

Seringe P, Plainfosse B, Lautmann F, Lorilloux J, Galamy G, Berry JP, Watchi JM (1968) Gangliosidose généralisée du type Norman-Landing. A GM1-étude à propos d'un cas diagnostique du vivant du malade. Ann Paediat 44: 685–704

Serratrice GT, Toga M, Pellissier JF (1983) Chronic spinal muscular atrophy and pallidonigral degeneration. Report of a case. Neurology 33: 306–310

Servidei S, Riepe RE, Langston C, Tani LY, Bricker JT, Crip-Lindgren N, Travers H, Amstrong D, DiMauro S (1987) Severe cardiopathy in branching enzeme deficiency. J Pediatr 111 (1): 51–6

Severi J, Magrin U, Teitamanti G, Blanchi E, Lanzi G (1971) Infantile GM1 gangliosidosis. Histochemical, ultrastructural and biochemical studies. Helv Paediatr Acta 2: 192–209

Sewell AC, Pontz BF (1988) Prenatal diagnosis of galactosialidosis. Prenatal Diagnosis 8: 151–155

Sewry CA, Voit T, Dubowitz V (1988) Myopathy with unique ultrastructural feature in Marinesco-Sjögren syndrome. Ann Neurol 24: 576–580

Shahar E, Brand N, Shapira Y, Barash V, Gutman A (1988) Familial carnitine deficiency: Further evidence for autosomal recessive transmission with variable expression. J Neurol Neurosurg Psychiatry 51: 298–300

Shanklin WM, Issidorides M, Salem M (1962) Histochemistry of the cerebral cortex from a case of amaurotic family idioty. J Neuropathol Exp Neurol 21: 284–293

Shanley BC, Percy VA, Neethling AC (1977) Pathogenesis of neural manifestations in acute porphyria. S Afr Med J 51: 458–460

Shapira Y, Cederbaum SD, Cancilla PA (1979) Familial poliodystrophy, mitochondrial myopathy and lactic acidemia. Neurology 25: 614–621

Shapira Y, Harel S, Russel A (1977) Mitochondrial encephalopathy, a group of neuromuscular disorders with defects in oxidative metabolism. Isr J Med 13: 161–164

Shapiro LJ, Aleck K, Kaback MM, Itabashi H, Desnick RJ, Brand N, Stevens RL, Fluharty AL, Kihara H (1979) Metachromatic leucodystrophy without arylsulfatase A deficiency. Pediatr Res 13: 1179–1181

Shapiro LR, Duncan PA, Farnsworth PB, Lefkowitz M (1976) Congenital microcephaly, hiatus hernia and nephrotic syndrome: an autosomal recessive syndrome. Birth Defects 12: 275–278

Shapiro S (1983) Depression in a patient with dementia secondary to cerebrotendinous xanthomatosis. J Nerv Ment Dis 171: 568–571

Sharp HL, Desnick RJ (1971) Sandhoff's disease: Diagnosis and evaluation by percutaneous liver biopsy. Gastroenterology 60: 752

Shaw CM (1979) Primary idiopathic cerebrovascular amyloidosis in a child. Brain 102: 177–192

Shaw CM, Carlson CB (1970) Crystalline structures in globoid-epitheloid cells. J Neuropathol Exp Neurol 29: 306–319

Sheahan BJ, Donnelly WJC, Grimes TD (1978) Ocular pathology of bovine GM1 gangliosidosis. Acta Neuropathol (Berl) 41: 91–95

Sheramata W, Kott HS, Cyr DP (1971) The Chédiak-Higashi-Steinbrinck Syndrome. Arch Neurol 25: 289–294

Sherker AH, Heathcote J (1987) Acute hepatitis in Crigler-Najjar syndrome. Am J Gastroenterol 82: 883–885

Sherlock (1911) The feeble-minded. MacMillan, London

Sherwin RM, Berthrong M (1970) Alexander's disease with sudanophilic leukodystrophy. Arch of Pathology 89: 321–328

Sherwood AJ, Smith JF (1983) Bilirubin encephalopathy. Neuropathol Appl Neurobiol 9: 271–285

Shibayama H, Kitoh J, Marui Y, Kobayashi H, Iwase S, Kayukawa Y (1983) An unusual case of Pick's disease. Acta Neuropathol 59: 79–87

Shibayama H, Kobayashi H, Iwase S, Nakagawa M, Marui Y, Kayukawa Iwata H, Takeuchi T (1986) Unusual cases of presenile dementia with Fahr's syndrome. Jpn J Psychiatry Neurol 40: 85–100

Shields RP, Vandevelde M (1978) Spontaneous lower motor neuron disease in rabbits (oryctolagus cuniculus). Acta Neuropathol (Berl) 44: 85–90

Shih VE, Efron ML, Moser HW (1969) Hyperornithinemia, hyperammonemia, and homocitrullinuria. A new disorder of amino acid metabolism associated with myoclonic seizures and mental retardation. Am J Dis Child 117: 83–92

Shih VE (1978) Urea cycle disorders and other congenital hyperammonemic syndromes. In: Stanbury JB, Wyngaarden JB, Fredrickson DS (eds) The metabolic basis of inherited disease. McGraw-Hill, New York, pp 362–386

Shih VE, Abroms IF, Johnson JL, Carney M, Mandell R, Robb RM, Cloherty JP, Rajagopalan KV (1977) Sulfite oxidase deficiency. Biochemical and clinical investigations of a hereditary metabolic disorder in sulfur metabolism. New Engl J Med 297: 1022–1035

Shimizu N, Kumamoto T (1952) Histochemical studies on the glycogen of the mammalian brain. Anat Rec 114: 479–497

Shirahama T, Cohen AS (1965) Structure of amyloid fibrils after negative staining and high resolution in electron microscopy. Nature 206: 737–740

Shirahama T, Cohen AS (1967) High-resolution electron microscopic analysis of the amyloid fibril. J Cell Biol 33: 679–708

Shirabe T, Hirokawa M, Asaki H (1980) An autopsy case of Tay-Sachs disease – With special reference to axonal swellings of the central nervous system and freeze-fracture replication studies of the membranous cytoplasmic bodies. Folia Psychiatr Neurol Jpn 34: 515–523

Shirahama T, Skinner M, Westermark P, Rubinow A, Cohen AS, Brun A, Kemper TL (1982) Senile cerebral amyloid. Prealbumin as a common constituent in the neuritic plaque, in the neurofibrillary tangle, and in the microangiopathic lesion. Am J Pathol 107: 41–50

Shiraki H (1968) Comparative neuropathologic study of Wilson's disease and other types hepatocerebral disease. In: Birth defects: Original article series, vol IV, No 2, April. Williams & Wilkins, Baltimore, pp 64–73

Shiraki H, Yamamoto T, Yamada K, Shikata T (1962) An autopsied case of the pseudoulegyria type of the hepatocerebral disease. J Psychiatr Neurol Jpn 64: 305–318

Shishikura K, Hara M, Sasaki Y, Misugi K (1983) A neuropathologic study of Werdnig-Hoffmann disease with special reference to the thalamus and posterior roots. Acta Neuropathol (Berl) 60: 99–106

Shokeir MHK (1982) Cerebro-oculo-facioskeletal (COFS) syndrome (Pena-Shokeir II syndrome). In: Vinken PJ, Bruyn GW (eds) Handbook of clinical neurology, vol 43. North-Holland, Amsterdam-New York-Oxford, pp 341–343

Shoulson I (1983) Huntington's disease: anti-neurotoxic therapeutic strategies. In: Fuxe I, Roberts P, Schwartz R (eds) Excitotoxins. Macmillan, London, pp 700–702

Shows TB, Sakaguchi AY, Naylor SL (1982) Mapping the human genome, cloned genes, DNA polymorphisms, and inherited disease. In: Harris H, Hirschhorn K (eds) Advances in human genetics, vol 12: Plenum Press, New York, pp 341–452

Shuangshoti S, Netsky MG (1966) Xanthogranuloms (xanthoma) of choroid plexus. The origin of foamy (xanthoma) cells. Am J Pathol 48: 503–533

Shuangshoti S, Roberts MP, Netsky MG (1965) Neuroepithelial (colloid) cysts: Pathogenesis and relation to choroid plexus and ependyma. Arch Pathol 80: 214–224

Shy GM, Drager GA (1960) A neurological syndrome associated with orthostatic hypotension. Arch Neurol 2: 511–527

Sibulkin D, Olichney JJ (1973) Juvenile xanthogranuloma in a patient with Niemann-Pick disease. Arch Dermatol 108: 829–831

Sidbury JB, Mason J, Burns WB, Ruebner BH (1962) Type IV Glycogenosis: Type IV of a case proven by characterization of glycogen and studied at necropsy. Bull Hopkins Hosp 111: 157–181

Sidbury JB, Smith EK, Harlan W (1967) An inborn error of short-chain fatty acid metabolism. Pediatrics 70: 8–15

Sidman RL, Dichie MM, Appel SH (1964) Mutant mice (Quaking and Jimpy) with deficient myelination in the central nervous system. Sci 144: 309–311

Siegmund H (1938) Glykogenspeicherkrankheit. Verh Ges Verdgskrkh 14: 150–165

Siemerling E, Creuzfeldt HG (1923) Bronzenkrankheit und sklerotisierende Encephalomyelitis. Arch Psychiatr Nervenkr 68: 217–244

Siemerling E, Oloff H (1922) Pseudosklerose (Westphal-Strümpel) mit Cornealring (Kayser-Fleischer) und doppelseitiger Scheinkatarakt, die nur bei seitlicher Beleuchtung sichtbar ist und die der nach Verletzung durch Kupfersplitter entstehenden Katarakt ähnlich ist. Klin Wschr 1087–1089

Sigwald J, Lapresle J, Ravedy PH, Recondo J (1963) Atrophie cérébelleuse familiale avec association de lésions nigériennes et spinales. Rev Neurol 109: 571–573

Silberman J, Dancis J, Feigin I (1961) Neuropathological observations in maple syrup urine disease. Arch Neurol 5: 351–363

Silengo MC, Davi G, Bianco R (1984) The Neu-COFS (cerebro-oculofacio-skeletal) syndrome: Report of a case. Clin Genet 25: 201–204

Silverskiöld BP (1986) Rhythmic myoclonias including spinal myoclonus. Adv Neurol 43: 275–285

Silverstein FS, Johnston MV, Hutchinson RJ, Edwards NL (1985) Cerebrospinal fluid neurotransmitter abnormalities in the Lesch-Nyhan syndrome. Neurology 35: 907–911

Silverstein MN, Ellefson RD, Ahern EG (1970) The syndrome of the sea-blue histiocyte. N Engl J Med 282: 1–4

Sima AF, Robertson DM (1978) Involvement of peripheral nerve and muscle in Fabry's disease. Histologic, ultrastructural, and morphometric studies. Arch Neurol 35: 291–301

Sima AAF, Hoag G, Rozdilsky B (1987) Shy-Drager syndrome: the transitional variant. Clin Neuropathol 6: 49–54

Simchowicz T (1911) Histologische Studien über die senile Demenz. Histol Arb Großhirnrinde 4: 267–444

Simma K (1948) Über das klinische Bild bei diffuser Stirnhirnmarksklerose mit Kleinhirn-Rindenatrophie. Monatschr Psychiat Neurol 115: 181–193

Simopoulos AP, Roth JA, Golde DW, Bartter FC (1972) Subacute necrotizing encephalomyelopathy with vacuolated cells in the bone marrow. Neurology 22: 1257–1267

Sims NR, Blass JP, Murphy C, Bowen DM, Neary D (1987) Phosphofructokinase activity in the brain in Alzheimer's disease. Ann Neurol 21: 509–510

Singer HS, Coyle JT, Weaver DL, Kawamura N, Baker HJ (1982) Neurotransmitter chemistry in feline GM1 gangliosidosis: A model for human ganglioside storage disease. Ann Neurol 12: 37–41

Singer HS, Tiemeyer M, Slesinger PA, Sonnott ML (1987) Inactivation of GM1-ganglioside beta-galactosidase by a specific inhibitor: A model for ganglioside storage disease. Ann Neurol 21: 497–503

Singer PA, Cate J, Ross DG, Netsky MG (1974) Melanosis of the dentate nucleus. Neurology (Minneap) 24: 156–161

Singer HS, Pepple JM, Ramage AL, Butler IJ (1978) Gilles de la Tourette syndrome: Further studies and thoughts. Ann Neurol 4: 21–25

Singh H (1986) Glucose-6-phosphate dehydrogenase deficiency: a preventable cause of mental retardation. Br Med J 292: 397–398

Singh I, Moser AB, Moser HW, Kishimoto Y (1984) Adrenoleucodystrophy: Impaired oxidation of very long chain fatty acids in white blood cells, cultured skin fibroblasts and aminocytes. Pediatr Res 18: 286–289

Singh I, Moser HW, Moser AB, Kishimoto Y (1981) Adrenoleukodystrophy: Impaired oxidation of long chain fatty acids in cultured skin fibroblasts and adrenal cortex. Biochem Biophys Res Commun 102: 1223–1229

Singh J, Ferrante Di N, Niebes P, Tavella P (1976) N-acetylgalactosamine-6-sulphate sulphatase in man. Absence of the enzyme in Morquio disease. J Clin Invest 57: 1036–1040

Singh N, Rao S, Bhuyan UN (1977) Reversible cerebellocerebral disorder in primary hemochromatosis. Arch Neurol 34: 123

Sipe JC: Leigh's syndrome (1973) The adult form of subacute necrotizing encephalomyelopathy with predilection for the brainstem. Neurology 23: 1031–1038

Sipila I, Simell O, Rapola J, Sainio K, Tuuteri L (1979) Gyrate atrophy of the choroid and retina with hyperornithinemia: Tubular aggregates and type 2 fiber atrophy in muscle. Neurology 29: 996–1005

Sjögren T (1931) Die juvenile amaurotische Idiotie. Klinische und erblichkeitsmedizinische Untersuchungen. Hereditas (Lund) 14: 197–426

Sjögren T (1943) Klinische und erbbiologische Untersuchungen über die Heredoataxien. Munksgaard, Kopenhagen

Sjögren T (1950) Hereditary congenital spinocerebellar ataxia, accompanied by congenital cataract and oligophrenia. A clinical and genetic investigation. Confin Neurol 10: 293–308

Sjögren T, Larsson T (1957) Oligophrenia in combination with congenital ichthyosis and spastic disorders. Acta Psychiatr Neurol Scand (Suppl 113) 32: 1–113

Sjövall E (1934) Die Bedeutung der pathologisch-histologischen Veränderungen im Zentralnervensystem bei der juvenilen amaurotischen Idiotie. Zentralbl Allg Pathol 60: 185–189

Sjövall E, Ericsson E (1933) The anatomical type in the Swedish cases of juvenile amaurotic idiocy. Acta Path Microbiol Scand (Suppl) 16: 460–471

Skoglund R (1979) Reversible alexia, mitochondrial myopathy and lactic acidemia. Neurology (NY) 29: 717–720

Skre H, Berg K (1977) Linkage studies on the Marinesco-Sjögren syndrome and hypergonadotropic hypogonadism. Clin Genet 11: 57–66

Skullerud K, Torvik A, Skaare-Botner L (1973) Progressive degeneration of the central cortex in infancy. Report of a case. Acta Neuropathol (Berl) 24: 153–160

Skullerud K, Marstein S, Schrader H, Brundelet PJ, Jellum E (1980) The cerebral lesion in a patient with generalized glutathione deficiency and pyroglutamic aciduria (5-oxoprolinuria). Acta Neuropathol (Berl) 52: 235–238

Skyler JS, Neelon FA, Arnold WJ, Kelley WN, Lebovitz HE (1974) Growth retardation in the Lesch-Nyhan-Syndrome. Acta Endocrin 75: 3–10

Slavin G, Wills EJ, Richmond JE, Chanarin I, Andrews T, Stewart G (1975) Morphological features in a neutral lipid storage disease. J Clin Pathol 28: 701–710

Sliman RJ, Mitsumoto J, Schafer IA (1983) A study of hexosaminidase-A deficiency in a patient with atypical amyotrophic lateral sclerosis. Ann Neurol 14: 148–149

Slonim AE, Borum PR, Mrak RE, Najjar J, Richardson D, Diamond MP (1983) Nonketotic hypoglycemia: an early indicator of systemic carnitine deficiency. Neurology 33: 29–33

Sluga E, Lenz H (1978) Peripheral nerve changes in Refsum's disease before and after treatment. In: Canal A, Pozza P (eds) Peripheral neuropathies. Elsevier/North-Holland, Amsterdam, pp 493–511

Sluga E, Majdetzki T (1967) Zur Ultrastruktur des Speichermaterials von spätinfantiler amaurotischer Idiotie. Acta Neuropathol 9: 254–272

Sluga E, Stockinger L (1967) Zur Ultrastruktur der Myoklonuskörperchen. Acta Neuropathol (Berl) 7: 201–217

Sluga E, Toifl K (1977) Adrenoleukodystrophy – X-chromosomale Form der Schilder'schen Krankheit. Z Kinder-Jugendpsychiat 5: 72–80

Sly WS, Quinton BA, MacAlister WH, Rimoin DL (1973) Beta-glucuronidase deficiency: Report of clinical, radiological and biochemical features of a new mucopolysaccharidosis. J Pediatr 82: 249–257

Smith AA, Hui FW (1973) Unmyelinated nerves in familial dysautonomia. Neurology (Minneap) 23: 8–11

Smith A, Noel M (1980) A girl with the Prader-Willi syndrome and Robertsonian translocation 45,XX,t(14;15)(p11;q11) which was present in three normal family members. Hum Genet 55: 271–273

Smith EB, Hempelmann TC, Moore S, Barr DP (1952) Gargoylism (dysostosis multiplex): Two adult cases with one autopsy. Am Intern Med 36: 652–670

Smith I (1974) Atypical phenylketonuria accompanied by a severe progressive neurological illness unresponsive to dietary treatment. Arch Dis Child 49: 245

Smith I, Hyland K, Kendall B, Leeming R (1985) Clinical role of pteridine therapy in tetrahydrobioptrin deficiency. J Inherited Metab Dis (Suppl) 8: 39–45

Smith JK (1975) Dentatorubropallidoluysian atrophy. In: Vinken PJ, Bruyn GW (eds) Handbook of clinical neurology, vol 21. North-Holland, Amsterdam, pp 519–534

Smith MC (1960) Marchi-positive bodies in human globus pallidus. Nature (London) 185: 938–939

Smith ME (1974) Labelling of lipids by radioactive amino acids in the central nervous system. J Neurochem 23: 435–438

Smith RG, Appel SH (1983) Extracts of skeletal muscle increase neurite outgrowth and cholinergic activity of fetal rat spinal motor neurons. Science 219: 1079–1081

Smith TW, Tyler HR, Schoene WC (1975) Atypical astrocytes and Rosenthal fibers in a case of amyotrophic lateral sclerosis associated with a cerebral glioblastoma multiforme. Acta Neuropathol 31: 29–34

Smith WT (1976) Hepatolenticular degeneration (Wilson's disease). In: Blackwood D, Corsellis JAN (eds) Greenfield's neuropathology. Edward Arnold, London

Smits MG, Gabreels FJM, Renier WO, Joosten EM, Gabreels-Festen AAWM, Laak HJ ter, Pinckers AJL, Hombergen GCJ, Notermans SLH, Thijssen HOM (1982) Peripheral and central myelinopathy in Cockayne's syndrome. Report of 3 siblings. Neuropediatr 13: 161–167

Smits MG, Gabreels FJM, Thijssen HOM, t'Lam RL, Notermans SLH, Haar BGA ter, Prick JJ (1983) Progressive idiopathic Strio-pallido-dentate calcinosis (Fahr's disease) with autosomal recessive inheritance. Eur Neurol 22: 58–64

Smolenski C, Ludin HP (1984) Untersuchung einer Familie mit Roussy-Levy Syndrom. Fortschr Neurol Psychiatr Ihrer Grenzgeb 52: 215–221

Smyth DPL, Lake BD, MacDermot J, Wilson J (1975) Inborn error of carnitine metabolism (carnitine deficiency) in man. Lancet I: 1198

Sneddon IB (1965) Cerebro-vascular lesions and livedo reticularis. BR J Dermatol 77: 180–185

Snyder SH (1980) Endorphins in necrotizing encephalomyelopathy. N Engl J Med 303: 934–935

Snyderman SE, Sansarica C, Chen WJ, Norton PM, Phansalkar SV (1977) Argininemia. J Pediatr 90: 563–568

Sobel RA, Armond SJ de, Forno LS, Eng LF (1981) Glial fibrillary acidic protein in hepatic encephalopathy. J Neuropathol Exp Neurol 40: 625–632

Sobrevilla LA, Goodman ML, Kane C (1964) Demyelinating central nervous system disease, macular atrophy and acanthocytosis (Bassen-Kornzweig-syndrome). Am J Med 37: 821–828

Sobue G, Matsuoka Y, Mukai E, Takayanagi T, Sobue I, Hashizume Y (1981) Spinal and cranial motor nerve roots in amyotrophic lateral sclerosis and X-linked recessive bulbospinal muscular atrophy: Morphometric and teased-fiber study. Acta Neuropathol (Berl) 55: 227–235

Soffer D (1985) Neuronal intranuclear hyaline inclusion disease presenting as Friedreich's ataxia. Acta Neuropathol (Berl) 65: 322–329

Soffer D, Horoupian S (1979) Rosenthal fibers formation in the central nervous system. Its relation to Alexander's disease. Acta Neuropathol (Berl) 47: 81–84

Soffer D, Grotsky HW, Rapin I, Suzuki K (1979) Cockayne syndrome: unusual neuropathological findings and review of the literature. Ann Neurol 6: 340–348

Soffer D, Yamanaka T, Wenger DA, Suzuki K (1980) Central nervous system involvement in adult-onset Gaucher's disease. Acta Neuropathol (Berl) 49: 1–6

Sogg RL, Steinman L, Rathjen B, Tharp B, O'Brien JS (1979) Cherry red spot-myoclonus syndrome. Ophthalmology 86: 1861–1874

Sohar E, Gafni J, Pras M, Heller H (1967) Familial mediterranean fever. Am J Med 43: 227–253

Sohval AR, Soffer LJ (1953) Congenital familial testicular deficiency. Am J Med 14: 328–348

Solheid C, Stoupel N, Martin JJ (1971) La forme adulte à évolution chronique de l'encéphalopathie nécrosante de Leigh. Sa situation vis-à-vis des formes infanto-juvéniles. Acta Neurol Belg 71: 282–295

Solheid C, Ebinger G, Martin JJ, Huygens L, Dierickx R (1986) Cortical cerebellar degeneration presenting with ophthalmoplegia, ataxia and areflexia. Clin Neuropathol 5: 105–105

Solitare GB, Shih VE, Nelligan DJ, Dolan TF jr (1969) Argininosuccinic aciduria: Clinical, biochemical, anatomical and neuropathological observations. J Ment Defic Res 13: 153–170

Somjen GG (1984) Interstitial ion concentrations and the role of neuroglia in seizures. In: Schwartzkroin P, Wheal H (eds) Electrophysiology of epilepsy. Academic Press, London, pp 303–341

Sostrin RD, Hasso AN, Peterson DI, Thompson JR (1977) Myelographic features of mucopolysaccharidoses: a new sign. Radiology 125: 421–424

Sotelo C, Palay SL (1968) The fine structure of the lateral vestibular nucleus in the rat. I. Neurons and neuroglial cells. J Cell Biol 36: 151–179

Sourander P (1970) Histopathological diagnosis of progressive infantile and juvenile encephalopathies with mental retardation. Acta Paediatr Scand 206: 113–123

Sourander P, Bonnevier JO, Olsson Y (1966) A case of ataxia telangiectasia with lesions in the spinal cord. Acta Neurol Scand 42: 354

Sotelo-Avila C, Gonzáles-Crussi F, Fowler JW (1980) Complete and incomplete forms of Beckwith-Wiedemann syndrome their oncogenic potential. J Pediatr 96: 47–50

Spaar FW, Goebel HH, Volles E, Wickboldt J (1981) Tumor-like amyloid formation (amyloidoma) in the brain. J Neurol 224: 171–182

Spalke G (1982) Alexander's disease in an adult. Clinicopathological study of a case. Clin Neuropath 1: 106–112

Spalke G, Iizuka R, Spalke B (1972) Über eine Spätform der amaurotischen Idiotie (Kufs) mit visceraler Beteiligung unter dem klinischen Bilde einer präsenilen Demenz. Arch Psychiat Nervenkr 216: 409–423

Spatz H (1922) Über den Eisennachweis im Gehirn, besonders in Zentren des extrapyramidal-motorischen Systems. Z Neurol 77: 261–285

Spatz H (1936) Grundriß der pathologischen Anatomie der Geisteskrankheiten. In: Bumke O (Hrsg) Lehrbuch der Geisteskrankheiten, 4. Aufl. Bergmann, München, S 438–444

Spatz H (1938) Die „systematischen Atrophien". Eine wohlgekennzeichnete Gruppe der Erbkrankheiten des Nervensystems. Arch Psychiat 108: 118

Spatz R, Wolf B, Pongratz D (1983) Glykogenose V (McArdle) – Epilepsie – Cataracta congenita bei Retinopathia pigmentosa. Ein neues Syndrom? Nervenarzt 54: 97–99

Spear GS (1974) Pathology of the kidney in cystinosis. Pathol Ann 9: 81–92

Spence MW, Ripley BA, Embil JA, Tibbles JAR (1974) A new variant of Sandhoff's disease. Pediatr Res 8: 628–637

Spencer PS, Schaumburg HH (1974) A review of acrylamide neurotoxicity Part 2. Experimental animal neurotoxicity and pathologic mechanisms. Can J Neurol Sci 1: 152–169

Spencer PS, Schaumburg HH (1977) Central-peripheral distal axonopathy – the pathology of dying back polyneuropathies. Prog Neuropathol 3: 253–295

Spencer PS, Nunn PB, Hugon J, Ludolph AC, Ross SM, Roy DN, Robertson RC (1987) Guam amyotrophic lateral sclerosis-Parkinsonism-dementia linked to a plant excitant neurotoxin. Science 237: 517–522

Spencer WH, Hogan MJ (1960) Ocular manifestations of Chédiak-Higashi syndrome – Report of a case with histopathologic examination of ocular tissues. Am J Ophthalmol 50: 1197–1203

Spielberg SP, Kramer LI, Goodman SI, Butler J, Tietze F, Quinn P, Schulman JD (1977) 5-Oxoprolinuria: Biochemical observations and case report. J Pediatr 91: 237–241

Spielmeyer W (1905) Über familiäre amaurotische Idiotien. Neurol Zbl 24: 620–621

Spielmeyer W (1905) Weitere Mitteilung über eine besondere Form von familiärer amaurotischer Idiotie. Neurol Zbl 24: 1131–1132

Spielmeyer W (1906) Über eine besondere Form von familiärer amaurotischer Idiotie. Neurol Zbl 25: 51–62

Spielmeyer W (1908) Klinische und anatomische Untersuchungen über eine besondere Form von amaurotischer Idiotie. Nissl Arbeiten 2: 193–210

Spielmeyer W (1920) Die histopathologische Zusammengehörigkeit der Wilson'schen Krankheit und der Pseudosklerose. Z Neurol 57: 312–351

Spielmeyer W (1926) Die anatomische Krankheitsforschung am Beispiel einer Huntingtonschen Chorea mit Wilsonschem Symptomenbild. Z Ges Neurol Psychiat 101: 701–728

Spielmeyer W (1929) Vom Wesen des anatomischen Prozesses bei der familiären amaurotischen Idiotie. J Psychiatr 38: 120–136

Spiro AJ (1970) Minipolymyoclonus. A neglected sign in childhood spinal muscular atrophy. Neurology (Minneap) 20: 1124–1126

Spiro RG (1969) Glycoproteins: their biochemistry, biology and role in human disease. N Engl J Med 281: 1043–1056

Spohr HL, Fegeler U, Boragk G (1981) Familiäre Dysautonomie (Riley-Day-Syndrom). Neuropediatrics 9: 271–277

Spokes EGS, Bannister R, Oppenheimer DR (1979) Multiple system atrophy with autonomic failure. Clinical, histological and neurochemical observations on four cases. J Neurol Sci 43: 59–82

Spranger J (1972) The systemic mucopolysaccharidoses. Ergeb Inn Med Kinderheilkd 32: 165–265

Spranger JW, Wiedemann HR (1970) The genetic mucolipidoses: Diagnosis and differential diagnosis. Hum Genet 9: 113–139

Spranger J, Wiedemann HR, Tolksdorf M, Graucob E, Caesar R (1968) Lipomucopolysaccharidose. Eine neue Speicherkrankheit. Z Kinderheilkd 103: 285–306

Spranger J, Koch F, MacKusick VA, Natzschka J, Wiedemann HR, Zellweger H (1970) Mucopolysaccharidosis VI (Maroteaux-Lamy's disease). Helv Paediat Acta 25: 337–362

Spranger J, Gehler J, Cantz M (1976) The radiography features of mannosidosis. Radiol 119: 401–407

Spranger J, Gehler J, Cantz M (1977) Mucolipidosis I – A sialidosis. Am J Med Gen 1: 21–29

Spycher MA, Wiesmann UN (1982) Konzepte der lysosomalen Speicherkrankheiten – Bekanntes und Hypothesen. Verh Dtsch Ges Pathol 66: 203–212

Srivastava SK, Beutler E (1974) Studies on human beta-D-N-actylhexosaminidase. Biochemical genetics of Tay-Sachs and Sandhoff's diseases. J Biol Chem 249: 2054–2057

Sroka H, Elizan TS, Yahr MD, Burger A, Mendoza MR (1981) Organic mental syndrome and confusional state in Parkinson's disease. Relationship to computerized tomographic signs of cerebral atrophy. Arch Neurol 38: 339–342

Staal A, Went LN (1968) Juvenile amyotrophic lateral sclerosis dementia complex in a Dutch family. Neurology 18: 800–806

Staal A, Stefanko SZ, Busch HFM, Jennekens FGI, Bruijn WC de (1981) Autonomic nerve calcification and peripheral neuropathy in olivopontocerebellar atrophy. J Neurol Sci 51: 383–394

Staal A, Stefanko SZ, Jennekens FGI, Penning Vries-Bos LH de, Gijn J van (1983) Autosomal recessive spino-olivo-cerebellar degeneration without ataxia. J Neurol Neurosurg Psychiat 46: 648–652

Stam FC (1960) New histochemical and colloidchemical aspects of leucodystrophy. Psychiat Neurol Neurochir 63: 237–245

Stam FC, Roukema PA (1973) Histochemical and biochemical aspects of corpora amylacea. Acta Neuropathol 25: 95–102

Stam FC, Wigboldus JM, Smeulders AW (1986) Age incidence of senile brain amyloidosis. Pathol Res Pract 181: 558–562

Stamm T, Lubach D (1981) Die Livedo racemosa generalisata und zerebrale Durchblutungsstörungen. Akt Neurol 8: 59–61

Stamm T, Schmidt RC, Lubach D (1982) Livedo racemosa generalisata. Neurologische, Neuroradiologische und Histologische Beobachtungen. Nervenarzt 53: 211–218

Stammler A (1956) Klinik, Pathologie und Histochemie der infantilen diffusen Sklerose vom Typus Krabbe. Dtsch Z Nervenheilk 174: 505–524

Stanescu B, Dralands L (1972) Cerebro-hepato-renal (Zellweger's) syndrome. Arch Ophthalmol 87: 590–592

Statter M, Ben-Zvi A, Shina A, Schein R, Russell A (1976) Familial iminoglycinuria with normal intestinal absorption of glycine and imino acids in association with profound mental retardation, a possible „cerebral phenotype". Helv Paediat Acta 31: 173–182

Steele JC, Richardson JC, Olszewski J (1964) Progressive supranuclear palsy. Arch Neurol 10: 333–359

Steen L, Stenling R (1983) Relationship between morphological findings and functions of the small intestine in familial amyloidosis with polyneuropathy. Scand J Gastroenterol 18: 961–968

Stefan H (1987) MELAS-MERRF-KSS. Neurologische Syndrome mit transienten, episodischen oder Anfallssymptomen bei mitochondrialen Zytopathien. Dt. Ärztebl 84: C-640–C-643, 708–711

Stefansson K, Antel JP, Oger J, Burns J, Noronka ABC, Ross RP, Arnason BGW, Gudmundsson G (1980) Autosomal dominant cerebrovascular amyloidosis: Properties of peripheral blood lymphocytes. Ann Neurol 7: 436–440

Steinbach HL, Preger L, Williams HE, Cohen P (1968) The Hurler syndrome without abnormal mucopolysacchariduria. Radiology 90: 472–478

Steinbrinck W (1948) Über eine neue Granulationsanomalie der Leukocyten. Dtsch Arch Klin Med 193: 577–581

Steiner H (1968) Das Prader-Labhart-Willi-Syndrom, eine morphologische Analyse. Virchows Arch (A) 345: 205–227

Steiner I, Gomori JM, Melamed E (1985) Features of brain atrophy in Parkinson's disease. Neuroradiology 27: 158–160

Steinitz K (1967) Laboratory diagnosis of glycogen diseases. Adv Clin Chem 9: 227–354

Steinman GS, Rorke LB, Brown MJ (1980) Infantile neuronal degeneration masquerading as Werdnig-Hoffmann disease. Ann Neurol 8: 317–324

Steinmann L, Tharp BR, Dorfmann LJ, Forno LS (1980) Peripheral neuropathy in the cherry-red spot-myoclonus syndrome (Sialidosis Type I). Ann Neurol 7 (5): 450–456

Stengel E (1826) En beregning om et maerkeligt sygdomstilfälde hosfire söskende i naerheden af Röraas. Eid 1: 347–364

Stephens WP, Ferguson IT (1982) Livedo reticularis and cerebro-vascular disease. Postgra Med J 58 (676): 70–73

Stern F (1921) Beiträge zur Pathologie und Pathogenese der Chorea chronica progressiva. Arch Psychiat Nervenkr 63: 37–124

Stern J, Bornstein MB (1971) The formation of sulphatide inclusions in cultures of organized central and peripheral nervous system. Presented at the 47th Annual Meeting of the American Assocation of Neuropathologists, San Juan, Puerto Rico

Stern K (1939) Severe dementia associated with bilateral symmetrical degeneration of the thalamus. Brain 62: 157–171

Sternlieb I, Scheinberg IH (1974) Wilson's disease. In: Schaffner F, Sherlock S, Levi AJ (eds) The liver and its disorders. Thieme, Stuttgart, pp. 328–336

Stevens DL (1982) Muscular dystrophy, congenital with mental retardation and epilepsy (Fukuyama syndrome). In: Vinken PJ, Bruyn GW (eds) Handbook of Clinical neurology, vol 43. North-Holland, Amsterdam-New York-Oxford, pp 91–92

Stevens RL, Fluharty AL, Kihara H (1981) Cerebroside sulphatase activator deficiency induced metachromatic leucodystrophy. Am J Hum Genet 33: 900–906

Stevenson LD (1957) Discussion of a case of unusual, presumably familial, leukodystrophy with megalencephaly. J Neuropath Exp Neurol 16: 130–130

Stevenson LD, Vogel FS (1952) A case of macrocephaly associated with feeble-mindedness and encephalopathy with peculiar deposits throughout the brain and spinal cord. Ciencia 12: 71–74

Stevenson RE, Taylor HA, Parks SE (1978) Beta-galactosidase deficiency: Prolonged survival in three patients following early central nervous system deterioration. Clin Genet 13: 305–313

Stewart T, Greenfield J, Blandy M (1927) Encephalitis periaxialis diffusa. Brain 50: 1–29

Steward VW, Hitshock C (1968) Fabry's disease. Pathol Eur 3: 377–386

St. George-Hyslop PH, Tanzi RE, Polinsky RJ, Haines JL, Nee L, Watkins PC, Myers RH, Feldman RG, Pollen D, Drachman D, Growdon J, Bruni A, Fonci JF, Salmon D, Frommelt P, Amaducci L, Sorbi S, Placentini S, Stewart GD, Hobbs WJ, Conneally PM, Gusella JF (1987) The genetic defect causing familial Alzheimer's disease maps on chromosome 21. Science 235: 885–890

Stockard CR (1936) An hereditary lethal for localized motor and preganglionic neurons with a resulting paralysis in the dog. Am J Anat 59: 1–53

Stockhausen P, Braak H (1984) Morphological changes of the isocortex in morbus Parkinson. Clin Neuropathol 3: 206–209

Stokke O, Skrede S, Ek J, Björkhem I (1984) Refsum's disease, adrenoleukodystrophy, and the Zellweger syndrome. Scand J Clin Lab Invest 44: 463–464

Stokkeland M, Thunold S (1974) Homozystinurie. Überblick und Bericht von 2 Fällen. Tidsskr Nor Laegeforen 94: 1174–1178

Stoltenburg-Didinger G, Altenkirch H (1988) Neurotoxic effects of hexacarbons (n-hexane, methyl-n-butyl ketones (MBK); 2,5-hexandedione (2,5-HD); 1,4-diketones). In: Jones TC, Mohr U, Hunt RD (eds) ILSI Monographs on pathology of laboratory animals. Springer, Berlin Heidelberg New York, pp 32–41

Stölzel U, Doss MO, Dissmann T, Cervós-Navarro J, Riecken EO (1987) Gastroenterologische und neurologische Manifestation bei akuter intermittierender Prophyrie. Med Klin 82: 520–525

Störkel S, Bohl J, Schneider HM (1983) Senile amyloidosis: principles of localization in a heterogeneneous form of amyloidosis. Virchows Arch Pathol Anat 44: 145–161

Stossel TP, Root RK, Vaughan M (1972) Phagocytosis in chronic granulomatous disease and the Chediak-Higashi-syndrome. New Engl J Med 286: 120–123

Stover ML, Zimmermann AW, Donaldson JO (1981) Skin ultrastructural changes in Hallervorden-Spatz syndrome. Abstract 67, 33rd American Academy Meeting. Neurology 31: 93

Sträussler E (1906) Über eigenartige Veränderungen der Ganglienzellen und ihrer Fortsätze im Centralnervensystem eines Falles von kongenitaler Kleinhirnatrophie. Zentralbl Neurol 25: 194–205

Strecker G, Peers MC, Michalski JC, Hondi-Assah T, Fournet B, Spik G, Montreuil J, Farriaux JP, Maroteaux P, Durand P (1977) Structure of nine sialyl-oligosaccharides accumulated in urine of eleven patients with three different types of sialidosis. Mucolipidosis II and two new types of mucolipidosis. Eur J Biochem 75: 391–403

Strecker G, Montreuil J (1971) Description d'une oligosaccharidosurie accompagnant une gangliosidose GM2 à déficit total en N-Acetylhexosaminidase. Clin Chim Acta 33: 395–401

Streeten DHP, Kerr LP, Kerr CB, Prior JC, Dalakos TG (1972) Hyperbradykininism: a new orthostatic syndrome. Lancet 2: 1048–1053

Strefling AM, Urich H (1982) Crossed cerebellar atrophy: An old problem revisted. Acta Neuropathol (Berl) 57: 197–202

Strich S (1966) Pathological findings in three cases of ataxia telangiectasia. J Neurol Neurosurg Psychiat 29: 489–499

Stroka H, Elizan TS, Yahr MD, Binger A, Mendazu MR (1981) Organic mental syndrome and confusional states in Parkinson's disease. Arch Neurol 38: 339–342

Strombeck KR, Weiser MG, Kaneko JJ (1975) Hyperammonemia and hepatic encephalopathy in the dog. J Am Vet Med Assoc 166: 1105–1108

Strömme JH, Borud O, Moe PJ (1976) Fatal lactic acidosis in a newborn attributable to congenital defect of pyruvate dehydrogenase. Pediatr Res 10: 60–66

Strouth JC, Zeman W, Merritt AD (1966) Leucocyte abnormalities in familial amaurotic idiocy. N Engl J Med 274: 36–38

Struble RG, Price DL Jr, Cork LC, Price DL (1985) Senile plaques in cortex of aged normal monkeys. Brain Res 361: 267–275

Struble RG, Powers RE, Casanova MF, Kitt CA, Brown EC, Price DL (1987) Neuropeptidergic systems in plaques of Alzheimer's disease Neuropathol Exp Neurol 46: 567–584

Strümpell A (1880) Beiträge zur Pathologie des Rückenmarks. Arch Psychiat Nervenkr 10: 676

Strümpell A (1898) Über die Westphal'sche Pseudosklerose und über diffuse Hirnsklerose, insbesondere bei Kindern. Dtsch Z Nervenheilk 12: 115–147

Strümpell A, Handmann (1914) Ein Beitrag zur Kenntnis des sog. Pseudosklerose mit gleichzeitiger Veränderung der Hornhaut und der Leber. Dtsch Z Nervenheilk 50: 454–469

Studer A (1948) Experimentelle Eisenspeicherung mit Ferroascin-Roche. Helvet med Acta 15: 252

Stumpf DA, Austin JM, Crocker AC, La France M (1973) Mucopolysaccharidosis Type VI (Maroteaux-Lamy-syndrome). I. Sulphatase B deficiency in tissue. Am J Dis Child 126: 747–755

Stumpf DA, Parks JK, Eguren LA, Haas R (1982) Friedreich ataxia. III. Mitochondrial malic enzyme deficiency. Neurology 32: 221–227

Sturge WA (1879) A case of partial epilepsy apparently due to a lesion of one of the vasomotor centres of the brain. Clin Soc Trans 12: 162

Suchlandt G, Schlote W, Harzer K (1982) Ultrastrukturelle Befunde bei 9 Feten nach praenataler Diagnose von Neurolipidosen. Arch Psychiatr Nervenkr 232: 407–426

Sugita M, Dulancy JT, Moser HW (1972) Ceramidase deficiency in Faber's disease (Lipogranulomatosis). Science 178: 1100–1102

Sugita M, Dulaney JT, Moser HW (1974) Structure and composition of sulfatides isolated from livers of patients with metachromatic leukodystrophy: galactosyl sulfatide and lactosyl sulfatide. J Lipid Res 15: 227–233

Sumino S, Nagashima K, Shimamine T (1983) Familial amyloid polyneuropathy with marked hypertrophy of the peripheral nerves. Acta Pathol Jpn 33: 629–643

Summers BA, Swash M, Schwartz MS, Ingram DA (1987) Juvenile-onset bulbospinal muscular atrophy with deafness: Vialetta-van Laere syndrome or Madras-type motor neuron disease. J Neurol 234: 440–442

Sung JH (1979) Autonomic neurons affected by lipid storage in the spinal cord in Fabry's disease: Distribution of autonomic neurons in the sacral cord. J Neuropathol Exp Neurol 2: 38: 87–98

Sung JH (1980) Light, fluorescence, and electron microscopic features of neuronal intranuclear hyaline inclusions associated with multisystem atrophy. Acta Neuropathol 50: 115–120

Sung JH (1982) Autonomic neurons of the sacral spinal cord in amyotrophic lateral sclerosis, anterior poliomyelitis and neuronal intranuclear hyaline inclusion disease: Distribution of sacral autonomic neurons. Acta Neuropathol 56: 233–237

Sung JH, Okada K (1969) Neuronal inclusions in Aleutian mink: A light and electron microscopic study. J Neuropathol Exp Neurol 28: 160–161

Sung JH, Stadlan EM (1968) Neuropathological changes in Chédiak-Hihashi disease. J Neuropathol Exp Neurol 27: A156

Sung JH, Meyers JP, Stadlan EM, Cowan D, Wolf A (1969) Neuropathological changes in Chédiak-Higashi disease. J Neuropathol Exp Neurol 28: 86–118

Sung JH, Hayano M, Desnick RJ (1977) Mannosidosis: Pathology of the nervous system. J Neuropathol Exp Neurol 36: 807–820

Sung JH, Mastri AR, Segal E (1979) Pathology of Shy-Drager syndrome. J Neuropathol Exp Neurol 38: 353–368

Sung JH, Mastri AR, Park SH (1981) Axonal dystrophy in the gracile nucleus in children and young adults. Reappraisal of the incidence and associated disease. J Neuropathol Exp Neurol 40: 37–45

Suomi WD, Agranoff BW (1965) Lipids of the spleen in Gauchers disease. J Lipid Res 6: 211–219

Superneau DW, Wertelecki W, Zellweger H, Bastian F (1987) Myopathy in Marinesco-Sjögren syndrome. Eur Neurol 26: 8–16

Surana RB, Fraga JR, Sinkford SM (1978) The cerebro-oculo-facio-skeletal syndrome. Clin Genet 13: 486–488

Sutherland BM, Blackett AD, Feng NI, Freeman SE, Ogut ES, Gange RW, Sutherland JC (1985) Photoreactivation and other ultraviolet visible light effects on DNA in human skin. Ann NY Acad Sci 453: 73–79

Suzuki K (1976) Neuronal storage disease: A review. Prog Neuropathol 3: 173–202

Suzuki K, Chen G (1966) Metachromatic leucodystrophy: Isolation and chemical analysis of metachromatic granules. Science 151: 1231–1233

Suzuki K, Fukuoda K (1979) Neuraminidase in mucolipidoses: Normal activity in frozen autopsy tissues from three patients with I-cell-disease and adult beta-galactosidase deficiency. Clin Chim Acta 99: 107–112

Suzuki K, Grover WD (1970) Krabbes leucodystrophy (globoid cell leucodystrophy). An ultrastructural study. Arch Neurol (Chicago) 22: 385–396

Suzuki K, Pfaff LD (1973) Acrylamide neuropathy in rats. An electron microscopic study of degeneration and regeneration. Acta Neuropathol (Berl) 24: 197–213

Suzuki K, Suzuki Y (1970) Globoid cell leucodystrophy (Krabbe's disease): Deficiency of galactocerebroside Beta-galactosidase. Proc Nat Acad Sci USA 66: 302–309

Suzuki K, Johnson AB, Marquet E (1968) A case of juvenile lipidosis: Electron microscopic, histochemical and biochemical studies. Acta Neuropathol (Berl) 11: 122–139

Suzuki K, Suzuki K (1985) Genetic galactosylceramidase deficiency (globoid cell leukodystrophy, Krabbe disease) in different mammalian species. Neurochem Pathol 3: 53–68

Suzuki K, Suzuki Y, Chen G (1968) Morphological, histochemical and biochemical studies on a case of systemic late infantile lipidosis (generalized gangliosidosis). J Neuropathol Exp Neurol 27: 15–38

Suzuki K, Rapin I, Suzuki Y (1969) A case of juvenile GM2-gangliosidosis. Neurology 19: 304–305

Suzuki K, Rapin I, Suzuki Y, Ishii N (1970) Juvenile GM2-gangliosidosis. Clinical variant of
Tay-Sachs disease or a new disease. Neurology (Minneap) 20: 190–204

Suzuki K, David E, Kutschman B (1971) Presenile dementia with „Lafora-like" intraneuronal inclusions. Arch Neurol 25: 69–80

Suzuki S, Kamoshita S, Ninomura S (1985) Ramsay-Hunt syndrome in dentatorubral-pallidoluysian atrophy. Pediatr Neurol 1: 298–301

Suzuki Y, Suu S (1978) Spheroids (axonal dystrophy) in the central nervous system of the
dog. I. Light microscopic observations. Jpn J Vet Sci 40: 325–334

Suzuki T, Higa S, Sakoda S, Hayashi A, Yamamura Y, Takaba Y, Nakajima A (1981) Orthostatic hypotension in familial amyloid polyneuropathy: Treatment with DL-threo-3,4-
dihydroxyphenylserine. Neurology 31: 1323–1326

Suzuki Y, Mizumo Y (1974) Juvenile metachromatic leucodystrophy (MLD). IX. Qualitative and quantitative differences in urinary arylsulphatase A component. J Pediatr 85:
823–825

Suzuki Y, Jacob JC, Suzuki K, Kutty KM, Suzuki K (1971) GM2-gangliosidosis with total
hexosaminidase deficiency. Neurology 21: 313–328

Suzuki Y, Miyatake T, Fletcher TF, Suzuki K (1974) Glycosphingolipid beta-galactosidases.
III. Canine form of globoid cell leucodystrophy; comparison with the human disease. J
Biol Chem 249: 2109–2112

Suzuki Y, Nakamura N, Fukuoka K, Shimada Y, Uono M (1977) Beta-galactosidase deficiency in juvenile and adult patients. Report of six Japanese cases and review of literature.
Hum Genet 36: 219–229

Suzuki Y, Nakamura N, Fukuoka K (1978) GM1-gangliosidosis: Accumulation of ganglioside GM1 in cultured skin fibroblasts and correlation with clinical types. Hum Genet 43:
127–131

Suzuki Y, Akiyama K, Suu S (1978) Lafora-like inclusion bodies in the CNS of aged dogs.
Acta Neuropathol 44: 217–222

Suzuki Y, Kamiya S, Ohta K, Suu S (1979) Lafora-like bodies in a cat. Acta Neuropathol
(Berl) 48: 55–58

Suzuki Y, Furukawa T, Hoogeveen A (1979) Adult type GM1-gangliosidosis: A complementation study on somatic cell hybrids. Brain Dev 1: 83–86

Svennerholm L (1962) The chemical structure of normal human brain and Tay-Sachs gangliosides. Biochem Biophys Res Commun 9: 436–441

Svennerholm L (1963) Some aspects of biochemical changes in leucodystrophy. In: Folch-Pi
J, Bauer H (eds) Brain lipids and lipoproteins and the leucodystrophies. Elsevier, Amsterdam, p 104

Svennerholm L (1963) Chromatographic separation of human brain gangliosides: J Neurochem 10: 613–623

Svennerholm L (1964) The gangliosides. J Lipid Res 145–155

Svennerholm L (1967) The metabolism of gangliosides in cerebral lipidoses. In: Aronson
SM, Volk BW (eds) Inborn disorders of sphingolipid metabolism. Pergamon, New York,
pp 169–186

Svik O, Lie SO, Fluge G, Hoof G van (1981) Fucosidosis: Severe phenotype with survival to
adult age. Eur J Pediatr 135: 211–216

Swaiman KF, Machen VL (1984) Iron uptake by mammalian cortical neurons. Ann Neurol
16: 66–70

Swaiman KF, Smith SA, Trock GL, Siddiqui AK (1983) Sea blue histiocytes, lymphocytic cytosomes, movement disorder and Fe-uptake in basal ganglia: Hallervorden-
Spatz disease or ceroid storage disease with abnormal isotope scan? Neurology 33: 301–
305

Swanson PD, Cromwell LD (1986) Magnetic resonance imaging in cerebrotendinous xanthomatosis. Neurology 36: 124–126

Swash M, Scholtz CL, Vowles G, Ingram DA (1986) Selective vulnerability of the corticospi-
nal pathways in motor neuron disease. Abstract, Congress of the International Society of
Neuropathology Stockholm, p 216

Sweeley CC, Klionsky B (1963) Fabry's disease: Classification as a sphingolipidosis and partial characterization of a novel glycolipid. J Biol Chem 238: 3148–3151

Sweetman L, Nyhan WL, Trauner DA, Merritt A, Singh M (1980) Glutaric aciduria type II. Pediatrics 96: 1020–1026

Swisher CN, Menkes JH, Cancilla PA, Dodge PR (1972) Coexistence of Hallervorden-Spatz disease with acanthocytosis. Trans Amer Neurol Ass 97: 212–216

Syllaba L, Henner K (1926) Contribution à l'indépendance de l'athetose double idiopathique et congénitale. Rev neurol 1: 541–562

Sylvester PE (1972) Spino-cerebellar degeneration, hormonal disorder, deaf mutism and mental deficiency. J Ment Defic Res 16: 203–214

Szentagothai G, Hamori G, Toemboel T (1966) Degeneration and electron microscope analysis of the synaptic glomeruli in the lateral geniculate body. Exp Brain Res 2: 283–301

Tabira T, Goto J, Kuroiwa Y, Kikuchi M (1974) Neuropathological and biochemical studies in Fabry's disease. Acta Neuropathol (Berl) 30: 345–354

Taboada E, Suzuki K, Traugott GRW, Moore L, Scheinberg L, Polan C, Raine CS (1986) Adult polyglucosan inclusion body disease. X International Congress of Neuropathology, Stockholm, p 392

Tachibana H, Matsui A, Takeshita K, Tamai T: Aicardi's syndrome with multiple papilloma of choroid plexus Äletterü. Arch Neurol 39: 194

Tada K, Morikawa T, Ando T, Yoshida T, Miragawa A (1965) Prolinuria: a new renal tubular defect in transport of proline and glycine. Tohoku J Exp Med 87: 133–140

Tada K, Narisawa K, Arai N, Ogasawara Y, Ishizawa S (1980) A sibling case of hyperphenylalaninemia due to a deficiency of dihydropteridine reductase: Biochemical and pathological findings. Tohoku J Exp Med 132: 123–131

Tada K, Wada Y, Arakawa T (1967) Hypervalinemia: Its metabolic lesion and therapeutic approach. Am J Dis Child 113: 64–72

Tagliavini F, Pilleri G (1983) Basal nucleus of Meynert: A neuropathological study in Alzheimer's disease, simple senile dementia, Pick's disease and Huntington's chorea. J Neurol Science 62: 243–260

Tagliavini F, Pietrini V, Pilleri G, Trabattoni G, Lechi A (1979) Adult metachromatic leucodystrophy: Clinicopathological report of two familial cases with slow course. Neuropath Appl Neurobiol 5: 233–243

Tagliavini F, Pietrini V, Gemignani F, Lechi A, Pallini R, Federico A (1982) Anderson-Fabry's disease: Neuropathological and neurochemical investigation. Acta Neuropathol (Berl) 56: 93–98

Tagliavini F, Pilleri G, Gemignami F, Lechi A (1983) Neuronal loss in the basal nucleus of Meynert in progressive supranuclear palsy. Acta Neuropathol (Berl) 61: 157–160

Tagliavini F, Pilleri G, Bouras C, Constantinidis J (1984) The basal nucleus of Meynert in idiopathic Parkinson's disease. Acta Neurol Scand 70: 20–28

Tahmoush AJ, Alpers DH, Feigin RD, Armbrustmacher V, Prensky AL (1976) Hartnup disease. Clinical, pathological, and biochemical observations. Arch Neurol 33: 797–806

Takada G, Satoh W, Komatsu K, Konn Y, Miura V, Uesaka Y (1987) Transitory type of sphingomyelinase deficient Niemann-Pick disease: clinical and morphological studies and follow-up of two sisters. Tohoku J Exp Med 153 (1): 27–36

Takada K (1988) Fukuyama congenital muscular dystrophy as a unique disorder of neuronal migration: A neuropathological review and hypothesis. Yonago Acta Med 31: 1–16

Takada K, Becker LE (1986) Cockayne's syndrome: report of two autopsy cases associated with neurofibrillary tangles. Clin Neuropathol 5: 64–68

Takada K, Nakamura H, Tanaka J (1984) Cortical dysplasia in congenital muscular dystrophy with central nervous system involvement (Fukuyama type). J Neuropathol Exp Neurol 43: 395–407

Takada K, Riu YS, Kasagi S, Sato K, Nakamura H, Tanaka J (1986) Long survival in Fukuyama congenital muscular dystrophy: occurence of neurofibrillary tangles in the nucleus basalis Meynert and locus coeruleus. Acta Neuropathol (Berl) 71: 228–232

Takahashi K, Nakashima R, Takao T, Nakamura H (1977) Pallido-nigroluysial atrophy associated with degeneration of the Centrum medianum. Acta Neuropathol (Berl) 37: 81–85

Takagishi Y, Yamamura H (1987) The critical period of Purkinje cell degeneration and cerebellar hypoplasia due to bilirubin. Acta Neuropathol (Berl) 75: 41–45

Takahashi A, Saito K, Koizumi Y (1974) An autopsy case of Sandhoff's disease. Beitr Pathol 152: 418–428

Takahashi H, Suzuki K (1984) Demyelination in the Spinal Cord of Murine Globoid Cell Leukodystrophy (The Twitcher Mouse). Acta Neuropathol (Berl) 62: 298–308

Takahashi H, Igisu H, Suzuki K (1983) Murine globoid cell leucodystrophy. The twitcher: Presence of inclusions in the kidney and lymphnode. J Neuropathol Exp Neurol 42: 328–328

Takahashi K, Agari M, Nakamura H (1975) Intra-axonal corpora amylacea in ventral and lateral horns of the spinal cord. Acta Neuropathol (Berl) 31: 151–158

Takahashi K, Iwata K, Nakamura H (1977) Intra-axonal corpora amylacea in the central nervous system. Acta Neuropathol (Berl) 37: 165–167

Takauchi S, Mizuhara T, Miyoshi K (1983) Unusual paired helical filaments in progressive supranuclear palsy. Acta Neuropathol (Berl) 59: 225–228

Takebayashi S, Bassewitz DB von, Themann H (1970) Feinstrukturelle Veränderungen der Niere bei generalisierter Gangliosidose GM1. Virchows Arch (B) 5: 301–313

Takei Y, Mirra SS (1973) Striato-nigral degeneration: A form of multiple system atrophy with clinical Parkinsonism. Progr Neuropathol 2: 217–251

Takeuchi KH, Swank RT (1989) Inhibitors of elastase and cathepsin G in Chédiak-Higashi (beige) neutrophils. J Biol Chem 264: 7431–7436

Tam PKH (1986) An immunohistochemical study with neuron-specific enolase and substance P of human enteric innervation – the normal development pattern and abnormal deviations in Hirschsprung's disease and pyloric stenosis. J Pediatr Surg 21: 227–232

Tamagawa K, Morimatsu Y, Fujisawa K, Hara A, Taketomi T (1985) Neuropathological study and chemico-pathological correlation in sibling cases of Sanfilippo syndrome type B. Brain Dev 7 (6): 599–609

Tamura K, Santa T, Kuroiwa Y (1982) Familial oculocraniosomatic neuromuscular disease with abnormal muscle mitochondria. Brain 97: 251–263

Tan N, Urich H (1983) Menkes disease and swayback. A comparative study of two copper deficiency syndromes. J Neurol Sci 62: 95–113

Tanaka H, Suzuki K (1975) Lactosylceramide beta-galactosidase in human sphingolipidoses: Evidence for two genetically distinct enzymes. J Biol Chem 250: 2324–2330

Tanaka J (1980) Leukoencephalopathic alteration in membranous lipodystrophy. Acta Neuropathol (Berl) 50: 193–197

Tanaka J, Garcia JH, Max SR, Viloria JE, Kamijyo Y, McLaren NK, Cornblath M, Brady RO (1975) Cerebral sponginess and GM3-gangliosidosis: Ultrastructure and probable pathogenesis. J Neuropathol Exp Neurol 34: 249–262

Tanaka J, Nakamura H, Tabuchi Y, Takahashi K (1984) Familial amyotrophic lateral sclerosis: Features of multisystem degeneration. Acta Neuropathol (Berl) 64: 22–29

Tanaka J, Nakamura H, Miyawaki S (1988) Cerebellar involvement in murine sphingomyelinosis: a new model of Niemann-Pick disease. J Neuropathol 47 (3): 291–300

Tanaka K, Rosenberg LE (1983) Disorders of branched chain amino acid and organic acid metabolism. In: Stanbury JB, Wyngaarden JB, Fredrickson DS (eds) The metabolic basis of inherited disease. McGraw Hill, New York, pp 440–473

Tanaka K, Budd MA, Efron ML, Isselbacher KJ (1966) Isovaleric acidemia: A new genetic defect of leucine metabolism. Proc Nat Acad Sci USA 56: 236–248

Tanaka T, Takakura H, Takashima S, Kodama T, Hasegawa H (1985) A rare case of Aicardi syndrome with severe brain malformation and hepatoblastoma. Brain Dev 7: 507–512

Tancredi F, Guazzii G, Auricchio S (1976) Renal iminoglycinuria without intestinal malabsorption of glycine and imino acids. J Pediatr 76: 386–392

Tandt WR den, Jaeken J (1980) Confirmation of metachromatic leucodystrophy and fucosidosis by enzyme analysis of saliva. Neuropaediatrics 11: 189–190

Tandt WR den, Leroy JG, Buytaert F (1979) Prenatal diagnosis of glycogenosis type II. Acta Paediatr Belg 32: 181–185

Tandt WR den, Martin JJ (1981) Peroxidase in ceroid-lipofuscinosis. J Neurol Sci 38: 191–193

Tang TT, Good TA, Dyken PR, Johnsen SD, McCreadie SR, Sy ST, Lardy HA, Rudolph FB (1972) Pathogenesis of Leigh's encephalomyelopathy. J Pediatr 81: 189–190

Taniguchi R, Konigsmark BW (1971) Dominant spino-pontine atrophy. Report of a family through three generations. Brain 94: 349–358

Tanikawa K (1978) Ultrastructural aspects of the liver and its disorders. Igaku-Shoin, Tokyo New York

Tanimura A, Cho T, Shinahara Y, Yamagucchi T, Nakashima A, Okuzono H, Kurinami S, Kitsu T (1984) Familial amyloidosis. A histopathological study. Acta Pathol Jpn 34: 335–344

Tanzi RE, Gusella JE, Watkins PC, Bruns GAP, St.George-Hyslop P, Keuren ML van, Patterson D, Pagan S, Kurnit DM, Neve RL (1987) Amyloid beta protein gene: cDNA, mRNA distribution, and genetic linkage near the Alzheimer Locus. Science 235: 880–884

Taori GM, Mathew NT, Bhataviziam A, Bachhawat K (1969) Metachromatic leucodystrophy (sulphatide lipidoses). Juvenile type: Case report. Indian J Med Res 57: 914–920

Tappel AL (1973) Lipid-peroxidation damage to cell components. Fed Proc Am Soc Exp Biol 32: 1870–1874

Tateishi J, Nagara H, Ohta M, Matsumoto T, Fukunaga H, Shida K (1984) Intranuclear inclusions in muscle, nervous tissue, and adrenal gland. Acta Neuropathol (Berl) 63: 24–32

Tatematsu M, Imaida K, Ito N, Togari H, Suzuki Y, Ogiu T (1981) Sandhoff disease. Acta Pathol Jpn 31: 503–512

Tatum EL (1959) A case history in biological research. Science 129: 1711–1715

Taubert M (1952) Zur Frage des Speichereisens unter besonderer Berücksichtigung des Ferritins. Ärztl Wschr 1952: 586

Taubin H, Matz R (1968) Cerebral edema, diabetes insipidus, and sudden death during the treatment of diabetic ketoacidosis. Diabetes 17: 108–109

Tavares Atherino CC, Pitogoras de Mattos J, Coelho de Amorim A (1985) Cochleo-vestibular data in amyotrophic lateral sclerosis. Rev Laryngol Otol Rhinol 106: 375–378

Taxer F, Haller R, König P (1986) Klinische Frühsymptome und CT Befunde beim Fahr'schen Syndrom. Nervenarzt 57: 583–588

Tay W (1881) Symmetrical changes in the region of the yellow spot in each eye of an infant. Trans Ophthalmol Soc UK 1: 155–159

Taybi H, Linder D (1967) Congenital familial dwarfism with cephaloskeletal dysplasia. Radiology 89: 275–281

Taylor RF, Farrell RK (1973) Light and electron microscopy of peripheral blood neutrophils in a killer whale affected with Chediak-Higashi syndrome. Fed Proc 32: 822

Teilum G (1944) Gaucher's disease with changes in the pituitary and hypothalamus. Acta Med Scand 116: 170–190

Teller W, Bechtelsheimer H, Totovic V (1964) Die Heparitinsulfat-Mucopolysaccharidose (Sanfilippo). Klinische, biochemische, genetische und morphologische Untersuchungen. Klin Wschr 45: 497–504

Téllez-Nagel I, Wisniewski HM (1973) Ultrastructur of neurofibrillary tangles in Steele-Richardson-Olszewski syndrome. Arch Neurol 29: 324–327

Téllez-Nagel I, Johnson AB, Terry RD (1974) Studies on brain biopsies of patients with Huntington's chorea. J Neuropathol Exp Neurol 33: 308–332

Téllez-Nagel I, Rapin I, Iwamoto T, Johnson B, Norton WT, Nitowsky H (1976) Mucolipidosis IV. Clinical, ultrastructural, histochemical, and chemical studies of a case, including a brain biopsy. Arch Neurol 33: 828–835

Terasawa K (1986) Muscle regeneration and satellite cells in Fukuyama type congenital muscular-dystrophy. Muscle Nerve 9: 465–470

Terashima Y, Tsuda K, Isomura S, Sugiura Y, Nogami H (1975) I-cell disease. Report of three cases. Am J Dis Child 129: 1083–1090

Ten Eyck FW, Martin WJ, Kernohan JW (1961) Acute porphyria: Necropsy studies in nine cases. Mayo Clin Proc 36: 409–422

Terheggen HG, Schwenk A, Lowenthal A, Sande M van, Colombo JP (1970) Hyperarginämie mit Arginasedefekt, eine neue familiäre Stoffwechselstörung. I. Klinischer Befund. Z Kinderheilk 107: 298–305

Terplan KL, Cares HL (1972) Histopathology of the nervous system in carnosinase enzyme deficiency with mental retardation. Neurology 22: 644–655

Terplan KL, Krauss RF (1969) Histopathologic brain changes in association with ataxia-telangiectasia. Neurology 19: 446–454

Terry RD (1963) The fine structure of neurofibrillary tangles in Alzheimer's disease. J Neuropathol Exp Neurol 22: 629–642

Terry RD (1970) Electron microscopy of selected neurolipidoses. In: Vinken PJ, Bruyn GW (eds) Handbook of clinical neurology: Leucodystrophies and poliodystrophies, vol 10. North Holland, Amsterdam, pp 363–384

Terry RD (1971) Some morphologic aspects of lipidosis. In: Bernsohn JJ, Grossman HJ (eds) Lipid storage disease. Pead Press, New York, pp 3–25

Terry K, Linke A (1964) A distinction among four forms of Hurler's syndrome. Proc Soc Exper Biol Med 115: 394–402

Terry RD, Korey SR (1960) Membranous cytoplasmic granules in infantile amaurotic idiocy. Nature (London) 188: 1000–1002

Terry RD, Korey SR (1963) Studies in Tay-Sachs disease. V. The membrane of the membranous cytoplasmic body. J Neuropathol Exp Neurol 22: 98

Terry RD, Weiss M (1963) Studies in Tay-Sachs disease. II. Ultrastructure of the cerebrum. J Neuropathol Exp Neurol 22: 18–55

Terry RD, Sperry WM, Brodoff B (1954) Adult lipidosis resembling Niemann-Pick's disease. Am J Pathol 30: 263–279

Terry RD, Gonatas NK, Weiss M (1964) Ultrastructural studies in Alzheimer's presenile dementia. Am J Pathol 44: 269–297

Thal L, Sharpless N, Wolfson L (1976) Clinical and metabolic observations on the treatment of myoclonus with L-5-HTP and carbidopa. Trans Am Neurol Assoc 101: 48–50

Thaler MM (1971) Bilirubin toxicity in hepatoma cells. Nature New Biol 230: 218–219

Thalhammer O, Scheibenreiter S, Knoll E, Wehle E (1980) Hypergalaktosämien im Neugeborenenalter durch das Oster-Programm zur Früherfassung angeborener Stoffwechselanomalien in 12 Jahren aufgedeckt. Klin Padiatr 192: 613–619

Thannhauser SJ (1958) Niemann-Pick disease (reticular and histiocytic sphingomyelinosis) In: Thannhauser SJ (ed) Lipidoses. Diseases of intracellular lipid metabolism, vol 3. Oxford Uni Press, New York, p 558

Thannhauser SJ (1950) Lipidoses: Diseases of the cellular lipid metabolism. Oxford Uni Press, New York

Thapedi IM, Ashenhurst EM, Rozdilsky B (1971) Shy-Drager syndrome. Neurology 21: 26–32

Thibault J (1972) Neuroaxonal dystrophy. A case of non pigmented type and protracted course. Acta Neuropathol 21: 232–238

Thiebaut F (1942) Paraplégie spasmodique et xanthomes tendineux associés. Rev Neurol 74: 313–321

Thibaut F, Lemoyne J, Guillaumat L (1939) Deux syndromes oto-neuro-oculistiques d'origine congénitale, leur rapports avec les phacomatoses de Van der Hoeve et autres dysplasies neuro-ectodermiques. Rev Neurol 72: 71–94

Thiebaut F, Lemoyne J, Guillaumat L (1961) Refsum's disease. Rev Neurol 104: 152–154

Thieffry S, Bertrand I, Bargeton E, Edgar E, Athrius M (1960) Idiotie amaurotique infantile avec alterations graves de la substance blanche. Rev Neurol 102: 130–152

Thieffry S, Arthuis M, Karkas-Bargeton E, Vinh LT (1966) L'ataxia-telangiectasie. Une observation anatomo-clinique familiale. Ann Neurol Scand 42: 354

Thieffry S, Lyon G, Maroteaux P (1967) Encéphalopathie métabolique associant une mucopolysaccharidose et une sulfatidose. Arch Franc Péd 24: 425–432

Thiel HJ (1969) Zur Differentialdiagnose der familiären amaurotischen Idiotie. Bericht über die 69. Zusammenkunft der Deutschen Ophthalmol. Gesellschaft, Heidelberg 1968. Bergmann, München, S 72–76

Thiel HJ, Behnke H (1971) Beitrag zur Klinik und Differentialdiagnose der juvenilen amaurotischen Idiotie. Klin Mbl Augenheilk 158: 670–677

Thiel HJ, Weidle E (1983) Tyrosinosis und hepatolentikuläre Degeneration (M. Wilson). Klin Mbl Augenheilk 182: 232–234

Thielemans C, Aelbrecht W, Verbeelen D, Somers G, Waele M de, Camp B van (1982) Intracellular immunoglobulin distribution of bone marrow plasma cells as a diagnostic aid for primary amyloidosis. J Clin Pathol 35: 285–288

Thierauf P, Lotter G, Herrmann H (1985) Ungewöhnliches psychopathologisches Bild bei olivo-pontozerebellarer Atrophie. Zbl allg Pathol pathol Anat 130: 3

Thoenes W, Langer KH (1969) Die Endocytose-Phase der Eiweißresorption im proximalen Nierentubulus. Untersuchungen am Ferritin-resorbierenden Einzeltubulus der Rattenniere. Virchows Arch (B) 2: 361–379

Thoenes W, Langer KH, Pfeifer U (1968) Eiweißresorption. Cytoplasmaeinschmelzung und lytische Aktivitäten im Nierentubulus. Untersuchungen am Ferritin-resorbierenden Einzeltubulus der Rattenniere. Verh Dtsch Ges Pathol 52: 294–299

Thomas DJ, Kirby JDT, Britton KE, Galton DJ (1982) Livedo reticularis and neurological lesions. Br J Dermatol 106: 711–712

Thomas GH, Haslam RHA, Batshaw ML, Capute AJ, Neidengard L, Ransom JL (1975) Hyperpipecolic acidemia associated with hepatomegaly, mental retardation, optic nerve dysplasia and progressive neurological disease. Clin Genet 8: 376–380

Thomas GH, Tipton RE, Chien LT, Reynolds LW, Miller CS (1978) Sialidase (alpha-N-acetyl neuroaminidase) deficiency: The enzyme defect in an adult with macular cherry-red spots and myoclonus without dementia. Clin Genet 13: 364–379

Thomas PK, King RHM, Kocen RS, Brett EM (1977) Comparative ultrastructural observation on peripheral nerve abnormalities in the late onset forms of metachromatic leucodystrophy. Acta Neuropathol (Berl) 39: 237–245

Thomas PK, Halpern JP, King RHM, Patrick D (1984) Galactosylceramide lipoidosis: Novel presentation as a slowly progressive spinocerebellar degeneration. Ann Neurol 16: 618–620

Thomas PS, Nevin NC (1976) Congenital familial dwarfism with cephaloskeletal dysplasia. Ann Radiol 19: 187–192

Thorner PS, Bilbao JM, Sima AA, Briggs S (1981) Porphyric neuropathy: An ultrastructural and quantitative case study. Can J Neurol Sci 8: 281–287

Thranberend C, Adachi-Usami E (1973) Elektrophysiologische Untersuchungen bei spätinfantiler und juveniler familiärer amaurotischer Idiotie. Klin Monatsbl Augenheilkunde 162: 224–233

Thrush DC, Holti G, Bradley G, Campbell MJ, Walton JN (1974) Neurological manifestations of Xeroderma pigmentosum in two siblings. J Neurol Sci 22: 91–104

Thulin B, McTaggart D, Neuberger KT (1968) Demyelinating leukodystrophy with total cortical cerebellar atrophy. Arch Neurol (Chi) 18: 113–122

Tihen WS (1972) Central pontine myelinolysis and Rosenthal fibers of the brainstem. Neurology 22: 710–716

Tingey AH, Norman RM, Urich H, Beasley WH (1958) Chemical and pathological findings in a case of late infantile amaurotic family idiocy of the Batten type. J Ment Sci 104: 91–102

Tishler PV, Woodward B, O'Connor J, Holbrook DA, Seidman LJ, Hallett M, Knighton DJ (1985) High prevalence of intermittent acute porphyria in a psychiatric patient population. Am J Psychiatry 142: 1430–1436

Tissot R, Constantinidis J, Richard J (1975) La maladie de Pick. Masson, Paris

Titeca J, Bogaert L van (1946) Heredo-degenerative hemiballismus. A contribution to the question of primary atrophy of the corpus Luysii. Brain 69: 251–263

Tittarelli R, Giagheddu M, Spadetta V (1966) Typical ophthalmoscopic picture of „cherry-red spot" in an adult with the myoclonic syndrome. Br J Ophthalmol 50: 414–420

Töbel F (1952) Klinischer und anatomischer Beitrag zur Entstehung der extrapyramidalen Symptome bei cerebellären Erkrankungen. Arch Psychiat Nervenkr 188: 328–338

Toga M, Dubois D, Hassoun J (1968) Ultrastructure des corps Lafora. Acta Neuropathol (Berl) 10: 132–142

Toga M, Berard-Badier M, Gambarelli-Dubois D (1970) La dystrophie neuroaxonale infantile ou maladie de Seitelberger. Etude clinique histologique et ultrastructurale de deux observations. Acta Neuropathol (Berl) 15: 327–350

Toga M, Berard-Badier M, Pinsard N (1972) Etude clinique, histologique et ultrastructurale de quatre cas de leucodystrophie métachromatique infantile et juvénile. Acta Neuropathol (Berl) 21: 23–28

Toghi H, Tsukagoshi H, Toyokura Y (1977) Quantitative changes of sural nerves in various neurological diseases. Acta Neuropathol (Berl) 38: 95–101

Toghi H, Tabuchi M, Tomonaga M, Izumiyama N (1982) Selective loss of small myelinated and unmyelinated fibers in Shy-Drager syndrome. Acta Neuropathol 57: 282–286

Tokuda Y, Harada K, Yamagami M, Shiraki H (1967) An autopsy case of a late form familial amaurotic idiocy in comparison to the clinical and pathological findings on the two siblings with the same disease. Psychiatr Neurol Jpn 69: 401–428

Toledano SR, Lange BJ (1980) Ataxia-telangiectasia and acute lymphoblastic leukemia. Cancer 45: 1675–1678

Tolis G, Lewis W, Verdy M (1974) Anterior pituitary function in the Prader-Labhart-Willi (PLW) syndrome. J Clin Endocrinol Metab 39: 1061–1066

Tolosa ES (1979) Meige's disease (idiopathic orofaciocervical dystonia): A clinical study of 16 patients. Neurology 29: 605–605

Tolosa ES, Klawans HL (1979) Meige's disease: A clinical form of facial convulsion, bilateral and medial. Arch Neurol 36: 635–637

Tomasi LG, Fukushima DK, Kolodny EH (1974) Steroid hexosaminidase activity in Tay-Sachs and Sandhoff-Jatzkewitz diseases. Neurology (Minneap) 24: 1158–1165

Tomchick TL (1973) Familial Lafora's disease in the beagle dog. Fed Proc 32: 821–824

Tomlinson BE, Corsellis JAN (1984) Ageing and the dementias. In: Adams JH, Corsellis JAN, Duchen LW (eds) Greenfield's neuropathology. Eward Arnold, London, pp 951–1024

Tomlinson BE, Walton JN (1964) Superficial hemosiderosis of the central nervous system. J Neurol Neurosurg Psychiatry 27: 332–339

Tomlinson BE, Walton JN, Irving D (1974) Spinal cord limb motor neurons in muscular dystrophy. J Neurol Sci 22: 305–327

Tomlinson S, Westall RG (1964) Argininosuccinic aciduria. Arginino-succinase and arginase in human blood cells. Clin Sci 26: 261–268

Tomonaga M (1977) Ultrastructure of neurofibrillary tangles in progressive supranuclear palsy. Acta Neuropathol 37: 177–181

Tomonaga M (1980) Selective appearance of Bunina bodies in amyotrophic lateral sclerosis. A study of the distribution in midbrain and sacral cord. J Neurol 223: 259–267

Tomonaga M (1981) Cerebral amyloid angiopathy in the elderly. J Ann Geriat Soc 29: 151–158

Tomonaga M (1983) Neuropathology of the locus coeruleus: A semi-quantitative study. J Neurol 230: 231–240

Tomonaga M, Yamanouchi H, Kameyama M et al (1975) Hirano bodies observed in the brain of the aged (1). Jpn J Geriatr 12: 13–17 (Eng Abstr)

Tomonaga M, Saito M, Yoshimura M, Shimada H, Toghi H (1978) Ultrastructure of the Bunina bodies in anterior horn cells of amyotrophic lateral sclerosis. Acta Neuropathol (Berl) 42: 81–86

Tomonoga N, Yoshimura M, Shimada H, Kobayashi I (1977) On the adrenal bodies observed in Shy-Drager syndrome. Neurol Med 6: 543–545

Tondeur M, Loeb H (1969) Etude ultrastructurale du foie dans la maladie de Morquio. Pédiat Res 3: 19–26

Tondeur M, Vamos-Hurwitz E, Cantz M (1976) Clinical ultrastructural and tissue culture studies in a possible compound Hurler-Scheie case. Acta Paediatr Belg 29: 109–115

Tooth HH (1886) The peroneal type of progressive muscular atrophy. Thesis, Cambridge

Torack RM (1975) Congophilic angiopathy complicated by surgery and massive hemorrhage: A light and electron microscopic study. Am J Pathol 81: 349–366

Torack RM (1983) The pathogenetic significance of congophilic angiopathy. Med Hypotheses 11: 269–276

Torack RM, Highes CP (1972) Neuroaxonal dystrophy in subacute dementia. Case report. Acta Neuropathol 22: 264–268

Toriello HV, Bauserman SC, Higgins JV (1985) Sibs with the fetal akinesia sequence, fetal edema, and malformations. A new syndrome? Am J Med Genet 21: 271–277

Torreblanca J, Antelo MC, García García S, García Consuegra J, Collado F (1979) Three cases of mucolipidosis type III. An Esp Pediatr 12: 113–122

Torvik A, Meen D (1966) Distribution of the brainstem lesions in postencephalitic parkinsonism. Acta Neurol Scand 42: 415–425

Torvik A, Dietrichson P, Svaar H, Hudgson P (1974) Myopathy with tremor and dementia: A metabolic disorder? J Neurol Sci 21: 181–190

Torvik A, Torp S, Kase BF, Ek J, Skjeldal O, Stokke O (1988) Infantile Refsum's disease: a generalized peroxisomal disorder. J Neurol Sci 85: 39–53

Tourette G de la (1885) Etude sur une affection nerveuse caracterisée par l'incoordination motrice accompagnée d'echolalie et de coprolalie. Arch Neurol (Paris) 9: 19–42, 158–200

Tourian A, Sidbury JB (1983) Phenylketonuria and hyperphenylalaninemia. In: Stanbury JB, Wyngaarden JB, Fredrickson DS (eds) The metabolic basis of inherited disease. McGraw-Hill, New York, pp 270–286

Towfighi J (1972) Early Pick's disease: A light and ultrastructural study. Acta Neuropathol (Berl) 21: 224–231

Towfighi J, Baird HW, Gambetti P, Gonatas NK (1973) The significance of cytoplasmic inclusions in late infantile and juvenile amaurotic idiocy. Acta Neuropathol (Berl) 23: 32–42

Towfighi J, Grover W, Gonatas NK (1975) Mental retardation, hypotonia, and generalized seizures associated with astrocytic „residual" bodies. An ultrastructural Study. Human Pathol 6: 667–680

Towfighi J, Friedman Z, Maisels MJ (1977) Spongy degeneration of the CNS (Van Bogaert-Bertrand type?) in a newborn infant. A light and electron microscope study. Acta Neuropathol (Berl) 37: 267–270

Towfighi J, Young R, Sassani J, Ramer J, Horoupian DS (1983) Alexanders disease: Further light-, and electronmicroscopic observations. Acta Neuropathol (Berl) 61: 36–42

Towfighi J, Sassani JW, Suzuki K, Ladda RL (1984) Cerebro-ocular dysplasia-muscular dystrophy syndrome. Acta Neuropathol (Berl) 65: 110–123

Towfighi J, Young RSK, Ward RM (1985) Is Werdnig-Hoffmann disease a pure lower motor neuron disorder? Acta Neuropathol (Berl) 65: 270–280

Townsend JJ, Tomiyasu U, MacKay A, Wilson CB (1982) Central nervous system amyloid presenting as a mass lesion. Report of two cases. J Neurosurg 56: 439–442

Townsend JJ, Wilson JF, Harris T, Colter D, Fife R (1985) Alexander's disease. Acta Neuropathol (Berl) 67: 163–166

Trautner RJ, Cummings JL, Read SL, Benson DF (1988) Idiopathic basal ganglia calcification and organic mood disorder. Am J Psychiatry 145 (3): 350–353

Tredici G, Minoli G (1979) Peripheral nerve involvement in familial spastic paraplegia. Arch Neurol 36: 236–239

Trijbels JMF, Monnens LAH, Bakkeren JAJM, Raay-Selten AHJ van, Costiaensen JMB (1979) Biochemical studies in the cerebro-hepato-renal syndrome of Zellweger: A disturbance in the metabolism of pipecolic acid. J Inherited Metab Dis 2: 39–42

Trijbels JMF, Berden JA, Monnens LAH, Willems JL, Janssen AJM, Schutgens RBH, Broek-van Essen M van den (1983) Biochemical studies in the liver and muscle of patients with Zellweger syndrome. Pediatr Res 17: 514–517

Di Trapani G, Casali C, Tonali P, Topi GC (1984) Peripheral nerve findings in hereditary coproporphyria. Acta Neuropathol (Berl) 63: 96–107

Di Tripani G, David P, La Cara A, Servidei S, Tonali P (1986) Morphological studies of sural nerve biopsies in the pseudopolyneuropathic form of amyotrophic lateral sclerosis. Clin Neuropathol 5: 134–138

Tripathi RC, Cibis GW, Harris DJ, Tripathi B (1982) Lowe's syndrome. Birth Defects 18: 629–644

Tripp JH, Lake BD, Young E, Ngu J, Brett EM (1977) Juvenile Gaucher's disease with horizontal gaze palsy in three siblings. J Neurol Neurosurg Psychiatry 40: 470–478

Trombley IK, Mirra SS (1981) Ultrastructure of tuberous sclerosis: Cortical tuber and subependymal tumor. Ann Neurol 9: 174–181

Trömmer (1926) Paralysis agitans, juvenilis. Ref Zbl Neur 43: 791

Trommer BL, Naidich TP, Dal Canto MC, McLone DG, Larsen MB (1983) Noninvasive CT diagnosis of infantile Alexander's disease: Pathologic correlation. J Comput Assist Tomogr 7: 509–516

Troost J, Staal GEI, Willemse J, Heisden MCM van der (1977a) Fucosidosis I. Clinical and enzymological studies. Neuropädiatrie 8: 155–162

Troost J, Stracks W, Willemse J (1977b) Fucosidosis. II. Ultrastructure. Neuropädiatrie 8: 163–171

Troost D, Rossum A van, Veiga Pires J, Willemse J (1984) Cerebral calcifications and cerebellar hypoplasia in two children: Clinical, radiologic and neuropathological studies-A separate neurodevelopmental entity. Neuropediatrics 15: 102–109

Trotter JL (1973) Striatonigral degeneration, Alzheimer's disease and inflammatory changes. Neurology 23: 1211–1216

Trotter JL, Engel WK, Ignaczak TF (1977) Amyloidosis with plasma cell dyscrasia: An overlooked cause of adult onset sensorimotor neuropathy. Arch Neurol 34: 209–214

Truscott RJW, Halpern B, Hammond J, Hunt S, Cotton RGH, Haan EA, Danks DM (1979) Abnormal desoxyribose metabolites in the urine of a child with a possible new inborn error of metabolism. Biomed Mass Spectrom 6: 453–459

Truscott RJW, Malegan D, McCairnes, Burke D, Hick L, Sims P, Halpern B, Tanaka K, Sweetman L, Nyhan WL, Hammond J, Bumack C, Haan EA, Danks DM (1981) New metabolites in isovaleric acidemia. Clin Chim Acta 110: 187–203

Tsairis P, Engel WK, Kark P (1973) Familial myoclonic epilepsy syndrome associated with skeletal muscle abnormalities. Neurology 25: 408

Tsay GC, Dawson G (1976) Oligosaccharide storage in brains from patients with fucosidosis, GM1-gangliosidosis, and GM2-gangliosidosis (Sandhoff's disease). J Neurochem 27: 733–740

Tsay GC, Dawson G, Li YT (1975) Structure of the glycopeptide storage material in GM1 gangliosidosis. Sequence determination with specific endo- and exoglycosidases. Biochim Biophys Acta 385: 305–311

Tsubaki T, Kondo K, Shirakawa K, Ischihara K (1968) Marinesco-Sjögren hereditary oligophrenic cerebellolental degeneration. Clin Neurol 8: 661–667

Tsuboi T (1986) Seizures of childhood. Acta neurol scand 74: Suppl 110

Tsuchiya Y, Numabe T, Yokoi S (1970) Neuropathological and neurochemical studies of three cases of sudanophilic leucodystrophy. Acta Neuropsthol (Berl) 16: 353–366

Tsuji S, Macpike AD, Okouchi E, Meier H (1976) Genetic relationship of two mutant genes which producing three different syndromes in the mouse (author's translation). Exp Anim (Tokyo) 24: 111–118

Tsuji S, Yamada T, Tsutsumi A, Miyatake T (1982) Neuroaminidase deficiency and accumulation of sialic acid in lymphocytes in adult type sialidosis with partial beta-galactosidase deficiency. Ann Neurol 11: 541–543

Tsuji S, Choudary PC, Martin BM, Stubblefield BK, Mayor JA, Barranger JA, Ginns EI (1987) A mutation in the human glucocerebrosidase gene in neuronopathic Gaucher's disease. N Engl J Med 316: 570–575

Tsukagoschi H, Nakanishi T, Kondo K, Tsubaki T (1965) Hereditary Proximal Neurogenic Muscular Atrophy in Adult. Arch Neurol 12: 597–603

Tsukahara M, Masuda M, Ohshiro K, Kobayashi K, Kajii T, Ejima Y, Sasaki MS (1986) Ataxia telangiectasia with generalized skin pigmentation and early death. Eur J Pediatr 145: 121–124

Tsukahara N (1981) Synaptic plasticity in the mammalian central nervous system. Ann Rev Neurosci 4: 351–379

Tsuto T, Okamura H, Fukui K et al (19859 Immunohistochemical investigations of gut hormones in the colon of patients with Hirschsprung's disease. J Pediatr Surg 20: 266–270

Tulsiam DR, Six H, Touster O (1978) Rat liver microsomal and lysosomal beta-glucuronidases differ in both carbohydrate and aminoacid compositions. Proc Natl Acad Sci 75: 3080–3084

Turkel SB, Guttenberg ME, Moynes DR (1980) Lack of identifiable risk factors for kernicterus. Pediatrics 66: 502

Turkel SB, Miller CA, Guttenberg ME, Moyes DR, Godman JE (1982) A clinical pathologic reappraisal of kernicterus. Pediatrics 69: 267–272

Turkington RW, Stempfel RS (1966) Adrenocortical atrophy and diffuse cerebral sclerosis (Addison-Schilder's disease). J Pediatr 69: 406–412

Turpin JC, Dubois G, Baumann N (1974) Neurologie. Individualisation d'une nouvelle variété de leucodystrophie métachromatique. C R Acad Sc Paris 278: 2819–2822

Turpin JC, Paturneau-Jouas M, Sereni C, Pluot M, Baumann N (1985) Révélation à l'âge adulte d'un cas d'adrenoleucodystrophie familiale. Rev Neurol (Paris) 141: 289–295

Tuthill CR (1960) Der morphologische Wernicke-Komplex im frühen Kindesalter. Arch Psychiat Z Neurol 200: 520–530

Tuthill CR (1934) Juvenile amaurotic idiocy. Arch Neurol Psychiatr 32: 198–209

Uchimura Y, Toshima Y, Sekiya T (1965) Zur elektronenmikroskopischen Pathomorphologie der Hirnrinde bei Gargoylismus. Acta Neuropathol (Berl) 4: 476–490

Ueno T, Hatsumo K, Terao K (1970) Case report of Cockayne-Neill's syndrome and clinical observation. Fortsch Med 91: 1263–1270

Ugarte M, Lopez-Lahoya J, García ML, Benavides J, Valdivieso F (1979) Possible explanation for hyperglycinaemia in propionic acidaemia and methylmalonic acidaemia: Propionate and methylmalonate inhibit liver and brain mitochondrial glycine transport. J Inherited Metab Dis 2: 93–96

Ugawa Y, Inoue K, Takemura T, Iwamasa T (1986) Accumulation of glycogen in sural nerve axons in adult onset type III glycogenosis. Ann Neurol 19: 294–297

Uhl GR, Hedreen JC, Price DL (1983b) Ventral tegmental area (VTA): Pigmented cell loss in Parkinson's disease (PD). J Neuropath Exp Neurol 42: 333–333

Uhl GR, Hilt DC, Hedreen JC, Whitehouse PJ, Price DL (1983a) Pick's disease (lobar sclerosis): Depletion of neurons in the nucleus basalis of Meynert. Neurology 33: 1470–1473

Uhlenbrock D, Straube A, Beyer HK, Leopold HC (1985) Kernspintomographie und Computertomographie des Gehirns zum Nachweis des Morbus Wilson. Digit Bilddiagn 5: 122–125

Ule G (1952) Kleinhirnrindenatrophie vom Körnertyp. Dsch Nervenheilk 168: 195–226

Ule G (1954) Die gekreuzten und andere sekundäre Kleinhirnatrophien. Dsch Z Nervenheilk 171: 490–506

Ule G (1957) Die systematischen Atrophien des Kleinhirns. In: Lubarsch O, Henke F, Rössle R (Hrsg) Erkrankungen des zentralen Nervensystems. Springer, Berlin Göttingen Heidelberg (Handbuch der speziellen pathologischen Anatomie und Histologie, Bd XIII/1A, S 934–988)

Ule G (1972) Progressive neurogene Muskelatrophie bei neuronaler Dystrophie mit Rosenthal'schen Fasern. Acta Neuropathol (Berl) 21: 332–339

Ule G, Berlet H (1979) Melanosis cerebelli. Acta Neuropathol (Berl) 46: 215–220

Ule G, Jacob H (1983) Die astrogliale Dystrophie mit Rosenthalschen Fasern. Zur Frage der adulten Form der Alexanderschen Krankheit und ihrer klinischen Bedeutung. Nervenarzt 54: 69–73

Ule G, Volk B (1975) Torpide verlaufende Degeneration des äußeren Pallidumgliedes mit Bielschowsky-Körperchen. Licht- und elektronenmikroskopische Befunde. J Neurol 210: 191–198

Ule G, Walter C (1983) Morphological feedback effect on the nucleoli of the neurons in the nucleus arcuatus (infundibularis) to the hypophyseal hypogonadism in juvenile haemochromatosis. Acta Neuropathol (Berl) 61: 81–84

Ule G, Berlet H, Haag D, Riedl H (1978) Ein bisher kaum bekanntes gliogenes Melanin des Gehirns (,Cerebellares Gliamelanin'). Virchows Arch (A) 380: 335–339

Ule G, Berlet H, Riedl H, Frankhauser R, Volk B (1979) Über Melanin und Melanosomen im ZNS im Vergleich zu extracerebralen Erscheinungsformen und synthetischem Melanin aus Dopamin und Serotonin. Acta Neuropathol (Berl) 48: 177–188

Ullrich O (1943) Die Pfaundler-Hurlersche Krankheit. Ergeb Inn Med Kinderheilkd 63: 929–938

Ulrich G, Taghavy A, Schmidt H (1973) Zur Nosologie und Ätiologie der kongophilen Angiopathie. Z Neurol 206: 39–59

Ulrich J (1971) Die cerebralen Entmarkungskrankheiten im Kindesalter. Schriftenreihe Neurologie, Bd. 6. Springer, Berlin Heidelberg New York, S 1–202

Ulrich J, Herschkowitz N (1977) Seitelbergers connatal form of Pelizaeus-Merzbacher disease. Case report clinical pathological and biochemical findings. Acta Neuropathol (Berl) 40: 129–136

Ulrich J, Isler W (1971) Sudanophile Leukodystrophie bei Knaben und ihre Kombination mit Morbus Addison. Nervenarzt 42: 378–382

Ulrich J, Herschkowitz N, Heitz P, Sigrist T, Baerlocher P (1978) Adrenoleucodystrophy: Preliminary report of a connatal case. Light- and electron microscopical, immunohisto-chemical and biochemical findings. Acta Neuropathol (Berl) 43: 77–83

Ulrich J, Kohler R, Heitz PU, Probst A (1983) Immunocytochemical investigations of some human leucodystrophies: Acta Neuropathol (Berl) 60: 199–206

Ulrich J, Haugh M, Anderton BH, Probst A (1985) Phosphorylated epitopes on Pick bodies (PB) and Alzheimer neurofibrillary tangles (NFT). J Neuropathol Exp Neurol 44: 367

Ulrich-Bott B, Klem B, Kaiser R, Spranger J, Cantz M (1987) Lysosomal sialidase deficiency: Increased ganglioside content in autopsy tissues of a sialidosis patient. Recent Adv Inborn Errors of Metabolism Proc 4th Int Congr. Sendai Enzyme 38: 262–266

Unverricht H (1891) Die Myoklonie. Deuticke, Leipzig

Urbach E, Wiethe C (1929) Lipoidosis cutis et mucosae. Virchows Arch (Path Anat) 273: 285–319

Urechia CI, Malescu G (1923) La rigidité pallidale congénitale et la rigidité progressive. Rev Neurol (Paris) 1: 496–496

Urechia CJ, Mikalescu S, Elekes N (1924) L'encéphalite périaxiale diffuse, Type Schilder. Encéphale 19: 617–630

Urich H (1976) Malformations of the nervous system, perinatal damage and related conditions in early life. In: Blackwood W (eds) Greenfield's neuropathology, Edward Arnold, London, p 345

Vagn-Hansen PL, Reske-Nielsen E, Lou HC (1973) Menkes' disease. A clinical and neuro-pathological review together with a new case. Acta Neuropathol (Berl) 25: 103–119

Vakili S, Drew AL, Schuching von S, Becker D, Zeman W (1977) Hallervorden-Spatz syndrome. Arch Neurol 34: 729–738

Valenzuela R, Morningstar WA (1981) The ocular pigmentary disturbance of human Chédiak-Higashi syndrome. Am J Clin Pathol 75: 591–596

Valenzuela R, Morningstar WA, Makker SP (1977) The renal pathology of Chédiak-Higashi disease: Usefulness of the urinary sediment as a confirmatory diagnostic test. Hum Pathol 8: 230–233

Valle D, Simell O (1983) Hyperornithinemias. In: Stanbury JB, Wyngaarden JB, Fredrickson DS (eds) The metabolic basis of inherited disease. McGraw Hill, New York, pp 382–401

Valman HB, Patrick, AD, Seakins JWT, Platt JW, Gompertz D (1973) Family with intermittent maple syrup urine disease. Arch Dis Child 48: 225–228

Vamos E, Liebaers I, Bousard N, Libert J, Perlmutter N (1981) Multiple sulphatase deficiency with early onset. J Inherited Metab Dis 4: 103–104

Vanderhaegen JJ (1971) Correlation between ultrastructure and histochemistry of Lafora bodies. Acta Neuropathol (Berl) 17: 24–36

Vanderhaegen JJ, Manil J, Franken L, Cappel R (1967) Deux observations de spasme de torsion accompagné de choreoathetose avec nombreux corps de Lafora dans la partie externe du globus pallidus. Acta Neuropathol (Berl) 9: 45–52

Vanderhaeghen JJ, Perier O, Sternon JE (1970) Pathological findings in idiopathic orthostatic hypotension. Its relationship with Parkinson's disease. Arch Neurol 22: 207–214

Vandervelde M, Frankhauser R, Bichsel P, Wiesmann U, Herschkowitz N (1982) Hereditary neurovisceral mannosidosis associated with alpha-mannosidase deficiency in a family of persian cats. Acta Neuropathol 58: 64–68

Vandervelde M, Fatzer R (1980) Neuronal ceroid-lipofuscinosis in older dachshunds. Vet Pathol 17: 686–692

Vandervelde M, Greene CE, Hoff EJ (1976) Lower motor neuron disease with accumulation of neurofilaments in a cat. Vet Pathol 13: 428–435

Vanier SMT, Svennerholm L (1975) Chemical pathology of Krabbe's disease, Part 3, ceramidehexosides and gangliosides of brain. Acta Paediat Scand 64: 641–648

Vanier M, Svennerholm L (1976) Chemical pathology of Krabbe disease: The occurrence of psychosine and other neutral spingoglycolipids. Adv Exp Med Biol 68: 115–126

Vanier MT, Wenger DA, Comly ME, Rousson R, Brady RO, Pentchev PG (1988) Niemann-Pick disease group C: clinical variability and diagnosis based on defective cholesterol esterification. A collaborative study on 70 patients. Clin Genet 33(5):331–48

Vanley CT, Aguilar MJ, Kleinhenz RJ, Lagios MD (1981) Cerebral amyloid angiopathy. Hum Pathol 12: 609–616

Varela JM (1969) Atrophies de la formation réticulaire de névraxe. Psychiat Clin 2: 41–61

Vasiliu DO (1940) Sechs Fälle von symmetrischer intracerebraler Kalkablagerung in den Stammganglien verbunden mit epileptischen Anfällen und Geistesstörung, diagnostiziert mit Hilfe der Kraniographie und Encephalographie. Wien Med Wschr 90: 153–157

Vassar PS, Culling CFA (1959) Fluorescent stains with special reference to amyloid and connective tissue. Arch Pathol 68: 487–498

Vázquez JJ, Padro-Mindan J (1979) Liver cell injury (bodies similar to Lafora's) in alcoholics treated with disulphiram (Antabuse) histopathol 3: 377–384

Vázquez J, García-Calvo M, Valdivieso F, Mayor F, Mayo F Jr (1988) Interaction of bilirubin with the synaptosomal plasma membrane. J Biol Chem 263: 1255–1265

Veith G (1982) Ergebnisse morphologischer Epilepsieforschung V. Bodelschwingh'sche Anstalten. Bielefeld 13

Verghese JP, Bradley WG, Nemni R, McAdam KPWJ (1983) Amyloid neuropathy in multiple myeloma and other plasma cell dyscrasias. A hypothesis of the pathogenesis of amyloid neuropathies. J Neurol Sci 59: 237–246

Verhaart WJC (1931) A case of multiple sclerosis with an Indian in the Dutch East Indies. Psychiat Neurol Bladen 35: 511–522

Verhaart WJC (1958) Degeneration of the brain stem reticular formation, other parts of the brain stem and the cerebellum. An example of heterogeneous systemic degeneration of the central nervous system. J Neuropathol Exp Neurol 17: 382–391

Verheijen FW, Palmeri S, Hoogeveen AT, Galjaard H (1985) Human placental neuraminidase. Activation, stabilisation and association with ß-galactosidase and its protective protein. Eur J Biochem 149: 315–321

Verlinde JD (1949) Congenitale cerebellaire ataxie bij katten in samenhang let een vermoedelijke virusinfectie bij de moeder gedurende de graviditeit. Tijdschr v Diergeneesk 74: 659–661

Versmold HT, Bremer HJ, Herzog V, Siegel G, Bassewith DB von, Irle U, Voss H von, Lombeck J, Brauser B (1977) A metabolic disorder similar to Zellweger syndrome with hepatic acatalasia and absence of peroxisomes, altered content and redox state of cytochromes, and infantile chirrhosis with hemosiderosis. Europ J Pediatr 124: 261–275

Vestermark S, Tonnesen T, Andersen MS, Güttler F (1987) Mental retardation in a patient with Maroteaux-Lamy. Clin Genet 31: 114–117

Vethamany VG, Welch JP, Vethamany SK (1972) Type D Niemann-Pick disease (Nova Scotia Variant). Arch Pathol 93: 537–543

Vialetto E (1936) Contributo alla forma ereditaria della paralisi bulbare progressiva. Riv sper Freniatr 60: 1–24

Vick NA, Moore RA (1968) Diffuse sclerosis with adrenal insufficiency. J Neurol 18: 1066–1074

Videbaek A (1949) Niemann-Pick's disease, acute and chronic type. Acta Paediat (Uppsala) 37: 95–116

Vigouroux RA, Boudouresques G (1975) Sjögren-Larsson syndrome. In: Vinken PJ, Bruyn GW (eds) System disorders and athrophios. North-Holland, Amsterdam (Handbook of clinical neurology, vol 22, pp 475–479

Vining EPG, Accardo PJ, Rubenstein JE (1976) Cerebral palsy: A pediatric developmentalist's overview. Am J Dis Child 130: 643–649

Vinters HV (1987) Cerebral amyloid angiopathy. A critical review. Stroke 18: 311–324

Vinters HV, Gilbert JJ (1983) Cerebral amyloid angiopathy: Incidence and complications in the aging brain. II. The distribution of amyloid vascular changes. Stroke 14: 924–928

Vinters HV, Gatti RA, Rakic P (1985) Sequence of cellular events in cerebellar ontogeny relevant to expression of neuronal abnormalities in ataxia-telangiectasia. KROC Found Ser 19: 233–255

Vinters HV, Pardrigdge WM, Yang J (1988) Immunohistochemical study of cerebral amyloid angiopathy. Hum Pathol 19: 214–222

Virchow R (1854) Über eine im Hirn und Rückenmark des Menschen aufgefundene Substanz mit der chemischen Reaktion der Zellulose, Virchows Arch Path Anat 6a: 135–140

Virchow R (1855) Zur Cellulose-Frage. Arch Pathol Anat Physiol Klin Med 8: 140–144

Virchow R (1858) Die Cellular-Pathologie in ihrer Begründung auf physiologischer und pathologischer Gewebelehre. Hirschwald, Berlin

Virchow R (1862) Über den Cretinismus, namentlich in Franken, und über pathologische Schädelformen. In: Virchow R, Hamm G (Hrsg) Gesammelte Abhandlungen zur wissenschaftlichen Medizin, II. Ausgabe, Grotesche Buchhandlung, S 891–939

Vischer D von, Labhart A, Prader A, Ginsberg J (1971) Das Prader-Labhart-Willi-Syndrom (Myatonischer Diabetes). In: Pfeiffer EF (Hrsg) Handbuch des Diabetes mellitus, Bd II. Lehmans, München, S 631–648

Vital A, Vital C, Maleville J (1984) Fabry's disease: An ultrastructural study of muscle and peripheral nerve. Clin Neuropathol 3: 168–172

Vital C, Deminiere C, Bourgouin B, Lagueny A, David B, Loiseau P (1985) Waldenström's macroglobulinemia and peripheral neuropathy: Deposition of M-component and kappa light chain in the endoneurium. Neurology 35: 603–606

Vitale L, Opitz JM, Shahidi NT (1969) Congenital and familial iron overload. N Engl J Med 280: 642–645

Vivo DC de, Haymond MW, Leckie MP, Bussmann YL, McDougal DB jr, Pagliara AS (1977) The clinical and biochemical implications of pyruvate carboxylase deficiency. J Clin Endocrinol Metab 45: 1281

Vivo DC de, Haymond MW, Obert KA, Nelson JS, Pagliara AS (1979) Defective activation of the pyruvate dehydrogenase complex in subacute necrotizing encephalomyelopathy (Leigh's disease). Ann Neurol 6: 483–494

Vladutiu GD, Rattazzi MC (1975) Abnormal lysosomal hydrolases excreted by cultured fibroblasts in I-cell disease (mucolipidosis II). Biochem Biophys Res Commun 67: 956–964

Vles JS, Krom MC de, Visser R, Hoeweler CJ (1983) Two Dutch siblings with congenital muscular dystrophy (Fukuyama type). Clin Neurol Neurosurg 85: 175–180

Vogel F, Haefner H, Diebold K (1965) Zur Genetik der progressiven Myoklonusepilepsien (Unverricht-Lundborg). Hum Genet 437–475

Vogel FS, Hallervorden J (1962) Leukodystrophy with diffuse Rosenthal fiber formation. Acta Neuropathol (Berl) 2: 126–143

Vogt C, Vogt O (1920) Zur Lehre der Erkrankungen des striären Systems. J Psychol Neurol (Lpz) Ergebn-Heft 3, 25: 627

Vogt C, Vogt O (1942) Morphologische Gestaltungen unter normalen und pathogenen Bedingungen. Ein hirnanatomischer Beitrag zu ihrer Kenntnis. J Psychol Neurol 50: 161–524

Vogt H (1905) Über familiäre amaurotische Idiotie und verwandte Krankheitsbilder. Mschr Psych Neurol 18: 161–171, 310–357

Vogt H (1907) Zur Pathologie und pathologischen Anatomie der verschiedenen Idiotie-Formen. Mschr Psychiat Neurol 22: 403–418, 490–508

Vogt H (1909) Familiäre amaurotische Idiotie, histologische und histopathologische Studien. Arch Kinderheilk 51: 1–35

Vogt H, Astwazaturow M (1912) Über angeborene Kleinhirnerkrankungen mit Beiträgen zur Entwicklungsgeschichte des Kleinhirns. Arch Psychiat Nervenheilk 49: 76–203

Vogt HJ, Weidenbach T, Marquart KH, Vogel GE (1987) Idiopathic hemochromatosis in a 45-year-old infertile man. Andrologia 19: 532–538

Volk BW (1964) Pathologic anatomy. In: Volk BW (ed) Tay-Sachs disease. Grune & Stratton, New York, pp 36–87

Volk B (1986) A freeze-fracture study on GM2 gangliosidosis. Clin Neuropathol 5: 88–92

Volk BW, Wallace BJ (1966) The liver in lipidosis: An electron microscopic and histochemical study. Am J Pathol 49: 203–225

Volk BW, Adachi M, Schneck L, Saifer PD, Kleinberg W (1969) G5-Ganglioside variant of systemic late infantile lipidosis. Arch Pathol 87: 393–403

Volk BW, Schneck L, Adachi M (1970) Clinic, pathology and biochemistry of Tay-Sachs disease. In: Vinken PJ, Bruyn GW (eds) Handbook of clinical neurology, vol 10. North-Holland, Amsterdam, pp 385–426

Volk BW, Adachi M, Schneck L (1972) The pathology of sphingolipidoses. Semin Hematol 9: 317–348

Volland W (1940) Über intracerebrale Gefäßverkalkungen: Die idiopathische Form mit vorwiegend extrapyramidalem Krankheitsbild. Arch Psychiatr Nervenheilkd 111: 5–47

Holland W, Pribilla W (1955) Über die Siderinpigmente (unter besonderer Berücksichtigung ihrer Genese). Klin Wschr 1955: 145–153

Volpe JJ, Adams RD (1972) Cerebro-hepato-renal syndrome of Zellweger. An inherited disorder of neuronal migration. Acta Neuropathol (Berl) 20: 175–198

Vonsattel JP, Hedley Whyte ET, Ropper AH, Richardson EP jr (1984) Coincidence of fibrinoid necrosis with amyloid angiopathy as the cause of cerebral hemorrhage. J Neuropathol Exp Neurol 43: 316A

Vonsattel JP, Myers RH, Stevens TJ, Ferrante RJ, Bird ED, Richardson EP jr (1985) Neuropathological classification of Huntington's disease. J Neuropathol Exp Neurol 44: 559–577

Vos A, Gabreels-Festen A, Joosten E, Gabreels F, Renier W, Mullaart R (1983) The neuropathy of Cockayne syndrome. In: Acta Neuropathologica 61. Springer, Berlin Heidelberg New York, pp 153–156

Vos AJM, Joosten EMG, Gabreel-Festen AAWM (1983) Adult polyglucosan body disease: Clinical and nerve biopsy findings in two cases. Ann Neurol 13: 440–4

Vosskaemper M, Schachenmayr W (1988) Autoptische Befunde bei 2 Fällen mit bilateraler Katarakt, Kleinhirndegeneration und Oligophrenie (Marinesco-Sjögren-Syndrom). Vortrag Deutsche Ges. für Neuropathologie und Neuroanatomie, 33. Jahrestagung, Bielefeld, 13.–16.10.1988

Vries E de, Amir AP (1964) An atrophic type of amaurotic idiocy report of two cases. Psychiat Neurol Neurochir 67: 231–242

Vuia O (1975) The cortical form of subacute necrotizing encephalopathy of the Leigh type. A light- and electron microscopic study. J Neurol Sci 26: 295–304

Vuia O (1975) Striato-nigral degeneration and Shy-Drager syndrome (idiopathic orthostatic hypotension). Clin Neurol Neurosurg 78: 196–203

Vuia O (1976) Congenital spongy degeneration of the brain (Van Bogaert-Bertrand) associated with micrencephaly and ponto-cerebellar atrophy (contributions to the pathology of glial dystrophy of intrauterine origin). Rec Inst of Neuro 30: 73–87

Vuia O, Heye D (1974) Neuropathologic aspects in Menkes' kinky hair disease (trichopoliodystrophy). Neuropädiatrie 5: 329–339

Vuia O, Hager H, Rupp H (1973) The neuropathology of a peculiar form of cerebro-renal syndrome in a child. Neuropaediatrie 4: 322–337

Wadman SK, Duran M, Ketting D (1976) D-Glyceric acidemia in a patient with chronic metabolic acidosis. Clin Chim Acta 71: 477–484

Wagner FP (1951) Beitrag zur Frage der Dysostosis multiplex (Pfaundler-Hurler) mit Fehlbildung der Bowmanschen Membran. Z Kinderheilk 69: 179–190

Waisman HA, Wang HL, Harlon H, Sponholz RR (1960) Experimental phenylketonuria in the monkey. Proc Soc Exp Biol Med 101: 864–865

Waldberg F (1966) The fine structure of the cuneate nucleus in normal cats and following interruption of afferent fibers, an electron microscopical study with particular reference to findings made in Glees and Nauta sections. Exp Brain Res 2: 107–128

Waldenström J, Vahlquist B (1944) Studies on excretion of porphobilinogen in patients with so-called acute porphyria. Acta Med Scand 117: 1–14

Walker AE (1942) Lissencephaly. Arch Neurol Psychiatr 48: 13–29

Walkley SU, Blakemore WF, Purpura DP (1981) Alterations in neuron morphology in feline mannosidosis. A Golgi study. Acta Neuropathol 53: 75–79

Wallace BJ, Lazarus SS, Schneck L, Volk BW (1965) Some biochemical, histochemical and fine structural aspects of a case of late infantile Tay-Sachs disease (Jansky-Bielchowsky type). J Neuropathol Exp Neurol 24: 169–170

Wallace BJ, Schneck L, Kaplan H, Volk BW (1965) Fine structure of the cerebellum of children with lipidoses. Arch Pathol 80: 466–486

Wallace BJ, Kaplan D, Adachi M, Schneck L, Volk BW (1966) Mucopolysaccharidosis type III, morphologic and biochemical studies of two siblings with Sanfilippo syndrome. Arch Pathol 82: 462–473

Wallace BJ, Volk BW, Schneck L, Kaplan H (1966) Fine structural localization of two hydrolytic enzymes in the cerebellum of children with lipidoses. J Neuropathol Exp Neurol 25: 76–96

Wallace BJ, Lazarus SS, Volk BW (1967) Electron microscopic and histochemical studies of viscera in lipidoses. In: Aronson SM, Volk BW (eds) Inborn disorders of sphingolipid metabolism. Pergamon Press, New York, pp 107–120

Wallace MR, Dwulet FE, Conneally PM, Benson MD (1986) Biochemical and molecular genetic characterization of a new variant prealbumin associated with hereditary amyloidosis. J Clin Invest 78: 6

Walls TJ, Jones RA, Cartlidge N, Saunders M (1984) Alexander's disease with Rosenthal fiber formation in an adult. J Neurol Neurosurg Psychiatry 47: 399–403

Walser M (1983) Urea cycle disorders and other hereditary hyperammonemic syndromes. In: Stanbury JB, Wyngaarden JB, Fredrickson DS (eds) The metabolic basis of inherited disease. McGraw Hill, New York, pp 402–438

Walser M, Stewart PM (1981) Organic acidemia and hyperammonemia. J Inherited Metab Dis 4: 177–182

Walsh PJ (1980) Adrenoleucodystrophy: Report of two cases with relapsing and remitting courses. Arch Neurol 37: 448–450

Walshe JM (1973) Copper chelation in patients with Wilson's disease. A comparison of penicillamine and triethylene tetramine dihydrochloride. Am J Med 42: 441–452

Walshe JM (1976) Wilson's disease. (Hepatolenticular degeneration. In: Vinken PJ, Bruyn GW, Klawans HL (eds) Handbook of clinical neurology, metabolic and deficiency diseases of the nervous system, vol 27, Elsevier, New York, pp 379–414

Walt JD van der, Swash M, Leake J, Cox EL (1987) The pattern of involvement of adult-onset acid maltase deficiency at autopsy. Muscle Nerve 10: 272–281

Walter GF, Tassin S, Brucher JM (1981) Familial mitochondrial myopathies. Acta Neuropathol (Berl) Suppl VII:283–286

Walter GF, Brucher JM, Martin JJ, Ceuterick C, Pilz P, Freund M (1986) Leigh's disease. Several nosological entities with an identical histopathological complex? Neuropathol Appl Neurobiol 12: 95–107

Walvoort HC, Koster JF, Reuser AJ (1985) Heterozygote detection in a family of Lapland dogs with a recessively inherited metabolic disease: canine glycogen storage disease type II. Res Vet Sci 38: 174–178

Wanders RJ, Heymans HS, Schutgens RB, Poll-The BT, Saudubray JM, Tager JM, Schrakamp G, Bosch H van den (1988) Peroxisomal functions in classical Refsum's disease: comparison with the infantile form of Refsum's disease. J Neurol Sci 84: 147–155

Wang YM, Eys J van (1970) The enzymatic defect in essential pentosuria. N Engl J Med 282: 892–893

Warburg M (1978) Hydrocephaly, congenital retinal nonattachment, and congenital falciform fold. Am J Ophthalmo 85: 88–94

Ware AJ, Burton WC, McGarry JD, Marks JF, Weinberg AG (1978) Systemic carnitine deficiency. Report of a fatal case with multisystemic manifestations. J Pediatr 93: 959–964

Warren PJ, Earl CJ, Thompson RHS (1960) The distribution of copper in human brain. Brain 83: 709–717

Warren P, Villaluz ES, Rosenberg H (1969) Diabetic ketoacidosis with fatal cerebral edema. Pediatrics 43: 620–622

Warzok R, Schwestinger G, Knapp A, Seidlitz F (1982) Neuropathologische Befunde beim Lesch-Nyhan-Syndrom. Zentralbl Allg Pathol 126: 95–104

Waser M, Kleihues P, Frick P (1986) Kernicterus in an Adult. Ann Neurol 19: 595–598

Washington JA (1940) Lipochondrodystrophy: Dysostosis multiplex, Gargoylism, Hurlers Syndrome. In: Brememan U (ed) Practice of pediatrics. Prior, Hagetown, pp 30–37

Wassman ER, Johnson K, Shapiro LJ, Stabashi H, Ramoin DL (1982) Postmortem findings in the Hurler-Scheie syndrome (Mucopolysaccharidosis I-H/S). Birth Defects: Orig Article Series 18: 13–18

Watanabe I, Muller J (1967) Cavitating diffuse sclerosis. J Neuropath Exp Neurol 26: 437–455

Watanabe I, Patel V, Goebel HH, Siakostos AN, Zeman W, Myer W de, Dyer JS (1969) Early lesions of Pelizaeus-Merzbacher disease. Electronmicroscopic study. J Neuropath Exp Neurol 28: 243–256

Watanabe I, Patel V, Goebel HH, Siakotos AN, Zeman W, Myer W de, Dyer JS (1973) Early lesion of Pelizaeus-Merzbacher disease: Electronmicroscopic and biochemical study. J Neurol 32: 313–333

Watanabe I, Vachal E, Tomita T (1977) Dense core vesicles around the Lewy body in incidental Parkinson's disease: An electron microscopic study. Acta Neuropathol (Berl) 39: 173–175

Watanabe K, Mukawa A, Muto K, Nishikawa J, Takahashi S (1985) Tay-Sachs disease with conspicuous cranial computerized tomographic appearances. Acta Pathol Jpn 35: 1521–1532

Watson CJ (1937) Concerning the naturally occurring porphyrins V. J Clin Invest 16: 383–395

Watson CJ, Schwartz S (1941) Simple test for urinary porphobilinogen. Proc Soc Exp Biol Med 47: 393–394

Watson-Jones R (1949) Leris pleonosteosis carpal tunnel compression of the median nerves and Mortons metatarsalgia. J Bone Joint Surg 31B: 560–565

Wattendorf AR, Bots GTAM, Went LN, Endtz LJ (1982) Familial cerebral amyloid angiopathy presenting as recurrent cerebral haemorrhage. J Neurol Sci 55: 121–135

Watts RWE, Spellacy E, Gibbs DA, Allsop J, McKeran RO, Slavin GE (1982) Clinical, postmortem, biochemical and therapeutic observations on the Lesch-Nyhan syndrome with particular reference to the neurological manifestations. Q J Med 201: 43–78

Watts RWE, Spellacy E, Hume Adams J (1986) Neuropathological and clinical correlations in Hurler disease. J Inherited Metab Dis 9: 261–272

Weber FP (1922) Right-sided hemi-hypotrophy resulting from right-sided congenital spastic hemiplegia with a morbid condition of the left side of the brain, revealed by radiograms. J Neurol 3: 134–139

Weber G (1941) Beitrag zur Histopathologie der diffusen Sklerose. Schweiz Arch Neurol Psychiat 46: 288–310

Weber M, Barroche G, Vespignani WJE, Tridon P (1980) Adrénomyéloneuropathie de l'adulte: Probabilité d'un lien génétique avec l'adrénoleucodystrophie de l'enfant. Rev Neurol 136: 131–146

Webster FH (1962) Schwann cell alterations in metachromatic leucodystrophy: Preliminary phase and electron microscopic observations. J Neuropathol Exp Neurol 21: 534–541

Wechsler W (1962) Progressive symmetrische Pseudokalk- und Kalkablagerungen bei maligner hypertonischer Hirnerkrankung. Arch Psychiat Nervenkr 202: 634–648

Wechsler AF, Vesity MA, Rosenschein S, Fried J, Scheibel AB (1982) Pick's disease: A clinical computed tomographic and histologic study with Golgi impregnation observations. Arch Neurol 39: 287–290

Weerd-Kastelein EA de, Keijzer W, Bootsma D (1972) Genetic heterogeneity of xeroderma pigmentosum demonstrated by somatic cell hybridization. Nature 238: 80–83

Weidmann FD, Freeman W (1924) Xanthoma tuberosum. 2 necropsies disclosing lesions of the central nervous system and other tissues. Arch Dermat 9: 149–160

Weinberg AG, Kirkpatrick JB (1975) Cerebellar hypoplasia in Werdnig-Hoffmann disease. Dev Med Child Neurol 17: 511–516

Weinberg RA (1984) Molekulare Grundlagen von Krebs. Spektrum der Wissenschaft, Heidelberg, S 58–71

Weiner LP, Konigsmark BW, Stoll J, Magladery JW (1967) Hereditary olivopontocerebellar atrophy with retinal degeneration. Report of a family through six generations. Arch Neurol 16: 364–376

Weiner LP, Stohlman SA, Davis RL (1980) Attempts to demonstrate virus in amyotrophic lateral clerosis. Neurology (NY) 30: 1319–1322

Weiner WJ, Nausieda PA, Glantz RH (1981) Meige syndrome (Blepharospasm oromandibular dystonia) after long-term neuroleptic therapy. Neurology 31: 1555–1556

Weingarten K, Gerstenbrand F (1958) Eine ungewöhnliche Kombination von zwei neurologischen Krankheitsbildern. Wien Z Nervenheilk 15: 361–369

Weingeist TA, Blodi FC (1973) Fabry's disease: Ocular findings in a female carrier. A light and electron microscopic study. Arch Ophthal 8: 169–176

Weinreb NJ, Brady RO, Tappel AL (1968) The lysosomal localization of sphingolipid hydrolases. Biochim Biophys Acta 159: 141–146

Weinschenk C (1964) Über die Psychopathologie der juvenilen Form eines Morbus Gaucher (mit Falldemonstration). Med Welt 140–146

Weinstein RL, Kliman B, Scully RE (1969) Familial syndrome of primary testicular insufficiency with normal virilization, blindness, deafness and metabolic abnormalities. N Engl J Med 281: 969–977

Weintraub H, Groudine M (1976) Chromosomal subunits in active genes have an altered conformation. Science 193: 848–856

Weir R, Fan K (1981) Spinocerebellar degeneration with parkinsonian features – A clinical and pathological report. Ann Neurol 9: 87–89

Weisbrod S, Weintraub H (1979) Isolation of a subclass of nuclear proteins responsible for conferring a DNase I-sensitive structure on globin chromatin. Proc Natl Acad Sci 76: 630–634

Weller RO, Cervós-Navarro J (1977) Pathology of peripheral nerves. Butterworth, London

Welte E (1939) Die Atrophie des Systems des Brückenfußes und der unteren Oliven. Arch Psychiatr 109: 649–664

Wen GY, Wisniewski HM, Shek JW, Loo YH, Fulton TR (1980) Neuropathology of phenylacetate poisoning in rats. An experimental model of phenylketonuria. Ann Neurol 7: 557–566

Wenderowic E (1925) Über Leitungs- und Zellveränderungen der Hemisphären bei Sklerosis cerebello-pyramido-intercorticalis und über interstitielles sphärisches Fett im Zentralnervensystem. Arch Psychiat Nervenkr 75: 490–549

Wenger DA, Sattler M, Clark C (1975) Lactosyl ceramidosis: normal activity for two lactosyl ceramide beta-galactosidases. Science 188: 1310–1312

Wenger DA, Barth G, Githens JH (1977) Nine cases of sphingomyelin lipidosis, a new variant in Spanish-American children. Am J Dis Child 131: 955–961

Wenger DA, Tarby TJ, Whaston C (1978) Macular cherry-red spots and myoclonus with dementia: Coexistent neuroaminidase and beta-galactosidase deficiencies. Biochem Biophys Res Com 82: 589–595

Wenger DA, Sattler M, Kudoh T, Snyder SP, Kingston RS (1980) Niemann-Pick disease: a genetic model in Siamese cats. Science 208: 1471–1473

Wenger DH, Sattler M, Mueller OT, Myers GG, Schneiman RS, Nixon GW (1980) Adult GM1-gangliosidosis: Clinical and biochemical studies on two patients and comparison to other patients called variant of adult GM1-gangliosidosis. Clin Genet 17: 323–334

Wenger DH, Sujansky E, Fennessey PV, Thompson JN (1986) Human β-mannosidase deficiency. N Engl J Med 315: 1201–1205

Wennberg RP, Hance AJ (1986) Experimental bilirubin encephalopathy: importance of total bilirubin, protein binding, and bood-brain barrier. Pediatr Res 20: 789–792

Werdnig G (1891) Zwei frühinfantile hereditäre Fälle von progressiver Muskelatrophie unter dem Bilde der Dystrophie, auf neurotischer Grundlage. Arch Psychiat 22: 437–481

Werdnig G (1894) Die frühinfantile progressive spinale Amyotrophie. Arch Psychiat 26: 706–744

Wesenberg RL, Gwinn JL, Barnes GR (1969) Radiological findings in the kinky hair syndrome. Radiol 92: 500–506

West WJ (1841) On a peculiar form of infantile convulsions. Lancet I: 724–725

Westall RG (1960) Argininosuccinic aciduria: identification and reactions of the abnormal metabolite in a newly described form of mental disease, with some preliminary metabolic studies. Biochem J 77: 135–142

Westall RG, Dancis J, Miller J (1957) Maple syrup urine disease. AMA J Dis Child 94: 571–572

Westermark P, Shirahama T, Skinner M, Brun A, Cameron R, Cohen AS (1982) Immunohistochemical evidence for the lack of amyloid P component in some intracerebral amyloids. Lab Invest 46: 457–460

Westphal C (1883) Über eine im Bilde der cerebrospinalen grauen Degeneration ähnliche Erkrankungen des zentralen Nervensystems ohne anatomischen Befund nebst einigen Bemerkungen über paradoxe Contraction. Arch Psychiat Nervenkr 14: 87–134

Westring DW, Pisciotta AV (1966) Anemia, cataracts, and seizures in patient with glucose-6-phosphate dehydrogenase deficiency. Arch Intern Med 118: 385–390

Wewalka F (1950) Zur Frage der blauen Pigmentmakrophagen im Sternalpunktat. Wien Klin Wochenschr 62: 788–791

Wherret JR, Rewcastle NB (1969) Adult neurovisceral lipidosis. Clin Res 17: 665–682

Wehtsell WO jr, Plaitakis A (1978) Leigh's disease in an adult with evidence of inhibitor factor in family members. Ann Neurol 3: 519–524

White HH, Rowland LP, Araki S (1965) Homocystinuria. Arch Neurol 13: 455–470

White HH, Kepes JH, Kirkpatrick CH (1972) Subacute encephalitis and congenital hypogammaglobulinemia. Arch Neurol 26: 359–365

White JG (1966) The Chédiak-Higashi syndrome: A possible lysosomal disease. Blood 28: 143–156

Whitehouse PJ, Price DL, Struble RG, Clark AW, Coyle JT, Long MR de (1982) Alzheimer's disease and senile dementia: loss of neurons in the basal forebrain. Science 215: 1237–1239

Whitehouse PJ, Hedreen JC, White CL III, Price DL (1983) Basal forebrain neurons in the dementia of Parkinson disease. Ann 13: 243–248

Whitley CB, Thompson TR, Mastri AR, Gorlin RJ (1983) Warburg syndrome: lethal neurodysplasia with autosomal recessive inheritance. J Pediatr 102: 547–551

Whyte MP (1982) Nevus of Ota. In: Vinken PJ, Bruyn GW (eds) Handbook of clinical neurolog, vol 43. North-Holland, Amsterdam, pp 37–38

Whyte MP, Dekaban AS (1976) Familial cerebellar degeneration with slow eye movements, mental deterioration and incidental nevus of Ota (oculodermal melanocytosis). Dev Med Child Neurol 18: 373–380

Wick H, Bachmann C, Baumgartner R, Brechbuehler T, Colombo JP, Wiesmann U, Mihatsch MJ, Ohnacker H (1973) Variants of citrullinaemia. Arch Dis Child 48: 636–641

Wick H, Schweizer K, Baumgartner R (1978) Thiamine dependency in a patient with congenital lacticacidemia due to pyruvate dehydrogenase deficiency. Agents Actions 7: 405–408

Wicke R (1938) Ein Beitrag zur Frage der familiären diffusen Sklerosen einschließlich der Pelizaeus-Merzbacherschen Krankheit und ihrer Beziehungen zur amaurotischen Idiotie. Z Neurol 162: 741–766

Wieacker P, Zimmer J, Ropers HH (1985) X inactivation patterns in two syndromes with probable X-linked dominant, male lethal inheritance. Clin Genet 28: 238–242

Wiedemann HR (1954) Ausgedehnte und allgemeine erblich bedingte Bildungs- und Wachstumsfehler des Knochengerüstes. Monatsschr Kinderh 102: 136–148

Wiedemann HR (1964) Complexe malformatif familial avec hernie ombilicale et macroglossie. Un ,syndrome nouveau'? J Genet Hum 13: 223–232

Wiedemann HR, Debuch H, Lennert K, Caesar R, Blümcke S, Harms D, Tolksdorf M, Seng PN, Korenke HD, Gerken H, Freitag F, Dörner K (1972) Über eine infantil-juvenile, subchronisch verlaufende, den Sphingomyelinosen (Niemann-Pick) einzureihende Form der Lipidosen – ein neuer Typ? Klinische, pathohistologische, elektronenmikroskopische und biochemische Untersuchungen. Kinderheilk 112: 187–225

Wiegandt H (1966) Ganglioside. Ergeb Physiol 57: 190–222

Wiegandt H (1967) The subcellular localization of gangliosides in the brain. J Neurochem 14: 671–674

Wiel HL van der, Staal A (1981) External ophthalmoplegia, juvenile Parkinsonism and axonal polyneuropathy in two siblings. Clin Neurol Neurosurg 83: 247–252

Wiesmann UN, Neufeld EF (1970) Scheie und Hurler syndromes: Apparent identity of the biochemical defect. Science 169: 72–74

Wiesmann UN, Lightbody J, Vassella F, Herschkowitz NN (1971) Multiple lysosomal enzyme deficiency due to enzyme leakage? N Engl J Med 284: 109–110

Wiesmann UN, Meier C, Spycher MA, Schmid W, Bischoff A, Gautier E, Herschkowitz N (1975) Prenatal and metachromatic leucodystrophy. Helv Paediat Acta 30: 31–42

Wigboldus JM, Bruyn GW (1968) Hallervorden Spatz disease. In: Vinken JP, Bruyn GM (eds) Handbook of clinical neurology, vol 6. North Holland, Amsterdam, pp 604–631

Wight PAL (1976) The histopathology of a cerebral lipidosis in the Hawaiian goose, Branta sandvicensis. Neuropathol Appl Neurobiol 2: 335–347

Wilcock GK, Esiri MM (1982) Plaques, tangles and dementia. A quantitative study. J Neurol Sci 56: 343–356

Wildi E, Dago-Akribi A (1968) Alterations cérébrales chez l'homme age. Bull Schweiz Akad Med Wiss 24: 107–132

Wilkening D, Vernier VG, Arthaud LE, Treacy G, Kenney JP, Nickolson VJ, Clark R, Smith DH, Smith C, Boswell G (1986) A Parkinson-like neurologic deficit in primates is caused by a novel 4-substituted piperidine. Brain Res 368: 239–246

Wilkinson DS, Prockop LD (1976) Hypoglycemia: Effets on the central nervous system. In: Vinken PJ, Bruyn GW (eds) Handbook of clinical neurology, vol 27. North-Holland, Amsterdam, pp 53–78

Williams HE, Smith LH Jr (1968) L-Glyceric aciduria: a new genetic variant of primary hyperoxaluria. N Engl J Med 278: 233–239

Williams RS, Holmes LB (1980) The syndrome of multiple ankyloses and facial anomalies. A neuropathologic analysis. Acta Neuropathol (Berl) 50: 175–179

Williams RS, Lott IT, Ferrante RJ, Caviness VS (1977) The cellular pathology of neuronal ceroid-lipofuscinosis. Arch Neurol 34: 298–305

Williams RS, Marshall PC, Lott IT (1978) The cellular pathology of Menkes' steely hair syndrome. Neurology 28: 575–583

Williams RS, Ferrante RJ, Caviness VS (1979) The isolated human cortex. A Golgi analysis of Krabbe's disease. Arch Neurol 36: 134–139

Williams RS, Hauser SL, Purpura DP, DeLong GR, Swisher CN (1980) Autism and mental retardation. Neuropathologic studies performed in four retarded persons with autistic features. Arch Neurol 37: 749–753

Williamson K, Sima AAF, Curry B, Ludwin SK (1982) Neuroaxonal dystrophy in young adults: A clinicopathological study of two unrelated cases. Ann Neurol 11: 335–343

Williamson RT (1904) Changes in the spinal cord in diabetes mellitus. Br Med J III: 122

Willems JL, Monnens LAH, Trijbels JMF, Veerkamp JH, Meyer AEFH, Dam K van, Haelst U van (1977) Leigh's encephalopathy in a patient with cytochrome C oxidase deficiency in muscle tissue. Pediatrics 60: 850–857

Willers I, Held KR, Singh S, Goedde HW (1981) Untersuchung einer Varianten Form der Hypoxanthin-Phosphoribosyl-Transferase in einer Familie. Wien Klin Wochenschr 93: 329–331

Willige (1911) Über Paralysis agitans im jugendlichen Alter. Z Neur 4: 520

Willner JP, Grabowski GA, Gordon RE, Bender AN, Desnick RJ (1981) Chronic GM2 gangliosidosis masquerading as atypical Friedreich ataxia: Clinical, morphologic, and biochemical studies of nine cases. Neurology 31: 787–798

Willvonseder R, Goldstein NP, McCall JT (1973) A hereditary disorder with dementia, spastic dysarthria, vertical eye movement paresis, gait disturbance, splenomegaly and abnormal copper metabolism. Neurology 23: 1039–1049

Wilson D, Melnik E, Sly W, Markesbery WR (1982) Neonatal beta-glucuronidase-deficiency mucopolysaccharidosis (MPS VII) autopsy findings. J Neuropathol Exp Neurol 41: 344–344

Wilson ER, Mirra SS, Schwartz JF (1982) Congenital diencephalic and brain stem damage: Neuropathologic study of three cases. Acta Neuropathol (Berl) 57: 70–74

Wilson J (1972) Investigation of degenerative disease of the central nervous system. Arch Dis Child 47: 163–170

Wilson JM, Stout JT, Palella TD, Davidson BL, Kelly WN, Caskey CT (1986) A molecular survey of hypoxanthine-guanine phosphoribosyl-transferase deficiency in man. J Clin Invest 77: 188–195

Wilson SAK (1912) Progressive lenticular degeneration: A familial nervous disease associated with cirrhosis of the liver. Brain 34: 295–509

Winckelman NW, Moore MT (1942) Progressive degeneration encephalopathy. J Neuropathol Exp Neurol 1: 127–142

Windhorst DB, Zelickson AS, Good GA (1966) Chediak-Higashi-syndrome: Hereditary gigantism of cytoplasmic organelles. Science 151: 81–83

Winkelman JE, Delleman JW, Ansink BJJ (1971) Ein hereditäres Syndrom bestehend aus peripherer Polyneuropathie, Hautveränderungen und gittriger Dystrophie der Hornhaut. Klin Monatsbl Augenheilkd 159: 618–623

Winkelmann NW (1949) Pick disease: A general survey and report of a case with chronic chorea. Arch Neurol Psychiat 62: 375–377

Winkler C (1923) A case of olivo-ponto-cerebellar atrophy and our conceptions of neo- and paleocerebellum. Schweiz Arch Neurol Psychiat 13: 684–702

Winkler K, Heller-Schöch G, Neth R (1972) Protein synthesis in human leucocytes. IV. Mutual inhibition of amino acid incorporation by amino acids in cell suspensions and cell-free systems. Hoppe Seylers Z Physiol Chem 353: 787–792

Winter RM, Garner A (1981) Hydrocephalus, agyria, pseudoencephalocele, retinal dysplasia, and anterior chamber anomalies. J Med Genet 18: 314–317

Winters PR, Harrod J, Molenich-Heetred SA, Kirkpatrick J, Rosenberg N (1976) Alpha-L-iduronidase deficiency and possible Hurler-Scheie genetic compound. Clinical, pathologic and biochemical findings. Neurology 26: 1003–1007

Wisniewski HM, Coblentz TM, Terry RD (1972) Pick's disease. A clinical and ultrastructural study. Arch Neurol 26: 97–108

Wisniewski HM, Ghetti B, Terry RD (1973) Neuritic (senile) plaques and filamentous changes in aged rhesus monkeys. J Neuropathol Exp Neurol 32: 566–584

Wisniewski HM, Terry RD (1972) Morphology of the aging brain human and animal. In: Ford DH (ed) Progress in brain research, vol 40. Elsevier, Amsterdam.

Wisniewski HM, Narang HK, Terry RD (1976) Neurofibrillary tangles of paired helical filaments. J Neurol Sci 27: 173–181

Wisniewski KE (1986) The diagnosis value of ultrastructural studies of skin-punch biopsies and buffy coat for the early diagnosis of some neurodegenerative disease. Ann NY Acad Sci 477: 285–311

Wisniewski K, Wisniewski HM (1980) Diagnosis of infantile neuroaxonal dystrophy by skin biopsy. Ann Neurol 7: 377–379

Wisniewski K, Fleisher L, Rassin D, Lassmann H (1981) Neurological disease in a child with carnosinase deficiency. Neuropediatrics. 12: 143–151

Wisniewski K, Rudelli R, Sklower S, Kieras F, Ramos P, Wisniewski HM (1982) Sanfilippo disease, type A with some features of ceroid lipofuscinosis. J Neuropathol Exp Neurol 41: 345–352

Wisniewski K, Czosnek H, Wisniewski HM, Soifer D, Ramos PL, Kim KS, Iqbal K (1982) Reduction of neuronal specific protein and some neurotransmitters in the infantile neuroaxonale dystrophy (INAD). Neuropediatrics 13: 123–129

Wisniewski KE, Kieras FJ, French JH, Houck GE jr, Ramos PL (1984) Ultrastructural, neurological, and glycosaminoglycan abnormalities in Lowe's syndrome. Ann Neurol 16: 40–49

Wisniewski K, Rudelli R, Laure-Kamionowska M, Sklower S, Houck G, Kieras F, Ramos P, Wisniewski HM, Braak H (1985) Sanfilippo disease, type A with some features of ceroid lipofuscinosis. Neuropediatrics 16: 98–105

Wisniewski KE, Laure-Kamionowska M, Sher J, Pitter J (1985) Infantile neuroaxonal dystrophy in an albino girl. A cliniconeuropathologic study. Acta Neuropathol (Berl) 66: 68–71

Wisniewski KE, Dalton AJ, Crapper McLachlan DR, Wen GY, Wisniewski HM (1985) Alzheimer's disease in Down's syndrome: Clinicopathological studies. Neurology 35: 957–961

Witkop CJ (1982) Albinism, oculocutaneous. In: Vinken PJ, Bruyn GW (eds) Handbook of clinical, neurology, vol 43. North-Holland, Amsterdam, p 3

Witt J de, Hoeksema HL, Halley D, Hagemeijer A, Bootsma D, Westerveld A (1977) Regional localization of a beta-galactosidase locus on human chromosome 22. Somatic Cell Genetics 3: 351–363

Witte F (1921) Über pathologische Abbauvorgänge im Zentralnervensystem. Münch Med Wochenschr 68: 69–83

Witzleben CL (1972) Lymphocyte inclusions in late-onset amaurotic idiocy. Value as a diagnostic test and genetic marker. Neurology 22: 1075–1078

Wochnik-Dyjas D, Niewiadomska M, Kostrzewska E (1978) Porphyric polyneuropathy and its pathogenesis in the light of electrophysiological investigations. J Neurol Sci 35: 243–256

Wöckel W, Meerbach W, Rüdiger D (1971) Zystinose mit Beteiligung des Zentralnervensystems und der Muskulatur (Myopathie). Zentralbl Allg Pathol 114: 493–498

Woelki U, Schlote W, Saule H, Harzer K (1990) Kongenitale Hypomyelinisation und Mikrozephalie Typ Pelizaeus-Merzbacher: Biopsie und Autopsie. Zentralbl Allg Pathol 136: 638

Woer MH van, Yip LC, Balis ME (1977) Purine phosphoribosyltransferase in Gilles de la Tourette syndrome. N Engl J Med 296: 210–212

Wohlfart G, Fex J, Eliasson S (1955) Hereditary proximal spinal muscular atrophy: Clinical entity simulating progressive muscular dystrophy. Acta Psychiat Neurol Scand 30: 395

Wohlwill F (1925) Über Bronzediabetes. Verh Dtsch Pathol Ges 20: 207–215

Wohlwill FJ, Paine RS (1958) Progressive demyelinating leukoencephalopathy. Neurology 8: 285–293

Wojciechowski AH, Pritchard J (1981) Beckwith-Wiedemann (exomphthalmos-macroglossia-gigantism-EMG) syndrome and malignant lymphoma. Eur J Pediatr 137: 317–321

Wolf A, Cowen D, Graham S (1950) Xanthomas of the choroid plexus in man. J Neuropathol Exp Neurol 9: 286–297

Wolf N (1952) Histologische Untersuchungsbefunde des Gehirns bei einem Fall von Cystinspeicherkrankheit. Arch Psychiatr Nervenkr 188: 456–460

Wolfburg-Buchholz K, Schlote W (1985) Familial lysosomal storage disease with generalized vacuolization and sialic aciduria sporadic Salla disease. Neuropediatrics 16: 67–75

Wolff H (1968) Histochemische und elektronenmikroskopische Beobachtungen über die Glykogenverteilung im Hypothalamus einiger Winterschläfer. Z Zellforsch Mikrosk Anat 88: 228–261

Wolfe HJ, Pietra GG (1964) The visceral lesions of metachromatic leucodystrophy. Am J Pathol 44: 921–930

Wolfe HJ, Blennerhasset JB, Young GF, Cohen RB (1964) Hurlers syndrome. A histochemical study. New techniques for localization of very water soluble acid mucopolysaccharides. Am J Pathol 45: 1007–1027

Wolfe LS, Kin NY (1982) Batten disease: New research findings on the biochemical defect. Original article series 18: 233–239

Wolfe LS, Callahan J, Fawcett JS, Andermann F, Scriver CR (1970) GM1 gangliosidosis without chondrodystrophy or visceromegaly: Betagalactosidase deficiency with gangliosidosis and the excessive excretion of a keratan sulphate. Neurology (Minneap) 20: 23–44

Wolfe LS, Ng Ying Kin NMK, Baker RR (1981) Batten disease and related disorders: new findings on the chemistry of the storage material. In: Callahan JW, Lowden JA (eds) Lysosomes and lysosomal storage diseases. Raven Press, New York, pp 315–330

Wolfe LS, Ng Ying Kin NM (1982) Batten disease: new research findings on the biochemical defect. Birth defects 18: 233–239

Wolfram DJ (1938) Diabetes mellitus and simple optic atrophy among siblings: report of four cases. Proc Mayo Clin 13: 715

Wolfson LI, Leenders KL, Brown LL, Jones T (1985) Alterations of regional cerebral blood flow and oxygen metabolism in Parkinson's disease. Neurology 35: 1399–1405

Wollemann W (1951) A photometrical method for testing the presence of iron in the central nervous system. Acta Morph 1: 127–138

Wolman M (1961) Histochemical study of the brain in an atypical case of amaurotic idiocy. Acta Neuropathol (Berl) 1: 73–84

Wolman M (1962) A histochemical study of various forms of cerebral lipidoses. J Clin Pathol 15: 324–341

Wolman M (1964) The lipidoses. In: Handbuch der Histochemie, vol V: Lipids, 2nd part: Graumann W, Neumann K (eds) Histochemistry of lipids in pathology. Fischer, Stuttgart, pp 172–307

Wolman M (1966) Histochemistry of the lipidoses. Proc Internat Congr Neuropathol (1965), Amsterdam, Excerpta Med Found Internat Congr Ser 100

Wolman M (1968) Involvement of nervous tissue in primary familial xanthomatosis with adrenal calcification. Pathol Eur 3: 259–265

Wolman M (1976) Xanthomatoses. In: Vinken PJ, Bruyn GW (eds) Handbook of clinical neurology, vol 27. North-Holland, Amsterdam, pp 241–254

Wolman M, Sterk VV, Gatt S, Frenkel M (1961) Primary familial xanthomatosis with involvement and calcification of the adrenals. Report of two more cases in siblings of a previously described infant. Pediatrics 288: 742–757

Wolter JR, Allen RJ (1964) Retinal neuropathology of late infantile amaurotic idiocy. Brit J Ophthalmol 48: 277–284

Woltman HW, Wilder RM (1929) Diabetes mellitus, pathologic changes in the spinal cord and peripheral nerves. Arch Int Med 44: 576–590

Wong CW, Quaranta V, Glenner GG (1985) Neuritic plaques and cerebrovascular amyloid in Alzheimer disease are antigenically related. Proc Natl Acad Sci USA 82: 8729–8732

Wong PW, Berman JL, Partington MW (1971) Glutamine in PKU. N Engl J Med 285: 580

Wong PW, Justice P, Hruby M (1977) Folic acid nonresponsive homocystinuria due to methylenetetrahydrofolate reductase deficiency. Pediatrics 59: 749–756

Wood JG, Mirra SS, Pollock NJ, Binder LI (1986) Neurofibrillary tangles of Alzheimer disease share antigenic determinants with axonal microtubule-associated protein tau. (Letter) Proc Natl Acad Sci USA 83: 4040–4043

Wood PL, Etienne P, Lal S, Nair NPV, Finlayson MH, Gauthier S, Palo J, Haltia M, Paetau A, Bird ED (1983) A post-mortem comparison of the cortical cholinergic system in Alzheimer's disease and Pick's disease. Neurol Sci 62: 211–216

Wood S, McDougall BG (1976) Juvenile Sandhoff disease: Some properties of the residual hexosaminidase in cultured fibroblasts. Am J Hum Genet 28: 489–495

Wood WS, Dimmick JE, Dolman CL (1987) Niemann-Pick disease and juvenile xanthogranuloma. Are they related? Am J Dermatopathol 9: 433–437

Woodard JC, Collins GH, Hessler JR (1974) Feline hereditary neuroaxonal dystrophy. Am J Pathol 74: 551–560

Woodard JS (1962) Clinico-pathologic significance of granulovacuolar degeneration in Alzheimer's disease. J Neuropathol Exp Neurol 21: 85–91

Woodard JS (1962) Concentric hyaline inclusion body formation in mental disease. Analysis of 27 cases. J Neuropath Exp Neurol 21: 443–449

Woodard JC, Newberne PM (1966) Relation of vitamin B12 and one-carbon metabolism to hydrocephalus in the rat. J Nutr 88: 375–381

Woods BT, Schaumburg HH (1972) Nigro-spino-dentatal degeneration with nuclear ophthalmoplegia. A unique and partially treatable clinico-pathological entity. J Neurol Sci 17: 149–166

Woodworth JA, Beckett RS, Netsky MG (1959) A composite of hereditary ataxias. Arch Intern Med 104: 594–606

Woody NC, Woody HB, Tilden TD (1963) Maple syrup urine disease in negro infant. Am J Dis Child 105: 381–395

Woody NC, Snyder CH, Harris JA (1969) Hyperprolinemia: clinical and biochemical family study. Pediatrics 44: 554–563

Woolf LJ, Vulliamy DG (1951) Phenylketonuria with a study of the effect upon it of glutamic acid. Arch Dis Child 26: 130

Woolley DW, Gommi BW (1964) Serotonin receptors. IV. Specific deficiency of receptors in galactose poisoning and its possible relationship to the idiocy of galactosemia. Proc Nat Acad Sci USA 52: 14–19

Worlsey HE, Brookfield RW, Elwood JS, Noble RL, Taylor WH (1965) Lactic acidosis with necrotizing encephalomyelopathy in two sibs. Arch Dis Child 40: 492–501

Worster-Drought C, Greenfiled JG, McMenemy WH (1940) A form of familial presenile dementia with spastic paralysis. Brain 63: 237–254

Wrathall JR (1986) Reduced neuronotrophic activity of fibroblasts from individuals with dysautonomia in cultures of newborn mouse sensory ganglion cells. Brain Res 364: 23–29

Wray SH, Cogan DG, Kuwabara T (1976) Adrenoleukodystrophy with disease of the eye and optic nerve. Am J Ophthalmol 82: 480–485

Wright EC, Stern J, Ersser R, Patrick AD (1979) Glutathionuria: gamma-glutamyl-transpeptidase deficiency. J Inherited Metab Dis 2: 37

Wright JR, Calkins E, Humphrey RL (1977) Potassium permanganate reaction in amyloidosis. A histologic method to assist in differentiating forms of this disease. Lab Invest 36: 247–255

Wright SW, Tarjan G (1957) Phenylketonuria. Am J Dis Child 93: 405

Wu CF, Ganetzky FN, Haugland FN, Lin AX (1983) Potassium currents in drosophila: Different components affected by mutations of two chains. Science 220: 1076–1078

Wurtman RJ (1985) Alzheimer's disease. Sci Am 252: 62–74

Wynburn-Mason R (1943) On some anomalous forms of amaurotic idiocy and their bearing on the relationship of the various types. Brit J Ophthalmol 27: 145–178, 193–207

Yaffe MG, Kaback M, Goldberg M, Miles J, Itabashi H, McIntyre H, Mohandas T (1979) An amyotrophic lateral sclerosis-like syndrome with hexosaminidase-A deficiency: A new type of GM2 Gangliosidosis. Neurology 29: 611

Yagishita S (1979) Ultrastructural observations on axonal swelling in the human gracile nucleus. Virchows Archiv A 382: 217–226

Yagishita S, Kimura S (1975) Infantile neuroaxonal dystrophy (Seitelberger's disease). Acta Neuropathol (Berl) 31: 191–200

Yagishita S, Itoh Y, Nakano T (1977) Corpora amylacea in the peripheral nerve axons. Acta Neuropathol (Berl) 37: 73–76

Yagishita S, Itoh Y, Nakano T, Amano N, Yokoi S, Hasegawa O, Tanaka T (1983) Pleomorphic intra-neuronal polyglucosan bodies mainly restricted to the pallidium. Acta Neuropathol (Berl) 62: 159–163

Yajima K, Suzuki K (1979) Neuronal degeneration in the brain of the brindled mouse. An ultrastructural study of the cerebral cortical neurons. Acta Neuropathol (Berl) 45: 17–25

Yajima K, Fletcher TF, Suzuki K (1977) Sub-plasmalemmal linear density: A common structure in globoid cells and mesenchymal cells. Acta Neuropathol (Berl) 39: 195–200

Yakumaru K, Matsushita H, Kageyama K, Nasu T (1973) An autopsy case of membranous lipodystrophy (abstract). The 19th Autumn Meet of Jap Pathol Soc Tokyo

Yamada E, Matsumoto M, Hazama F, Momoi T, Sudo M (1981) Two siblings, including a fetus, with Tay-Sachs disease. Acta Pathol Jpn 31: 1053–1061

Yamada M, Kondo M, Tanaka M, Okeda R, Hatakeyama S, Fukui T, Tsukagoshi H (1984) An autopsy case of acute prophyria with a decrease of both uroporphyrinogen I synthetase and ferrochelatase activities. Acta Neuropathol (Berl) 64: 6–11

Yamada M, Mehraein P (1968) Verteilungsmuster der senilen Veränderungen im Gehirn. Die Beteiligung des lymbischen Systems bei hirnatrophischen Prozessen des Seniums und bei Morbus Alzheimer. Arch Psych 211: 308–324

Yamada M, Hatakeyama S, Tsukagoshi H (1984) Peripheral and autonomic nerve lesions in systemic amyloidosis. Three pathological types of amyloid polyneuropathy. Acta Pathol Jpn 34: 1251–1266

Yamada M, Tsukagoshi H, Otomo E, Hayakawa M (1987) Cerebral amyloid angiopathy in the aged. J Neurol 234: 371–376

Yamada T, Hirayama K, Akai JI (1986) One autopsy case of Levine-Critchley syndrome – Clinico-pathological study. Clin Neurol 26: 156–161

Yamaguchi S, Orii T, Yasuda K, Kohno Y (1987) A case of glutaric aciduria type I with unique abnormalities in the cerebral CT findings. Tohoku J Exp Med 151: 293–299

Yamamoto A, Adachi S, Kawamura S, Takahashi M, Kitani T, Ohtori T, Shinji Y, Nishikawa M (1974) Localized beta-galactosidase deficiency. Occurrence in cerebellar ataxia with myoclonus epilepsy and macular cherry-red spot – a new variant of GM1-gangliosidosis? Arch Intern Med 134: 627–634

Yamamoto T, Sekiya T, Sekine Y, et al (1971) Autopsy case of mental retardation with ichthyosis and bilateral spastic paralysis. Adv Neurol Sci 15: 731–744

Yamamoto T, Hirano A (1985) Nucleus raphe dorsalis in parkinsonism-dementia complex of Guam. Acta Neuropathol (Berl) 67: 296–299

Yamamura Y, Sobue I, Ando K, Iidia M, Yanagi T, Kono C (1973) Paralysis agitans of early onset with marked diurnal fluctuation of symptoms. Neurol Nagoya (Japan) 23: 239–244

Yamano T, Suzuki K (1985) Abnormalities of Purkinje cell arborization in brindled mouse cerebellum. A Golgi study. J Neuropathol Exp Neurol 44: 85–96

Yamano T, Suzuki K (1986) Cerebellar changes of the female mice heterozygous for brindled gene. Acta Neuropathol (Berl) 69: 220–226

Yamano T, Shimada M, Okada S, Yutaka T, Kato T, Inui K, Yabuuchi H, Kanzaki S, Kanda S (1983) Ultrastructural study on nervous system of fetus with GM1-gangliosidosis type 1. Acta Neuropathol (Berl) 61: 15–20

Yamashita T, Imai K, Saito N, Yachi A (1988) Detection of novel proteins associated with secondary amyloidosis and Alzheimer's disease by monoclonal antibody. Brain Res 474: 309–315

Yan-Go FL, Yanagihara T, Pierre RV, Goldstein NP (1984) A progressive neurologic disorder with supranuclear vertical gaze paresis and distinctive bone marrow cells. Mayo Clin Proc 59: 404–410

Yano K (1950) Xeroderma pigmentosum mit Störungen des Zentralnervensystems. Psychiat Neurol 44: 55–61

Yano T, Funakoshi I, Yamashina I (1985) Purification and properties of nucleotide pyrophosphatase from human placenta. J Biochem 98: 1097–1107

Yanoff M, Rorke LB, Allman MI (1978) Bilateral optic system aplasia with relatively normal eyes. Arch Ophthalmol 96: 97–101

Yao JK, Herbert PN, Fredrickson DS, Ellefson RD, Heinen RJ, Forte T, Dyck PJ (1978) Biochemical studies in a patient with a Tangier syndrome. J Neuropathol Exp Neurol 37: 138–154

Yase Y, Matsumoto N, Azuma K (1972) Amyotrophic lateral sclerosis: Association with schizophrenic symptoms and showing Alzheimers tangles. Arch Neurol 27: 118–128

Yashon D, Jane JA (1967) Subacute necrotizing encephalomyelopathy in infancy and childhood. J Clin Pathol 20: 28–37

Yates AJ, Wyatt RH, Kishimoto Y, Richards C, Shoup KL (1982) A leukodystrophy accumulating large amounts of cholesterol ester. J Neuropathol Exp Neurol 41: 343–343

Yates CM, Simpson J, Maloney AFJ, Gordon A (1980) Neurochemical observations in a case of Pick's disease. J Neurol Sci 48: 257–263

Yatham LN (1988) Familienstudie: Down Syndrom und Morbus Alzheimer. Acta Psychiatr Scand, Portrane, Dublin, Ireland 77: 38–41

Yen SH, Horoupian DS, Terry RD (1983) Immunocytochemical comparison of neurofibrillary tangles in senile dementia of Alzheimer type, progressive supranuclear palsy, and postencephalitic parkinsonism. Ann Neurol 13: 172–175

Yokochi M, Narabayashi H, Iizuka R, Nagatsu T (1984) Juvenile parkinsonism – some clinical, pharmacological, and neuropathological aspects. Adv Neurol 40: 407–413

Yokochi M, Kondo T, Hirayama K, Narabayashi H, Kuruma I (1979) Comparative studies of L-DOPA alone and combination with a peripheral DOPA decarboxylase inhibitor, HCL-bensarazide, on Parkinson's disease Part I: clinical aspects (author's translation). No To Shinkei 31: 295–304

Yokoi S (1963) Histopathological and histochemical aspects of leucodystrophy in the Japanese. In: Folch-Pi J, Bauer HJ (eds) Brain lipids and lipoproteins and the leucodystrophies. Elsevier, Amsterdam, pp 153–161

Yokoi S, Ishii T (1959) Leukodystrophie von besonderer Art (Neuropathologische Studien eines Falles). Recent Adv Res Nerv Syst 3: 723–735

Yokoi S, Kobori H, Yoshihara H (1965) Clinical and neuropathological studies of myoclonic epilepsy. Acta Neuropathol (Berl) 4: 370–379

Yokoi S, Austin J, Witmer F, Sakai M (1968) Studies in myoclonus epilepsy (Lafora body form). Isolation and preliminary characterization of Lafora bodies in two cases. Arch Neurol (Chic) 19: 15–33

Yokoi S, Nakayama H, Negishi T (1975) Biochemical studies of tissues from a patient with Lafora disease. Clin Chim Acta 62: 415–423

Yokoi T, Taniguchi N (1982) Impaired synthesis of intercellular heparan sulfate in skin fibroblasts of Lowe's syndrome. J Lab Clin Med 100: 461–468

Yokota T, Ishihara T, Kawano H, Yamashita Y, Takahashi M, Uchino F, Kamei T, Kusunose Y, Yamada M, Matsumoto N (1987) Immunological homogeneity of Lafora bodies, corpora amylacea, basophilic degeneration in heart, and intracytoplasmic inclusions of liver and heart in type IV glycogenosis. Acta Pathol Jpn 37: 941–946

Yoon CH (1977) Fine structure of the cerebellum of ‚staggerer-reeler‘, a double mutant of mice affected by staggerer and reeler conditions. I. The premature disappearance of the external granular layer and ensuing cerebellar disorganization. J Neuropathol Exp Neurol 36: 413–426

Yoshida H, Fukui S, Yamashina I, Tanaka T, Sakano T, Usui T, Shimotsyji T, Yabuuchi H, Owada M, Kitagawa T (1982) Evaluation of nucleotide pyrophosphatase activity in skin fibroblasts from patients with Lowe's syndrome. Biochem Biophys Res Comm 107: 1144–1150

Yoshimoto Y (1987) Neuro-otological findings in a case of Marinesco-Sjögren syndrome with nystagmus. Auris Nasus Larynx 14: 171–176

Yoshimura M (1982) Corticale Veränderungen bei Paralysis agitans. In: Jellinger K, Gross H (Hrsg) Aktuelle Probleme der Neuropathologie, Bd 7. Facultas, Wien, S 77–91

Yoshimura M (1983) Cortical changes in the parkinsonian brain: A contribution to the delineation of diffuse Lewy body disease. J Neurol 229: 17–32

Yoshimura N, Kudo H (1983) Mitochondrial abnormalities in Menkes' kinky hair disease (MKHD). Electron-microscopic study of the brain from an autopsy case. Acta Neuropathol (Berl) 59: 295–303

Yoshimura N, Shoji M, Matsui T (1982) An autopsy case of Parkinson's disease manifesting hyperphagia and dysphagia followed by severe achalasia (disorder of motility) of the esophagus. Brain Nerve 34: 741–746

Yoshimura T (1977) Beiträge zu den klinisch- und histopathologischen Untersuchungen über die Fälle der Lafora-ähnlichen Einschlußkörperchen. Folia Psychiatr Neurol Jpn 31: 89–102

Young F, Bradley RF (1967) Cerebral edema with irreversible coma in severe diabetic ketoacidosis. N Engl J Med 276: 665–669

Young GF, Wolfe HI, Blennerhasset JB, Dodge PR (1966) Mental subnormality in Hunter-Hurler syndrome (Gargoylism). A suggested biochemical cause. Dev Med Child Neurol 8: 37–44

Young R, Kleinman G, Ojemann RG, Kolodny E, Davis K, Halperin J, Zahlneraitis E, De Long R (1980) Compressive myelopathy in Maroteaux-Lamy syndrome: Clinical and pathological findings. Ann Neurol 8: 336–340

Yuasa T, Ohama E, Harayama H, Yamada M, Kawase Y, Wakabayashi M, Atsumi T, Miyatake T (1986) Joseph's disease: clinical and pathological studies in a Japanese family. Ann Neurol 19: 152–157

Yudell A, Gomez MR, Lambert EH (1967) The neuropathy of sulphatide lipidosis (metachromatic leucodystrophy). Neurology 17: 103–111

Yuhl ET, Schmitz AL (1969) The occipital emissary channel and increased intracranial pressure. Acta Radiol (Diagn), Stockholm 9: 124–127

Yunis EJ, Lee RE (1969) The ultrastructure of globoid (Krabbe) leucodystrophy. Lab Invest 21: 415–419

Yunis EJ, Lee RE (1976) The morphologic similarities of human and canine globoid leucodystrophy. Thin section and freeze-fracture-studies. Am J Pathol 85: 99–114

Yutaka T, Kato T, Okada S, Midorikawa M, Yabuuchi H (1983) Diagnosis of Tay-Sachs disease using radiolabelled chondroitin 6-sulphate-derived trisaccharides. J Inherited Metab Dis 6: 135–136

Zabel BU, Salbaum JM, Multhaup G, Master CL, Bohl J, Beyreuther K (1987) Sublocalization of the gene for the precursor of Alzheimer's disease amyloid A4 protein on chromosome 21. Neuv Int Sem sur le carte gene Paris HGM9: 70

Zaki FA, Kay WJ (1973) Globoid cell leucodystrophy in a miniature poodle. J Am Vet Med Ass 163: 248–250

Zarbin MA, Green WR, Moser HW, Morton SJ (1985) Farber's disease. Light and electron microscopic study of the eye. Arch Ophthalmol 103: 73–80

Zee DS, Freeman JM, Holtzman NA (1974) Ophthalmoplegia in maple syrup urine disease. J Pediatr 84: 113–115

Zellweger H (1982) Cerebro-hepato-renal syndrome (Zellweger syndrome). In: Vinken PJ, Bruyn GW (eds) Handbook of clinical neurology, vol 43. North-Holland, Amsterdam, pp 338–340

Zellweger H, Schneider HJ (1968) Syndrome of hypotonia-hypomentia-hypogonadism-obesity (HHHO) or Prader-Willi syndrome. Am J Dis Child 115: 588–598

Zellweger H, Ponseti JV, Pedrini V, Stamler FS, Noordin GK (1961) Morquio-Ullrich's disease-report of two cases. J Pediatr 59: 549–561

Zellweger H, Mueller S, Ionasescu V, Schochet S, McCormick W (1972) Glycogenosis IV: A new cause of infantile hypotonia. J Pediatr 80: 842–850

Zeman W (1975) Dégénérescence systématisée optico-cochléo-dentelée. In: Vinken PJ, Bruyn GW (eds) Handbook of clinical neurology. North-Holland, Amsterdam, pp 535–551

Zeman W, Donahue S (1963) Fine structure of the lipid bodies in juvenile amaurotic idiocy. Acta Neuropathol (Berl) 3: 144–149

Zeman W, Donahue S (1968) Studies on the substantia nigra in Batten's disease. Pathol Eur 3: 332–340

Zeman W, Dyken P (1969) Neuronal ceroid-lipofuscinosis (Batten's disease): Relationship to amaurotic family idiocy? Pediatrics 44: 570–583

Zeman W, Hoffman J (1961) Juvenile and late form of amaurotic idiocy in one family. J Neurol Neurosurg Psychiatry 25: 352–362

Zeman W, Strouth JC (1967) Leukocytic hypergranulation versus lymphocytic vacuolization as markers for heterozygotes and homozygotes with Batten-Spielmeyer-Vogt disease. In: Aronson SM, Volk BW (eds) Inborn disorders of sphingolipid metabolism. Pergamon, Oxford, pp 475–484

Zeman W, Donahue S, Dyken P, Green J (1970) The neuronal ceroid lipofuscinosis (Batten-Vogt syndrome). In: Vinken PJ, Bruyn GW (eds) Leucodystrophies and poliodystrophies. Amer Elsevier, New York, pp 588–679

Ziegler DK, Speybroech NW van, Seitz EF (1974) Myoclonic epilepsia partialis continua and Friedreich atraxia. Arch Neurol 31: 308–311

Zierl F (1931) Über Skelettveränderungen bei der juvenilen Form der amaurotischen Idiotie. Ges Neur Psychiatr 31: 400–422

Zimmermann A, Bachmann C, Colombo JP (1981) Ultrastructural pathology in congenital defects of the urea cycle: Ornithine transcarbamylase and carbamylphosphate synthetase deficiency. Virchows Arch (A) 393: 321–331

Zülch KJ (1948) Über die anatomische Stellung der Kleinhirnrindenatrophie und ihre Beziehung zur Nonne-Marieschen Krankheit. Dtsch Z Nervenheilk 159: 501–513

Zuelzer WW, Mudgett RT (1950) Kernicterus: Etiologic study based on an analysis of 55 cases. Pediatrics 6: 452–474

Zuelzer WW, Wilson JL (1948) Functional intestinal obstruction on a congenital neurogenic basis in infancy. Am J Dis Child 75: 40–64

Zugibe FT (1970) Diagnostic histochemistry. Mosby, St. Louis

Zwaan J, Kenyon KR (1981) Two brothers with presumed mucolipidosis IV (International Symposium on Genetics in Ophthalmology, Jerusalem 1981, Abstracts, p 34)

Sachverzeichnis

Mikrozephalie 37, 39, 40, 172, 173
  und progressive Degeneration der Hirnrinde 492
Mikrozysten 49
Milchsäure 45
Miliaraneurysma-Ruptur 219
Mineralstoffwechselstörungen 419–448
Minipolymyoklonus 638
missing enzyme 18
Mittelmeerfieber, familiäres 202
Möbius-Syndrom 57
Molybdän-Transportdefekt 183
Moniliasis 439
Monohexosezeramide 300
Monosaccharidosen 29–45
  Hancock- 62
Morbus Addison s. Adrenoleukomyelodystrophie Typ III
Morbus Fahr s. Verkalkung, striato-dentale
Morbus Gaucher s. Gaucher-Krankheit
Morbus Hirschsprung s. Hirschsprung-Krankheit
Morbus Hurler s. Mukopolysaccharidose I-H
Morbus Leigh s. Enzephalomyelopathie, subakute nekrotisierende
Morbus Parkinson s. Parkinsonismus
Morbus Schilder s. Schildersche Erkrankung
Morquio-Krankheit s. Mukopolysaccharidose IV
Morquio-Ullrich-Syndrom 137
Motoneuron-Erkrankung
  s. Gangliosidose, G_{M2}- Subtyp V/1
  bei Tieren 641
Motoneuronenatrophie 617–641
Moya-Moya-Krankheit 671
MPS s. Mukopolysaccharide
MS s. Sklerose, multiple
Mukolipidose 28, 116, 130, 145–152
  I s. Sialooligosaccharidose bei Neuramidase-Mangel
  II 79, 145–148, 316
  III 79, 145, 148, 152
  IV 149–152
  I-cell type 2 s. III
  und G_{M1}-Gangliosidose 315
Mukopolysaccharid 121, 125, 207, 323, 347
  Ausscheidung im Urin 140
  saures 26, 64, 117
  Speicherung 282
  s.a. Glykosaminoglykane
Mukopolysaccharidose 28, 64, 70, 75, 78, 116–144
  I 126, 315

I-H 26, 64, 116, 118, 119–125, 128, 129, 131, 137, 148, 315
I-H/S s. I-intermediärer Typ
I-Intermediärer Typ 126–128
I-S 118, 125–126, 128
II 118, 128–131, 315
III 127, 132–136
IV 118, 137–138
IV B 137, 138
V 118
VI 118, 138–140, 316
VII 140–141
VIII 138
bei Tieren 141
Einteilung 118
Histochemie 119
HS s. Typ III
Pathobiochemie 117–118
Mukopolysaccharidurie 74, 116, 148, 150, 281, 282
Mukosulfatidose s. Sulfatasemangel, multipler
Multiple Ankylosen mit fazialen Anomalien und Lungenhypoplasie s. Arthrogryposis multiplex congenita
Multiple Naevoidbasalzellenkarzinome s. Naevoidbasalzellenkarzinome, multiple
Multiple neuro-retinale Angiomatose, s. Angiomatose, multiple neuro-retinale
Multiple Sklerose s. Sklerose, multiple
Multipler Sulfatase-Mangel s. Sulfatase-Mangel, multipler
Multisystematrophien 595–609, 617, 649
  angeborene 595
  mit intranukleären Hyalineinschlüssen 608–609
  mit orthostatischer Hypotension s. Hypotension, orthostatische
  vom striato-nigralen Typ s. Degeneration, striato-nigrale
Multisystemische Triglyzeridspeicherungskrankheit s. Triglyzeridspeicherungskrankheit, multisystemische
Muramidase-Antikörper 303
Muskel-Augen-Hirn-Syndrom 645
Muskelatrophie
  neurale M. Charcot-Marie-Tooth 615
Muskelatrophie, spinale 344, 617, 626, 632–641
  adulte Form 640–641
  chronisch infantile Form 638
  chronische proximale s. juvenile Form
  Erkrankung der Motoneuronen bei Tieren 641
  infantile Form 171, 626, 632–638, 640, 678

9. Band: **W. Schätzle, J. Haubrich**
Pathologie des Ohres

1975. X, 258 S. 129 Abb. Geb. DM 145,-
Subskriptionspreis: Geb. DM 116,-
ISBN 3-540-07042-7

10. Band: **F. Bolck, G. Machnik**
Leber und Gallenwege

1978. XVIII, 1002 S. 346 z. T. farb. Abb. 69 Tab.
Geb. DM 570,- Subskriptionspreis:
Geb. DM 456,- ISBN 3-540-08304-9

11. Band: **R. Bässler**
Pathologie der Brustdrüse

1978. XXX, 1134 S. 478 z. T. farb. Abb. 69 Tab.
Geb. DM 690,- Subskriptionspreis:
Geb. DM 552,- ISBN 3-540-08579-3

12. Band: **G. O. H. Naumann**
Pathologie des Auges

Unter Mitarbeit zahlreicher Fachwissenschaftler.
1980. XLIX, 994 S. 546 Abb. in 1003 Einzeldarst.,
davon 115 zweifarbige schematische Skizzen,
1 Farbtafel, 188 differentialdiagnostische Tab.
Geb. DM 844,- Subskriptionspreis:
Geb. DM 675,20 ISBN 3-540-09209-9

14. Band: **E. Altenähr et al.**
Pathologie der endokrinen Organe

Redigiert von G. Seifert
1981. XLIII, 1309 S. (In zwei Bänden, die nur
zusammen abgegeben werden). 669 Abb. in 886
Einzeldarst. Geb. DM 990,- Subskriptionspreis:
Geb. DM 792,- ISBN 3-540-10132-2

15. Band: **J. M. Schröder**
Pathologie der Muskulatur

1982. XXIII, 813 S. 190 Abb. in 582 Einzeldarst.
18 Farbtafeln, 1 Falttafel. Geb. DM 850,-
Subskriptionspreis: Geb. DM 680,-
ISBN 3-540-11069-0

16. Band: **S. Blümcke et al.**
Pathologie der Lunge I/II

1983. XLVII, 1424 S. (In zwei Bänden, die nur
zusammen abgegeben werden). 609 Abb. in 920
Einzeldarst. Geb. DM 1.200,- Subskriptionspreis: Geb. DM 960,- ISBN 3-540-11538-2

17. Band: **H. F. Otto**
Pathologie des Thymus

1984. XI, 298 S. 116 Abb. in 247 Einzeldarst. und
3 Farbtafeln. Geb. DM 340,- Subskriptionspreis:
Geb. DM 272,- ISBN 3-540-12826-3

18. Band: **M. Aufdermaur et. al.**
*Pathologie der Gelenke und
Weichteiltumoren I/II*

1984. L, 1541 S. (In 2 Bänden, die nur zusammen
abgegeben werden). 891 Abb. in 610 Einzeldarst.
Geb. DM 1 250,- Subskriptionspreis:
Geb. DM 1 000,- ISBN 3-540-13136-1

19. Band: **W. Mohr**
*Pathologie des Bandapparates.
Sehnen, Sehnenscheiden, Faszien,
Schleimbeutel*

1987. XVIII, 446 S. 239 Abb. in 554 Einzeldarst.
Geb. DM 560,- Subskriptionspreis:
Geb. DM 448,- ISBN 3-540-18089-3

20. Band: 1. Teil:
V. Becker, G. Röckelein
*Pathologie der weiblichen
Genitalorgane I
Pathologie der Plazenta und des
Abortes*

1989. XIII, 267 S. 120 z. Tl. farb. Abb. in 171
Einzeldarst. Geb. DM 290,- Subskriptionspreis:
Geb. DM 232,- ISBN 3-540-50949-6

21. Band: **C. E. Hedinger, G. Dhom**
*Pathologie des männlichen
Genitale
Hoden – Prostata – Samenblasen*

1991. Etwa 690 S. 391 Abb. 50 Tab.
Geb. DM 820,-
Subskriptionspreis: Geb. DM 656,-
ISBN 3-540-52876-8

(Der Subskriptionspreis gilt bei Verpflichtung
zur Abnahme aller Bände)

Preisänderungen
vorbehalten

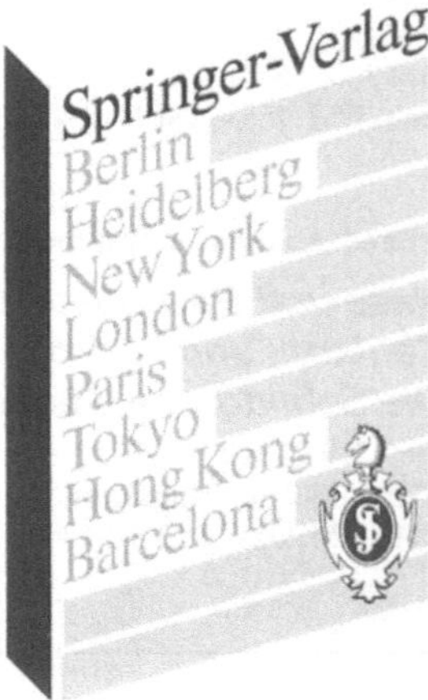